HISTOLOGIA E
BIOLOGIA CELULAR
Uma Introdução à Patologia

CB037270

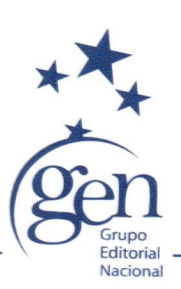

O GEN | Grupo Editorial Nacional – maior plataforma editorial brasileira no segmento científico, técnico e profissional – publica conteúdos nas áreas de ciências da saúde, exatas, humanas, jurídicas e sociais aplicadas, além de prover serviços direcionados à educação continuada e à preparação para concursos.

As editoras que integram o GEN, das mais respeitadas no mercado editorial, construíram catálogos inigualáveis, com obras decisivas para a formação acadêmica e o aperfeiçoamento de várias gerações de profissionais e estudantes, tendo se tornado sinônimo de qualidade e seriedade.

A missão do GEN e dos núcleos de conteúdo que o compõem é prover a melhor informação científica e distribuí-la de maneira flexível e conveniente, a preços justos, gerando benefícios e servindo a autores, docentes, livreiros, funcionários, colaboradores e acionistas.

Nosso comportamento ético incondicional e nossa responsabilidade social e ambiental são reforçados pela natureza educacional de nossa atividade e dão sustentabilidade ao crescimento contínuo e à rentabilidade do grupo.

HISTOLOGIA E BIOLOGIA CELULAR

Uma Introdução à Patologia

Abraham L. Kierszenbaum, M.D., Ph.D.
Medical (Clinical) Professor Emeritus
Former Chair of the Department of Cell Biology and Anatomy
The Sophie Davis School of Biomedical Education*
The City University of New York
New York, New York, USA

Laura L. Tres, M.D., Ph.D.
Medical (Clinical) Professor Emerita
The Sophie Davis School of Biomedical Education*
The City University of New York
New York, New York, USA

*Atualmente CUNY School of Medicine/Sophie Davis Biomedical Education Program

Tradução
Denise Rodrigues
Renata Scavone de Oliveira

Revisão Técnica
Fábio Siviero
Doutorado em Ciências (Bioquímica) pela
Universidade de São Paulo (USP).
Professor Doutor do Departamento de Biologia Celular
e do Desenvolvimento da USP.

Quinta edição

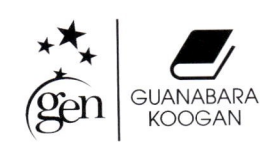

- Traduzido de:
HISTOLOGY AND CELL BIOLOGY:
AN INTRODUCTION TO PATHOLOGY, FIFTH EDITION
Copyright © 2020 by Elsevier, Inc. All rights reserved
Previous editions copyrighted 2016, 2012, 2007, and 2002.
This edition of *Histology and Cell Biology: An Introduction to Pathology, 5th edition,* by Abraham L. Kierszenbaum and Laura L. Tres is published by arrangement with Elsevier Inc.
ISBN: 978-0-323-67321-1
Esta edição de *Histology and Cell Biology: An Introduction to Pathology, 5ª edição,* de Abraham L. Kierszenbaum e Laura L. Tres, é publicada por acordo com a Elsevier Inc.

- Direitos exclusivos para a língua portuguesa
Copyright © 2021 by
GEN | Grupo Editorial Nacional S.A.
Publicado pelo selo Editora Guanabara Koogan Ltda.
Travessa do Ouvidor, 11
Rio de Janeiro – RJ – 20040-040
www.grupogen.com.br

- Adaptação de capa: Bruno Sales

- Editoração eletrônica: Anthares

- Ficha catalográfica

CIP-BRASIL. CATALOGAÇÃO NA PUBLICAÇÃO
SINDICATO NACIONAL DOS EDITORES DE LIVROS, RJ

K59h
5. ed.

Kierszenbaum, Abraham L.
    Histologia e biologia celular : uma introdução à patologia / Abraham L. Kierszenbaum, Laura L. Tres ; tradução Denise Rodrigues, Renata Scavone de Oliveira ; revisão técnica Fábio Siviero. - 5. ed. - Rio de Janeiro : GEN | Grupo Editorial Nacional S.A. Publicado pelo selo Editora Guanabara Koogan Ltda., 2021.
    : il. ; 28 cm.

Tradução de: Histology and cell biology : an introduction to pathology
Inclui índice
ISBN 978-85-9515-794-1

1. Histologia patológica. 2. Patologia celular. I. Tres, Laura l. II. Rodrigues, Denise. III. Oliveira, Renata Scavone de. IV. Siviero, Fabio. V. Título.

21-69597	CDD: 611.01815	
	CDU: 616-091.8	

Meri Gleice Rodrigues de Souza - Bibliotecária - CRB-7/6439

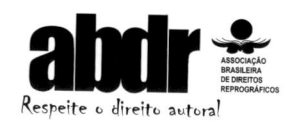

Para nossas filhas, Adriana e Silvia
Para nossos netos, Ryan, Trevor, Kyle e Marielle
Em memória de nossos amados pais

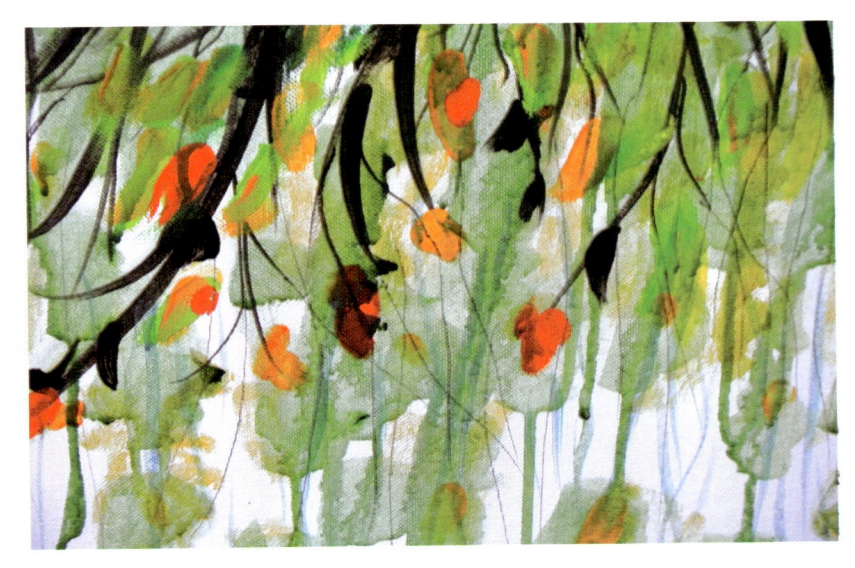

Este livro também é dedicado a você, professor, que transmite com entusiasmo o
significado do conhecimento de forma que vai além do que é ensinado; e a você,
aluno, que transforma o ato de aprender em paixão pelo saber.

Prefácio

Uma novidade da quinta edição é a seção *Conhecimento básico*. Cada uma delas fornece informações sobre um tópico específico em formato conciso e visual para que o leitor possa enxergar além dos além de conceitos e estimular o aprofundamento do assunto.

A quinta edição de *Histologia e Biologia Celular: Uma Introdução à Patologia* foi totalmente revisada e contém acréscimos de conteúdos substanciais, o que fortalece a abordagem visual para aprendizado de histologia no contexto da biologia celular e da patologia apresentado nas edições anteriores. Uma das novidades desta edição são as seções intituladas *Conhecimento básico*, inclusas na maioria dos capítulos, que oferecem informações sobre um tópico específico em um formato conciso e visual para que o leitor possa enxergar além dos conceitos e estimular o aprofundamento do assunto. A convergência de histologia-biologia celular-patologia pretende preparar os alunos de medicina para o futuro aprendizado de fisiopatologia e clínica médica. A prática médica muda implacavelmente à medida que surgem novos conhecimentos. Os futuros médicos podem usar este livro como fundamento para a educação continuada, visando melhorar o atendimento a seus pacientes por meio da integração constante das ciências básicas e clínicas.

Os recursos visuais deste livro são fruto dos muitos anos de prática de patologia e ensino de biologia celular, histologia e patologia a estudantes de medicina. A convergência de histologia, biologia celular e patologia promove *unidade na diversidade*. A diversidade leva ao poder transformador do novo conhecimento. Os componentes de biologia celular e patologia, embora não sejam completos, formam a base necessária para a aprendizagem futura e a integração com as ciências médicas. Os estudantes e residentes de patologia podem utilizar este livro para relembrar os conceitos básicos de histologia e biologia celular. A histologia e a patologia são ciências de orientação visual, e os recursos visuais inclusos no texto facilitam as oportunidades de interpretação na prática clínica.

Como nas edições anteriores, esta quinta edição é composta por seis partes, que reúnem assuntos sobre histologia, biologia celular e patologia geral no contexto dos tecidos básicos e sistemas orgânicos. O Capítulo 3, *Sinalização Celular | Biologia Celular | Patologia*, apresenta um conteúdo incomum em um livro de histologia. Ele unifica o conceito de que o estudo de tecidos e órgãos não pode ser separado do crescente impacto da biologia molecular na prática médica.

Outra inovação da quinta edição é o *fundo verde-claro* em partes do texto para identificar as seções com conceitos essenciais de histologia e biologia celular: um ponto de partida para o futuro aprendizado.

Outra inovação desta edição é o uso de um *fundo verde-claro* em partes do texto para fácil identificação das seções de cada capítulo que apresentam conceitos essenciais de histologia. Diversos professores consideram esse um bom ponto de partida para o futuro aprendizado. A expectativa é que o novo material possa estimular a curiosidade para desvendar o complemento indispensável do conhecimento fragmentado. Toda informação é apresentada de forma clara, concisa e atraente para o estudante, com figuras e fotografias em cores. Em alguns casos, as figuras reiteram o texto sucinto; em outros, adicionam novas informações que complementam ou estendem o texto. Diversos boxes são distribuídos em todos os capítulos para apresentar aos estudantes as condições clínicas e patológicas, bem como o novo e crescente conhecimento molecular e bioquímico.

Cada quadro *Mapeamento de conceitos e conceitos essenciais* tem uma estrutura básica de conceitos interconectados, dispostos em forma hierárquica para integração e pensamento crítico.

A maioria dos capítulos conta com um ou mais quadros *Mapeamentos de conceitos e conceitos essenciais*. Cada um deles tem uma estrutura básica de conceitos interligados e dispostos de forma hierárquica, que conduzem à integração e ao pensamento crítico. Os quadros destacam as informações mais importantes a serem revistas e integradas para provas e concursos. No material suplementar *online* há uma versão animada desses quadros que pode ser usada na interação em grupo, para transformar um aprendizado passivo em uma atividade dinâmica e coletiva. A atividade é inspirada pelo novo modo de comunicação, que depende não apenas do conteúdo mas também da visão integrativa e dos valores compartilhados da informação.

Os alunos podem consultar no material suplementar *online* uma versão animada dos quadros *Mapeamentos de conceitos e conceitos essenciais*, a ser usada na interação em grupo, para transformar um aprendizado passivo em uma atividade dinâmica e coletiva.

Às muitas pessoas que colaboraram neste livro: nosso reconhecimento e gratidão. Agradecemos pelas inúmeras sugestões, comentários e encorajamento de professores e alunos. Somos gratos aos editores que disponibilizaram aos docentes e estudantes edições em chinês, espanhol, francês, grego, inglês, italiano, japonês, português e turco. Agradecemos à British Medical Association, por conferir o primeiro prêmio em ciências básicas e médicas à nossa segunda edição. Nosso agradecimento especial para Alexandra Mortimer, Ann Ruzycka Anderson e Daniel Fitzgerald, dos escritórios de Londres, Nova York e St. Louis, por seu magnífico trabalho em assegurar que esta edição atenda aos mais altos padrões editoriais.

Abraham L. Kierszenbaum | Laura L. Tres

Material Suplementar

Este livro conta com o seguinte material suplementar:

- Animações referentes aos quadros *Mapeamento de conceitos e conceitos essenciais.*

O acesso ao material suplementar é gratuito. Basta que o leitor se cadastre e faça seu *login* em nosso *site* (www.grupogen.com.br), clique no menu superior do lado direito e, após, em GEN-IO. Em seguida, clique no menu retrátil ▤ e insira o código (PIN) de acesso localizado na primeira orelha deste livro.

O acesso ao material suplementar online fica disponível até seis meses após a edição do livro ser retirada do mercado.

Caso haja alguma mudança no sistema ou dificuldade de acesso, entre em contato conosco (gendigital@grupogen.com.br).

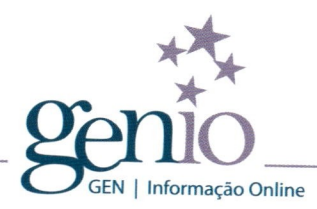

GEN-IO (GEN | Informação Online) é o ambiente virtual de aprendizagem do GEN | Grupo Editorial Nacional

Sumário

Parte 1
Tecidos Básicos | Biologia Celular

Capítulo 1
Epitélio | Biologia Celular

Os epitélios separam o ambiente interno do externo ao formar camadas de células polarizadas unidas por complexos juncionais especializados e moléculas de adesão celular. As células epiteliais participam da morfogênese do embrião e do desenvolvimento de órgãos em resposta à sinalização intrínseca e extrínseca, que regulam proliferação, diferenciação e morte celular. Abordamos as características estruturais das células epiteliais dentro de uma estrutura bioquímica e molecular como uma introdução à transição de um estado normal para um estado patológico.

CLASSIFICAÇÃO DOS EPITÉLIOS

O epitélio é uma camada de células altamente coesas que reveste ou delineia superfícies corporais e forma as unidades funcionais das glândulas secretórias. As principais características dos epitélios estão resumidas no Boxe 1.A.

A classificação e a nomenclatura tradicionais dos diferentes tipos de epitélio são baseadas em dois parâmetros (Figura 1.1):

1. A **forma de cada célula.**
2. A **disposição das células em uma ou mais camadas**.

As células epiteliais podem ser achatadas (**células pavimentosas**), apresentar dimensões iguais (**células cúbicas**) e ser mais altas do que largas (**células colunares**).

De acordo com o número de camadas celulares, um epitélio, que consiste em uma **única camada de células**, é classificado como **epitélio simples**.

Epitélios simples, por sua vez, são subdivididos em **epitélio simples pavimentoso**, **epitélio simples cuboide** e **epitélio simples colunar**, de acordo com a forma dos seus componentes celulares (Figura 1.2). O nome específico **endotélio** é utilizado para o epitélio simples pavimentoso que reveste os vasos sanguíneos e os vasos linfáticos. **Mesotélio** é o epitélio simples pavimentoso que reveste todas as cavidades corporais (peritônio, pericárdio e pleura).

Os **epitélios estratificados** são compostos de **mais de uma camada de células**. Os epitélios estratificados são subclassificados de acordo com as formas das células da camada superficial ou mais externa em **epitélio estratificado pavimentoso**, **epitélio estratificado cuboide** e **epitélio estratificado colunar** (Figura 1.3).

O estratificado pavimentoso é o epitélio mais frequentemente encontrado e pode ser subdividido em tipos **moderadamente queratinizado** (também conhecido como não queratinizado) ou **altamente queratinizado**. As células da camada mais externa de um epitélio não queratinizado pavimentoso **conservam os núcleos** (p. ex., esôfago e vagina). **Os núcleos estão ausentes na camada mais externa do epitélio estratificado pavimentoso altamente queratinizado** (p. ex., a epiderme da pele).

O epitélio estratificado apresenta **células basais** alinhadas ao longo da lâmina basal. As células basais são mitoticamente ativas e continuamente substituem as células em diferenciação das camadas superiores.

Embora raro, existe também o **epitélio estratificado cuboide** (p. ex., nos folículos ovarianos e revestindo os ductos intralobulares das glândulas salivares).

Duas categorias especiais são o **epitélio pseudoestratificado** e o **urotélio**. O epitélio pseudoestratificado consiste em células basais e colunares repousando sobre a lâmina basal (Figura 1.4). Apenas as células colunares alcançam a superfície luminal. Uma vez que os núcleos basocelulares e colunares são vistos em diferentes níveis, tem-se a impressão de uma organização epitelial estratificada.

Dentro dessa categoria estão o **epitélio pseudoestratificado colunar ciliado** da traqueia e o **epitélio pseudoestratificado colunar com estereocílios** do epidídimo.

O epitélio das vias urinárias humanas, também referido como **urotélio**, apresenta as características de um epitélio pseudoestratificado. Consiste em células basais, células intermediárias e células colunares em forma de cúpula, cada uma estendendo prolongamentos citoplasmáticos finos que alcançam a lâmina basal. Uma importante característica desse epitélio é sua altura transitória, que varia de acordo com a distensão e a contração do órgão.[1]

Polaridade das células epiteliais

Um importante aspecto de um epitélio é a sua **polaridade**, essencial para a realização de funções específicas dos vários sistemas de órgãos. A polaridade é determinada pela distribuição de proteínas e lipídios na membrana plasmática e pelo rearranjo do citoesqueleto (Figura 1.5).

A maioria das células epiteliais que revestem superfícies e cavidades apresenta três domínios **geométricos**:

1. O **domínio apical (superior)** é exposto ao lúmen ou meio externo e mostra as **diferenciações apicais**.
2. O **domínio lateral** está voltado para as células epiteliais vizinhas ligadas umas às outras por **moléculas de adesão celulares** e **complexos juncionais**.
3. O **domínio basal** está associado a uma **lâmina basal** que separa o epitélio do tecido conjuntivo subjacente, representando o meio interno e de suporte nutricional.

A lâmina basal, originada da célula epitelial, é reforçada por componentes do tecido conjuntivo. O complexo lâmina basal-tecido conjuntivo é chamado **membrana basal**.

Boxe 1.A Características gerais dos epitélios.

- Os epitélios derivam do ectoderma, do mesoderma e do endoderma
- Os epitélios delimitam e revestem todas as superfícies corporais, exceto as cartilagens articulares, o esmalte dos dentes e a superfície anterior das íris
- As funções básicas dos epitélios são proteção (pele), absorção (intestino delgado e grosso), transporte de material sobre as superfícies (mediado por cílios), secreção (glândulas), excreção (túbulos renais), trocas gasosas (alvéolos pulmonares) e deslizamento entre as superfícies (mesotélio)
- A maioria das células epiteliais se renova continuamente por mitose
- Os epitélios não apresentam suprimento sanguíneo e linfático direto. Os nutrientes são distribuídos por difusão
- As células epiteliais praticamente não apresentam substâncias intercelulares livres (diferentemente do tecido conjuntivo)
- A natureza coesa de um epitélio é mantida por moléculas de adesão celular e por complexos juncionais
- Os epitélios são ancorados a uma lâmina basal. A lâmina basal e os componentes do tecido conjuntivo cooperam para formar a membrana basal
- Os epitélios apresentam polaridade estrutural e funcional.

---

[1]N.R.T.: Muitos autores referem-se ao urotélio como epitélio de transição.

Figura 1.1 Epitélio: mapeamento de conceitos.

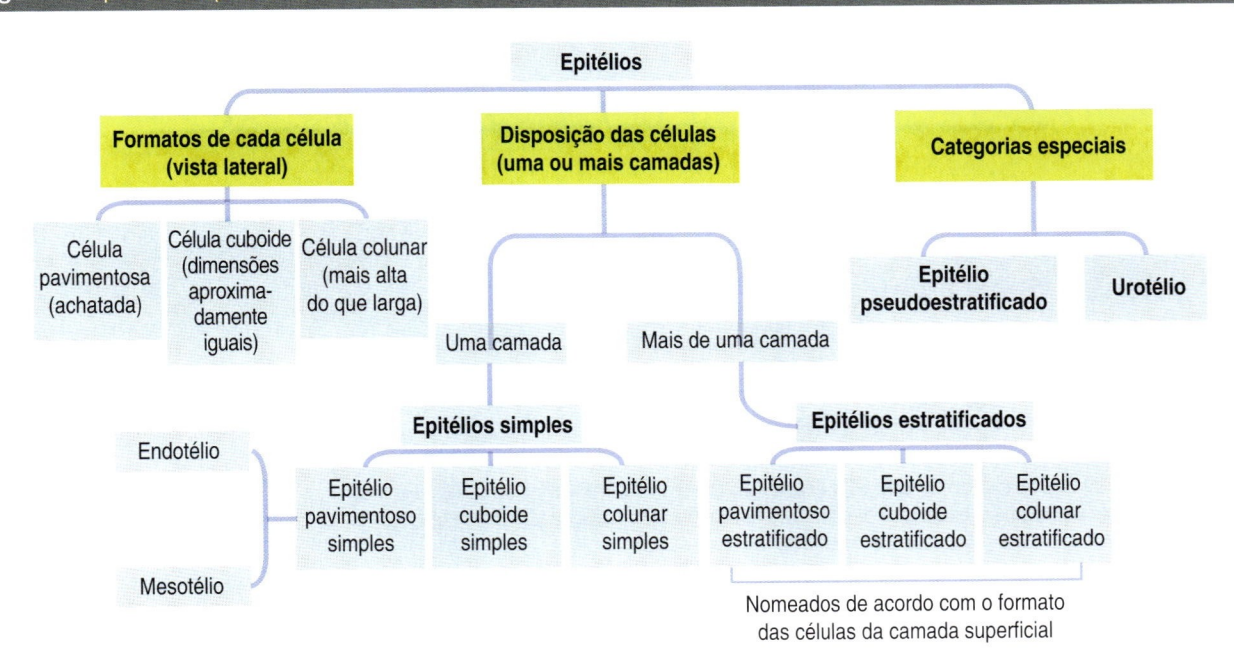

A partir da perspectiva **funcional**, as junções de oclusão separam a membrana plasmática de uma célula epitelial em um **domínio apical** e um **domínio basolateral**.

Essa separação é suportada por uma distribuição assimétrica de moléculas de transporte, garantindo funções secretórias e absortivas polarizadas de um epitélio. Por exemplo, o domínio apical apresenta estruturas importantes para a **proteção** de uma superfície epitelial (como os **cílios** no trato respiratório) ou para a **absorção** de substâncias (como as **microvilosidades** no epitélio intestinal). Por outro lado, o domínio basolateral facilita as funções de transporte direcional ou vetorial, que são impedidos de passar pelas junções de oclusão.

Domínio apical

O **domínio apical** de algumas células epiteliais pode apresentar três tipos de diferenciação:
1. **Cílios.**
2. **Microvilosidades.**
3. **Estereocílios.**

Cílios

Existem dois tipos de **cílios**: **cílios móveis múltiplos** e um **cílio imóvel único** ou **cílio primário**.

A **ciliogênese**, o processo de montagem de ambos os tipos de cílios, é iniciada pelo **corpúsculo basal**, uma estrutura originada a partir de um **precursor do corpúsculo basal** localizado no **centrossomo** (Figura 1.6).

Os corpúsculos basais migram para a membrana plasmática apical e se estendem pelo espaço extracelular.

Cílios móveis múltiplos

Os cílios móveis múltiplos têm a função de coordenar o fluxo de fluido ou de material sobre a
superfície de um epitélio. São projeções celulares originárias de **corpúsculos basais** ancorados por **radículas** na porção apical do citoplasma.

Um corpúsculo basal contém nove **trios** de microtúbulos em um **arranjo helicoidal** sem um componente microtubular central. Em contrapartida, um cílio consiste em um **axonema formado por um par central de microtúbulos cercado por nove pares microtubulares dispostos concentricamente. Essa conformação é conhecida como o arranjo microtubular de 9 + 2**. O axonema é também o componente da cauda do esperma, ou **flagelo**.

A traqueia e a tuba uterina são revestidas por **células epiteliais ciliadas**. Nesses epitélios, a atividade ciliar é importante para a defesa local do trato respiratório e para o transporte do ovo fertilizado para a cavidade uterina.

A motilidade ciliar é caracterizada por **movimentos amplos de curvatura assimétrica.** Em contrapartida, a motilidade flagelar é definida por um **padrão de curvatura senoidal simétrica.**

Cílio único ou cílio primário imóvel

Algumas células apresentam um cílio imóvel **único** ou primário. A importância de um cílio primário emerge a partir de raras doenças humanas recessivas, as **ciliopatias**, causada por anomalias estruturais ou funcionais dos cílios.

Os principais aspectos de um cílio primário são:
1. Funcionar como um **sensor** que fornece à célula informações sobre o meio adjacente.
2. Participar nos estágios iniciais do desenvolvimento embrionário levando à organogênese.

Figura 1.2 Tipos de epitélio: epitélios simples.

Epitélio pavimentoso simples (endotélio)

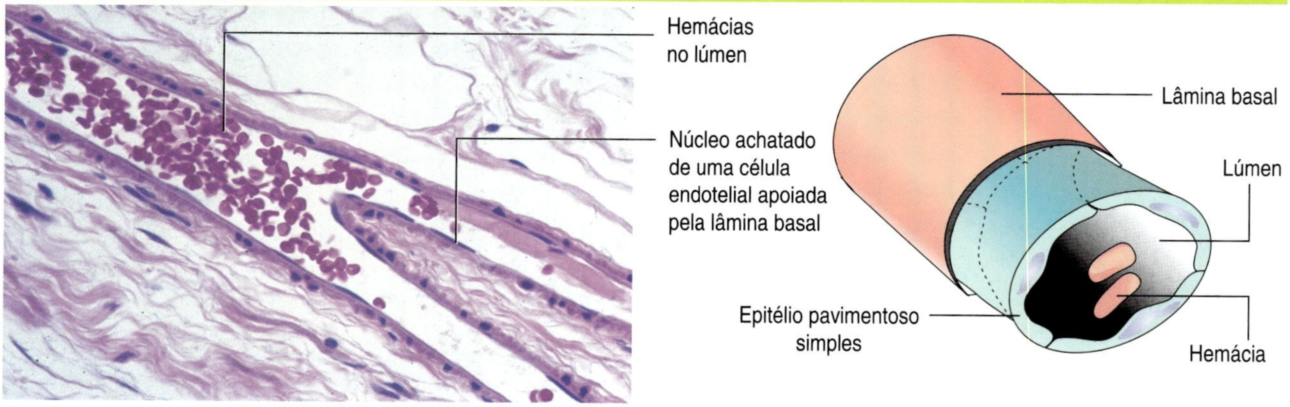

Hemácias no lúmen

Núcleo achatado de uma célula endotelial apoiada pela lâmina basal

Lâmina basal

Lúmen

Epitélio pavimentoso simples

Hemácia

O revestimento interno de todos os vasos sanguíneos consiste em uma única camada de células endoteliais pavimentosas. A baixa espessura das células epiteliais pavimentosas simples reflete sua função primária na troca rápida de substâncias entre o sangue e o tecido. Um epitélio semelhante (chamado **mesotélio**) recobre o peritônio, a pleura e o pericárdio.

Epitélio cuboide simples (túbulo coletor, rins)

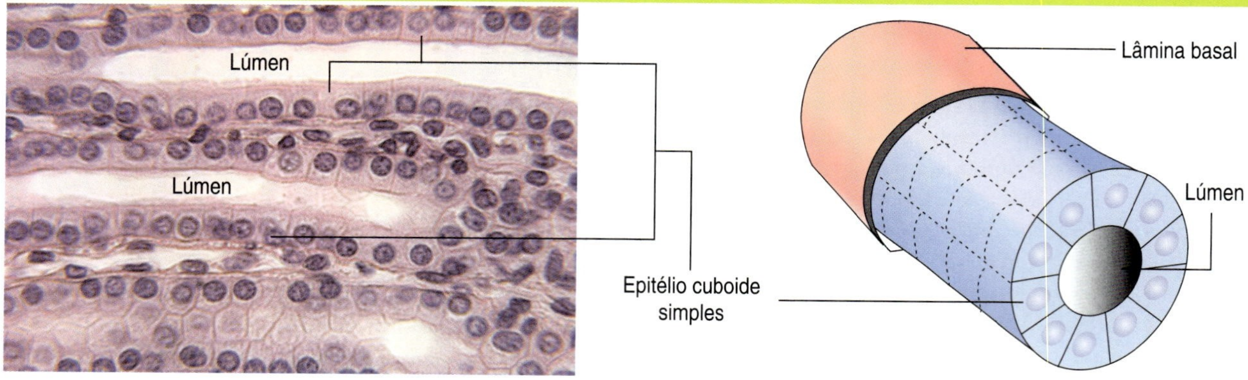

Lúmen

Lúmen

Lâmina basal

Lúmen

Epitélio cuboide simples

O revestimento interno dos túbulos renais e dos folículos tireoidianos consiste em uma única camada de células cuboides. As células cuboides são altamente polarizadas e atuam na absorção, na secreção (glândula tireoide) e no transporte ativo de íons (rins). Como no endotélio, uma lâmina basal liga a célula ao tecido conjuntivo subjacente.

Epitélio colunar simples (intestino delgado)

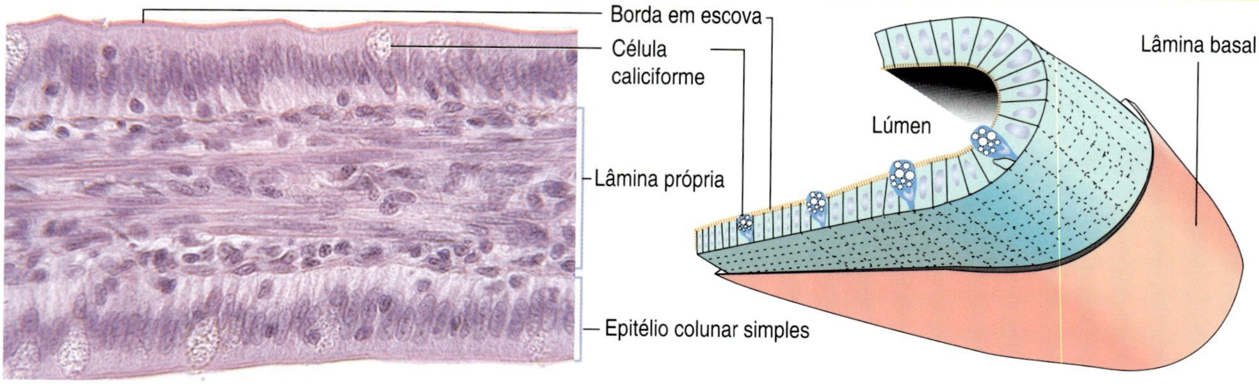

Borda em escova

Célula caliciforme

Lâmina própria

Epitélio colunar simples

Lâmina basal

Lúmen

O intestino delgado é revestido por células epiteliais colunares com o núcleo na porção medial da célula. O domínio apical contém projeções semelhantes a dedos chamadas **microvilosidades**, formando uma **borda em escova**. As microvilosidades participam na absorção de proteínas, açúcar e lipídios que são liberados pelo domínio basolateral na circulação sanguínea para o transporte até o fígado. As **células caliciformes**, presentes entre as células epiteliais colunares, apresentam um citoplasma apical dilatado, semelhante a um cálice, contendo muco claro. O muco, liberado no lúmen, reveste e protege a superfície das células epiteliais. A **lâmina própria** é composta por tecido conjuntivo frouxo localizado abaixo do epitélio e da lâmina basal de suporte.

Figura 1.3 Tipos de epitélio: epitélios estratificados.

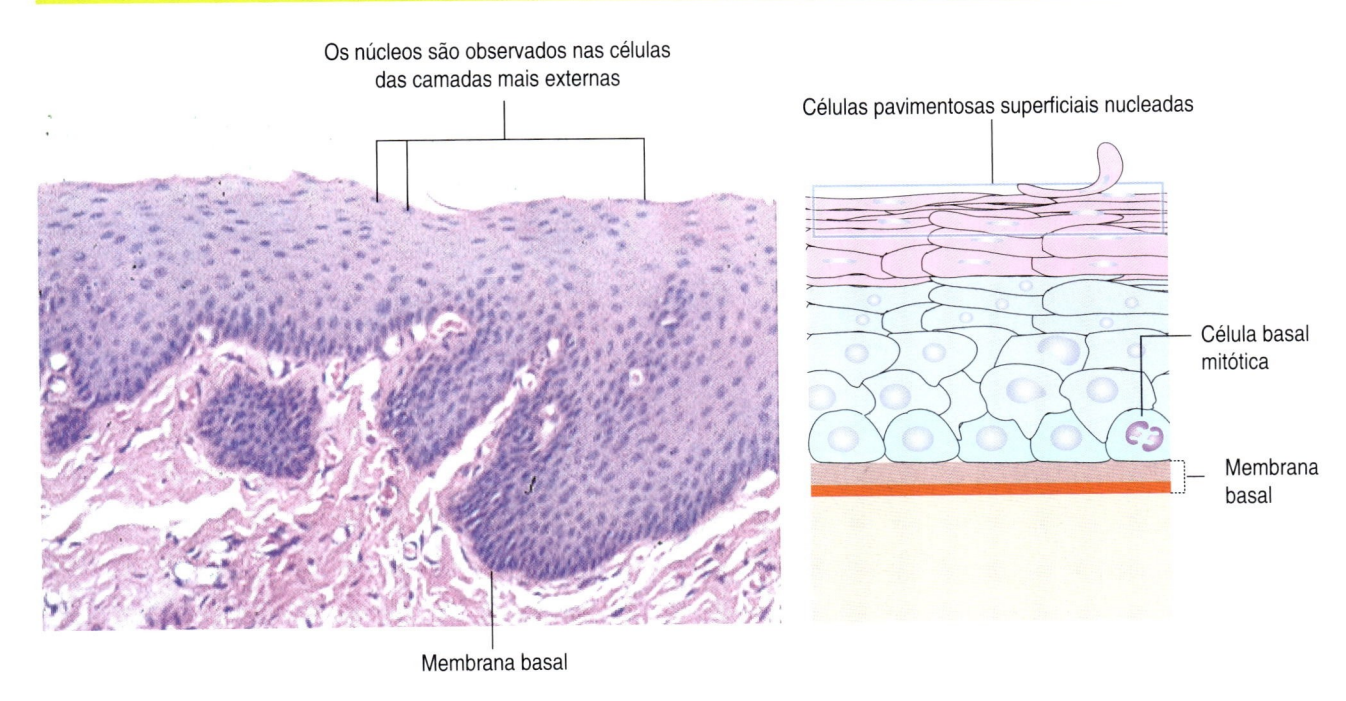

Epitélio pavimentoso estratificado com queratinização moderada (esôfago)

Os núcleos são observados nas células das camadas mais externas

Células pavimentosas superficiais nucleadas

Célula basal mitótica

Membrana basal

Membrana basal

Este epitélio é composto de **células basais** especializadas para a **divisão mitótica**. As células estratificadas que recobrem a camada basal são células em diferenciação. As células da camada externa são altamente diferenciadas: aumentam seu **teor de queratina** para proteger o tecido da ação mecânica do alimento ingerido. As **células mais externas retêm seus núcleos**. Esse epitélio também é conhecido como **não queratinizado**.

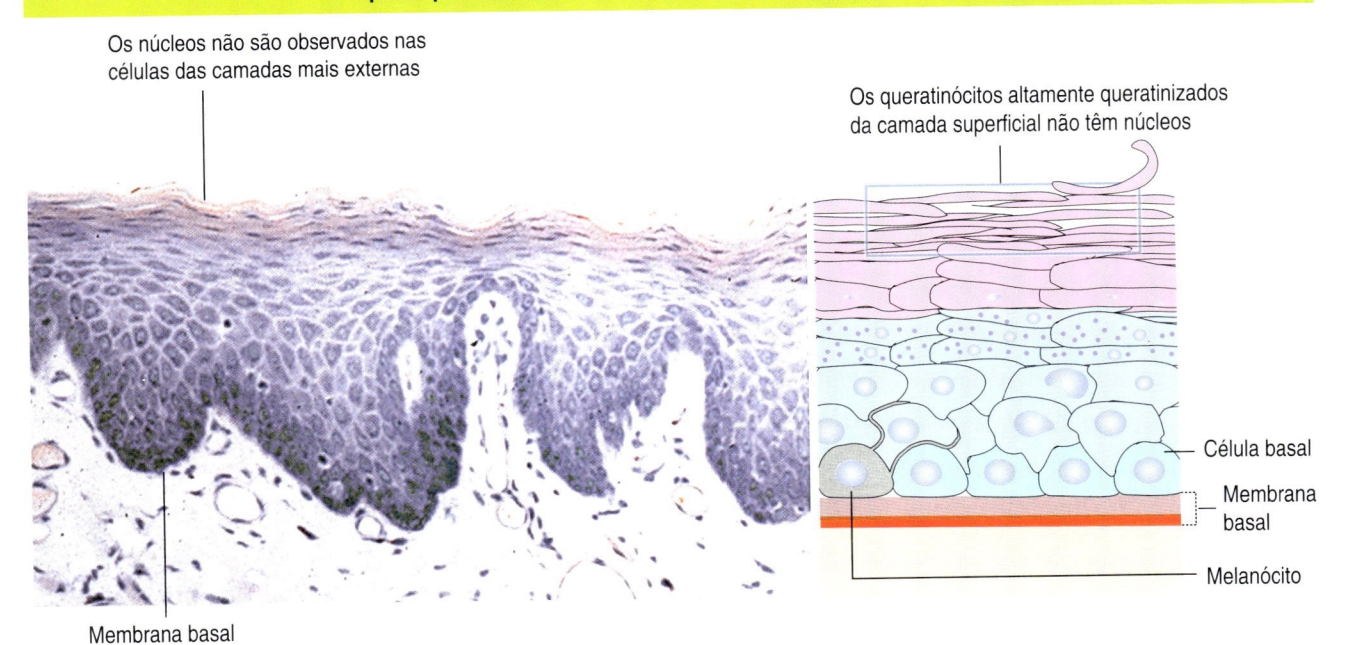

Epitélio pavimentoso estratificado com queratinização abundante (epiderme)

Os núcleos não são observados nas células das camadas mais externas

Os queratinócitos altamente queratinizados da camada superficial não têm núcleos

Célula basal

Membrana basal

Melanócito

Membrana basal

Este epitélio altamente queratinizado também é composto de **células basais** especializadas na **divisão mitótica**. Os **melanócitos** estão presentes na camada basal. Células estratificadas acima da camada basal são **queratinócitos** em diferenciação. Os queratinócitos da camada externa contêm **queratina** abundante para evitar a perda de água e a penetração de insultos químicos e físicos. As **células mais externas não possuem núcleos**. Esse epitélio é também conhecido como **queratinizado**.

Figura 1.4 Tipos de epitélio: epitélios pseudoestratificados.

Epitélio colunar ciliado pseudoestratificado (traqueia)

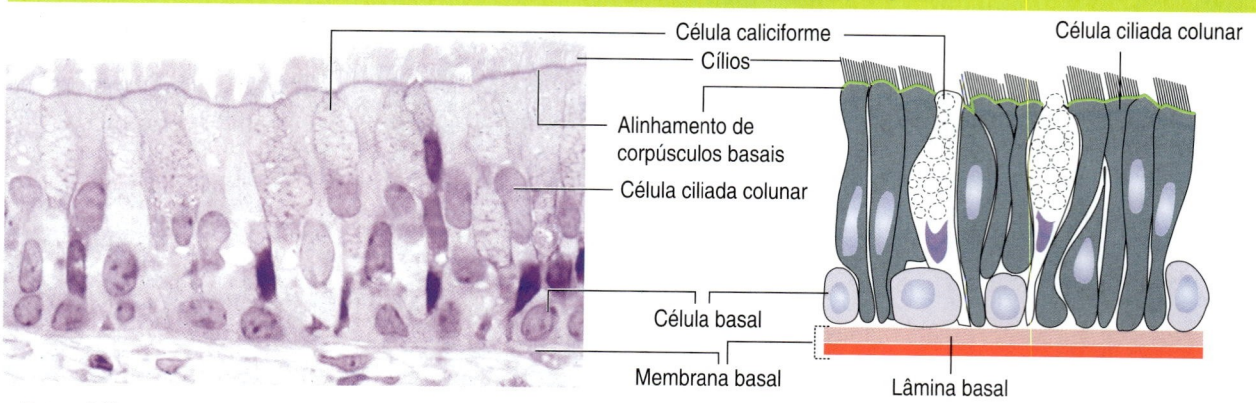

Este epitélio consiste em três tipos principais de células: (1) **células colunares** com **cílios** em seu domínio apical; (2) **células basais** ancoradas na lâmina basal, parte da membrana basal; e (3) **células caliciformes**, células epiteliais secretoras de muco com núcleos localizados em suas bases. As células ciliadas colunares e caliciformes se fixam à lâmina basal e alcançam o lúmen. As células basais não alcançam o lúmen.

Epitélio colunar pseudoestratificado (epidídimo)

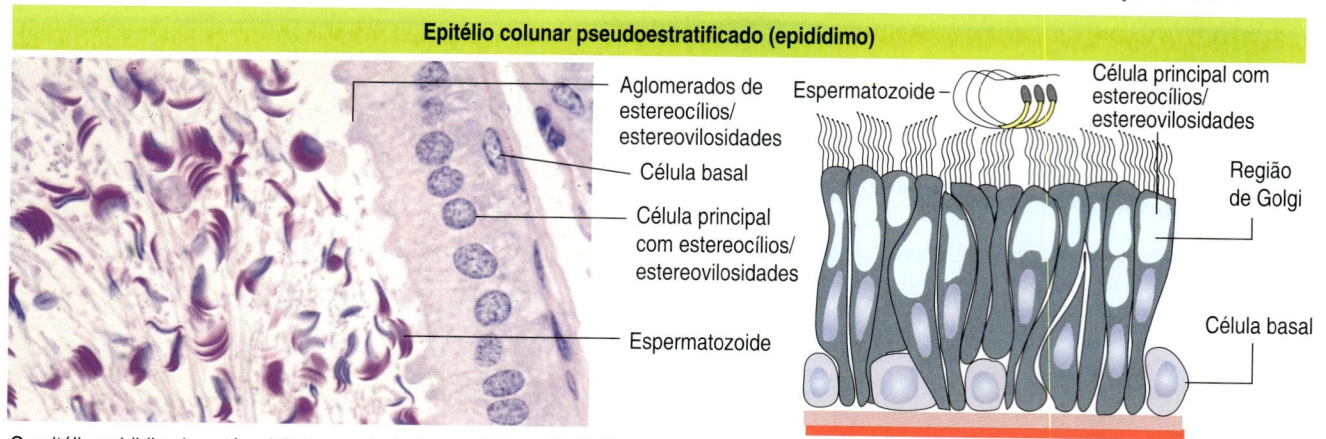

O epitélio epididimal contém dois tipos principais de células: (1) **células colunares** (chamadas células principais) com estereocílios e complexo de Golgi altamente desenvolvido e (2) **células basais** ligadas à lâmina basal. As células basais e principais estão associadas à lâmina basal. Apenas as células principais alcançam o lúmen. O espermatozoide pode ser visualizado no lúmen. O termo "estereocílio" é um erro antigo, já que essas estruturas não apresentam microtúbulos. O nome correto é **estereovilosidade**.

Urotélio (bexiga)

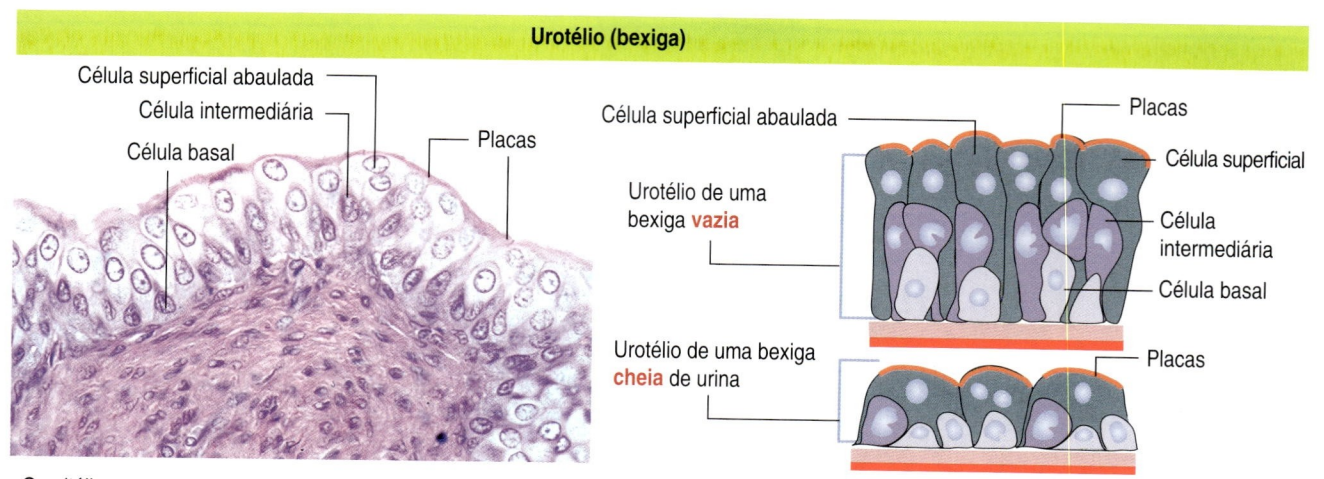

O epitélio que reveste as vias urinárias (também chamado **urotélio**) consiste em três tipos de células: (1) **células superficiais abauladas** (geralmente binucleadas); (2) **células intermediárias piriformes** e (3) **células basais poliédricas**; todas estendem processos citoplasmáticos ancorados à lâmina basal. Em **humanos**, o urotélio é um epitélio pseudoestratificado. Uma característica do urotélio é sua **configuração de transição** em resposta às forças tensionais de distensão e contração causadas pela urina. **Placas** de proteínas agregadas (**uroplaquinas**) são encontradas na membrana plasmática apical das células superficiais abauladas.

Figura 1.5 Polaridade celular.

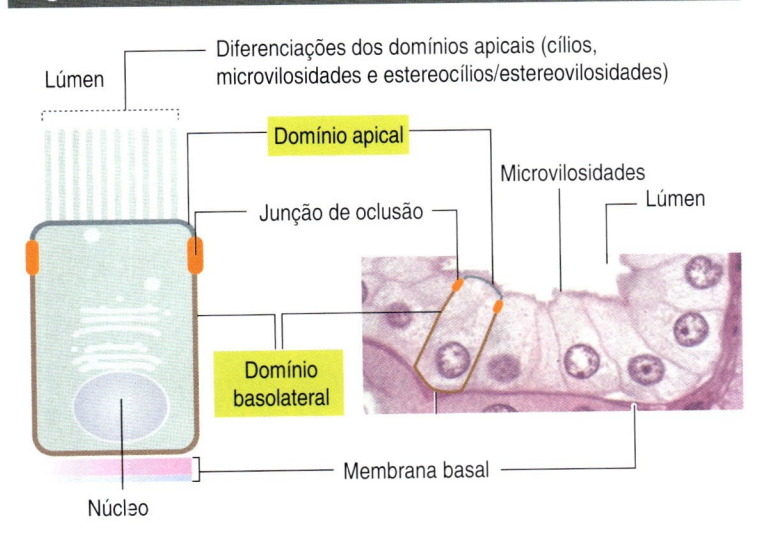

Diferenciações dos domínios apicais (cílios, microvilosidades e estereocílios/estereovilosidades)

Lúmen

Domínio apical

Junção de oclusão

Microvilosidades

Lúmen

Domínio basolateral

Membrana basal

Núcleo

3. Muitos componentes da via de **sinalização** *Hedgehog*, essenciais para o desenvolvimento embrionário inicial, são encontrados em um cílio primário (ver Conhecimento básico 1.A).

4. A posição de um cílio primário, chamado **quinocílio**, da célula pilosa do órgão espiral (de Corti), na orelha interna, determina a polaridade correta dos estereocílios adjacentes que contêm actina, essencial para a manutenção do equilíbrio corporal e para a audição.

Microvilosidades

As **microvilosidades** são projeções celulares semelhantes a dedos, da superfície apical das células epiteliais, contendo em seu centro um arranjo de **microfilamentos** unidos por ligações cruzadas (um polímero de monômeros de G-actina).

Na extremidade citoplasmática da microvilosidade, feixes de filamentos de **actina** e outras proteínas se estendem para dentro da **trama terminal**, uma rede filamentosa de proteínas do citoesqueleto que corre em paralelo ao domínio apical da célula epitelial.

O epitélio intestinal e porções dos néfrons nos rins são revestidos por células epiteliais com microvilos que formam a **borda em escova (ou borda estriada)**. Em geral, a borda em escova indica a função absortiva da célula.

Estereocílios (estereovilosidades)

Os **estereocílios** são projeções digitiformes longas e **ramificadas** da superfície apical das células epiteliais. Assim como as microvilosidades, os estereocílios apresentam um cerne de actina unido por ligações cruzadas a outras proteínas.

Os estereocílios (ou estereovilosidades) **não apresentam axonemas**. Os estereocílios/estereovilosidades são típicos de epitélio de revestimento do epidídimo e contribuem para o processo de maturação do esperma que ocorre nesse órgão (Figura 1.7).

Moléculas de adesão celular e junções celulares

Uma camada de células epiteliais resulta da forte ligação de células semelhantes umas às outras e à **lâmina basal**, um componente da matriz extracelular. As **moléculas de adesão celular** possibilitam o contato entre as células epiteliais, que é estabilizado por **junções celulares** especializadas. Uma consequência desse arranjo é a **polaridade dos domínios apicais e basolaterais** de uma camada epitelial.

Existem dois principais grupos de moléculas de adesão celular:

1. **Moléculas dependentes de Ca²⁺**, incluindo **caderinas** e **selectinas**.
2. **Moléculas independentes de Ca²⁺**, incluindo as **moléculas de adesão celular da superfamília das imunoglobulinas** e as **integrinas**.

Muitas células podem usar diferentes moléculas de adesão celular para mediar a ligação célula-célula. As integrinas são principalmente envolvidas nas interações célula-matriz extracelular. As caderinas e integrinas estabelecem uma ligação entre o citoesqueleto interno de uma célula e o exterior de outra célula (caderinas) ou da matriz extracelular (integrinas).

Moléculas dependentes de Ca²⁺: caderinas

As caderinas são uma família de moléculas dependentes de Ca²⁺ com um papel importante na adesão celular e na morfogênese (Figura 1.8).

A perda de E-caderinas está associada à aquisição do comportamento invasivo pelas células tumorais (metástase), como discutido no Capítulo 4, *Tecido Conjuntivo*, e no Capítulo 17, *Glândulas Digestórias*.

Existem mais de 80 caderinas diferentes, inclusive as **desmogleínas** e as **desmocolinas**. As caderinas clássicas foram nomeadas de acordo com o tecido em que eram particularmente expressas – por exemplo, caderina epitelial (**E-caderina**) nas células epiteliais; caderina neural (**N-caderina**) no sistema nervoso; caderina endotelial vascular (**V-caderina**) nos endotélios; e caderina placentária (**P-caderina**).

A **E-caderina** é encontrada ao longo das superfícies celulares laterais e é responsável pela manutenção da maioria das camadas epiteliais. A remoção do cálcio ou o uso de um anticorpo bloqueador de E-caderina em culturas de células epiteliais rompe as ligações célula-célula e impede a formação de junções estáveis.

As moléculas de E-caderina formam **dímeros** *cis*-**homofílicos** (“*semelhante a semelhante*”) que se ligam a dímeros da mesma classe ou a diferentes classes de caderinas na membrana celular oposta (**interações** *trans*-**homofílicas** ou **heterofílicas** [“*semelhante ao diferente*”]). Esses tipos de ligação requerem a presença de cálcio e resultam em um padrão de adesão célula-célula especializada semelhante a um zíper.

O domínio citoplasmático das caderinas é ligado à **actina** por meio de proteínas intermediárias,

Figura 1.6 Cílios e ciliogênese.

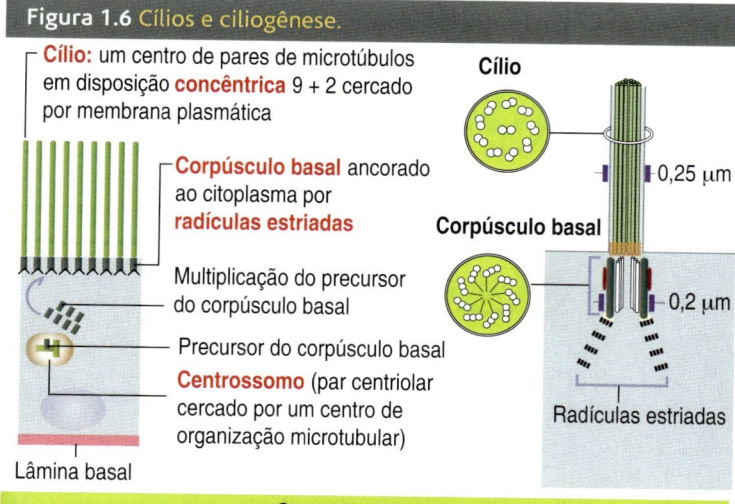

Cílio: um centro de pares de microtúbulos em disposição **concêntrica** 9 + 2 cercado por membrana plasmática

Corpúsculo basal ancorado ao citoplasma por **radículas estriadas**

Multiplicação do precursor do corpúsculo basal

Precursor do corpúsculo basal

Centrossomo (par centriolar cercado por um centro de organização microtubular)

Lâmina basal

Cílio — 0,25 µm

Corpúsculo basal — 0,2 µm

Radículas estriadas

Componentes de um cílio

Os cílios se desenvolvem a partir de **corpúsculos basais** localizados no domínio apical do citoplasma. Os **precursores do corpúsculo basal** derivam do **centrossomo**, se multiplicam, amadurecem e se atracam à membrana plasmática apical da célula.

Um corpúsculo basal, composto de nove trios de **microtúbulos periféricos** (9^3 [trios] + 0) em um arranjo **helicoidal**, se estende para o espaço extracelular como um **axonema**, uma estrutura microtubular circundada pela membrana plasmática. As **radículas** ancoram o corpúsculo basal ao citoplasma. Não há microtúbulos centrais em corpúsculos basais e centríolos.

O **cílio** consiste em um arranjo concêntrico de nove pares de microtúbulos ao redor de um par central de microtúbulos (9^2 [pares] + 2).

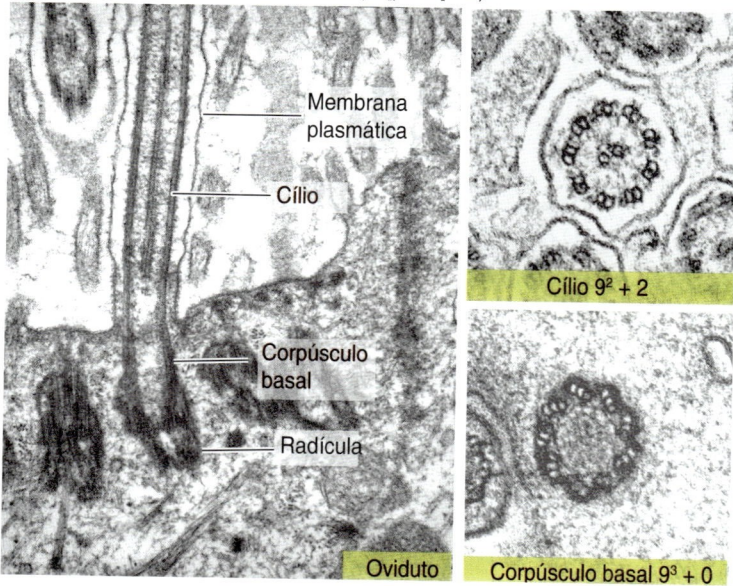

Membrana plasmática

Cílio

Cílio 9^2 + 2

Corpúsculo basal

Radícula

Oviduto

Corpúsculo basal 9^3 + 0

conhecidas coletivamente como **complexo de cateninas** (do latim *catena*, cadeia). O complexo inclui as **cateninas α, β e γ** e as **proteínas de ligação à actina α-actinina, vinculina e formina-1**, entre outras.

O complexo de cateninas apresenta, no mínimo, três papéis distintos na função das caderinas:

1. A proteína α-catenina medeia uma ligação direta com os filamentos de actina.
2. As cateninas interagem com moléculas reguladoras do citoesqueleto de actina.

3. As cateninas controlam o estado de adesão do domínio extracelular das caderinas.

A associação da actina ao complexo caderina-catenina é essencial para a morfogênese celular, as mudanças no formato celular e para o estabelecimento da polaridade celular.

Membros da família das caderinas também estão presentes entre as placas citoplasmáticas da zônula e da mácula aderente. As β-cateninas desempenham um papel significativo na **carcinogênese cólon-retal** (Capítulo 16, *Parte Baixa do Sistema Digestório*).

Selectinas (lectinas de tipo C)

As selectinas, assim como as caderinas, são moléculas de adesão celular dependentes de Ca^{2+}. Ao contrário das caderinas, **as selectinas se ligam a carboidratos** e pertencem à família das **lectinas do tipo C** (do latim *lectum*, selecionar).

Cada selectina do tipo C (por precisar de cálcio) tem um domínio de reconhecimento de carboidratos (CRD) com afinidade de ligação por um oligossacarídeo específico acoplado a uma proteína (glicoproteína) ou a um lipídio (glicolipídio). A configuração molecular dos CRD é controlada por **cálcio**. O cálcio atua como um elo entre o CRD e os grupos hidroxila do açúcar alvo.

As três principais classes de lectinas do tipo C da superfície celular são as seguintes:

1. **P-selectinas**, encontradas nas plaquetas e nas células endoteliais ativadas que revestem os vasos sanguíneos.
2. **E-selectinas**, encontradas nas células endoteliais ativadas.
3. **L-selectinas**, encontradas nos leucócitos.

As **lectinas do tipo C são receptores transmembrânicos (CLR)** envolvidas na imunidade antimicrobiana e na autoimunidade, mas também podem ser encontradas como **moléculas solúveis** (fatores de crescimento, proteínas antimicrobianas e componentes da matriz extracelular).

Os CLR podem ativar vias de sinalização que levam à ativação e inibição de funções celulares. Uma via de sinalização pode induzir primariamente, por exemplo, respostas inflamatórias dependentes do **fator nuclear κB (NF-κB)**. Algumas outras podem promover e suprimir as respostas imunes antitumorais, como em células *natural killer* (NK), nas quais a as lectinas do tipo C facilitam o reconhecimento de células tumorais e impedem o ataque de células saudáveis por indução de atividades citotóxicas das células NK. Ainda assim, a metástase de células tumorais é aumentada pela expressão de lectinas do tipo C, como a L-selectina, que facilita a adesão da célula tumoral ao endotélio.

As selectinas participam do movimento de leucócitos (do grego *leukos*, branco, *kytos*, célula – glóbulo branco) que circulam no sangue (neutrófilos, monócitos, linfócitos T e B) em direção aos tecidos por **extravasamento** (ver Conhecimento básico 1.B).

Conhecimento básico 1.A Ciliogênese: cílio primário e sinalização *Hedgehog*.

Montagem do cílio

O cílio é formado e mantido pelo transporte de tubulinas ao longo do axonema mediado por proteínas do **sistema de transporte intraflagelar (IFT)**. O tráfego de IFT da base à ponta do cílio (**transporte anterógrado**; para a extremidade positiva do microtúbulo) é mediado pelas proteínas motoras **cinesina 2** que mobilizam complexos de proteínas IFT. O motor de **dineína 2 citoplasmática** participa no **transporte retrógrado** (para a extremidade negativa do microtúbulo; base do cílio). As proteínas IFT formam uma plataforma para o transporte de carga entre a base e a ponta do cílio.

Alterações no motor de cinesina 2 ou nas proteínas IFT bloqueiam a formação dos cílios. As proteínas do corpúsculo basal influenciam o tráfego ciliar. Entre estes, estão os componentes do **BBSomo**, que recebem esse nome por causa de sua associação à **síndrome de Bardet-Biedl (BBS)**. As proteínas do BBSomo, ligadas a proteínas ciliares, facilitam sua travessia pelo apêndice distal.

As proteínas da **via de sinalização** *Hedgehog* participam do transporte intraciliar e intraflagelar.

Todos os cílios móveis e imóveis se estendem de um corpúsculo basal composto de um trio de microtúbulos e apêndices distais e subdistais. Os apêndices distais (também conhecidos como fibras de transição) e as estruturas em formato de Y ancoram e conectam o corpúsculo basal à base da membrana ciliar.

Cílio primário e sinalização *Hedgehog*

A sinalização *Hedgehog* (Hh) requer cílios primários para ativação. O tráfego de proteínas da via Hh ao longo dos cílios primários é um fator essencial na diferenciação de células epiteliais.

1 Na ausência da proteína secretora Hh, **Ptc** (do inglês *patched*, remendado; o receptor de Hh), a proteína transmembrânica **Smo** (*Smoothened*) não pode entrar no cílio. A Smo é armazenada em vesículas perto do corpúsculo basal.

2 Após a interação com Hh, a Ptc é internalizada e a Smo, livre de bloqueio, move-se para a membrana plasmática **3** e ativa a via Hh ao antagonizar a função de **Sufu** (supressor de fusão) **4** .

5 O motor de cinesina KIF7 transporta os fatores de transcrição **Gli** (de glioma) para a ponta do cílio. Na ausência de Smo para inativar Sufu (devido à ausência de Hh), Gli é degradado ou processado para se tornar um repressor. Se a função supressora de Sufu for antagonizada, Gli **Gli** é processado para uma forma ativadora (**Gli**A **Gli**A) **6** .

7 O GliA ativado é então transportado para fora do cílio até o núcleo (pelas proteínas **motoras de dineína** e **IFT**) para ativar genes de diferenciação epitelial.

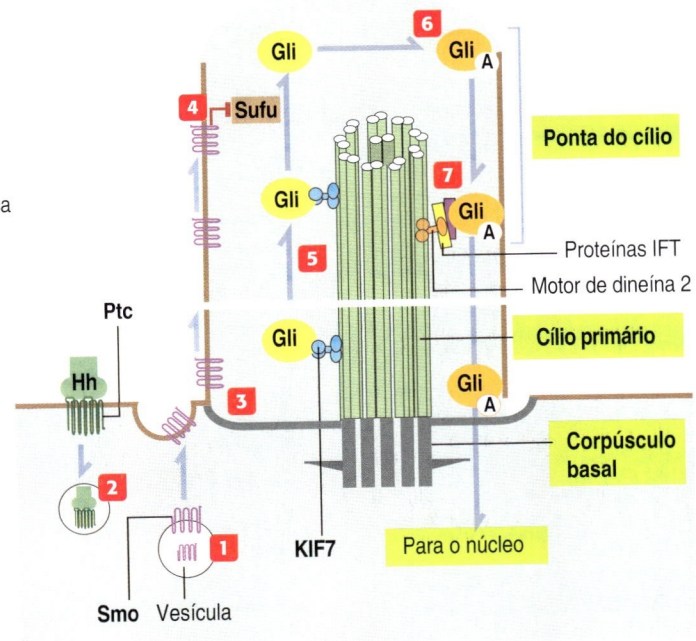

Os componentes proteicos do **BBSomo** (de síndrome de Bardet-Biedl) ligam-se a IFT retrógrado e às cargas para facilitar o seu transporte lateral pela barreira porosa do apêndice distal.

O extravasamento é a essência do ***homing***, um mecanismo que permite que os leucócitos escapem da circulação sanguínea e cheguem aos sítios de inflamação. O *homing* também permite que os linfócitos T derivados do timo sigam para os linfonodos periféricos.

A P-selectina é armazenada em vesículas citoplasmáticas nas células endoteliais. Quando as células endoteliais são ativadas por sinalização inflamatória, as P-selectinas aparecem em sua superfície celular.

Na sua superfície, os leucócitos contêm o **antígeno sialil Lewis-x**, um oligossacarídeo específico ligante de P-selectina. A ligação da P-selectina ao antígeno retarda o fluxo dos leucócitos no sangue e eles começam a rolar ao longo da superfície das células endoteliais. As P-selectinas são ajudadas pelas moléculas de adesão celular da superfamília de imunoglobulinas e pelas integrinas para estabilizar a ligação do leucócito, levando ao extravasamento.

Moléculas independentes de Ca²⁺: moléculas de adesão celular da superfamília de imunoglobulinas (Ig-CAMs)

Ao contrário das caderinas e das selectinas, os membros da superfamília de Ig-CAMs são moléculas de

Figura 1.7 Microvilosidades e estereocílios (estereovilosidades).

Microvilosidade

Microvilosidade: Um grupo de microfilamentos contendo actina

Microvilosidade

Junção de oclusão e desmossomo em cinta, extremidades da rede terminal de actina

Lâmina basal

Glicocálice

Capuz

Centro de filamentos de actina

0,08 μm

Região da trama terminal

Oviduto | Microvilosidades e cílios (corte transversal)

Glicocálice

Micro-vilosidade

Actina

Microtúbulos

Cílios

Intestino delgado | Microvilosidades (corte longitudinal)

Estereocílios (estereovilosidades)

Os **estereocílios/estereovilosidades** apresentam um centro de microfilamentos de actina

Cauda do espermatozoide

Ausência de glicocálice

Estereocílios/estereovilosidades ramificados

Vesículas endocitóticas

Lâmina basal

Epidídimo

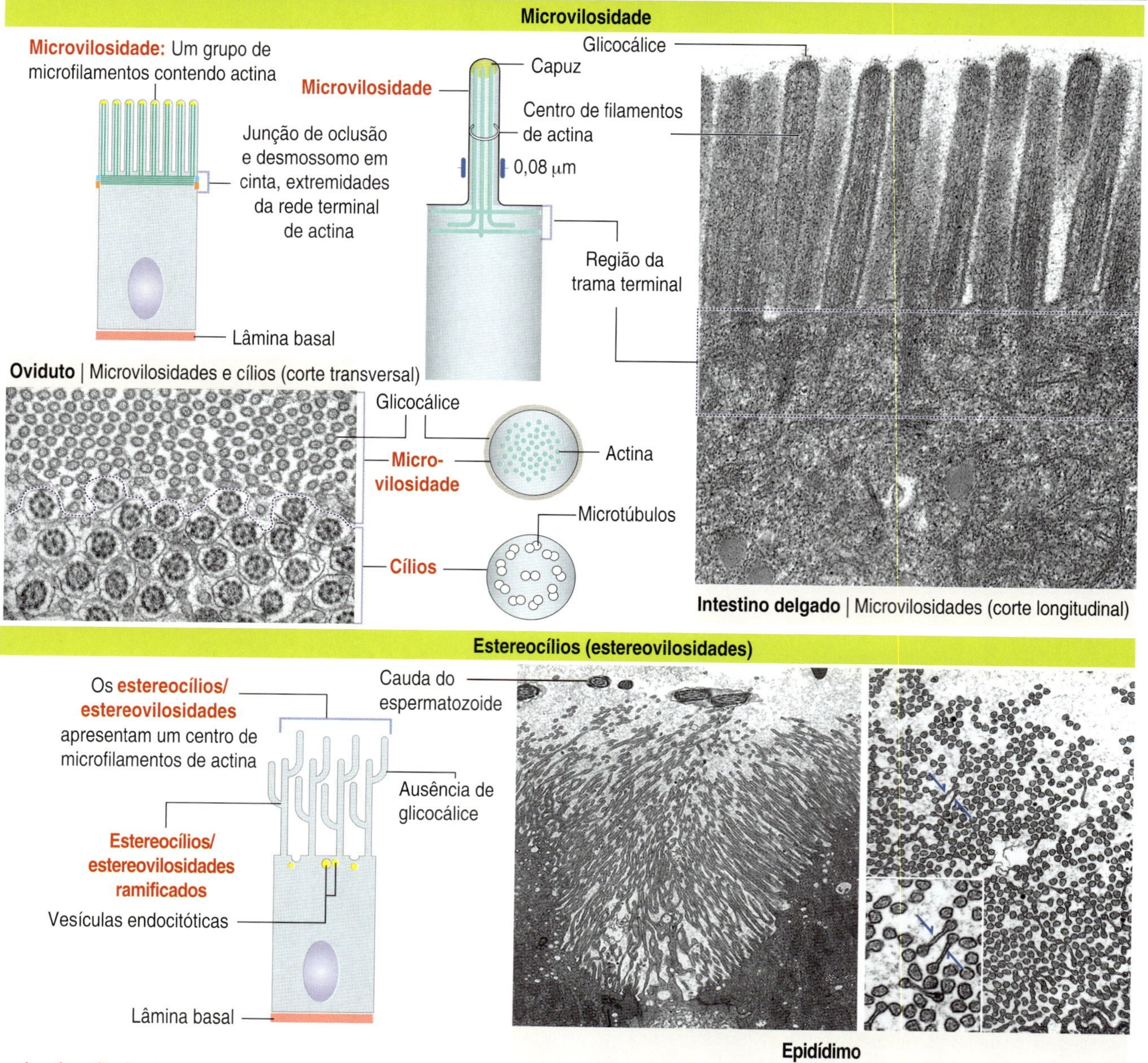

As **microvilosidades** e os **estereocílios (estereovilosidades)** têm a mesma subestrutura: um núcleo de microfilamentos de actina e proteínas associadas à actina.

No epitélio intestinal, a actina se estende em uma **trama terminal**, uma rede de proteínas do citoesqueleto em um arranjo semelhante a um colar no domínio apical do citoplasma da célula intestinal. Embora as microvilosidades tenham comprimento comparável, os **estereocílios/estereovilosidades** são mais longos e ramificados e o domínio apical da célula contém vesículas endocíticas. As pontes que conectam os estereocílios adjacentes (setas azuis) são indicadores de suas ramificações.

adesão celular independentes de Ca^{2+} e codificadas por um único gene. Os membros da superfamília de Igs são gerados por *splicing* (processamento) alternativo de RNA mensageiros (mRNA) e apresentam diferenças na glicosilação.

Uma característica conservada, compartilhada por todos os membros da superfamília de Igs, é o segmento extracelular com um ou mais **alças dobradas características das imunoglobulinas**.

Como as caderinas, a adesão entre as células se deve às interações homofílicas entre Ig-CAMs, embora a ligação por Ig-CAMs seja independente de Ca^{2+}. A cauda citoplasmática das Ig-CAMs é associada a componentes do citoesqueleto, como actina, anquirinas e espectrina.

Além de suas propriedades de adesão celular, as Ig-CAMs medeiam a sinalização independente de adesão por interação com receptores de fatores de crescimento, cofatores de transcrição e outras moléculas de sinalização.

As Ig-CAMs são disfuncionais em uma ampla gama de doenças, como câncer, vasculopatias e doenças epiteliais e neurológicas.

Figura 1.8 Moléculas de adesão celular dependentes de Ca²⁺.

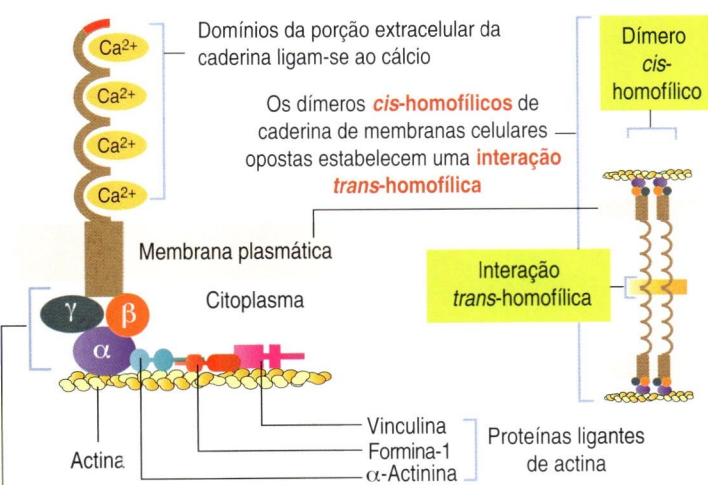

Caderina

Domínios da porção extracelular da caderina ligam-se ao cálcio

Os dímeros *cis*-homofílicos de caderina de membranas celulares opostas estabelecem uma **interação *trans*-homofílica**

Dímero *cis*-homofílico

Membrana plasmática

Citoplasma

Interação *trans*-homofílica

Vinculina
Formina-1
α-Actinina

Proteínas ligantes de actina

Actina

A β-catenina se liga ao domínio intracelular da caderina. O complexo β-catenina/caderina recruta α-catenina, uma proteína adaptadora que se liga diretamente à actina. A γ-catenina (também chamada placoglobina) é um regulador da função da caderina.

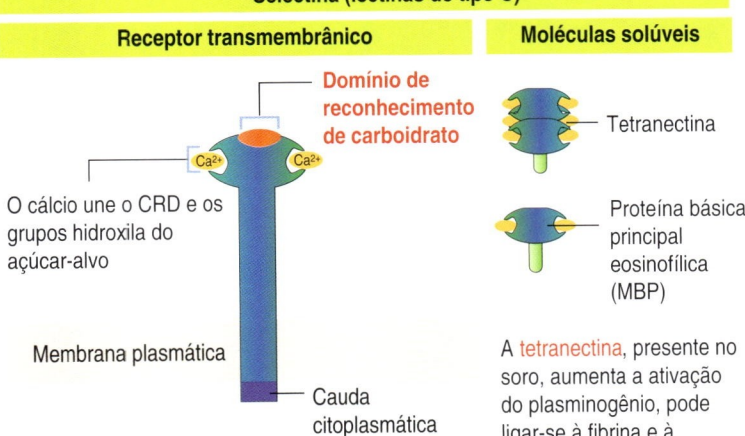

Selectina (lectinas de tipo C)

Receptor transmembrânico

Moléculas solúveis

Domínio de reconhecimento de carboidrato

Tetranectina

O cálcio une o CRD e os grupos hidroxila do açúcar-alvo

Proteína básica principal eosinofílica (MBP)

Membrana plasmática

Cauda citoplasmática

As lectinas do tipo C têm um **domínio de reconhecimento de carboidratos (CRD)** com resíduos conservados que conferem especificidade de ligação para um açúcar específico: o motivo EPN (Glu-Pro-Asn) para carboidratos do tipo manose e o motivo QPD (Gln-Pro-Asp) para os carboidratos do tipo galactose.

A tetranectina, presente no soro, aumenta a ativação do plasminogênio, pode ligar-se à fibrina e à heparina e participa na cicatrização de feridas. A MBP atua na defesa antiparasitária e nas reações imunes de hipersensibilidade.

De especial interesse é o **CD4**, um membro da superfamília de Ig-CAMs e receptor para o **vírus da imunodeficiência humana do tipo I (HIV-1)** em uma subclasse de linfócitos conhecidos como linfócitos T auxiliares.

A importância de diversos membros da superfamília das Igs será discutida no Capítulo 10, *Sistema Imunológico e Linfático*.

Outros membros da superfamília de Igs desempenham importantes papéis no processo de *homing* durante a inflamação. Exemplos são as **moléculas de adesão intercelular 1** e **2 (ICAM-1** e **ICAM-2)** na superfície das células endoteliais. A ICAM-1 é expressa quando há um processo inflamatório e facilita a migração transendotelial dos leucócitos (Capítulo 6, *Sangue e Hemocitopoese*).

Os membros da **família ADAM** (do inglês, *extracelular disintegrin and metalloprotease*, desintegrina extracelular e metaloprotease) são ***sheddases***[2] que podem clivar e liberar o ectodomínio solúvel de diversas Ig-CAMs. Os fragmentos proteicos liberados participam de atividades biológicas, como a ativação de receptores de fatores de crescimento.

Integrinas

As integrinas diferem das caderinas, selectinas e dos membros da superfamília das Igs no sentido de que as integrinas são **heterodímeros** constituídos por duas **subunidades α e β associadas** que são codificadas por genes diferentes. Existem cerca de 22 heterodímeros de integrinas compostos de 17 formas da subunidade α e oito formas da subunidade β.

Praticamente quase todas as células expressam uma ou mais integrinas. Como as caderinas, o domínio citoplasmático da subunidade β está ligado a **filamentos de actina** por meio de **proteínas de conexão** (Figura 1.9).

O domínio extracelular da subunidade β da integrina se liga à sequência **tripeptídica RGD (Arg-Gli-Asp)** presente na **laminina** e na **fibronectina**, dois dos principais componentes da membrana basal, um tipo específico de matriz extracelular. A laminina e a fibronectina interagem com diferentes tipos de colágeno (inclusive o **colágeno de tipo IV**), o **proteoglicano de heparan sulfato perlecan** e a **entactina** (também denominada nidogênio).

A relação integrina-matriz extracelular é essencial para a migração celular para sítios precisos durante a embriogênese, e pode ser regulada quando há necessidade de motilidade celular. Além do seu papel nas **interações célula-matriz**, as integrinas também medeiam as **interações célula-célula**.

As integrinas contendo as subunidades β_2 são expressas na superfície dos leucócitos e medeiam a ligação célula-célula na preparação para o extravasamento. Um exemplo é a integrina $\alpha_1\beta_2$ nos leucócitos não aderidos que interage com ligantes na superfície das células endoteliais após a ativação por estimulação extracelular, o que leva ao extravasamento do leucócito durante o recrutamento para os espaços extravasculares.

As integrinas são receptores de sinalização bidirecional. Podem ser ativadas por proteínas que se ligam aos seus domínios extracelulares e intracelulares. Quando as integrinas se ligam a moléculas da matriz extracelular, um complexo proteico interage com o citoesqueleto e diversas vias de sinalização são ativadas.

Mutações genéticas das integrinas ou dos seus reguladores têm sido associadas à **trombastenia de**

---

[2]N.R.T.: *Sheddases* são enzimas ligadas à membrana que clivam as porções extracelulares das proteínas transmembrânicas, liberando ectodomínios solúveis da superfície celular.

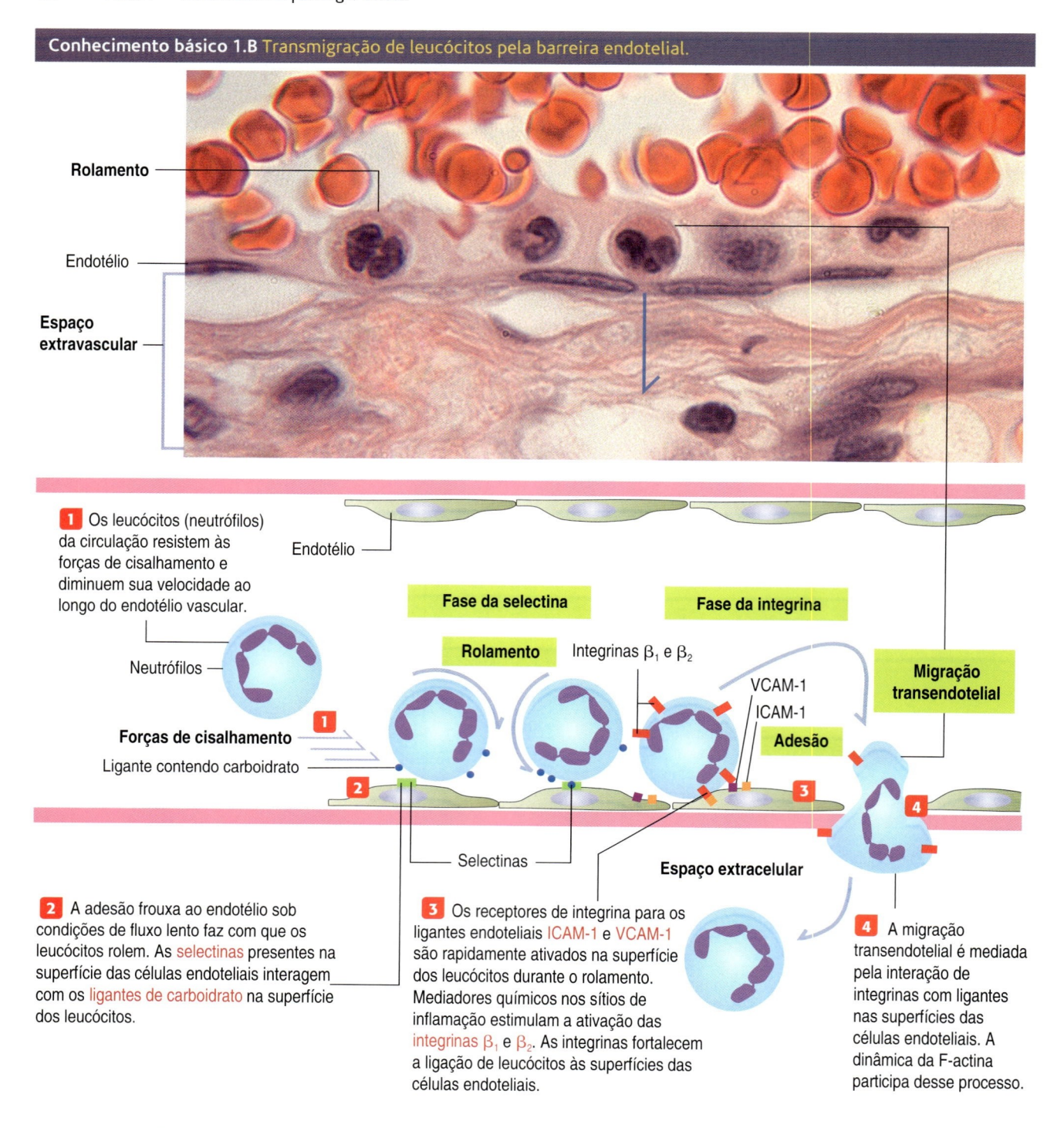

Conhecimento básico 1.B Transmigração de leucócitos pela barreira endotelial.

Rolamento

Endotélio

Espaço extravascular

Endotélio

1 Os leucócitos (neutrófilos) da circulação resistem às forças de cisalhamento e diminuem sua velocidade ao longo do endotélio vascular.

Neutrófilos

Forças de cisalhamento

Ligante contendo carboidrato

Fase da selectina

Rolamento

Integrinas β_1 e β_2

Fase da integrina

VCAM-1
ICAM-1

Adesão

Migração transendotelial

Selectinas

Espaço extracelular

2 A adesão frouxa ao endotélio sob condições de fluxo lento faz com que os leucócitos rolem. As selectinas presentes na superfície das células endoteliais interagem com os ligantes de carboidrato na superfície dos leucócitos.

3 Os receptores de integrina para os ligantes endoteliais ICAM-1 e VCAM-1 são rapidamente ativados na superfície dos leucócitos durante o rolamento. Mediadores químicos nos sítios de inflamação estimulam a ativação das integrinas β_1 e β_2. As integrinas fortalecem a ligação de leucócitos às superfícies das células endoteliais.

4 A migração transendotelial é mediada pela interação de integrinas com ligantes nas superfícies das células endoteliais. A dinâmica da F-actina participa desse processo.

Glanzmann (mutações na subunidade β_3 da integrina), à **deficiência de adesão leucocitária** (**tipo I**, causada por mutações na subunidade β_2 da integrina; **tipo II**, decorrente da ausência de ligantes de selectinas contendo fucosil devido a um defeito hereditário do metabolismo endógeno de fucose; e **tipo III**, determinada por mutações em proteínas *kindlin*) e a doenças cutâneas (mutações em proteínas *kindlin*, subunidades da integrina α_2, α_6 e β_4).

A interação celular mediada pela ligação da integrina a ligantes extracelulares pode ser prejudicada pelas ADAM *sheddases* (Conhecimento básico 1.C). As ADAMs atuam na fertilização, na angiogênese, na neurogênese, no desenvolvimento do coração, no câncer e no doença de Alzheimer.

JUNÇÕES CELULARES

Embora as moléculas de adesão celulares sejam responsáveis pela adesão célula-célula, as junções celulares são necessárias para aumentar a estabilidade do epitélio e separar diferentes compartimentos teciduais do ambiente externo.

A maioria dos leucócitos circula no sangue sem interagir com outras células sanguíneas ou endoteliais que revestem os vasos sanguíneos. No entanto, um subgrupo de linfócitos participa de um processo contínuo de recirculação através dos tecidos linfoides. Esse processo de *homing* envolve diversas moléculas de adesão que ajudam os linfócitos a "se alojarem" em vários compartimentos linfoides do corpo.

A interação linfócito-célula endotelial requer dois tipos de proteínas de adesão celular: as selectinas e as integrinas.

Os **neutrófilos** usam um mecanismo similar para sair dos vasos sanguíneos, principalmente vênulas pós-capilares, e chegar aos sítios inflamatórios.

Uma série de eventos permite que os leucócitos circulantes identifiquem o endotélio vascular em um sítio inflamatório e interajam com a parede do vaso sanguíneo por meio de uma série de etapas conhecidas como:

(1) Captura de leucócitos.
(2) Rolamento de leucócitos.
(3) Parada de leucócitos.
(4) Rastejamento de leucócitos para os locais de saída.
(5) Transmigração de leucócitos através das barreiras das células endoteliais, da membrana basal de suporte e pericitos ou células musculares lisas da parede vascular.

A expressão de selectinas endoteliais, E-selectina e P-selectina, é induzida por fatores quimiotáticos produzidos pelas células endoteliais ou liberados por células inflamatórias e aparecem na superfície das células endoteliais em tecidos inflamados. A regulação positiva das selectinas na superfície das células endoteliais representa um passo molecular essencial para a captura de leucócitos do sangue que flui rapidamente.

O evento de captura de leucócitos é transitório. Então, os leucócitos capturados, impulsionados pelo fluxo sanguíneo, começam a rolar na superfície da célula endotelial e permanecem parados ou presos.

Nesse ponto, os leucócitos começam a contribuir para o seu processo de rastejamento e transmigração pela ativação das integrinas leucocitárias β1 e β2. As integrinas se ligam a membros da superfamília de imunoglobulinas, como a molécula de adesão intercelular 1 (ICAM-1) e a molécula de adesão vascular 1 (VCAM-1), cuja expressão é induzida nas células endoteliais por citocinas pró-inflamatórias.

As citocinas orientam e medeiam a ativação das integrinas leucocitárias, a primeira indicação de migração celular iminente. Se as integrinas não fossem ativadas, o leucócito retido seria rapidamente deslocado do sítio de ligação endotelial pelas forças de cisalhamento do fluxo sanguíneo.

A forte adesão intercelular entre a integrina leucocitária e célula endotelial permite a fixação e a disseminação dos leucócitos na superfície da célula endotelial, seguida por rastejamento e transmigração através da barreira endotelial nas junções de oclusão das células endoteliais abertas de maneira transitória ou pelo citoplasma das células endoteliais. Diversas moléculas de adesão das células endoteliais e receptores participam do processo de transmigração.

A migração transendotelial, também chamada diapedese, leva cerca de dois a três minutos. Em cerca de 15 a 20 min, os leucócitos permeiam a membrana basal endotelial, os pericitos e as células musculares lisas da parede vascular.

Os movimentos dos solutos, dos íons e da água por uma camada epitelial ocorrem **através** e **entre** os componentes celulares individuais. A **via transcelular** é controlada por inúmeros canais e transportadores, enquanto a **via paracelular** é regulada por contatos intercelulares contínuos ou **junções celulares**.

As junções celulares são estruturas **simétricas** formadas entre duas células epiteliais adjacentes. Uma exceção é o hemidesmossomo, uma estrutura assimétrica que ancora o domínio basal de uma célula epitelial à lâmina basal.

Existem quatro classes principais de junções celulares:

1. **Junções de oclusão.**
2. **Junções de ancoragem (de adesão)**, inclusive **zônula aderente** (desmossomo em cinta) e **mácula aderente** (desmossomo pontual).
3. **Hemidesmossomo.**
4. **Junções comunicantes ou do tipo *gap*.**

Junções de oclusão

As **junções de oclusão** (também chamadas *tight* ou íntimas) têm três funções principais:

1. Determinam a polaridade da célula epitelial ao separar o domínio apical do domínio basolateral e impedir a livre difusão dos lipídios e das proteínas entre eles.
2. Impedem a passagem livre de substâncias através de uma camada de células epiteliais, criando portões que controlam a difusão paracelular de íons e solutos.
3. Além de atuarem como barreiras de permeabilidade, as junções de oclusão são conectadas por redes de sinalização que regulam a proliferação e a diferenciação celular e transmitem informações de e para o citoesqueleto, o núcleo e diferentes complexos de adesão celular.

As membranas celulares de duas células adjacentes se juntam em intervalos regulares para vedar o espaço intercelular apical. Essas áreas de contato íntimo continuam em volta de toda a superfície da célula como um cinto, formando faixas de anastomoses das proteínas transmembrânicas **ocludina** e **claudina**. Essas proteínas pertencem à família das **tetraspaninas** e apresentam quatro domínios transmembrânicos, duas alças externas e duas caudas citoplasmáticas curtas.

A ocludina interage com as quatro principais proteínas de **zônulas de oclusão** (ZO): **ZO-1, ZO-2, ZO-3 e afadina.**

As **claudinas** (do latim *claudere*, fechar), uma família de 16 proteínas que formam fibrilas lineares nas junções de oclusão, conferem propriedade de barreira às vias paracelulares.

Uma mutação no gene que codifica a claudina 16 é a causa de uma rara **síndrome humana de perda renal de magnésio** caracterizada por hipomagnesemia e convulsões (Boxe 1.B).

Duas integrantes da superfamília das Igs, as **nectinas** e as **moléculas de adesão juncional (JAMs)**, são encontradas nas junções de oclusão. Ambas formam homodímeros (homodímeros *cis*) e homodímeros *trans* ao longo do espaço intercelular (Figura 1.10).

As nectinas estão conectadas aos filamentos de actina por meio da proteína afadina. A deleção do gene *afadina* em camundongos provoca morte embrionária. Uma mutação no gene *nectina 1* é responsável pela **fissura labial/palatina e displasia ectodérmica (CLEPD1)** de pele, cabelo, unhas e dentes em humanos. Camundongos-machos com deficiência de nectina 2 são **inférteis**.

Figura 1.9 Moléculas de adesão celular independentes de Ca²⁺.

Superfamília das moléculas de adesão celular (CAM) similares à imunoglobulina (Ig)

O segmento extracelular de uma Ig-CAM é enovelado em dois a seis domínios similares à imunoglobulina.

Ig-CAMs em uma célula podem se ligar a moléculas idênticas em outra célula (**ligação *trans*-homofílica**) ou a outros membros da família (**ligação *trans*-heterofílica**) para produzir estruturas semelhantes a zíperes que estabilizam os contatos célula-célula. As Ig-CAMs são ainda mais estabilizadas pela ancoragem de sua cauda citoplasmática às proteínas de ligação à actina, como a espectrina.

As moléculas de **ICAM** e **VCAM** desempenham papéis importantes nas interações dos linfócitos T e na ligação dos leucócitos às células endoteliais ativadas ou em repouso.

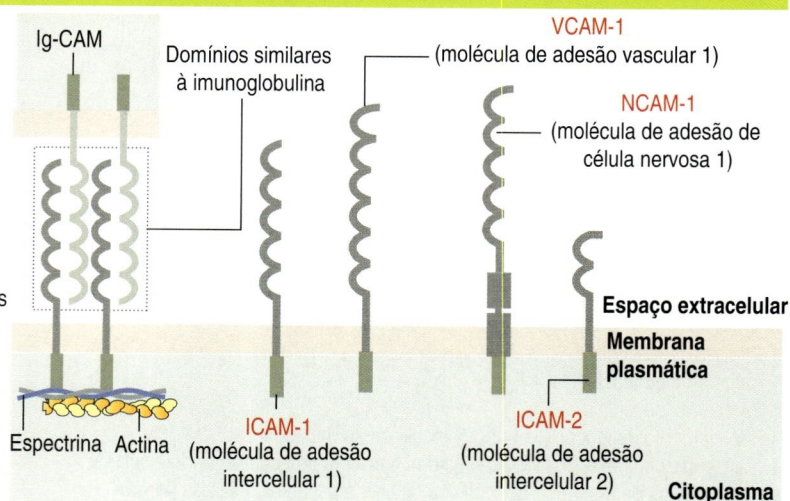

Integrina

As integrinas diferem das outras proteínas de adesão celular por:
(1) Serem compostas por **duas subunidades**.
(2) Terem dupla função: ligam-se à matriz extracelular e ao citoesqueleto interno.

A subunidade α de uma integrina tem duas cadeias unidas por pontes dissulfeto e uma cabeça globular com sítios de ligação para cátions divalentes.

A subunidade β tem duas características significativas:
(1) A cadeia extracelular contém repetidas regiões ricas em cisteína. (2) A porção intracelular interage com filamentos de actina por meio das proteínas de conexão **talina** e **quinase de adesão focal**, as primeiras proteínas a serem recrutadas.

Em sua conformação ativa, a talina se liga ao domínio citoplasmático da β-integrina. A *kindlin*, **uma coativadora de integrina**, se liga ao domínio citoplasmático da β-integrina e aumenta a ativação da integrina induzida por talina. O **complexo IPP** (composto de quinase ligada à integrina, PINCH [nova proteína rica em cisteína-histidina de interesse particular; do inglês *Particularly Interesting New Cysteine-Histidine-rich protein*] e parvina) recruta α-**actinina** e **paxilina** para o local de adesão da célula.

Em seu estado de conformação ativa, a β-integrina conecta a actina às proteínas **fibronectina** e **laminina** da matriz extracelular, por meio dos seus sítios de ligação à RGD.

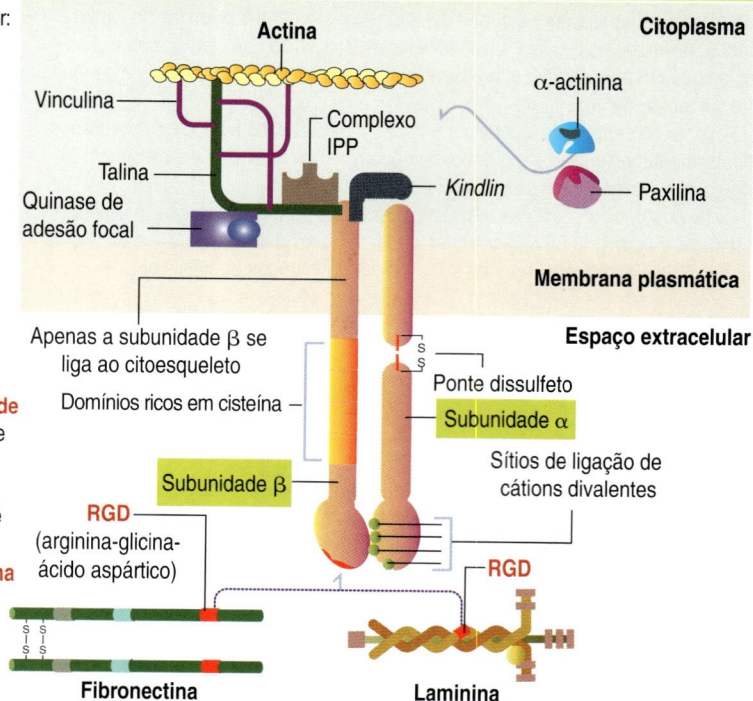

A microscopia eletrônica por criofratura, uma técnica que permite a visualização do interior hidrofóbico da membrana celular, revela que as junções de oclusão são malha de faixas de vedação anastomosadas formadas por fileiras de partículas transmembrânicas que se acredita representarem barreiras de difusão.

Junções de ancoragem

As junções de ancoragem ou de adesão (do latim *adhaereo*) incluem as **junções em zônula aderente** e as **junções em mácula aderente**, ambas encontradas abaixo das junções de oclusão, geralmente perto da superfície apical de um epitélio (Figura 1.11).

Assim como as junções de oclusão, as junções em zônula aderente formam um **cinturão** (**desmossomo em cinta**) ao redor do domínio apical das células epiteliais. Por outro lado, as junções em mácula aderente na epiderme são menores, **pontuais** e conferem forte adesão.

As **junções em zônula aderente** estão associadas a microfilamentos de **actina**. Essa associação é mediada

Conhecimento básico 1.C ADAM, um membro da família de proteínas *sheddase*.

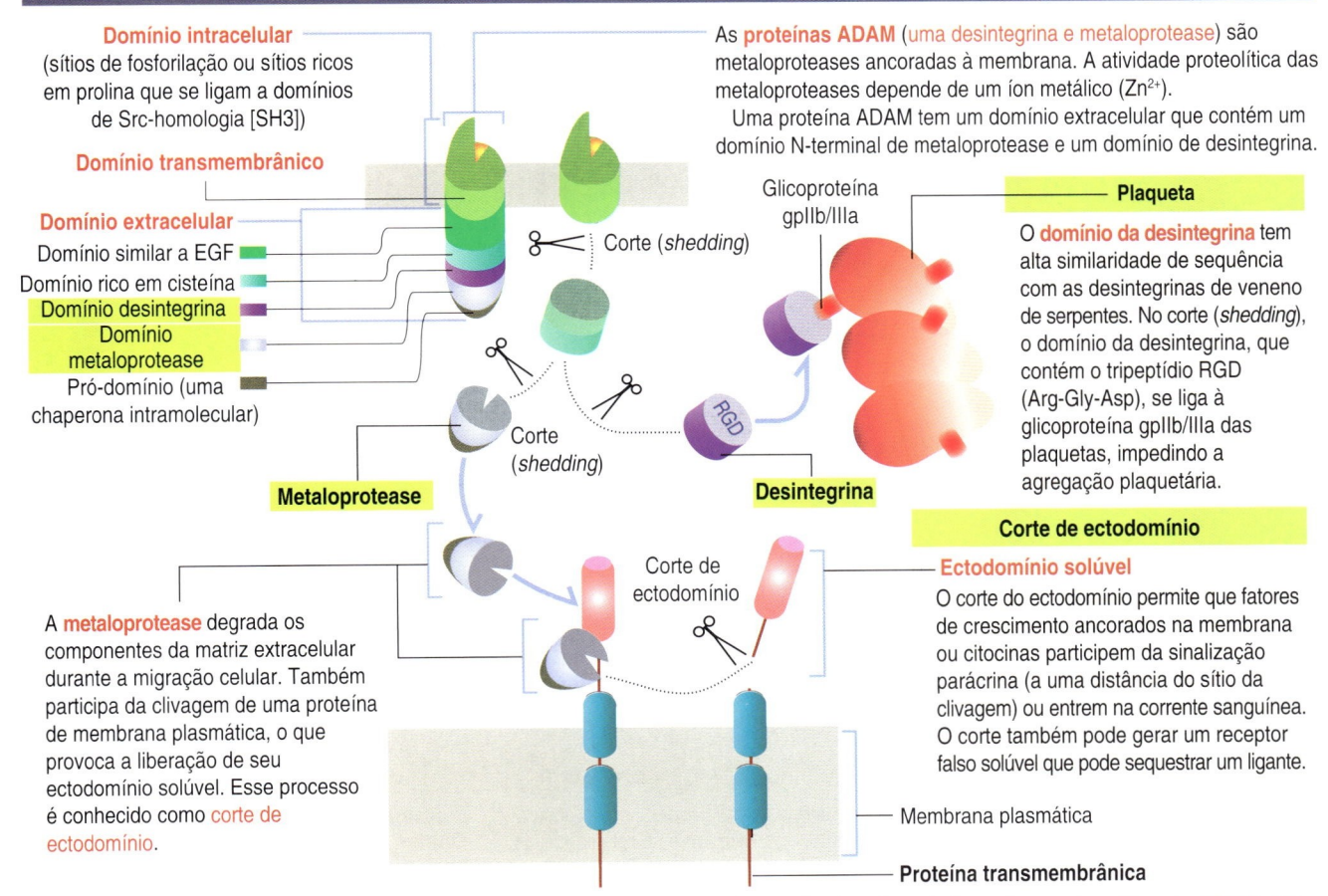

Domínio intracelular
(sítios de fosforilação ou sítios ricos em prolina que se ligam a domínios de Src-homologia [SH3])

Domínio transmembrânico

Domínio extracelular
Domínio similar a EGF
Domínio rico em cisteína
Domínio desintegrina
Domínio metaloprotease
Pró-domínio (uma chaperona intramolecular)

Corte (*shedding*)

Metaloprotease

Corte (*shedding*)

A **metaloprotease** degrada os componentes da matriz extracelular durante a migração celular. Também participa da clivagem de uma proteína de membrana plasmática, o que provoca a liberação de seu ectodomínio solúvel. Esse processo é conhecido como corte de ectodomínio.

As **proteínas ADAM** (uma desintegrina e metaloprotease) são metaloproteases ancoradas à membrana. A atividade proteolítica das metaloproteases depende de um íon metálico (Zn^{2+}).

Uma proteína ADAM tem um domínio extracelular que contém um domínio N-terminal de metaloprotease e um domínio de desintegrina.

Glicoproteína gpIIb/IIIa

Plaqueta

O **domínio da desintegrina** tem alta similaridade de sequência com as desintegrinas de veneno de serpentes. No corte (*shedding*), o domínio da desintegrina, que contém o tripeptídio RGD (Arg-Gly-Asp), se liga à glicoproteína gpIIb/IIIa das plaquetas, impedindo a agregação plaquetária.

Desintegrina

Corte de ectodomínio

Ectodomínio solúvel
O corte do ectodomínio permite que fatores de crescimento ancorados na membrana ou citocinas participem da sinalização parácrina (a uma distância do sítio da clivagem) ou entrem na corrente sanguínea. O corte também pode gerar um receptor falso solúvel que pode sequestrar um ligante.

Corte de ectodomínio

Membrana plasmática

Proteína transmembrânica

A reversão da ligação celular mediada por integrina à matriz extracelular pode ser interrompida por proteínas chamadas ADAM (do inglês, *A Disintegrin And Metalloprotease*). As ADAMs têm papéis fundamentais na fertilização, na angiogênese, na neurogênese, no desenvolvimento cardíaco, no câncer e no doença de Alzheimer.

Uma proteína ADAM típica contém um domínio extracelular e um domínio intracelular. O domínio extracelular tem várias porções, inclusive um domínio de desintegrina e um domínio de metaloprotease.

(1) Um domínio de desintegrina liga-se a integrinas e competitivamente impede a ligação das células mediada por integrinas a laminina, fibronectina e outras proteínas da matriz extracelular.

(2) Um domínio de metaloprotease degrada os componentes da matriz e permite a migração das células.

Uma função significativa das ADAMs é o corte do ectodomínio proteico, consistindo na liberação proteolítica do ectodomínio de uma proteína de membrana clivada adjacente à membrana plasmática. As ADAMs são membros da família das *sheddases*.

Os cortes de ectodomínios têm como alvos a clivagem da citocina pró-inflamatória ligante do fator de necrose tumoral (TNFL) e todos os ligantes do receptor do fator de crescimento epidérmico.

Um ectodomínio solúvel liberado de uma citocina ou fator de crescimento pode atuar a distância do sítio de clivagem (sinalização parácrina). O corte do ectodomínio de um receptor pode inativar o receptor ao funcionar como uma molécula falsa e sequestrar ligantes solúveis longe do receptor desocupado na membrana plasmática.

Um defeito na liberação do receptor TNF 1 (TNFR1), determinado por uma mutação no sítio de clivagem do receptor, provoca uma doença febril periódica devido à disponibilidade contínua de TNFR1 para interação com TNFL. Consequentemente, há febre recorrente por aumento das respostas inflamatórias.

Boxe 1.B Junções de oclusão e doença.

- Diversas doenças que afetam tecidos e órgãos foram relacionadas às junções de oclusão. Algumas doenças são causadas por mutações em proteínas associadas à junção de oclusão ou por infecções virais e bacterianas que têm essas estruturas como alvo
- Muitas doenças, como a inflamação crônica e o câncer, são associadas a disfunções em junções de oclusão
- **Doenças genéticas associadas a proteínas juncionais**
  Claudina 1: ictiose neonatal; colangite esclerosante
  Claudina 5: síndrome velocardiofacial

Claudina 16: hipomagnesemia familiar
Claudina 19: hipomagnesemia, hipercalciúria e nefrocalcinose familiar
- **Proteína juncional que é alvo de vírus/bactéria**
  Claudina 1, claudina 6, claudina 9 e ocludina: infecção pelo vírus da hepatite C
  JAMs: infecção por retrovírus
  Ocludina: infecção por *Vibrio cholerae* (vibrião colérico)
  ZO1, ZO2: infecção pelo vírus da dengue.

Figura 1.10 Junções celulares epiteliais.

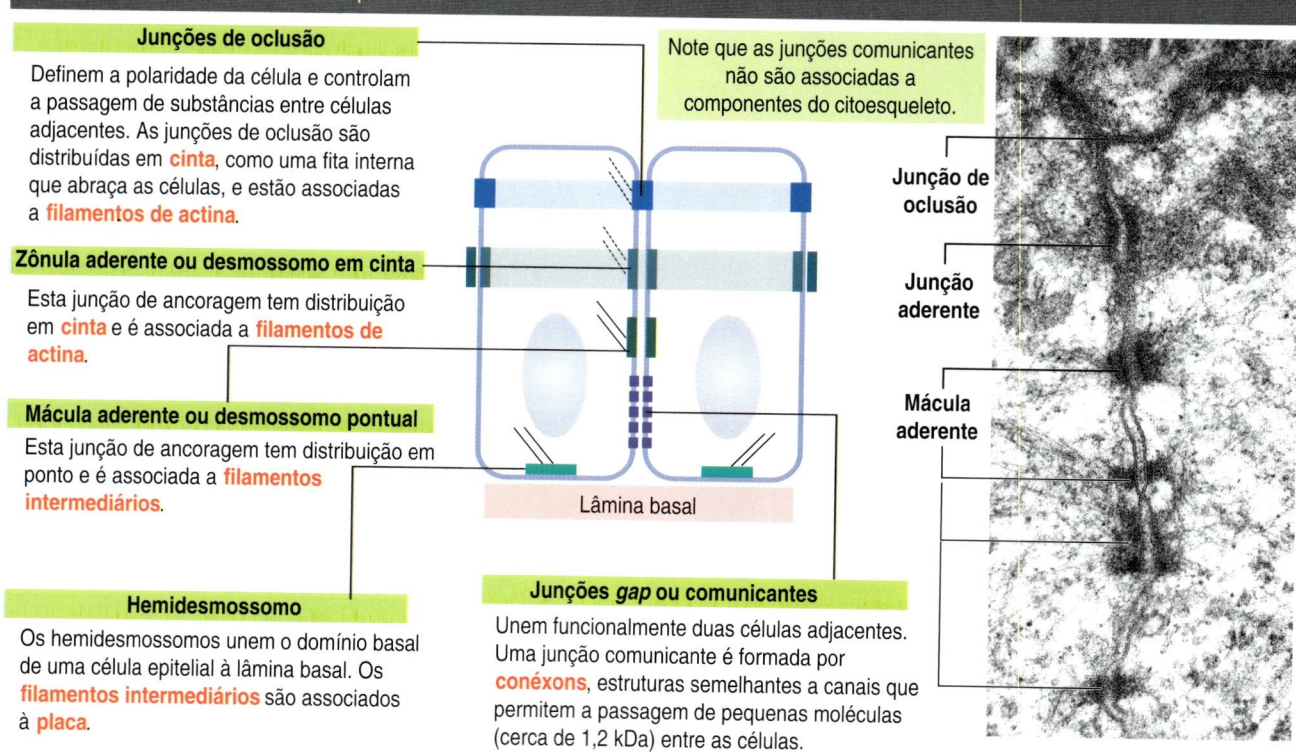

Junções de oclusão

Definem a polaridade da célula e controlam a passagem de substâncias entre células adjacentes. As junções de oclusão são distribuídas em **cinta**, como uma fita interna que abraça as células, e estão associadas a **filamentos de actina**.

Zônula aderente ou desmossomo em cinta

Esta junção de ancoragem tem distribuição em **cinta** e é associada a **filamentos de actina**.

Mácula aderente ou desmossomo pontual

Esta junção de ancoragem tem distribuição em ponto e é associada a **filamentos intermediários**.

Note que as junções comunicantes não são associadas a componentes do citoesqueleto.

Lâmina basal

Hemidesmossomo

Os hemidesmossomos unem o domínio basal de uma célula epitelial à lâmina basal. Os **filamentos intermediários** são associados à **placa**.

Junções *gap* ou comunicantes

Unem funcionalmente duas células adjacentes. Uma junção comunicante é formada por **conéxons**, estruturas semelhantes a canais que permitem a passagem de pequenas moléculas (cerca de 1,2 kDa) entre as células.

Junção de oclusão

Junção aderente

Mácula aderente

Junções de oclusão

As **junções de oclusão** são cintas circunferenciais no domínio apical de células epiteliais e unem células endoteliais adjacentes.

As junções de oclusão vedam, como pontos de contato, o espaço entre as células epiteliais e regulam a passagem de água e o fluxo de íons entre células epiteliais adjacentes (**via paracelular**). As moléculas que atravessam a célula seguem uma **via transcelular**.

O **complexo afadina-nectina** é ancorado a ZO-1. As **nectinas** formam *cis*-homodímeros que interagem entre si (interação *trans*-homo) na região extracelular.

As **moléculas de adesão juncional (JAMs)** são associadas à afadina e à ZO-1. Os cis-homodímeros de JAMs interagem entre si (interação *trans*-homo) e determinam a formação da polaridade celular.

A **ocludina** e as **claudinas** são as bases moleculares para a formação das faixas de junções de oclusão observadas nas preparações de criofratura.

As **proteínas da zônula ocludente** (ZO-1, ZO-2 e ZO-3) facilitam a interação recíproca de ocludina, claudinas e JAMs com F-actina.

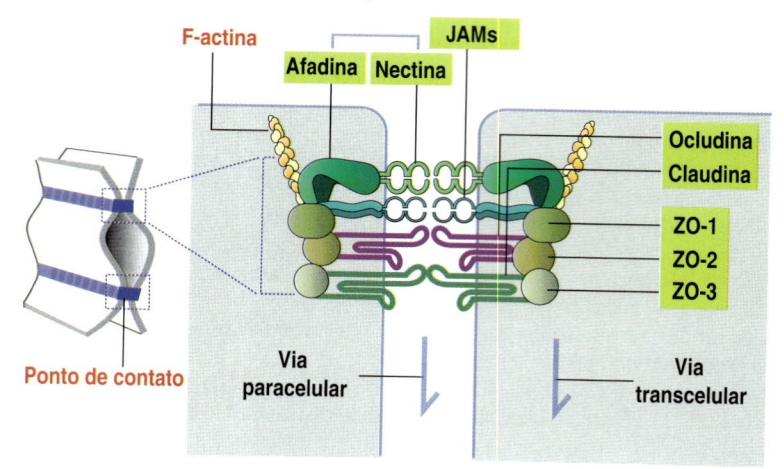

pelo **complexo das cateninas: α-catenina, β-catenina** e **γ-catenina** (também chamada **placoglobina**). A α-catenina e a β-catenina se ligam a domínios citoplasmáticos das **desmocolinas** e **desmogleínas**, duas famílias de caderinas desmossomais. A α-catenina, ligada à β-catenina, é uma **proteína adaptadora** responsável pela conexão do domínio intracelular das caderinas aos filamentos de actina.

As **junções em mácula aderente**, também denominadas desmossomos pontuais, são junções puntiformes associadas a **filamentos intermediários de queratina** (também conhecidos como **tonofilamentos**) que se estendem como cordas de um ponto ao outro nas superfícies basais e laterais das células epiteliais (Figura 1.12). Os desmossomos pontuais conferem força, rigidez e estabilidade a uma camada de células epiteliais.

A desmogleína 1 e a desmogleína 3 são encontradas nas junções em máculas aderentes da epiderme. Os domínios intracelulares das desmocolinas e desmogleínas são associados à **placoglobina**. A placoglobina é uma **proteína adaptadora** que interage com o domínio globular N-terminal da desmoplaquina; o domínio globular C-terminal oposto é conectado a filamentos intermediários (queratina, vimentina ou desmina).

Figura 1.11 Junções celulares epiteliais: zônula aderente (desmossomo em cinta).

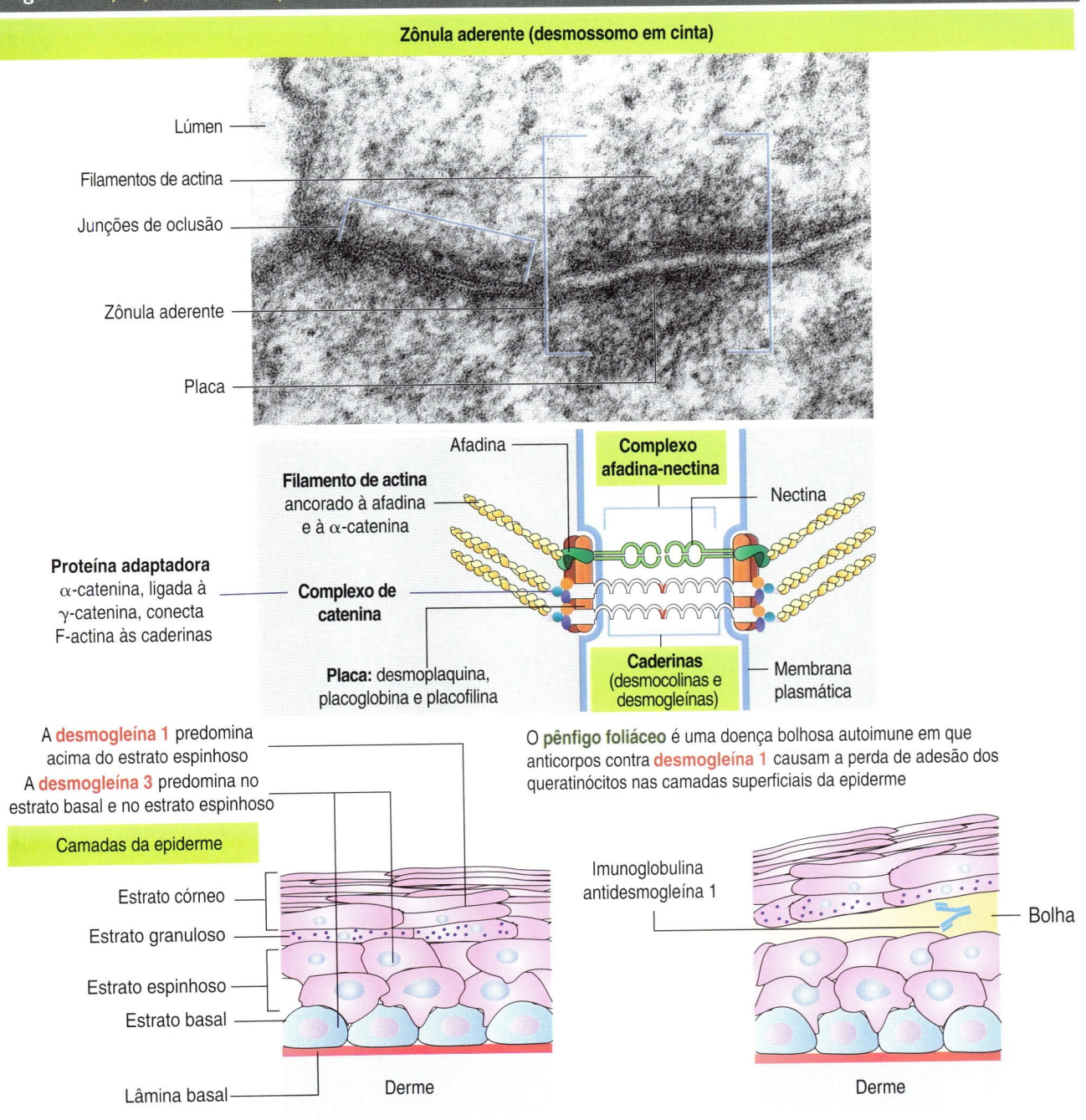

Zônula aderente (desmossomo em cinta)

Lúmen

Filamentos de actina

Junções de oclusão

Zônula aderente

Placa

Afadina

Complexo afadina-nectina

Nectina

Filamento de actina ancorado à afadina e à α-catenina

Proteína adaptadora α-catenina, ligada à γ-catenina, conecta F-actina às caderinas

Complexo de catenina

Placa: desmoplaquina, placoglobina e placofilina

Caderinas (desmocolinas e desmogleínas)

Membrana plasmática

A **desmogleína 1** predomina acima do estrato espinhoso

A **desmogleína 3** predomina no estrato basal e no estrato espinhoso

O **pênfigo foliáceo** é uma doença bolhosa autoimune em que anticorpos contra **desmogleína 1** causam a perda de adesão dos queratinócitos nas camadas superficiais da epiderme

Camadas da epiderme

Estrato córneo

Estrato granuloso

Estrato espinhoso

Estrato basal

Lâmina basal

Derme

Imunoglobulina antidesmogleína 1

Bolha

Derme

A placoglobina, a desmoplaquina e a placofilina são componentes das **placas citoplasmáticas**.

Note que os microfilamentos de actina são membros da zônula aderente, enquanto os filamentos intermediários são componentes da mácula aderente.

Diferentemente das junções de oclusão, as membranas de células adjacentes ligadas pelas junções em zônula e mácula aderente são separadas por um espaço intercelular relativamente grande. Esse espaço é ocupado pelas porções extracelulares glicosiladas das desmogleínas e desmocolinas, ancoradas a placas citoplasmáticas.

Como já vimos, o entrosamento de caderinas similares conecta duas células adjacentes por interação homofílica dependente de Ca^{2+} ou heterofílica.

É importante enfatizar que, no epitélio pavimentoso estratificado da epiderme, a porção C-terminal da desmoplaquina interage com os filamentos intermediários e que a desmogleína 1 e a desmogleína 3 mantêm a coesão epitelial.

Autoanticorpos contra a **desmogleína 1** causam uma doença bolhosa chamada **pênfigo foliáceo**, caracterizada por perda da adesão intercelular nas **camadas superiores** da epiderme. Os autoanticorpos

Figura 1.12 Junções celulares epiteliais: mácula aderente (desmossomo pontual).

Mácula aderente (desmossomo pontual)

Filamentos intermediários de queratina (tonofilamentos)

Membrana plasmática

Placa densa externa

Mácula aderente

Placa densa interna

Linha média densa

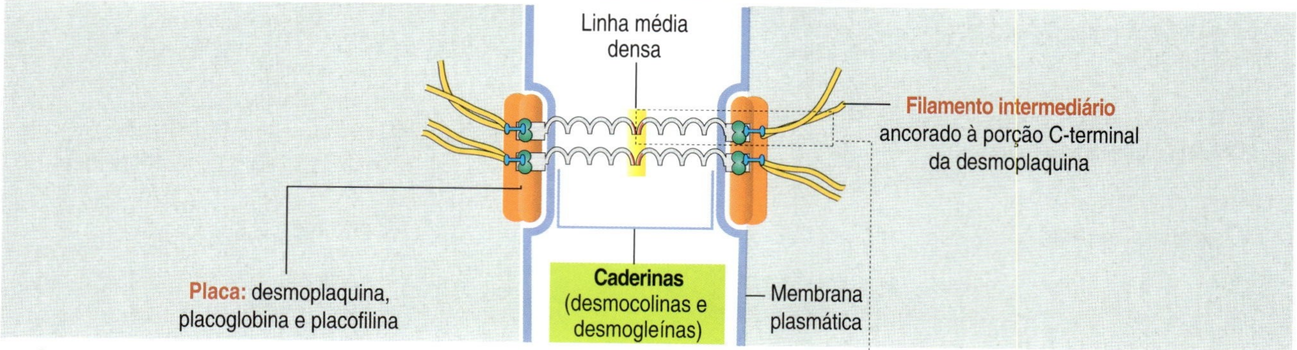

Linha média densa

Filamento intermediário ancorado à porção C-terminal da desmoplaquina

Placa: desmoplaquina, placoglobina e placofilina

Caderinas (desmocolinas e desmogleínas)

Membrana plasmática

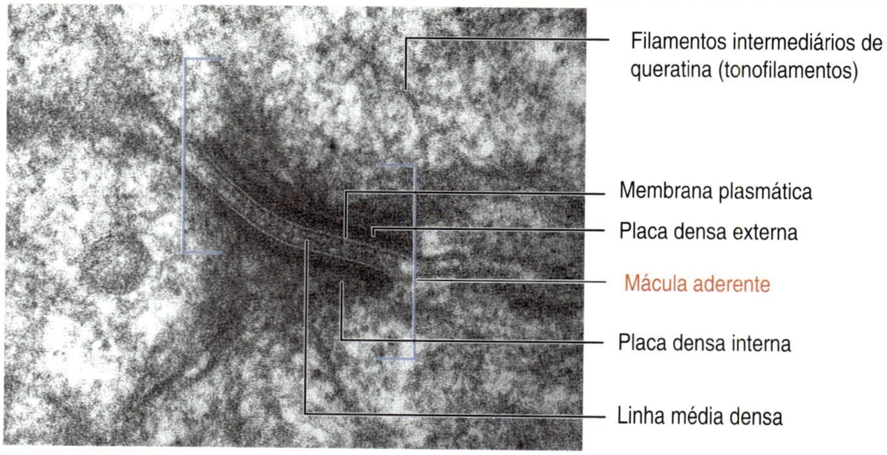

A **placoglobina** interage diretamente com a região intracelular das caderinas e também se liga à desmoplaquina e às placofilinas

As **placofilinas** (tipos 1 a 4) participam do recrutamento de proteínas para a membrana plasmática

As **desmoplaquinas** (tipos I e II) unem a placoglobina aos filamentos intermediários de queratina, vimentina ou desmina (ligação à porção C-terminal das desmoplaquinas).

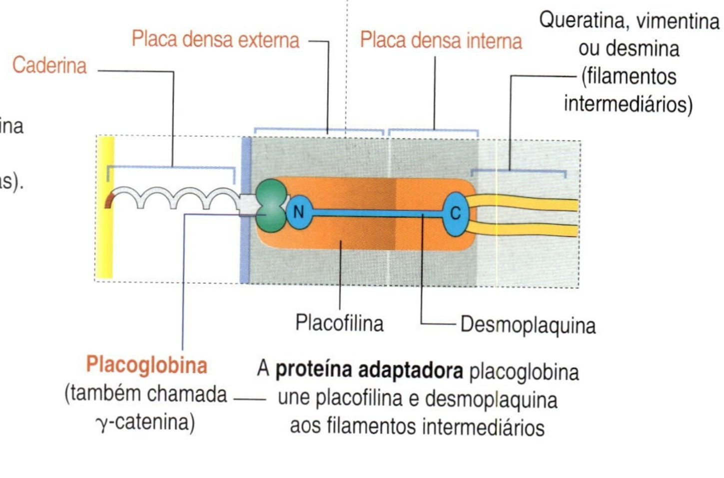

Doenças hereditárias que afetam a pele e o coração

Mutação no gene *placoglobina*: **doença de Naxos** (cardiomiopatia arritmogênica ventricular direita [ARVC], pelos lanosos e queratodermia palmoplantar). Células adiposas substituem os cardiócitos. Mutação do gene *desmoplaquina*: ARVC. Pelos lanosos.

Placa densa externa

Placa densa interna

Caderina

Queratina, vimentina ou desmina (filamentos intermediários)

Placofilina

Desmoplaquina

Placoglobina (também chamada γ-catenina)

A **proteína adaptadora** placoglobina une placofilina e desmoplaquina aos filamentos intermediários

contra **desmogleína 3** também provocam uma doença bolhosa, o **pênfigo vulgar**, nas **camadas basais** da epiderme.

Hemidesmossomos

Os hemidesmossomos são estruturas assimétricas que ancoram o domínio basal de uma célula epitelial à lâmina basal subjacente. Os hemidesmossomos aumentam a estabilidade geral dos tecidos epiteliais por união dos filamentos intermediários do citoesqueleto com componentes da lâmina basal (Figura 1.13).

Os hemidesmossomos apresentam uma organização diferente em comparação às junções aderentes. Embora os hemidesmossomos pareçam a metade de um desmossomo, nenhum dos componentes bioquímicos dos desmossomos é encontrado em hemidesmossomos.

Um hemidesmossomo consiste em:
1. Uma **placa citoplasmática interna** associada a filamentos intermediários de queratina (ou tonofilamentos).
2. Uma **placa de membrana externa** que liga o hemidesmossomo à lâmina basal por filamentos de ancoragem (compostos de **laminina 5**) e **integrina**

Figura 1.13 Hemidesmossomos e junções *gap*.

Hemidesmosso

Epiderme

Filamentos de queratina

Prato interno
(Placa interna)

Placa (Placa externa)

Filamentos de ancoragem
(laminina 5)

Lâmina basal

Filamentos intermediários de queratina
(tonofilamentos)

Membrana
plasmática

Prato interno
(placa interna)

Placa externa

Integrina α6β4

Filamentos de ancoragem
(laminina 5)

Lâmina basal

Junção *gap* ou comunicante

O canal intercelular é um canal axial que permite a passagem direta de pequenas moléculas de sinalização entre células adjacentes para coordenação das respostas celulares .

Grupos de canais intercelulares são conhecidos como junções *gap* devido à estreita fenda (*gap*, em inglês) extracelular que separa as membranas plasmáticas justapostas

A grande área de **partículas** agrupadas de maneira uniformemente densa corresponde aos conéxons observados na face protoplasmática (PF) de fratura de uma junção comunicante

cAMP

Ca^{2+}

Membrana
plasmática 1

Ca^{2+}

cAMP

Conéxon

Conexina

Gap (2 a 4 nm)

Membrana
plasmática 2

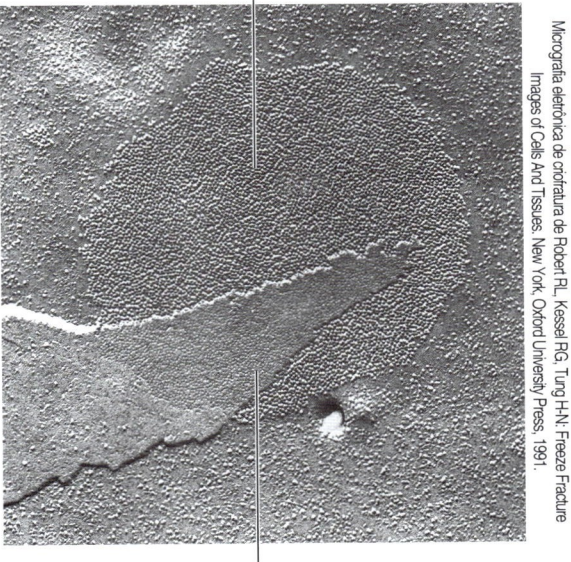

Micrografia eletrônica de criofratura de Robert RL, Kessel RG, Tung H-N: Freeze Fracture Images of Cells And Tissues. New York, Oxford University Press, 1991.

Seis monômeros de conexina se polimerizam para formar um **conéxon hexamérico**, um cilindro com um canal central aberto. Os conéxons da membrana plasmática de uma célula se alinham aos conéxons de uma célula adjacente, formando um **canal intercelular hidrofílico** que conecta o citoplasma de células justapostas.

Depressões bastante próximas na face extracelular (EF) de fratura, complementares às partículas na face PF de fratura. EF e PF são produzidas artificialmente por meio da divisão da bicamada da membrana ao longo de sua porção hidrofóbica.

$α_6β_4$ e proteínas da família da plaquina, incluindo **plectina** e **BPAG1** (**antígeno de penfigoide bolhoso 1**) (Figura 1.14). Voltaremos aos hemidesmossomos no Capítulo 11, *Sistema Tegumentar*.

Junções comunicantes ou *gap*

As junções *gap* são junções comunicantes simétricas formadas por proteínas integrais de membrana denominadas **conexinas**.

Seis monômeros de conexinas associados formam o **conéxon**, uma estrutura cilíndrica oca que se estende por toda a membrana plasmática e, ao alinhar-se a outro conéxon, forma um canal direto de comunicação (1,5 a 2 nm de diâmetro) entre os citoplasmas de duas células adjacentes. Os conéxons apresentam uma tendência de agrupamento e podem formar estruturas de cerca de 0,3 mm de diâmetro.

Essas junções facilitam o movimento de moléculas de 1,2 nm de diâmetro entre as células (p. ex., Ca^{2+} e monofosfato de adenosina cíclica [cAMP]). Os canais axiais do conéxon se fecham quando a concentração de Ca^{2+} está elevada.

As junções *gap* são responsáveis pelo "acoplamento" químico e elétrico entre duas células adjacentes.

Figura 1.14 Membrana basal: laminina e fibronectina.

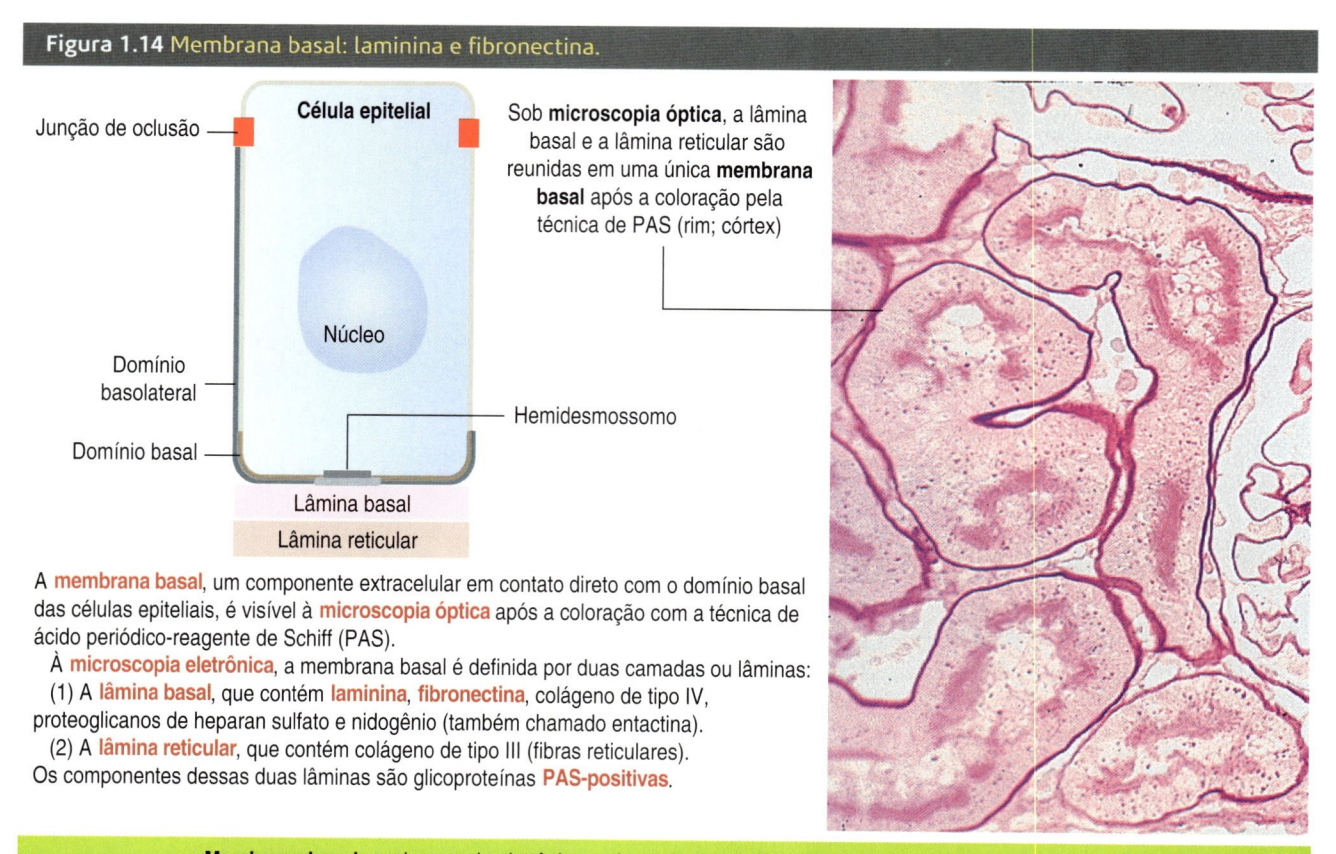

Célula epitelial

Junção de oclusão

Núcleo

Domínio basolateral

Domínio basal

Hemidesmossomo

Lâmina basal

Lâmina reticular

Sob **microscopia óptica**, a lâmina basal e a lâmina reticular são reunidas em uma única **membrana basal** após a coloração pela técnica de PAS (rim; córtex)

A **membrana basal**, um componente extracelular em contato direto com o domínio basal das células epiteliais, é visível à **microscopia óptica** após a coloração com a técnica de ácido periódico-reagente de Schiff (PAS).

À **microscopia eletrônica**, a membrana basal é definida por duas camadas ou lâminas:

(1) A **lâmina basal**, que contém **laminina**, **fibronectina**, colágeno de tipo IV, proteoglicanos de heparan sulfato e nidogênio (também chamado entactina).

(2) A **lâmina reticular**, que contém colágeno de tipo III (fibras reticulares). Os componentes dessas duas lâminas são glicoproteínas **PAS-positivas**.

Membrana basal: a microscopia eletrônica pode mostrar cada lâmina como uma entidade separada

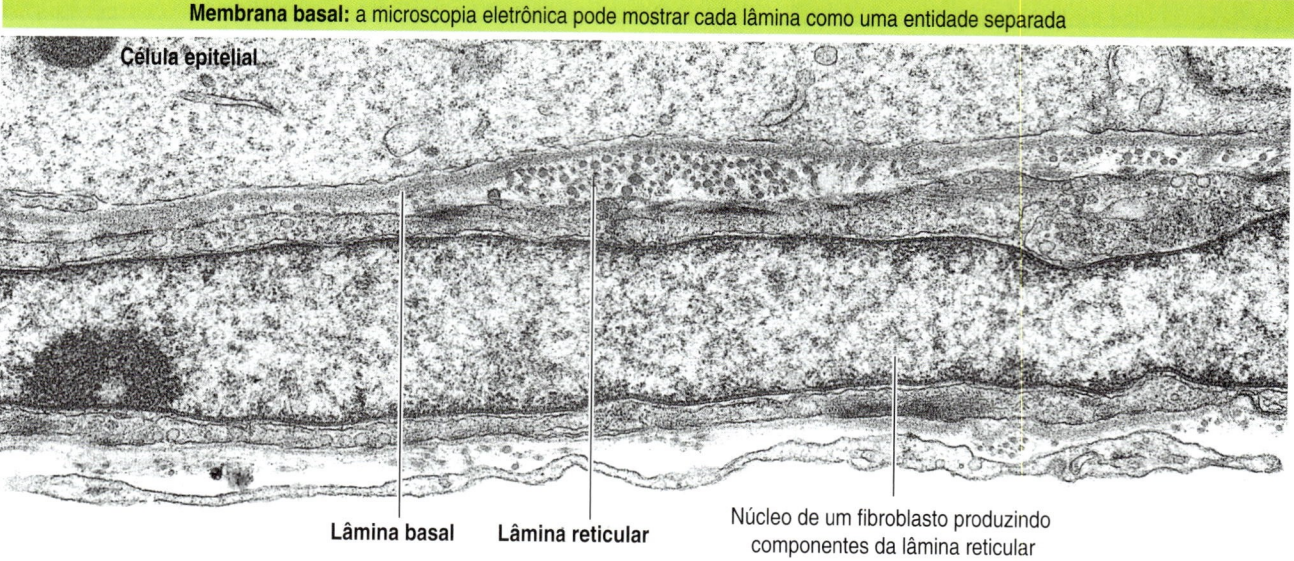

Célula epitelial

Lâmina basal   Lâmina reticular

Núcleo de um fibroblasto produzindo componentes da lâmina reticular

As células do músculo cardíaco, por exemplo, são conectadas por junções *gap* para transmissão de sinais elétricos.

MUTAÇÕES NAS CONEXINAS

Diversas doenças são causadas por mutações nos genes que codificam as conexinas. As mutações no gene *conexina 26 (Cx26)*, altamente expresso nas células da cóclea, estão associadas à surdez. Mutações no gene *conexina 32 (Cx32)* são encontradas na **neuropatia desmielinizante de Charcot-Marie-Tooth** ligada ao cromossomo X, que provoca degeneração progressiva dos nervos periféricos e é caracterizada por fraqueza e atrofia muscular distal e comprometimento dos reflexos tendíneos profundos.

A proteína conexina 32 (Cx32) é expressa pelas células de Schwann envolvidas na produção dos tubos de mielina em volta dos axônios no sistema nervoso periférico (Capítulo 8, *Tecido Nervoso*). As junções *gap* ligam diferentes partes dos tubos de mielina de uma mesma célula de Schwann, não de células diferentes. A perda dos canais axiais funcionais na mielina provoca distúrbios de desmielinização.

Mutações no gene *conexina 50 (Cx50)* estão associadas à catarata congênita que leva à cegueira.

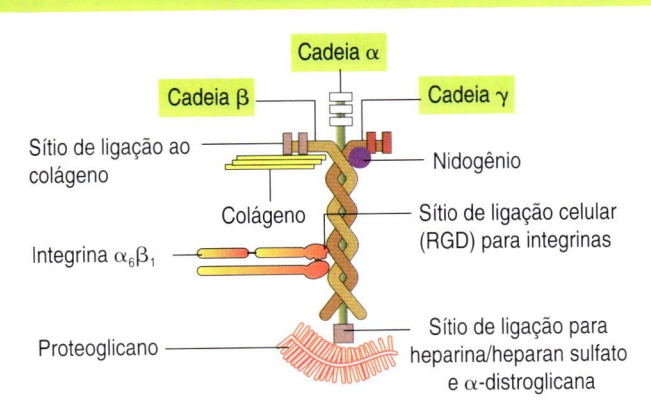

Laminina

A laminina é o principal componente da lâmina basal. É composta por três cadeias polipeptídicas unidas por pontes dissulfeto denominadas cadeias α, β e γ. Variantes de cada cadeia dão origem a diversas isoformas de laminina com diferentes estruturas e funções.

As lamininas têm sítios de ligação para receptores de superfície celular (integrinas), colágeno de tipo IV e outras proteínas de adesão (p. ex., nidogênio, também conhecido como entactina).

Os monômeros de laminina se autopolimerizam para formar uma rede que é parte da lâmina basal.

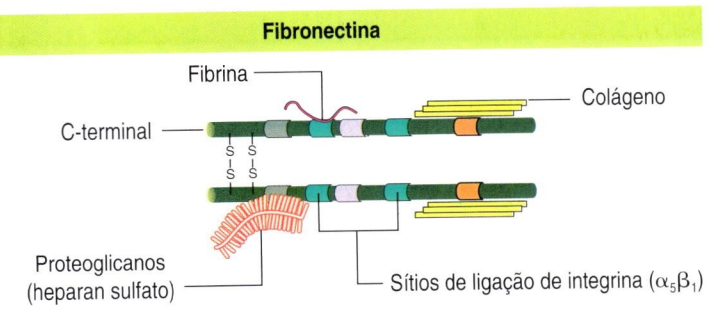

Fibronectina

A fibronectina, outro componente da lâmina basal, é uma glicoproteína formada por duas cadeias idênticas unidas por pontes dissulfeto próximas à porção C-terminal. Há duas formas de fibronectina:

(1) A fibronectina plasmática, produzida por **hepatócitos** e secretada na corrente sanguínea.

(2) A fibronectina celular, produzida por **fibroblastos**, é um componente da matriz extracelular, inclusive da lâmina basal.

A fibronectina tem sítios de ligação para integrinas, colágeno, heparan sulfato e fibrina.

Boxe 1.C Reação do ácido periódico de Schiff (PAS).

- O PAS é uma técnica histoquímica amplamente utilizada para mostrar os grupos 1,2-glicol ou 1,2-amino-álcool, como aqueles presentes no glicogênio, no muco e nas glicoproteínas

- O ácido periódico, um oxidante, converte esses grupos em aldeídos. O reagente de Schiff, uma fucsina incolor, reage com os aldeídos para formar um produto característico de cor vermelho-púrpura (magenta)

- Algumas estruturas PAS-positivas importantes são as membranas basais, o glicocálice, o muco produzido pelas células caliciformes, os hormônios glicoproteicos armazenados em células da hipófise e os colágenos.

As células ósseas (osteoblastos/osteócitos) são conectadas por junções *gap* e expressam as proteínas conexina 43 (Cx43) e conexina 45 (Cx45). Uma deleção no gene *Cx43* determina defeitos esqueléticos e retardo na mielinização.

Membrana basal

A membrana basal é constituída por dois componentes:

1. A **lâmina basal**, uma matriz extracelular semelhante a uma lâmina em contato direto com as superfícies das células epiteliais. A lâmina basal resulta da automontagem de moléculas de laminina com colágeno do tipo IV, entactina e proteoglicanos.

2. A **lâmina reticular**, formada por fibras de colágeno do tipo III, que sustenta a lâmina basal e é contínua com o tecido conjuntivo.

As lâminas basais e reticulares podem ser distinguidas por microscopia eletrônica. À microscopia óptica, a combinação das lâminas basais e reticulares recebe o nome de **membrana basal**, que pode ser reconhecida pela coloração de **ácido periódico-Schiff (PAS)** (Boxe 1.C). A coloração de PAS permite ao patologista determinar se um tumor epitelial maligno invadiu o tecido conjuntivo subjacente ao detectar a ruptura da membrana basal pelas células cancerígenas.

A lâmina basal possui funções específicas nos diferentes tecidos. A lâmina basal dupla dos corpúsculos renais constitui o mais importante elemento da **barreira de filtração glomerular** durante a etapa inicial na formação da urina (Capítulo 14, *Sistema Urinário*). No músculo esquelético, a lâmina basal mantém a integridade do tecido e seu rompimento dá origem às **distrofias musculares** (Capítulo 7, *Tecido Muscular*).

A **laminina** é uma proteína em formato de cruz composta por três cadeias: a **cadeia** α, a **cadeia** β e a **cadeia** γ. As moléculas de laminina podem se associar umas às outras para formar um polímero em forma de malha.

A laminina e o **colágeno do tipo IV** são os principais componentes da lâmina basal e ambos são sintetizados por células epiteliais que repousam sobre a lâmina.

A laminina possui sítios de ligação para **nidogênio** (também chamado entactina), **proteoglicanos** (em particular, o heparan sulfato **perlecan**), **α-distroglicano** (Capítulo 7, *Tecido Muscular*) e **integrinas**.

A **fibronectina** consiste em duas cadeias proteicas unidas por ligações cruzadas de pontes dissulfídicas. A fibronectina é a principal molécula de adesão da matriz extracelular do tecido conjuntivo e é produzida pelos fibroblastos. A fibronectina possui sítios de ligação para a **heparina** presente nos proteoglicanos, diversos tipos de **colágeno** (tipo I, II, III e V) e **fibrina** (derivada do fibrinogênio durante a coagulação sanguínea ou hemostasia; Capítulo 6, *Sangue e Hemocitopoese*).

A fibronectina circulante no sangue é sintetizada no fígado pelos hepatócitos. A fibrina difere da fibronectina produzida pelos fibroblastos pelo fato de não possuir uma ou duas repetições (designadas EDA e

Conhecimento básico 1.D Moléculas de adesão celular, junções celulares e membrana basal.

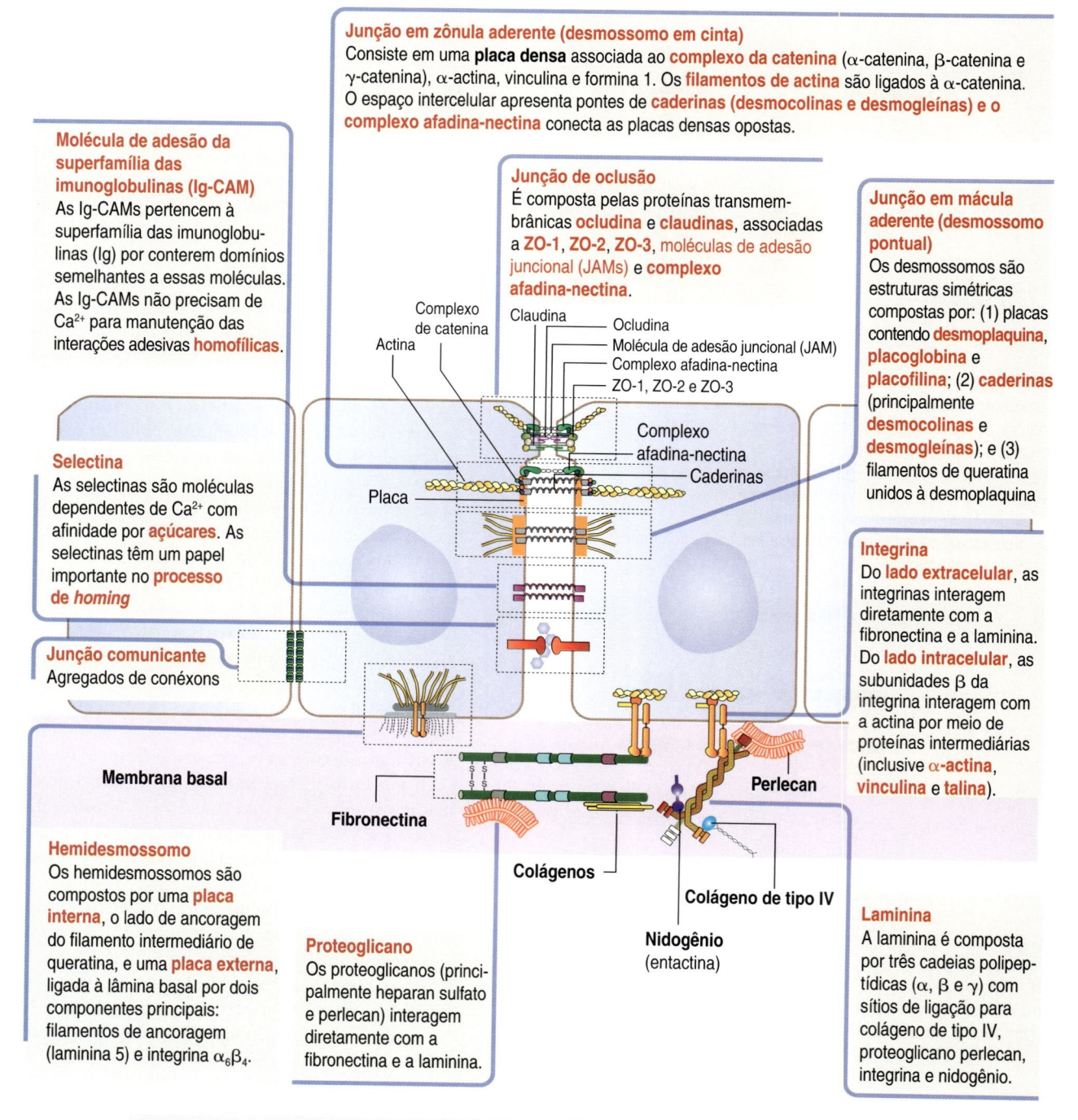

Junção em zônula aderente (desmossomo em cinta)
Consiste em uma **placa densa** associada ao **complexo da catenina** (α-catenina, β-catenina e γ-catenina), α-actina, vinculina e formina 1. Os **filamentos de actina** são ligados à α-catenina. O espaço intercelular apresenta pontes de **caderinas (desmocolinas e desmogleínas) e o complexo afadina-nectina** conecta as placas densas opostas.

Molécula de adesão da superfamília das imunoglobulinas (Ig-CAM)
As Ig-CAMs pertencem à superfamília das imunoglobulinas (Ig) por conterem domínios semelhantes a essas moléculas. As Ig-CAMs não precisam de Ca^{2+} para manutenção das interações adesivas **homofílicas**.

Junção de oclusão
É composta pelas proteínas transmembrânicas **ocludina** e **claudinas**, associadas a **ZO-1, ZO-2, ZO-3**, moléculas de adesão juncional (JAMs) e **complexo afadina-nectina**.

Junção em mácula aderente (desmossomo pontual)
Os desmossomos são estruturas simétricas compostas por: (1) placas contendo **desmoplaquina**, **placoglobina** e **placofilina**; (2) **caderinas** (principalmente **desmocolinas** e **desmogleínas**); e (3) filamentos de queratina unidos à desmoplaquina

Selectina
As selectinas são moléculas dependentes de Ca^{2+} com afinidade por **açúcares**. As selectinas têm um papel importante no **processo de *homing***

Junção comunicante
Agregados de conéxons

Complexo de catenina
Actina
Claudina
Ocludina
Molécula de adesão juncional (JAM)
Complexo afadina-nectina
ZO-1, ZO-2 e ZO-3
Complexo afadina-nectina
Caderinas
Placa

Integrina
Do **lado extracelular**, as integrinas interagem diretamente com a fibronectina e a laminina. Do **lado intracelular**, as subunidades β da integrina interagem com a actina por meio de proteínas intermediárias (inclusive α-**actina**, **vinculina** e **talina**).

Membrana basal

Perlecan

Fibronectina

Hemidesmossomo
Os hemidesmossomos são compostos por uma **placa interna**, o lado de ancoragem do filamento intermediário de queratina, e uma **placa externa**, ligada à lâmina basal por dois componentes principais: filamentos de ancoragem (laminina 5) e integrina $\alpha_6\beta_4$.

Proteoglicano
Os proteoglicanos (principalmente heparan sulfato e perlecan) interagem diretamente com a fibronectina e a laminina.

Colágenos

Colágeno de tipo IV

Nidogênio (entactina)

Laminina
A laminina é composta por três cadeias polipeptídicas (α, β e γ) com sítios de ligação para colágeno de tipo IV, proteoglicano perlecan, integrina e nidogênio.

EDB, ou seja, domínio extra A e domínio extra B), devido ao *splicing* alternativo de mRNA.

A fibronectina circulante se liga à fibrina, um componente do coágulo sanguíneo formado no local da lesão vascular. O domínio RGD da fibronectina imobilizada se liga à integrina expressa na superfície das plaquetas ativadas e o coágulo sanguíneo aumenta. Retornaremos ao tópico de coagulação sanguínea ou hemostasia no Capítulo 6, *Sangue e Hemocitopoese*.

O boxe Conhecimento básico 1.D integra grande parte da informação básica sobre moléculas de adesão celular, junções celulares e membrana basal. É importante memorizá-lo.

CITOESQUELETO

O citoesqueleto é uma rede tridimensional de proteínas distribuídas em todo o citoplasma das células eucarióticas. O citoesqueleto participa de:
1. **Movimento celular** (rolamento das células sanguíneas pelas paredes dos vasos sanguíneos, migração dos fibroblastos durante a cicatrização de feridas e movimento das células durante o desenvolvimento embrionário)

Figura 1.15 Imunocitoquímica.

Imunofluorescência direta

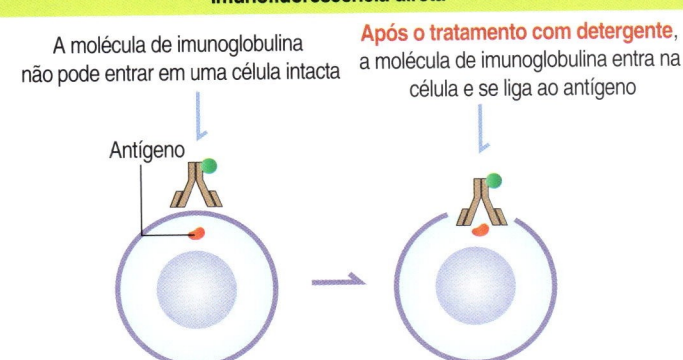

A molécula de imunoglobulina não pode entrar em uma célula intacta

Após o tratamento com detergente, a molécula de imunoglobulina entra na célula e se liga ao antígeno

Antígeno

A **imunocitoquímica direta** utiliza um anticorpo específico ou algum agente com afinidade de ligação específica a um antígeno marcado de maneira visível. Os marcadores visíveis ligados à molécula de imunoglobulina podem ser um corante fluorescente, como **fluoresceína** (fluorescência verde) ou **rodamina** (fluorescência vermelha). Ao exame em um microscópio de fluorescência, apenas os componentes marcados são visíveis como estruturas fluorescentes, brilhantes. A imunofluorescência direta é feita com uma única etapa de incubação e é um método simples de detecção.

Partículas de ouro (eletrodensas) ligadas à imunoglobulina são bons marcadores para imunocitoquímica em microscopia eletrônica.

Imunofluorescência indireta

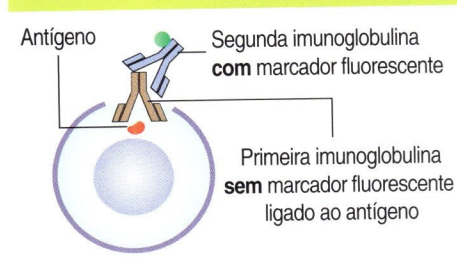

Antígeno

Segunda imunoglobulina **com** marcador fluorescente

Primeira imunoglobulina **sem** marcador fluorescente ligado ao antígeno

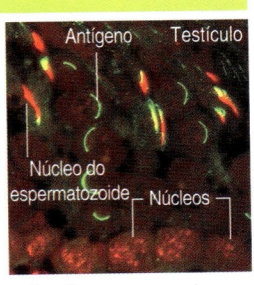

Antígeno Testículo

Núcleo do espermatozoide Núcleos

A **imunocitoquímica indireta** utiliza um segundo anticorpo ligado a um marcador fluorescente. Esse segundo anticorpo interage com o primeiro anticorpo específico não marcado, já ligado ao antígeno.

O método indireto requer duas incubações separadas (uma para o primeiro e uma para o segundo anticorpo) e é considerado mais específico do que a imunofluorescência direta para identificação e localização dos antígenos (ver imagem de um corte testicular. A coloração nuclear vermelha corresponde a iodeto de propídeo; a coloração verde identifica um antígeno marcado com fluoresceína).

2. **Sustentação e resistência das células**
3. **Fagocitose**
4. **Citocinese**
5. **Adesão célula-célula e célula-matriz extracelular**
6. **Alterações no formato celular**

Os componentes do citoesqueleto foram originalmente identificados por **microscopia eletrônica**. Esses primeiros estudos descreveram um sistema de "cabos" citoplasmáticos classificados por tamanho em três grupos:

1. **Microfilamentos** (7 nm de espessura)
2. **Filamentos intermediários** (10 nm de espessura)
3. **Microtúbulos** (25 nm de diâmetro)

Estudos bioquímicos com extração de proteínas do citoesqueleto das células com detergentes e sais e a tradução *in vitro* de mRNA específico mostraram que cada classe de filamentos apresenta uma organização proteica única.

Depois de purificadas, as proteínas do citoesqueleto foram utilizadas como antígenos para a produção de anticorpos, os quais são utilizados como ferramentas para a localização de várias proteínas do citoesqueleto da célula.

A **localização imunocitoquímica** das proteínas do citoesqueleto e o **tratamento celular com diversos agentes químicos** que alteram a organização normal do citoesqueleto têm sido fundamentais para o entendimento de sua estrutura e função (Figura 1.15).

Microfilamentos

A F-actina é um componente versátil e abundante do citoesqueleto que forma feixes estáticos e contráteis, bem como redes filamentosas diferenciadas pelas proteínas ligantes de actina e por sua localização e função celulares distintas.

A F-actina se ancora na membrana plasmática e, assim, contribui para alterações no formato celular. Os filamentos de actina podem se ramificar na **borda dianteira** (**lamelipódios**) das células envolvidas, tanto na motilidade quanto na interação com outros tipos celulares.

Os feixes de F-actina estão presentes nas microvilosidades do intestino, nas células epiteliais renais (borda em escova) e nos estereocílios das células pilosas da orelha interna.

As microvilosidades e os estereocílios são estruturas comparáveis, embora haja diferenças no comprimento e no número de filamentos de actina:

1. As **microvilosidades intestinais** têm 1 a 2 μm de comprimento, 0,1 μm de largura e são compostas por 20 a 30 feixes de filamentos de actina (Figura 1.16).
2. Os **estereocílios das células pilosas da orelha interna** têm formato afunilado na sua base, 1,5 a 5,5 μm de comprimento e cada feixe de actina contém até 900 filamentos.

As células pilosas são extremamente sensíveis ao deslocamento mecânico e o menor movimento dos estereocílios é amplificado em alterações no potencial elétrico transmitido para o cérebro.

O principal componente dos microfilamentos é a **actina**. Os filamentos de actina são compostos de monômeros globulares (**G-actina**, 42 kDa), que se polimerizam para formar longos filamentos helicoidais entrelaçados (**F-actina**).

No núcleo das **microvilosidades intestinais,** a montagem dos monômeros de G-actina em filamentos e a organização desses filamentos em feixes espessos são controladas por diferentes tipos de **proteínas de ligação à actina** ou **relacionadas à actina**. Um feixe de filamentos de actina paralelos não ramificados, formando o núcleo da **microvilosidade**, mantém-se unido por proteínas de ligação de actina, a **vilina** e a **fimbrina**. Os braços laterais da **miosina-I** e a proteína ligante de Ca^{2+} **calmodulina** ancoram os feixes à membrana plasmática.

Já vimos que a parte intracelular das moléculas de adesão celular caderinas e integrina β_1 interage com

Figura 1.16 Microvilosidades intestinais (borda em escova).

Epitélio do intestino delgado: microvilosidades

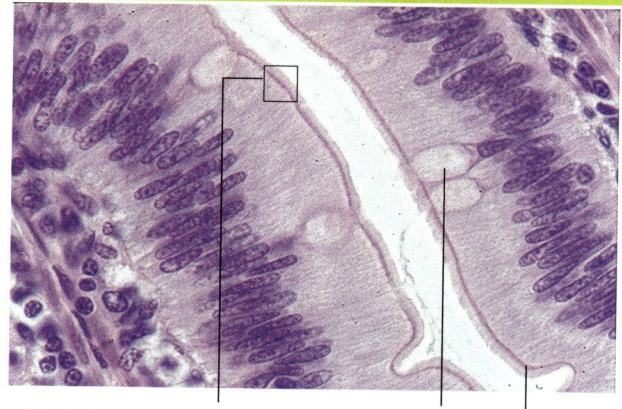

Borda em escova, formada por uma camada compacta de microvilosidades, no domínio apical das células epiteliais colunares do intestino. A borda em escova também é observada em células epiteliais cuboides do túbulo contorcido proximal (néfron).

Célula caliciforme

Densidade correspondente à trama terminal

Formina, uma proteína de capuz e que interage com as extremidades farpadas de crescimento rápido da F-actina, promove o alongamento da F-actina **não ramificada**.

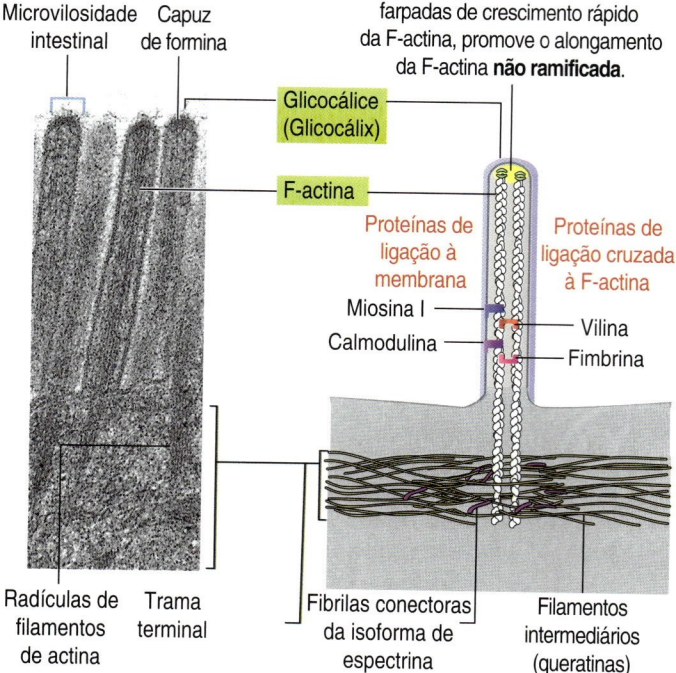

Microvilosidade intestinal — Capuz de formina

Glicocálice (Glicocálix)

F-actina

Proteínas de ligação à membrana
- Miosina I
- Calmodulina

Proteínas de ligação cruzada à F-actina
- Vilina
- Fimbrina

Radículas de filamentos de actina — Trama terminal

Fibrilas conectoras da isoforma de espectrina

Filamentos intermediários (queratinas)

a F-actina por meio de proteínas adaptadoras. Como discutido no Capítulo 6, *Sangue e Hemocitopoese*, a actina, bem como a espectrina, forma uma rede filamentosa na face interna da membrana celular das hemácias que é crucial para a manutenção do formato e da integridade dessas células. A **espectrina** é um tetrâmero composto de duas cadeias polipeptídicas distintas (α e β).

Os filamentos de actina são **polares**. O crescimento dos filamentos de actina pode ocorrer em ambas as extremidades; entretanto, uma extremidade (a

"**extremidade farpada**" ou **extremidade positiva**) cresce mais rápido que a outra extremidade (a "**extremidade pontiaguda**" ou **extremidade negativa**). Os termos correspondem à aparência assimétrica em ponta de flecha da cabeça da miosina associada a um determinado ângulo aos filamentos de actina.

Os monômeros de actina apresentam um sítio de ligação para o trifosfato de adenosina (**ATP**), que é hidrolisado a difosfato de adenosina (**ADP**) durante a polimerização. A **polimerização de actina é dependente de ATP**.

A cinética da polimerização da actina envolve um mecanismo conhecido como **fluxo de renovação (*treadmilling*, em inglês): os monômeros de G-actina montados em uma extremidade do filamento são desmontados simultaneamente na outra extremidade**.

Quatro tipos de **proteínas ligantes de actina** controlam o fluxo de renovação por meio da ligação a monômeros de actina, corte da F-actina, formação de capuz sobre as extremidades da F-actina, nucleação e ligação cruzada da F-actina, estabilização da F-actina ou movimentação com a F-actina:

1. A **β4-timosina** sequestra grupos de monômeros de G-actina dentro das células.
2. As **profilinas**, ligadas a G-actina, suprimem sua nucleação. O principal grupo de actina para polimerização é representado pela G-actina ligada à profilina. A profilina pode favorecer a montagem da G-actina monomérica em filamentos por facilitar a troca de ADP ligado por ATP. Apenas os **monômeros de actina ligados ao ATP** podem ser montados em filamentos.
3. A **cofilina**, também conhecida como **fator de despolimerização da actina**, desencadeia a despolimerização da actina ligada ao ADP na extremidade pontiaguda. A propriedade de corte de F-actina da cofilina/ADP desencadeia a rápida desmontagem das redes de F-actina, um processo que repõe o estoque de G-actina para montagem subsequente da rede.
4. A **gelsolina** tem papel duplo: é uma **proteína de capeamento** e impede a perda e a adição de monômeros de actina, e é uma **proteína de corte**. Na presença de Ca^{2+}, a gelsolina fragmenta filamentos de actina e permanece ligada à extremidade farpada, que forma um capuz impedindo o crescimento dos filamentos (Conhecimento básico 1.E).

A F-actina pode se ramificar ou crescer em comprimento. A ramificação da F-actina é iniciada no lado **preexistente** da molécula por **Arp2/3** (do inglês, *actin-related protein 2/3*, proteína relacionada à actina 2/3), um complexo de nucleação de actina composto de sete proteínas. Os filamentos ramificados de actina se reúnem na borda dianteira da célula durante a motilidade celular.

A **formina** regula a montagem da F-actina não ramificada em protrusões celulares, como nas microvilosidades intestinais.

Conhecimento básico 1.E Microfilamentos de actina: montagem e desmontagem.

Polimerização e despolimerização da F-actina

A **β4-timosina** sequestra G-actina em um **suprimento de reserva**

A **profilina** liga-se a ATP e G-actina e regula a montagem do filamento

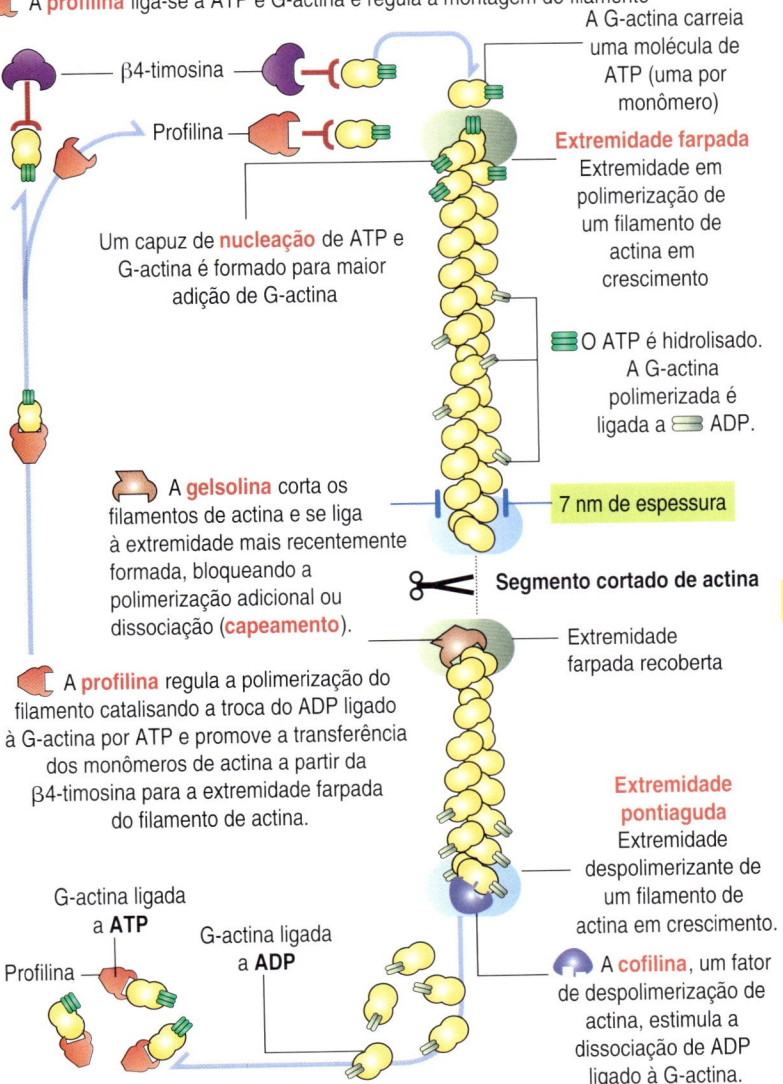

A G-actina carreia uma molécula de ATP (uma por monômero)

β4-timosina

Profilina

Um capuz de **nucleação** de ATP e G-actina é formado para maior adição de G-actina

Extremidade farpada
Extremidade em polimerização de um filamento de actina em crescimento

O ATP é hidrolisado. A G-actina polimerizada é ligada a ADP.

A **gelsolina** corta os filamentos de actina e se liga à extremidade mais recentemente formada, bloqueando a polimerização adicional ou dissociação (**capeamento**).

7 nm de espessura

Segmento cortado de actina

A **profilina** regula a polimerização do filamento catalisando a troca do ADP ligado à G-actina por ATP e promove a transferência dos monômeros de actina a partir da β4-timosina para a extremidade farpada do filamento de actina.

Extremidade farpada recoberta

Extremidade pontiaguda
Extremidade despolimerizante de um filamento de actina em crescimento.

A **cofilina**, um fator de despolimerização de actina, estimula a dissociação de ADP ligado à G-actina.

G-actina ligada a **ATP**

G-actina ligada a **ADP**

Profilina

O **fluxo de autorrenovação** (*treadmilling*) é o equilíbrio dinâmico entre as extremidades polimerizantes e despolimerizantes para manter o comprimento de um filamento de actina. Um fluxo de autorrenovação do filamento de actina contém ATP ligado aos monômeros de G-actina com ATP ligado na extremidade farpada, enquanto aqueles que estão na extremidade pontiaguda são ligados a ADP.

Rede de F-actina ramificada mediada por Arp2/3

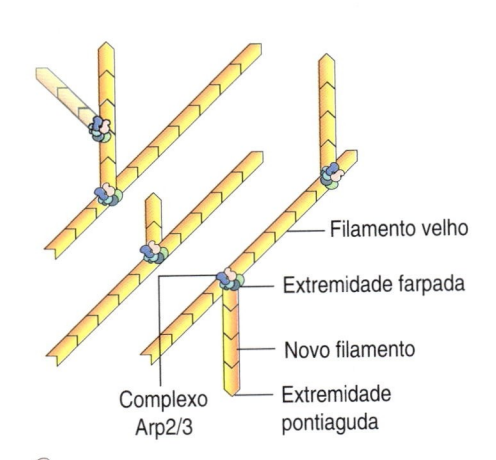

Filamento velho

Extremidade farpada

Novo filamento

Extremidade pontiaguda

Complexo Arp2/3

A **Arp2/3**, um complexo de sete proteínas, inicia o crescimento de F-actina a partir dos lados de um filamento preexistente. Arp2/3 monta ramificações que crescem nas extremidades farpadas livres. Arp2/3 se anexa na lateral de um filamento mais antigo.

Rede linear de F-actina mediada por formina

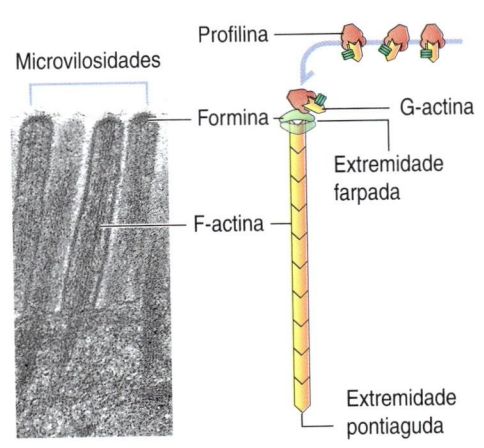

Microvilosidades

Profilina

Formina

G-actina

Extremidade farpada

F-actina

Extremidade pontiaguda

As **forminas** têm um domínio FH2 comum. Dois domínios FH2 comuns formam um anel na extremidade farpada de um filamento de actina que cresce de maneira linear por adição de monômeros de G-actina ligada a ATP com alvo de profilina à extremidade farpada.

Inibidores de F-actina

As **citocalasinas** se ligam à extremidade de crescimento rápido (extremidade positiva), impedindo a adição de G-actina. Um capuz de citocalasina é formado. As citocalasinas são alcaloides produzidos por fungos.

A **faloidina** se liga aos filamentos de actina, impedindo sua despolimerização. A faloidina marcada com fluorescência é utilizada para mostrar os filamentos de actina nas células. A faloidina é um alcaloide produzido pelos cogumelos *Amanita phalloides*.

As **latrunculinas** rompem os filamentos de actina pela ligação à G-actina e por induzir diretamente a despolimerização da F-actina. As latrunculinas são derivadas de uma esponja do Mar Vermelho, a *Latrunculla magnifica*.

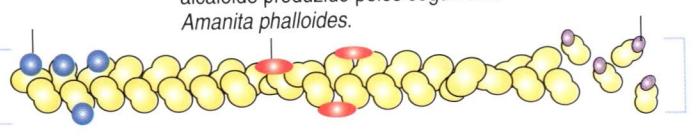

Extremidade farpada

Extremidade pontiaguda

Nas microvilosidades, as **forminas** (proteínas com **domínios homólogos à formina** altamente conservados, FH1 e FH2), e não o complexo Arp2/3, regulam o alongamento dos **filamentos de actina não ramificados** enquanto se mantém ligadas à extremidade farpada. As forminas estão localizadas na ponta das microvilosidades, na **região de capeamento**.

Pacientes do sexo masculino com defeito na proteína que ativa o complexo Arp2/3, em especial uma proteína da família das **proteínas da síndrome de Wiskott-Aldrich (WASP)**, apresentam infecções respiratórias recorrentes por causa da imunodeficiência hereditária, trombocitopenia (baixo número de plaquetas) presente desde o nascimento e eczema cutâneo após o primeiro mês de vida. A mutação é herdada da mãe, uma portadora sadia do gene defeituoso (Boxe 1.D).

Microtúbulos

Muitas das funções do citoesqueleto de microtúbulos dependem de sua capacidade de organização em diferentes arquiteturas. Os microtúbulos formam trilhos para o transporte intracelular, dão suporte mecânico, contribuem para a determinação do formato celular e facilitam a segregação dos cromossomos na divisão celular.

Os microtúbulos são compostos de **heterodímeros de tubulina** formados por duas moléculas de tubulina fortemente ligadas: α-tubulina e β-tubulina. As subunidades de tubulina estão dispostas em fileiras longitudinais denominadas **protofilamentos**.

Treze protofilamentos estão associados lado a lado para formar um cilindro de **microtúbulos** com um núcleo oco. O diâmetro de um microtúbulo é de **25 nm**.

Assim como os filamentos de actina, os microtúbulos são estruturalmente **polarizados**. Os microtúbulos apresentam uma **extremidade positiva** que cresce mais rapidamente que a **extremidade negativa**.

Diferentemente dos filamentos de actina, a maioria dos microtúbulos parece passar por **fases alternadas de crescimento lento e despolimerização rápida**. Esse processo, denominado **instabilidade dinâmica**, consiste em três etapas principais:

1. A **fase de polimerização**, em que subunidades de tubulina-GTP são adicionadas à extremidade positiva do microtúbulo e um **capuz de GTP** é montado para facilitar a continuação do crescimento.
2. A **liberação do fosfato hidrolisado (Pi)** do GTP associado à tubulina. A interação entre a α-tubulina e o novo heterodímero α/β com a já existente β-tubulina no microtúbulo induz, de maneira um pouco tardia, a hidrólise de GTP e a liberação de Pi. Esse retardo leva à formação de um capuz rico em GTP-tubulina na extremidade em crescimento.
3. A **fase de despolimerização**, em que as subunidades de tubulina-GDP são liberadas na extremidade negativa em um ritmo acelerado.

A transição do crescimento à diminuição é conhecida como **catástrofe** (encurtamento dos microtúbulos); a transição reversa, do encurtamento ao crescimento, é conhecida como **resgate** (restauração do comprimento dos microtúbulos, que podem chegar a cerca de 20 μm). Essencialmente, a instabilidade dinâmica consiste na alternância dos microtúbulos entre os estados de crescimento persistente dos capuzes de GTP em suas extremidades em crescimento e desmonte persistente nas extremidades opostas de GDP (Figura 1.17).

Então, qual é o propósito da instabilidade dinâmica na função celular?

Na verdade, a instabilidade dinâmica permite que o cinetócoro de um cromossomo durante a divisão celular "capture" a extremidade positiva de um microtúbulo. A captura suprime a instabilidade dinâmica do microtúbulo do cinetócoro e o cromossomo se torna um componente integral do fuso sendo montado.

A estabilidade dos microtúbulos pode ser modificada pelas **proteínas associadas a microtúbulos (MAPs;** do inglês, ***microtubule-associated proteins)***. As MAPs podem estabilizar os microtúbulos nos axonemas dos cílios, flagelos e centríolos, bem como regular as catástrofes e os resgates após a ligação ao longo do comprimento ou perto das extremidades dos microtúbulos (Figura 1.18).

As MAPs são classificadas em dois grupos:

1. As **MAPs clássicas**, como MAP1A e MAP1B, MAP2 e membros da família **tau** (proteína associada à tubulina).
2. As **MAPs não clássicas**, inclusive os membros da família DCX e Lis1.

As MAPs estabilizam os microtúbulos por fosforilação/desfosforilação. A fosforilação das MAPs impede sua ligação a microtúbulos, que se tornaram instáveis. Na presença de isoformas tau (40 a 50 kDa), os microtúbulos nos axônios dos neurônios crescem mais depressa, se encurtam mais devagar e são menos sujeitos a catástrofes. A MAP2, por outro lado, é restrita aos **dendritos** dos mesmos neurônios.

Boxe 1.D Síndrome de Wiskott-Aldrich.

- O complexo Arp2/3 é necessário para a nucleação da montagem de redes ramificadas dos filamentos de actina. A função das plaquetas e das células fagocíticas depende de um citoesqueleto de actina funcional

- As duas principais proteínas que se ligam e ativam o complexo Arp2/3 incluem a família de proteínas da síndrome de Wiskott-Aldrich (WASP), com vários membros (WASP, WASP neuronal [N-WASP] e SCAR/WAVE1-3 [supressor do receptor de cAMP/família WASP verprolina-proteína homóloga 1 a 3]). O principal regulador da ativação de WASP é a GTPase de ciclo de divisão celular 42 da família Rho (Cdc42)

- As mutações no gene *WAS*, que codifica WASP, causam a síndrome de Wiskott-Aldrich (WAS), uma rara imunodeficiência primária ligada ao cromossomo X de gravidade variável e caracterizada por microtrombocitopenia, eczema, autoimunidade, infecções recorrentes e predisposição ao desenvolvimento de linfoma. Os linfócitos T dos pacientes com WAS apresentam menor proliferação em resposta à estimulação do receptor de linfócitos T (TCR).

Figura 1.17 Microtúbulos: montagem e desmontagem. O aparato mitótico (meiótico).

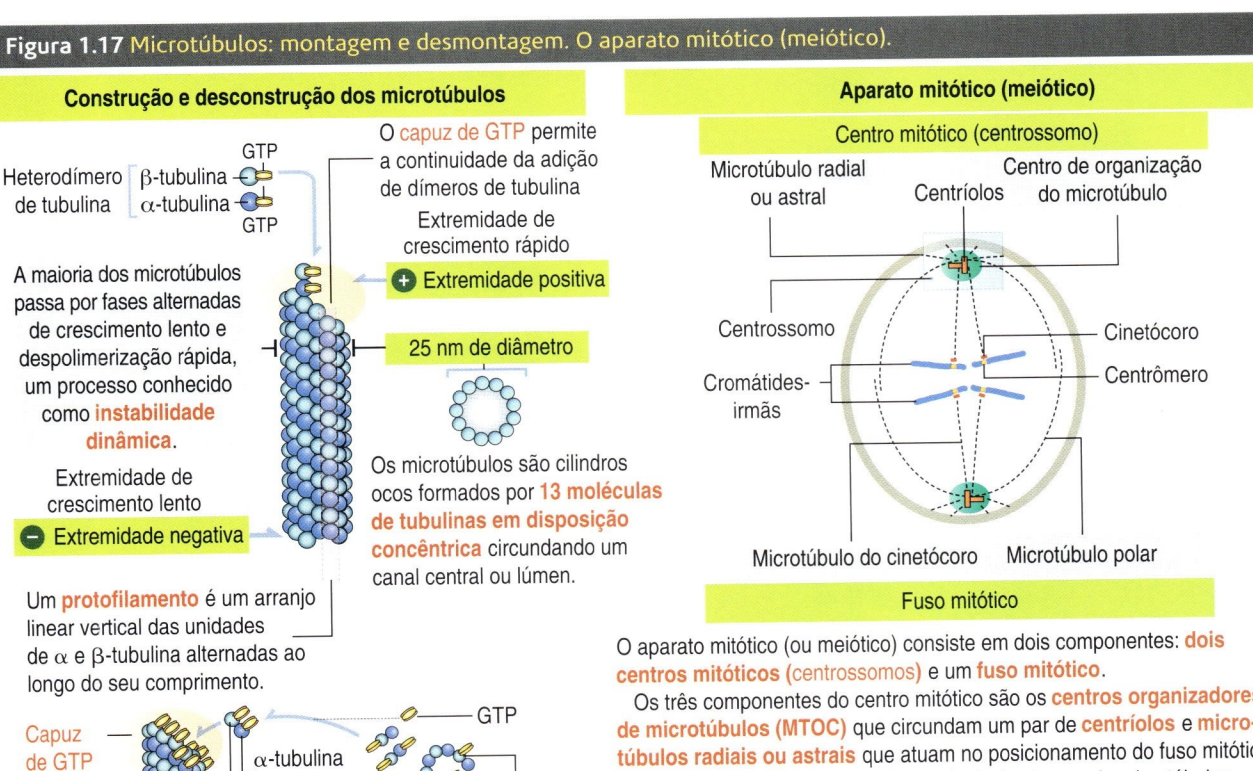

Construção e desconstrução dos microtúbulos

Heterodímero de tubulina [β-tubulina / α-tubulina]

GTP / GTP

O capuz de GTP permite a continuidade da adição de dímeros de tubulina

Extremidade de crescimento rápido

⊕ Extremidade positiva

A maioria dos microtúbulos passa por fases alternadas de crescimento lento e despolimerização rápida, um processo conhecido como **instabilidade dinâmica**.

25 nm de diâmetro

Extremidade de crescimento lento

⊖ Extremidade negativa

Os microtúbulos são cilindros ocos formados por **13 moléculas de tubulinas em disposição concêntrica** circundando um canal central ou lúmen.

Um **protofilamento** é um arranjo linear vertical das unidades de α e β-tubulina alternadas ao longo do seu comprimento.

Capuz de GTP

α-tubulina ligada a GTP

β-tubulina ligada a GTP

GTP

β-tubulina ligada a GTP

Catástrofe

Resgate

MAPs

Microtúbulo em polimerização

Microtúbulo em despolimerização

O ciclo de polimerização/despolimerização da tubulina é desencadeado pela hidrólise do GTP ligado à β-tubulina, permitindo que os microtúbulos alternem entre a catástrofe e o resgate. Os heterodímeros de tubulina ligados a GTP são incorporados nos microtúbulos em crescimento. A hidrólise tardia do GTP ocorre depois que um heterodímero de GTP-tubulina se incorpora na extremidade em crescimento do microtúbulo. Esse atraso mantém um capuz de GTP na extremidade em crescimento do microtúbulo. As proteínas associadas a microtúbulos (MAPs) regulam a estabilidade dos microtúbulos.

Aparato mitótico (meiótico)

Centro mitótico (centrossomo)

Microtúbulo radial ou astral

Centro de organização do microtúbulo

Centríolos

Centrossomo

Cinetócoro

Centrômero

Cromátides-irmãs

Microtúbulo do cinetócoro   Microtúbulo polar

Fuso mitótico

O aparato mitótico (ou meiótico) consiste em dois componentes: **dois centros mitóticos** (centrossomos) e um **fuso mitótico**.

Os três componentes do centro mitótico são os **centros organizadores de microtúbulos (MTOC)** que circundam um par de **centríolos** e **microtúbulos radiais ou astrais** que atuam no posicionamento do fuso mitótico.

O fuso mitótico consiste em duas principais classes de microtúbulos originários no centro mitótico: os **microtúbulos cinetócoros**, ancorados aos **cinetócoros centroméricos** para separar as cromátides-irmãs e os **microtúbulos polares**, que se sobrepõem uns aos os outros no centro da célula e não estão ligados aos cromossomos.

Centrômeros e cinetócoros

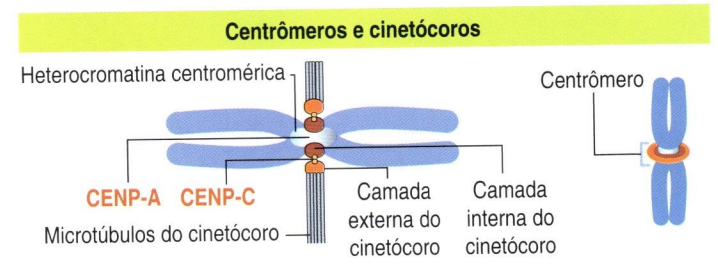

Heterocromatina centromérica

Centrômero

CENP-A   CENP-C

Microtúbulos do cinetócoro

Camada externa do cinetócoro

Camada interna do cinetócoro

O **centrômero** é o sítio cromossômico em que há montagem do cinetócoro. O centrômero é uma região não codificante de DNA cromossômico organizado como heterocromatina. Os nucleossomos da cromatina centromérica contêm a variante histona 3 da proteína centromérica A (**CENP-A**).

Os **cinetócoros**, montados na superfície da heterocromatina centromérica, são compostos de camadas internas e externas unidas pela proteína **CENP-C**. Os microtúbulos do cinetócoro se ligam às proteínas na camada externa do cinetócoro.

O Capítulo 8, *Tecido Nervoso*, discute a importância da fosforilação e da desfosforilação de tau na **doença de Alzheimer**. A ausência da expressão de Lis1 causa um distúrbio grave do desenvolvimento cerebral chamado **lissencefalia**.

A dinâmica de microtúbulos pode ser suprimida pela **estatmina** (por sequestro dos heterodímeros de tubulina), pelas proteínas motoras cinesinas 13 e 8 (pela formação de anéis ao redor de microtúbulos) e

pela catanina (uma ATPase que fragmenta os microtúbulos em pequenos segmentos).

Centrossomos

Cada um dos dois centrossomos, os principais centros organizadores dos microtúbulos nas células, consiste em um **par de centríolos** (um centríolo-mãe e um centríolo-filho) circundados pelo **centro de organização do microtúbulo** (**MTOC**; do inglês, *microtubule*

Figura 1.18 Axonema.

Corte transversal de um axonema

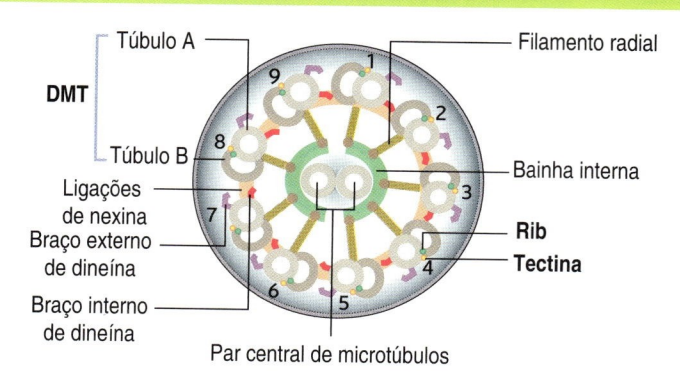

Uma das principais funções da **bainha interna** e dos **filamentos radiais** é a estabilização da curvatura axonêmica. As **tectinas** (A, B e C) e os **protofilamentos** *Ribbon* (Rib) são proteínas filamentosas que se estendem ao longo dos **pares de microtúbulos** (DMT). Juntamente com as ligações de nexina, as tectinas e Rib formam uma estrutura que estabiliza os microtúbulos do axonema.

Corte transversal de um cílio

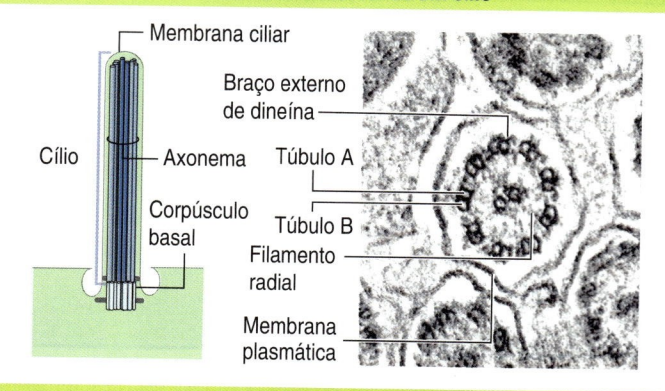

Corte transversal da cauda de um espermatozoide

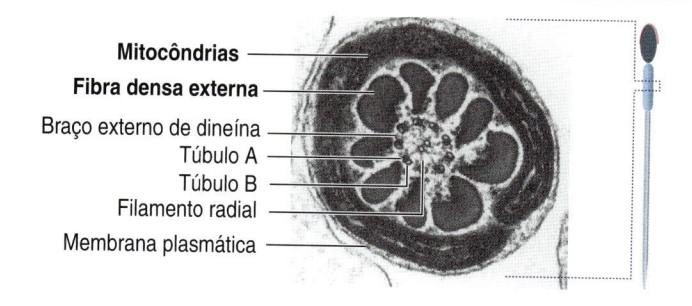

organizing center). O MTOC é uma substância amorfa, eletrondensa, rica em proteínas como a **pericentrina**, a isoforma especializada de tubulina **γ-tubulina** e **GMAP210** (a proteína associada ao microtúbulo de Golgi de 210 kDa).

O centrossomo apresenta quatro funções principais:
1. Promove a nucleação para a polimerização das subunidades de tubulina em microtúbulos.
2. Organiza os microtúbulos em unidades funcionais, por exemplo, no fuso mitótico.
3. Um par de centríolos, composto de um centríolo-mãe e um centríolo-filho, duplica-se uma vez a

cada ciclo celular em preparação para a divisão celular. Cada centríolo gera um filho. Então, há dois novos centríolos-filhos. O centríolo-filho anterior se torna a "nova" mãe; o outro centríolo-mãe anterior continua a ser a mãe "velha".

Portanto, há um centríolo-mãe "velho" conectado a um novo centríolo-filho, e um "novo" centríolo-mãe ligado ao outro novo centríolo-filho.

4. Os centríolos do centrossomo dão origem aos precursores dos corpúsculos basais, que geram cílios múltiplos ou primários.

As anomalias centrossômicas, em especial um aumento do seu número, são frequentes em tumores humanos e correlacionados ao grau avançado do tumor e à metástase. Portanto, a **amplificação centrossômica** tem efeito letal não só por impedir as células de montarem o fuso mitótico normal, mas também por aumentar o potencial de tumorigênese.

Os centrossomos são parte do **centro mitótico** que, junto com o **fuso mitótico**, constitui o **aparato mitótico (ou meiótico)**.

Um centríolo é um pequeno cilindro (0,2 μm de largura e 0,4 μm de comprimento) composto de **nove tríades de microtúbulos** em um arranjo helicoidal. Ao contrário da maioria dos microtúbulos citoplasmáticos, que apresentam instabilidade dinâmica, os microtúbulos centriolares são muito estáveis.

Durante a interfase, os centríolos são orientados perpendicularmente uns aos outros. Antes da mitose, os centríolos se replicam e formam **dois pares**. Durante a mitose, cada par fica em polos opostos da célula, onde direcionam a formação do **fuso mitótico** ou **meiótico**.

Existem três tipos de microtúbulos que se estendem a partir dos centrossomos:
1. **Microtúbulos radiais ou astrais**, que ancoram cada centrossomo à membrana plasmática.
2. **Microtúbulos do cinetócoro**, que ligam o cinetócoro associado ao cromossomo aos centrossomos.
3. **Microtúbulos polares**, que se estendem a partir dos dois polos do fuso, onde os centrossomos opostos estão localizados.

Os cinetócoros são formados por diversas proteínas montadas no DNA centromérico durante a mitose e a meiose. O centrômero é o sítio cromossômico de montagem do cinetócoro. Problemas na organização do cinetócoro fazem com que os cromossomos não consigam se segregar da maneira apropriada (Boxe 1.E).

O **material pericentriolar** contém o **complexo anelar de γ-tubulina** e numerosas proteínas, inclusive a **pericentrina**. Cada complexo anelar de γ-tubulina é o sítio de nucleação ou molde para a polimerização e o crescimento de um microtúbulo.

Os centríolos não têm papel direto na nucleação dos microtúbulos no centrossomo. Os dímeros de tubulina se associam ao anel de γ-tubulina pelas subunidades de α-tubulina. Consequentemente, a extremidade negativa de cada microtúbulo aponta para o

Figura 1.19 Agentes que têm os microtúbulos como alvos.

Agentes de estabilização e desestabilização de microtúbulos

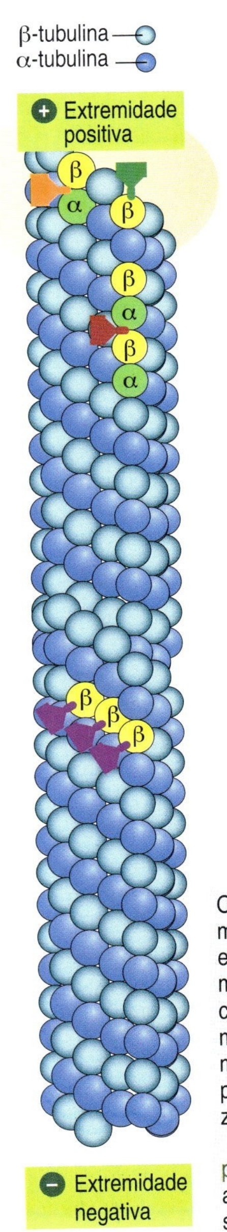

β-tubulina
α-tubulina

+ Extremidade positiva

A **colchicina** se insere entre os componentes de um heterodímero de α/β-tubulina e impede sua polimerização na extremidade positiva dos microtúbulos.

A **vimblastina** e a **vincristina** (**alcaloides da vinca**), utilizadas na terapia antitumoral, também inibem a polimerização da tubulina por ocupar, como uma cunha, o espaço entre heterodímeros adjacentes de α/β-tubulina, impedindo a configuração reta do protofilamento.

A **maitansina**, isolada de plantas, é um inibidor tumoral da polimerização da tubulina após a ligação à β-tubulina na extremidade positiva do microtúbulo. Suprime a dinâmica do microtúbulo por inibição do alongamento do protofilamento. A maitansina tem alta toxicidade sistêmica.

O **taxol** (um membro do **grupo taxano**) se liga à β-tubulina do lado luminal dos microtúbulos. O taxol estabiliza os contatos longitudinais e/ou laterais da tubulina, impedindo sua despolimerização. O taxol interrompe a mitose por afetar a polimerização dinâmica e a despolimerização do fuso mitótico necessárias para a separação dos cromossomos em células-filhas.

Os fármacos antimitóticos afetam a dinâmica dos microtúbulos do fuso mitótico como agentes de estabilização ou desestabilização. No entanto, os microtúbulos são também importantes na motilidade celular, polaridade e tráfego intracelular. Essas moléculas têm efeitos sobre a dinâmica e a montagem dos microtúbulos, bloqueando sua polimerização (alcaloides da vinca) ou despolimerização (taxanos).

Efeitos adversos graves (como **neuropatia periférica**), causados por alterações no transporte axonal, e resistência farmacológica têm limitado seu uso clínico.

– Extremidade negativa

Boxe 1.E Centrossomos, centrômeros e cinetócoros.

- Os termos **centrossomo**, **centrômero** e **cinetócoro** são geralmente usados como sinônimos, mas não significam a mesma coisa

- O **centrômero** (não o **centrossomo**) é o sítio cromossômico associado aos microtúbulos do fuso. Os centrômeros podem ser citologicamente identificados como uma região estreita da cromatina em cromossomos metafásicos, conhecidos como **constrição primária**, onde está o DNA do centrômero

- O **cinetócoro** consiste em um grande complexo multiproteico montado sobre a cromatina centromérica em cromátides-irmãs. A montagem do cinetócoro depende exclusivamente da presença de sequências de DNA centroméricas. O centrômero e o cinetócoro medeiam a fixação dos microtúbulos do cinetócoro do fuso aos cromossomos.

centrossomo; a extremidade positiva, de crescimento, é orientada para fora, livre no citoplasma.

Axonema

O centríolo-mãe é modificado para se tornar o **corpúsculo basal** que se liga à membrana plasmática por seus apêndices distais. Então, um **axonema** se estende do corpúsculo basal para formar um cílio ou flagelo.

A maioria dos corpúsculos basais consiste em um barril de nove microtúbulos triplos, apêndices subdistais e nove apêndices distais ou fibras de transição que se conectam à membrana na base do cílio.

O axonema consiste em nove pares de microtúbulos periféricos em volta de um par central de microtúbulos. Essa conformação é conhecida como a configuração **9 + 2**. Cada par periférico consiste em um microtúbulo completo (chamado **túbulo A**, com **13 protofilamentos**) que compartilha sua parede com um segundo microtúbulo, parcialmente completo (denominado **túbulo B**, com **10 a 11 protofilamentos**).

Estendendo-se para o interior a partir do túbulo A, estão os **filamentos radiais** que se inserem em uma **bainha interna** amorfa em torno do par central de microtúbulos. Os pares periféricos adjacentes são ligados pela proteína **nexina**.

Projetando-se a partir dos lados do túbulo A, estão os conjuntos de braços de proteínas: o braço **interno** e o **braço externo de dineína**, uma adenosina trifosfatase (ATPase) associada a microtúbulos. Na presença de ATP, o deslizamento dos pares periféricos em relação uns aos outros promove o dobramento dos cílios e dos flagelos. O deslizamento e o dobramento dos microtúbulos são eventos básicos de sua motilidade.

Como o axonema é construído? O axonema é construído e mantido por componentes do sistema de **transporte intraflagelar** (**IFT**). Reveja o Conhecimento básico 1.A.

Fármacos direcionados para os microtúbulos

Além dos agentes desestabilizantes de microtúbulos já mencionados (estatmina, cinesinas 13 e 8 e catanina), existem **agentes direcionados para os microtúbulos** com importância médica (Figura 1.19). Dois grupos desses agentes inibem a proliferação celular e promovem a morte da célula apoptótica por supressão da dinâmica de microtúbulos:

1. Os **agentes desestabilizantes de microtúbulos (MDA)**, que inibem a polimerização dos microtúbulos.
2. Os **agentes estabilizantes de microtúbulos (MSA)**, que afetam a função dos microtúbulos por suprimir a instabilidade dinâmica.

A neurotoxicidade, decorrente da interrupção do fluxo axonal dependente de microtúbulos (perda dos microtúbulos e de ligação de proteínas motoras aos microtúbulos) e a mielossupressão são dois efeitos adversos dos medicamentos que têm os microtúbulos como alvo.

O **grupo MDA** inclui **colchicina**, **vimblastina**, **vincristina** e **maitansina**. A colchicina se liga entre β-tubulina e α-tubulina; a vimblastina e a vincristina ocupam um espaço entre heterodímeros de α/β-tubulina adjacentes; e a maitansina se liga à β-tubulina e, assim, inibe a polimerização do microtúbulo ou o alongamento do protofilamento.

A colchicina é utilizada clinicamente no tratamento de gota. A vincristina e a vimblastina, dos alcaloides *Vinca* isolados a partir das folhas da planta pervinca, têm sido utilizadas com sucesso em tumores malignos hematológicos infantis (leucemias).

O **grupo MSA** inclui o **taxol** (isolado a partir da casca da árvore do teixo) com um efeito oposto: ele estabiliza os microtúbulos, em vez de inibir sua polimerização após a ligação à β-tubulina, posicionado nos contatos longitudinal e lateral na face luminal do microtúbulo. O taxol (paclitaxel) tem sido amplamente utilizado no tratamento de cânceres de mama e ovário. Assim como os alcaloides da *Vinca*, seus principais efeitos adversos são a neurotoxicidade e a supressão da hematopoese.

CILIOPATIAS

Lembre-se de que as células têm um único cílio não móvel (primário), como observado nos rins, ou múltiplos cílios, como no epitélio respiratório, e que os componentes predominantes dos cílios e flagelos são o corpúsculo basal e o axonema.

Os cílios podem ser ativamente móveis, como no epitélio respiratório, ou imóveis, como nas células fotorreceptoras ou nos neurônios olfatórios.

A função dos cílios imóveis é a transdução de sinais do ambiente ou de outras células por meio de receptores e canais localizados na membrana ciliar.

Vimos anteriormente neste capítulo como os componentes do sistema de sinalização *Hedgehog* se associam e funcionam na membrana ciliar dos cílios imóveis.

Discutimos no Capítulo 14, *Sistema Urinário*, o papel das proteínas policistinas, localizadas na membrana dos cílios imóveis, na regulação da morfogênese do ducto renal, no fluxo urinário e seu papel na **doença renal policística**.

A motilidade conferida pelos cílios é importante para remover o muco e os detritos das vias respiratórias, mover os oócitos ao longo dos ovidutos, circular o líquor nos ventrículos cerebrais e, no embrião, determinar a assimetria esquerda-direita das vísceras. Além disso, a fertilização depende de o espermatozoide chegar ao oócito no oviduto usando movimentos de flexão de seus flagelos.

Consequentemente, a ampla gama de funções ciliares e flagelares implica que defeitos podem causar uma ampla gama de disfunções conhecidas como **ciliopatias**.

As ciliopatias podem ser determinadas por:

(1) **Defeitos em proteínas ciliares que atuam na formação do corpúsculo basal e/ou componentes do compartimento ciliar.** Exemplos são a **distrofia torácica asfixiante de Jeune (JATD)**, causada por um defeito nas proteínas (principalmente **IFT80**) envolvidas no transporte intraflagelar de componentes ciliares, e a **síndrome de Bardet-Biedl (BBS)** (Boxe 1.F).

Um grave distúrbio respiratório em muitas crianças com JADS é o tórax significativamente estreito que pode restringir o crescimento e a expansão dos pulmões.

A JADS é determinada por mutações nos genes essenciais para a função normal de transporte intraflagelar, necessárias para a montagem ou função normal dos cílios.

(2) **Perda de proteínas não ciliares necessárias à função ciliar.** Os exemplos incluem os fatores citoplasmáticos de montagem do braço externo das dineínas envolvidas na **discinesia ciliar primária (PCD)**.

A **síndrome de Kartagener** é uma **discinesia ciliar** autossômica recessiva frequentemente associada à **bronquiectasia** (dilatação permanente dos brônquios e dos bronquíolos) e à **esterilidade** masculina.

A síndrome de Kartagener é causada por anomalias estruturais no axonema (**ausência ou defeito em dineína**) que impedem a limpeza mucociliar nas vias respiratórias (o que leva a infecções persistentes) e reduzem a motilidade do esperma e o transporte dos óvulos na tuba uterina (o que causa esterilidade).

Proteínas de transporte de cargas e motoras

O transporte de cargas vesiculadas e não vesiculadas ocorre ao longo dos microtúbulos e da F-actina.

Moléculas motoras específicas se associam aos microtúbulos e à F-actina para mobilizar cargas até sítios intracelulares específicos. Dentre os **motores moleculares associados a microtúbulos**, estão a **cinesina** e a **dineína citoplasmática** para o transporte de cargas em **longa distância**.

Os **motores moleculares associados à F-actina incluem as miosinas não convencionais Va e VIIa** para o transporte de cargas em **curta distância**. Outros aspectos dos mecanismos do transporte de cargas associados à

Boxe 1.F Síndrome de Bardet-Biedl.

- A síndrome de Bardet-Biedl (BBS) é um distúrbio pleiotrópico (multissistêmico) que consiste em distrofia da retina relacionada com a idade, obesidade, polidactilia, displasia renal, anomalias do trato reprodutivo e dificuldades de aprendizagem

- A BBS é um distúrbio dos corpúsculos basais e dos cílios causado por um defeito na função de transporte à base de microtúbulos (transporte intraciliar) necessário para a montagem, a manutenção e a função dos corpúsculos basais, cílios e flagelos (transporte intraflagelar)

- Oito genes BBS (*BBS1-8*) foram identificados. O grau de variabilidade clínica da BBS não foi totalmente explicado.

Conhecimento básico 1.F Transporte intraciliar e axonal (neuronal).

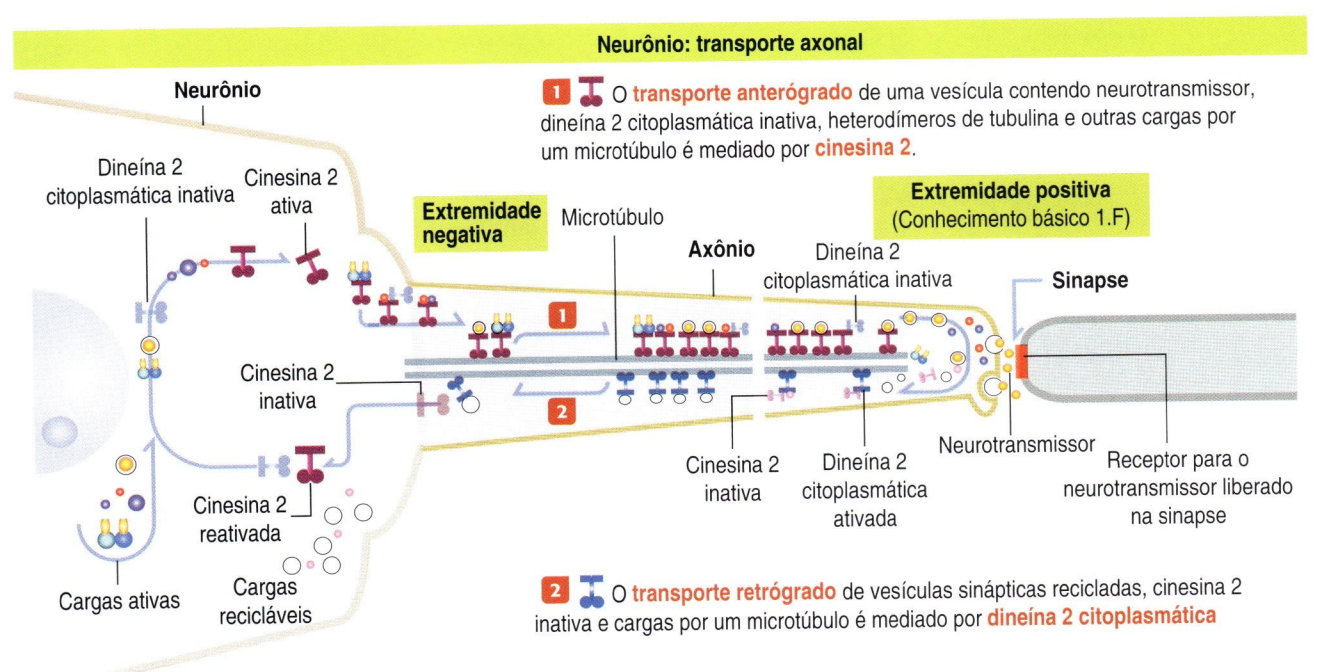

F-actina durante o transporte de **melanossomos** serão discutidos no Capítulo 11, *Sistema Tegumentar*.

Três exemplos de transporte de cargas com base em microtúbulos nos sistemas de mamíferos são os seguintes:

1. **Transporte intraflagelar**, inclusive flagelar e ciliar (**transporte intraciliar**) pelo **axonema**.
2. **Transporte axonal**, ao longo dos microtúbulos dos axônios nos neurônios.

3. **Transporte intramanchete**, ao longo dos microtúbulos da manchete, uma estrutura transitória montada durante o alongamento da cabeça da espermátide (Capítulo 20, *Espermatogênese*).

Transporte intraciliar

As proteínas ciliares trafegam do Golgi ou citosol para a base do cílio e, a seguir, são transportadas para o compartimento ciliar.

Como já mencionado (Conhecimento básico 1.A), o transporte de proteínas ciliares do citoplasma para a ponta de um cílio é mediado pelo mecanismo de **transporte intraflagelar (IFT)**.

O IFT é o movimento bidirecional de complexos multiproteicos (chamados **partículas de IFT**) ao longo do axonema (entre o microtúbulo B do microtúbulo duplo [DMT] e a membrana ciliar sobrejacente).

O movimento das proteínas de carga ao longo da ponta do cílio (**direção anterógrada**, no sentido da extremidade positiva do microtúbulo) é catalisado pela **proteína motora cinesina 2**. As proteínas de carga voltam para o corpo celular (**direção retrógrada**, no sentido da extremidade negativa do microtúbulo) pela **proteína motora dineína citoplasmática 2**.

Há dois complexos distintos de partículas IFT no cílio. Os membros do **complexo A do IFT** participam do **transporte retrógrado**, enquanto os componentes do **complexo B do IFT** contribuem para o **transporte anterógrado**. Um módulo acessório contém proteínas da **síndrome de Bardet-Biedl (BBS)** (o **BBSomo**) que facilita o transporte retrógrado de IFT e cargas pelos apêndices distais ciliares.

A base do cílio tem um portal seletivo, a **zona de transição**, no qual o corpúsculo basal é ancorado por **apêndices distais** que interagem diretamente com a membrana plasmática. O portal seletivo regula a passagem de uma ou mais proteínas ciliares.

Durante o movimento anterógrado, a cinesina 2 é ativa e a dineína citoplasmática 2, o motor retrógrado, é mantida inativa para que o deslocamento anterógrado não seja perturbado. Na ponta do cílio, a cinesina 2 libera a carga proteica axonêmica, inclusive os heterodímeros de tubulina, e se torna inativa, já que a dineína citoplasmática 2 é ativada e passa a atuar no transporte retrógrado em direção ao corpo celular.

Mutações em genes que codificam componentes do apêndice distal podem causar diversas ciliopatias. Exemplos são a **nefronoftise**, uma doença renal cística; a **síndrome orofaciodigital**, caracterizada por polidactilia e anomalias craniofaciais; a **síndrome hidroletal**, uma síndrome perinatal fatal que é caracterizada por hidrocefalia e malformação cerebral, ou a ciliopatia mais branda observada na **síndrome de Joubert**, definida pelo desenvolvimento anormal de estruturas encefálicas, inclusive o verme cerebelar e o tronco encefálico. A maioria das crianças com síndrome de Joubert tem **hipotonia** (tônus muscular baixo) na infância, o que causa **ataxia** (dificuldade em coordenar os movimentos).

As proteínas da zona de transição permitem a localização ciliar da policistina 2, uma proteína transmembrânica que interage com a policistina 1 (Capítulo 14, *Sistema Urinário*). Na verdade, as mutações em policistina 1 ou policistina 2 causam **doença renal policística autossômica dominante (ADPKD)** em humanos.

O Conhecimento básico 1.A indica que a sinalização *Hedgehog* é uma das vias fortemente ligadas à função ciliar. Um defeito na localização da proteína de membrana SMO para os cílios é responsável por vários defeitos de desenvolvimento associados à ciliopatia. Várias anomalias do desenvolvimento associadas às ciliopatias sindrômicas, como polidactilia na BBS e defeitos do tubo neural da **síndrome de Meckel**, podem ser decorrentes de defeitos na via de sinalização ciliar *Hedgehog*.

Transporte axonal (neuronal)

Os axônios são extensões citoplasmáticas dos neurônios responsáveis pela condução dos impulsos nervosos. Vesículas ligadas à membrana contendo **neurotransmissores** produzidos no corpo celular do neurônio viajam para a porção terminal do axônio, onde seu conteúdo é liberado na **sinapse**.

Feixes de microtúbulos formam trilhos dentro do axônio para transportar essas vesículas, as quais são transportadas por duas proteínas motoras: **cinesina** e **dineína citoplasmática**.

As cinesinas e as dineínas citoplasmáticas participam em dois tipos de movimentos de transporte intracelular:

1. **Movimento aos saltos**, definido pelo movimento contínuo e aleatório de mitocôndrias e vesículas.
2. **Transporte axonal**, um movimento intracelular mais direto das estruturas ligadas à membrana.

As cinesinas e as dineínas citoplasmáticas apresentam duas cabeças de ligação a ATP e uma cauda. A energia é derivada da hidrólise contínua do ATP pelas ATPases presentes na cabeça. Os domínios da cabeça interagem com os microtúbulos e a cauda se liga a sítios receptores específicos na superfície das vesículas e das organelas.

As cinesinas utilizam a energia da hidrólise do ATP para movimentar as vesículas do corpo celular do neurônio em direção à porção terminal do axônio (**transporte anterógrado**). A dineína citoplasmática também utiliza o ATP para movimentar as vesículas na direção oposta (**transporte retrógrado**).

Proteínas motoras de miosina

Vimos que as células usam motores moleculares para mobilizar cargas. Além disso, as redes de actina-miosina cooperam para produzir movimentos intracelulares.

Os membros da família de proteínas da miosina se ligam ao ATP e o hidrolisam para gerar energia para seus movimentos ao longo dos filamentos de actina, a partir da extremidade pontiaguda (negativa) para a extremidade farpada (positiva). A **miosina I** e a **miosina II** são os membros predominantes da família das miosinas (Conhecimento básico 1.G).

A **miosina I**, considerada uma miosina **não convencional**, é encontrada em todos os tipos celulares e tem apenas um domínio de cabeça e uma cauda. A cabeça está associada a uma única cadeia leve. A cabeça

Conhecimento básico 1.G Proteínas motoras de miosina.

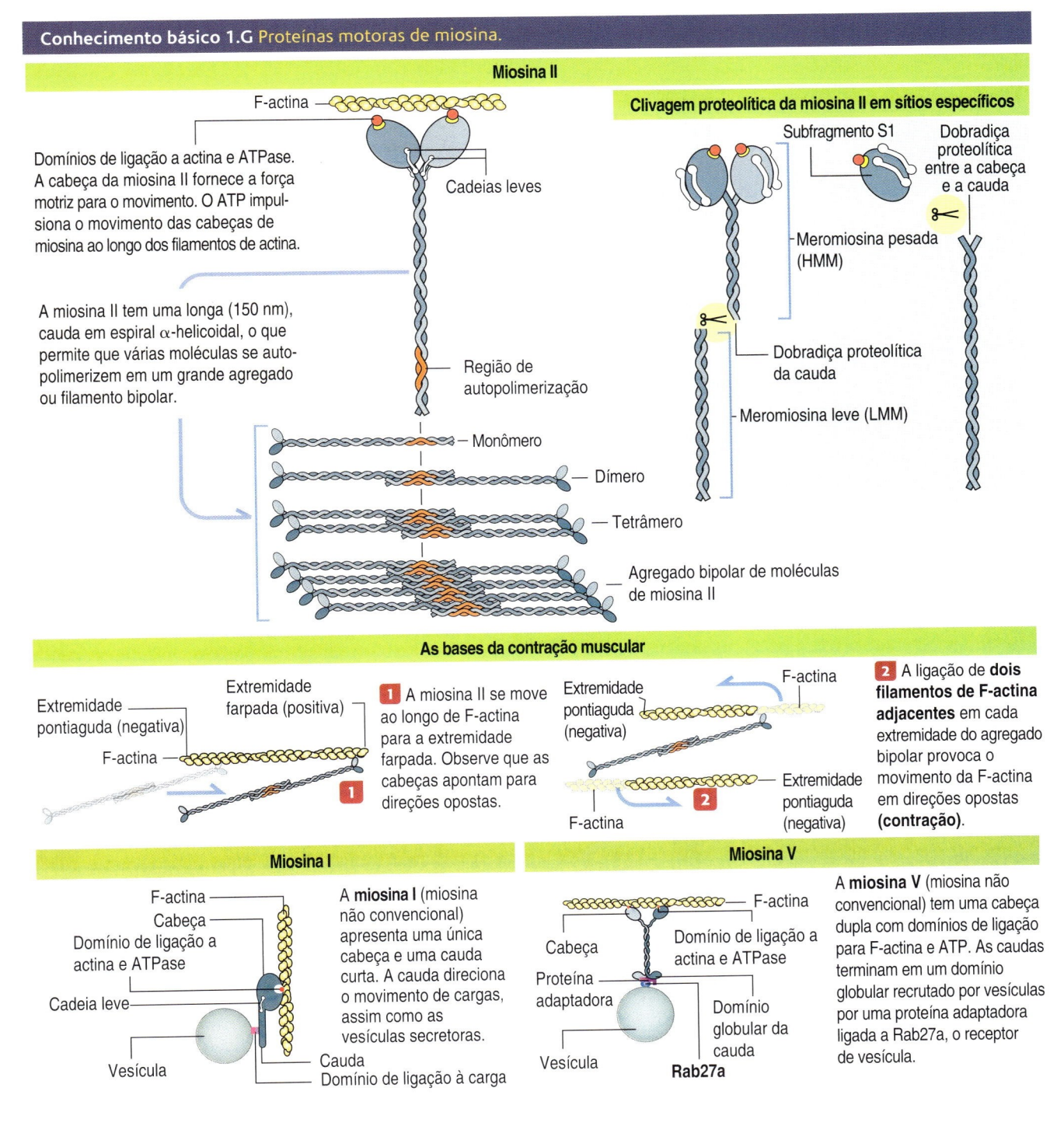

Miosina II

F-actina

Domínios de ligação a actina e ATPase. A cabeça da miosina II fornece a força motriz para o movimento. O ATP impulsiona o movimento das cabeças de miosina ao longo dos filamentos de actina.

Cadeias leves

A miosina II tem uma longa (150 nm), cauda em espiral α-helicoidal, o que permite que várias moléculas se autopolimerizem em um grande agregado ou filamento bipolar.

Região de autopolimerização

Monômero

Dímero

Tetrâmero

Agregado bipolar de moléculas de miosina II

Clivagem proteolítica da miosina II em sítios específicos

Subfragmento S1

Dobradiça proteolítica entre a cabeça e a cauda

Meromiosina pesada (HMM)

Dobradiça proteolítica da cauda

Meromiosina leve (LMM)

As bases da contração muscular

Extremidade pontiaguda (negativa)

Extremidade farpada (positiva)

F-actina

1 A miosina II se move ao longo de F-actina para a extremidade farpada. Observe que as cabeças apontam para direções opostas.

Extremidade pontiaguda (negativa)

F-actina

Extremidade pontiaguda (negativa)

F-actina

2 A ligação de **dois filamentos de F-actina adjacentes** em cada extremidade do agregado bipolar provoca o movimento da F-actina em direções opostas **(contração)**.

Miosina I

F-actina
Cabeça
Domínio de ligação a actina e ATPase
Cadeia leve
Vesícula
Cauda
Domínio de ligação à carga

A **miosina I** (miosina não convencional) apresenta uma única cabeça e uma cauda curta. A cauda direciona o movimento de cargas, assim como as vesículas secretoras.

Miosina V

F-actina
Cabeça
Domínio de ligação a actina e ATPase
Proteína adaptadora
Vesícula
Rab27a
Domínio globular da cauda

A **miosina V** (miosina não convencional) tem uma cabeça dupla com domínios de ligação para F-actina e ATP. As caudas terminam em um domínio globular recrutado por vesículas por uma proteína adaptadora ligada a Rab27a, o receptor de vesícula.

interage com os filamentos de actina e contém ATPase, que permite à miosina I se movimentar ao longo dos filamentos ao se ligar, desligar e religar. A cauda se liga às vesículas ou organelas.

O movimento da miosina I ao longo do filamento de actina é responsável pelo transporte da vesícula ou organela. As moléculas de miosina I são menores que as moléculas de miosina II, não apresentam uma cauda longa e não formam dímeros.

A **miosina II**, uma miosina **convencional**, está presente nas células musculares e não musculares.

A miosina II é composta por um par de moléculas idênticas. Cada molécula consiste em um domínio cabeça contendo ATPase e uma cauda longa em forma de bastão. As caudas dos dímeros se ligam umas às outras ao longo de todo o seu comprimento para formar um bastão enovelado duplo. A cauda da miosina II se autopolimeriza em dímeros, tetrâmeros e em um fragmento bipolar com as cabeças apontando para longe da linha média (Figura 1.20).

As duas cabeças, unidas, mas apontando em sentidos opostos, se ligam aos filamentos adjacentes de

Figura 1.20 Comparação das proteínas motoras.

	Miosina I	Miosina II	Cinesina	Dineína citoplasmática
Número de cabeças	Uma	Duas	Duas	Duas
Cauda se liga à	Membrana celular	Miosina II	Vesícula	Vesícula
Cabeça se liga à (ao)	Actina	Actina	Microtúbulo	Microtúbulo
A cabeça se movimenta em direção à	Extremidade farpada (positiva)	Extremidade farpada (positiva)	Extremidade positiva	Extremidade negativa

actina de polaridade oposta. Cada cabeça de miosina ligada à F-actina se move na direção da extremidade farpada (positiva). Consequentemente, os dois filamentos de actina se movimentam um contra o outro, o que leva à contração.

As cabeças e as caudas da miosina II podem ser clivadas por enzimas (tripsina e papaína) em **meromiosina leve (LMM)** e **meromiosina pesada (HMM)**.

A LMM forma filamentos, mas não tem atividade de ATPase e não se liga à actina. A HMM se liga à actina, é capaz de hidrolisar ATP e não forma filamentos. A HMM é responsável por gerar força durante a contração muscular.

A HMM pode ser clivada em mais dois subfragmentos denominados **S1**. Cada fragmento S1 contém ATPase e cadeias leves e se liga à actina.

A **miosina V**, uma miosina **não convencional**, é formada por duas cabeças com uma cauda dupla enovelada. A região da cabeça se liga à F-actina; as extremidades globulares distais das caudas se ligam a **Rab27a**, um receptor nas membranas de vesículas. A miosina Va medeia o transporte vesicular ao longo de trilhos de F-actina. Um exemplo específico é o transporte de melanossomos dos melanócitos para os queratinócitos, primeiro ao longo dos microtúbulos e depois ao longo da F-actina (Capítulo 11, *Sistema Tegumentar*).

Mutações nos genes *Rab27a* e *miosina Va* interrompem o transporte dos melanossomos pela F-actina.

Um exemplo em humanos é a **síndrome de Griscelli**, um distúrbio autossômico recessivo raro caracterizado pela diluição do pigmento capilar causada por defeitos no transporte de melanossomos e associada a alterações na atividade de linfócitos T citotóxicos e complicações neurológicas.

Músculo liso e quinase da cadeia leve da miosina

A autopolimerização da miosina II e a interação com os filamentos de actina em células não musculares acontecem em determinados sítios, de acordo com as necessidades funcionais (Figura 1.21).

Esses eventos são controlados pela enzima **quinase de cadeia leve da miosina** (MLCK), que **fosforila uma das cadeias leves da miosina** (chamada **cadeia leve reguladora**) presente na cabeça da miosina. A atividade da MLCK é regulada pela proteína de ligação ao Ca²⁺, a **calmodulina**.

Figura 1.21 Quinase de cadeia leve de miosina.

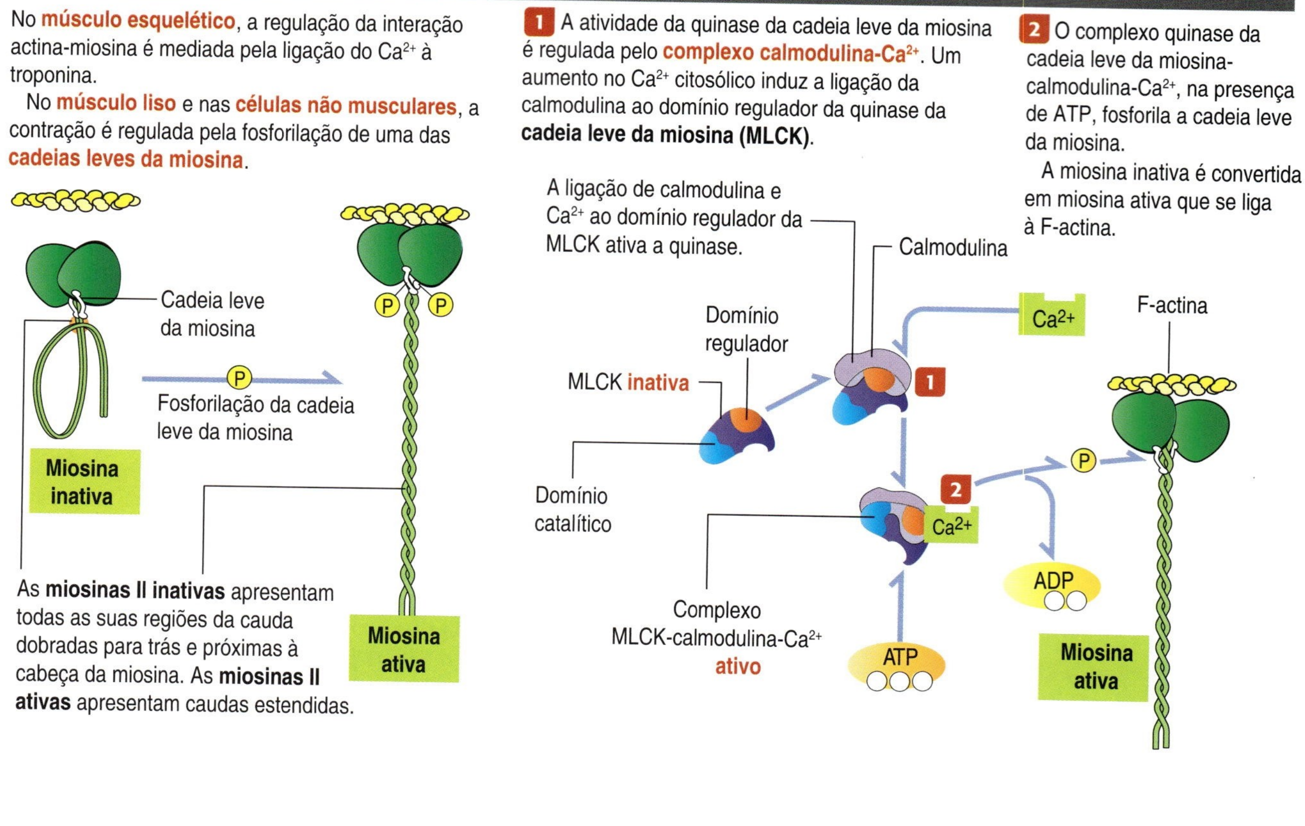

No **músculo esquelético**, a regulação da interação actina-miosina é mediada pela ligação do Ca²⁺ à troponina.

No **músculo liso** e nas **células não musculares**, a contração é regulada pela fosforilação de uma das **cadeias leves da miosina**.

1 A atividade da quinase da cadeia leve da miosina é regulada pelo **complexo calmodulina-Ca²⁺**. Um aumento no Ca²⁺ citosólico induz a ligação da calmodulina ao domínio regulador da quinase da **cadeia leve da miosina (MLCK)**.

2 O complexo quinase da cadeia leve da miosina-calmodulina-Ca²⁺, na presença de ATP, fosforila a cadeia leve da miosina.

A miosina inativa é convertida em miosina ativa que se liga à F-actina.

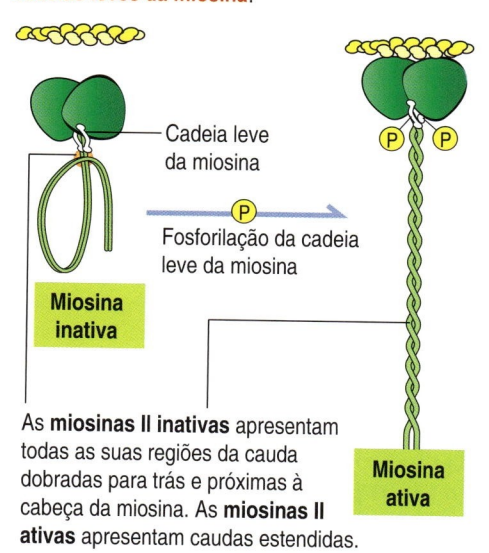

Cadeia leve da miosina

Fosforilação da cadeia leve da miosina

Miosina inativa

As **miosinas II inativas** apresentam todas as suas regiões da cauda dobradas para trás e próximas à cabeça da miosina. As **miosinas II ativas** apresentam caudas estendidas.

Miosina ativa

A ligação de calmodulina e Ca²⁺ ao domínio regulador da MLCK ativa a quinase.

Calmodulina

Domínio regulador

MLCK inativa

Domínio catalítico

Complexo MLCK-calmodulina-Ca²⁺ **ativo**

Ca²⁺

F-actina

Ca²⁺

ATP

ADP

Miosina ativa

A MLCK apresenta um **domínio catalítico** e um **domínio regulador**. Quando a calmodulina e o Ca^{2+} se ligam ao domínio regulador, a atividade catalítica da quinase é liberada. O complexo MLCK-calmodulina-Ca^{2+} catalisa a transferência de um grupamento fosfato do ATP para a cadeia leve da miosina e a miosina se associa em ciclos ao longo da F-actina para gerar a força e a contração muscular.

A fosforilação de uma das cadeias leves da miosina tem dois efeitos:

1. Expõe o sítio de ligação à actina na cabeça da miosina. Essa etapa é essencial para a interação da cabeça da miosina com os feixes de F-actina.
2. Libera a cauda da miosina de seu local de adesão perto da cabeça da miosina. Essa etapa também é fundamental, porque apenas as caudas esticadas da miosina II podem se autopolimerizar e gerar filamentos bipolares, um requisito para a contração muscular.

Nas células musculares lisas, uma **fosfatase** remove o grupamento fosfato das cadeias leves da miosina. A contração do músculo estriado esquelético não necessita da fosforilação das cadeias leves da miosina.

Filamentos intermediários

Os filamentos intermediários representam um grupo heterogêneo de estruturas assim chamadas pois seu diâmetro (10 nm) é intermediário entre o dos microtúbulos (25 nm) e dos microfilamentos (7 nm). Os filamentos intermediários são as estruturas mais estáveis do citoesqueleto.

Tratamentos com detergentes e sais extraem os microfilamentos e os microtúbulos, deixando os filamentos intermediários insolúveis.

Ao contrário dos microtúbulos e microfilamentos, a estrutura do filamento intermediário não oscila entre os estados de montagem e desmontagem.

Note que, diferentemente dos microtúbulos e dos filamentos de actina, que são montados a partir de proteínas globulares com ligação a nucleotídios e atividade hidrolítica, os filamentos intermediários consistem em monômeros filamentosos desprovidos de atividade enzimática (Figura 1.22). Diferentemente da actina e da tubulina, a polimerização e a despolimerização dos monômeros dos filamentos intermediários são reguladas pela **fosforilação** e pela **desfosforilação**, respectivamente.

Os monômeros proteicos dos filamentos intermediários consistem em três domínios: um **domínio em bastão** central em α-hélice, ladeado por um **domínio de cabeça** N-terminal não helicoidal e um **domínio caudal** C-terminal. A montagem dos filamentos intermediários ocorre em quatro etapas:

1. Um par de monômeros filamentosos de comprimento e sequência de aminoácidos variáveis dos domínios de cabeça e da cauda formam um **dímero paralelo** através do seu domínio central em formato de bastão enovelados um ao outro.
2. Uma **unidade tetramérica** é, então, montada por dois **dímeros enovelados antiparalelos**. Portanto, diferentemente dos microtúbulos e filamentos de actina, o alinhamento antiparalelo dos primeiros tetrâmeros determina uma ausência de polaridade

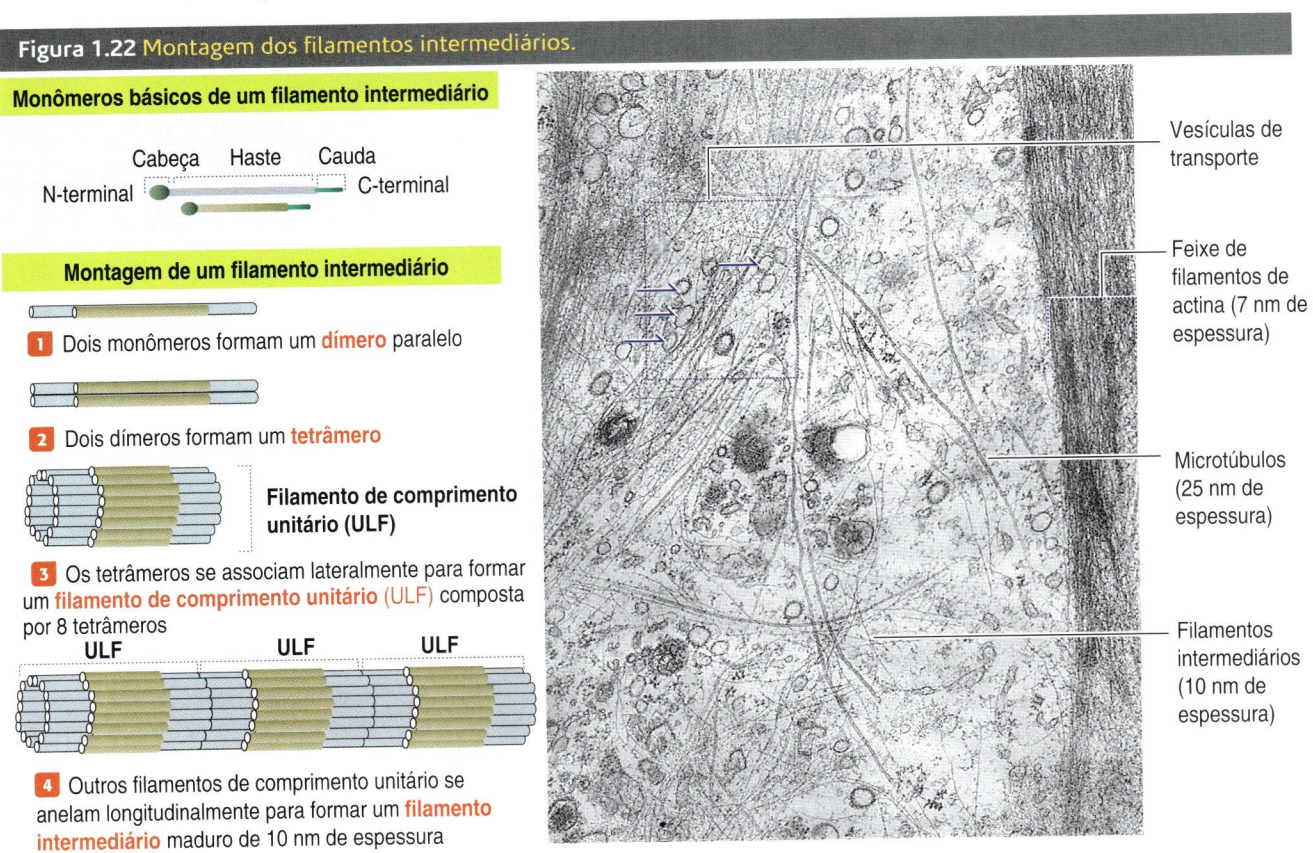

Figura 1.22 Montagem dos filamentos intermediários.

Monômeros básicos de um filamento intermediário

Cabeça Haste Cauda
N-terminal C-terminal

Montagem de um filamento intermediário

1 Dois monômeros formam um **dímero** paralelo

2 Dois dímeros formam um **tetrâmero**

Filamento de comprimento unitário (ULF)

3 Os tetrâmeros se associam lateralmente para formar um **filamento de comprimento unitário** (ULF) composta por 8 tetrâmeros

ULF ULF ULF

4 Outros filamentos de comprimento unitário se anelam longitudinalmente para formar um **filamento intermediário** maduro de 10 nm de espessura

Vesículas de transporte

Feixe de filamentos de actina (7 nm de espessura)

Microtúbulos (25 nm de espessura)

Filamentos intermediários (10 nm de espessura)

estrutural dos filamentos intermediários (inexistência de extremidades positivas e negativas). Uma extremidade de um filamento intermediário não pode ser distinguida da outra. Caso as proteínas motoras se associem a um filamento intermediário, terão dificuldade para identificar as direções.

3. **Oito tetrâmeros** se associam lateralmente para formar um **filamento de comprimento unitário (ULF)** de 16 nm de espessura.

4. Os ULFs se unem ponta a ponta para formar um filamento curto que continua a crescer em sentido longitudinal pelo emparelhamento com outros ULFs e filamentos intermediários existentes. O alongamento do filamento é seguido pela compactação interna para obtenção do filamento intermediário de 10 nm de espessura.

A associação firme dos dímeros, tetrâmeros e ULFs confere aos filamentos intermediários alta resistência à tração e resistência ao alongamento, à compressão, às forças de torção e flexão.

Os filamentos intermediários **conferem força estrutural ou suporte mecânico para a fixação de outras estruturas**. Os filamentos intermediários formam extensas redes citoplasmáticas que se estendem desde a zona perinuclear semelhante a uma gaiola até a superfície da célula.

Os filamentos intermediários de diferentes classes moleculares são característicos de tecidos especializados ou estados de diferenciação (p. ex., na epiderme da pele).

Os cinco tipos principais de proteínas dos filamentos intermediários têm sido identificados com base nas semelhanças das sequências do domínio em bastão α-hélice.

Cerca de 50 proteínas de filamentos intermediários foram relatadas até o momento. Essas proteínas são subdivididas do **tipo I** ao **tipo V** (Boxe 1.G).

Tipo I (queratinas ácidas) e tipo II (queratinas neutras-básicas). Essa classe de proteínas forma os filamentos intermediários do citoesqueleto das **células epiteliais** (são denominadas **citoqueratinas** para distingui-las das queratinas de cabelos e unhas).

Quantidades iguais de citoqueratinas ácidas (40 a 60 kDa) e de neutras-básicas (50 a 70 kDa) **se combinam** para formar esse tipo de filamento intermediário.

As queratinas de tipo I e tipo II dos filamentos intermediários formam tonofilamentos associados a moléculas presentes nas placas citoplasmáticas de desmossomos e hemidesmossomos. Voltaremos às proteínas ligantes dos filamentos intermediários, como as **filagrinas e plectinas**, quando discutirmos a diferenciação dos queratinócitos na epiderme da pele (Capítulo 11, *Sistema Tegumentar*) e a rede protetora de citoesqueleto das células musculares esqueléticas (Capítulo 7, *Tecido Muscular*), respectivamente.

Na **epiderme**, as células basais expressam queratina K5 e K14. As células superiores em diferenciação expressam queratinas K1 e K10. Em algumas regiões da epiderme, como a região palmoplantar, a queratina K9 é encontrada.

Mutações nos genes *K5* e *K14* causam doenças bolhosas dérmicas hereditárias pertencentes ao tipo clínico caracterizado como **epidermólise bolhosa simples**. A mutação dos genes *K1* e *K10* causa **hiperqueratose epidermolítica**, clinicamente caracterizada por ruptura da epiderme devido à queratinização excessiva. A **queratodermia plantopalmar epidermolítica** é um distúrbio de queratinização restrito às palmas das mãos e plantas dos pés e é causada por mutações no gene *K9* (Figura 1.23).

Tipo III. Este grupo inclui as seguintes proteínas de filamentos intermediários:

A **vimentina** (54 kDa) é geralmente encontrada nas células de **origem mesenquimatosa**.

A **desmina** (53 kDa) é um componente das **células musculares esqueléticas** e está localizada no disco Z do **sarcômero** (Capítulo 7, *Tecido Muscular*). Essas proteínas do filamento intermediário mantêm os elementos contráteis dos sarcômeros fixados ao disco Z e desempenham um papel na coordenação da contração da célula muscular. A desmina também é encontrada nas **células musculares lisas**.

A **proteína ácida fibrilar glial (GFAP)** (51 kDa) é observada nos **astrócitos** e em algumas células de Schwann (Capítulo 8, *Tecido Nervoso*).

A **periferina** (57 kDa) é um componente dos neurônios do sistema nervoso periférico e é coexpressa com proteínas neurofilamentares (Capítulo 8, *Tecido Nervoso*).

Tipo IV. Este grupo inclui os neurofilamentos, a **nestina**, a **sincolina** e a α-**internexina**. Os neurofilamentos são os componentes principais.

Os **neurofilamentos (NFs)** são encontrados nos axônios e dendritos nos **neurônios**. Três tipos de

---

Boxe 1.G Resumo: proteínas de filamentos intermediários.

- **Tipo I (ácido) e tipo II (básico)**
  Queratinas (40 a 70 kDa): as queratinas se unem como heteropolímeros dos tipos I e II. Diferentes tipos de queratina são coexpressos nas células epiteliais, no cabelo e nas unhas. Mutações no gene da queratina ocorrem em diversas doenças de pele (doenças bolhosas e epidermolíticas)

- **Tipo III** (podem se autopolimerizar como homopolímeros)
  Vimentina (54 kDa): presente nas células derivadas do mesênquima
  Desmina (53 kDa): um componente dos discos Z das células musculares estriadas e lisas
  Proteína ácida fibrilar glial (GFAP 51 kDa): presente nos astrócitos
  Periferina (57 kDa): um componente dos axônios no sistema nervoso periférico

- **Tipo IV**
  Neurofilamentos (NF): três formas coexpressas e que formam heteropolímeros nos neurônios: NF-L (leve, 60 a 70 kDa), NF-M (mediana, 105 a 110 kDa) e NF-H (pesada, 135 a 150 kDa).
  α-Internexina (66 kDa): um componente dos neurônios em desenvolvimento

- **Tipo V**
  Lamina A e lamina B (60 a 70 kDa, 63 a 68 kDa): presentes na lâmina nuclear associada à camada interna do envelope nuclear. Mantêm a integridade do envelope nuclear. Um grupo de doenças humanas, as laminopatias, está associado a mutações no gene *lamina A (LMNA)*.

proteínas podem ser encontrados nos neurofilamentos: **NF-L** (60 a 70 kDa), **NF-M** (105 a 110 kDa) e **NF-H** (135 a 150 kDa), respectivamente neurofilamentos de baixo, médio e alto peso molecular. Acúmulos anormais de neurofilamentos (emaranhados neurofibrilares) são um aspecto característico de algumas condições neuropatológicas.

A **α-internexina** (66 kDa) é encontrada predominantemente no sistema nervoso central (em particular na medula espinal e no nervo óptico).

Tipo V. As proteínas deste grupo, as **laminas nucleares**, são codificadas por três genes: *LMNA, LMNB1* e *LMNB2.*

As **laminas A** e **C** surgem do *splicing* alternativo de transcritos codificados pelo gene *LMNA*. O gene *LMNB1* codifica a **lamina B1** expressa em todas as células somáticas. O gene *LMNB2* codifica a **lamina B2**, expressa em todas as células somáticas, e a **lamina B3**, que é específica para as células espermatogênicas.

As **laminas nucleares** (60 a 75 kDa) **diferem de outras proteínas dos filamentos intermediários pelo fato de organizarem uma trama ortogonal, a lâmina nuclear**, em associação à membrana interna do envoltório nuclear. Voltaremos às laminas ao estudarmos a estrutura do núcleo celular.

Hemidesmossomos e doenças cutâneas bolhosas

Como você se lembra, os hemidesmossomos são junções assimétricas especializadas que unem as células basais da epiderme à membrana basal (Figura 1.24).

Dentro da célula, as proteínas **BPAG1 (antígeno penfigoide bolhoso 1, do inglês, *bullous pemphigoid antigen 1*)** e a **plectina** (membros da **família plaquina** das proteínas de ligação cruzada) estão associadas a **filamentos intermediários** (também denominados **tonofilamentos**). A plectina conecta os filamentos intermediários à subunidade β_4 das integrinas.

No lado extracelular, a integrina $\alpha_6\beta_4$, **BPAG2 (antígeno penfigoide bolhoso 2)** e a **laminina 5**, uma proteína presente em estruturas especializadas chamadas **filamentos de ancoragem**, ligam os hemidesmossomos à lâmina basal.

A proteína BPAG1, relacionada à plaquina, se associa à BPAG2, uma proteína transmembrânica com domínio extracelular colágeno.

Juntas, a BPAG1 constitui uma ponte entre a proteína transmembrânica BPAG2 e os filamentos intermediários. Caso essa ponte seja partida, como no pênfigo bolhoso, a epiderme se desprende dos sítios de ancoragem da lâmina basal. A BPAG1 e a BPAG2 foram descobertas em pacientes com penfigoide bolhoso, uma doença autoimune.

Figura 1.23 Doenças cutâneas relacionadas a filamentos intermediários.

Epidermólise bolhosa simples (EBS)

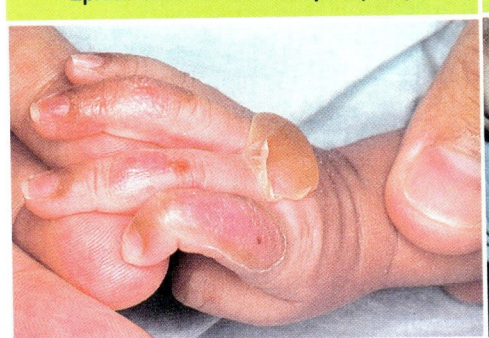

Mutação dos genes *queratina 5* e *queratina 14*
As bolhas se desenvolvem logo após o nascimento em locais sujeitos a pressão ou contato prolongado. As bolhas podem ser vistas nas mãos do bebê.

Hiperqueratose epidermolítica (EH)

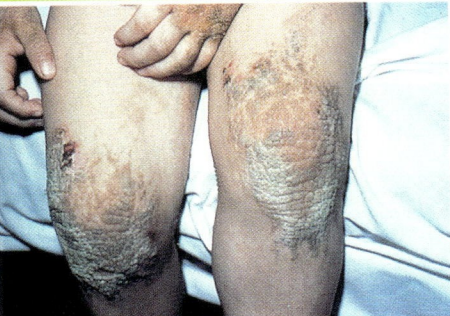

Mutação dos genes *queratina 1* e *queratina 10*
A queratinização excessiva provoca ruptura da epiderme.

Queratodermia plantopalmar epidermolítica (EPPK)

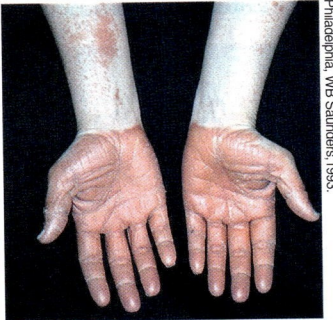

Mutação do gene *queratina 9*
A doença é restrita à epiderme das palmas das mãos e das plantas dos pés.

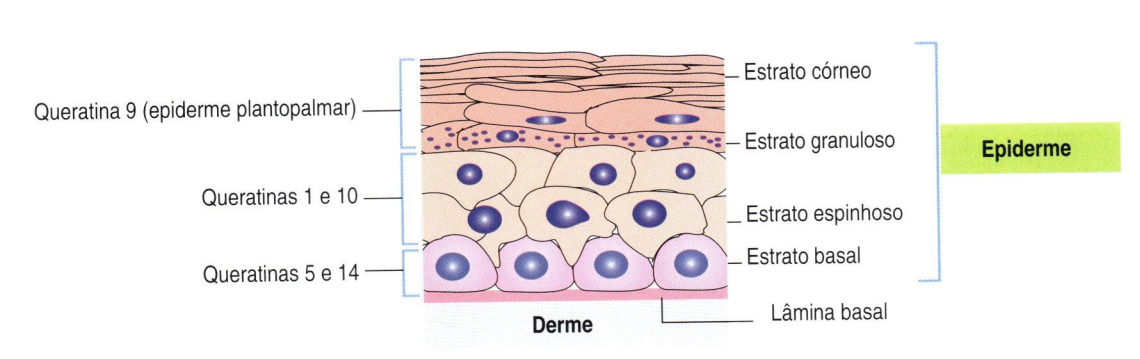

Queratina 9 (epiderme plantopalmar) — Estrato córneo
— Estrato granuloso
Queratinas 1 e 10 — Estrato espinhoso
— Estrato basal
Queratinas 5 e 14 — Lâmina basal
Derme
Epiderme

O penfigoide bolhoso é uma doença bolhosa autoimune semelhante ao **pênfigo vulgar** (chamada "penfigoide", semelhante ao pênfigo).

As **vesículas** ou **bolhas** se desenvolvem na junção epiderme-derme quando as imunoglobulinas G (IgG) circulantes têm reação cruzada com os antígenos penfigoides bolhosos 1 e 2.

Os complexos antígeno-IgG levam à formação de complexos de complemento (C3, C5b e C9), que danificam a ligação dos hemidesmossomos e interferem na síntese de proteínas de ancoragem pelas células basais.

A produção de toxinas locais provoca a degranulação de mastócitos e a liberação de fatores quimiotáticos que atraem eosinófilos. As enzimas liberadas pelos eosinófilos causam as vesículas ou bolhas.

NÚCLEO CELULAR

O núcleo celular consiste em três componentes principais:

1. O **envelope nuclear** (Figura 1.25).
2. A **cromatina.**
3. O **nucléolo** (Figura 1.26).

O **envelope nuclear** consiste em duas membranas concêntricas separadas por um **espaço perinuclear**. A **membrana nuclear interna** está associada à **lâmina nuclear**, à **cromatina** e às **proteínas ribonucleicas**. A **membrana nuclear externa** é contínua com as membranas do retículo endoplasmático e pode estar associada aos ribossomos.

O **complexo de poros nucleares** apresenta **estrutura tripartida**, composta por um **corpúsculo cilíndrico central** localizado entre os **anéis octogonais interno** e **externo**, cada um composto de oito partículas proteicas. O cilindro central é constituído por uma estrutura central e oito **feixes** irradiados.

Os **complexos de poros nucleares** imersos no envelope nuclear estabelecem canais bidirecionais de comunicação para o tráfego de macromoléculas entre o citoplasma e o núcleo. As proteínas do complexo do poro nuclear são coletivamente chamadas **nucleoporinas**.

Figura 1.24 Hemidesmossomos e doenças bolhosas cutâneas.

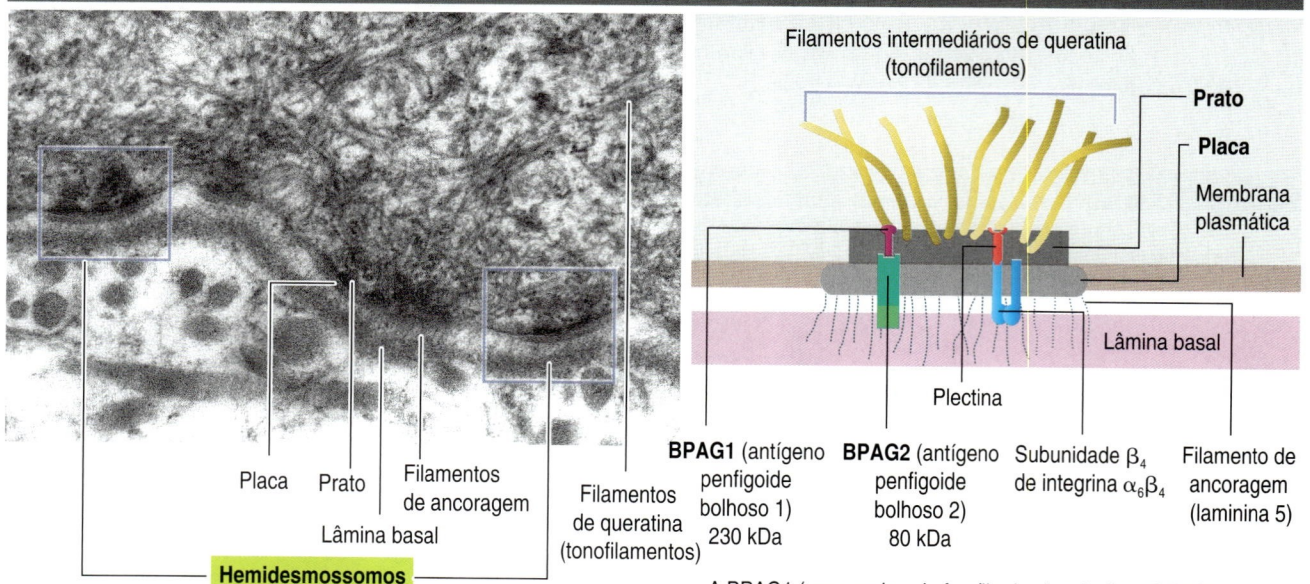

A BPAG1 (um membro da família da plaquina) e a BPAG2 (uma proteína transmembrânica com um domínio colagenoso extracelular) conectam a lâmina basal aos filamentos intermediários.

A plectina (um membro da família da plaquina) e a subunidade β_4 da integrina (que forma um complexo com a subunidade α_6 da integrina) ligam a lâmina basal aos tonofilamentos.

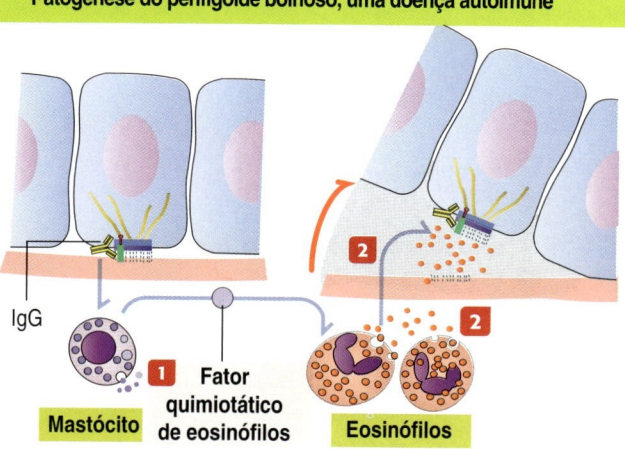

1 Um anticorpo circulante para o antígeno penfigoide bolhoso (BPAG1 ou BPAG2) desencadeia uma resposta local que induz os mastócitos a liberar **fator quimiotático de eosinófilos (ECF)** para atrair os eosinófilos.

2 Os eosinófilos liberam proteases, que degradam os filamentos de ancoragem que ligam a placa de adesão dos hemidesmossomos à lâmina basal. Há o desenvolvimento de uma bolha.

Figura 1.25 Envelope nuclear e complexo do poro nuclear.

Poros nucleares

As proteínas do complexo de poros nucleares são coletivamente chamadas nucleoporinas. As nucleoporinas **Phe-Gly filamentosas** no canal central contêm sítios de ancoragem para o complexo fator de transporte nuclear – carga proteica que entram no canal a partir de sítios citoplasmáticos ou nucleares.

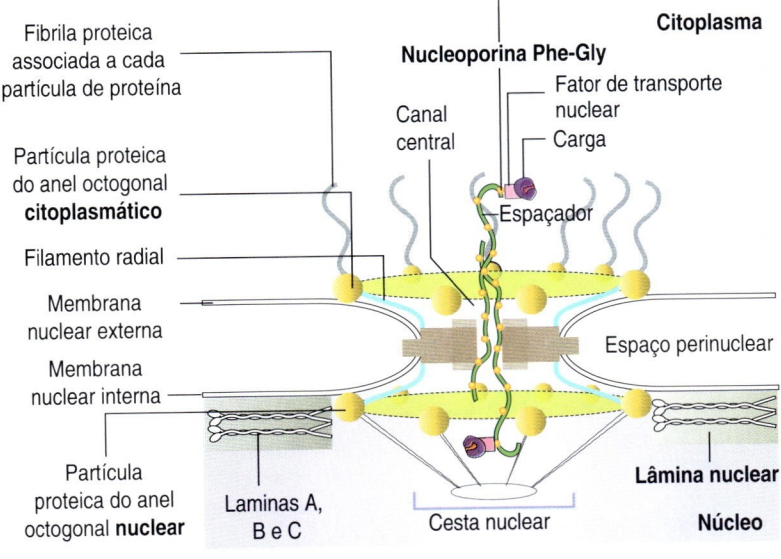

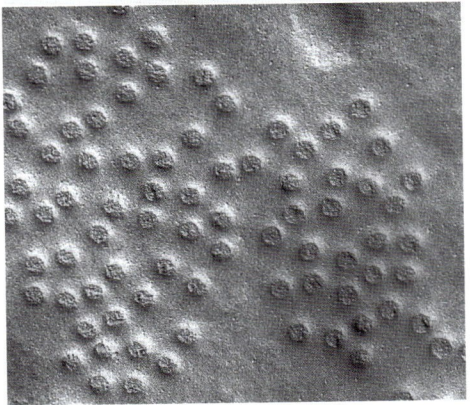

Criofratura | Vista superior

Corte fino | Vista lateral

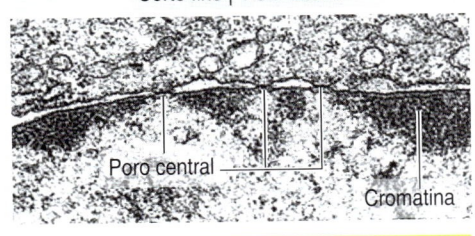

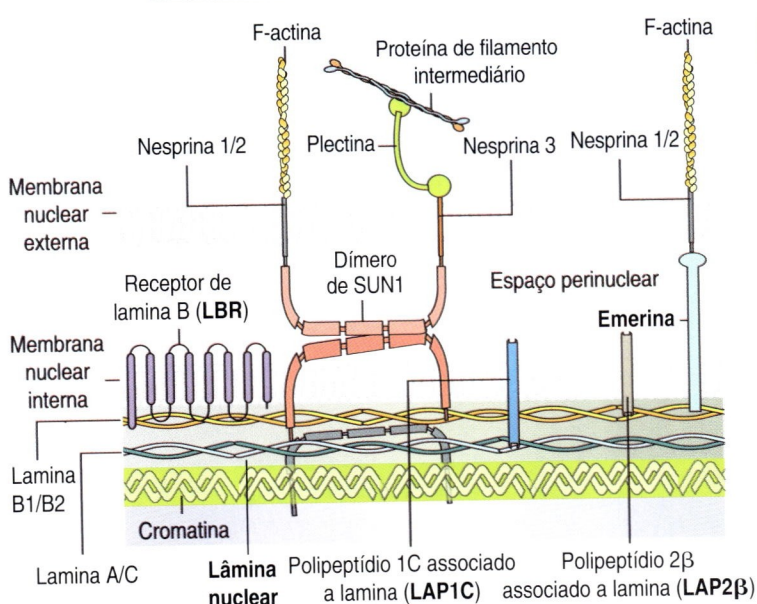

Laminas

A lâmina nuclear é composta por laminas. As laminas se ligam às proteínas da membrana nuclear interna: receptor de lamina B (LBR), emerina e polipeptídios associados à lamina 1C (LAP1C) e 2β (LAP2β). A proteína dimérica SUN 1 liga as laminas às nesprinas inseridas na membrana nuclear externa. A nesprina 1/2 se associa à F-actina e a nesprina 3 se liga à plectina que, por sua vez, se associa às proteínas dos filamentos intermediários.

Mutações da emerina, que se liga às laminas A e B, e do receptor de lamina B, que se liga à lamina B, dão origem à **distrofia muscular Emery-Dreifuss e à anomalia de Pelger-Huët em granulócitos sanguíneos** (diferenciação incompleta).

A mutação homozigótica no receptor de lamina B causa a **displasia esquelética de Greenberg**, uma condrodistrofia embrionária letal.

Pequenas moléculas (com menos de 40 a 60 kDa) podem se difundir passivamente através do complexo do poro nuclear. Como discutido a seguir, proteínas de qualquer tamanho que contenham uma **sequência de aminoácidos de localização nuclear (NLS; do inglês *nuclear localization signal*)** podem ser importadas para dentro do núcleo por um mecanismo dependente de energia que requer GTP.

Lâmina nuclear

A **lâmina nuclear** repousa no interior da membrana nuclear interna (INM). Sua função é manter a estabilidade do núcleo, organizar a cromatina e ancorar os complexos de poros nucleares.

As **laminas** são os principais componentes da lâmina nuclear. As laminas e suas proteínas associadas atuam na organização da cromatina, no espaçamento dos complexos de poros nucleares e na remontagem do núcleo após a divisão celular. Problemas na montagem normal da lâmina nuclear causa fragilidade nuclear e vulnerabilidade ao estresse mecânico, além de interromper as interações da lâmina nuclear defeituosa com outras proteínas da membrana nuclear.

Como você se lembra, as **laminas A**, **C**, **B1** e **B2** são proteínas do filamento intermediário de tipo V. Vimos que as laminas são agrupadas como tipos de **lamina A** e **lamina B**. Não se esqueça que as laminas são produtos de três genes: o gene *LMNA*, que codifica as laminas A e a lamina C; gene *LMNB1*, que codifica a lamina B1; e o gene *LMNB2*, que codifica as laminas B2 e B3. A **isoprenilação**, um processo enzimático que liga a resíduos de isoprenil a proteínas, facilita o direcionamento de laminas recém-sintetizadas para o INM.

As laminas se ligam ao **receptor de lamina B (LBR)**, **emerina** e aos **polipeptídios associados à lamina 1C (LAP1C)** e **2β (LAP2β)**. A **proteína dimérica SUN 1** liga as laminas às **nesprinas** inseridas na membrana nuclear externa.

A estabilidade do núcleo é mantida pela associação de **nesprina 1/2** com F-actina. A emerina, uma proteína integral da INM, se liga à actina por meio de sua interação com nesprina 1/2. O dímero SUN 1 interage através da nesprina com a F-actina e as proteínas dos filamentos intermédiarios. A **nesprina 3** se liga à plectina que, por sua vez, se associa às proteínas de filamentos intermediários.

Um conceito geral a ser lembrado é que as nesprinas e as proteínas contendo o domínio SUN são membros da família de proteínas **LINC** (do inglês, *Links the nucleoskeleton and cytoskeleton*, conexão entre o nucleosqueleto e o citoesqueleto). As proteínas LINC ligam a F-actina, os filamentos intermediários e os microtúbulos ao envelope nuclear.

Além das laminas, a lâmina nuclear é formada por um complexo de várias proteínas, inclusive fatores de transcrição e proteínas de silenciamento de transcrição (como **Xist**, um longo RNA não codificante envolvido na inativação da transcrição de um dos cromossomos X durante o desenvolvimento de mamíferos fêmeas).

LAMINOPATIAS

Um grupo de doenças humanas, conhecido como **laminopatias**, está associado a defeitos nas proteínas do envelope nuclear, inclusive as laminas. Os defeitos na lamina são causados por mutações nos genes *lamina A* ou *lamina C* (Boxe 1.H).

Diversas laminopatias afetam os músculos cardíaco e esquelético, o tecido adiposo (**lipodistrofias**) e os nervos motores e sensoriais periféricos.

A **síndrome de Hutchinson-Gilford (HGPS)** ou **progéria** é uma laminopatia associada a uma mutação do gene *LMNA*. A HGPS é caracterizada por aspectos relacionados ao envelhecimento e doença aterosclerótica, levando à morte por infarto do miocárdio ou acidente vascular cerebral em uma idade média de 12 anos. Além das mutações no gene *LMNA*, várias doenças humanas têm sido associadas a mutações em genes codificadores de emerina e LBR.

Há duas hipóteses sobre o mecanismo patogênico das laminopatias:

1. A **hipótese da expressão gênica** em relação às laminas A e C como essenciais para a expressão tecido-específica correta de certos genes.
2. A **hipótese do estresse mecânico** propõe que um defeito nas laminas A e C enfraquece a integridade estrutural do envelope nuclear.

Cromatina

A cromatina é acomodada em cromossomos separados que podem ser visualizados durante a mitose. Durante a interfase (fases G_1, S e G_2 do ciclo celular), os cromossomos não podem ser identificados individualmente, mas se apresentam em estado difuso ou não condensado.

A cromatina difusa, denominada **eucromatina** ("cromatina boa"), é o local de síntese de **RNAs não ribossômicos**, inclusive RNA mensageiro (**mRNA**) e precursores de **RNA de transferência (tRNA)**, e representa cerca de 10% do total de cromatina.

A cromatina condensada, chamada **heterocromatina** ("cromatina diferente"), é transcricionalmente inativa e representa cerca de 90% do total de cromatina.

Uma **fibra de cromatina** é descrita como um arranjo de partículas ou "contas" (chamadas **nucleossomos**) em um cordão de dupla fita de DNA (Figura 1.27).

Cada nucleossomo consiste em um **octâmero de histonas** envolto por duas voltas de DNA. O octâmero de histonas contém duas moléculas de cada uma das histonas H2A, H2B, H3 e H4. A histona H1 forma ligações cruzadas com a molécula de DNA enrolada em torno do octâmero.

Os nucleossomos são conectados por segmentos curtos de DNA (chamados **DNA ligante** ou *linker*) em arranjos lineares, interagindo com nucleossomos adjacentes para formar fibras de cromatina. A interação entre as fibras da cromatina contribui para a organização de ordem superior primária, secundária e terciária da cromatina, que varia de acordo com a sequência de DNA e modificações pós-traducionais das histonas.

Boxe 1.H Aspectos clínicos de diversas laminopatias.

- As laminopatias são classificadas em três categorias distintas:
  (1) Distrofia muscular
  (2) Lipodistrofia parcial
  (3) Neuropatia
  São causadas por mutações nos genes *lamina A* ou *lamina C* que afetam os músculos esqueléticos e cardíacos e a distribuição de gordura

- Distrofia muscular de Emery-Dreifuss (fenótipo herdado por mecanismos autossômicos dominantes, recessivos e ligados ao cromossomo X, o último causado por mutações no gene *emerina*): contraturas do tendão de Aquiles, fraqueza e perda muscular progressiva e cardiomiopatia com defeitos de condução

- Distrofia muscular tipo cinturas: fraqueza muscular progressiva do quadril, da região proximal do braço e do músculo da perna. Cardiomiopatia dilatada

- Doença de Charcot-Marie-Tooth do tipo 2B1: neuropatia com déficit motor e sensorial na porção distal dos membros superiores e nas porções proximal e distal dos membros inferiores. *Observação*: a doença de Charcot-Marie-Tooth do tipo 1, associada ao cromossomo X, também causa as neuropatias motoras e sensoriais do sistema nervoso periférico, porém é provocada por uma mutação no gene da *conexina 32 (Cx32)* expresso por células de Schwann. Afeta a estrutura da mielina

- Lipodistrofia parcial familiar do tipo Dunnigan: torna-se evidente na puberdade com perda de gordura subcutânea do tronco e dos membros e acúmulo de gordura no rosto e no pescoço.

Figura 1.26 Núcleo celular e nucléolo.

Estrutura do núcleo celular e do nucléolo

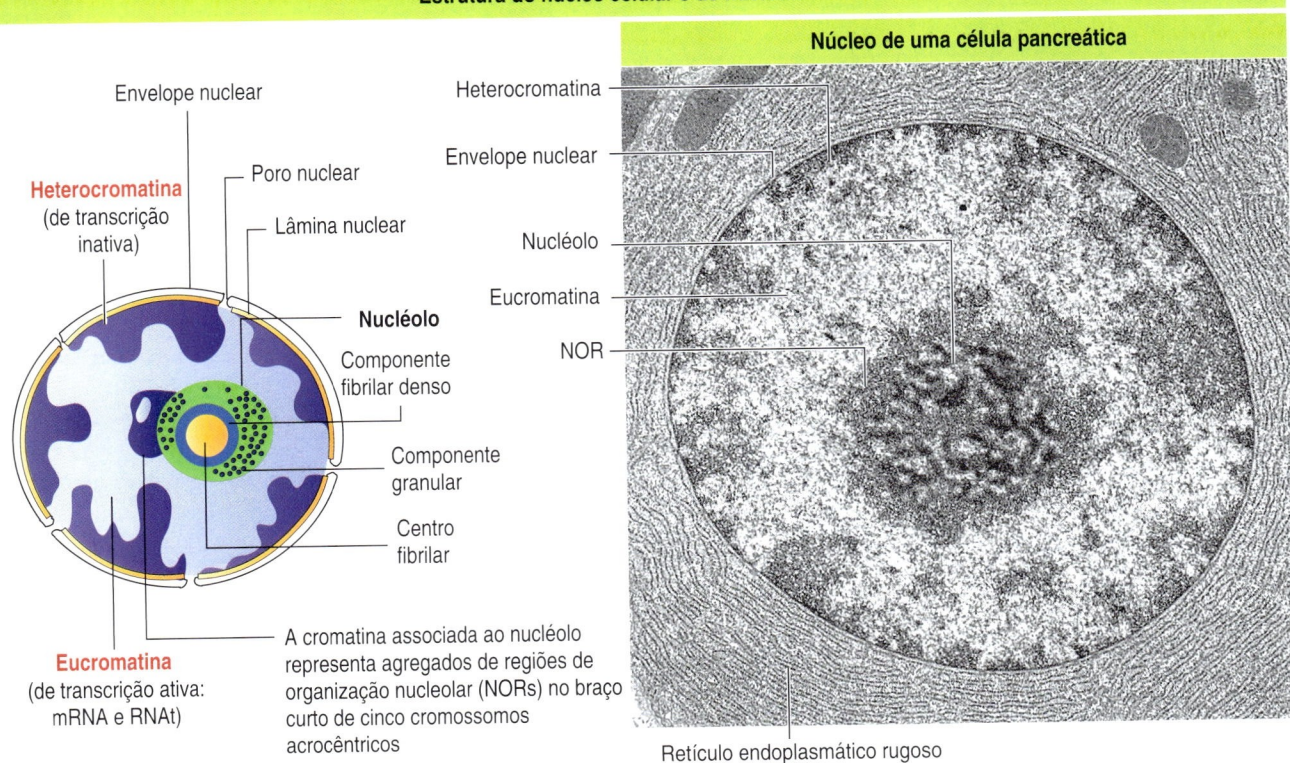

Estrutura do nucléolo e transcritos de RNAr 45S

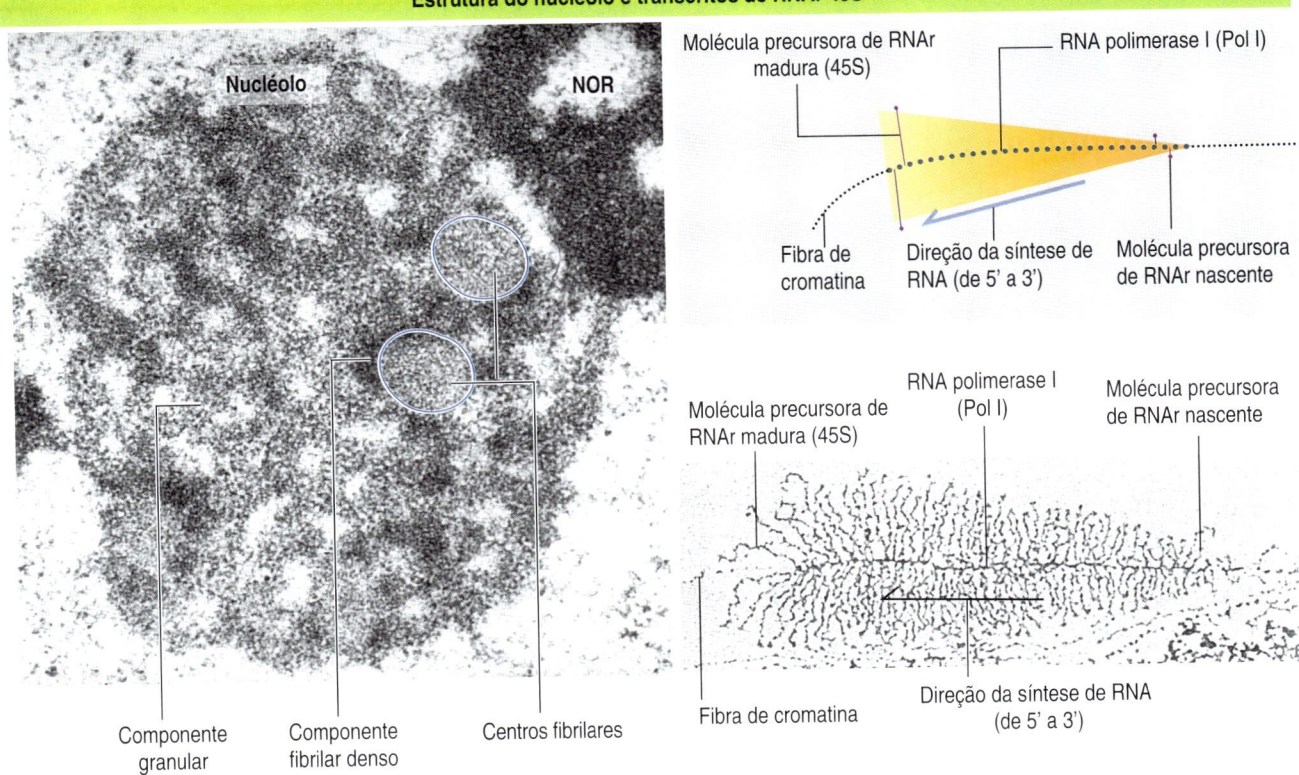

Micrografia eletrônica de Franke WW et al.: Morphology of transcriptional units of rDNA. Exp Cell Res 100:233-244, 1976.

Figura 1.27 Estrutura e condensação da cromatina.

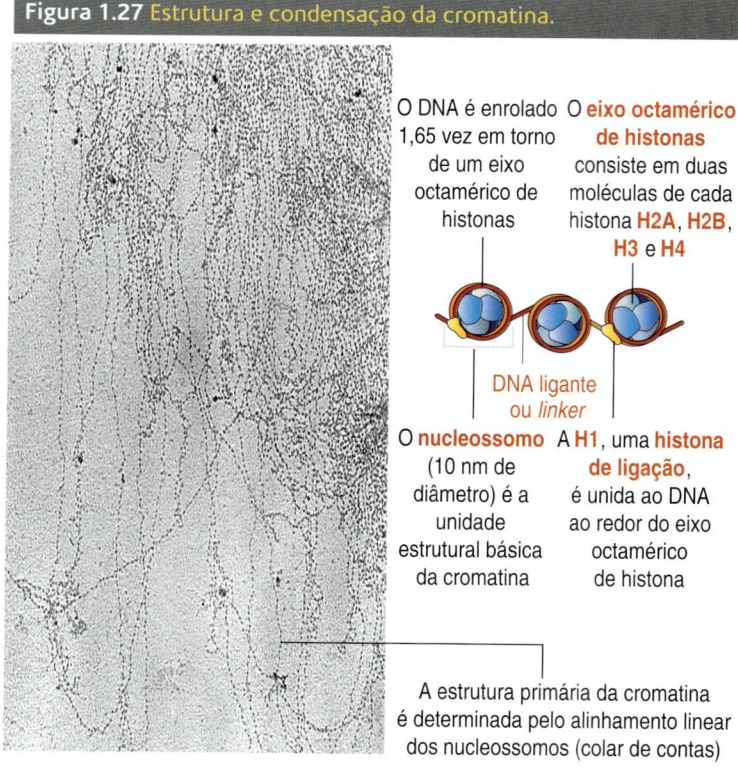

O DNA é enrolado 1,65 vez em torno de um eixo octamérico de histonas

O **eixo octamérico de histonas** consiste em duas moléculas de cada histona **H2A**, **H2B**, **H3** e **H4**

DNA ligante ou *linker*

O **nucleossomo** (10 nm de diâmetro) é a unidade estrutural básica da cromatina

A **H1**, uma **histona de ligação**, é unida ao DNA ao redor do eixo octamérico de histona

A estrutura primária da cromatina é determinada pelo alinhamento linear dos nucleossomos (colar de contas)

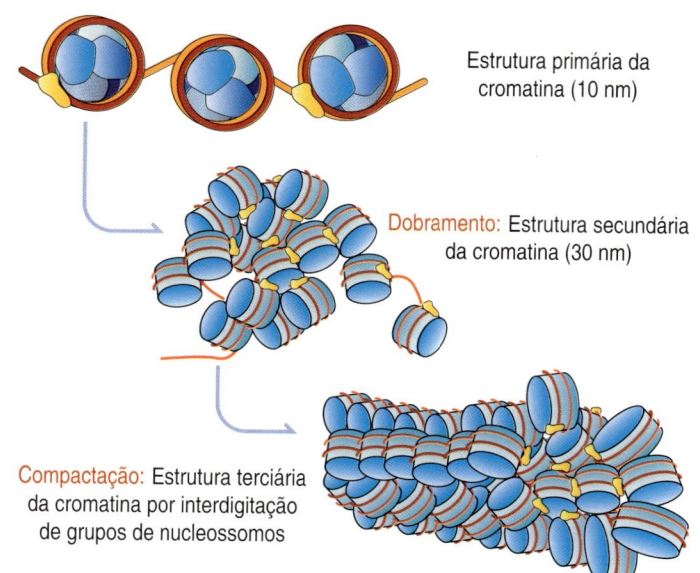

Estrutura primária da cromatina (10 nm)

Dobramento: Estrutura secundária da cromatina (30 nm)

Compactação: Estrutura terciária da cromatina por interdigitação de grupos de nucleossomos

O **nucleossomo**, a unidade básica repetida da cromatina, consiste em DNA (145 a 147 pares de bases) enrolado em um núcleo de histona.

Cada nucleossomo contém duas moléculas de histona H2A, H2B, H3 e H4, que variam na sequência de aminoácidos e modificações pós-traducionais (inclusive acetilação, metilação e fosforilação).

A variabilidade das histonas influencia a condensação da fibra de cromatina e a interação dos nucleossomos com proteínas além das histonas.

Os nucleossomos, conectados em um arranjo linear por um curto segmento de DNA, o DNA ligante ou *linker*, formam a estrutura primária da cromatina.
A interação lado a lado da estrutura primária da cromatina determina uma ordem secundária de dobramento.

A interação de fibras de cromatina secundárias em estruturas terciárias é responsável pelo estado compacto da cromatina visto no cromossomo metafásico condensado e na heterocromatina.

Condensação da cromatina e transcrição

O DNA celular, seja de leveduras ou células humanas, é acondicionado como fibras de cromatina de forma a possibilitar o acesso de proteínas envolvidas na transcrição gênica, na replicação do DNA e no reparo do DNA.

As fibras de cromatina se parecem com "contas em um colar". As contas são unidades repetidas de **nucleossomos**, cada uma composta por cerca de 145 a 147 pares de bases de DNA enroladas em torno de um núcleo de octâmero de histonas. Os nucleossomos são unidos por um segmento curto de DNA, o **DNA ligante**, para formar uma **estrutura primária de cromatina.**

Isso gera duas perguntas:

1. Como as fibras da cromatina são dispostas nos condensados cromossomos metafásicos?
2. Como a transcrição do RNA, a replicação do DNA e o reparo do DNA ocorrem quando as fibras da cromatina estão condensadas, como na heterocromatina?

A interação das fibras da cromatina explica o maior grau de condensação observado nos cromossomos metafásicos e na heterocromatina durante a interfase do ciclo celular.

A interação das fibras é determinada por variações na sequência de DNA e na sequência de aminoácidos, além de modificações pós-traducionais das histonas de cada nucleossomo.

Variantes de histonas recrutadas para regiões específicas do DNA e as modificações pós-traducionais das histonas influenciam a estrutura e o remodelamento da cromatina.

As modificações pós-traducionais das histonas incluem acetilação, metilação, fosforilação, ubiquitilação (ligação de ubiquitina) e sumoilação (ligação de pequenas proteínas modificadoras do tipo ubiquitina [SUMO; do inglês, *small ubiquitin-like modifier*]).

Devido à interação das fibras, a estrutura da cromatina primária de 10 nm muda para uma **estrutura secundária de cromatina** de 30 nm dobrada que, então, é montada em uma ordem mais alta de condensação, a **estrutura terciária da cromatina**.

Os conjuntos secundários e terciários são estabilizados pela **Histona 1 (H1) (Histona de ligação)** e outras proteínas (proteína ligante de metil-CpG, proteína da heterocromatina 1 (HP1), proteínas do grupo de alta mobilidade (HMG; do inglês, *high mobility group*; e outras). A transição do estado primário para o secundário e daí para o estado terciário da cromatina é regulada por uma troca de variantes de histonas e proteínas remodeladoras da cromatina. A histona de ligação H1 interage fortemente com o nucleossomo e estabiliza o dobramento e a compactação da cromatina.

Os genes podem ser transcritos dentro das estruturas terciárias de cromatina na interfase. A transcrição pode ser facilitada por uma organização nucleossômica interdigitada que permite o acesso de fatores de transcrição ao DNA, auxiliado por proteínas de remodelamento da cromatina dependentes de ATP.

Os fatores de transcrição e os fatores de replicação e reparo do DNA podem ter acesso à superfície das estruturas terciárias da cromatina e até mesmo ao DNA em camadas profundas da fibra terciária.

Nucléolo

O **nucléolo** é o local de síntese e processamento dos **RNA ribossômicos (RNAr)** e da **montagem das subunidades ribossômicas**.

O nucléolo consiste em três componentes principais (Figura 1.26):

1. Um **centro fibrilar** (que corresponde à cromatina contendo repetidos genes de *RNAr* e a presença da **RNA polimerase I** (Pol I) e RNA de **partícula de reconhecimento de sinal [SRP]).**
2. Um **componente fibrilar** denso (onde está o RNAr nascente e o local de parte de seu processamento). A **fibrilarina** e a **nucleolina** são encontradas no componente fibrilar denso.
3. Um **componente granular** (onde termina a montagem das subunidades ribossômicas contendo **RNAr 18S** [subunidade menor] e **RNAr 28S** [subunidade maior]. A **nucleostemina**, uma proteína não relacionada à biogênese ribossômica, coexiste com os componentes granulares.

Os nucléolos são geralmente associados à heterocromatina, em especial nas regiões cromossômicas centroméricas e pericentroméricas.

O nucléolo se dissocia durante a mitose e, em seguida, reaparece no início da fase G_1. Mais de uma massa nucleolar, cada uma representando o produto de um cromossomo com uma **região de organização nucleolar (NOR)**, pode ser observada.

Em algumas células com interfase prolongada, como os neurônios, um único nucléolo grande é organizado pela fusão de diferentes massas nucleolares.

O processo ativo da síntese de RNAr pode ser visualizado à microscopia eletrônica ao se espalhar o conteúdo nuclear de células com centenas de nucléolos (p. ex., oócitos de anfíbios).

Os **genes RNAr** podem ser observados como **unidades gênicas** repetitivas ao longo do eixo da cromatina, como "árvores-de-natal" que apontam para a mesma direção e separadas por **espaçadores** não transcritos. A região gênica inteira do RNAr está coberta por mais de 100 moléculas de **RNA polimerase I** que sintetizam um número equivalente de **fibrilas**, cada uma com um **grânulo** terminal.

Cada fibrila representa uma molécula ribonucleoproteica precursora do RNAr (45S) em orientação perpendicular ao eixo da cromatina como os galhos de uma árvore. O precursor do **RNAr 45S** é separado do eixo da cromatina e clivado em **RNAr 28S, 18S e 5,8S** (Figura 1.28).

O RNAr 18S e proteínas associadas formam a **subunidade ribossômica menor.** As subunidades

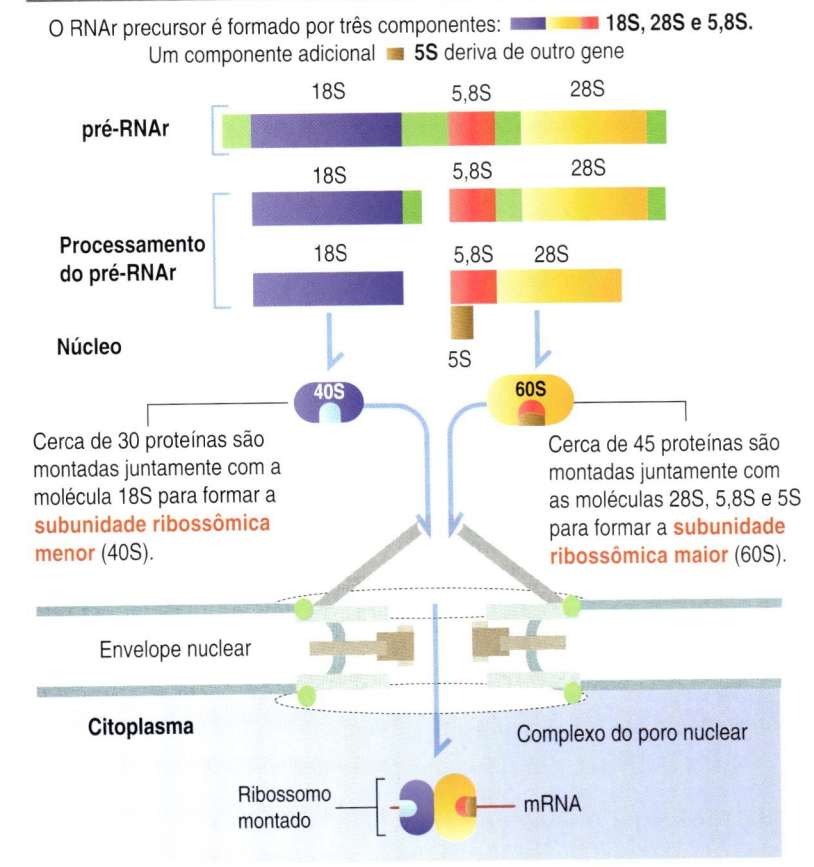

Figura 1.28 Síntese e processamento do RNA ribossômico.

O RNAr precursor é formado por três componentes: ■■■ **18S, 28S e 5,8S.** Um componente adicional ■ **5S** deriva de outro gene

pré-RNAr — 18S — 5,8S — 28S

Processamento do pré-RNAr — 18S — 5,8S — 28S

Núcleo — 18S — 5,8S — 28S — 5S

40S **60S**

Cerca de 30 proteínas são montadas juntamente com a molécula 18S para formar a **subunidade ribossômica menor** (40S).

Cerca de 45 proteínas são montadas juntamente com as moléculas 28S, 5,8S e 5S para formar a **subunidade ribossômica maior** (60S).

Envelope nuclear

Citoplasma — Complexo do poro nuclear

Ribossomo montado — mRNA

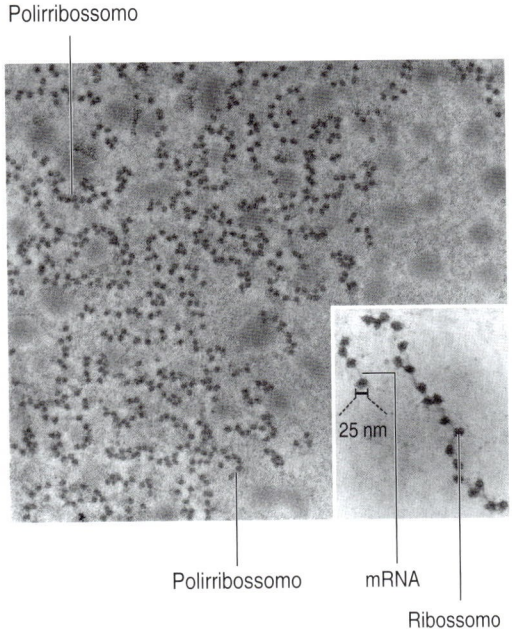

Polirribossomo

25 nm

Polirribossomo — mRNA — Ribossomo montado

RNAr 28S e 5,8S, juntas com o 5S produzido fora do nucléolo e proteínas associadas, formam a **subunidade ribossômica maior**.

Importação e exportação de proteínas nucleares

O transporte nuclear de proteínas dentro e fora do núcleo ocorre através dos complexos de poros nucleares e envolve um ciclo espacial e temporal de interações entre cargas, transportadores e **Ran** (do inglês, *Ras-like nuclear*).

Já mencionamos que as proteínas transportadoras são marcadas para a importação nuclear por curtas sequências de **sinal de localização nuclear** (**NLS**) (Pro-Lys-Lys-Lys-Arg- Lys-Val). Cerca de 100 a 1.000 cargas por minuto são transportadas por um complexo de poros nucleares.

As moléculas transportadoras são coletivamente chamadas **β-carioferinas**; os transportadores de importação são chamados **importinas** (como **importina β** e **importina α**) e os de exportação são denominados **exportinas**.

A importação/exportação de proteínas nucleares é controlada por **Ran**, uma pequena GTPase da superfamília Ras que determina a direção do transporte nucleocitoplasmático.

Como o mecanismo de importação/exportação nuclear funciona?

1. Um complexo de importação composto de uma proteína com NLS, importina α e importina β é formado no **citoplasma**.
2. A Ran faz um ciclo entre citoplasma-núcleo-citoplasma: a **RanGDP** passa pelos complexos de poros nucleares por meio de um mecanismo de transporte ativo com participação de **fator de transporte nuclear 2** (**NTF2**) e se acumula dentro do núcleo.
3. No núcleo, o **fator de troca de nucleotídio guanina Ran** (**RanGEF**; do inglês, *Ran guanine nucleotide-exchange factor*) catalisa a troca do nucleotídio e gera RanGTP a partir de RanGDP.
4. **No núcleo**, RanGDP passa por um ciclo de ligação a GTP, catalisado por **RanGEF**.
5. Também no núcleo, as proteínas importadas contendo NLS, transportadas pelas importinas α e importina β, se dissociam na presença de RanGTP.
6. A importina α é exportada em complexo com o fator de exportação nuclear, **CAS** (**carioferina αβ**) e RanGTP.
7. A importina β, complexada com RanGTP, é reciclada para o citoplasma.
8. **No citoplasma**, RanGTP é convertida em RanGDP por **RanGAP** (**proteína ativadora de Ran-GTPase**; do inglês, *Ran-GTPase-activating protein*). A RanGDP se dissocia das importinas, que ficam livres para outro ciclo de importação nuclear (Conhecimento básico 1.H).

Note que a RanGTP é **exportada** do núcleo ligada ao carreador de carioferina β CAS. A RanGDP é **importada** para o núcleo por seu carreador específico NTF2.

Inativação do cromossomo X

A **inativação do cromossomo X** em fêmeas mamíferas, conhecida como **compensação de dose**, ocorre no início da diferenciação das células-tronco embrionárias e é caracterizada por:

1. Um dos dois cromossomos X sofre inativação.
2. A inativação do cromossomo X é aleatória. Tanto o cromossomo X paterno quanto o cromossomo materno pode ser inativado.
3. Os processos de inativação são transmissíveis por meio dos ciclos subsequentes de divisão celular. A escolha continua de maneira não aleatória em todos os descendentes celulares subsequentes.
4. Ambos os cromossomos X se mantêm ativos no oócito.

A inativação transcricional de um dos dois cromossomos X é observada no trofoblasto no 12º dia após a fertilização e no 16º dia no embrião.

Em humanos, o cromossomo X inativado é reconhecido pela presença do **corpúsculo de Barr**, uma massa de heterocromatina observada adjacente ao envelope nuclear ou em forma de **baqueta** nos leucócitos polimorfonucleares (Figura 1.29).

Caso a célula tenha mais de dois cromossomos X, os cromossomos extras são inativados e mais de um corpúsculo de Barr é visualizado.

A inativação do cromossomo X ocorre com a participação do **RNA longo não codificante (lncRNA) Xist** (**transcrito específico inativo de X**; do inglês, *X-inactive specific transcript*).

Xist se dissemina pelo cromossomo X para silenciar a transcrição por determinar a exclusão da RNA polimerase II.

Sabe-se que Xist se liga ao **receptor de lamina B** (***LBR***) da lâmina nuclear. Xist, ligando-se ao seu gene codificador no DNA do cromossomo X, une o cromossomo X à lâmina nuclear por intermédio de sua interação com LBR.

As regiões revestidas ou não pelo gene Xist se aproximam, facilitando a disseminação do Xist, um processo que determina o extenso revestimento do cromossomo X. Esse processo de revestimento por espalhamento resulta, em última análise, no silenciamento de todo o cromossomo X.

Localização dos ácidos nucleicos

A **citoquímica** e a **autorradiografia** geram informações sobre a distribuição celular e a síntese dos ácidos nucleicos (Figura 1.30).

A **reação de Feulgen é específica para a localização de DNA** (Boxe 1.I). Corantes básicos, como o azul de toluidina, coram o DNA e o RNA (Boxe 1.J). O pré-tratamento com desoxirribonuclease (DNAase) e ribonuclease (RNAase) define a distribuição dos sítios do DNA e do RNA pela remoção seletiva de um dos ácidos nucleicos.

Conhecimento básico 1.H A RanGTPase determina o transporte nucleocitoplasmático bidirecional.

1 Um complexo de importação, composto de uma proteína com `NLS` NLS, `α` importina α e `β` importina β, é formado no citoplasma.

2 `Ran GDP` A RanGDP citoplasmática é importada para o núcleo pelo fator de transporte nuclear 2 (`NTF2` **NTF2**).

3 Dentro do núcleo, o fator de troca de nucleotídio guanina de Ran (`Ran GEF` **RanGEF**) catalisa a troca de nucleotídio e gera `Ran GTP` **RanGTP** a partir da `Ran GDP` **RanGDP** importada.

4 A carga contendo NLS se separa da importina α e da importina β

5 Importina α volta para o citoplasma ligada a seu fator de exportação nuclear, **CAS**, ligado a **RanGTP** `α` `CAS` `Ran GTP` .

6 A importina β volta para o citoplasma ligada a **RanGTP** `β` `Ran GTP` .
7 Note que a importina β, complexada com RanGDP, é reciclada para o citoplasma, enquanto a importina α é reciclada complexada com a β-carioferina **CAS** e **RanGTP**.

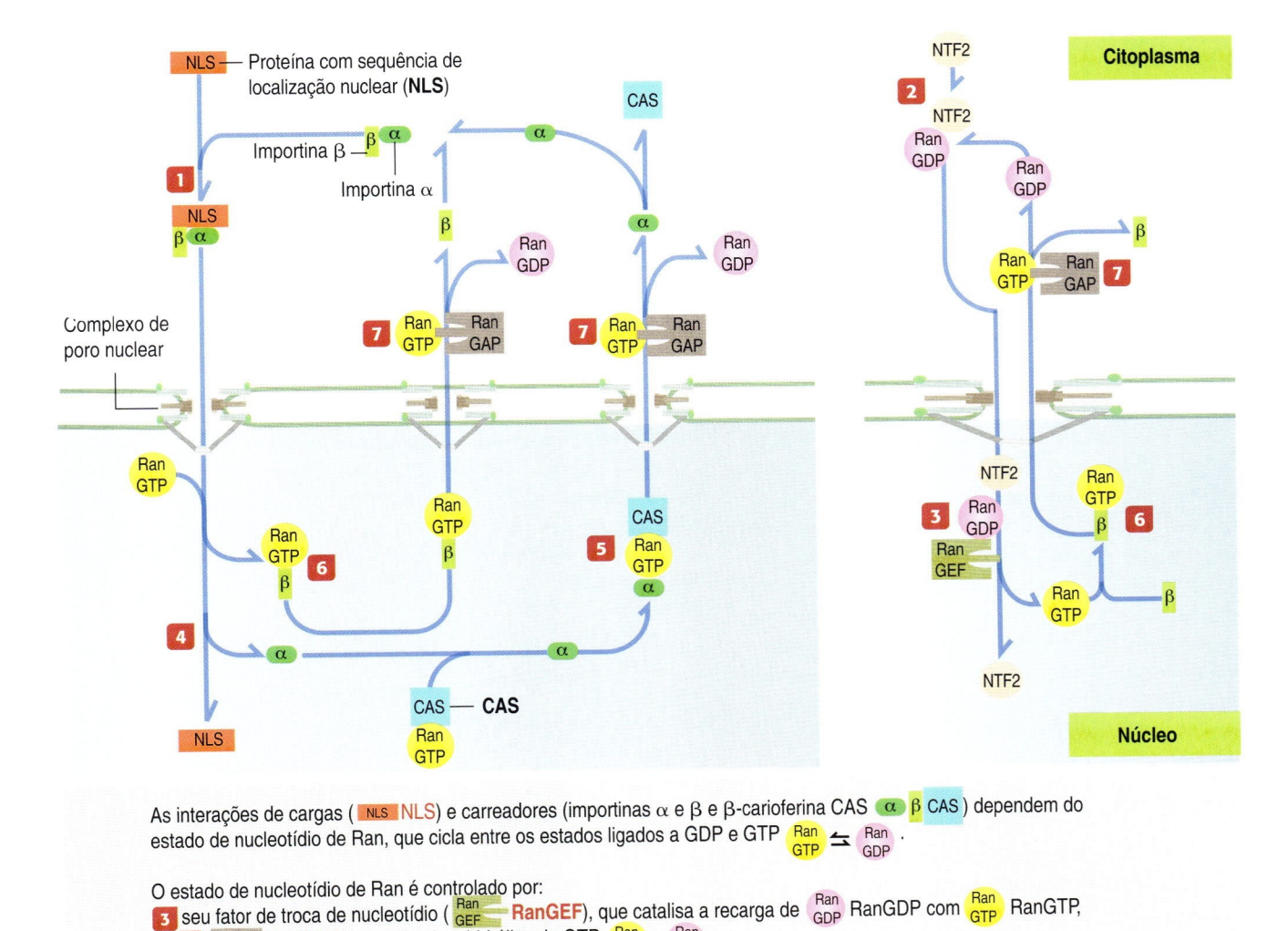

As interações de cargas (`NLS` NLS) e carreadores (importinas α e β e β-carioferina CAS `α` `β` `CAS`) dependem do estado de nucleotídio de Ran, que cicla entre os estados ligados a GDP e GTP `Ran GTP` ⇄ `Ran GDP` .

O estado de nucleotídio de Ran é controlado por:
3 seu fator de troca de nucleotídio (`Ran GEF` **RanGEF**), que catalisa a recarga de `Ran GDP` RanGDP com `Ran GTP` RanGTP,
e **7** `Ran GAP` **RanGAP**, que estimula a hidrólise de GTP `Ran GTP` → `Ran GDP` .

O Boxe 1.K traz informações básicas sobre as mais frequentes técnicas citoquímicas utilizadas em histologia e patologia.

A **autorradiografia** e os **precursores radioativos** para um dos ácidos nucleicos podem determinar o momento de sua síntese. Nessa técnica, um precursor radioativo do DNA ([³H]timidina) ou do RNA ([³H] uridina) é exposto a células vivas. Devido à exposição ao radioisótopo, qualquer DNA ou RNA sintetizado contém o precursor. A radioatividade é detectada pela cobertura das células com uma fina camada de emulsão fotográfica. Cristais de prata da emulsão são expostos a estruturas celulares que contêm DNA ou RNA radioativos. Após o desenvolvimento da emulsão, os grãos de prata indicam a localização das estruturas marcadas. Essa abordagem tem sido utilizada extensivamente para a determinação da duração de diferentes fases do ciclo celular.

Figura 1.29 Inativação do cromossomo X (XCI).

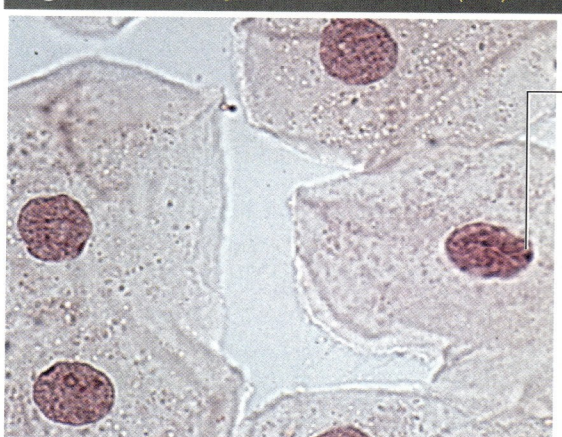

Compensação da dose do gene por **XCI** (inativação do cromossomo X)

Corpúsculo de Barr em células de raspado do epitélio oral

O cromossomo X inativo se mantém condensado durante a maior parte da interfase do ciclo celular.

É visualizado como massa de cromatina densamente corada (**corpúsculo de Barr** ou cromatina X) em número variável de núcleos (cerca de 30 a 80%) de uma mulher normal. Uma **pequena baqueta** é observada em 1 a 10% dos neutrófilos nas mulheres.

A inativação de um dos cromossomos X é **aleatória** (cromossomo X paterno ou materno).

Caso uma célula possua mais de dois cromossomos X, os extras são inativados e o número máximo de corpúsculos de Barr por núcleo será um a menos que o número total de cromossomos X no cariótipo.

XCI através do RNA não codificante longo **Xist**

Xist é um RNA não codificante longo que se espalha pelo cromossomo X para silenciar a transcrição ao determinar a exclusão da polimerase II. Xist se liga ao receptor de lamina B (LBR) e prende o cromossomo X à lâmina nuclear por meio da interação de Xist com LBR.

Baqueta em um neutrófilo

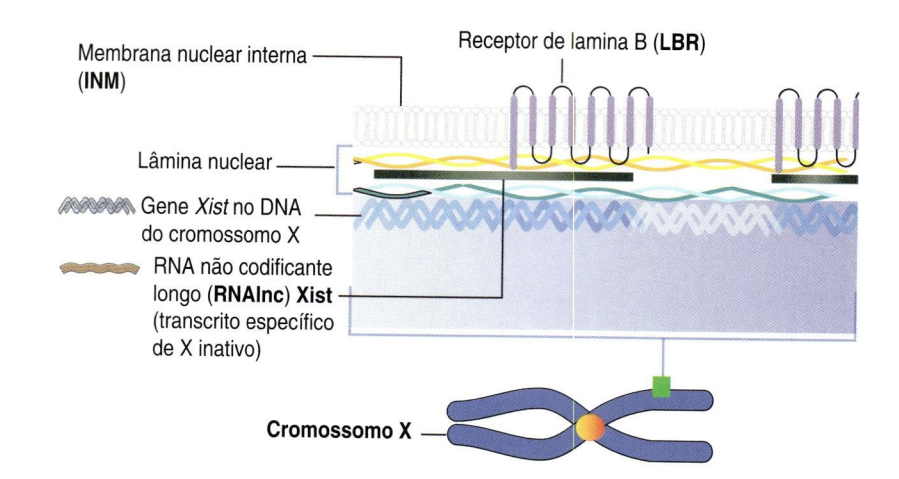

Membrana nuclear interna (**INM**)

Receptor de lamina B (**LBR**)

Lâmina nuclear

Gene *Xist* no DNA do cromossomo X

RNA não codificante longo (**RNAlnc**) **Xist** (transcrito específico de X inativo)

Cromossomo X

CICLO CELULAR

O ciclo celular é definido como o **intervalo entre duas divisões mitóticas sucessivas que produz duas células-filhas**.

O ciclo celular é tradicionalmente dividido em duas fases principais:

1. **Interfase**.
2. **Mitose** (também conhecida como a **fase M**).

O evento mais relevante da interfase é a **fase S**, em que o DNA do núcleo é replicado. A fase S é precedida por um intervalo ou **lacuna** (*gap*, em inglês) chamada **fase G_1**.

O início da mitose é precedido por uma **fase G_2**, em que as células asseguram que a replicação do DNA está terminada antes de começar a fase M. Essencialmente, as fases G_1 e G_2 fornecem tempo para que a célula cresça antes e depois da síntese de DNA. O crescimento celular é necessário para dobrar a massa celular em preparação para a divisão celular.

As células em G_1 podem assumir um compromisso com a replicação do DNA e entrar na fase S ou parar sua progressão para a fase S seguinte. Caso uma célula não entre na fase S, se mantém em um **estado de repouso** conhecido como **G_0**, no qual pode permanecer por dias, meses ou anos antes de entrar novamente no ciclo celular (Figura 1.31).

O ciclo celular é considerado uma progressão coordenada com realização de três ciclos separados:

1. Um **ciclo citoplasmático**, que consiste em ativação sequencial de **proteinoquinases dependentes de ciclina** na presença de **ciclinas** (Figura 1.32).
2. Um **ciclo nuclear**, em que o DNA é replicado e os cromossomos se condensam na preparação para a divisão celular.
3. Um **ciclo do centrossomo**, que consiste na duplicação dos dois centríolos, chamados mãe e filho, e na mobilização de proteínas pericentriolares na organização do fuso mitótico que culmina na mitose ou na meiose.

Em nossa discussão anterior sobre o centrossomo como um centro organizador de microtúbulos, dissemos que os complexos de **anéis de γ-tubulina** são complexos de microtúbulos e núcleos que interagem com a proteína **pericentrina** no material pericentriolar.

Caso essa interação seja interrompida, o ciclo celular fica preso durante a transição das fases G_2 e M e a célula sofre morte celular programada ou apoptose.

Analisaremos mais as atividades das proteinoquinases dependentes de ciclina – complexos de ciclina como coordenadores da progressão temporal dos ciclos nucleares e centrossômicos.

Autorradiografia e FACS

As diferentes fases do ciclo celular podem ser estudadas pela autorradiografia. As células na fase S podem ser reconhecidas pela detecção da síntese de DNA com uso de [³H]timidina como precursor radiativo. As células podem ser coradas por meio de uma camada de emulsão desenvolvida para determinar os sítios de sobreposição dos grãos de prata.

A progressão temporal das células pelas diferentes fases do ciclo celular pode ser estimada utilizando tanto pulsos breves como prolongados de [³H]timidina.

O número de células radiomarcadas durante a interfase (geralmente cerca de 30%) representa um **índice de marcação** da fase S.

As células radiomarcadas de uma amostra podem ser fracionadas por citometria de fluxo por fluorescência (**FACS**; do inglês, *fluorescent activated cell sorter*). As células são marcadas com um corante fluorescente que se liga ao DNA. A quantidade de fluorescência detectada pelo FACS é equivalente à quantidade de DNA em cada célula (p. ex., 2C em G_1; 4C ao final da fase S; 4C durante G_2).

Boxe 1.I Reações PAS e Feulgen.

- Ambas as reações utilizam o reagente de Schiff

- Na reação de PAS, o **ácido periódico** forma grupos aldeído nos açúcares das glicoproteínas por um processo de oxidação

- Na reação de Feulgen, o **ácido hidroclorídrico** forma grupos aldeído na desoxirribose por hidrólise

---

Boxe 1.J Basofilia e acidofilia.

- Muitas colorações citológicas e histológicas usam corantes ácidos e básicos. Os corantes catiônicos ou básicos apresentam radicais coloridos com carga positiva que formam ligações eletrostáticas com grupamentos ácidos (p. ex., grupos de fosfato dos ácidos nucleicos).

- O azul de toluidina é um corante catiônico que se liga ao grupamento fosfato no DNA e no RNA, conferindo uma coloração azul. O DNA e o RNA são considerados basófilos (apresentam afinidade de ligação por corantes básicos)

- Os corantes aniônicos ou ácidos possuem radicais coloridos de carga negativa que estabelecem ligações eletrostáticas com grupamentos básicos.

- A eosina é um corante aniônico que cora muitas proteínas básicas. As proteínas básicas são consideradas acidófilas (apresentam afinidade por corantes ácidos).

Desmontagem do envelope nuclear

A desmontagem do envelope nuclear ocorre no final da prófase mitótica e meiótica. Envolve a fragmentação do envelope nuclear, a dissociação dos complexos de poros nucleares e a despolimerização da lâmina nuclear.

Vimos que a lâmina nuclear é composta por proteínas de filamentos intermediários do tipo V, **laminas A, B** e **C**, que se associam uma à outra para formar a lâmina nuclear.

A **fosforilação** das laminas, catalisada primeiramente pela **proteoquinase C** e depois pela **quinase Cdk1 ativada pela ciclina A,** leva à desorganização da lâmina nuclear. Além disso, os componentes do complexo de poros nucleares, as nucleoporinas e as cisternas membranosas do retículo endoplasmático também se dispersam. O retículo endoplasmático é o reservatório de membrana nuclear para a reorganização do envelope nuclear.

Durante a anáfase, as nucleoporinas e os três componentes proteicos transmembrânicos da membrana interna nuclear: **polipeptídio 2β associado a lamina, receptor B de lamina** e **emerina**, aderem à superfície do cromossomo (cromatina).

A seguir, as cisternas do retículo endoplasmático são recrutadas pelas nucleoporinas e pelas proteínas da membrana nuclear interna, e o envelope nuclear é reconstruído ao final da telófase.

Uma etapa final na reconstrução do envelope nuclear é a desfosforilação da lamina B pela **proteína fosfatase I.** A lamina B desfosforilada se associa às laminas A e C para formar a lâmina nuclear antes da citocinese.

Essa sequência de eventos salienta o impacto de mutações genéticas que afetam a expressão de lamina A ou de proteínas ligantes de laminas nas **laminopatias**.

Ciclo mitótico

Temos agora uma visão integrada sobre o mecanismo que leva à divisão celular, em particular o envolvimento dos complexos de Cdk-ciclina e o ciclo de centrossomos.

Terminaremos esta seção com uma revisão do mecanismo pelo qual as cromátides-irmãs se separam em duas células-filhas.

A mitose é dividida em quatro subestágios: **prófase**, **metáfase**, **anáfase** e **telófase**.

Os principais pontos da mitose são resumidos em Figura 1.33 e no Boxe 1.L.

Cariotipagem (análise cromossômica)

A **citogenética** é a análise das estruturas dos cromossomos normais e anormais (do grego *chromos*, colorido; *soma*, corpo).

Um **cariótipo** (ou **análise cromossômica**) é a descrição do número e da estrutura dos cromossomos. Um cariótipo padrão baseia-se no uso de células em metáfase de qualquer população de células em divisão (Figura 1.34).

Figura 1.30 Localização dos ácidos nucleicos em células e tecidos.

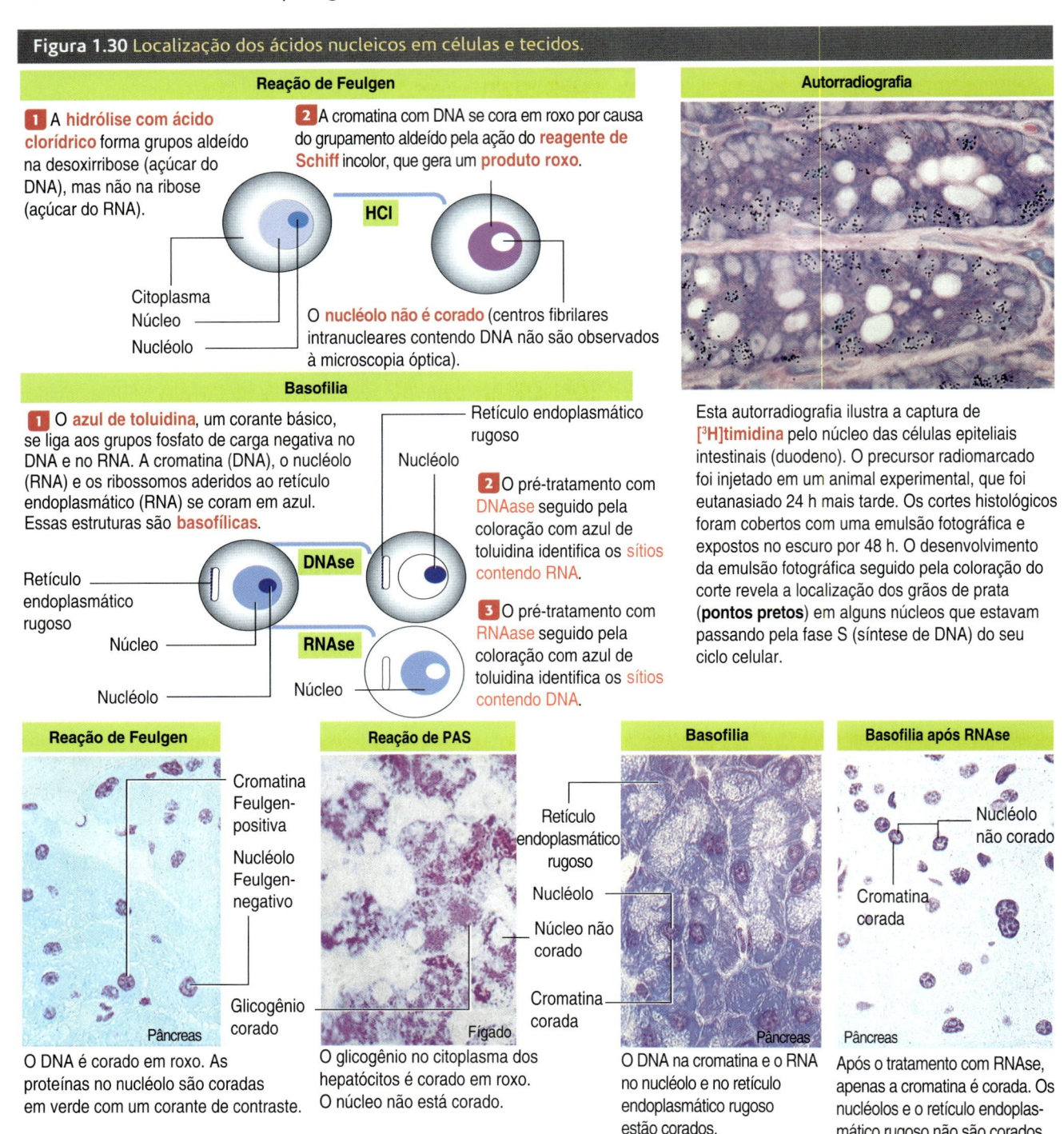

Reação de Feulgen

1 A **hidrólise com ácido clorídrico** forma grupos aldeído na desoxirribose (açúcar do DNA), mas não na ribose (açúcar do RNA).

2 A cromatina com DNA se cora em roxo por causa do grupamento aldeído pela ação do **reagente de Schiff** incolor, que gera um **produto roxo**.

HCl

Citoplasma
Núcleo
Nucléolo

O **nucléolo não é corado** (centros fibrilares intranucleares contendo DNA não são observados à microscopia óptica).

Basofilia

1 O **azul de toluidina**, um corante básico, se liga aos grupos fosfato de carga negativa no DNA e no RNA. A cromatina (DNA), o nucléolo (RNA) e os ribossomos aderidos ao retículo endoplasmático (RNA) se coram em azul. Essas estruturas são **basofílicas**.

Retículo endoplasmático rugoso

Nucléolo

2 O pré-tratamento com DNAase seguido pela coloração com azul de toluidina identifica os sítios contendo RNA.

DNAse

3 O pré-tratamento com RNAase seguido pela coloração com azul de toluidina identifica os sítios contendo DNA.

RNAse

Retículo endoplasmático rugoso
Núcleo
Nucléolo
Núcleo

Autorradiografia

Esta autorradiografia ilustra a captura de [³H]timidina pelo núcleo das células epiteliais intestinais (duodeno). O precursor radiomarcado foi injetado em um animal experimental, que foi eutanasiado 24 h mais tarde. Os cortes histológicos foram cobertos com uma emulsão fotográfica e expostos no escuro por 48 h. O desenvolvimento da emulsão fotográfica seguido pela coloração do corte revela a localização dos grãos de prata (**pontos pretos**) em alguns núcleos que estavam passando pela fase S (síntese de DNA) do seu ciclo celular.

Reação de Feulgen

Cromatina Feulgen-positiva
Nucléolo Feulgen-negativo
Glicogênio corado
Pâncreas

O DNA é corado em roxo. As proteínas no nucléolo são coradas em verde com um corante de contraste.

Reação de PAS

Fígado

O glicogênio no citoplasma dos hepatócitos é corado em roxo. O núcleo não está corado.

Basofilia

Retículo endoplasmático rugoso
Nucléolo
Núcleo não corado
Cromatina corada
Pâncreas

O DNA na cromatina e o RNA no nucléolo e no retículo endoplasmático rugoso estão corados.

Basofilia após RNAse

Nucléolo não corado
Cromatina corada
Pâncreas

Após o tratamento com RNAse, apenas a cromatina é corada. Os nucléolos e o retículo endoplasmático rugoso não são corados.

Os linfócitos do sangue periférico são as células mais utilizadas, mas células da medula óssea, fibroblastos cultivados ou células do fluido amniótico ou das vilosidades coriônicas também podem ser usadas.

As células são cultivadas na presença de um mitógeno (p. ex., fito-hemaglutinina) por 3 a 4 dias e tratadas com colchicina para romper os fusos mitóticos e enriquecer a amostra de células em metáfase.

As células são coletadas e tratadas com uma solução hipotônica que provoca seu intumescimento e dispersa os cromossomos em um microscópio antes da fixação e da coloração.

A **coloração de Giemsa** é geralmente utilizada para produzir o **bandeamento G**, padrões alternados claros e escuros característicos de cada par de cromossomos.

Existem **22 pares de autossomos** e **um par de cromossomos sexuais (XX ou XY) nos humanos**. Os cromossomos podem ser classificados de acordo com o comprimento e a posição do centrômero.

Na notação da citogenética humana, o número total de cromossomos (46) é seguido pelo número total de cromossomos sexuais. Um **homem normal** é identificado como **46,XY** (46 cromossomos, inclusive o par de cromossomos XY) e uma mulher, como

Boxe 1.K Métodos de citoquímica e histoquímica utilizados em Histologia e Patologia.

Azul de Alcian (*Alcian blue*)	Um corante de natureza química incerta, muitas vezes combinado com PAS (ver a seguir) e utilizado como um corante diferencial para glicoproteínas ácidas (mucinas), que aparecem em azul	Fucsina ácida	Derivado vermelho sulfonado da fucsina básica que se liga ao colágeno e a muitos componentes citoplasmáticos
Azul de toluidina	Uma coloração básica que se liga a ácidos nucleicos. Também cora grânulos de mastócitos, glicoproteínas e cartilagem de maneira metacromática (metacromasia)	Fucsina básica	Uma mistura de corantes básicos de trifenilmetano muito parecidos, cada um uma molécula em forma de hélice com três nitrogênios ligados na posição *p* de cada anel de benzeno
Azure A	Um corante básico, como o azul de metileno e a tionina, que cora ácidos nucleicos. É um componente de muitas colorações sanguíneas. É responsável pela coloração metacromática de cartilagem e grânulos de mastócitos (roxo a vermelho)	Hematoxilina e eosina	Uma combinação de coloração de rotina. A hematoxilina é utilizada em combinação com íons de metal (alumínio ou ferro) para formar complexos quelados coloridos. Estes agem como cátions e se ligam preferencialmente a grupamentos (aniônicos) ácidos. A hematoxilina cora núcleos em azul; a eosina cora o citoplasma em rosa
Coloração de Giemsa	Coloração hematológica composta por azul de metileno, azure e eosina. Os resultados da coloração são semelhantes aos do corante de Wright. Gustav Giemsa (alemão, 1867-1948)	Metacromasia	É a propriedade de certos compostos biológicos que mudam a cor de corantes, como o azul de toluidina ou a tionina. Por exemplo, as glicoproteínas encontradas em cartilagem e os grânulos de mastócitos vão ser corados em vermelho ou violeta, em vez de azul, com o azul de toluidina (do grego *meta*, após; *chroma*, cor)
Coloração de Mallory	Utilizada para o tecido conjuntivo. Contém azul de anilina, alaranjado G e azocarmina (ou fucsina ácida). Os feixes de colágeno do tecido conjuntivo geralmente se coram em azul; o músculo se cora em vermelho; o epitélio fica avermelhado devido aos núcleos vermelhos; as hemácias apresentam cor laranja-avermelhada. Frank Burr Mallory (americano, 1862-1941)	Orceína (resorcina)	Um corante natural obtido de liquens. Cora fibras elásticas em marrom-escuro
Coloração de tricômio de Masson	Uma combinação de fucsina ácida, laranja G e verde-claro. Os núcleos aparecem em preto, o citoplasma em vermelho. As fibras colágenas e as glicoproteínas são verdes; as hemácias do sangue são amarelo-alaranjadas; o músculo se cora em vermelho. Claude Laurent Masson (francês, 1880-1959)	Reação de Feulgen	Específico para a demonstração de DNA. Por hidrólise com HCl, forma grupos de aldeído sobre o açúcar de DNA (desoxirribose), mas não sobre o açúcar de RNA (ribose). Os aldeídos reagem com a fucsina básica reduzida (reagente de Schiff) para formar uma cor púrpura. Robert Feulgen (alemão, 1884-1955)
Coloração de van Gieson	É constituída por ácido pícrico e fucsina básica. É utilizada para corar o tecido conjuntivo. Cora fibras colágenas em vermelho e fibras do sistema elástico e fibras musculares em amarelo. Quando combinada à hematoxilina, cora os núcleos em marrom-azulado. Ira van Gieson (americano, 1865-1913)	Reação do ácido periódico-Schiff (PAS)	É utilizada para demonstrar os grupos 1,2-aminoálcool do glicogênio e de glicoproteínas. O ácido periódico converte esses grupos em aldeídos. O reagente de Schiff (uma leucofucsina) reage, por sua vez, com os aldeídos para formar um produto vermelho-púrpura característico. Ugo Schiff (alemão, 1834-1915)
Coloração de Wright	Usa eosina e azul de metileno para diferenciar os tipos de células sanguíneas e os parasitos causadores da malária. James Homer Wright (americano, 1869-1928)	Sudan III, IV e Preto Sudan (*Sudan black*)	Substâncias lipossolúveis utilizadas para corar gordura em cortes congelados. Esses corantes azos são solúveis em fases lipídicas, não aquosas e, preferencialmente, concentrados por solução em gotículas de gordura. Sudanofilia é a afinidade pelo corante Sudan
Corantes vitais	Corantes não tóxicos administrados a um organismo vivo e incorporados por fagocitose. O azul de tripan é utilizado como um corante vital. As partículas de carbono podem também ser utilizadas para demonstrar a fagocitose. Os corantes supravitais são adicionados ao meio de cultura de células	Técnicas de Gomori	Um grupo de diferentes técnicas de histoquímica assim chamadas em homenagem a George Gomori (húngaro, 1904-1957). Utilizadas para: fosfatase ácida e alcalina, um método de prata para fibras reticulares, uma coloração de células pancreáticas, fibras do sistema elástico e glicoproteínas, além de uma reação para demonstrar pigmentos de ferro
Cresil violeta	Um corante básico utilizado para corar nucleoproteínas, corpos de Nissl e outras estruturas. Tem propriedades metacromáticas para glicoproteínas e grânulos de mastócitos		

Figura 1.31 Ciclo nuclear e ciclo do centrossomo.

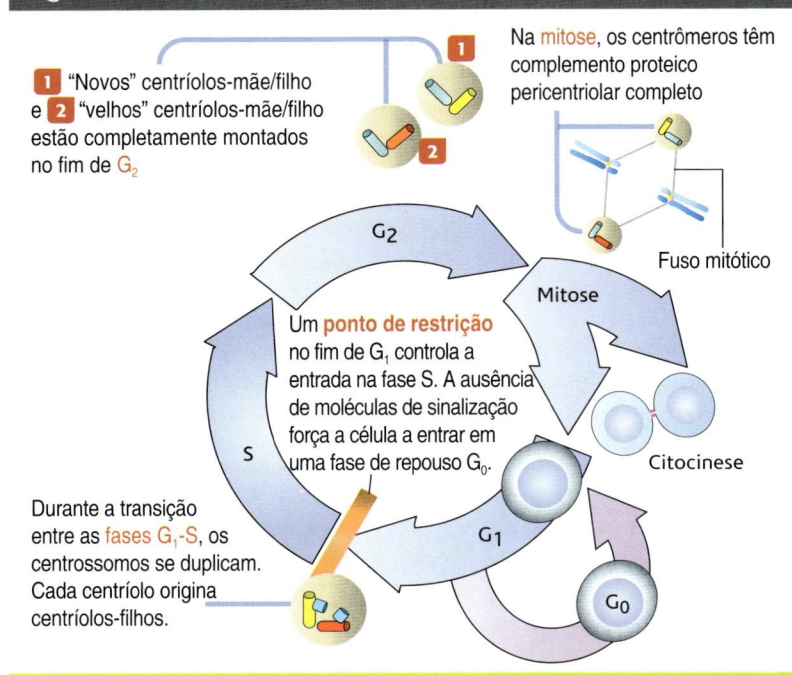

1 "Novos" centríolos-mãe/filho e **2** "velhos" centríolos-mãe/filho estão completamente montados no fim de G_2

Na mitose, os centrômeros têm complemento proteico pericentriolar completo

Fuso mitótico

Mitose

Citocinese

Um **ponto de restrição** no fim de G_1 controla a entrada na fase S. A ausência de moléculas de sinalização força a célula a entrar em uma fase de repouso G_0.

Durante a transição entre as fases G_1-S, os centrossomos se duplicam. Cada centríolo origina centríolos-filhos.

Divisão celular em células eucarióticas
O ciclo nuclear

O ciclo celular é dividido em **quatro fases:** G_1 (*gap* 1), S, G_2 (*gap* 2) e mitose. Na maioria das vezes, após a mitose, ocorre a citocinese. A replicação de DNA ocorre durante a fase S e pode ser detectada por **autorradiografia** utilizando [³H]timidina como marcador de um precursor.

A **duração das fases do ciclo celular** varia. A fase da mitose é a mais curta (cerca de uma hora em um ciclo total de 24 h). A fase G_1 é a mais longa (cerca de 11 h). A fase S é realizada em oito horas; a G_2 dura cerca de quatro horas.

Algumas células param a divisão celular ou se dividem ocasionalmente para substituir as células perdidas por uma lesão ou morte celular. Essas células deixam a fase G_1 do ciclo celular e entram em parada reversível ou permanente do ciclo celular (**fase G_0**). Embora as células em G_0 sejam metabolicamente ativas, perderam seu potencial de proliferação a menos que sinais extracelulares apropriados permitam a sua reentrada no ciclo celular.

O ciclo do centrossomo

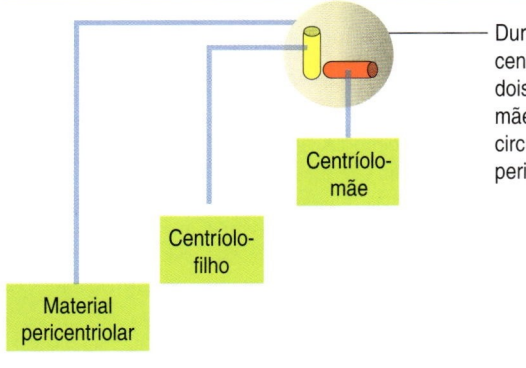

Centríolo-mãe

Centríolo-filho

Material pericentriolar

Durante G_1, a célula tem um centrossomo composto de dois centríolos (um centríolo-mãe e um centríolo-filho) circundados por material pericentriolar

Um par centriolar é composto de um centríolo mãe e um centríolo filho e se duplica uma vez a cada ciclo celular em preparação para a divisão celular.

Cada centríolo gera um filho. Então, existem dois novos centríolos-filhos. O centríolo-filho anterior se torna a "nova" mãe; o outro centríolo-mãe anterior permanece como a "velha" mãe.

Portanto, há um centríolo-mãe "velho" conectado a um novo centríolo-filho e um "novo" centríolo-mãe ligado ao outro centríolo-filho.

46,XX (46 cromossomos, inclusive o par de cromossomos XX).

Autossomos extras são indicados pela colocação de seu número após o cromossomo sexual com um sinal de adição (+). Por exemplo, **47,XY+21** é o cariótipo de um homem com trissomia 21 (**síndrome de Down**).

Um homem com um cromossomo X extra é simbolizado como **47,XXY** (**síndrome de Klinefelter**). Um sinal de adição ou subtração é colocado após o símbolo do cromossomo para indicar o aumento ou a diminuição no comprimento do braço. A letra **p** simboliza o **braço curto** e a letra **q**, o **braço longo**. Por exemplo, **47,XY,+17p+** identifica um indivíduo do sexo masculino com 47 cromossomos, inclusive um cromossomo 17 adicional, com um aumento no comprimento do seu braço curto.

Proteína do retinoblastoma

Não apenas os complexos Cdk-ciclina controlam a progressão e a conclusão do ciclo celular. Os tecidos utilizam duas estratégias para restringir a proliferação celular:

1. Limitando os fatores mitogênicos, como o fator de crescimento derivado de plaquetas (PDGF) e o fator de crescimento de fibroblastos (FGF), que **estimulam o crescimento celular**.
2. Pela ação de genes reguladores que ativamente **suprimem a proliferação**. Esses genes, chamados **genes supressores**, controlam a proliferação normal das células.

O **modelo do retinoblastoma** traz indícios importantes sobre o funcionamento dos genes supressores. Cada célula apresenta cópias duplicadas do **gene retinoblastoma (*Rb*)** por motivos de segurança. Quando as **duas cópias** do gene *Rb* sofrem mutação, uma **proteína Rb** anormal induz o crescimento cancerígeno das células da retina (Figura 1.35).

Quando uma única cópia do par do gene *Rb* sofre mutação, o gene *Rb* remanescente funciona normalmente e suprime a proliferação celular desregulada, a menos que haja uma segunda mutação.

Figura 1.32 Ciclo citoplasmático.

O ciclo citoplasmático

A progressão do ciclo celular ocorre por meio de combinações complexas de **quinases dependentes de ciclina (Cdks)** e **ciclinas** em diferentes fases do ciclo celular que, por sua vez, promovem maior controle sobre a maquinaria do ciclo celular.

1 **Início da fase G_1**: **Cdk4** e/ou **Cdk6** são ativados por **ciclina D** e iniciam a fosforilação das **proteínas de retinoblastoma (Rb)**. Isso determina a liberação dos **fatores de transcrição E2F** que ativam os genes *ciclina* E e *ciclina* A.

2 **Fim da fase G_1**: a **Cdk2** é ativada pela ligação a **ciclina E**. A fosforilação da proteína Rb é completada, permitindo a maior ativação da transcrição mediada por E2F. A Cdk2 e sua regulação são também essenciais para a **meiose**.

3 **Início da fase S**: a **ciclina A** se liga a **Cdk2** e fosforila proteínas envolvidas na replicação do DNA.

4 **Transição G2/Mitose**: a atividade de **ciclina A** ou **ciclina B/Cdk1** é necessária para a iniciação da prófase. A deleção de **Cdk1** provoca morte embrionária precoce.

5 **Mitose**: os **complexos de ciclina A ou ciclina B/Cdk1** participam ativamente e completam a mitose.

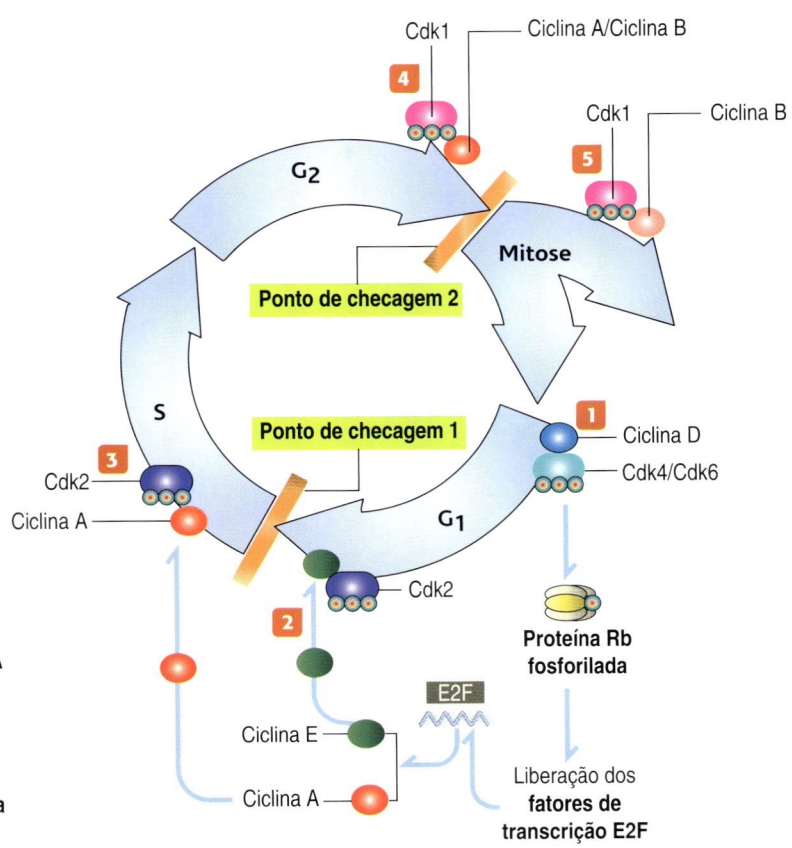

Em crianças com apenas uma única cópia intacta do gene *Rb*, todas as células do embrião em desenvolvimento crescem normalmente. Mais tarde, na gestação, as células da retina podem perder a cópia normal do gene *Rb* e há formação de um retinoblastoma.

O gene *Rb* especifica uma **proteína nuclear** que regula a atividade de **fatores de transcrição** envolvidos na progressão do ciclo celular.

Ao ser **desfosforilada**, a proteína Rb se liga a fatores de transcrição. Embora o complexo fator de transcrição-proteína Rb possa se ligar a genes alvos, a atividade dos fatores de transcrição é reprimida.

A **fosforilação** da proteína Rb pelo complexo **Cdk4-ciclina D** faz com que se dissocie do complexo formado com o fator de transcrição. Livre, o complexo do fator de transcrição pode ativar a expressão de genes específicos e permitir a progressão do ciclo celular.

A proteína Rb fosforilada altera os fatores de transcrição de supressão para os de ativação necessários para a síntese de DNA e para a progressão do ciclo celular.

Tumores de retinoblastoma

O retinoblastoma, um tumor que ocorre no início da vida, é uma consequência de mutações no gene *Rb1*, que codifica a proteína de supressão tumoral Rb.

Crianças com a **forma familiar de retinoblastoma** geralmente apresentam múltiplos locais de crescimento de tumores em ambos os olhos. Um segundo tipo de retinoblastoma, a forma esporádica, é observado em crianças cujos pais não têm histórico da doença.

Crianças com retinoblastoma esporádico, uma vez curadas, não transmitem a doença para a próxima geração. Essas crianças são geneticamente normais no momento da fertilização, mas, durante o desenvolvimento embrionário, duas mutações somáticas ocorrem em uma linhagem celular, originando os **precursores dos fotorreceptores em cones** da retina. Os genes *Rb* **com mutação dupla** induzem essas células a proliferarem como retinoblastoma.

No **retinoblastoma familiar**, o oócito fertilizado já carrega um único gene *Rb* mutante, adquirido do esperma ou do oócito. Todas as células derivadas do zigoto carreiam essa mutação, inclusive as células da retina. O gene *Rb* normal remanescente deve sofrer uma mutação para alcançar a condição de mutação dupla necessária para a formação de tumores.

O retinoblastoma é apenas um de diversos tumores decorrentes da perda ou inativação de genes essenciais.

Conhecimento básico 1.I Montagem e desmontagem do envelope nuclear.

Sequência de eventos durante a remontagem do envelope nuclear

1 Durante a interfase, a lâmina nuclear, uma rede de laminas A, B e C, se associa à cromatina e à membrana interna do envelope nuclear.

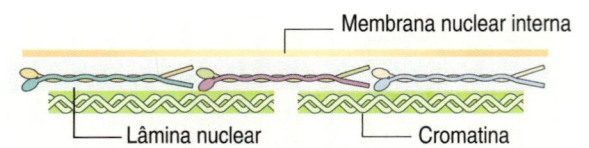

2 Na mitose, primeiro a proteinoquinase C e depois a quinase Cdk1 ativada pela ciclina A fosforilam as laminas, fazendo com que os filamentos se disassociem em dímeros de laminas livres.

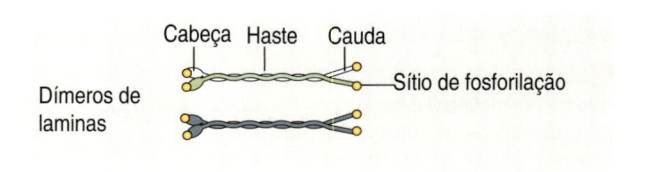

3 À medida que a lâmina nuclear se dissocia, o envelope nuclear se rompe. As laminas A, B e C permanecem fosforiladas e dispersas. Os componentes do complexo de poros nucleares se desmontam e dispersam. As cisternas do retículo endoplasmático são um reservatório do envelope nuclear futuro.

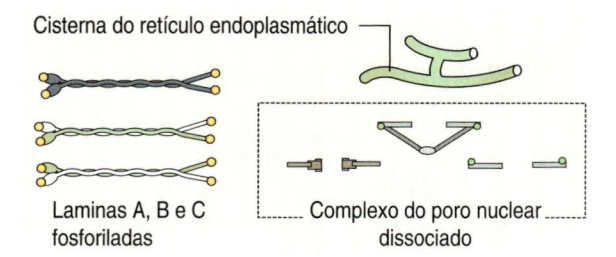

4 Durante a anafáse, as proteínas solúveis do complexo do poro nuclear (nucleoporinas) se ligam à superfície da cromatina.

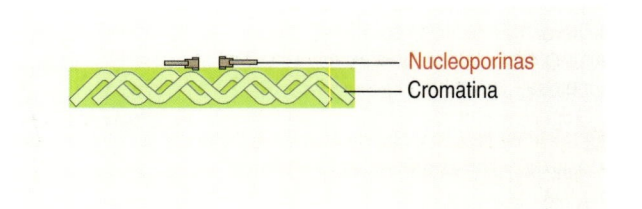

5 Durante o fim da anafáse, o polipeptídio 2β associado à lamina (LAP2β), o receptor de lamina B (LBR) e a emerina, proteínas transmembrânicas da membrana nuclear interna, aparecem na superfície da cromatina.

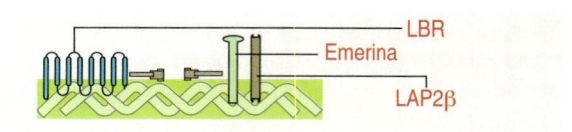

6 No fim da telófase, as cisternas do retículo endoplasmático se ancoram a LAP2β, LBR e emerina e a reconstrução do envelope nuclear é iniciada.

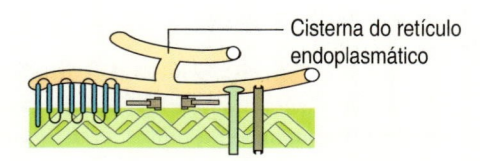

7 Antes da citocinese, a lamina B é desfosforilada por uma proteína fosfatase 1 e, junto com as laminas C e A, inicia a formação da lâmina nuclear. A formação da lâmina nuclear começa após a conclusão da reconstrução do envelope nuclear.

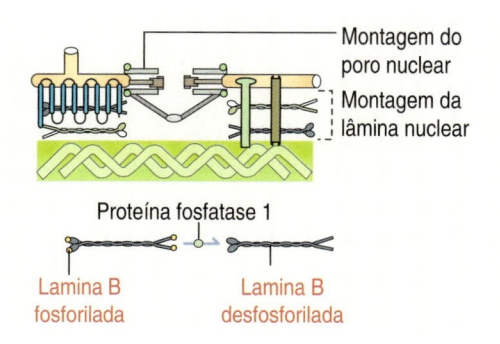

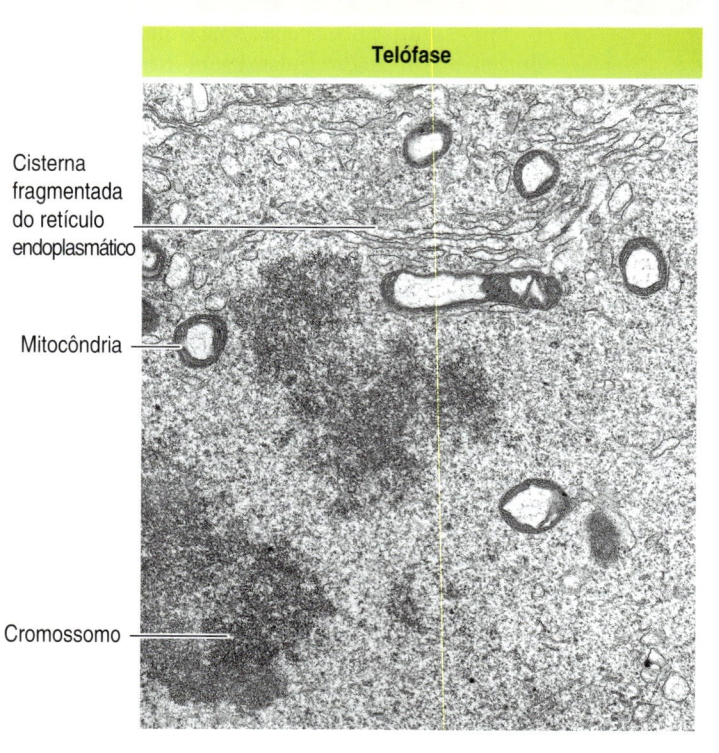

Telófase

Figura 1.33 O ciclo mitótico.

1 Prófase

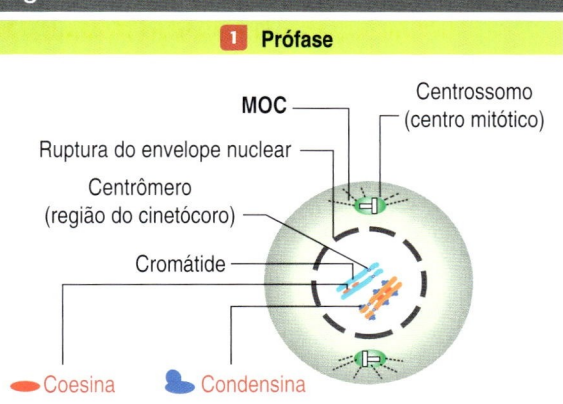

(1) Os **centrossomos** opostos (cada um composto de um par de centríolos envoltos por proteínas do centro de organização microtubular, **MOC**) iniciam a organização do **fuso mitótico**.
(2) O envelope nuclear é rompido pela **fosforilação das laminas**.
(3) Os cromossomos replicados se condensam. Cada cromossomo consiste em duas **cromátides** idênticas (chamadas **cromátides-irmãs**), mantidas juntas no centrômero ou na constrição primária do cromossomo.
A proteína ligante de cromátide, chamada **coesina**, liga as cromátides-irmãs umas às outras. A **condensina** compacta a cromatina na periferia das cromátides.

3 Anáfase

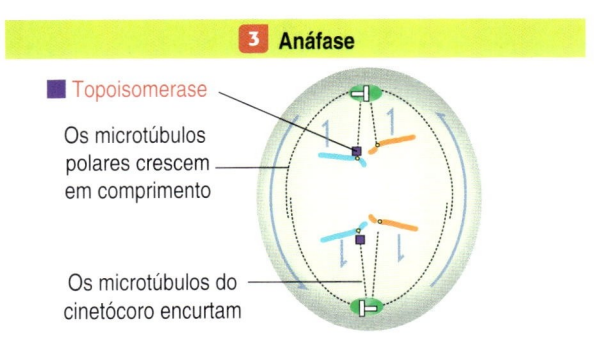

(1) Cromátides-irmãs são separadas pelo desligamento sincronizado dos centrômeros.
(2) A **topoisomerase**, uma enzima presente na região do cinetócoro, libera as fibras emaranhadas de cromatina para facilitar a separação das cromátides-irmãs.
(3) As cromátides são puxadas pelos polos opostos por dois processos independentes, porém coincidentes: (i) Os microtúbulos do cinetócoro se encurtam e as cromátides se afastam do plano equatorial na direção dos seus respectivos polos. Essa etapa é normalmente chamada **anáfase A**. (ii) Os polos celulares se separam pelo alongamento dos microtúbulos polares. Essa etapa é conhecida como **anáfase B**.
(4) A **aneuploidia** (número anormal de cromossomos) pode ser causada pela alocação inadequada de duas cromátides do cromossomo para as duas células-filhas. A ausência de ligação dos microtúbulos do cinetócoro pode bloquear o início da anáfase. Um mecanismo de checagem no cinetócoro impede a aneuploidia.

2 Metáfase

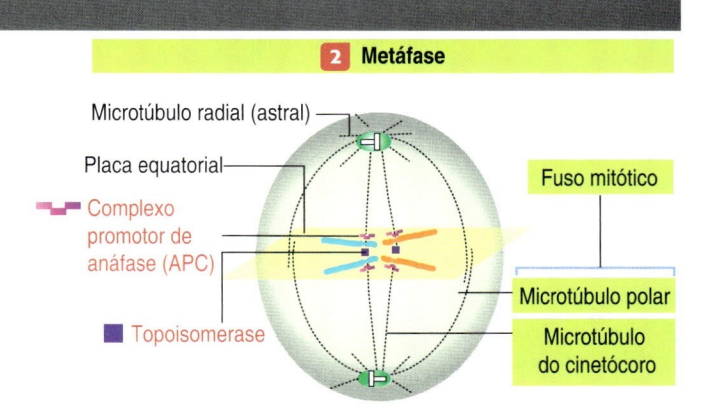

(1) O **cinetócoro** se desenvolve na região centromérica. O cinetócoro é uma especialização estrutural da superfície dos cromossomos em que os microtúbulos se inserem. Os microtúbulos que se estendem do centrossomo para o cinetócoro são os **microtúbulos do cinetócoro**.
(2) Os cromossomos se alinham na **placa equatorial** (também chamada placa metafásica).
(3) Os microtúbulos que se estendem de um polo da célula para o outro são os **microtúbulos polares**. Os **microtúbulos radiais** (ou astrais) se projetam a partir do centrossomo. Esses microtúbulos não são aderidos ao cinetócoro.
(4) Durante a metáfase, duas forças opostas, porém equilibradas, mantêm os cromossomos na placa equatorial. Os **microtúbulos do cinetócoro** puxam os cromossomos em direção a um dos polos; os **microtúbulos radiais** estabilizam o centrossomo por ancoragem à membrana plasmática.
(5) O **complexo promotor da anáfase (APC)** se desmonta quando os microtúbulos do cinetócoro estão corretamente aderidos ao cinetócoro. Caso o cinetócoro não esteja aderido aos microtúbulos, o APC retém o ciclo mitótico na metáfase ao atrasar a atividade de ciclina.

4 Telófase

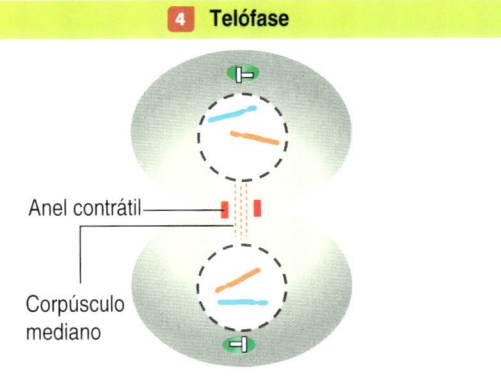

(1) O envelope nuclear se reforma gradualmente; as **laminas desfosforilam** e montam a lâmina nuclear.
(2) Os cromossomos se descondensam.
(3) Um **anel contrátil** transitório, composto de actina e miosina, se desenvolve durante a **citocinese** ao longo da região equatorial e se contrai para separar as duas células-filhas por um processo chamado **abscisão** (do latim *abscindo*, cortar de).
(4) Microtúbulos residuais podem ser encontrados no centro do anel contrátil. Esses microtúbulos formam uma estrutura conhecida como **corpúsculo mediano**.
(5) Os microtúbulos radiais, do cinetócoro e polares desaparecem.

Figura 1.34 Cariotipagem.

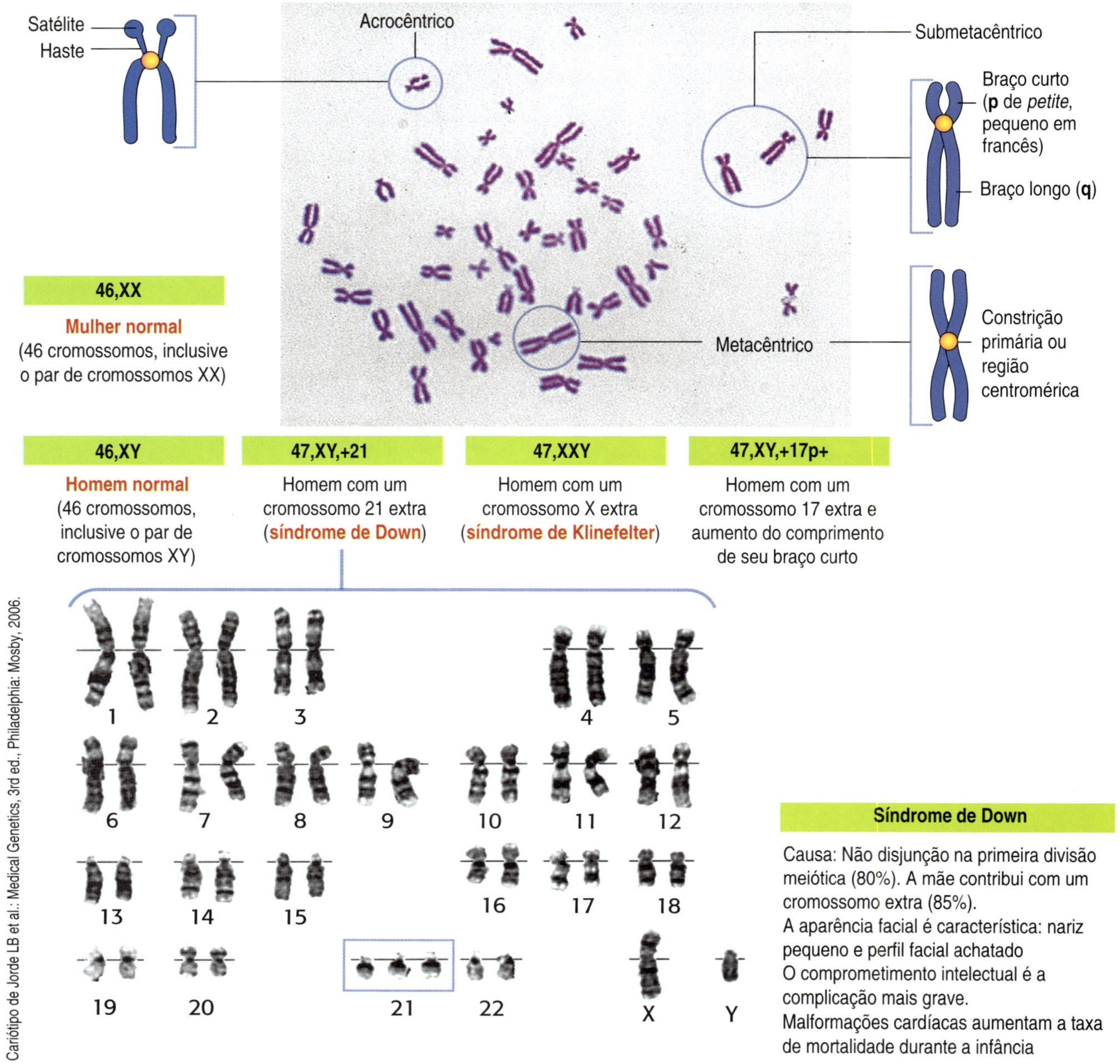

Satélite
Haste

Acrocêntrico

Submetacêntrico

Braço curto (**p** de *petite*, pequeno em francês)

Braço longo (**q**)

46,XX

Mulher normal
(46 cromossomos, inclusive o par de cromossomos XX)

Metacêntrico

Constrição primária ou região centromérica

46,XY	**47,XY,+21**	**47,XXY**	**47,XY,+17p+**
Homem normal (46 cromossomos, inclusive o par de cromossomos XY)	Homem com um cromossomo 21 extra (**síndrome de Down**)	Homem com um cromossomo X extra (**síndrome de Klinefelter**)	Homem com um cromossomo 17 extra e aumento do comprimento de seu braço curto

Cariótipo de Jorde LB et al.: Medical Genetics, 3rd ed., Philadelphia: Mosby, 2006.

Síndrome de Down

Causa: Não disjunção na primeira divisão meiótica (80%). A mãe contribui com um cromossomo extra (85%).
A aparência facial é característica: nariz pequeno e perfil facial achatado
O comprometimento intelectual é a complicação mais grave.
Malformações cardíacas aumentam a taxa de mortalidade durante a infância

---

Boxe 1.L Resumo da divisão celular.

- A divisão celular requer a coordenação de três ciclos: o ciclo citoplasmático, o ciclo nuclear e o ciclo do centrossomo. O ciclo do **centrossomo** desempenha um papel na regulação do ciclo citoplasmático e do ciclo nuclear

- O ciclo citoplasmático depende da disponibilidade de ciclinas ativadas e desativadas pelas quinases dependentes de ciclina (Cdks). Os inibidores de Cdk inativam os complexos Cdk-ciclina. A transcrição dos inibidores de Cdks é regulada positivamente para interromper, se necessário, o ciclo citoplasmático e o ciclo nuclear

- O ciclo nuclear envolve a duplicação de DNA e a condensação do cromossomo. A fosforilação pela Cdk2 de um complexo proteico ligado à origem da replicação do DNA recruta a DNA polimerase para iniciar

e completar a síntese de DNA na fase S. A fosforilação de Cdk1 leva à condensação cromossômica (mediada pela fosforilação da histona H3) e à ruptura do envelope nuclear (determinada pela fosforilação da lamina nuclear)

- Durante o ciclo do centrossomo, os dois centríolos de um centrossomo se duplicam durante a fase S após a fosforilação do substrato do centrossomo pela Cdk2. Centríolos-filhos são gerados por cada centríolo

- As Cdks participam da coordenação dos ciclos do centrossomo, nuclear e citoplasmático

- A atividade de Cdk2 é necessária para iniciar a replicação do DNA e a duplicação dos centríolos.

Figura 1.35 Proteína Rb.

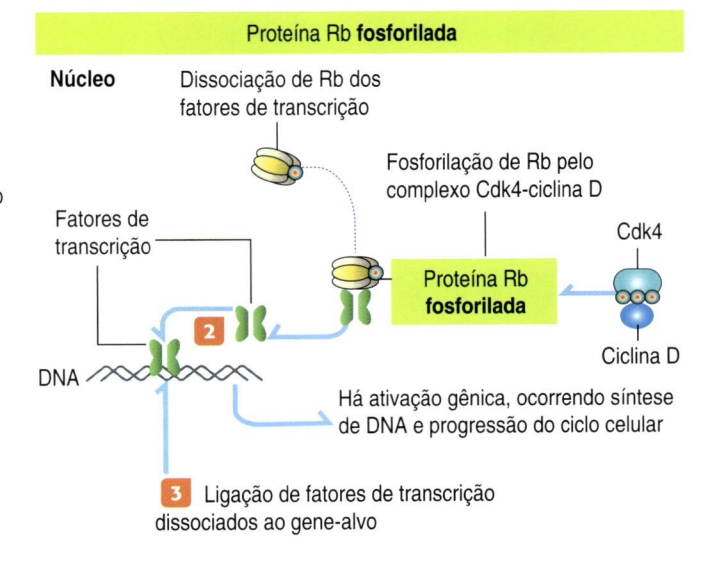

A proteína Rb controla o ponto de restrição G₁-S

Os fatores de crescimento estimulam a progressão de G₁ para fase S

G₂
Mitose
S
G₁

Cdk4
Ciclina D

Ponto de restrição

A **proteína Rb fosforilada**, pela ação do complexo ciclina D-Cdk4, facilita a passagem pelo ponto de restrição. A proteína Rb fosforilada é um repressor **inativo**.

A **proteína Rb não fosforilada** impede a progressão do ciclo celular após o ponto de restrição em G₁. A proteína Rb não fosforilada é um repressor **ativo**.

1 A proteína Rb em sua **forma desfosforilada** captura um grupo de fatores de transcrição e reprime a transcrição gênica de genes-alvo normalmente ativados.

2 Quando a proteína Rb é **fosforilada** pelo complexo Cdk4-ciclina D, os fatores de transcrição se dissociam da proteína Rb durante o fim da fase G₁.

3 Os fatores de transcrição livres estimulam a expressão de genes necessários para a síntese de DNA e a progressão do ciclo celular.

A fosforilação/desfosforilação regula a atividade da proteína Rb

Proteína Rb não fosforilada

Núcleo

Proteína Rb **não fosforilada**

Fatores de transcrição

DNA

1

A atividade do gene é reprimida. Não há síntese de DNA nem progressão do ciclo celular.

Proteína Rb fosforilada

Núcleo

Dissociação de Rb dos fatores de transcrição

Fosforilação de Rb pelo complexo Cdk4-ciclina D

Fatores de transcrição

Cdk4

Proteína Rb **fosforilada**

Ciclina D

2

DNA

Há ativação gênica, ocorrendo síntese de DNA e progressão do ciclo celular

3 Ligação de fatores de transcrição dissociados ao gene-alvo

O **tumor de Wilms** dos rins é causado pela perda de um gene regulador de crescimento, chamado **WT-1**. Assim como ocorre com o gene *Rb*, ambas as cópias devem sofrer mutação antes que uma célula comece a crescer fora de controle.

Proteína p53, um regulador de transcrição

Um gene supressor que não se encaixa facilmente nesse modelo é o *p53*, o gene mais frequentemente mutado em tumores humanos (leucemia, linfomas, tumores cerebrais e câncer de mama, entre outros).

O gene *p53* codifica a **proteína p53**, um tetrâmero que se liga a uma sequência específica de DNA envolvida no controle transcricional de certos genes (Figura 1.36).

Uma mutação que afeta uma das quatro subunidades de **p53** pode comprometer a função das três subunidades restantes. Diferentemente das mutações que afetam a maioria dos outros genes supressores ao invalidar completamente sua função, as mutações do

gene *p53* podem resultar em crescimento brando ou agressivo.

A p53 é um fator ativador de transcrição essencial para inúmeros genes-alvo. Seu papel, como um **sensor de estresse celular**, é responder ao dano de DNA, ao estresse oxidativo e à isquemia controlando a apoptose por meio de mecanismos dependentes de transcrição ou de disfunção mitocondrial, o que interrompe o ciclo celular ou limita o dano celular.

A autofagia, a necrose e a apoptose são três tipos distintos de morte celular após uma lesão celular aguda (p. ex., lesão isquêmica/reperfusão e dano oxidativo que ocorre no acidente vascular cerebral e no infarto do miocárdio).

Sob baixos níveis de dano ao DNA, a p53 induz a expressão de antioxidantes, auxiliando a sobrevida celular. O aumento do dano do DNA estimula a geração de espécies reativas de oxigênio (ROS) em níveis que eliminam as células que não estão aptas a sobreviver ou suportar dano demasiado.

Figura 1.36 Proteína p53, um fator de transcrição.

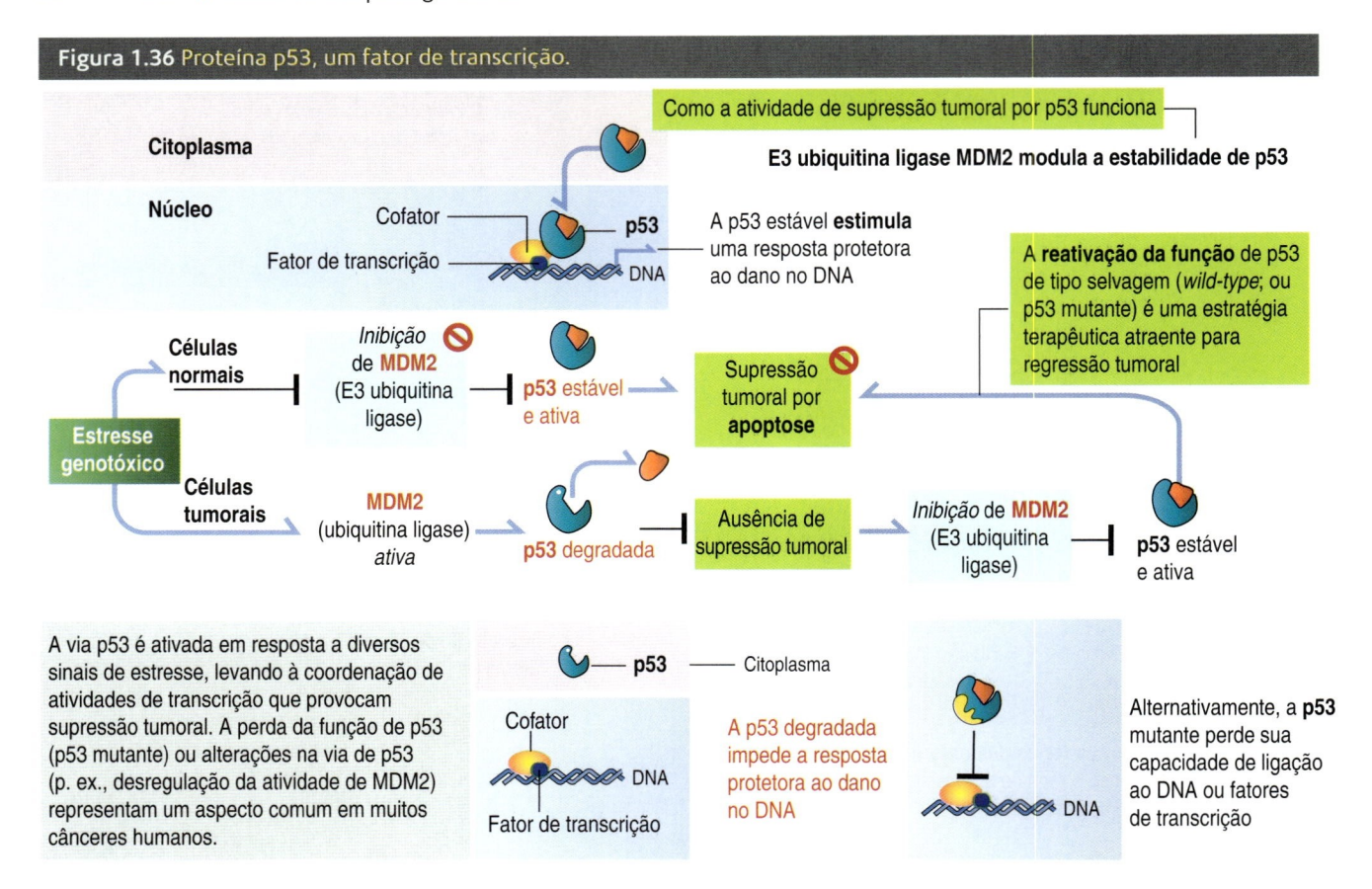

A via p53 é ativada em resposta a diversos sinais de estresse, levando à coordenação de atividades de transcrição que provocam supressão tumoral. A perda da função de p53 (p53 mutante) ou alterações na via de p53 (p. ex., desregulação da atividade de MDM2) representam um aspecto comum em muitos cânceres humanos.

A p53 degradada impede a resposta protetora ao dano no DNA

Alternativamente, a **p53** mutante perde sua capacidade de ligação ao DNA ou fatores de transcrição

A perda da função de p53 por mutações no gene *p53* ou por alterações em sua via de sinalização é frequentemente associada a vários cânceres humanos. Essa observação demonstra a importância significativa da p53 na supressão tumoral. A função da p53 como supressora tumoral é controlada pelo sequestro e pela inibição de seu regulador negativo, a ligase ubiquitina **E3 MDM2**. **Quando a MDM2 é inativa, a p53 se mantém estável ou ativa** para operar no dano de DNA ou na supressão tumoral, levando à apoptose ou à interrupção do ciclo celular. **Caso a MDM2 esteja ativa, a p53 é degradada** e o efeito de supressão tumoral é perdido.

As mutações do gene *p53*, que codifica a proteína p53, são observadas em 50% dos cânceres humanos. A perda da expressão gênica de *p53* por uma mutação autossômica dominante é responsável por um fenótipo multicancerígeno conhecido como **síndrome de Li-Fraumeni** (Boxe 1.M).

Agentes farmacológicos que se ligam a MDM2 poderiam estabilizar ou aumentar os níveis de p53 nas células cancerosas para exercer uma atividade supressora de tumores por meio das funções de indução da morte.

O Capítulo 16, *Parte Baixa do Sistema Digestório*, estuda outro gene de supressão tumoral: o gene da *polipose adenomatosa do cólon* (**APC**). O APC é responsável por uma forma hereditária de câncer de cólon (**polipose adenomatosa familiar**) derivado da transformação maligna de alguns de muitos **pólipos** (tumores benignos).

A telomerase: envelhecimento, senescência e câncer

As células somáticas podem sofrer um número limitado de divisões celulares e, depois, entram em um estado de **senescência**. Por outro lado, as células tumorais têm o tempo de vida ilimitado necessário para a formação de um tumor. Estudos *in vitro* com culturas de células são um modelo para a investigação do relógio biológico de células somáticas normais (Figura 1.37).

Boxe 1.M Síndrome de Li-Fraumeni.

- A síndrome de Li-Fraumeni (LFS) é uma doença autossômica dominante caracterizada por predisposição ao câncer

- Diversos tipos de câncer se desenvolvem em um indivíduo jovem (com menos de 45 anos de idade): tumores cerebrais, tumores de mama (40% dos tumores em indivíduos do sexo feminino), leucemia aguda e sarcomas de tecidos moles e de osso

- A LFS é causada por mutação do gene que codifica a proteína de supressão tumoral p53, um fator de transcrição com função reguladora do ciclo celular

- A incidência da LFS é baixa. Embora o primeiro câncer possa ser tratado com sucesso em crianças acometidas, existe um risco significativo de desenvolvimento subsequente de um segundo tumor maligno primário.

Figura 1.37 Telômeros e telomerase.

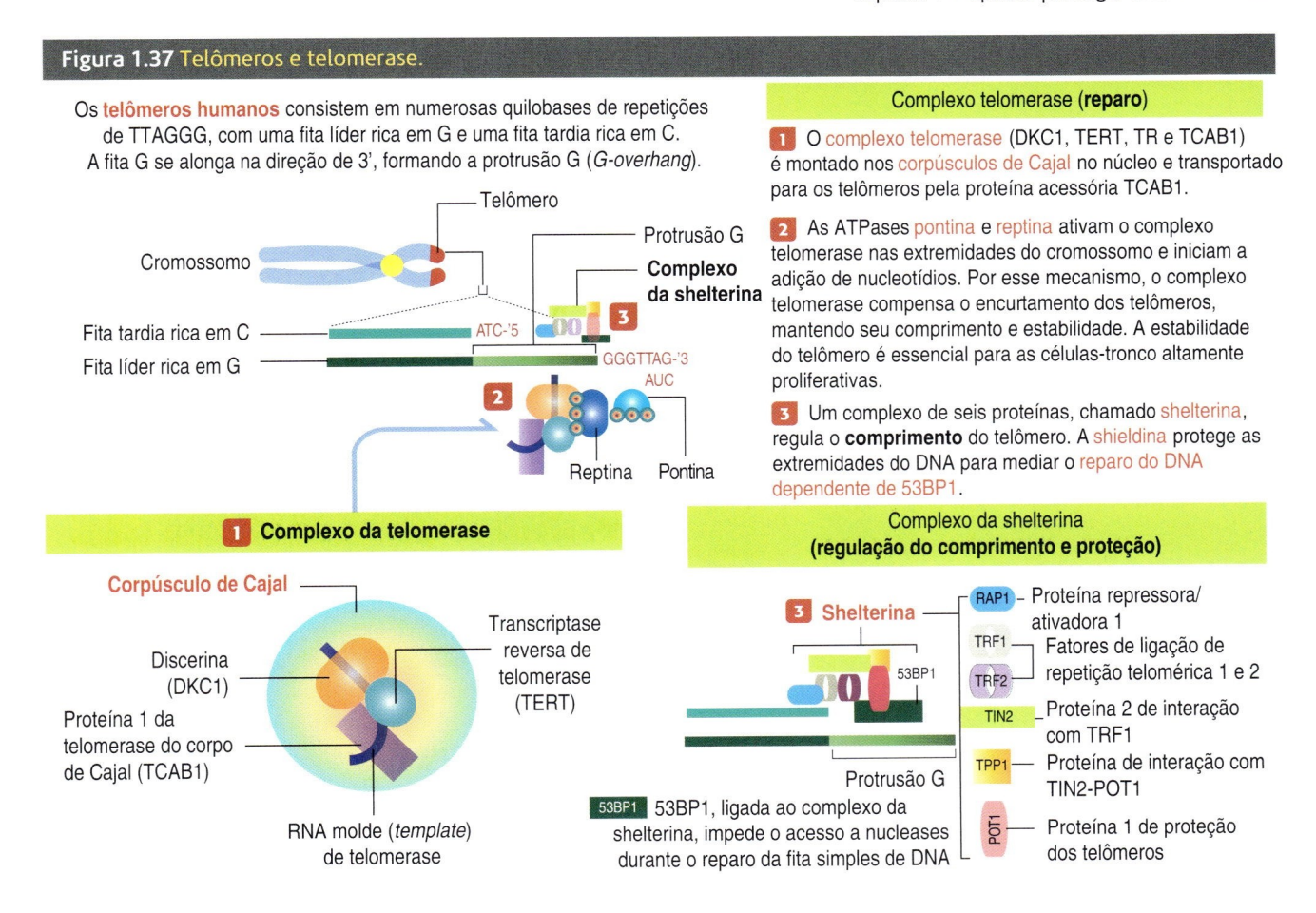

Os **telômeros humanos** consistem em numerosas quilobases de repetições de TTAGGG, com uma fita líder rica em G e uma fita tardia rica em C. A fita G se alonga na direção de 3', formando a protrusão G (*G-overhang*).

Complexo telomerase (reparo)

1 O complexo telomerase (DKC1, TERT, TR e TCAB1) é montado nos corpúsculos de Cajal no núcleo e transportado para os telômeros pela proteína acessória TCAB1.

2 As ATPases pontina e reptina ativam o complexo telomerase nas extremidades do cromossomo e iniciam a adição de nucleotídios. Por esse mecanismo, o complexo telomerase compensa o encurtamento dos telômeros, mantendo seu comprimento e estabilidade. A estabilidade do telômero é essencial para as células-tronco altamente proliferativas.

3 Um complexo de seis proteínas, chamado shelterina, regula o **comprimento** do telômero. A shieldina protege as extremidades do DNA para mediar o reparo do DNA dependente de 53BP1.

1 Complexo da telomerase

Complexo da shelterina (regulação do comprimento e proteção)

3 Shelterina

- RAP1 — Proteína repressora/ativadora 1
- TRF1, TRF2 — Fatores de ligação de repetição telomérica 1 e 2
- TIN2 — Proteína 2 de interação com TRF1
- TPP1 — Proteína de interação com TIN2-POT1
- POT1 — Proteína 1 de proteção dos telômeros

53BP1 53BP1, ligada ao complexo da shelterina, impede o acesso a nucleases durante o reparo da fita simples de DNA

Os **telômeros** são as extremidades protetoras dos cromossomos e encurtam ao longo da vida do indivíduo. O encurtamento e, por fim, a **perda dos telômeros** representam o relógio molecular que determina o envelhecimento.

Os telômeros são formados pelo alongamento de sequências repetidas de nucleotídios compostas por:

1. Repetições de sequências de DNA compostas por TTA GGG.
2. Uma fita saliente de 30 a 400 nucleotídios de comprimento rica em G, conhecida como **protrusão G (*G-overhang*)**.
3. Um complexo proteico, conhecido como **shelterina**, que regula o comprimento dos telômeros e os protege da resposta ao dano no DNA. A shelterina é composta por seis proteínas: fatores de ligação a repetições teloméricas 1 e 2 (TRF1 e TRF2), proteína 2 de interação com TRF1 (TIN2), proteína 1 de proteção de telômeros (POT1), proteína de interação com TIN2-POT1 (TPP1) e proteína repressora/ativadora 1 (RAP1).

O comprimento dos telômeros em células germinativas masculinas e femininas e em células-tronco hematopoéticas é protegido pelo **complexo da telomerase**, composto de uma ribonucleoproteína com atividade de transcriptase reversa que utiliza um molde de RNA para manter o comprimento dos telômeros. Células somáticas não apresentam telomerase.

A maioria das células tumorais expressa altos níveis de telomerase. O complexo da telomerase é formado pela **telomerase transcriptase reversa (TERT)** catalítica, pela subunidade **molde de RNA** da telomerase **(TR)**, que fornece o molde para a síntese repetitiva das extremidades dos cromossomos, e pela **disquerina (DKC1)**, uma proteína auxiliar.

Esse complexo é organizado nos **corpos de Cajal**, no núcleo, sendo transportado para os telômeros por uma proteína acessória, a **proteína 1 da telomerase do corpo de Cajal (TCAB1)**. Duas ATPases, **pontina** e **reptina**, ativam o complexo da telomerase na extremidade do cromossomo e iniciam a adição de nucleotídios.

Quando a DNA polimerase não consegue copiar as extremidades dos cromossomos, os telômeros diminuem em tamanho a cada divisão celular. O encurtamento dos telômeros determina a **senescência celular** e a **instabilidade cromossômica** que, na ausência de genes funcionais de supressão tumoral, podem contribuir para a tumorigênese.

A senescência parece ser desencadeada por mais de um mecanismo. O acúmulo de lesões e estresse nas células é a consequência de fatores aditivos derivados de telômeros curtos, espécies reativas de oxigênio e disfunção mitocondrial.

A disfunção das vias de supressão tumoral do retinoblastoma e de sinalização de p53, já discutidas, junto a uma via instável de telomerase podem levar as células à senescência ou ao câncer.

Mutações em genes envolvidos na **proteção** (o complexo da shelterina) e **manutenção** (o complexo de telomerase montado nos corpúsculos de Cajal) dos telômeros estão associadas a **síndromes teloméricas**, como a síndrome de Hoyeraal-Hreidarsson (HHS), a disqueratose congênita, a fibrose pulmonar, a anemia aplásica e a fibrose hepática.

Os pacientes com HHS apresentam hipoplasia cerebelar, microcefalia e imunodeficiência. A disqueratose congênita é caracterizada por insuficiência da medula óssea, pigmentação cutânea anormal, distrofia das unhas e leucoplaquia (placas de queratose na língua e no interior das bochechas). A fibrose pulmonar leva à destruição progressiva do tecido pulmonar, com uma evolução fatal. Telômeros curtos são observados em todas as **telomeropatias**.

CONCEITOS BÁSICOS DA GENÉTICA MÉDICA

A genética médica, o estudo das variações biológicas humanas relacionadas à saúde e à doença, é essencial à prática da medicina. Esta seção dá uma visão ampla com um foco específico na terminologia e nos símbolos genéticos de uso diário na maioria das situações clínicas e cita exemplos em que é pertinente.

Subdividimos esta seção em dois componentes:

A. **Desenvolvimento humano**, inclusive os períodos embrionários e fetais.

B. **Doenças genéticas**, causadas por:
1. **Distúrbios cromossômicos**, inclusive anomalias numéricas e anomalias estruturais dos cromossomos.
2. **Herança mendeliana**, com base em defeitos em um único gene.
3. **Herança não mendeliana**, que consiste em distúrbios multifatoriais, distúrbios genéticos de células somáticas e distúrbios mitocondriais.

O Mapeamento de conceitos (Figura 1.38) auxilia a integração dos aspectos relevantes do desenvolvimento humano e das doenças genéticas descritas a seguir. O Boxe 1.N ilustra os **símbolos genéticos padrões** utilizados para a análise do heredograma.

Começamos esta seção pela definição de aspectos básicos no **desenvolvimento humano**, com referência particular aos **teratógenos** e à descrição de aspectos específicos das **doenças, malformações e deformações congênitas**.

O **desenvolvimento humano** é dividido em um **período embrionário** e um **período fetal**. O período embrionário começa na fertilização e termina 10 semanas mais tarde, quando o embrião tem 8 semanas de idade.

Nesse momento, todos os órgãos precursores estão formados. Durante o período embrionário, o embrião é suscetível a defeitos congênitos causados pelos **teratógenos** (do grego *teras*, monstro; *gene*, produtor), inclusive:
1. Álcool (síndrome alcoólica fetal).
2. Infecções maternas (rubéola, toxoplasmose, citomegalovírus ou herpes-vírus simples).

3. Radiação (exposição a raios X ou à radioterapia).
4. Deficiências nutricionais (como espinha bífida, causada pela deficiência de folato).

Após 8 semanas, o organismo em desenvolvimento é chamado feto e continua seu desenvolvimento até a 40ª semana.

Uma doença congênita presente no nascimento pode não ser aparente por alguns anos (p. ex., uma anomalia no desenvolvimento do coração, como um defeito no septo atrial ou ventricular).

Uma malformação congênita ocorre durante o desenvolvimento embrionário e é causada por um defeito genético. As malformações congênitas incluem:
1. Agenesia: a ausência de desenvolvimento do órgão.
2. Hipoplasia (do grego *hypo*, abaixo; *plasis*, molde): o desenvolvimento incompleto de um órgão.
3. Displasia (do prefixo grego *dys*, dificuldade; *plasis*, moldar): uma anomalia na organização do tecido.
4. Disrafismo (*dys*, dificuldade; *rhaphe*, sutura): um problema durante a fusão embrionária (p. ex., uma mielomeningocele, conhecida como espinha bífida).
5. Atresia (prefixo grego *a*, não; *tresis*, orifício): ausência de formação do lúmen de um órgão.
6. Ectopia (do grego *ektopos*, fora do lugar): a localização incorreta de um órgão ou tecido (p. ex., ectopia testicular ou criptorquidismo).
7. Ausência de involução por apoptose de uma estrutura embrionária temporária (p. ex., persistência do ducto tireoglosso).

Uma deformação congênita, como a luxação do quadril ou pé chato, é causada por fatores mecânicos maternos que afetam o desenvolvimento fetal (p. ex., útero distorcido devido a leiomiomas, tumores benignos do músculo liso da parede celular).

Distúrbios cromossômicos

Os distúrbios cromossômicos podem afetar o número de cromossomos ou ser associados a anomalias estruturais em um cromossomo. Em relação às alterações cromossômicas numéricas:
1. As células somáticas humanas normais contêm 46 cromossomos, um número diploide.
2. Os gametas humanos normais, o espermatozoide e o oócito, contêm 22 cromossomos autossômicos e 1 cromossomo sexual (X ou Y em homens e X em mulheres), um **número haploide**.
3. A **poliploidia** é a condição em que o número de cromossomos excede o número diploide; esse número é um múltiplo exato do número haploide.

Na **tetraploidia**, há quatro vezes o número haploide (92 cromossomos). Hepatócitos tetraploides são observados durante a regeneração do fígado. Os megacariócitos normalmente são células poliploides (apresentam 8 a 16 vezes o número haploide).
4. A **aneuploidia** (do grego *an*, sem; *eu*, bom; *ploidy*, condição) surge da não disjunção de cromátides-irmãs pareadas (durante a primeira divisão meiótica) ou dos cromossomos (durante a segunda divisão meiótica).

Figura 1.38 Mapeamento de conceitos: um glossário de genética humana.

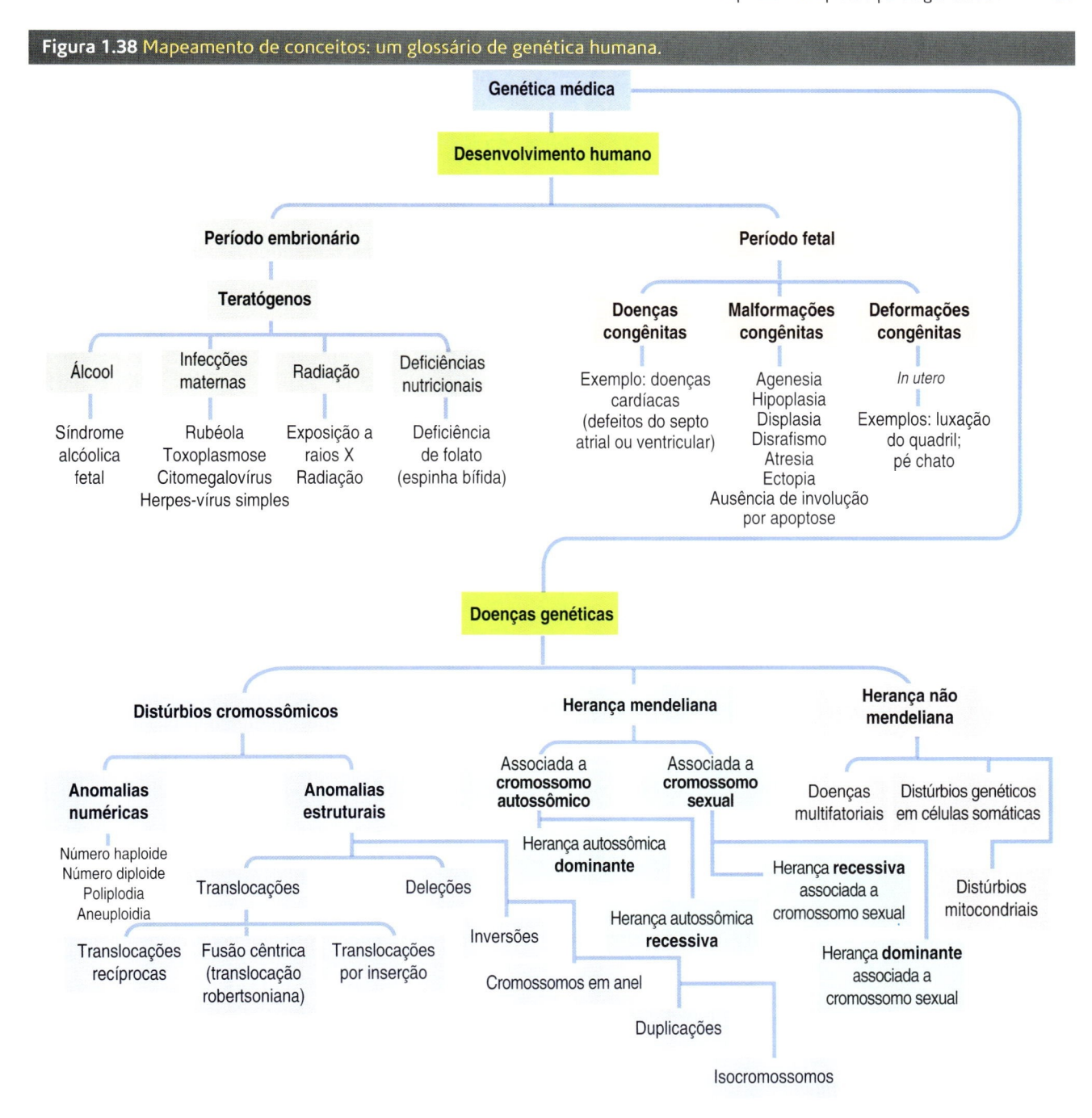

Uma aneuploidia individual apresenta um número menor ou maior que o número diploide normal dos cromossomos. Essa condição geralmente é deletéria, em especial ao afetar o número de autossomos.

A ausência de um cromossomo X em células de mulheres tem efeitos graves; porém, mulheres com cromossomos X supranumerários tendem a ser normais ou quase normais por causa da inativação do cromossomo X, um mecanismo que equilibra a dose de genes ligados ao X com os XY em homens.

As **anomalias cromossômicas estruturais** são decorrentes da quebra cromossômica observada pela exposição a radiações ionizantes e em doenças hereditárias (como a ataxia telangiectasia e a síndrome de Fanconi).

Dentre as anomalias estruturais cromossômicas, estão a translocação, a deleção, a inversão, o cromossomo em anel, a duplicação e o isocromossomo.

1. A **translocação** é a transferência do material cromossômico quebrado entre os cromossomos.

Existem três tipos de translocação:

A. **Translocação recíproca**, quando há quebra recíproca e reconstituição de qualquer parte do cromossomo sem ganho ou perda geral do material genético.

B. **Fusão cêntrica** (**translocação robertsoniana**), quando dois cromossomos acrocêntricos se partem no centrômero ou na região adjacente e se reúnem em um único cromossomo com dois centrômeros (cromossomo dicêntrico). Um fragmento sem centrômero (acêntrico) será perdido na divisão celular subsequente.

C. **Translocação de inserção**, que envolve três quebras em um ou dois cromossomos, o que provoca a deleção intersticial de um segmento de um cromossomo que está inserido na abertura do outro.

2. **Deleção**: um segmento cromossômico se parte e é perdido.

3. **Inversão**: um segmento cromossômico quebrado é reinserido no mesmo cromossomo, porém em uma orientação invertida.

4. **Cromossomo em anel**: as extremidades terminais dos braços de um cromossomo se perdem e as duas extremidades proximais se reúnem para formar um círculo fechado.

5. **Duplicações**, quando há mais uma cópia de um cromossomo. As duplicações são mais frequentes que as deleções e menos prejudiciais.

6. **Isocromossomo**: um cromossomo com deleção de um braço e duplicação do outro braço.

As outras **variações cromossômicas** são:

1. **Mosaico**: um indivíduo com duas ou mais linhagens derivadas de um único zigoto. Por exemplo, em tecidos somáticos de mamíferos do sexo feminino, um cromossomo X é ativo e o outro tem sua transcrição inativada (uma indicação da dosagem de compensação, como se sabe). Esses tecidos são considerados **mosaicos** (seja o cromossomo X materno ou paterno ativo nas células dos tecidos somáticos).

2. **Quimera**: um indivíduo com duas ou mais linhagens celulares derivadas de dois zigotos separados.

Boxe 1.N Análise do heredograma.

- O heredograma é uma ferramenta comum utilizada na genética médica. É construído como uma árvore, utilizando símbolos genéticos padronizados para mostrar os padrões hereditários de características fenotípicas específicas

- Um heredograma humano se inicia com um membro da família, denominado **propósito ou *propositus*** (do latim, "exposto à vista"), para que o geneticista rastreie a progressão do fenótipo na a família. Os seguintes símbolos são utilizados:

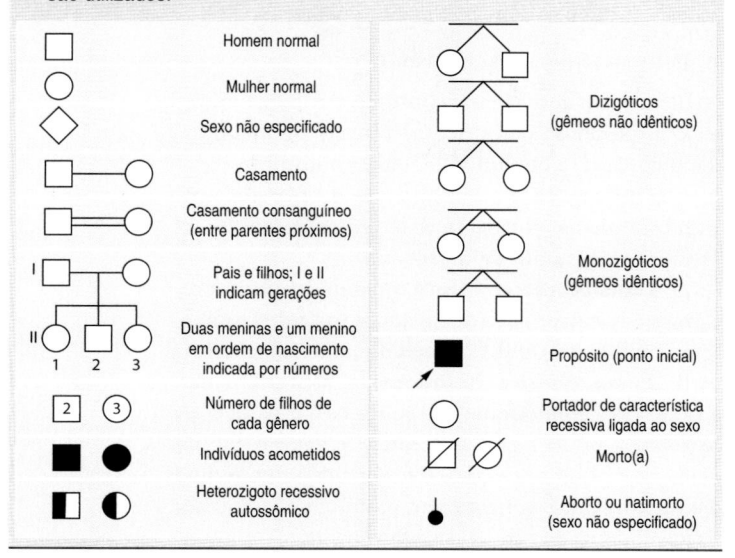

Herança mendeliana

Em humanos, existem 44 autossomos, consistindo em 22 pares homólogos, com genes pareados (um de origem paterna e outro de origem materna) e localizados em um sítio específico, ou ***locus***, em cada cromossomo.

Uma maneira alternativa de chamar os genes é **alelos** (do grego *allelon*, reciprocamente).

Caso ambos os pares de genes sejam idênticos, o indivíduo é **homozigoto**; caso sejam diferentes, o indivíduo é **heterozigoto**.

Um gene determina uma característica ou **traço**. Um traço expresso em um heterozigoto é **dominante** e, caso seja expresso apenas em um homozigoto, é **recessivo**.

As doenças genéticas podem ser causadas por defeitos em um **único gene** ou em um **grupo de genes**.

Os defeitos são expressos como **dominantes** ou **recessivos (herança mendeliana)** ou necessitam de um fator coexistente antes do desenvolvimento da doença (**herança poligênica** ou **multifatorial**), com contribuição parcial de fatores genéticos.

Os **distúrbios por defeitos em um único gene** podem ser:

1. **Ligados a um autossomo** ou **ligados a um cromossomo sexual** (principalmente ao cromossomo X, que afeta machos, que são desprovidos da **compensação de dose** observada nas fêmeas).

Lembre-se que um dos cromossomos X nas células femininas XX sofre inativação. Uma representação estrutural da inativação do cromossomo X é a cromatina condensada na periferia nuclear de células femininas, conhecida como **corpúsculo de Barr**.

A inativação do cromossomo X (XCI) silencia a maioria dos genes codificados nesse cromossomo, uma condição chamada **unissomia funcional**. A XCI é determinada por **Xist**, um longo RNA não codificador que se espalha e recobre o cromossomo X, silenciando a transcrição ao determinar a exclusão da RNA polimerase II.

A unissomia é a condição de um indivíduo ou célula que carrega apenas um membro de um par de cromossomos homólogos. Por exemplo, as células masculinas contêm apenas um par de cromossomos homólogos, uma situação conhecida como **unissomia genética**.

2. **Homozigose**, quando o gene defeituoso está nos **dois membros** de um par de cromossomos.

3. **Heterozigose**, quando o gene defeituoso está em apenas **um membro** do par de cromossomos.

Os **padrões de herança mendeliana** de um único gene defeituoso **são os seguintes**:

1. **Herança autossômica dominante: expressa em heterozigotos; cerca da metade dos descendentes é afetada.**

Por exemplo, a **hipercolesterolemia familiar** é causada pela mutação de um único gene no braço curto do cromossomo 19, que codifica um receptor para a lipoproteína de densidade baixa (LDL). Defeitos nesse receptor levam à depuração defeituosa da LDL circulante, inclusive o colesterol.

Homens e mulheres são afetados; cada um é heterozigoto e pode transmitir a doença ao ter filhos com uma pessoa afetada (um homozigoto normal). A proporção esperada de indivíduos acometidos é de 50%.

2. **Herança autossômica recessiva: expressa em homozigotos**; baixo risco para os descendentes.

Por exemplo, a **anemia falciforme** é caracterizada por hemácias em forma de foice que podem ocluir os vasos sanguíneos, causando infartos recorrentes nos pulmões e no baço (Capítulo 6, *Sangue e Hemocitopoese*).

A doença é provocada por um **defeito na hemoglobina S (HbS)** causado por uma substituição de ácido glutâmico por valina na posição 6 da cadeia de betaglobina. A hemoglobina predominante em indivíduos normais é a HbA.

Os filhos de um indivíduo com anemia falciforme com outro normal homozigota (HbA/HbA) serão heterozigotos não acometidos (HbA/HbS).

Caso um indivíduo HbS/HbS tenha filhos com um heterozigoto, haverá, em média, uma chance em duas de que cada criança possa ser acometida. Se ambos os pais tiverem anemia falciforme, todas as crianças terão a doença.

3. **Herança recessiva ligada ao sexo**. A transmissão do traço do cromossomo X de homens para mulheres fará com que todas as filhas sejam portadoras (transmissão de mulheres para mulheres, 50% das filhas são portadoras). Não existe transmissão de um gene alterado de homem para homem.

Um exemplo é a **distrofia muscular (distrofia muscular de Duchenne)**, uma doença que causa fraqueza muscular progressiva com aumento significativo da creatinoquinase e outras enzimas musculares no sangue.

Mulheres heterozigotas são portadoras (não afetadas clinicamente), porém transmitem a doença. Quando uma mulher portadora se casa com um homem normal, metade das filhas será portadora e metade dos filhos será acometida.

4. **Herança dominante ligada ao sexo**. Distúrbios do cromossomo X são observados em mulheres heterozigotas e em homens heterozigotos (com um alelo mutante no seu único cromossomo X).

Um homem acometido transmite o traço para todas as suas filhas, porém para nenhum dos seus filhos. A transmissão direta de homem para homem não pode acontecer.

O raquitismo resistente à vitamina D (até mesmo quando a ingestão de vitamina D é normal) e a forma ligada ao cromossomo X da doença de Charcot-Marie-Tooth (neuropatia motora e sensorial hereditária) são doenças dominantes ligadas ao cromossomo X.

Na herança dominante ligada ao cromossomo Y, apenas os homens são acometidos quando um indivíduo do sexo masculino transmite um traço ligado ao Y.

Herança não mendeliana

As **doenças poligênicas** surgem a partir da participação de diferentes genes, cada um contribuindo para as características da doença que carece de um fenótipo distinto.

Os **distúrbios multifatoriais** surgem em um condicionamento de fundo genético (predisposição para uma doença) que só vai ocorrer na presença de fatores ambientais desencadeantes. Os **traços multifatoriais** podem ser **descontínuos** (fenótipos distintos) ou **contínuos** (uma ausência de fenótipo distinto).

O lábio leporino e a fenda palatina, a doença cardíaca congênita, o defeito do tubo neural e a estenose pilórica são malformações congênitas herdadas como traços multifatoriais descontínuos.

Exemplos de traços multifatoriais contínuos são altura, peso, cor da pele e pressão arterial.

Diferentemente das doenças de herança mendeliana, a análise genealógica não é aplicável e estudos de **concordância de gêmeos** e correlações familiares são obrigatórios.

Os gêmeos podem ser geneticamente idênticos (**monozigóticos**) ou não idênticos (**dizigóticos**).

Gêmeos monozigóticos são gerados a partir de um único zigoto que se divide em dois embriões.

Gêmeos dizigóticos são resultantes de dois oócitos, cada um fertilizado por um espermatozoide; esses gêmeos apresentam dois sacos amnióticos e duas placentas, com circulações separadas. A maioria dos gêmeos monozigóticos tem uma única placenta, com circulação sanguínea comum.

Os gêmeos estão em **concordância** se mostrarem um traço descontínuo (como a altura) e em **discordância** se apenas um apresentar o traço. Gêmeos monozigóticos têm genótipos idênticos; os gêmeos dizigóticos são como irmãos e irmãs comuns.

Caso exista um distúrbio cromossômico ou um traço específico de um único gene, a taxa de concordância monozigótica será de 100%.

Para traços multifatoriais descontínuos de natureza genética ou ambiental, a taxa de concordância monozigótica será menor do que 100%, porém maior do que em gêmeos dizigóticos.

Esse intervalo indica a importância crescente da contribuição genética e da hereditariedade a um distúrbio cromossômico ou um traço específico de um único gene quando a concordância monozigótica é maior.

Parentes compartilham uma parte dos seus genes e estudos de correlações familiares podem dar suporte para a herança multifatorial de um traço.

A maioria dos cânceres é considerada um **distúrbio genético de células somáticas**. Alguns cânceres familiares apresentam mutações na linhagem germinativa; outros, em células somáticas que levam ao desenvolvimento do tumor maligno.

Uma mutação em um oócito fertilizado que ocorre após a primeira divisão celular pode afetar as células gonadais (mosaico de gônadas) ou as células somáticas (mosaico somático).

Os **distúrbios mitocondriais** causados por mutações no DNA mitocondrial são transmitidos para todas as crianças de uma mãe afetada, porém não aos descendentes de um pai acometido.

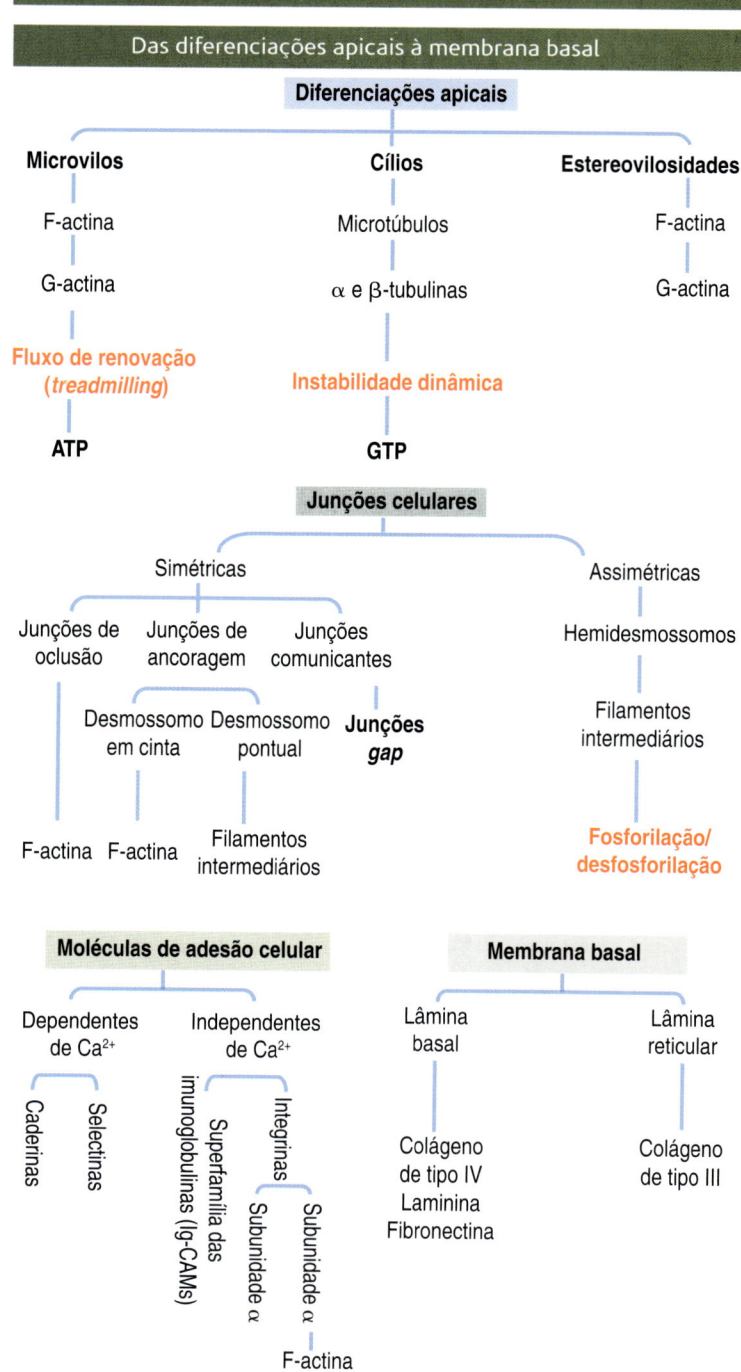

Das diferenciações apicais à membrana basal

Diferenciações apicais

Microvilos — F-actina — G-actina — Fluxo de renovação (*treadmilling*) — ATP

Cílios — Microtúbulos — α e β-tubulinas — Instabilidade dinâmica — GTP

Estereovilosidades — F-actina — G-actina

Junções celulares

Simétricas: Junções de oclusão | Junções de ancoragem | Junções comunicantes

Desmossomo em cinta — F-actina
Desmossomo pontual — F-actina
Junções gap — Filamentos intermediários

Assimétricas: Hemidesmossomos — Filamentos intermediários — Fosforilação/desfosforilação

Moléculas de adesão celular

Dependentes de Ca²⁺: Caderinas, Selectinas
Independentes de Ca²⁺: Superfamília das imunoglobulinas (Ig-CAMs), Integrinas — Subunidade α, Subunidade α — F-actina

Membrana basal

Lâmina basal — Colágeno de tipo IV, Laminina, Fibronectina
Lâmina reticular — Colágeno de tipo III

• O epitélio é um dos quatro tecidos básicos. Os outros três tecidos básicos são o tecido conjuntivo, o tecido muscular e o tecido nervoso.

Os epitélios podem ser classificados em três grupos principais com base:

(1) No número de camadas de células (uma camada: epitélio simples; mais de uma camada: epitélio estratificado.

(2) No formato das células (epitélio pavimentoso, epitélio cuboide e epitélio colunar).

(3) No formato das células da camada mais externa (epitélio pavimentoso estratificado, epitélio cuboide estratificado e epitélio colunar estratificado).

O epitélio estratificado pavimentoso pode ser subdividido em moderadamente queratinizado (geralmente chamado não queratinizado) e altamente queratinizado.

O nome endotélio identifica o epitélio simples pavimentoso que reveste os vasos sanguíneos e os vasos linfáticos. O nome mesotélio é utilizado para descrever o revestimento simples pavimentoso ou cuboide da serosa (peritônio, pleura e pericárdio). Os tumores que se originam no mesotélio são denominados mesoteliomas

• Um componente importante do citoesqueleto das células epiteliais são as proteínas queratinas (citoqueratinas). O patologista procura por queratinas para determinar a origem epitelial de um tumor (chamado carcinoma, diferentemente dos tumores derivados do tecido conjuntivo, denominados sarcomas)

• Um tipo intermediário é o epitélio pseudoestratificado, em que todas as células estão em contato com a lâmina basal, porém nem todas alcançam o lúmen.

O epitélio de transição, ou urotélio, que reveste as vias urinárias, pode ser considerado um epitélio pseudoestratificado, embora se pareça com um epitélio estratificado pavimentoso. As células mais externas do urotélio de uma bexiga urinária podem alterar sua geometria e a configuração da superfície em resposta a forças de tensão exercidas pela urina

• Um refinamento da classificação de alguns epitélios se baseia nas diferenciações apicais, como cílios, microvilosidades e estereocílios.

Um epitélio pseudoestratificado ciliado é observado ao longo do trato respiratório e da tuba uterina. O epitélio cuboide simples de segmentos específicos do néfron e o epitélio colunar simples do intestino delgado contêm microvilosidades que formam uma borda em escova ao longo do domínio apical. Os estereocílios são observados no revestimento epitelial do epidídimo e das células pilosas da orelha interna.

As células epiteliais são organizadas em camadas que são intimamente ligadas por estruturas associadas à membrana plasmática, como as junções de oclusão, as junções de ancoragem (desmossomos em cinta ou pontuais e hemidesmossomos) e as junções comunicantes (gap)

• As células epiteliais são altamente polarizadas. Essas células possuem um domínio apical e um domínio basolateral. Os limites dos domínios são definidos pela distribuição das junções e dos seus componentes, pela distribuição polarizada do citoesqueleto de actina e pela presença de uma membrana basal na superfície basal

• O domínio apical de algumas células epiteliais apresenta diferenciações que se projetam para o lúmen. As diferenciações apicais podem ser móveis (cílios múltiplos) e não móveis (cílio primário, microvilos e estereocílios/estereovilosidades).

Os cílios móveis múltiplos coordenam o fluido ou o fluxo de materiais na superfície de um epitélio. O cílio único ou primário não móvel são sensores mecânicos que possuem componentes da via de sinalização *hedgehog*.

Os cílios contêm um axonema, formado por um arranjo concêntrico de nove pares de microtúbulos que circundam um par central. Os cílios se originam a partir de um corpúsculo basal precursor – um derivado do centrossomo – inserido na membrana plasmática apical.

Diferentemente do axonema, o corpúsculo basal e o centríolo são formados por nove tríades de microtúbulos em um arranjo helicoidal. Não existem microtúbulos centrais nos corpúsculos basais e nos centríolos.

As microvilosidades e os estereocílios não móveis contêm um núcleo de microfilamentos de actina. As microvilosidades possuem um comprimento uniforme. Os estereocílios são mais longos, seu comprimento é variável e, no epitélio do epidídimo, tendem a se ramificar

- A posição e a estabilidade da camada celular do epitélio são mantidas pelas moléculas de adesão celulares e pelas junções celulares

- As moléculas de adesão celular podem ser classificadas como:
    (1) Dependentes de Ca^{2+}
    (2) Independentes de Ca^{2+}
    As caderinas e as selectinas são dependentes de Ca^{2+}. As moléculas de adesão celular (CAMs) da superfamília das imunoglobulinas e as integrinas são independentes de Ca^{2+}. Diferentemente das caderinas, selectinas e CAMs, as integrinas consistem em duas subunidades, α e β, que formam um heterodímero.
    As caderinas constituem homodímeros *cis* homofílicos (semelhante com semelhante), que interagem através do domínio extracelular com dímeros semelhantes ou diferentes presentes nas células epiteliais adjacentes (formando homodímeros *trans* ou heterodímeros *trans* [igual com diferente]). O domínio intracelular das caderinas interage com o complexo de cateninas, que consiste em cateninas α, β e γ (também chamada placoglobina). O complexo de cateninas interage com a actina filamentosa por meio de proteínas de adaptação (α-actinina, formina 1 e vinculina).
    As selectinas interagem com ligantes de carboidrato por meio dos seus domínios de reconhecimento. As selectinas têm papel importante no *homing*, na migração transendotelial de neutrófilos, linfócitos e macrófagos durante a inflamação e no depósito de camadas de gordura no espaço subendotelial dos vasos sanguíneos no início do desenvolvimento das lesões ateroscleróticas.
    O domínio extracelular similar a imunoglobulinas das Ig-CAMs interage com moléculas idênticas (ligação homotípica) ou moléculas diferentes (ligação heterotípica) presentes em outra célula adjacente. A Ig-CAM CD4 é o receptor do HIV-1 nos linfócitos T (auxiliares).
    As integrinas são heterodímeros formados por duas subunidades α e β associadas. O domínio extracelular da subunidade β da integrina se liga à laminina e à fibronectina, dois componentes da lâmina basal.
    Os proteoglicanos e as fibras colágenas se ligam à laminina e à fibronectina para formar a lâmina reticular. O domínio intracelular da subunidade β da integrina se liga aos filamentos de actina por meio de proteínas adaptadoras, inclusive α-actinina, vinculina, *kindlin* e talina. As integrinas estabelecem uma ligação entre a matriz extracelular e o citoesqueleto interno

- A membrana basal é uma estrutura positiva para PAS (coloração de ácido periódico-Schiff) presente no domínio basal das células epiteliais.
    É composta por uma lâmina basal e uma lâmina reticular, que podem ser definidas à microscopia eletrônica. O patologista observa a integridade da lâmina basal para determinar se o crescimento maligno das células epiteliais está restrito à camada epitelial (carcinoma *in situ*) ou invadiu o tecido conjuntivo subjacente, onde estão os vasos sanguíneos e linfáticos

- As junções celulares não só mantêm a integridade mecânica do epitélio como também podem funcionar como estruturas de sinalização para relatar a posição celular e são capazes de modular o crescimento celular ou a morte celular programada (apoptose). As junções intercelulares podem ser:
    (1) Simétricas, como as junções de oclusão, desmossomos em cinta (zônula aderente), desmossomos pontuais (mácula aderente) e as junções *gap*.
    (2) Assimétricas, como os hemidesmossomos

- As junções de oclusão são formadas por duas proteínas transmembrânicas – as tetraspaninas ocludinas e claudinas – e duas proteínas semelhantes às imunoglobulinas – as moléculas de adesão juncionais (JAMs) e as nectinas.
    As nectinas estão associadas à proteína afadina, formando o complexo afadina-nectina. As JAMs e as nectinas formam dímeros (chamados *cis*-dímeros) e os dímeros inseridos na membrana plasmática oposta interagem uns com outros (*trans*-dímeros).
    As proteínas adaptadoras da zônula de oclusão ZO-1, ZO-2 e ZO-3 ligam ocludina, claudinas, JAMs e complexos afadina-nectina aos filamentos de actina. As claudinas são responsáveis pelo arcabouço das linhas das junções de oclusão visualizadas nas micrografias eletrônicas de criofratura.
    As junções de oclusão constituem uma vedação circunferencial que separa o domínio apical do domínio basolateral. Os materiais podem atravessar os folhetos celulares epiteliais e endoteliais por duas vias distintas: a via transcelular e a via paracelular. As junções de oclusão regulam o transporte paracelular de íons e moléculas em uma maneira dependente de carga e de tamanho

- Assim como as junções de oclusão, a zônula aderente (desmossomo em cinta) também apresenta uma distribuição circunferencial e interage com os filamentos de actina. Uma característica distintiva é a presença de uma placa com desmoplaquina, placoglobinas e placofilinas.
    As caderinas (desmocolinas e desmogleínas) e o complexo afadina-nectina conectam as membranas plasmáticas de células epiteliais adjacentes. A região intracelular das caderinas interage com a actina por meio do complexo de cateninas

- A mácula aderente (desmossomos pontuais) confere força e rigidez à camada de células epiteliais, particularmente no epitélio estratificado pavimentoso, e liga os cardiomiócitos adjacentes (fáscia aderente e desmossomos) como um componente do disco intercalado.
    Ao contrário do desmossomo em cinta, os desmossomos pontuais são restritos. A placa – que contém desmoplaquinas, placoglobinas e placofilinas – é o sítio de inserção dos filamentos intermediários de queratina (denominados tonofilamentos) ou desmina (disco intercalado).
    A proteína ligante dos filamentos intermediários na placa é a desmoplaquina. O complexo de cateninas não está presente. As desmocolinas e as desmogleínas são as caderinas predominantes

- Os hemidesmossomos são junções de ancoragem assimétricas encontradas na região basal das células epiteliais. Os hemidesmossomos consistem em dois componentes: uma placa interna, associada aos filamentos intermediários, e uma placa externa, que ancora os hemidesmossomos à lâmina basal pelos filamentos de ancoragem (laminina 5)

- As junções *gap* são junções comunicantes simétricas (em vez de junções de ancoragem). As junções *gap* consistem em aglomerados de canais intercelulares que conectam o citoplasma das células adjacentes. Existem mais de 20 monômeros de conexina, cada um identificado pela massa molecular correspondente. Seis monômeros de conexina formam um conéxon inserido na membrana plasmática. Os conéxons são pareados com seus homólogos na membrana plasmática de uma célula adjacente e formam um canal intercelular axial, permitindo a difusão intercelular de íons e pequenas moléculas. Uma mutação no gene *conexina 32* (*Cx32*) nas células de Schwann produtoras de mielina é a causa da doença de Charcot-Marie-Tooth ligada ao cromossomo X, um distúrbio de desmielinização do sistema nervoso periférico

- A membrana basal consiste em dois componentes:
    (1) Uma lâmina basal em contato direto com a superfície basal das células epiteliais.
    (2) Uma lâmina reticular formada por fibronectina e fibras colágenas e contínua com o tecido conjuntivo.
    A lâmina basal consiste em laminina, colágeno do tipo IV, entactina e proteoglicanos. A lâmina basal é um componente importante da barreira de filtração glomerular nos rins. A lâmina basal cobre a superfície das células musculares e contribui para a manutenção da integridade das fibras musculares estriadas esqueléticas durante a contração.
    Alterações na relação célula muscular-lâmina basal dá origem a distrofias musculares. A membrana basal pode ser reconhecida à microscopia óptica pela coloração de PAS

- O citoesqueleto consiste em:
    (1) Microfilamentos (7 nm de espessura).
    (2) Microtúbulos (25 nm de diâmetro).
    (3) Filamentos intermediários (10 nm de diâmetro)

- A unidade básica de um microfilamento é o monômero de G-actina. A polimerização dependente de ATP dos monômeros forma um filamento F-actina de 7 nm de espessura. Os monômeros adicionados na extremidade farpada do filamento se movem (em um processo chamado fluxo de renovação ou *treadmilling*) ao longo do filamento até se destacarem por despolimerização na extremidade pontiaguda.
    A F-actina associada à miosina II forma as estruturas contráteis das células musculares cardíacas e esqueléticas. Essas moléculas representam os componentes de miofilamento das miofibrilas. As miofibrilas, compostas por uma cadeia linear de sarcômeros, são as unidades contráteis básicas encontradas no citoplasma das células musculares estriadas

- Os microtúbulos são compostos de dímeros de tubulina α e β. Os dímeros dispostos longitudinalmente formam os protofilamentos. Treze protofilamentos se associam lado a lado para formar um microtúbulo.
    Os microtúbulos passam por fases alternadas de crescimento lento e despolimerização rápida, um processo denominado instabilidade dinâmica. A polimerização das subunidades de tubulina é dependente de GTP.
    O centrossomo consiste em um par de centríolos (mãe e filho) circundados por matriz de proteínas pericentriolares. Cada centríolo consiste em nove tríades de microtúbulos organizados de maneira helicoidal.
    Os centríolos se duplicam durante o ciclo celular na preparação para a montagem do fuso mitótico durante a divisão celular. Um precursor do corpúsculo basal é produzido dentro do centrossomo, multiplica-se, diferencia-se em um corpúsculo basal e é ancorado à membrana plasmática para desenvolver um cílio.
    O aparato mitótico consiste em dois centros mitóticos opostos conectados pelo fuso mitótico. Cada centro mitótico é representado pelo centrossomo (um par de centríolos em matriz proteica, o centro de organização microtubular, MOC) e microtúbulos irradiados.
    O fuso mitótico consiste em microtúbulos do cinetócoro e microtúbulos polares. Os microtúbulos do cinetócoro aderem ao cinetócoro, um aglomerado de proteínas associadas ao centrômero, a constrição primária de um cromossomo. Centrossomo e centrômero são palavras semelhantes, mas representam duas estruturas diferentes.

O axonema consiste em nove pares de microtúbulos em um arranjo concêntrico, em torno de um par central de microtúbulos. Cada dupla consiste em um túbulo A, formado por 13 protofilamentos e intimamente aderido ao túbulo B, formado por 10 a 11 protofilamentos.
    Os axonemas estão presentes nos cílios e nos flagelos da cauda do espermatozoide. Os braços de dineína, uma ATPase, são ligados ao túbulo A. A ATPase hidrolisa o ATP para utilizar a energia no deslizamento dos microtúbulos, a base para os movimentos ciliares e flagelares.
    Os microtúbulos formam trilhos para as proteínas motoras transportadoras de cargas vesiculadas e não vesiculadas no interior da célula. Os motores moleculares, como a cinesina e a dineína citoplasmática, medeiam o transporte de cargas.
    Existem três sistemas específicos de transporte com base em microtúbulos:
    (1) Transportes axonêmicos, que incluem o transporte intraciliar e intraflagelar.
    (2) Transporte axonal.
    (3) Transporte intramanchete. Manchete é uma estrutura microtubular transiente envolvida no desenvolvimento do espermatozoide.
    A síndrome de Bardet-Biedl, uma doença dos corpúsculos basais e dos cílios resultante de defeitos no transporte intraciliar, é caracterizada por distrofia retiniana, obesidade, polidactilia, displasia renal, anomalias do trato reprodutivo e dificuldades de aprendizagem.
    A síndrome de Kartagener, caracterizada por braços de dineína defeituosos ou ausentes, está associada a bronquiectasias e infertilidade (redução da motilidade dos espermatozoides e do transporte de oócitos na tuba uterina)

- Os filamentos intermediários são formados por monômeros apresentando um centro espiral ladeado por regiões globulares. Um par de monômeros forma um dímero paralelo. Um tetrâmero é montado por dois dímeros parcialmente sobrepostos antiparalelos. Oito tetrâmeros se associam lado a lado para formar um filamento de comprimento unitário (ULF). Os ULFs se juntam ponta a ponta e continuam se estendendo longitudinalmente pela adição de ULFs para formar filamentos intermediários de 10 nm de espessura.
    Ao contrário da F actina e dos microtúbulos, a montagem dos filamentos intermediários é regulada por fosforilação e desfosforilação.
    Existem diversos tipos de filamentos intermediários, incluindo:
    (1) Queratinas do tipo I e tipo II (marcadores de células epiteliais).
    (2) Tipo III: vimentinas (presentes em células derivadas do mesênquima), desminas (abundantes em células musculares) e proteínas ácidas fibrilares gliais (um marcador de células da glia).
    (3) Tipo IV: neurofilamentos (encontrados nos neurônios).
    (4) Tipo V: laminas (formam a lâmina nuclear associada à camada interna do envelope nuclear).
    Problemas na expressão do gene das laminas provoca um grupo de doenças denominadas laminopatias que afetam o tecido muscular (p. ex., distrofia muscular de Emery-Dreifuss), o tecido nervoso (p. ex., doença de Charcot-Marie-Tooth de tipo 2B1) e o tecido adiposo (p. ex., lipodistrofia familiar do tipo Dunnigan)

- O núcleo celular consiste em um envelope nuclear, cromatina e nucléolo. O envelope nuclear apresenta poros nucleares, uma estrutura tripartida que consiste em anéis octogonais internos e externos e um corpo cilíndrico central. Os poros nucleares contêm diversas proteínas denominadas nucleoporinas.
    Existem dois tipos de cromatina: heterocromatina (de transcrição inativa) e eucromatina (de transcrição ativa).
    O nucléolo consiste em um centro fibrilar (cromatina contendo genes de rRNAs repetidos, RNA polimerase I e

SRP); um componente fibrilar denso (contendo as proteínas fibrilarina e nucleolina); e um componente granular (o local de montagem de subunidades ribossômicas)

- Técnicas de coloração e autorradiografia podem determinar a localização dos ácidos nucleicos nas células. A reação de Feulgen detecta DNA. Os corantes básicos podem localizar o DNA e o RNA.

    O pré-tratamento das células com RNAase e DNAase pode definir a identidade da coloração basofílica. A autorradiografia é fundamentada na administração de um precursor radiomarcado a células vivas.

    Os sítios radioativos podem ser rastreados com uma emulsão fotográfica que, após o desenvolvimento e a fixação, produz grãos de prata nos quais o precursor radiomarcado está localizado. Esse procedimento permite o estudo do ciclo celular e a detecção de locais envolvidos na síntese de proteínas, na glicosilação e no transporte.

    A separação de células ativadas por fluorescência (FACS) permite a identificação e a separação dos tipos celulares por meio de marcadores de superfície celular e o estudo do ciclo celular com base no conteúdo de DNA

- O ciclo mitótico é definido como o intervalo entre duas divisões celulares sucessivas que leva à produção de duas células-filhas. Tradicionalmente, o ciclo celular consiste em duas fases principais:

    (1) Interfase
    (2) Mitose

    A interfase inclui a fase S (síntese de DNA), precedida pela fase G1 e seguida pela fase G2.

    As fases da mitose são:

    (1) Prófase: os centrossomos organizam o fuso mitótico; as laminas se fosforilam e o envelope nuclear se rompe; cada cromossomo consiste em cromátides-irmãs mantidas unidas no centrômero; a proteína coesina mantém as regiões não centroméricas unidas; as condensinas compactam a cromatina.

    A degradação do envelope nuclear ocorre no fim da prófase. Envolve a fragmentação do envelope nuclear, a dissociação dos complexos de poros nucleares e a fosforilação das laminas (despolimerização). A remontagem do envelope nuclear envolve a desfosforilação das laminas por uma fosfatase proteica.

    (2) Metáfase: os microtúbulos do cinetócoro se ligam ao cinetócoro presente em cada cromossomo; os cromossomos se alinham na placa equatorial; o complexo promotor da anáfase se desmonta caso a fixação dos microtúbulos do cinetócoro esteja correta.

    (3) Anáfase: a topoisomerase libera as fibras emaranhadas de cromatinas; as cromátides se separam uma das outras e se movem para perto dos seus respectivos polos durante a anáfase A. Os polos celulares são separados pela ação dos microtúbulos polares durante a anáfase B.

    (4) Telófase: as laminas são desfosforiladas e o envelope nuclear se reagrupa; os cromossomos são descondensados; um anel contrátil (actina-miosina) se desenvolve durante a citocinese; os microtúbulos do fuso desaparecem.

    Cariotipagem é a análise estrutural e numérica dos cromossomos em metáfase. Um homem normal é identificado como 46,XY (46 cromossomos, inclusive o par de cromossomos XY) e uma mulher, como 46,XX (46 cromossomos, inclusive o par de cromossomos XX).

    Dependendo da posição do centrômero ou da constrição primária, os cromossomos são classificados como metacêntricos, submetacêntricos e acrocêntricos.

    Em uma visão mais contemporânea, o ciclo celular tem três fases distintas:

    (1) Ciclo citoplasmático (ativação sequencial de quinases dependentes de ciclina).

    (2) Ciclo nuclear (replicação de DNA e condensação cromossômica).

    (3) Ciclo centrossômico (duplicação dos dois centríolos – centríolos -mãe e filho – em preparação para a montagem do aparato mitótico)

- Os telômeros nas regiões terminais dos cromossomos são formados por uma extensão de sequências repetidas de nucleotídios. Quando a DNA polimerase não consegue copiar as extremidades dos cromossomos, os telômeros diminuem em comprimento a cada divisão celular até que a integridade do cromossomo não possa ser mantida. Células germinativas masculinas e femininas podem proteger os telômeros por meio do complexo enzimático telomerase, que não está presente nas células somáticas. A maioria das células tumorais expressa telomerase.

Capítulo 2
Glândulas Epiteliais | Biologia Celular

Existem dois tipos de glândulas epiteliais: as exócrinas e as endócrinas. As glândulas exócrinas secretam seu produto nas superfícies corporais através de um ducto; as glândulas endócrinas não têm ductos e secretam seus produtos, os hormônios, nos espaços intersticiais, de onde acessam a circulação sanguínea. As glândulas exócrinas são classificadas como simples e ramificadas ou compostas. As células secretoras das glândulas exócrinas liberam seus produtos em três mecanismos diferentes: um mecanismo merócrino, o qual utiliza vesículas secretoras delimitadas por membrana; um mecanismo apócrino, em que o produto de secreção é liberado envolto por uma parte do citosol; e um mecanismo holócrino, envolvendo a liberação por uma célula em desintegração que se torna o produto de secreção. Este capítulo integra a estrutura e a função das glândulas exócrinas com conceitos básicos de biologia celular e molecular referentes à membrana plasmática e às citomembranas (retículo endoplasmático e aparelho de Golgi) e às organelas delimitadas por membranas (lisossomos, mitocôndrias e peroxissomos).

GLÂNDULAS EPITELIAIS

Tipos de glândulas epiteliais

A maioria das glândulas se desenvolve como invaginações do epitélio para dentro do tecido conjuntivo subjacente.

As **glândulas exócrinas** permanecem conectadas à superfície do epitélio por meio de um ducto excretor que transporta o produto de secreção para fora.

As **glândulas endócrinas não apresentam ducto excretor**, e seu produto é liberado na circulação sanguínea.

As glândulas endócrinas são circundadas por capilares fenestrados e em geral estocam as secreções que sintetizam e as liberam após estímulo por sinais químicos ou elétricos.

As glândulas exócrinas e endócrinas podem ser encontradas juntas (p. ex., no pâncreas), como estruturas separadas em órgãos endócrinos (glândulas tireoide e paratireoide) ou como células individuais (células enteroendócrinas). As glândulas endócrinas serão estudadas posteriormente (Figura 2.1).

Componentes das glândulas exócrinas

Uma **glândula exócrina** apresenta dois componentes:
1. Uma **porção secretora**.
2. Um **ducto excretor**.

A **porção secretora** de uma glândula pode ser formada por uma célula (**unicelular** como, por exemplo, as **células caliciformes** no epitélio respiratório e no intestino) ou por muitas células (**multicelular**).

O **ducto excretor** pode ser **simples** (Figura 2.2) ou **ramificado** (Figura 2.3). A glândula é chamada simples quando o ducto excretor não é ramificado. A glândula pode ser **ramificada** quando o ducto excretor se subdivide.

De acordo com a **forma** da **porção secretora**, as glândulas com ducto excretor não ramificado podem ser:
1. **Glândula simples tubular**.
2. **Glândula simples enovelada**.
3. **Glândula simples alveolar** (do latim *alveolus*, pequeno saco oco), também chamada **acinosa** (do latim *acinus*, uva).

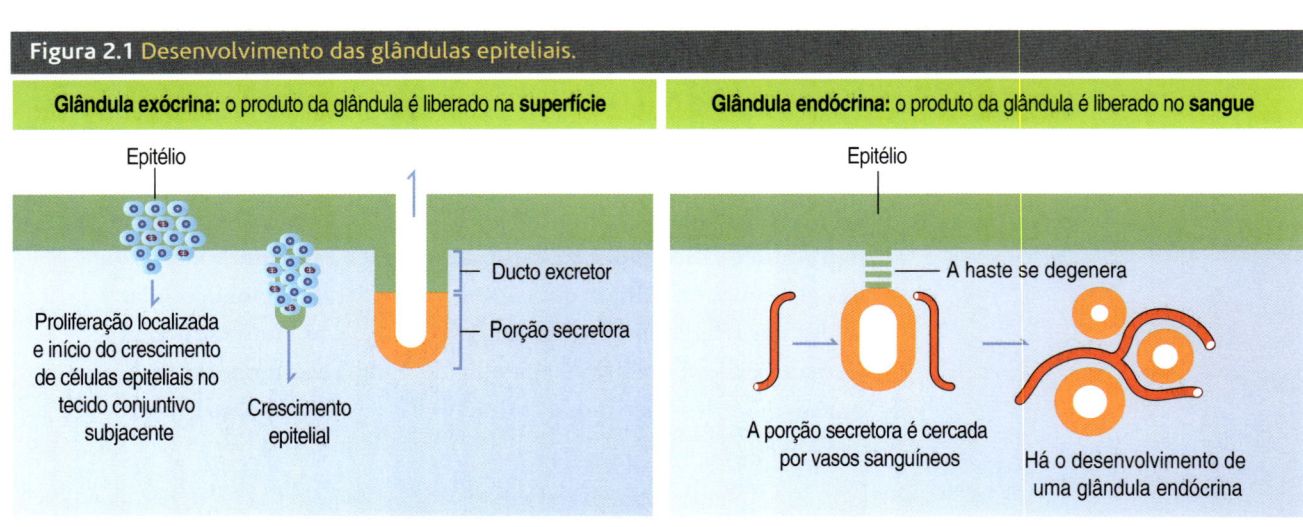

Figura 2.1 Desenvolvimento das glândulas epiteliais.

Glândula exócrina: o produto da glândula é liberado na **superfície**

Epitélio

Proliferação localizada e início do crescimento de células epiteliais no tecido conjuntivo subjacente

Crescimento epitelial

Ducto excretor

Porção secretora

Glândula endócrina: o produto da glândula é liberado no **sangue**

Epitélio

A haste se degenera

A porção secretora é cercada por vasos sanguíneos

Há o desenvolvimento de uma glândula endócrina

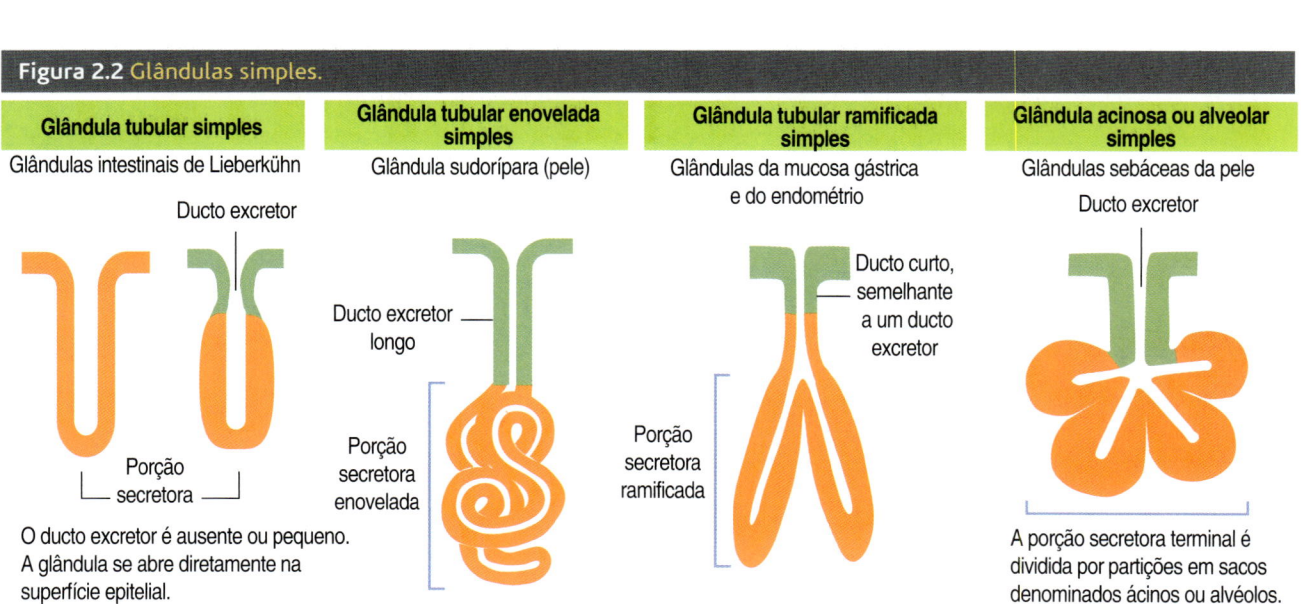

Figura 2.2 Glândulas simples.

Glândula tubular simples

Glândulas intestinais de Lieberkühn

Ducto excretor

Porção secretora

O ducto excretor é ausente ou pequeno. A glândula se abre diretamente na superfície epitelial.

Glândula tubular enovelada simples

Glândula sudorípara (pele)

Ducto excretor longo

Porção secretora enovelada

Glândula tubular ramificada simples

Glândulas da mucosa gástrica e do endométrio

Ducto curto, semelhante a um ducto excretor

Porção secretora ramificada

Glândula acinosa ou alveolar simples

Glândulas sebáceas da pele

Ducto excretor

A porção secretora terminal é dividida por partições em sacos denominados ácinos ou alvéolos.

Figura 2.3 Organização geral de uma glândula ramificada (composta).

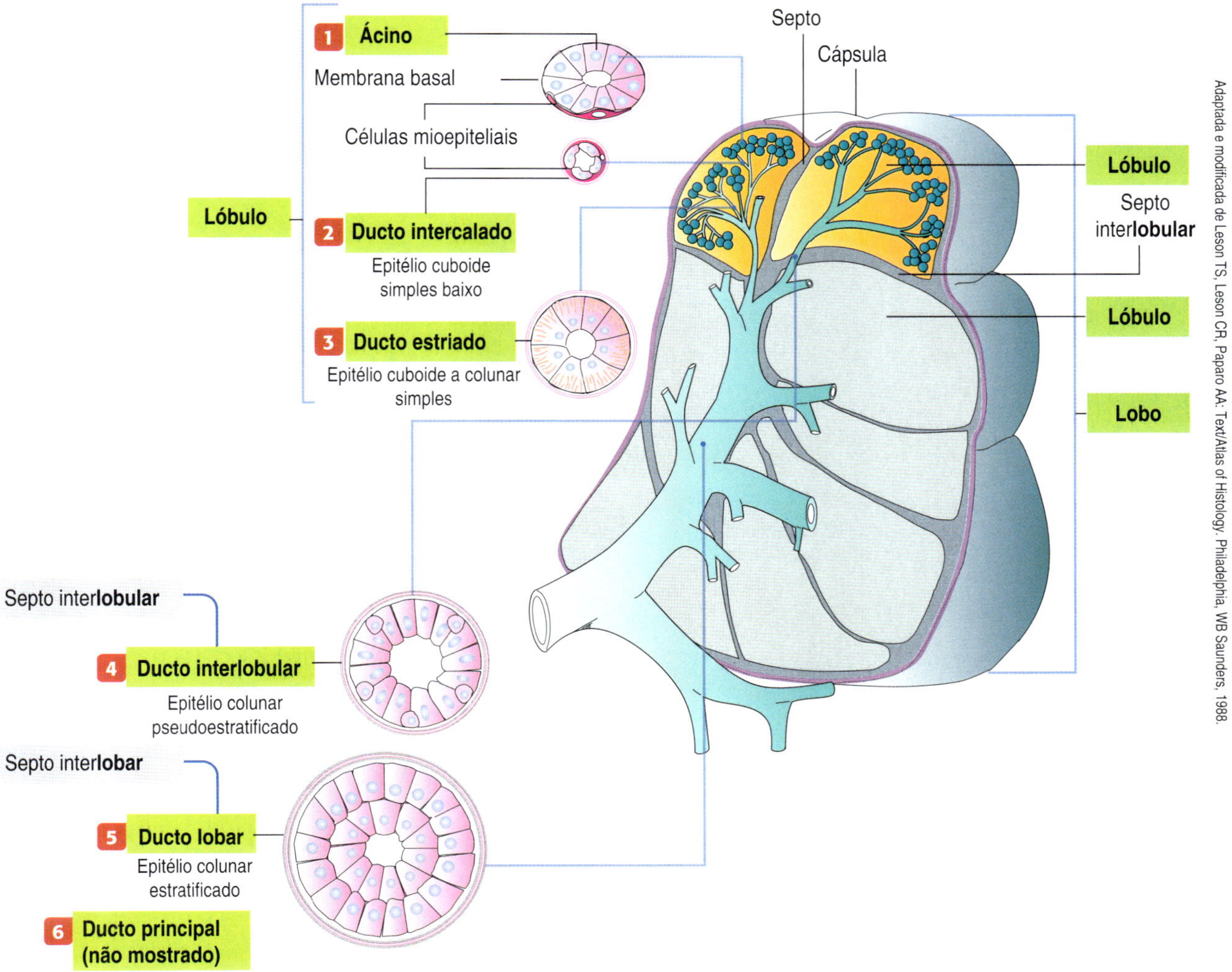

Adaptada e modificada de Leson TS, Leson CR, Paparo AA: Text/Atlas of Histology. Philadelphia, WB Saunders, 1988.

1 Ácino
Membrana basal
Células mioepiteliais

Lóbulo

2 Ducto intercalado
Epitélio cuboide simples baixo

3 Ducto estriado
Epitélio cuboide a colunar simples

Septo
Cápsula
Lóbulo
Septo interlobular
Lóbulo
Lobo

Septo interlobular

4 Ducto interlobular
Epitélio colunar pseudoestratificado

Septo interlobar

5 Ducto lobar
Epitélio colunar estratificado

6 Ducto principal (não mostrado)

Todas as glândulas exócrinas ramificadas contêm componentes epiteliais (ácinos e ductos secretores), chamados parênquima, e tecido conjuntivo de sustentação contendo vasos sanguíneos e linfáticos e nervos, chamado estroma.

A glândula é delimitada por uma cápsula de tecido conjuntivo que se ramifica para dentro da glândula, formando os septos que subdividem o parênquima.

Em glândulas ramificadas grandes, o parênquima é anatomicamente subdividido em lobos. Lobos adjacentes são separados por septos interlobares. Um lobo é formado por lóbulos, separados um do outro por um fino septo interlobular.

Os septos sustentam as principais ramificações do ducto excretor, dos vasos sanguíneos e linfáticos, e os nervos. Os ductos interlobulares se estendem ao longo dos septos interlobulares; os ductos lobares se estendem ao longo de septos interlobares. Os ductos intercalares e estriados se encontram dentro dos lóbulos e são circundados por pouco tecido conjuntivo.

Os ductos estriados e intercalares são revestidos por um epitélio simples cúbico a simples colunar, enquanto o revestimento epitelial dos ductos interlobulares é colunar pseudoestratificado. Os ductos lobares são revestidos por um epitélio estratificado colunar.

As **glândulas tubulares simples** são encontradas nos intestinos delgado e grosso. As glândulas sudoríparas da pele são **glândulas enoveladas** típicas. A glândula sebácea da pele é um exemplo de **glândula alveolar**.

A mucosa gástrica e o endométrio têm **unidades secretoras ramificadas**. Note que as porções secretoras são ramificadas, mas não o ducto excretor.

Em vez de um único ducto excretor em glândulas simples, o ducto excretor pode ser **ramificado**.

As porções secretoras tubulares e alveolares podem coexistir com ductos excretores ramificados (Figura 2.4). Então, a glândula é chamada **tubuloalveolar** (ou **acinosa**) **ramificada** (ou **composta**). Exemplos

são as glândulas salivares (Figuras 2.4 e 2.5). O pâncreas exócrino é um exemplo de uma glândula alveolar ramificada composta apenas por alvéolos (Figura 2.4).

Composição da secreção de uma glândula exócrina

Com base na **composição da secreção**, as glândulas exócrinas podem ser classificadas como:

1. **Glândulas mucosas**, quando seus produtos são ricos em **glicoproteínas** e água. Um exemplo é a glândula sublingual.
2. **Glândulas serosas**, com secreções ricas em **proteínas** e água. Exemplos são as glândulas parótidas e o pâncreas exócrino.

Figura 2.4 Glândulas ramificadas (compostas).

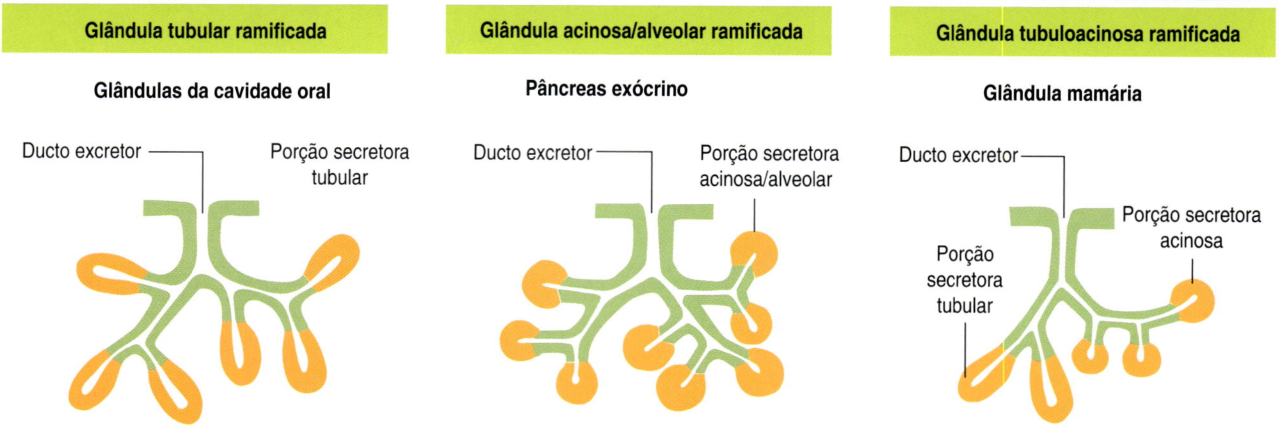

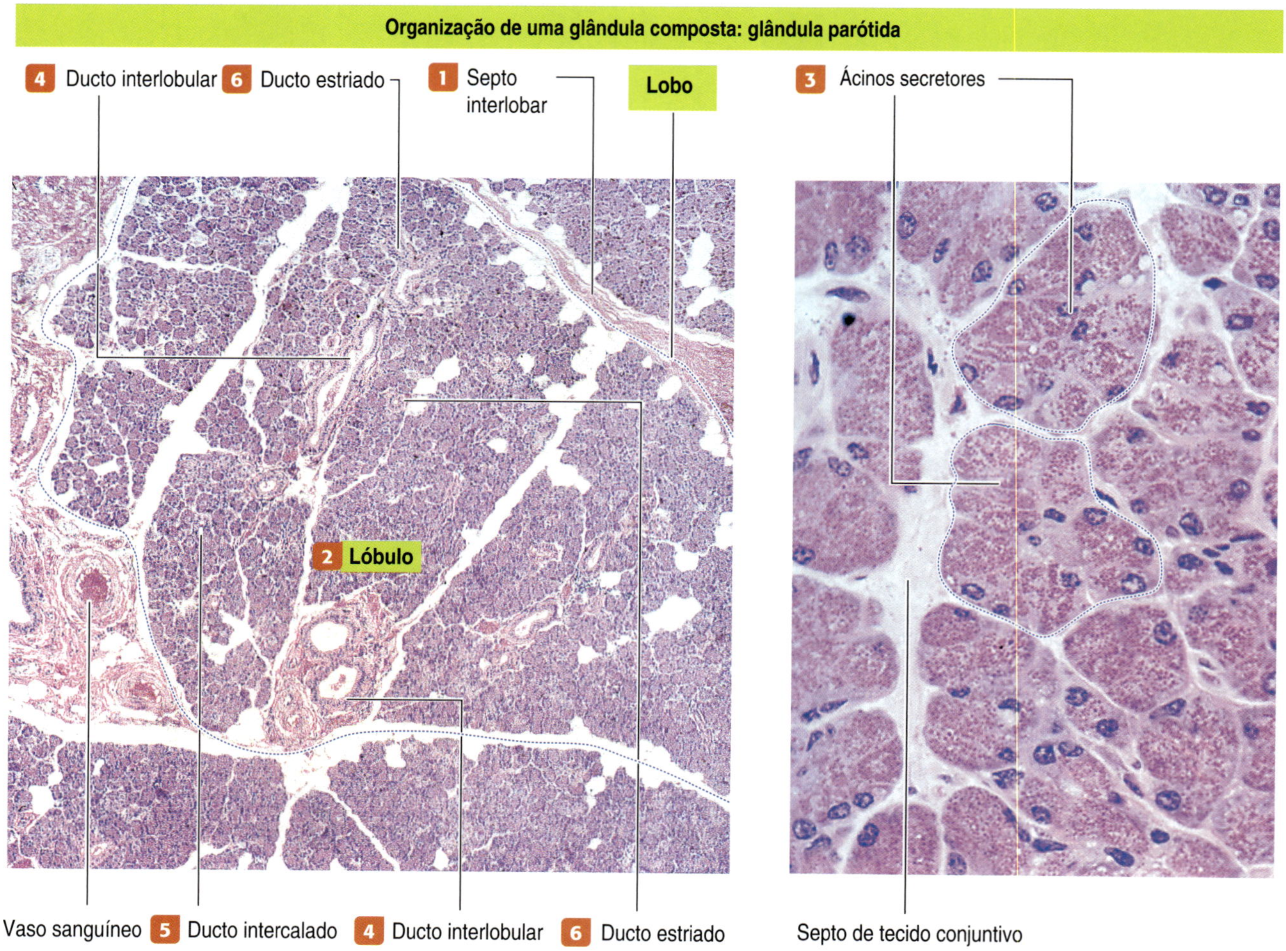

Glândula tubular ramificada	Glândula acinosa/alveolar ramificada	Glândula tubuloacinosa ramificada
Glândulas da cavidade oral	**Pâncreas exócrino**	**Glândula mamária**

Ducto excretor — Porção secretora tubular

Ducto excretor — Porção secretora acinosa/alveolar

Ducto excretor — Porção secretora acinosa

Porção secretora tubular

Organização de uma glândula composta: glândula parótida

4 Ducto interlobular 6 Ducto estriado 1 Septo interlobar **Lobo** 3 Ácinos secretores

2 **Lóbulo**

Vaso sanguíneo 5 Ducto intercalado 4 Ducto interlobular 6 Ducto estriado

Septo de tecido conjuntivo

Uma **glândula ramificada** é circundada por uma cápsula de tecido conjuntivo que lança divisórias ou **septos** 1 para dentro da glândula para formar grandes unidades chamadas **lobos** (**septos interlobares**).

Os lobos são subdivididos por **septos interlobulares** de tecido conjuntivo em subunidades pequenas chamadas **lóbulos** 2.

Uma glândula ramificada consiste em um número variável de unidades secretoras, classificadas de acordo com sua morfologia como **tubulares**, **acinosas** 3 ou **tubuloacinosas**. A secreção escoa para o interior dos ductos excretores localizados entre os lóbulos (**ductos interlobulares** 4).

Dentro de um lóbulo, **ductos intercalares** 5, menores do que o diâmetro de um ácino, conectam os ácinos aos **ductos estriados** 6. Os ductos estriados, presentes apenas em glândulas salivares, mas não no pâncreas, desembocam nos **ductos interlobulares**. Os **ductos interlobulares** convergem para formar **ductos lobares** (não mostrados).

Figura 2.5 Diferenças histológicas: glândulas submandibulares (submaxilares), sublinguais e parótidas.

Porção secretora mucosa · Meia-lua serosa · Ducto estriado

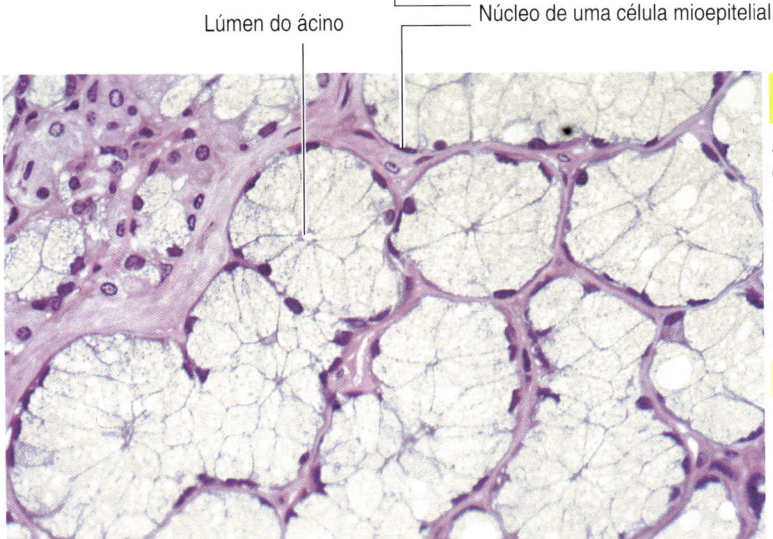

Lúmen do ácino · Núcleo de uma célula mioepitelial

Glândula secretora mista
Glândula submandibular (submaxilar)

A **glândula submandibular** contém tanto porções secretoras serosas quanto mucosas, e elas produzem uma secreção seromucosa que é liberada em um mesmo lúmen. As unidades secretoras mistas são constituídas de células mucosas e de uma pequena cobertura de células serosas em um dos lados. Essa cobertura é chamada **meia-lua serosa** por causa de seu formato de lua crescente. Circundando cada unidade secretora e a porção inicial do ducto excretor estão as **células mioepiteliais**.

As células mioepiteliais estão situadas entre as células secretoras e a lâmina basal e seus processos citoplasmáticos longos e ramificados formam um cesto frouxo. Sua função é se contrair e expulsar a secreção para fora da porção secretora e ao longo do sistema de ductos.

Glândula secretora mucosa | Glândula sublingual

A **glândula sublingual** contém porções secretoras mucosas com aspecto pálido por causa do alto conteúdo de vesículas de secreção contendo muco. Os núcleos geralmente se encontram achatados contra a porção basal das células secretoras. O conteúdo da secreção pode ser revelado com a reação PAS, que cora glicoproteínas. As **células mioepiteliais** também estão ao redor das porções secretoras mucosas.

Célula acinosa mucosa

Produto mucoso · Núcleo de formato irregular e localização basal

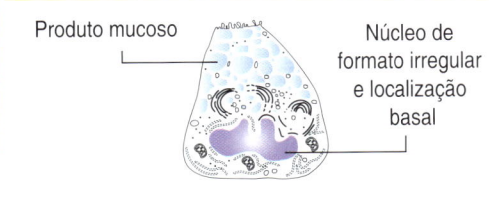

Grânulos de zimogênio · Célula mioepitelial

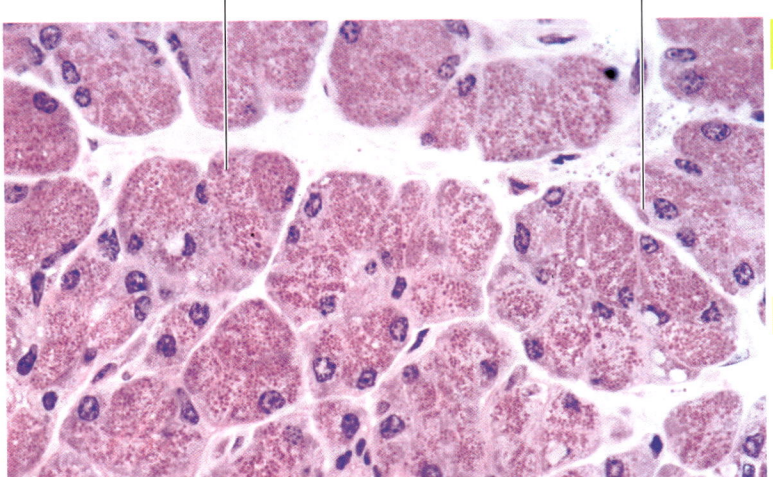

Glândula secretora serosa | Glândula parótida

A **glândula parótida** contém porções secretoras serosas cercadas por **células mioepiteliais**. As células que secretam o produto seroso têm um núcleo grande e esférico, uma região basal na qual predomina o retículo endoplasmático rugoso e uma região apical com **grânulos de zimogênio** corados em vermelho. Os grânulos de zimogênio representam vesículas de secreção contendo precursores de enzimas.

Célula acinosa serosa

Complexo de Golgi · Grânulo de zimogênio · Retículo endoplasmático rugoso

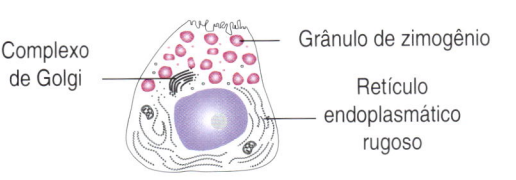

3. **Glândulas mistas**, que contêm tanto células mucosas quanto células serosas. Um exemplo é a glândula submandibular (também chamada submaxilar). Ver Figura 2.5.

Componentes de uma glândula ramificada (composta)

Uma glândula exócrina ramificada ou composta é formada por componentes epiteliais funcionais (ácinos secretores e ductos) chamados **parênquima** (do grego *parenkhyma*, víscera) e tecido conjuntivo de sustentação, inclusive vasos sanguíneos e linfáticos, chamado **estroma** (do grego *stroma*, camada, leito).

Uma glândula exócrina ramificada é envolvida por uma **cápsula** de tecido conjuntivo.

Septos (do latim *saeptum*, partição) ou **trabéculas** (em latim, diminutivo de *trabs*, feixe) se estendem da cápsula pelo tecido glandular. Os septos sustentam os principais ramos do ducto excretor, dos vasos sanguíneos e linfáticos e dos nervos.

Os grandes **septos interlobares** dividem a glândula em vários **lobos**. Ramos dos septos interlobares, os **septos interlobulares**, subdividem os lobos em compartimentos menores chamados **lóbulos**.

Durante o desenvolvimento, um ducto excretor principal dá origem a ramos que se encontram entre os lobos, dentro dos septos **interlobares**. Pequenos ramos derivados de cada um desses ductos geram pequenas subdivisões.

Esses ramos podem ser encontrados primeiro entre lóbulos (nos **septos interlobulares**) e dentro dos lóbulos (**ductos intercalados** e **ductos estriados**).

Os ácinos são drenados por ductos intercalados e estriados, revestidos por um epitélio que varia de cuboide simples a colunar simples. Os ductos intercalados são rodeados por pouco tecido conjuntivo.

O revestimento epitelial dos ductos interlobulares é colunar pseudoestratificado. Os ductos lobares são revestidos por um epitélio colunar estratificado (ver Figuras 2.4 e 2.5).

Mecanismos de secreção de uma glândula exócrina

As glândulas exócrinas podem também ser classificadas conforme o **modo de liberação do produto de secreção**.

Na **secreção merócrina** (do grego *meros*, parte; *krinein*, separar), o produto é liberado por **exocitose**.

Os grânulos de secreção são delimitados por uma membrana que se funde com a membrana plasmática apical durante sua liberação ou exocitose. Um exemplo é a secreção dos grânulos de zimogênio pelo pâncreas exócrino.

Na **secreção apócrina** (do grego *apokrino*, separar), a liberação do produto de secreção envolve uma **perda parcial da porção apical da célula**.

Um exemplo é a secreção de **lipídios** pelas células epiteliais da glândula mamária. As **proteínas** secretadas pelas células epiteliais da glândula mamária seguem a via merócrina (exocitose).

Na **secreção holócrina** (do grego *holos*, todo), o produto de secreção compreende **a célula inteira e o seu produto**. Um exemplo são as glândulas sebáceas da pele, que produzem uma secreção chamada **sebo** (Figura 2.6).

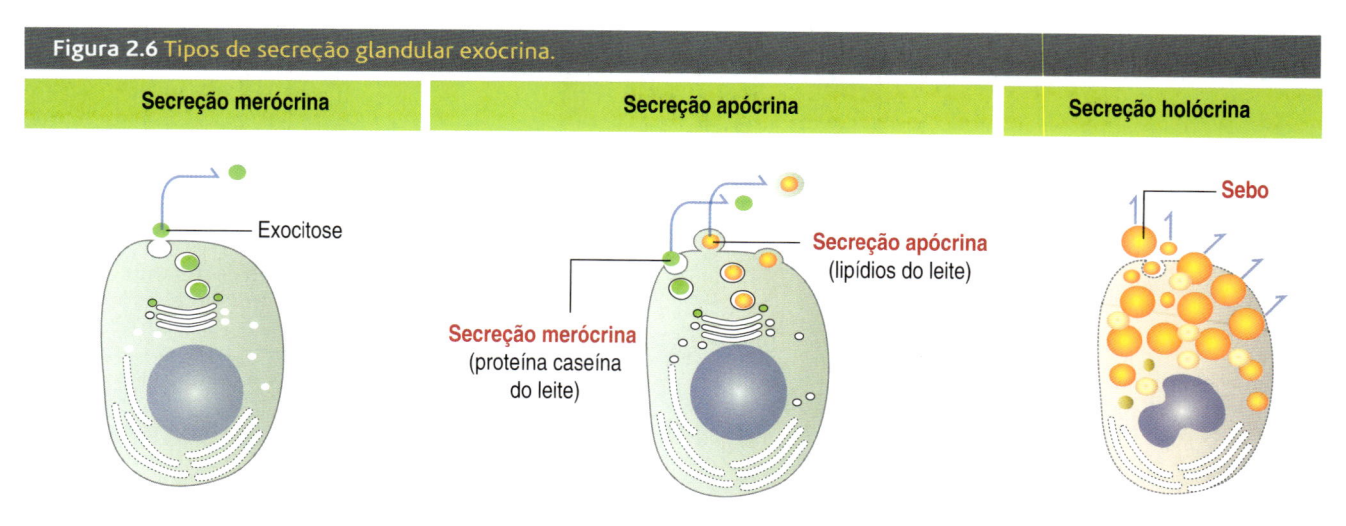

Figura 2.6 Tipos de secreção glandular exócrina.

| Secreção merócrina | Secreção apócrina | Secreção holócrina |

A vesícula de secreção se aproxima do domínio apical de uma célula epitelial. A membrana vesicular se funde à membrana plasmática para liberar seu conteúdo no espaço extracelular. A membrana plasmática fundida pode voltar para dentro da célula por **endocitose** e ser reciclada para uso posterior pelas vesículas de secreção.

Parte do citoplasma apical é destacado e eliminado juntamente com as secreções. As **glândulas mamárias** secretam lipídios do leite por secreção apócrina e a proteína do leite, a caseína, por secreção merócrina.

A célula produz e acumula um produto de secreção no citoplasma, tal como o sebo nas glândulas sebáceas, e posteriormente se desintegra para liberar o material de secreção.

MEMBRANA PLASMÁTICA E CITOMEMBRANAS

Vamos rever os principais conceitos de membranas e organelas celulares e sua relevância clínica.

A **membrana plasmática** determina os limites estruturais e funcionais de uma célula. As membranas intracelulares, chamadas **citomembranas**, separam processos celulares distintos em compartimentos conhecidos como **organelas**. O núcleo, as mitocôndrias, os peroxissomos e os lisossomos são organelas delimitadas por membrana. O glicogênio é considerado uma **inclusão** celular não ligada à membrana. As **gotículas lipídicas** são lipídios neutros depositados entre os folhetos do retículo endoplasmático. Iniciaremos a revisão pelas características estruturais e bioquímicas da membrana plasmática.

Membrana plasmática

A membrana plasmática é composta por **lipídios** e **proteínas**. A bicamada fosfolipídica é a estrutura fundamental da membrana e forma uma barreira de duas camadas entre dois compartimentos aquosos: os compartimentos **extracelular** e **intracelular**. As proteínas estão incorporadas na bicamada fosfolipídica e executam funções específicas da membrana plasmática, como reconhecimento entre células e transporte seletivo de moléculas (Figura 2.7).

Tipos de lipídios e domínios lipídicos

Os lipídios de membrana têm três características e funções gerais:

1. As membranas celulares são compostas de **lipídios polares** com uma porção hidrofóbica, que se

---

Figura 2.7 Estrutura e composição da membrana plasmática.

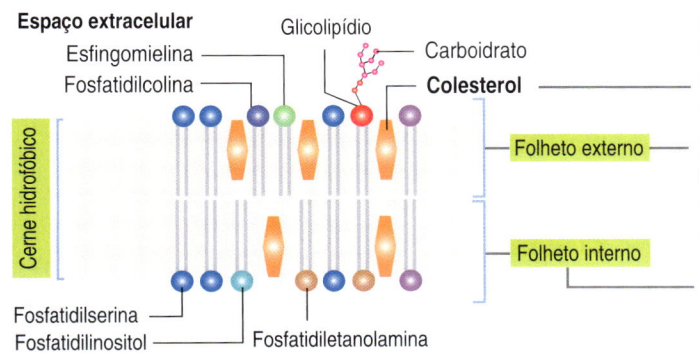

O **colesterol** é um componente importante da membrana, mas não forma a membrana sozinho. O colesterol influencia a fluidez da membrana por modular o movimento das cadeias de ácidos graxos dos fosfolipídios de um modo dependente de temperatura.

O **folheto externo** consiste principalmente em **fosfatidilcolina**, **esfingomielina** e **fosfatidiletanolamina**. Os **glicolipídios** são encontrados apenas no **folheto externo**, com suas porções de carboidratos expostas ao espaço extracelular.

O **folheto interno** consiste principalmente em **fosfatidilserina**, **fosfatidilinositol** e **fosfatidiletanolamina**. Os grupos da cabeça da fosfatidilserina e do fosfatidilinositol têm carga negativa e, assim, a face citosólica da membrana plasmática também tem carga negativa. O **fosfatidilinositol** desempenha um papel significativo na sinalização celular.

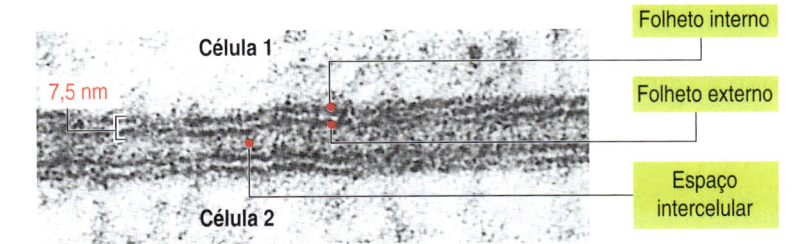

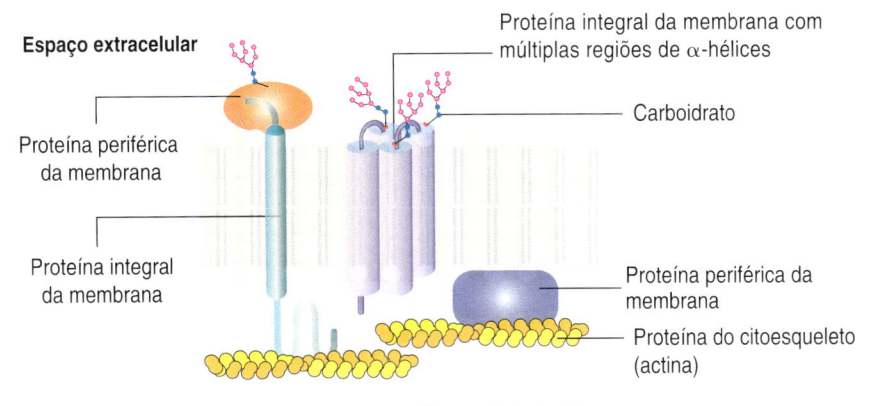

Membrana plasmática: proteínas periféricas e integrais

As **proteínas integrais da membrana** estão inseridas na bicamada lipídica.

As **proteínas periféricas da membrana** são indiretamente associadas à membrana plasmática por interações de proteínas.

A porção extracelular das proteínas periféricas e integrais da membrana geralmente é glicosilada. A porção intracelular das proteínas da membrana é ligada aos componentes do citoesqueleto.

A maioria das proteínas transmembrânicas se estende por toda a estrutura da bicamada através de suas regiões de α-hélice.

autoassocia, e uma porção hidrofílica, que interage com moléculas que contêm água. Essa **propriedade anfipática** permite às células e às organelas estabelecerem um meio interno diferente do ambiente externo.

2. Os domínios lipídicos permitem que algumas proteínas intramembranosas se agreguem e que outras se dispersem (ver a seguir).

Os fosfolipídios, as ceramidas e o colesterol são sintetizados no retículo endoplasmático. Esfingolipídios têm sua síntese finalizada no complexo de Golgi.

3. Como discutido no Capítulo 3, *Sinalização Celular | Biologia Celular | Patologia Geral*, os lipídios podem participar da sinalização celular (p. ex., fosfatidilinositol e diacilglicerol).

Os quatro principais fosfolipídios das membranas plasmáticas são a **fosfatidilcolina**, a **fosfatidiletanolamina**, a **fosfatidilserina** e a **esfingomielina**. Essas moléculas representam mais da metade dos lipídios na maioria das membranas.

Um quinto fosfolipídio, o **fosfatidilinositol**, está localizado no folheto interno da membrana plasmática (ver Figura 2.7).

Além dos fosfolipídios, a membrana plasmática das células animais contém **glicolipídios** e **colesterol**.

Os glicolipídios, um componente secundário da membrana, são encontrados no folheto externo, com as suas porções de carboidratos expostas na superfície celular.

O **colesterol**, um constituinte importante das membranas, se apresenta com aproximadamente as mesmas quantidades que os fosfolipídios.

Com sua estrutura rígida em anel, é inserido na bicamada fosfolipídica para modular a fluidez de membrana por restringir o movimento das cadeias de ácidos graxos dos fosfolipídios em temperaturas altas. O colesterol não é encontrado nas bactérias.

É importante recordar dois aspectos gerais da bicamada fosfolipídica:

1. **A estrutura dos fosfolipídios é responsável pela função das membranas como barreira entre dois compartimentos aquosos**. As cadeias hidrofóbicas de ácidos graxos no interior da bicamada fosfolipídica são responsáveis pela membrana ser impermeável a moléculas solúveis em água.

2. **A bicamada fosfolipídica é um fluido viscoso**. As longas cadeias de hidrocarboneto dos ácidos graxos da maioria dos fosfolipídios estão agrupadas de modo frouxo e podem se mover no interior da membrana. Por essa razão, os fosfolipídios e as proteínas podem se difundir lateralmente dentro da membrana para realizar funções essenciais dessa estrutura.

É importante enfatizar que as membranas plasmáticas celulares são heterogêneas; diferem em suas propriedades biofísicas e composição. Na verdade, certas membranas exibem domínios preferenciais de colesterol e lipídios saturados.

Os domínios lipídicos relativamente ordenados, chamados **balsas lipídicas** (*lipid rafts*, em inglês), são distribuídos de maneira assimétrica nos folhetos internos e externos e são transitórios.

Qual é a função das balsas? Essas estruturas conferem propriedades físicas distintas para a membrana, recrutando lipídios distintos e proteínas (como as quinases da família Src) durante a sinalização celular (Boxe 2.A).

Proteínas da membrana plasmática

A maioria das membranas plasmáticas é constituída por aproximadamente 50% de lipídios e 50% de proteínas. O componente carboidrato dos glicolipídios e das glicoproteínas representa 5 a 10% da massa da membrana (ver Figura 2.7). A superfície de uma membrana plasmática é revestida pelo **glicocálice** (Boxe 2.B).

De acordo com o **modelo de mosaico fluido** da estrutura da membrana, as membranas são fluidos bidimensionais nos quais as proteínas estão inseridas dentro da bicamada lipídica. É difícil para as proteínas e os fosfolipídios de membrana se alternarem entre os folhetos interno e externo da membrana.

No entanto, por estarem em um ambiente fluido, tanto as proteínas quanto os lipídios são capazes de se difundir lateralmente por todo o plano da membrana. Todavia, nem todas as proteínas conseguem se difundir livremente; a mobilidade das proteínas de membrana é limitada pela sua associação ao citoesqueleto.

As restrições da mobilidade das proteínas de membrana são responsáveis pela natureza polarizada das células epiteliais, divididas em dois **domínios** distintos, o **apical** e o **basolateral**, os quais diferem quanto à composição e à função das proteínas. As junções oclusivas presentes entre células epiteliais adjacentes (discutidas no Capítulo 1) não apenas selam o espaço entre as células, mas também servem como barreiras à difusão de proteínas e de lipídios entre os domínios apical e basolateral da membrana plasmática.

Há duas classes principais de proteínas associadas à membrana:

1. **Proteínas periféricas.**
2. **Proteínas integrais de membrana.**

Boxe 2.A Balsas lipídicas.

- Uma balsa lipídica é uma região da membrana plasmática rica em colesterol e esfingolipídios. Embora a balsa lipídica clássica não tenha proteínas estruturais, outras balsas são ricas em uma proteína estrutural específica que modifica sua composição e sua função

- As proteínas caveolinas são componentes das balsas lipídicas que participam do tráfego de vesículas ou **cavéolas** (Capítulo 7, *Tecido Muscular*). As cavéolas são encontradas em vários tipos de células, principalmente fibroblastos, adipócitos, células endoteliais, células alveolares de tipo I, células epiteliais e células musculares lisas e estriadas

- Outras famílias de proteínas, além da família das proteínas caveolinas (caveolina 1, 2 e 3), podem modificar a estrutura e a função das balsas lipídicas. Essas proteínas compreendem as flotilinas, as proteínas ligadas a glicoesfingolipídios e as tirosinoquinases Src

- As balsas lipídicas podem participar da sinalização celular concentrando ou separando proteínas associadas à membrana específicas em domínios lipídicos particulares.

Boxe 2.B Glicocálice.

• O domínio extracelular de uma membrana plasmática é geralmente glicosila-do pelas porções de carboidrato dos glicolipídios e das glicoproteínas trans-membrânicas. A superfície da célula é, portanto, coberta por uma camada de carboidratos, conhecida como o glicocálice.

As proteínas periféricas de membrana não estão inseridas no interior hidrofóbico da membrana, mas, em vez disso, estão associadas indiretamente às membranas por meio de interações proteína-proteína estabelecidas por ligações iônicas, as quais são rompidas por soluções com **alta concentração de sal** ou com **pH extremo**.

Porções das proteínas integrais de membrana estão inseridas na bicamada lipídica. Elas só podem ser liberadas por meio de solubilização com **detergentes**.

Os detergentes são agentes químicos que contêm tanto grupos hidrofóbicos quanto hidrofílicos. Os **grupos hidrofóbicos** do detergente penetram nos lipídios de membrana e se ligam à porção hidrofóbica da proteína inserida na membrana. Os **grupos hidrofílicos** se combinam com a proteína, formando complexos detergente-proteína solúveis em meio aquoso.

Muitas proteínas integrais são **proteínas transmembrânicas**, que se estendem por toda a espessura da bicamada lipídica e têm ainda segmentos expostos em ambos os lados da membrana. As proteínas transmembrânicas podem ser visualizadas por meio da **técnica de criofratura** (Conhecimento Básico 2.A).

Proteínas transportadoras e proteínas-canal

A maioria das moléculas biológicas não consegue se difundir através da bicamada fosfolipídica. Proteínas de transporte específicas, como as **proteínas transportadoras** e as **proteínas-canal**, medeiam a passagem seletiva de moléculas através da membrana, permitindo assim à célula controlar sua composição interna.

Algumas moléculas (como o **oxigênio** e o **dióxido de carbono**) conseguem atravessar a membrana plasmática, seguindo seu gradiente de concentração, por se dissolverem, primeiramente, na bicamada fosfolipídica e, então, no ambiente aquoso do lado citosólico ou extracelular da membrana. Esse mecanismo, conhecido como **difusão passiva**, não envolve proteínas de membrana. Substâncias lipídicas também conseguem atravessar a bicamada.

Outras moléculas biológicas (como **glicose**, **moléculas com carga elétrica** e **íons pequenos** – H^+, Na^+, K^+ e Cl^-) são incapazes de se dissolver no interior hidrofóbico da bicamada fosfolipídica. Elas necessitam da ajuda de **proteínas transportadoras** específicas e de **proteínas-canal**, que facilitam a difusão da maioria das moléculas biológicas.

De modo similar à difusão passiva, a **difusão facilitada** de moléculas biológicas **é determinada pelo gradiente de concentração e pelo gradiente elétrico existentes através da membrana**. Entretanto, a difusão facilitada requer um dos dois grupos de proteínas a seguir:

1. **Proteínas transportadoras**, que podem se ligar a moléculas específicas a serem transportadas.
2. **Proteínas-canal**, que formam passagens abertas através da membrana.

As proteínas transportadoras conduzem açúcares, aminoácidos e nucleosídios.

As proteínas-canal são canais iônicos envolvidos no transporte rápido de íons (transporte mais rápido que o realizado pelas proteínas transportadoras), são **altamente seletivas ao tamanho da molécula e à sua carga elétrica**, e **não estão continuamente abertas**.

Alguns canais abrem "passagens" em resposta à ligação de uma molécula sinalizadora e são chamados **canais modulados por ligante (ou canais iônicos dependentes de ligante)**.

Outros canais se abrem em resposta a mudanças no potencial elétrico através da membrana e são chamados **canais modulados por voltagem (ou canais iônicos dependentes de voltagem)** (Figura 2.8).

Retículo endoplasmático

O **retículo endoplasmático** (**RE**) é uma rede interconectada de canalículos, delimitados por uma membrana contínua e situados no citoplasma, que faz parte do sistema de **citomembranas** e está separada da **membrana plasmática**.

O sistema do RE, que é composto de **cisternas** (sacos achatados), **túbulos** e **vesículas**, divide o citoplasma em dois compartimentos:

1. O **compartimento luminal** ou **endoplasmático**.
2. O **compartimento citoplasmático** ou **citosólico**.

É possível visualizar a sequência em que o lúmen do sistema de citomembranas está interconectado e permanece como tal em um estágio imaginário; você pode ver que **o compartimento luminal de uma célula secretora é contínuo com o exterior da célula**. O espaço circundante é o compartimento citosólico que apresenta proteínas solúveis, componentes do citoesqueleto e organelas.

Há dois tipos de retículo endoplasmático:

1. O **retículo endoplasmático rugoso** (RER).
2. O **retículo endoplasmático liso** (REL).

O **RER** é identificado em microscópio óptico como uma estrutura citoplasmática basófila difusa chamada **ergastoplasma**. Participa da síntese de proteínas, realizada pelos **ribossomos** ligados a ele.

A maioria das proteínas sai do retículo endoplasmático granuloso em vesículas transportadas para a porção *cis* do complexo de Golgi.

Os produtos liberados no compartimento luminal do RER são transportados para o complexo de Golgi por meio de uma vesícula transportadora e, por fim, para o exterior pela via secretória.

Outras proteínas são retidas pelo RER para participar das primeiras etapas da síntese proteica. As proteínas retidas contêm a sequência de direcionamento Lys-Asp-Glu-Leu (KDEL) na extremidade C-terminal.

Conhecimento básico 2.A Criofratura.

A criofratura de uma membrana celular divide a bicamada em dois folhetos.

Cada folheto tem uma superfície e uma face.

A superfície de cada folheto está voltada ou para a superfície extracelular (**SE**) ou para a superfície intracelular ou protoplasmática (**SP**).

As faces extracelular e protoplasmática (**FE** e **FP**) são produzidas artificialmente pela divisão da bicamada que constitui a membrana ao longo do seu cerne hidrofóbico.

Após a fratura da membrana, as proteínas de membrana permanecem associadas ao folheto de membrana protoplasmático e aparecem **como partículas na réplica da FP**.

A região anteriormente ocupada pela proteína apresenta uma **depressão complementar na réplica da FE**.

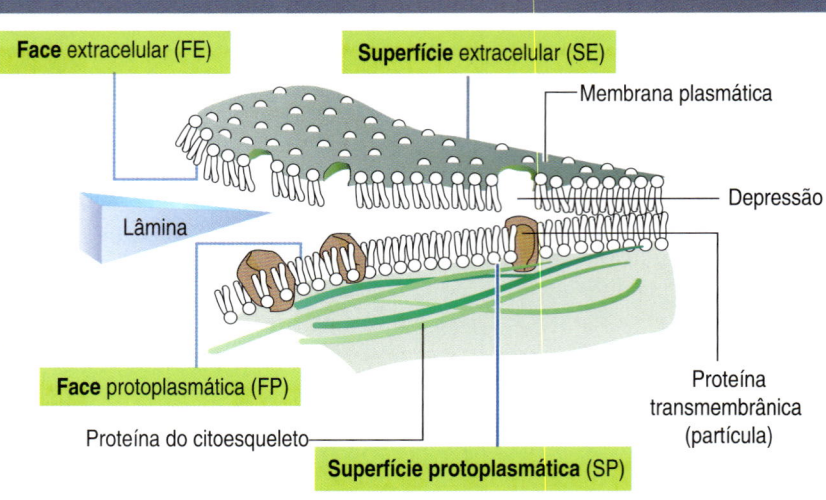

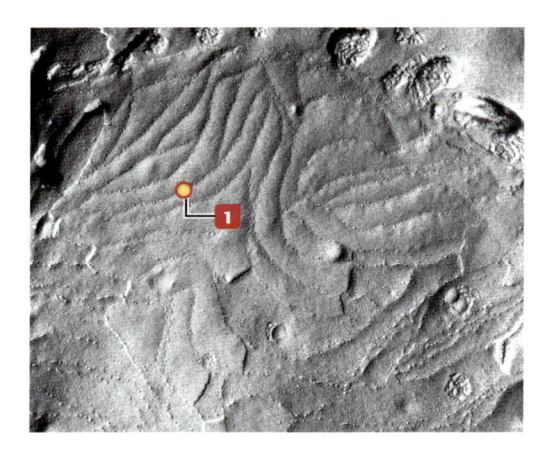

1 Nas **preparações de criofratura**, as junções de oclusão são vistas como **cristas vedantes interconectadas** e ramificadas, formando uma rede perto do domínio apical da célula. As cristas representam as proteínas transmembrânicas **ocludina** e **claudina** associadas à face protoplásmica (FP) fraturada (Capítulo 1, *Epitélio | Biologia Celular*).

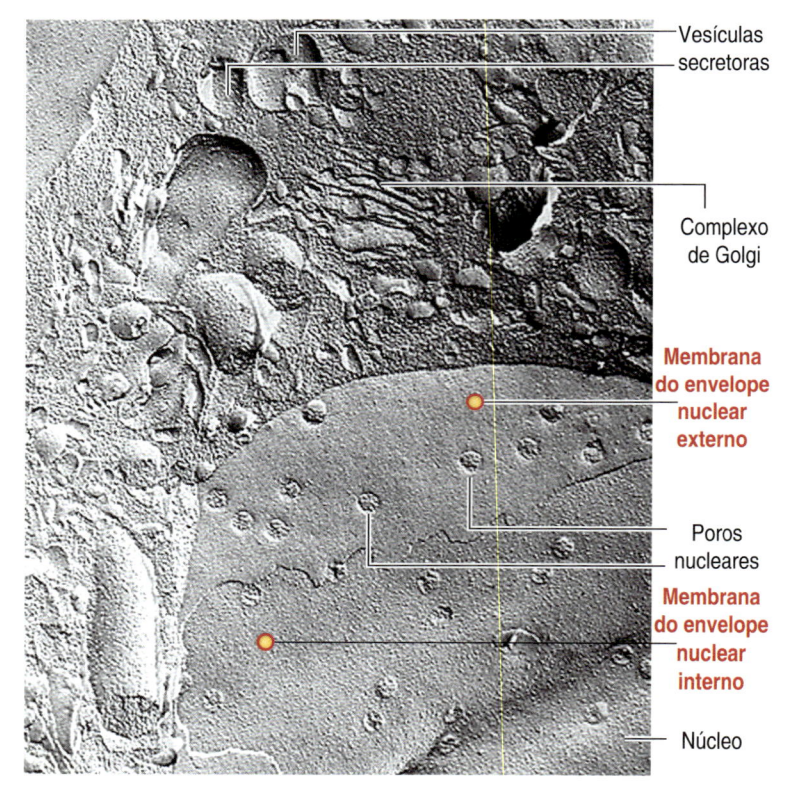

A ausência da sequência KDEL marca as proteínas a serem transportadas para o complexo de Golgi.

O **REL** é desprovido de ribossomos e geralmente é próximo dos depósitos de glicogênio e lipídios do citoplasma. Tem um papel importante nas **reações de destoxificação** necessárias para a conversão de substâncias nocivas lipossolúveis ou insolúveis em água em compostos hidrossolúveis mais adequados para eliminação pelos rins. O retículo endoplasmático liso também participa da **esteroidogênese** (Figuras 2.9 e 2.10).

Técnica de criofratura

A **técnica de criofratura** é valiosa para a visualização das proteínas inseridas em membranas ao microscópio eletrônico. Essa técnica forneceu a primeira evidência da ocorrência de proteínas transmembrânicas na membrana plasmática e nas citomembranas (ver Conhecimento básico 2.A).

As amostras são congeladas em nitrogênio líquido (temperatura de –196°C) e "separadas" por uma lâmina (sob alto vácuo) ao longo do cerne hidrofóbico da membrana. Isso produz duas metades complementares, que correspondem aos folhetos da membrana. Cada metade da membrana tem uma **superfície** e uma **face**. A face é produzida artificialmente durante a divisão da membrana.

Uma réplica da amostra é gerada por meio de evaporação de uma camada muito fina de um metal pesado

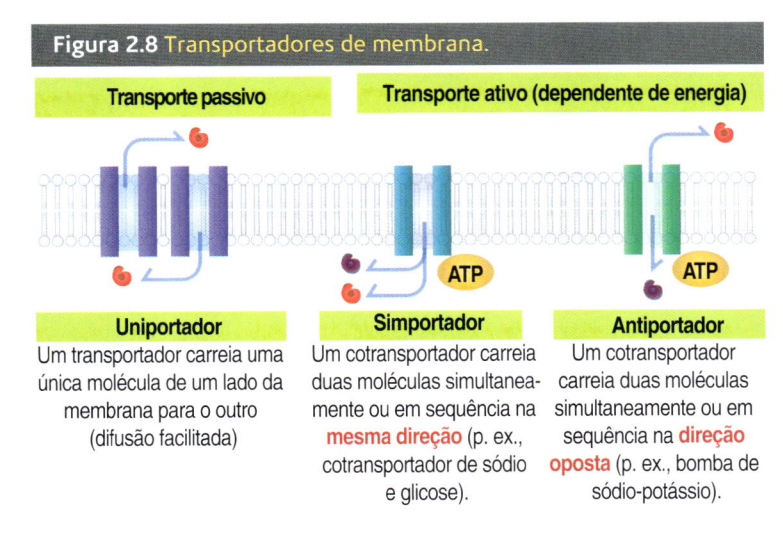

Figura 2.8 Transportadores de membrana.

Transporte passivo

Transporte ativo (dependente de energia)

Uniportador

Um transportador carreia uma única molécula de um lado da membrana para o outro (difusão facilitada)

Simportador

Um cotransportador carreia duas moléculas simultaneamente ou em sequência na mesma direção (p. ex., cotransportador de sódio e glicose).

Antiportador

Um cotransportador carreia duas moléculas simultaneamente ou em sequência na direção oposta (p. ex., bomba de sódio-potássio).

(geralmente platina, com espessura de 1,0 a 1,5 nm) em um ângulo de 45°, a fim de se produzir um efeito de contraste por sombreamento. A **réplica de platina** é então destacada da verdadeira amostra por flutuação em superfície aquosa, montada sobre uma tela metálica e examinada em microscópio eletrônico.

O Conhecimento básico 2.A indica a nomenclatura para a identificação das superfícies e das faces nas micrografias eletrônicas das preparações obtidas por criofratura.

A **superfície** da membrana plasmática exposta ao **espaço extracelular** é denominada **superfície extracelular** (**SE**). A **superfície** da membrana plasmática exposta ao **citoplasma** (também chamado protoplasma) é classificada como **superfície protoplasmática** (**SP**).

A **face** do folheto de membrana voltado para o **espaço extracelular** (o folheto exocitoplasmático na ilustração) é classificada como **face extracelular** (**FE**). Da mesma maneira, a face do folheto voltada para o **espaço protoplasmático** (identificado como um folheto protoplasmático) é a **face protoplasmática** (**FP**).

Agora que sabemos o que a superfície e a face representam, lembre-se de que as **faces** são quimicamente **hidrofóbicas** e as **superfícies** são quimicamente **hidrofílicas**.

Uma última observação: note que uma proteína transmembrânica fica no folheto protoplasmático, deixando uma **depressão** complementar no folheto exocitoplasmático oposto. Isso se dá porque componentes do citoesqueleto cortical estão ligados direta ou indiretamente à extremidade da proteína exposta ao lado citoplasmático e desempenham um papel ativo na manutenção e no remodelamento de domínios proteicos e lipídicos.

Síntese e direcionamento de proteínas

O papel do RER na síntese e no direcionamento seletivo das proteínas foi demonstrado pela incubação de células acinosas pancreáticas em um meio contendo aminoácidos radiomarcados e pela localização das proteínas radiomarcadas com o uso da autorradiografia.

A via de secreção percorrida pelas proteínas secretórias compreende a seguinte sequência: RER, complexo de Golgi, vesículas de secreção e espaço extracelular ou lúmen (Figura 2.11). As proteínas da membrana plasmática e dos lisossomos também seguem a sequência do retículo endoplasmático granuloso até o aparelho de Golgi, mas são retidas dentro da célula.

As proteínas direcionadas ao núcleo, às mitocôndrias ou aos peroxissomos são sintetizadas em ribossomos livres e, em seguida, liberadas no citosol. Por outro lado, as proteínas que são secretadas ou direcionadas para o RER, o complexo de Golgi, os lisossomos ou a

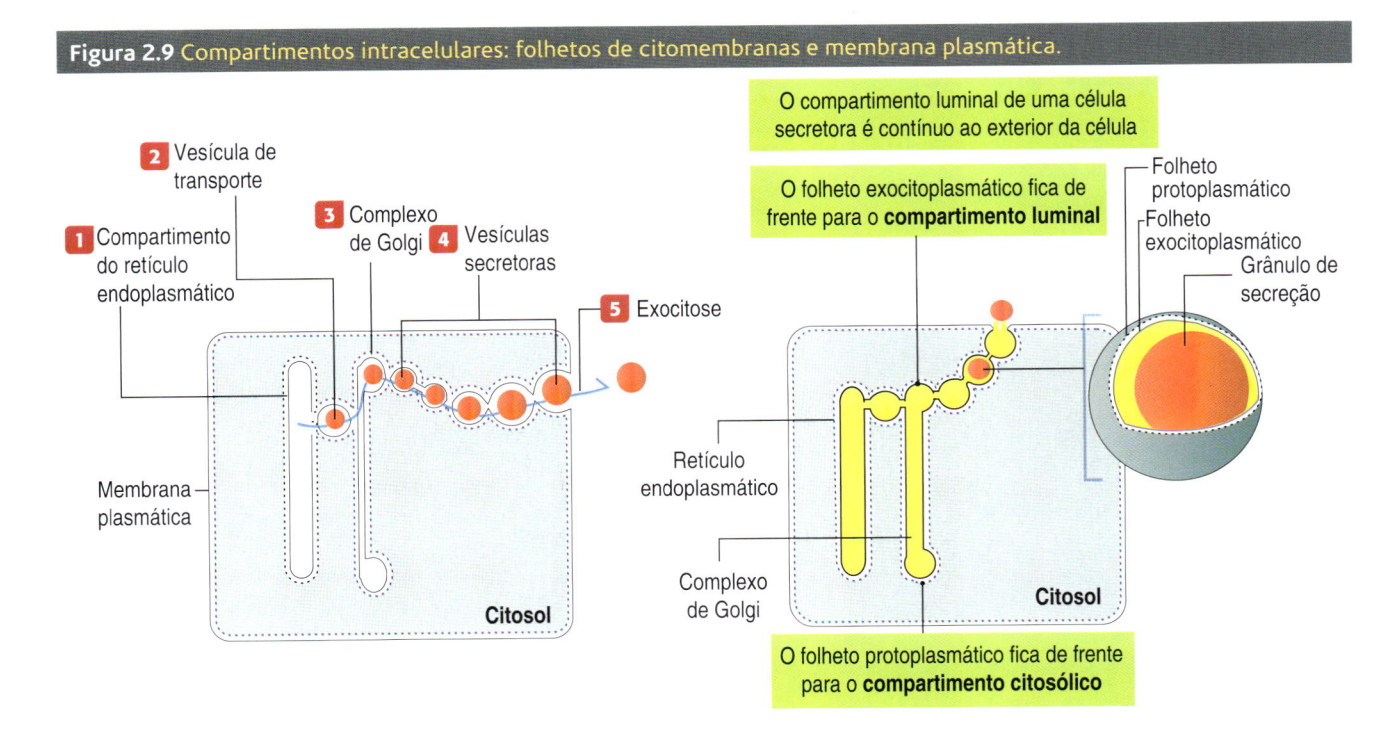

Figura 2.9 Compartimentos intracelulares: folhetos de citomembranas e membrana plasmática.

2 Vesícula de transporte

1 Compartimento do retículo endoplasmático

3 Complexo de Golgi

4 Vesículas secretoras

5 Exocitose

Membrana plasmática

Citosol

O compartimento luminal de uma célula secretora é contínuo ao exterior da célula

O folheto exocitoplasmático fica de frente para o **compartimento luminal**

Folheto protoplasmático

Folheto exocitoplasmático

Grânulo de secreção

Retículo endoplasmático

Complexo de Golgi

Citosol

O folheto protoplasmático fica de frente para o **compartimento citosólico**

Figura 2.10 O retículo endoplasmático.

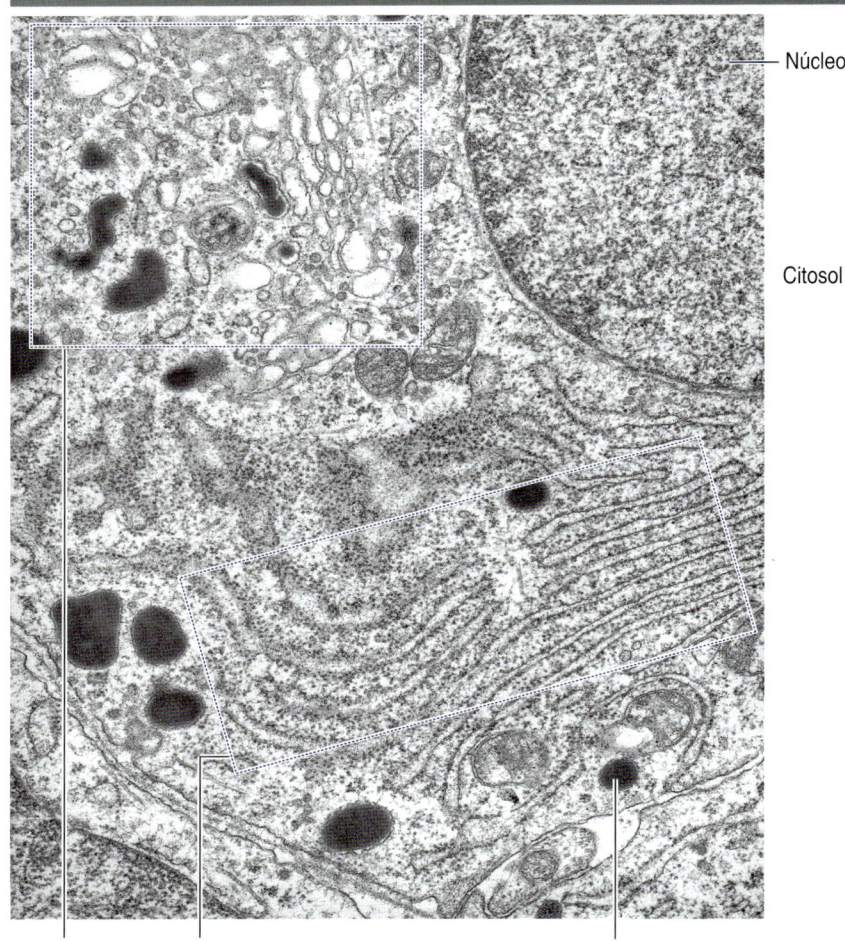

Núcleo

Citosol

Região do **complexo de Golgi**

Área do **retículo endoplasmático rugoso (RER)**. O RER consiste em pilhas de cisternas achatadas interconectadas. Os ribossomos, em arranjo linear, estão ancorados às membranas do RE.

Lisossomo

Ribossomo ancorado à membrana do RE

Lúmen ou cisterna do RER

1 Proteínas transmembrânicas e proteínas da via secretora são sintetizadas no RER. As proteínas sintetizadas pelos ribossomos ligados à superfície do RER são processadas e dobradas no lúmen.

2 As proteínas dobradas são transportadas pelas vesículas secretoras pela via de secreção; as proteínas mal enoveladas são degradadas.

3 O RE também participa da síntese de fosfolipídios, esfingolipídios e colesterol. Os intermediários lipídicos são transferidos do REL para as mitocôndrias para maior processamento (ver Esteroidogênese no Capítulo 19, *Sistema Endócrino*).

4 O RE é um local de armazenamento intracelular de Ca^{2+}. Bombas dependentes de trifosfato de adenosina (ATP) auxiliam o armazenamento de Ca^{2+}. Canais iônicos especializados participam da liberação de Ca^{2+}.

Área do **retículo endoplasmático liso** (REL). Não há ribossomos ligados às cisternas do REL.

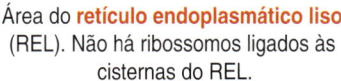

Mitocôndria

RER

Núcleo

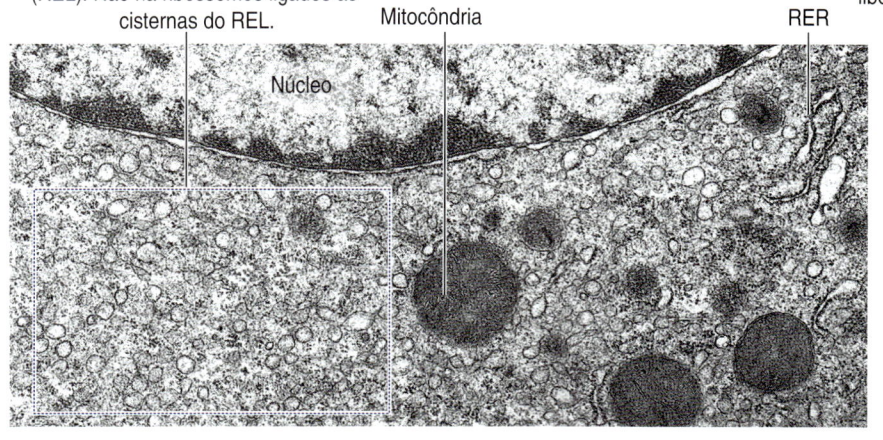

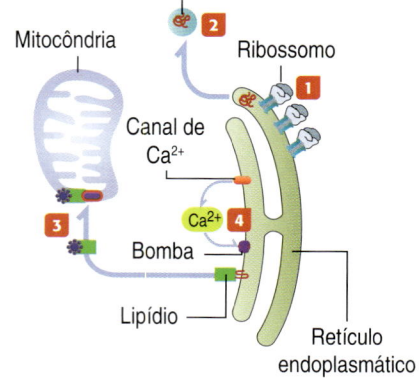

Proteína enovelada

Mitocôndria

Ribossomo

Canal de Ca^{2+}

Ca^{2+}

Bomba

Lipídio

Retículo endoplasmático

Figura 2.11 Síntese proteica.

Ácino pancreático (microscopia óptica)

Lúmen do ácino

3 Grânulos de zimogênio

As células acinosas do pâncreas secretam proteínas recém-sintetizadas no trato digestório.

Quando as células foram marcadas com um aminoácido radioativo para rastrear a via intracelular das proteínas secretadas, descobriu-se, por meio de autorradiografia que, após 3 min de marcação, as proteínas recém-sintetizadas estavam localizadas no retículo endoplasmático granuloso **1** .

Mais tarde, as proteínas radiomarcadas foram encontradas se translocando para o complexo de Golgi **2** e, então, como grânulos de zimogênio dentro de vesículas de secreção **3** , para a membrana plasmática e o espaço extracelular **4** .

Células acinosas do pâncreas (microscopia eletrônica)

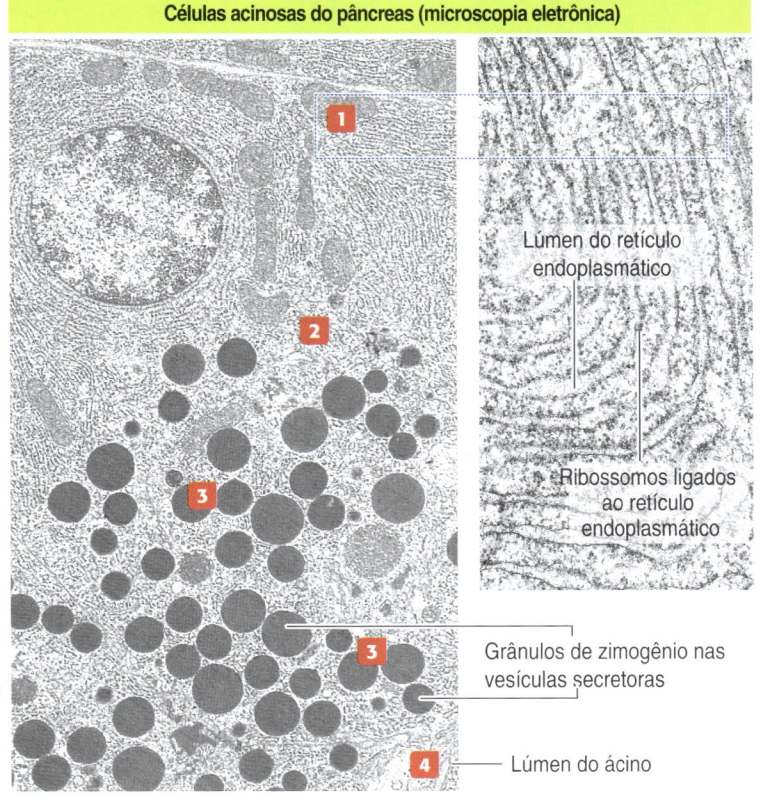

Lúmen do retículo endoplasmático

Ribossomos ligados ao retículo endoplasmático

Grânulos de zimogênio nas vesículas secretoras

Lúmen do ácino

membrana plasmática são sintetizadas por ribossomos ligados a membranas e, em seguida, transferidas para o RER à medida que a síntese proteica progride.

Os ribossomos se ligam ao retículo endoplasmático sob a orientação da sequência de aminoácidos da cadeia polipeptídica que está sendo sintetizada. Os ribossomos que sintetizam proteínas que serão secretadas são direcionados ao retículo endoplasmático por uma sequência-sinal presente na extremidade em crescimento da cadeia polipeptídica (Conhecimento básico 2.B).

Complexo de Golgi

O complexo de Golgi consiste em pilhas de sacos achatados chamados **cisternas**, que são estabilizadas por **golginas**, uma família de proteínas com motivos super-hélice (do inglês, *coiled-coil*, motivo estrutural em que α-hélices são enroladas entre si). Cada complexo de Golgi apresenta (Figura 2.12):

1. Uma face de entrada, ou *cis*, adjacente ao retículo endoplasmático.
2. Uma face de saída, ou *trans*, contínua à rede *trans*-**Golgi** (TGN; do inglês, *trans-Golgi network*) que aponta para a membrana plasmática ou para o núcleo.

Cisternas do *medial*-**Golgi** (ou cisternas mediais) estão interpostas entre o *cis*-Golgi e o *trans*-Golgi.

As cargas provenientes do retículo endoplasmático transportam proteínas solúveis e membranas para o *cis*-Golgi. O termo **carga** designa proteínas e membranas recém-sintetizadas, destinadas a serem estocadas dentro de um compartimento celular ou secretadas para fora da célula.

O material viaja através das cisternas por meio de **vesículas transportadoras** que brotam de uma cisterna e que se prendem e se fundem à seguinte na presença das golginas. As **golginas** formam uma rede apendicular no *cis*-Golgi, ao redor das margens dos sacos e no *trans*-Golgi, com funções na estabilização da estrutura do aparelho de Golgi e no tráfego de vesículas (Figura 2.13).

Por fim, as vesículas de carga se deslocam do *trans*-Golgi para a TGN, o centro tubulovesicular de distribuição das cargas de moléculas para a superfície da célula ou para outro compartimento celular (p. ex., os lisossomos).

O complexo de Golgi passa por um processo de renovação permanente. Ele se desmonta durante a mitose/meiose e se reorganiza na interfase.

Funções do complexo de Golgi

Três funções específicas são realizadas pelo complexo de Golgi (ver Figura 2.13):

1. **Modificação dos carboidratos ligados às glicoproteínas e aos proteoglicanos provenientes do retículo endoplasmático**. Esse processo é chamado **glicosilação**. Um evento de glicosilação característico que ocorre no interior do complexo de

Conhecimento básico 2.B Síntese proteica.

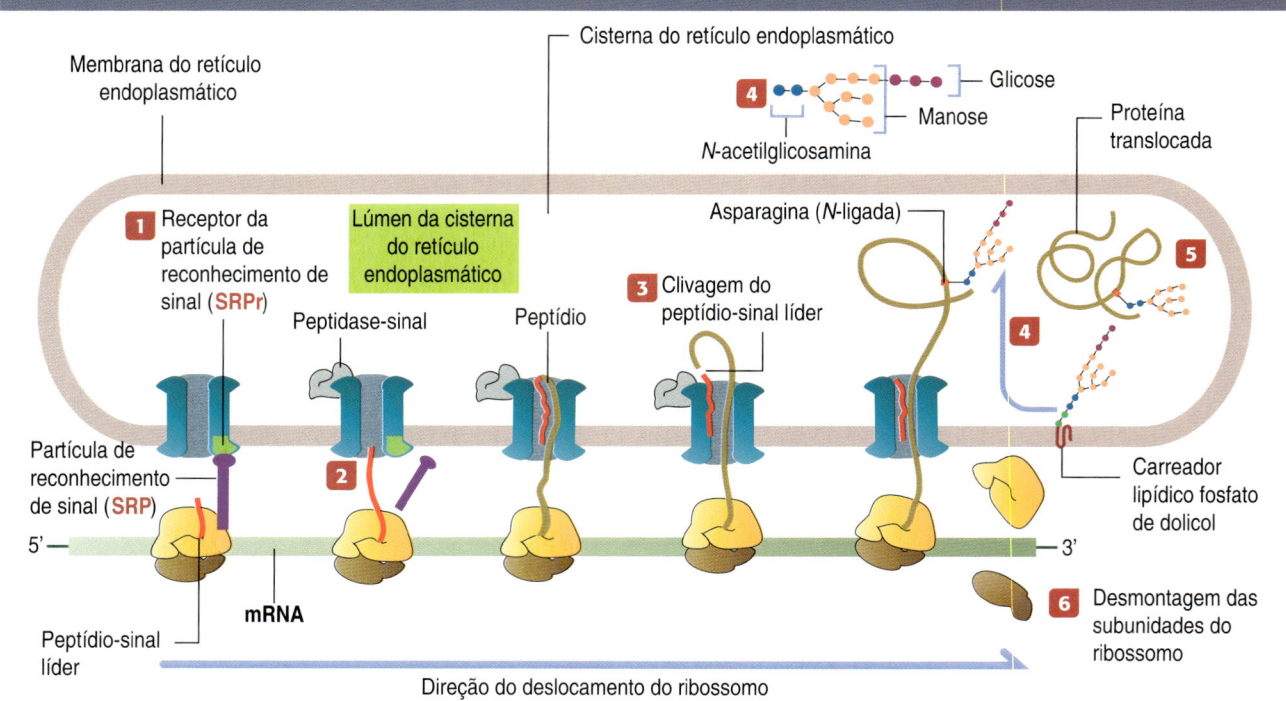

1 A síntese de uma proteína começa com um **peptídio-sinal líder**. Uma **partícula de reconhecimento de sinal** (SRP, do inglês, *signal recognition particle*) se liga ao ribossomo e interrompe um crescimento adicional da proteína. O complexo é ancorado no lado citoplasmático da cisterna do retículo endoplasmático, no qual a **SRP** se liga a seu **receptor** (**SRPr**). Após a ligação, a SRP é removida do complexo.

2 A proteína reinicia seu crescimento e o peptídio-líder atravessa a bicamada lipídica em direção ao lúmen do retículo endoplasmático rugoso.

3 Uma **peptidase-sinal** remove o peptídio-líder e o alongamento da proteína continua.

4 Uma cadeia de açúcar ligada ao **carreador lipídico fosfato de dolicol** é incorporada a um resíduo de asparagina (*N*-glicosilação).

5 A proteína sintetizada é liberada. A **glicose** e uma molécula de **manose** são removidas do oligossacarídeo previamente ligado.

6 As subunidades do ribossomo se separam na extremidade 3' do mRNA.

Após a síntese proteica, as **proteínas transmembrânicas** permanecem ancoradas à membrana da cisterna do retículo endoplasmático por um ou mais segmentos transmembranares hidrofóbicos como consequência dos sinais de parada de transferência. Esses sinais impedem a translocação completa de uma proteína através da membrana.

Golgi é a modificação de oligossacarídeos *N*-ligados das glicoproteínas. Mais de 200 enzimas participam da biossíntese de glicoproteínas e de glicolipídios no complexo de Golgi. As enzimas denominadas **glicosiltransferases** adicionam resíduos específicos de açúcar; as enzimas chamadas **glicosidases** removem resíduos específicos de açúcar.

2. **Direcionamento seletivo das cargas de moléculas para vários destinos dentro da célula**. Discutiremos em outra seção deste capítulo como o complexo de Golgi marca proteínas específicas para o direcionamento seletivo para os lisossomos.

3. A **síntese de esfingomielina e glicoesfingolipídios**. Uma vez processadas, as cargas de moléculas brotam do complexo de Golgi e são distribuídas seletivamente para a **via de direcionamento secretora ou lisossômica** (**tráfego anterógrado**) ou de volta para o **retículo endoplasmático** (**tráfego retrógrado**).

Certas categorias de cargas de moléculas são armazenadas em grânulos de secreção para posterior liberação em resposta a um sinal extracelular. Esse mecanismo é chamado **secreção facultativa** ou **regulada**.

Outras cargas de moléculas podem ser secretadas continuamente sem a necessidade de um estímulo. Esse mecanismo é chamado **secreção constitutiva**, o qual fornece lipídios e proteínas recém-sintetizados para a membrana plasmática ou proteínas que são liberadas no exterior da célula, como as proteínas da matriz extracelular ou as imunoglobulinas durante reações imunológicas.

O direcionamento seletivo das cargas ocorre ao longo de **microtúbulos** ou de **filamentos de actina** com a ajuda de proteínas motoras.

A presença de **domínios lipídicos específicos** na membrana de uma vesícula-carga promove o recrutamento de **proteínas de revestimento** e de **golginas de ligação** que direcionam a carga no sentido de um sítio apropriado de uma **membrana aceptora**.

Figura 2.12 Complexo de Golgi.

Complexo de Golgi

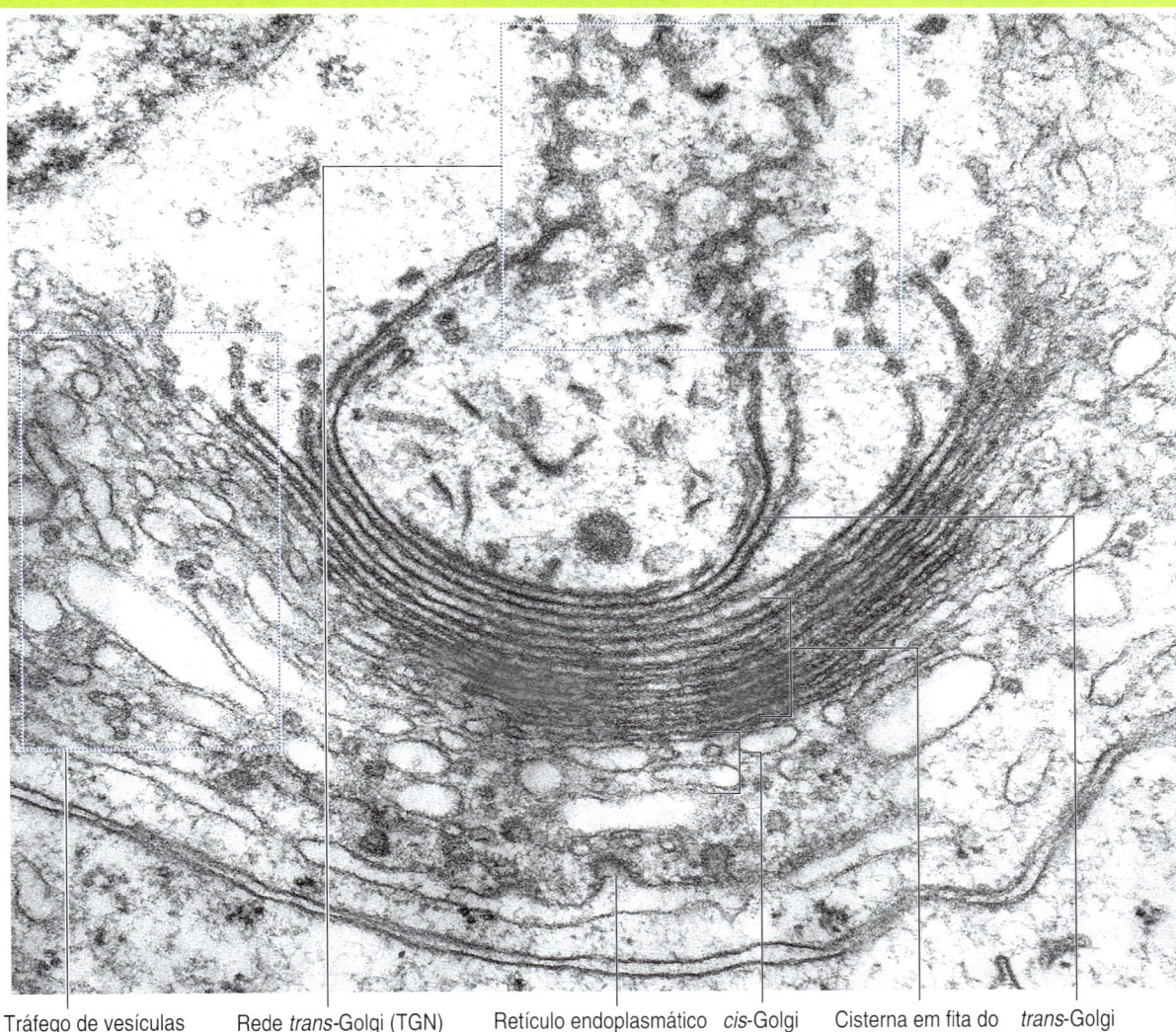

Tráfego de vesículas   Rede *trans*-Golgi (TGN)   Retículo endoplasmático *cis*-Golgi   Cisterna em fita do *trans*-Golgi
entre cisternas   (liberação de vesícula)   *medial*-Golgi

O **complexo de Golgi** é visualizado em microscópio eletrônico como uma série de sáculos ou cisternas achatados e curvos, empilhados uns sobre os outros. As extremidades dos sáculos são dilatadas e podem formar vesículas esféricas. Os sáculos e as vesículas contêm proteínas que estão sendo glicosiladas para posterior secreção ou direcionamento.

O complexo de Golgi consiste em quatro compartimentos principais funcionalmente distintos:

(1) O *cis*-Golgi é o local de entrada dos produtos provenientes do retículo endoplasmático no complexo de Golgi.
(2) O *trans*-Golgi é o local de saída das cargas.
(3) O *medial*-Golgi é interposto entre o *cis*-Golgi e o *trans*-Golgi.
(4) A **rede *trans*-Golgi (TGN)** é o local que direciona seletivamente as cargas a serem transportadas para os lisossomos ou secretadas (exocitose).

Basicamente, o direcionamento seletivo e o transporte das vesículas de carga dependem de revestimentos especializados que preparam a carga para ser movida ao longo do citoesqueleto por proteínas motoras.

As **golginas de ligação** (proteínas com motivos super-hélice) prendem as cargas ao citosqueleto. Quando a vesícula-carga alcança uma membrana aceptora ela se funde com a ajuda de **proteínas de fusão**.

Transporte vesicular

O transporte vesicular envolve a mobilização de proteínas e membranas entre os compartimentos de citomembranas (ver Figura 2.13).

A **exocitose** ou **via secretora** começa no retículo endoplasmático, continua através do complexo de Golgi e termina na superfície da célula.

A **via endocítica** consiste na internalização e degradação de material extracelular a partir da membrana plasmática, passando pelos endossomos até os lisossomos.

Esses dois eventos dependem de proteínas distintas que revestem o lado citosólico da membrana da vesícula transportadora, a qual se torna uma **vesícula revestida**. O revestimento proteico auxilia no recrutamento de moléculas para o transporte.

Antes da fusão com a membrana aceptora as vesículas perdem seu revestimento, permitindo assim que as membranas interajam diretamente e se fundam.

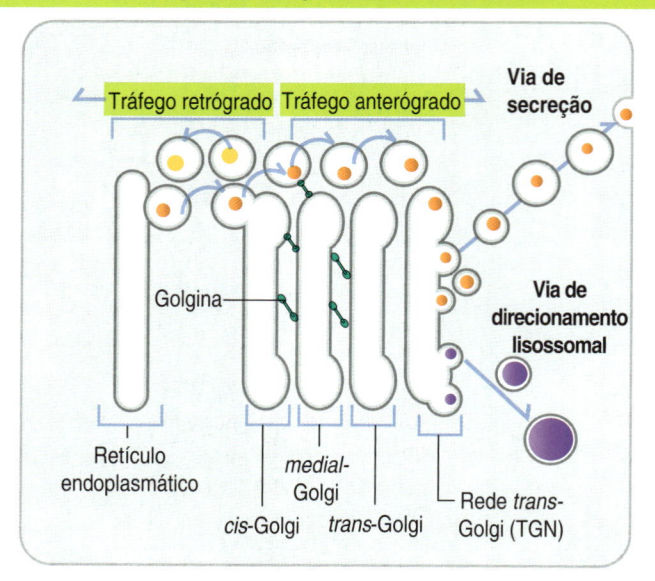

Figura 2.13 Direcionamento para vias de secreção e lisossomais.

Complexo de Golgi: vias de direcionamento

A cisterna mais próxima do retículo endoplasmático é o *cis*-**Golgi**, enquanto a cisterna mais próxima do domínio apical da célula é o *trans*-**Golgi**.

As cisternas do *medial*-**Golgi** estão entre o *cis*-**Golgi** e o *trans*-**Golgi**.

A rede *trans*-**Golgi** (**TGN**) é o local de direcionamento seletivo das vesículas ou cargas.

As vesículas transportadoras brotam de uma pilha e se fundem à pilha seguinte em um **tráfego anterógrado** (do retículo endoplasmático para o Golgi) ou em um **tráfego retrógrado** (do Golgi para o retículo endoplasmático). As **golginas** estabilizam as cisternas e as vesículas.

Figura 2.14 Vias de direcionamento dos lisossomos.

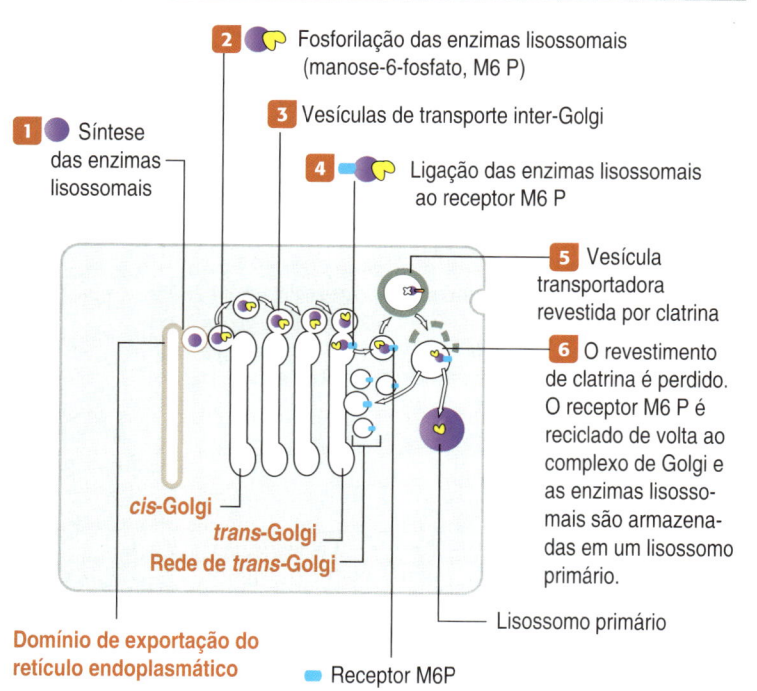

Parte das vesículas transportadoras são revestidas pela proteína **clatrina**. Essas vesículas revestidas por clatrina são vistas na via secretora/exocitose e na endocitose.

Na via da endocitose, as vesículas começam na membrana plasmática como **fossas revestidas de clatrina**. As moléculas de clatrina se agrupam em uma disposição semelhante a um cesto sobre a face citosólica da membrana plasmática, e a fossa se transforma em uma vesícula.

A **dinamina**, pequena proteína que se liga ao GTP, circunda o colo da fossa revestida invaginada, fazendo com que o colo da vesícula se desprenda da membrana plasmática. As **adaptinas** são uma segunda classe de proteínas de revestimento. Elas estabilizam o revestimento de clatrina das membranas das vesículas e auxiliam na seleção das cargas para transporte por meio da ligação a **receptores de carga** situados na membrana da vesícula. Quando a carga alcança a membrana-alvo aceptora, as proteínas de revestimento são liberadas e as membranas podem se fundir.

Via de direcionamento para os lisossomos

As **hidrolases lisossômicas** são sintetizadas no retículo endoplasmático, transportadas para o *cis*-Golgi e, por fim, direcionadas aos **lisossomos**. Esse mecanismo de direcionamento envolve duas etapas importantes (Figura 2.14):

1. A inserção, no *cis*-Golgi, de **manose-6-fosfato** (**M6P**) nos oligossacarídeos ligados às glicoproteínas destinadas aos lisossomos.
2. A presença de **proteínas transmembrânicas receptoras de M6P** nas vesículas da TGN a serem direcionadas.

Por esse mecanismo, as enzimas lisossômicas que contêm M6P são separadas das outras glicoproteínas em vesículas com o receptor da M6P. Após serem transportadas para uma vesícula transportadora revestida por clatrina, as enzimas lisossômicas dissociam-se do receptor de M6P e ficam cercadas por uma membrana, formando assim um **lisossomo primário**. As membranas que contêm receptor livre de M6P retornam ao complexo de Golgi para **reciclagem**.

Captação de colesterol por endocitose mediada por receptores

A endocitose mediada por receptores aumenta a capacidade da célula de internalizar macromoléculas específicas com grande eficiência e em grande quantidade. Um exemplo clássico é a captação do colesterol utilizado para produzir novas membranas celulares.

Como estudado no curso de bioquímica, o colesterol é altamente insolúvel e se movimenta na corrente sanguínea ligado a uma proteína na forma de partículas de lipoproteína de baixa densidade (LDL; do inglês, *low-density lipoprotein*). A LDL transporta cerca de 75% do colesterol e circula no sangue por cerca de 2 a 3 dias. Aproximadamente 70% da LDL são removidos do sangue por células que contêm **receptores de LDL**; o restante é removido por uma via depuradora que utiliza um mecanismo independente de receptores (Figura 2.15; Boxe 2.C).

Figura 2.15 Captação de colesterol.

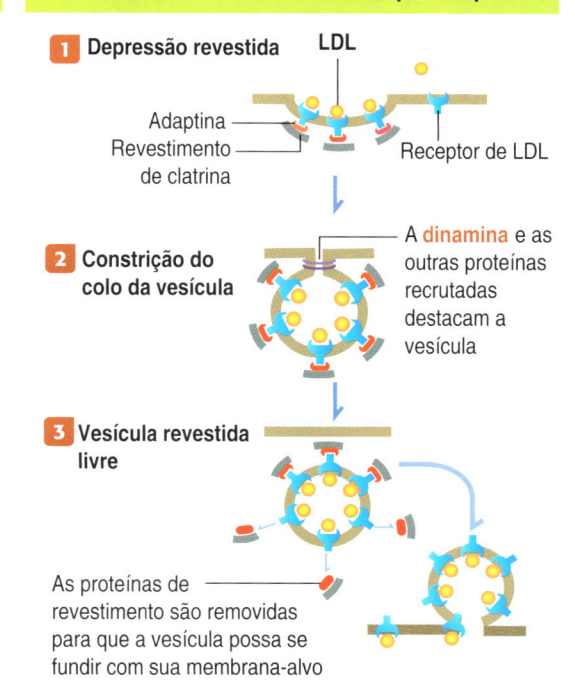

Captação de LDL por endocitose mediada por receptor

1 Complexo LDL-receptor em depressão revestida

2 Internalização do complexo LDL-receptor

LDL

Receptor de LDL

3 Complexo LDL-receptor em uma vesícula revestida

Revestimento de clatrina

Perda do revestimento de clatrina

4

Colesterol livre

Lisossomo primário

Endossomo

5 Um lisossomo primário se funde com o endossomo que contém os complexos LDL-receptor. Há formação de endossomos iniciais e tardios.

6 O receptor livre é reciclado de volta para a membrana plasmática.

Detalhes da endocitose mediada por receptor

1 Depressão revestida   LDL

Adaptina
Revestimento de clatrina

Receptor de LDL

2 Constrição do colo da vesícula

A dinamina e as outras proteínas recrutadas destacam a vesícula

3 Vesícula revestida livre

As proteínas de revestimento são removidas para que a vesícula possa se fundir com sua membrana-alvo

A internalização de um **ligante** (como a LDL, a transferrina, os hormônios polipeptídicos ou os fatores de crescimento) por uma célula requer um **receptor de membrana** específico.

O **complexo LDL-receptor de LDL** é internalizado por **endocitose mediada por receptor**. Vimos que esse processo envolve a reunião das proteínas **clatrinas** sobre o lado citosólico da membrana plasmática, o que cria uma **fossa revestida**.

Após a internalização, a clatrina da vesícula revestida é removida e a vesícula sem revestimento se funde ao endossomo, que tem um pH interno baixo.

Nesse ambiente ácido, a LDL se separa de seu receptor e é entregue a um **lisossomo primário** inativo, que se transforma em um **lisossomo secundário**

comprometido com a degradação do substrato. O LDL é quebrado por enzimas hidrolíticas lisossômicas e liberado como colesterol livre para o citosol, onde pode ser utilizado para a síntese de novas membranas.

O receptor de LDL, por sua vez, é continuamente reciclado de volta para a membrana plasmática para ser usado novamente. O receptor de LDL pode se reciclar a cada 10 min e fazer várias centenas de ciclos em sua vida de 20 h.

O colesterol é necessário para a síntese de hormônios esteroides, a produção de ácidos biliares em hepatócitos e a síntese de membranas celulares.

Direcionamento seletivo das vesículas revestidas por clatrina e das vesículas revestidas por COP

Um processo contínuo de **brotamento** e **fusão** de **vesículas transportadoras** mobiliza produtos do retículo endoplasmático para o complexo de Golgi (tráfego anterógrado), entre as pilhas membranosas do complexo de Golgi, e do complexo de Golgi para o retículo endoplasmático (tráfego retrógrado) (ver Figura 2.13).

O mecanismo de transporte vesicular envolve dois tipos de vesículas revestidas (Conhecimento básico 2.C):

1. As **vesículas revestidas por clatrina**, que transportam produtos do complexo de Golgi para os lisossomos e do exterior da célula para os lisossomos (p. ex., o colesterol).

2. As **vesículas revestidas por COP** (*coat protein*, proteína de revestimento), que transportam produtos entre as pilhas do complexo de Golgi (**vesículas revestidas por COPI**) e do retículo

Boxe 2.C Hipercolesterolemia familiar.

- O mecanismo de captação do colesterol é alterado na hipercolesterolemia familiar, caracterizada por elevação da LDL, a proteína de transporte de colesterol predominante no plasma

- O defeito primário é uma mutação no gene que codifica o receptor de LDL, necessária para a internalização do colesterol proveniente da dieta pela maioria das células. Níveis altos de LDL-colesterol no plasma levam à formação de placas ateroscleróticas nos vasos coronários, uma causa comum de infarto do miocárdio

- Os pacientes com hipercolesterolemia familiar têm três tipos de receptores defeituosos:
  (1) Receptores de LDL incapazes de se ligar à LDL.
  (2) Receptores de LDL que se ligam à LDL, mas com uma capacidade reduzida.
  (3) Receptores de LDL que podem se ligar à LDL normalmente, mas não conseguem internalizá-la.

Dois tipos de vesículas de transporte: vesículas revestidas por clatrina e COP

Vesícula revestida por clatrina	Vesícula revestida por COP

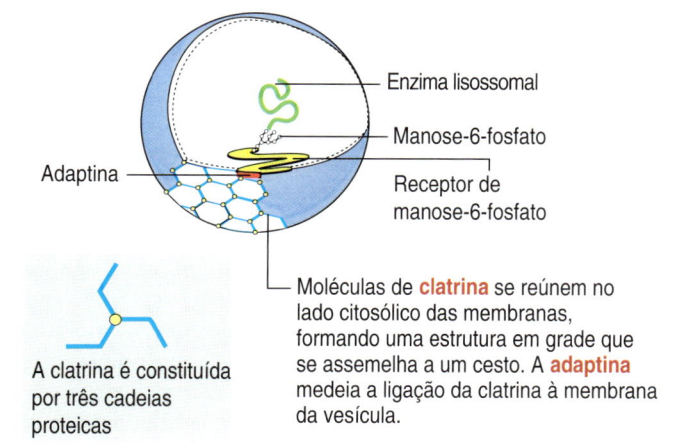

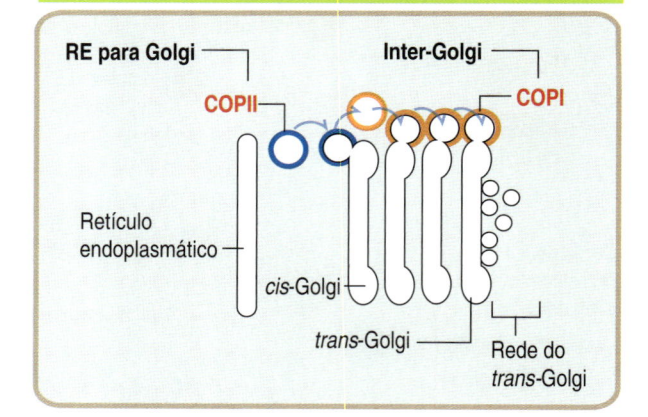

Adaptina

Enzima lisossomal

Manose-6-fosfato

Receptor de manose-6-fosfato

Moléculas de **clatrina** se reúnem no lado citosólico das membranas, formando uma estrutura em grade que se assemelha a um cesto. A **adaptina** medeia a ligação da clatrina à membrana da vesícula.

A clatrina é constituída por três cadeias proteicas

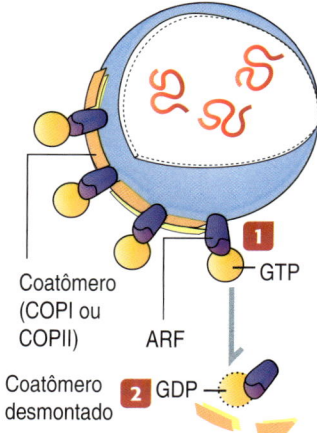

Coatômero (COPI ou COPII)

ARF

GTP

Coatômero desmontado

GDP

1 A proteína **ARF** (*ADP-ribosylation factor*, fator de ribosilação de ADP, em inglês) ligada ao GTP está associada à membrana das pilhas do complexo de Golgi para promover a ligação da proteína de revestimento COP (**coatômero**), levando ao brotamento da vesícula.

2 A hidrólise do **GTP** ligado à ARF a altera para um estado ligado a **GDP**, levando à desagregação da cobertura da vesícula antes de sua fusão com a membrana-alvo.

O **transporte vesicular** consiste em:
(1) Formação de uma vesícula por brotamento a partir de uma membrana.
(2) Montagem de um revestimento proteico sobre a superfície citosólica das vesículas transportadoras.

Há **dois tipos de vesículas revestidas**:
(1) As vesículas **revestidas com clatrina**, encontradas em vesículas endocíticas e em vesículas direcionadas da rede do *trans*-Golgi para um lisossomo.
(2) As **vesículas revestidas por COP** (*coat protein*, proteína de revestimento, em inglês), observadas nas vesículas de transporte entre as pilhas do complexo de Golgi (**vesículas revestidas por COPI**) ou de transporte do retículo endoplasmático para o complexo de Golgi (**vesículas revestidas por COPII**).

A montagem dos revestimentos é regulada por dois mecanismos diferentes:
(1) A ligação de COP a uma vesícula é mediada por **ARF ligada a GTP**.
(2) O coatômero se desprende quando a hidrólise do GTP converte **ARF ligado a GTP** em **ARF ligado a GDP**. Em seguida, a vesícula se funde à membrana aceptora ou à membrana-alvo.

A proteína ARF é um membro da **família de proteínas Ras** (envolvidas como oncogenes no câncer; ver via da MAP quinase no Capítulo 3, *Sinalização Celular | Biologia Celular | Patologia*).

As proteínas relacionadas à Ras (chamadas **proteínas Rab**) também participam do transporte vesicular.

endoplasmático para o complexo de Golgi (**vesículas revestidas por COPII**).

Já vimos que as **adaptinas** medeiam a ligação de clatrina à membrana da vesícula e selecionam moléculas específicas a serem aprisionadas em uma vesícula.

E quanto às vesículas revestidas por COP?

A proteína **ARF** (*adenosine diphosphate* [ADP]-*ribosylation factor*; fator de ribosilação do ADP), uma proteína que se liga ao trifosfato de guanosina (GTP), é necessária para a reunião das moléculas de COPI e de COPII e para a consequente formação de um revestimento proteico chamado **coatômero** sobre o lado citosólico de uma vesícula transportadora.

Quando o GTP é convertido por hidrólise em difosfato de guanosina (GDP), o coatômero se dissocia da vesícula pouco antes de a vesícula se fundir à membrana-alvo. A ARF está relacionada às **proteínas Ras**, um grupo de proteínas de oncogenes também reguladas pela ligação alternada de GTP e de GDP (ver a via da MAP quinase no Capítulo 3, *Sinalização Celular | Biologia Celular | Patologia*; Conhecimento básico 2.C).

Lisossomos

Os lisossomos são organelas delimitadas por membrana, de tamanho e morfologia heterogêneos e que contêm hidrolases ácidas. Os lisossomos são considerados

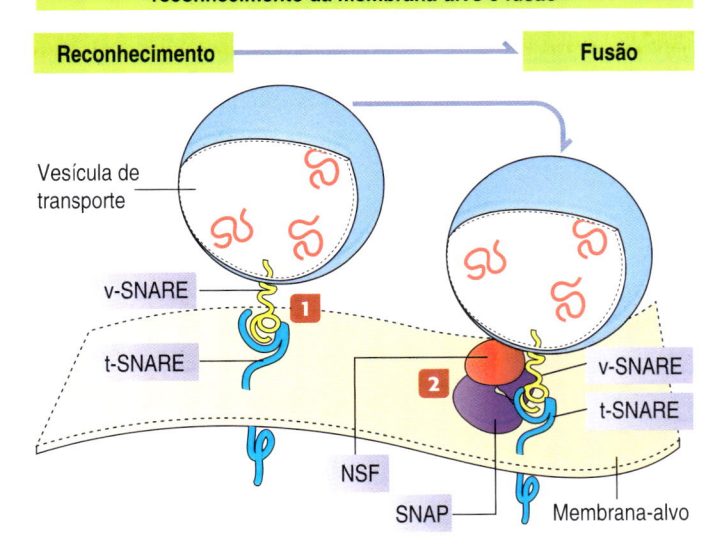

Direcionamento das vesículas de transporte até a membrana-alvo

A fusão das vesículas ocorre em duas etapas: reconhecimento da membrana-alvo e fusão

Reconhecimento ⟶ Fusão

Vesícula de transporte

v-SNARE

t-SNARE

1

2

v-SNARE

t-SNARE

NSF

SNAP

Membrana-alvo

1 O reconhecimento da membrana-alvo apropriada por meio de um receptor presente na vesícula (v-SNARE) e de um receptor localizado na membrana-alvo (t-SNARE).

2 A fusão da vesícula às membranas-alvo. A fusão envolve duas proteínas:
   (1) NSF (proteína de fusão sensível à *N*-etilmaleimida);
   (2) SNAPs (proteínas solúveis de ligação à NSF). NSF e SNAP são recrutadas pelos SNAREs (receptores de SNAP) para induzir a fusão da vesícula às membranas-alvo.

o compartimento de degradação final da via endocítica, e também participam da digestão de material intracelular durante o processo não seletivo da **macroautofagia**, comumente denominado autofagia (Boxe 2.D). Além disso, os lisossomos funcionam como organelas secretoras em resposta a estímulo externo (Boxe 2.E).

Dois tipos de lisossomos são reconhecidos:
1. **Lisossomos primários**, definidos como o local de armazenamento primário das hidrolases lisossômicas.
2. **Lisossomos secundários** (correspondendo aos **fagolisossomos** e aos **autolisossomos**), considerados os lisossomos engajados em um processo de degradação de substrato.

Como já discutido, a membrana plasmática pode internalizar partículas e fluidos extracelulares utilizando vesículas resultantes da invaginação da membrana por meio de um processo chamado endocitose.

A **endocitose** tem dois objetivos importantes: **trazer o material para dentro da célula** e **reciclar a membrana plasmática** (Conhecimento básico 2.D). O processo inverso, chamado **exocitose**, é o transporte para fora da célula de produtos processados ou sintetizados pela célula.

A endocitose envolve três tipos importantes de vesículas:
1. **Fagossomos sem clatrina**, utilizados para internalizar partículas grandes (p. ex., vírus, bactérias ou restos celulares).
2. **Vesículas revestidas por clatrina**, para assimilar macromoléculas pequenas.
3. **Pinocitose** (captação de líquidos pela célula), para internalizar fluidos em uma vesícula chamada **cavéola** revestida por **caveolina**.

A maioria das células assimila fluidos por pinocitose, mas a fagocitose é uma função de células especializadas, inclusive os **macrófagos**.

As células fagocíticas eliminam restos celulares de apoptose e eritrócitos envelhecidos no baço.

Além das enzimas hidrolíticas, o lisossomo apresenta **transportadores ligados à membrana** que permitem que produtos digeridos, como aminoácidos, açúcares e nucleotídios, alcancem o citosol para reúso ou excreção. A membrana lisossômica também contém uma **bomba dependente de ATP** que fornece H^+ para o interior do lisossomo a fim de manter um ambiente ácido.

Boxe 2.D Macroautofagia e autofagia.

• Há dois tipos diferentes de autofagia. A macroautofagia (comumente denominada autofagia) não é seletiva e consiste no sequestro, na degradação e na reciclagem aleatórios de componentes intracelulares em autofagossomos de membrana dupla. A autofagia é um processo seletivo definido pelo tipo de material a ser entregue aos lisossomos (autofagia mediada por chaperona)

• A macroautofagia não seletiva e a autofagia seletiva usam proteínas codificadas pelos genes relacionados à autofagia (*Atg*) para formar autofagossomos que se fundem com os lisossomos para se tornarem autolisossomos de degradação

• Células tumorais induzem autofagia em resposta à privação de nutrientes ou ao estresse por dano a fim de promover a sobrevivência da célula. Esse aspecto particular sugere que a inibição do mecanismo de autofagia poderia ajudar a aprimorar a terapia contra o câncer

• Alternativamente, a autofagia crônica defeituosa pode levar a um estado danoso de inflamação tecidual propício para o desenvolvimento de tumores, um aspecto importante da prevenção de câncer.

Boxe 2.E As enzimas hidrolíticas dos lisossomos podem ser secretadas.

• Alguns tipos celulares podem armazenar e secretar as enzimas hidrolíticas lisossômicas. Um exemplo é o osteoclasto, uma célula envolvida na reabsorção do osso após a liberação da enzima catepsina K de um compartimento lisossômico para o ambiente ácido criado por uma bomba-ATPase para H^+ no interior da lacuna de Howship (Capítulo 4, *Tecido Conjuntivo*)

• Os lisossomos secretores são encontrados em células do sistema imune. Os linfócitos T citolíticos CD8+ e as células exterminadoras naturais (ou células NK, do inglês *natural killer*) secretam a proteína formadora de poro perforina por meio dos lisossomos secretores para destruir as células-alvo (Capítulo 10, *Sistema Imunológico e Linfático*).

Conhecimento básico 2.D Lisossomos.

Lisossomos

1 Fagocitose

- Fagossomo
- Fagolisossomo

3 Macroautofagia

- Autolisossomo
- Autofagossomo
- Mitocôndria
- Retículo endoplasmático

- Pseudópode impulsionado por actina
- Endocitose mediada por receptor
- Lisossomo
- Complexo de Golgi
- Núcleo
- Retículo endoplasmático
- Corpo residual

2 Endocitose

Endossomo inicial: o pH de um endossomo inicial é 7,3 a 7,4.

Endossomo tardio: o pH de um endossomo tardio é próximo a 5,0.

Híbrido endossomo tardio-lisossomo

Membrana e receptor reciclados

Degradação intracelular

Há três vias principais para a **degradação intracelular** de materiais. As partículas extracelulares podem ser assimiladas por endocitose ou fagocitose. Os componentes intracelulares envelhecidos são degradados por macroautofagia, um processo não seletivo.

1 Fagocitose: o material que é fagocitado é encerrado dentro de um fagossomo, o qual então se funde a um lisossomo para formar um fagolisossomo. Há grande abundância de fagossomos em macrófagos.

2 Endocitose: o material endocitado é entregue a um endossomo inicial e, em seguida, a um endossomo tardio. A membrana de um endossomo tardio contém a bomba para H^+, mas a do endossomo inicial, não. Um lisossomo se funde ao endossomo tardio para dar início a sua função catalítica. A endocitose é um processo característico da internalização mediada por receptores de hormônios polipeptídicos e de fatores de crescimento. Um corpo residual é uma estrutura que contém material parcialmente digerido.

3 Macroautofagia: a macroautofagia se inicia com o retículo endoplasmático cercando um componente celular envelhecido para formar um autofagossomo, o qual, em seguida, se funde a um lisossomo para formar um autolisossomo híbrido, e seu conteúdo é assim digerido. A **mitofagia** é o processo de descarte específico de mitocôndrias danificadas (Capítulo 3, *Sinalização Celular | Biologia Celular | Patologia*).

Lisossomo

Os **lisossomos** são organelas que contêm cerca de 40 tipos de enzimas hidrolíticas ativas em um meio ácido (pH cerca de 5,0). A função dessas enzimas é degradar proteínas, ácidos nucleicos, oligossacarídeos e fosfolipídios.

A membrana circundante tem três características:

(1) Separa as enzimas hidrolíticas do citosol.

(2) Abriga proteínas de transporte (**LIMPs**, **LAMPs** e **NPC1**) que translocam as hidrolases para dentro do lisossomo (LIMPs e LAMPs) e atuam no efluxo de colesterol dos lisossomos (NPC1).

(3) Contém uma bomba de H^+ **dependente de ATP** para manter a acidez do meio intralisossomal.

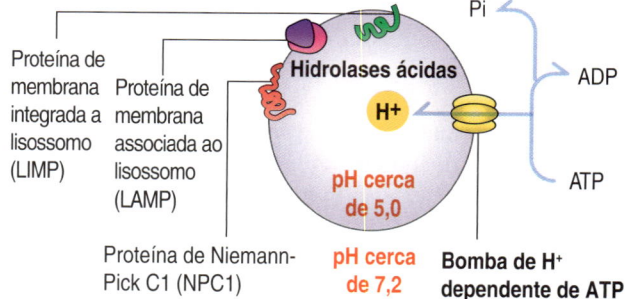

- Proteína de membrana integrada a lisossomo (LIMP)
- Proteína de membrana associada ao lisossomo (LAMP)
- Proteína de Niemann-Pick C1 (NPC1)
- **Hidrolases ácidas**
- H^+
- **pH cerca de 5,0**
- **pH cerca de 7,2**
- Pi
- ADP
- ATP
- **Bomba de H^+ dependente de ATP**

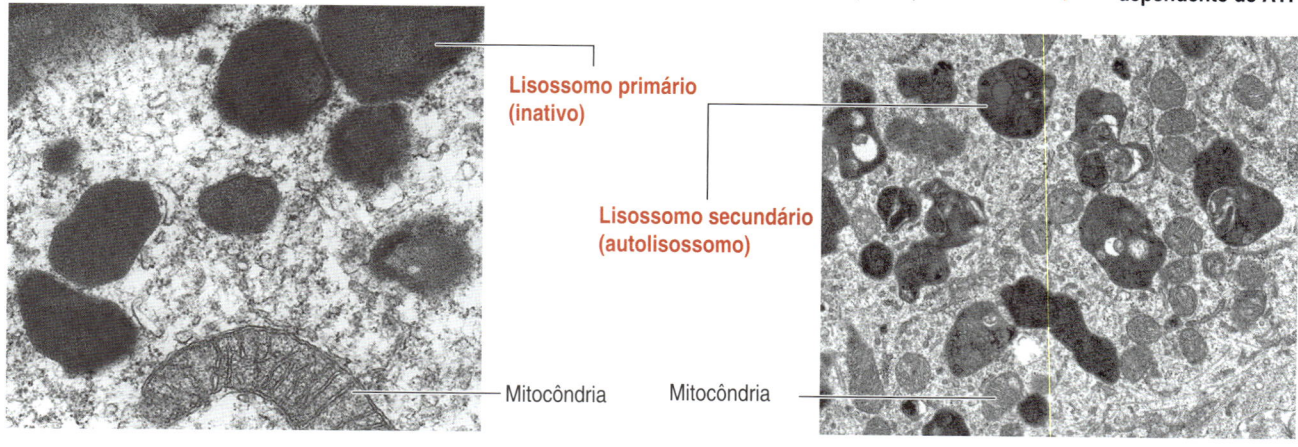

Lisossomo primário (inativo)

Lisossomo secundário (autolisossomo)

Mitocôndria

Mitocôndria

Agora, revisaremos a **via de direcionamento aos lisossomos** para realçar passos importantes (ver Figura 2.14):

1. As enzimas lisossômicas e as proteínas da membrana lisossômica são sintetizadas no retículo endoplasmático e transportadas através do complexo de Golgi para a TGN.

2. Um evento importante no *cis*-Golgi é a marcação das enzimas lisossômicas com um grupo açúcar fosforilado específico, M6P, que é reconhecido nas membranas da região do *trans*-Golgi pelo receptor correspondente, o receptor de M6P.

3. A marcação possibilita que as enzimas sejam direcionadas para e empacotadas em vesículas transportadoras que deixam a TGN em direção aos lisossomos.

Há um controle genético coordenado da biogênese lisossômica. O fator de transcrição **TFEB** (do inglês, *transcription factor EB*; fator de transcrição EB) regula a expressão de vários genes lisossômicos e coordena a formação de autofagossomos e a sua fusão com lisossomos. A superexpressão de TFEB aumenta a formação de novos lisossomos durante a privação de nutrientes e a autofagia.

Fagocitose, endocitose e macroautofagia

Há diferentes **vias endocíticas** de diversos materiais para os lisossomos (ver Conhecimento básico 2.D).

1. **Os lisossomos podem se fundir com endossomos, autofagossomos e fagossomos** para formar uma organela híbrida (um **lisossomo secundário**) ao misturar seus conteúdos, de modo que a massa da carga endocítica possa ser degradada.

2. **As vesículas endocíticas se fundem com endossomos iniciais e com endossomos tardios** antes da entrega da carga para um lisossomo. Os endossomos não apresentam receptor de M6P, uma distinção em relação aos lisossomos.

3. A fusão dos endossomos tardios com os lisossomos resulta em uma depleção de lisossomos. Os lisossomos são recuperados da organela híbrida pela remoção do conteúdo do endossomo tardio. Estruturas vesiculares pequenas com conteúdo de proteases lisossômicas na presença de ATPase bombeadora de próton e de Ca^{+2} brotam a partir das organelas híbridas.

4. A fagocitose é essencial para que células especializadas assimilem patógenos invasores, fragmentos de células apoptóticas e outros materiais estranhos em um **fagossomo**. Os lisossomos se fundem com os fagossomos para formar um **fagolisossomo** híbrido onde ocorre a degradação das cargas.

5. A **macroautofagia** envolve a degradação de componentes citoplasmáticos da própria célula encerrados em um **autofagossomo** que se funde a um lisossomo para formar um **autolisossomo** híbrido.

Note que os autofagossomos são estruturas com uma membrana dupla. O material citoplasmático sequestrado é degradado em moléculas pequenas que são transportadas através da membrana lisossômica para o citosol para reúso (p. ex., a produção de novas proteínas). A autofagia é essencial para a sobrevivência celular e para a homeostase celular. Discutiremos os aspectos moleculares da autofagia no Capítulo 3, *Sinalização Celular | Biologia Celular | Patologia*.

6. A exocitose de conteúdos lisossômicos pode ocorrer pela fusão da membrana lisossômica à membrana plasmática na presença de SNAREs. Alguns dos tipos celulares com lisossomos "secretores" estão incluídos no Boxe 2.E.

DOENÇAS DE ARMAZENAMENTO LISOSSÔMICO

As **doenças de armazenamento lisossômico** (DALs) são causadas pelo acúmulo progressivo de componentes da membrana celular no interior das células devido a uma deficiência hereditária de enzimas necessárias para sua degradação.

Mutações de perda de função em proteínas críticas para a função lisossômica (como as enzimas lisossômicas, as proteínas lisossômicas integrais de membrana, as proteínas envolvidas nas modificações pós-traducionais e no tráfego das proteínas lisossômicas) causam o acúmulo de substrato e defeitos de armazenamento nos lisossomos.

Dois terços das DALs provocam disfunção neuronal e neurodegeneração. Muitos indivíduos acometidos são clinicamente normais no nascimento, uma indicação de que a função lisossômica comprometida não afeta a função neuronal durante o início do desenvolvimento cerebral.

Analise novamente as Figuras 2.13 e 2.14 para rever a via seguida pelas enzimas hidrolíticas para alcançar o lisossomo e os principais aspectos da sequência de etapas da endocitose, fagocitose e macroautofagia (ver Conhecimento Básico 2.D).

Essas vias de tráfego celular são as bases para entender o valor clínico da **terapia de redução de substrato** (**TRS**; utilizando inibidores para bloquear a síntese de substrato), e da **terapia de reposição enzimática** (**TRE**; utilizando o receptor de M6P associado à membrana para a captação de enzimas lisossômicas para dentro das células após administração intravenosa).

Um importante conceito patológico a entender é que os **carreadores de enzima lisossômica defeituosos, e não o material em si armazenado nos lisossomos, podem responder pelas patologias celulares nas DALs**. Na verdade, nem todas as doenças lisossômicas são distúrbios de armazenamento.

Por exemplo, uma proteína lisossômica integral de membrana de tipo 2 (LIMP-2; do inglês, *lysosomal integral membrane protein type 2*), com afinidade de ligação à enzima lisossômica β-glicocerebrosidase (β-Glc) no retículo endoplasmático e envolvida no transporte de β-Glc ao lisossomo, é defeituosa na **doença de Gaucher**. Consequentemente, mutações em LIMP-2 determinam uma redução na atividade lisossômica de β-Glc.

Além disso, a análise microscópica de biopsias de tecidos e a avaliação bioquímica de substratos celulares acumulados podem determinar os defeitos enzimáticos subjacentes ao material lisossômico armazenado. Por exemplo, as deficiências nas proteínas da doença de Niemann-Pick de tipos C1 e C3 (NPC1 e NPC2), necessárias para a liberação de colesterol do lisossomo, causam o acúmulo de colesterol na **doença de Niemann-Pick**. Em outras palavras, embora o mecanismo preciso de transporte não seja algumas vezes inteiramente claro, um defeito celular no armazenamento pode frequentemente oferecer pistas às estratégias clínicas de TRS e TRE.

Outros detalhes sobre o mecanismo que leva à **doença de Tay-Sachs** (**gangliosidose GM2**), caracterizada por um aumento do peso do cérebro devido à gliose (proliferação de células da glia em resposta à lesão do sistema nervoso central), à atrofia neuronal (causada por lisossomos espirais anormais que deslocam o núcleo) e aos defeitos axonais por anomalias na mielina, são mostrados em Conhecimento básico 2.E.

Mitocôndrias

A mitocôndria (do grego *mito*, fio/linha; *chondrion*, grânulo) é uma organela altamente compartimentalizada. A função primária das mitocôndrias é abrigar a maquinaria enzimática para a fosforilação oxidativa, o que resulta na produção de trifosfato de adenosina (**ATP**) e na liberação de energia a partir do metabolismo das moléculas (Figura 2.16).

Uma mitocôndria é composta por uma **membrana mitocondrial externa** e uma **membrana mitocondrial interna**, o que cria um **espaço intermembranar** entre elas (Figura 2.17). A membrana mitocondrial interna circunda um compartimento grande chamado **matriz**. Essa matriz é repartida por invaginações da membrana mitocondrial interna conhecidas como **cristas**. As cristas ampliam a membrana mitocondrial interna na qual a síntese de ATP ocorre.

As mitocôndrias contêm DNA e RNA, incluindo ribossomos para sintetizar algumas de suas próprias proteínas na matriz. Apenas 1% das proteínas mitocondriais é codificado pelo DNA mitocondrial. A maioria das proteínas mitocondriais é codificada por genes nucleares, sintetizada em ribossomos citosólicos e importada para as mitocôndrias por sinais de direcionamento que são reconhecidos pelo complexo de translocase da membrana mitocondrial externa (**TOM**; do inglês, *translocase of the outer mitochondrial membrane complex*). TOM é a rota de entrada mais comum das proteínas mitocondriais importadas. **Sinais polipeptídicos de direcionamento** e **chaperonas** (**Hsp60** e **Hsp70**) permitem que as proteínas cheguem à matriz (Figura 2.18).

A membrana mitocondrial externa é permeável. Ela contém **porinas**, proteínas que formam canais aquosos permeáveis a moléculas solúveis em água e com uma massa molecular reduzida (menor que 5 kDa), como açúcares, aminoácidos e íons. A membrana mitocondrial interna é impermeável à passagem de íons e de moléculas pequenas.

A membrana mitocondrial interna é o local do transporte de elétrons e do bombeamento de prótons (H^+) e contém a ATP sintase. A maior parte das proteínas incorporadas na membrana mitocondrial interna compõe a **cadeia transportadora de elétrons**, envolvida na fosforilação oxidativa.

O mecanismo de síntese de ATP é chamado **fosforilação oxidativa**. Ele consiste na adição de um grupo fosfato a difosfato de adenosina (ADP), para formar ATP, e na utilização de O_2. Ele é chamado também **quimiosmótico** porque envolve um **componente químico** (a síntese de ATP) e um **componente osmótico** (o processo de transporte de elétrons e de bombeamento de H^+).

A matriz mitocondrial contém **piruvato** (derivado dos carboidratos) e **ácidos graxos** (derivados de gorduras). Essas duas moléculas pequenas são seletivamente transportadas através da membrana mitocondrial interna e, em seguida, convertidas em acetil coenzima A (**acetil CoA**) na matriz.

O ciclo do ácido cítrico converte acetil CoA em CO_2 (liberado da célula como produto metabólico residual) e em elétrons de alta energia, transportados pelo dinucleotídio de nicotinamida e adenina (**NADH**) e pelo dinucleotídio de flavina e adenina (**FADH$_2$**), moléculas carreadoras ativadas.

NADH e FADH$_2$ doam os elétrons de alta energia para a cadeia transportadora de elétrons alojada na membrana mitocondrial interna e são oxidados a NAD$^+$ e FAD. Os elétrons viajam rapidamente ao longo da cadeia transportadora até moléculas de O_2 para formar água (H_2O).

Conforme os elétrons de alta energia viajam ao longo da cadeia transportadora de elétrons, a energia é liberada na forma de H^+ por bombas que lançam prótons através da membrana mitocondrial interna para o espaço intermembranar. O gradiente de H^+, em seguida, promove a síntese de ATP.

Note que:

1. A membrana mitocondrial interna converte a energia derivada dos elétrons de alta energia do NADH em um tipo diferente de energia: a ligação fosfato de alta energia do ATP.
2. A cadeia transportadora de elétrons (ou **cadeia respiratória**) contribui para o consumo de O_2 conforme um grupo fosfato é adicionado a ADP para formar ATP.

Os componentes da **cadeia transportadora de elétrons** estão em muitas cópias incorporadas na bicamada lipídica da membrana mitocondrial interna. Eles se agrupam em três complexos enzimáticos respiratórios grandes dispostos na ordem em que recebem os elétrons:

1. O **complexo NADH desidrogenase**.
2. O **complexo citocromo b-c$_1$**.
3. O **complexo citocromo oxidase**.

Cada complexo é um sistema que bombeia H^+ através da membrana mitocondrial interna para o espaço intermembranar conforme os elétrons viajam

Conhecimento básico 2.E Distúrbios do armazenamento lisossômico: doença de Tay-Sachs e doença de Gaucher.

Distúrbios do armazenamento lisossômico

As enzimas hidrolíticas no interior dos lisossomos estão envolvidas na quebra de esfingolipídios e glicoproteínas em produtos solúveis. Esses complexos moleculares podem derivar da reciclagem de organelas intracelulares ou entrar na célula por fagocitose.

Várias doenças genéticas caracterizadas pela ausência de enzimas lisossomais provocam o acúmulo intracelular progressivo de produtos insolúveis parcialmente degradados. Essa situação causa doenças clínicas conhecidas como **distúrbios do armazenamento lisossômico (DALs)**.

As DALs são divididas em categorias amplas conforme o principal produto insolúvel acumulado e o substrato para a enzima lisossomal defeituosa.

A deficiência de degradação de esfingolipídios é a causa da:
(1) **Doença de Gaucher**, caracterizada por atividade defeituosa de uma glicocerebrosidase, o que leva ao acúmulo de glicocerebrosídeos no baço e no sistema nervoso central.
(2) **Doença de Niemann-Pick**, determinada por uma esfingomielinase defeituosa, o que leva ao acúmulo de esfingomielina e de colesterol no baço e no sistema nervoso central.
(3) **Doença de Tay-Sachs**, caracterizada por uma deficiência de β-*N*-acetil-hexosaminidase, o que provoca o acúmulo de gangliosídeos no sistema nervoso central.

O diagnóstico dessas três doenças é baseado na detecção da atividade enzimática em leucócitos e em cultura de fibroblastos dos pacientes.

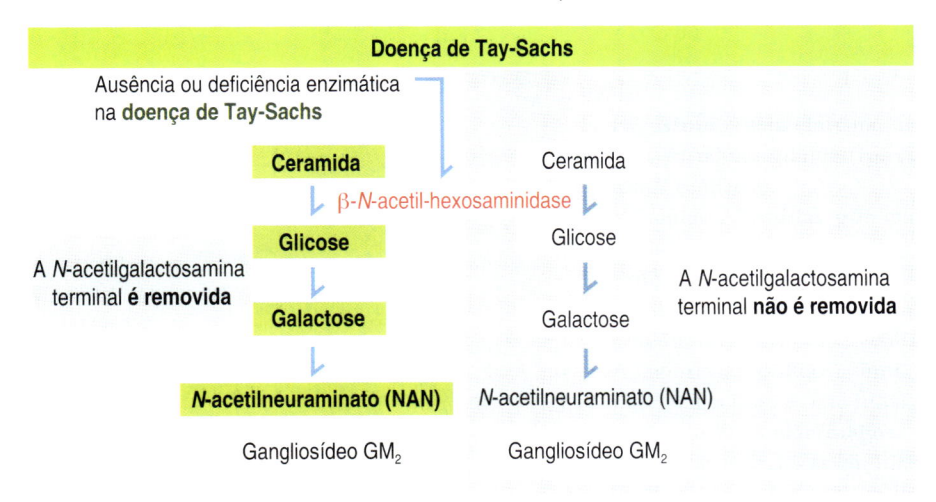

Doença de Tay-Sachs

Ausência ou deficiência enzimática na **doença de Tay-Sachs**

Ceramida → β-*N*-acetil-hexosaminidase → Glicose → Galactose → *N*-acetilneuraminato (NAN)

A *N*-acetilgalactosamina terminal **é removida**

Gangliosídeo GM$_2$

Ceramida → Glicose → Galactose → *N*-acetilneuraminato (NAN)

A *N*-acetilgalactosamina terminal **não é removida**

Gangliosídeo GM$_2$

Os gangliosídeos são esfingolipídios ricos em carboidratos e predominantes no sistema nervoso. Os gangliosídeos são degradados dentro de lisossomos pela remoção dos seus açúcares terminais.

Na **doença de Tay-Sachs**, o nível de gangliosídeo M$_2$ (GM$_2$) no cérebro é alta porque a remoção da *N*-acetilgalactosamina terminal é lenta ou não ocorre. A enzima lisossômica ausente é a β-*N*-acetil-hexosaminidase.

Os neurônios afetados contêm lipídios no interior dos lisossomos. Retardo do desenvolvimento psicomotor e fraqueza são os primeiros sintomas. Demência, cegueira e morte geralmente ocorrem em 3 anos após o nascimento. A amniocentese para examinar a atividade de β-*N*-acetil-hexosaminidase durante o desenvolvimento pré-natal pode diagnosticar a doença autossômica recessiva hereditária.

Doença de Gaucher

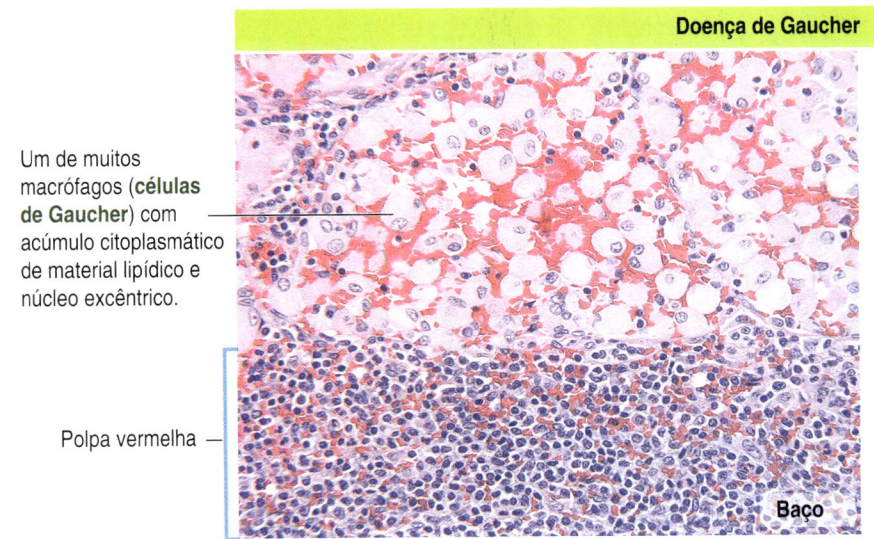

Um de muitos macrófagos (**células de Gaucher**) com acúmulo citoplasmático de material lipídico e núcleo excêntrico.

Polpa vermelha

Baço

A **doença de Gaucher** (ou lipidose por glicosilceramida) é caracterizada de três formas:
O tipo 1 não tem um componente neurológico e ocorre no fim da infância ou na adolescência. Afeta os ossos, o fígado, o baço (ver imagem histológica) e os pulmões.
O tipo 2 ocorre em bebês, com 2 a 3 meses de idade, e está associado a sintomas neurológicos; a morte geralmente ocorre aos 2 anos de idade.
O tipo 3 é observado em adultos, é associado à hepatoesplenomegalia e tem um componente neurológico. A morte ocorre na quarta década de vida

Figura 2.16 Mitocôndrias.

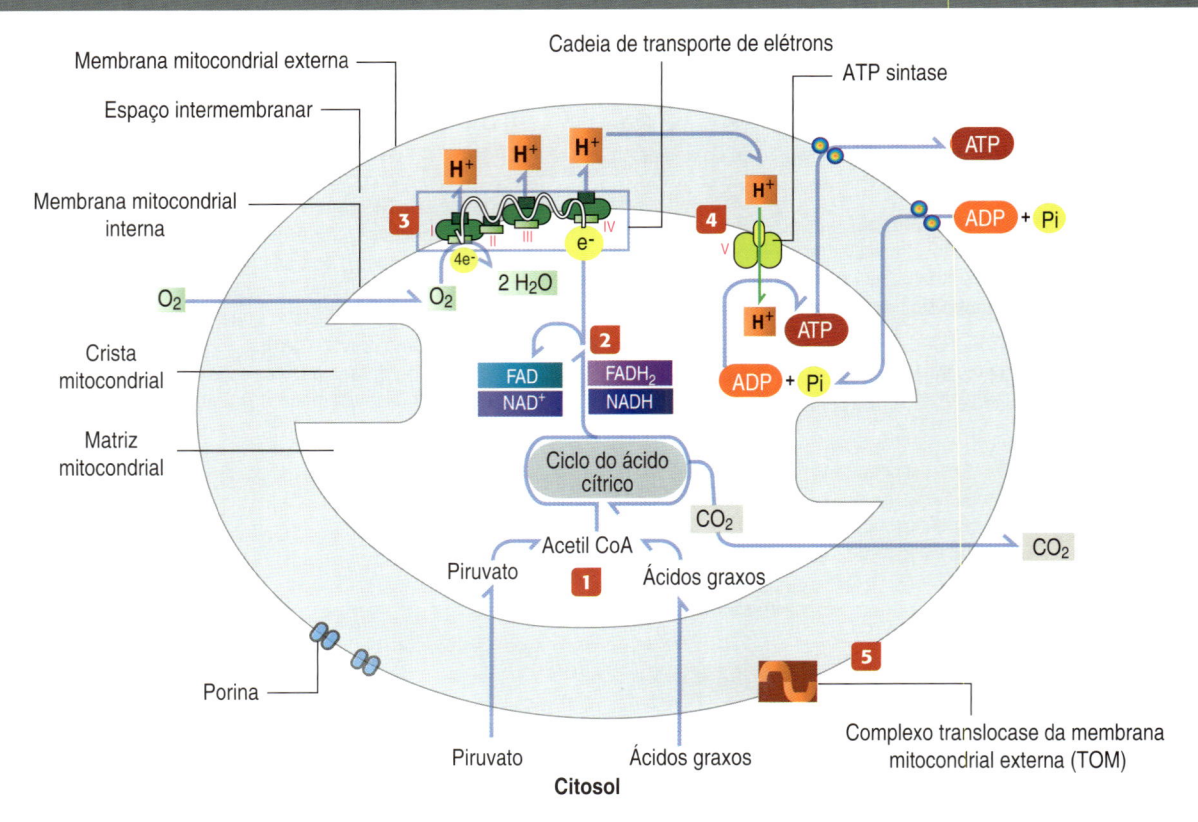

1 O **piruvato** e os **ácidos graxos** são transportados do citosol para a mitocôndria através da membrana mitocondrial externa e convertidos na matriz mitocondrial em **acetil coenzima A** (acetil CoA) pelas enzimas do ciclo do ácido cítrico. O CO_2 é liberado da célula como um produto metabólico residual. As **porinas** são canais aquosos permeáveis localizados ao longo da membrana mitocondrial externa.

2 O ciclo do ácido cítrico gera elétrons de alta energia transportados pelo dinucleotídio de nicotinamida e adenina (**NADH**) e pelo dinucleotídio de flavina e adenina (**FADH$_2$**). Esses carreadores doam seus elétrons de alta energia para a cadeia transportadora de elétrons localizada na membrana mitocondrial interna. Os elétrons de alta energia produzidos durante o **ciclo do ácido cítrico** são utilizados pelos complexos (I, II, III e IV) da cadeia transportadora de elétrons para produzir trifosfato de adenosina (**ATP**).

3 Os elétrons se movem ao longo da cadeia até moléculas de oxigênio (O_2) para formar água (H_2O). Quatro elétrons e quatro H^+ são adicionados a cada molécula de O_2 para formar duas moléculas de H_2O.

4 Conforme os elétrons viajam pela cadeia, energia na forma de prótons (H^+) é liberada através da membrana interna para dentro do espaço intermembranar. O gradiente de H^+ resultante dirige a síntese de ATP pela **ATP sintase** (V) utilizando difosfato de adenosina (ADP) e Pi provenientes do citosol. O ATP produzido na matriz mitocondrial é liberado para o citosol.

5 A translocase da membrana mitocondrial externa (TOM) é a porta de entrada comum das proteínas precursoras codificadas pelo núcleo celular. Após passarem através do complexo TOM, os precursores utilizam vias mitocondriais diferentes.

pelo complexo. Se esse mecanismo não existisse, a energia liberada durante a transferência de elétrons produziria calor.

O **cianeto** e a **azida** são venenos que se ligam aos complexos de citocromo oxidase para deter o transporte de elétrons, bloqueando a produção de ATP.

O **citocromo c** é uma proteína pequena que lança elétrons entre o complexo citocromo b-c$_1$ e o complexo de citocromo oxidase.

Quando o complexo de citocromo oxidase recebe os elétrons do citocromo c, torna-se oxidado e doa elétrons para O_2 para formar H_2O.

Quatro elétrons do citocromo c e quatro H^+ do ambiente aquoso são adicionados a cada molécula de O_2 para formar $2 H_2O$. O gradiente de H^+ através

da membrana mitocondrial interna é utilizado para orientar a síntese de ATP. A **ATP sintase** é uma enzima grande incorporada na membrana mitocondrial interna e envolvida na síntese de ATP.

H^+ flui de volta através da membrana mitocondrial interna, seguindo o gradiente eletroquímico por meio de uma rota hidrofílica no interior da ATP sintase, impulsionando a reação entre ADP e Pi para produzir ATP.

Essa reação ocorre no componente enzimático da ATP sintase, que se projeta para a matriz mitocondrial no formato de um pirulito.

Cerca de 100 moléculas de ATP são produzidas por segundo. Aproximadamente três H^+ atravessam a ATP sintase para formar cada molécula de ATP. As moléculas de ADP produzidas pela hidrólise de ATP no citosol

Figura 2.17 Mitocôndrias.

Membrana mitocondrial externa

Crista

Matriz

Membrana mitocondrial interna

Gotícula lipídica

As mitocôndrias com **cristas tubulares** são típicas células produtoras de esteroides: córtex suprarrenal (mostrado acima), corpo-lúteo (ovários) e células de Leydig (testículos).

As proteínas direcionadas às mitocôndrias (como as proteínas necessárias para a síntese de ATP e as enzimas do ciclo do ácido cítrico) possuem as seguintes características: (1) contêm uma pré-sequência terminal com aminoácidos de carga positiva; (2) são associadas a uma proteína citosólica (**proteína de choque térmico 70 [Hsp70]**);(3) são reconhecidas por um receptor da superfície mitocondrial; e (4) são translocadas para dentro da mitocôndria através do c**omplexo da translocase da membrana externa (TOM)**.

A membrana mitocondrial interna é o local em que reside a **cadeia transportadora de elétrons** responsável pelo gradiente de H⁺ que dirige a síntese de ATP pela **ATP sintase**.

Membrana mitocondrial externa

A **porina**, uma proteína-canal permeável a íons e metabólitos, se comunica com o espaço intermembranar.

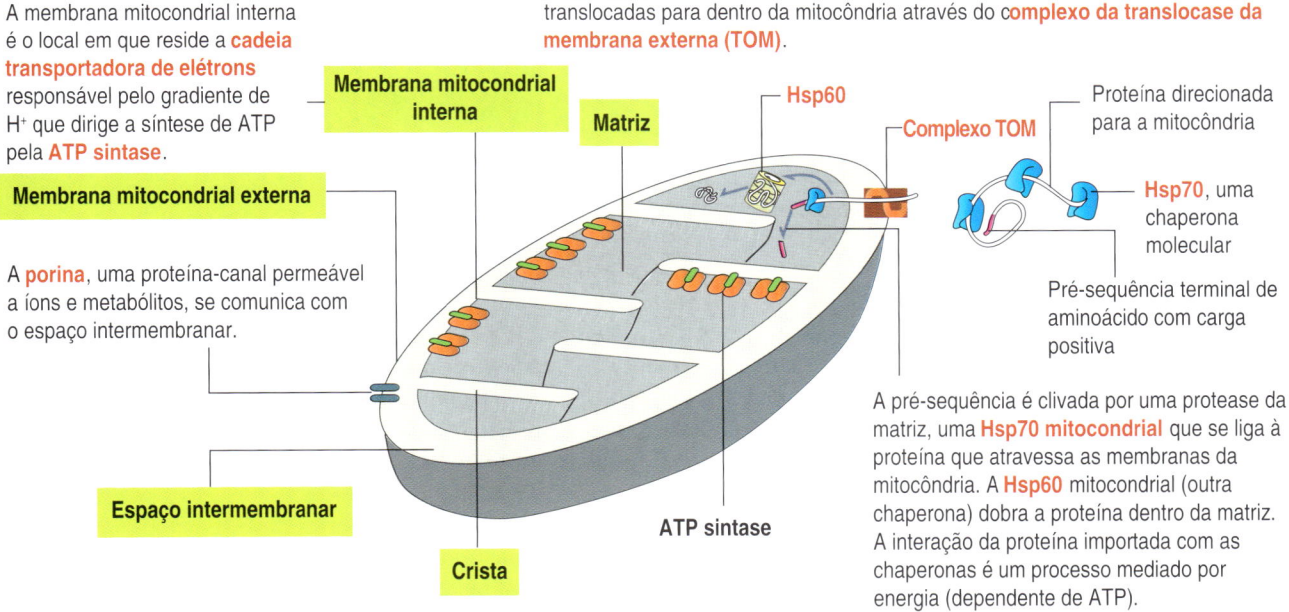

Membrana mitocondrial interna

Matriz

Hsp60

Complexo TOM

Proteína direcionada para a mitocôndria

Hsp70, uma chaperona molecular

Pré-sequência terminal de aminoácido com carga positiva

Espaço intermembranar

Crista

ATP sintase

A pré-sequência é clivada por uma protease da matriz, uma **Hsp70 mitocondrial** que se liga à proteína que atravessa as membranas da mitocôndria. A **Hsp60** mitocondrial (outra chaperona) dobra a proteína dentro da matriz. A interação da proteína importada com as chaperonas é um processo mediado por energia (dependente de ATP).

são atraídas de volta para a mitocôndria para a recarga à ATP. As moléculas de ATP produzidas na matriz mitocondrial são liberadas no citosol para o seu uso.

Mitocôndrias participam da apoptose, da esteroidogênese e da termogênese

As mitocôndrias participam de três funções significativas:
1. **Morte celular programada,** ou **apoptose**.
2. **Esteroidogênese** (produção de hormônios esteroides).
3. **Termogênese**.

Com relação à apoptose, as mitocôndrias contêm **pro-caspase 2, 3 e 9** (precursores das enzimas proteolíticas),

fator indutor de apoptose (AIF; do inglês, *apoptosis initiation factor*) e **citocromo c**. A liberação dessas proteínas no citosol inicia a apoptose. Retornaremos às mitocôndrias e à apoptose no Capítulo 3, *Sinalização Celular | Biologia Celular | Patologia*. No que diz respeito à esteroidogênese, as membranas mitocondriais contêm enzimas envolvidas na síntese dos esteroides aldosterona, cortisol e andrógenos. Discutimos a participação da mitocôndria na produção de esteroides no Capítulo 19, *Sistema Endócrino*, e no Capítulo 20, *Espermatogênese* (ver Figura 2.18).

Com relação à termogênese, a maioria da energia da oxidação é dissipada como calor em vez de ser convertida em ATP.

Figura 2.18 Terapia de reposição mitocondrial.

Reposição mitocondrial por transferência pronuclear

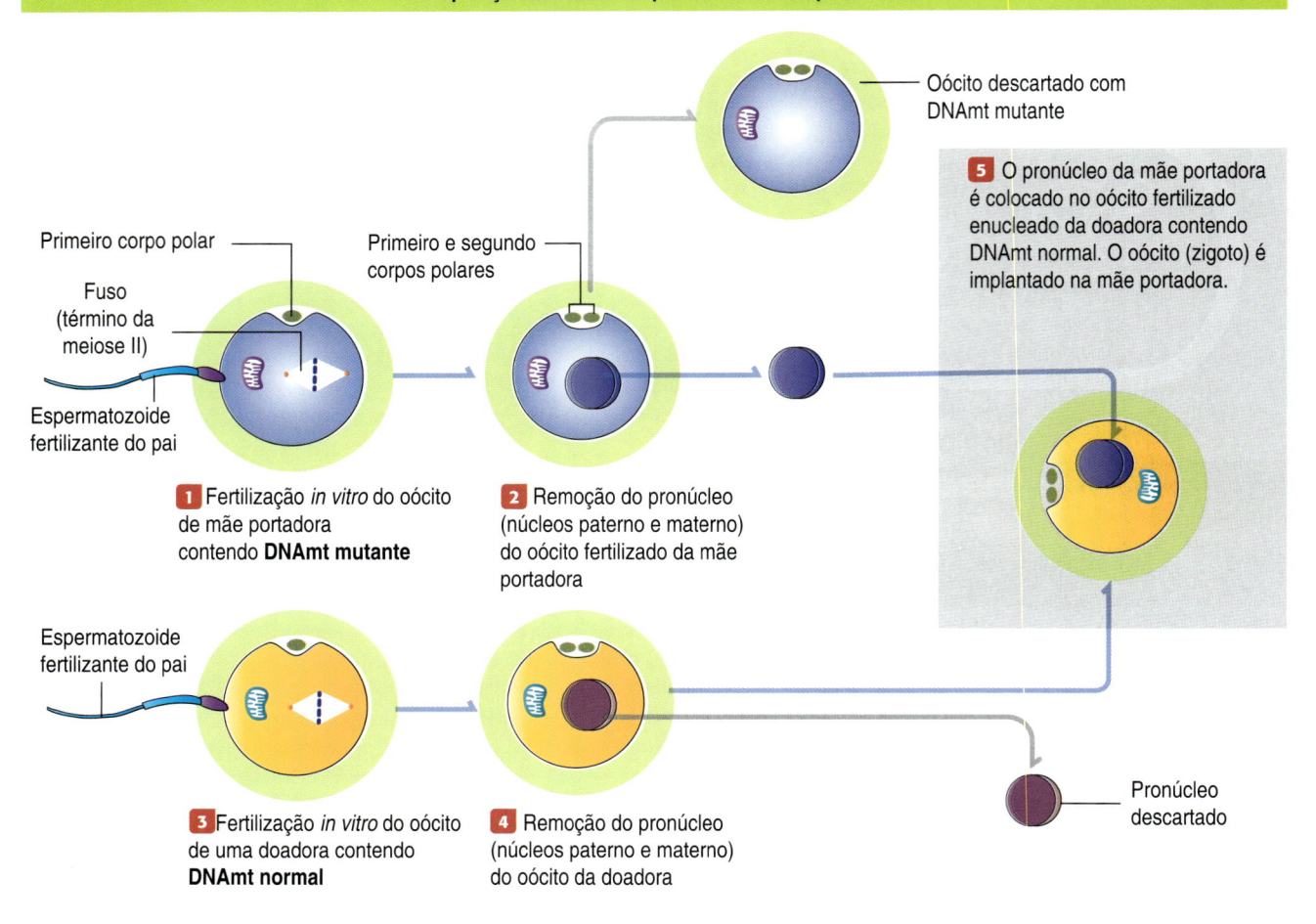

Oócito descartado com DNAmt mutante

5 O pronúcleo da mãe portadora é colocado no oócito fertilizado enucleado da doadora contendo DNAmt normal. O oócito (zigoto) é implantado na mãe portadora.

Primeiro corpo polar

Primeiro e segundo corpos polares

Fuso (término da meiose II)

Espermatozoide fertilizante do pai

1 Fertilização *in vitro* do oócito de mãe portadora contendo **DNAmt mutante**

2 Remoção do pronúcleo (núcleos paterno e materno) do oócito fertilizado da mãe portadora

Espermatozoide fertilizante do pai

3 Fertilização *in vitro* do oócito de uma doadora contendo **DNAmt normal**

4 Remoção do pronúcleo (núcleos paterno e materno) do oócito da doadora

Pronúcleo descartado

As **proteínas desacopladoras** (UCPs; do inglês, *uncoupling proteins*), membros da superfamília de proteínas mitocondriais transportadoras de ânions, presentes na membrana mitocondrial interna, medeiam a descarga regulada de H⁺ (chamada **vazamento de prótons**), o que causa liberação de calor. O vazamento de prótons através da membrana mitocondrial interna é mediado pela **UCP-1**. A UCP-1 está na membrana mitocondrial interna dos **adipócitos marrons**. Sua função é mediar a **termogênese** regulada em resposta à exposição ao frio (ver a seção sobre tecido adiposo no Capítulo 4, *Tecido Conjuntivo*).

Herança mitocondrial materna

A função mitocondrial depende de múltiplos fatores, incluindo a estabilidade do **DNA mitocondrial** (**DNAmt**). O genoma mitocondrial codifica 13 genes que são traduzidos em componentes dos complexos da cadeia de transporte de elétrons. Assim, as mutações do DNAmt podem contribuir diretamente para a perda da função da cadeia de transporte de elétrons, déficits de energia e produção de espécies reativas de oxigênio.

Um corpo de evidências indica que o DNAmt é transmitido pela mãe (herança materna). Tanto machos quanto as fêmeas podem ser afetados por doenças mitocondriais, mas os machos parecem incapazes de transmiti-las a seus descendentes.

Os oócitos humanos contêm mais de 100.000 cópias de DNAmt, enquanto os espermatozoides possuem aproximadamente 100 cópias. Moléculas de DNAmt normais e mutantes geralmente coexistem em uma única célula, uma condição denominada **heteroplasmia**.

O espermatozoide móvel que alcança a tuba uterina para a fertilização elimina seu DNAmt antes da fertilização, deixando a mitocôndria vacuolar. Contudo, o DNAmt residual do espermatozoide que fertiliza pode ainda se distribuir de modo desigual no zigoto durante o desenvolvimento embrionário inicial. Consequentemente, os efeitos da herança de DNAmt paterno não podem ser desconsiderados.

O número de cópias de DNAmt no oócitos em desenvolvimento no embrião feminino é primeiro reduzido e depois amplificado para mais de 100.000 cópias. Nos casos de heteroplasmia, quantidades variáveis de

DNAmt mutante e normal estão nos oócitos maduros de uma mulher e, portanto, nas células de seus descendentes. Consequentemente, a gravidade das doenças causadas por mutações no DNAmt pode levar a diferentes manifestações clínicas entre indivíduos da mesma família.

O comprometimento cognitivo, frequentemente observado em pacientes com **encefalopatia mitocondrial, acidose láctica e episódios de acidente vascular cerebral** (referido como **MELAS**), é um dos distúrbios mitocondriais sindrômicos devido a mutações no DNAmt.

MELAS inclui **epilepsia mioclônica com fibras rotas vermelhas** (**síndrome MERRF**; do inglês, *myoclonic epilepsy with ragged red fibers*), caracterizada por fraqueza muscular generalizada, perda de coordenação (**ataxia**) e convulsões múltiplas. As principais complicações são insuficiência respiratória e cardíaca devido ao acometimento dos músculos respiratórios e cardíacos. As células musculares e os neurônios são os mais afetados porque sua função requer quantidades significativas de ATP.

As preparações histológicas de biopsias de músculos dos indivíduos com síndrome MERRF exibem um material periférico marcado em vermelho que corresponde a **agregados de mitocôndrias anormais**, o que dá uma aparência rota às fibras musculares vermelhas. A **MERRF é causada por uma mutação pontual em um gene do DNA mitocondrial que codifica o RNAt para a lisina**. Um RNAt anormal causa uma deficiência na síntese de proteínas necessárias para o transporte de elétron e a produção de ATP.

Em três doenças mitocondriais de herança materna, homens são acometidos com mais gravidade do que as mulheres:

1. Cerca de 85% dos indivíduos afetados pela **neuropatia óptica hereditária de Leber** (**LHON**; do inglês, *Leber's hereditary optic neuropathy*) são homens. A doença é confinada aos olhos. Os indivíduos sofrem uma perda repentina da visão na segunda e na terceira décadas de vida.
2. A **síndrome de Pearson da medula óssea e do pâncreas** (anemia e miopatia mitocondrial observada na infância).
3. A **infertilidade masculina**. Quase toda a energia para a motilidade do espermatozoide deriva da mitocôndria.

TERAPIAS DE REPOSIÇÃO MITOCONDRIAL

Há terapias de reposição mitocondrial (TRMs) para indivíduos portadores de mutações causadoras de doença em DNAmt que estão considerando ter filhos. A TRM é uma estratégia que envolve a substituição completa de todos os DNAmt pelo genoma de um doador saudável e é eficaz em doenças **homoplásmicas** com base em DNAmt.

Em uma das TRMs, é feito o transplante do pronúcleo do oócito com o DNAmt mutante da mãe carreadora para o oócito enucleado de uma doadora não acometida. Isto pode ser realizado após a fertilização *in vitro*, utilizando o esperma do pai (ver Figura 2.18).

Logo após a fertilização, os núcleos haploides materno e paterno são reunidos como um pronúcleo. Devido à dificuldade de diferenciação dos pronúcleos masculino e feminino, a transferência pronuclear envolve o transplante de ambos, claramente visualizados à microscopia óptica.

Uma vez que o DNAmt reside nas mitocôndrias, separado dos genes alojados em cada núcleo celular, e que as mitocôndrias são herdadas apenas da linha germinativa materna, parece factível substituir as mitocôndrias mutantes por mitocôndrias normais dos oócitos fornecidos por outra doadora.

No entanto, as TRMs geram uma incompatibilidade entre o genoma nuclear e o genoma mitocondrial, o que pode desencadear a rejeição imunológica no hospedeiro alogênico. Existe também o risco de que o DNAmt original não seja completamente substituído e possa ser repovoado ao longo do tempo. Além disso, a TRM é controversa e há uma série de questões clínicas e éticas, inclusive o acompanhamento a longo prazo de crianças nascidas devido à reposição de mitocôndrias.

Peroxissomos

Os peroxissomos são organelas presentes em todas as células mamíferas, à exceção das hemácias. Os peroxissomos contribuem de maneira significativa para a degradação dos ácidos graxos pela β-oxidação (junto com a via de β-oxidação mitocondrial), síntese de ácidos biliares no fígado, degradação de peróxido de hidrogênio pela catalase peroxissomal e síntese de éterfosfolipídios e ácido docosaexaenoico (em cooperação com o retículo endoplasmático).

Os peroxissomos também regulam processos patológicos como inflamação, apoptose, desenvolvimento de câncer, reações imunes e interações patógeno-hospedeiro.

Os peroxissomos contêm pelo menos uma oxidase e uma catalase para β-oxidação de **ácidos graxos de cadeia muito longa** (**VLCFA**; do inglês, *very long chain fatty acids*), assim como para a α-oxidação dos ácidos graxos de cadeia ramificada.

Além disso, diversas vias do peroxissomo conduzem à produção de peróxido de hidrogênio e sua subsequente degradação pela catalase.

Os peroxissomos são delimitados por membranas únicas que encerram uma matriz densa contendo enzimas, substratos e cofatores metabólicos que formam **núcleos cristaloides**. A membrana peroxissomal é uma bicamada lipídica com incorporação de proteínas peroxissomais de membrana, as quais são sintetizadas em ribossomos livres no citosol e, em seguida, importadas para os peroxissomos.

A **catalase** (**peroxidase**), uma enzima importante do peroxissomo, decompõe peróxido de hidrogênio em água e é utilizada para oxidar outros compostos orgânicos (ácido úrico, aminoácidos e ácidos graxos). Os peroxissomos, assim como as mitocôndrias, degradam os ácidos graxos. A oxidação dos ácidos graxos pelas mitocôndrias e pelos peroxissomos fornece a energia metabólica.

Os peroxissomos contêm enzimas envolvidas na síntese dos **plasmalógenos**, fosfolipídios em que uma das cadeias de hidrocarbonetos está ligada ao glicerol por uma ligação éter (em vez de uma ligação éster).

Os plasmalógenos contribuem com mais de 80% do conteúdo de fosfolipídios da mielina no cérebro e protegem as células de danos causados por espécies reativas de oxigênio (EROs). A produção excessiva de EROs pode causar dano celular e desencadear funções catabólicas, como a autofagia (Figura 2.19).

Biogênese dos peroxissomos

A biogênese dos peroxissomos requer a produção de uma membrana, o subsequente alvo e inserção de **proteínas da membrana peroxissomal** (**PMPs**) na bicamada lipídica e a importação de enzimas solúveis para a matriz peroxissomal. Diferentemente das mitocôndrias, os peroxissomos não contêm maquinaria de síntese de DNA ou de proteínas e importam todas as PMPs e proteínas de matriz do citosol. As máquinas de importação são compostas por **peroxinas (proteínas PEX)** (ver Figura 2.19).

A biogênese dos peroxissomos pode ocorrer por meio de duas vias:

1. **Via de geração *de novo***: os peroxissomos podem ser formados a partir do brotamento de **vesículas pré-peroxissomais** a partir do retículo endoplasmático e da fusão de umas com as outras para formar **peroxissomos maduros**.
2. **Via de geração por fissão**: peroxissomos preexistentes podem gerar novos peroxissomos por crescimento e fissão (mediada por PEX11, proteínas relacionadas à dinamina e por uma proteína de fissão), utilizando proteínas e lipídios novos derivados de vesículas originadas do retículo endoplasmático.

Os peroxissomos contêm diferentes proteínas peroxissomais, incluindo **peroxinas** (**PEX**), envolvidas na biogênese dos peroxissomos. As PEX são proteínas receptoras que vão e vêm entre o citosol e o peroxissomo após a ligação ao **sinal de direcionamento aos peroxissomos** (**PTS**) presente na proteína a ser importada.

A PEX se desacopla do PTS antes de a proteína ser importada. As PEX são codificadas pelos genes *PEX*, alguns dos quais estão associados a **distúrbios**

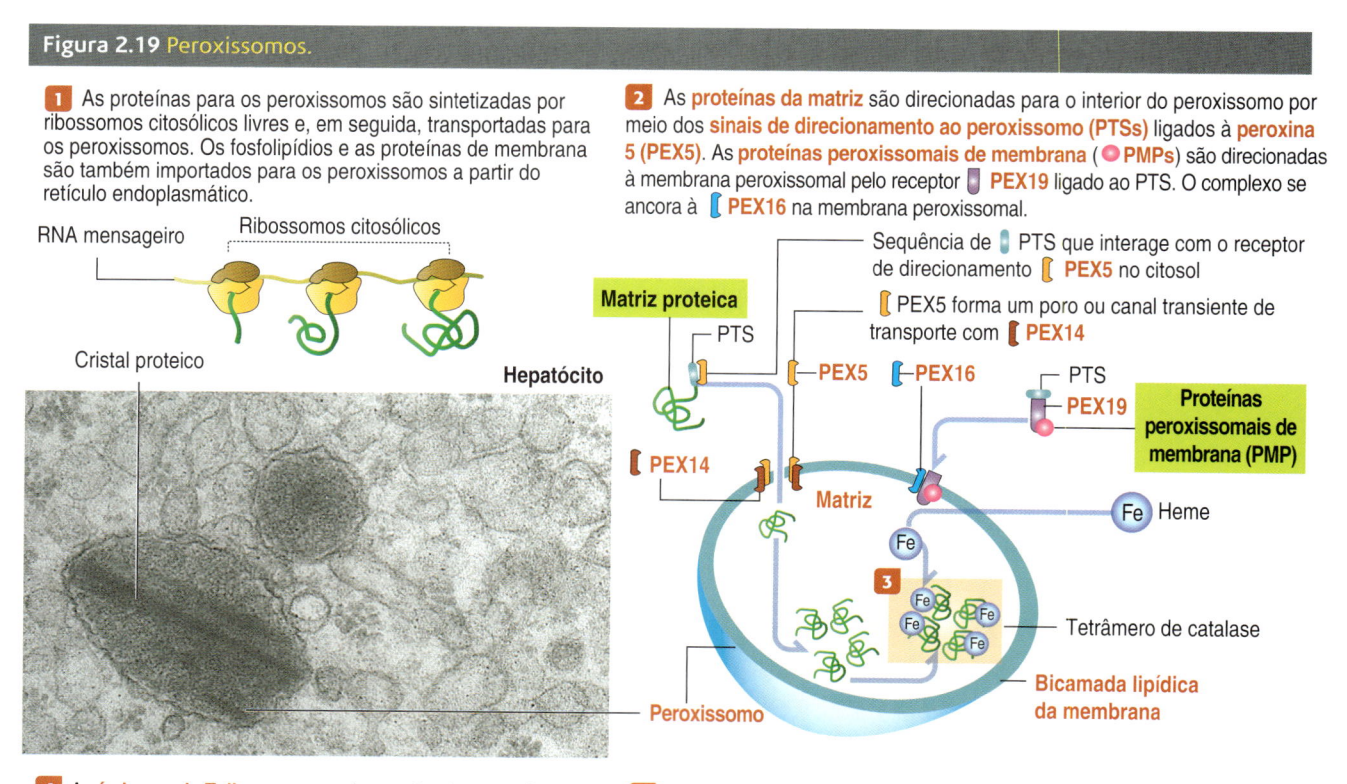

Figura 2.19 Peroxissomos.

1 As proteínas para os peroxissomos são sintetizadas por ribossomos citosólicos livres e, em seguida, transportadas para os peroxissomos. Os fosfolipídios e as proteínas de membrana são também importados para os peroxissomos a partir do retículo endoplasmático.

2 As proteínas da matriz são direcionadas para o interior do peroxissomo por meio dos sinais de direcionamento ao peroxissomo (PTSs) ligados à peroxina 5 (PEX5). As proteínas peroxissomais de membrana (PMPs) são direcionadas à membrana peroxissomal pelo receptor PEX19 ligado ao PTS. O complexo se ancora à PEX16 na membrana peroxissomal.

RNA mensageiro

Ribossomos citosólicos

Cristal proteico

Hepatócito

Matriz proteica

PTS

PEX5   PEX16

PEX14

Matriz

Peroxissomo

Sequência de PTS que interage com o receptor de direcionamento PEX5 no citosol

PEX5 forma um poro ou canal transiente de transporte com PEX14

PTS

PEX19

Proteínas peroxissomais de membrana (PMP)

Fe Heme

3

Fe Fe Fe Fe

Tetrâmero de catalase

Bicamada lipídica da membrana

4 A síndrome de Zellweger, uma das quatro doenças do grupo dos distúrbios de biogênese de peroxissomos, é uma doença fatal causada pela montagem defeituosa dos peroxissomos devido a mutações nos genes que codificam para PEX1, PEX2, PEX3, PEX5, PEX6 e PEX12.

As enzimas peroxissomais recém-sintetizadas permanecem no citosol e são, por fim, degradadas. As células em pacientes com síndrome de Zellweger contêm peroxissomos vazios.

3 A catalase, a principal proteína do peroxissomo, decompõe H_2O_2 em H_2O.

A catalase é um tetrâmero de moléculas de apocatalase montado dentro do peroxissomo.

Um grupo heme é adicionado a cada monômero para impedir que se movam de volta para o citosol através da membrana peroxissomal.

Os peroxissomos são abundantes no fígado (hepatócitos). Participam da síntese de ácidos biliares.

de biogênese dos peroxissomos. Até hoje, 15 genes *PEX* humanos foram identificados.

A biogênese dos peroxissomos envolve o direcionamento e a importação das **proteínas da matriz** e das **PMPs** para os peroxissomos preexistentes.

As **proteínas da matriz** são direcionadas aos peroxissomos a partir do citosol por meio do PTS reconhecido no citosol pelo receptor PEX5. O processo de importação consiste em três passos consecutivos:

1. A PEX5 interage com PEX14 na membrana peroxissomal formando um **poro ou canal de transporte**.
2. As proteínas de matriz se ancoram e translocam para dentro do peroxissomo através do poro de transporte.
3. O poro de importação é desmontado e a PEX5 é reciclada de volta ao citosol para outra rodada de importação.

As PMPs são direcionadas às membranas peroxissomais por meio da interação do PTS com o receptor PEX19 no citosol e, em seguida, pela ancoragem desse complexo ao PEX16 associado à membrana peroxissomal. As proteínas peroxissomais de membrana podem também ser direcionadas aos peroxissomos por meio da inserção na membrana do retículo endoplasmático, seguida do transporte vesicular aos peroxissomos.

DISTÚRBIOS DA BIOGÊNESE DE PEROXISSOMOS

O papel significativo que os peroxissomos desempenham no metabolismo humano é realçado pelas doenças devastadoras atribuídas aos defeitos na biogênese e na função dos peroxissomos.

Há dois tipos de distúrbios peroxissomais:

1. **Deficiências em enzimas peroxissomais**, causadas por mutações de genes que as codificam.
2. **Distúrbios na biogênese peroxissomal (DBPs)**, determinados por mutações dos genes *PEX*, envolvidos na biogênese e na função dos peroxissomos. A maioria das DBPs consiste em disfunção neurológica grave devido a malformações do sistema nervoso central, anormalidades da mielina e degeneração neuronal.

Há quatro DBPs:

1. **Doença de Refsum Infantil (DRI)**.
2. **Adrenoleucodistrofia (ALD)**.
3. **Condrodisplasia rizomélica (CDR)**.
4. **Síndrome de Zellweger (SZ)** cérebro-hepatorrenal.

Todas as doenças peroxissomais, com exceção da ALD ligada ao X, são autossômicas recessivas.

Os principais componentes clínicos da **DRI** são polineuropatia periférica, ataxia cerebelar, retinite pigmentosa e ictiose (do grego *ichthys*, peixe; distúrbios cutâneos da queratinização). A DRI é causada pela α-oxidação peroxissomal defeituosa do ácido fitânico. **O ácido fitânico substitui os ácidos graxos essenciais, como o ácido linoleico e o ácido araquidônico, na composição lipídica de diversos tecidos.**

A **ALD** é uma doença neurodegenerativa progressiva causada pela deficiência do membro 1 da subfamília D do cassete de ligação ao ATP (também conhecida como ALDP) codificado pelo gene *ABCD1*. A deficiência de ALDP **altera a importação peroxissomal e a β-oxidação de VLCFA.**

Lembre-se de que os peroxissomos são os sítios para a oxidação de VLCFA e α-oxidação de ácidos graxos de cadeia ramificada. Um defeito no transporte de VLCFA através da membrana peroxissomal é a causa da ALD, caracterizada pelo acúmulo de VLCFA no plasma e tecidos, inclusive na substância branca do cérebro, medula espinal e córtex suprarrenal.

Homens com ALD desenvolvem insuficiência suprarrenal e mielopatia (defeitos na mielinização). A insuficiência suprarrenal é geralmente detectada na infância, enquanto a mielopatia, na idade adulta.

O acúmulo de VLCFA no córtex suprarrenal causa atrofia da glândula suprarrenal. Cerca de 60% dos homens desenvolvem lesões cerebrais progressivas da substância branca (conhecidas como ALD cerebrais) determinadas pela incorporação de VLCFA na mielina, alterando sua estrutura. A ALD cerebral pode ocorrer em qualquer idade.

Mulheres com ALD também desenvolvem mielopatia, mas geralmente em idade mais avançada que os homens. Cerca de 80% das mulheres com ALD desenvolvem doença medular progressiva (adrenomieloneuropatia, AMN).

A DRI, a ALD e a ZS são causadas por mutações dos genes *PEX*. Portanto, elas compartilham uma característica patogênica em comum: a **montagem defeituosa do peroxissomo**.

A **CDR** é clinicamente caracterizada por anomalias esqueléticas, como encurtamento dos ossos da porção superior dos braços e das coxas (rizomelia, do grego *rhizo*, raiz; *melos*, membro), aspectos faciais distintos, deficiência intelectual e problemas respiratórios. **Mutações no gene PEX7 são a causa mais comum de CDR.**

A **ZS** é a doença mais grave do grupo das DBPs. É fatal no primeiro ano de vida. O defeito primário é a **mutação dos genes *PEX1*, *PEX2*, *PEX3*, *PEX5*, *PEX6* e *PEX12*, que codificam as proteínas necessárias para a importação de proteínas de matriz e proteínas de membrana**.

As características clínicas da ZS incluem:

1. **Aspectos faciais dismórficos** (testa proeminente, ponte nasal larga, fontanelas grandes e cristas supraorbitais achatadas).
2. **Hepatomegalia** (aumento do fígado; fibrose e cirrose hepáticas). Os peroxissomos dos hepatócitos estão ausentes ou em número bastante diminuídos.
3. **Anomalias neurológicas** (migração neuronal defeituosa). As crianças acometidas podem demonstrar hipotonicidade muscular ao nascer, inabilidade de se movimentar e insuficiência para mamar ou deglutir.

Os maiores níveis de VLCFA no plasma sanguíneo é uma indicação de SZ. A análise pré-natal de VLCFA e de plasmalógenos é utilizado em exames amnióticos e a ausência de peroxissomos na biopsia de fígado é outro indicador de SZ.

Mapeamento de conceitos e conceitos essenciais | Glândulas epiteliais | Biologia celular.

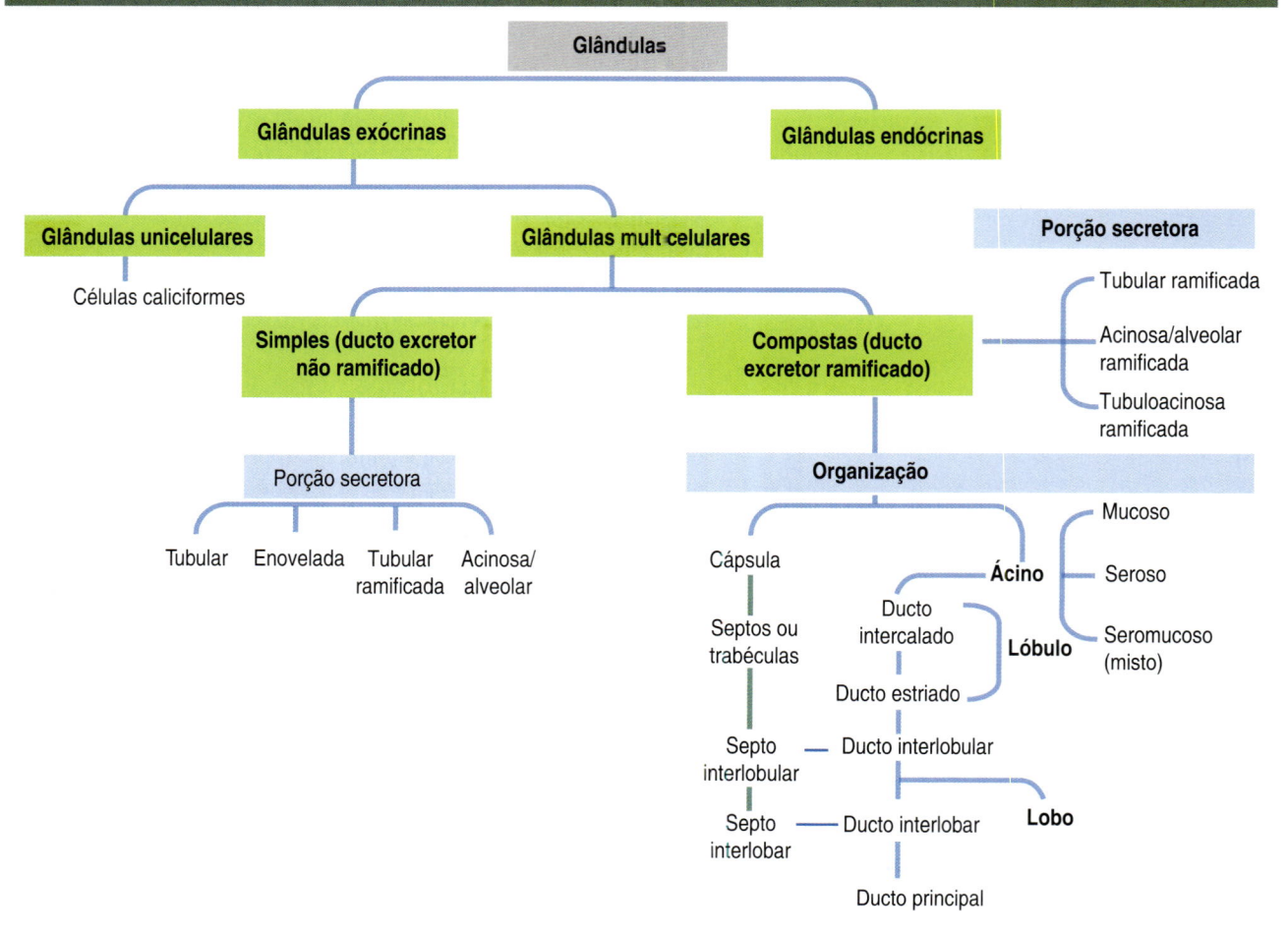

- Há dois tipos de glândulas:

  (1) As **glândulas exócrinas**, que secretam seus produtos através de ductos em um espaço interno ou externo.

  (2) As **glândulas endócrinas**, que não apresentam ductos e secretam seus produtos no sangue

- Há dois tipos diferentes de glândulas exócrinas:

  (1) Glândulas **unicelulares** (uma única célula como, por exemplo, a célula caliciforme do epitélio intestinal ou do epitélio respiratório).

  (2) Glândulas **multicelulares**, que formam o parênquima de órgãos como o pâncreas e a próstata

- As glândulas exócrinas possuem dois componentes estruturais:

  (1) As **unidades secretoras**, cujas células sintetizam e secretam um produto chamado secreção.

  (2) Os **ductos excretores**, que transportam a secreção para uma superfície epitelial

- As glândulas com um único ducto não ramificado são chamadas **glândulas simples**. As glândulas maiores possuem um sistema de ductos ramificados e são chamadas **glândulas ramificadas** ou **compostas**. As glândulas ramificadas são envolvidas por uma cápsula de tecido conjuntivo que emite divisórias ou septos (junto com vasos sanguíneos e fibras nervosas) para dentro da massa da glândula, a qual se torna repartida em **lobos**.

  Septos mais finos dividem os lobos em unidades menores chamadas **lóbulos**. As ramificações dos ductos estão presentes nos septos de tecido conjuntivo interlobar interlobular e intralobular como ductos interlobares, ductos interlobulares e ductos intercalados/estriados conectados às unidades secretoras (ácinos)

- Uma **glândula simples** pode ser reta, enovelada ou ramificada. A glândula é chamada tubular simples, enovelada simples ou tubular ramificada simples. A mucosa gástrica e o endométrio têm porções secretoras ramificadas. Note que as porções secretoras são ramificadas, mas não o ducto excretor.

  Uma glândula com uma unidade secretora em forma arredondada é chamada glândula acinosa simples ou alveolar. Se a unidade de secreção for tubular, a glândula é chamada tubular simples

- Porções secretoras tubulares e alveolares podem coexistir em uma glândula ramificada (ou composta). A glândula é chamada glândula tubuloalveolar (ou tubuloacinosa) **ramificada** (ou **composta**). Um exemplo é a glândula salivar. Os ácinos/alvéolos das glândulas salivares e das glândulas mamárias são circundados por células mioepiteliais contráteis, semelhantes a cestas

- As glândulas podem secretar:

  (1) Muco (glândulas mucosas).

  (2) Proteínas (glândulas serosas).

  (3) Uma combinação de muco e proteínas (glândulas mistas).

  As glândulas mistas contêm tanto células mucosas quanto células serosas, sendo que as últimas formam uma região em configuração de meia-lua ou lua crescente (meia-lua serosa) que recobre o ácino

- Quando uma glândula libera seu produto por exocitose ela é chamada **glândula merócrina** (como o pâncreas).

  Uma glândula na qual uma parte da região apical de uma célula é perdida e liberada no lúmen é chamada **glândula apócrina** (um exemplo é a glândula mamária).

Quando toda a célula é liberada e é parte da secreção, a glândula é chamada **glândula holócrina** (como as glândulas sebáceas da pele)

- Citomembranas e a membrana plasmática. As membranas intracelulares, chamadas citomembranas, separam processos celulares distintos em compartimentos.

  O termo "citomembranas" abrange **retículo endoplasmático** e o **complexo de Golgi**. O núcleo, as mitocôndrias, os lisossomos e os peroxissomos são delimitados por citomembranas e são chamados **organelas**.

  O núcleo e as mitocôndrias são circundados por uma membrana dupla; os lisossomos e os peroxissomos são circundados por uma única membrana.

  O glicogênio não é delimitado por membrana e é observado no citoplasma na forma de inclusões

- A **membrana plasmática** é o limite estrutural e funcional de uma célula. Ela separa o meio intracelular do espaço extracelular.

  A membrana plasmática consiste em lipídios e proteínas. Os fosfolipídios (fosfatidilcolina, fosfatidiletanolamina, fosfatidilserina e esfingomielina) formam uma bicamada que consiste nos folhetos interno e externo. O fosfatidilinositol é outro fosfolipídio, com um papel importante na sinalização celular, localizado no folheto interno da membrana plasmática. O colesterol está inserido na bicamada fosfolipídica e modula a fluidez da membrana.

  As proteínas integrais de membrana são proteínas transmembrânicas que atravessam a bicamada lipídica por meio de regiões de conformação em α-hélice. As proteínas periféricas de membrana estão indiretamente associadas à membrana plasmática por meio de interações proteína-proteína. As proteínas periféricas de membrana expostas ao citosol interagem com componentes do citoesqueleto.

  A porção extracelular das proteínas integrais e periféricas de membrana é geralmente glicosilada. Um glicocálice reveste a superfície da maioria das células epiteliais

- As **citomembranas**, representadas em parte pelo retículo endoplasmático e pelo complexo de Golgi, estabelecem um continuum entre os compartimentos intracelulares e o espaço extracelular.

  O lúmen das cisternas, dos túbulos e das vesículas é contínuo com o espaço extracelular. A parede de membrana separa o compartimento luminal do compartimento citosólico. Os produtos liberados no lúmen do retículo endoplasmático são transportados ao complexo de Golgi por vesículas transportadoras e, por fim, ao exterior da célula por exocitose.

  Imagine que haja um continuum nessa sequência secretória e que todos os espaços luminais estejam virtualmente interconectados e contínuos com o exterior da célula. A **técnica de criofratura** aproveita-se desse arranjo virtual, se você considerar que a lâmina que divide a membrana possa saltar do folheto exocitoplasmático de uma vesícula delimitada por membrana ao folheto exocitoplasmático da membrana plasmática exposta ao ambiente

- As citomembranas do retículo endoplasmático podem estar associadas a ribossomos (**retículo endoplasmático rugoso, RER**) ou não apresentar ribossomos (**retículo endoplasmático liso, REL**). O RER participa da síntese de proteínas e do seu transporte para o complexo de Golgi.

  O REL tem um papel significativo nas reações de destoxificação celular necessárias para converter substâncias lipossolúveis nocivas em materiais hidrossolúveis. O REL é geralmente adjacente aos depósitos de glicogênio e às gotículas de lipídios (inclusões não delimitadas por membranas).

  As proteínas direcionadas ao núcleo, às mitocôndrias ou aos peroxissomos e as proteínas citoesqueléticas são sintetizadas em ribossomos livres (polirribossomos) e liberadas no citosol

- O **complexo de Golgi** está envolvido na ligação de oligossacarídeos às proteínas e aos lipídios por meio de glicosiltransferases. Apresenta quatro compartimentos:

  (1) Um *cis*-Golgi, a região que recebe do retículo endoplasmático.

  (2) Um *medial*-Golgi, interposto entre o *cis*-Golgi e o *trans*-Golgi.

  (3) Um *trans*-Golgi, a região de saída.

  (4) Uma rede *trans*-Golgi (TGN; do inglês, *trans-Golgi network*), uma região de direcionamento.

  As golginas, uma família de proteínas com motivos super-hélice, estabilizam as pilhas de sacos achatados do complexo de Golgi.

  As vesículas revestidas com clatrina são observadas durante o direcionamento aos lisossomos e a endocitose. As vesículas revestidas por COP (*coat proteins*, proteínas de revestimento) são vistas trafegando entre as pilhas do Golgi (COPI) e do retículo endoplasmático para o Golgi (COPII).

  Os produtos derivados do Golgi podem ser liberados da célula por exocitose ou ser direcionados a lisossomos.

  A exocitose pode ser contínua e não necessitar de um sinal de disparo. Essa forma de secreção é chamada secreção constitutiva.

  Certas classes de cargas de moléculas derivadas do Golgi são armazenadas em grânulos de secreção e liberadas por exocitose sob o controle de um sinal químico ou de um sinal elétrico. Esse mecanismo é chamado secreção facultativa ou regulada.

  O mecanismo de direcionamento aos lisossomos tem duas etapas:

  (1) A inserção de manose-6-fosfato (M6P) nas glicoproteínas destinadas aos lisossomos.

  (2) A presença da proteína transmembrânica receptora de M6P na membrana da vesícula transportadora. Esse mecanismo separa as enzimas lisossômicas que contêm M6P das outras glicoproteínas.

  A internalização de materiais ocorre pelo processo de endocitose. O processo inverso é chamado exocitose. A endocitose inclui a internalização de vírus e bactérias por fagocitose, utilizando vesículas independentes de clatrina e a assimilação de macromoléculas pequenas utilizando vesículas revestidas por clatrina.

  A endocitose de um ligante mediada por receptor requer um receptor de membrana plasmática. O complexo receptor-ligante é internalizado pelo processo de endocitose mediada por receptor.

  Esse processo envolve:

  (1) A formação de uma fossa revestida por clatrina (para concentrar os complexos receptor-ligante em uma área superficial pequena).

  (2) A invaginação da fossa revestida para formar uma vesícula revestida.

  (3) O desprendimento da vesícula revestida da membrana plasmática.

  (4) O transporte da vesícula para um endossomo.

  (5) A remoção do revestimento de clatrina antes da fusão da vesícula com o endossomo.

  (6) A reciclagem da vesícula contendo o receptor de volta para a membrana plasmática.

  Esse mecanismo de transporte está defeituoso na hipercolesterolemia familiar por causa de uma mutação no gene que codifica o receptor de lipoproteína de baixa densidade (LDL).

  Os níveis altos de colesterol no plasma sanguíneo levam à formação de ateromas na camada íntima dos vasos sanguíneos

- Os **lisossomos** são organelas circundadas por uma única membrana. Há dois tipos de lisossomos:

  (1) **Lisossomos primários** (**inativos**), o estoque primário de enzimas lisossômicas.

  (2) **Lisossomos secundários** (**autolisossomos**), engajados em um processo catalítico.

Os lisossomos atuam sobre materiais extracelulares internalizados para a degradação por meio da atividade das enzimas hidrolíticas lisossômicas que operam em um **pH ácido** (5,0).

Há três vias principais envolvidas na degradação intracelular dos materiais:

(1) A **fagocitose** (o material fagocitado é encerrado dentro de um fagossomo que se funde a um lisossomo para formar um fagolisossomo).

(2) A **endocitose** (o material endocitado é entregue a um endossomo inicial e, em seguida, a um endossomo tardio que se funde com um lisossomo).

(3) A **macroautofagia** (o retículo endoplasmático encerra um componente celular envelhecido, formando um autofagossomo que se funde a um lisossomo para formar um autolisossomo).

Células específicas contêm lisossomos secretores (as enzimas hidrolíticas são secretadas). Os exemplos são:

(1) O osteoclasto, envolvido na reabsorção óssea.

(2) Os linfócitos T citolíticos e as células exterminadoras naturais (ou células NK; do inglês, *natural killer*), engajadas na destruição de células-alvo.

As doenças por armazenamento lisossômico ocorrem quando uma deficiência hereditária nas enzimas lisossômicas impede a degradação normal de componentes celulares, que se acumulam progressivamente nas células. São exemplos a doença de Tay-Sachs (acúmulo de gangliosídeo GM_2 no cérebro), a doença de Gaucher (acúmulo de glicocerebrosídeos no baço e no sistema nervoso central) e a doença de Niemann-Pick (acúmulo de esfingomielina no baço e no sistema nervoso central)

- As **mitocôndrias** são organelas circundadas por membrana dupla. A membrana mitocondrial externa é separada por um espaço intermembranar da membrana mitocondrial interna. A membrana interna dobra-se em cristas que se estendem na matriz mitocondrial.

A membrana mitocondrial interna abriga a cadeia transportadora de elétrons e a ATP (trifosfato de adenosina) sintase.

A matriz mitocondrial contém a maioria das enzimas do ciclo do ácido cítrico. As mitocôndrias participam da **apoptose** (morte celular programada), da **esteroidogênese** e da **termogênese** em tecido adiposo marrom.

As **mitocôndrias são transmitidas pela mãe (herança materna)**. Os homens não transmitem as mitocôndrias na fertilização. Tanto os homens quanto as mulheres podem ser afetados por doenças mitocondriais, mas acredita-se que os homens não transmitam a doença.

As terapias de reposição mitocondrial (TRMs) foram desenvolvidas para prevenir a transmissão do **DNA mitocondrial (DNAmt)** materno defeituoso para a progênie. Um dos procedimentos envolve o transplante do pronúcleo do oócito com o DNAmt mutante da mãe carreadora para o oócito enucleado de uma doadora não acometida. Isto pode ser realizado após a fertilização *in vitro*, utilizando o esperma do pai.

O comprometimento cognitivo, frequentemente observado em pacientes com encefalopatia mitocondrial, acidose láctica e episódios de acidente vascular cerebral (referido como MELAS), é um dos distúrbios mitocondriais sindrômicos devido a mutações no DNAmt.

A epilepsia mioclônica com fibras rotas vermelhas (síndrome MERRF) se manifesta como fraqueza muscular, perda da coordenação (ataxia) e convulsões múltiplas. A MERRF é causada por mutação em um gene do DNA mitocondrial que codifica o RNAt de lisina.

As doenças mitocondriais de herança materna que acometem homens com maior gravidade do que as mulheres são a neuropatia óptica hereditária de Leber (LHON; do inglês, *Leber's hereditary optic neuropathy*), a síndrome de Pearson da medula óssea e do pâncreas e a infertilidade masculina

- Os **peroxissomos** são organelas circundadas por uma única membrana. Os peroxissomos contêm núcleos cristaloides que apresentam oxidases e catalases, enzimas que oxidam compostos orgânicos e decompõem peróxido de hidrogênio em água. Os peroxissomos participam da síntese de ácidos biliares e na biossíntese de lipídios.

A **biogênese dos peroxissomos** tem duas vias:

(1) A via de geração *de novo*, que consiste no brotamento de vesículas pré-peroxissomais do retículo endoplasmático e na fusão delas para formar peroxissomos maduros.

(2) A via de geração por fissão, derivada da fissão e do crescimento de um peroxissomo preexistente.

Os peroxissomos contêm peroxinas, proteínas receptoras que vão e vêm entre o citosol e o peroxissomo, proteínas de matriz e proteínas peroxissomais de membrana.

Como as peroxinas funcionam para a construção do peroxissomo? As peroxinas se ligam ao sinal de direcionamento aos peroxissomos presentes nas proteínas de matriz a serem importadas através dos poros ou canais de transporte. Na verdade, as proteínas peroxissomais de membrana formam os poros que servem como passagem de transporte às proteínas que precisam ganhar acesso ao interior dos peroxissomos. Assim, as mutações nos genes que codificam peroxina (cerca de 15 genes em humanos) causam distúrbios da biogênese dos peroxissomos (DBPs).

Há dois tipos de DBPs:

(1) Deficiências em enzimas peroxissomais.

(2) As DBPs causadas por mutações dos genes de peroxina.

DBPs são caracterizadas por disfunção neurológica, causada por malformações do sistema nervoso central, anormalidades na mielinização e migração neuronal defeituosa.

Dentre as DBPs, estão a doença de Refsum Infantil, a adrenoleucodistrofia neonatal, a síndrome de Zellweger e a condrodisplasia rizomélica.

A síndrome de Zellweger, um distúrbio cérebro-hepatorrenal grave e fatal, é causada pela insuficiência de enzimas peroxissomais a serem importadas do citosol para o peroxissomo. A montagem defeituosa dos peroxissomos nos hepatócitos está associada à fibrose e à cirrose.

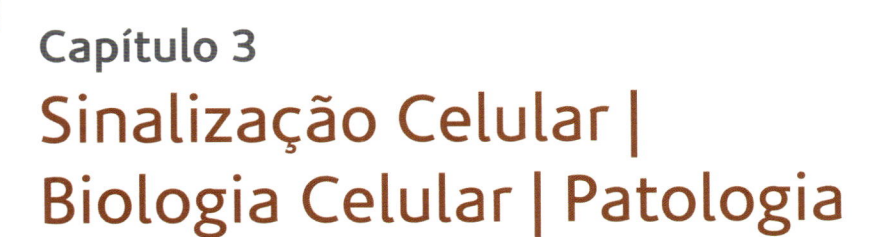

Capítulo 3
Sinalização Celular | Biologia Celular | Patologia

As células respondem a sinais extracelulares produzidos por outras células ou por si mesmas. Esse mecanismo, chamado sinalização celular, permite a comunicação entre as células e é necessário para a regulação funcional e a integração de organismos multicelulares. Este capítulo fundamenta a compreensão das vias de sinalização celular e faz uma introdução à Patologia Geral. Dentre os principais temas da Patologia estão envelhecimento, senescência celular e neoplasia, os mecanismos de lesão celular, inclusive necrose, apoptose e necroptose, e os aspectos de autofagia, proteólise de ubiquitina-proteassomo e mitofagia. O objetivo é estabelecer a correlação entre as funções normal e anormal.

MECANISMOS DE SINALIZAÇÃO CELULAR

A compreensão dos aspectos moleculares da sinalização celular é clinicamente relevante para a descoberta de potenciais alvos de novos medicamentos para tratamento de disfunções e doenças metabólicas.

Moléculas sinalizadoras podem transmitir informações atuando como **ligantes** que se conectam a **receptores** expressos em suas células-alvo. Algumas moléculas sinalizadoras podem atuar sobre a superfície da célula após se ligar a receptores da superfície celular; outras podem atravessar a membrana plasmática e se ligar a receptores intracelulares no citoplasma e no núcleo.

Sinalização celular e ações de retroalimentação (feedback)

As moléculas de sinalização usam diferentes rotas para alcançar os seus alvos:

1. A **sinalização celular endócrina** envolve uma molécula de sinalização, o **hormônio**, secretado por uma **célula endócrina e transportado através da circulação para atuar em células-alvo distantes** (Figura 3.1).

Um exemplo é o hormônio esteroide testosterona, que é produzido nos testículos e estimula o desenvolvimento e a manutenção do sistema reprodutor masculino utilizando a via vascular.

A **sinalização celular neuroendócrina** é um tipo específico de sinalização endócrina que envolve um produto secretado por uma célula nervosa para a corrente sanguínea e age sobre células distantes.

2. A **sinalização celular parácrina** é mediada por uma molécula que atua **localmente** para regular o comportamento de uma **célula vizinha**. Uma molécula parácrina difunde-se em pequenas distâncias para chegar a uma célula-alvo.

Neurotransmissor ou **sinalização celular sináptica** é um tipo especializado de sinalização parácrina. Os neurônios secretam neurotransmissores que se difundem em curtas distâncias e se ligam a receptores em células-alvo.

A **sinalização celular justácrina** é **dependente de contato**. Ela exige o contato de proteínas de membranas plasmáticas adjacentes para ocorrer a sinalização.

Um exemplo é a **sinapse imunológica**, uma combinação de sinalização de adesão célula-célula que ocorre quando as membranas plasmáticas de células apresentadoras de antígeno e um linfócito T estão em contato umas com as outras.

3. A **sinalização celular autócrina** é definida por **células que respondem a moléculas sinalizadoras que elas próprias produzem**.

Um exemplo clássico é a resposta das células do sistema imune a antígenos estranhos ou fatores de crescimento que provocam a sua própria proliferação e diferenciação. A sinalização autócrina anormal leva ao crescimento descontrolado de células cancerígenas.

Mecanismos de sinalização celular exigem ações de retroalimentação (*feedback*). Em geral, depois de uma molécula de sinalização se ligar ao seu receptor, as células-alvo exercem uma ação de *feedback* **positivo** ou **negativo** para regular a liberação do hormônio-alvo (Figura 3.2).

Tipos de moléculas de sinalização e seus ligantes

A ligação de um hormônio ou de um ligante ao seu receptor inicia uma cascata de reações intracelulares (chamada **transdução de sinal**) que regula funções essenciais, como **desenvolvimento embrionário e fetal, proliferação e diferenciação celular, movimento, metabolismo** e **comportamento**.

Os hormônios ou ligantes incluem:

1. **Hormônios esteroides.**
2. **Hormônios peptídicos, neuropeptídicos e fatores de crescimento.**
3. **Óxido nítrico.**
4. **Neurotransmissores.**
5. **Eicosanoides.**

Hormônios esteroides

Os hormônios esteroides são moléculas lipossolúveis que se difundem através da dupla camada fosfolipídica da membrana plasmática das células-alvo, se ligam a receptores intracelulares no citoplasma, entrando no núcleo como **complexos de receptores-hormônios esteroides**, e se ligam a sítios específicos na cromatina (especificamente a **elementos de resposta a hormônio** no DNA) para ativar ou reprimir a expressão de genes. Esses receptores são membros da **superfamília de receptores de esteroide** (Figura 3.3).

Os hormônios esteroides são sintetizados a partir do colesterol e incluem **testosterona, estrógeno, progesterona e corticosteroides** (Boxe 3.A). Geralmente, assim que são sintetizados, os hormônios esteroides são secretados e, em seguida, transportados para a corrente sanguínea ligados a proteínas transportadoras.

A testosterona, o estrógeno e a progesterona são **esteroides sexuais** e são predominantemente produzidos pelas gônadas. Na **síndrome de insensibilidade a andrógenos** (também conhecida como **síndrome de feminização testicular, SFT**), existe uma mutação no gene que expressa o **receptor de testosterona** de modo que o receptor não pode se ligar ao hormônio e, consequentemente, a este as células não respondem. Embora geneticamente masculino, o indivíduo desenvolve características sexuais secundárias femininas.

Discutiremos a síndrome de insensibilidade a andrógenos no Capítulo 21, *Transporte e Maturação dos Espermatozoides*. Discutiremos seu papel funcional nos Capítulo 20, *Espermatogênese*, e no Capítulo 22, *Foliculogênese e Ciclo Menstrual*.

Os corticosteroides são sintetizados no córtex da glândula suprarrenal e incluem duas classes principais: **glicocorticoides**, que estimulam a produção de glicose, e **mineralocorticoides**, que atuam nos rins para regular o equilíbrio de água e sal.

Figura 3.1 Mecanismos de sinalização celular.

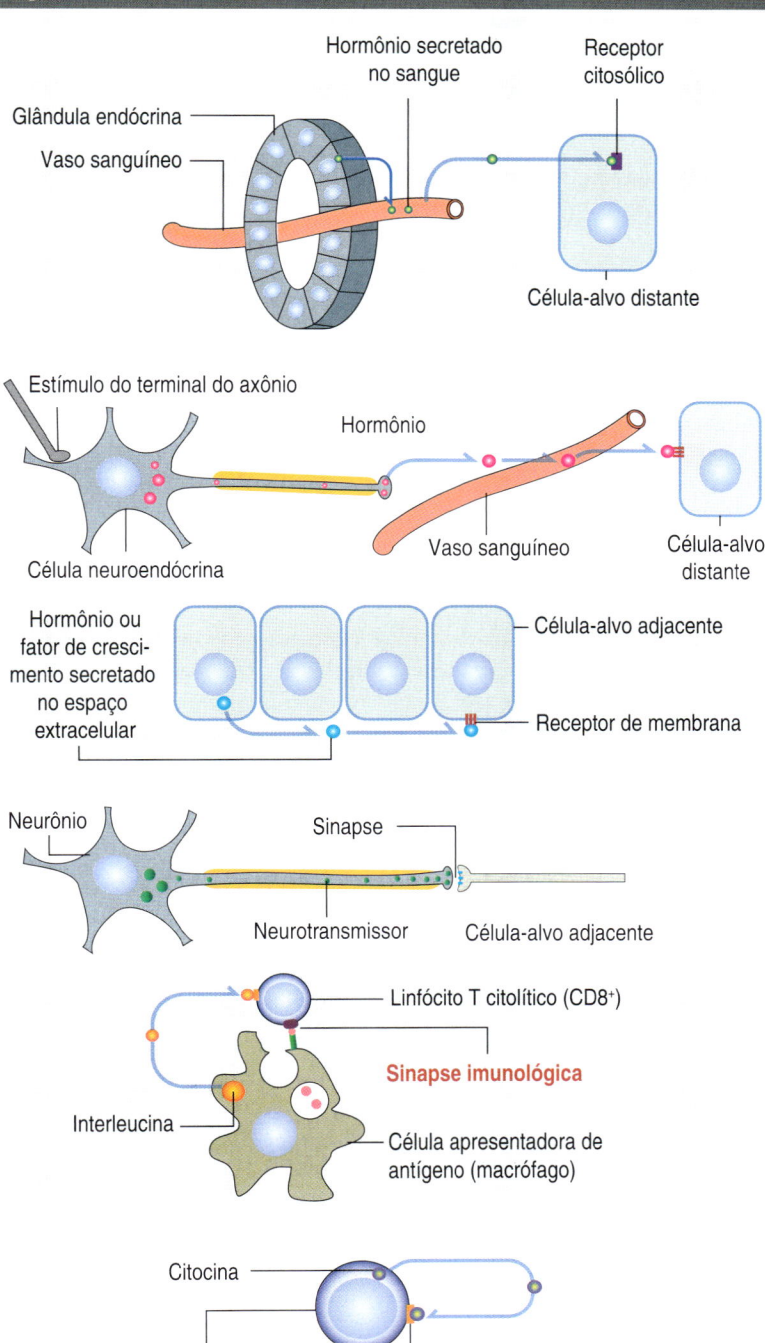

Sinalização endócrina

As células endócrinas secretam um **hormônio polipeptídico** ou **esteroide** em um vaso sanguíneo. O hormônio é então levado para uma célula-alvo, que pode estar localizada a uma distância considerável da célula secretora.

Um exemplo de um hormônio polipeptídico é o **hormônio tireotrófico**, secretado pela hipófise, que atua na glândula tireoide. Um exemplo de um hormônio esteroide é o **estradiol**, produzido pelos ovários e que atua no endométrio

Sinalização neuroendócrina

Em resposta a um sinal nervoso, as células neuroendócrinas secretam um **hormônio** no sangue que segue até um órgão-alvo. Um exemplo é a **norepinefrina** que atua em hepatócitos ou adipócitos.

Sinalização parácrina

As células parácrinas secretam hormônios ou fatores de crescimento que atuam em uma **célula adjacente**.

Exemplos são o **glucagon** e a **somatostatina** que atuam em células adjacentes das ilhotas de Langerhans, que secretam **insulina**.

Sinalização por neurotransmissor

Em resposta a um sinal nervoso, os neurônios secretam **neurotransmissores** dos terminais do axônio que ativam neurônios adjacentes.

Sinalização justácrina

Em uma sinapse imunológica, uma célula apresentadora de antígeno e um linfócito T estão em contato. Um receptor de uma célula interage com o receptor da outra célula para desencadear uma resposta.

Sinalização autócrina

Alguns hormônios, fatores de crescimento e citocinas podem atuar na **célula de origem** e exercer controle autócrino.

Discutiremos o aspecto estrutural e funcional dos corticosteroides no Capítulo 19, *Sistema Endócrino*.

Existem tipos de moléculas de sinalização celular estrutural e funcionalmente distintos dos esteroides, mas que atuam em células-alvo por meio de ligações com receptores intracelulares depois que entram na célula por difusão através da membrana plasmática. Entre eles estão os **hormônios da tireoide** (produzidos pela glândula tireoide para regular o desenvolvimento e o metabolismo), a **vitamina D₃** (que regula o metabolismo do cálcio e o crescimento ósseo; Capítulo 19,

Sistema Endócrino) e os **retinoides** (sintetizados a partir da vitamina A para regular o desenvolvimento, a cicatrização de feridas e a diferenciação epidérmica; Capítulo 11, *Sistema Tegumentar*). A via sintética de hormônios da tireoide e algumas das suas ações serão apresentadas no Capítulo 19, *Sistema Endócrino*.

Hormônios peptídicos e fatores de crescimento

Os hormônios peptídicos e fatores de crescimento se ligam a receptores na superfície celular. Diferentemente de

Figura 3.2 Retroalimentação (*feedback*) positiva e negativa.

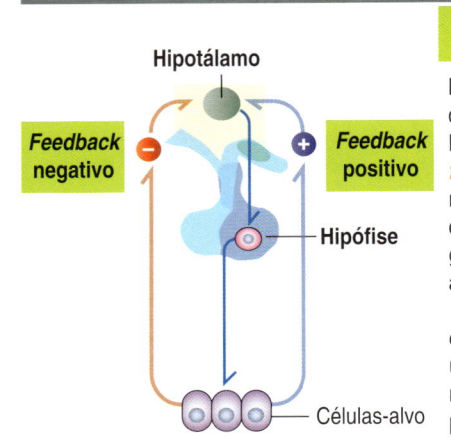

Alças de *feedback*

Diversas alças de *feedback* coordenam a secreção de hormônios. Por exemplo, uma **alça de *feedback* negativo** impede a liberação não regulada de um hormônio da hipófise para a circulação sanguínea quando a célula ou tecido-alvo possa estar não responsiva.

Uma **alça de *feedback* positivo** ocorre quando a hipófise detecta uma diminuição nos níveis sanguíneos de um hormônio produzido pela célula ou tecido-alvo.

Figura 3.3 Mecanismo de ação de hormônios esteroides.

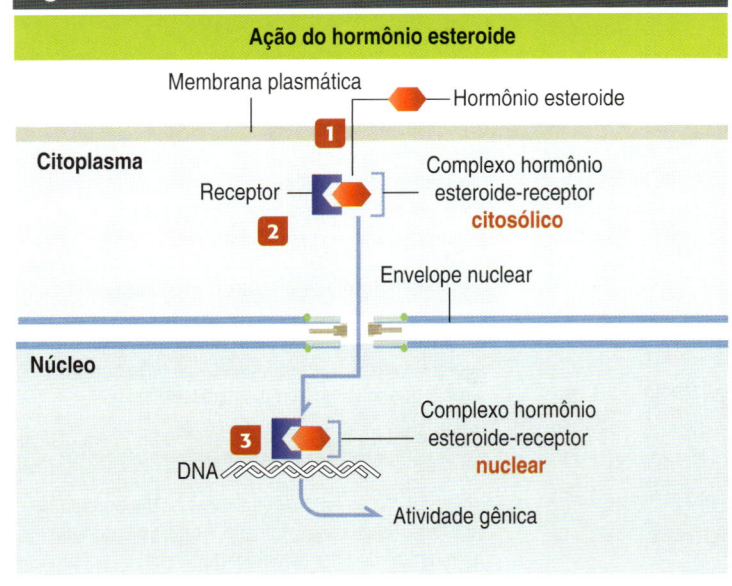

1 O hormônio esteroide hidrofóbico se difunde pela membrana plasmática.
2 O hormônio esteroide se liga ao receptor no citosol.
3 O complexo esteroide-receptor citosólico se transloca para o núcleo, se liga ao DNA e ativa ou reprime a expressão gênica.

Boxe 3.A Hormônios esteroides.

• Os hormônios esteroides são derivados do colesterol e se ligam principalmente a receptores intracelulares no citosol e no núcleo

• Circulam no sangue ligados a uma proteína, são moléculas apolares e não são armazenados nas células endócrinas que os produzem

• Os hormônios esteroides podem ser administrados por via oral e são rapidamente absorvidos pelo trato gastrintestinal.

receptores esteroides intracelulares, receptores acoplados à membrana de ligantes peptídicos e proteicos influenciam a função celular por meio da transdução de sinal (Boxe 3.B).

1. **Hormônios peptídicos**: esse grupo inclui insulina, glucagon e hormônios secretados pela hipófise e peptídios secretados pelos neurônios (**encefalinas** e **endorfinas**) que diminuem a resposta à dor no sistema nervoso central. Veja a discussão detalhada sobre os hormônios peptídicos e neuropeptídicos no Capítulo 18, *Sistema Neuroendócrino*, e no Capítulo 19, *Sistema Endócrino*.

2. **Fatores de crescimento**: esse grupo de peptídios controla o crescimento e a diferenciação celular. Dentre eles, estão o **fator de crescimento neural** (NGF; do inglês, *nerve growth factor*), o **fator de crescimento epidérmico** (EGF; do inglês, *epidermal growth factor*) e o **fator de crescimento derivado de plaquetas** (PDGF; do inglês, *platelet-derived growth factor*).

O NGF é membro da família de peptídios conhecida como **neurotrofinas**, que regula o desenvolvimento e a viabilidade dos neurônios. O EGF estimula a proliferação e é essencial durante o desenvolvimento embrionário e no adulto. O PDGF é armazenado nas plaquetas do sangue e liberado durante a coagulação.

Óxido nítrico

O **óxido nítrico** é um gás simples sintetizado a partir do aminoácido **arginina** pela enzima **óxido nítrico sintase**. Atua como uma molécula sinalizadora parácrina no sistema nervoso, no sistema imune e no sistema circulatório.

Como os hormônios esteroides, o óxido nítrico pode se difundir através da membrana plasmática de suas células-alvo. Diferentemente dos esteroides, o óxido nítrico não se liga a um receptor intracelular para regular a transcrição. Em vez disso, **regula a atividade das enzimas-alvo intracelulares**.

As seguintes características do óxido nítrico são relevantes:

1. É uma molécula instável, com meia-vida limitada (de segundos).
2. Tem efeitos locais.
3. Uma função bem-definida da sinalização pelo óxido nítrico é a **dilatação dos vasos sanguíneos**. Por exemplo, a liberação do neurotransmissor acetilcolina pelas terminações das células nervosas para as células musculares da parede dos vasos sanguíneos estimula a liberação de óxido nítrico pelas células endoteliais.

O óxido nítrico aumenta a atividade do segundo mensageiro monofosfato cíclico de guanosina (GMPc) nas células musculares lisas, que, em seguida, causa relaxamento muscular e dilatação dos vasos sanguíneos (Capítulo 21, *Transporte e Maturação dos Espermatozoides*).

A **nitroglicerina**, um agente farmacológico usado no tratamento de doenças cardíacas, é convertida em óxido nítrico, que aumenta o fluxo sanguíneo no coração pela dilatação dos vasos sanguíneos coronarianos.

Essa interação ativa a proteína G que, então, se dissocia do receptor e desencadeia um sinal intracelular para uma enzima ou canal iônico. Voltaremos à proteína G ao discutirmos a via do monofosfato cíclico de adenosina (cAMP).

Boxe 3.B Hormônios peptídicos.

- Os hormônios peptídicos são sintetizados como moléculas precursoras (pró-hormônios), são armazenados em vesículas de secreção revestidas por membrana e geralmente são hidrossolúveis (polares)

- Os hormônios peptídicos circulam no sangue como moléculas livres e não podem ser administrados por via oral

- Os hormônios peptídicos normalmente se ligam a receptores na superfície celular.

Tirosinoquinases receptoras e não receptoras

As tirosinoquinases são enzimas capazes de transferir um grupo fosfato do trifosfato de adenosina (ATP) para uma proteína em uma célula (Figura 3.4).

Existem duas classes principais de tirosinoquinases:

1. **Tirosinoquinases receptoras** são proteínas transmembrânicas com domínio extracelular receptor e domínio quinase intracelular.

2. **Tirosinoquinases não receptoras** não apresentam domínios transmembrânicos e **estão** localizadas no citosol, no núcleo e no folheto interno da membrana plasmática.

Os **receptores de tirosinoquinases**, diferentemente dos receptores acoplados à proteína G, são enzimas que fosforilam substratos proteicos nos resíduos de **tirosina**. Os receptores para **EGF, NGF, PDGF, insulina e vários fatores de crescimento são receptores proteicos do tipo tirosinoquinase.**

A maioria dos receptores proteicos do tipo tirosinoquinase consiste em um único polipeptídio, embora o receptor de insulina e de outros fatores de crescimento seja formado por um par de cadeias polipeptídicas.

A interação com um ligante (como um fator de crescimento) ao domínio extracelular desses receptores induz à **dimerização do receptor**, que resulta na **autofosforilação do receptor** (as duas cadeias polipeptídicas se fosforilam mutuamente).

A autofosforilação dos receptores determina a ligação do domínio tirosinoquinase às moléculas sinalizadoras a jusante na via de sinalização. Essas moléculas se ligam a resíduos de fosfotirosina por meio dos domínios chamados **domínios SH2** (homólogo 2 da proteína Src). O Src (de **sarcoma)** é um gene presente no vírus que causa o sarcoma de Rous e codifica uma proteína que funciona como uma tirosinoquinase.

A subfamília das **tirosinoquinases não receptoras** inclui a **família Src,** o **sarcoma Fujinami de aves e de felinos** (Fps/Fes) e a subfamília **relacionada à Fes** (Fer). Essas moléculas são encontradas dentro da célula (no citosol e no núcleo).

Como as tirosinoquinases receptoras e não receptoras diferem funcionalmente uma da outra?

Na ausência de um ligante, as tirosinoquinases receptoras não são fosforiladas e se mantêm monoméricas, enquanto as tirosinoquinases não receptoras são mantidas em estado inativo por inibidores de proteínas celulares. A ativação ocorre quando os inibidores são dissociados ou pelo recrutamento de receptores transmembrânicos que desencadeiam a autofosforilação. A atividade de tirosinoquinase termina quando tirosinofosfatases hidrolisam os grupamentos tirosil-fosfato ou pela indução de moléculas inibidoras.

A atividade de tirosinoquinases em células cancerosas pode ser interrompida por uma proteína que causa autofosforilação não regulada na ausência de um ligante, pela interrupção da autorregulação da tirosinoquinase ou pela superexpressão de tirosinoquinases receptoras e/ou de seu ligante.

A ativação anormal de tirosinoquinases pode estimular a proliferação e a resistência de células tumorais a drogas anticancerígenas.

A atividade das tirosinoquinases pode ser inibida pelo **mesilato de imatinibe**, uma molécula que se liga ao domínio de ligação ao ATP do domínio catalítico da tirosinoquinase.

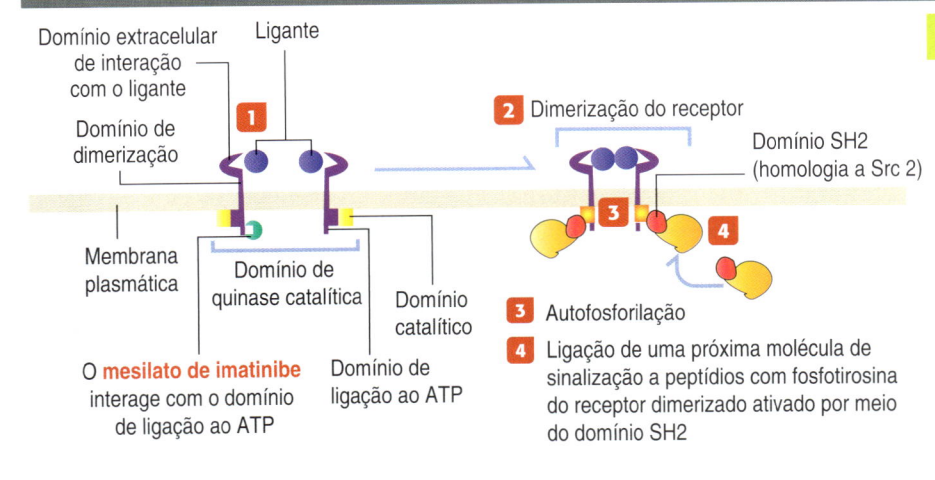

Figura 3.4 Receptor de tirosinoquinase.

Domínio extracelular de interação com o ligante
Ligante
Domínio de dimerização

1

2 Dimerização do receptor

Domínio SH2 (homologia a Src 2)

Membrana plasmática
Domínio de quinase catalítica
Domínio catalítico

3

4

O mesilato de imatinibe interage com o domínio de ligação ao ATP
Domínio de ligação ao ATP

3 Autofosforilação

4 Ligação de uma próxima molécula de sinalização a peptídios com fosfotirosina do receptor dimerizado ativado por meio do domínio SH2

Citoplasma

Receptor de tirosinoquinase

A ligação de uma molécula de sinalização (p. ex., um fator de crescimento) desencadeia a dimerização e a autofosforilação do receptor (as duas cadeias polipeptídicas fosforilam uma a outra).

As moléculas de sinalização seguintes, com um domínio SH2, se ligam a peptídios do receptor ativado contendo fosfotirosina.

O mesilato de imatinibe interage com o domínio de ligação a trifosfato de adenosina (ATP) e impede a continuação da sinalização. O imatinibe é usado no tratamento de cânceres hematológicos associados a desregulações em tirosinoquinase.

O imatinibe pode causar remissão hematológica em pacientes com **leucemia mieloide crônica** e em tumores causados pela ativação do receptor tirosino-quinase de PDGF (**leucemia mielomonocítica crônica**) e c-kit (**mastocitose sistêmica e leucemias masto-citárias**). O imatinibe tem sido usado com sucesso no tratamento de tumores gastrintestinais sólidos.

Neurotransmissores

Os neurotransmissores são liberados pelos neurônios e atuam nos receptores de superfície celular presentes nos neurônios ou em outros tipos de células-alvo (como as células musculares).

Esse grupo inclui **acetilcolina, dopamina, epinefrina** (adrenalina), **serotonina, histamina, glutamato e ácido γ-aminobutírico** (GABA).

A liberação dos neurotransmissores a partir de neurônios é desencadeada por um **potencial de ação**. Os neurotransmissores liberados se difundem através da **fenda sináptica** e se ligam aos receptores de superfície das células-alvo.

Existem diferenças nos **mecanismos de ação dos neurotransmissores**. Por exemplo, o **receptor da acetilcolina é um canal iônico controlado por ligante**. Induz uma alteração conformacional nos canais iônicos para controlar o fluxo de íons através da membrana plasmática das células-alvo.

Os receptores de neurotransmissores podem ser associados às proteínas G (ver a seção sobre os receptores acoplados à proteína G), uma classe de moléculas de sinalização que se ligam a receptores de superfície celular e desencadeiam respostas intracelulares.

Alguns neurotransmissores têm **função dupla**. Por exemplo, a norepinefrina (noradrenalina; produzida na medula da glândula suprarrenal) pode agir como neurotransmissor e como hormônio para induzir a degradação do glicogênio nas células musculares.

Eicosanoides

Os **eicosanoides** (do grego *eikos*, vinte; compostos com 20 átomos de carbono) são **mediadores inflamatórios** lipídicos produzidos por leucócitos e outras células do sistema imune e, **ao contrário dos esteroides**, se ligam a **receptores de superfície das células** (Boxe 3.C).

As **prostaglandinas**, as **prostaciclinas**, os **tromboxanos** e os **leucotrienos** são membros desse grupo de moléculas. Estimulam a agregação plaquetária, as respostas inflamatórias e a contração do músculo liso.

Os leucotrienos (do grego *leukos*, branco; *trieno* em química, um composto com três duplas ligações) são sintetizados a partir da oxidação do **ácido araquidônico** pela enzima araquidonato lipo-oxigenase.

Durante a síntese de prostaglandinas, o ácido araquidônico é convertido em **prostaglandina H_2** pela enzima **prostaglandina sintase**. Essa enzima é inibida pelo **ácido acetilsalicílico e por medicamentos anti-inflamatórios. A inibição da prostaglandina sintase pelo ácido acetilsalicílico reduz a dor, a inflamação, a agregação plaquetária e a coagulação sanguínea** (prevenção de acidentes vasculares cerebrais [AVC]).

Receptores de superfície celular

A maioria dos hormônios peptídicos e fatores de crescimento se liga a receptores na superfície das células-alvo.

A interação de receptores de hormônios e fatores de crescimento ativa uma série de **alvos intracelulares localizados a jusante do receptor**, em particular a atividade de proteínas intracelulares, ou, como receptores de neurotransmissores, o controle do fluxo de água (**aquaporinas**) e eletrólitos através dos canais iônicos acionados por ligantes localizados na membrana plasmática.

Vamos agora considerar vários aspectos funcionais de receptores específicos de superfície celular:
1. Receptores acoplados à proteína G.
2. Tirosinoquinases receptoras e não receptoras.
3. Receptores de citocinas.
4. Tirosinofosfatases e serino-treoninoquinases.

Receptores acoplados à proteína G

Membros de uma grande família de **proteínas G** (mais de 1.000 proteínas de ligação ao nucleotídio guanina) estão no folheto interno da membrana plasmática.

Quando uma molécula sinalizadora ou **ligante do receptor** se une à porção extracelular de um receptor da superfície celular, seu domínio citosólico sofre uma mudança conformacional que permite a interação do receptor com o **complexo da proteína G** (Figura 3.5).

Receptores de citocinas

Os receptores de citocina são glicoproteínas da superfície celular que não apresentam atividade de tirosino-quinase, mas dependem de tirosinoquinases citoplasmáticas associadas conhecidas como *Janus* quinases (**JAKs**) para mediar as alterações na expressão gênica após a interação com citocinas ligantes específicas. Todos os receptores de citocina são associados a um ou mais membros da **via JAK-STAT**.

Os princípios funcionais são os seguintes: após a interação com o ligante, os receptores de citocinas sofrem oligomerização e permitem a fosforilação cruzada das JAKs associadas, que são ativadas e fosforilam os receptores de citocinas. Esse evento cria um local de encaixe para o domínio SH2 presente nos membros da família dos fatores de transcrição dos **transdutores de sinal e ativadores da transcrição** (**STAT**).

Boxe 3.C Eicosanoides.

- Os eicosanoides são **derivados de ácidos graxos poli-insaturados** com 18, 20 e 22 carbonos. Seu principal precursor é o **ácido araquidônico**

- Esse grupo inclui **prostaglandinas, leucotrienos, tromboxanos** e **prostaciclinas**

- Os eicosanoides têm ações primariamente **autócrinas** e **parácrinas** e sua **síntese é regulada por hormônios**

- Os eicosanoides geralmente se ligam a **receptores de superfície**.

Figura 3.5 Receptores acoplados à proteína G.

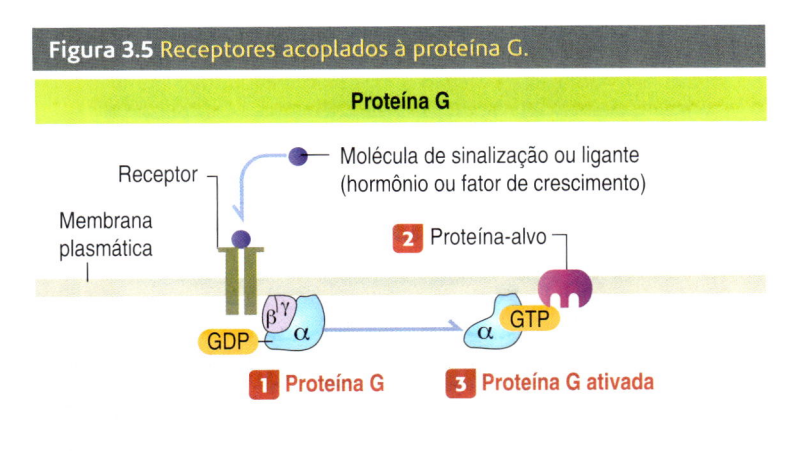

Proteína G

Receptor

Membrana plasmática

Molécula de sinalização ou ligante (hormônio ou fator de crescimento)

2 Proteína-alvo

GDP β γ α

1 Proteína G

GTP α

3 Proteína G ativada

Citoplasma

1 A proteína G é composta de três subunidades (α, β e γ). A subunidade α regula a atividade da proteína G. No estado de repouso, o difosfato de guanosina (GDP) está ligado à subunidade α em um complexo com subunidades β e γ.

2 A proteína G transmite um sinal de superfície celular a uma molécula-alvo adjacente (adenilil ciclase ou canal iônico).

3 A interação com o hormônio estimula a liberação do GDP e sua troca por guanosina trifosfato (GTP). A subunidade α ligada ao GTP ativada se dissocia de β e γ e interage com um alvo para induzir uma resposta.

As citocinas e os receptores de citocinas regulam a hematopoese, as respostas imunes, a inflamação e a cicatrização tecidual por meio da via JAK-STAT, que representa um possível alvo terapêutico. A seguir, discutimos mais detalhes sobre a via JAK-STAT.

Essa família de receptores consiste em várias subfamílias classificadas de acordo com suas diferenças quanto à estrutura e às atividades. É formada por:

1. **Receptores de citocinas de tipo I** (que se ligam às interleucinas) e **receptores de citocinas de tipo II** (que interagem principalmente com interferona).

O que acontece quando um receptor de citocina não funciona como esperado? Mutações que induzem hiperativação da via de sinalização de **receptores de citocinas de tipo I** estão associadas a **doenças mieloproliferativas** e outros defeitos hematológicos. A ativação anormal de receptores de citocinas de tipo I está correlacionada a **leucemias** e **linfomas**. Defeitos na sinalização dos **receptores de citocinas de tipo II** está associada a deficiências imunes e doenças inflamatórias

2. **Receptores e ligantes de quimiocinas** (CC, CXC, CX3C e CXCR1); o espaçamento entre as cisteínas (C) determina o tipo de ligante de quimiocina associado.

Qual é a diferença entre uma citocina e uma quimiocina? Uma citocina induz uma função biológica direta. Uma quimiocina é um tipo de citocina com função quimiotática (p. ex., recrutamento de células para sítios de infecção ou inflamação).

Os **ligantes de quimiocinas** têm de 8 a 14 kDa de tamanho molecular. A interação de quimiocinas com seus receptores induz quimiotaxia (migração celular durante o *homing*) de células inflamatórias. As células migrantes são atraídas por maiores concentrações de quimiocinas (gradiente de concentração). Discutiremos o *homing* e a inflamação no Capítulo 6, *Sangue e Hemocitopoese*.

3. A **superfamília dos receptores do fator de necrose tumoral** (**TNFR**; do inglês, *tumor necrosis factor receptor*) (conhecidos como **receptores de morte**) pertence ao grupo de receptores de citocinas.

Os receptores e ligantes (TNFL) dessa família participam das vias de sinalização de proliferação, sobrevida e diferenciação celular. TNFR/TNFL participam de doenças inflamatórias crônicas, como a **artrite reumatoide** (Capítulo 5, *Osteogênese*), e **doenças inflamatórias do intestino** (Capítulo 16, *Parte Baixa do Sistema Digestório*).

Os TNFR são ativados pela automontagem em trímeros não covalentes. O domínio citoplasmático do TNFR é o local de ancoragem de moléculas sinalizadoras, como a proteína adaptadora citoplasmática TRAF (fator associado ao receptor de TNF) e o domínio de morte (DD).

De uma perspectiva funcional, proteínas adaptadoras dão flexibilidade à regulação dos receptores de morte. Como discutiremos na seção sobre Apoptose deste capítulo, o receptor de Fas tem um DD que se liga à proteína Fas associada com DD (FADD; do inglês, *Fas-associated protein with death domain*) que, por fim, recruta e ativa a caspase 8 e causa a morte celular.

RANKL (receptor transmembrânico para ativação do ligante do fator nuclear kappa B) é um membro da superfamília do TNF com afinidade de ligação ao receptor RANK.

RANK tem papel significativo sobre o desenvolvimento dos osteoclastos a partir de monócitos precursores (Capítulo 4, *Tecido Conjuntivo*). A sinalização de RANK/RANKL regula a diferenciação dos brotos alveolares das glândulas mamárias em estruturas tubuloalveolares no preparo para a lactação.

4. **Fator transformador do crescimento β (TGF-β) tipo I e tipo II de receptores serino/treoninoquinases.** A superfamília do fator transformador do crescimento β (TGF-β) de citocinas é composta de TGF-β, ativinas, inibinas, proteínas morfogenéticas ósseas (BMPs) e hormônio antimülleriano.

O TGF-β é secretado por vários tipos de células que participam do crescimento celular, da diferenciação celular e da apoptose após a ligação aos seus receptores.

Três isoformas de ligantes de TGF-β (TGF-β1, TGF-β2 e TGF-β3) com atividades biológicas similares foram identificadas em mamíferos.

Os ligantes compartilham um complexo receptor e sua sinalização é semelhante, mas seus níveis de expressão variam dependendo do tecido-alvo.

A interação do ligante com o receptor de TGF-β induz a dimerização do receptor e, em seguida, a formação de um complexo heteromérico e uma alteração na conformação dos domínios intracelulares de serino/treoninoquinase.

Esse evento facilita a fosforilação e ativação de múltiplas vias de sinalização a jusante do receptor, inclusive dos fatores de transcrição SMAD e proteínas do ciclo celular.

As SMADs se translocam para o núcleo, onde interagem com outros fatores de transcrição (cofatores) para regular as respostas transcricionais.

Receptores com atividade de tirosinofosfatase

Até o momento, vimos que alguns receptores com atividade enzimática estimulam a fosforilação de proteínas em resíduos de tirosina. Entretanto, outros receptores podem se associar à tirosinofosfatase para remover grupos de fosfato de resíduos de fosfotirosina. Portanto, **regulam o efeito das tirosinoquinases ao interromper os sinais iniciados pela fosforilação da tirosina**.

Principais vias de transdução de sinal

Após a interação com o ligante, a maioria dos receptores de superfície celular estimula alvos enzimáticos intracelulares para **transmitir e amplificar o sinal**. Um sinal amplificado pode ser propagado até o núcleo para regular a expressão de genes em resposta a um estímulo celular externo.

As principais vias de sinalização intracelular são:
1. **Via do cAMP.**
2. **Via do GMPc.**
3. **Via de Ca^{2+}-fosfolipase C.**
4. **Via de Ca^{2+}-calmodulina.**
5. **Vias das quinases Ras** (vírus de sarcoma de rato), **Raf** (fibrossarcoma rapidamente acelerado) e **MAP** (proteína ativada por mitógeno).
6. **Via de JAK-STAT** (*Janus* quinase – transdutores de sinais e ativadores de transcrição).
7. **Via do fator de transcrição NF-κB** (fator nuclear envolvido na transcrição do gene de cadeia leve κ em linfócitos B).
8. **Via da integrina-actina.**

Via do cAMP

A via de sinalização intracelular mediada pelo **cAMP** foi descoberta em 1958 por Earl Sutherland, enquanto estudava a ação da **epinefrina**, um hormônio que degrada o glicogênio em glicose antes da contração muscular (Figura 3.6).

Quando a epinefrina se liga ao seu receptor, há um aumento da concentração intracelular de cAMP. O cAMP é formado a partir de trifosfato de adenosina (ATP) pela ação da enzima **adenilil ciclase** e é degradado em monofosfato de adenosina (AMP) pela enzima **cAMP fosfodiesterase**.

Esse mecanismo gerou o conceito de um **primeiro mensageiro** (epinefrina) que media um efeito da sinalização celular por meio de um **segundo mensageiro**, o cAMP. O receptor de epinefrina se liga à adenilil ciclase pela proteína G, que estimula a atividade da ciclase depois da interação com a epinefrina.

Figura 3.6 Via do monofosfato cíclico de adenosina (cAMP).

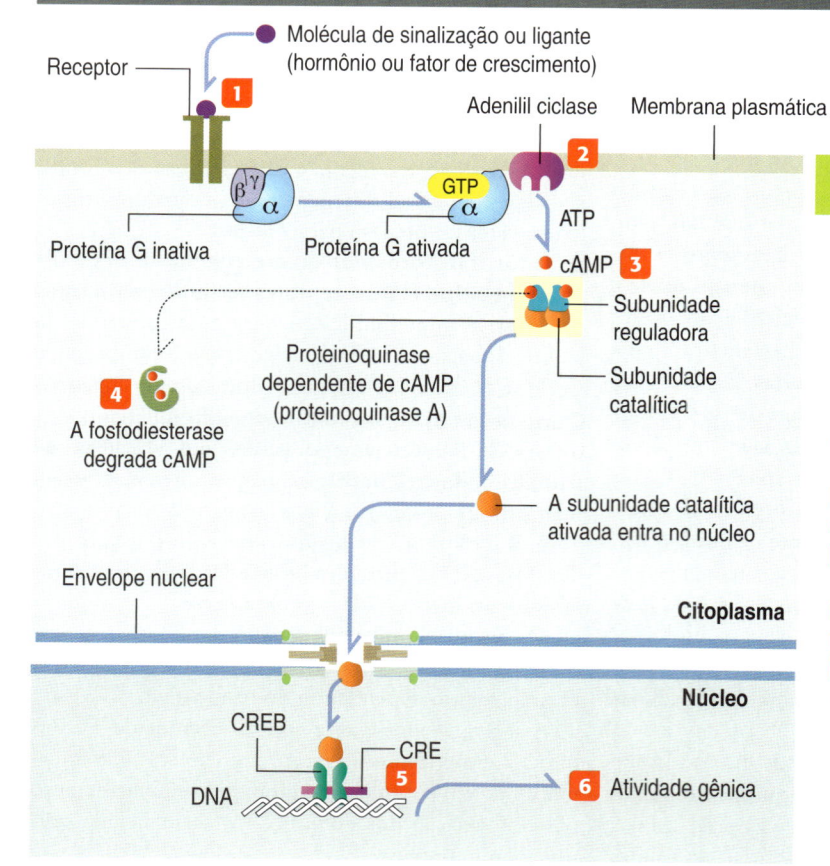

Via de sinalização cAMP

1 Um ligante interage com um receptor celular.

2 A adenilil ciclase, ativada pela subunidade α da proteína G ligada ao trifosfato de guanosina (GTP), forma cAMP a partir de ATP.

3 cAMP, o segundo mensageiro, se liga às subunidades reguladoras da proteinoquinase dependente de cAMP (proteinoquinase A) e libera as subunidades catalíticas.

4 cAMP é degradado por uma fosfodiesterase dependente de cAMP.

5 A subunidade catalítica ativada é translocada para o núcleo e fosforila o fator de transcrição CREB (proteína ligante de CRE) ligado ao elemento de resposta de cAMP (CRE).

6 Ocorre a expressão gênica específica dos genes induzíveis.

Os efeitos intracelulares da sinalização do cAMP são mediados pela enzima **proteinoquinase dependente de cAMP (ou proteinoquinase A). Na sua forma inativa, a proteinoquinase A é um tetrâmero composto de duas subunidades reguladoras** (que se ligam a cAMP) **e duas subunidades catalíticas**. A ligação do cAMP provoca a **dissociação das subunidades catalíticas**. As subunidades catalíticas livres podem fosforilar os **resíduos de serina** em proteínas-alvo.

Na regulação do metabolismo de glicogênio dependente de epinefrina, a proteinoquinase A fosforila duas enzimas:

1. A **fosforilase quinase**, que, por sua vez, fosforila a glicogênio fosforilase, que degrada o glicogênio em glicose-1-fosfato.
2. A **glicogênio sintase**, que participa da síntese do glicogênio. A fosforilação da glicogênio sintase impede a síntese de glicogênio.

Note que uma elevação do cAMP provoca dois eventos distintos: a degradação do glicogênio e, ao mesmo tempo, um bloqueio na síntese subsequente de glicogênio.

Observe também que a ligação da epinefrina a um único receptor leva a um mecanismo de amplificação de sinal durante a sinalização intracelular mediada por muitas moléculas de cAMP.

A amplificação do sinal pelo cAMP é subsequentemente aumentada pela fosforilação de muitas moléculas de fosforilase quinase e glicogênio sintase pelas subunidades catalíticas dissociadas da proteinoquinase A. É importante compreender que a fosforilação de proteínas pode ser rapidamente revertida pelas **proteínas fosfatases** presentes no citosol e como proteínas transmembrânicas. Essas proteínas fosfatases podem interromper as respostas iniciadas pela ativação de quinases por meio da remoção dos resíduos fosforilados.

O cAMP também tem um efeito na transcrição de genes-alvo específicos que contêm uma sequência reguladora chamada **elemento de resposta ao cAMP (CRE**; do inglês, *cAMP response element*). As subunidades catalíticas da proteinoquinase A entram no núcleo após a dissociação das subunidades reguladoras. No núcleo, as subunidades catalíticas fosforilam um fator de transcrição chamado **proteína de ligação ao CRE (CREB**; do inglês, *CRE-binding protein*), que ativa genes induzidos pelo cAMP.

Finalmente, os efeitos do cAMP podem ser diretos e independentes da fosforilação de proteínas. Um exemplo é a regulação direta dos **canais iônicos no epitélio olfatório.**

Os **receptores de odores** nos neurônios sensoriais na mucosa olfatória estão ligados à proteína G, a qual estimula a adenilil ciclase a aumentar a concentração intracelular de cAMP (Capítulo 13, *Sistema Respiratório*).

O cAMP não estimula a proteinoquinase A em neurônios sensoriais, mas atua diretamente na abertura dos canais de Na^+ da membrana plasmática para iniciar a despolarização da membrana e os impulsos nervosos.

Via do GMPc

O GMPc também é um segundo mensageiro. É produzido a partir do trifosfato de guanosina (GTP) pela guanilato ciclase e degradado a GMP por uma fosfodiesterase. As guanilato ciclases são ativadas pelo óxido nítrico e por moléculas sinalizadoras peptídicas.

A função mais bem caracterizada do GMPc ocorre nos bastonetes (células fotorreceptoras) da retina, onde ele converte os sinais luminosos em impulsos nervosos. O Capítulo 9, *Órgãos Sensoriais | Visão e Audição*, na seção sobre o olho, descreve esse processo de sinalização celular de maneira detalhada.

Via de cálcio-fosfolipase C

Outro segundo mensageiro envolvido na sinalização intracelular deriva do fosfolipídio **4,5-bifosfato de fosfatidil-inositol** (PIP2) presente no folheto interno da membrana plasmática.

A hidrólise de PIP2 pela **enzima fosfolipase C (PLC)**, estimulada por vários hormônios e fatores de crescimento, produz dois segundos mensageiros: o **diacilglicerol** e **1,4,5-trifosfato de inositol (IP3)**. Esses dois mensageiros estimulam duas vias de sinalização em cascata: a via da **proteinoquinase C** e a **via de mobilização de Ca^{2+}** (Figura 3.7).

Existem duas formas de PLC: a **PLC-β** e a **PLC-γ.** A PLC-β é ativada pela proteína G. A PLC-γ contém domínios SH2 que permitem a associação com receptores do tipo tirosinoquinase. A fosforilação da

Figura 3.7 Via fosfolipídios-cálcio.

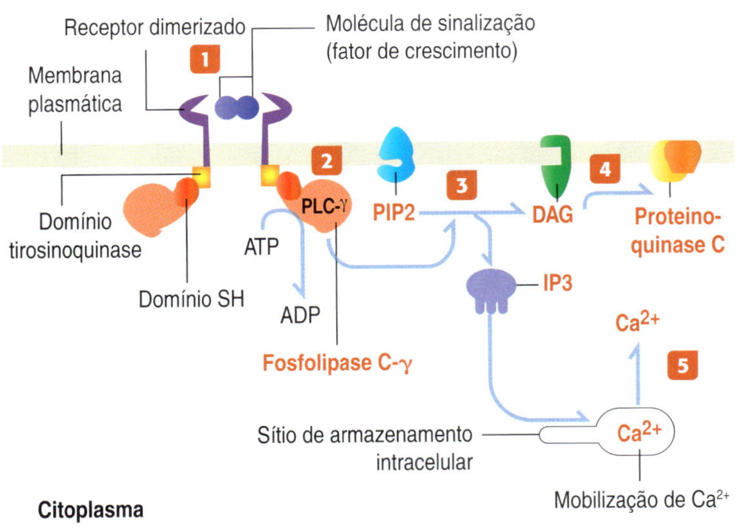

Receptor dimerizado — Molécula de sinalização (fator de crescimento)

Membrana plasmática

Domínio tirosinoquinase

Domínio SH

ATP

ADP

PLC-γ — PIP2 → DAG → Proteinoquinase C

Fosfolipase C-γ

IP3

Ca^{2+}

Sítio de armazenamento intracelular — Ca^{2+}

Mobilização de Ca^{2+}

Citoplasma

Via fosfolipídio-cálcio

1 A molécula de sinalização se liga e ativa domínios da proteinoquinase de um receptor dimerizado.

2 A fosfolipase C-γ (PLC-γ) contém um domínio SH que medeia sua associação ao receptor ativado de tirosinoquinase.

3 PLC-γ catalisa a hidrólise de 4,5-bisfosfato de fosfatidilinositol (PIP2) para produzir diacilglicerol (DAG) e 1,4,5-trifosfato de inositol (IP3).

4 DAG ativa a proteinoquinase C.

5 IP3 sinaliza a liberação de Ca^{2+} dos sítios de armazenamento intracelular.

tirosina aumenta a atividade da PCL-γ, que, por sua vez, estimula a degradação de PIP2.

O diacilglicerol, derivado da hidrólise do PIP2, ativa os membros da família **proteinoquinase C (proteína serina e treoninoquinases)**.

Os **ésteres de forbol** são agentes que promovem o crescimento tumoral e atuam, como o diacilglicerol, por meio da estimulação das atividades da proteinoquinase C. A proteinoquinase C ativa outros alvos intracelulares, como as proteinoquinases da **via da MAP quinase** para produzir a fosforilação dos fatores de transcrição que levam a mudanças na expressão gênica e na proliferação celular.

Via de cálcio-calmodulina

Embora o segundo mensageiro diacilglicerol permaneça associado à membrana plasmática, o outro segundo mensageiro, o IP3, derivado do PIP2, é liberado no citosol para ativar bombas iônicas e liberar o Ca^{2+} dos sítios de armazenamento intracelular.

Altas concentrações citosólicas de Ca^{2+} (de um nível basal de 0,1 μM até uma concentração elevada, de 1,0 μM, após liberação citosólica) ativam várias proteinoquinases e fosfatases dependentes de Ca^{2+}.

A **calmodulina** é uma proteína dependente de Ca^{2+} que é ativada quando a concentração de Ca^{2+} aumenta para 0,5 μM. Complexos Ca^{2+}-calmodulina se ligam a várias proteínas-alvo citosólicas para regular as respostas celulares.

Observe que o **Ca^{2+} é um importante segundo mensageiro** e que sua concentração intracelular pode aumentar não só pela sua liberação a partir de sítios de armazenamento intracelular, mas também pelo aumento da entrada do Ca^{2+} na célula, advindo do espaço extracelular.

A regulação da atividade da quinase de cadeia leve da miosina pela via cálcio-calmodulina está descrita no Capítulo 1, *Epitélio | Biologia Celular*.

Via de Ras-Raf/MAP quinase (MEK-ERK)

Essa via envolve proteinoquinases evolutivamente conservadas (de leveduras a seres humanos) com funções de crescimento e diferenciação celular. As **MAP quinases** são proteínas serinoquinases ou treoninoquinases ativadas por fatores de crescimento e outras moléculas sinalizadoras.

Uma forma bem caracterizada de MAP quinase é a família ERK. Membros da família **ERK** (quinase regulada por sinais extracelulares) **atuam por intermédio de proteína tirosinoquinase ou receptores associados à proteína G.** Vias dependentes tanto de cAMP como Ca^{2+} podem estimular ou inibir a via ERK em diferentes tipos celulares.

A ativação de ERK é mediada por duas proteinoquinases: **Raf**, uma proteína serinoquinase ou treoninoquinase, que, por sua vez, ativa uma segunda quinase denominada **MEK** (MAP quinase ou ERK quinase).

A estimulação de um receptor de um fator de crescimento leva à ativação da proteína **Ras** que interage com a Raf. A Raf fosforila e ativa a MEK que, em seguida, ativa a ERK por meio da fosforilação dos resíduos de serina e treonina. A ERK, então, fosforila proteínas-alvo nucleares e citosólicas.

No núcleo, a ERK ativada fosforila os fatores de transcrição **Elk-l** (do inglês, *E-26-like protein 1*, proteína semelhante a E-26 do tipo 1) e o **fator de resposta sérica** (**SRF**; do inglês, *serum response factor*), que reconhece a sequência reguladora chamada **elemento de resposta sérica** (**SRE**; do inglês, *serum response element*).

Além da ERK, as células mamíferas contêm duas outras MAP quinases conhecidas como **JNK** e **p38 MAP quinases**. As citocinas, as proteínas do choque térmico e a radiação ultravioleta estimulam a ativação da JNK e da MAP quinase p38 mediadas por pequenas proteínas de ligação ao GTP diferentes da Ras.

JNK e p38 MAP quinases não são ativadas pela MEK, mas por uma quinase distinta de função dupla chamada **MKK** (MAP quinase quinase). As JNK quinases estão sendo associadas ao desenvolvimento da resistência à insulina.

Note que elementos essenciais na via ERK são as **proteínas Ras**, um grupo de proteínas oncogênicas de vírus tumorais que causam sarcomas em ratos. As mutações no gene da Ras estão ligadas ao câncer humano. **As proteínas Ras são proteínas de ligação a nucleotídios de guanina com propriedades funcionais semelhantes às subunidades** α **da proteína G** (ativadas pelo **GTP** e inativadas pelo difosfato de guanosina [**GDP**]).

Uma diferença com relação à proteína G é que as proteínas Ras não se associam às subunidades βγ. A Ras é ativada por **fatores de troca de nucleotídios de guanina** para facilitar a liberação do GDP pelo GTP. A atividade do complexo GTP-Ras é concluída pela hidrólise do GTP, a qual é estimulada pelas **proteínas de ativação da GTPase**.

Nos cânceres humanos, a mutação de genes da Ras provoca uma falha na hidrólise do GTP e, assim, a proteína mutante Ras permanece continuamente na forma ativa ligada ao GTP (Figura 3.8).

Via de JAK-STAT

A via da MAP quinase previamente descrita une a sinalização na superfície e no núcleo celular mediada por uma cascata de proteinoquinases que leva à fosforilação de fatores de transcrição.

A **eritropoetina** estimula o desenvolvimento da linhagem eritroide (formação de hemácias) na medula óssea por um mecanismo que envolve a via de JAK-STAT (Capítulo 6, *Sangue e Hemocitopoese*).

Vamos rever a **via de JAK-STAT**. Como você se lembra de nossa discussão sobre as citocinas, essa via une uma proteína com atividade de tirosinoquinase (JAK) a um fator de transcrição (STAT) que é ativado por esse evento.

Os **STAT (transdutores de sinais e ativadores de transcrição)** são fatores de transcrição com domínio SH2 que estão presentes no **citoplasma** em estado inativo. A estimulação de um receptor pelo ligante

Via de sinalização da integrina-actina

Como discutimos no Capítulo 1, *Epitélio | Biologia Celular*, as integrinas são heterodímeros que apresentam receptores de superfície que interagem com a matriz extracelular (MEC) e com a actina do citoesqueleto através de proteínas intermediárias (ver Figura 1.9).

A adesão celular com a MEC é essencial para o desenvolvimento embrionário, a estabilidade tecidual, o processo de *homing* e a homeostase do tecido.

A relação da actina com as integrinas possibilita não somente um papel mecânico da F-actina sobre a adesão celular, mas também sobre a transmissão do sinal químico iniciado na MEC para dentro da célula.

Embora as subunidades α e β da integrina não apresentem um domínio quinase intrínseco, utilizam proteínas associadas para que ocorra a transmissão do sinal. Integrinas medeiam a interação da MEC com a actina do citoesqueleto, geralmente em locais de **adesão focal** na superfície celular, onde há agregação dessas integrinas.

Na Figura 1.9, no Capítulo 1, *Epitélio | Biologia Celular*, observe que a **talina** se liga ao domínio citoplasmático da subunidade β da integrina. A vinculina não interage diretamente com o filamento da subunidade β da integrina, mas interage com a talina e com a α-actinina; a última interage com a F-actina. A quinase de adesão focal (FAK; do inglês, *focal adhesion kinase*), que interage com a talina, fosforila suas proteínas associadas, inclusive a paxilina.

Essas interações determinam as mudanças conformacionais que permitem que domínios extracelulares das integrinas aumentem a afinidade a ligantes extracelulares.

Como já discutido, a subunidade β da integrina se liga ao domínio RGD (arginina-glicina-ácido aspártico) da laminina e da fibronectina, dois ligantes que se encontram na MEC.

Vias de sinalização específica

Existem vias de sinalização com papéis importantes no desenvolvimento embrionário e fetal, no estabelecimento dos eixos corpóreos e na migração e proliferação celular. Todas essas vias contêm numerosos componentes sujeitos a diversas etapas reguladoras e mecanismos cruzados.

Algumas dessas vias usam diferentes efetores ativados por fatores de transcrição específicos.

1. **Via de sinalização *Hedgehog*.**
2. **Via de sinalização *Wingless*.**
3. **Vias de sinalização *Notch*.**
4. **Sinalização por TGF-β.**
5. **Sinalização pelas proteínas morfogenéticas ósseas** (BMP), um membro da superfamília do TGF-β.
6. **Sinalização pelo fator de crescimento de fibroblastos** (FGF).

A relevância clínica e a natureza multifatorial dessas vias de sinalização estão representadas pelas mutações associadas a diversas doenças.

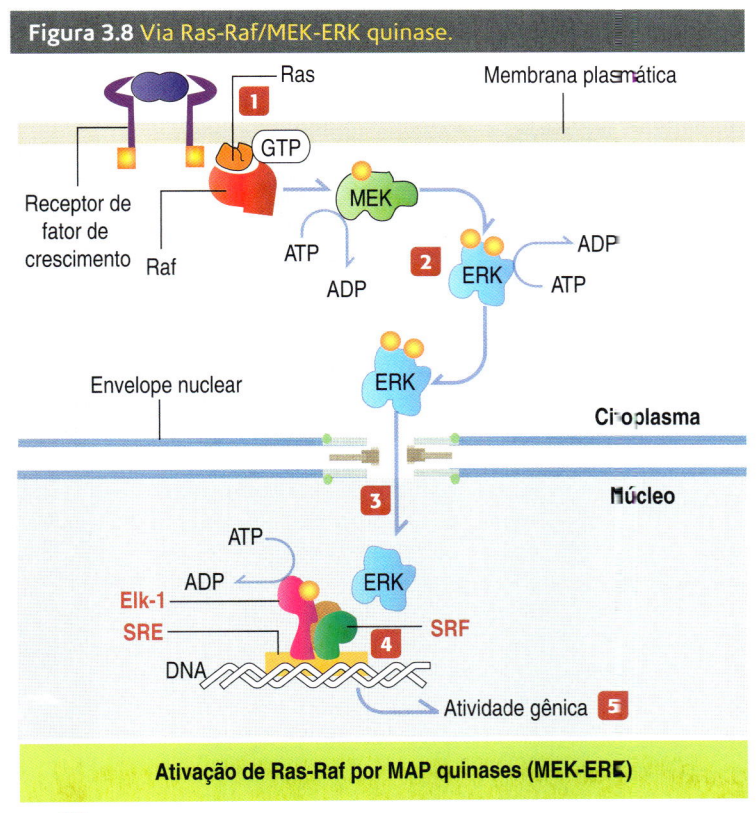

Figura 3.8 Via Ras-Raf/MEK-ERK quinase.

Ras — Membrana plasmática

1

GTP

Receptor de fator de crescimento — Raf

MEK

ATP — ADP

2 — ERK — ADP — ATP

ERK

Envelope nuclear

Citoplasma

3

Núcleo

ATP — ADP

ERK

Elk-1

SRE — **4** — SRF

DNA

Atividade gênica **5**

Ativação de Ras-Raf por MAP quinases (MEK-ERK)

1 A interação do ligante com um receptor de fator de crescimento ativa uma pequena proteína ligante de GTP, **Ras** (do inglês, *rat sarcoma virus*, vírus do sarcoma de rato), que interage com a proteinoquinase **Raf**.

2 Raf fosforila e ativa **MEK** (**MAP quinase** ou **ERK quinase**), que ativa **ERK (quinase regulada por sinal extracelular)** por fosforilação de resíduos de tirosina e treonina.

3 A ERK ativa é translocada para o núcleo, onde fosforila o fator de transcrição **Elk-1**.

4 Elk-1 ativada se liga a **SRE (elemento de resposta sérica)**, formando um complexo com **SRF (fator de resposta sérica)**.

5 Ocorre indução gênica.

recruta proteínas STAT, que se ligam à porção citoplasmática da **tirosinoquinase JAK** associada ao receptor, por meio do seu domínio SH2, e são fosforiladas. As proteínas STAT fosforiladas, em seguida, são dimerizadas e se translocam para dentro do núcleo, onde ativam a transcrição dos genes-alvo (Figura 3.9).

Via do fator de transcrição NF-κB

O **NF-κB** (fator nuclear envolvido na transcrição do gene de cadeia leve κ em linfócitos B) é um fator de transcrição envolvido nas respostas imunes de várias células. O NF-κB é estimulado pela proteinoquinase C (Figura 3.10).

Em seu **estado inativo**, o heterodímero proteico NF-κB está ligado à **subunidade inibidora I-κB** e esse complexo é retido no citoplasma. A fosforilação do I-κB, desencadeada pela I-κ quinase C, leva à destruição do I-κB pelo proteassomo 26S e à liberação do NF-κB. O heterodímero NF-κB livre se transloca para dentro do núcleo e ativa a transcrição gênica em resposta à sinalização imunológica e inflamatória.

Figura 3.9 Via JAK-STAT.

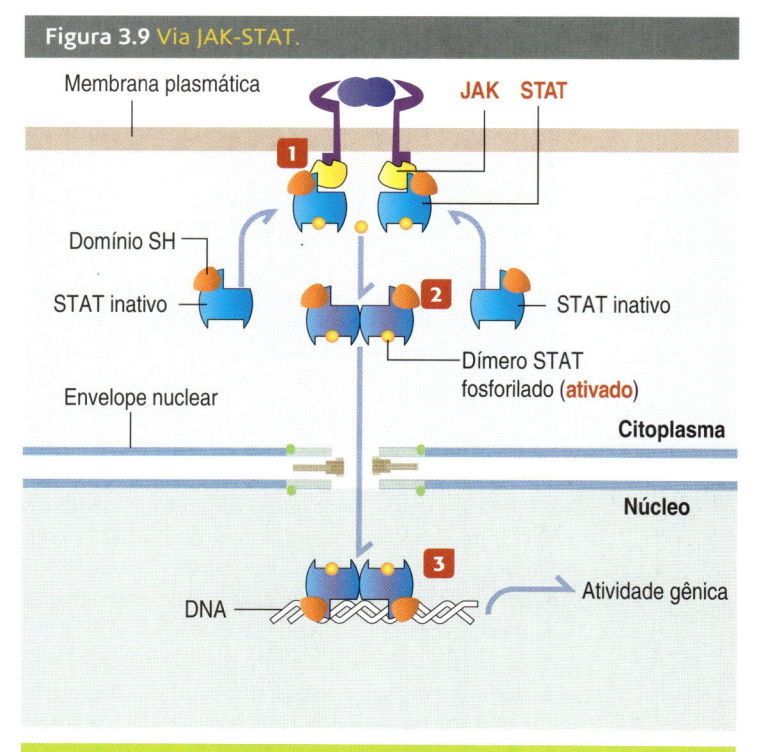

Via JAK-STAT

1 A interação do ligante ao receptor de citocina faz com que o fator de transcrição STAT inativo se ligue à **proteína JAK tirosinoquinase** associada ao receptor por seus **domínios SH2**.

2 O **STAT fosforilado se dimeriza**.

3 O dímero STAT fosforilado é translocado para o núcleo, onde ativa a transcrição dos genes-alvo.

Reveja os aspectos funcionais essenciais das vias de sinalização resumidas nos Conhecimentos básicos 3.A e 3.B. Vamos nos referir a essas vias em vários capítulos.

Pluripotência e nichos das células-tronco

As células do corpo apresentam grande variedade na capacidade de divisão e crescimento. Algumas células (p. ex., neurônios e hemácias) alcançam um estado maduro e diferenciado, e geralmente não se dividem. Essas células são referidas como **células pós-mitóticas**.

Outras células, conhecidas como **células-tronco**, demonstram contínuas divisões durante a vida (p. ex., células de linhagem epitelial que revestem o intestino e células-tronco que dão origem a vários tipos de células sanguíneas).

Muitas outras células são intermediárias entre esses dois extremos e se mantêm quiescentes na maior parte do tempo, mas podem ser acionadas para iniciar uma divisão mediante sinais adequados. As células do fígado são um exemplo. Em caso de lesão hepática, as células podem iniciar uma divisão para compensar a perda celular causada pela lesão.

As células-tronco têm três propriedades:

1. **Autorrenovação.**
2. **Proliferação.**
3. **Diferenciação.**

Essas propriedades dependem, em parte, do microambiente específico onde as células residem. O microambiente, conhecido como **nicho da célula-tronco**, é responsável pelos sinais apropriados para que as células-tronco permaneçam em estado quiescente, impedindo sua progressão à diferenciação final ou sua ativação (Figura 3.11).

Figura 3.10 Via do fator de transcrição NF-κB.

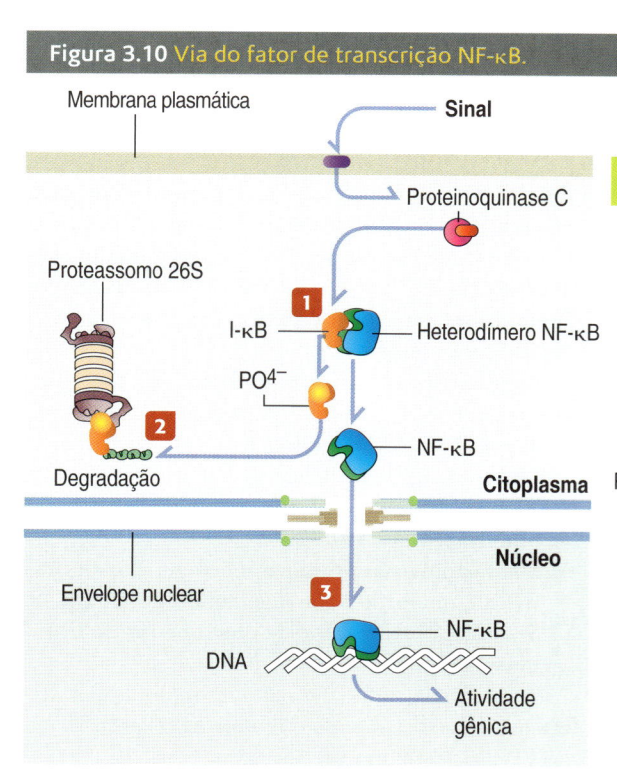

Ativação de NF-κB

1 NF-κB é um heterodímero proteico que, associado à **subunidade inibidora I-κB**, forma um **complexo inativo** presente no citoplasma.

2 Quando a proteinoquinase C é estimulada, I-κB é fosforilada e sofre **degradação dependente de fosforilação**, após a ubiquitinização, pelo proteassomo 26S.

3 A remoção de I-κB revela os sítios de localização nuclear do heterodímero de NF-κB, que é translocado para o núcleo, se liga a sequências específicas de DNA e regula a expressão gênica.

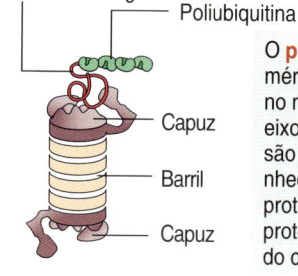

Proteína a ser degradada — Poliubiquitina — Capuz — Barril — Capuz

O **proteassomo 26S** é uma protease multimérica gigante encontrada no citoplasma e no núcleo de muitas células. Consiste em um eixo com forma de barril – onde as proteínas são degradadas – e dois capuzes que reconhecem as proteínas ligadas à **ubiquitina**. As proteínas ubiquitinizadas são captadas pelo proteassomo 26S e degradadas na **câmara** do componente com forma de barril.

Conhecimento básico 3.A Vias específicas de sinalização celular.

Sinalização *Hedgehog* (HH)

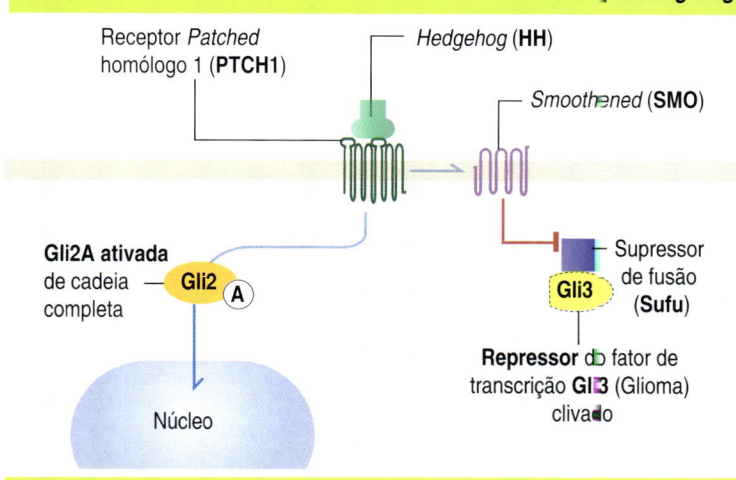

Funções principais: participação na comutação de fatores Gli de repressores da transcrição em ativadores no citoplasma para permitir eventos de transcrição HH-específicos.
Via: as proteínas HH se ligam ao **receptor PTCH1** e, então, enviam um sinal por SMO, uma proteína transmembrânica, para regular a transcrição de genes por meio da repressão ou ativação do fator de transcrição **Gli3**. Na ausência de **SMO**, a proteína **Sufu** permite que o **repressor Gli3 truncado** bloqueie a expressão gênica HH-específica. A presença de SMO ativa a **Gli2$_A$ de cadeia completa**, que se transloca para o núcleo da célula para regular a expressão gênica HH-específica (a expressão de ciclina D, ciclina E, Myc e *Patched*).
Ligantes de HH: Sonic (Shh), Indian (Ihh) e Desert (Dhh).
Patogênese: síndrome de Gorlin, carcinoma basocelular (pele), meduloblastoma.

Sinalização *Wingless* (Wnt)

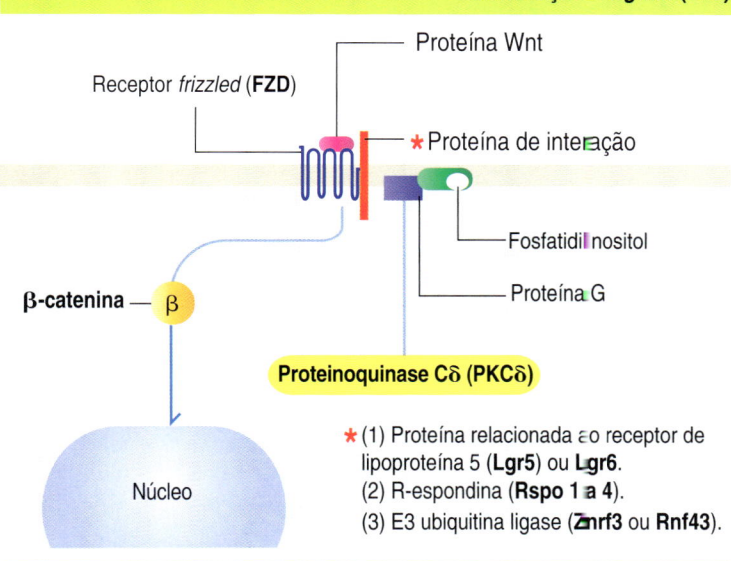

Funções principais: as proteínas WNT controlam a organização do tecido e a determinação de eixo corporal durante a embriogênese e regulam as células-tronco dos tecidos adultos.
Funções principais: a interação da **proteína Wnt** com o **receptor FZD** é regulada pelas proteínas de interação. Receptor acoplado à proteína G com repetições ricas em leucina (**Lgr**) 5 ou 6; **R-respondina** (Rspo) 1 a 4 e **enzima ubiquitina ligase E3** (Znrf3 ou Rnf43). Na ausência de Rspo, a ubiquitina ligase catalisa a degradação de FZD, evitando, assim, a ligação da proteína Wnt. Como Rspo impede a atividade da enzima, os receptores FZD se acumulam e a sinalização Wnt aumenta. Então, a β-catenina se transloca para o núcleo e estimula a transcrição dos genes-alvo de Wnt por meio da interação com os coativadores LEF1 (fator de ligação ao acentuador linfático 1, *lymphoid enhancer-binding factor 1*) e TCF (fator de linfócito T) 1, TCF3 e TCF4 (não mostrados). Na via independente da β-catenina, a proteína Wnt induz o fosfatidilinositol acoplado à proteína G a ativar PKCδ.
Patogênese: a sinalização Wnt tem implicações diretas na medicina regenerativa e nos cânceres associados a Wnt.

Sinalização *Notch*

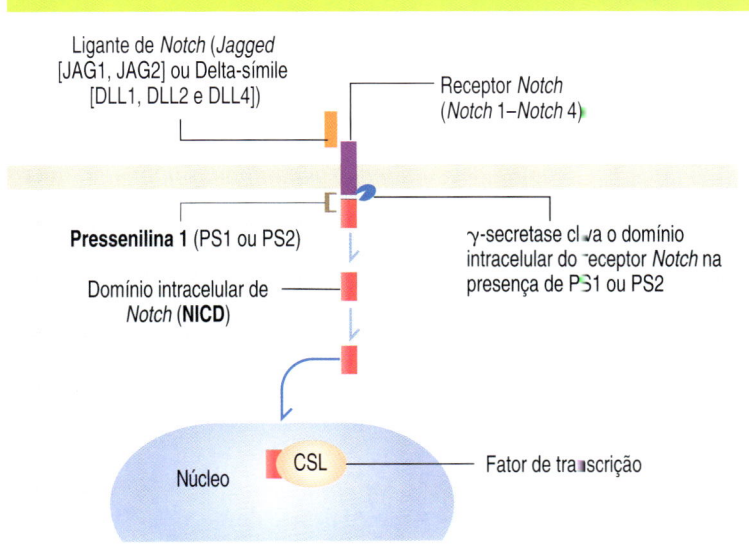

Funções principais: a via de sinalização *Notch* medeia a comunicação entre as células (sinalização celular justácrina) por contato intracelular direto.
Via: após a interação com o ligante (**JAG1, JAG2, DLL1, DDL3** e **DLL4**), os **receptores *Notch*** (1 a 4) sofrem clivagem proteolítica catalisada pelo complexo **γ-secretase**, que inclui pressenilina 1 (PS1) ou PS2. O domínio intracelular (**NICD**) do receptor *Notch* é liberado da membrana plasmática e translocado para o núcleo. No núcleo, NICD interage com o fator de transcrição **CSL** e ativa a transcrição de genes-alvo (como a família de fatores de transcrição HES e HEY, não mostrada) para regular a expressão de outros genes.
Patogênese: O acúmulo nuclear de NICD é observado em leucemia linfoblástica aguda e linfoma. Receptores *Notch* e ligantes não funcionais estão implicados na forma autossômica dominante da arteriopatia cerebral.

Conhecimento básico 3.B Vias específicas de sinalização celular.

Sinalização pelo fator de crescimento transformante β (TGF-β)/Sinalização por proteína morfogenética óssea (BMP)

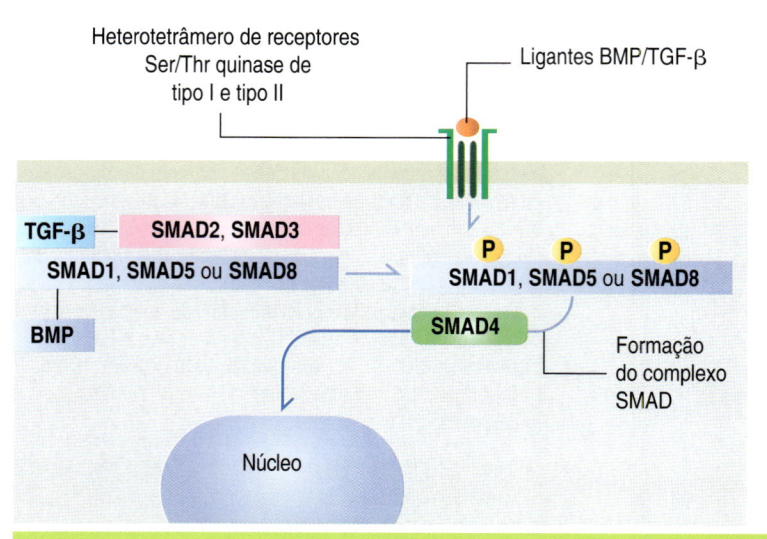

Funções principais: as BMPs são membros da superfamília de TGF-β e regulam o crescimento, a diferenciação e o desenvolvimento celular em uma ampla gama de processos biológicos por meio da ativação de **fatores de transcrição SMAD** proteicos.

Via: Os ligantes BMP/TGF-β induzem a dimerização e, em seguida, a heteromerização das quinases de serina/treonina receptoras e a fosforilação das moléculas de sinalização citoplasmática **SMAD2** e **SMAD3** para a **via do TGF-β** ou de **SMAD1/5/8** para a **via da BMP**. O transdutor comum **SMAD4** se transloca para o núcleo. SMADs ativados regulam vários processos biológicos por modulação de transcrição específica de célula.

Patogênese: TGF-β é um supressor tumoral de células pré-malignas, mas aumenta a invasão e a metástase de carcinomas mais avançados. Mutações dos genes *SMAD4* são frequentes em tumores gastrintestinais e pancreáticos. TGF-β e BMP podem participar da **transição epeliomesenquimal** (**TEM**; ou, em inglês EMT, *epitelial-mesenchymal transition*; Boxe 3.D).

Sinalização por fator de crescimento de fibroblastos (FGF)

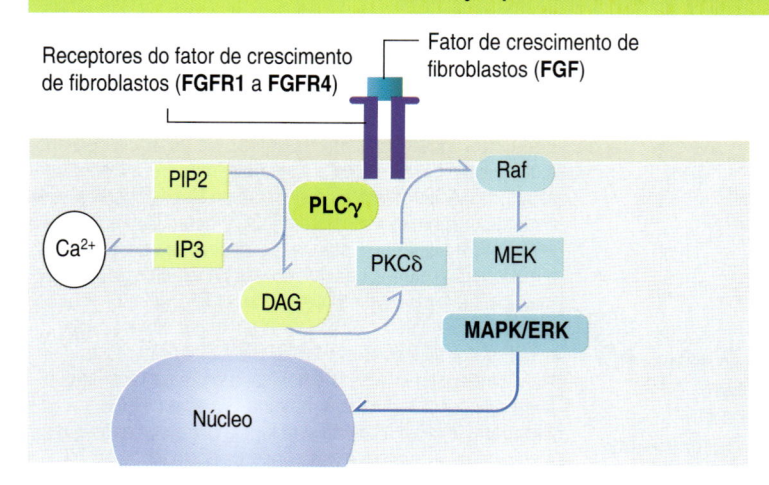

Funções principais: a via de sinalização FGF participa da regulação de vários processos de desenvolvimento, inclusive padronização, morfogênese, diferenciação, proliferação celular ou migração.

Via: a interação do ligante com os **receptores de tirosino-quinase FGF 1 a 4** leva a dimerização e subsequente transativação por fosforilação de resíduos de tirosina. As quatro principais vias de sinalização ativadas são: **JAK/STAT** (não mostrada), **fosfatidilinositol 3 quinase** (não mostrada), fosfolipase C-γ MAPK/ERK. MAPK/ERK se transloca para o núcleo e fosforila fatores específicos de transcrição. **DAG:** diacilglicerol; **ERK:** quinase regulada por sinal extracelular; **IP3:** trifosfato de inositol; **MAPK:** proteinoquinase ativada por mitógeno; **MEK:** MAP quinase ou ERK quinase; **PIP2:** fosfatidilinositol; **PKCδ:** proteinoquinase Cδ.

Boxe 3.D Transição epieliomesenquimal (TEM).

- A transição epieliomesenquimal ocorre quando células epiteliais perdem suas junções intercelulares, moléculas de adesão e polaridade basolateral-apical e se tornam migratórias, até mesmo invasivas, como nos casos de câncer

- As células epiteliais adotam um fenótipo mesenquimatoso: estabelecem interações com a matriz extracelular, perdem o contato intercelular pela regulação negativa da expressão de E-caderinas, rompem sua polaridade basal-apical e reorganizam seu citoesqueleto

- A indução de TEM envolve a ativação de fatores de transcrição SNAIL para reprimir E-caderinas e fazer a translocação nuclear de proteínas SMAD em resposta a fatores-chave de transcrição para a ativação de vias de sinalização, como TGF-β/BMP e Wnt/β-catenina

- A TEM é classificada como:
  - (1) **TEM tipo 1**, que acontece durante o desenvolvimento embrionário. Um exemplo é quando as células da crista neural se tornam móveis, migram e se estabelecem em vários órgãos
  - (2) **TEM tipo 2**, observado durante a fibrose que ocorre após a inflamação e a lesão tecidual. Um exemplo é a fibrogênese, que ocorre durante a doença hepática crônica e pode levar à cirrose
  - (3) **TEM tipo 3**, que ocorre no câncer e na metástase quando o contato intercelular entre as células tumorais é desorganizado.

A interação do nicho com o estado celular da célula-tronco é orquestrada pela **pluripotência.**

A pluripotência (*stemness*, em inglês) **é o perfil característico de expressão gênica característico das células-tronco que não é observado em células normais, que não são células-tronco.**

O conceito de pluripotência é relevante para a busca de reprogramação de outras células em células-tronco, o campo da medicina regenerativa.

Dentre os **genes de pluripotência**, altamente expressos nas células-tronco, estão *Nanog*, *Oct4*, *Myc*, *Sox2* e *Klf4* (fator similar a Krüpel 4).

As células-tronco têm o potencial de gerar um grande número de células maduras continuamente durante a vida. Quando as células-tronco se dividem por mitose, parte da progênie se diferencia em tipos celulares específicos. Outras progênies continuam como células-tronco dentro dos nichos.

O epitélio intestinal, a epiderme da pele, o sistema hematopoético e as células espermatogênicas do epitélio seminífero compartilham dessa propriedade. Discutiremos

Figura 3.11 Propriedades das células-tronco.

1 Uma **célula-tronco** pode se autorrenovar e dar origem a células de mesmo tipo ou a células que entram em uma via de diferenciação. Dependendo da necessidade do tecido, uma célula-tronco pode permanecer em um estado estacionário por redução da transcrição do RNA e da síntese de proteínas. A célula-tronco fica **dormente**, e não quiescente.

As células-tronco são mantidas em **nichos** microambientais compostos por células do estroma e pela matriz extracelular adjacente.

Nicho

2 Proliferação

3 Uma **célula precursora** pode sofrer várias rodadas de divisões celulares. Conforme a célula precursora se diferencia, adquire as características distintivas de cada linhagem.

Reposição de células-tronco (autorrenovação)

6 Plasticidade — Interconversão de células diferenciadas em células-tronco

5 Células diferenciadas não são mitóticas e têm vida finita

4 As **células em diferenciação** de uma linhagem passam por uma sequência exclusiva de maturação

Células-tronco

As células-tronco têm três características: **autorrenovação**, **proliferação** e **diferenciação** em células maduras. As células-tronco são abrigadas em **nichos** responsáveis por sinais que determinam a decisão de autorrenovação ou produção de células diferenciadas.

A **plasticidade** celular, uma característica de células diferenciadas, implica sua interconversão em células-tronco capazes de gerar células especializadas **transientes** para conduzir o processo de cicatrização ou produzir células **permanentes** que podem substituir aquelas perdidas após lesão ou doença.

As células-tronco do embrião podem dar origem a precursores celulares que geram todos os tecidos do corpo. Essa propriedade define as células-tronco como **multipotentes**.

A identificação morfológica das células-tronco é difícil. Sua identificação é baseada em **marcadores** moleculares específicos. *Lrig1* (proteína rica em repetições de leucina e com domínios similares à imunoglobulina 1) é um importante marcador de células-tronco epiteliais.

mais detalhes da importância das células-tronco em cada um desses tecidos nos capítulos apropriados.

Medicina regenerativa e plasticidade celular

Em caso de insuficiência irreversível, a compensação funcional de células, tecidos e órgãos é uma opção atraente, menos invasiva e mais eficaz em termos de custos do que o transplante. O reparo e a regeneração de tecidos e órgãos pela manipulação de células-tronco e seu ambiente, o **nicho**, estão se tornando opções valiosas com base no novo conceito de **plasticidade** de células diferenciadas em tecidos adultos.

Em condições normais, as células-tronco se autorrenovam e produzem linhagens celulares diferenciadas. A decisão de autorrenovação ou produção de células diferenciadas é ditada por sinais gerados no nicho. Confrontando as condições de lesão tecidual, as células-tronco e sua progênie diferenciada apresentam plasticidade estimulada pela alteração da sinalização do nicho, remodelação da matriz extracelular e sinais de células do sistema imune.

Em outras palavras, **a plasticidade das células diferenciadas implica sua interconversão em células-tronco**. A interconversão produz **células transitórias** especializadas para orientação do processo de cura ou **células permanentes** que substituem aquelas perdidas após lesões ou doenças.

Como as células do sistema imunológico facilitam o reparo do dano tecidual?

Os macrófagos removem detritos para permitir a cicatrização eficaz da ferida cutânea. Os linfócitos T ativam as células satélites musculares após a lesão. Os monócitos e macrófagos expressam fatores angiogênicos para desencadear a revascularização de tecidos isquêmicos.

A possibilidade de restaurar a função do tecido danificado após doença, lesão ou envelhecimento depende da capacidade de reparação dos tecidos. Exemplos são a menor capacidade de reparação do cérebro em comparação ao reparo bastante eficiente das propriedades de barreira da epiderme da pele após o ferimento. Lembre-se que as células epiteliais da epiderme são continuamente eliminadas por causa da renovação celular normal. A **regeneração**, e não o reparo, é uma condição constante da epiderme e do revestimento gastrintestinal.

Aprendemos que, durante o ciclo celular, várias células se tornam quiescentes, permanecendo em um estado em que não há divisão. Essas células ficam presas na fase G0 do ciclo celular. Uma célula-tronco pode permanecer em estado estacionário, com diminuição da atividade de transcrição, aumento da heterocromatina, redução da síntese proteica e minimização da fosforilação oxidativa. Nessas condições, o genoma de uma célula G0 é **dormente**, e não **quiescente**.

Como é possível rastrear as propriedades das células-tronco em tecidos adultos?

1. **Lrig1** (proteína rica em repetições de leucina e com domínios similares a imunoglobulina 1) é um bom marcador de células-tronco epiteliais, inclusive na epiderme. No entanto, esse marcador também é expresso em fibroblastos cutâneos.

2. Confecção de um mapeamento em grande escala de linhagens celulares em um sistema multicelular com o **sistema CRISPR–Cas9** (nuclease associada à proteína com repetições palindrômicas curtas agrupadas a interespaços regulares [CRISPR] 9; *Clustered Regularly Interspaced Short Palindromic Repeats–CRISPR–associated protein-9 nuclease*) por meio da remoção ou modificação de um domínio da sequência do DNA ou por inserção de um fragmento de DNA em células vivas para explorar a função gênica pela determinação simples do perfil de expressão gênica de uma célula. O objetivo de estabilização farmacológica da integridade do tecido, da função de orgãos e da regeneração vem tendo impacto significativo na medicina regenerativa.

Cultura de células

As técnicas de cultura de células têm sido ferramentas poderosas para o exame dos fatores que regulam o crescimento celular e para a comparação das propriedades de células normais e tumorais.

Muitas células crescem em meio de cultura de tecidos, mas o cultivo de algumas é muito mais fácil em comparação às demais.

O meio de cultura contém **sais, aminoácidos, vitaminas** e uma fonte de energia, como a **glicose**. Além disso, a maioria das células necessita de vários **hormônios** ou **fatores de crescimento** para manutenção da cultura e divisão celular. Esses fatores normalmente são fornecidos pela adição de **soro** ao meio de cultura.

Os componentes fornecidos pelo soro no meio de cultura de alguns tipos celulares foram identificados, permitindo que essas células cresçam em um **meio livre de soro e suplementado com hormônios e fatores de crescimento**. Alguns desses fatores são hormônios, como a insulina, e fatores de crescimento, como EGF, FGF e PDGF. Alguns fatores de crescimento estimulam a **proliferação celular**, enquanto outros promovem a **diferenciação celular**. As células em cultura que se proliferam de maneira contínua são chamadas **células em ciclo (ou proliferativas)**.

Quando células normais são colocadas em cultura na presença de nutrientes e fatores de crescimento adequados, crescem até cobrir o fundo da placa de cultura, formando uma monocamada. Não há formação de pilhas de células. A seguir, a divisão celular cessa. Isto é chamado **inibição do crescimento dependente da densidade**.

As células envelhecidas podem chegar a um estado de parada irreversível da proliferação celular, que ocorre quando as células senescentes sofrem danos nos telômeros do DNA e a sinalização mitogênica não induz a retomada o ciclo celular.

Em nossa discussão sobre mitose (Capítulo 1, *Epitélio | Biologia Celular*), chamamos a atenção para o papel da **telomerase**, uma enzima que mantém as extremidades dos cromossomos, ou **telômeros**.

Nas células normais, a atividade insuficiente da telomerase limita o número de divisões mitóticas e força a célula a entrar em senescência. **O encurtamento do telômero e o tempo de vida limitado de uma célula são considerados possíveis mecanismos supressores de tumores.**

A maioria dos tumores humanos expressa a **transcriptase reversa da telomerase humana (hTERT)**. A expressão ectópica da hTERT em células humanas primárias permite o crescimento infinito em cultura.

Lesão celular e tecidual

A lesão celular e tecidual consiste em diversas alterações morfológicas e bioquímicas resultantes de causas exógenas ou endógenas que provocam alterações reversíveis ou irreversíveis da função normal da célula (Figura 3.12).

Dentre as **causas exógenas** de lesões, estão **lesão física** (traumatismo), **lesão térmica** (calor ou frio), **lesão por irradiação** (luz ultravioleta ou irradiação ionizante), **lesão química** (material cáustico), **intoxicação bacteriana** (toxina do cólera, que induz diarreia aquosa), **intoxicação por drogas** (toxicidade do mercúrio nos rins) e **lesão ambiental** (poluentes do ar).

Dentre as causas **endógenas** de lesões, estão **defeitos genéticos** (erros inatos do metabolismo) e **deficiência nutricional** (má absorção intestinal decorrente da doença celíaca).

As causas mais relevantes de lesão celular são a **hipoxia**, determinada pela diminuição do **suprimento de oxigênio**, e a **anoxia**, que é causada pelo bloqueio completo de suprimento de oxigênio.

A hipoxia e a anoxia são provocadas pelo **suprimento inadequado de oxigênio** (em situações de baixas concentrações de oxigênio no ar, como em grandes altitudes, situações de afogamento ou doenças pulmonares), **problemas no transporte do oxigênio no sangue (anemia)**, **alteração do fluxo sanguíneo (isquemia,** causada por insuficiência cardíaca), **obstrução de vasos sanguíneos (trombose ou embolia)**, **alteração no suprimento de sangue** (ruptura de um **aneurisma)** ou consequência da **inibição do processo de respiração celular (envenenamento por cianeto)**.

Uma isquemia completa causada pelo bloqueio do ramo da artéria coronária causa um **infarto** do músculo cardíaco suprido por esse vaso sanguíneo.

Se o vaso sanguíneo ocluído for reaberto logo após a lesão isquêmica (por meio de angioplastia e trombólise), os cardiomiócitos podem se recuperar por **reperfusão**. Lesões irreversíveis de cardiomiócitos não podem ser recuperadas por reperfusão.

A reperfusão pode ser prejudicial para cardiomiócitos viáveis na área marginal do infarto em virtude da hemorragia, causada por células endoteliais danificadas, prejudicando a restauração do fluxo sanguíneo,

Figura 3.12 Mecanismos de lesão celular e resposta antioxidante.

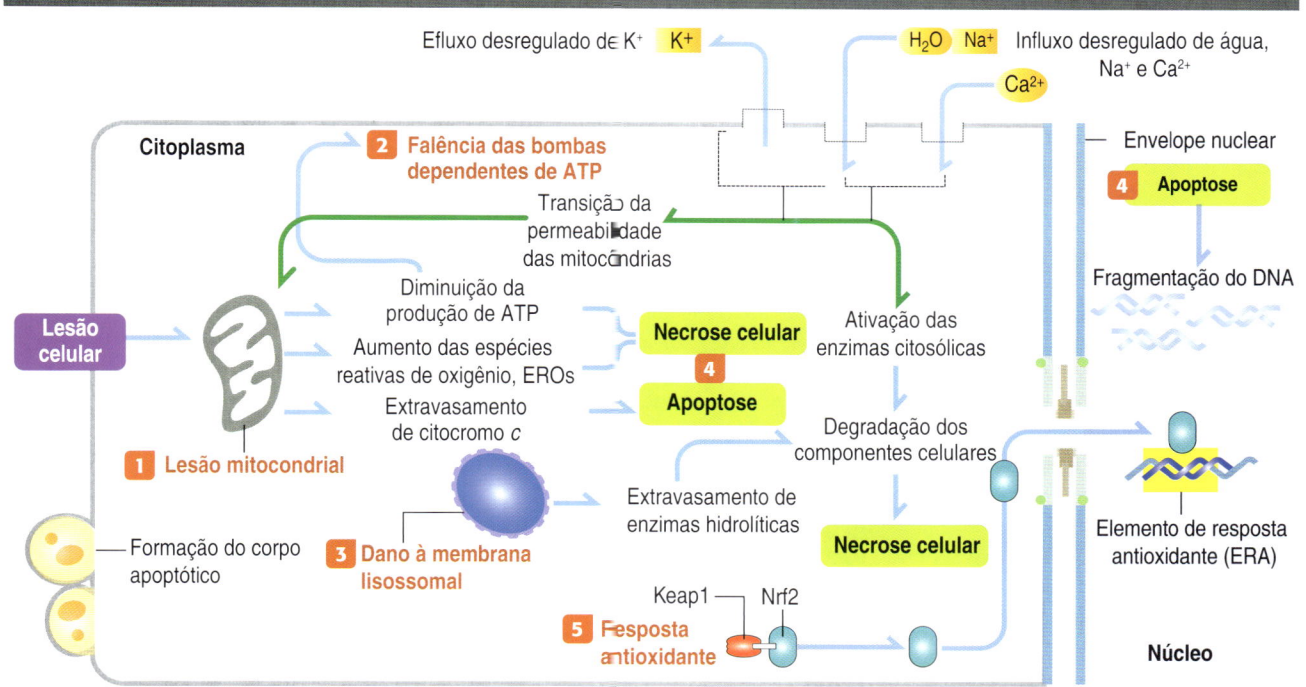

1 A **depleção de ATP** e o **aumento de EROs** (superóxido, peróxido de hidrogênio e radicais hidroxila) influenciam várias atividades celulares que podem levar a necrose ou apoptose, dependendo do tipo e da intensidade de uma lesão e das características da célula danificada.

2 As bombas dependentes de ATP não funcionais não regulam o influxo e o efluxo normais de eletrólitos e água. Um aumento no Ca^{2+} intracelular ativa as enzimas citosólicas (proteases, fosfolipases, endonucleases e ATPases) e aumenta a permeabilidade mitocondrial (um processo chamado **transição de permeabilidade mitocondrial**).

3 O **dano na membrana do lisossomo** determina o extravasamento de enzimas hidrolíticas lisossomais no citosol.

4 A persistência dos danos mitocondriais leva a **necrose** ou **apoptose** (desencadeada pelo extravasamento de citocromo *c* das mitocôndrias). Ocorrendo ativação de caspases, fragmentação de DNA e formação de corpos apoptóticos.

5 O **fator de transcrição Nrf2** (fator relacionado a p45 NF-E2 2) e seu principal **regulador negativo Keap1** (proteína associada a ECH Kelch-símile adaptadora de E3 ligase), mantêm a homeostase redox, metabólica e proteica. Depois de se soltar de Keap1, Nrf2 controla o ambiente redox intracelular ao regular a expressão de genes contendo o **elemento de resposta antioxidante** (ERA; ou em inglês, **ARE**, *antioxidant response element*). Esses genes codificam enzimas envolvidas no metabolismo antioxidante, no metabolismo intermediário de carboidratos e lipídios, na degradação de proteínas e na regulação da inflamação.

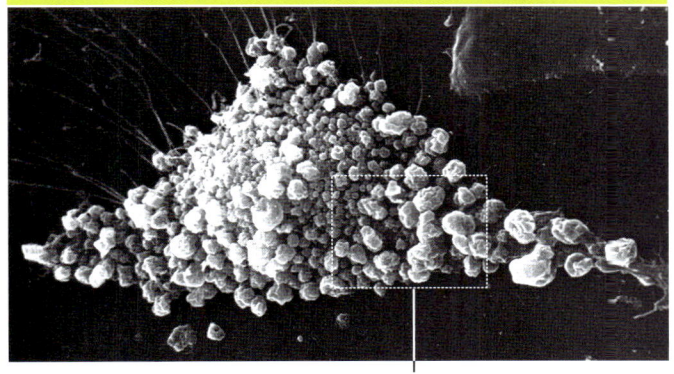

Microscopia eletrônica de varredura

Corpos apoptóticos

A microscopia eletrônica oferece uma visão clara do padrão de morte celular que caracteriza a apoptose. As células sofrendo morte celular programada apresentam **múltiplos corpos apoptóticos**. Os corpos apoptóticos são observados durante o desenvolvimento normal, a homeostase tecidual e a patogênese. A rápida eliminação de corpos apoptóticos por macrófagos impede a indução de respostas inflamatórias e autoimunes.

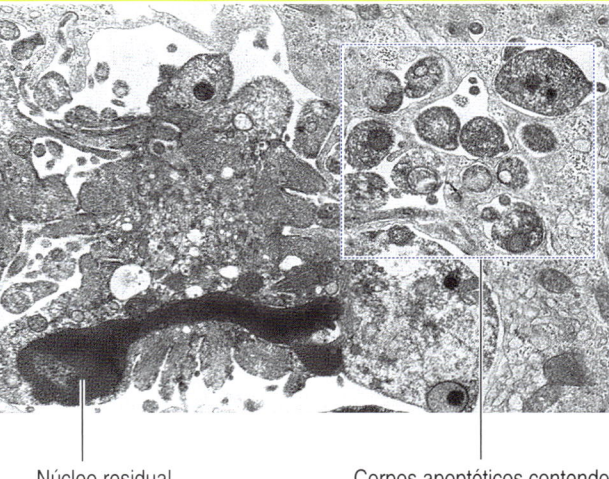

Microscopia eletrônica de transmissão

Núcleo residual

Corpos apoptóticos contendo restos celulares

ou por **espécies reativas de oxigênio**, **EROs** (superóxido, peróxido de hidrogênio e radical hidroxila).

Os radicais livres, originados do metabolismo do oxigênio, são compostos químicos ativos que reagem com lipídios, proteínas e DNA. Os radicais livres danificam as membranas celulares por **peroxidação lipídica**, causam a quebra do DNA e inativam enzimas pela formação de ligações cruzadas entre proteínas na ausência de mecanismos protetores funcionais (como **superóxido dismutase**, **catalase** e **glutationa**).

Um conceito importante é que o oxigênio é essencial para a respiração aeróbica. A hipoxia altera a fosforilação oxidativa normal a ponto de reduzir a capacidade de geração de ATP pelas mitocôndrias. O ATP fornece energia para o funcionamento da bomba de Na^+/K^+ ATPase, que é necessária para a manutenção de altas concentrações de sódio no meio extracelular e de altas concentrações de potássio dentro da célula. Uma desregulação do influxo de sódio, cálcio e água vindos do espaço extracelular e o extravasamento de potássio para fora da célula provocam o aumento do volume celular.

Uma lesão celular grave pode ser monitorada pela liberação de enzimas citoplasmáticas no sangue, como **creatininoquinase** (lesão de musculatura esquelética e cardíaca), **aspartato aminotransferase** (AST) e **alanina aminotransferase** (ALT) (lesão de hepatócitos) e **lactato desidrogenase** (LDH) (ruptura celular, inclusive de hemácias).

Dependendo da remoção ou da persistência da causa e do tipo de célula, a lesão celular pode ser reversível ou irreversível. Uma lesão celular irreversível provoca morte ou **necrose** (do grego, *nekrós*, morte) ou apoptose.

Necrose

A necrose pode ser reconhecida por alterações microscópicas e macroscópicas específicas.

Microscopicamente, além da ruptura da membrana da célula causada pelo aumento de volume celular, o núcleo celular apresenta **picnose** (do grego *pyknos*, denso; *osis*, condição; a condensação da cromatina), **cariólise** (do grego *karyon*, núcleo; *lise*, dissolução; ruptura da cromatina por endonucleases) e **cariorrexia** (do grego *karyon + rhexis*, ruptura; presença de fragmentos de cromatina no citoplasma) (Figura 3.13).

Diversas formas de necrose podem ser macroscopicamente reconhecidas.

1. A **necrose coagulativa**, a forma mais comum de necrose, é decorrente de uma oclusão vascular caracterizada por uma área tecidual mais pálida do que o normal e que mantém seu formato, mas todas as suas funções celulares foram interrompidas.

A resposta inflamatória inicial (infiltração de neutrófilos durante as primeiras 24 e 48 h) é seguida dias mais tarde pela coloração eosinofílica de restos celulares anucleados. Um exemplo é o **infarto do miocárdio**, causado por isquemia associada a um bloqueio de um ramo da artéria coronária.

2. A **necrose liquefativa** é reconhecida pelo amolecimento do tecido necrótico causado pelas enzimas lisossomais hidrolíticas liberadas por células mortas e pelos neutrófilos.

Exemplos são o **infarto cerebral**, em que o tecido necrótico é removido pelos macrófagos e a cavidade restante é preenchida pelo fluido derivado dos espaços intersticiais circundantes do cérebro; um **abscesso**, uma infecção purulenta localizada do órgão ou tecido afetado e definida por uma cavidade ocupada por **pus** (tecido liquefeito previamente infiltrado por neutrófilos; e a **gangrena úmida** de membros, observada em pacientes com diabetes, causada pela liquefação do tecido pela ação de enzimas liberadas pela infecção bacteriana (*Clostridium perfringens*).

3. A consistência fragmentada e opaca do tecido necrótico em casos de **necrose caseosa**, encontrada na tuberculose e em granulomas por histoplasmose (lesão inflamatória nodular), é semelhante ao queijo *cottage*.

4. A **necrose gordurosa** ocorre depois de uma lesão traumática e enzimática.

A necrose gordurosa enzimática ocorre no tecido adiposo, no pâncreas e no tecido adjacente. A liberação de lipases pelas células pancreáticas exócrinas durante uma pancreatite aguda destrói a membrana plasmática das células adiposas; a seguir, os triglicerídeos são degradados em ácidos graxos.

Os ácidos graxos se combinam com o cálcio intersticial e dão ao tecido adiposo necrótico uma aparência branca calcária devido ao processo de **saponificação gordurosa** (do latim *sapon*, sabão).

A necrose gordurosa traumática é consequência de uma lesão traumática (esportes e acidentes que acometam o tecido adiposo de mamas, coxas e outros locais).

5. A **necrose fibrinoide** é restrita às paredes de músculo liso de pequenas artérias, arteríolas e glomérulos renais que são afetados por doenças autoimunes, como o lúpus eritematoso sistêmico. Um material fibrinoide eosinofílico fica impregnado na parede vascular. Esse material é reconhecido ao microscópio porque não tem características macroscópicas distintas.

Apoptose

Em condições fisiológicas normais, as células privadas de fatores de sobrevida, danificadas ou senescentes cometem suicídio por meio de um programa de morte celular ordenadamente regulado, chamado **apoptose** (do grego *apo*, fora; *ptosis*, queda). Infecções virais podem induzir a apoptose para prevenir a replicação viral, a disseminação ou a persistência da infecção viral na célula. Medicamentos antitumorais indutores de apoptose de células cancerosas representam uma estratégia terapêutica.

A apoptose é diferente da necrose. Como já vimos (Figura 3.12), a necrose é um processo não fisiológico que ocorre depois de uma lesão aguda (p. ex., em um AVC isquêmico). As células necróticas se rompem e liberam seu conteúdo nuclear e citoplasmático no

Figura 3.13 Mapeamento de conceitos: morte celular, necrose e apoptose.

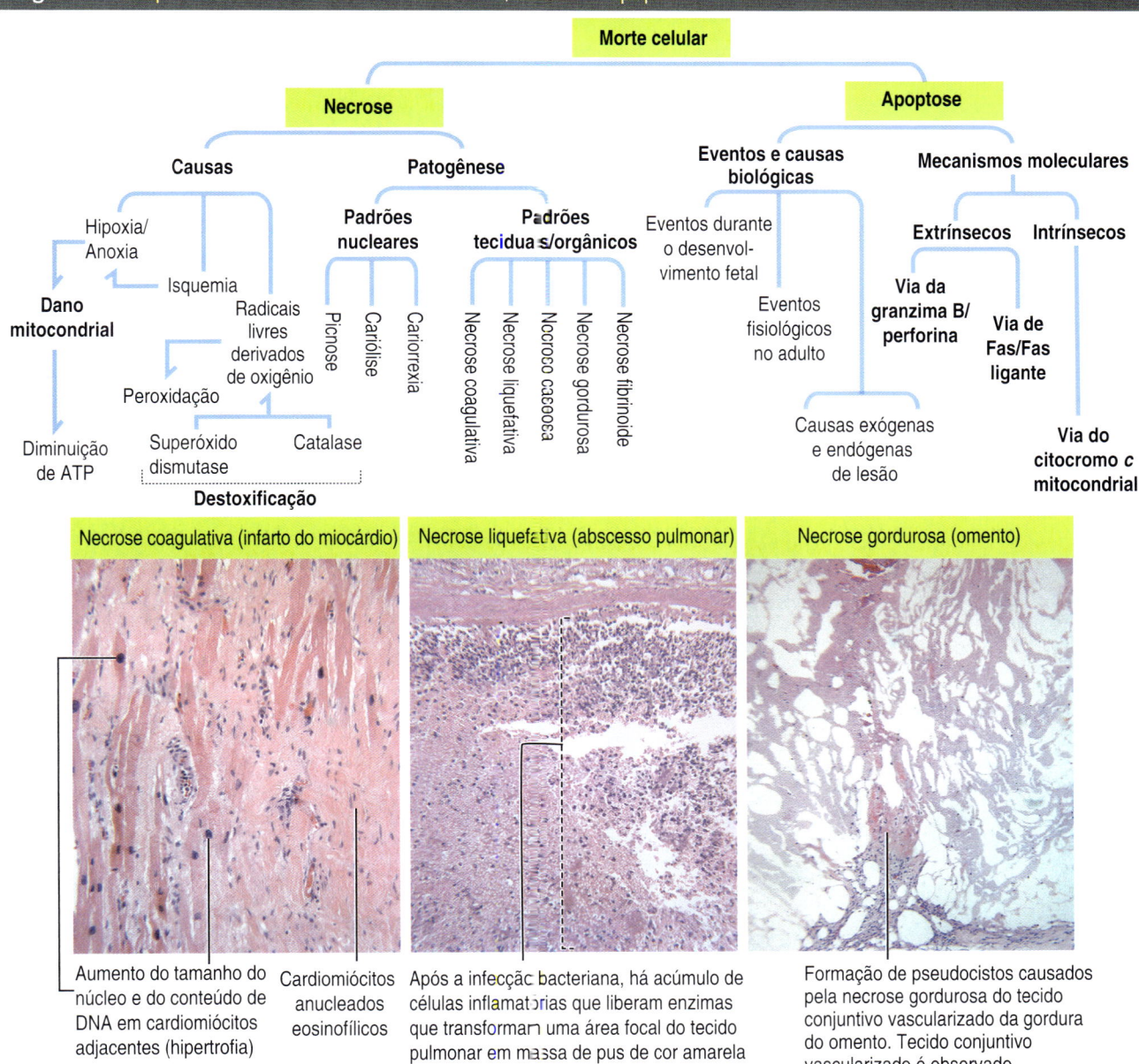

Necrose coagulativa (infarto do miocárdio)

Aumento do tamanho do núcleo e do conteúdo de DNA em cardiomiócitos adjacentes (hipertrofia)

Cardiomiócitos anucleados eosinofílicos

Necrose liquefativa (abscesso pulmonar)

Após a infecção bacteriana, há acúmulo de células inflamatórias que liberam enzimas que transformam uma área focal do tecido pulmonar em massa de pus de cor amarela

Necrose gordurosa (omento)

Formação de pseudocistos causados pela necrose gordurosa do tecido conjuntivo vascularizado da gordura do omento. Tecido conjuntivo vascularizado é observado

ambiente, desencadeando uma reação inflamatória. As células em apoptose perdem a adesão intercelular e sua cromatina é fragmentada e decomposta em pequenas bolhas (*blebs*), chamadas **corpos apoptóticos** (ver Figura 3.12). Essas estruturas são fagocitadas pelos macrófagos e não há inflamação.

A morte celular por apoptose é observada durante o desenvolvimento fetal normal. Por exemplo, a formação dos dedos das mãos e dos pés do feto requer a eliminação por apoptose do tecido localizado entre essas estruturas. Durante o desenvolvimento fetal do sistema nervoso central, um excesso de neurônios, que mais tarde serão eliminados por apoptose, é necessário para o estabelecimento das conexões sinápticas adequadas (Capítulo 8, *Tecido Nervoso*). A regressão do ducto embrionário mülleriano no feto do sexo masculino é causada pelo hormônio anti-mülleriano,

AMH, derivado das células de Sertoli (Capítulo 21, *Transporte e Maturação dos Espermatozoides*). Em mulheres adultas, o colapso do endométrio durante a fase pré-menstrual e a regressão do corpo lúteo no ovário são determinados por uma isquemia que pode ser regulada por hormônios e consequente hipoxia (Capítulo 22, *Foliculogênese e Ciclo Menstrual*).

Os granulócitos maduros do sangue periférico têm vida útil de 1 a 2 dias antes de entrarem no processo de apoptose.

A seleção clonal dos linfócitos T no timo (para eliminação de linfócitos autorreativos e, assim, evitar o desenvolvimento de doenças autoimunes; Capítulo 10, *Sistema Imunológico e Linfático*) e as respostas imunológicas celulares envolvem a apoptose. Essa enorme gama de funções da apoptose é decorrente de uma sequência genética e molecular precisa e complexa.

O que um nematoide nos ensinou sobre apoptose

Os mecanismos genéticos e moleculares da apoptose foram elucidados em estudos com o nematoide *Caenorhabditis elegans*, em que 131 células são precisamente mortas e 959, não.

Nesse nematoide, quatro genes são necessários para que a morte celular programada ocorra de maneira ordenada: *ced-3* (do inglês, *cell death defective* 3, defeito em morte celular 3), *ced-4*, *egl-1* (do inglês, *egg laying 1*, postura de ovos 1) e *ced-9*. Os produtos dos três primeiros genes mediam a morte celular. O gene *ced-9* é um inibidor da apoptose.

As proteínas codificadas por esses quatro genes do nematoide são encontradas em vertebrados. A proteína ced-3 é homóloga às **caspases**; a ced-4 corresponde a **Apaf-1** (do inglês, *apoptosis protease activating factor-1*, **fator de ativação de protease na apoptose 1**), a ced-9 equivale à **Bcl-2** (do inglês, *B-cell leukemia-2*, leucemia de células B-2) e a egl-1 é homóloga às proteínas Bcl-2 com homologia somente na região proteica 3 (BH3).

Sinais extrínsecos e intrínsecos da apoptose

A exploração da apoptose enriqueceu nosso conhecimento sobre a base molecular da vida e nos permite confrontar as questões mais desafiadoras sobre as doenças. À primeira vista, a sequência de eventos durante a apoptose parece difícil de entender, mas é essencial tentar.

Os sinais extrínsecos e intrínsecos determinam a apoptose das células (Figura 3.14).

Sinais extrínsecos se ligam a receptores na superfície celular (p. ex., o Fas ligante e a perforina/granzima B). **Sinais intrínsecos** (p. ex., a liberação do citocromo *c* pelas mitocôndrias) podem desencadear a morte celular.

O **receptor de Fas** (também denominado APO-l ou CD95) é uma proteína da membrana plasmática que pertence à família do **receptor de TNF (já discutido na seção sobre ligantes e receptores de citocinas)**. O receptor de Fas tem um domínio intracelular de morte celular.

O **Fas ligante** se liga ao receptor de Fas e causa sua **trimerização**. O Fas ligante inicia a morte celular programada por meio da ligação ao **receptor de Fas** e inicia uma cascata de sinalização celular, que consiste na ativação sequencial de **procaspases** em **caspases** ativas.

O domínio de morte celular trimerizado recruta a procaspase 8 através do adaptador **FADD** (do inglês, *Fas-associated protein with death domain*, **proteína associada a Fas com domínio de morte)** e forma um **DISC** (do inglês, *death-inducing signaling complex*, **complexo de sinalização para indução da morte)**. O DISC é formado pelo receptor de Fas, pelo FADD e pela procaspase 8.

A procaspase 8 autoativada no DISC se torna a caspase 8 ativa. A caspase 8 ativa pode agir de duas formas:

1. Pode processar a procaspase 3 em caspase 3 ativa, que pode clivar várias proteínas celulares, inclusive **ICAD** (do inglês, *inhibitor of CAD*, **inibidor de CAD**), originando a CAD. A **CAD** (do inglês, *caspase-activated* DNAse, **DNAse ativada por caspase**) é liberada do ICAD e se transloca para o núcleo, onde degrada o DNA cromossômico.

2. A caspase 8 pode clivar **Bid**, um membro pró-apoptótico da família Bcl-2. A Bid fragmentada se transloca para as mitocôndrias para liberar o citocromo *c* no citoplasma.

Como discutido no Capítulo 10, *Sistema Imunológico e Linfático*, um linfócito T citotóxico destrói uma célula-alvo (p. ex., uma célula infectada por vírus) pela ativação da procaspase 8 por meio da combinação da sinalização de Fas/Fas ligante e granzima B/perforina.

A ativação da caspase é o principal evento da apoptose. Envolve duas vias de sinalização extrínsecas: as vias Fas/Fas ligante e granzima B/perforina, além de uma via intrínseca, a **via do citocromo *c* mitocondrial**.

Caspases: iniciadoras e executoras da morte celular

As **caspases** (do inglês, *cysteine aspartic acid-specific proteases*, **proteases específicas para cisteína e ácido aspártico)** existem como precursores inativos (procaspases) que são ativados para produção direta ou indireta das alterações morfológicas celulares durante a apoptose.

As **procaspases** apresentam duas subunidades (**p10** e **p20**) e um domínio N-terminal de recrutamento. As caspases ativadas são heterotetrâmeros formados por duas subunidades p10 e duas subunidades p20 derivadas de duas procaspases.

As caspases podem ser **iniciadoras a montante** (*upstream*, no original em inglês) ou **executoras a jusante** (*downstream*, no original em inglês) do processo de morte celular. As iniciadoras a montante são ativadas pelo sinal de morte celular (p. ex., Fas ligante ou TNF-L). As caspases iniciadoras a montante ativam as caspases executoras a jusante que mediam diretamente a destruição celular.

O processo de morte celular termina quando as caspases executoras ativam a maquinaria de degradação do DNA. As caspases clivam duas enzimas de reparo de DNA (a **polimerase poli-ADP-ribose [PARP]** e a **DNA proteinoquinase**) para causar a fragmentação da cromatina.

Como você pode ver, o evento principal da morte celular mediada por caspases é a ativação das **caspases iniciadoras**.

Dentre as procaspases a montante (**iniciadoras**), estão as procaspases 8, 9 e 10 com um **longo** pró-domínio N-terminal denominado **CARD** (do inglês,

Figura 3.14 Morte celular programada ou apoptose.

Vias extrínsecas

1 A **via da granzima B** ativa a procaspase 8 após a entrada de granzima B pela perforina, a proteína formadora de poros na membrana plasmática.

2 A **via do Fas ligante**. A interação do Fas ligante com o receptor de Fas provoca sua trimerização. O domínio de morte celular intracelular trimerizado recruta o adaptador proteína associada ao Fas com domínio de morte (FADD), que recruta a procaspase 8 por meio do domínio de recrutamento de caspases (CARD).

3 O complexo de sinalização indutor de morte (DISC) é composto por receptor de Fas, FADD e procaspase 8. No DISC, a procaspase 8 se torna a caspase 8 ativada.

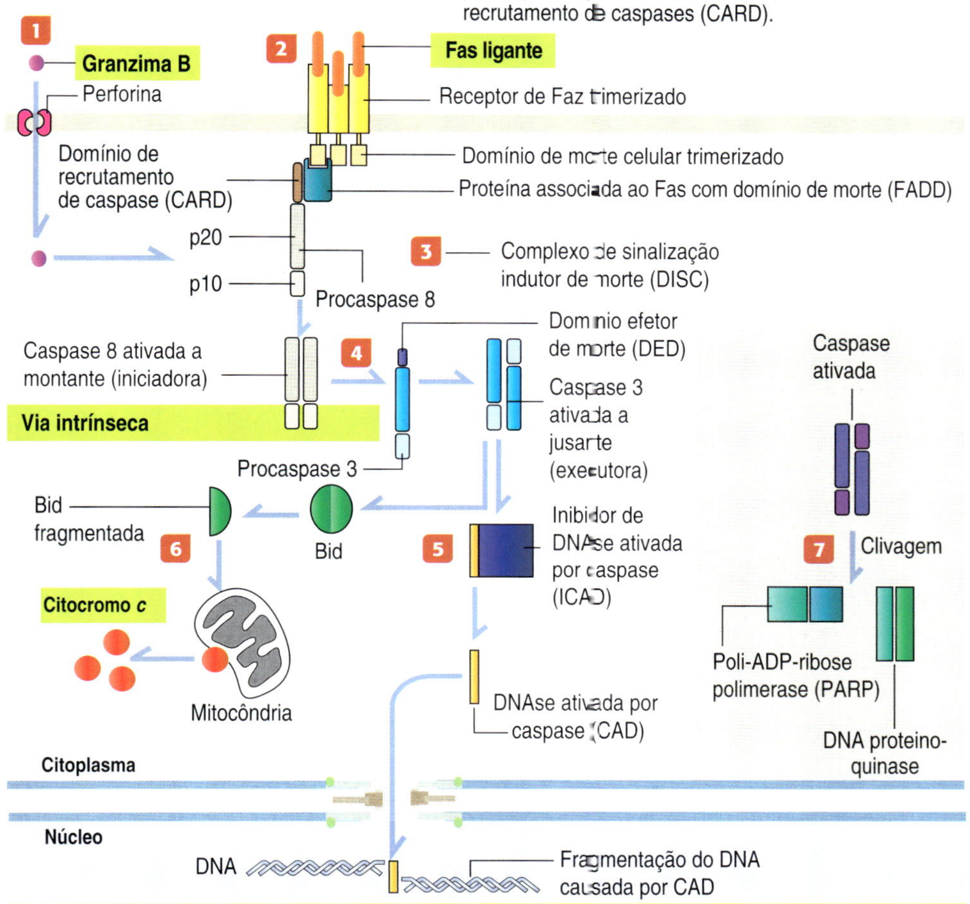

4 As procaspases consistem em duas subunidades (p10 e p20) e um domínio de recrutamento N-terminal. As caspases podem ser iniciadores a montante (*upstream*) com um longo prodomínio N-terminal chamado CARD (como a procaspase 8) ou executores a jusante (*downstream*) com um curto prodomínio N-terminal chamado DED (como a procaspase 3). Caspases ativadas são heterotetrâmeros. As caspases a montante podem ativar caspases executoras a jusante.

5 A caspase 8 ativada pode clivar ICAD em CAD, a DNAse ativada por caspase. A CAD migra até o núcleo e induz a fragmentação do DNA.

6 A **via intrínseca** (**via do citocromo c**). A caspase 8 ativada pode clivar Bid, um membro da família de proteínas Bcl-2. A Bid fragmentada facilita o extravasamento do citocromo c mitocondrial para o citoplasma.

7 As caspases ativadas clivam duas enzimas de reparo do DNA (PARP e DNA proteinoquinase). A fragmentação do DNA continua inalterada.

Labels in figure:
- **1** Granzima B
- Perforina
- Domínio de recrutamento de caspase (CARD)
- p20
- p10
- Procaspase 8
- Caspase 8 ativada a montante (iniciadora)
- **Via intrínseca**
- Procaspase 3
- Bid fragmentada
- **6**
- Bid
- **Citocromo c**
- Mitocôndria
- Citoplasma
- Núcleo
- DNA
- **2** Fas ligante
- Receptor de Faz trimerizado
- Domínio de morte celular trimerizado
- Proteína associada ao Fas com domínio de morte (FADD)
- **3** Complexo de sinalização indutor de morte (DISC)
- Domínio efetor de morte (DED)
- Caspase 3 ativada a jusante (executora)
- **5** Inibidor de DNAse ativada por caspase (ICAD)
- DNAse ativada por caspase (CAD)
- Fragmentação do DNA causada por CAD
- Caspase ativada
- **7** Clivagem
- Poli-ADP-ribose polimerase (PARP)
- DNA proteino-quinase

Piroptose

A piroptose é uma forma especializada de morte celular programada que envolve a atividade da **caspase 1**. É caracterizada por aumento de volume celular, degradação da membrana plasmática e fragmentação do DNA. O conteúdo citoplasmático é liberado no espaço extracelular para aumentar as respostas inflamatórias e de reparo.

Diferentemente das células piroptóticas, as células apoptóticas não conseguem desencadear respostas inflamatórias porque os componentes celulares são empacotados em corpos apoptóticos e a caspase 1 não participa da indução da apoptose.

---

caspase-recruiting domain, **domínio de recrutamento de caspases**). As caspases a jusante (**executoras**) incluem as procaspases 3, 6 e 7 com pró-domínios N-terminais **curtos** denominados **DED** (do inglês, *death effector domain*, **domínio efetor de morte**).

A ativação das caspases acontece quando uma molécula reguladora específica para caspases (p. ex., FADD) se liga ao domínio CARD/DED.

A ativação das caspases pode fugir ao controle e destruir a célula. Inibidores de apoptose que interagem com moduladores da morte celular impedem esse evento descontrolado ao impossibilitar a ativação não regulada das caspases.

Via de sinalização intrínseca: citocromo c mitocondrial

As mitocôndrias são essenciais na via intrínseca de apoptose. O **citocromo c** é um componente da cadeia mitocondrial transportadora de elétrons que participa da produção de ATP e pode desencadear a cascata das caspases (Figura 3.15).

A via de morte celular pode ser ativada quando o citocromo c é liberado pela mitocôndria no citoplasma. Acredita-se que, durante a apoptose, o **DNA mitocondrial** (**DNAmt**) também seja liberado no citoplasma.

Figura 3.15 Papel das mitocôndrias na apoptose.

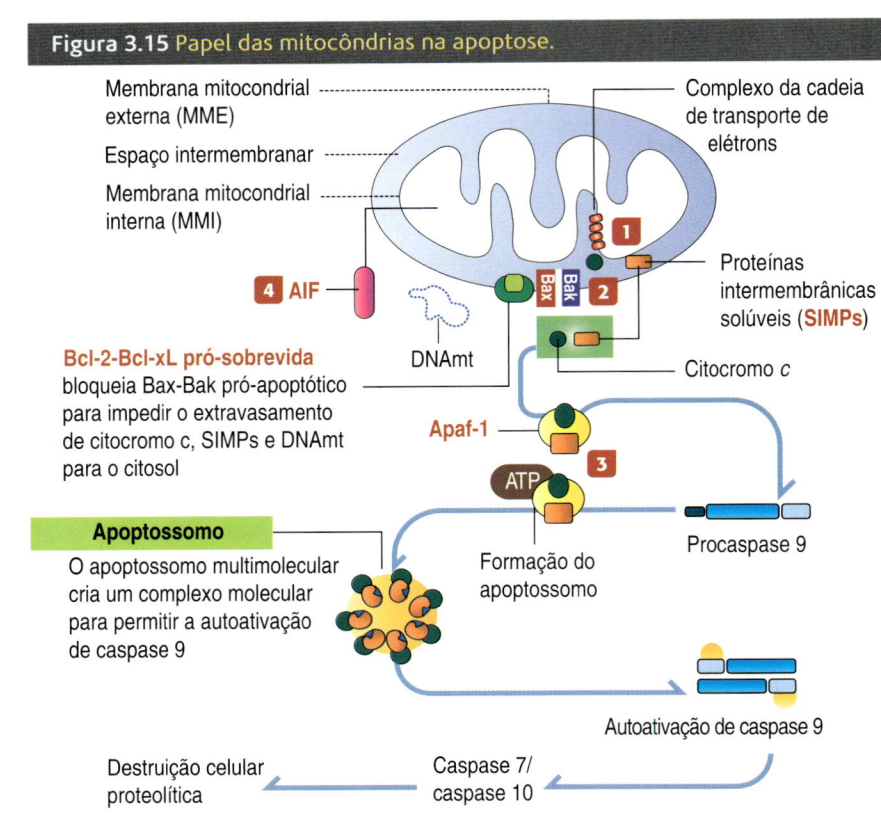

Membrana mitocondrial externa (MME)

Espaço intermembranar

Membrana mitocondrial interna (MMI)

4 AIF

Bcl-2-Bcl-xL pró-sobrevida bloqueia Bax-Bak pró-apoptótico para impedir o extravasamento de citocromo c, SIMPs e DNAmt para o citosol

DNAmt

Complexo da cadeia de transporte de elétrons

Proteínas intermembrânicas solúveis (SIMPs)

Citocromo c

Apaf-1

ATP

Apoptossomo

O apoptossomo multimolecular cria um complexo molecular para permitir a autoativação de caspase 9

Formação do apoptossomo

Procaspase 9

Autoativação de caspase 9

Destruição celular proteolítica

Caspase 7/ caspase 10

1 ● O citocromo c está localizado entre MMI e MME. O citocromo c transporta elétrons entre os complexos de cadeia de elétrons III e IV. Na ausência de citocromo c, o fluxo de elétrons é interrompido e não há síntese de ATP.

2 ● Bcl-2 e Bcl-xL pró-sobrevida bloqueiam o ▮▮ oligômero Bax-Bak pró-apoptótico, impedindo a abertura de poros na MME e a liberação de ● citocromo c, ▬ SIMPs e DNAmt (DNA mitocondrial).

3 Durante a apoptose, o citocromo c e SIMPs são liberados pela MME e interagem com o fator de ativação de protease na apoptose 1 (Apaf-1) para formar o apoptossomo (junto com ATP e ▮ procaspase 9). Apaf-1 ativa a procaspase 9. A caspase 9 ativa caspase 7 e caspase 10, levando à destruição proteolítica da célula.

4 ▮ O fator indutor de apoptose (AIF) é uma proteína mitocondrial que pode ser liberada no citoplasma, migrar para o núcleo da célula, ligar-se ao DNA e desencadear a fragmentação do DNA na ausência de caspases.

Como o citocromo c deixa a mitocôndria? Para responder a essa pergunta, é necessário considerar alguns aspectos relativos aos membros da **família Bcl-2**.

Os membros da família Bcl-2 podem ter atividades **antiapoptóticas** ou **pró-apoptóticas**. **Bcl-2 e Bcl-xL têm atividade antiapoptótica. Bax, Bak, Bid** e **Bad são proteínas pró-apoptóticas**.

A apoptose é mediada pelas proteínas pró-apoptóticas Bax e Bak, duas proteínas que sofrem oligomerização para formar poros na membrana mitocondrial externa, causando a liberação do citocromo c e do DNAmt. Em resumo, os poros de Bax-Bak na membrana mitocondrial externa permitem a saída dos componentes da mitocôndria para o citoplasma.

Com isso, o citocromo c pode desencadear a morte celular. O citocromo c citoplasmático, as **proteínas solúveis da membrana interna (SIMPs)** e a procaspase 9 se ligam a Apaf-l para formar um complexo denominado **apoptossomo**.

O apoptossomo causa a ativação da **caspase 9**, um iniciador da apoptose. A caspase 9 ativa a caspase 3 e a caspase 7. Juntas, essas proteases clivam diversos substratos no interior da célula para acelerar sua morte.

Nota-se que ativadores exógenos, como o ligante Fas e a granzima B, ativadores endógenos e a **permeabilidade transitória mitocondrial** endógena levam a uma liberação abrupta de citocromo c; esses eventos são considerados os três principais desencadeadores da apoptose.

Entretanto, há outra etapa a ser considerada na sequência de morte celular: o AIF (do inglês, *apoptotic inducing factor*, **fator indutor de apoptose**) é uma proteína do espaço intermembranar da mitocôndria

que pode ser liberado no citoplasma, migrar para o núcleo, se ligar ao DNA e deflagrar a destruição celular sem a participação das caspases.

APOPTOSE E O SISTEMA IMUNE

Os participantes da sequência de morte celular programada podem ser defeituosos e causar doenças. Mutações nos genes do **receptor de Fas**, do **Fas ligante** ou da **caspase 10**, por exemplo, podem causar a **síndrome linfoproliferativa autoimune (ALPS)**.

A ALPS é caracterizada pelo acúmulo de linfócitos maduros nos linfonodos e no baço, o que causa **linfadenopatia** (aumento de tamanho dos linfonodos) e **esplenomegalia** (aumento de tamanho do baço).

A existência de clones de linfócitos autorreativos gera doenças autoimunes como a **anemia hemolítica** (causada pela destruição das hemácias) e a **trombocitopenia** (redução do número de plaquetas).

APOPTOSE E DOENÇAS NEURODEGENERATIVAS

Doenças neurológicas são exemplos de mecanismos de morte celular. Por exemplo, um **acidente vascular cerebral isquêmico** pode causar uma **doença neurológica aguda** na qual são observadas necrose e ativação de caspase 1.

A morte celular por necrose acontece no centro do infarto, onde a lesão é grave. A apoptose pode ser observada na periferia do infarto, na qual a lesão não é grave devido à circulação sanguínea colateral. O tratamento farmacológico com inibidores de caspases pode reduzir o dano tecidual, levando a melhora neurológica.

A ativação das caspases está associada à progressão fatal das **doenças neurodegenerativas crônicas**. A **esclerose lateral amiotrófica (ELA)** e a **doença de Huntington** são dois exemplos.

A **ELA** é causada pela perda progressiva de neurônios motores no cérebro, no tronco encefálico e na medula espinal. Uma mutação no gene que codifica a **superóxido dismutase 1 (*SID1*)** foi identificada em pacientes com ELA familiar. As caspases 1 e 3 ativadas foram encontradas na medula espinal de pacientes com ELA.

Neurônios motores e axônios morrem, mas não as células da micróglia e os astrócitos reativos. A ELA será discutida novamente no Capítulo 8, *Tecido Nervoso*.

A **doença de Huntington** é uma doença neurodegenerativa autossômica dominante caracterizada por distúrbios de movimentação (**coreia de Huntington**). A doença á causada por uma mutação na proteína **huntingtina**.

Fragmentos da proteína huntingtina se acumulam e se agregam no núcleo dos neurônios e a transcrição do gene *caspase 1* é regulada de maneira positiva.

A caspase 1 ativa a caspase 3 e as duas caspases clivam a forma selvagem (*wild-type*) alélica da huntingtina, que é depletada. À medida que a doença progride, a Bid é ativada e libera o citocromo *c* mitocondrial. Apoptossomos se formam e a subsequente ativação de caspases leva à morte neuronal.

Necroptose

A apoptose, diferentemente de outras formas de morte celular, como a **necroptose** e a **piroptose**, é considerada um processo imunologicamente silencioso. Os corpos celulares apoptóticos são um mecanismo para depuração celular que não desencadeia respostas imunes ou inflamatórias que possam ser danosas.

Aprendemos que a apoptose é uma forma de morte celular **programada** que ocorre durante o desenvolvimento e nas doenças e que a necrose é um processo de morte celular **não regulada**. Entretanto, a necrose pode ocorrer de maneira **regulada** mediante o mecanismo molecular de **necroptose**.

A necroptose está envolvida na patogênese de lesões por isquemia-reperfusão, AVC, neurodegeneração e infecções virais. Portanto, a necroptose programada é um processo que se deseja interceptar para o tratamento da isquemia-reperfusão, da neurodegeneração, da doença inflamatória do intestino e de infecções virais e bacterianas, que apresentam aspectos morfológicos de necrose.

É importante ressaltar desde o início que o **receptor de interação com proteinoquinase 1 (RIPK1)** que contém o domínio de morte surgiu como um importante regulador que exerce um controle estratégico no cruzamento de dois eventos importantes: a **morte celular** e a **inflamação**.

Portanto, RIPK1 é um alvo significativo para o desenvolvimento de novas terapias para processos patológicos que envolvem inflamação e necroptose celular.

A necroptose pode ser iniciada por **Fas/Fas ligante**, **receptor de TNF 1** (TNFR1), pelos **receptores Toll-*like*** (Capítulo 10, *Sistema Imunológico e Linfático*) de superfície celular e pelo **sensor de RNA viral citoplasmático DAI** (ativador dependente de DNA de fatores reguladores de interferona).

Como podemos observar, Fas/Fas ligante ativam o maquinário apoptótico envolvendo iniciadores e executores de caspases e liberação mitocondrial de citocromo *c*. A via mais caracterizada da necroptose é iniciada pela ligação do TNF com o TNFR1. Essa via pode levar à sobrevivência celular, à apoptose ou à necroptose.

A necroptose envolve:

1. **A atividade da RIPK3 ubiquitinada ou deubiquitinada.**
2. Uma **fase de execução** que envolve o **necrossomo**, um multicomplexo proteico fosforilado que inclui **RIPK1** e **RIPK3** além de um **complexo proteico similar ao domínio quinase de linhagem mista (MLKL)**. Na fase de execução, não há participação de caspase 8. Na verdade, a função da caspase 8 está inibida. A consequência da necroptose é a desintegração das mitocôndrias, dos lisossomos e da membrana plasmática, inclusive a produção não mitocondrial de EROs.

O Conhecimento básico 3.C ilustra as diferentes vias de sinalização que ocorrem após a ligação de TNFL ao TNFR1. Não se assuste com sua complexidade. Observe o seguinte:

1. Elementos precursores da sinalização de apoptose e da necroptose são compartilhados e regulados em vias opostas. Note que o **complexo TNFR1** inclui **RIPK1 ubiquitinado**, **TRAF** (fator associado ao receptor de TNF) **2 ubiquitinado** e TRAF 5 **ubiquitinado**. Os **inibidores de apoptose celular (cIAPs)** e as **deubiquitinases** são moléculas reguladoras do complexo TNFR1.
2. O sinal do complexo TNFR1 se dá pela **via de ativação do NF-κB**. Esse sinal requer **RIPK1 ubiquitinado** para recrutar a quinase 1 ativada pelo fator transformador do crescimento (TAK1), a proteína ligante de TAK1 2 (TAB2) e TAB3. Como você pode imaginar, a ubiquitina sequestra o RIPK1, impedindo-o de causar a morte celular, de modo que a sobrevivência celular pode ocorrer mediada pela **ativação de NF-κB**. Já vimos os detalhes da via de ativação do NF-κB e sua importância sobre a sinalização imunológica e inflamatória.
3. O RIPK1 deubiquitinado dita a montagem do **complexo TNFR II** (que leva à **apoptose**) ou do **necrossomo** (que causa **necroptose**). Essencialmente, o RIPK1 deubiquitinado abandona sua função pró-sobrevivência e desencadeia a morte celular.
4. O **complexo TNFR II** inclui RIPK1, RIPK3 e **TRADD** (proteína de domínio de morte associada a receptor de TNF). TRADD se liga a **FADD** (a proteína do domínio de morte associado a Fas) que se liga à **procaspase 8**. Como visto, a procaspase 8 é ativada por autocatálise em **caspase 8** após a

Conhecimento básico 3.C Necroptose.

Necroptose

A necroptose é uma apresentação geneticamente controlada de necrose. Embora a necroptose envolva um mecanismo independente de caspases, sua sinalização é parcialmente sobreposta à apoptose. A apoptose e a necroptose podem ser desencadeadas por ligantes da superfamília de receptores do fator de necrose tumoral, inclusive TNF-α.

A necroptose geralmente: (1) requer a atividade do receptor de proteinoquinase de interação 1; (2) depende do receptor de proteinoquinase de interação 3 e da pseudoquinase similar ao domínio quinase de linhagem mista; e (3) está envolvida em vários processos patogênicos, inclusive isquemia/reperfusão cerebral e cardíaca e degeneração de miofibras no músculo com deficiência de distrofina (distrofia muscular de Duchenne).

1 A interação do ligante de fator de necrose tumoral 1 ao receptor de fator de necrose tumoral 1 (TNFR1) causa uma mudança conformacional que permite a montagem intracelular do **complexo TNFR I**.

2 RFK une o domínio de morte celular TNFR1 a p22phox, NADPH e NADPH oxidase 1 (NOX1) para indução de necroptose pela geração de **EROs** não mitocondriais a partir da membrana plasmática.

3 O **complexo TNFR I** é composto de proteínas TRADD, RIPK1, cIAPs, TRAF2 e TRAF5. RIPK1 e TRAF2 e TRAF5 são ubiquitinados por cIAPs.

4 Na presença de RIPK1 poliubiquinado, o complexo TNFR pode ativar a via do NF-κB, que envolve a quinase ativada pelo fator transformador do crescimento β 1 (TAK1), a proteína ligante de TAK1 2 (TAB2) e TAB3.

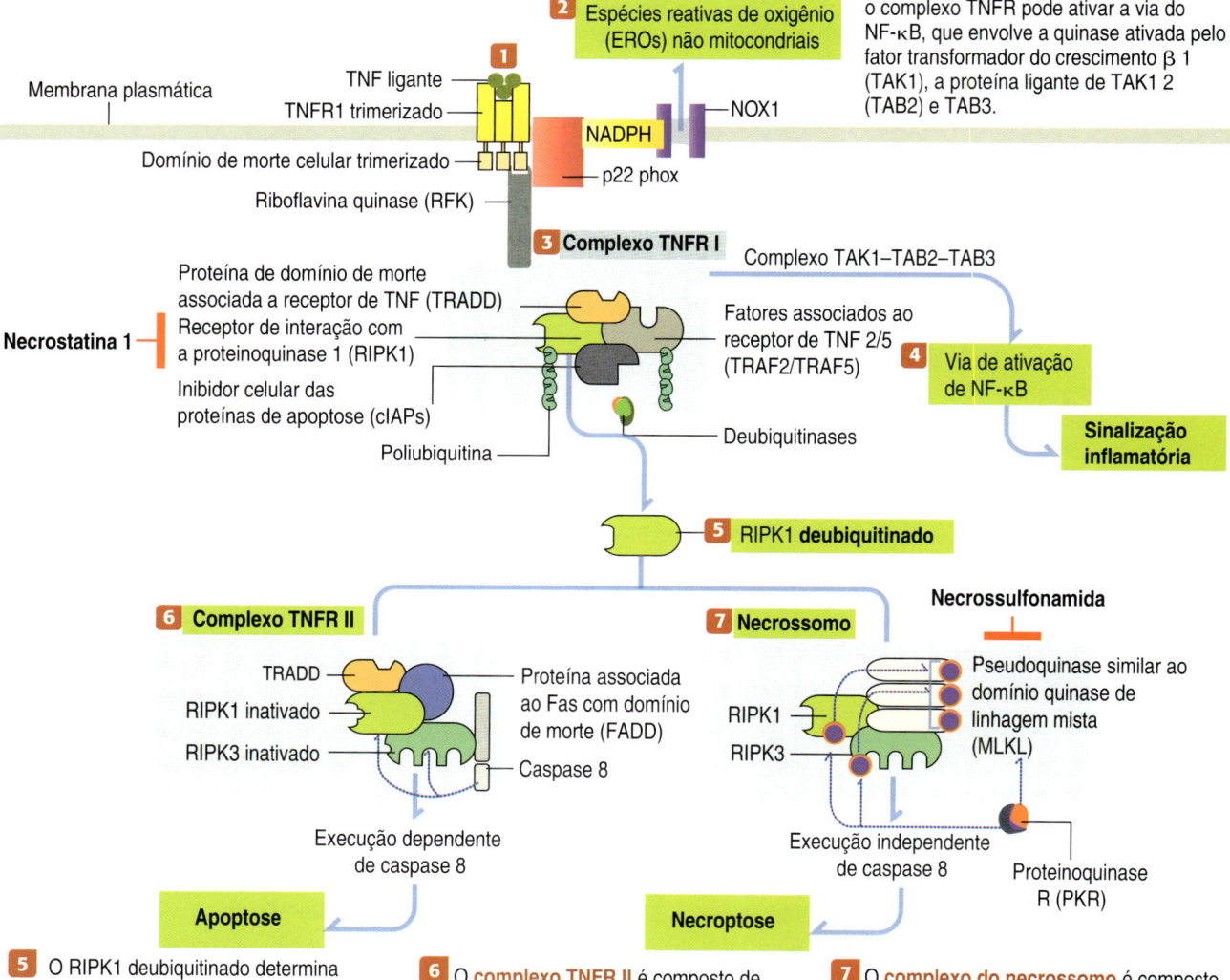

5 O RIPK1 deubiquitinado determina dois tipos distintos de morte celular: apoptose ou necroptose.

6 O **complexo TNFR II** é composto de TRADD, FADD, caspase 8 e RIPK1 e RIPK3 inativados por caspase 8. A inativação de RIPK1 e RIPK3 leva à execução da apoptose dependente de caspase 8. FLIP forma um heterodímero com caspase 8.

7 O **complexo do necrossomo** é composto de RIPK1 e RIPK3 fosforilados por PKR que, por sua vez, fosforilam MLKL. O necrossomo determina a execução da necroptose independente de caspase 8. Note que a **necrostatina 1** e a **necrossulfonamida** bloqueiam a necroptose ao impedirem a atividade de RIPK1 e MLKL, respectivamente.

formação do homodímero. A caspase 8 inativa o RIPK1 e o RIPK3 através de clivagem proteolítica e, assim, a maquinaria executora dependente de caspase está pronta para a apoptose.

5. O necrossomo é formado quando não há ativação ou função da caspase 8. O necrossomo é composto de RIPK1, RIPK3 e MLKL fosforilados pela ação da proteinoquinase R (PKR).

6. Os canais da membrana plasmática liberam EROs, o que aumenta o volume das células necroptóticas e rompe a membrana plasmática. Note que a riboflavina quinase (RFK) liga o domínio de morte de TNFR1 a p22 phox, uma subunidade das NADPH oxidases, inclusive NADPH oxidase 1 (NOX 1), para produzir EROs.

7. A **necrostatina 1** impede a deubiquitinação do RIPK1. Consequentemente, se o RIPK1 mantém uma cadeia de poliubiquitina, não pode ser utilizada para organizar a formação do necrossomo. A necrostatina 1 tem efeito protetor em modelos experimentais de isquemia cerebral. A **necrossulfonamida** inibe a MLKL e impede a atividade do necrossomo. Inibidores de necroptose têm relevância clínica e terapêutica em transplantes de órgãos sólidos por prevenir a resposta imunológica prejudicial e reduzir as respostas pró-inflamatórias no parênquima que podem ativar a rejeição.

8. A apoptose e a necroptose podem ocorrer no mesmo tecido.

Transição da permeabilidade mitocondrial

Já vimos a transição de permeabilidade mitocondrial ao discutirmos a lesão celular (ver Figura 3.12).

A transição de permeabilidade das mitocôndrias é um processo que induz necrose celular programada mediada pela **ciclofilina D**, uma proteína da matriz mitocondrial. A **ciclosporina**, um imunossupressor amplamente utilizado no transplante de órgãos para prevenir rejeição, bloqueia a ciclofilina para prevenir a transição de permeabilidade de membrana como um meio de reduzir a resposta inflamatória e a necroptose, melhorando a sobrevida do enxerto e proteção frente às lesões de isquemia-reperfusão.

A transição de permeabilidade das mitocôndrias é causada pela abertura de **poros de transição de permeabilidade**. Esses poros de transição de permeabilidade são compostos de canais aniônicos dependentes de voltagem (na membrana mitocondrial externa), adenina-nucleotídio translocase (na membrana mitocondrial interna) e ciclofilina D (na matriz mitocondrial).

A abertura prolongada dos poros de transição de permeabilidade determina um aumento súbito da permeabilidade da membrana mitocondrial interna para solutos iônicos e moléculas de massa molecular pequena. Isso determina uma tumefação osmótica da matriz mitocondrial e a ruptura da membrana mitocondrial externa.

Degradação intracelular

A degradação intracelular das organelas e das proteínas residuais ou mal enoveladas pode ocorrer pelas seguintes vias:

1. **Via da autofagia.**
2. **Via da ubiquitina-proteassomo.**
3. **Via de sinalização da mitofagia.**

A via de sinalização da autofagia envolve o sequestro de componentes citoplasmáticos em **autofagossomos**. A via da ubiquitina-proteassomo utiliza uma estrutura catalítica em multissubunidades, o proteassomo 26S, que reconhece proteínas ubiquitinadas para degradação (Figura 3.16).

A via da autofagia é um processo de autodegradação e citoproteção envolvido na reciclagem das organelas citoplasmáticas como adaptação à diminuição dos recursos de nutrientes ou como uma forma de morte celular (nos casos de estresse com duração e intensidade excessivas). A autofagia e a apoptose geralmente ocorrem na mesma célula, com a autofagia precedendo a apoptose.

A via de sinalização ubiquitina-proteassomo degrada as proteínas que já realizaram uma função específica (como as ciclinas específicas do ciclo celular) ou proteínas de dobramento incorreto por algum defeito no gene ou na tradução.

Como já vimos, a via de apoptose se preocupa com o reaproveitamento da célula por inteiro. Enquanto as atividades da apoptose e da ubiquitina-proteassomo acontecem no citosol, a autofagia ocorre em um compartimento fechado, o autofagossomo, com o auxílio dos lisossomos.

A via de sinalização da mitofagia elimina mitocôndrias danificadas para manter a função celular normal. Doenças neurodegenerativas específicas, como Parkinson e Alzheimer, têm como características comuns a redução da eliminação de mitocôndrias defeituosas e inflamação.

Via da autofagia

O processo de autofagia se inicia com o **fagóforo**, uma citomembrana derivada do retículo endoplasmático, do complexo de Golgi ou da membrana plasmática (ver Figura 3.16).

O fagóforo se expande, envolve e encerra componentes citoplasmáticos (como as mitocôndrias), que são capturados por uma estrutura de dupla membrana, o **autofagossomo**.

Os lisossomos se fundem com o autofagossomo para formar o **autolisossomo** (também conhecido como **autofagolisossomo**), onde a degradação autofágica ocorre pela atividade de hidroxilases ácidas lisossomais.

As permeases e proteínas transportadoras lisossomais exportam os produtos da degradação de volta para o citoplasma. Note que a autofagia é uma via de reciclagem e limpeza celular. É provável que disfunções progressivas na autofagia levem ao envelhecimento.

Figura 3.16 Mecanismos proteolíticos intracelulares.

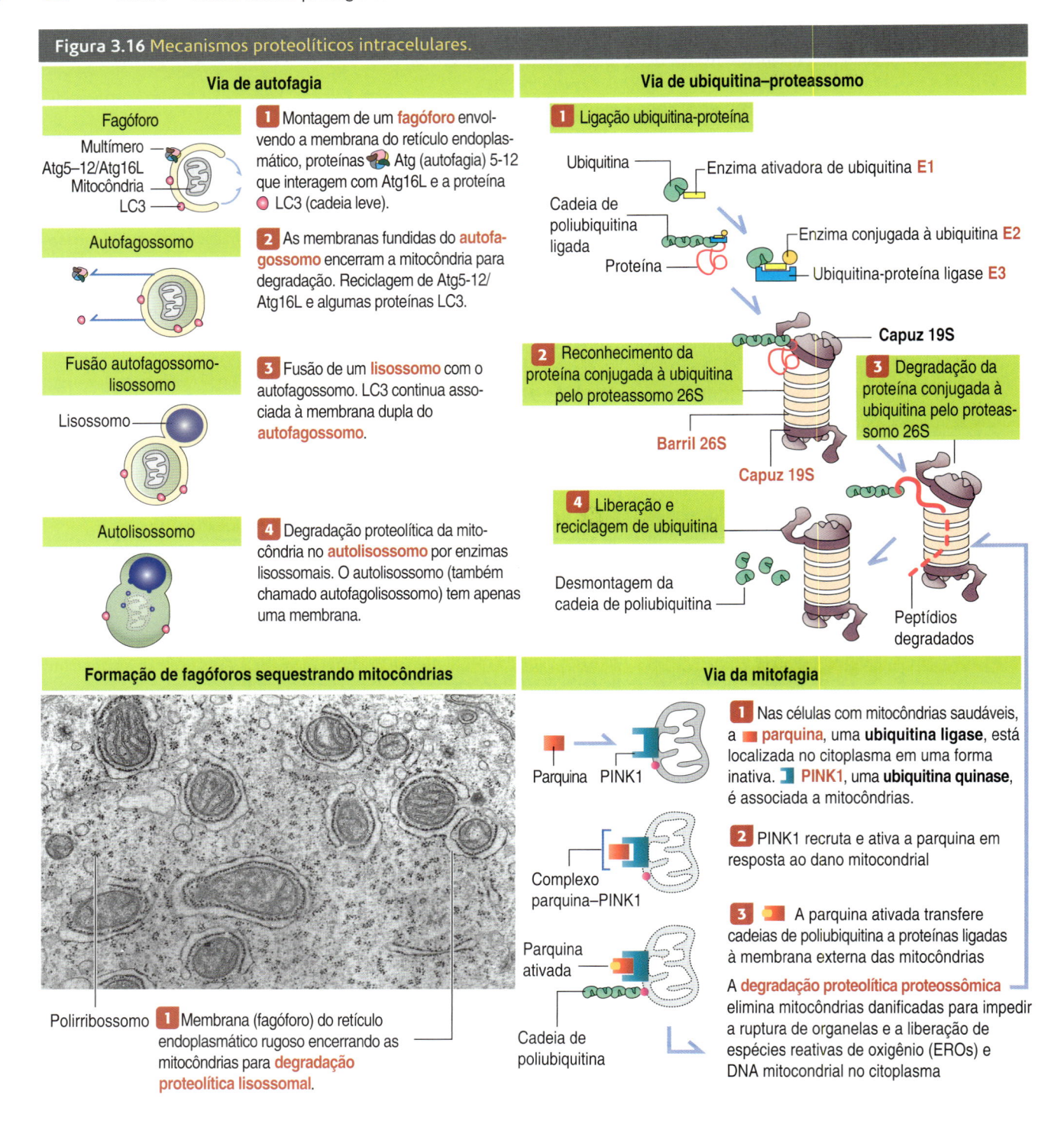

Via de autofagia

Fagóforo

Multímero
Atg5–12/Atg16L
Mitocôndria
LC3

1 Montagem de um fagóforo envolvendo a membrana do retículo endoplasmático, proteínas Atg (autofagia) 5-12 que interagem com Atg16L e a proteína LC3 (cadeia leve).

Autofagossomo

2 As membranas fundidas do autofagossomo encerram a mitocôndria para degradação. Reciclagem de Atg5-12/Atg16L e algumas proteínas LC3.

Fusão autofagossomo-lisossomo

Lisossomo

3 Fusão de um lisossomo com o autofagossomo. LC3 continua associada à membrana dupla do autofagossomo.

Autolisossomo

4 Degradação proteolítica da mitocôndria no autolisossomo por enzimas lisossomais. O autolisossomo (também chamado autofagolisossomo) tem apenas uma membrana.

Via de ubiquitina–proteassomo

1 Ligação ubiquitina-proteína

Ubiquitina — Enzima ativadora de ubiquitina **E1**

Cadeia de poliubiquitina ligada

Proteína

Enzima conjugada à ubiquitina **E2**

Ubiquitina-proteína ligase **E3**

Capuz 19S

2 Reconhecimento da proteína conjugada à ubiquitina pelo proteassomo 26S

Barril 26S

Capuz 19S

3 Degradação da proteína conjugada à ubiquitina pelo proteassomo 26S

4 Liberação e reciclagem de ubiquitina

Desmontagem da cadeia de poliubiquitina

Peptídios degradados

Formação de fagóforos sequestrando mitocôndrias

Polirribossomo

1 Membrana (fagóforo) do retículo endoplasmático rugoso encerrando as mitocôndrias para degradação proteolítica lisossomal.

Via da mitofagia

Parquina   PINK1

1 Nas células com mitocôndrias saudáveis, a parquina, uma **ubiquitina ligase**, está localizada no citoplasma em uma forma inativa. PINK1, uma **ubiquitina quinase**, é associada a mitocôndrias.

Complexo parquina–PINK1

2 PINK1 recruta e ativa a parquina em resposta ao dano mitocondrial

Parquina ativada

3 A parquina ativada transfere cadeias de poliubiquitina a proteínas ligadas à membrana externa das mitocôndrias

Cadeia de poliubiquitina

A degradação proteolítica proteossômica elimina mitocôndrias danificadas para impedir a ruptura de organelas e a liberação de espécies reativas de oxigênio (EROs) e DNA mitocondrial no citoplasma

A via de sinalização da autofagia inclui as seguintes etapas:

1. **A seleção da citomembrana a se tornar um fagossomo.** A autofagia começa com a formação da membrana do fagóforo, geralmente em locais de contato entre o retículo endoplasmático e as mitocôndrias.

Múltiplos componentes proteicos participam da formação do fagóforo. O **complexo ULK1**, com atividade de quinase, desencadeia o **complexo mTOR** (um regulador negativo de autofagia) para iniciar a autofagia a partir da seleção da citomembrana que virá a se tornar o fagóforo, o precursor do autofagossomo.

Depois disso, um complexo de proteínas de autofagia (Atg; Atg5-Atg12) se conjuga e interage com LC3 (proteína de cadeia leve 3) no fagóforo.

2. **A formação do autofagossomo.** A membrana dupla do fagóforo se estende e engloba seletiva ou aleatoriamente organelas ou componentes celulares para a degradação dentro do autofagossomo. Há reciclagem de Atg5-Atg12/Atg16L e algumas LC3.

3. **Formação do autolisossomo.** O lisossomo se funde com o autofagossomo e várias enzimas lisossomais iniciam a degradação de proteínas, lipídios e ácidos nucleicos. A LC3 permanece associada à

membrana dupla do autofagossomo e à membrana única do autolisossomo.

Já foi citado que mTOR é um regulador negativo da autofagia. A hipoxia e a diminuição nos níveis intracelulares de ATP levam à perda da atividade inibidora de autofagia de mTOR. Em contrapartida, a abundância de nutrientes e fatores de crescimento mantém a atividade citoprotetora de inibição da autofagia exercida por mTOR.

Via ubiquitina-proteassomo

A via ubiquitina-proteassomo tem quatro etapas sucessivas e reguladas (ver Figura 3.16):

1. A **ligação de uma cadeia de moléculas de ubiquitina a um substrato proteico** por uma cascata enzimática.

   Primeiramente, **E1**, a enzima ativadora da ubiquitina, ativa a ubiquitina na presença de ATP para formar uma ligação tioéster. Depois, **E2**, a enzima de conjugação à ubiquitina, utiliza a ligação tioéster para conjugar a ubiquitina ativada à proteína-alvo.

   A E2 transfere a ubiquitina ativada a resíduos de lisina do substrato com a ajuda da **E3**, uma ubiquitina-proteína ligase específica. Esse processo é repetido várias vezes para gerar uma cadeia longa de poliubiquitina ligada ao substrato proteico destinado à degradação pelo **proteassomo 26S**.

2. O **reconhecimento da proteína conjugada à ubiquitina pelo proteassomo 26S**. A subunidade da proteína (designada S5a) na extremidade 19S do proteassomo atua como um receptor da cadeia de poliubiquitina.

3. A **degradação da proteína conjugada à ubiquitina** em oligopeptídios na estrutura em forma de barril 26S, no interior proteolítico do proteassomo, em presença de ATP.

4. A **liberação e a reciclagem da ubiquitina**.

   O proteassomo 26S é uma protease multimérica gigante (cerca de 2.000 kDa) presente no núcleo e no citoplasma. Estruturalmente, o proteassomo 26S consiste em um núcleo em formato de barril com duas estruturas nas extremidades que reconhecem proteínas ubiquitinadas.

   A degradação de proteínas ocorre dentro dessa estrutura em formato de barril. Como já discutido, dentre as proteínas degradadas pelo proteassomo 26S, estão proteínas envolvidas na regulação do ciclo celular (ciclinas), fatores de transcrição e o processamento de antígenos para ativação da resposta imune e inflamatória.

Via de sinalização da mitofagia

A via de sinalização da mitofagia elimina mitocôndrias danificadas e envolve duas enzimas (ver Figura 3.16):

1. **Parquina**, uma **ubiquitina ligase** encontrada no citoplasma na sua forma inativa.

2. **PINK1**, uma **ubiquitina quinase** associada à membrana mitocondrial externa.

   Em resposta ao dano mitocondrial, a PINK1 recruta e ativa a parquina.

A parquina ativada exerce sua atividade de ubiquitina ligase por meio da transferência da poliubiquitina para proteínas agregadas à membrana mitocondrial externa. As proteínas ubiquitinadas são reconhecidas pela maquinaria proteolítica do proteossomo para iniciar a eliminação de mitocôndrias defeituosas.

Em caso de defeito ou ausência do complexo parquina-PINK1, as mitocôndrias defeituosas não são eliminadas.

A seguir, ocorrem dois eventos. Primeiramente, as espécies reativas de oxigênio (EROs) e o DNA mitocondrial (DNAmt) são liberados no citoplasma de neurônios secretores de dopamina. Depois, a presença de DNAmt no citoplasma aumenta a expressão de citocinas pró-inflamatórias. Em essência, o complexo parquina-PINK1 protege contra a inflamação, uma característica importante do mal de Parkinson. O Parkinson é um exemplo de doença neurodegenerativa causada por uma disfunção mitocondrial determinada por mutação na parquina ubiquitina ligase e na proteinoquinase PINK1.

Observe também a clara diferença entre a via lisossomal de autofagia e a via de sinalização de mitofagia com base em ubiquitina-proteassomo executada durante a remoção das mitocôndrias envelhecidas ou danificadas.

NEOPLASIA

A **neoplasia** significa um crescimento mal regulado de novas células (do grego, *neos*, novo; *plásis*, coisas formadas) e o termo é permutável com **tumor** (cuja origem latina significa, tumefação). Câncer (do latim, caranguejo) é uma neoplasia maligna ou tumor maligno. As células de origem são derivadas das três camadas embrionárias (ectoderma, mesoderma e endoderma).

Clinicamente, há dois tipos de tumores: os **benignos** e os **malignos**. Um tumor benigno é caracterizado por crescimento ativo localizado e leva ao desenvolvimento de uma massa celular ou tumoral com estrutura similar e, às vezes, características funcionais semelhantes às das células de origem.

As neoplasias benignas ou os tumores benignos geralmente são encapsulados, crescem de modo lento e não se espalham a distância por invasão de vasos sanguíneos ou linfáticos. Entretanto, os tumores benignos podem comprimir tecidos adjacentes (p. ex., compressão da uretra por tumor benigno de próstata ou um tumor benigno no tronco encefálico). Um tumor benigno pode crescer no lúmen de um órgão (p. ex., no intestino) e causar uma obstrução.

Um tumor maligno pode ser **diferenciado**, assemelhando-se ao tecido original, **pouco diferenciado**, retendo algumas características do tecido de origem, e **não diferenciado** ou **anaplásico**, quando as células ou o tecido de origem não podem ser identificados.

O **sistema de estadiamento de tumor (TNM: tumor/linfonodo/metástase)** baseia-se em três parâmetros (estadiamento do câncer colorretal por Cuthbert Dukes [1890-1977]):

1. O **tamanho do tumor** e o **grau de invasão local (T).**
2. O envolvimento dos **linfonodos regionais (N).**
3. A presença de **metástases (M).**

Por exemplo, T1, N0, M0 significa um tumor pequeno (T1), sem envolvimento de linfonodos regionais (N0) e ausência de metástases (M0).

Em sua maioria, os **carcinomas** (do grego, *karkinoma*, câncer; *oma,* tumor) são neoplasias malignas originários de células epiteliais (ectoderma e endoderma). Um **adenocarcinoma** é um tumor maligno que se assemelha ao padrão glandular. Os **sarcomas** (do grego, *sarkoma*, crescimento carnoso; *oma*, tumor) são neoplasias malignas de origem no mesênquima (mesoderma).

De modo geral, os carcinomas se desenvolvem a partir de uma **displasia** (do grego *dys*, difícil; *plasis*, modelagem), um processo que envolve alterações genéticas e a participação de diversas vias de sinalização celular.

A displasia ocorre no tecido epitelial. É definida por aumento na taxa de mitose, ausência de diferenciação celular completa e uma relação intercelular anormal. **A displasia pode progredir para um carcinoma *in situ* e depois se tornar um tumor invasivo.**

O **carcinoma *in situ*** (localizado) é restrito à camada epitelial sem ultrapassar a membrana basal e alcançar o tecido conjuntivo adjacente. Os carcinomas *in situ* são geralmente encontrados na cérvice uterina, na pele e nas mamas, nos ductos lactíferos (carcinoma intraductal) ou no tecido lobular mamário (carcinoma intralobular).

Os **pólipos adenomatosos neoplásicos** têm características similares às do carcinoma *in situ* e são precursores de carcinoma em alguns órgãos, como o cólon (Capítulo 16, *Parte Baixa do Sistema Digestório*). Um pólipo cresce na superfície epitelial e representa uma neoplasia (adenoma) ou um processo inflamatório.

Além da **invasão local**, as células do carcinoma se espalham pelos vasos linfáticos, originando **metástases nos linfonodos.**

Algumas células do carcinoma invadem os vasos sanguíneos e produzem **metástases hematógenas.** As metástases (do grego *meta*, no meio de*; stasis,* parar), ou **tumores secundários**, são originadas de células isoladas do **tumor primário.**

Os **sarcomas** são originários dos tecidos moles derivados do mesênquima, são localmente invasivos e se **espalham principalmente pelos vasos sanguíneos.** As células progenitoras dos sarcomas não são restritas à membrana basal, como as progenitoras das células epiteliais. Os sarcomas consistem em células fusiformes, enquanto os carcinomas tendem a reter uma configuração epitelial estabilizada pelas junções celulares e moléculas de adesão celular.

Observe na Figura 3.17 a classificação de tumores benignos e malignos de origem mesenquimatosa. A designação de diversos tumores que não seguem as descrições dos carcinomas e sarcomas é baseada em sua célula ou tecido de origem:

1. **Linfomas**, quando são originários do sistema linfoide.
2. **Melanoma**, quando o melanócito é a célula de origem.
3. **Leucemia** (do grego *leukos*, branco; *haima*, sangue), quando a doença se desenvolve a partir de células-tronco multipotentes ou células progenitoras comprometidas e se espalha pelo corpo depois de atravessar as barreiras das células endoteliais. Neoplasias hematopoéticas podem surgir a partir de uma **mielodisplasia** anterior, o que equivale à displasia epitelial.
4. **Teratoma**, quando as células tumorais benignas ou malignas são derivadas das três camadas embrionárias (ectoderma, mesoderma e endoderma), nas gônadas femininas e masculinas ou em locais não gonadais.
5. **Hamartomas**, quando há anomalias do desenvolvimento (como **hemangiomas**) que produzem massas tumorais em locais normais (pele).
6. **Coristomas**, quando um tecido cresce demasiadamente em algum local aberrante e mimetiza um tumor. Os coristomas podem ser localizados na cabeça e na região do pescoço (faringe, cavidade oral e orelha média). Diversos tipos de tecido (cartilagem, tecido ósseo, tecido glial e tireoide) podem ocorrer na cavidade oral como coristomas.

Além disso, muitos tumores têm sido identificados pelo nome do seu descobridor. Por exemplo, o **sarcoma de Ewing**, um tumor ósseo altamente sensível à radioterapia e que acomete crianças e adultos jovens, pertence ao grupo de tumores da família do sarcoma de Ewing (ESFT). Os ESFT são caracterizados por uma translocação entre o cromossomo 11 e o 22, referida como t(11;22), de um gene do cromossomo 22, que codifica o gene do sarcoma de Ewing (EWS), e o fator de transcrição codificado pelo gene *FLI1* do cromossomo 11. O gene resultante da fusão EWA/FLI codifica uma proteína anormal.

O **linfoma de Burkitt** é descrito no Boxe 3.E. Detalhes sobre o **linfoma de Hodgkin** são discutidos no Capítulo 10, *Sistema Imunológico e Linfático*. O **sarcoma de Kaposi** (um tumor originado nas células endoteliais e causado pelo herpes-vírus humano 8 [HHV8], também conhecido como herpes-vírus associado ao sarcoma de Kaposi [KSHV]), é discutido no Capítulo 12, *Sistema Cardiovascular*.

Proto-oncogenes, oncogenes e genes de supressão tumoral

Mutações em proto-oncogenes e genes de supressão tumoral levam ao desenvolvimento de câncer (Figura 3.18). A versão mutante de um proto-oncogene (do grego *prōtos*, primeiro; *genos,* nascimento) (Boxe 3.F) é chamada oncogene (do grego *onkos*, massa).

Mutações de proto-oncogenes são **dominantes** porque a mutação de um único alelo pode levar a uma transformação celular. Em contrapartida, a mutação de um gene de supressão tumoral é **recessiva**: os dois alelos do gene de supressão tumoral devem ser mutantes para que a célula sofra transformação.

Figura 3.17 Mapeamento de conceitos | Neoplasia.

Neoplasia

Tumores benignos

Origem epitelial — Adenoma, Papiloma, Pólipo

Origem mesenquimal:
- Tecido conjuntivo — Fibr**oma**
- Tecido adiposo — Lip**oma**
- Cartilagem — Condr**oma**
- Osso — Oste**oma**
- Músculo liso — Liomi**oma**
- Músculo esquelético — Rabdomi**oma**

Tumores malignos

Origem epitelial — Carcinoma (não glandular), Adenocarcinoma (glandular), Carcinoma espinocelular

Origem mesenquimal — Sarcoma:
- Tecido conjuntivo — Fibros**sarcoma**
- Tecido adiposo — Lipos**sarcoma**
- Cartilagem — Condros**sarcoma**
- Osso — Osteos**sarcoma**
- Músculo liso — Liomios**sarcoma**
- Músculo esquelético — Rabdomios**sarcoma**

Origem celular/tecidual
- Linfoma
- Melanoma
- Leucemias
- Teratomas
- Hamartomas
- Coristomas

Nomes específicos
- Sarcoma de Ewing (osso)
- Sarcoma de Kaposi (endotélio)
- Doença de Hodgkin (tecido linfoide)
- Linfoma de Burkitt (linfócitos B/vírus Epstein–Barr)

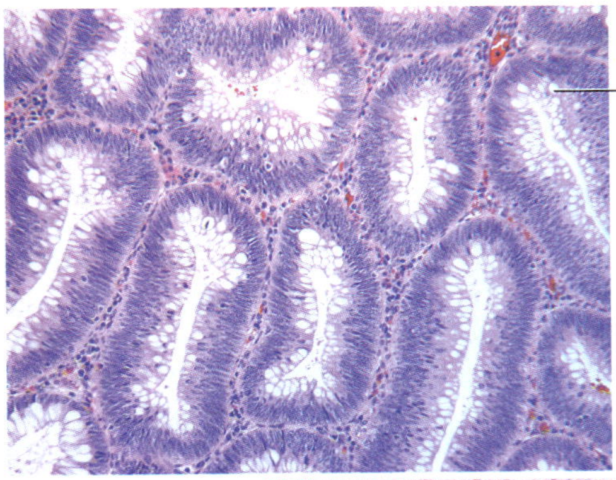

Pólipo adenomatoso (cólon)

Células caliciformes

Neoplasia benigna glandular composta de epitélio intestinal displásico com abundantes células caliciformes e estroma vascularizado. Os adenomas são os precursores de quase todos os cânceres colorretais. Os adenomas podem ser sésseis, pedunculares ou planos, com arquitetura tubular ou vilosa e grau de displasia.

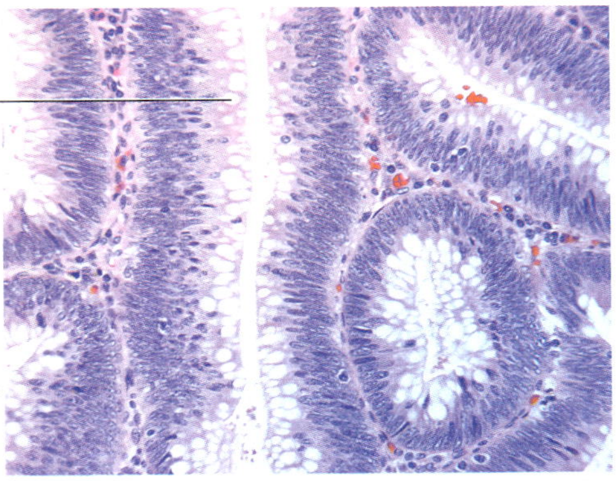

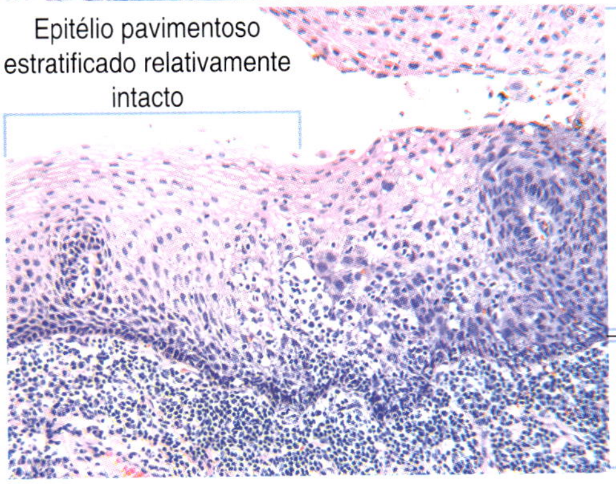

Epitélio pavimentoso estratificado relativamente intacto

Carcinoma espinocelular (laringe)

Epitélio pavimentoso estratificado relativamente intacto

Membrana basal

Reação inflamatória granulomatosa crônica na lâmina própria

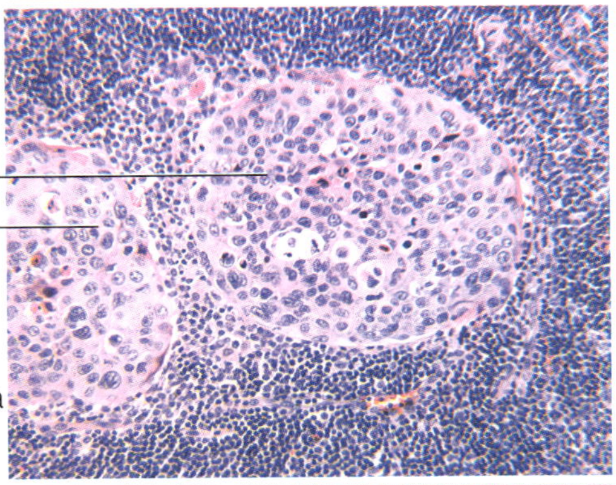

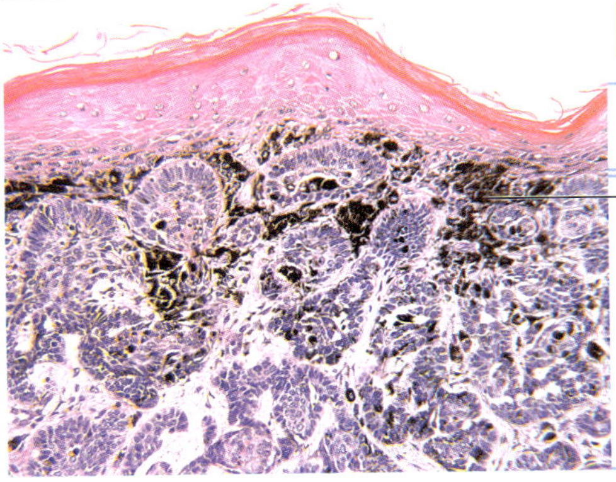

Melanoma (pele)

Epiderme

Epiderme

Melanina

Melanoma pigmentado invasivo (melanina) na derme

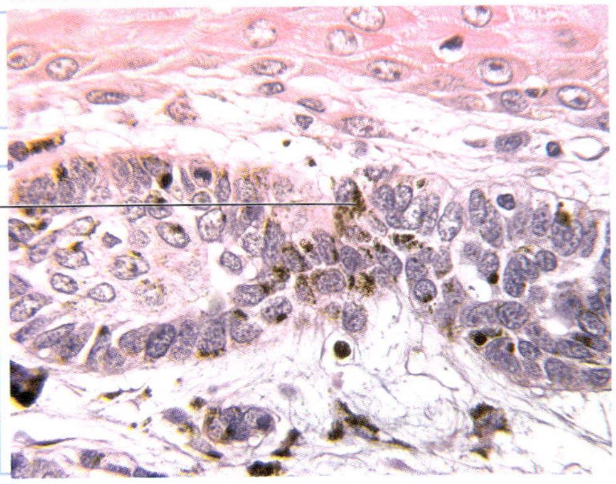

Boxe 3.E Proto-oncogenes e proteínas supressoras de tumor em câncer humano.

- **Leucemia mielógena crônica:** o proto-oncogene ***c-abl*** se transloca do cromossomo 9 para o cromossomo 22 (chamado **cromossomo Filadélfia**) e codifica uma proteína de fusão com atividade constitutiva de tirosinoquinase

- **Linfoma de Burkitt:** o proto-oncongene ***c-myc*** é translocado do cromossomo 8 para o cromossomo 14. Essa translocação deixa o c-*myc* sob controle do *locus* de uma imunoglobulina ativa (gene imunoglobulina de cadeia pesada, Cm), livre de elementos reguladores normais. O linfoma de Burkitt é endêmico em algumas partes da África e acomete principalmente crianças ou adultos jovens. De modo geral, afeta o maxilar ou a mandíbula e responde à quimioterapia

- **p53:** a inativação dessa **proteína supressora de tumor**, um fator de transcrição expresso em resposta ao dano ao DNA (Capítulo 1, *Epitélio | Biologia Celular*), está associada a 50 a 60% dos cânceres humanos. O p53 inativo permite a progressão através do ciclo celular de células que apresentam DNA danificado.

Figura 3.18 Via funcional de oncogenes.

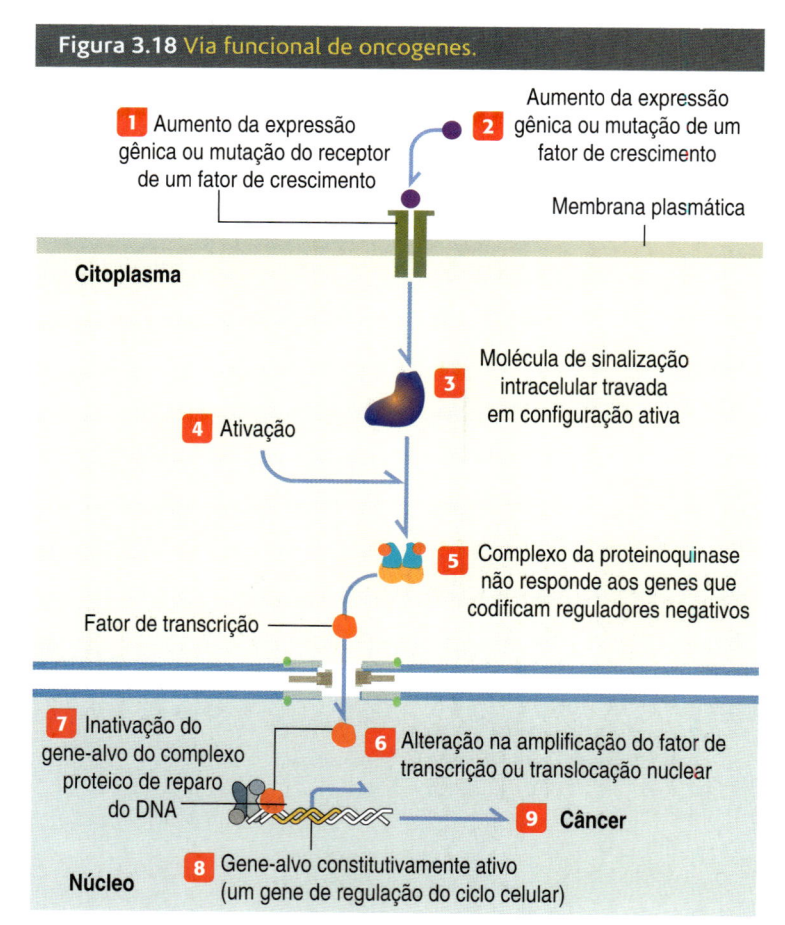

1 Aumento da expressão gênica ou mutação do receptor de um fator de crescimento

2 Aumento da expressão gênica ou mutação de um fator de crescimento

Membrana plasmática

Citoplasma

3 Molécula de sinalização intracelular travada em configuração ativa

4 Ativação

5 Complexo da proteinoquinase não responde aos genes que codificam reguladores negativos

Fator de transcrição

7 Inativação do gene-alvo do complexo proteico de reparo do DNA

6 Alteração na amplificação do fator de transcrição ou translocação nuclear

9 Câncer

Núcleo

8 Gene-alvo constitutivamente ativo (um gene de regulação do ciclo celular)

Os oncogenes expressam **constantemente** produtos ativos que provocam desregulação do crescimento e da diferenciação celular, duas propriedades das células tumorais. Uma célula é **transformada** quando seu crescimento passa de regulado a desregulado.

As mutações podem ocorrer na sequência do gene (mutações pontuais, inserções ou amplificação gênica) ou pela **translocação** ou **fusão cromossômica** (pela colocação de um gene em um ambiente regulador diferente). Note que os termos proto-oncogenes e oncogenes não são intercambiáveis. A integração das seis maiores categorias de produtos dos oncogenes em sua via funcional é mostrada na Figura 3.19.

Os oncogenes estão envolvidos em diversas **funções reguladoras**, como:

1. **Fatores de crescimento.**
2. **Receptores de fatores de crescimento.**
3. **Moléculas de transdução de sinal.**
4. **Fatores de transcrição.**
5. **Outros fatores.**

1. **Fatores de crescimento:** as proteínas derivadas de oncogenes são capazes de induzir proliferação anormal de células próximas (ação parácrina), células distantes (ação endócrina) ou delas mesmas (ação autócrina). São exemplos o **fator de crescimento derivado de plaquetas (PDGF)**, liberado pelas plaquetas durante a coagulação, e a **família *Wingless*** de glicoproteínas secretadas.

2. **Receptores de fator de crescimento** (tirosinoquinase receptora): como já foi visto neste capítulo, as tirosinoquinases adicionam grupos fosfatos aos resíduos de tirosina em proteínas-alvo para ativá-las ou desativá-las. Quando um receptor de superfície celular é constitutivamente fosforilado em tirosina(s) (na ausência do ligante), ele transmite sinais para dentro da célula, levando ao desenvolvimento de câncer. Exemplos são o **receptor do fator de crescimento epidérmico (EGFR)**, o **receptor do fator de crescimento derivado de plaquetas (PDGFR)**, o **receptor do fator de crescimento endotelial (VEGFR)**, o **receptor do fator de crescimento epidérmico humano 2 (HER2)** e o **receptor c-kit** (envolvido na migração de mastócitos para o tecido conjuntivo e a colonização das cristas gonadais pelas células primordiais germinativas durante o desenvolvimento).

3. **Moléculas transdutoras de sinal**, incluindo:

Boxe 3.F Proto-oncogenes e oncogenes.

- Um **proto-oncogene** é um gene normal que codifica uma proteína reguladora do ciclo celular, da diferenciação celular ou de uma via de sinalização celular. As proteínas proto-oncogênicas mimetizam os fatores de crescimento, os receptores de hormônios, as proteínas G, as enzimas intracelulares e os fatores de transcrição

- Um **oncogene** é um **proto-oncogene mutante** que codifica uma oncoproteína capaz de interromper o ciclo celular normal e causar câncer

- Os proto-oncogenes e os oncogenes são designados por **três letras em itálico** (p. ex., *src*). Um oncogene presente em um vírus tem o **prefixo v** (p. ex., v-*src*). Um proto-oncogene presente em uma célula tem o **prefixo c** (p. ex., c-*src*)

- Uma proteína codificada por um proto-oncogene ou um oncogene é designada pelas mesmas três letras, como no proto-oncogene ou no oncogene. Entretanto, as letras não são em itálico e a primeira letra é maiúscula (Src).

Figura 3.19 Mapeamento de conceitos | Oncogenes e genes de supressão tumoral.

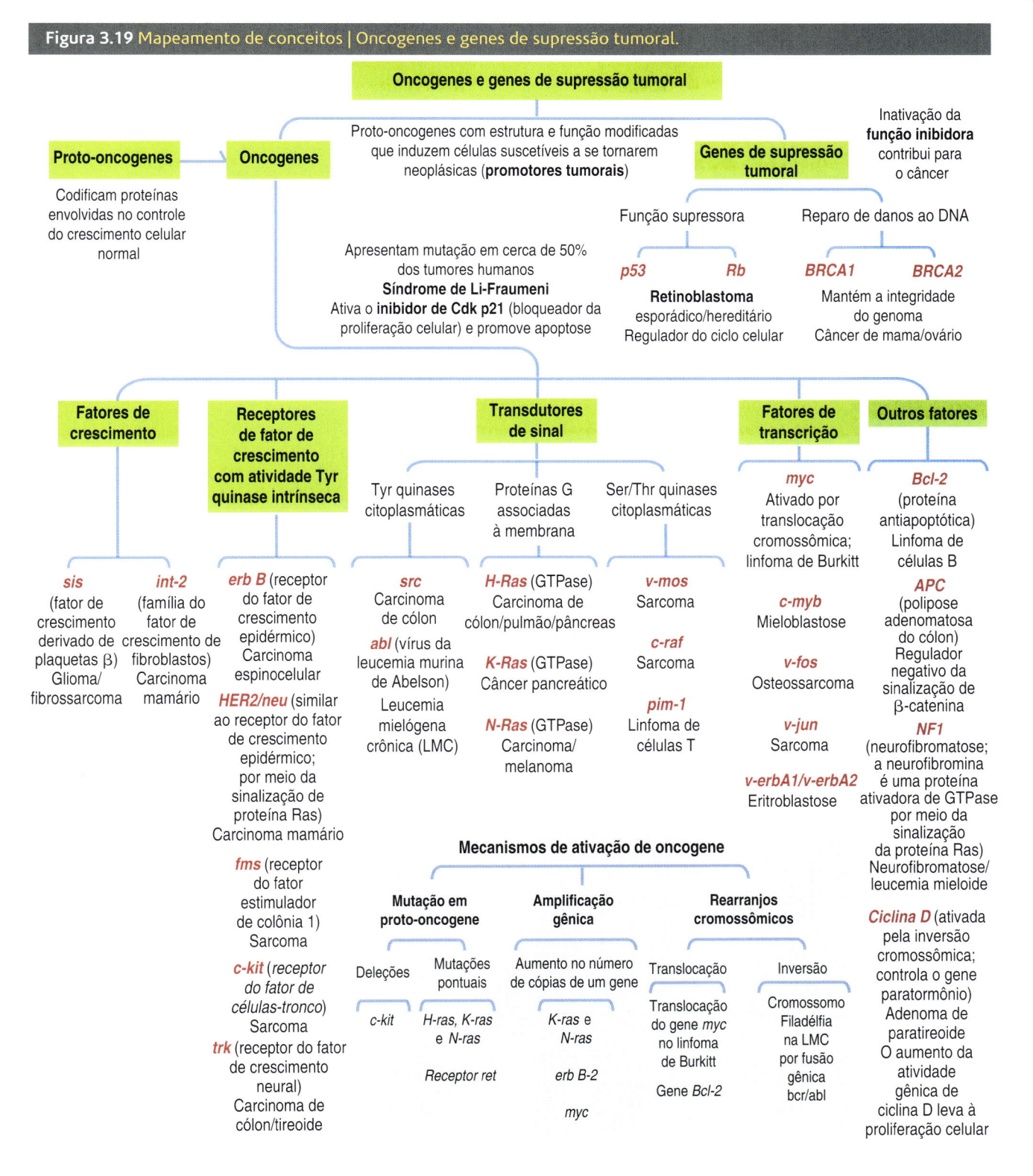

Tirosinoquinases citoplasmáticas. Exemplos de oncogenes intracelulares com atividade de tirosinoquinase incluem o **gene *c-abl*** na **leucemia crônica mieloide** e a **família Src** (Boxe 3.E).

Serino/treoninoquinases citoplasmáticas. Exemplos são a **Raf quinase**, que ativa uma segunda quinase, MEK (via de sinalização de Ras, Raf e MAP quinase), e as **quinases dependentes de ciclina**, discutidas no Capítulo 1, *Epitélio | Biologia Celular*, com o ciclo celular.

GTPases reguladoras. Um exemplo é a **proteína Ras**, um ligante de GTP/GTPase associado à membrana. Após a interação com a proteína serinoquinase citoplasmática Raf, Ras cliva GTP em GDP e fosfato após a ativação pelos ligantes EGF ou TGF-β. A proteína Ras atua como ativador ou inativador das principais vias de sinalização que estimulam o crescimento e a proliferação celular.

4. **Fatores de transcrição**: Dentre os oncogenes que codificam proteínas de ligação a sequências específicas de DNA, estão *myb* (vírus da mieloblastose aviária) e *ets* (transformação específica E26). Um exemplo de fator de transcrição é o **gene *c-myc***, que regula a transcrição de genes que induzem a proliferação celular.

O gene *c-myc* é um exemplo de ativação de proto-oncogene por translocação cromossômica. O gene *c-myc* é translocado para um dos *loci* de imunoglobulina no linfoma de Burkitt (Boxe 3.E). O gene *c-myc* é alvo da via PAC/β-catenina/Tcf em células de carcinoma de cólon (Capítulo 16, *Parte Baixa do Sistema Digestório*).

5. **Outros fatores**, como a ativação do oncogene *Bcl-2* associado à membrana mitocondrial, podem bloquear a apoptose, como já discutido; o gene *APC*, um regulador negativo da via de sinalização da β-catenina na polipose adenomatosa do cólon (em inglês, *adenomatous polyposis coli*).

Os genes de supressão tumoral codificam proteínas que, em condições normais, previnem o desenvolvimento de tumores. De modo geral, inibem o ciclo celular. Em caso de perda de função inibidora em virtude da mutação do gene de supressão tumoral (mutação de **perda de função** – *loss-of-function mutations*), ocorre o desenvolvimento de câncer. Como mencionado, a mutação do gene de supressão tumoral é recessiva porque requer a inativação de ambos os alelos de uma célula. Dentre os genes de supressão tumoral, estão o **gene *p53*** e o **gene *retinoblastoma* (Rb)** (Capítulo 1, *Epitélio | Biologia Celular*). A função desses genes é regular o ciclo celular.

Outro grupo inclui os **genes *BRCA1* e *BRCA2***, genes de supressão tumoral associados ao câncer de mama e ovário. Sua função é manter a integridade do DNA.

Os produtos codificados pelos genes *BRCA1* e *BRCA2* são proteínas nucleares colocalizadas com RAD-51 em sítios que apresentam dano no DNA e participam do reparo por recombinação homóloga de fitas duplas partidas.

A perda da função dos genes *BRCA1* e *BRCA2* codifica produtos proteicos defeituosos, o que leva ao acúmulo de defeitos genéticos que podem provocar câncer. Voltaremos a discutir o papel dos genes *BRCA1* e *BRCA2* no câncer de mama no Capítulo 23, *Fertilização, Placentação e Lactação*.

Identificação de oncogenes em retrovírus

Embora a maioria dos vírus de animais destrua as células infectadas, vários tipos de vírus são capazes de estabelecer uma infecção a longo prazo que não provoca a morte da célula. Essa interação estável vírus-célula do hospedeiro perpetua a informação viral na célula, em geral por inserção direta no DNA celular.

O primeiro oncogene foi identificado a partir do estudo de **retrovírus**. Todos os animais vertebrados, inclusive os seres humanos, **herdam genes relacionados a genes retrovirais e os transmitem aos seus descendentes**. Tais genes são chamados **provírus endógenos**, enquanto aqueles que infectam a célula são chamados **provírus exógenos**.

Vírus causadores de cânceres isolados de todo tipo de animal vertebrado induzem uma grande variedade de tumores e pertencem a vários tipos virais: **vírus tumorais que contêm RNA**, chamados **retrovírus**, e **vírus tumorais que contêm DNA**, como **poliomavírus, papilomavírus, adenovírus** e **herpes-vírus**.

Os retrovírus, os quais contêm RNA, têm um ciclo celular distinto. Nos primeiros estágios da infecção, o **RNA viral é copiado em DNA** pela enzima viral **transcriptase reversa**. Uma vez sintetizada, a molécula de DNA é transportada para o núcleo e inserida aleatoriamente como **provírus** em qualquer um dos locais disponíveis do DNA cromossômico do hospedeiro.

O provírus contém sinais para a regulação de seus próprios genes virais; no entanto, eles podem ser transmitidos para o proto-oncogene, forçando-o a produzir maiores quantidades de RNA e proteína do que o normal.

Os retrovírus e os poliomavírus têm recebido maior atenção porque apresentam um ou dois genes específicos que têm propriedades indutoras de câncer: são os chamados **oncogenes virais**. Os retrovírus e os poliomavírus, assim como genes celulares, estão sujeitos a mutações.

Um grupo de tais mutantes do **vírus do sarcoma de Rous** (do inglês, *Rous sarcoma virus*, **RSV**; espécie de origem: galinha) tem sido importante na determinação do papel do gene **viral v-*src***. A sequência do *src* em células normais constitui um gene **celular** chamado *c-src*, um **proto-oncogene**.

O *src* **viral** é diretamente derivado do *src* **celular**. Um precursor do RSV parece ter adquirido uma cópia de *c-src* durante a infecção de uma célula de galinha. O ***c-src* é inofensivo, mas seu parente próximo, v-*src*, provoca tumores e transforma células após a infecção por RSV.**

Fibroblastos de galinha produzem aproximadamente 50 vezes mais RNA e proteína de *src* do que um fibroblasto não infectado contendo somente o gene c-*src*.

O gene c-*src* assumiu grande importância ao se perceber que muitos outros retrovírus transportam oncogenes, geralmente diferentes de v-*src*. Cada um desses genes é também derivado de um precursor celular normal distinto.

A classificação desses genes como proto-oncogenes baseia-se no entendimento de que formas mutantes desses genes participam do desenvolvimento do câncer (Boxe 3.F). No entanto, os proto-oncogenes têm diferentes funções bioquímicas no controle do crescimento e do desenvolvimento normais.

Células infectadas por RSV produzem uma proteína de 60 kDa, a qual foi identificada como o produto que o **gene v-src** utiliza para transformar as células. Foi nomeada **p60**$^{v-src}$. Essa proteína pode funcionar como uma **proteinoquinase** e, nas células vivas, muitas proteínas podem ser fosforiladas pela atividade da **Src quinase**. O alvo da fosforilação são os resíduos de **tirosina**.

A transformação celular pelo oncogene v-src causa um aumento de dez vezes na fosfotirosina celular total em proteínas-alvo celulares restritas ao lado interno da **membrana celular**. Muitas outras proteínas codificadas pelos proto-oncogenes ou envolvidas no controle da função de crescimento celular que atuam como a proteína Src, como as proteinoquinases, geralmente são específicas para tirosina.

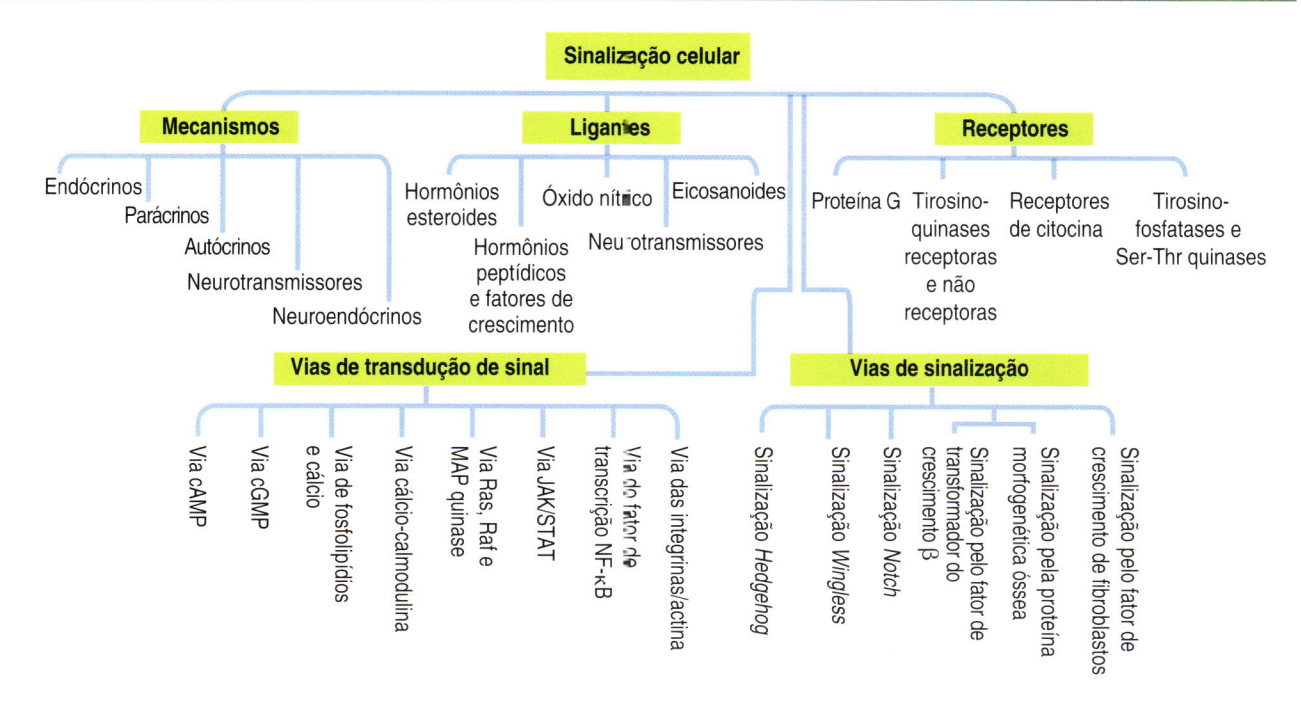

Mapeamento de conceitos e conceitos essenciais | Sinalização celular | Biologia celular | Patologia

- Sinalização celular é o mecanismo por meio do qual células respondem a sinais químicos. Moléculas sinalizadoras são secretadas ou expressas na superfície das células.

  Quando uma molécula sinalizadora se liga ao seu receptor, inicia reações intracelulares para regular a proliferação, a diferenciação, os movimentos, o metabolismo e o comportamento celulares

- Existem vários mecanismos de sinalização celular:

  (1) A sinalização endócrina envolve um hormônio secretado por uma célula endócrina e transportado pela circulação sanguínea para atuar em uma célula-alvo distante.

  (2) A sinalização parácrina é mediada por moléculas de ação local para regulação da função de uma célula vizinha.

  (3) A sinalização autócrina é a que acontece quando células respondem a moléculas sinalizadoras produzidas por elas próprias.

  (4) A sinalização por neurotransmissores é uma forma específica de sinalização parácrina que envolve neurônios e moléculas de neurotransmissores liberados em uma sinapse.

  (5) A sinalização neuroendócrina é caracterizada pela liberação de um hormônio na corrente sanguínea por uma célula neuroendócrina em resposta a um estímulo proveniente de um terminal axonal.

  A sinalização celular requer uma ação de retroalimentação (feedback) negativa ou positiva para regulação da liberação de hormônios ou ligantes

- Hormônios ou ligantes podem ser:

  (1) Hormônios esteroides (p. ex., derivados do colesterol: testosterona, estrógeno, progesterona e corticosteroides). Hormônios esteroides se ligam a receptores no citosol e no núcleo celular.

  (2) Hormônios peptídicos (p. ex., insulina, neuropeptídios secretados por neurônios e fatores de crescimento) que se ligam a um receptor na superfície celular. As moléculas de sinalização não esteroides, como os hormônios da tireoide, a vitamina D e os retinoides (vitamina A), se ligam a receptores intracelulares.

  Existem diversas moléculas sinalizadoras específicas:

  (1) A epinefrina (adrenalina) pode ser um neurotransmissor, além de ser um hormônio liberado na corrente sanguínea.

  (2) Os eicosanoides e os leucotrienos (derivados do ácido araquidônico) são moléculas sinalizadoras que contêm lipídios e se ligam a receptores de superfície celular

- O óxido nítrico é uma molécula de sinalização com meia-vida muito curta (segundos). O óxido nítrico é sintetizado a partir da arginina pela enzima óxido nítrico sintase. O óxido nítrico pode se difundir pela membrana plasmática, mas não se liga a um receptor. Sua principal função é a regulação da atividade de enzimas intracelulares. Uma das funções relevantes do óxido nítrico é a dilatação dos vasos sanguíneos. A nitroglicerina, um agente utilizado no tratamento de doenças cardíacas, é convertida em óxido nítrico, que aumenta o fluxo sanguíneo cardíaco pela dilatação das artérias coronárias

- Após a ligação a um receptor de superfície, hormônios peptídicos ou fatores de crescimento ativam alvos intracelulares a jusante do receptor.

  (1) Os receptores acoplados à proteína G são compostos de três subunidades (α, β e γ) que formam um complexo. A subunidade α se liga ao GDP (difosfato de guanosina) e regula a atividade da proteína G. Quando uma molécula sinalizadora se liga a seu receptor, a subunidade α da proteína G acoplada se dissocia, libera GDP e se liga ao GTP (trifosfato de guanosina) para ativar uma molécula-alvo adjacente.

  (2) As tirosinoquinases podem ser proteínas transmembrânicas ou estar presentes no citosol. A primeira forma é denominada tirosinoquinase receptora; a segunda forma é conhecida como tirosinoquinase não receptora. A interação de um ligante com o receptor do tipo tirosinoquinase induz sua dimerização, o que leva à autofosforilação do domínio intracelular. Moléculas com domínios com SH2 (homologia ao Src 2) se ligam ao domínio quinase catalítico da tirosinoquinase receptora. A atividade da tirosinoquinase receptora pode ser interrompida pela indução da autofosforilação na ausência de um ligante. A atividade de tirosinoquinase pode ser inibida pelo mesilato de imatinibe, uma molécula com afinidade ao domínio de ligação do trifosfato de adenosina (ATP) no sítio catalítico. O imatinibe é usado no tratamento da leucemia mieloide crônica, da leucemia mielomonocítica crônica, da mastocitose sistêmica e das leucemias mastocitárias.

  (3) Os receptores de citocinas são uma família de receptores que estimulam tirosinoquinases de proteínas intracelulares, os quais não são componentes intrínsecos do receptor. A interação de ligantes e receptores de citocinas causa a dimerização do receptor e a fosforilação cruzada das proteinoquinases associadas. Membros da família de tirosinoquinases associados a receptores de citocinas são a família Src e a família Janus quinase (JAK).

  (4) Os membros da família do fator transformador do crescimento β (TGF-β) são proteinoquinases que fosforilam resíduos de serina e treonina. A interação do ligante com TGF-β induz a dimerização do receptor e, então, sua heterodimerização. O domínio intracelular do receptor, contendo serina ou treonina, tem suas com cadeias polipeptídicas fosforiladas de maneira cruzada e forma complexos heteroméricos com o mediador comum de fator de transcrição SMAD4, que é translocado até o núcleo.

  (5) Os receptores podem estar ligados a enzimas, como proteínas tirosinofosfatases e proteínas serinoquinases e treoninoquinases. As tirosinofosfatases removem grupos tirosina fosfato da fosfotirosina e interrompem a sinalização iniciada pela fosforilação da tirosina

- Após a interação com o ligante, a maioria dos receptores ativa enzimas intracelulares para transmissão e amplificação do sinal.

  (1) A via do cAMP (monofosfato cíclico de adenosina) é decorrente da formação de cAMP (conhecido como um segundo mensageiro) a partir de ATP pela enzima adenilil ciclase. Os efeitos intracelulares do cAMP são mediados pela proteinoquinase dependente de cAMP (também conhecida como proteinoquinase A). A proteinoquinase dependente de cAMP inativa é um tetrâmero composto de duas subunidades reguladoras (o sítio de ligação do cAMP) e duas subunidades catalíticas. A enzima fosfodiesterase degrada o cAMP. Após a ligação do cAMP, as subunidades catalíticas se dissociam e cada subunidade catalítica fosforila resíduos de serina nas proteínas-alvo ou migra para o núcleo da célula.

  No núcleo celular, a subunidade catalítica fosforila o fator de transcrição CREB (proteína ligante de CRE) ligado ao CRE (elemento de resposta ao cAMP) e a atividade gênica específica é induzida.

  (2) A via do GMPc (monofosfato cíclico de guanosina) utiliza a guanilato ciclase para produzir o GMPc, que é degradado por uma fosfodiesterase dependente de GMPc. Os fotorreceptores da retina utilizam o GMPc para converter sinais luminosos em impulsos nervosos.

  (3) A via de Ca²⁺-fosfolipase C é caracterizada pela produção de segundos mensageiros a partir do fosfolipídio 4,5-bifosfato de fosfatidilinositol (PIP$_2$). A hidrólise de PIP$_2$ por fosfolipase C (PLC) produz dois segundos mensageiros: o diacilglicerol e o 1,4,5-trifosfato de inositol (IP$_3$). O diacilglicerol e o IP$_3$ estimulam a proteinoquinase C (serinoquinases e treoninoquinases) e a mobilização de Ca²⁺. A proteinoquinase C ativa as proteinoquinases de via da MAP quinase (MAP, proteína ativada por mitógenos) para fosforilar fatores de transcrição.

  (4) A via de Ca²⁺-calmodulina é caracterizada pela ativação da calmodulina, uma proteína dependente de Ca²⁺, quando a concentração desse íon aumenta e há ligação de Ca²⁺ à calmodulina. Observe que as vias de Ca²⁺-fosfolipase C e Ca²⁺-calmodulina regulam a concentração de Ca²⁺ por sua liberação do armazenamento intracelular e sua entrada na célula vindo do espaço extracelular.

  (5) A via da MAP quinase envolve serina e treonina MAP quinases. A família de quinases reguladas por sinais extracelulares (ERK) é uma MAP quinase que age por meio de tirosinoquinases receptoras ou receptores associados à proteína G. A ativação da ERK é mediada por duas proteinoquinases: Raf e MEK (MAP quinase ou ERK quinase). A Raf interage como a proteína do vírus de sarcoma de rato (Ras), um elemento essencial do grupo das proteínas oncogênicas.

  A Raf fosforila a MEK, que ativa a ERK e, em seguida, a ERK fosforilada ativa proteínas-alvo nucleares (Elk-l) e citosólicas. Duas outras MAP quinases são a JNK e p38 MAP quinases.

  (6) A via JAK-STAT regula fatores de transcrição. As proteínas transdutoras de sinais e ativadoras de transcrição (STAT) são fatores de transcrição com um domínio SH2 presentes no citoplasma em uma forma inativa. A interação de um ligante com um receptor de citocina determina a ligação de STAT à Janus quinase associada ao receptor (JAK), uma tirosinoquinase, por meio de seu domínio SH2. A STAT fosforilada é dimerizada e translocada para o núcleo para ativar a transcrição gênica.

  (7) A via do fator de transcrição NF-κB (fator nuclear envolvido na transcrição do gene da cadeia leve κ em linfócitos B) é estimulada pela proteinoquinase C e participa das respostas imunológicas. Quando inativo, o heterodímero de NF-κB está ligado à subunidade inibidora I-κβ e permanece no citoplasma. A fosforilação de I-κB, deflagrada pela I-κB quinase, causa a destruição de I-κB pelo proteassomo 26S e a translocação nuclear do heterodímero NF-κB para ativar a transcrição gênica.

  (8) A via de sinalização da integrina-actina transmite sinais mecânicos e químicos de fora para dentro, ou seja, da matriz extracelular para o interior da célula, por meio de proteínas intermediárias que ligam a actina a heterodímeros de integrina

- Existem vias específicas de sinalização com funções no desenvolvimento embrionário e fetal, determinação dos eixos corpóreos, migração e proliferação celular.

  Dentre elas, estão:

  (1) Via de sinalização Hedgehog.

  (2) Via de sinalização Wingless (Wnt).

  (3) Via de sinalização Notch.

  (4) Sinalização pelo fator transformador do crescimento β (TGF-β).

  (5) Sinalização pela proteína morfogenética óssea, um membro da superfamília do TGF-β.

  (6) Sinalização pelo fator de crescimento de fibroblastos.

  Todas essas vias utilizam diversos mecanismos reguladores cruzados, inclusive fatores de transcrição que são translocados do citoplasma para o núcleo:

- As células-tronco têm três propriedades:
  (1) Autorrenovação.
  (2) Proliferação.
  (3) Diferenciação.

  As células-tronco, abrigadas em microambientes distintos chamados nichos de células-tronco, podem originar precursores celulares que geram os tecidos do corpo.

  O estado funcional das células-tronco é governado pela pluripotência (no original em inglês, *stemness*). A pluripotência é um perfil característico de expressão gênica de diferentes células-tronco que não é observado em células comuns.

  As células-tronco estão presentes no epitélio intestinal, na epiderme da pele, no tecido hematopoético e entre as células espermatogênicas:

- Plasticidade celular e reparo tecidual.

  Em condições normais, as células-tronco se renovam e produzem linhagens celulares diferenciadas. A decisão de renovar ou produzir células diferenciadas é ditada pelos sinais gerados pelo nicho.

  Confrontando condições de lesão tecidual, as células-tronco e sua progênie diferenciada exibem plasticidade estimulada pela sinalização alterada do nicho, remodelamento da matriz extracelular e sinais das células do sistema imunológico. Em outras palavras, a plasticidade das células diferenciadas implica sua interconversão em células-tronco capazes de gerar células transitórias especializadas para conduzir o processo de cicatrização ou produzir células permanentes que podem substituir aquelas perdidas pela lesão ou doença:

- Procedimentos de culturas de células demonstraram que:
  (1) As células param de crescer quando cobrem inteiramente a superfície da placa de cultura. Esse fenômeno é denominado inibição de crescimento dependente de densidade.
  (2) As células podem continuar crescendo em cultura até que parem de se dividir, quando se tornam senescentes.
  (3) As células tumorais podem se tornar imortais e seu crescimento em cultura é contínuo. Tais células podem estabelecer uma linhagem celular.
  (4) As células transformadas apresentam potencial de crescimento maligno e crescimento independente de ancoragem. Por outro lado, as células normais crescem aderidas a um substrato:

- O envelhecimento é o declínio gradual da função celular e tecidual de acordo com o passar do tempo que geralmente, mas nem sempre, diminui a longevidade do indivíduo. A senescência celular especifica aspectos moleculares da perda de função das células mitóticas durante o envelhecimento. Por exemplo, as telomerases mantêm as extremidades dos cromossomos, os telômeros. A atividade insuficiente da telomerase força a célula a entrar em senescência. O encurtamento do telômero é um potente mecanismo supressor de tumores. A maioria dos tumores expressa a transcriptase reversa da telomerase humana (hTERT) e o crescimento dessas células em cultura é infinito.

- A lesão celular consiste em diversas alterações morfológicas e bioquímicas decorrentes de causas exógenas ou endógenas que levam à perturbação reversível ou irreversível da função normal da célula.

  A hipoxia (diminuição do suprimento de oxigênio) ou a anoxia (bloqueio completo do suprimento de oxigênio) desencadeiam lesão celular. A isquemia é uma das principais causas de lesão celular. Uma isquemia completa causada pelo bloqueio do ramo da artéria coronária provoca um infarto do músculo cardíaco suprido por esse vaso sanguíneo. Se o vaso sanguíneo ocluído for reaberto logo após a lesão isquêmica (por meio de uma angioplastia ou trombólise), os cardiomiócitos podem se recuperar por reperfusão

- O oxigênio é essencial para a fosforilação oxidativa envolvida na produção de ATP pela mitocôndria. O aumento da permeabilidade mitocondrial é uma característica típica de dano mitocondrial. A função mitocondrial comprometida diminui a produção de ATP e aumenta a síntese de espécies reativas de oxigênio (EROs; superóxido, peróxido de hidrogênio e radical hidroxila) e a liberação de citocromo c (que desencadeia a via intrínseca da apoptose).

  A deficiência de ATP afeta a função de bombas dependentes de ATP na membrana plasmática, o que gera um influxo significativamente desregulado de cálcio, sódio e água e o efluxo de potássio. O excesso de cálcio no meio intracelular, juntamente com a perda de enzimas hidrolíticas lisossomais (devido à permeabilidade da membrana lisossomal), ativa enzimas citosólicas que degradam componentes celulares e continuam a aumentar a permeabilidade mitocondrial.

  Dependendo do tipo e do tempo da lesão e de características da célula danificada, a lesão pode ser reversível ou irreversível.

  Uma lesão celular irreversível leva a célula à morte por necrose (processo não regulado de morte celular) ou apoptose (processo regulado de morte celular).

  A necrose pode ser reconhecida por mudanças microscópicas e macroscópicas. Dentre as alterações microscópicas, estão o rompimento da membrana celular, o aumento do volume celular e as mudanças nucleares (a picnose, a cariólise e a cariorrexia).

  Dentre as mudanças macroscópicas, estão:
  (1) A necrose coagulativa.
  (2) A necrose liquefativa.
  (3) A necrose caseosa.
  (4) A necrose gordurosa.

  A necrose fibrinoide é restrita às paredes dos vasos sanguíneos e pode ser detectada microscopicamente:

- A apoptose, ou morte celular programada, pode ser determinada por sinais internos e externos. As duas **vias extrínsecas** são:
  (1) Via de granzima B/perforina.
  (2) Via do receptor de Fas/Fas ligante.

  A via intrínseca consiste no extravasamento de citocromo c mitocondrial para o citosol. O ponto final é a ativação de procaspases em caspases, os iniciadores e executores da morte celular.

  Um defeito na atividade do receptor Fas, do ligante de Fas ou das caspases pode causar a síndrome linfoproliferativa autoimune (ALPS), caracterizada pelo acúmulo excessivo e anormal de linfócitos nos linfonodos e no baço.

  A ativação aberrante de caspases está associada a doenças neurodegenerativas, como a esclerose lateral amiotrófica (ELA) e a doença de Huntington

- A necroptose é uma forma regulada da necrose com mecanismos moleculares distintos da necrose e da apoptose. A morte celular por necrose depende do receptor de interação com proteinoquinase 3 (RIPK3).

  A necroptose tem uma relevância fisiopatológica no infarto do miocárdio, no acidente vascular cerebral, na aterosclerose, nas lesões por isquemia-reperfusão, na pancreatite e na doença inflamatória intestinal.

  Existem duas diferenças significativas:
  (1) A necroptose tem a inflamação como uma alternativa para células em morte por necrose pela ativação da via do NF-κB.
  (2) A morte celular por necrose pode ocorrer tanto por um mecanismo dependente de caspase (apoptose) ou independente de caspase (necroptose)

- A proteólise de proteínas residuais e mal dobradas ou a eliminação de organelas envelhecidas, como mitocôndrias, pode ocorrer pela:
  (1) Via da autofagia, que começa com um fagóforo que cerca e encerra a organela a ser degradada pelos lisossomos.

(2) Via da ubiquitina-proteassomo 26S, que requer a ligação de uma cadeia de poliubiquitina a proteínas marcadas para degradação pela proteassomo 26S protease (cerca de 2.000 kDa).

(3) Via de sinalização da mitofagia, que elimina mitocôndrias defeituosas ou não funcionais utilizando a parquina, uma ubiquitina ligase e PINK1, uma proteinoquinase. O passo final de eliminação do alvo poliubiquitinado envolve o proteassomo 26S

- Uma neoplasia (tumor) pode ser:

    (1) Benigna ou maligna.

    (2) Epitelial ou não epitelial (derivada do mesênquima).

    Os tumores epiteliais benignos incluem os papilomas e os pólipos adenomatosos.

    Os tumores epiteliais malignos são chamados carcinomas (tipo epitelial) ou adenocarcinomas (tipo glandular).

    Sarcomas são tumores derivados do mesênquima. Reveja a terminologia na Figura 3.18.

    Os carcinomas podem se espalhar por invasão local ou pelos vasos linfáticos, dando origem às metástases nos linfonodos.

    Os sarcomas geralmente se disseminam por metástases hematógenas (predominantemente pelos vasos sanguíneos):

- Os proto-oncogenes expressam fatores de crescimento, receptores para fatores de crescimento, moléculas transdutoras de sinais, fatores de transcrição nuclear e outros fatores. Um oncogene resulta da mutação de um proto-oncogene. Os oncogenes estimulam o crescimento celular descontrolado e a célula, então, é transformada. Os genes de supressão tumoral codificam proteínas que, em condições normais, previnem o desenvolvimento do tumor ao inibir o ciclo celular de células que podem ser potencialmente malignas. A ausência dessa função inibidora pode levar ao desenvolvimento de câncer (devido mutações de perda de função).

    Os primeiros oncogenes foram descritos nos retrovírus (vírus com RNA) com propriedades de indução de câncer (oncogenes virais).

    Os vírus com DNA (poliomavírus, papilomavírus, adenovírus e herpes-vírus) podem induzir tumores.

    O vírus do sarcoma de Rous (RSV) de células de galinhas apresenta o gene v-src viral. O proto-oncogene equivalente nas células normais é o c-src. O gene v-src codifica a proteína p60$^{v\text{-}src}$, que funciona como uma proteína tirosinoquinase. A transformação celular pelo oncogene v-src provoca um aumento significativo da fosfotirosina celular total.

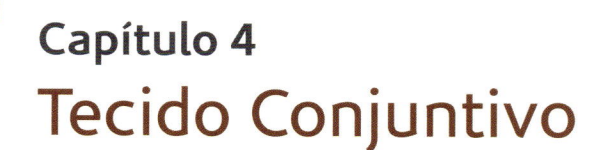

Capítulo 4
Tecido Conjuntivo

O tecido conjuntivo é responsável pela estrutura de suporte e conexão (ou estroma) de todos os outros tecidos do corpo. É formado por células, fibras e a matriz extracelular (MEC), substância fundamental, que representa a combinação de colágenos, glicoproteínas não colagenosas e proteoglicanos ao redor das células do tecido conjuntivo. A célula residente do tecido conjuntivo é o fibroblasto. Dentre as células que migram para o tecido conjuntivo, estão macrófagos, mastócitos e plasmócitos. O tecido conjuntivo tem papel importante nas respostas imunes e inflamatórias, bem como no reparo tecidual após a lesão. Neste capítulo, você aprenderá os aspectos básicos do tecido conjuntivo e as novas descobertas da biologia molecular do tecido adiposo e do osso, bem como a importância do tecido conjuntivo como um campo de batalha na invasão de células cancerígenas. Conceitos básicos e especializados de biologia molecular são destacados pelas doenças relevantes que afetam a integridade e a função do tecido conjuntivo, do tecido adiposo, das cartilagens e dos ossos.

Classificação

Ao contrário das células epiteliais, que são praticamente isentas de material intercelular, as células do tecido conjuntivo são amplamente separadas por componentes da matriz extracelular (MEC).

Além disso, as células epiteliais não contam com suprimento sanguíneo e linfático direto, enquanto o tecido conjuntivo é suprido diretamente por vasos sanguíneos e linfáticos, além de nervos.

A classificação do tecido conjuntivo em tipos específicos se baseia na proporção de três de seus componentes: **células, fibras e MEC**.

O tecido conjuntivo pode ser classificado em três grupos principais:

1. **Tecido conjuntivo embrionário** (ou mesênquima, Figura 4.1).
2. **Tecido conjuntivo adulto** (Figura 4.2).
3. **Tecido conjuntivo especializado** (Figura 4.3).

O **tecido conjuntivo embrionário** é derivado do mesoderma no início do desenvolvimento embrionário. Esse tipo de tecido conjuntivo, encontrado principalmente no **cordão umbilical**, é composto predominantemente de **células mesenquimais** em forma de estrela que produzem **MEC hidrofílica** com consistência gelatinosa. Graças a essa consistência, também é chamado **tecido conjuntivo mucoso** ou **geleia de Wharton.**

O **tecido conjuntivo adulto** apresenta uma diversidade estrutural considerável porque **a proporção entre células e fibras varia de tecido para tecido.** Essa proporção variável entre células e fibras é a base da subclassificação do tecido conjuntivo adulto em dois tipos de tecido conjuntivo propriamente ditos:

1. **Tecido conjuntivo frouxo** (ou **areolar**).
2. **Tecido conjuntivo denso**.

O **tecido conjuntivo frouxo** contém **mais células do que fibras colágenas** e, em geral, é encontrado em torno dos vasos sanguíneos, nervos e músculos. Esse tipo de tecido conjuntivo facilita a dissecação feita pelos anatomistas, patologistas e cirurgiões.

O **tecido conjuntivo denso** contém **mais fibras colágenas do que células**. Quando as fibras de colágeno seguem uma orientação preferencial, como nos tendões, nos ligamentos e na córnea, o tecido é chamado **conjuntivo denso modelado**. Quando as fibras colágenas apresentam **orientação aleatória**, como na derme da pele e na submucosa do tubo alimentar, o tecido é denominado **conjuntivo denso não modelado.**

O tecido conjuntivo adulto inclui o **tecido conjuntivo reticular** e o **tecido conjuntivo elástico**, que predomina em órgãos específicos.

O tecido conjuntivo reticular contém fibras reticulares que formam o **estroma** dos órgãos do sistema imunolinfático (p. ex., linfonodos e baço), da medula óssea hematopoética e do fígado. Esse tipo de tecido conjuntivo provê malha delicada para permitir a passagem das células e do fluido.

O **tecido conjuntivo elástico** (ver Figura 4.2) contém fibras elásticas dispostas de modo irregular nos ligamentos da coluna vertebral ou em **lâminas** de disposição concêntrica na parede da aorta. Esse tipo de tecido conjuntivo confere **elasticidade**.

A categoria de **tecido conjuntivo especializado** compreende os tipos de tecido conjuntivo com propriedades especiais não observadas no tecido conjuntivo propriamente dito, embrionário ou adulto. Existem quatro tipos de tecido conjuntivo especial:

1. **Tecido adiposo**.
2. **Cartilagem**.
3. **Osso**.
4. **Tecido hematopoético (medula óssea)**.

O **tecido adiposo** apresenta mais células (chamadas **células adiposas** ou **adipócitos**) do que fibras colágenas e MEC. Esse tipo de tecido conjuntivo é o mais importante local de armazenamento de energia do corpo.

Cartilagens e **ossos**, também considerados tecidos conjuntivos especializados, são tradicionalmente inseridos em categorias distintas. Basicamente, a cartilagem e o osso são tecidos conjuntivos densos com células especializadas e MEC. Uma diferença importante é que a cartilagem apresenta **MEC não calcificada**, enquanto a MEC do osso é **calcificada**. Esses dois tipos de tecido conjuntivo especializado cumprem as funções mecânicas e de sustentação de peso. O **tecido hematopoético** é encontrado na medula óssea.

Componentes do tecido conjuntivo

O tecido conjuntivo apresenta três componentes principais:

1. **Células**, incluindo o **fibroblasto** (a célula residente) e células imigrantes (como **macrófagos**, **mastócitos** e **plasmócitos**).
2. **Fibras** (fibras colágenas, elásticas e reticulares).
3. **Componentes da MEC**.

Primeiro, discutiremos como o fibroblasto produz tipos distintos de fibras e MEC.

Fibroblasto

O fibroblasto, componente celular permanente do tecido conjuntivo, pode produzir colágenos e fibras elásticas, bem como MEC.

À microscopia óptica, o fibroblasto é uma célula fusiforme com um núcleo elíptico. De modo geral, seu citoplasma não é bem-resolvido à microscopia óptica.

À microscopia eletrônica, o fibroblasto exibe as características típicas de uma célula secretora de proteínas: um retículo endoplasmático rugoso bem-desenvolvido e um complexo de Golgi.

O fibroblasto sintetiza e secreta continuamente proteoglicanos, glicoproteínas e as moléculas precursoras de vários tipos de colágenos e fibras elásticas.

Diferentes tipos de proteínas de colágeno e proteoglicanos podem ser reconhecidos como componentes

Figura 4.1 Tipos de tecido conjuntivo.

Tecido conjuntivo embrionário (mesênquima)

Cordão umbilical

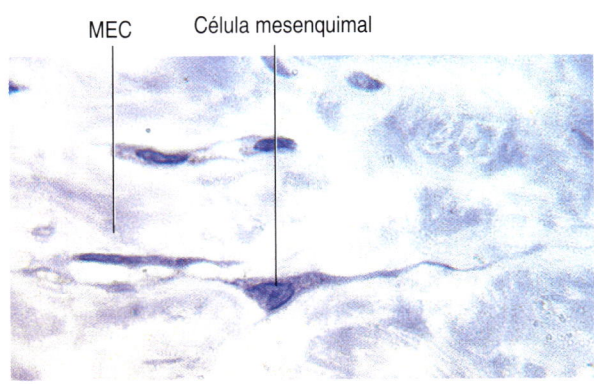

MEC   Célula mesenquimal

Âmnio

Núcleo de uma célula mesenquimal embebida em MEC rica em proteoglicanos hidrofílicos

O **tecido conjuntivo embrionário** contém matriz extracelular (MEC) abundante e rica em **proteoglicanos**.

Também há colágeno e fibras reticulares, mas não em abundância. Células mesenquimais estreladas são amplamente espaçadas e cercadas pela MEC.

O tecido conjuntivo embrionário é encontrado no **cordão umbilical (geleia de Wharton)** e na **polpa do dente em desenvolvimento**.

Tecido conjuntivo adulto: frouxo (areolar)

Montagem total de mesentério

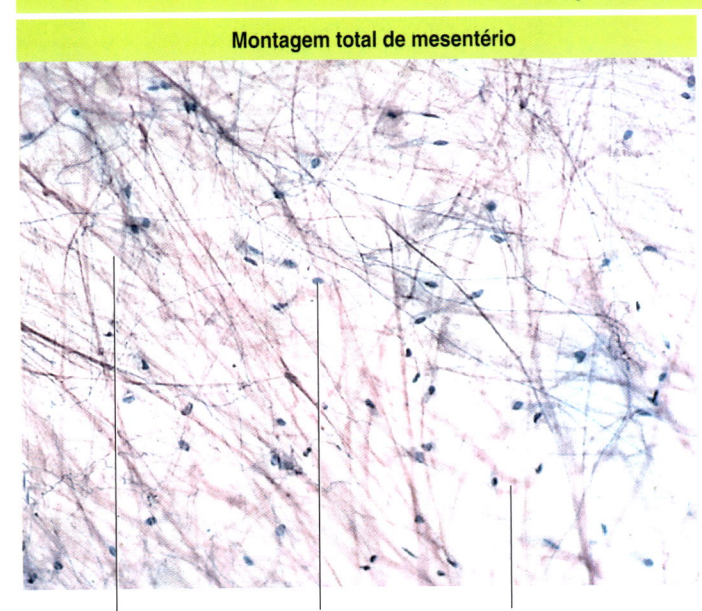

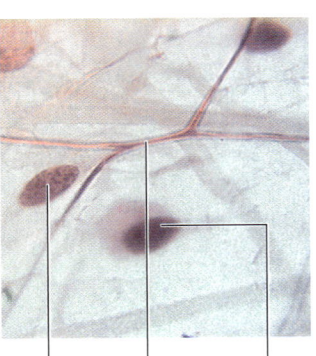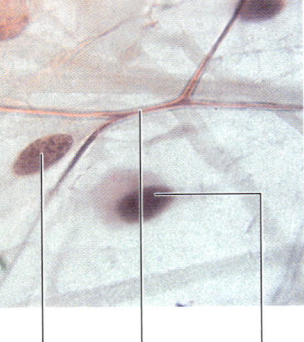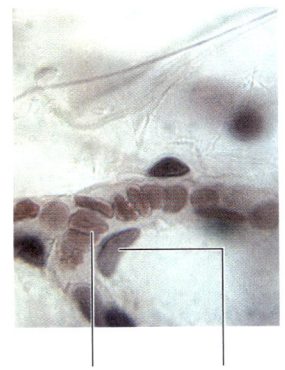

Núcleo de um fibroblasto   Fibra elástica   Macrófago   Hemácias   Núcleo de uma célula endotelial

As **fibras elásticas** são finas, retas e ramificadas   O núcleo de um **fibroblasto é oval**   Os **feixes de colágeno** são espessos

O **tecido conjuntivo frouxo (areolar)** contém fibras elásticas abundantes e feixes de colágeno embutidos na MEC. Os **fibroblastos** são reconhecidos por seus núcleos de forma oval. **Mastócitos**, **macrófagos** e **capilares** (contendo glóbulos vermelhos, hemácias) também estão presentes.

da **membrana basal**. Aprendemos que o **colágeno de tipo IV é encontrado na lâmina basal, enquanto o colágeno de tipo III aparece na lâmina reticular como um componente das fibras reticulares** (Boxes 4.A e 4.B). Os proteoglicanos de heparan sulfato e fibronectina, dois outros produtos do fibroblasto, apresentam-se na membrana basal. Existem vários tipos de fibras colágenas, compostas de diferentes proteínas colágenas. As fibras elásticas não possuem colágeno.

Síntese, secreção e montagem do colágeno

De modo geral, os colágenos são divididos em duas categorias: **colágenos fibrilares** (que formam fibrilas com um padrão de bandas características) e **colágenos não fibrilares** (Boxe 4.C).

A síntese do colágeno começa no retículo endoplasmático rugoso (RER), seguindo a via típica de produção até a exportação pela célula (Figura 4.4).

Figura 4.2 Tipos de tecido conjuntivo.

Tecido conjuntivo adulto

Tecido conjuntivo denso não modelado: derme (pele)

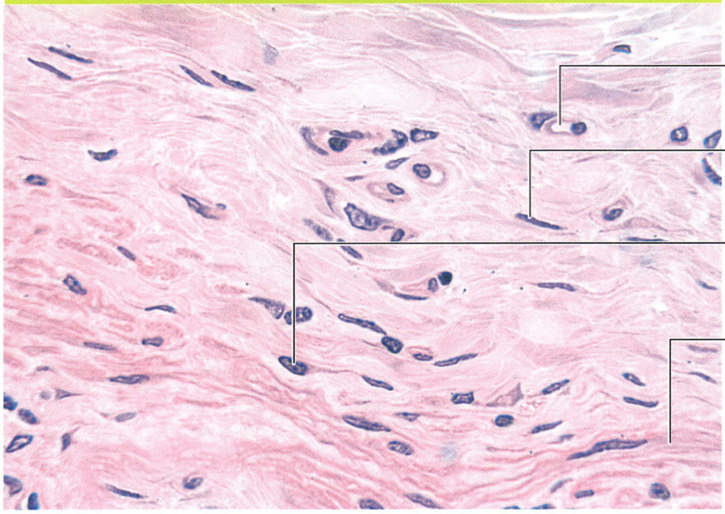

- Capilar sanguíneo
- Núcleo de um **fibrócito**
- Núcleo de um **fibroblasto**
- Os **feixes de colágeno** são espessos e dispostos de forma irregular

O **tecido conjuntivo denso não modelado**, encontrado na **derme da pele**, na **submucosa do tubo digestório** e em outros locais, apresenta feixes de fibras rugosas, espessas e entrelaçadas de colágeno dispostas de maneira irregular.

Os **fibroblastos**, fibroblastos ativos, são esparsos, separados por feixes de colágeno, e reconhecidos por seu núcleo oval.

Os **fibrócitos**, fibroblastos não ativos, têm núcleo alongado, delgado e condensado.

Mastócitos e **macrófagos** também podem estar presentes (não mostrados na micrografia).

Tecido conjuntivo denso modelado: tendão

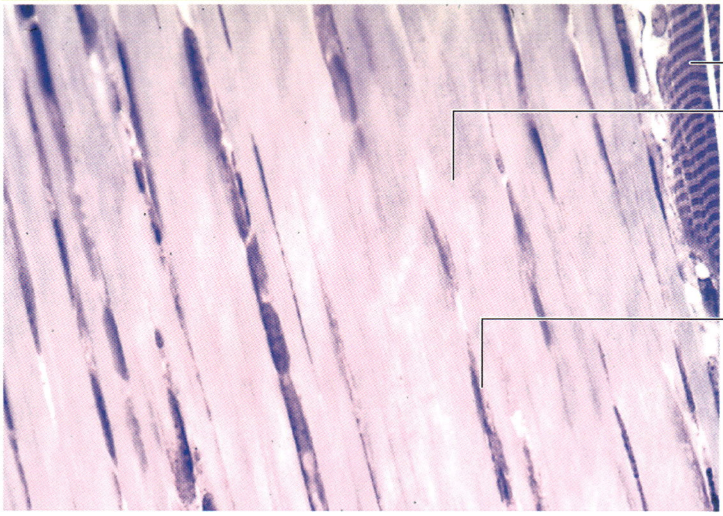

- Músculo esquelético
- **Feixes de colágeno em disposição regular**
- Núcleo oval de um **fibrócito** comprimido pelos feixes de colágeno em disposição regular

O **tecido conjuntivo denso modelado** é encontrado na **córnea**, nos **tendões** e nos **ligamentos**. Esse tipo de tecido conjuntivo adulto consiste em **feixes paralelos regularmente orientados de fibras de colágeno separados por fileiras lineares de fibrócitos**. Essa disposição favorece a resistência à tração em resposta a forças mecânicas.

Diferentemente dos núcleos ovalados e menos condensados de fibroblastos (células funcionalmente ativas), os núcleos dos fibrócitos (células quiescentes) são observados como linhas finas, densas e alongadas.

O citoplasma dessas células não é visível à microscopia óptica.

O **pré-pró-colágeno** é sintetizado com um **peptídio sinalizador** e liberado como **pró-colágeno** na cisterna do RER. O **pró-colágeno** é formado por três cadeias polipeptídicas α, sem o peptídio sinalizador, organizadas em uma **tripla hélice**.

A **hidroxiprolina** e a **hidroxilisina** são tipicamente observadas no colágeno. A hidroxilação dos resíduos de prolina e lisina ocorre no RER e exige a presença de ácido ascórbico (vitamina C) como cofator. A cicatrização inadequada de feridas é característica do **escorbuto**, provocado por deficiência de vitamina C.

O empacotamento e a secreção do pró-colágeno ocorrem no complexo de Golgi. Mediante a secreção do pró-colágeno, os três seguintes eventos ocorrem no espaço extracelular:

1. Remoção enzimática (**pró-colágeno peptidase**) da maior parte das terminações não helicoidais (N-propeptídio e C-propeptídio) do pró-colágeno, dando origem às moléculas solúveis de **tropocolágeno**.
2. Autoagregação das moléculas de tropocolágeno por meio de um processo de sobreposição gradual para formar **fibrilas de colágeno**.
3. Ligação cruzada das moléculas de tropocolágeno, levando à formação de **fibras colágenas**. A **lisil oxidase** catalisa as ligações cruzadas entre os tropocolágenos.

Os grupos de fibras colágenas se orientam ao longo do mesmo eixo para formar **feixes de colágeno**.

A formação dos feixes de colágeno é guiada pelos proteoglicanos e por outras glicoproteínas, como os

Tecido conjuntivo adulto

Tecido conjuntivo adulto: fibras reticulares (linfonodo)

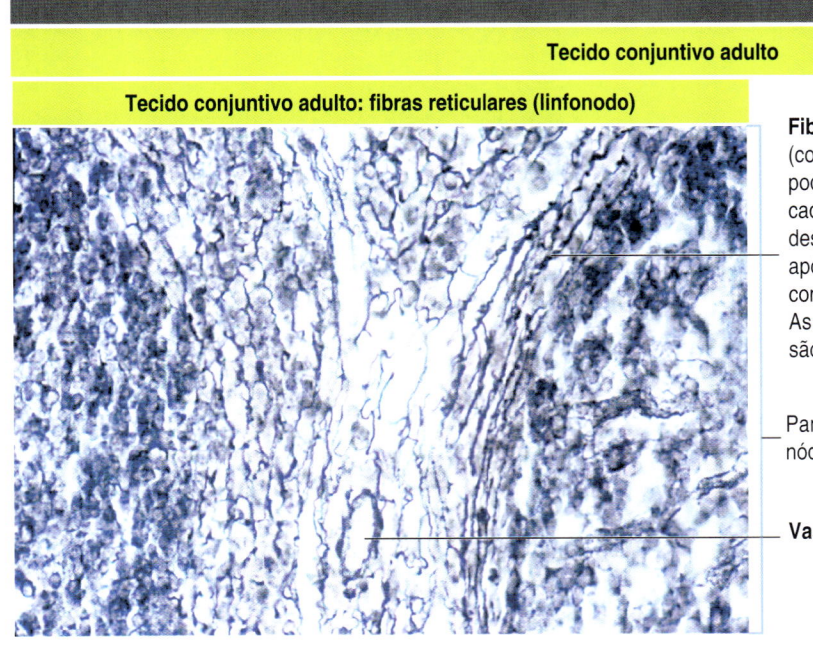

Fibras reticulares (colágeno de tipo III) podem ser identificadas no estroma desse linfonodo após a impregnação com **sais de prata**. As fibras reticulares são **argirófilas**

Parte de um nódulo linfático

Vaso sanguíneo

As fibras reticulares são predominantes nos *órgãos linfáticos* (**linfonodo** e **baço**), *medula óssea*, *fígado* e *feridas em cicatrização*.

As fibras reticulares formam uma rede frouxa de fibras ramificadas que facilita a dispersão de moléculas sinalizadoras e células necessárias para as interações celulares e realização de funções imunes e de transporte, mantendo a forma do órgão.

As *fibras reticulares*, sintetizadas por fibroblastos (também chamadas *células reticulares*), são estruturas finas e onduladas. Sua visualização em preparações coradas com hematoxilina-eosina é difícil.

Tecido conjuntivo adulto: fibras elásticas (artéria)

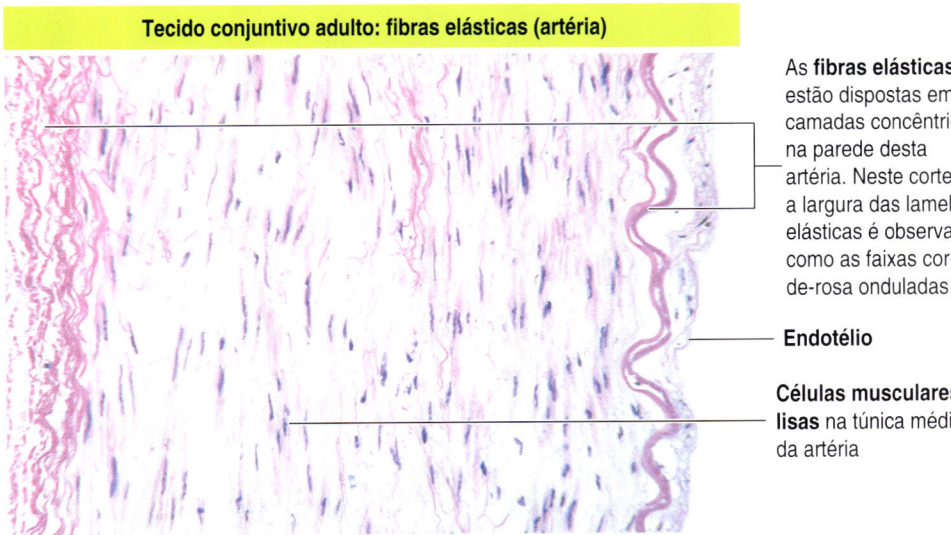

As **fibras elásticas** estão dispostas em camadas concêntricas na parede desta artéria. Neste corte, a largura das lamelas elásticas é observada como as faixas cor-de-rosa onduladas

Endotélio

Células musculares lisas na túnica média da artéria

Fibras elásticas são características das *paredes dos vasos sanguíneos calibrosos, cartilagem, ligamentos, pulmão* e *pele*.

A natureza semelhante à borracha das fibras elásticas ramificadas e fundidas permite que se estendam e voltem ao seu comprimento original depois do término das forças de estiramento.

As *fibras elásticas da parede de um vaso sanguíneo* modulam a pressão pulsátil. São sintetizadas por *células musculares lisas* e formam *lamelas fenestradas* ou *lâminas de membrana* em arranjo concêntrico ao redor do lúmen.

colágenos **FACIT** (colágenos associados à fibrila com hélices interrompidas, do inglês *fibril-associated collagens with interrupted helices*).

SÍNDROME DE EHLERS-DANLOS

A **síndrome de Ehlers-Danlos** é caracterizada clinicamente por **hiperelasticidade da pele** e **hipermobilidade das articulações.** O principal defeito reside na síntese, processamento e montagem do colágeno. Há vários subtipos clínicos. Esses subtipos são classificados pela gravidade da doença e pelas mutações nos genes do colágeno.

A forma vascular da síndrome de Ehlers-Danlos, causada pela mutação do gene *COL3A1*, por exemplo, está associada a alterações vasculares graves que levam ao desenvolvimento de veias varicosas e à ruptura espontânea de grandes artérias. A deficiência na síntese do colágeno de tipo III, prevalente nas paredes dos vasos sanguíneos, é o principal defeito.

Nos tipos de síndrome de Ehlers-Danlos denominados artrocalasia e dermatosparaxia, há deslocamento congênito dos quadris e hipermobilidade articular acentuada.

Em alguns indivíduos, mutações nos genes *COL1A1* e *COL1A2* que codificam o colágeno de tipo I e no gene *pró-colágeno N-peptidase* alteram o sítio de clivagem na porção N-terminal da molécula e afetam a conversão de pró-colágeno em colágeno (Figura 4.5).

Fibras elásticas

As fibras elásticas são sintetizadas por **fibroblastos** (na pele e nos tendões), **condroblastos** (na cartilagem

Figura 4.3 Tipos especiais de tecido conjuntivo.

Tipos especiais de tecido conjuntivo

Tecido adiposo	Cartilagem
Adipócito	Condrócito

Osso	Tecido hematopoético
Ósteon, a unidade básica do osso	Células precursoras das hemácias e dos leucócitos na medula óssea

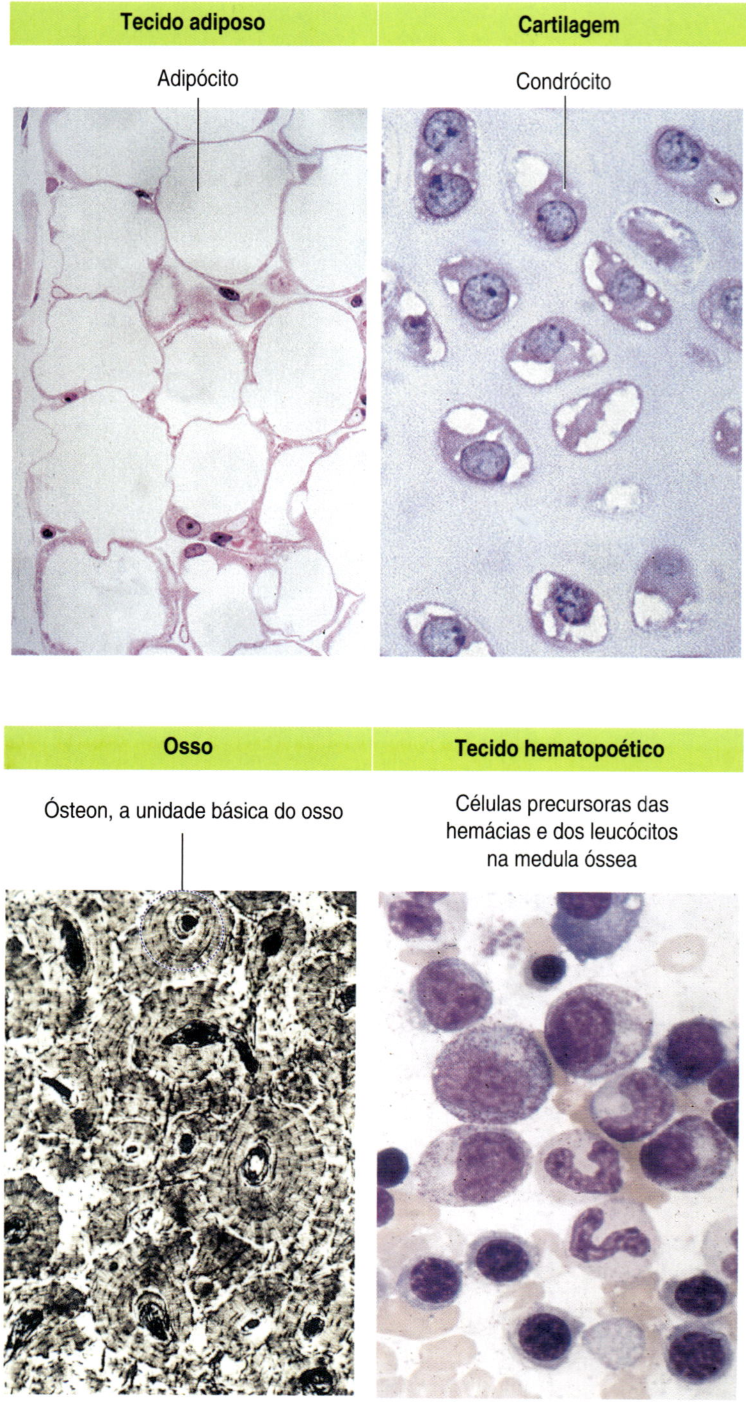

O tecido adiposo, a cartilagem, o osso e o tecido hematopoético são tecidos conjuntivos com estrutura e função especializadas. Como o fibroblasto clássico do tecido conjuntivo, seus componentes celulares são derivados das células mesenquimais durante o desenvolvimento embrionário. A cartilagem e o osso formam o esqueleto dos vertebrados. O equivalente à matriz extracelular no sangue é o fluido (plasma). Hemácias e leucócitos são suspensos no plasma.

elástica da aurícula da orelha, epiglote, laringe e tubas auditivas) e **células musculares lisas** (nos grandes vasos sanguíneos, como a aorta, e na árvore respiratória). Assim como o colágeno, a síntese das fibras elásticas envolve tanto o RER quanto o complexo de Golgi (Figura 4.6).

A produção de fibras elásticas começa com o precursor **pró-elastina**. A pró-elastina é clivada no interior da célula e secretada como **tropoelastina**.

No espaço extracelular, a tropoelastina interage com as **fibrilinas 1 e 2** e a **fibulina 1** para organizar as **fibras elásticas** (0,1 a 0,2 μm de diâmetro). As fibras elásticas se agregam para formar **feixes**.

A tropoelastina contém um aminoácido característico, porém incomum: a **desmosina**. Dois resíduos de lisina da tropoelastina são oxidados pela lisil oxidase, formando um anel de desmosina que faz a ligação cruzada de duas moléculas de tropoelastina. A ligação cruzada permite o estiramento e o encurtamento da tropoelastina, como um elástico.

As fibras elásticas são produzidas durante o desenvolvimento embrionário e na adolescência, mas isso não ocorre com frequência nos adultos.

Embora as fibras elásticas sejam resilientes durante a vida humana, muitos tecidos perdem a elasticidade com a idade, em particular a pele, que desenvolve rugas.

Sob a microscopia óptica, as fibras elásticas se coram em preto ou azul-escuro com **orceína**, um corante natural obtido de liquens. Ao microscópio eletrônico, um corte transversal de uma única fibra elástica exibe um núcleo denso circundado por microfibrilas de **fibulina 1** e **fibrilinas**.

SÍNDROME DE MARFAN

A **síndrome de Marfan** é uma doença autossômica dominante em que o tecido elástico é enfraquecido.

Uma mutação no gene *fibrilina 1* no cromossomo 15 é responsável pela síndrome de Marfan. A fibrilina 1 é uma proteína estrutural e também regula a via de sinalização do fator de crescimento transformante β (TGF-β). O TGF-β é um potente estimulador da síntese de colágeno, fibras elásticas e proteínas da MEC pelos fibroblastos. A superprodução de TGF-β provoca as alterações estruturais típicas da síndrome de Marfan.

Os defeitos são predominantemente observados em três sistemas: os **sistemas ocular**, **esquelético** e **cardiovascular.**

Os **defeitos oculares** incluem **miopia** e **deslocamento do cristalino** (*ectopia lentis*). Os defeitos esqueléticos incluem braços e pernas compridos e finos (**dolicostenomelia**), peito escavado (*pectus excavatum,* ou peito de sapateiro), escoliose e dedos alongados (**aracnodactilia**).

As anomalias cardiovasculares podem ser fatais. Os pacientes com síndrome de Marfan apresentam **prolapso da valva mitral** e **dilatação da aorta**

Boxe 4.A Tipos de colágenos.

• Colágeno de tipo I
Presente em **osso, tendão, dentina** e **pele** como fibras em faixas, com uma periodicidade transversal de 64 nm. Colágeno de tipo I confere resistência à tração

• Colágeno de tipo II
Observado na **cartilagem hialina** e **elástica** como fibrilas mais finas do que o colágeno de tipo I

• Colágeno de tipo III
Presente na lâmina reticular das membranas basais, como um componente das fibras reticulares (30 nm de diâmetro). Esse é o primeiro tipo de colágeno sintetizado durante a cicatrização de ferimentos e, depois, é substituído pelo colágeno de tipo I.
    As fibras reticulares podem ser mais reconhecidas após a impregnação com sais de prata, pois as fibras reticulares são argirófilas (têm afinidade com a prata; do grego *argyros*, prata). A impregnação com prata é uma ferramenta valiosa na patologia para o reconhecimento das distorções na distribuição das fibras reticulares quando há alteração dos órgãos linfoides.
    As fibras reticulares, e os colágenos em geral, são glicoproteínas e podem ser reconhecidas por meio da reação do ácido periódico-Schiff (PAS), devido ao seu teor de carboidrato

• Colágeno de tipo IV
Presente na lâmina basal. Esse tipo de colágeno não forma feixes. Cada molécula de colágeno de tipo IV se liga à laminina

• Colágeno de tipo V
É observado no âmnio e no córion do feto e em músculos e tendões. Esse tipo de colágeno não forma fibrilas em faixas.

Boxe 4.B Diversas fontes celulares de colágeno.

• A chamada célula reticular é, na verdade, um fibroblasto que sintetiza fibras reticulares contendo colágeno de tipo III. As fibras reticulares formam o estroma da medula óssea e dos órgãos linfoides

• O osteoblasto (osso), o condroblasto (cartilagem) e o odontoblasto (dentes) também sintetizam colágeno. Esses tipos de células são equivalentes ao fibroblasto em seus respectivos tecidos. Portanto, a síntese do colágeno não se limita ao fibroblasto no tecido conjuntivo. Na verdade, as células epiteliais sintetizam o colágeno de tipo IV

• Um fibroblasto pode sintetizar simultaneamente mais de um tipo de colágeno

• As células musculares lisas, encontradas na parede das artérias, intestinos, árvore brônquica respiratória e útero, podem sintetizar colágeno dos tipos I e III.

Boxe 4.C Características dos colágenos.

• O colágeno é um complexo proteico fibroso de três cadeias em que as cadeias α se enrolam umas nas outras (conhecida pela **estrutura espiral-enrolada** [*coiled-coil structure* ou super-hélice]), como os fios de uma corda. Essa organização molecular em tripla hélice gera uma proteína com considerável resistência à tração

• No colágeno fibrilar (tipos I, II, III e V), a molécula completamente processada contém uma tripla hélice, que contribui em praticamente todo o comprimento da molécula. As várias triplas hélices das fibras de colágeno são alinhadas umas atrás das outras e lado a lado, em uma disposição regular. Consequentemente, as fibras de colágeno formam faixas periódicas escuras e claras, observadas ao microscópio eletrônico

• Nos colágenos não fibrilares, como o colágeno de tipo IV, vários segmentos de tripla hélice mais curtos são separados por domínios não helicoidais. Os domínios globulares N e C terminais não são clivados durante o processamento da proteína

• Os colágenos formam agregados (fibrilas, fibras e feixes), individualmente ou com componentes da matriz extracelular. As fibrilas e fibras de colágeno podem ser visualizadas ao microscópio eletrônico, mas não ao microscópio óptico. Os feixes de colágeno, por sua vez, podem ser identificados à microscopia óptica.

Figura 4.4 Síntese de colágeno.

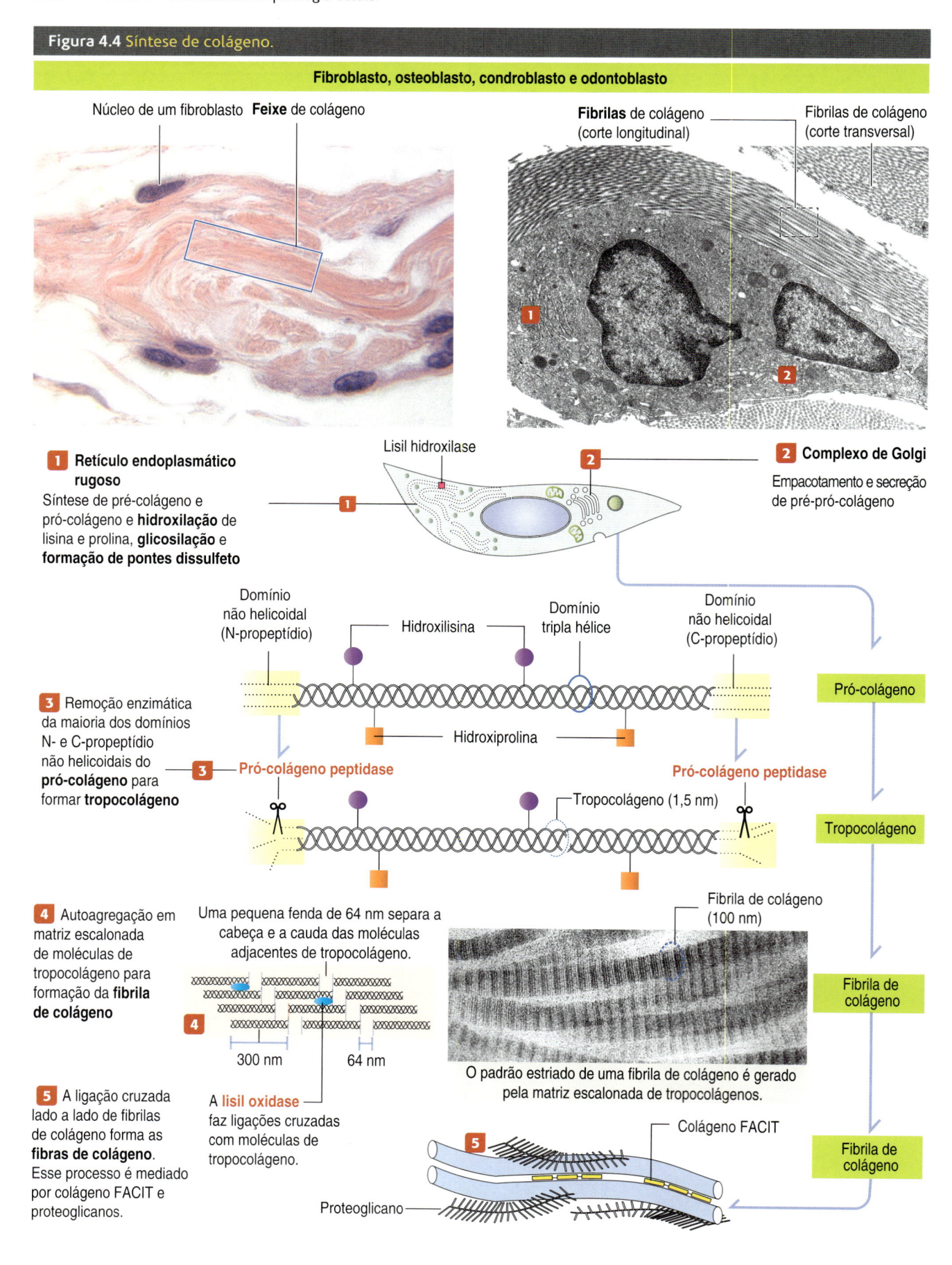

Fibroblasto, osteoblasto, condroblasto e odontoblasto

Núcleo de um fibroblasto **Feixe** de colágeno

Fibrilas de colágeno (corte longitudinal)   Fibrilas de colágeno (corte transversal)

1 **Retículo endoplasmático rugoso**
Síntese de pré-colágeno e pró-colágeno e **hidroxilação** de lisina e prolina, **glicosilação** e **formação de pontes dissulfeto**

Lisil hidroxilase

2 **Complexo de Golgi**
Empacotamento e secreção de pré-pró-colágeno

Domínio não helicoidal (N-propeptídio)   Hidroxilisina   Domínio tripla hélice   Domínio não helicoidal (C-propeptídio)

Pró-colágeno

3 Remoção enzimática da maioria dos domínios N- e C-propeptídio não helicoidais do **pró-colágeno** para formar **tropocolágeno**

Hidroxiprolina

Pró-colágeno peptidase   **Pró-colágeno peptidase**

Tropocolágeno (1,5 nm)

Tropocolágeno

4 Autoagregação em matriz escalonada de moléculas de tropocolágeno para formação da **fibrila de colágeno**

Uma pequena fenda de 64 nm separa a cabeça e a cauda das moléculas adjacentes de tropocolágeno.

300 nm   64 nm

Fibrila de colágeno (100 nm)

O padrão estriado de uma fibrila de colágeno é gerado pela matriz escalonada de tropocolágenos.

Fibrila de colágeno

5 A ligação cruzada lado a lado de fibrilas de colágeno forma as **fibras de colágeno**. Esse processo é mediado por colágeno FACIT e proteoglicanos.

A lisil oxidase faz ligações cruzadas com moléculas de tropocolágeno.

Colágeno FACIT

Proteoglicano

Fibrila de colágeno

Figura 4.5 Síndrome de Ehlers-Danlos e defeitos moleculares do colágeno de tipo I.

Formas clínicas da síndrome de Ehlers-Danlos

Formas clínicas de síndrome de Ehlers-Danlos EDS

| Clássica | Hipermobilidade | Vascular | Cifoescoliose | Artrocalasia | Dermatosparaxia |

Defeito em colágeno de tipo V ou na proteína tenascina-X da matriz extracelular

Defeito desconhecido

Defeito em colágeno de tipo III

Defeito em lisil hidroxilase
↓
Hidroxilação de lisina

Defeito na conversão de pró-colágeno de tipo I em colágeno (pró-colágeno N-peptidase) e colágeno de tipo I

• A EDS é um grupo clínica e geneticamente diverso de doenças causadas por defeitos na síntese e/ou estrutura do colágeno
• O colágeno anormal é desprovido de resistência à tração, a pele é hiperextensível e vulnerável a traumatismos. As articulações são hipermóveis
• Os defeitos do colágeno se estendem aos vasos sanguíneos e órgãos internos, provocando ruptura ou descolamento tecidual (retina)

Mutação nos genes *COL1A1* e *COL1A2*

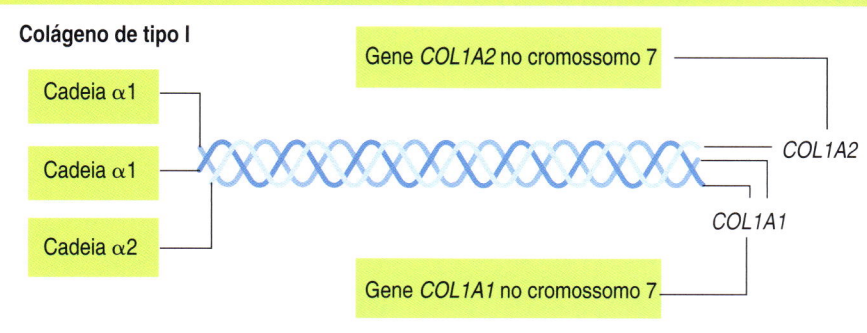

Colágeno de tipo I

Cadeia α1
Cadeia α1
Cadeia α2

Gene *COL1A2* no cromossomo 7

COL1A2

COL1A1

Gene *COL1A1* no cromossomo 7

A mutação nos genes *COL1A1* e *COL1A2*, que codificam as cadeias α1 e α2 do colágeno de tipo I, respectivamente, envolve sítios de clivagem para a região N-terminal da molécula e interfere na conversão de pró-colágeno em colágeno. Isto faz com que as ligações cruzadas sejam defeituosas e, consequentemente, há redução na resistência à tração dos tendões (ricos em colágeno de tipo I). Essa mutação é observada em algumas formas clínicas da **síndrome de Ehlers-Danlos**

A **síndrome de Stickler** é caracterizada por miopia, hipoplasia da maxila inferior e artrite associada à displasia das epífises. O colágeno de tipo II é abundante na cartilagem e no humor vítreo (olho). Há uma mutação no gene *COL2A1* na síndrome de Stickler.

A **osteogênese imperfeita de tipo I** está associada à fragilidade óssea. Mutações pontuais em *COL1A1* determinam uma redução na produção do colágeno de tipo I necessário para a ossificação normal.

ascendente. A dilatação da aorta e das artérias periféricas pode evoluir para aneurisma dissecante (do grego *aneurysma*, dilatação) e ruptura.

Os defeitos observados na síndrome de Marfan são causados pela má retração das lamelas elásticas dissociadas por um aumento de proteoglicanos.

No sistema esquelético, o periósteo, uma camada relativamente rígida que recobre os ossos, é anormalmente elástico e não constitui uma força de oposição durante o desenvolvimento ósseo, causando defeitos esqueléticos.

O tratamento medicamentoso, como a supressão da sinalização de TGF-β por bloqueio do receptor de angiotensina II tipo 1 com losartana, provoca uma redução significativa na dilatação aórtica de pacientes com síndrome de Marfan.

O gene homólogo *fibrilina 2* é encontrado no cromossomo 5. Mutações no gene *fibrilina 2* causam uma doença chamada **aracnodactilia contratural congênita**. Essa doença afeta o sistema esquelético, mas não provoca defeitos oculares ou cardiovasculares.

Macrófagos

Os macrófagos têm propriedades **fagocíticas** e são derivados de monócitos, células formadas na medula óssea e, durante a embriogênese, a partir de um precursor celular no saco vitelino (Figura 4.7).

Os monócitos circulam no sangue e migram para o tecido conjuntivo, onde se diferenciam em macrófagos recrutados por processos inflamatórios, fagocitando células apoptóticas e eliminando detritos inflamatórios. Os macrófagos têm nomes específicos em determinados órgãos; por exemplo, são chamados **células de Kupffer** no fígado, osteoclastos nos ossos e **células da micróglia** no sistema nervoso central.

Os macrófagos no tecido conjuntivo apresentam as seguintes características estruturais:
1. Contêm **lisossomos** abundantes necessários à degradação dos materiais fagocíticos.
2. Os macrófagos ativos têm muitas **vesículas fagocíticas** (ou **fagossomos**) para o armazenamento temporário dos materiais ingeridos.
3. O núcleo apresenta contorno irregular.

Figura 4.6 Síntese das fibras elásticas.

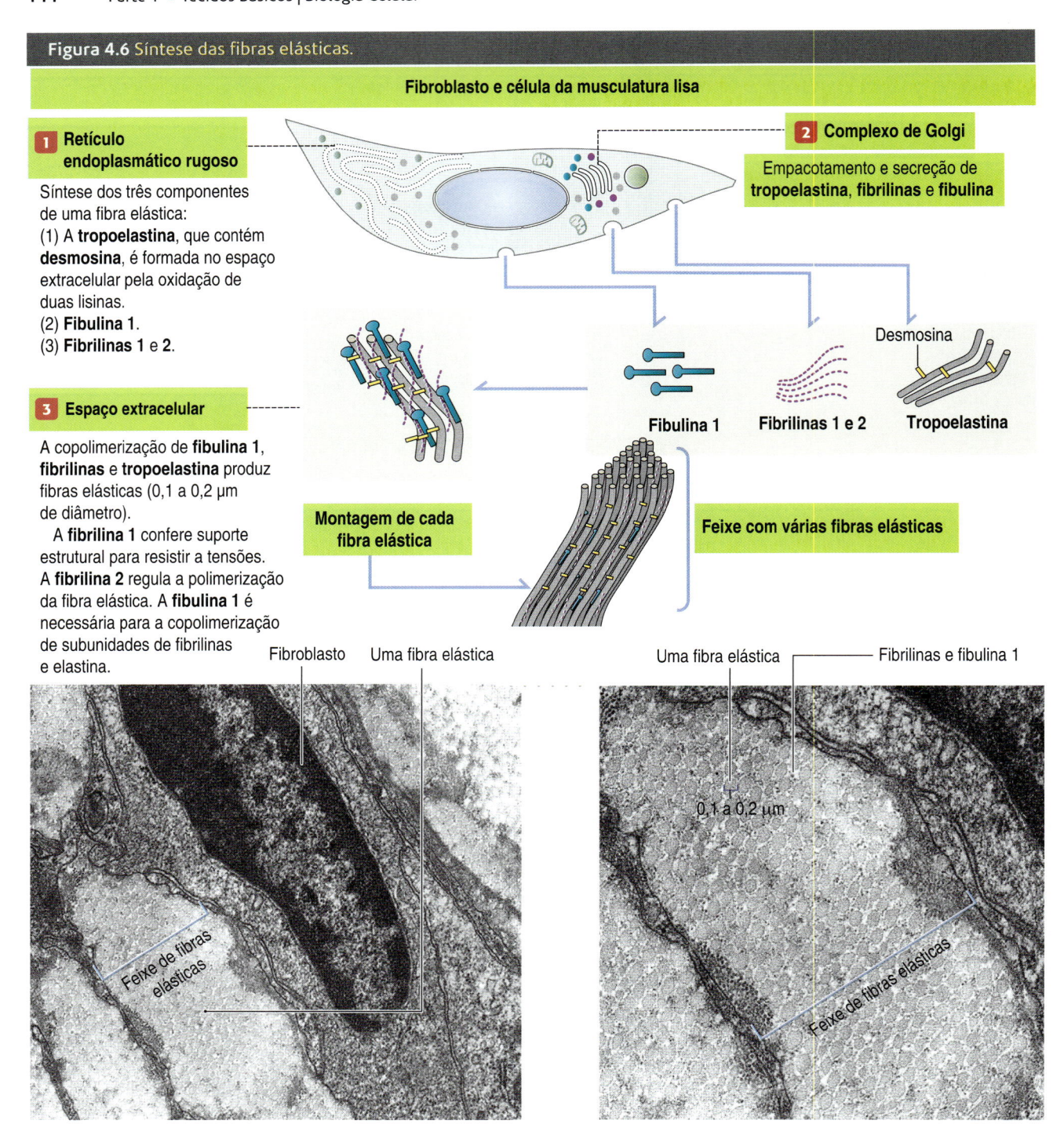

Fibroblasto e célula da musculatura lisa

1 Retículo endoplasmático rugoso

Síntese dos três componentes de uma fibra elástica:
(1) A **tropoelastina**, que contém **desmosina**, é formada no espaço extracelular pela oxidação de duas lisinas.
(2) **Fibulina 1**.
(3) **Fibrilinas 1** e **2**.

2 Complexo de Golgi

Empacotamento e secreção de **tropoelastina**, **fibrilinas** e **fibulina**

3 Espaço extracelular

A copolimerização de **fibulina 1**, **fibrilinas** e **tropoelastina** produz fibras elásticas (0,1 a 0,2 µm de diâmetro).
A **fibrilina 1** confere suporte estrutural para resistir a tensões. A **fibrilina 2** regula a polimerização da fibra elástica. A **fibulina 1** é necessária para a copolimerização de subunidades de fibrilinas e elastina.

Fibulina 1   Fibrilinas 1 e 2   Tropoelastina

Desmosina

Montagem de cada fibra elástica

Feixe com várias fibras elásticas

Fibroblasto   Uma fibra elástica   Uma fibra elástica   Fibrilinas e fibulina 1

0,1 a 0,2 µm

Feixe de fibras elásticas

Feixe de fibras elásticas

Os macrófagos do tecido conjuntivo têm três funções principais:

1. **Renovação das fibras senescentes e do material da MEC.**
2. **Apresentação de antígenos para os linfócitos como parte integrante das respostas inflamatórias e imunológicas** (ver Capítulo 10, *Sistema Imunológico e Linfático*).
3. **Produção de citocinas** (p. ex., interleucina 1, um ativador de linfócitos T auxiliares (*helper*), e **fator de necrose tumoral**, um mediador inflamatório) em resposta a lesões, infecção, inflamação ou neoplasia.

Mastócitos

Como os macrófagos, os **mastócitos** (*Mastzellen*; do alemão *mastung*, referidas como "bem alimentadas" com grânulos de secreção, como observou o cientista alemão Paul Ehrlich) têm origem na **medula óssea**, a partir de células mieloides precursoras CD34[+] que não apresentam grânulos citoplasmáticos, mas expressam

Figura 4.7 Macrófagos.

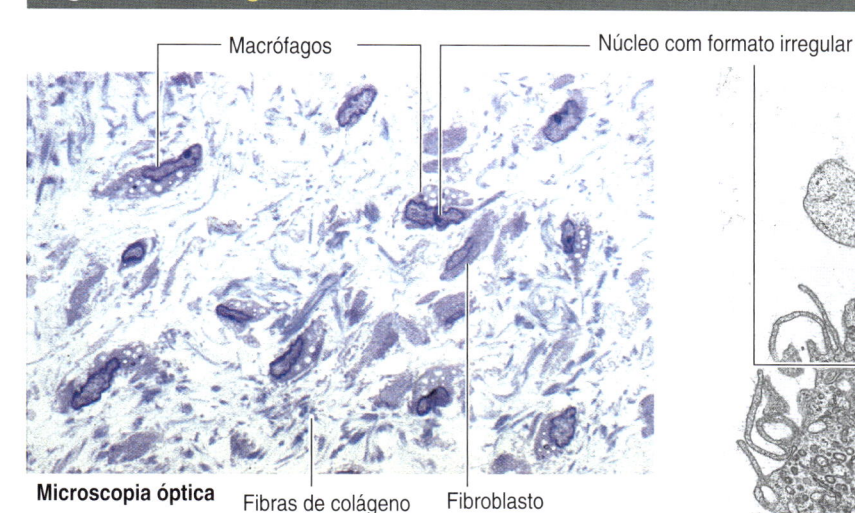

Macrófagos — Núcleo com formato irregular — Mitocôndria — **Microscopia eletrônica**

Microscopia óptica — Fibras de colágeno — Fibroblasto

Lisossomo secundário — Filopódios
Vesícula — (ativo) — Lisossomo primário (ativo)

Fonte dupla da população de macrófagos

Monócitos, células dendríticas e macrófagos são membros do sistema mononuclear fagocitário. Os monócitos há muito são considerados precursores dos macrófagos. No entanto, os macrófagos se desenvolvem durante a embriogênese a partir de um precursor celular no **saco vitelino** e, posteriormente, de **monócitos fetais do fígado** que, então, migram para diferentes tecidos. Os macrófagos de origem embrionária mantêm suas populações por meio da autorrenovação. Durante a inflamação, os monócitos derivados da medula óssea deixam o sangue e amadurecem dentro dos tecidos como macrófagos. Na verdade, os tecidos apresentam uma **população híbrida** de macrófagos de origem embrionária que coexistem com os macrófagos derivados de monócitos após o nascimento.

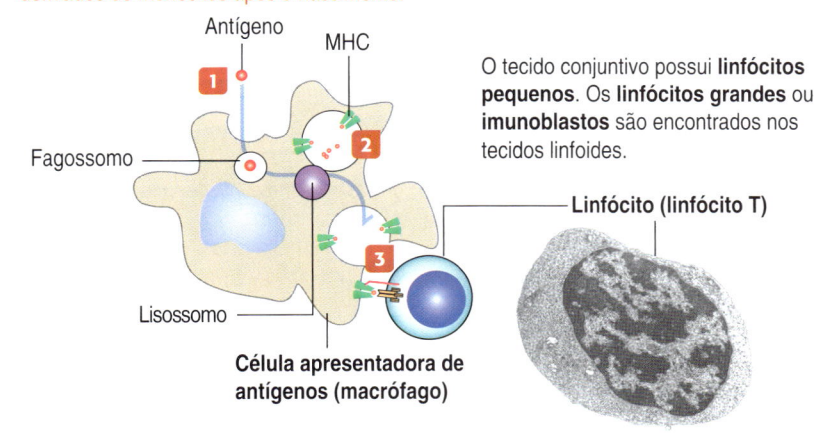

Antígeno — MHC
1
Fagossomo
2
3
Lisossomo
Célula apresentadora de antígenos (macrófago)

O tecido conjuntivo possui **linfócitos pequenos**. Os **linfócitos grandes** ou **imunoblastos** são encontrados nos tecidos linfoides.

Linfócito (linfócito T)

Macrófagos como células apresentadoras de antígenos

1 O macrófago incorpora um antígeno que é armazenado em uma vesícula fagocítica (fagossomo).

2 O lisossomo se funde ao fagossomo e o antígeno é degradado em pequenos fragmentos peptídicos, que se ligam a uma molécula receptora chamada **complexo principal de histocompatibilidade (MHC)**.

3 A vesícula fagocítica se funde com a membrana plasmática e o antígeno é apresentado a um **linfócito** (linfócito T derivado do timo).

receptor de c-kit (uma tirosinoquinase), seu ligante **fator de células-tronco** e **FcεRI**, o receptor de alta afinidade por imunoglobulina E (Figura 4.8).

Os mastócitos maduros podem liberar proteases e proteoglicanos abundantes armazenados nos grânulos e mediadores recém-sintetizados derivados de lipídios (leucotrienos) após a estimulação por quimiocinas e citocinas. Os leucotrienos são os produtos vasoativos dos mastócitos. **Os leucotrienos não são encontrados em grânulos; em vez disso, são liberados pela membrana celular dos mastócitos como metabólitos do ácido araquidônico**.

Os mastócitos e basófilos que circulam no sangue derivam do mesmo progenitor mieloide na medula óssea. Os basófilos saem da medula óssea com os grânulos citoplasmáticos; os mastócitos os adquirem mais tarde, quando alcançam seu destino. Os mastócitos expressam integrina α4β7, envolvida no processo de relocação ou de *homing*.

Existem duas populações de mastócitos:

1. **Mastócitos de tecido conjuntivo (MTCs)**, que migram e se situam em volta dos vasos sanguíneos e das terminações nervosas do tecido conjuntivo.

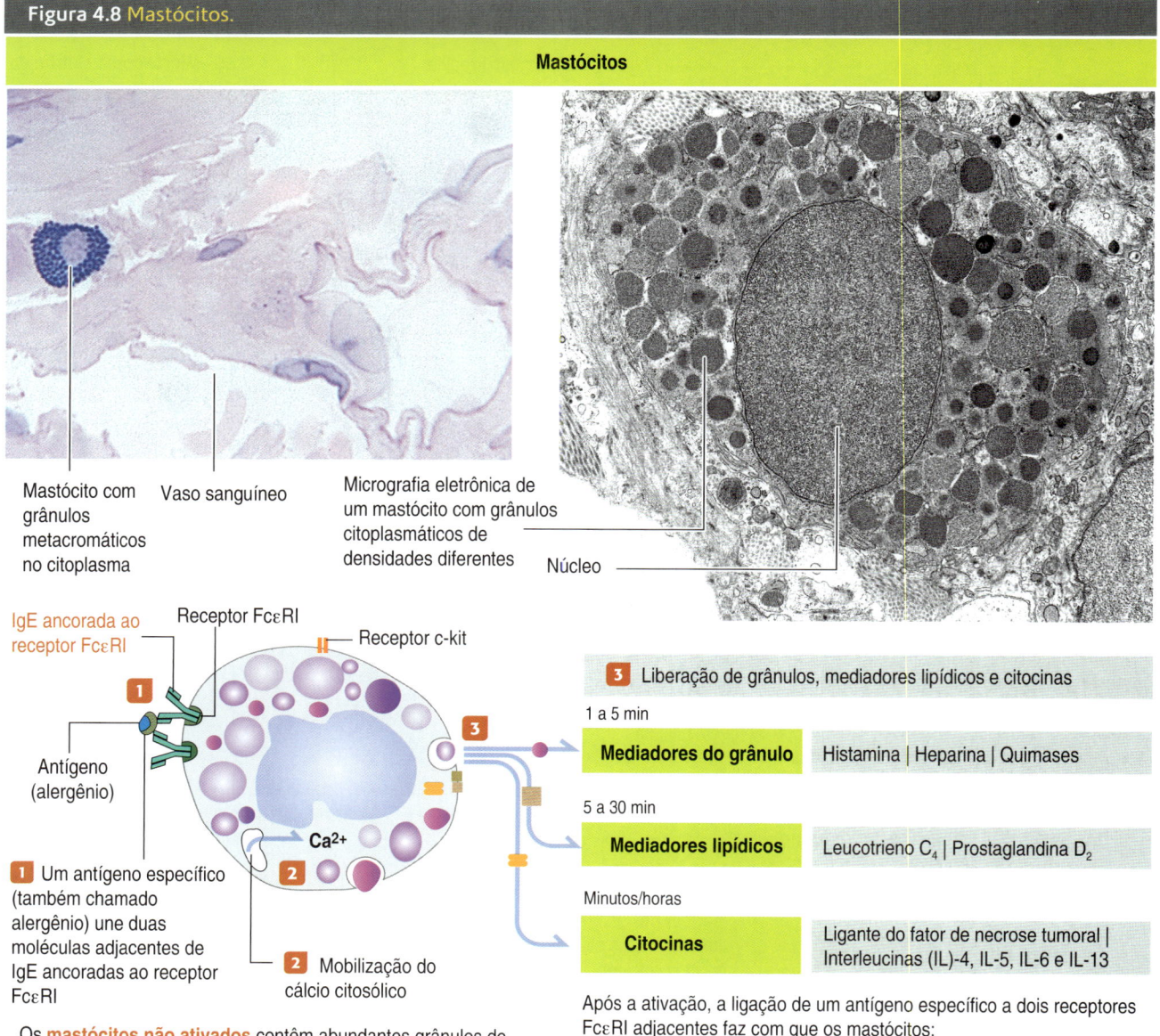

Figura 4.8 Mastócitos.

Mastócitos

Mastócito com grânulos metacromáticos no citoplasma

Vaso sanguíneo

Micrografia eletrônica de um mastócito com grânulos citoplasmáticos de densidades diferentes

Núcleo

IgE ancorada ao receptor FcεRI

Receptor FcεRI

Receptor c-kit

1

Antígeno (alergênio)

2 Mobilização do cálcio citosólico

Ca^{2+}

1 Um antígeno específico (também chamado alergênio) une duas moléculas adjacentes de IgE ancoradas ao receptor FcεRI

3 Liberação de grânulos, mediadores lipídicos e citocinas

1 a 5 min

Mediadores do grânulo	Histamina | Heparina | Quimases

5 a 30 min

Mediadores lipídicos	Leucotrieno C_4 | Prostaglandina D_2

Minutos/horas

Citocinas	Ligante do fator de necrose tumoral | Interleucinas (IL)-4, IL-5, IL-6 e IL-13

Os **mastócitos não ativados** contêm abundantes grânulos de armazenamento de **histamina**, **proteases** e **proteoglicanos**.

A **histamina** é formada por descarboxilação da histidina.

Os **proteoglicanos** contribuem para o empacotamento e armazenamento de histamina e proteases (principalmente triptase e quimase).

As **quimases** (serinoproteases específicas de mastócitos, MCPs) são encontradas apenas nessas células. Os basófilos não possuem quimases.

Após a ativação, a ligação de um antígeno específico a dois receptores FcεRI adjacentes faz com que os mastócitos:
(1) Liberem histamina, proteases e proteoglicanos.
(2) Sintetizem mediadores derivados do **ácido araquidônico** pelas vias da **ciclo-oxigenase** e da **lipo-oxigenase**.

Os metabólitos da ciclo-oxigenase (**prostaglandina D_2**) e lipo-oxigenase (**leucotrieno C_4**) **não são encontrados nos grânulos**. Esses metabólitos são importantes mediadores inflamatórios.

2. **Mastócitos de mucosa (MMs)**, que se associam a linfócitos T, predominantemente na lâmina própria das mucosas do intestino e dos pulmões.

Uma distinção importante é que os MTCs são independentes dos linfócitos T, ao contrário dos MMs, cuja atividade depende dessas células.

Os MTCs são diferentes dos MMs quanto ao número e ao tamanho dos grânulos citoplasmáticos **metacromáticos** (Boxe 4.D), que tendem a ser mais abundantes nos MTCs. Além disso, os MMs intestinais contêm proteína quimase MCP-1 de mastócito (uma peptidase quimotríptica), enquanto os MTCs

não possuem essa protease, mas expressam a MCP-4 (uma quimase), MCP-5 (uma elastase), MCP-6 e MCP-7 (triptases) e CPA3 (carboxipeptidase A de mastócito). Essas proteases de mastócito têm ação pró-inflamatória.

Embora MTCs e MMs tenham os mesmos precursores celulares, as características estruturais e funcionais definitivas dos mastócitos são adquiridas no sítio de diferenciação (tecido conjuntivo ou lâmina própria da mucosa).

O **mastócito** é a fonte de **mediadores vasoativos** contidos em **grânulos citoplasmáticos**. Devido a sua localização estratégica, bastante próxima dos vasos sanguíneos, os mastócitos podem liberar **histamina**, **heparina** e **mediadores quimiotáticos** que atraem monócitos, neutrófilos e eosinófilos circulantes no sangue para o local de ativação mastocitária (Boxe 4.E).

Plasmócitos

O plasmócito, derivado da diferenciação dos **linfócitos B** (também chamados **células B**), sintetiza e secreta uma única classe de imunoglobulina.

As imunoglobulinas são glicoproteínas e, portanto, os plasmócitos apresentam as três características estruturais das células ativas quanto à síntese e secreção das proteínas:

1. Um **retículo endoplasmático rugoso** bem desenvolvido.
2. Um **complexo de Golgi** bem amplo.
3. Um **nucléolo** proeminente.

À microscopia óptica, a maior parte do citoplasma de um plasmócito é basófila, devido à grande quantidade de ribossomos associados ao retículo endoplasmático. Uma área clara perto do núcleo é ligeiramente

acidófila e representa o complexo de Golgi. O núcleo tem a configuração característica em roda de carroça, criada pela distribuição particular da heterocromatina (Figura 4.9).

Matriz extracelular (MEC)

A MEC é uma estrutura dinâmica composta de **colágenos**, **glicoproteínas não colágenas** e **proteoglicanas** (Figura 4.10).

Células residentes e migrantes do tecido conjuntivo são banhadas pela MEC.

Todos os órgãos apresentam MEC de composição única e que atua na regulação da morfogênese de diversos órgãos, inclusive das glândulas mamárias e submandibulares.

A MEC sofre remodelamento regulado, composto de síntese, degradação e remontagem de seus componentes, mediadas por enzimas específicas chamadas **metaloproteinases**.

A **membrana basal** pode ser considerada uma forma especializada de MEC. Contém diversos componentes da MEC, como **laminina**, **fibronectina**, vários tipos de **colágeno** e **heparan sulfato**.

Além disso, as células epiteliais e não epiteliais apresentam receptores para os constituintes da MEC. Um exemplo é a família de **integrinas** com afinidade de ligação à laminina e à fibronectina. As integrinas interagem com o citoesqueleto (F-actina), reforçando as interações celulares com a MEC ao estabelecer contatos focais ou modificar a forma celular ou a adesão.

Vários fatores de crescimento, como o **fator de crescimento epidérmico** (**EGF**), o **fator de crescimento de fibroblastos** (**FGF**), e moléculas de sinalização das vias **Wnt** e **TGF-β** são observados na MEC.

Diversas glicoproteínas não colágenas da MEC medeiam interações com as células e regulam a montagem dos componentes da MEC.

As glicoproteínas não colágenas têm ampla distribuição em vários tecidos conjuntivos, embora a cartilagem e o osso contenham tipos específicos de glicoproteínas não colagenosas. Estudaremos essas glicoproteínas mais adiante, quando discutiremos o processo de **condrogênese** (formação de cartilagem) e **osteogênese** (formação de osso).

Os **agregados de proteoglicanos** são os principais componentes da MEC (Figura 4.11). Cada proteoglicano consiste em **glicosaminoglicanos** (**GAGs**), proteínas que formam complexos com polissacarídeos.

Os GAGs são polímeros lineares de dissacarídeos com resíduos de sulfato. Os GAGs controlam as funções biológicas dos proteoglicanos ao estabelecer ligações com os componentes da superfície celular, fatores do crescimento e outros constituintes da MEC.

Diferentes tipos de GAGs estão ligados a um cerne proteico para formar um proteoglicano. Essa proteína do cerne, por sua vez, interage com uma molécula de **ácido hialurônico (hialuronano)** por meio de uma proteína de ligação.

Figura 4.9 Plasmócitos.

Plasmócitos

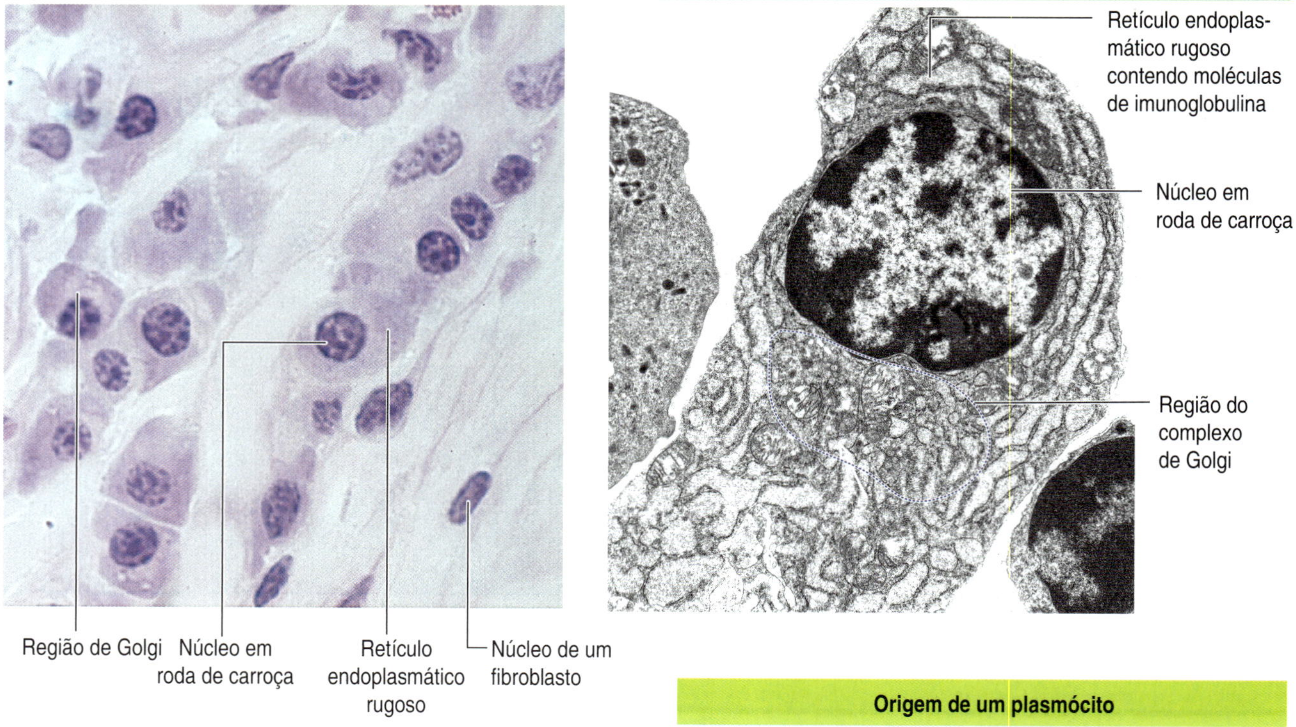

Retículo endoplasmático rugoso contendo moléculas de imunoglobulina

Núcleo em roda de carroça

Região do complexo de Golgi

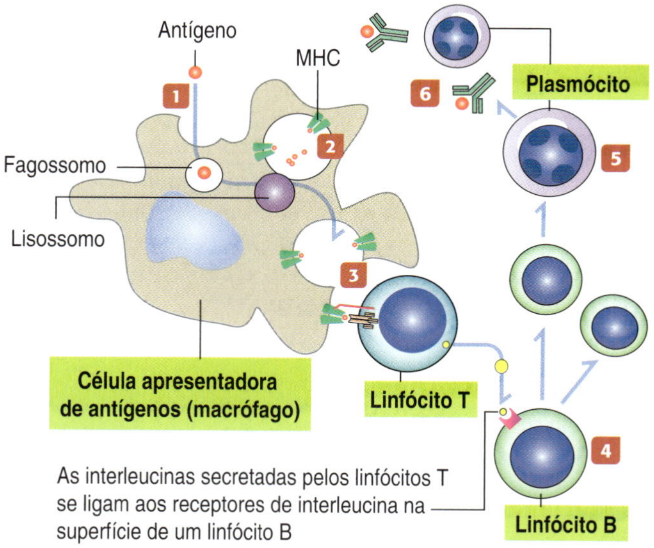

Região de Golgi   Núcleo em roda de carroça   Retículo endoplasmático rugoso   Núcleo de um fibroblasto

Antígeno

MHC

Plasmócito

Fagossomo

Lisossomo

Célula apresentadora de antígenos (macrófago)

Linfócito T

As interleucinas secretadas pelos linfócitos T se ligam aos receptores de interleucina na superfície de um linfócito B

Linfócito B

Origem de um plasmócito

1 Um antígeno é incorporado por um macrófago (célula apresentadora de antígenos)

2 O antígeno é armazenado em um fagossomo, que se funde com um lisossomo. No microambiente de pH ácido, as enzimas hidrolíticas lisossomais são ativadas e degradam o antígeno em pequenos peptídios. Os pequenos peptídios se ligam às moléculas de MHC inseridas na membrana do fagossomo

3 A vesícula fagocítica se funde com a membrana plasmática e o peptídio-MHC é exposto aos linfócitos T, que se ligam ao peptídio antigênico e secretam citocinas ou interleucinas

4 As interleucinas se ligam aos linfócitos B adjacentes, que são induzidos a se dividirem por mitose para aumento de seu número celular

5 Os linfócitos B se diferenciam em plasmócitos secretores de imunoglobulina

6 As imunoglobulinas específicas se ligam ao antígeno livre no espaço extracelular para neutralizar o efeito danoso

Uma análise mais detalhada da célula apresentadora de antígenos e da interação de linfócitos T e B é feita no Capítulo 10, *Sistema Imunológico e Linfático*.

A molécula de ácido hialurônico é o eixo de um **agregado de proteoglicano**. Os proteoglicanos são nomeados de acordo com o GAG prevalente (p. ex., **proteoglicanos de sulfato de condroitina**, **de dermatan sulfato** e **de heparan sulfato**).

O **tecido conjuntivo embrionário** (ou mesênquima) do cordão umbilical (**geleia de Wharton**) é predominantemente formado por MEC e cerca as duas artérias umbilicais e a única veia umbilical. Os vasos sanguíneos umbilicais, elementos cruciais para a troca materno-fetal de fluidos, gases e nutrientes, são cercados por um tipo de tecido conjuntivo rico em proteoglicanos para conferir resistência à compressão.

Os proteoglicanos têm densidade de cargas extremamente alta e, portanto, pressão osmótica significativa. Esses atributos permitem que o leito de tecido conjuntivo resista à compressão devido à alta capacidade de turgescência dessas moléculas.

Degradação da MEC

A MEC (ver Figura 4.10) pode ser degradada por **metaloproteinases de matriz** (**MMPs**; também

Figura 4.10 Agregados de proteoglicanos, metaloproteinases e seus inibidores.

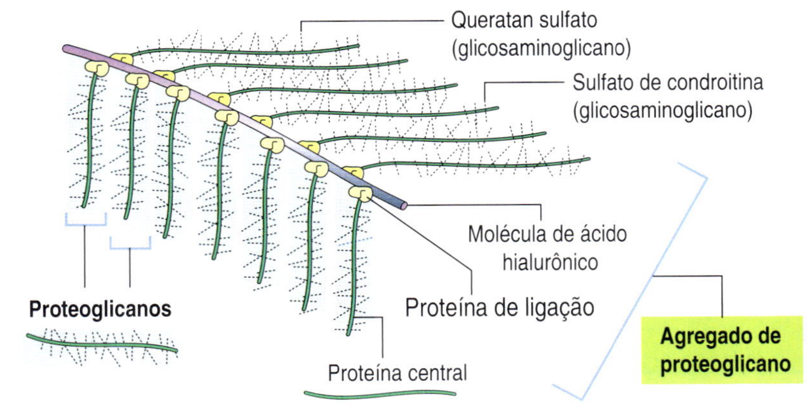

Queratan sulfato
(glicosaminoglicano)

Sulfato de condroitina
(glicosaminoglicano)

Molécula de ácido
hialurônico

Proteoglicanos

Proteína de ligação

Proteína central

Agregado de proteoglicano

Os proteoglicanos são complexos proteicos extracelulares de glicosaminoglicanos

Os agregados de proteoglicanos são formados por:
(1) Uma molécula axial de ácido hialurônico.
(2) Proteínas centrais unidas à molécula de ácido hialurônico por uma proteína de ligação.
(3) Glicosaminoglicanos unidos à proteína central.

Diversas cadeias de glicosaminoglicanos ligados à proteína central formam um proteoglicano. A massa molecular de um proteoglicano é de aproximadamente 10^8 kDa

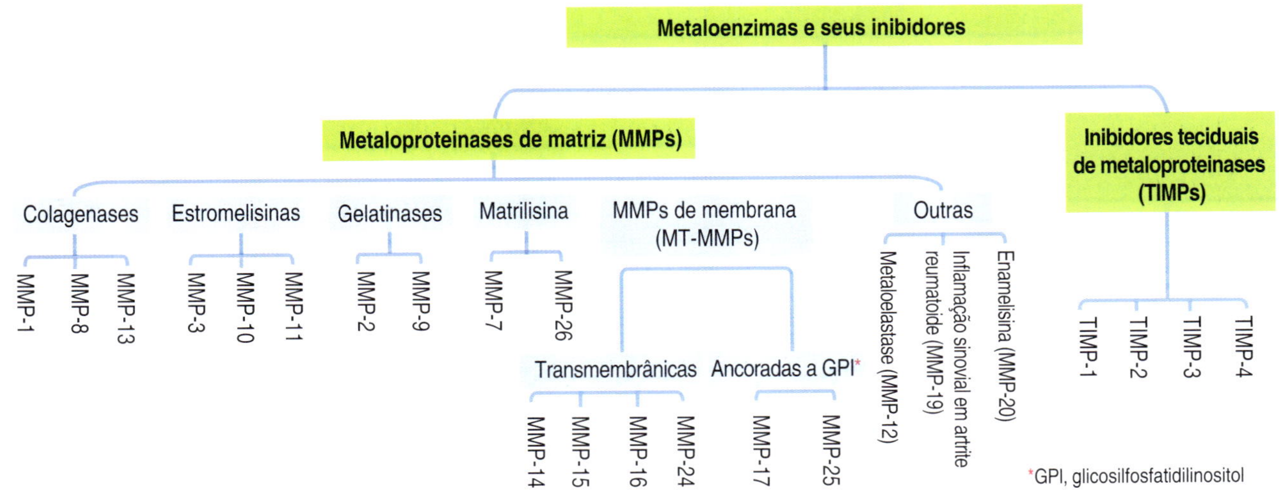

Metaloenzimas e seus inibidores

Metaloproteinases de matriz (MMPs)

Colagenases: MMP-1, MMP-8, MMP-13

Estromelisinas: MMP-3, MMP-10, MMP-11

Gelatinases: MMP-2, MMP-9

Matrilisina: MMP-7, MMP-26

MMPs de membrana (MT-MMPs)
- Transmembrânicas: MMP-14, MMP-15, MMP-16, MMP-24
- Ancoradas a GPI*: MMP-17, MMP-25

Outras: Metaloelastase (MMP-12), Inflamação sinovial em artrite reumatoide (MMP-19), Enamelisina (MMP-20)

Inibidores teciduais de metaloproteinases (TIMPs): TIMP-1, TIMP-2, TIMP-3, TIMP-4

*GPI, glicosilfosfatidilinositol

chamadas **matrixinas**), uma família de proteases dependentes de zinco **secretadas como proenzimas inativas (zimógenos)** proteoliticamente ativadas na MEC. A atividade das MMPs no espaço extracelular pode ser especificamente balanceada por **inibidores teciduais de MMPs (TIMPs)** durante a remodelação do tecido.

A expressão dos genes MMP pode ser regulada por citocinas inflamatórias, fatores de crescimento, hormônios, interações célula-célula e célula-matriz.

A degradação da MEC ocorre normalmente durante o desenvolvimento, crescimento, reparação tecidual e cicatrização da ferida. No entanto, a degradação da MEC é excessiva em várias doenças, como artrite reumatoide, osteoartrite, úlceras teciduais crônicas e câncer. A invasão tumoral, a metástase e a angiogênese tumoral exigem a participação das MMPs, cuja expressão aumenta em associação com a tumorigênese.

Os seres humanos apresentam 23 genes *MMP*. A família de MMPs inclui diversos subgrupos com base em seus substratos:

1. As **colagenases** (MMP-1, MMP-8 e MMP-13) degradam os colágenos de tipos I, II e III e outras proteínas da MEC. A MMP-1 é sintetizada por fibroblastos, condrócitos, queratinócitos, monócitos e macrófagos, hepatócitos e células tumorais.

A MMP-8 é armazenada nos grânulos citoplasmáticos dos leucócitos polimorfonucleares e liberada em resposta a um estímulo. A MMP-13 pode degradar vários colágenos (tipos I, II, III, IV, IX, X e XI), a laminina, a fibronectina e outros componentes da MEC.

2. As **gelatinases** (MMP-2 e MMP-9) podem degradar uma série de moléculas da MEC, inclusive os colágenos do tipo IV, V e XI, a laminina e o agrecano. De modo similar às colagenases, a MMP-2, mas não a MMP-9, consegue digerir colágenos dos tipos I, II e III. As gelatinases são produzidas pelos macrófagos alveolares.

3. As **estromelisinas** MMP-3 e MMP-10 digerem uma série de moléculas da MEC, mas a atividade da MMP-11 é muito fraca em moléculas da MEC. As estromelisinas degradam os

Figura 4.11 Tipos de tecido adiposo e adipogênese.

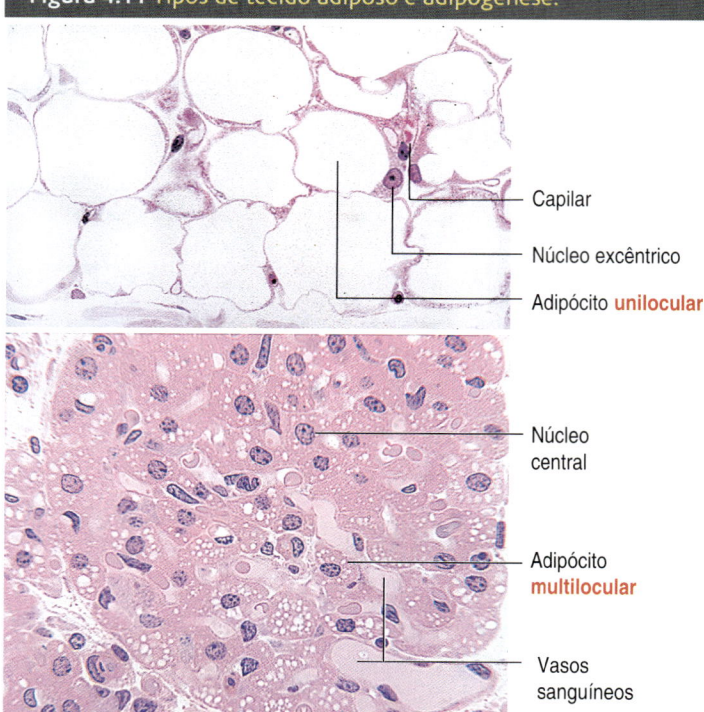

Capilar

Núcleo excêntrico

Adipócito unilocular

Tecido adiposo branco (TAB) | Adipócito unilocular

Uma única inclusão extensa de gordura, formada pela coalescência de múltiplas gotículas lipídicas, empurra o núcleo para uma posição excêntrica. Nesta preparação, o TAB não está corado.

Núcleo central

Adipócito multilocular

Vasos sanguíneos

Tecido adiposo marrom (TAM) | Adipócito multilocular

Agregados de adipócitos multiloculares de aparência epitelial, ricos em mitocôndrias e cercados por abundantes vasos sanguíneos são característicos da gordura marrom.

A principal função do TAM é a dissipação de energia, em vez de seu armazenamento, como o TAB. O calor é gerado pelo desacoplamento da produção de ATP do movimento de H^+ pela membrana mitocondrial interna seguindo o gradiente de concentração. A proteína desacopladora 1 (UCP-1) ativa o desacoplamento.

A elevação do nível circulante de succinato pode ativar a termogênese do TAM após a exposição ao frio.

A biogênese mitocondrial e a expressão da proteína UCP-1 são características essenciais da termogênese por TAM.

Adipogênese

As células-tronco mesenquimais dão origem a pré-adipócitos TAB e a um precursor comum que expressa MYF5⁺PAX7⁺ (fator miogênico 5 e *paired-box* 7) que determinam a diferenciação em pré-adipócitos TAM e miócitos. Portanto, adipócitos TAB e TAM são derivados de diferentes precursores.

Os pré-adipócitos TAB e pré-adipócitos TAM expressam PPARγ (receptor ativado por proliferador de peroxissomo γ), o principal regulador da adipogênese, e C/EBPs (proteínas estimuladoras de ligação a CCAAT; do inglês, *CCAAT/enhancer-binding proteins*).

PRDM16 (domínio PR corregulador da transcrição 16) e BMP7 (proteína morfogenética óssea 7) são expressos por pré-adipócitos TAM, mas não pré-adipócitos TAB.

Os adipócitos TAB podem sofrer transdiferenciação em adipócitos semelhantes a TAM após a exposição ao frio e a sinalização beta-adrenérgica.

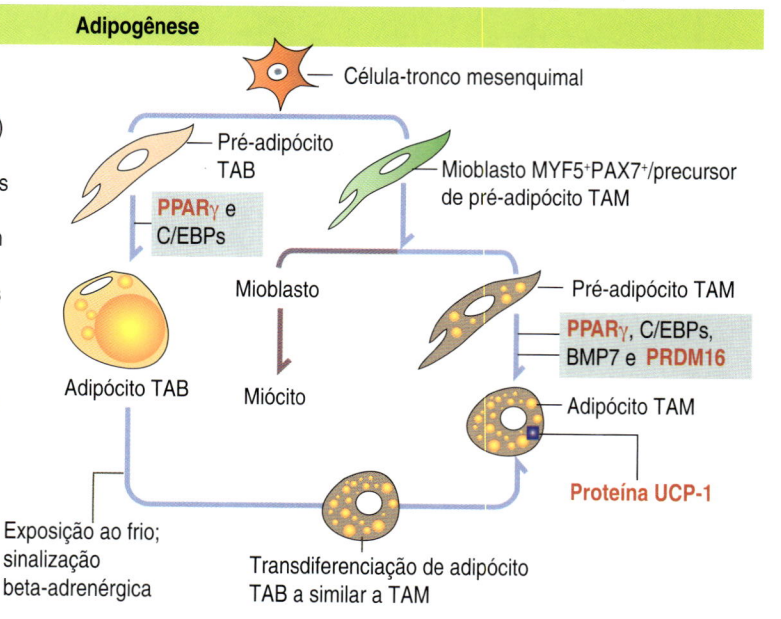

Célula-tronco mesenquimal

Pré-adipócito TAB

PPARγ e C/EBPs

Mioblasto MYF5⁺PAX7⁺/precursor de pré-adipócito TAM

Mioblasto

Adipócito TAB

Miócito

Pré-adipócito TAM

PPARγ, C/EBPs, BMP7 e PRDM16

Adipócito TAM

Proteína UCP-1

Exposição ao frio; sinalização beta-adrenérgica

Transdiferenciação de adipócito TAB a similar a TAM

---

componentes da membrana basal (colágeno do tipo IV e fibronectina).

4. **Matrilisinas** (MMP-7 e MMP-26). A MMP-7 é sintetizada pelas células epiteliais e cliva as moléculas da superfície celular como pró-α-defensina, ligante de Fas, ligante do fator de necrose tumoral e E-caderina. A MMP-26 é expressa pelas células endometriais normais e algumas células de carcinoma.

5. As **MMPs de membrana** (MT-MMPs; do inglês, *Membrane-type MMPs*) podem pertencer a duas categorias: proteínas transmembrânicas (MMP-14,

MMP-15, MMP-16 e MMP-24) e proteínas ancoradas a glicosilfosfatidilinositol (GPI) (MMP-17 e MMP-25). As MT-MMPs são ativadas no interior da célula e são enzimas funcionais na superfície celular.

Diversas MMPs não estão agrupadas nas categorias já citadas:

1. A **metaloelastase** (MMP-12) é expressa por macrófagos, condrócitos hipertróficos e osteoclastos.

2. A **MMP-19**, também chamada metaloproteinase de inflamação sinovial da artrite reumatoide (RASI), digere os componentes das membranas

basais. A MMP-19 é encontrada em linfócitos ativados e plasmócitos de pacientes com artrite reumatoide.

3. A **enamelesina** (MMP-20) é expressa por ameloblastos (células produtoras de esmalte do dente em desenvolvimento) e digere amelogenina.

Os TIMPs (TIMP-1, TIMP-2, TIMP-3 e TIMP-4) são inibidores de MMPs. O TIMP-3 é um regulador importante das atividades de MMP.

As MMPs são alvo da intervenção terapêutica para inibir a invasão tumoral e a metástase. Voltaremos a esse tópico no Capítulo 23, *Fertilização, Placentação e Lactação*, ao discutirmos a importância das metaloproteinases nos primeiros estágios da implantação do embrião no estroma endometrial ou na decídua.

BIOLOGIA MOLECULAR DA INVASÃO TUMORAL

Como discutimos na seção Neoplasia do Capítulo 3, *Sinalização Celular | Biologia Celular | Patologia*, a invasão e a metástase são dois eventos importantes do carcinoma (do grego *karkinoma*, de *karkinos*, caranguejo, câncer, + *oma*, tumor), um tumor derivado dos tecidos epiteliais.

Vamos rever alguns conceitos aplicáveis ao tecido conjuntivo. O **adenoma** é um tumor estruturalmente benigno de origem epitelial glandular que não apresenta propriedades invasivas ou metastáticas. Os carcinomas malignos podem surgir dos adenomas benignos. Por exemplo, um pequeno adenoma benigno ou **pólipo** do cólon pode se tornar um carcinoma invasivo.

Lembre-se de que o **sarcoma** (do grego *sarx*, carne, + *oma*) é um tumor derivado dos tecidos conjuntivos (osso, cartilagem) e das células mesodérmicas.

O fibrossarcoma, por exemplo, é derivado dos fibroblastos, enquanto o osteossarcoma se origina no osso.

A **invasão** é definida pela **degradação da membrana basal** pelas células tumorais e implica transição do pré-câncer ao câncer. A **metástase** é a disseminação das células tumorais por todo o corpo através do sangue e dos vasos linfáticos e, de modo geral, leva à morte. O Conhecimento básico 4.A ilustra os primeiros eventos que provocam a invasão de células tumorais de um carcinoma no colo uterino.

Muitos carcinomas produzem membros da família de metaloproteinases da matriz para degradar vários tipos de colágenos, como vimos na seção anterior. Os tecidos normais produzem inibidores teciduais das metaloproteinases que são neutralizados pelas células do carcinoma. Os tumores que se comportam de modo agressivo são capazes de superar os inibidores de protease.

Um evento essencial durante a metástase é a **angiogênese**, o desenvolvimento dos vasos sanguíneos. Os vasos sanguíneos fornecem o oxigênio e os nutrientes necessários ao crescimento tumoral. A angiogênese é estimulada pelas células tumorais, em particular a proliferação das células endoteliais capilares que formam novos capilares no crescimento tumoral. No Capítulo 12, *Sistema Cardiovascular*, discutiremos o mecanismo de ação e os alvos da endostatina e da angiostatina, duas novas proteínas que inibem a angiogênese.

TECIDO ADIPOSO OU GORDURA

Há dois tipos de tecido adiposo:

1. **Tecido adiposo branco (TAB)**, a principal **reserva de energia a longo prazo, além de ser um tecido endócrino.**
2. **Tecido adiposo marrom (TAM)**, que participa da termogênese e da secreção endócrina.

Como os fibroblastos, condroblastos, osteoblastos e mioblastos, as células adiposas do TAB e TAM são derivadas de células-tronco mesenquimais em um processo conhecido como **adipogênese**.

Os adipócitos do TAB apresentam pequenas gotículas de gordura que se fundem para formar uma única gotícula grande de armazenamento de lipídios, uma característica de adipócitos **uniloculares** maduros (do latim *unus*, único; *loculus*, local pequeno).

A gota única de armazenamento de lipídios empurra o núcleo para uma posição excêntrica e o adipócito assume uma aparência em "anel de sinete". **Em cortes histológicos, perceba que os capilares, com diâmetro semelhante ao dos adipócitos, aparecem como estruturas únicas que podem conter elementos das células sanguíneas, enquanto os adipócitos formam agregados.**

Os adipócitos do **TAM** contêm muitas gotículas de armazenamento lipídico (**multiloculares**; do latim *multus*, muitos; *loculus*, local pequeno). O TAM diminui principalmente durante a infância e é suprido por abundantes vasos sanguíneos e fibras nervosas adrenérgicas simpáticas. O **pigmento lipocromo** e as abundantes mitocôndrias, ricas em **citocromos**, conferem ao TAM uma cor acastanhada.

Adipogênese

A adipogênese (ver Figura 4.11) requer a ativação do regulador adipogênico principal, o receptor ativado por proliferador de peroxissomo γ (PPARγ), um ligante de DNA, na presença de insulina e glicocorticoides.

Os pré-adipócitos podem seguir duas vias de diferenciação celular:

1. Uma via leva à formação de pré-adipócitos TAB diretamente a partir de células-tronco mesenquimais.
2. A outra via gera mioblastos e pré-adipócitos de TAM a partir de um precursor comum, MYF5+PAX7+ (fator miogênico 5+ e *paired-box* 7+). Portanto, as células precursoras de TAB e de TAM divergem no início de seu desenvolvimento.

A diferenciação de pré-adipócitos de TAB em adipócitos terminais é conduzida por PPARγ e C/EBPs (proteínas estimuladoras de ligação a CCAAT – *CCAAT/enhancer-binding proteins*).

Conhecimento básico 4.A Invasão tumoral e metástase.

Displasia

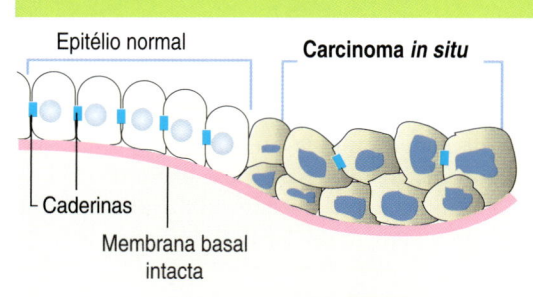

Carcinoma do colo uterino

1 O epitélio apresenta alta taxa de proliferação celular e maturação incompleta (**displasia**). As células não invadiram a membrana basal e continuam confinadas à camada epitelial.

Carcinoma *in situ*

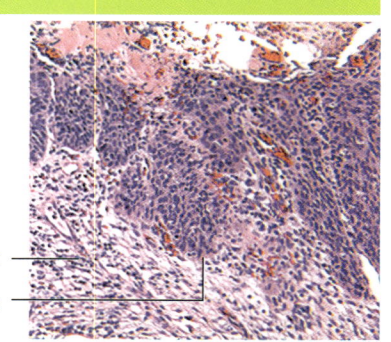

2 A taxa de proliferação celular e a maturação incompleta são mais proeminentes. Há perda da organização epitelial. As células tumorais epiteliais não invadiram a membrana basal e continuam confinadas à camada epitelial.

Carcinoma microinvasivo

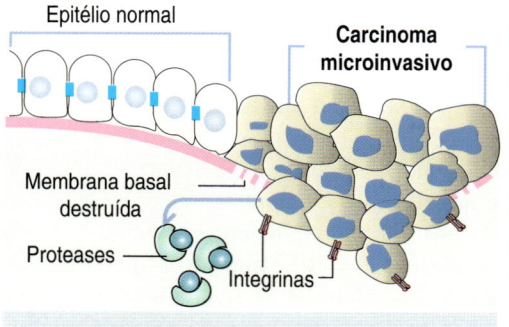

As propriedades invasivas de um tumor epitelial são decorrentes da **transição epiteliomesenquimal (EMT)** de seus componentes celulares. A EMT envolve um programa genético regulador que transforma traços epiteliais em traços mesenquimatosos, inclusive migração celular desregulada e alterações no formato celular que promovem a invasão.

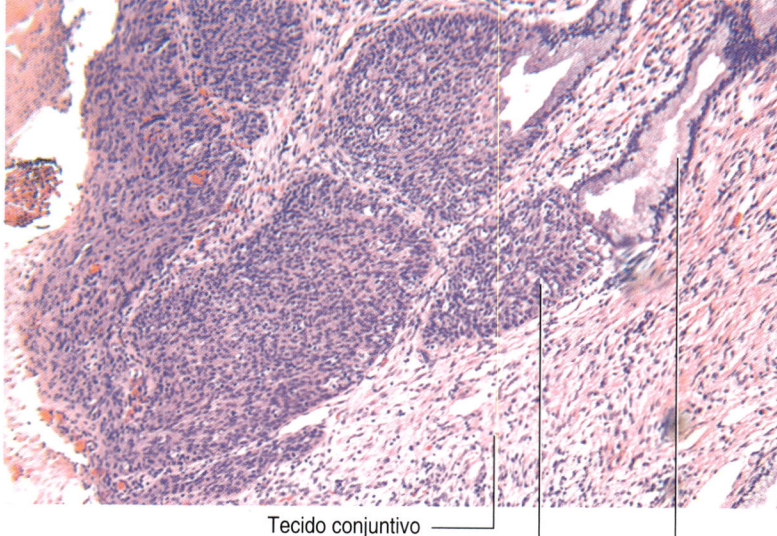

3 A expressão de moléculas de adesão celular, como **caderinas**, diminui. Essa diminuição enfraquece a natureza coesa das células tumorais intraepiteliais e a **microinvasão** começa com a destruição da membrana basal.

A **colagenase IV**, liberada pelas células tumorais invasoras, dissolve a membrana basal e permite que as células tumorais invadam o tecido conjuntivo subjacente. Outras proteases, como o **ativador de plasmi-**nogênio, as **colagenases I**, **II** e **III**, as **catepsinas** e a **hialuronidase**, destroem glicoproteínas e proteoglicanos não colágenos, permitindo o avanço das células tumorais no tecido conjuntivo destruído.

As células tumorais invasoras superexpressam **integrinas** (receptores de laminina e fibronectina) para facilitar a adesão celular e a progressão no tecido conjuntivo. As células tumorais geralmente invadem vias de baixa resistência, como o tecido conjuntivo.

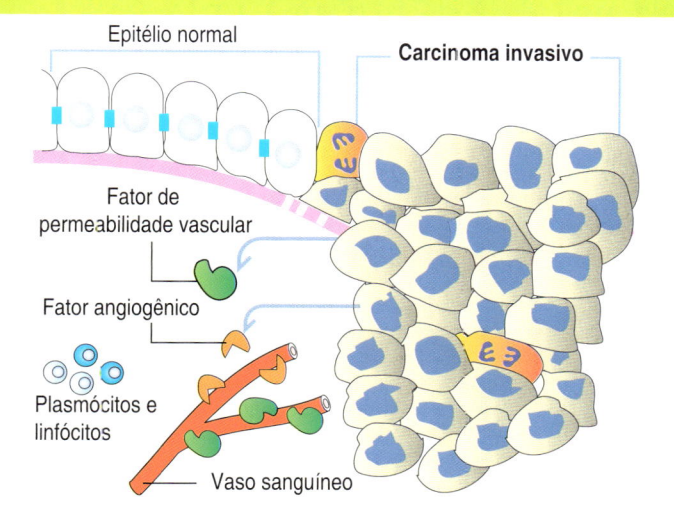

Carcinoma invasivo

Epitélio normal

Carcinoma invasivo

Fator de permeabilidade vascular

Fator angiogênico

Plasmócitos e linfócitos

Vaso sanguíneo

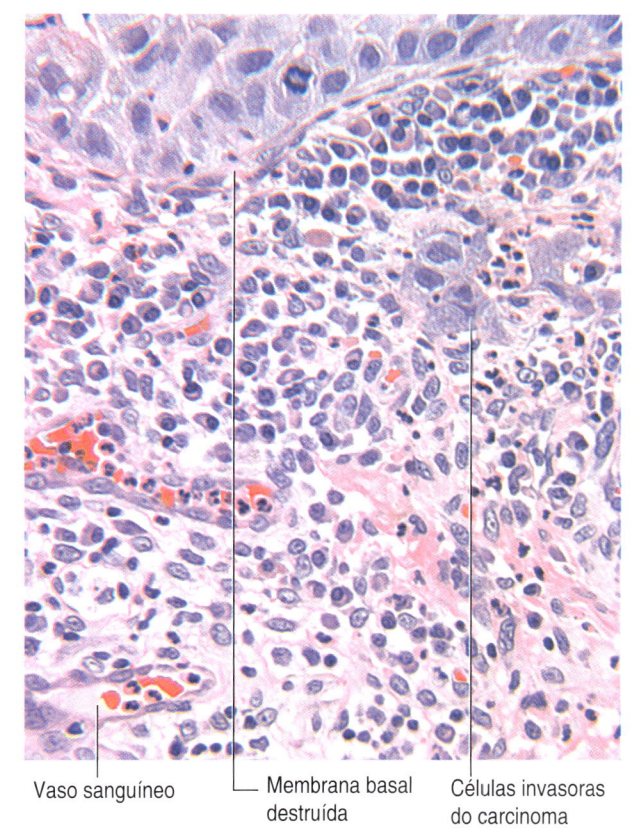

Vaso sanguíneo — Membrana basal destruída — Células invasoras do carcinoma

4 Ao começarem a **fase invasiva**, as células tumorais secretam:

(1) **Fatores autócrinos de motilidade** (para direcionamento do avanço das células tumorais).

(2) **Fatores de permeabilidade vascular** (para permitir o acúmulo de proteínas plasmáticas e fatores nutricionais).

(3) **Fator angiogênico** (para aumento da vascularidade, do aporte de oxigênio e do suporte nutricional para o tumor em crescimento). Veja a discussão sobre angiogênese tumoral no Capítulo 12, *Sistema Cardiovascular*.

Há células do sistema imune. Como os vasos sanguíneos recém-formados são conectados à circulação geral, as células tumorais podem entrar rapidamente nesses vasos e se disseminar para tecidos distantes (**metástase**).

A diferenciação do mioblasto MYF5⁺PAX7⁺ em pré-adipócitos de TAM também requer PPARγ, além de BMP7 (proteína morfogenética óssea 7) e PRDM16 (domínio PR corregulador da transcrição 16).

O PRDM16 é essencial para a adipogênese de TAM.

BMP7 e PRDM16 não participam da adipogênese de TAB. Os pré-adipócitos comprometidos com a adipogênese ativam a expressão de genes típicos do fenótipo de adipócitos, como a **proteína transportadora de glicose 4** (**GLUT-4**), a proteína ligante de ácidos graxos 4, a leptina e a adiponectina.

Se houver exposição ao frio e sinalização beta-adrenérgica, os adipócitos de TAB podem sofrer transdiferenciação em adipócitos do tipo do TAM (conhecidos como adipócitos "bege") que expressam **UCP-1** (**proteína desacopladora 1**; do inglês, *uncoupling protein 1*), uma proteína mitocondrial que aumenta a termogênese por dissociação da fosforilação oxidativa da produção de energia.

O **succinato**, um intermediário do ciclo do ácido tricarboxílico nas mitocôndrias, pode ativar a termogênese do TAM ao acionar a produção de espécies reativas de oxigênio (EROs) pelas mitocôndrias. Após exposição ao frio, os adipócitos do TAM podem acumular e oxidar o succinato extracelular via succinato desidrogenase.

A adipogênese ocorre durante os estados pré e pósnatal do indivíduo e é reduzida à medida que a idade aumenta.

O TAB é distribuído por todo o corpo ao redor dos órgãos viscerais e nas regiões subcutâneas.

O acúmulo de TAB visceral durante a obesidade é correlacionado à resistência à insulina (diabetes melito de tipo 2). O TAM é encontrado em sítios paravertebrais, supraclaviculares e perissuprarrenais.

Armazenamento e degradação de lipídios (lipólise)

Durante a adipogênese de TAB, os adipócitos sintetizam a **lipase lipoproteica** e começam a acumular gordura em pequenas gotículas citoplasmáticas.

O TAB é de longe a maior fonte de **ácidos graxos livres** não esterificados, os componentes essenciais das membranas biológicas.

A liberação de ácidos graxos livres dos triacilgliceróis requer sua hidrólise enzimática em um processo chamado lipólise. A **lipase triglicerídica adiposa** (**ATGL**) começa a hidrólise do triacilglicerol para formar diacilglicerol e ácidos graxos livres. Outras lipases (como a lipase sensível ao hormônio e monoacilglicerol lipase) são necessárias para liberar os ácidos graxos restantes da estrutura de glicerol.

A superfície das gotículas lipídicas é cercada pela proteína **perilipina**. A perilipina fosforilada altera sua conformação, permitindo o início da degradação e a liberação de lipídios mediada por ATGL. **Cada gotícula lipídica revestida com perilipina está em** contato com o citosol; não é cercada por uma cito-membrana. Portanto, as gotículas lipídicas são classi-ficadas como **inclusões celulares**. Agregados de gotí-culas de gordura podem ser visualizados à histoquí-mica sob condições técnicas específicas (Figura 4.12, Boxe 4.F).

As gotículas lipídicas contêm cerca de 95% de triacilgliceróis ricos em **caroteno**, um pigmento li-possolúvel que confere ao chamado TAB uma cor amarelada.

Os adipócitos sintetizam **lipase lipoproteica**. A lipase lipoproteica é transferida para as células endoteliais nos vasos sanguíneos adjacentes para per-mitir a passagem de ácidos graxos e lipoproteínas plasmáticas ricas em triacilglicerol (**lipoproteínas de densidade muito baixa, VLDLs**) para os adipócitos.

O suprimento de sangue para o TAB, composto de capilares principalmente, não é tão extenso quanto no TAM.

O **armazenamento de lipídios** em adipócitos de TAB maduros durante a alimentação é regulado pelo efeito antilipolítico da **insulina** e dos **fatores de cres-cimento semelhantes à insulina**, o que leva à inibi-ção de ATGL.

Figura 4.12 Regulação da função dos adipócitos.

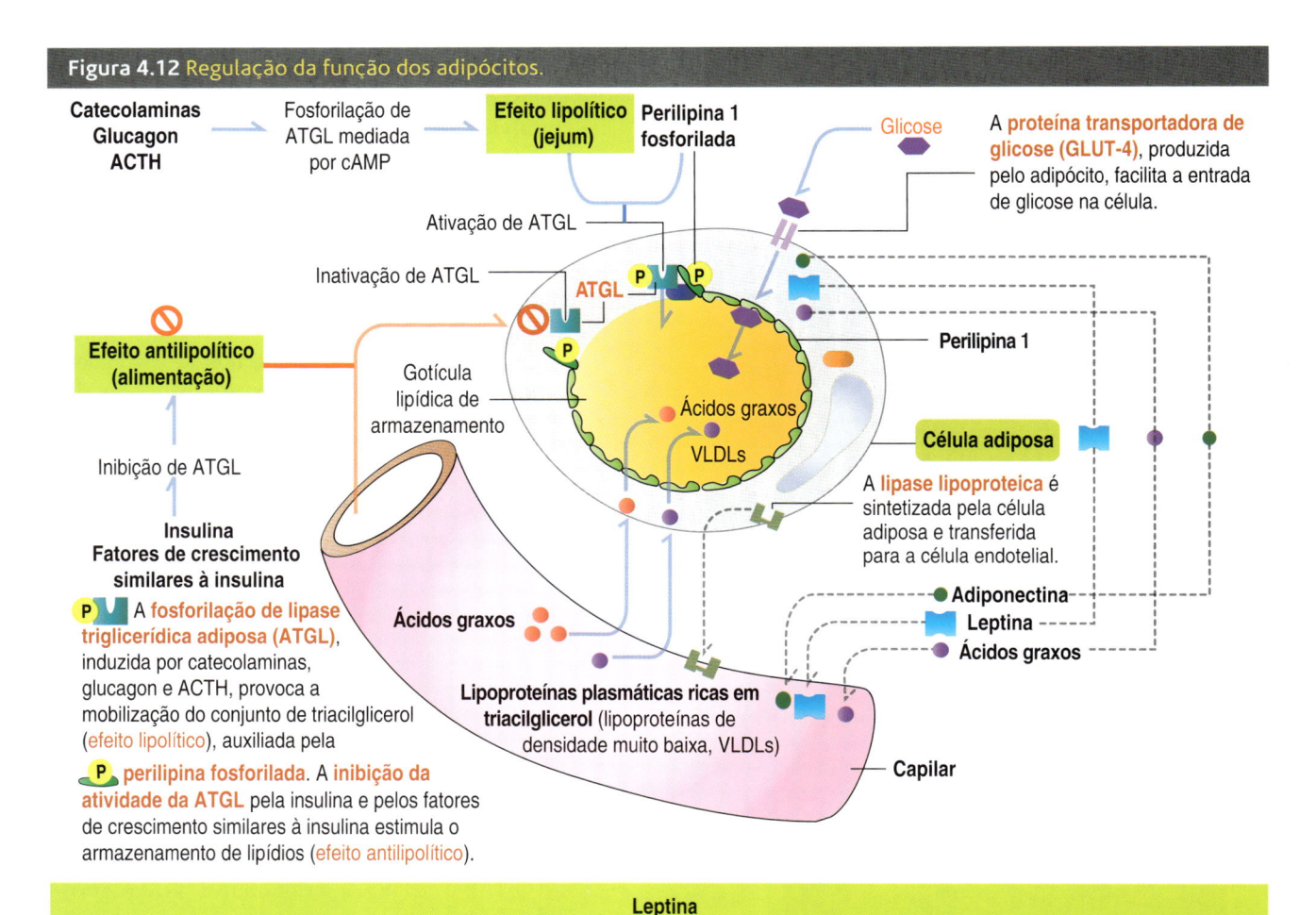

Leptina

A **leptina** é produzida principalmente pelo **tecido adiposo branco** em proporção aproximada a seu teor de triglicerídeos. A leptina circulante se liga à forma longa do receptor de leptina (**LepR**) no cérebro e ativa a tirosina-proteinoquinase *Janus* quinase 2 (**JAK2**), o que provoca a fosforilação dos resíduos de tirosina no LepR (Y985, Y1077 e Y1138).

O Y1138 fosforilado recruta **STAT3**, o que causa sua fosforilação e translo-cação para o núcleo para mediar a expressão gênica específica. As proteínas STAT são fatores de transcrição que, após a fosforilação de suas tirosinas, são translocadas para o núcleo para modulação da expressão gênica.

STAT3 induz a expressão de supressor da sinalização de citocina 3 (**SOCS3**), que se liga ao Y985 fosforilado e interrompe a sinalização da leptina. Além disso, a proteína-tirosinofosfatase de linfócitos T (**TCPTP**) desfosforila STAT3, o que reduz a sinalização de LepR

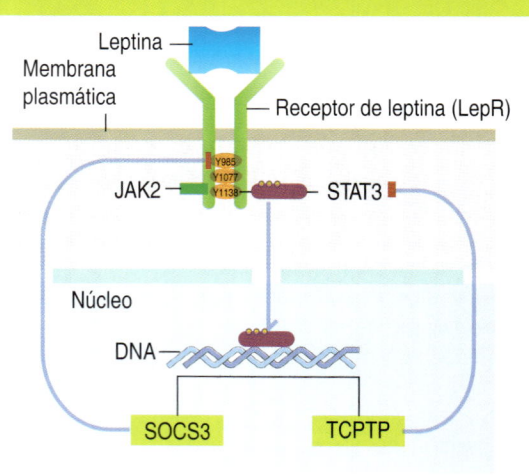

Boxe 4.F Visualização de gordura em cortes histológicos.

- A gordura é dissolvida pelos solventes (xileno) usados durante a incorporação de parafina, uma etapa necessária para o corte fino e o preparo das lâminas histológicas. Uma borda citoplasmática estreita, ao redor de um espaço vazio central onde a gordura é armazenada, pode ser visualizada

- O lipídio fixado e corado com tetróxido de ósmio é observado em marrom. Essa reação também é utilizada para a visualização da mielina rica em lipídios nos nervos

- Soluções alcoólicas de corantes lipossolúveis (como Sudan III ou Sudan black) também podem ser utilizadas para a detecção de agregados de gotículas de lipídios em cortes congelados.

A **degradação e liberação de lipídios** durante o jejum ou a fome são reguladas pelo efeito lipolítico das **catecolaminas**, do **glucagon** e do **hormônio adrenocorticotrófico** (**ACTH**) devido à fosforilação de ATGL e perilipina 1.

Como já mencionado, a principal função do TAM é a dissipação da energia na forma de calor (termogênese) em ambientes frios como mecanismo de proteção no recém-nascido.

Leptina e obesidade

A obesidade é um distúrbio de equilíbrio energético. Ocorre quando a ingestão de energia é maior que o gasto energético. Ao evitar a obesidade sem considerar a ingestão calórica, há aumento dos níveis circulantes de triglicerídeos e acúmulo excessivo de ácidos graxos no fígado, um processo conhecido como **esteatose**.

As atividades metabólicas dos adipócitos têm consequências clínicas muito importantes. O aumento na adiposidade visceral é associado a maior risco de resistência à insulina, **dislipidemia** (alteração nos níveis sanguíneos de gordura) e doença cardiovascular.

Um dos produtos secretados pelos adipócitos do TAB é a **leptina**, uma citocina de 16 kDa codificada pelo gene *ob*. A leptina é liberada na circulação em proporção à massa corpórea de triglicerídeos.

Consequentemente, os níveis de leptina transmitem informações aos centros reguladores da homeostase energética sobre as reservas de gordura do corpo, que normalmente desencadeiam uma resposta para reduzir a alimentação.

A leptina atua sobre alvos hipotalâmicos envolvidos no apetite e na homeostase energética. A leptina também tem sido implicada na regulação do sistema imunológico e do sistema nervoso autônomo, na função cardiovascular e reprodutiva e na formação óssea.

Em seres humanos e modelos de roedores, a deficiência de leptina reduz a resposta do sistema imune, diminui a atividade do sistema nervoso simpático e a pressão arterial, atrasa a puberdade e pode levar à infertilidade, além de reduzir a densidade óssea.

Em essência, a função da leptina é bastante independente de seu papel na regulação do peso corpóreo.

O **receptor de leptina** (**LepR**) pertence à família de receptores de citocina de classe I.

No hipotálamo, LepR é expresso por um subconjunto de neurônios nos núcleos importantes para a regulação metabólica (como o núcleo arqueado, núcleo ventromedial do hipotálamo e núcleo dorsomedial do hipotálamo e na área hipotalâmica lateral).

Isoformas de LepR foram identificadas e classificadas como formas secretadas, curtas e longas. As isoformas de LepR são originárias de um único gene *Lepr* por *splicing* alternativo de mRNA ou clivagem pós-tradução.

A leptina em circulação atravessa a barreira hematencefálica e se liga à forma longa do receptor de leptina.

Após a ligação da leptina, o LepR homodimerizado induz a fosforilação de *Janus* **quinase 2** (**JAK2**) que, então, fosforila os resíduos de tirosina 985, 1077 e 1138 de LepR e recruta e fosforila **STAT3**.

STAT3, então, transloca-se para o núcleo celular para mediar uma expressão gênica específica. STAT3 induz a expressão do supressor da sinalização de citocina 3 (**SOCS3**), que se liga à tirosina fosforilada 985 e interrompe a sinalização da leptina. Além disso, a proteína-tirosinofosfatase de linfócitos T (**TCPTP**) desfosforila STAT3 e contribui para a redução da sinalização de LepR.

A obesidade é correlacionada à resistência à leptina, um fenômeno semelhante à resistência à insulina em pacientes com diabetes melito tipo 2. O transporte prejudicado de LepR para a membrana dos neurônios dos núcleos hipotalâmicos é responsável pela resistência à leptina.

CARTILAGEM

A cartilagem é um tecido resiliente com certa rigidez, mas com flexibilidade significativa. Um exemplo é a cartilagem nas superfícies de articulações móveis que podem suportar forças de cisalhamento e fricção.

Como todos os tipos de tecido conjuntivo, a cartilagem é composta de células, fibras e MEC (matriz da cartilagem). A matriz da cartilagem é um gel amorfo hidratado que contém colágeno e fibras elásticas. As fibras são responsáveis por resiliência, flexibilidade e resistência à tração da cartilagem.

Como o fibroblasto e o adipócito, o condroblasto é derivado de uma célula-tronco mesenquimal. As células mesenquimais se diferenciam em condroblastos que gradualmente depositam uma quantidade substancial de matriz de cartilagem. A área mais externa do mesênquima se condensa e forma uma bainha fibrosa ao redor da cartilagem em desenvolvimento. Essa cobertura fibrosa é chamada **pericôndrio**.

Os condroblastos contêm lipídios e glicogênio, RER bem-desenvolvido (citoplasma basofílico) e complexo de Golgi.

Diferentemente do tecido conjuntivo típico, a cartilagem é **avascular** e as células recebem nutrientes por difusão através da MEC (Boxe 4.G). Embora a divisão de condrócitos na cartilagem adulta seja rara, pode acontecer para cicatrização de fraturas ósseas (Boxe 4.H, Figura 4.13).

Condrogênese

Há dois mecanismos de crescimento de cartilagem:

1. **Crescimento intersticial**, a partir dos condrócitos **dentro da cartilagem (dentro de lacunas).**
2. **Crescimento aposicional**, a partir das células indiferenciadas **na superfície da cartilagem, no pericôndrio**.

   Durante o crescimento intersticial (Figura 4.14), os condroblastos produzem e depositam fibras de **colágeno de tipo II** e MEC (contendo **ácido hialurônico** e **GAGs**, principalmente sulfato de condroitina e queratan sulfato). Gradualmente, os condroblastos são separados uns dos outros e presos em espaços na matriz da cartilagem chamados **lacunas** (do latim *lacuna*, pequeno lago). As células então são chamadas **condrócitos.**

   O condrócito em uma lacuna se divide e as células derivadas e agrupadas a ocupam. Um agrupamento de condrócitos no interior de uma lacuna é conhecido como **grupo isógeno** (da mesma origem ou do mesmo tipo). Um grupo isógeno de condrócitos é cercado pela **matriz territorial**. Grupos isógenos são separados uns dos outros por **matriz interterritorial**.

   A matriz em contato próximo com cada condrócito (matriz territorial) forma uma estrutura similar a uma cesta, que pode ser azulada quando corada com hematoxilina e eosina, metacromática ou PAS-positiva.

Boxe 4.G Sobrevida dos condrócitos.

- Na cartilagem, os condroblastos e condrócitos são sustentados pela difusão dos nutrientes e metabólitos através da fase aquosa da matriz extracelular

- Em todas as idades, os condrócitos têm necessidades nutricionais significativas, mas sua taxa metabólica é baixa

- No osso, depósitos de sais de cálcio na matriz impedem a difusão dos solutos, que, assim, precisam ser transportados dos vasos sanguíneos para os osteócitos através dos canículos (ver Osso).

Boxe 4.H Reparo da cartilagem após a lesão.

- A cartilagem tem capacidade modesta de **condrogênese** (crescimento da cartilagem). As lesões cartilaginosas levam à formação de **cartilagem de reparo** pelo pericôndrio

- Essa cartilagem de reparo contém células não diferenciadas com potencial para se diferenciar em condrócitos que sintetizam componentes da matriz cartilaginosa. Essa importante propriedade facilita a cicatrização de uma **fratura óssea**, conforme discutiremos mais adiante

- A cartilagem de reparo tem matriz com composição intermediária entre a cartilagem hialina e a fibrosa (p. ex., contém os dois tipos de colágeno, I e II).

Durante o crescimento aposicional (Figura 4.15), a condrogênese começa no **pericôndrio**, a cobertura fibrosa da cartilagem.

O pericôndrio é formado por duas camadas:

1. Uma **camada fibrosa externa de tecido conjuntivo denso**, que contém fibroblastos que produzem feixes de colágeno de tipo I e elastina.
2. Uma **camada interna**, chamada **camada condrogênica**, formada por células indiferenciadas alongadas e alinhadas tangencialmente ao pericôndrio da cartilagem.

O crescimento aposicional ocorre quando as células indiferenciadas da camada condrogênica interna do pericôndrio proliferam e se diferenciam em condroblastos que começam a depositar matriz cartilaginosa a seu redor.

Tipos de cartilagem

Existem três tipos principais de cartilagem (Figura 4.16):

1. **Cartilagem hialina.**
2. **Cartilagem elástica.**
3. **Fibrocartilagem.**

A **cartilagem hialina** é a mais comum nos seres humanos. Seu nome deriva da aparência clara da matriz (do grego *hyalos*, vidro).

No feto, a cartilagem hialina forma a maior parte do esqueleto antes de ser reabsorvida e substituída por osso mediante um processo conhecido como **ossificação endocondral**.

Nos adultos, a cartilagem hialina persiste como cartilagem nasal, laríngea, traqueobrônquica e costal. **A superfície articular das juntas sinoviais** (joelhos, ombros) **consiste em cartilagem hialina e não participa da ossificação endocondral.** As superfícies articulares não são revestidas por um epitélio (Boxe 4.I).

A cartilagem hialina contém:

1. **Células** (condrócitos).
2. **Fibras (colágeno de tipo II** sintetizado pelos condrócitos).
3. **MEC** (também sintetizada pelos condrócitos).

Os condrócitos têm as características estruturais de uma célula secretora de proteínas (RER e Golgi bem-desenvolvidos e nucléolo grande) e armazenam lipídios e glicogênio no citoplasma. Os condrócitos dentro de uma lacuna são cercados pela matriz territorial. Uma borda lacunar separa a célula da matriz territorial. Matriz interterritorial mais ampla circunda as matrizes territoriais.

A superfície da cartilagem hialina é coberta pelo **pericôndrio**, uma camada fibrocelular contínua com a cobertura periosteal do osso e que se mescla no tecido conjuntivo circundante. **A cartilagem articular não possui pericôndrio.**

A MEC contém ácido hialurônico, proteoglicanos (ricos nos GAGs sulfato de condroitina e queratan sulfato) e alto teor de água (70 a 80% de seu peso).

Figura 4.13 Condrócitos e matriz circundante.

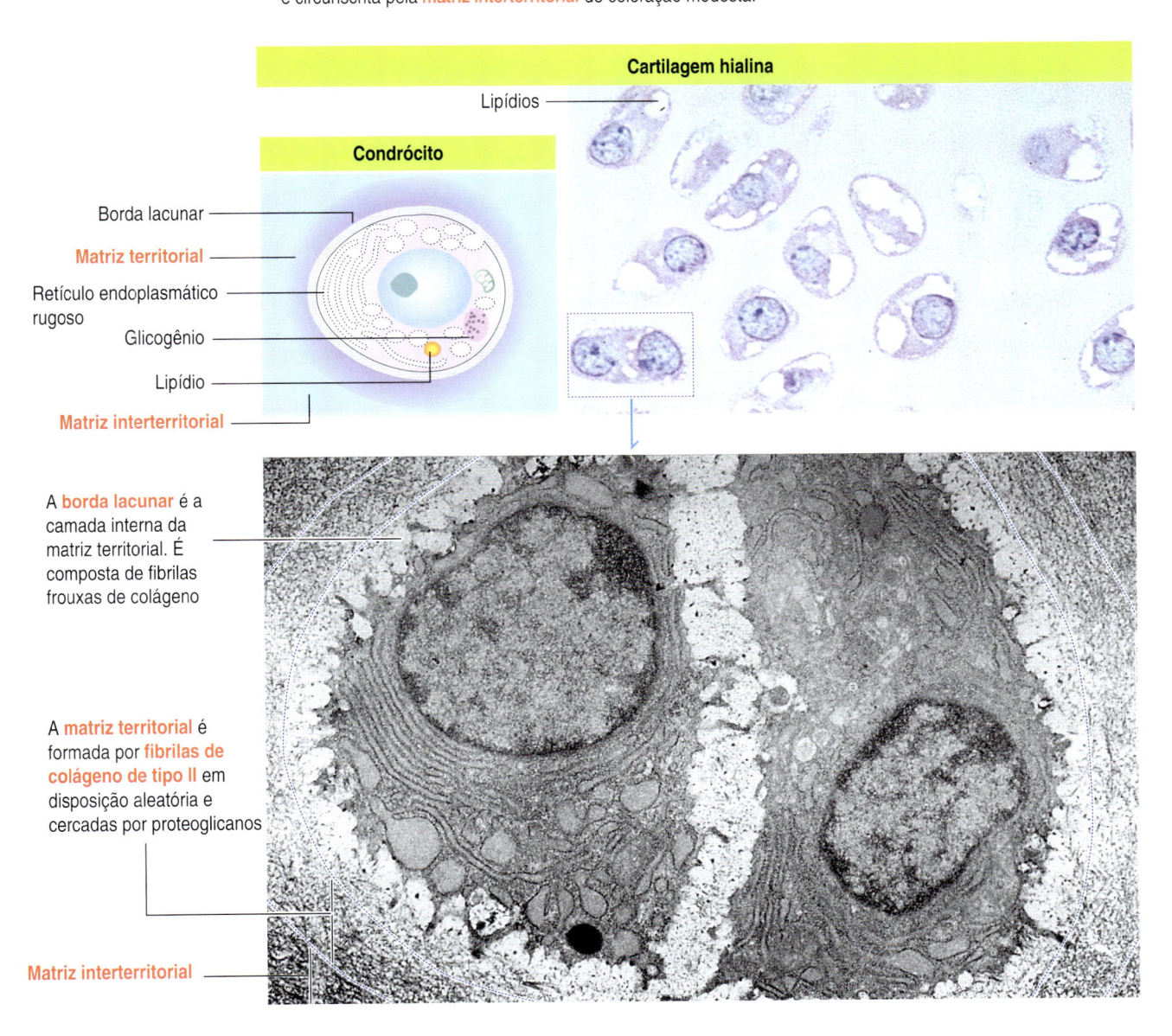

Condrócitos

As células que produzem a matriz da cartilagem são chamadas condroblastos ou condrócitos, dependendo de seu relativo amadurecimento.

Os condrócitos ocupam pequenas cavidades na matriz extracelular, chamadas lacunas. Dois ou quatro condrócitos podem ocupar uma única lacuna.

A matriz extracelular é compartimentalizada. A matriz territorial pericelular (adjacente à borda da lacuna) é circunscrita pela matriz interterritorial de coloração modesta.

Cartilagem hialina

Lipídios

Condrócito

Borda lacunar
Matriz territorial
Retículo endoplasmático rugoso
Glicogênio
Lipídio
Matriz interterritorial

A borda lacunar é a camada interna da matriz territorial. É composta de fibrilas frouxas de colágeno

A matriz territorial é formada por fibrilas de colágeno de tipo II em disposição aleatória e cercadas por proteoglicanos

Matriz interterritorial

O **agrecano** é um grande proteoglicano (cerca de 2.500 kDa) característico da cartilagem. Forma uma estrutura gelatinosa hidratada que facilita as propriedades de suporte de peso da cartilagem.

O **fator de transcrição Sox9** (região de determinação do sexo Y-*box* 9, *sex determining region Y–box 9*) é necessário para a expressão dos componentes da MEC específicos para a cartilagem, como o colágeno de tipo II e o proteoglicano agrecano. Sox9 ativa a expressão do gene *COL2A1*.

A ausência de expressão de Sox9 impede a diferenciação da camada condrogênica em condrócitos (Boxe 4.J). As mutações no gene *Sox9* causam o nanismo raro e grave chamado **displasia campomélica**. Voltamos ao Sox9 para reforçar seu papel na transformação de células-tronco mesenquimais em pré-osteoblastos.

A estrutura da **cartilagem elástica** é similar à da cartilagem hialina, exceto pelo fato de que a MEC contém **fibras elásticas** abundantes sintetizadas pelos condrócitos. A cartilagem elástica predomina na aurícula da orelha

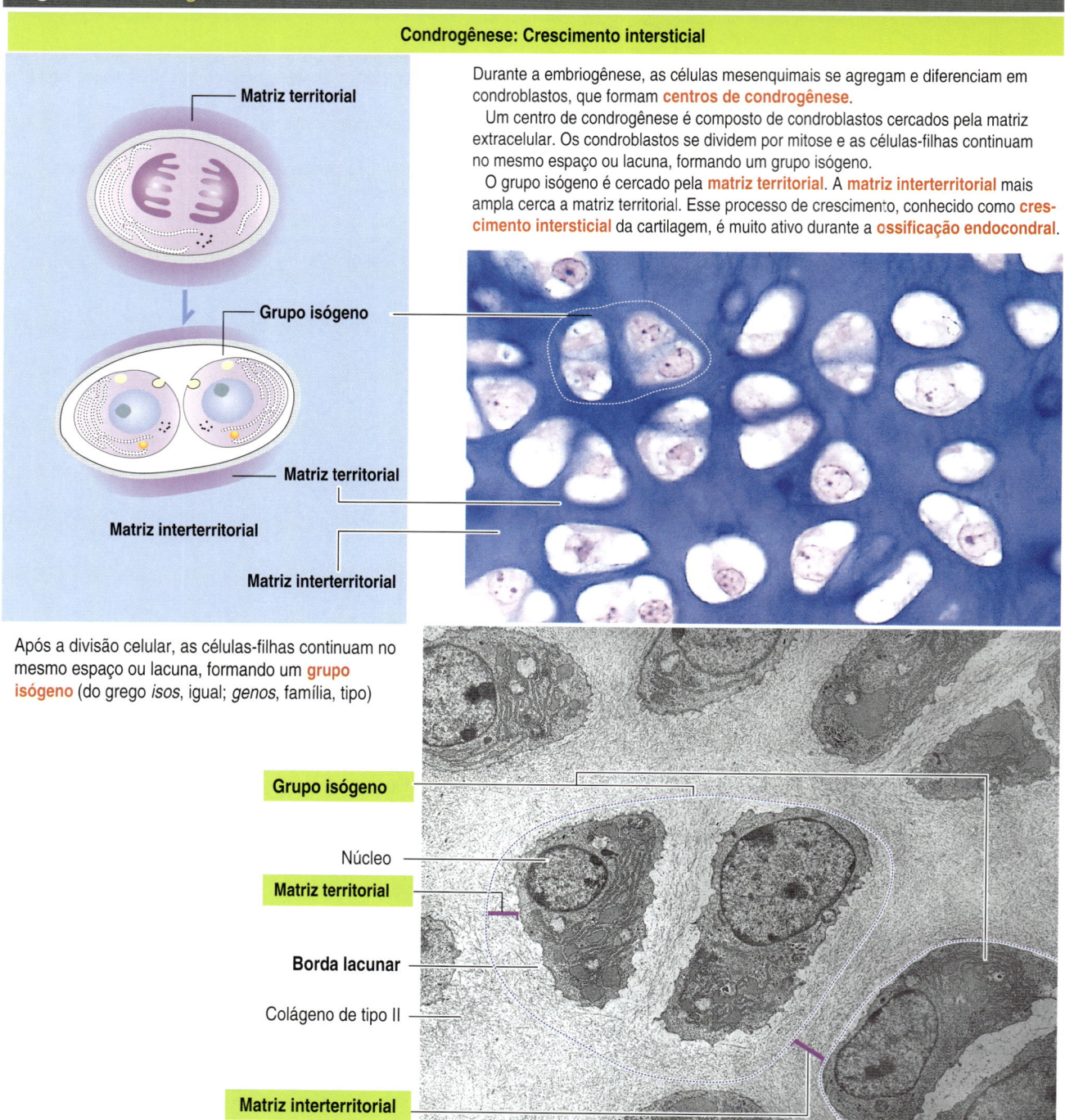

Figura 4.14 Condrogênese: crescimento intersticial.

Condrogênese: Crescimento intersticial

Durante a embriogênese, as células mesenquimais se agregam e diferenciam em condroblastos, que formam **centros de condrogênese**.

Um centro de condrogênese é composto de condroblastos cercados pela matriz extracelular. Os condroblastos se dividem por mitose e as células-filhas continuam no mesmo espaço ou lacuna, formando um grupo isógeno.

O grupo isógeno é cercado pela **matriz territorial**. A **matriz interterritorial** mais ampla cerca a matriz territorial. Esse processo de crescimento, conhecido como **crescimento intersticial** da cartilagem, é muito ativo durante a **ossificação endocondral**.

Após a divisão celular, as células-filhas continuam no mesmo espaço ou lacuna, formando um **grupo isógeno** (do grego *isos*, igual; *genos*, família, tipo)

externa, uma porção importante da epiglote, e em algumas das cartilagens laríngeas. A matriz especializada da cartilagem tem uma flexibilidade notável e a capacidade de recuperar sua forma original após a deformação.

Diferente da cartilagem hialina, a **fibrocartilagem** é opaca, a matriz contém **fibras de colágeno de tipo I**, a **MEC tem uma concentração baixa de proteoglicanos e de água** e **não possui um pericôndrio.**

A fibrocartilagem apresenta grande resistência à tração e forma parte do disco intervertebral, da sínfise púbica e dos locais de inserção do tendão e do ligamento no osso.

Às vezes, é difícil distinguir a fibrocartilagem do tecido conjuntivo denso modelado de algumas regiões de tendões e ligamentos.

A fibrocartilagem é reconhecida por **condrócitos característicos dentro das lacunas, formando colunas curtas** (em contraste com fibroblastos achatados ou fibrócitos sem lacunas, cercados por tecido conjuntivo denso e MEC).

Figura 4.15 Condrogênese: crescimento aposicional.

Condrogênese: crescimento aposicional

1 As **células mais externas** da cartilagem em desenvolvimento são fusiformes e agrupadas em uma camada fibrosa regular chamada **pericôndrio**, a zona de transição entre cartilagem e o tecido conjuntivo geral adjacente.

2 As **células mais internas do pericôndrio**, a **camada condrogênica**, se diferencia em **condroblastos**, que sintetizam e secretam precursores de **colágeno de tipo II** e outros componentes da matriz extracelular.

Por esse mecanismo, novas camadas de células e matriz extracelular são adicionadas à superfície da cartilagem pelo processo de **crescimento aposicional** e o tamanho geral da cartilagem aumenta. Esse processo aumenta o tamanho do **anlágeno** (do alemão *anlagen*, plano, esboço) do futuro esqueleto.

A mutação no gene que expressa o **fator de transcrição Sox9** causa **displasia campomélica** em humanos, caracterizada por arqueamento e angulação de ossos longos, hipoplasia dos ossos pélvicos e escapulares, anomalias da coluna vertebral, diminuição no número de costelas e anomalias craniofaciais. **Sox9 controla a expressão de colágeno de tipo II e do proteoglicano agrecano**.

As células condrogênicas que não expressam Sox9 continuam no pericôndrio e não se diferenciam em condrócitos. Outros membros da família Sox participam da condrogênese.

Sox9 atua na determinação do sexo masculino (ver Capítulo 21, *Transporte e Maturação dos Espermatozoides*).

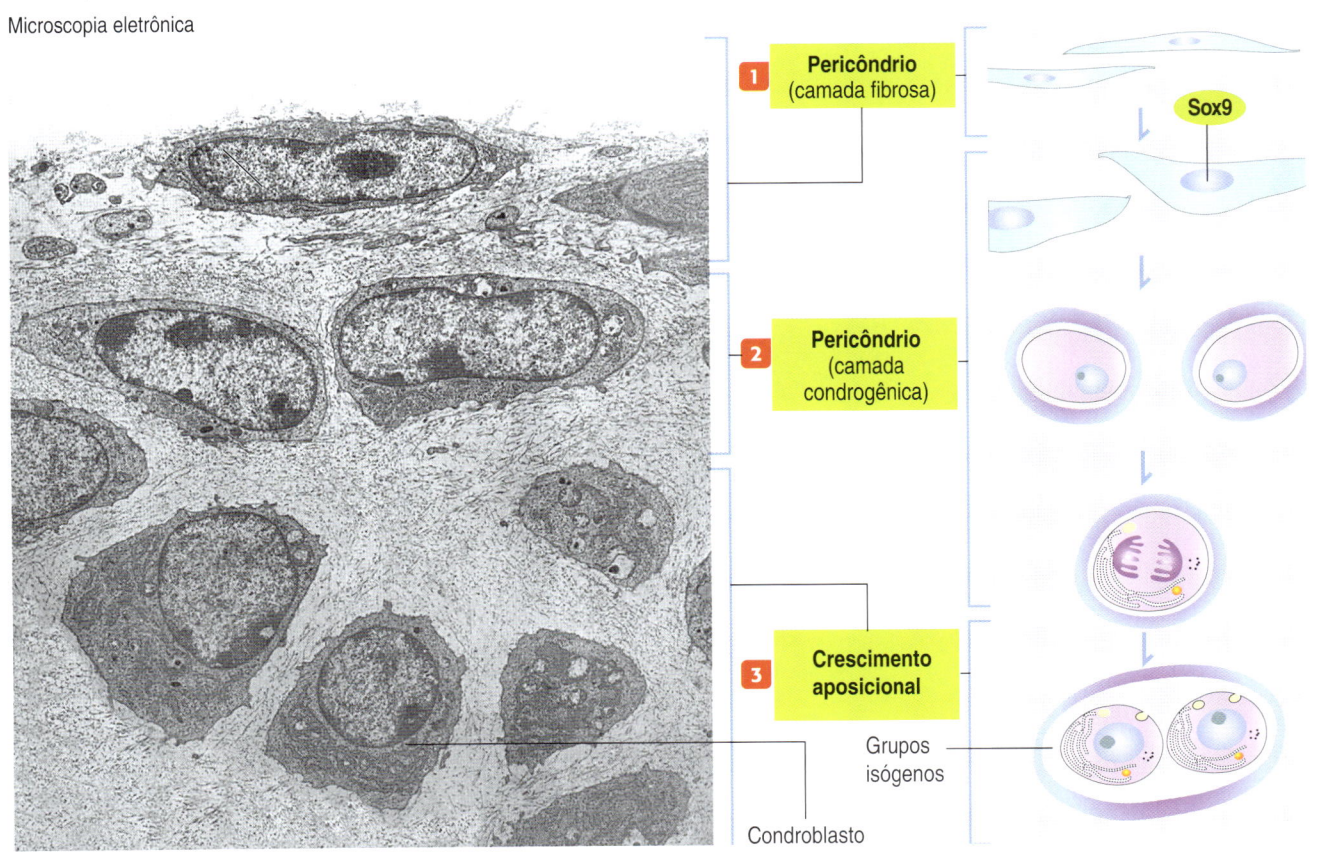

Tecido conjuntivo adjacente

Pericôndrio (camada fibrosa)
1
2
Pericôndrio (camada condrogênica)
Matriz territorial
Matriz interterritorial
Grupos isógenos
2
1
Microscopia óptica

Microscopia eletrônica

1 **Pericôndrio** (camada fibrosa)
Sox9
2 **Pericôndrio** (camada condrogênica)
3 **Crescimento aposicional**
Grupos isógenos
Condroblasto

Figura 4.16 Tipos de cartilagem.

Cartilagem hialina

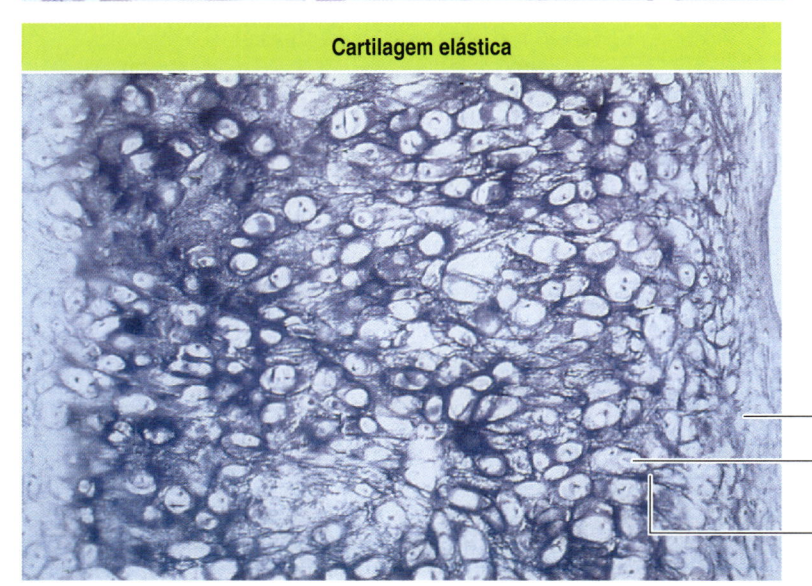

A **cartilagem hialina** tem as seguintes características:

É **avascular**.

É cercada por **pericôndrio** (exceto na cartilagem articular). O pericôndrio apresenta uma **camada externa fibrosa**, uma **camada interna condrogênica** e **vasos sanguíneos**.

É composta de condrócitos cercados por matriz territorial e matriz interterritorial com **colágeno de tipo II** interagindo com proteoglicanos.

É observada no **esqueleto temporário do embrião**, na **cartilagem articular** (ver Boxe 4.H), na **cartilagem do trato respiratório** (nariz, laringe, traqueia e brônquios) e nas cartilagens costais.

Cartilagem elástica

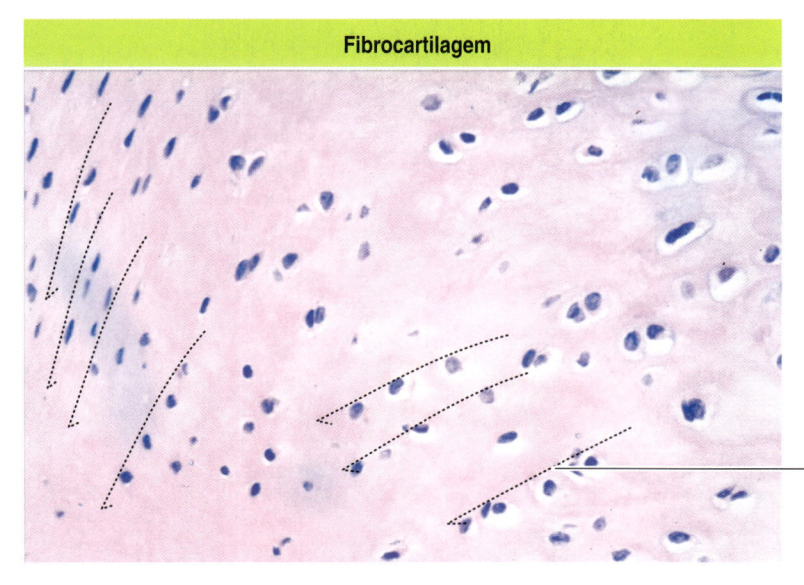

A **cartilagem elástica** tem as seguintes características:

É **avascular**.

É cercada por **pericôndrio**.

É composta de condrócitos cercados por matriz territorial e matriz interterritorial com **colágeno de tipo II**, proteoglicanos e **fibras elásticas**, que podem ser coradas com **orceína** para visualização à microscopia óptica.

É observada na **orelha externa**, **epiglote** e **tuba auditiva**.

Pericôndrio

Condrócitos

Fibras elásticas

Fibrocartilagem

A **fibrocartilagem** tem as seguintes características:

É geralmente **avascular**.

Não possui pericôndrio.

É composta de **condrócitos** e **fibroblastos** cercados por **colágeno de tipo I** e matriz extracelular menos rígida. A fibrocartilagem é considerada um tecido intermediário entre a cartilagem hialina e o tecido conjuntivo denso.

Predomina nos **discos intervertebrais**, **discos articulares do joelho**, **mandíbula**, **articulações esternoclaviculares** e **sínfise púbica**.

Condrócitos dispostos conforme as linhas de tensão

Boxe 4.I Cartilagem das articulações.

- A cartilagem articular é uma das poucas superfícies do corpo que não apresentam revestimento epitelial

- A matriz extracelular especializada da cartilagem hialina, incluindo as fibras de colágeno embebidas, tem dupla função:
  (1) Age como **amortecedor de impacto** devido a sua rigidez e elasticidade.
  (2) Proporciona uma **superfície lubrificada para as articulações móveis**.
  O fluido de lubrificação (ácido hialurônico, imunoglobulinas, enzimas lisossômicas, a colagenase em particular e as glicoproteínas) é produzido pelo **revestimento sinovial da cápsula articular**

- A análise do **fluido sinovial** é valiosa no diagnóstico da doença articular.

Boxe 4.J Fator de transcrição Sox9.

- Aprendemos que os genes que codificam proteínas que ativam ou reprimem outros genes são chamados **fatores de transcrição**. Muitos fatores de transcrição têm domínios comuns de ligação ao DNA e podem ativar ou reprimir um único gene-alvo, bem como outros genes (um efeito cascata). Portanto, as mutações que afetam os genes que codificam o fator de transcrição têm efeitos pleiotrópicos (do grego *pelion*, mais; *trope*, voltar-se para)

- São exemplos de genes do fator de transcrição os que contêm *homeobox* ou HMG-*box* (grupo de alta mobilidade) e a família T-*box*

- O domínio HMG das proteínas Sox pode dobrar o DNA e facilitar a interação dos acentuadores (*enhancers*) com uma região promotora distante de um gene-alvo

- Vários genes *Sox* agem em diferentes vias do desenvolvimento. Por exemplo, a proteína Sox9 é expressa nas cristas gonadais de ambos os gêneros, mas apresenta regulação positiva nos homens e regulação negativa nas mulheres antes da diferenciação gonadal. A Sox9 regula a condrogênese e a osteogênese, além da expressão do colágeno de tipo II pelos condroblastos. As mutações do gene Sox9 provocam defeitos esqueléticos (**displasia campomélica**) e **reversão sexual** (mulheres XY).

OSSO

O osso é um tecido conjuntivo rígido e inflexível no qual a MEC é impregnada de sais de cálcio e fosfatos por um processo denominado **mineralização**. O osso é altamente vascularizado e metabolicamente muito ativo.

As funções do osso são:
1. **Sustentar e proteger o corpo e seus órgãos.**
2. **Funcionar como reservatório para íons cálcio e fosfato.**

Estrutura macroscópica do osso maduro

Duas formas de osso podem ser distinguidas com base na aparência macroscópica:
1. **Osso compacto ou denso.**
2. **Osso esponjoso ou trabecular.**

O osso compacto aparece como massa sólida. O osso esponjoso consiste em uma rede de espículas ou trabéculas ósseas que delimitam os espaços ocupados pela medula óssea.

Nos ossos longos, como o fêmur, a **diáfise (porção mais longa do osso)** consiste em osso compacto, formando um cilindro oco com um espaço medular central, chamado **cavidade medular** ou **medula**.

As extremidades dos ossos longos, chamadas **epífises**, consistem em osso esponjoso coberto por uma fina camada de osso compacto.

No indivíduo em crescimento, as epífises são separadas da diáfise por uma **placa epifisária** cartilaginosa, conectada à diáfise por osso esponjoso. Uma região de transição afilada, chamada **metáfise**, conecta a epífise e a diáfise. Tanto a placa epifisária quanto o osso esponjoso adjacente representam a **zona de crescimento**, responsável pelo aumento do comprimento do osso em crescimento.

As superfícies articulares, nas extremidades dos ossos longos, são cobertas por **cartilagem hialina**, a cartilagem articular. Exceto nas superfícies articulares e nos locais de inserção dos tendões e ligamentos, a maioria dos ossos é circundada pelo **periósteo**, uma camada de tecido conjuntivo especializado com potencial osteogênico.

A parede medular da diáfise, o **endósteo** e os espaços no osso esponjoso são revestidos por **células osteoprogenitoras**, com potencial osteogênico (Figura 4.17).

Estrutura microscópica do osso maduro

Dois tipos de osso são identificados com base na organização microscópica tridimensional das fibras de colágeno:
1. O **osso lamelar ou compacto**, típico do osso maduro, exibe alinhamento regular das fibras de colágeno. Esse osso é mecanicamente forte e se desenvolve de maneira lenta.
2. O **osso não lamelar** (ou primário), observado no osso em desenvolvimento, é caracterizado pelo alinhamento irregular das fibras de colágeno. Esse osso é mecanicamente fraco, forma-se com rapidez e depois é substituído por osso lamelar. O osso não lamelar é gerado durante a cicatrização de uma fratura óssea.

O **osso lamelar** (Figura 4.18) consiste em **lamelas**, compostas, em grande parte, de **matriz óssea**, uma substância mineralizada depositada em camadas ou lamelas, e **osteócitos**, cada um ocupando uma cavidade ou **lacuna** com **canalículos** radiais e ramificados que penetram as lamelas das lacunas adjacentes.

Há quatro padrões distintos de osso lamelar:
1. Os **ósteons** ou **sistemas haversianos**, formados por lamelas dispostas de maneira concêntrica em volta de um canal vascular longitudinal. Cerca de 4 a 20 lamelas são concentricamente dispostas ao redor do **canal haversiano**.
2. As **lamelas intersticiais**, observadas entre os ósteons e separadas deles por uma fina camada conhecida como **linha cementante**.
3. As **lamelas circunferenciais externas**, visualizadas na superfície externa do osso compacto sob o periósteo.
4. As **lamelas circunferenciais internas**, vistas na superfície interna subjacente ao endósteo.

Os **canais vasculares** do osso compacto têm duas orientações no que diz respeito às estruturas lamelares:
1. O **canal haversiano** longitudinal, que abriga os capilares e as vênulas pós-capilares no centro do ósteon (Figuras 4.19 e 4.20).
2. Os **canais de Volkmann** transversos ou oblíquos, que conectam os canais haversianos uns aos outros

Figura 4.17 Arquitetura geral de um osso longo.

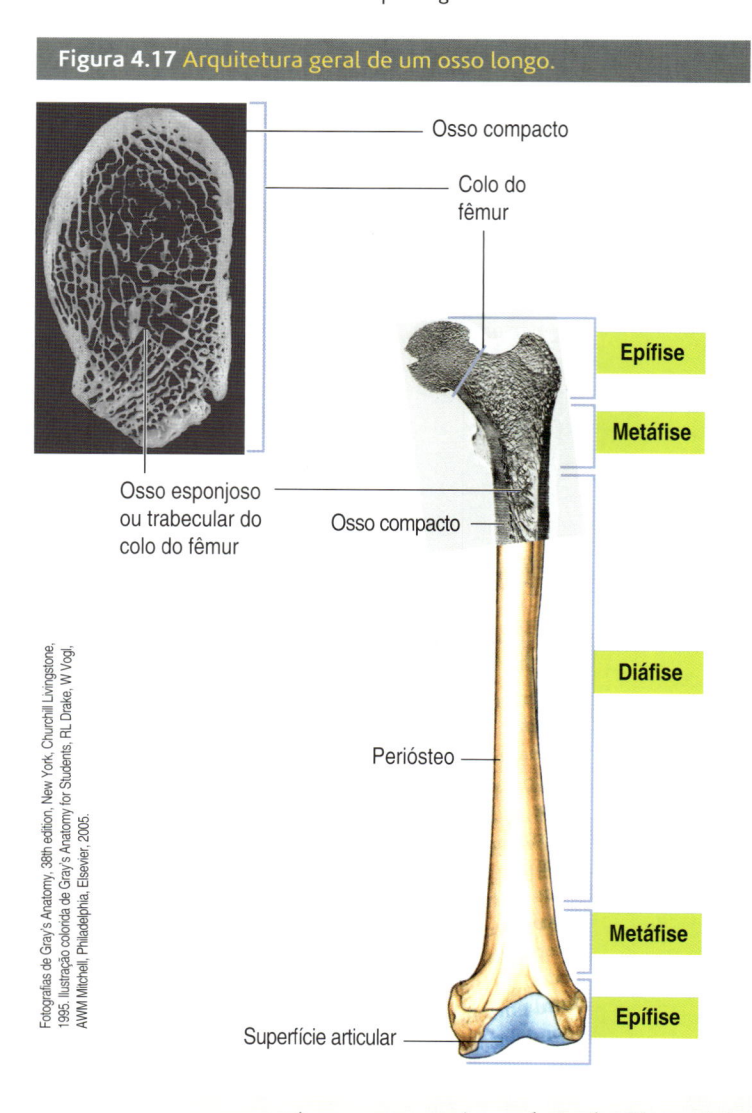

- Osso compacto
- Colo do fêmur
- Epífise
- Metáfise
- Osso compacto
- Osso esponjoso ou trabecular do colo do fêmur
- Diáfise
- Periósteo
- Metáfise
- Epífise
- Superfície articular

e contêm vasos sanguíneos derivados da medula óssea e alguns do periósteo.

Periósteo e endósteo

Durante o crescimento embrionário e pós-natal, o **periósteo** consiste em:

1. Uma **camada interna de pré-osteoblastos** (ou **células osteoprogenitoras**), em contato direto com o osso. No adulto, o periósteo contém **células-tronco periosteais** que apresentam **multipotência clonal e capacidade de autorrenovação**. As células-tronco periosteais dão origem a osteoblastos formadores de ossos em resposta a lesões.

2. Uma **camada externa** rica em vasos sanguíneos, alguns deles entrando nos canais de Volkmann, e em espessas fibras de colágeno de ancoragem, chamadas **fibras de Sharpey**, que penetram as lamelas circunferenciais externas.

O **endósteo** cobre as paredes esponjosas e se estende por todas as cavidades ósseas, inclusive os canais haversianos e de Volkmann. O endósteo consiste em células osteoprogenitoras, células do estroma reticular da medula óssea e fibras de tecido conjuntivo (ver Figura 4.18).

Os pré-osteoblastos e osteoblastos do endósteo contribuem com citocinas hematopoéticas para o microambiente da medula óssea, o nicho endosteal, essencial para a proliferação e maturação de células-tronco hematopoéticas.

Matriz óssea

A matriz óssea é constituída por componentes orgânicos (35%) e inorgânicos (65%).

O componente orgânico contém **fibras de colágeno de tipo I** (90%); **proteoglicanos**, enriquecidos com **sulfato de condroitina**, **queratan sulfato** e **ácido hialurônico**, além de **proteínas não colágenas**.

O **componente inorgânico do osso** é representado predominantemente por depósitos de **fosfato de cálcio** com características cristalinas de **hidroxiapatita**. Os cristais são distribuídos ao longo do comprimento das fibras de colágeno através de um processo de montagem assistida por proteínas não colágenas.

O **colágeno de tipo I** é a proteína predominante na matriz óssea. No osso lamelar maduro, as fibras de colágeno exibem um arranjo altamente ordenado, com orientações alternadas em lamelas concêntricas sucessivas em relação ao eixo do canal haversiano.

As **proteínas não colágenas da matriz**, sintetizadas pelos osteoblastos, têm propriedades únicas na mineralização óssea. Dentre elas, estão a **osteocalcina**, a **osteopontina** e a **osteonectina**.

A síntese de osteocalcina (5,8 kDa) e osteopontina (44 kDa; também conhecida como sialoproteína óssea I) aumenta após a estimulação com o metabólito ativo da vitamina D, 1α,25-di-hidroxicolecalciferol (calcitriol). A vitamina K induz a carboxilação de aminoácidos da osteocalcina, dando origem às suas propriedades de ligação ao cálcio.

A osteopontina participa da ancoragem do osteoclasto ao osso pela formação de uma zona de vedação antes da reabsorção óssea.

A osteonectina (32 kDa; também conhecida como proteína secretada ácida e rica em cisteína [SPARC]) se liga ao colágeno de tipo I e à hidroxiapatita para organizar a matriz óssea.

Mais adiante, discutiremos como os osteoblastos regulam a osteoclastogênese por meio de **osteoprotegerina**, **RANKL** e **fator estimulador de colônias de macrófagos (M-CSF)**.

Componentes celulares do osso

O osso contém células de duas linhagens distintas:
1. O **osteoblasto**, de origem mesenquimal.
2. O **osteoclasto**, derivado de um precursor de monócito.

Osteoblasto

Os osteoblastos são células similares às epiteliais com formas cuboides ou colunares, formando uma camada única que recobre todos os sítios de formação óssea ativa.

Os osteoblastos são células altamente polarizadas: depositam **osteoide**, a **matriz óssea orgânica não**

Figura 4.18 Sistema haversiano ou ósteon.

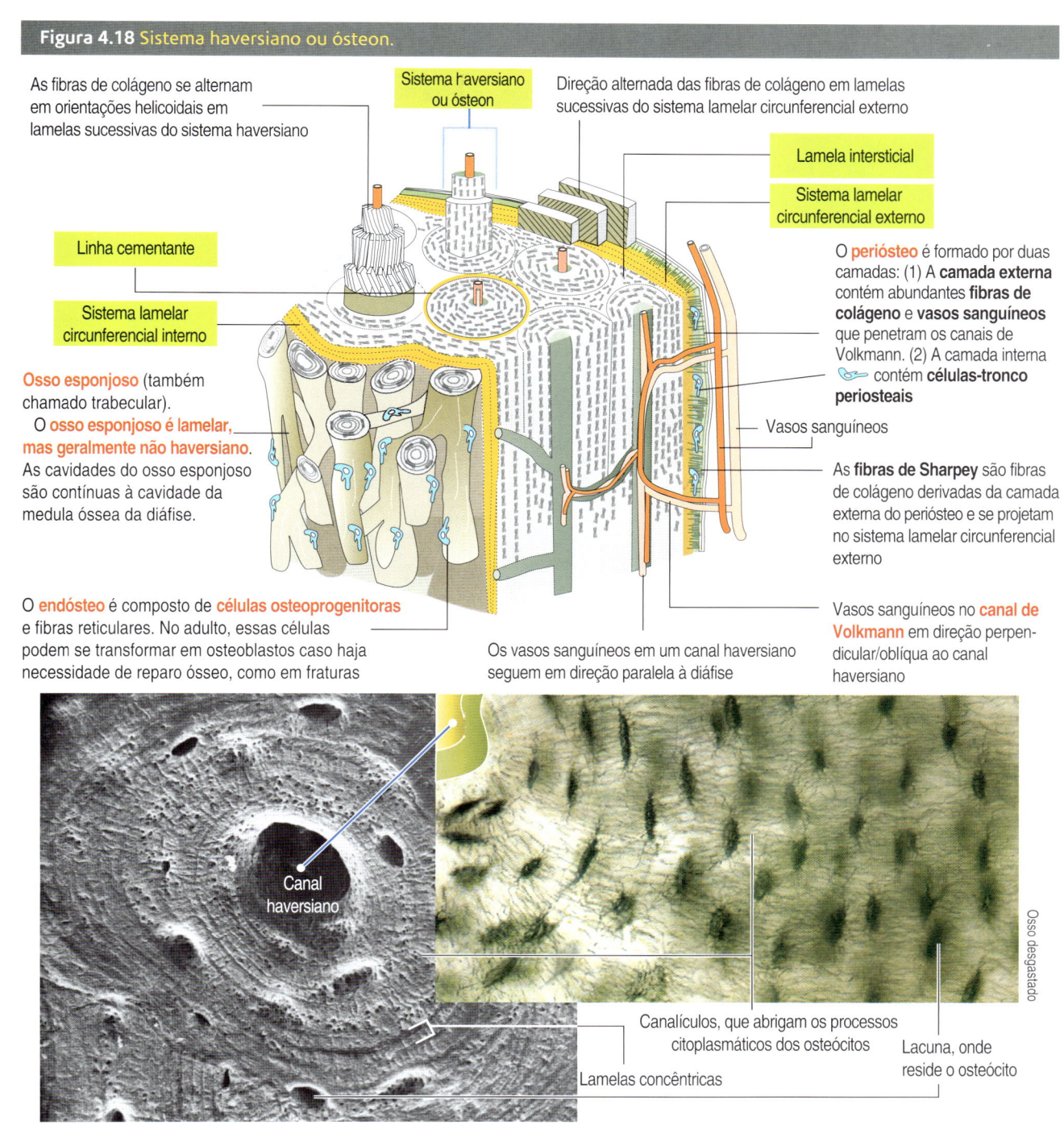

As fibras de colágeno se alternam em orientações helicoidais em lamelas sucessivas do sistema haversiano

Sistema haversiano ou ósteon

Direção alternada das fibras de colágeno em lamelas sucessivas do sistema lamelar circunferencial externo

Lamela intersticial

Sistema lamelar circunferencial externo

Linha cementante

Sistema lamelar circunferencial interno

O **periósteo** é formado por duas camadas: (1) A **camada externa** contém abundantes **fibras de colágeno** e **vasos sanguíneos** que penetram os canais de Volkmann. (2) A camada interna ✍ contém **células-tronco periosteais**

Osso esponjoso (também chamado trabecular). O **osso esponjoso é lamelar, mas geralmente não haversiano**. As cavidades do osso esponjoso são contínuas à cavidade da medula óssea da diáfise.

Vasos sanguíneos

As **fibras de Sharpey** são fibras de colágeno derivadas da camada externa do periósteo e se projetam no sistema lamelar circunferencial externo

O **endósteo** é composto de **células osteoprogenitoras** e fibras reticulares. No adulto, essas células podem se transformar em osteoblastos caso haja necessidade de reparo ósseo, como em fraturas

Os vasos sanguíneos em um canal haversiano seguem em direção paralela à diáfise

Vasos sanguíneos no **canal de Volkmann** em direção perpendicular/oblíqua ao canal haversiano

Canal haversiano

Osso desgastado

Canalículos, que abrigam os processos citoplasmáticos dos osteócitos

Lacuna, onde reside o osteócito

Lamelas concêntricas

Micrografia eletrônica de varredura cortesia de Richard G. Kessel, Iowa City, Iowa, EUA

mineralizada, ao longo da interface osteoblasto-osso. Os osteoblastos iniciam e controlam a mineralização do osteoide (Figura 4.21).

Nas micrografias eletrônicas, os osteoblastos exibem as características típicas das células ativamente envolvidas em síntese proteica, glicosilação e secreção. Seus produtos específicos incluem **colágeno de tipo I**, **osteocalcina**, **osteopontina** e **osteonectina**, bem como várias citocinas hematopoéticas.

Os osteoblastos respondem fortemente à reação citoquímica com **fosfatase alcalina**, que desaparece quando as células são incorporadas à matriz como osteócitos.

Ao término da formação óssea, os osteoblastos se achatam e se transformam em osteócitos incorporados na matriz óssea em mineralização. São chamados **osteócitos embebidos em osteoide**.

No início de seu desenvolvimento, os osteócitos expressam a proteína **podoplanina** e começam a apresentar processos citoplasmáticos para se tornarem células dendríticas ou ramificadas cujo corpo ocupa pequenos espaços, ou **lacunas**, entre as lamelas.

Pequenos canais, os **canalículos**, atravessam as lamelas e interconectam as lacunas vizinhas. Os processos celulares dos osteócitos adjacentes são encontrados

Figura 4.19 Organização do osso compacto: ósteon.

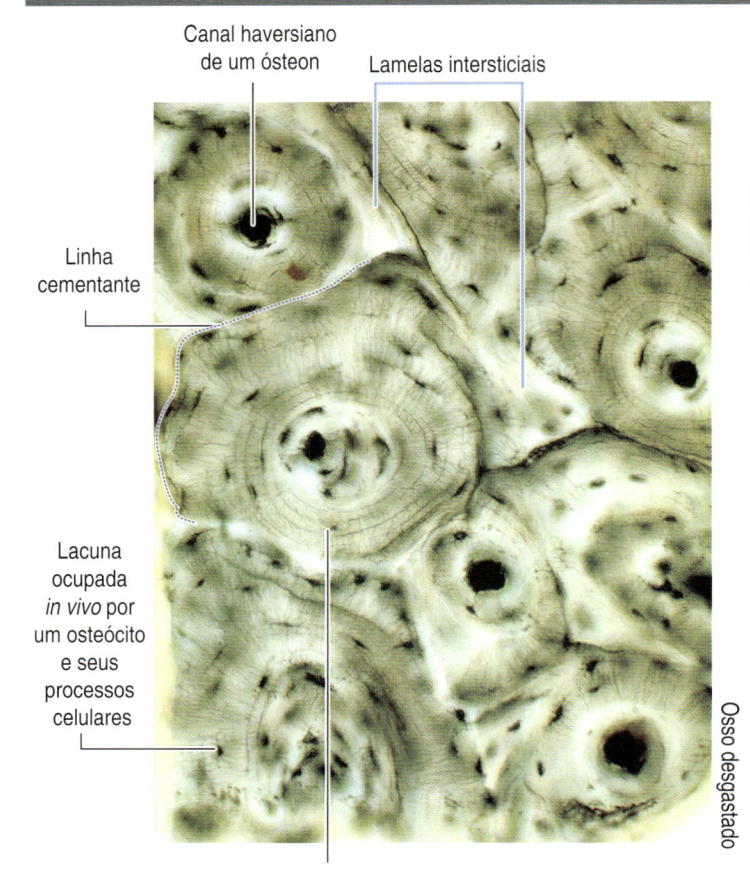

Canal haversiano de um ósteon

Lamelas intersticiais

Linha cementante

Lacuna ocupada *in vivo* por um osteócito e seus processos celulares

Osso desgastado

Lacuna osteocítica

Canal haversiano de um ósteon

Osso desgastado

Fotografia com luz polarizada de: Gray's Anatomy, 38th edition, New York, Churchill Livingstone, 1995

Disposição concêntrica do osso lamelar
Os osteócitos são dispostos de forma concêntrica entre as lamelas. Os osteócitos de lamelas adjacentes são interconectados pelos processos celulares alojados nos canalículos

Disposição do osso lamelar visualizado sob luz polarizada. Observe:
1 A disposição concêntrica das lamelas.
2 A distribuição em bandas das lamelas intersticiais.

dentro dos canalículos. São conectados entre si por **junções comunicantes** (*gap junctions*) com **conexina 43 (Cx43)**.

A morfologia dendrítica e a formação de canalículos facilitam a incorporação dos primeiros osteócitos na matriz óssea em mineralização. Esse é um processo fundamental que leva à formação de uma **rede lacunar-canalicular** funcional de **osteócitos maduros.**

Os nutrientes se difundem de um vaso sanguíneo dentro do canal haversiano através dos canalículos, entrando nas lacunas.

Observe que os osteócitos maduros dependem não apenas da comunicação intercelular através das junções comunicantes, mas também da mobilização de nutrientes e moléculas de sinalização ao longo do ambiente **extracelular** dos canalículos que se estendem de lacuna a lacuna.

A vida de um osteócito depende desse processo de difusão de nutrientes, enquanto a vida da matriz óssea depende do osteócito.

Os osteócitos maduros podem permanecer vivos por anos, contanto que a vascularização seja estável.

Diferenciação do pré-osteoblasto em osteoblastos e osteócitos

As células-tronco mesenquimais são as precursoras de **pré-osteoblastos** e também de fibroblastos, adipócitos, células musculares e condroblastos. Os pré-osteoblastos mitoticamente ativos dão origem a **osteoblastos** pós-mitóticos. A seguir, um subconjunto de osteoblastos se diferencia em **osteócitos**, que ficam presos ao osteoide mineralizado. Outros osteoblastos sofrem apoptose ou se tornam apenas células quiescentes do revestimento ósseo (Conhecimento básico 4.B).

Os seguintes conceitos ajudarão você a entender como os osteócitos desenvolvem e regulam a formação e a reabsorção óssea:

1. O desenvolvimento de processos celulares, lacunas e canalículos na matriz óssea em mineralização é essencial para o estabelecimento de uma **rede lacunar-canalicular interconectada** por osteócitos embebidos no osso.

A proteína **podoplanina**, produzida por osteócitos ósseos, é necessária para a formação de uma estrutura

Figura 4.20 Osteócitos: rede lacunar-canalicular.

Junções comunicantes (conexina 43) são encontradas nos pontos de contato de processos adjacentes de osteócitos

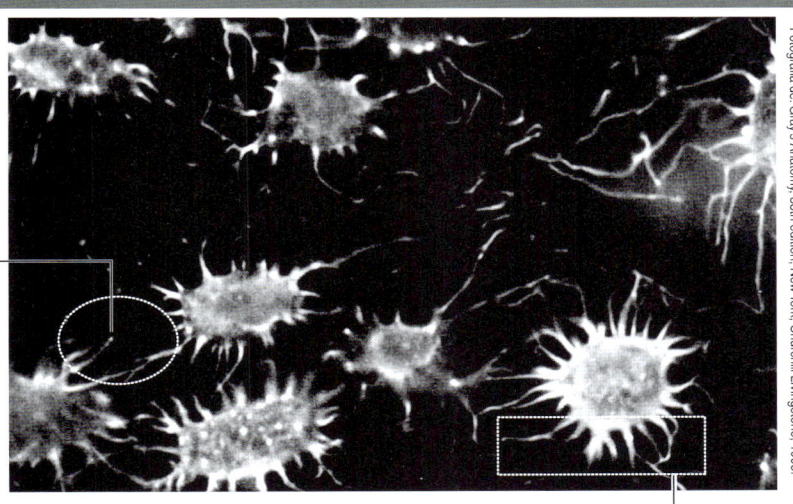

Fotografia de Gray's Anatomy, 38th edition, New York, Churchill Livingstone, 1995.

— Canalículo
— Lacuna
— Processo celular
— Matriz calcificada
— Canal haversiano

Um **vaso sanguíneo** no interior do canal haversiano leva nutrientes para os osteócitos. Os nutrientes são transportados pela cadeia de processos celulares para longe do canal haversiano, seguindo em direção aos osteócitos distantes do canal.

O transporte do sistema canalicular é limitado a uma distância de cerca de 100 μm.

Os **processos celulares** são embutidos nos canalículos, espaços cercados por osso mineralizado. O fluido extracelular no lúmen dos canalículos transporta moléculas por difusão passiva. A proteína **podoplanina**, produzida por osteócitos, é necessária para a formação de uma estrutura dendrítica.

Processos celulares entram nos canalículos

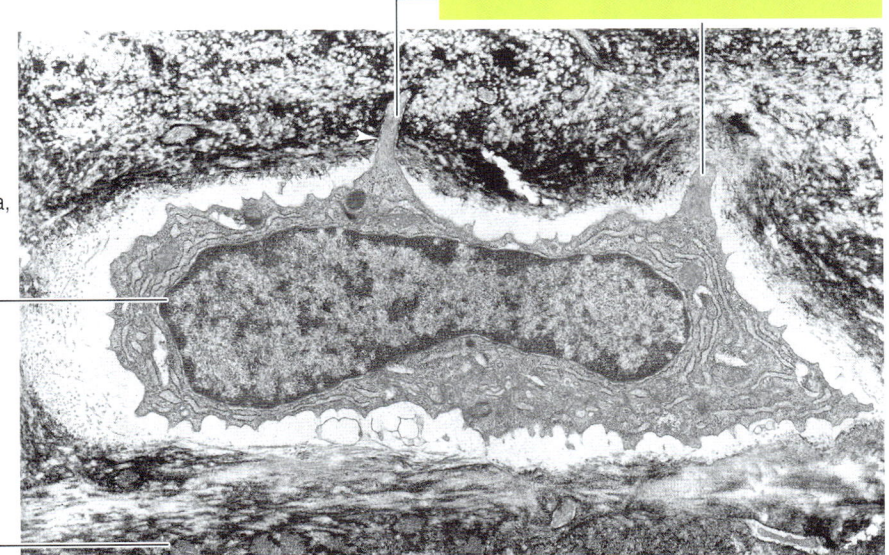

Micrografia eletrônica cortesia de Patricia C. Cross, Stanford, Califórnia.

Um **osteócito**, preso à matriz calcificada, ocupa um espaço ou lacuna. O desenvolvimento dos processos celulares é essencial para o estabelecimento de uma **rede lacunar-canalicular** interconectada responsável pela manutenção e renovação da matriz óssea.

Matriz óssea calcificada —

A parede da **lacuna** de um **osteócito** apresenta diversas aberturas de canalículos (setas) ocupadas, *in vivo*, pelos processos celulares de um osteócito abrigado no espaço cercado por matriz óssea calcificada.

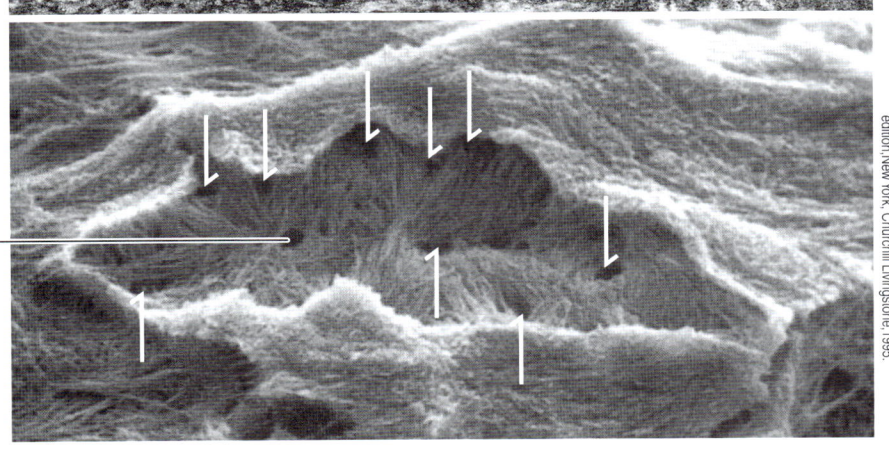

Micrografia eletrônica de varredura de Gray's Anatomy, 38th edition, New York, Churchill Livingstone, 1995.

Figura 4.21 Funções do osteoblasto.

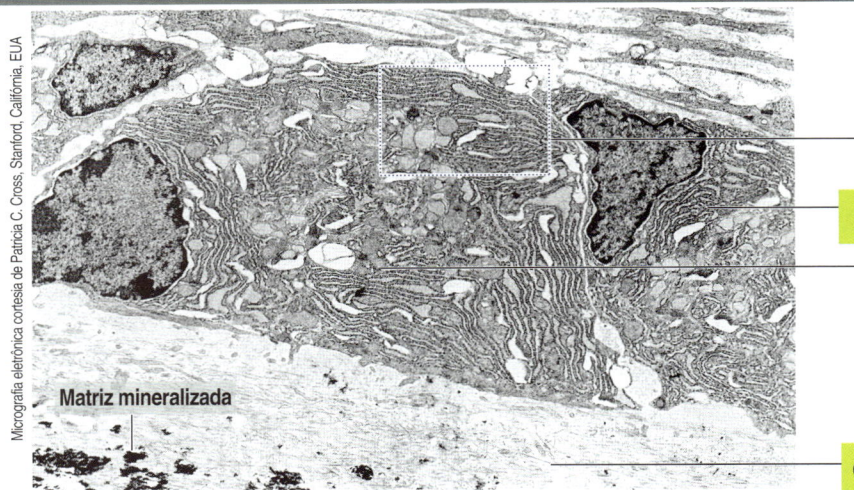

Micrografia eletrônica cortesia de Patrícia C. Cross, Stanford, Califórnia, EUA

Retículo endoplasmático rugoso proeminente

Osteoblastos

O osteoblastos produzem múltiplas **citocinas hematopoéticas**, inclusive fator estimulador de colônias de granulócitos, fator estimulador de colônias de macrófagos, fator estimulador de colônias de granulócitos e macrófagos e interleucinas.

Matriz mineralizada

Osteoide

Os osteoblastos são derivados de células osteoprogenitoras. Os osteócitos são as células mais maduras ou terminalmente diferenciadas da linhagem osteoblástica. Os osteócitos, com sua típica morfologia dendrítica, regulam a função dos osteoblastos, que formam osso, e osteoclastos, que reabsorvem osso, em resposta à sinalização mecânica e hormonal.

Os osteoblastos sintetizam a matriz orgânica do osso, o **osteoide**, e controlam a mineralização da matriz.

🔹 A **fosfatase alcalina** é uma **ectoenzima** (uma proteína da superfície celular) que hidrolisa ésteres monofosfatos em pH alto. Essa enzima desaparece quando o osteoblasto para de sintetizar proteínas e fica embebido na matriz óssea mineralizada como osteócito.

🔹 A **vitamina D₃** (1α,25-di-hidroxicolecalciferol) regula a expressão de **osteocalcina**, uma proteína com alta afinidade de ligação por hidroxiapatita.

🔹 O **hormônio do crescimento** estimula a produção de **IGF-1** em hepatócitos. O IGF-1 estimula o crescimento de ossos longos nas placas epifisárias.

🔹 **RANKL**, o ligante que ativa o receptor transmembrânico fator nuclear kappa (κ) B (RANK), presente nas células precursoras dos osteoclastos.

🔹 A **osteoprotegerina** é uma citocina "falsa" (chamariz) ligante de RANKL que modula a interação RANKL-RANK (ver Osteoclastogênese).

🔹 A **esclerostina** é a uma proteína de regulação negativa produzida apenas por osteócitos maduros. Inibe a formação óssea por osteoblastos e aumenta a apoptose de osteoblastos. A **irisina**, secretada pelo músculo, aumenta a expressão gênica de esclerostina.

Os principais produtos proteicos de osteoblastos e osteócitos são:

1. **Colágeno de tipo 1**. O osteoide é composto de colágeno de tipo I e proteoglicanos. Como uma típica célula produtora de proteína, o osteoblasto apresenta retículo endoplasmático rugoso bem-desenvolvido.

2. **Proteínas não colágenas**. Dentre elas, estão: **osteocalcina**, necessária para a mineralização óssea; **osteonectina** (também conhecida como proteína secretada ácida e rica em cisteína, ou SPARC), uma fosfoproteína que se liga seletivamente à hidroxiapatita e fibrilas de colágeno para organização da matriz óssea; e **osteopontina**, que medeia a formação da zona de vedação do osteoclasto.

Diagrama (lado direito):

Hormônio do crescimento (da hipófise)

Paratormônio — Fígado

Fator de crescimento similar à insulina-1 (IGF-1; também chamado somatomedina C)

Fosfatase alcalina

Osteócito

Irisina

Esclerostina

Vitamina D₃

Receptor de IGF-1

Osteoprotegerina

RANKL

Colágeno de tipo I

Proteínas não colágenas

Osteocalcina
Osteonectina (SPARC)
Osteopontina

osteocítica dendrítica. A deficiência na formação de processos citoplasmáticos provoca fragilidade óssea.

2. A expressão de produtos genéticos específicos facilita a **mineralização da matriz óssea** e o **metabolismo do fosfato**. FGF23 (fator de crescimento de fibroblastos 23) regula o metabolismo do fosfato nos rins.

A interação de FGF23 com seu receptor (na presença da proteína **Klotho**) no túbulo contorcido proximal renal mantém os níveis séricos de fosfato dentro da faixa normal, aumentando a excreção

renal de fosfato. A ausência de expressão do gene *Fgf23* causa **hiperfosfatemia** e interrompe a mineralização do osteoide.

DMP-1 (fosfoproteína ácida da matriz de dentina 1), sintetizada pelos osteoblastos, é necessária para a **mineralização do osteoide**.

MEPE (fosfoglicoproteína extracelular da matriz), produzida por osteócitos maduros, é um inibidor da mineralização osteoide.

A endopeptidase **PHEX** (endopeptidase neutra reguladora de fosfato) regula MEPE e sua função

Conhecimento básico 4.B Genes envolvidos na diferenciação de osteoblastos.

Controle transcricional da diferenciação de osteoblastos

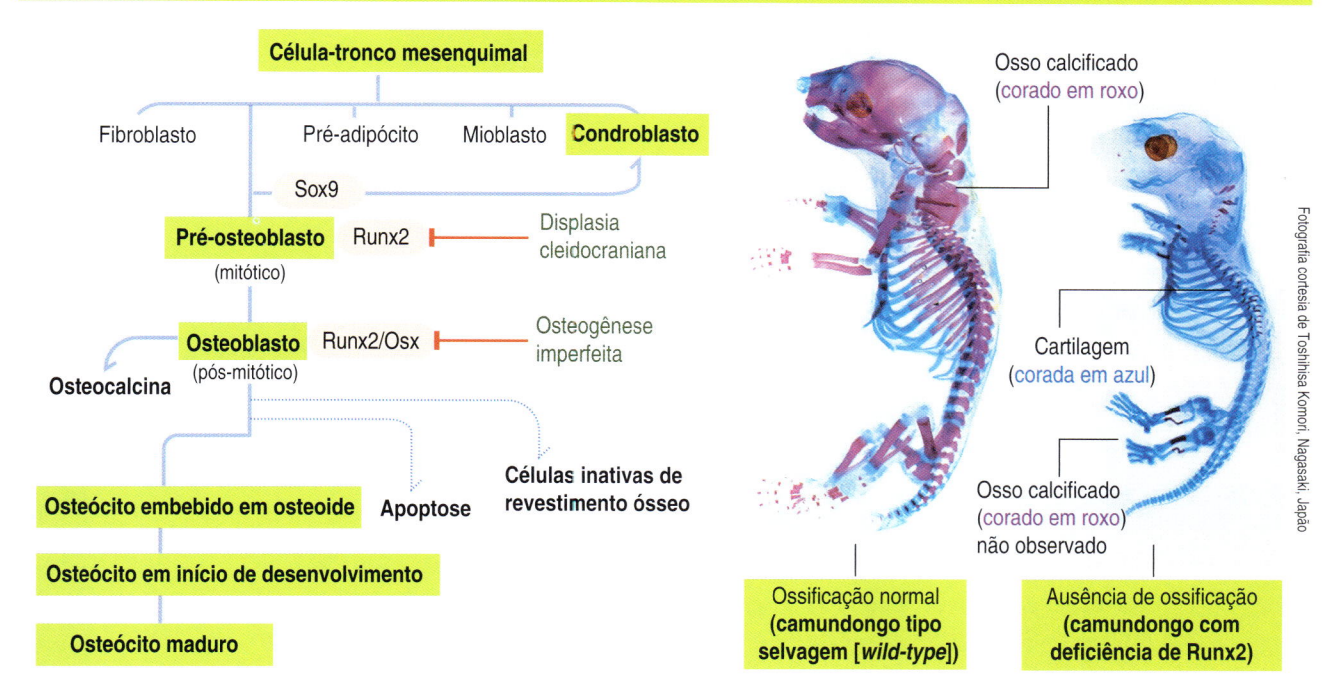

Célula-tronco mesenquimal

Fibroblasto   Pré-adipócito   Mioblasto   **Condroblasto**

Sox9

Pré-osteoblasto   Runx2 ⊣   Displasia cleidocraniana
(mitótico)

Osteoblasto   Runx2/Osx ⊣   Osteogênese imperfeita
(pós-mitótico)

Osteocalcina

Osteócito embebido em osteoide   Apoptose   Células inativas de revestimento ósseo

Osteócito em início de desenvolvimento

Osteócito maduro

Osso calcificado (corado em roxo)

Cartilagem (corada em azul)

Osso calcificado (corado em roxo) não observado

Ossificação normal (camundongo tipo selvagem [wild-type])

Ausência de ossificação (camundongo com deficiência de Runx2)

Fotografia cortesia de Toshihisa Komori, Nagasaki, Japão

Os osteoblastos são derivados de uma célula-tronco mesenquimal que dá origem a miócitos, adipócitos, fibroblastos e condroblastos.

Três genes específicos de osteoblastos codificam **fatores de transcrição** e controlam a diferenciação da progênie de osteoblastos:

(1) **Sox9** (região de determinação do sexo Y-*box* 9), que determina a diferenciação do progenitor mesenquimatoso em **pré-osteoblastos** e **condroblastos**.

(2) **Runx2** (proteína Runt de homeodomínio 2), que induz a diferenciação de pré-osteoblastos mitoticamente ativos em **osteoblastos** pós-mitóticos e, junto com Osx, controla a expressão de **osteocalcina**. A osteocalcina subcarboxilada é uma proteína secretada específica que entra na circulação sanguínea para possivelmente estimular a secreção de insulina pelas células B insulares e a produção de testosterona por células de Leydig.

(3) **Osterix** (**Osx**), que codifica um fator de transcrição em dedo de zinco, é necessário para diferenciação dos osteoblastos em osteócitos e para a função de osteócitos e condroblastos.

Os **camundongos com deficiência de Runx2** têm esqueleto composto de cartilagem, sem qualquer indicação de diferenciação de osteoblastos, representada por formação e mineralização óssea. Além disso, como os osteoblastos regulam a formação de osteoclastos, os camundongos com deficiência de Runx2 não apresentam essas células.

Os pacientes com **displasia cleidocraniana** (hipoplasia de clavículas e ossificação tardia das suturas de determinados ossos do crânio) apresentam um tipo de mutação gênica em *Runx2*.

A perda de expressão de Osx afeta a diferenciação de osteoblastos, levando à formação ectópica de cartilagem sob o pericôndrio na diáfise, onde há o desenvolvimento do colar ósseo. Os pacientes com deficiência de Osx apresentam **osteogênese imperfeita**.

inibidora da mineralização osteoide por sua degradação enzimática.

3. Genes específicos (*Sox9, Runx2* e *Runx2/Osx*) regulam a diferenciação de células-tronco mesenquimais em pré-osteoblastos e osteoblastos em osteócitos, osteócitos imaturos e osteócitos maduros.

Sox9 desencadeia a diferenciação de células-tronco mesenquimais em pré-osteoblastos. A diferenciação de pré-osteoblastos em osteoblastos é controlada pelos fatores de transcrição **Runx2** (proteína Runt de homeodomínio 2) e **Osterix** (**Osx**).

O gene ***Runx2*** é o primeiro e mais específico indicador de osteogênese. Juntamente com o gene do fator de transcrição *Osx*, o gene *Runx2* modula a expressão

de **osteocalcina**, uma proteína de secreção específica expressa pelos osteoblastos pós-mitóticos. Osteocalcina é um marcador bioquímico do processo de osteogênese.

A expressão dos genes *Runx2* e *Osx* é regulada pelas vias *Hedgehog, Notch, Wingless* (Wnt), proteína morfogenética óssea e vias de sinalização de FGF (ver Capítulo 3, *Sinalização Celular | Biologia Celular | Patologia*).

Camundongos deficientes em Runx2 desenvolvem-se a termo e têm esqueleto constituído por cartilagem. Não há indicação de diferenciação de osteoblastos ou formação óssea nesses camundongos. Além disso, não apresentam osteoclastos. Como discutimos a seguir (ver Osteoclastogênese), os osteócitos maduros produzem proteínas que regulam o desenvolvimento dos osteoclastos.

Consistente com as observações esqueléticas nos camundongos deficientes em Runx2, há uma doença humana conhecida como **displasia cleidocraniana (DCC)**. A DCC é caracterizada por clavículas hipoplásicas, ossificação tardia das suturas de certos ossos do crânio e mutações no gene *Runx2*.

4. A sinalização Wnt (ver Capítulo 3, *Sinalização Celular | Biologia Celular | Patologia*) desempenha um papel importante na formação óssea. Lembre-se de que a ligação das proteínas Wnt a um complexo receptor e correceptor induz a translocação da β-catenina no núcleo da célula para ativar a transcrição gênica. A ativação da via de sinalização Wnt estimula o desenvolvimento e a sobrevida de osteoblastos e osteócitos e inibe indiretamente a formação de osteoclastos, aumentando a expressão da osteoprotegerina por um mecanismo descrito a seguir, na seção Osteoclastogênese.

Osteoclasto

Os osteoclastos não pertencem à linhagem das células-tronco mesenquimais. Em vez disso, os osteoclastos derivam dos **precursores de monócitos** originados na medula óssea (Figura 4.22).

Os monócitos chegam ao osso por intermédio da circulação sanguínea e se fundem em células multinucleadas, com até 30 núcleos, para formar osteoclastos por um processo regulado por osteócitos maduros (ver Osteoclastogênese).

Os osteoclastos têm três funções essenciais:

1. **Remodelação óssea pelo processo de renovação óssea.** Esse processo envolve a remoção da matriz óssea em vários locais, seguida por sua substituição com novo osso pelos osteoblastos.
2. **Modelagem adequada dos ossos.**
3. **Aumento dos espaços medulares para permitir hematopoese.**

O osteoclasto é uma célula grande (com até 100 μm de diâmetro) e altamente polarizada que ocupa uma concavidade rasa chamada **lacuna de Howship** ou **compartimento ácido subosteoclástico**.

Os osteoclastos são encontrados no osso cortical (compacto), dentro dos canais haversianos e nas superfícies das trabéculas de osso esponjoso.

Após a ligação à matriz óssea-alvo, os osteoclastos geram um compartimento ácido isolado, necessário à reabsorção óssea. O compartimento ácido consiste em dois componentes essenciais:

1. A **borda pregueada**, uma especialização da membrana plasmática com muitas pregas que produzem uma grande área de superfície para vários eventos funcionais importantes: a liberação de H⁺ e da protease lisossômica **catepsina K** e da **metaloproteinase 9 da matriz (MMP-9)**, bem como a internalização dos produtos de degradação da matriz óssea nas vesículas revestidas e nos vacúolos

para eliminação do material. Lembre-se de que os osteoclastos são um exemplo de tipo celular com **lisossomos secretórios** representados pela liberação de catepsina K no compartimento subosteoclástico.

2. A **zona de vedação (zona clara)** é montada em volta da circunferência apical do osteoclasto selando a lacuna de reabsorção óssea. A zona de vedação consiste na membrana plasmática associada aos **filamentos de actina** e à **integrina $\alpha_v\beta_3$**, bem como na proteína **osteopontina**.

O citoplasma do osteoclasto é muito **rico em mitocôndrias**, **vesículas acidificadas** e **vesículas revestidas**. A membrana das vesículas acidificadas contém H⁺-ATPase; as mitocôndrias são a fonte de trifosfato de adenosina (ATP) para induzir as bombas de H⁺-ATPase necessárias à **acidificação do compartimento subosteoclástico** para a ativação subsequente da catepsina K e da MMP-9.

A reabsorção óssea envolve primeiro a dissolução dos componentes inorgânicos do osso (**desmineralização**) mediada pela H⁺-ATPase (adenosina trifosfatase) dentro de um ambiente ácido, seguida pela degradação enzimática da matriz orgânica (consistindo em colágeno de tipo I e proteínas não colágenas) pela catepsina K e pela MMP-9.

Repare que o mecanismo de acidificação da lacuna de Howship pelos osteoclastos é similar à produção do HCl pelas células parietais no estômago (ver Capítulo 15, *Parte Alta do Sistema Digestório*).

Quando o osteoclasto é inativo, a borda pregueada desaparece e o osteoclasto entra em fase de repouso.

Os osteoclastos respondem à demanda metabólica para mobilização do cálcio do osso para o sangue. A atividade osteoclástica é diretamente regulada pela **calcitonina** (sintetizada pelas **células C** do folículo tireoidiano), pela **vitamina D₃** e por moléculas reguladoras produzidas pelos osteoblastos.

Osteoclastogênese

A osteoclastogênese (Figura 4.23) é regulada por citocinas **pró-osteoclastogênicas** e **antiosteoclastogênicas** produzidas por **osteócitos maduros**. Dentre as **citocinas pró-osteoclastogênicas**, estão:

1. **M-CSF (fator estimulador de colônias de macrófagos)**, um fator de sobrevida para células da linhagem de monócitos-macrófagos-osteoclastos.
2. **Receptor de RANK**, o receptor ativador do **fator nuclear kappa B (NF-kB)**.
3. **RANKL**, o RANK ligante, uma importante citocina efetora a jusante para o desenvolvimento do osteoclasto.

A **OPG**, **osteoprotegerina**, é uma **citocina antiosteoclastogênica**, um inibidor da diferenciação dos osteoclastos.

Como ocorre a osteoclastogênese?

Na presença de osteócitos maduros, os monócitos CD14⁺CD16⁻, derivados da linhagem monocítico-

Figura 4.22 Funções do osteoclasto.

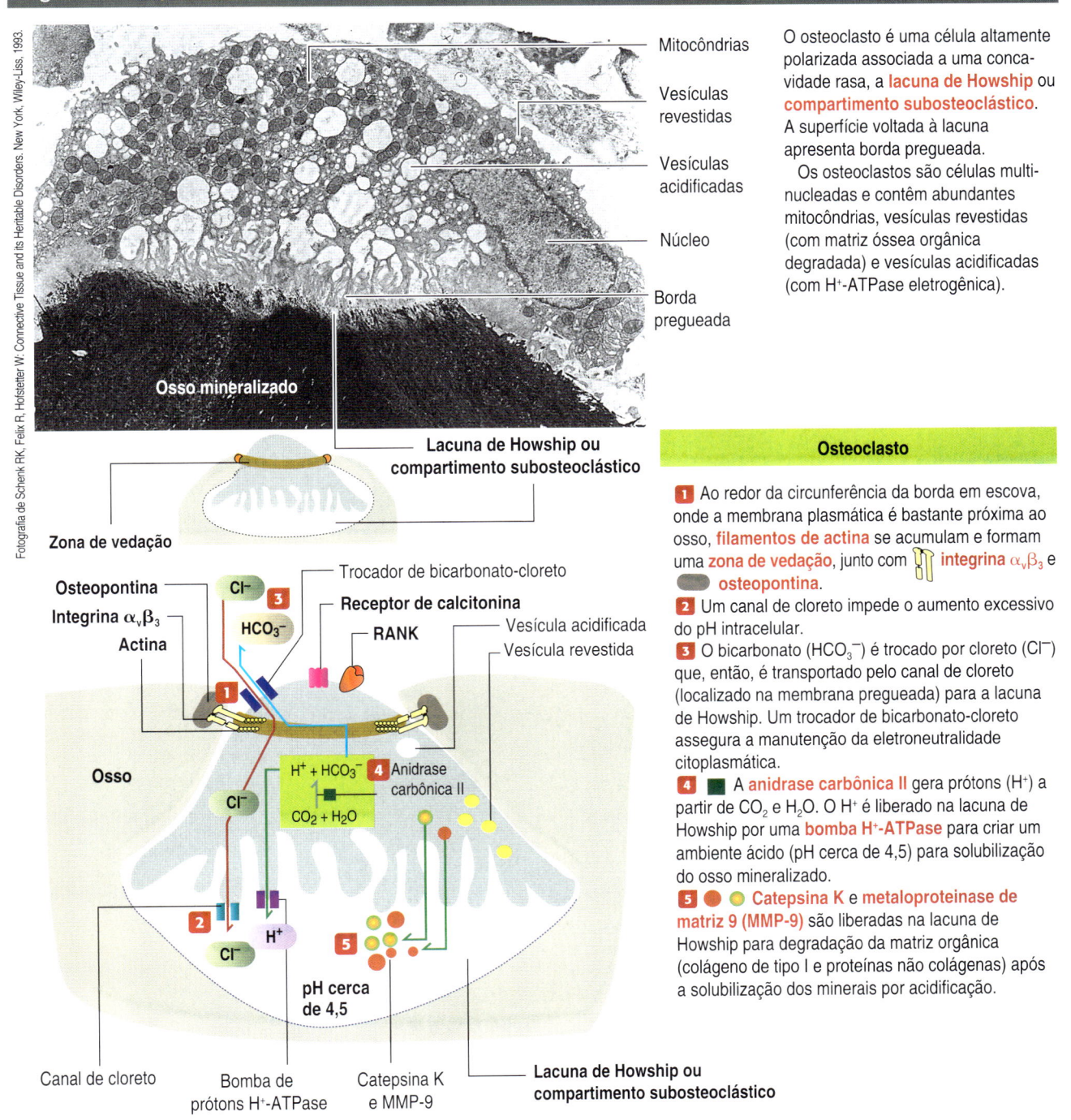

O osteoclasto é uma célula altamente polarizada associada a uma concavidade rasa, a lacuna de Howship ou compartimento subosteoclástico. A superfície voltada à lacuna apresenta borda preguada.

Os osteoclastos são células multinucleadas e contêm abundantes mitocôndrias, vesículas revestidas (com matriz óssea orgânica degradada) e vesículas acidificadas (com H⁺-ATPase eletrogênica).

Osteoclasto

1 Ao redor da circunferência da borda em escova, onde a membrana plasmática é bastante próxima ao osso, filamentos de actina se acumulam e formam uma zona de vedação, junto com integrina $\alpha_v\beta_3$ e osteopontina.

2 Um canal de cloreto impede o aumento excessivo do pH intracelular.

3 O bicarbonato (HCO_3^-) é trocado por cloreto (Cl^-) que, então, é transportado pelo canal de cloreto (localizado na membrana preguada) para a lacuna de Howship. Um trocador de bicarbonato-cloreto assegura a manutenção da eletroneutralidade citoplasmática.

4 A anidrase carbônica II gera prótons (H^+) a partir de CO_2 e H_2O. O H^+ é liberado na lacuna de Howship por uma bomba H⁺-ATPase para criar um ambiente ácido (pH cerca de 4,5) para solubilização do osso mineralizado.

5 Catepsina K e metaloproteinase de matriz 9 (MMP-9) são liberadas na lacuna de Howship para degradação da matriz orgânica (colágeno de tipo I e proteínas não colágenas) após a solubilização dos minerais por acidificação.

macrofágica, respondem ao M-CSF (produzido por osteócitos maduros) e se tornam macrófagos, precursores do osteoclasto.

RANKL é um membro da **superfamília do fator de necrose tumoral (TNF)**. RANKL se liga ao receptor de RANK na superfície do precursor do osteoclasto. A ligação a RANKL determina a trimerização de RANK e o recrutamento de uma molécula adaptadora chamada **TRAF6** (fator 6 associado ao receptor de TNF; Figura 4.24). TRAF6 estimula uma cascata

de sinalização a jusante, incluindo a realocação nuclear de dois fatores de transcrição: NF-κB e NFATc1.

No núcleo, esses dois fatores de transcrição ativam genes que desencadeiam a diferenciação do precursor do osteoclasto.

A interação RANK-RANKL é regulada por OPG, um mecanismo de "engodo" (*decoy*) controlado pelo osteócito maduro.

Os osteócitos maduros sintetizam **OPG**, uma citocina com alta afinidade de ligação a RANKL e,

Figura 4.23 Osteoclastogênese.

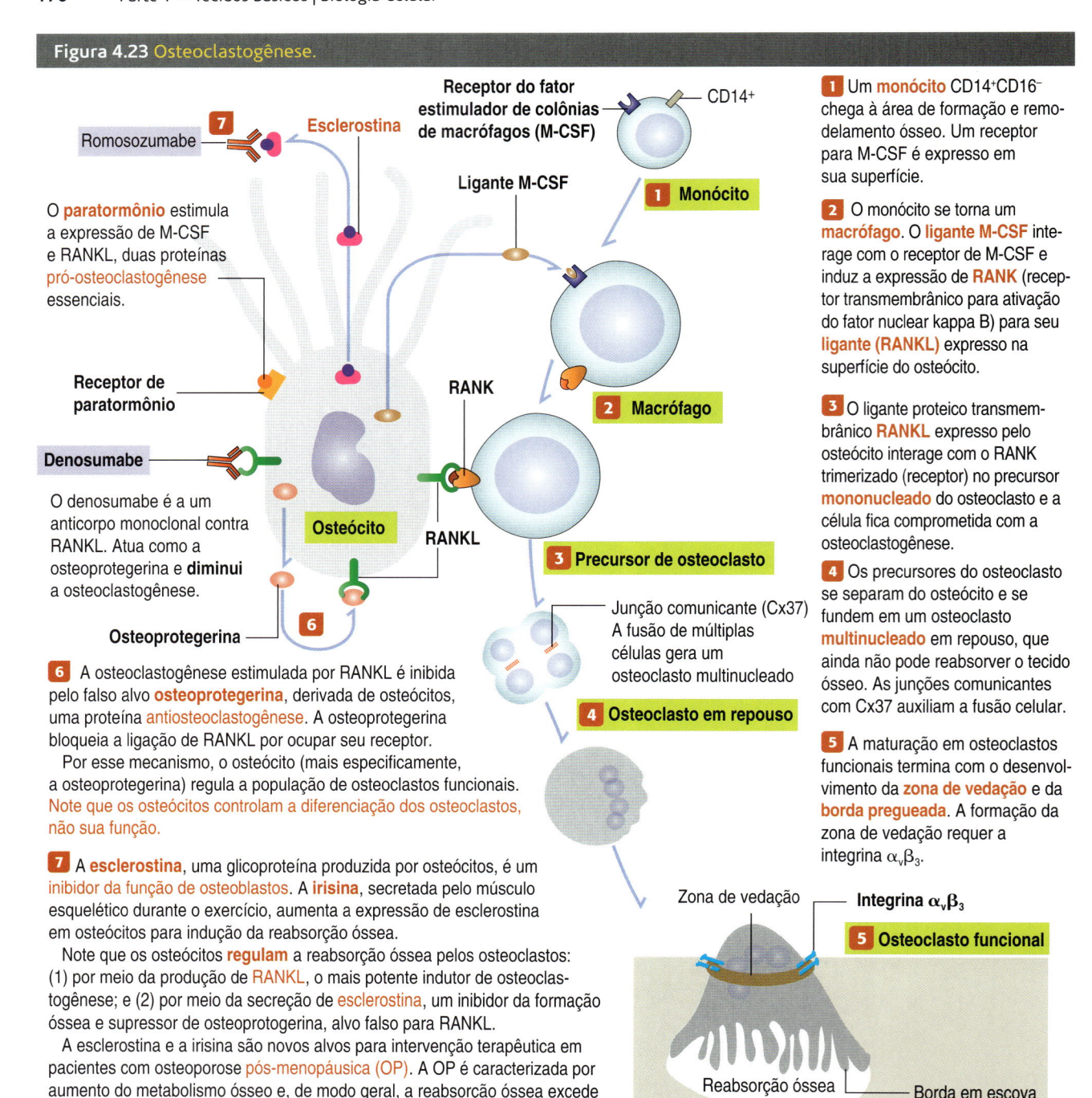

1 Um **monócito** CD14⁺CD16⁻ chega à área de formação e remodelamento ósseo. Um receptor para M-CSF é expresso em sua superfície.

2 O monócito se torna um **macrófago**. O **ligante M-CSF** interage com o receptor de M-CSF e induz a expressão de **RANK** (receptor transmembrânico para ativação do fator nuclear kappa B) para seu **ligante (RANKL)** expresso na superfície do osteócito.

3 O ligante proteico transmembrânico **RANKL** expresso pelo osteócito interage com o RANK trimerizado (receptor) no precursor **mononucleado** do osteoclasto e a célula fica comprometida com a osteoclastogênese.

4 Os precursores do osteoclasto se separam do osteócito e se fundem em um osteoclasto **multinucleado** em repouso, que ainda não pode reabsorver o tecido ósseo. As junções comunicantes com Cx37 auxiliam a fusão celular.

5 A maturação em osteoclastos funcionais termina com o desenvolvimento da **zona de vedação** e da **borda pregueada**. A formação da zona de vedação requer a integrina $\alpha_v\beta_3$.

O **paratormônio** estimula a expressão de M-CSF e RANKL, duas proteínas pró-osteoclastogênese essenciais.

O denosumabe é a um anticorpo monoclonal contra RANKL. Atua como a osteoprotegerina e **diminui** a osteoclastogênese.

6 A osteoclastogênese estimulada por RANKL é inibida pelo falso alvo **osteoprotegerina**, derivada de osteócitos, uma proteína antiosteoclastogênese. A osteoprotegerina bloqueia a ligação de RANKL por ocupar seu receptor.

Por esse mecanismo, o osteócito (mais especificamente, a osteoprotegerina) regula a população de osteoclastos funcionais. Note que os osteócitos controlam a diferenciação dos osteoclastos, não sua função.

7 A **esclerostina**, uma glicoproteína produzida por osteócitos, é um inibidor da função de osteoblastos. A **irisina**, secretada pelo músculo esquelético durante o exercício, aumenta a expressão de esclerostina em osteócitos para indução da reabsorção óssea.

Note que os osteócitos **regulam** a reabsorção óssea pelos osteoclastos: (1) por meio da produção de RANKL, o mais potente indutor de osteoclastogênese; e (2) por meio da secreção de esclerostina, um inibidor da formação óssea e supressor de osteoprotegerina, alvo falso para RANKL.

A esclerostina e a irisina são novos alvos para intervenção terapêutica em pacientes com osteoporose pós-menopáusica (OP). A OP é caracterizada por aumento do metabolismo ósseo e, de modo geral, a reabsorção óssea excede a formação óssea. O romosozumabe é um anticorpo monoclonal que bloqueia a esclerostina para **aumentar a formação óssea** em pacientes com osteoporose.

portanto, um potente inibidor da diferenciação dos osteoclastos.

O OPG é um chamariz fisiológico que compete com RANK, modulando, assim, o processo osteoclastogênico. A ligação de OPG a RANKL impede a interação RANK-RANKL.

O **paratormônio** (**PTH**) promove a reabsorção óssea, estimulando a expressão de RANKL, de modo a aumentar o *pool* de RANKL em relação a OPG. O excesso de PTH aumenta a osteoclastogênese, o que eleva os níveis de cálcio no sangue devido ao aumento da reabsorção óssea.

O **denosumabe** é um anticorpo monoclonal humano para RANKL e funciona como a osteoprotegerina, prevenindo, assim, a perda óssea causada pela diferenciação excessiva dos osteoclastos e pela atividade estimulada pelo PTH.

O osteócito maduro, uma célula de diferenciação terminal incorporada na matriz óssea, também é uma fonte de **esclerostina**, um antagonista da via de

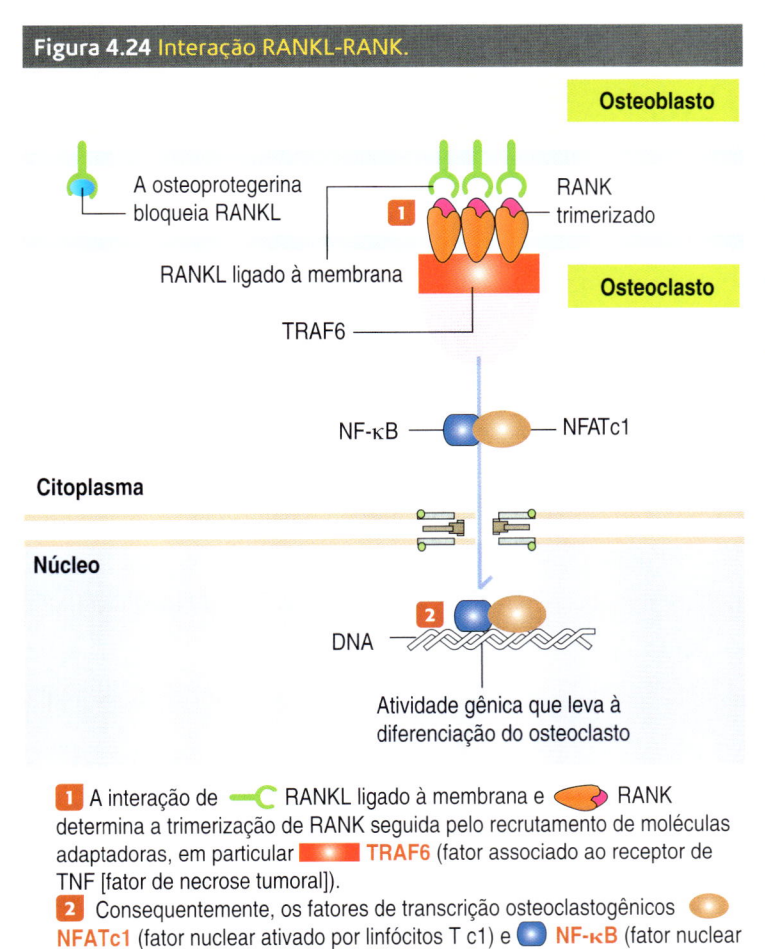

Figura 4.24 Interação RANKL-RANK.

Osteoblasto

A osteoprotegerina bloqueia RANKL

RANK trimerizado

1

RANKL ligado à membrana

Osteoclasto

TRAF6

NF-κB — NFATc1

Citoplasma

Núcleo

DNA

2

Atividade gênica que leva à diferenciação do osteoclasto

1 A interação de RANKL ligado à membrana e RANK determina a trimerização de RANK seguida pelo recrutamento de moléculas adaptadoras, em particular **TRAF6** (fator associado ao receptor de TNF [fator de necrose tumoral]).

2 Consequentemente, os fatores de transcrição osteoclastogênicos **NFATc1** (fator nuclear ativado por linfócitos T c1) e **NF-κB** (fator nuclear kappa B) se translocam para o núcleo, estimulam a atividade gênica e ativam a diferenciação de osteoclastos.

sinalização Wnt que diminui a formação óssea pelos osteoblastos.

OSTEOPOROSE

A **osteoporose** (do grego *osteon*, osso; *poros*, poro; *osis*, doença) é definida como a perda de massa óssea que leva à fragilidade óssea e à suscetibilidade a fraturas.

O principal fator na osteoporose é a deficiência do esteroide sexual **estrógeno** que ocorre nas mulheres pós-menopáusicas. A osteoporose pós-menopáusica exibe muitas das características clássicas de uma doença imunoinflamatória, pois a deficiência de estrógeno parece desencadear uma inflamação crônica favorável à perda óssea. De fato, em condições inflamatórias, os linfócitos B são uma fonte significativa de OPG, enquanto os linfócitos T ativados e os linfócitos B são as principais fontes de TNF e RANKL.

Na osteoporose, a quantidade de osso velho reabsorvido devido a um **aumento no número de osteoclastos** excede a quantidade de osso novo formado. Esse estado de renovação acelerada pode ser revertido por meio de terapia com estrógeno e suplementação de cálcio e vitamina D. A osteoporose e as fraturas osteoporóticas também são observadas nos homens.

A osteoporose é assintomática até produzir deformidade esquelética e fraturas ósseas (tipicamente, na coluna, no quadril e no punho). Os **ossos vertebrais** são predominantemente **ossos trabeculares** circundados por uma bainha fina de osso compacto. Portanto, podem ser esmagados ou ser afilados anteriormente, o que causa dor e diminuição da altura.

As pessoas idosas com osteoporose podem ter fraturas de quadril ao caírem.

Os medicamentos com **bisfosfonato** diminuem o risco de fratura ao inibirem a reabsorção óssea e aumentarem a massa óssea. No entanto, fraturas atípicas do fêmur ou osteonecrose da mandíbula foram relatadas em pacientes tratados com bisfosfonatos. Tais complicações levaram a um declínio nas prescrições de bisfosfonatos.

Uma nova abordagem para tratamento da osteoporose é o **romosozumabe**, um anticorpo monoclonal contra **esclerostina**. Como já mencionado, a esclerostina, uma proteína produzida apenas por osteócitos maduros, é um regulador negativo da formação óssea pelos osteoblastos.

O tratamento com **vibrações mecânicas de corpo inteiro (WBV)** estimula a formação óssea mediada pelos efeitos da sinalização direta dos osteócitos e da estimulação óssea indireta por meio da ativação muscular esquelética.

A terapia com WBV consiste no paciente de pé em uma plataforma motorizada oscilante que produz acelerações verticais, as quais são transmitidas dos pés para os músculos e os ossos, a fim de melhorar a estrutura trabecular e a espessura do osso cortical.

O diagnóstico da osteoporose é feito radiologicamente ou, de preferência, pela medida da densidade óssea pela absorciometria de dupla energia de raios X (DEXA). A DEXA mede a absorção de fótons de uma fonte de raios X para estimar a quantidade de conteúdo mineral ósseo.

A percepção de que o RANKL tem importante contribuição para o desenvolvimento do osteoclasto e a atividade de reabsorção óssea estimulou o desenvolvimento de agentes farmacêuticos para interromper os transtornos esqueléticos.

Um anticorpo monoclonal para o RANKL, denominado **denosumabe**, funciona como a osteoprotegerina. O anticorpo é administrado por via subcutânea a cada 3 meses por 1 ano em mulheres pós-menopáusicas com osteoporose grave determinada pela baixa densidade mineral óssea detectada pela DEXA. O denosumabe imita a função da osteoprotegerina. Diminui a reabsorção óssea, como mostra o monitoramento dos produtos de degradação de colágeno na urina e no soro, e aumenta a densidade mineral óssea.

Uma preocupação com o tratamento com denosumabe anti-RANKL é a expressão de citocinas RANKL-osteoprotegerina em células do sistema imunológico (especialmente linfócitos T e outros componentes imunes, como linfócitos B e macrófagos). Além de RANKL, os linfócitos T ativados produzem TNF, uma citocina que promove a expressão do RANKL por osteoblastos e osteócitos e tem ação sinérgica direta com RANKL para amplificar a osteoclastogênese e a reabsorção óssea.

Esses achados apontam para populações de linfócitos T de atividade mais agressiva, gerando taxas maiores de reabsorção óssea. Novas estratégias terapêuticas visam ao sistema imunológico para promover a formação óssea e diminuir a reabsorção óssea, evitando fraturas.

OSTEOPETROSE E OSTEOMALACIA

A **osteopetrose** (do grego *osteon*, osso; *petra*, pedra; *osis*, doença) é uma síndrome clínica causada pela ausência de remodelamento ósseo por osteoclastos. Seu papel foi estabelecido por estudos com camundongos *op/op*, que não expressam M-CSF, não possuem osteoclastos e apresentam aumento na massa óssea, como na osteopetrose.

Além disso, a não expressão do gene *Rankl* nos osteócitos de camundongos também causa osteopetrose devido ao menor número de osteoclastos e à menor reabsorção óssea.

Esses dois achados demonstram que os osteócitos são a fonte de M-CSF e RANKL e sua participação na osteopetrose. A título de comparação, a **osteosclerose** consiste em um aumento da massa óssea devido a maior **atividade osteoblástica.**

A **osteopetrose autossômica recessiva (OAR)**, a forma mais grave e com risco de morte da doença, torna-se aparente na primeira infância. A OAR é causada por uma deficiência da enzima anidrase carbônica II, associada a acidose tubular renal e calcificações cerebrais. Anemia grave e infecções estão relacionadas à insuficiência da medula óssea decorrente da **oclusão dos espaços medulares.** A compressão dos nervos cranianos conduz à perda de audição e visão, além de paralisia dos músculos faciais.

A **osteopetrose autossômica intermediária (OAI)** pode apresentar um padrão de herança autossômico dominante ou autossômico recessivo. Detectada na infância, essa forma de osteoporose não provoca anomalias graves da medula óssea, embora anemia e fratura óssea sejam observadas, além de calcificação anormal dos órgãos.

A **osteopetrose autossômica dominante (OAD)**, também chamada **doença de Albers-Schönberg**, é o tipo mais prevalente e brando do distúrbio em comparação a OAR e OAI. São características as múltiplas fraturas ósseas e a escoliose (curvatura anormal da coluna). Por ser relativamente benigna, muitos pacientes são assintomáticos e a doença só é detectada pelo exame radiográfico coincidente.

As mutações do gene *CLCN7* (**canal 7 de cloro sensível à voltagem**) são responsáveis por aproximadamente 75% dos casos de OAD. Observe na Figura 4.22 que o canal de cloro participa do transporte de Cl⁻ para o compartimento de reabsorção subosteoclástica para acidificar o pH e aumentar a eficácia da reabsorção óssea. Repare também que a anidrase carbônica II desempenha papel crucial na absorção óssea mediada por osteoclastos.

A **osteomalacia** (do grego *osteon*, osso; *malakia*, maciez) é uma doença caracterizada por amolecimento e flexão progressiva dos ossos.

O amolecimento decorre de um **defeito na mineralização do osteoide** em virtude da ausência de vitamina D ou de uma disfunção tubular renal (ver Capítulo 14, *Sistema Urinário*). Nos jovens, um defeito na **mineralização da cartilagem** na placa de crescimento (ver Capítulo 5, *Osteogênese*) provoca um defeito chamado **raquitismo (osteomalacia juvenil).**

A osteomalacia pode ser decorrente da deficiência de vitamina D (p. ex., má absorção intestinal) ou de distúrbios herdados na ativação da vitamina D (p. ex., **deficiência de 1α-hidroxilase renal**, em que o **calciferol** não é convertido na forma ativa da vitamina D, o **calcitriol**; *ver* vitamina D no Capítulo 19, *Sistema Endócrino*).

Embora as fraturas ósseas sejam uma característica comum nos pacientes com osteomalacia e osteoporose, repare que há uma osteogênese deficiente na osteomalacia em contraste com o enfraquecimento ósseo de um processo de osteogênese prévio normal nos pacientes com osteoporose.

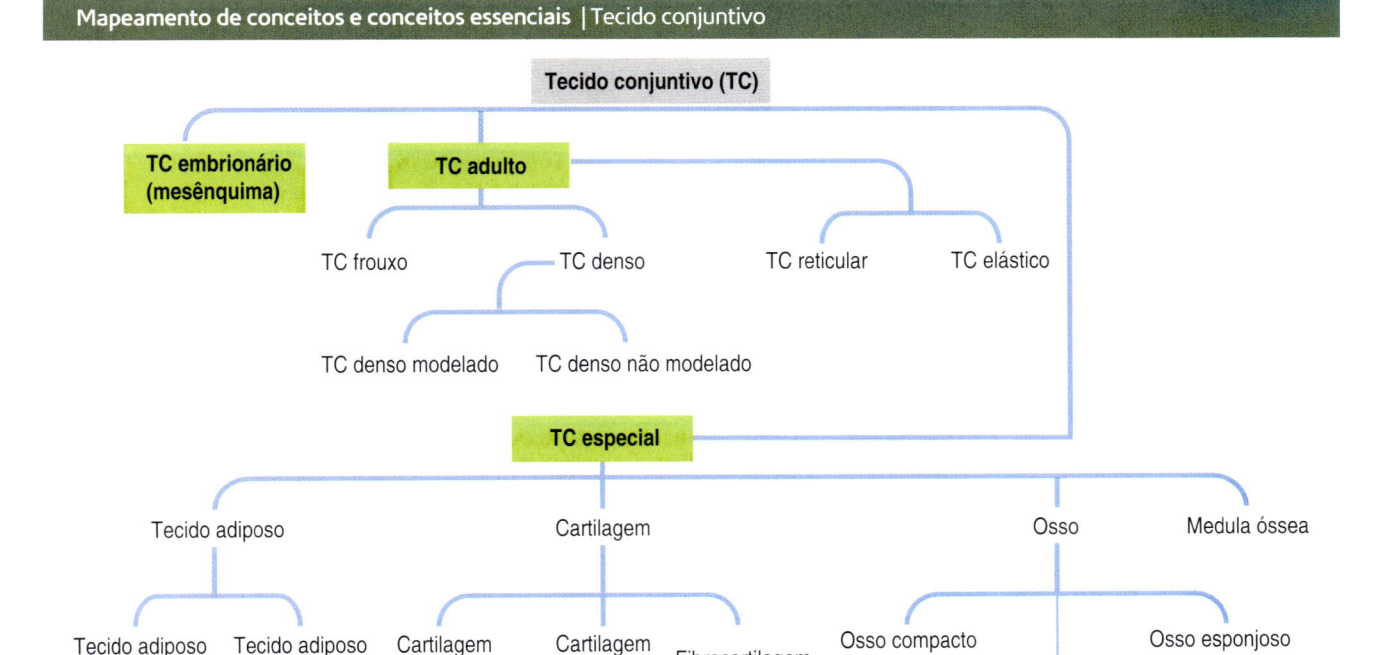

- O tecido conjuntivo fornece sustentação, ou estroma, para o componente funcional, ou parênquima, dos tecidos. As funções do tecido conjuntivo incluem o armazenamento de metabólitos, as respostas imunes e inflamatórias, bem como o reparo tecidual após lesão.

  O tecido conjuntivo pode ser classificado em três grupos principais:

  (1) Tecido conjuntivo embrionário.
  (2) Tecido conjuntivo adulto.
  (3) Tecido conjuntivo especial (incluindo tecido adiposo, cartilagem, osso e tecido hematopoético).

  O tecido conjuntivo embrionário, ou mesênquima, consiste, predominantemente, na matriz extracelular. O cordão umbilical contém esse tipo de tecido conjuntivo, também chamado tecido conjuntivo mucoso ou geleia de Wharton.

  O tecido conjuntivo adulto pode ser subdividido em:

  (1) Tecido conjuntivo frouxo ou areolar (com mais células do que fibras, sendo encontrado no mesentério ou na lâmina própria das mucosas).

  (2) Tecido conjuntivo denso (mais fibras de colágeno, organizadas em feixes, do que células). Esse tecido é subdividido em duas categorias:

  - Tecido conjuntivo denso não modelado (com uma orientação aleatória das fibras de colágeno, sendo encontrado na derme da pele)

  - Tecido conjuntivo denso modelado (com uma orientação ordenada dos feixes de colágeno, sendo encontrado nos tendões).

  Uma classificação mais abrangente do tecido conjuntivo adulto se baseia nas fibras que predominam. O tecido conjuntivo reticular contém fibras reticulares em abundância (colágeno de tipo III). O tecido conjuntivo elástico, encontrado em forma de lâminas na parede da aorta, é rico em fibras elásticas

- O tecido conjuntivo tem três componentes básicos: células, fibras e matriz extracelular (MEC; também denominada substância fundamental). Observe que a proporção relativa de células, fibras e MEC contribui para a classificação do tecido conjuntivo. Existem duas classes principais de células no tecido conjuntivo:

  (1) Os fibroblastos residentes
  (2) Os macrófagos, mastócitos e plasmócitos imigrantes.

  O fibroblasto sintetiza as moléculas precursoras de vários tipos de colágenos, além de elastina e proteoglicanos.

  A síntese do colágeno obedece a uma sequência ordenada. O pró-colágeno, precursor inicial do colágeno que contém hidroxiprolina e hidroxilisina, é secretado pelos fibroblastos na forma de uma tripla hélice ladeada por domínios não helicoidais. A pró-colágeno peptidase cliva os domínios não helicoidais, enquanto o pró-colágeno se transforma em tropocolágeno. As moléculas de tropocolágeno se montam em um arranjo escalonado na presença da lisil oxidase para formar uma fibrila de colágeno com ligações cruzadas.

  A ligação lado a lado das fibrilas de colágeno, um processo mediado pelos proteoglicanos e também uma forma de colágeno com triplas hélices interrompidas (denominada FACIT), resulta na montagem das fibras de colágeno. O que se vê no microscópio óptico são os feixes de fibras de colágeno.

  É preciso ter em mente que não só os fibroblastos podem produzir colágenos. Os osteoblastos, condroblastos, odontoblastos e as células musculares lisas também conseguem sintetizar colágenos. Até mesmo as células epiteliais conseguem sintetizar o colágeno do tipo IV. Você já viu que a membrana basal contém colágeno de tipo IV na lâmina basal e colágeno de tipo III na lâmina reticular.

  Defeitos no processamento do pró-colágeno e do tropocolágeno, bem como na montagem das fibrilas de colágeno, dão origem a variações da síndrome de Ehler-Danlos, caracterizada por hiperelasticidade da pele e hipermobilidade articular.

A elastina, precursora das fibras elásticas, também é sintetizada e processada sequencialmente. Os fibroblastos ou células musculares lisas secretam pró-elastina contendo desmosina e isodesmosina, que é parcialmente clivada para dar origem à tropoelastina. Essas células também produzem fibrilina 1 e 2 e fibulina 1. A tropoelastina, as fibrilinas e a fibulina 1 se reúnem em fibras elásticas que se agregam e formam feixes de fibras elásticas.

Um defeito na fibrilina 1 afeta a montagem das fibras elásticas maduras, uma característica da síndrome de Marfan.

Consideremos as células imigrantes do tecido conjuntivo.

Os macrófagos são derivados principalmente de monócitos, produzidos na medula óssea e, durante a embriogênese, por células precursoras do saco vitelino.

Uma propriedade típica dos macrófagos é a fagocitose. Sua função no tecido conjuntivo é a renovação das fibras e da matriz extracelular e, ainda mais importante, a apresentação dos antígenos para os linfócitos como uma etapa essencial das reações imunes e inflamatórias.

Os mastócitos também se originam na medula óssea a partir de precursores que expressam o receptor c-kit, fator de célula-tronco (um ligante do receptor c-kit) e FcεRI, um receptor da imunoglobulina E.

Existem duas populações de mastócitos:
(1) Mastócitos do tecido conjuntivo (MTCs).
(2) Mastócitos da mucosa (MMs).

Os mastócitos adquirem grânulos metacromáticos no tecido conjuntivo e na mucosa, que se coram de forma diferente do corante. Os grânulos contêm mediadores vasoativos (histamina, heparina e mediadores quimiotáticos), quimases e outras proteases. Os grânulos são liberados por um processo denominado degranulação quando um antígeno específico (ou alergênio) dimeriza duas moléculas de IgE adjacentes ancoradas aos receptores FcεRI, e o cálcio citosólico é liberado dos sítios de armazenamento intracelulares. Leucotrienos são agentes vasoativos não presentes em grânulos; eles são metabólitos do ácido araquidônico associado à membrana plasmática. Assim como os agentes mais vasoativos, eles induzem um aumento na permeabilidade vascular que leva ao edema.

Os mastócitos e basófilos circulantes no sangue derivam do mesmo progenitor na medula óssea.

Os mastócitos desempenham papel relevante nas reações alérgicas de hipersensibilidade associadas à asma, à rinite alérgica e ao eczema. A mastocitose é um distúrbio que consiste no aumento sistêmico e local do número de mastócitos com morfologia alterada. A ativação dos mastócitos cutâneos pode ser estimulada mecanicamente para monitoramento das respostas urticariformes (sinal de Darier).

Os plasmócitos derivam da diferenciação dos linfócitos B (células B). As três características estruturais de um plasmócito são: (1) um retículo endoplasmático rugoso bem desenvolvido; (2) um extenso aparelho de Golgi; e (3) um nucléolo proeminente. Essas características definem o plasmócito como uma célula ativamente produtora de proteínas, cujo principal produto é uma classe única de imunoglobulina para cada célula.

A matriz extracelular (MEC) é uma combinação de colágenos, glicoproteínas e proteoglicanos não colágenos.

Os agregados de proteoglicanos são os principais componentes da MEC. Cada proteoglicano tem uma proteína central unida a uma molécula de ácido hialurônico por uma proteína de ligação. Cadeias glicosaminoglicanas (queratan sulfato, dermatan sulfato e sulfato de condroitina) são ligadas à proteína central.

A MEC é mantida por um equilíbrio de metaloproteinases de matriz (MMPs) e inibidores teciduais de metaloproteinases (TIMPs). As MMPs são proteases dependentes do zinco, que incluem colagenases, estromelisinas, gelatinases, matrilisinas e MMPs do tipo membrana

- Invasão tumoral do tecido conjuntivo. As células malignas originárias de um epitélio de revestimento (carcinoma) ou de um epitélio glandular (adenocarcinoma) podem destruir a membrana basal e invadir o tecido conjuntivo subjacente.

  A sequência histológica da invasão tumoral epitelial começa com displasia (aumento na proliferação celular e maturação celular incompleta), seguida pelo carcinoma *in situ* (perda de organização epitelial normal dentro dos limites da membrana basal), carcinoma microinvasivo (menor expressão de caderinas e quebra da membrana basal) e carcinoma invasivo.

  A interrupção da expressão das caderinas enfraquece a natureza coesiva do tumor epitelial. A produção de proteinases permite que as células tumorais invadam e se liguem aos componentes do tecido conjuntivo. Em seguida, as células tumorais produzem fatores autócrinos de motilidade, permitindo a motilidade da célula tumoral; fatores de permeabilidade vascular, para garantir o suprimento de nutrientes; e fatores angiogênicos, para aumentar o suporte vascular dos tumores em crescimento. Finalmente, as células tumorais conseguem produzir moléculas de quimiocina na superfície que facilitam sua migração transendotelial para causar metástase

- O tecido adiposo ou gordura é um tipo especial de tecido conjuntivo. Existem dois tipos de tecido adiposo:
  (1) Tecido adiposo branco (TAB), a principal reserva de energia a longo prazo.
  (2) Tecido adiposo marrom (TAM), um tipo termogênico de gordura.

  As células-tronco mesenquimais dão origem a pré-adipócitos TAB e precursores comuns de mioblastos/pré-adipócitos TAM. Observe que TAB e TAM derivam de diferentes precursores.

  A gordura pode se acumular em uma única gotícula de armazenamento lipídico (unilocular) ou em várias pequenas gotículas lipídicas (multilocular). TAB é unilocular; TAM é multilocular.

  O principal regulador da adipogênese é o PPARγ (receptor γ ativado por proliferador de peroxissomo). O TAB pode sofrer transdiferenciação em adipócitos "bege", similares a TAM, após exposição ao frio e sinalização beta-adrenérgica. O succinato, um intermediário do ciclo do ácido tricarboxílico das mitocôndrias, pode ativar a termogênese do TAM ao desencadear a produção de espécies reativas de oxigênio (EROs) pelas mitocôndrias.

  Os adipócitos TAB sintetizam lipase lipoproteica. A lipase lipoproteica é transferida para as células endoteliais nos vasos sanguíneos adjacentes para permitir a passagem de ácidos graxos livres e lipoproteínas plasmáticas ricas em triacilglicerol (lipoproteínas de densidade muito baixa, VLDLs) para os adipócitos.

  A gordura pode se decompor por um efeito lipolítico (durante o jejum ou a fome), que consiste na ativação da enzima lipase triglicerídica adiposa (ATGL) pelas catecolaminas, glucagon ou ACTH. A lipólise intracelular é responsável pela liberação de ácidos graxos livres a partir de gotículas lipídicas citoplasmáticas. ATGL inicia a hidrólise do triacilglicerol para formar diacilglicerol e ácidos graxos livres. Os depósitos de TAB podem aumentar por inibição da atividade do ATGL (efeito antilipolítico; durante a alimentação), determinado por insulina e fatores de crescimento semelhantes à insulina.

  No TAB, a superfície das gotículas lipídicas é cercada pela proteína perilipina. A perilipina 1 fosforilada altera sua conformação e permite a lipólise por ATGL.

A leptina, um peptídio produzido pelos adipócitos de TAB, regula o apetite, o balanço energético e a alimentação. A leptina se liga ao receptor de leptina (LepR) presente em vários núcleos neuronais do hipotálamo. Os camundongos deficientes em leptina apresentam obesidade e infertilidade, que podem ser revertidas pela administração de leptina aos mutantes.

Os adipócitos do TAM contêm mitocôndrias abundantes. Um componente mitocondrial importante é a proteína desacopladora 1 (UCP-1), que permite a reentrada de prótons na matriz mitocondrial, seguindo o gradiente de concentração, processo que leva à dissipação de energia na forma de calor (termogênese)

- A cartilagem é outro tipo especial de tecido conjuntivo. Como os adipócitos, os condroblastos derivam das células-tronco mesenquimais. Como um membro típico do tecido conjuntivo, a cartilagem consiste em células, fibras e MEC. Os condroblastos e condrócitos produzem colágeno de tipo II (exceto na fibrocartilagem, onde os condrócitos produzem colágeno de tipo I) e o proteoglicano agrecano.

Existem três tipos principais de cartilagem:
(1) Cartilagem hialina.
(2) Cartilagem elástica.
(3) Fibrocartilagem.

A cartilagem não apresenta vasos sanguíneos, sendo circundada pelo pericôndrio (exceto na fibrocartilagem e na cartilagem hialina articular, que não possui pericôndrio). O pericôndrio consiste em duas camadas: uma camada fibrosa mais externa, composta de células alongadas semelhantes a fibroblastos e vasos sanguíneos, e a camada celular condrogênica mais interna.

A condrogênese (crescimento da cartilagem) ocorre através de dois mecanismos:
(1) Crescimento intersticial (dentro da cartilagem).
(2) Crescimento aposicional (na superfície pericondral da cartilagem).

Durante o crescimento intersticial, os centros de condrogênese, compostos de condroblastos situados nas lacunas e circundados por uma matriz territorial, são divididos por mitose sem sair das lacunas e formam grupos isógenos. Os grupos isógenos são separados uns dos outros por uma matriz interterritorial. O crescimento intersticial é particularmente prevalente durante a ossificação endocondral.

Durante o crescimento aposicional, as células da camada condrogênica pericondral se diferenciam em condroblastos após a ativação do gene que codifica o fator de transcrição Sox9. Novas camadas são adicionadas à superfície da cartilagem pelo crescimento aposicional.

A ausência de expressão do gene *Sox9* causa displasia campomélica, caracterizada pelo arqueamento e a angulação dos ossos longos, hipoplasia da pelve e escápula, bem como anomalias da coluna vertebral

- Osso. De uma perspectiva macroscópica, um osso longo maduro consiste em um corpo ou diáfise e duas epífises nas extremidades da diáfise. Uma metáfise afunilada liga cada epífise à diáfise. Durante o crescimento ósseo, uma placa de crescimento cartilaginosa está presente na interface epífise-metáfise. Após o crescimento, a placa de crescimento é substituída por uma linha de crescimento residual.

A diáfise é circundada por um cilindro de osso compacto que abriga a medula óssea. As epífises consistem em osso esponjoso coberto por uma fina camada de osso compacto. O periósteo cobre a superfície externa do osso (exceto as superfícies articulares e os sítios de inserção dos tendões e ligamentos). O endósteo reveste a cavidade medular.

De uma perspectiva microscópica geral, observa-se osso lamelar, com um alinhamento regular das fibras de colágeno, típico do osso maduro, e osso trabecular, com

um alinhamento irregular das fibras de colágeno, presente no osso em desenvolvimento.

Um corte transversal de osso compacto exibe os seguintes componentes:
(1) O periósteo, formado por uma camada externa de tecido conjuntivo, perfurada por vasos sanguíneos periosteais que penetram os canais de Volkmann e alimentam cada ósteon ou sistema haversiano. A camada periosteal externa possui células-tronco periosteais que adquirem capacidade de formação óssea endocondral em resposta à lesão. A camada periosteal interna se liga ao osso pelas fibras de Sharpey, derivadas da camada periosteal externa.
(2) As lamelas circunferenciais externas.
(3) Os ósteons ou sistemas haversianos, estruturas cilíndricas paralelas ao eixo longitudinal do osso. Os vasos sanguíneos estão no canal central, que é circundado por lamelas concêntricas. Cada lamela contém lacunas e canalículos radiais ocupados por osteócitos e seus processos celulares. Os processos citoplasmáticos dos osteócitos se conectam uns aos outros por meio de junções comunicantes. Um fluido contendo íons está no lúmen dos canalículos.
(4) As lamelas circunferenciais internas.
(5) O osso esponjoso (ou trabecular), composto de lamelas sem um canal central (osso lamelar, mas sem sistemas haversianos), que se estende para dentro da cavidade medular.
(6) O endósteo, um revestimento de células osteoprogenitoras suportadas por fibras reticulares. O endósteo pode ser considerado uma "cápsula" que envolve a medula óssea.

Observe que o osso consiste em um compartimento endosteal interno e um compartimento periosteal externo, cada um mantendo conjuntos separados de células formadoras de ossos em caso de lesão: células osteoprogenitoras no endósteo e células-tronco periosteais no periósteo. Esses compartimentos são separados por osso compacto (o córtex ósseo)

- Os dois componentes celulares principais do osso são o osteoblasto e o osteoclasto.

Os osteoblastos são derivados de células-tronco mesenquimais, enquanto os osteoclastos são células derivadas de monócitos da medula óssea

- O osteoblasto é uma típica célula produtora de proteína cuja função é regulada pelo paratormônio e pelo IGF-1 (produzido no fígado após a estimulação pelo hormônio do crescimento). Os osteoblastos sintetizam colágeno de tipo I, proteínas não colágenas e proteoglicanos. Esses são os componentes da matriz óssea ou do osteoide depositados durante a formação óssea.

No osso maduro, a matriz óssea consiste em aproximadamente 35% de componentes orgânicos e 65% de componentes inorgânicos (fosfato de cálcio com as características cristalinas da hidroxiapatita).

Há várias citocinas e proteínas não colágenas produzidas por osteoblastos e osteócitos que você deve se lembrar: dentre as citocinas, estão o fator estimulador de colônias de macrófagos (M-CSF), RANKL e osteoprotegerina; as proteínas não colagenosas incluem osteocalcina, osteonectina e osteopontina.

As citocinas desempenham um papel essencial na osteoclastogênese. A osteocalcina é um marcador bioquímico da osteogênese no sangue. A osteonectina se liga ao colágeno de tipo I e à hidroxiapatita. A osteopontina contribui para o desenvolvimento da zona de vedação durante a atividade de reabsorção óssea do osteoclasto.

Agora, vamos considerar os aspectos moleculares do desenvolvimento da população de osteoblastos. Sob a influência do fator de transcrição Sox9, as células-tronco mesenquimais originam os pré-osteoblastos, as células osteoprogenitoras mitoticamente ativas que expressam o fator de transcrição Runx2. Os pré-osteoblastos se diferenciam em osteoblastos pós-mitóticos que expressam os fatores de transcrição Runx2 e Osterix (Osx).

Os osteoblastos podem seguir três rotas de diferenciação:

(1) Transformar-se em osteócitos.

(2) Permanecer como células quiescentes do revestimento ósseo.

(3) Sofrer apoptose.

Repare que o processo de diferenciação dos osteoblastos exige a participação de três fatores de transcrição: Sox9, Runx2 e Osx.

Os camundongos deficientes em Runx2 têm esqueleto composto de cartilagem e não possuem osteoclastos. Nos seres humanos, a displasia cleidocraniana, caracterizada por clavículas hipoplásicas e atraso na ossificação das suturas de certos ossos do crânio, está associada à expressão defeituosa do gene *Runx2*

- Os osteoclastos ativos, envolvidos na reabsorção óssea, são células altamente polarizadas. O domínio livre tem uma zona de vedação, um cinturão apertado que consiste em integrina $\alpha_v\beta_3$ com seu domínio intracelular ligado à F-actina e o domínio extracelular ligado à osteopontina na superfície óssea. A função dos osteoclastos é regulada pela calcitonina, produzida por células C localizadas na tireoide.

O domínio associado ao compartimento subosteoclástico (lacunas de Howship) apresenta membrana plasmática desordenada (borda preguada). O citoplasma contém mitocôndrias, vesículas revestidas e vesículas acidificadas.

O osteoclasto é uma célula multinucleada que resulta da fusão de vários monócitos durante a osteoclastogênese.

Você deve estar ciente de que megacariócitos na medula óssea podem ser confundidos com os osteoclastos. Os osteoclastos estão intimamente associados ao osso e são multinucleados; megacariócitos são cercados por células hematopoéticas e seu núcleo é multilobado

- Como o osteoclasto remove o osso?

A lacuna de Howship é o sítio em que o osso é removido por um osteoclasto. A remoção do osso ocorre em duas fases:

(1) O componente mineral é mobilizado em um ambiente ácido (cerca de pH 4,5).

(2) O componente orgânico é degradado por catepsina K.

A anidrase carbônica II no citoplasma do osteoclasto produz prótons e bicarbonato a partir de CO_2 e água. As vesículas acidificadas, com H^+-ATPase em suas membranas, são inseridas na borda preguada. Com a ajuda da ATP mitocondrial, os H^+ são liberados através da bomba de H^+-ATPase na lacuna de Howship e o pH se torna cada vez mais ácido.

O bicarbonato escapa da célula através de um trocador bicarbonato-cloro; o cloro que entra no osteoclasto é liberado na lacuna. Devido ao transporte significativo de H^+, é necessário haver um mecanismo paralelo de transporte de íons bicarbonato-cloro para manter a neutralidade elétrica intracelular

- Osteoclastogênese. Mais uma vez, o precursor do osteoclasto é um membro da linhagem monocítico-macrofágica presente na medula óssea adjacente. Os osteócitos recrutam monócitos e os diferenciam em osteoclastos, a célula encarregada do remodelamento ósseo e mobilização do cálcio.

A osteoclastogênese tem várias fases sob controle estrito das citocinas produzidas pelo osteócito maduro.

Os osteócitos produzem citocinas pró-osteoclastogênese:

(1) M-CSF, que se liga ao receptor de M-CSF na superfície do monócito, que se torna um macrófago.

(2) O macrófago expressa RANK, um receptor transmembrânico para o ligante RANKL produzido pelo osteócito e se torna um precursor do osteoclasto.

(3) A interação RANK-RANKL compromete o precursor do osteoclasto com a osteoclastogênese.

(4) A osteoprotegerina é uma citocina antiosteoclastogênese. A osteoprotegerina, também produzida pelo osteócito, liga-se ao RANKL para impedir a associação mediada pelo RANK do osteócito com o precursor do osteoclasto. Esse evento pode bloquear a osteoclastogênese (não interrompe a função dos osteoclastos).

(5) Os precursores dos osteoclastos se tornam osteoclastos em repouso que se fundem para formar um grande osteoclasto multinucleado, esperando para se unir ao osso e se tornar um osteoclasto funcional.

(6) Um osteoclasto se torna funcional quando a integrina $\alpha_v\beta_3$ se liga à osteopontina e inicia a formação da zona de vedação. Depois, as vesículas acidificadas contendo H^+-ATPase são transportadas pelas proteínas motoras associadas a microtúbulos para a borda preguada. A acidificação da lacuna de Howship começa com a ativação da anidrase carbônica II

- Osteoporose, osteopetrose e osteomalacia são doenças ósseas que afetam a estrutura e a função.

Osteoporose é a perda de massa óssea que leva à fragilidade óssea e à suscetibilidade a fraturas. O principal fator na osteoporose é a deficiência do esteroide sexual estrógeno nas mulheres pós-menopáusicas.

Como o aumento no número de osteoclastos ultrapassa a quantidade de osso novo formado, o anticorpo monoclonal denosumabe, com afinidade de ligação ao RANKL, funciona como a osteoprotegerina (bloqueando a interação do RANKL com o receptor RANK) para reduzir a diferenciação do precursor do osteoclasto.

A osteopetrose é uma síndrome clínica causada pelo não remodelamento ósseo por osteoclastos. Uma mutação do gene que codifica o M-CSF impede a diferenciação dos osteoclastos.

A osteomalacia é caracterizada por amolecimento progressivo e flexão dos ossos. O amolecimento se deve a um defeito na mineralização do osteoide decorrente da falta de vitamina D ou de disfunção tubular renal.

Capítulo 5
Osteogênese

O osso, incluindo ligamentos, tendões e cartilagens articulares associados, resiste às forças de compressão, tensão e estresse por cisalhamento. A massa óssea adquirida durante o crescimento na infância e na adolescência e a perda óssea associada ao envelhecimento são os principais determinantes do risco de osteoporose e fratura ao fim da vida. O osso se desenvolve por meio da substituição de um tecido conjuntivo preexistente. Os dois processos de **formação óssea** (**osteogênese** ou **ossificação**) observados no embrião são (1) **ossificação intramembranosa**, em que o tecido ósseo é depositado diretamente no tecido conjuntivo embrionário ou mesênquima, e (2) **ossificação endocondral**, em que o tecido ósseo substitui uma cartilagem hialina preexistente, o molde do futuro osso. Além de uma descrição dos dois principais processos de osteogênese, este capítulo aborda condições como a sequência de fraturas e cicatrizações ósseas, distúrbios metabólicos e hereditários e artrite reumatoide em um contexto clínico e histopatológico integrado.

OSTEOGÊNESE
(desenvolvimento ósseo ou ossificação)

O osso pode se desenvolver de maneira direta, a partir de uma condensação celular do mesênquima (**ossificação intramembranosa**) ou substituição gradual de um tecido preexistente, a cartilagem, que age como um molde (**ossificação endocondral**; formação óssea dentro da cartilagem).

O primeiro mecanismo de formação óssea é praticamente o mesmo durante a ossificação intramembranosa e endocondral:

Uma rede trabecular, chamada esponjosa primária, é depositada e, então, transforma-se em osso maduro.

Ossificação intramembranosa

A ossificação intramembranosa de certas partes do crânio e da clavícula ocorre na seguinte sequência (Figura 5.1):

1. O tecido conjuntivo embrionário (mesênquima) se torna altamente vascularizado e células-tronco mesenquimatosas se agregam enquanto ainda estão mergulhadas em matriz extracelular contendo fibras colágenas e proteoglicanos.
2. As células-tronco mesenquimatosas agregadas se diferenciam **diretamente** em **osteoblastos** que começam a secretar **osteoide** ou **matriz óssea**. O osteoide é a porção orgânica, **não mineralizada**, da matriz óssea.

Numerosos centros de osteogênese se desenvolvem e se fundem, formando uma rede de **trabéculas** anastomosadas que lembram uma esponja, chamadas **osso esponjoso** ou **esponjosa primária**.

3. Já que as fibras colágenas das novas trabéculas formadas são orientadas de maneira **aleatória**, o osso intramembranoso em início de desenvolvimento é descrito como **tecido ósseo trançado, primário ou não lamelar (imaturo)**, em contraste com as fibras colágenas de orientação **regular** do **tecido ósseo lamelar, secundário** ou **compacto (maduro)**, formado em seguida, durante o remodelamento ósseo.
4. O fosfato de cálcio é depositado na matriz óssea ou osteoide, que se torna **mineralizada**. O osteoide é depositado por **aposição**. Não há crescimento ósseo intersticial.
5. A mineralização da matriz óssea leva a dois novos eventos (Figura 5.2): aprisionamento de osteoblastos (como **osteócitos**) dentro da matriz óssea mineralizada, que é remodelada pelos **osteoclastos** que reabsorvem osso; e fechamento parcial dos canais perivasculares, que assumem a nova função de **formação de sangue** por conversão de células-tronco mesenquimatosas em células precursoras das células sanguíneas.

Os osteócitos continuam conectados uns aos outros por meio de processos citoplasmáticos no interior de túneis estreitos chamados **canalículos**. Novos osteoblastos são gerados a partir de pré-osteoblastos (células osteoprogenitoras) localizados nas adjacências dos vasos sanguíneos.

Os últimos eventos do desenvolvimento são:

1. **A conversão de tecido ósseo primário em tecido ósseo lamelar (compacto)**. No osso lamelar, as fibras de colágeno recém-sintetizadas alinham-se em feixes com orientação regular. As lamelas, dispostas em anéis concêntricos ao redor de um canal haversiano central ocupado por um vaso sanguíneo, formam **ósteons**, ou **sistemas haversianos**. O tecido ósseo formado por ossificação intramembranosa permanece como osso esponjoso no centro, a **díploe**, delimitada por uma camada externa e uma camada interna de osso compacto lamelar.
2. A condensação das camadas externa e interna de tecido conjuntivo, a fim de formar o **periósteo** e o **endósteo**, respectivamente, contendo células osteoprogenitoras.

No nascimento, o desenvolvimento ósseo não está completo, e os ossos do crânio estão separados por espaços (**fontanelas**) que guardam tecido osteogênico. Os ossos de uma criança pequena contêm matriz óssea primária (esponjosa) e lamelar.

Ossificação endocondral

A ossificação endocondral é o processo por meio do qual os **moldes de cartilagem do esqueleto** são substituídos por osso. Ossos das extremidades, coluna vertebral e pelve (esqueleto apendicular) derivam de moldes de cartilagem hialina.

Assim como na ossificação intramembranosa, um **centro de desenvolvimento ósseo primário** se forma durante a ossificação endocondral (Figura 5.3). Ao contrário da ossificação intramembranosa, esse centro de desenvolvimento ósseo tem início quando condrócitos proliferados depositaram matriz extracelular contendo colágeno tipo II.

Em seguida, os condrócitos na região central da cartilagem sofrem hipertrofia e sintetizam **colágeno do tipo X**, um marcador para condrócitos hipertróficos.

Fatores angiogênicos secretados por condrócitos hipertróficos (**fator de crescimento endotelial vascular, VEGF**) induzem a invasão de vasos sanguíneos oriundos do pericôndrio, para formarem o início da cavidade medular óssea.

Esses eventos levam à formação do **centro de desenvolvimento ósseo primário**. Condrócitos hipertróficos sofrem apoptose com o início da **calcificação da matriz** no centro da diáfise do molde de cartilagem.

Ao mesmo tempo, as células mais internas do pericôndrio exibem seu potencial de desenvolvimento ósseo, formando um fino **colar periosteal** ao redor de uma região no meio da haste do osso, a **diáfise**. Consequentemente, o centro de desenvolvimento ósseo primário acaba localizado dentro de um cilindro ósseo. O colar periosteal, formado abaixo do periósteo por aposição, consiste em tecido ósseo imaturo. Mais tarde, o colar periosteal é convertido em osso compacto.

Figura 5.1 Ossificação intramembranosa.

Ossificação intramembranosa

1 As células mesenquimatosas se agregam sem um intermediário cartilaginoso. Esse processo é controlado por sinais de padronização de polipeptídios das famílias Wnt, *hedgehog*, fator de crescimento de fibroblastos e fator de crescimento transformante β.

2 As células mesenquimatosas se diferenciam em osteoblastos. Há formação de um blastema ósseo (**massa de células não diferenciadas**). Os osteócitos no **centro** do blastema são interconectados por processos celulares que formam um sincício funcional. Osteoblastos revestem a superfície do blastema ósseo.

3 A matriz óssea (osteoide) é depositada por osteoblastos. Mais tarde, o Ca²⁺, transportado por vasos sanguíneos, é usado no processo de mineralização e há formação do tecido ósseo primário. Osteoclastos começam o modelamento do tecido ósseo.

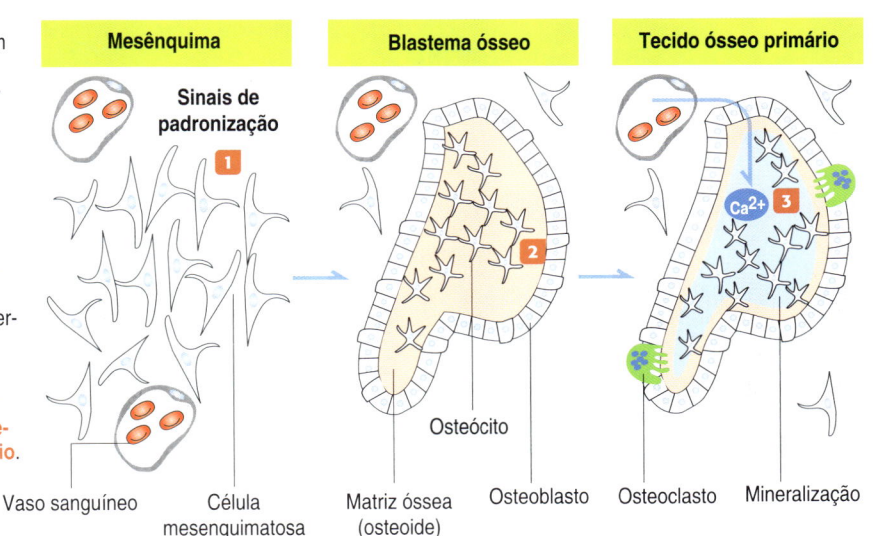

Mesênquima — Sinais de padronização — Blastema ósseo — Tecido ósseo primário — Osteócito — Vaso sanguíneo — Célula mesenquimatosa — Matriz óssea (osteoide) — Osteoblasto — Osteoclasto — Mineralização

Organização de um centro primário de ossificação

Múltiplas trabéculas aumentam por crescimento aposicional e, por fim, se fundem como um centro primário de osteogênese organizado durante o primeiro estágio de ossificação intramembranosa.

Embora a formação do tecido ósseo primário comece como um processo intersticial, logo se torna aposicional.

Os osteócitos ficam aprisionados no osteoide calcificado.

Na superfície do osteoide, os osteoblastos continuam o depósito aposicional de matriz, principalmente colágeno de tipo I e proteínas não colagenosas.

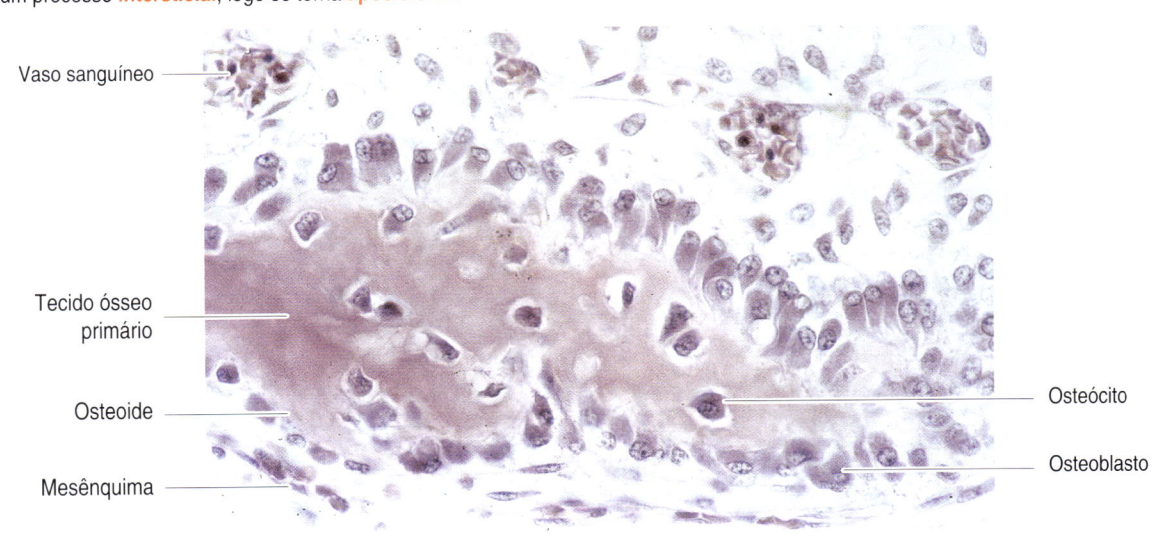

Vaso sanguíneo — Tecido ósseo primário — Osteoide — Mesênquima — Osteócito — Osteoblasto

Uma sequência de eventos define as próximas etapas da ossificação endocondral (Figura 5.4):

1. **Vasos sanguíneos** invadem o espaço que antes era ocupado pelos condrócitos hipertróficos, ramificando-se e projetando-se em direção a cada uma das extremidades do centro de desenvolvimento ósseo. Extremidades cegas de capilares se estendem para os espaços formados dentro da cartilagem calcificada.

2. **Células osteoprogenitoras** (**pré-osteoblastos**) e células-tronco hematopoéticas alcançam o centro da cartilagem calcificada através do tecido conjuntivo perivascular que envolve os vasos sanguíneos invasores. Em seguida, os pré-osteoblastos se diferenciam em osteoblastos que se agregam nas superfícies da cartilagem calcificada e começam a depositar **matriz óssea** (**osteoide**).

3. Nessa etapa de desenvolvimento, um **centro de ossificação primário** (definido pelo **colar periosteal**) e um centro de ossificação no interior do molde de cartilagem são organizados na diáfise.

Mais tarde, **centros de ossificação secundários** se desenvolvem nas **epífises**.

Figura 5.2 Ossificação intramembranosa.

Ossificação intramembranosa

Os ossos frontal e parietal e partes dos ossos occipital, temporal, da mandíbula e da maxila se desenvolvem por osteogênese intramembranosa.

A ossificação intramembranosa é caracterizada por:

Um tecido conjuntivo primitivo bem vascularizado.

A formação óssea não é precedida pela formação de cartilagem.

Um agregado de células-tronco mesenquimatosas se diferencia diretamente em osteoblastos produtores de osteoide.

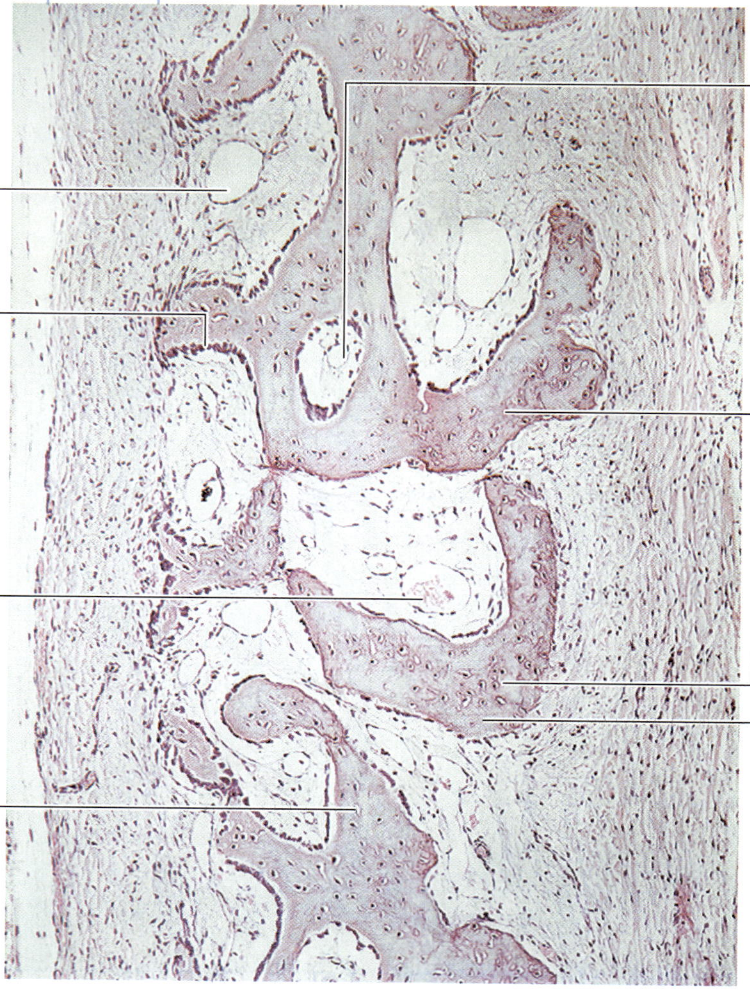

As células mesenquimatosas localizadas perto da superfície se condensam para formar o periósteo

Vaso sanguíneo

Monocamada de osteoblastos

Vaso sanguíneo

Trabécula

A deposição contínua de osso nas superfícies trabeculares determina a oclusão dos espaços intratrabeculares e há formação de osso compacto.

Em outras áreas, o espessamento das trabéculas não ocorre e o tecido conjuntivo do espaço intertrabecular se diferencia em tecido hematopoético. A esponjosa primária persiste como osso esponjoso.

Os osteoblastos organizam finas trabéculas de osso trabecular, formando uma rede irregular chamada esponjosa primária.

Osteoide acidófilo

O **crescimento em comprimento dos ossos longos** depende do crescimento da cartilagem hialina, enquanto o centro da cartilagem é substituído por osso nas zonas de ossificação equidistantes.

Centros de ossificação secundários

Até o momento, analisamos o desenvolvimento de centros de ossificação primários na diáfise dos ossos longos, que ocorre por volta do terceiro mês de vida fetal.

Depois do nascimento, há o desenvolvimento dos **centros de ossificação secundários** nas **epífises** (Figura 5.4). Assim como na diáfise, o espaço ocupado por condrócitos hipertróficos é invadido por vasos sanguíneos e pré-osteoblastos provenientes do pericôndrio.

A maior parte da cartilagem hialina das epífises é substituída pelo osso esponjoso, exceto pela **cartilagem articular** e um disco delgado, a **placa de crescimento epifisária** (disco epifisário) – localizada entre as epífises e a diáfise. A placa de crescimento epifisária é responsável pelo subsequente crescimento longitudinal do osso, através de um mecanismo que será discutido adiante.

Figura 5.3 Ossificação endocondral: centro de ossificação primário.

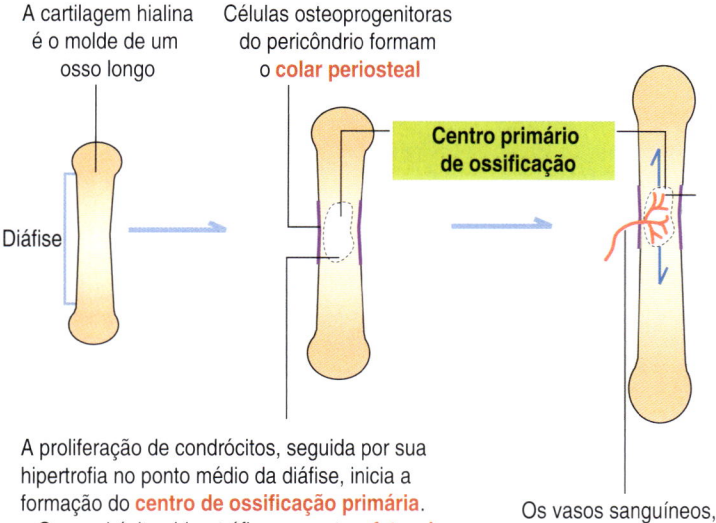

A cartilagem hialina é o molde de um osso longo

Células osteoprogenitoras do pericôndrio formam o **colar periosteal**

Diáfise

Centro primário de ossificação

A proliferação de condrócitos, seguida por sua hipertrofia no ponto médio da diáfise, inicia a formação do **centro de ossificação primária**.

Os condrócitos hipertróficos secretam **fator de crescimento endotelial vascular** para indução do brotamento de vasos sanguíneos a partir do pericôndrio. A seguir, há **calcificação da matriz** e **apoptose de condrócitos hipertróficos**.

Os vasos sanguíneos, que formam o **botão periosteal**, se ramificam em direções opostas

i. Direcionar a **mineralização da matriz da cartilagem circundante**.

ii. **Atrair vasos sanguíneos através da secreção de fator de crescimento endotelial vascular (VEGF)**.

iii. Recrutar **macrófagos** (chamados **condroclastos**) **para degradar a matriz da cartilagem**.

iv. Instruir **condrócitos adjacentes, do pericôndrio, a se diferenciarem em pré-osteoblastos e a continuarem formando o colar ósseo**.

v. **Produzir colágeno de tipo X**, um marcador de condrócitos hipertróficos.

vi. Sofrer **apoptose** quando sua tarefa estiver completa.

A hipertrofia condrocítica faz com que os septos longitudinais e transversais que separam condrócitos adjacentes em proliferação pareçam mais finos devido a um efeito de compressão. Um processo de calcificação pode ser visualizado ao longo dos **septos longitudinais e transversais.**

A zona mais profunda, proximal à zona de invasão vascular, que consiste em septos transversos calcificados, finos e interrompidos, volta-se para a extremidade cega dos brotos capilares da cavidade medular óssea em desenvolvimento que contém células hematopoéticas.

4. A **zona de invasão vascular**, um processo angiogênico estimulado pelo VEGF produzido por condrócitos hipertróficos, é o local em que os vasos sanguíneos penetram os septos transversos fragmentados e carreiam consigo os pré-osteoblastos e condroclastos de reabsorção, células similares a macrófagos, em migração.

Os pré-osteoblastos dão origem a osteoblastos que começam a revestir as superfícies dos centros expostos de cartilagem calcificada (corados em azul, basofílicos, na fotografia obtida à microscopia óptica nas Figuras 5.6 e 5.8) e iniciam a deposição de **osteoide** (corados em rosa, acidófilos, na Figura 5.8). Os tabiques de cartilagem são gradualmente substituídos por espículas ósseas.

O depósito de osteoide indica o início da osteogênese e resulta na formação de **espículas ósseas** (com um núcleo de matriz cartilaginosa calcificada).

Mais tarde, as espículas se transformam em **trabéculas** (compostas de um núcleo de lamelas ósseas e osteócitos aprisionados, mas sem matriz cartilaginosa calcificada). Isso leva ao surgimento de **osso esponjoso** na seção média do osso em desenvolvimento.

Crescimento em comprimento da diáfise

O processo de ossificação avança de forma **bidirecional** para as zonas hipertróficas equidistantes, enquanto a cavidade da medula óssea aumenta em largura mediante combinação da perda de cartilagem e remodelamento das recém-formadas espículas ósseas pela ação dos osteoclastos.

Imagine a osteogênese endocondral como um processo invasivo que consiste em uma frente de ossificação que avança por meio da substituição de condrócitos hipertróficos, enquanto os osteoclastos estão envolvidos no remodelamento de espículas ósseas recém-formadas e no alargamento da cavidade da medula óssea (Figura 5.9).

Zonas de ossificação endocondral

A deposição de osso no centro da diáfise é precedida por um processo de erosão no molde de cartilagem hialina (ver Figuras 5.3 e 5.4). Esse centro de erosão, definido como **centro de ossificação primário**, se estende em direções contrárias do molde, coincidindo com a formação do colar ósseo.

O colar ósseo confere resistência à parte média da diáfise, já que a cartilagem é enfraquecida pela remoção gradual antes de sua substituição por tecido ósseo.

O processo contínuo de erosão da cartilagem e deposição óssea pode ser visualizado histologicamente. **Quatro zonas principais** podem ser distinguidas na Figura 5.5, começando no fim da cartilagem em direção à zona de erosão:

1. A **zona de reserva** é uma região composta de cartilagem hialina primitiva, sendo responsável pelo crescimento em comprimento do osso, conforme o processo de erosão e deposição óssea avança.

2. A **zona proliferativa** é caracterizada pela atividade mitótica ativa dos condrócitos, que se alinham em colunas paralelas ao longo do eixo do molde de cartilagem (Figuras 5.6 e 5.7).

3. A **zona hipertrófica** é definida pela **apoptose dos condrócitos** e **calcificação** da matriz territorial ao redor das colunas de condrócitos proliferados anteriormente.

Apesar de sua aparência estruturalmente em colapso, condrócitos hipertróficos pós-mitóticos exercem um papel importante no crescimento ósseo. Os condrócitos hipertróficos têm as seguintes características funcionais:

Figura 5.4 Ossificação endocondral: centros de ossificação secundária.

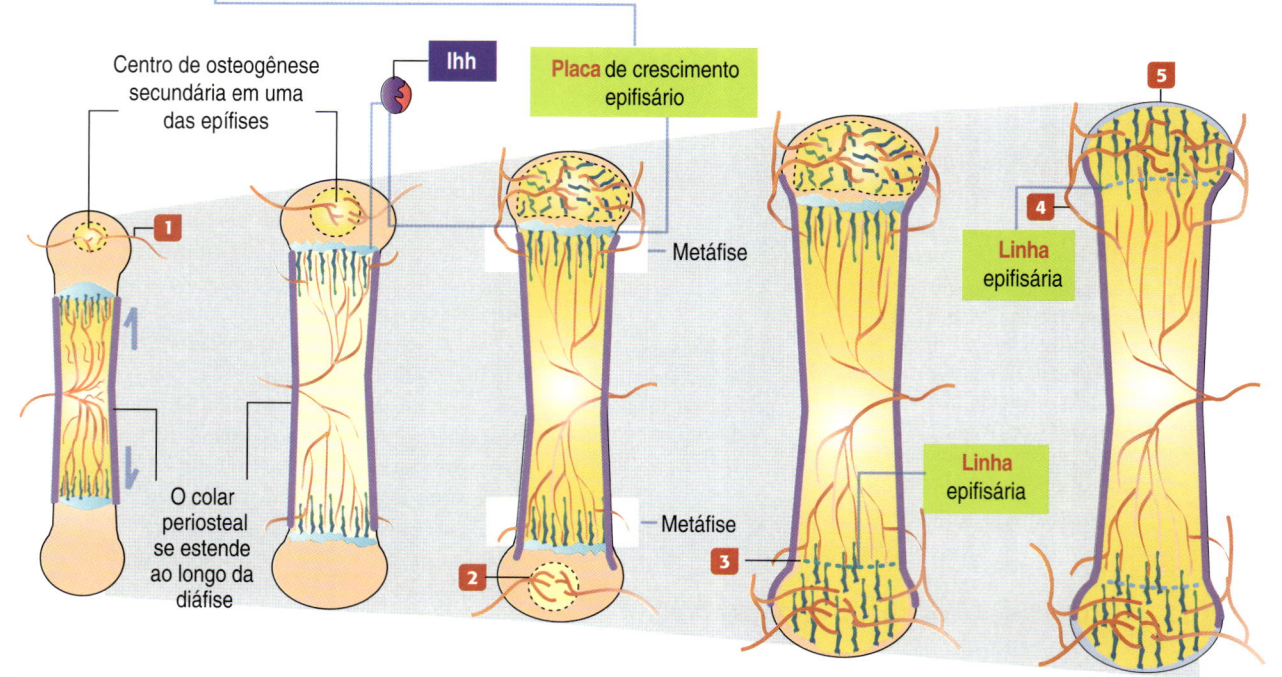

A **metáfise** é a parte da diáfise mais perto das epífises. A **placa de crescimento epifisária cartilaginosa** entre a metáfise e a epífise acaba sendo substituída por osso. Nesse local, o osso é bastante denso e reconhecido como uma **linha epifisária**.
Indian hedgehog (**Ihh**), um membro da família de proteínas *hedgehog*, estimula a proliferação de condrócitos na placa de crescimento ao impedir a hipertrofia dessas células.

Centro de osteogênese secundária em uma das epífises

Ihh

Placa de crescimento epifisário

Metáfise

O colar periosteal se estende ao longo da diáfise

Metáfise

Linha epifisária

Linha epifisária

1 Vasos sanguíneos e células osteoprogenitoras infiltram a epífise e estabelecem um **centro de ossificação secundária**.

2 Um centro de ossificação secundária similar surge na epífise oposta.

3 A **placa epifisária** foi substituída por uma **linha epifisária**. Esse processo ocorre de maneira gradual da puberdade à maturidade e o osso longo não pode mais crescer em comprimento.

4 Os vasos sanguíneos da diáfise e da epífise se intercomunicam.

5 Toda a cartilagem epifisária é substituída por osso, exceto pela **superfície articular**.

Em resposta à frente da invasão, os condrócitos da zona de proliferação, vindos da zona de reserva adjacente à placa de crescimento epifisário, aumentam a divisão celular e retardam sua conversão em condrócitos hipertróficos.

É por intermédio desse mecanismo que os condrócitos da placa de crescimento epifisário "fogem" para manter distância da "perseguição" realizada pela frente de invasão osteogênico-osteoclástica.

Consequentemente, a diáfise cresce em comprimento ao manter a cartilagem da placa de crescimento epifisária – localizada entre a diáfise e a epífise do osso – intacta e ativa.

Sinalização *hedgehog*: a placa de crescimento epifisária e o nanismo

Como a placa de crescimento consegue manter sua "fuga" e continuar distante da frente de invasão ossificação-osteoclasto ainda em atividade?

Vamos considerar o mecanismo que permite o crescimento em comprimento de um osso longo, concentrado na região da placa de crescimento epifisário.

A sinalização *Indian hedgehog* (**Ihh**) mantém a cartilagem subjacente da placa de crescimento em estado proliferativo, permitindo o crescimento em comprimento do osso longo.

Ihh, um membro da família *hedgehog* de proteínas, é expresso por condrócitos hipertróficos em início de desenvolvimento no molde endocondral.

Ihh têm as seguintes funções de sinalização:

1. Estimular condrócitos do pericôndrio adjacente a expressarem a proteína RUNX2 e a se diferenciarem em osteoblastos para continuarem a formação do **colar ósseo**.

2. Além disso, Ihh estimula os condrócitos do pericôndrio a produzirem e secretarem o **peptídio relacionado ao paratormônio** (**PTHrP**).

Figura 5.5 Ossificação endocondral: zonas de desenvolvimento ósseo.

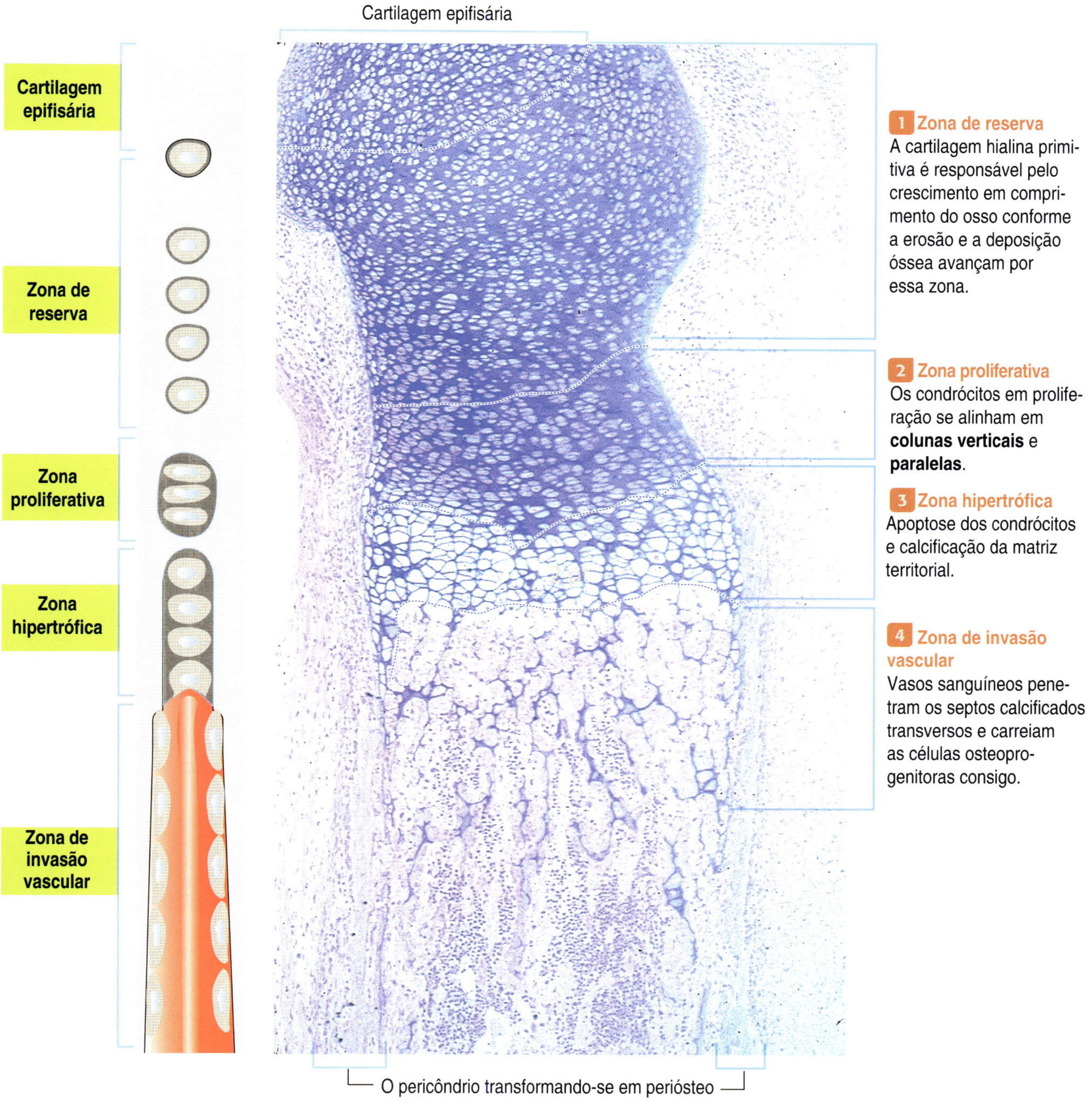

Cartilagem epifisária

Cartilagem epifisária

Zona de reserva

Zona proliferativa

Zona hipertrófica

Zona de invasão vascular

1 Zona de reserva
A cartilagem hialina primitiva é responsável pelo crescimento em comprimento do osso conforme a erosão e a deposição óssea avançam por essa zona.

2 Zona proliferativa
Os condrócitos em proliferação se alinham em **colunas verticais** e **paralelas**.

3 Zona hipertrófica
Apoptose dos condrócitos e calcificação da matriz territorial.

4 Zona de invasão vascular
Vasos sanguíneos penetram os septos calcificados transversos e carreiam as células osteoprogenitoras consigo.

O pericôndrio transformando-se em periósteo

O PTHrP tem duas funções:

1. O PTHrP se liga a seu receptor de tipo 1 (**PTHrR1**) na superfície dos condrócitos da **zona de reserva** para **estimular** a proliferação dessas células.

2. O PTHrP também se liga aos condrócitos da **zona proliferativa** para **inibir** a diferenciação dessas células em condrócitos hipertróficos.

Essencialmente, o Ihh mantém o suprimento de condrócitos em proliferação na placa de crescimento epifisária ao atrasar a hipertrofia dessas células. Uma via de *feedback* entre o Ihh e o PTHrP regula o equilíbrio entre os condrócitos em proliferação e os condrócitos hipertróficos (Figura 5.10).

Ao fim do período de crescimento, a placa de crescimento epifisária é eliminada gradualmente, estabelecendo-se uma continuidade entre a diáfise e as epífises. Não há mais nenhum crescimento em comprimento do osso devido ao desaparecimento da placa de crescimento epifisária.

Uma mutação em **PTHrR1** em pacientes com **condrodisplasia metafisária de Jansen** provoca **nanismo** devido ao amadurecimento acelerado de condrócitos na placa de crescimento epifisário (Boxe 5.A).

Figura 5.6 Ossificação endocondral: zonas de desenvolvimento ósseo.

1 Zona proliferativa

A zona proliferativa contém **condrócitos achatados em colunas** ou grupos paralelos ao eixo de crescimento. Os condrócitos são separados pela matriz territorial. Todos os condrócitos de um grupo compartilham uma matriz territorial comum.

Os nomes das zonas refletem a atividade predominante. Os limites entre as zonas não são precisos.

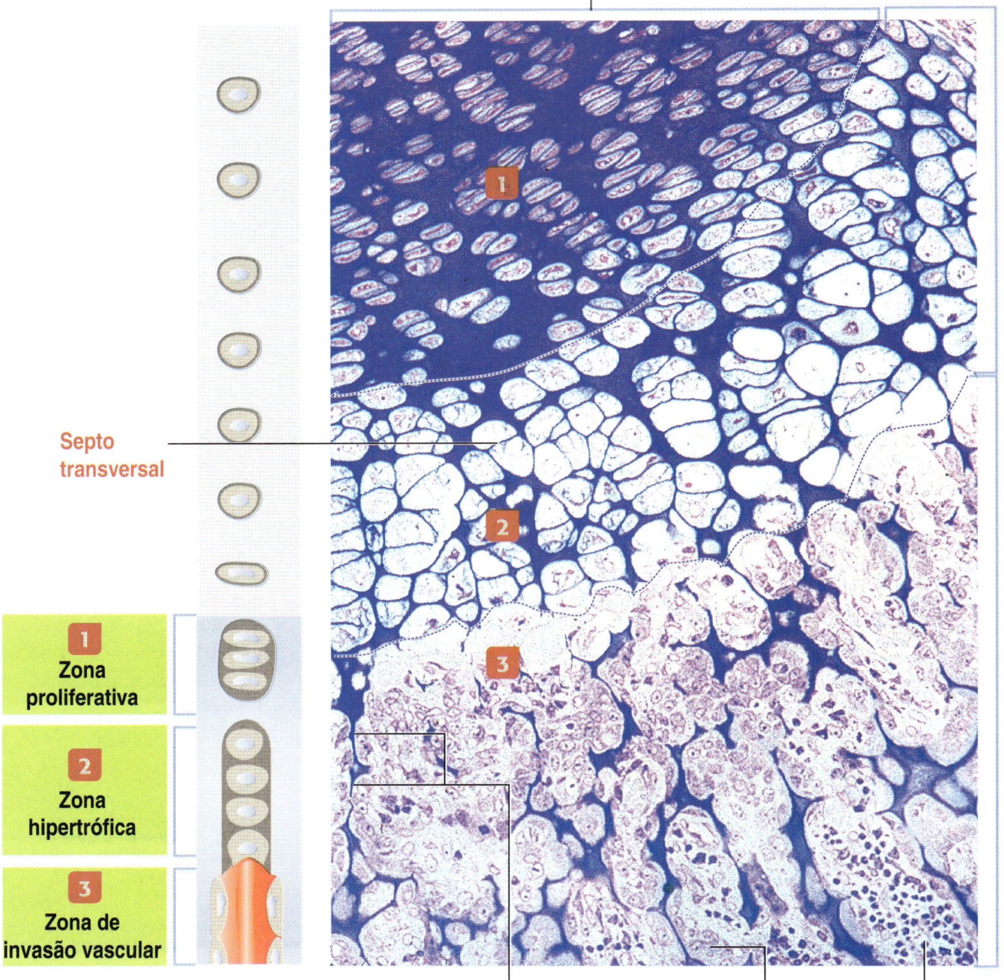

2 Zona hipertrófica

Os condrócitos hipertróficos calcificam a matriz, sintetizam **colágeno do tipo X**, atraem vasos sanguíneos por meio da secreção de **fator de crescimento endotelial vascular**, instruem as células pericondrias a transforma-rem-se em osteoblastos para produção do **colar ósseo** e sofrem apoptose.

3 Zona de invasão vascular

Os vasos sanguíneos penetram os **septos transversos** da última camada de condrócitos hipertróficos e formam espaços vasculares com sangue (lacunas).

Os **septos longitudinais**, correspondentes à matriz interterritorial, não são degradados pela invasão vascular.

Os osteoblastos abaixo dos sítios de invasão vascular começam a depositar osteoide ao longo dos **septos longitudinais**, formando **osso trabecular**.

Septo transversal

1 Zona proliferativa

2 Zona hipertrófica

3 Zona de invasão vascular

Os **septos longitudinais** da zona de invasão vascular são os primeiros locais em que os osteoblastos começam a depositar matriz óssea (osteoide)

Osteoblastos

Células sanguíneas

Boxe 5.A Condrodisplasia metafisária.

- Mutações no gene que codifica o **receptor de peptídio relacionado ao paratormônio de tipo 1 (PTHrR1)** causam a rara doença de Jansen ou condrodisplasia metafisária autossômica dominante, caracterizada por uma forma rara de nanismo, hipercalcemia e níveis normais ou indetectáveis de paratormônio ou peptídio relacionado ao paratormônio

- A ativação **independente de ligante** do PTHrr1 mutante provoca a ativação constitutiva da via de sinalização de cAMP, o que causa defeitos esqueléticos secundários às graves anomalias na placa de crescimento epifisário (amadurecimento acelerado de condrócitos) e homeostase de cálcio.

Conversão de osso trabecular em ósteons

Com o crescimento do osso em comprimento, novas camadas dele são depositadas sob o periósteo da diáfise por **crescimento aposicional**.

A erosão gradual simultânea da parede interna da diáfise aumenta a largura da cavidade medular. Assim, a largura total da diáfise aumenta, mas não há alteração proporcional da espessura das paredes.

Como a organização trabecular do osso em desenvolvimento por ossificação endocondral gera ósteons ou sistemas haversianos?

Começaremos vendo que o osso recém-formado durante a ossificação endocondral consiste em

Figura 5.7 Ossificação endocondral: zonas de proliferação e hipertrofia.

Zona proliferativa

Matriz territorial

Núcleo

Cisternas do retículo
endoplasmático
rugoso

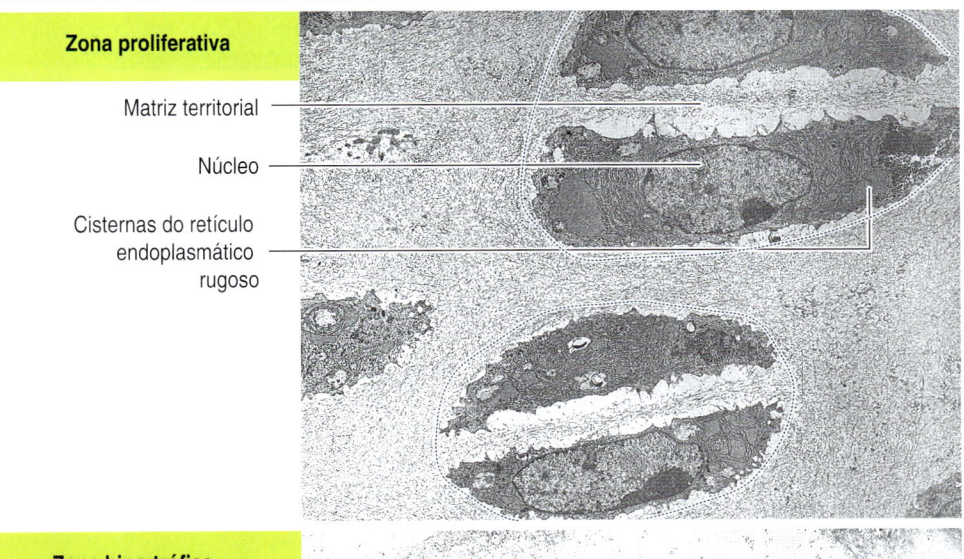

Os condrócitos da zona proliferativa são dispostos em fileiras verticais.
Essas células compartilham matriz comum, a matriz territorial, rica em proteoglicanos.
Note que as cisternas dilatadas do retículo endoplasmático rugoso contêm proteínas de matriz recém-sintetizadas.
Os condrócitos separam-se uns dos outros e aumentam em tamanho, uma característica típica das células que entram na zona hipertrófica.

Zona hipertrófica

Lacuna

Septo longitudinal

Condrócito (hipertrófico)
em degeneração

Septo transversal

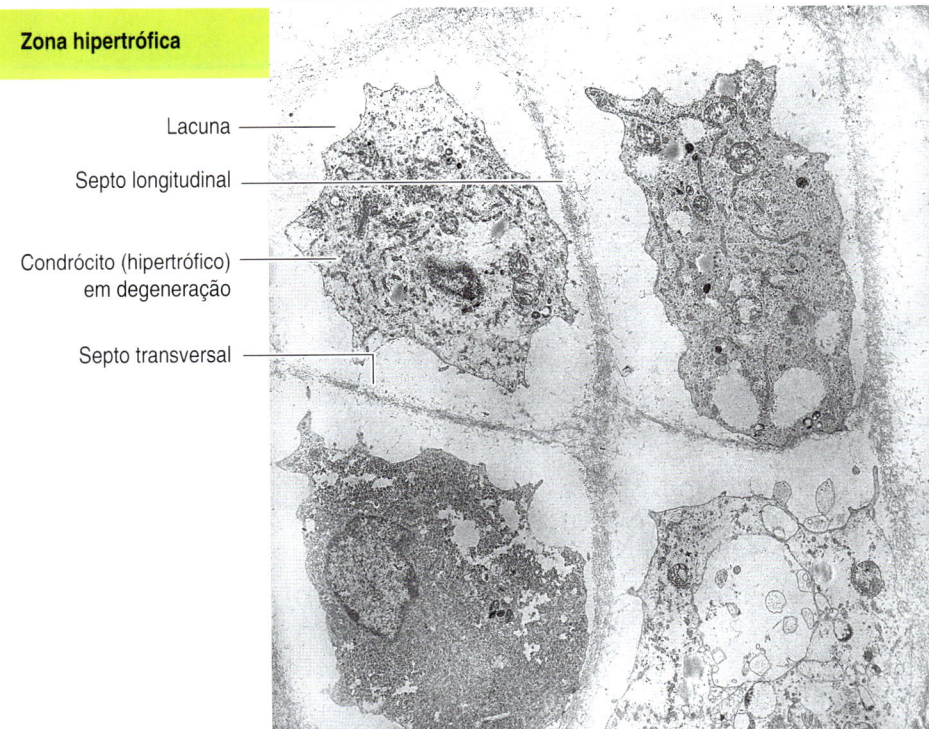

Na zona hipertrófica, a matriz entre as fileiras de células forma septos longitudinais e transversos que, por fim, se calcificam. A calcificação impede o suprimento de nutrientes para os condrócitos e as células morrem. Resquícios das células mortas são observados nos espaços lacunares. Os condrócitos hipertróficos são, então, substituídos por osteoblastos.
Uma parte dos condrócitos hipertróficos segue uma via incomum de diferenciação: essas células se diferenciam em osteoblastos ou células progenitoras do estroma da medula óssea.
Com a invasão vascular abaixo da zona hipertrófica, os osteoblastos invasores depositam osteoide na matriz calcificada com a ajuda de osteoclastos que removem os resíduos de condrócitos e matriz.

espículas semelhantes a estalactites que estão se transformando em **trabéculas**.

Lembre-se de que a espícula é uma haste longitudinal de cartilagem calcificada revestida pelo osteoide produzido pelos osteoblastos que cobrem a superfície. A trabécula, por sua vez, não apresenta o centro de cartilagem calcificada, mas sim um centro lamelar osteocítico revestido por osteoblastos que depositam osteoide na superfície. Lembre-se também de que os vasos sanguíneos estão em contato com as trabéculas.

Depois que as espículas se transformam em trabéculas, precisam organizar os ósteons.

Assim, as trabéculas são convertidas em ósteons, formados por um cilindro ósseo com um túnel central longitudinal que abriga um vaso sanguíneo.

Os vasos sanguíneos no exterior da diáfise são derivados dos vasos sanguíneos do periósteo; a artéria nutrícia emite ramos na região do endósteo.

A sequência de **conversão de trabécula a ósteon** é (Figura 5.11):

1. As **bordas longitudinais** de uma trabécula são os limites de um **sulco**, o qual contém um vaso sanguíneo (derivado da zona de invasão vascular inicial). As cristas e sulcos são revestidos por

Figura 5.8 Ossificação endocondral: zona de invasão vascular.

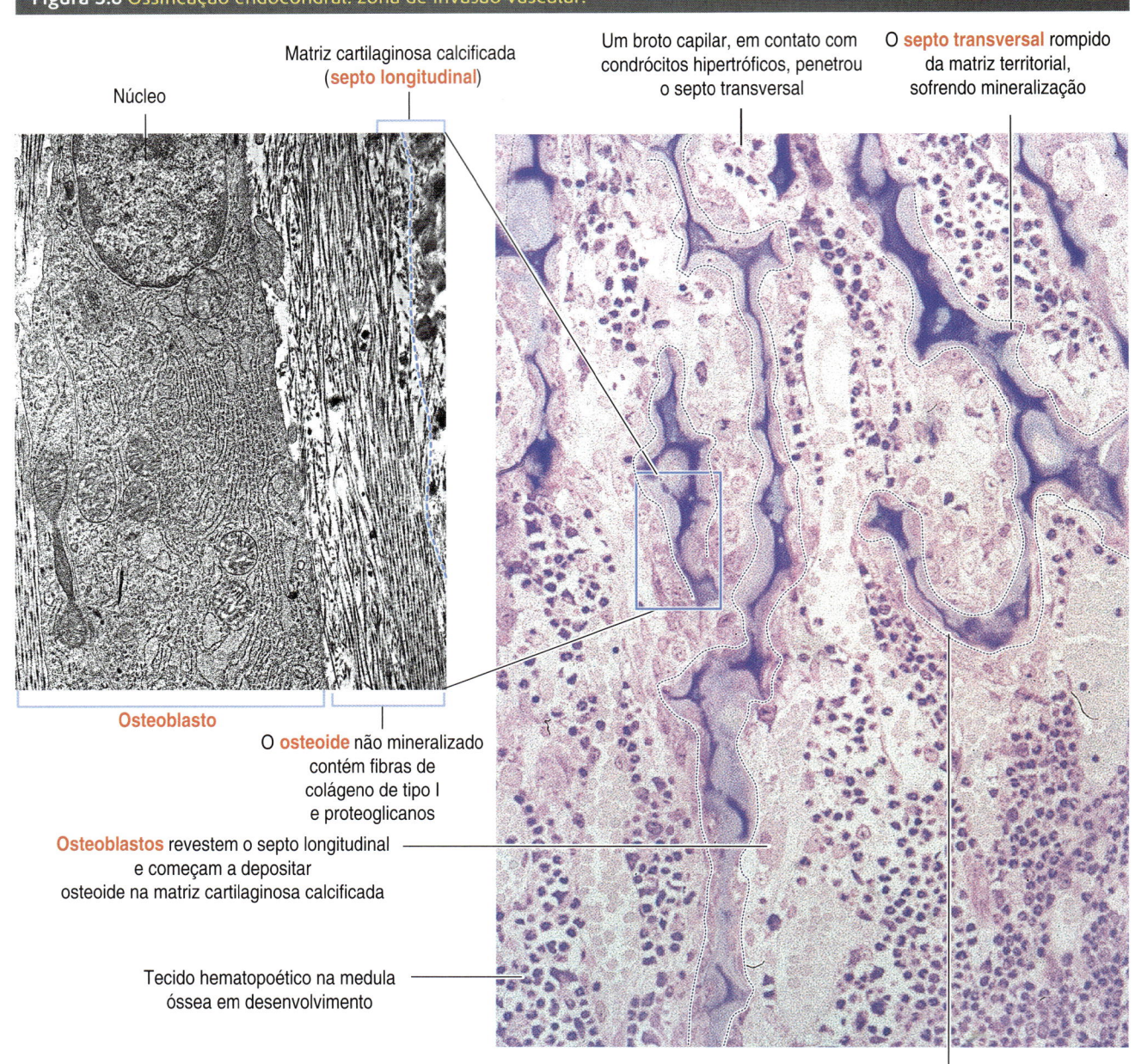

Núcleo

Matriz cartilaginosa calcificada
(**septo longitudinal**)

Um broto capilar, em contato com
condrócitos hipertróficos, penetrou
o septo transversal

O **septo transversal** rompido
da matriz territorial,
sofrendo mineralização

Osteoblasto

O **osteoide** não mineralizado
contém fibras de
colágeno de tipo I
e proteoglicanos

Osteoblastos revestem o septo longitudinal
e começam a depositar
osteoide na matriz cartilaginosa calcificada

Tecido hematopoético na medula
óssea em desenvolvimento

O **osteoide** é indicado pelas linhas pontilhadas na **matriz cartilaginosa
calcificada** (coloração roxo-escura)

osteoblastos que continuam depositando osteoide. A parede da trabécula contém osteócitos aprisionados no osteoide mineralizado.

O crescimento das cristas em direção umas às outras faz com que o sulco se converta em um túnel revestido por osteoblastos com o vaso sanguíneo aprisionado em seu interior. O vaso sanguíneo passa a ser o **eixo longitudinal** do ósteon recém-formado.

O vaso sanguíneo é interconectado a um vaso similar de um túnel adjacente por meio de espaços perfurantes, gerando o **canal de Volkmann de orientação transversal**.

2. Osteoblastos que revestem a parede do túnel depositam novas lamelas concêntricas por aposição e convertem a estrutura em um ósteon. **Diferentemente dos ósteons, os canais de Volkmann não são envolvidos por lamelas concêntricas**.

3. O crescimento aposicional continua adicionando lamelas sob o periósteo que, com o tempo, transformam-se nas **lamelas circunferenciais externas** que envolvem toda a diáfise.

Um processo de modelamento e remodelamento é decorrente das atividades equilibradas de osteoblastos (formação de osso) e osteoclastos (reabsorção de osso). Ao fim do processo, as lamelas circunferenciais externas tornam-se os limites dos múltiplos sistemas haversianos e as lamelas intersticiais preenchem os espaços entre os sistemas haversianos ou ósteons.

Figura 5.9 Crescimento em comprimento da diáfise.

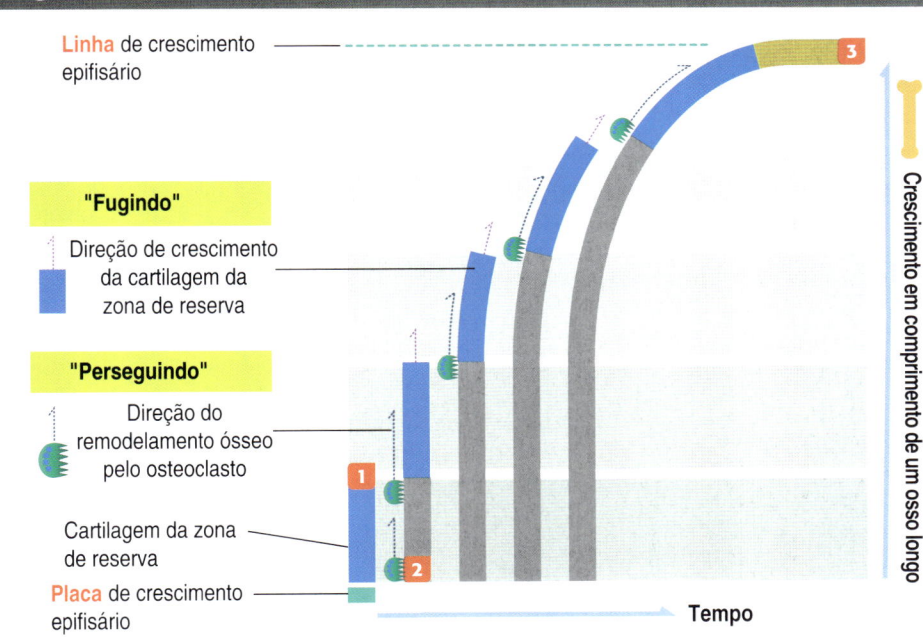

3 Fim do crescimento em comprimento de um osso longo.
A **placa** de crescimento epifisário se torna uma **linha**.

2 O frente de osteoclastos de remodelamento ultrapassa o sítio previamente ocupado pelas recém-formadas trabéculas ósseas para transformar o osso trabecular em osso compacto

1 Os condrócitos da zona de proliferação da placa de crescimento epifisário aumentam o comprimento do molde de cartilagem

Linha de crescimento epifisário

"Fugindo"
Direção de crescimento da cartilagem da zona de reserva

"Perseguindo"
Direção do remodelamento ósseo pelo osteoclasto

Cartilagem da zona de reserva

Placa de crescimento epifisário

Crescimento em comprimento de um osso longo

Tempo

Figura 5.10 Ihh, placas de crescimento epifisário e crescimento ósseo em comprimento.

Crescimento da cartilagem da placa de crescimento epifisário

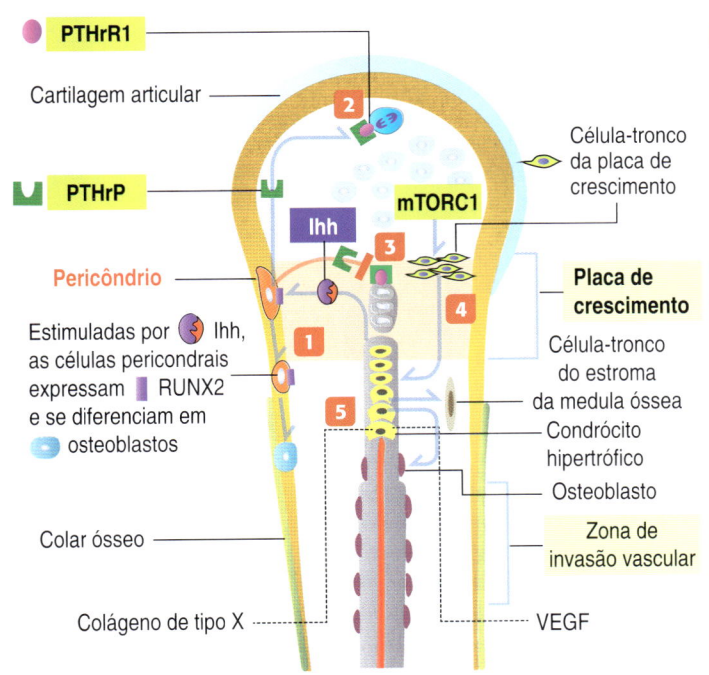

PTHrR1
Cartilagem articular
PTHrP
Ihh
mTORC1
Pericôndrio
Estimuladas por Ihh, as células pericondrais expressam RUNX2 e se diferenciam em osteoblastos
Colar ósseo
Colágeno de tipo X

Célula-tronco da placa de crescimento
Placa de crescimento
Célula-tronco do estroma da medula óssea
Condrócito hipertrófico
Osteoblasto
Zona de invasão vascular
VEGF

1 A proteína *Indian hedgehog* (Ihh), secretada por condrócitos da zona hipertrófica inicial, sinaliza a síntese e secreção da proteína relacionada ao paratormônio (PTHrP) por células da camada condrogênica do pericôndrio (epífise).
Ihh tem duas funções: (1) regulação da formação do colar ósseo por estimular a expressão de RUNX2, promovendo, assim, a diferenciação das células pericondrais em osteoblastos; (2) estimulação da secreção de PTHrP pelas células pericondrais.

2 A PTHrP se liga a seu receptor de PTHr de tipo 1 (PTHrR1) na superfície dos condrócitos da zona de reserva epifisária para estimular sua proliferação.

3 PTHrP também se liga aos condrócitos da zona proliferativa para inibir sua diferenciação em condrócitos hipertróficos.

4 A placa de crescimento contém células-tronco, que organizam colunas de condrócitos hipertróficos. Os condrócitos hipertróficos podem se tornar osteoblastos ou células-tronco do estroma da medula óssea. A via de sinalização do complexo do alvo mamífero de rapamicina 1 (mTORC1) mantém o potencial de autorrenovação das células-tronco em repouso da placa de crescimento.

5 Os condrócitos da zona hipertrófica final secretam colágeno de tipo X, um marcador de diferenciação, e fator de crescimento endotelial vascular (VEGF), um indutor da invasão vascular.

4. Os osteoblastos que revestem a superfície interna do osso, o **endósteo**, desenvolvem as **lamelas circunferenciais internas** por meio de um mecanismo similar àquele descrito para as lamelas circunferenciais externas.

As fendas entre os ósteons cilíndricos e os ósteons e as lamelas circunferenciais externas e internas contêm as **lamelas intersticiais**, que correspondem aos remanescentes das lamelas antigas, derivadas do remodelamento ósseo.

Remodelamento ósseo

Remodelamento ósseo é a substituição constante de tecido ósseo antigo por um recém-formado ao longo da vida. Ocorre em localizações aleatórias. O objetivo do remodelamento é:

Figura 5.11 Conversão de uma trabécula óssea em um ósteon.

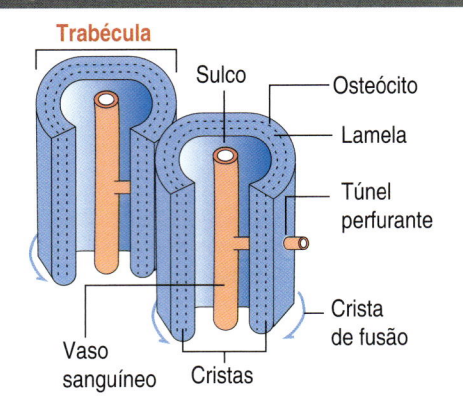

1 O ósteon se forma a partir da trabécula óssea. Cristas longitudinais nas bordas da trabécula começam a se estender umas em direção às outras. Um vaso sanguíneo, encontrado no sulco, envia ramos para um túnel perfurante para conectar-se a um vaso sanguíneo adjacente.

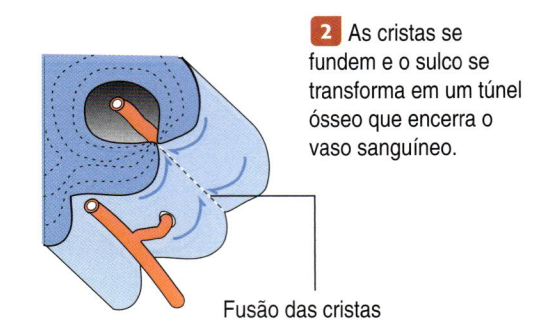

2 As cristas se fundem e o sulco se transforma em um túnel ósseo que encerra o vaso sanguíneo.

Fusão das cristas

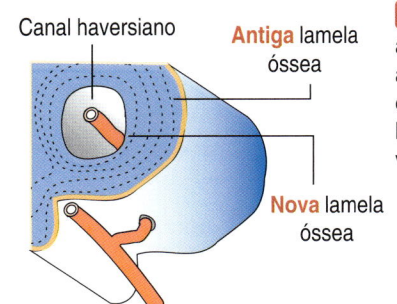

3 Lamelas ósseas adicionais são depositadas ao redor do túnel, que, então, se converte no canal haversiano que contém um vaso sanguíneo.

O ósteon aumenta por crescimento aposicional.

4 O vaso haversiano continua a receber sangue pelos canais de Volkmann que se estendem de maneira oblíqua pela diáfise. Note que o vaso haversiano é cercado por lamelas concêntricas. Múltiplos ósteons se formam e crescem na diáfise do osso. A cavidade medular também cresce.

Entrada para o canal de Volkmann

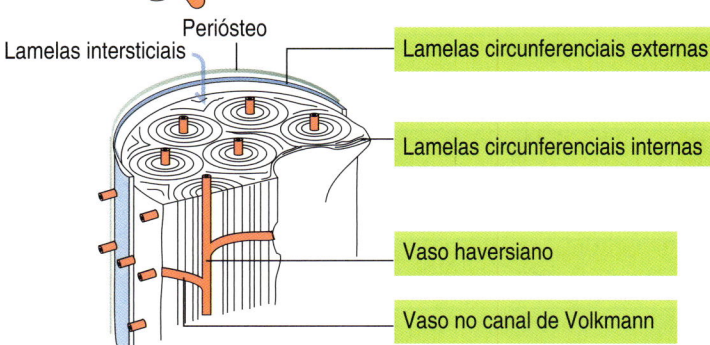

5 Quando o osso atinge seu tamanho total, as **lamelas circunferenciais externas e internas** delimitam o osso compacto, composto de múltiplos ósteons. Há **lamelas intersticiais** entre os ósteons.

As lamelas intersticiais representam resquícios de ósteons preexistentes substituídos por novos ósteons durante o remodelamento. O remodelamento ocorre por toda a vida e é parte da manutenção óssea normal.

Conforme um ósteon é formado pela atividade dos osteoblastos, outro ósteon é desmontado por osteoclastos e, então, substituído ou reconstruído.

---

1. **Estabelecer um ponto ideal de resistência óssea por meio de reparos a danos microscópicos (chamados microfraturas).**
2. **Manter a homeostase do cálcio.**

As microfraturas causadas por pequenos traumatismos podem ser limitadas somente a uma região de um ósteon.

Por exemplo, danos causados aos canalículos que interligam osteócitos interrompem a comunicação célula-célula, levando à morte celular.

A microfratura pode ser reparada por meio de um processo de remodelamento osteoclasto-osteoblasto, ilustrado no alto da Figura 5.12. Se a arquitetura do ósteon estiver alterada, como na osteoporose, as microfraturas tornam-se muito difundidas, podendo levar a uma fratura completa.

Em condições normais, uma quantidade idêntica de osso reabsorvido é substituída pelo mesmo volume de osso novo. Se o volume de osso reabsorvido não for completamente substituído por osso novo, o tecido enfraquece, aumentando o risco de fraturas espontâneas.

Existem dois tipos de remodelamento ósseo:
1. **Remodelamento de osso compacto**.
2. **Remodelamento de osso trabecular**.

O **remodelamento de osso compacto** é a reabsorção de um sistema haversiano antigo, seguida pela organização de um novo sistema haversiano (ver Figura 5.12).

O **remodelamento de osso trabecular** ocorre na superfície do endósteo, ao contrário do remodelamento de osso cortical, que acontece dentro de um ósteon.

Uma diferença significativa entre o remodelamento do osso compacto e o remodelamento do osso trabecular é que **o osso trabecular remodelado permanece lamelar, mas não haversiano**. Em outras palavras, as lamelas não encerram um vaso sanguíneo, como no sistema haversiano.

FRATURA E REPARO ÓSSEO

A fratura óssea traumática é comum durante a infância e em idosos. Com o envelhecimento, o osso cortical

Figura 5.12 Renovação e remodelamento ósseos.

Remodelamento de osso compacto (em um ósteon)

1 Ativação

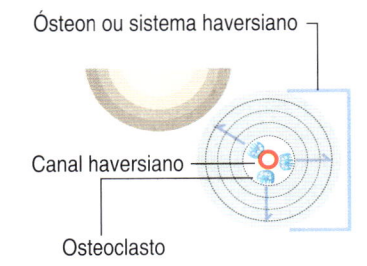

Precursores de osteoclasto são recrutados para o canal haversiano e se diferenciam em osteoclastos.

Os osteoclastos revestem internamente a lamela óssea e começam o processo de reabsorção óssea da lamela interna e das lamelas consecutivas em direção à lamela externa. As lamelas intersticiais são resquícios do ósteon em remodelamento.

Ósteon ou sistema haversiano

Canal haversiano

Osteoclasto

2 Reabsorção

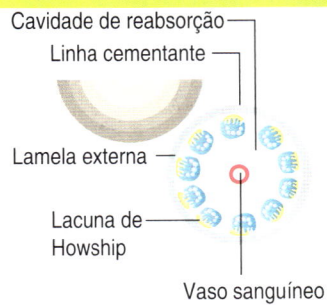

Precursores adicionais de osteoclastos são recrutados à medida que a reabsorção lamelar progride ligeiramente além dos limites do ósteon original.

Quando os osteoclastos param de remover o osso, surgem os osteoblastos (reversão de osteoclasto para osteoblasto).

Cavidade de reabsorção

Linha cementante

Lamela externa

Lacuna de Howship

Vaso sanguíneo

3 Reversão

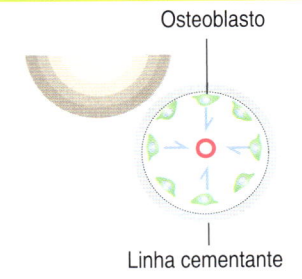

Precursores adicionais de osteoclastos são recrutados à medida que a reabsorção lamelar progride ligeiramente além dos limites do ósteon original.

Quando os osteoclastos param de remover o osso, surgem os osteoblastos (reversão de osteoclasto para osteoblasto).

Osteoblasto

Linha cementante

4 Formação

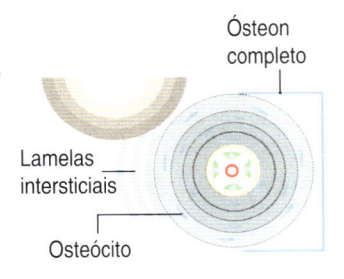

Os osteoblastos continuam a depositar osso e, por fim, são aprisionados na matriz óssea mineralizada e se tornam osteócitos.

Um novo ósteon ou sistema haversiano é formado, deixando as lamelas intersticiais para trás.

Ósteon completo

Lamelas intersticiais

Osteócito

Remodelamento do osso trabecular (na superfície óssea)

O remodelamento do osso trabecular ocorre na superfície óssea, diferentemente do remodelamento do osso cortical, que ocorre no interior do ósteon. A superfície endosteal trabecular é remodelada por esse mecanismo, similar ao remodelamento do osso cortical.

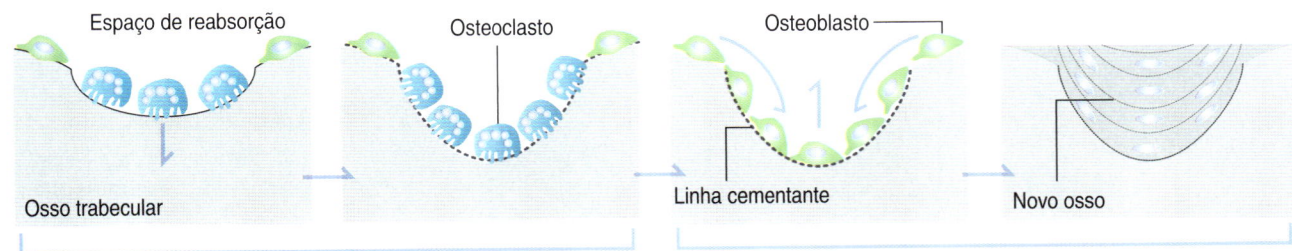

Espaço de reabsorção

Osteoclasto

Osteoblasto

Osso trabecular

Linha cementante

Novo osso

Os osteoclastos criam um espaço de reabsorção delimitado pela linha cementante.

A seguir, os osteoblastos recobrem a superfície da linha cementante e começam a depositar osteoide até que o novo osso feche o espaço de reabsorção.

continua estável até a meia-idade, quando a deficiência de estrógeno em mulheres e a redução gradual dos esteroides sexuais em homens começam a causar perda óssea cortical.

A perda óssea trabecular é observada em ambos os sexos durante o início da vida adulta, sob níveis normais de esteroides sexuais.

As **fraturas patológicas** são independentes de traumatismo e associadas a alterações ósseas como a osteoporose ou osteogênese imperfeita, um defeito genético na formação de colágeno.

As **fraturas por estresse** são causadas por pequenos traumatismos não aparentes (microfraturas) à microarquitetura óssea na extremidade distal do rádio ou da tíbia durante a prática de esportes.

As fraturas podem ser:

1. **Fraturas completas**, quando os fragmentos ósseos estão separados um do outro.
2. **Fraturas cominutivas**, quando uma fratura completa produz mais que dois fragmentos ósseos.
3. **Expostas ou compostas**, quando as extremidades ósseas fraturadas penetram na pele ou nos tecidos moles.
4. **Fraturas fechadas ou simples**, quando a pele e os tecidos moles encontram-se intactos.

A **fratura de Pott** é uma fratura da extremidade distal da fíbula com lesão na extremidade distal da tíbia. A **fratura de Colles** ocorre no rádio, perto do punho.

O reparo de uma fratura simples tem as seguintes fases (Conhecimento Básico 5.A):

Fratura óssea e cicatrização

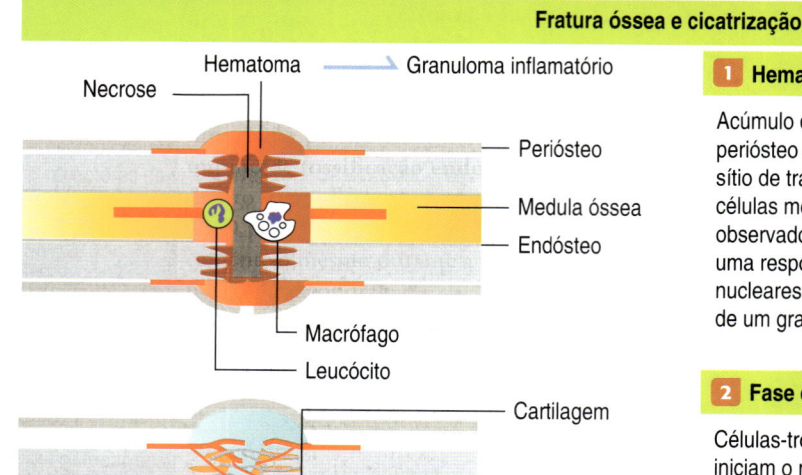

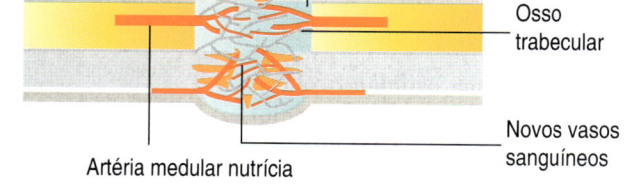

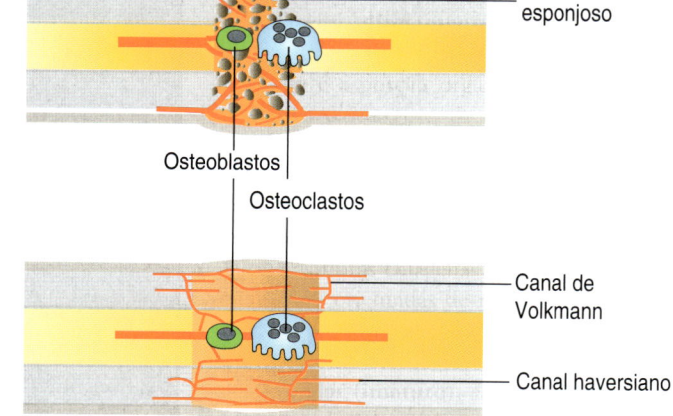

1 Hematoma/fase inflamatória

Acúmulo de sangue entre as extremidades da fratura, sob o periósteo e no espaço da medula óssea. O periósteo oposto ao sítio de traumatismo por impacto pode se romper. Osteócitos e células medulares sofrem morte celular e material necrótico é observado na zona imediata da fratura. Há o desenvolvimento de uma resposta inflamatória. Macrófagos e leucócitos polimorfonucleares migram para um arcabouço de fibrina e há formação de um granuloma inflamatório. A fratura é estabilizada.

2 Fase de reparo: formação do calo mole

Células-tronco periosteais e células osteoprogenitoras do endósteo iniciam o reparo da fratura. Brotos capilares derivados do periósteo se estendem pelo granuloma inflamatório. A artéria medular nutrícia também contribui com capilares. Há formação de cartilagem e o calo mole contribui para a estabilidade das extremidades fraturadas do osso. O osso primário, na forma de trabéculas, gradualmente substitui a cartilagem. Observa-se a mineralização do osso trabecular.

3 Fase de reparo: formação de calo duro

Os osteoblastos, derivados das células-tronco periosteais e das células osteoprogenitoras derivadas do endósteo, estão ativados. As extremidades da fratura são envolvidas pelo periósteo (externo) e pelo calo duro interno; e uma união clínica pode ser visualizada. O processo de reparo ainda não terminou: as extremidades necróticas do osso fraturado, e até mesmo partes do calo duro, estão sendo reabsorvidas. Além disso, o osso trabecular precisa ser substituído por osso compacto.

4 Fase de remodelamento

Os osteoclastos reabsorvem as trabéculas em excesso ou mal posicionadas e o novo osso é depositado por osteoblastos para construção do osso compacto ao longo das linhas de tensão. Novos sistemas haversianos ou ósteons e canais de Volkmann são formados para abrigar os vasos sanguíneos.

1. **Hematoma/fase inflamatória**. O sangramento e o acúmulo de sangue no local da fratura (hematoma) ocorrem por causa da ruptura maciça dos vasos sanguíneos abrigados nos canais haversianos e de Volkmann.

Imediatamente, há inchaço, dor e inflamação. Macrófagos, monócitos, linfócitos e células polimorfonucleares, assim como fibroblastos, são atraídos para o local da fratura. Isso leva à formação de um **tecido de granulação** que se estende sobre as bordas do osso fraturado de forma saliente, unindo os fragmentos.

O desenvolvimento desse granuloma temporário é observado durante a primeira semana após a fratura. As células inflamatórias e as plaquetas liberam citocinas que recrutam células osteoprogenitoras do periósteo e do endósteo para o granuloma temporário, cuja formação e estabilidade apropriadas necessitam de imobilização adequada sob a forma de órtese.

2. **Fase de reparo**: **fase de formação do calo mole cartilaginoso** (do latim *callus*, pele dura). As células fagocíticas iniciam a remoção de células mortas e do tecido ósseo danificado.

Capilares infiltram o tecido de granulação e células osteoprogenitoras dão origem a osteoblastos nas regiões do periósteo e do endósteo que, juntamente com os fibroblastos, iniciam o processo de reparo.

Um **calo mole**, composto de **cartilagem não calcificada**, une as duas extremidades do osso fraturado.

Cerca de 3 a 4 semanas após a lesão, osteoblastos derivados do periósteo e do endósteo penetram no calo mole cartilaginoso e o substituem por osso esponjoso.

A penetração osteoblástica começa em cada extremidade dos fragmentos fraturados e forma um colar distinto (composto de osso trabecular, típico de osso esponjoso) ao redor dos fragmentos.

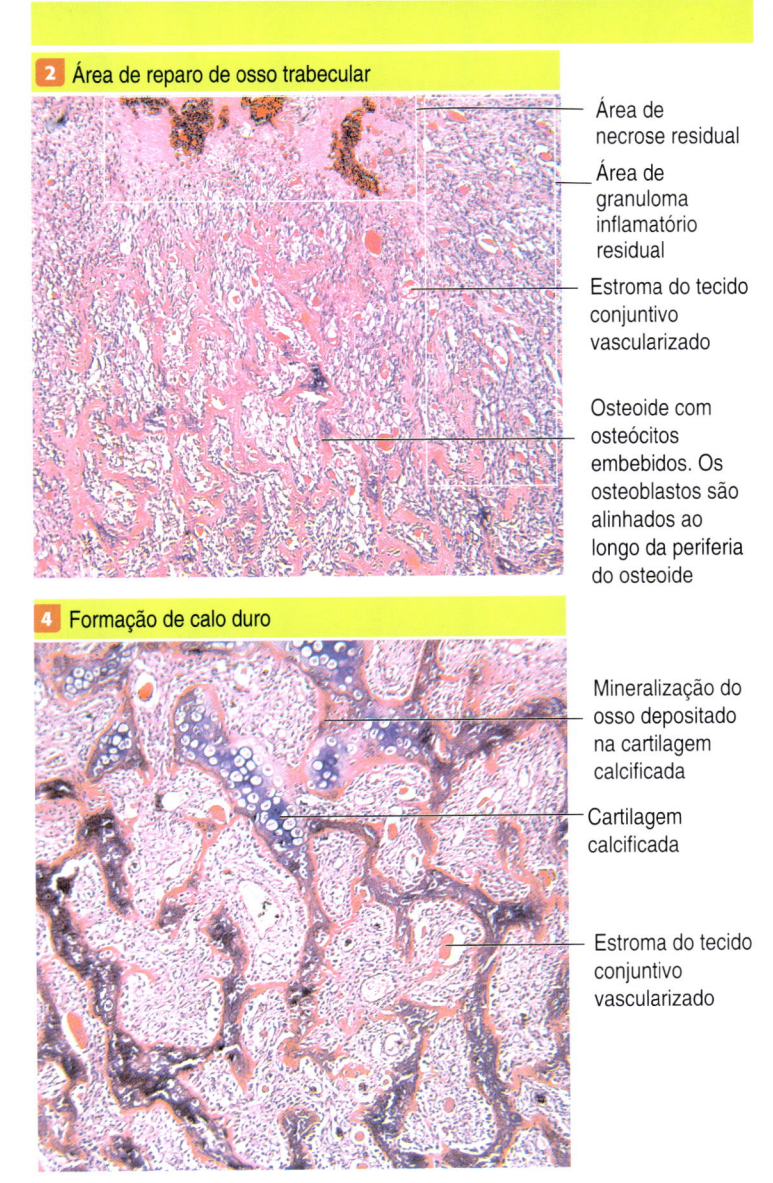

2 Área de reparo de osso trabecular

Área de necrose residual

Área de granuloma inflamatório residual

Estroma do tecido conjuntivo vascularizado

Osteoide com osteócitos embebidos. Os osteoblastos são alinhados ao longo da periferia do osteoide

4 Formação de calo duro

Mineralização do osso depositado na cartilagem calcificada

Cartilagem calcificada

Estroma do tecido conjuntivo vascularizado

3. **Fase de reparo**: **fase de formação do calo ósseo duro**. Atinge-se a união dos fragmentos por meio do desenvolvimento do **calo ósseo duro**.

Osteoblastos depositam osteoide que, em seguida, é calcificado e forma o osso primário.

4. **Fase de remodelamento**. Esse processo de reparo ainda persiste 2 e 3 meses após a lesão.

Os osteoclastos removem o excesso de material do calo ósseo e o osso esponjoso é substituído por osso compacto lamelar, entre os fragmentos ósseos e a seu redor.

DOENÇAS ÓSSEAS

Como já descrito, a ossificação é decorrente do equilíbrio entre os processos de formação e reabsorção mediados por osteoblastos e osteoclastos, respectivamente, sob o controle de fatores reguladores locais e moléculas de sinalização derivadas do sangue, como **paratormônio**, **vitamina D₃** e **cálcio**.

A reabsorção excessiva causa **osteoporose**, doença responsável pela maior parte das fraturas ósseas não traumáticas. Defeitos na reabsorção óssea causam osteopetrose, doença caracterizada por ossos densos, mas geralmente fracos. A importância médica da via de sinalização RANK-RANKL como alvo farmacológico no tratamento da osteoporose, por intermédio do controle da osteoclastogênese, já foi destacada.

Diversas patologias metabólicas/nutricionais e hereditárias podem alterar o esqueleto ao afetarem a osteogênese, o remodelamento ósseo ou, ainda, ao prejudicarem a mineralização da matriz óssea (Figura 5.13).

O **raquitismo** e a **osteomalacia** formam um grupo de doenças ósseas caracterizadas por um **defeito na mineralização da matriz óssea** (osteoide), na maioria das vezes causado pela deficiência de vitamina D₃. O raquitismo é observado em crianças e é responsável por deformidades esqueléticas. A osteomalacia é observada em adultos, sendo causada pela mineralização defeituosa da matriz óssea.

A **osteopetrose** inclui um grupo de doenças hereditárias caracterizadas pela **função osteoclástica anormal**. O osso é anormalmente quebradiço e se rompe como uma pedra frágil. O canal medular não é desenvolvido e a maior parte do osso é não lamelar por causa da ausência de remodelamento.

A mutação no gene do *fator estimulador de colônias 1*, cuja expressão é necessária para a formação de osteoclastos, já foi discutida.

Uma variação clínica da **osteopetrose** autossômica dominante (**OAD**), também conhecida como **doença de Albers-Schönberg**, é provocada por diferentes mutações no gene *CICN7* que codifica os **canais de cloreto em osteoclastos**. Deve-se lembrar que o Cl⁻ é necessário para acidificar o ambiente das lacunas de reabsorção de Howship para a ativação da enzima secretada catepsina K. Reveja os detalhes da função osteoclástica e a discussão sobre osteopetrose no Capítulo 4, *Tecido Conjuntivo*.

A **fibrodisplasia ossificante progressiva (FOP)** é uma doença autossômica dominante muito rara que acomete o tecido conjuntivo. As principais características clínicas são **malformações esqueléticas** (mãos e pés) presentes ao nascimento e a **ossificação dos tecidos moles** (músculos do pescoço e do dorso) precipitada por traumatismo. A formação óssea ectópica também ocorre em ligamentos, fáscias, aponeuroses, tendões e cápsulas articulares. Uma indicação clínica precoce de FOP é a malformação no hálux (muito curto), detectada no recém-nascido.

Pacientes com FOP apresentam uma mutação no gene que codifica o **receptor de ativina tipo 1A** (ACVR1), um receptor para a **proteína morfogenética óssea 4** (BMP4). Em um capítulo anterior, vimos que as BMPs são membros da superfamília do fator de crescimento transformante β (TGF-β) com um papel

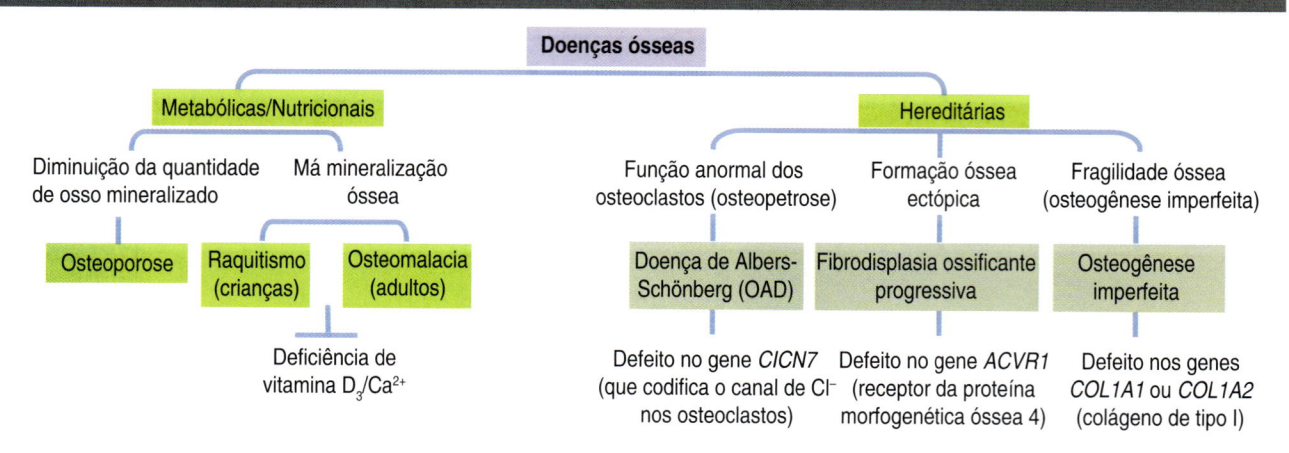

Figura 5.13 Mapeamento de conceitos: doenças ósseas metabólicas e hereditárias.

no desenvolvimento do osso e de outros tecidos (ver Conhecimento Básico 3.B).

A mutação do ACVR1 consiste na substituição de histidina por arginina na posição 206 na cadeia de 509 aminoácidos que formam esse receptor. Essa única substituição do aminoácido resulta na ativação constitutiva anormal do ACVR1, levando à transformação do tecido conjuntivo e tecido muscular em um esqueleto secundário. O envolvimento dos músculos torácicos determina um prognóstico ruim, levando à falência respiratória.

A **osteogênese imperfeita** (ou *osteogenesis imperfecta*) é uma doença genética caracterizada por ossos frágeis e fraturas ("doença dos ossos frágeis"). Além disso, há perda auditiva, escoliose, curvatura dos ossos longos, esclera azul, dentinogênese imperfeita e baixa estatura. Essa doença é causada por uma mutação dominante nos genes que codificam o colágeno de tipo I (*COL1A1* ou *COL1A2*). Em pacientes com osteogênese imperfeita, fármacos como os **bisfosfonatos** reduzem a ocorrência de fratura óssea por meio da inibição da reabsorção óssea e do aumento da massa óssea; e o tratamento com **vibrações mecânicas de corpo inteiro** estimula a formação óssea.

Articulações

Os ossos são interconectados por articulações, ou juntas, que permitem movimentos.

Existem três tipos de articulações (Figura 5.14):
1. **Sinartroses**, que permitem pouco ou nenhum movimento (ossos do crânio, costelas e esterno).
2. **Anfiartroses**, que permitem movimentos leves (discos e corpos intervertebrais).
3. **Diartroses**, que permitem movimentação livre.

Em uma **articulação do tipo diartrose** (Figura 5.15), uma **cápsula** une as extremidades dos ossos. A **cápsula** é revestida por uma **membrana sinovial** que circunda a **cavidade articular** ou **sinovial**. A **cavidade sinovial** contém **lubricina**, uma glicoproteína fluida sinovial necessária para reduzir o desgaste da cartilagem hialina que recobre as superfícies articulares opostas.

A **cartilagem articular** é praticamente uma cartilagem hialina típica, exceto por **não apresentar pericôndrio** e por possuir uma organização única de fibras colágenas, em forma de arcos sobrepostos. As arcadas colágenas suportam o estresse mecânico nas superfícies articulares.

A **cápsula articular** tem **duas camadas**:
1. Uma camada externa de tecido conjuntivo denso com vasos sanguíneos e nervos.
2. Uma camada interna, chamada **membrana sinovial**, recoberta por uma a duas camadas de **células sinoviais** que se sobrepõem ao tecido conjuntivo (ver Figura 5.14).

Existem duas classes de células sinoviais:
1. **Células sinoviais de tipo A, semelhantes a macrófagos**.
2. **Células sinoviais de tipo B, semelhantes a fibroblastos**.

Não há lâmina basal separando as células sinoviais do tecido conjuntivo. O tecido conjuntivo contém uma rica rede de **capilares fenestrados**.

O **fluido sinovial** é um produto combinado de células sinoviais e do ultrafiltrado dos capilares. O fluido é rico em **ácido hialurônico**, **glicoproteínas** e **leucócitos**.

ARTRITE REUMATOIDE

A **artrite reumatoide** é uma doença autoimune destrutiva e inflamatória crônica das articulações, de causa desconhecida.

A **sinovite**, o processo inflamatório da membrana sinovial, ocorre quando os leucócitos se infiltram no compartimento sinovial. A produção de citocinas pelas células sinoviais é um fator essencial na patogênese da artrite reumatoide. O evento inicial é o recrutamento de linfócitos T CD4+ ativados por intermédio dos vasos sinoviais. Os linfócitos T CD4+ ativados estimulam a produção do **ligante de fator de necrose tumoral (TNFL)**, **interleucina 2 (IL-2)** e **interleucina 6 (IL-6)**; também estimulam a secreção de **colagenase** e **metaloproteinases** (em particular MMP-1, 3, 8, 13,

Figura 5.14 Articulações.

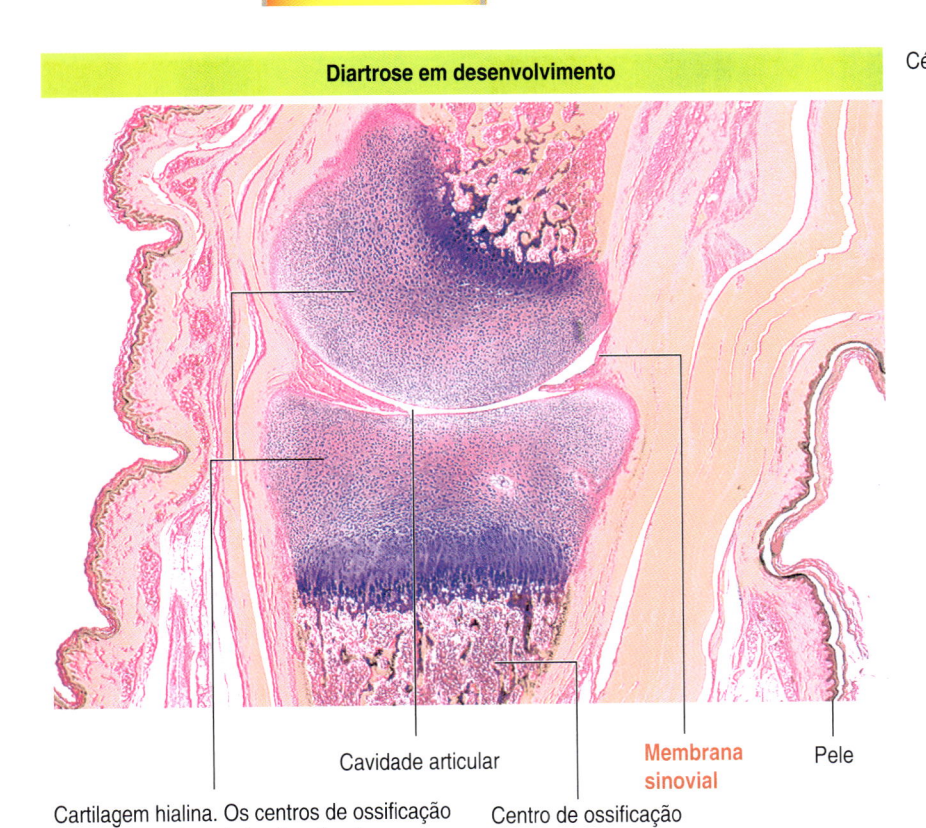

Diartrose

Cavidade articular
Cartilagem hialina. Não possui pericôndrio e não é revestida por membrana sinovial.

Cápsula articular
É composta de tecido conjuntivo denso com vasos sanguíneos e revestida por **membrana sinovial**. A cápsula é contínua ao periósteo e ligada às bordas da cartilagem articular.

Cavidade articular

Membrana sinovial
Uma camada de tecido conjuntivo vascular recoberta por uma a três camadas de **células sinoviais**. **Não há lâmina basal**. Os capilares são fenestrados. O **fluido sinovial** é um ultrafiltrado capilar que contém a glicoproteína **lubricina** produzida pelas células sinoviais. A lubricina reduz o desgaste da cartilagem óssea.

Diartrose em desenvolvimento

Célula sinovial   Fibroblasto   Plasmócito   Feixe de colágeno

A **membrana sinovial** é normalmente composta de um revestimento de uma ou duas camadas de células sinoviais sobre tecido conjuntivo frouxo. As células sinoviais de revestimento podem ser de **tipo A (células sinoviais similares a macrófagos)** ou **tipo B (células sinoviais similares a fibroblastos)**.

Cartilagem hialina. Os centros de ossificação secundária ainda não são ativos.

Cavidade articular   Centro de ossificação primária em progresso   **Membrana sinovial**   Pele

14 e 16) por monócitos, macrófagos e células sinoviais semelhantes a fibroblastos.

TNFL e IL-1 podem ser detectados no fluido sinovial de pacientes com artrite reumatoide. O TNFL e a IL-1 estimulam células sinoviais semelhantes a fibroblastos, osteoclastos e condrócitos a liberarem MMPs que destroem a cartilagem e o osso.

Inibidores teciduais de MMPs (TIMPs) não são capazes de reverter a cascata destrutiva da articulação. Os neutrófilos sintetizam prostaglandinas, proteases e espécies reativas de oxigênio que contribuem para a sinovite. TNFL, IL-1 e IL-6 são citocinas essenciais que favorecem o desenvolvimento de tecido inflamatório sinovial na artrite reumatoide.

Um processo proliferativo (hiperplasia) do revestimento de células sinoviais, juntamente com uma perda na expressão da lubricina que protege contra o desgaste, leva à destruição da cartilagem articular por apoptose de condrócitos, seguida pela destruição do osso subjacente. A erosão óssea, um resultado da invasão osteoclástica ao periósteo adjacente à superfície articular, é detectada em 80% dos pacientes afetados no primeiro ano após o diagnóstico. Os osteoclastos são ativados por citocinas sinoviais.

Figura 5.15 Artrite reumatoide.

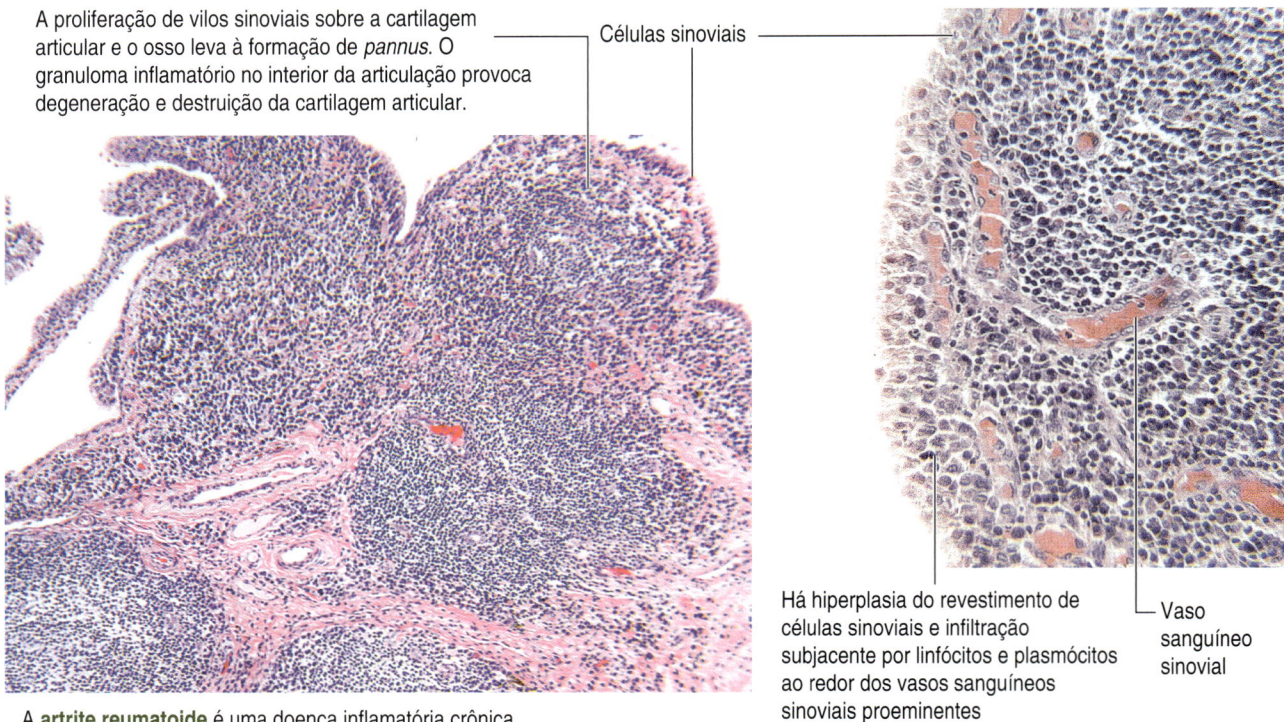

A proliferação de vilos sinoviais sobre a cartilagem articular e o osso leva à formação de *pannus*. O granuloma inflamatório no interior da articulação provoca degeneração e destruição da cartilagem articular.

Células sinoviais

Há hiperplasia do revestimento de células sinoviais e infiltração subjacente por linfócitos e plasmócitos ao redor dos vasos sanguíneos sinoviais proeminentes

Vaso sanguíneo sinovial

A **artrite reumatoide** é uma doença inflamatória crônica caracterizada pela presença de linfócitos T CD4+ **1**, plasmócitos, macrófagos **2** e **células sinoviais** **3** ativados que alteram o revestimento da membrana sinovial em um tecido inflamatório com vilos, chamado *pannus*. No *pannus*, as respostas celulares levam à liberação de colagenase, metaloproteases **4** e outras moléculas efetoras.

A causa inicial da artrite reumatoide é um antígeno peptídico apresentado para os linfócitos T (CD4+), que, por sua vez, liberam **interleucina 15** para ativação dos macrófagos sinoviais normalmente presentes na membrana sinovial.

Os macrófagos sinoviais secretam **citocinas pró-inflamatórias**, **ligante de fator de necrose tumoral** e **interleucinas 1 e 6** para indução da proliferação de células sinoviais que, então, liberam **colagenase** e **metaloproteases de matriz**.

Os neutrófilos contribuem com **prostaglandinas**, **proteases** e **espécies reativas de oxigênio** para destruição da **cartilagem articular** e do **tecido ósseo** subjacente. A destruição crônica da cartilagem articular, a erosão do periósteo periarticular por osteoclastos ativados e a hipertrofia da membrana sinovial são aspectos característicos da artrite reumatoide.

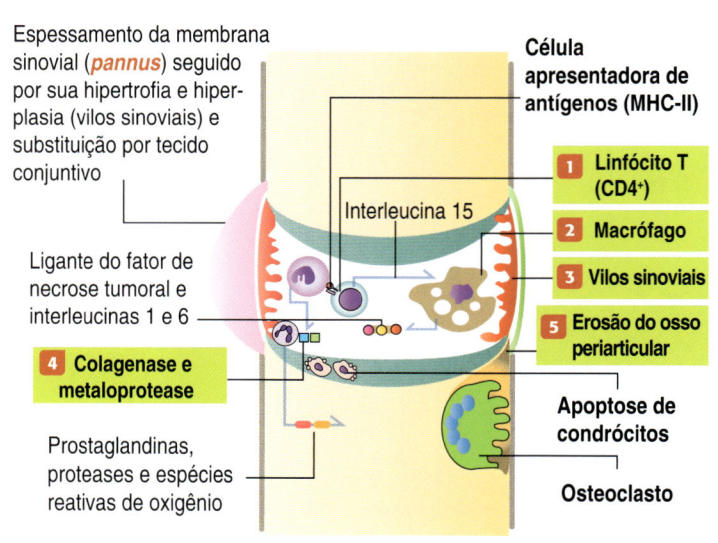

Articulação com artrite reumatoide

Espessamento da membrana sinovial (*pannus*) seguido por sua hipertrofia e hiperplasia (vilos sinoviais) e substituição por tecido conjuntivo

Ligante do fator de necrose tumoral e interleucinas 1 e 6

Interleucina 15

4 Colagenase e metaloprotease

Prostaglandinas, proteases e espécies reativas de oxigênio

Célula apresentadora de antígenos (MHC-II)

1 Linfócito T (CD4+)

2 Macrófago

3 Vilos sinoviais

5 Erosão do osso periarticular

Apoptose de condrócitos

Osteoclasto

A artrite reumatoide é caracterizada pela produção dos autoanticorpos **fator reumatoide** e **anticorpo antiproteína citrulinada** (**ACPA**):

1. O fator reumatoide é um autoanticorpo com alta afinidade contra o domínio Fc das imunoglobulinas. O fator reumatoide tem duplo papel: é um marcador diagnóstico de artrite reumatoide e participa em sua patogênese.

2. Uma conversão pós-translacional do aminoácido arginina em citrulina modifica o dobramento das proteínas citrulinadas, que se tornam um alvo seletivo para o sistema imunológico. A doença em pacientes ACPA-positivos tem uma evolução menos favorável do que a doença em pacientes ACPA-negativos.

A IL-6 estimula a ativação de linfócitos T CD4+ locais que, por sua vez, estimulam a diferenciação de linfócitos B em **plasmócitos** que produzem os autoanticorpos fator reumatoide e ACPA. De uma perspectiva clínica, a artrite reumatoide causa **doença sistêmica**, inclusive doenças cardiovasculares, pulmonares e esqueléticas decorrentes de mediadores inflamatórios (citocinas e imunocomplexos) que circulam no sangue.

Mapeamento de conceitos e conceitos essenciais: osteogênese

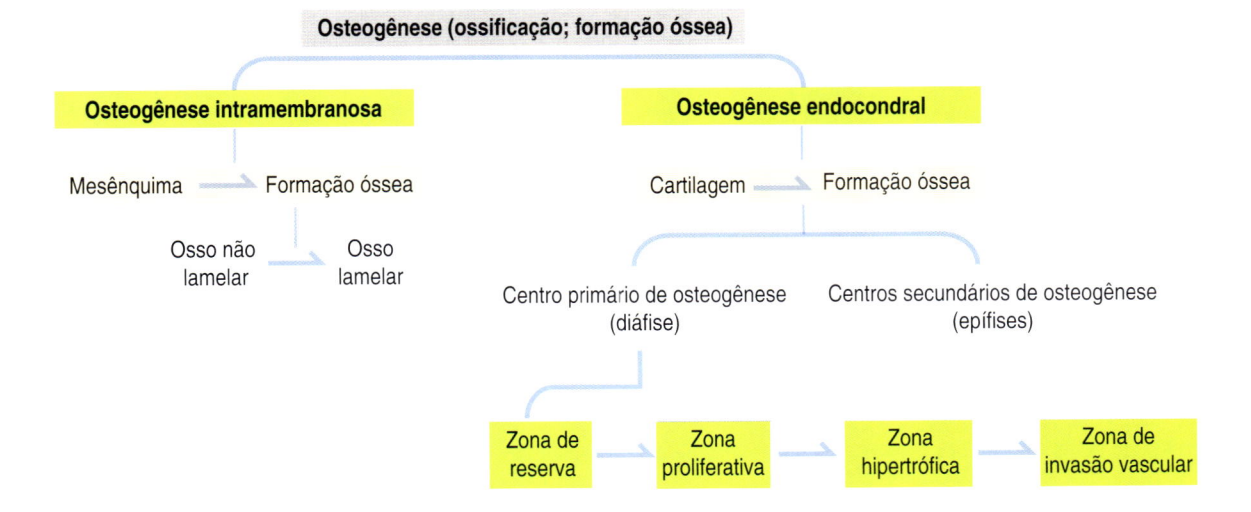

- Existem dois processos de osteogênese (formação óssea ou ossificação):
  (1) Ossificação intramembranosa.
  (2) Ossificação endocondral.
  Os dois processos têm um aspecto em comum: a transformação de uma rede trabecular primária (também chamada esponjosa primária) em osso maduro.
  Entretanto, eles diferem no momento inicial: a formação óssea intramembranosa consiste na transformação de um **molde mesenquimatoso** em osso; a ossificação endocondral consiste na substituição de um **molde de cartilagem hialina** preexistente por osso.

- A ossificação intramembranosa é característica dos ossos chatos do crânio. Ocorre nesta sequência:
  (1) Formação de agregados ou condensações mesenquimatosas em diversas áreas.
  (2) Diferenciação das células mesenquimatosas em osteoblastos para formação do blastema ósseo, originário do crescimento intersticial.
  (3) Deposição da matriz óssea ou osteoide, contendo colágeno do tipo I e proteínas não colagenosas, pelos osteoblastos.
  (4) Deposição do cálcio oriundo do sangue no osteoide, que se torna calcificado (mineralizado).
  (5) Aprisionamento dos osteoblastos na matriz mineralizada e sua diferenciação em osteócitos, unidos uns aos outros por meio de processos celulares que formam uma rede.
  (6) Surgimento de novos osteoblastos ao longo da superfície do tecido ósseo primário ou centro de ossificação primário, formando uma trabécula.
  Diversas trabéculas aumentam de tamanho por meio do crescimento aposicional e se fundem para formar o osso esponjoso. Note que a ossificação intramembranosa começa como crescimento intersticial e tem continuidade com o crescimento aposicional.
  Os passos finais são a conversão do osso esponjoso das camadas externas e internas em **osso lamelar ou compacto** do **tipo haversiano** (lamelas concêntricas ao redor de um espaço que contém vasos sanguíneos).
  O centro do osso membranoso continua como osso esponjoso, chamado "díploe". As camadas conjuntivas externa e interna se transformam em periósteo e endósteo, respectivamente

- A ossificação endocondral é característica dos ossos longos, coluna vertebral e pelve. Ocorre nesta sequência:

  (1) Condrócitos no centro do molde de cartilagem hialina tornam-se hipertróficos e começam a sintetizar colágeno de tipo X e fator de crescimento vascular endotelial (VEGF).
  (2) Vasos sanguíneos do pericôndrio invadem o centro da cartilagem hipertrófica, cuja matriz se torna calcificada; há o estabelecimento do centro de ossificação primário.
  (3) As células mais internas do pericôndrio formam um colar periosteal fino no ponto médio da diáfise. O colar periosteal forma osso trabecular, pelo processo de ossificação intramembranosa, abaixo do futuro periósteo.
  (4) Os vasos sanguíneos invadem o espaço anteriormente ocupado por condrócitos hipertróficos. Os préosteoblastos e os precursores das células sanguíneas chegam pelo tecido perivascular.
  (5) Os pré-osteoblastos se diferenciam em osteoblastos, que se alinham ao longo da matriz de cartilagem calcificada e começam a depositar osteoide, formando espículas semelhantes a estalactites. Agora, o centro de ossificação primário consiste em dois componentes: o colar periosteal e o centro de ossificação no interior do molde de cartilagem

- A seguir, ocorrem:
  (1) O crescimento em comprimento do futuro osso longo.
  (2) O desenvolvimento dos centros de ossificação secundários nas epífises.
  O crescimento em comprimento dos ossos longos depende do crescimento intersticial da cartilagem hialina, enquanto o centro da cartilagem está sendo substituído por osso.
  Os centros de ossificação secundários consistem na substituição de cartilagem hialina por osso esponjoso, exceto a cartilagem articular e um disco fino, a placa de crescimento epifisária, na metáfise (que liga a diáfise às epífises).
  A placa de crescimento epifisária retém a capacidade de desenvolvimento de cartilagem (condrogênese) e, depois da puberdade, é substituída pela linha epifisária. O desenvolvimento da cartilagem da placa de crescimento e a formação do colar ósseo são regulados pela proteína secretada Indian hedgehog (Ihh) de forma parácrina.
  A Ihh, secretada por condrócitos da zona hipertrófica precoce do molde de cartilagem hialina adjacente à placa de crescimento, sinaliza as células do pericôndrio a expressarem RUNX2 e a tornarem-se osteoblastos para

continuarem a formação do colar ósseo. Além disso, Ihh estimula a síntese de peptídio relacionado a paratormônio (PTHrP) pelas células da camada condrogênica do pericôndrio para promover a diferenciação de células pericondrais em osteoblastos. O objetivo é construir o osso compacto do periósteo.

O PTHrP faz duas coisas: Primeiro, se liga ao receptor relacionado ao paratormônio de tipo 1 (PRHR1) na superfície dos condrócitos localizados na zona de reserva da placa de crescimento para estimular sua proliferação; depois, se liga aos condrócitos da zona proliferativa para impedir sua hipertrofia. Essencialmente, o PTHrP mantém ativo o potencial de desenvolvimento da placa de crescimento até o término do comprimento ósseo programado

- A ossificação endocondral consiste em quatro zonas histológicas principais:

(1) A zona de reserva, composta de cartilagem hialina que vai "fugindo" da frente de ossificação que a "persegue", pela zona de invasão vascular e pela atividade de reabsorção óssea dos osteoclastos.

(2) A zona proliferativa, caracterizada pela atividade mitótica dos condrócitos, formando pilhas de grupos isógenos que também fogem da zona de invasão vascular que os persegue.

(3) A zona hipertrófica, a "facilitadora" da zona de invasão vascular por meio da produção de VEGF, que recruta condroclastos semelhantes a macrófagos para destruírem a matriz de cartilagem calcificada e produzirem colágeno de tipo X, marca de sua natureza hipertrófica.

(4) A zona de invasão vascular onde brotam os vasos sanguíneos, que, ao penetrarem nos septos transversais de cartilagem calcificada, carregam pré-osteoblastos e células hematopoéticas. As espículas, que se transformarão em trabéculas, são uma característica dessa zona.

Uma espícula consiste em um centro longitudinal de cartilagem calcificada revestido pelo osteoide produzido pelos osteoblastos que revestem a superfície.

Uma trabécula é o centro lamelar de um osteócito (em vez de um centro de cartilagem calcificada), coberta por osteoblastos que depositam osteoide na superfície. As trabéculas, construídas por osteoblastos e remodeladas por osteoclastos, levam à formação do osso esponjoso.

O osso esponjoso se transforma em osso lamelar do sistema haversiano usando o vaso sanguíneo como centro axial para a deposição concêntrica e a organização das lamelas.

Lembre-se que os osteoblastos continuam a formar osso até serem sequestrados nas lacunas como osteócitos e que os osteócitos maduros determinam a osteoclastogênese por meio da via de sinalização RANK-RANKL

- A conversão de trabéculas ósseas em ósteons ocorre nas seguintes fases:

(1) Cristas longitudinais de uma trabécula avançam em direção uma à outra e envolvem o vaso sanguíneo periosteal, criando um túnel que abriga um vaso sanguíneo.

(2) Os vasos sanguíneos se tornam o centro de um sistema haversiano ou ósteon. O sangue é fornecido por vasos sanguíneos transversais que ocupam os canais de Volkmann (perfurantes). Lembre-se de que o sistema haversiano tem lamelas concêntricas; os canais de Volkmann, não.

(3) O crescimento ósseo aposicional continua sob o periósteo para formar as lamelas circunferenciais externas. Os osteoblastos que revestem o endósteo formam as lamelas circunferenciais internas, também por crescimento ósseo aposicional.

(4) A diáfise aumenta em largura por meio de aposição, que consiste na deposição de novo osso compacto por baixo do periósteo. Ao mesmo tempo, o osso esponjoso vai sendo gradualmente reabsorvido na parte interna (ou endósteo) da diáfise, aumentando a largura do canal medular. Consequentemente, a diáfise fica mais larga, mas as paredes periosteais (formadas por osso compacto) não aumentam significativamente em espessura. Note que o osso esponjoso que persiste na superfície do osso é lamelar, porém, não é haversiano. Isso significa que as lamelas de osso trabecular não encerram um vaso sanguíneo

- O remodelamento ósseo é um processo contínuo e aleatório composto, primeiramente, da substituição do osso antigo e, depois, pela sequência de reabsorção-produção de osso recém-formado pela participação combinada de osteoclastos e osteoblastos.

Existem dois tipos de remodelamento ósseo:

(1) Remodelamento de osso cortical.

(2) Remodelamento de osso trabecular.

O remodelamento de osso cortical ocorre em um sistema haversiano antigo, seguido da reorganização de um novo sistema. Os osteoclastos começam a escavar a lamela voltada para o canal central, até que alcancem a lamela mais externa. Lamelas que sobrevivem ao processo de degradação em andamento são pressionadas entre os ósteons intactos existentes, formando as lamelas intersticiais.

Os osteoclastos desaparecem e os osteoblastos emergem para começar o processo de reconstrução, gerando novas lamelas da periferia para o canal central ocupado por um vaso sanguíneo.

O ponto de partida da reconstrução de um novo ósteon é marcado por uma linha cimentante, uma estrutura que absorve microfraturas criadas por forças de cisalhamento que agem sobre a microarquitetura óssea (o ósteon).

O remodelamento de osso trabecular segue a mesma reabsorção osteoclástica e a sequência reversa de osteoclasto a osteoblasto. Uma diferença principal é que esse processo ocorre na superfície óssea, e não no ósteon

- As fraturas ósseas são decorrentes de rupturas ósseas patológicas e traumáticas.

As fraturas podem ser:

(1) Fraturas completas (quando os fragmentos ósseos estão separados um do outro).

(2) Fraturas cominutivas (quando uma fratura completa produz ossos quebrados em mais de dois fragmentos).

(3) Fraturas expostas ou compostas (quando as extremidades dos ossos quebrados penetram a pele e os tecidos moles).

(4) Fraturas fechadas ou simples (quando a pele e os tecidos moles estão intactos).

Alguns tipos de fraturas ósseas são designados por nomes específicos. Por exemplo, a fratura de Pott é uma fratura da extremidade distal da fíbula e acompanhada por lesão da extremidade distal da tíbia. A fratura de Colles ocorre no rádio, perto do punho.

O reparo de uma fratura envolve as seguintes fases:

(1) Hematoma/fase inflamatória. O sangramento e um processo inflamatório levam à formação de tecido de granulação temporário durante a primeira semana após a fratura. Os fragmentos ósseos são conectados e há necessidade de imobilização adequada da fratura.

(2) Fase de reparo (calo mole). Um calo cartilaginoso macio, não calcificado, une as duas extremidades do osso fraturado.

(3) Fase de reparo (formação do calo duro). Os osteoblastos depositam osteoide, que é calcificado e forma osso esponjoso.

(4) Fase de remodelamento (2 a 3 meses após a lesão). Os osteoclastos removem o excesso de material do calo ósseo e o osso esponjoso é substituído por osso compacto lamelar

- Dentre as doenças ósseas metabólicas e hereditárias, estão as seguintes:

Raquitismo (crianças) e osteomalacia (adultos) são um grupo de doenças ósseas caracterizadas por um defeito na mineralização da matriz óssea (osteoide), na maioria das vezes causado por uma deficiência de vitamina D$_3$.

A osteopetrose constitui um grupo de doenças hereditárias caracterizadas por função osteoclástica anormal ou inexistente. Uma variação clínica, a osteopetrose autossômica dominante (OAD), também conhecida como doença de Albers-Schönberg, é causada por mutações no gene *ClCN7* que codifica os canais de cloreto nos osteoclastos, determinando seu mau funcionamento.

A osteoporose é uma doença de perda óssea associada ao envelhecimento, em que o processo de degradação óssea dirigido pelos osteoclastos não é completamente compensado pelo mesmo volume de produção óssea por parte dos osteoblastos. O adelgaçamento das trabéculas ósseas em homens e a redução do número de trabéculas ósseas em mulheres são característicos do envelhecimento.

A fibrodisplasia ossificante progressiva (FOP) é uma doença hereditária do tecido conjuntivo, que consiste em ossificação aberrante do tecido muscular e do tecido conjuntivo, bem como malformações esqueléticas. Uma mutação no receptor ACVR1 (receptor de ativina tipo 1A) da proteína morfogenética óssea leva à ativação desregulada do receptor e, consequentemente, ao depósito de osso em tecidos não esqueléticos.

A osteogênese imperfeita é uma doença genética definida por ossos frágeis e fraturas ("doenças dos ossos frágeis"). Pode ser acompanhada por perda auditiva, escoliose, curvatura dos ossos longos, esclera azul, dentinogênese imperfeita e baixa estatura. Essa doença é causada por uma mutação dominante dos genes que codificam o colágeno de tipo I (*COL1A1* [peptídio de cadeia α-1] ou *COL1A2* [peptídio de cadeia α-2]). Mutações que geram cadeias peptídicas defeituosas provocam anomalias na maior parte da tripla hélice de colágeno

- As articulações podem ser classificadas como:

(1) Sinartroses, que permitem pequeno ou nenhum movimento.

(2) Anfiartroses, que permitem pequenos movimentos.

(3) Diartroses, que permitem livre movimentação.

Uma diartrose consiste em uma camada externa vascularizada de uma cápsula de tecido conjuntivo denso, contínuo com o periósteo. A cápsula envolve a articulação e fecha a cavidade articular, que contém o fluido produzido pelas células de revestimento da membrana sinovial

- A artrite reumatoide é uma doença autoimune inflamatória crônica de causa desconhecida que destrói as articulações.

Na sinovite, processo inflamatório da membrana sinovial, há infiltração do compartimento sinovial por leucócitos. A produção de citocinas pelas células sinoviais é um fator essencial na patogênese da artrite reumatoide.

Um processo proliferativo (hiperplasia) do revestimento de células sinoviais, juntamente com a perda na expressão da lubricina (protetor sinovial), causa a destruição da cartilagem articular por meio da apoptose dos condrócitos, seguida pela destruição do osso subjacente.

A erosão óssea, resultante da invasão osteoclástica no periósteo adjacente à face articular, é detectada em 80% dos pacientes afetados no primeiro ano após o diagnóstico. Os osteoclastos são ativados por citocinas sinoviais.

A invasão do compartimento sinovial por leucócitos caracteriza a sinovite. O evento inicial é desencadeado pela ativação de linfócitos T CD4$^+$ por um antígeno indeterminado.

Os linfócitos T CD4$^+$ e as células apresentadoras de antígenos induzem a proliferação das células sinoviais, que formam estruturas semelhantes a vilos (chamadas *pannus*), bem como a produção de ligante de fator de necrose tumoral, interleucinas, colagenases e metaloproteinases (efetores pró-inflamatórios), que continuam a desencadear uma resposta inflamatória nas células sinoviais.

Capítulo 6
Sangue e Hemocitopoese

O sangue, um tipo especializado de tecido conjuntivo, é composto de plasma, hemácias (eritrócitos), leucócitos e plaquetas. Oferece informações diagnósticas valiosas sobre as funções normais do corpo e alterações patológicas devido à sua composição bioquímica e fácil acesso. A hemocitopoese, a autorrenovação e diferenciação de células-tronco multipotentes na medula óssea, é responsável pela liberação de células terminalmente diferenciadas na circulação sanguínea (cerca de 1×10^9 hemácias e cerca de 1×10^8 leucócitos por hora). Os microambientes, ou nichos, da medula óssea permitem que as colônias de células-tronco hemocitopoéticas mantenham seu compromisso de produzir e manter um número estável de populações de células maduras e plaquetas no sangue. Este capítulo descreve as características estruturais e funcionais das células do sangue, o seu desenvolvimento e a distribuição das células progenitoras em nichos hematopoéticos específicos.

SANGUE

O sangue é composto de **células** e **plasma**. Esses componentes podem ser separados por centrifugação quando o sangue é coletado na presença de anticoagulantes. Os eritrócitos (hemácias) sedimentados representam aproximadamente **42 a 47%** do volume sanguíneo. Essa porcentagem do volume dos eritrócitos é o **hematócrito** (do grego *haima*, sangue; *krino*, separar). Sobre a camada de eritrócitos, está a **camada leucoplaquetária**, que contém os **leucócitos** (do grego *leukos*, branco; e *kytos*, célula) e **plaquetas**. A fração sobrenadante translúcida acima das hemácias sedimentadas é o plasma. O volume sanguíneo de um adulto normal corresponde a **5 a 6 ℓ**.

Plasma

O plasma é o componente fluido do sangue. Contém sais e compostos orgânicos (incluindo aminoácidos, lipídios, vitaminas, proteínas e hormônios). Na ausência de anticoagulantes, os elementos celulares do sangue, junto com as proteínas plasmáticas (principalmente o **fibrinogênio**), formam um coágulo no tubo de ensaio. A porção líquida é chamada **soro**, que, basicamente, é o plasma livre de fibrinogênio (Figura 6.1).

Hemácias (eritrócitos)

As hemácias, também denominadas eritrócitos (do grego *erythros*, vermelho; e *kytos*, célula), são células com formato bicôncavo, não nucleadas, medindo cerca de **7,8 μm** de diâmetro (não fixadas). As hemácias não apresentam organelas e são compostas apenas de uma membrana plasmática, citoesqueleto, hemoglobina e enzimas glicolíticas.

As hemácias (quantidade média: **4 a 6 × 10⁶ por mm³**) circulam por **120 dias**. As hemácias senescentes são removidas por fagocitose ou destruídas por **hemólise** no baço. As hemácias são substituídas na circulação pelos **reticulócitos**, que completam a síntese de hemoglobina e a sua maturação 1 ou 2 dias após entrarem na circulação. Os reticulócitos representam de 1 a 2% das hemácias circulantes. As hemácias transportam oxigênio e dióxido de carbono, e estão confinadas no sistema circulatório (Figura 6.2).

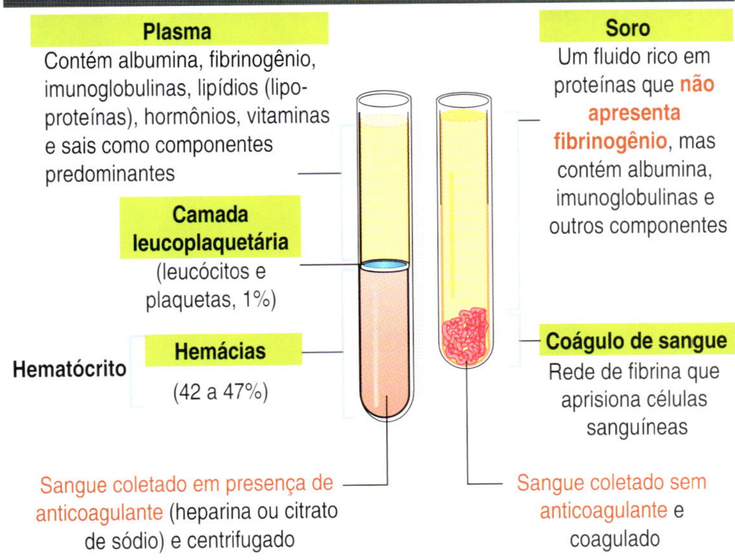

Anomalias citoesqueléticas e hemoglobínicas das hemácias

Nas **anemias hemolíticas**, o principal determinante da **anemia** é a **destruição de hemácias**. Normalmente, a destruição da hemácia ocorre no baço, mas na hemólise aguda e crônica da hemácia, ocorre dentro dos vasos sanguíneos, devido a anormalidades no complexo **citoesqueleto-membrana**, no **metabolismo** ou na **hemoglobina**.

1. **Defeitos de citoesqueleto-membrana**: **eliptocitose** e **esferocitose** são alterações no formato das hemácias causadas por defeitos no citoesqueleto-membrana.

   A **eliptocitose**, uma doença autossômica dominante, é caracterizada pela ocorrência de hemácias com formato oval. É causada por defeitos na autoassociação das subunidades de espectrina, pela ligação anormal da espectrina à anquirina, por defeitos na proteína 4.1 e por anomalias na glicoforina.

   A **esferocitose** também é uma doença autossômica dominante causada por deficiência de **espectrina**. As hemácias são esféricas, de diâmetro diferente, e, em muitas delas, não há a área pálida central típica que se observa nas hemácias normais.

   As características clínicas comuns da eliptocitose e da esferocitose são **anemia**, **icterícia** (resultante do aumento da produção de bilirrubina) e **esplenomegalia** (aumento do baço). De modo geral, a **esplenectomia** é curativa, já que o baço é o sítio primário responsável pela destruição dos eliptócitos e dos esferócitos.

2. **Defeitos metabólicos**: as hemácias normais produzem energia para manter o formato das células e o teor de eletrólitos e água por meio da metabolização de glicose pela via glicolítica (via glicolítica de Embden Meyerhof) e pela via da pentose fosfato (desvio da hexose monofosfato).

   O fosfato mais abundante na hemácia é 2,3-difosfoglicerato (2,3-DPG), envolvido na liberação de oxigênio a partir da hemoglobina. A enzima glicose-6-fosfato desidrogenase (G6PD) protege a membrana e a hemoglobina de eventual dano oxidativo, uma causa metabólica frequente de hemólise intravascular causada por infecção grave ou hepatite, ou ainda na cetoacidose diabética, observada na ocorrência da **deficiência de G6PD**. A **deficiência da piruvato quinase** é outro defeito metabólico encontrado na anemia hemolítica.

3. **Defeitos na hemoglobina**: os defeitos genéticos da hemoglobina ($\alpha_2\beta S_2$) causam **anemia falciforme** e **talassemia** (do grego *thalassa*, mar, já que a doença é observada nas populações ao longo das costas da Itália e da Grécia).

Figura 6.1 Sangue: plasma, soro e células.

Plasma
Contém albumina, fibrinogênio, imunoglobulinas, lipídios (lipoproteínas), hormônios, vitaminas e sais como componentes predominantes

Camada leucoplaquetária
(leucócitos e plaquetas, 1%)

Hematócrito

Hemácias
(42 a 47%)

Soro
Um fluido rico em proteínas que não apresenta fibrinogênio, mas contém albumina, imunoglobulinas e outros componentes

Coágulo de sangue
Rede de fibrina que aprisiona células sanguíneas

Sangue coletado em presença de anticoagulante (heparina ou citrato de sódio) e centrifugado

Sangue coletado sem anticoagulante e coagulado

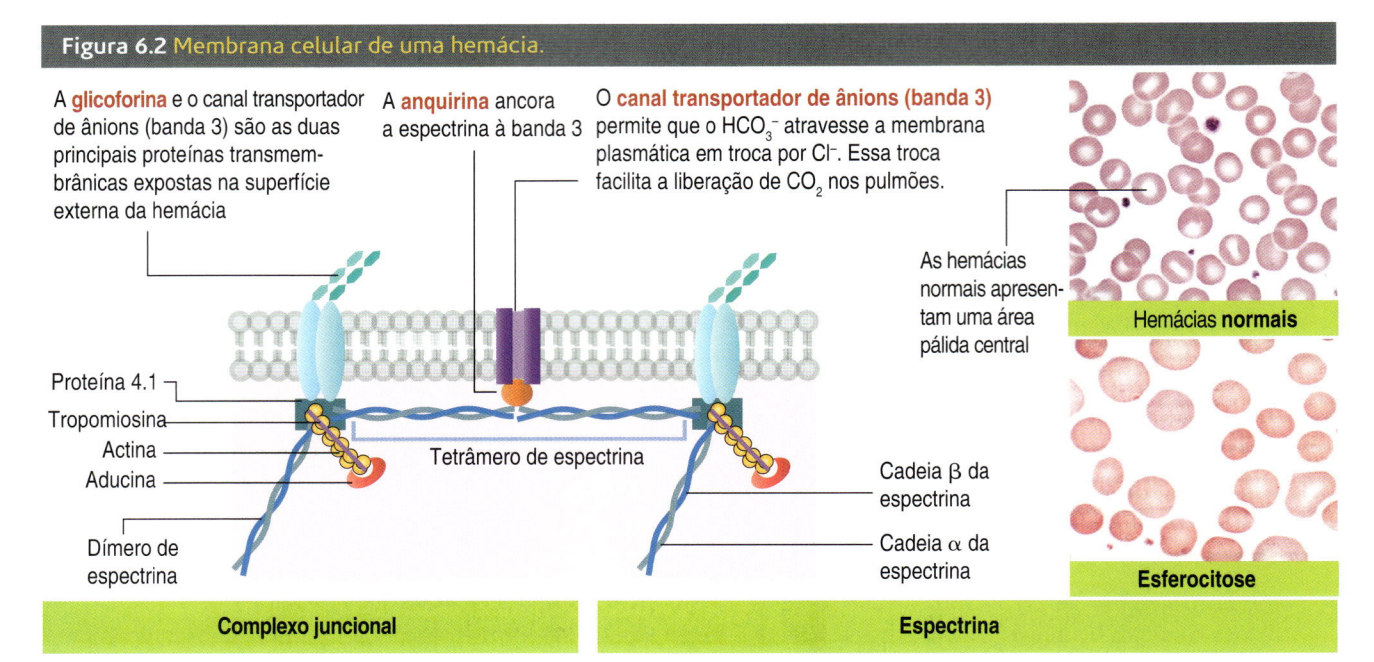

Figura 6.2 Membrana celular de uma hemácia.

A **glicoforina** e o canal transportador de ânions (banda 3) são as duas principais proteínas transmembrânicas expostas na superfície externa da hemácia

A **anquirina** ancora a espectrina à banda 3

O **canal transportador de ânions (banda 3)** permite que o HCO_3^- atravesse a membrana plasmática em troca por Cl^-. Essa troca facilita a liberação de CO_2 nos pulmões.

As hemácias normais apresentam uma área pálida central

Hemácias **normais**

Proteína 4.1
Tropomiosina
Actina
Aducina
Dímero de espectrina

Tetrâmero de espectrina

Cadeia β da espectrina
Cadeia α da espectrina

Esferocitose

Complexo juncional

Espectrina

Os **tetrâmeros de espectrina** são ligados ao complexo formado por três proteínas:
(1) Um filamento curto de **actina**, composto de 13 monômeros de actina G.
(2) **Tropomiosina**.
(3) **Proteína 4.1**.
A proteína 4.1 liga o complexo actina-tropomiosina à glicoforina.
A **aducina** é uma **proteína ligante de calmodulina** que estimula a associação da actina à espectrina.

A **espectrina** é uma grande proteína dimérica composta de dois polipeptídios:
(1) **espectrina α** (240 kDa); e (2) **espectrina β** (220 kDa).
Os dois polipeptídios se associam em pares antiparalelos para formar um bastão com cerca de 100 nm de comprimento.
Duas dessas cadeias se juntam, cabeça com cabeça, para formar um **tetrâmero**, encontrado na região cortical da hemácia.
Na **esferocitose hereditária** (**EH**), as hemácias são esferoides, menos rígidas, têm diâmetro variável e sujeitas à destruição no baço. Essa alteração é causada por anomalias citoesqueléticas em sítios de interações das **espectrina α** e **β** e **proteína 4.1**.

Micrografias de Hoffbrand AV, Pettit JE: Color Atlas of Clinical Hematology, 3rd ed., London, Mosby, 2000.

A **anemia falciforme** é decorrente de mutação pontual em que o **ácido glutâmico** é substituído por **valina** na sexta posição da cadeia β da globina.

Os tetrâmeros defeituosos de hemoglobina (Hb S) se agregam e polimerizam nas hemácias desoxigenadas, alterando o formato de disco bicôncavo para uma célula com formato de foice, mais rígida e menos deformável. A Hb S leva à **anemia hemolítica crônica** e à **obstrução das vênulas pós-capilares** (ver Baço, no Capítulo 10, *Sistema Imunológico e Linfático*).

As **síndromes de talassemia** são anemias hereditárias caracterizadas pela síntese deficiente ou da cadeia α ou da β dos tetrâmeros de hemoglobina normais ($\alpha_2\beta_2$). As síndromes talassêmicas específicas são designadas pela cadeia de globina afetada: α-**talassemia** e β-**talassemia**.

As síndromes **talassêmicas** são definidas por anemia causada pela síntese deficiente da molécula de hemoglobina e hemólise.

Hemoglobina A1c (hemoglobina glicada) e diabetes melito

Um bom indicador clínico da **concentração média de glicose no plasma** (glicemia) é a dosagem de **hemoglobina A1c** (glico-hemoglobina ou hemoglobina glicada [revestida]). A glicose se liga à hemoglobina A1 em uma reação irreversível não enzimática.

Os valores normais para a hemoglobina A1c são de 4 a 5,6%. Níveis de hemoglobina A1c entre 5,7 e 6,4% indicam risco aumentado de diabetes melito, enquanto níveis de 6,5% ou maiores apontam para diabetes melito. A determinação da hemoglobina glicada é um meio eficiente para se acessarem as condições de pré-diabetes ou de diabetes melito, bem como o tratamento para se alcançar a regulação a longo prazo dos níveis de glicose sérica, a fim de prevenir complicações cardiovasculares, renais e retinianas.

ERITROBLASTOSE FETAL

A eritroblastose fetal é uma doença hemolítica induzida por anticorpos no recém-nascido, sendo causada pela incompatibilidade de grupo sanguíneo entre a mãe e o feto (Figura 6.3, Boxe 6.A). Essa incompatibilidade ocorre quando o feto herda determinantes antigênicos de hemácias que são estranhos à mãe. Os antígenos dos grupos sanguíneos ABO e Rh têm especial interesse.

Essencialmente, a mãe se torna sensibilizada aos antígenos dos grupos sanguíneos das **hemácias**, que podem alcançar a circulação materna no último trimestre de gravidez (quando o citotrofoblasto já não se apresenta como uma barreira, conforme discutido no Capítulo 23, *Fertilização, Placentação e Lactação*) ou

Figura 6.3 Eritroblastose fetal: doença hemolítica do recém-nascido.

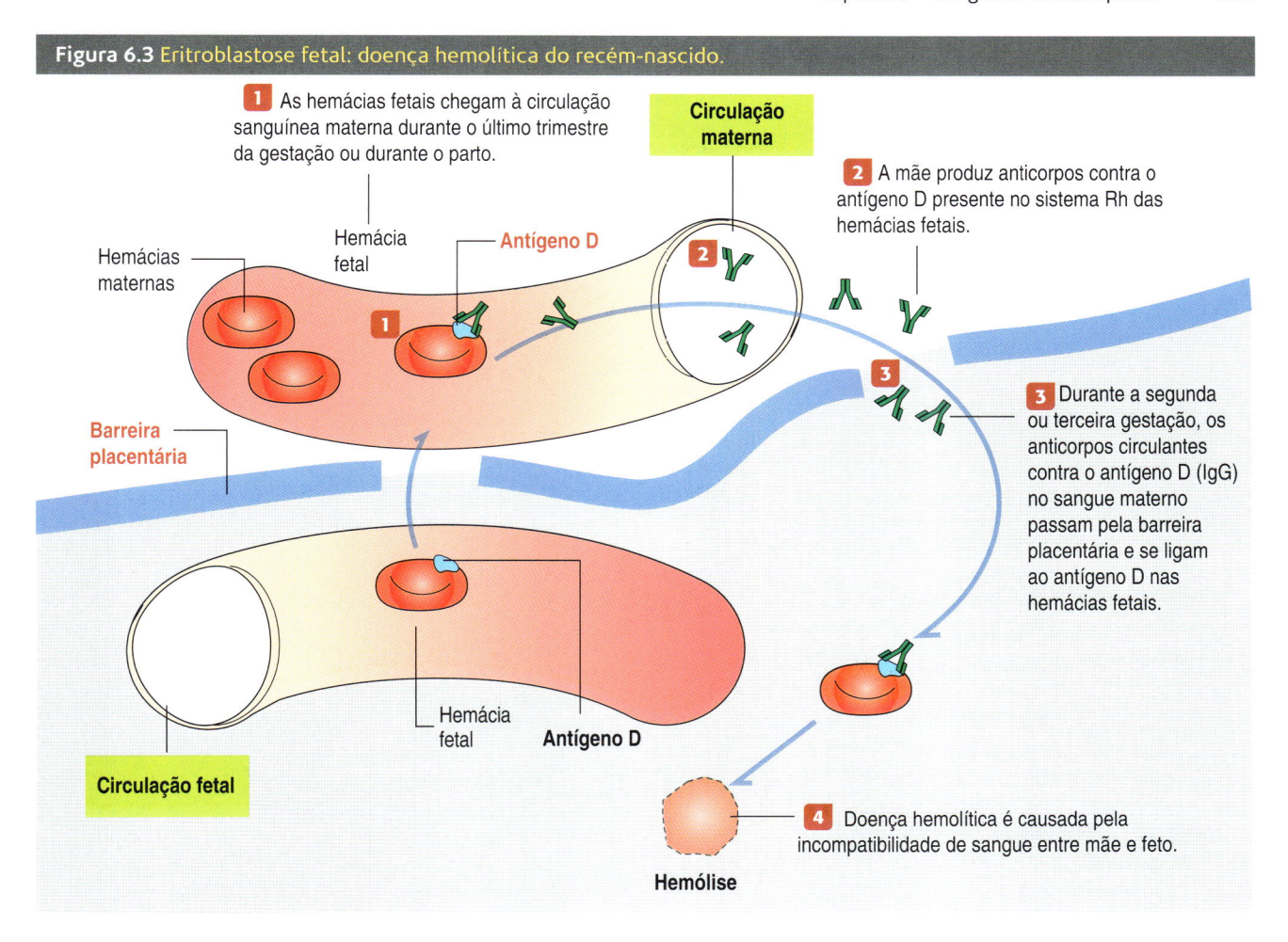

1 As hemácias fetais chegam à circulação sanguínea materna durante o último trimestre da gestação ou durante o parto.

Circulação materna

2 A mãe produz anticorpos contra o antígeno D presente no sistema Rh das hemácias fetais.

Hemácias maternas

Hemácia fetal

Antígeno D

3 Durante a segunda ou terceira gestação, os anticorpos circulantes contra o antígeno D (IgG) no sangue materno passam pela barreira placentária e se ligam ao antígeno D nas hemácias fetais.

Barreira placentária

Hemácia fetal

Antígeno D

Circulação fetal

4 Doença hemolítica é causada pela incompatibilidade de sangue entre mãe e feto.

Hemólise

durante o parto. Dentro do sistema Rh, o **antígeno D** é a principal causa de incompatibilidade de Rh. A exposição inicial ao antígeno Rh na primeira gravidez não causa eritroblastose fetal, pois a **imunoglobulina M (IgM)** é produzida. As IgMs não conseguem atravessar a placenta devido ao seu tamanho.

A exposição subsequente ao antígeno D durante a segunda ou a terceira gravidez leva a uma resposta intensa de **imunoglobulina G (IgG)** (as IgGs podem atravessar a placenta). As mães Rh-negativas recebem imunoglobulina anti-D logo após o nascimento de um bebê Rh positivo. Os anticorpos anti-D mascaram os sítios antigênicos nas hemácias fetais que podem ter vazado para a circulação materna durante o parto.

Isso impede a sensibilização de longa duração para os antígenos Rh.

Leucócitos

Os leucócitos (**6 a 10 × 10³ por mm³**; Boxe 6.B) são categorizados como **granulócitos** ou **agranulócitos**. Os granulócitos apresentam **grânulos citoplasmáticos primários e secundários ou específicos** (Boxe 6.C). Os agranulócitos **apresentam apenas grânulos primários**.

Granulócitos

Os granulócitos são células fagocíticas que possuem um **núcleo multilobular** e medem entre **12 e 15 µm** de diâmetro. Sua vida útil média varia de acordo com o tipo de célula. Três tipos de granulócitos podem ser distinguidos por seus grânulos citoplasmáticos:

Neutrófilos

Os neutrófilos apresentam um núcleo multilobulado. Seu citoplasma contém grânulos secundários (específicos) e primários (ver Boxe 6.C). Em esfregaços corados, os neutrófilos aparecem no tom rosa muito pálido. Os neutrófilos, que constituem **50 a 70% dos leucócitos circulantes**, têm **seis a sete horas de vida**, podendo durar até 4 dias no tecido conjuntivo.

Após deixarem a circulação através das vênulas pós-capilares, os neutrófilos agem para eliminar as

Boxe 6.A A hemólise na eritroblastose fetal.

• O processo hemolítico na eritroblastose fetal causa anemia hemolítica e icterícia

• A anemia hemolítica causa lesão por hipoxia no coração e no fígado, levando a edema generalizado (*hidropisia fetal*; do grego *hydrops*, edema)

• A icterícia causa dano ao sistema nervoso central (do alemão *kernicterus*, icterícia de núcleos cerebrais)

• A hiperbilirrubinemia é significativa e a bilirrubina não conjugada é absorvida pelo tecido cerebral.

Figura 6.4 Neutrófilos.

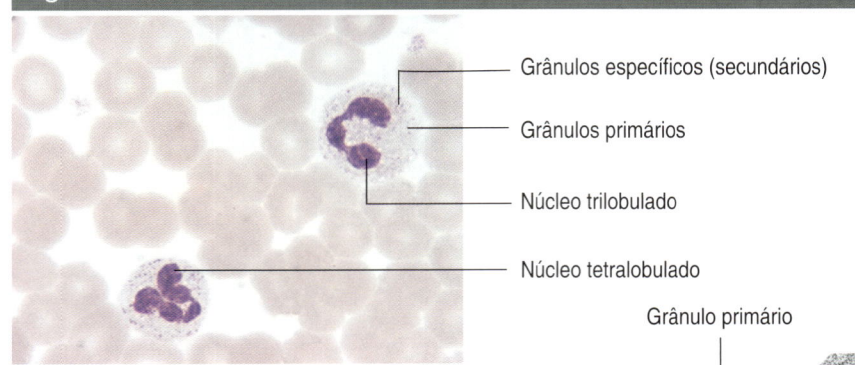

Grânulos específicos (secundários)

Grânulos primários

Núcleo trilobulado

Núcleo tetralobulado

Grânulo primário

Os neutrófilos representam 50 a 70% do número total de leucócitos (são os leucócitos mais abundantes em um esfregaço de sangue normal). Medem 12 a 15 μm de diâmetro e seu citoplasma tem cor rosa bem pálida (parecida com a cor das hemácias). Os neutrófilos contêm **grânulos primários** que mal podem ser vistos e **grânulos específicos** (**secundários**) ainda menores. O núcleo (de cor azul-escura) é geralmente segmentado em três a cinco lóbulos endentados.

Conteúdo granular do neutrófilo

Os neutrófilos, assim chamados por causa da aparência de seus grânulos citoplasmáticos após a **coloração de Wright-Giemsa**, migram para os sítios de infecção, onde reconhecem e fagocitam bactérias. A migração e a ingestão requerem substâncias presentes nos grânulos citoplasmáticos.

Os **grânulos primários** (ou **azurófilos**) contêm **elastase**, **defensinas** e **mieloperoxidase**.

Os **grânulos secundários** (ou **específicos**) contêm **lisozima**, **lactoferrina**, **gelatinase** e outras **proteases**.

As propriedades dos grânulos secundários de serem fracamente corados são responsáveis pela aparência clara do citoplasma.

Grânulos específicos (secundários)

Região de Golgi

Lóbulos nucleares

bactérias opsonizadas ou limitar a extensão de uma reação inflamatória no tecido conjuntivo. O mecanismo de opsonização das bactérias e o papel relevante dos neutrófilos na inflamação aguda são discutidos no Capítulo 10, *Sistema Imunológico e Linfático*.

Elastase, defensinas e **mieloperoxidase** são enzimas contidas nos grânulos primários. **Lactoferrina**, **gelatinase**, **lisozima** e outras **proteases** são encontradas em grânulos secundários. Os neutrófilos têm receptores específicos para o **C5a** produzido pela via

do sistema complemento (ver Capítulo 10, *Sistema Imunológico e Linfático*). A **L-selectina** e as **integrinas** nos neutrófilos interagem com as **moléculas de adesão intercelular 1** e **2** (**ICAM-1** e **ICAM-2**) nas células endoteliais. Esses ligantes são associados à função antibacteriana e anti-inflamatória dos neutrófilos no espaço extravascular (Figura 6.4).

Eosinófilos

Os eosinófilos apresentam um núcleo bilobular característico. Seu citoplasma é preenchido por grânulos grandes e refrativos que se coram em vermelho nos esfregaços sanguíneos e nos cortes de tecido.

Os vários componentes dos grânulos eosinófilos e de outras moléculas secretórias estão listados na Figura 6.5. A **degranulação de eosinófilos** ocorre quando as citocinas interferona γ e quimiocina ligante 11 (CCL11) interagem com receptores na superfície dessas células. A citocina **interleucina 5 (IL-5)** é um regulador importante para a função dos eosinófilos.

Os eosinófilos representam **1** a **5%** dos leucócitos circulantes e têm meia-vida de cerca de 18 horas.

Boxe 6.B Células sanguíneas/μℓ ou mm³.

Eritrócitos	$4 \text{ a } 6 \times 10^6$	
Leucócitos	6.000 a 10.000	
Neutrófilos	5.000	(60 a 70%)
Eosinófilos	150	(2 a 4%)
Basófilos	30	(0,5%)
Linfócitos	2.400	(28%)
Monócitos	350	(5%)
Plaquetas	300.000	
Hematócrito	42 a 47%	

Figura 6.5 Eosinófilos.

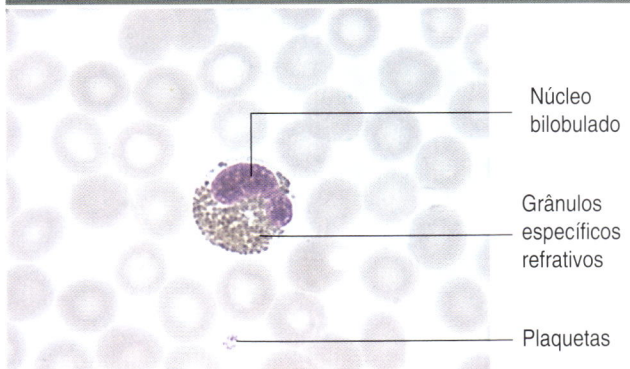

Núcleo bilobulado

Grânulos específicos refrativos

Plaquetas

Os eosinófilos representam 1 a 5% dos leucócitos circulantes. O número de eosinófilos no sangue e em alguns tecidos aumenta em resposta a **helmintíases** e em **doenças alérgicas**. Medem 12 a 15 µm em diâmetro.

Seu citoplasma contém grandes grânulos específicos refrativos de cor vermelha viva e são claramente discerníveis. Os grânulos contêm **proteínas catiônicas**.

O núcleo do eosinófilo geralmente é bilobulado.

Galectina (cristal de Charcot-Leyden) (com atividade de ligação a carboidratos) no grânulo eosinófilo (armazenada junto com PE, MBP1, ECP e EDN). O **núcleo cristalino é uma característica específica dos eosinófilos**.

Corpo lipídico

Núcleo bilobulado

Proteínas catiônicas em eosinófilos humanos

Proteína básica principal 1 (MBP1)

(1) É o componente predominante do centro cristalino do grânulo eosinófilo.

(2) Liga-se à membrana dos parasitos e a rompe (a ligação é mediada por seu receptor Fc).

(3) Provoca a liberação de histamina pelos basófilos por um mecanismo dependente de Ca^{2+}.

Proteína catiônica eosinofílica (ECP)

(1) Neutraliza a heparina.

(2) Junto com MBP1, causa a fragmentação de parasitos.

Neurotoxina derivada de eosinófilo (EDN)

Proteína secretada com atividade antiviral e de ribonuclease.

Peroxidase eosinofílica (PE)

Liga-se a microrganismos e facilita sua morte por macrófagos.

Outros produtos de eosinófilos

Citocinas (interleucinas [IL]-2 a IL-6 e outras), **enzimas** (fosfatase ácida, colagenase, histaminase, catalase e outras) e **fatores de crescimento** (fator de crescimento endotelial vascular [VEGF], fator de crescimento neural [NGF], fator de células-tronco [SCF] e outros).

Corpos lipídicos (leucotrienos, prostaglandinas).

Boxe 6.C Grânulos primários e específicos.

- Os grânulos primários e específicos (secundários) contêm enzimas. Grânulos terciários também foram descritos; produzem proteínas (catepsina e gelatinase) que permitem a adesão de neutrófilos a outras células e auxiliam o processo de fagocitose

- A peroxidase é uma enzima marcadora dos grânulos primários. A presença de fosfatase alcalina e a ausência de peroxidase caracterizam os grânulos secundários

- Por que os grânulos primários são azurófilos com o método de coloração sanguínea de Wright? Porque os grânulos primários contêm glicoproteínas sulfatadas que, presumivelmente, são responsáveis pela coloração azul-escuro (*azure*).

Os eosinófilos deixam a circulação, recrutados no tecido conjuntivo pela IL-5.

Essas células são a primeira linha de defesa contra **parasitos** e podem participar do desencadeamento da **asma brônquica** (ver Capítulo 13, *Sistema Respiratório*). A **esofagite eosinofílica**, associada à eosinofilia, é clinicamente definida por disfagia e dor abdominal. Essa doença é desencadeada por alergênios de fungos e insetos (Boxe 6.D).

Basófilos

Os basófilos contêm grandes grânulos citoplasmáticos **metacromáticos** que, em geral, obscurecem seu núcleo bilobular.

Figura 6.6 Basófilos.

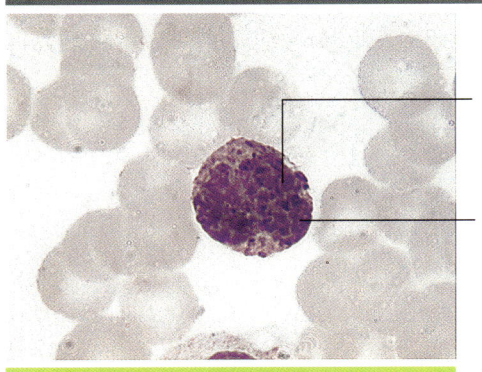

Núcleo bilobulado (obscurecido pelos grânulos)

Grânulos específicos (secundários)

Os basófilos representam menos de 1% dos leucócitos totais e, assim, podem ser difíceis de encontrar.

Seus grânulos específicos são grandes e se coram em azul-escuro ou roxo. Basófilos também contêm alguns grânulos primários.

O núcleo, geralmente bilobulado, tende a ser obscurecido por grânulos específicos.

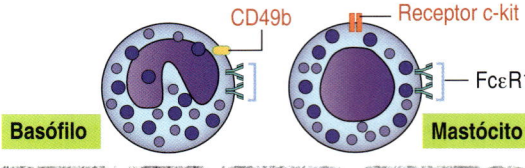

CD49b

Receptor c-kit

FcεR1

Basófilo

Mastócito

Núcleo bilobulado

Conteúdo granular de um basófilo

Os basófilos contêm grandes grânulos citoplasmáticos com **proteínas ácidas sulfatadas** ou **carboxiladas**, como a heparina. Coram-se em azul-escuro com a **coloração de Wright-Giemsa**.

Os **basófilos**, assim como os **mastócitos** no tecido conjuntivo, expressam em sua superfície **receptores de IgE** (FcεR1), mas diferem em sua expressão de receptor c-kit e CD49b. Ambos liberam histamina para mediar as reações alérgicas quando ativados pela ligação ao antígeno.

O aumento no número de basófilos (acima de 150 basófilos/μℓ) é chamado **basofilia** e é observado em reações de hipersensibilidade aguda, infecções virais e doenças inflamatórias crônicas, como artrite reumatoide e colite ulcerativa.

Grânulos citoplasmáticos

Os basófilos representam apenas **1%** dos leucócitos circulantes, completando sua maturação na medula óssea. Por outro lado, os mastócitos entram no tecido conjuntivo ou nas mucosas como células imaturas sem grânulos citoplasmáticos. Além disso, os basófilos e os mastócitos se diferenciam na presença do receptor c-kit e CD49b, embora compartilhem FcεR1. Basófilos são c-kit⁻ FcεR1⁺ CD49b⁺, enquanto os mastócitos são c-kit⁺ FcεR1⁺ CD49b⁻.

Os basófilos têm vida útil curta (cerca de 60 horas), enquanto os mastócitos sobrevivem por semanas ou meses. A relação entre as linhagens de basófilos e mastócitos será discutida em mais detalhes na seção "Hemocitopoese" deste capítulo.

Os basófilos atuam na **asma brônquica** e na **imunidade de tipo 2** em resposta a alergênios (**reação alérgica cutânea**) e vermes parasitos (**helmintos**) (Figura 6.6).

Agranulócitos

Os agranulócitos incluem os **linfócitos** e os **monócitos.** Os agranulócitos possuem um núcleo redondo ou endentado. Contêm apenas **grânulos primários**, do tipo lisossômico.

Linfócitos

Os **linfócitos** são células grandes (**3%** dos linfócitos; 7 a **12** μm) ou pequenas (**97%** dos linfócitos; **6** a **8** μm).

Em ambos os casos, o núcleo é redondo e pode ser ligeiramente endentado (apresentar uma reentrância). O citoplasma é basófilo e, de modo geral, aparece como uma borda fina em torno do núcleo. Alguns grânulos primários podem estar presentes. Os linfócitos podem viver por alguns dias ou vários anos.

Boxe 6.D Esofagite eosinofílica.

- Os eosinófilos são geralmente encontrados no trato gastrintestinal, predominantemente no ceco, mas raramente no esôfago. No entanto, a disfunção esofágica, incluindo disfagia e dor abdominal, é correlacionada ao aumento de eosinófilos na mucosa esofágica

- A eosinofilia desregulada parece depender da produção excessiva de IL-5 e IL-13 pelos linfócitos T$_H$2 e da presença de uma molécula quimiotática para eosinófilos, o ligante de quimiocina 26 (CCL26) na área inflamatória do esôfago

- **Alergênios de fungos** e **insetos** parecem desencadear a esofagite eosinofílica. O tratamento consiste no controle do processo inflamatório associado com corticosteroides e no bloqueio de IL-5 com o anticorpo monoclonal específico mepolizumabe.

Figura 6.7 Linfócitos.

Linfócito **pequeno**

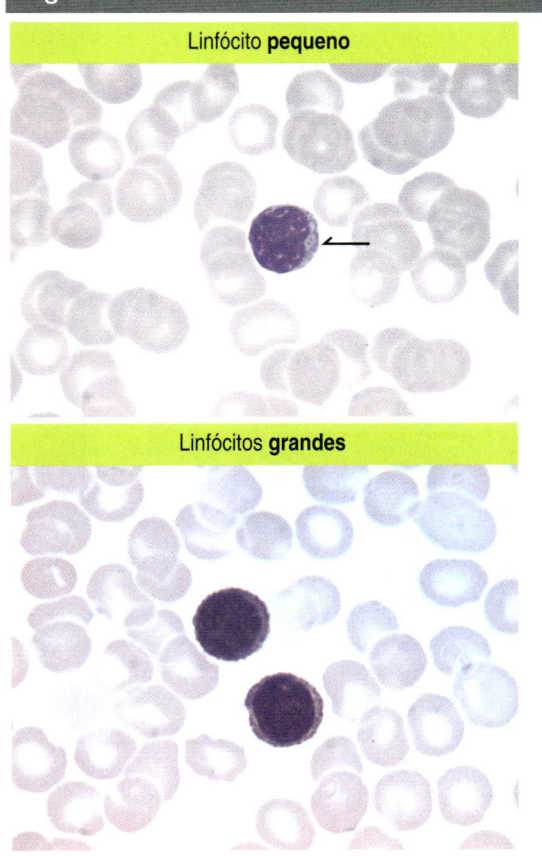

Os linfócitos são relativamente abundantes, sendo responsáveis por 20 a 40% dos leucócitos totais. No sangue circulante, os linfócitos podem ter aproximadamente 7 a12 µm de diâmetro. No entanto, o linfócito típico em um esfregaço de sangue é pequeno, quase do tamanho de uma hemácia.

O núcleo de um **linfócito pequeno** se cora de maneira densa, com formato redondo ou ligeiramente endentado (como indica a *seta*). O núcleo ocupa a maior parte da célula, reduzindo o citoplasma a uma fina borda basofílica.

Os **linfócitos grandes** têm núcleo redondo, ligeiramente endentado, cercado por citoplasma pálido. Ocasionalmente, alguns grânulos primários (lisossomos) podem ser observados.

Linfócitos **grandes**

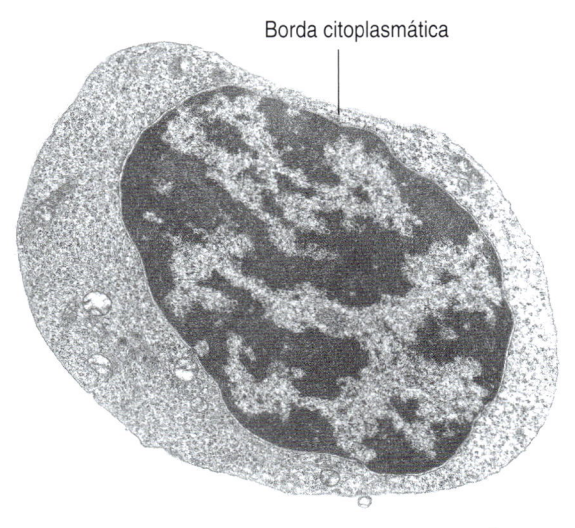

Borda citoplasmática

Os **linfócitos pequenos** representam 97% da população de linfócitos circulantes. Note que o núcleo é cercado por uma fina borda citoplasmática. Os **linfócitos grandes** representam 3% da população de linfócitos circulantes.

Os linfócitos são divididos em duas categorias: **linfócitos B**, produzidos na medula óssea, e **linfócitos T**, também produzidos na medula óssea, mas que completam sua maturação no timo.

Uma classe menos abundante é formada pelas **células *natural killer***.

Durante o desenvolvimento fetal, o **saco vitelino**, o **fígado** e o **baço** são sítios de origem dos linfócitos.

Na vida pós-natal, a **medula óssea** e o **timo** são os **órgãos linfoides primários** onde os linfócitos se desenvolvem antes de serem expostos aos antígenos.

Os **órgãos linfoides secundários** são os **linfonodos**, o **baço** e os agregados linfoides do trato gastrintestinal e do trato respiratório.

Os linfócitos estão divididos em duas categorias:

1. Os **linfócitos B** (também chamados **células B**) são produzidos e amadurecem na medula óssea. Os linfócitos B estimulados por antígeno se diferenciam em **plasmócitos** secretores de anticorpos.

2. Os **linfócitos T** (também chamados de **células T**) são produzidos na medula óssea, porém completam sua maturação no **timo**. Os linfócitos T ativados participam da **imunidade mediada por células**, também chamada **imunidade celular** (mais detalhes no Capítulo 10, *Sistema Imunológico e Linfático*) (Figura 6.7).

Monócitos

Os **monócitos** podem medir de **15 a 20 µm** em diâmetro. Seu núcleo é oval e tem a forma de feijão. Os grânulos citoplasmáticos são pequenos e não apresentam resolução para microscopia óptica.

Os monócitos circulam no sangue por **12** ou **100 horas** e, então, entram no tecido conjuntivo. Lá chegando, os monócitos se diferenciam em **macrófagos**, que estão envolvidos na fagocitose bacteriana, na apresentação de antígeno e na limpeza dos restos de células mortas. No osso, os monócitos se diferenciam em **osteoclastos** sob o controle dos osteoblastos (ver Capítulo 4, *Tecido Conjuntivo*) (Figura 6.8).

RECRUTAMENTO DE LEUCÓCITOS E INFLAMAÇÃO

Estudamos no Capítulo 1, *Epitélio*, os princípios moleculares do *homing* (ou endereçamento/recrutamento de leucócitos). Agora, expandimos o conceito de recrutamento de leucócitos estudando o mecanismo de migração de neutrófilos fagocitários para o sítio de infecção e inflamação (Boxe 6.E; Figura 6.9).

O rápido movimento de leucócitos circulantes através das paredes de vênulas pós-capilares, da corrente sanguínea para o tecido conjuntivo, em resposta a lesões e infecções é essencial para as ações do sistema imunológico. O recrutamento de neutrófilos ocorre em locais permissivos, marcados por fatores quimiotáticos liberados por endotoxinas patogênicas e guiados por quimiocinas do hospedeiro ligadas à superfície celular endotelial.

A **primeira etapa** é a interação de ligantes de carboidratos na superfície do neutrófilo às selectinas endoteliais (E-selectina). A interação determina a rolagem e a adesão do neutrófilo à superfície de uma célula endotelial.

A **segunda etapa**, o rastejamento e a migração transendotelial, exige uma interação mais forte dos neutrófilos com o endotélio. Essa interação é mediada pelas integrinas de ativação dos neutrófilos. As **integrinas LFA-1** (também conhecida como integrina αLβ2 ou antígeno associado à função linfocitária 1) e **MAC1** (também conhecida como integrina αMβ2 ou antígeno de macrófago 1) interagem com **ICAM-1** na superfície celular endotelial. Observe que a subunidade β2 da integrina é comum a LFA-1 e MAC1. A ICAM-1 é induzida pelas citocinas inflamatórias **ligante do fator de necrose tumoral** e pela **interleucina 1β (IL-1β)**, produzidas por macrófagos ativados presentes no sítio inflamatório.

O preparo de neutrófilos para passagem entre células endoteliais adjacentes (migração paracelular) ou através de células endoteliais (migração transcelular) requer a molécula quimiotática **interleucina 8**. A IL-8 é produzida por células inflamatórias (p. ex., neutrófilos).

A **migração transendotelial**, ou **diapedese**, é facilitada pela perda da interação das moléculas de adesão celular endotelial, como as **moléculas de adesão juncional (JAMs)**, a **caderina de células endoteliais vasculares (VE-caderina)** e a **CD99**. A regulação positiva da **integrina α6β1** por **CD99**, produzido pelas células endoteliais, facilita a penetração da membrana basal vascular e da camada de células musculares lisas. Após romper a membrana basal e a camada de células

---

Figura 6.8 Monócitos.

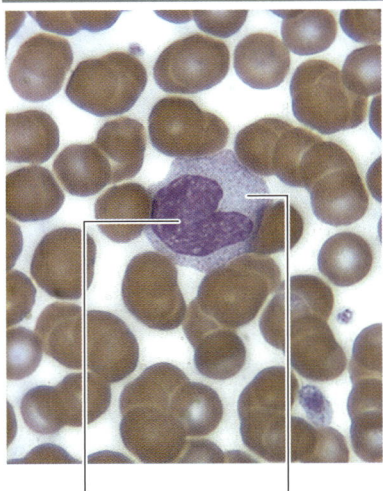

Os monócitos (2 a 8% dos leucócitos totais) são os maiores leucócitos, com tamanho entre 15 e 20 μm.

O núcleo de localização excêntrica geralmente tem formato de rim e contém finas fitas de cromatina.

O citoplasma abundante se cora em azul ou cinza-claro e é preenchido por pequenos lisossomos que conferem uma aparência levemente granular.

Os monócitos trafegam brevemente pela corrente sanguínea e, então, entram no tecido periférico, onde se transformam em macrófagos e sobrevivem por mais tempo. Os macrófagos derivados de monócitos são células fagocíticas mais eficientes do que os neutrófilos.

Núcleo reniforme   Pequenos grânulos citoplasmáticos

Figura 6.9 Homing e inflamação.

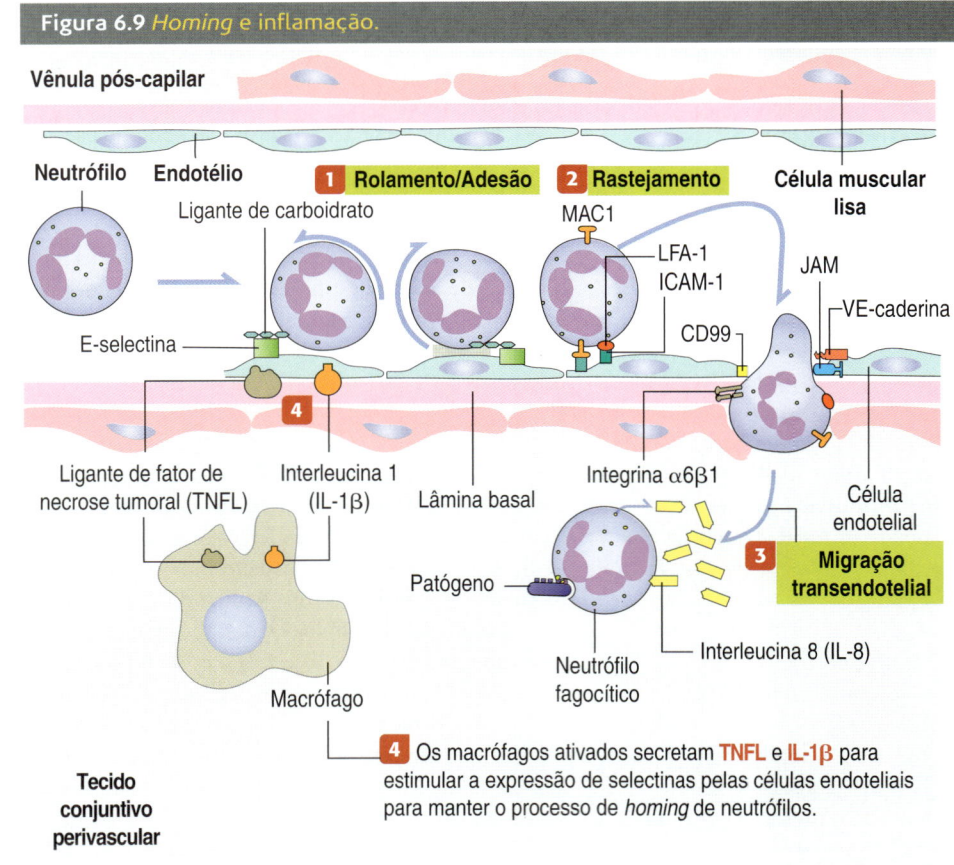

1 Rolamento e adesão
Os leucócitos (um neutrófilo, no diagrama) estabelecem uma ligação reversível entre as selectinas induzidas na superfície da célula endotelial e ligantes de carboidrato na superfície do neutrófilo. Essa ligação não é forte e a célula continua a rolar.

2 Rastejamento
Há uma forte interação do neutrófilo com a célula endotelial. Essa interação é mediada, em parte, pelas moléculas de adesão intercelular **ICAM-1** no endotélio e **LFA-1** (antígeno associado à função linfocitária 1) e **MAC1** (integrina αMβ2/antígeno de macrófago 1).

3 Migração transendotelial
Os neutrófilos migram pelo endotélio seguindo um gradiente de concentração de **IL-8** produzida por neutrófilos fagocíticos. O **CD99** contribui para a diapedese por meio da regulação positiva de integrina α6β1 ligante de laminina. Os neutrófilos infiltrantes rompem a interação das moléculas de adesão juncional (**JAM**) e caderinas endoteliais vasculares (**VE-caderina**).

Vênula pós-capilar

Neutrófilo   Endotélio   **1 Rolamento/Adesão**   **2 Rastejamento**   Célula muscular lisa

Ligante de carboidrato   MAC1   LFA-1   ICAM-1   JAM   VE-caderina   CD99

E-selectina

Ligante de fator de necrose tumoral (TNFL)   Interleucina 1 (IL-1β)   Lâmina basal   Integrina α6β1   Célula endotelial

Patógeno   **3 Migração transendotelial**

Macrófago   Neutrófilo fagocítico   Interleucina 8 (IL-8)

Tecido conjuntivo perivascular

4 Os macrófagos ativados secretam **TNFL** e **IL-1β** para estimular a expressão de selectinas pelas células endoteliais para manter o processo de *homing* de neutrófilos.

Boxe 6.E Deficiência de adesão leucocitária (LAD; do inglês, *leukocyte adhesion deficiency*).

- As interações selectina-carboidrato e integrinas (principalmente integrinas β1 e β2) são necessárias para a migração transendotelial de leucócitos através da parede de uma vênula para áreas extravasculares de inflamação

- Três deficiências de adesão leucocitária foram descritas, todas caracterizadas por problemas na cicatrização de feridas, infecções recorrentes, febre e leucocitose (aumento no número de leucócitos no sangue) acentuada

- A deficiência de adesão leucocitária do tipo I (LAD I) é causada por um defeito da subunidade β2 (também chamada CD18) presente nas integrinas LFA-1 e MAC1. Por isso, os neutrófilos não conseguem deixar os vasos sanguíneos devido a um defeito no mecanismo de recrutamento. Como você se lembra, LFA-1 e MAC1 são necessários para a ligação ao ICAM1 endotelial para que haja migração transendotelial. Nesses pacientes, os infiltrados de células inflamatórias são desprovidos de neutrófilos. Um atraso na separação do cordão umbilical ao nascimento é uma indicação clássica da LAD I

- Na deficiência de adesão leucocitária de tipo II (LAD II), não há ligantes com fucosil para selectinas devido a um defeito hereditário do metabolismo endógeno da fucose. Indivíduos com LAD II apresentam menor crescimento intrauterino ou pós-natal e graves deficiências mentais reconhecidas logo após o nascimento

- A deficiência de adesão leucocitária do tipo III (LAD III) é determinada por mutações em quindlina (associada ao domínio intracelular da subunidade β da integrina).

Figura 6.10 Interação de mastócitos e eosinófilos na asma.

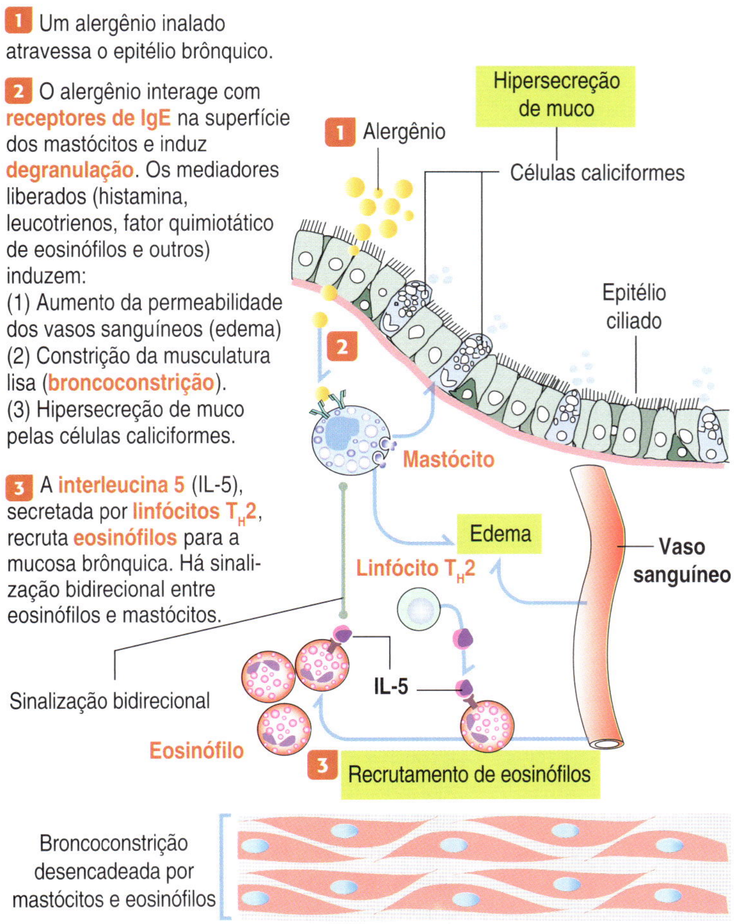

1 Um alergênio inalado atravessa o epitélio brônquico.

2 O alergênio interage com receptores de IgE na superfície dos mastócitos e induz degranulação. Os mediadores liberados (histamina, leucotrienos, fator quimiotático de eosinófilos e outros) induzem:
(1) Aumento da permeabilidade dos vasos sanguíneos (edema)
(2) Constrição da musculatura lisa (broncoconstrição).
(3) Hipersecreção de muco pelas células caliciformes.

3 A interleucina 5 (IL-5), secretada por linfócitos T$_H$2, recruta eosinófilos para a mucosa brônquica. Há sinalização bidirecional entre eosinófilos e mastócitos.

Sinalização bidirecional

Eosinófilo

Broncoconstrição desencadeada por mastócitos e eosinófilos

Alergênio

Hipersecreção de muco

Células caliciformes

Epitélio ciliado

Mastócito

Edema

Vaso sanguíneo

Linfócito T$_H$2

IL-5

Recrutamento de eosinófilos

musculares lisas, os neutrófilos se movimentam por protrusões da membrana e rearranjo do citoesqueleto de actina.

No sítio de inflamação aguda, os neutrófilos migram de maneira ameboide, intrínseca e relativamente independente do ambiente inflamatório. Um relato detalhado da contribuição dos neutrófilos para a inflamação aguda é apresentado no Capítulo 10, *Sistema Imunológico e Linfático*.

MASTÓCITOS, EOSINÓFILOS E ASMA

Já vimos que mastócitos e eosinófilos são células imigrantes do tecido conjuntivo. Esses dois tipos de células têm papel significativo na patogênese da asma.

A **asma**, uma doença em que fatores extrínsecos (alergênios) ou intrínsecos (desconhecidos) desencadeiam a obstrução reversível e a hiper-reatividade das vias respiratórias, é um bom exemplo da interação de mastócitos e eosinófilos.

Os eosinófilos são recrutados para a mucosa brônquica pela citocina **IL-5** liberada por **linfócitos T$_H$2** ativados (um subconjunto de linfócitos T auxiliares). A IL-5 se liga à subunidade α do receptor da interleucina 5 (IL-5Rα) nos eosinófilos para induzir sua degranulação.

Dois anticorpos monoclonais específicos contra IL-5, mepolizumabe e reslizumabe, bloqueiam a ligação de IL-5 a IL-5Rα. Os primeiros estudos clínicos mostram que esses anticorpos, administrados em conjunto com corticosteroides, provocam a diminuição de 50% do número de eosinófilos na mucosa brônquica e sua ausência completa no escarro. Essas observações enfatizam a importância da IL-5 na patogênese da asma eosinofílica.

Há uma sinalização bidirecional entre mastócitos e eosinófilos na mucosa brônquica.

Mastócitos e eosinófilos liberam mediadores que provocam hipersecreção de muco (levando à formação de tampões de muco), edema e broncoconstrição (que, com o passar do tempo, causa hipertrofia e hiperplasia da camada muscular bronquiolar). A broncoconstrição causa estreitamento das vias respiratórias e interferência no fluxo de ar (Figura 6.10).

Plaquetas

As plaquetas são pequenos fragmentos citoplasmáticos discoides (2 a 4 μm) derivados do **megacariócito** sob o controle da **trombopoetina**, uma glicoproteína de 35 a 70 kDa produzida nos rins e no fígado (Figura 6.11).[1]

Os megacariócitos desenvolvem projeções citoplasmáticas que se tornam **pró-plaquetas** que, por sua vez, fragmentam-se em plaquetas. Esse processo de diferenciação dura de 7 a 10 dias. **As plaquetas se ligam à trombopoetina e a degradam, um mecanismo que regula sua produção.**

---

[1]N.R.T.: Plaquetas como descrito (fragmentos celulares anucleados) são exclusivas de mamíferos. Em outras espécies suas funções são realizadas por uma célula nucleada (p. ex., trombócito, em outros vertebrados).

Figura 6.11 Plaquetas.

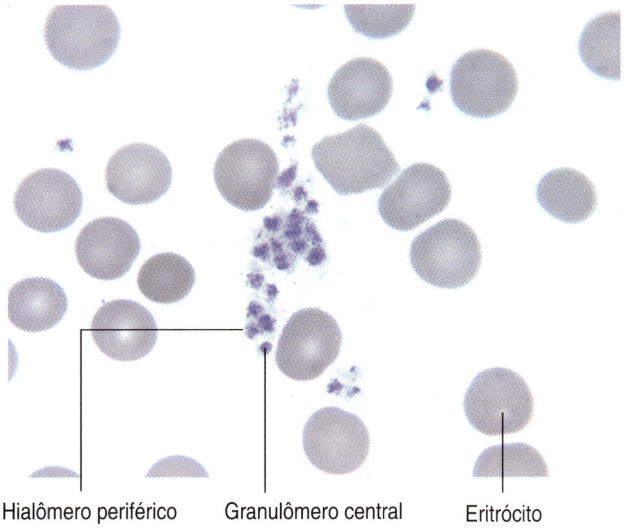

Hialômero periférico   Granulômero central   Eritrócito

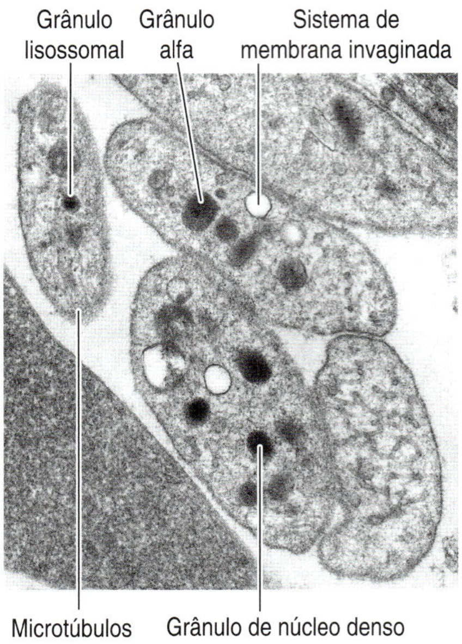

Grânulo lisossomal   Grânulo alfa   Sistema de membrana invaginada

Microtúbulos   Grânulo de núcleo denso

A plaqueta é um fragmento citoplasmático discoide com uma borda cortical de microtúbulos e microfilamentos. A membrana plasmática se invagina para se conectar a uma rede de canais, o sistema de membrana invaginada (sistema canalicular aberto).

Há **três tipos distintos de grânulos** no citoplasma de uma plaqueta: os grânulos alfa (α), os grânulos de núcleos densos (δ) e os grânulos lisossomais (λ).

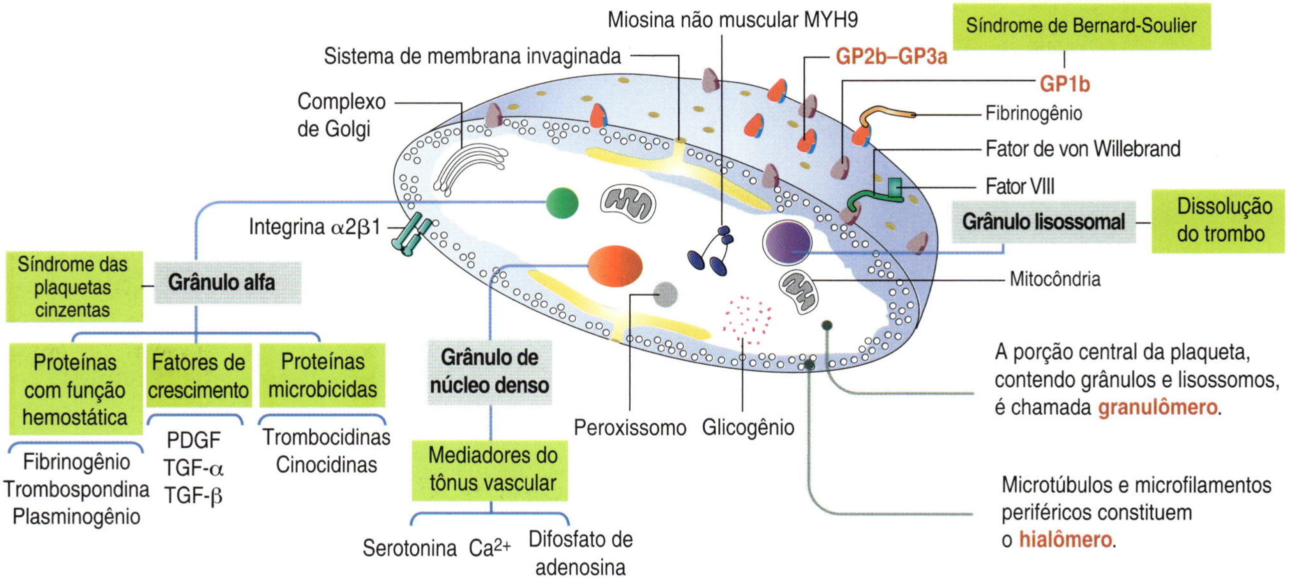

Miosina não muscular MYH9
Sistema de membrana invaginada
Complexo de Golgi
GP2b–GP3a
Síndrome de Bernard-Soulier
GP1b
Fibrinogênio
Fator de von Willebrand
Fator VIII
Grânulo lisossomal
Dissolução do trombo
Integrina $\alpha 2\beta 1$
Mitocôndria
Síndrome das plaquetas cinzentas
Grânulo alfa
Proteínas com função hemostática
Fatores de crescimento
Proteínas microbicidas
Grânulo de núcleo denso
Fibrinogênio
Trombospondina
Plasminogênio
PDGF
TGF-α
TGF-β
Trombocidinas
Cinocidinas
Mediadores do tônus vascular
Peroxissomo   Glicogênio
Serotonina Ca^{2+} Difosfato de adenosina

A porção central da plaqueta, contendo grânulos e lisossomos, é chamada **granulômero**.

Microtúbulos e microfilamentos periféricos constituem o **hialômero**.

A membrana plasmática é coberta por **glicoproteínas 1b (GP1b)** e **GP2b-GP3a**, envolvidas na adesão das plaquetas ao **fator de von Willebrand**. A adesão das plaquetas ao endotélio vascular, por sua vez, é mediada pelo fator de von Willebrand, que também transporta o fator de coagulação **fator VIII**, enquanto o **fibrinogênio** se liga a GP2b-GP3a.

A membrana plasmática de uma plaqueta invagina para formar um sistema de **canais citoplasmáticos**, denominado sistema de membrana invaginada (**sistema canalicular aberto**),[2] uma organização que permite a absorção de fatores de coagulação e funciona como canais para a liberação de produtos de secreção armazenados

nos grânulos de plaquetas ativados por trombina. A **integrina $\alpha 2\beta 1$** está presente na membrana plasmática.

A região central da plaqueta, o **granulômero**, contém mitocôndrias, retículo endoplasmático granuloso, complexo de Golgi e três tipos distintos de grânulos:

1. **Grânulos alfa** (α), que armazenam as proteínas envolvidas em hemostasia, inclusive **adesão de plaquetas** (fibrinogênio, trombospondina, vitronectina, laminina e fator de von Willebrand), **coagulação sanguínea** (plasminogênio e inibidor de plasmina α_2), **fatores de crescimento para o reparo das células endoteliais** (fator de crescimento derivado de plaquetas [PDGF], fator de crescimento transformante α [TGF-α] e TGF-β) e **proteínas microbicidas** (trombocidinas e cinocidinas).

2. **Grânulos de núcleos densos** (δ), que contêm mediadores de tônus vascular (serotonina, além de

[2]N.R.T.: Há outro sistema de canais na plaqueta, chamado **sistema tubular denso**; acredita-se que seja originado do RE do megacariócito.

difosfato de adenosina [ADP], trifosfato de adenosina [ATP] e Ca^{2+}).

3. **Grânulos lisossomais** (λ), contendo enzimas hidrolíticas que participam da dissolução de trombos.

A periferia das plaquetas, o **hialômero**, contém microtúbulos e microfilamentos que regulam a mudança de formato da plaqueta, a motilidade para os sítios de lesão e infecção e a liberação do conteúdo dos grânulos.

Note que os grânulos alfa apresentam proteínas microbicidas. As plaquetas podem interagir com patógenos microbianos e desempenhar papel significativo na defesa do hospedeiro contra a infecção mediada por **trombocidinas**, liberadas das plaquetas pela estimulação da trombina, e pelas **cinocidinas** semelhantes à quimiocinas, conhecidas por recrutarem os leucócitos para os locais de infecção.

Como se pode observar, as plaquetas vinculam a hemostasia à inflamação e à imunidade ao detectar a lesão tecidual ou infecção, liberando antimicrobianos e proteínas para a cicatrização de feridas. Note que os principais ativadores das plaquetas são sinais liberados do sítio de lesão ou infecção.

As funções de defesa das plaquetas no hospedeiro enfatizam o valor da transfusão de plaquetas no confronto da infecção e da sepse.

DISTÚRBIOS DE COAGULAÇÃO

Cerca de **300.000** plaquetas por microlitro de sangue circulam por **8** a **10** dias. As plaquetas promovem a coagulação do sangue e evitam a perda de sangue a partir dos vasos lesionados (Figura 6.12).

A **púrpura** (do latim *purpura*, roxo) designa uma mancha ou ponto colorido na pele causado por hemorragia.

Manchas com menos de 3 mm de diâmetro são chamadas **petéquias**.

Manchas com mais de 1 cm de diâmetro são chamadas **equimoses**.

Petéquias e equimoses generalizadas e simétricas são características da **síndrome de Henoch-Schönlein**, uma reação purpúrica alérgica causada por hipersensibilidade a fármacos.

A redução do número de plaquetas no sangue (**trombocitopenia**) leva ao aumento da suscetibilidade de a sangramento e morbidade, com maior mortalidade em virtude de infecções bacterianas ou fúngicas.

A trombocitopenia é definida pela diminuição do número de plaquetas para menos de $150.000/\mu\ell$ de sangue. Com uma contagem de plaquetas de $20.000/\mu\ell$, ocorre **sangramento espontâneo**.

A **trombocitose** é definida como o aumento do número de plaquetas circulantes no sangue.

A trombocitopenia pode ser causada por:

1. **Diminuição na produção de plaquetas**.
2. **Aumento na destruição de plaquetas**, determinada por **anticorpos** contra antígenos de plaquetas ou de megacariócitos (**púrpura trombocitopênica autoimune, PTA**), **fármacos** (p. ex., penicilina, sulfonamidas e digoxina) e **quimioterapia oncológica.**

3. Agregação de plaquetas nos vasos da microcirculação (**púrpura trombocitopênica trombótica, PTT**), provavelmente resultado de alterações patológicas nas células endoteliais produtoras de substâncias pró-coagulantes.

A deficiência do complexo **GP1b-fator IX**, ou do **fator de von Willebrand**, uma proteína associada ao fator VIII, causa dois distúrbios de hemorragia congênita, a **síndrome de Bernard-Soulier** e a **doença de von Willebrand**, respectivamente (ver Figuras 6.11, 6.12 e Conhecimento básico 6.A; Boxe 6.F).

Essas duas doenças se caracterizam pela incapacidade de plaquetas gigantes aderirem às superfícies subendoteliais vasculares.

O **complexo GP1b-fator IX-fator de von Willebrand é relevante para a agregação e a adesão de plaquetas normais quando expostas a tecidos subendoteliais lesionados.**

A **síndrome das plaquetas cinzentas**, uma doença autossômica recessiva caraterizada por **macrotrombocitopenia** (trombocitopenia com plaquetas de volume aumentado), deve-se a uma redução ou ausência na quantidade de grânulos alfa.

Os grânulos alfa armazenam **PDGF**, que permite a adesividade plaquetária e a cicatrização de feridas quando secretados durante uma lesão. As plaquetas têm aparência cinzenta.

Os **distúrbios relacionados à MYH9 (cadeia pesada de miosina 9 –** *myosin heavy chain 9*) também são associados à macrotrombocitopenia. O gene *MYH9* codifica a cadeia pesada IIA da miosina não muscular, uma isoforma expressa em plaquetas e neutrófilos.

Defeitos em *MYH9* determinam o início prematuro da formação de pró-plaquetas na medula óssea, produzindo-as em número e tamanho menor. Este capítulo discute posteriormente o mecanismo de desenvolvimento de megacariócitos e a formação de plaquetas.

HEMOSTASIA E COAGULAÇÃO SANGUÍNEA

A coagulação sanguínea, ou cascata de coagulação, depende da ativação sequencial de proenzimas em enzimas e da participação das células endoteliais e plaquetas para alcançar a **hemostasia** ou a interrupção da hemorragia. A hemostasia se deve à formação de fibrina para reforçar o tampão de plaquetas (ver Conhecimento básico 6.A).

A cascata de coagulação sanguínea apresenta as seguintes características:

1. Depende da presença dos precursores de proteases inativos (p. ex., fator XII), que são convertidos em enzimas ativas (p. ex., fator XIIa) por meio de proteólise.

Figura 6.12 Coagulação do sangue ou hemostasia.

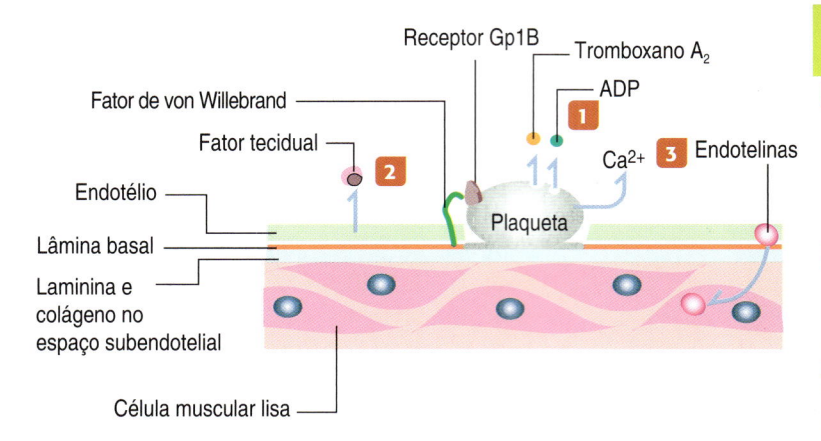

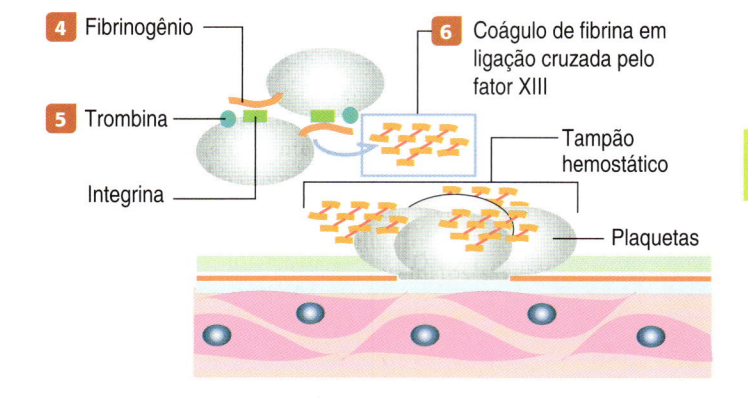

Em condições normais, o endotélio vascular intacto não desencadeia a agregação plaquetária porque a laminina e o colágeno não estão expostos.

As células endoteliais secretam prostaciclina, um potente inibidor da agregação plaquetária e da secreção de ADP.

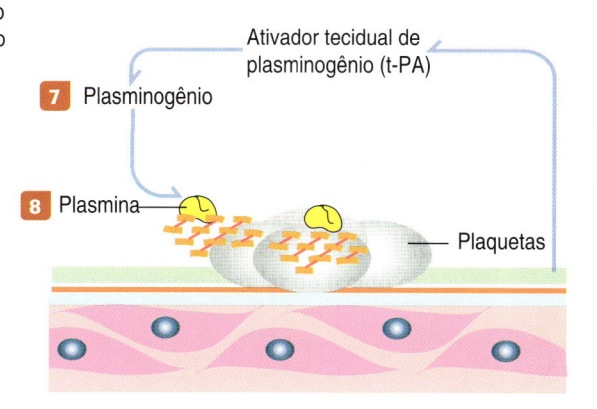

Fase I: Adesão das plaquetas ao subendotélio de um vaso sanguíneo lesionado

1 As **plaquetas ativadas** liberam: difosfato de adenosina (**ADP**), para atrair outras plaquetas para o sítio de lesão, **tromboxano A$_2$**, para causar vaso-constrição e agregação plaquetária, e **Ca^{2+}**, para participar na coagulação.

2 As **células endoteliais** liberam **fator tecidual**, que se liga a fator VIIa para converter fator X em fator Xa e iniciar a via comum da coagulação sanguínea. O fator de von Willebrand se liga ao **receptor plaquetário de glicoproteína 1B (Gp1B)** para facilitar a adesão de plaquetas ao colágeno e à laminina no espaço subendotelial.

3 As **endotelinas**, hormônios peptídicos secretados por células endoteliais, estimulam a contração da musculatura lisa e a proliferação de células endote-liais e fibroblastos para acelerar o processo de reparo.

Fase II: Agregação de plaquetas para formar um tampão hemostático

4 O **fibrinogênio** no plasma se liga a receptores ativados de integrina e as plaquetas são ligadas entre si.

5 A **trombina**, ligada ao seu receptor na superfície da plaqueta, atua sobre o **fibrinogênio** e cliva fibrinopeptídios, formando um monômero de fibrina.

6 Os **monômeros de fibrina** se agregam e formam um coágulo flexível de fibrina. O **fator XIII** faz ligações cruzadas entre os monômeros de fibrina. As plaquetas e a fibrina formam um tampão hemostático.

Fase III: A atividade pró-coagulativa da plaqueta termina com a remoção do coágulo de fibrina

7 O **plasminogênio** (uma proteína plasmática) é convertida em **plasmina** (uma protease) pelo **ativador tecidual de plasminogênio** (produzido pelas células endoteliais e tecido conjuntivo subendotelial lesionados).

8 A **plasmina** dissolve o coágulo de fibrina.

2. É composta de vias extrínsecas e intrínsecas.

3. As vias extrínsecas e intrínsecas convergem para vias comuns.

A **via extrínseca** é desencadeada por danos externos ao vaso sanguíneo e acionada pela liberação do fator tecidual.

A **via intrínseca** é estimulada pelo dano de componentes do sangue e da parede do vaso sanguíneo, sendo induzida pelo contato do fator XII com o colágeno subendotelial. Esse contato é decorrente da lesão da parede de um vaso sanguíneo.

As vias extrínsecas e intrínsecas convergem para a etapa crucial em que o **fibrinogênio é convertido em fibrina**, formando a malha que permite a adesão

de plaquetas. A convergência tem início com a ativação do fator X em fator Xa, juntamente com o fator Va ativado, levando à clivagem de **protrombina** em **trombina**. O tampão homeostático inicial consiste em um arcabouço de plaquetas para a conversão da protrombina em trombina, que converte o fibrinogênio em fibrina.

O **fibrinogênio**, produzido por hepatócitos, consiste em três cadeias polipeptídicas com numerosos aminoácidos de carga negativa na porção aminoterminal. Essas características permitem que o fibrinogênio se mantenha solúvel no plasma.

Após a clivagem, a molécula de **fibrina** recém-formada se agrega, formando uma rede. O Capítulo 10,

Conhecimento básico 6.A Vias da coagulação sanguínea.

Via intrínseca

Tem início dentro do vaso sanguíneo

⬇

Cininogênio e calicreína
no sítio da lesão

FATOR XII
(fator de Hageman)

FATOR XIIa

FATOR XI

FATOR XIa

FATOR IX

FATOR IXa

A ausência do **fator VIII** na hemofilia bloqueia a progressão da via intrínseca e a ativação da via comum final.

FATOR VIII → **FATOR VIIIa**
Também chamado fator anti-hemofílico. Circula no sangue fortemente ligado ao fator de von Willebrand.

FATOR X
(a protease final da via intrínseca)

Na cascata de coagulação sanguínea, a forma ativada de um fator de coagulação influencia a ativação do próximo fator. Essa sequência começa em cerca de 15 s. Por esse mecanismo de amplificação, pequenas quantidades dos primeiros fatores podem ativar a cascata enzimática de coagulação.

Duas vias desencadeiam a cascata:
(1) A **via intrínseca** requer dano local à superfície endotelial de um vaso sanguíneo.
(2) A **via extrínseca** é ativada por traumatismo físico, como a punção da parede de um vaso sanguíneo. A via intrínseca e a via extrínseca interagem uma com a outra e convergem a uma **via comum** para formação do coágulo de fibrina.

Via extrínseca

Lesão em um vaso sanguíneo

⬇

FATOR VII

FATOR VIIa

Ca^{2+} ← **Fator tecidual**
(uma proteína de membrana liberada por células endoteliais danificadas)

FATOR X
(a protease final da via extrínseca)

FATOR Xa (uma serinoprotease)

FATOR Va ← **FATOR V**
(uma serinoprotease)

(uma proteína estimuladora presente em plaquetas e no plasma)

Inativação dos fatores Va e VIIIa

Via comum

A **protrombina** é uma proteína produzida por hepatócitos sob regulação da vitamina K. Os antagonistas da vitamina K (como dicumarol e varfarina) são clinicamente usados como anticoagulantes para prevenção de trombose.

Protrombina

Antitrombina III → **Trombina**
Fibrinogênio

(uma proteína similar à tripsina) → **Proteína C**

A **trombina** cliva a molécula de fibrinogênio e libera dois peptídios, chamados **fibrinopeptídios**, e convertendo a molécula de fibrinogênio em um **monômero de fibrina**. Os monômeros de fibrina se unem para formar o coágulo de fibrina.

A **antitrombina III**, uma serino-protease plasmática inibidora, inativa a trombina por meio da formação do complexo antitrombina III-trombina.
A heparina (liberada por mastócitos próximos aos vasos sanguíneos e basófilos) tem efeito anticoagulante por estabilização dos fatores de coagulação de antitrombina III.

Fibrina

Coágulo de fibrina

Plasmina

Lise do coágulo de fibrina

Plasminogênio
(uma proenzima)

A administração intravenosa de **t-PA** na primeira hora após a formação de um coágulo de sangue em uma artéria coronária diminui a lesão miocárdica por obstrução grave do fluxo sanguíneo causada por um coágulo de fibrina.

Ativador tecidual de plasminogênio (t-PA)
(liberado por células danificadas no sítio de lesão)

O **fator Xa** fica na junção da via intrínseca e da via extrínseca e perto da protrombina na via comum. Os inibidores orais de fator Xa foram desenvolvidos para tratamento da tromboembolia venosa aguda (p. ex., trombose venosa profunda ou embolia pulmonar) sem aumento do risco de hemorragia.

Boxe 6.F Hemofilia.

- A hemofilia é uma doença hereditária comum associada à hemorragia grave e se deve à deficiência do fator VIII ou do fator IX

- Os genes para esses fatores de coagulação sanguínea ficam no cromossomo X e, quando mutantes, causam as características recessivas ligadas ao X de hemofilia A e B. A hemofilia afeta os homens, enquanto as mulheres são apenas portadoras dessa doença

- A redução na quantidade ou na atividade do fator VIII, uma proteína sintetizada no fígado, provoca a hemofilia A. Uma deficiência no fator IX determina a hemofilia B

- Um grande traumatismo ou uma cirurgia podem provocar hemorragia grave em todos os hemofílicos e, portanto, o diagnóstico correto é crucial. Existem fatores recombinantes geneticamente modificados ou derivados do plasma para o tratamento de pacientes com hemofilia

- A doença de von Willebrand, o distúrbio hemorrágico mais frequente, também é hereditária e está relacionada a deficiência ou anomalia do fator de von Willebrand.

Sistema Imunológico e Linfático, discute a função facilitadora de uma rede de fibrina para a migração de neutrófilos durante a inflamação aguda.

HEMOCITOPOESE

A hemocitopoese é o processo de formação de células do sangue. A primeira onda de hemocitopoese (do grego *haima,* sangue; *kútos,* recipiente; *poiein,* fazer) no **feto** começa no primeiro trimestre, em ilhotas hematopoéticas do **saco vitelino**. As ilhotas se desenvolvem a partir de **hemangioblastos**, os progenitores comuns de células hemocitopoéticas e endoteliais.

A hemocitopoese fetal continua após o segundo trimestre no **fígado** e, então, no **baço** como uma segunda onda definitiva. Durante o sétimo mês de vida intrauterina, a **medula óssea** se torna o principal local de hemocitopoese e assim permanece durante toda a vida adulta. Nos adultos, o volume aproximado de $1,7 \ \ell$ de medula contém 10^{12} células hemocitopoéticas, que produzem cerca de 1×10^9 de hemácias e 1×10^8 de leucócitos por hora.

A medula óssea consiste em dois domínios microambientais, denominados **nichos**:
1. O **nicho vascular.**
2. O **nicho endosteal.**

Os nichos fornecem suporte físico, fatores solúveis e interações mediadas por células para regular a autorrenovação celular, a diferenciação e a quiescência das células-tronco hemocitopoéticas (CTHs).

Em condições normais, os nichos permitem o equilíbrio, ou homeostase, da autorrenovação e da diferenciação de CTHs. Em condições patológicas, como, por exemplo, a **mielodisplasia**, no **envelhecimento** ou em casos de **doenças malignas da medula óssea**, os nichos podem alterar ou restringir a hemocitopoese normal.

Nicho vascular

O **nicho vascular** é composto de **vasos sanguíneos** circundados por uma população distinta de células estromais não hemocitopoéticas, que incluem **células-tronco mesenquimais, células adiposas, células endoteliais, células do estroma reticular e macrófagos**.

As citocinas secretadas por essas células podem regular as CTHs. O espaço perivascular contém proteínas de matriz extracelulares, como, por exemplo, colágeno do tipo IV, fibronectina, fibrinogênio e fator de von Willebrand, que, em conjunto com as citocinas, regulam a população de CTHs.

O nicho vascular fornece um microambiente propício à proliferação e à diferenciação a curto prazo das CTHs.

Como discutido no Capítulo 10, *Sistema Imunológico e Linfático*, os progenitores de linfócitos B se desenvolvem em **nichos de células imunes**, com a participação de osteoblastos, células do estroma reticular perivascular (células CAR; veja a seguir), células do estroma reticular e células endoteliais sinusoidais.

A medula óssea é altamente vascularizada e suprida pela **artéria longitudinal central**, derivada da **artéria nutrícia**. Os **plexos capilares medulares** e os **plexos capilares periosteais** estão interconectados. Os **sinusoides medulares** drenam para a **veia longitudinal central** antes de sair pela **veia nutrícia** (Figura 6.13).

As células hemocitopoéticas maduras translocam-se pela parede dos sinusoides, por **migração transendotelial** ativa, para dentro das cavidades, antes de entrarem na circulação por meio da veia central.

As células hematopoéticas imaturas não têm capacidade de migração transendotelial e são retidas no espaço extravascular pelas células endoteliais (Figura 6.14).

Os sinusoides da medula são revestidos por **células endoteliais** especializadas, com atividade fagocítica significativa e capacidade de produzir fatores de crescimento que estimulam a proliferação e a diferenciação das células hematopoéticas.

As **células do estroma reticular** da medula produzem fatores de crescimento hemocitopoéticos e citocinas que regulam a produção e a diferenciação das células sanguíneas.

As **células adiposas** proveem uma fonte local de energia, além de sintetizar fatores de crescimento. A população de células adiposas aumenta com a idade, a obesidade e a quimioterapia. Os **macrófagos** da medula removem as células apoptóticas, os núcleos residuais dos eritroblastos ortocromáticos e dos megacariócitos, e impedem que partículas entrem na medula.

Nicho endosteal

O **nicho endosteal**, situado na interface endósteo-medula óssea, consiste em pré-osteoblastos (células osteoprogenitoras), osteoblastos e osteoclastos que interagem

Figura 6.13 Medula óssea: estrutura e vascularização.

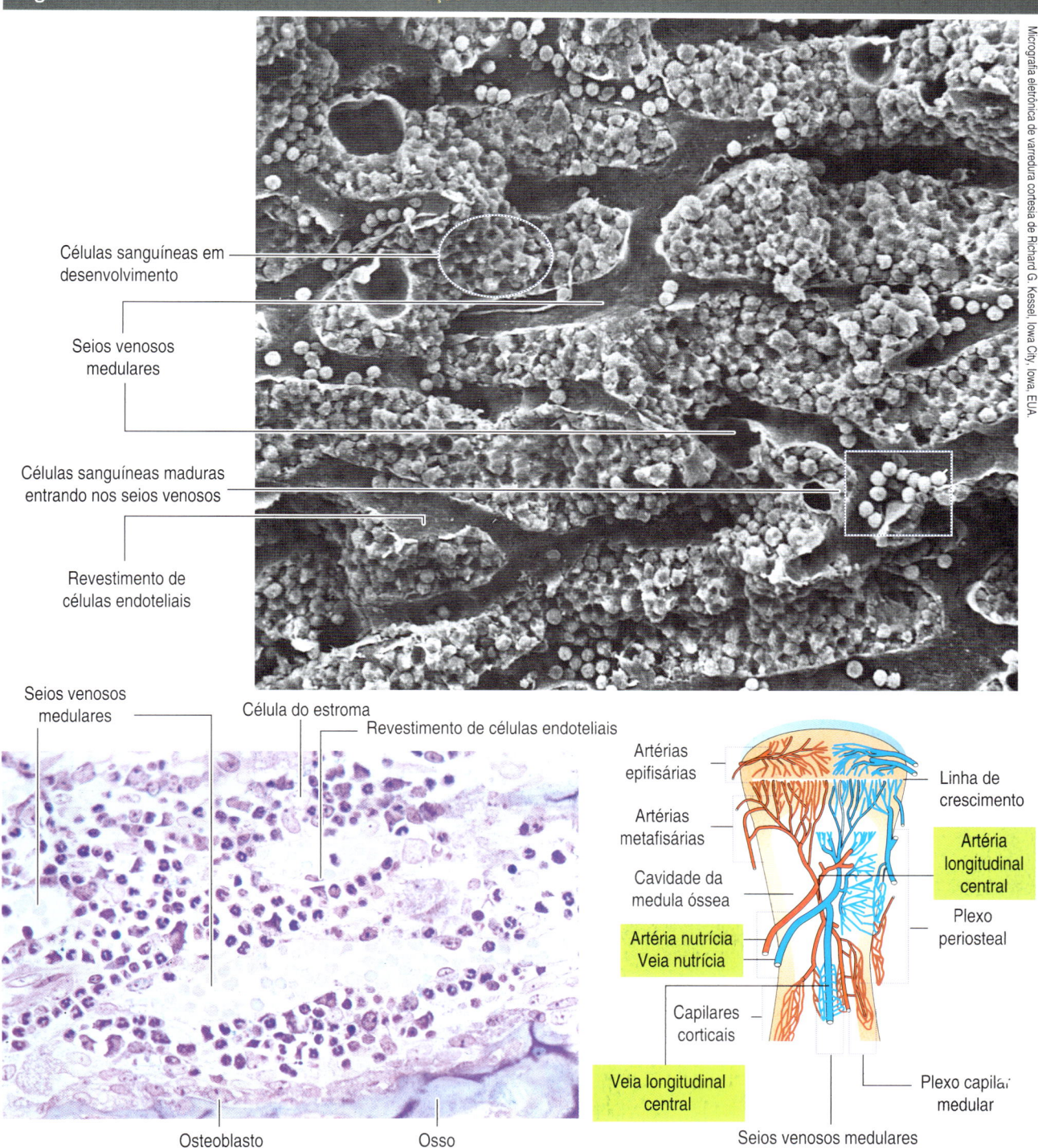

Micrografia eletrônica de varredura cortesia de Richard G. Kessel, Iowa City, Iowa, EUA.

Células sanguíneas em desenvolvimento

Seios venosos medulares

Células sanguíneas maduras entrando nos seios venosos

Revestimento de células endoteliais

Seios venosos medulares

Célula do estroma

Revestimento de células endoteliais

Osteoblasto

Osso

Artérias epifisárias

Artérias metafisárias

Cavidade da medula óssea

Artéria nutrícia
Veia nutrícia

Capilares corticais

Veia longitudinal central

Linha de crescimento

Artéria longitudinal central

Plexo periosteal

Plexo capilar medular

Seios venosos medulares

A medula óssea pode ser **vermelha** devido à presença de progênies eritroides ou **amarela** por causa das células adiposas. A medula vermelha e a medula amarela podem ser intercambiáveis em relação às demandas de hemocitopoese. Nos adultos, a medula óssea vermelha é encontrada no crânio, nas clavículas, nas costelas, nas vértebras, no esterno, na pelve e nas extremidades dos ossos longos dos membros.

Os vasos sanguíneos e os nervos chegam à medula óssea após atravessarem a parede óssea. A **artéria nutrícia** entra pela diáfise medial de um osso longo e se ramifica em **artéria longitudinal central**,

que dá origem ao **plexo capilar medular** contínuo aos **seios venosos medulares** e conectados aos capilares corticais. Os capilares corticais e os capilares medulares se estendem pelos canais de Volkmann e canais haversianos.

Os seios venosos drenam para a **veia longitudinal central**. Os vasos sanguíneos do periósteo dão origem aos plexos periosteais conectados aos capilares medulares e seios venosos medulares.

Figura 6.14 Medula óssea: estrutura.

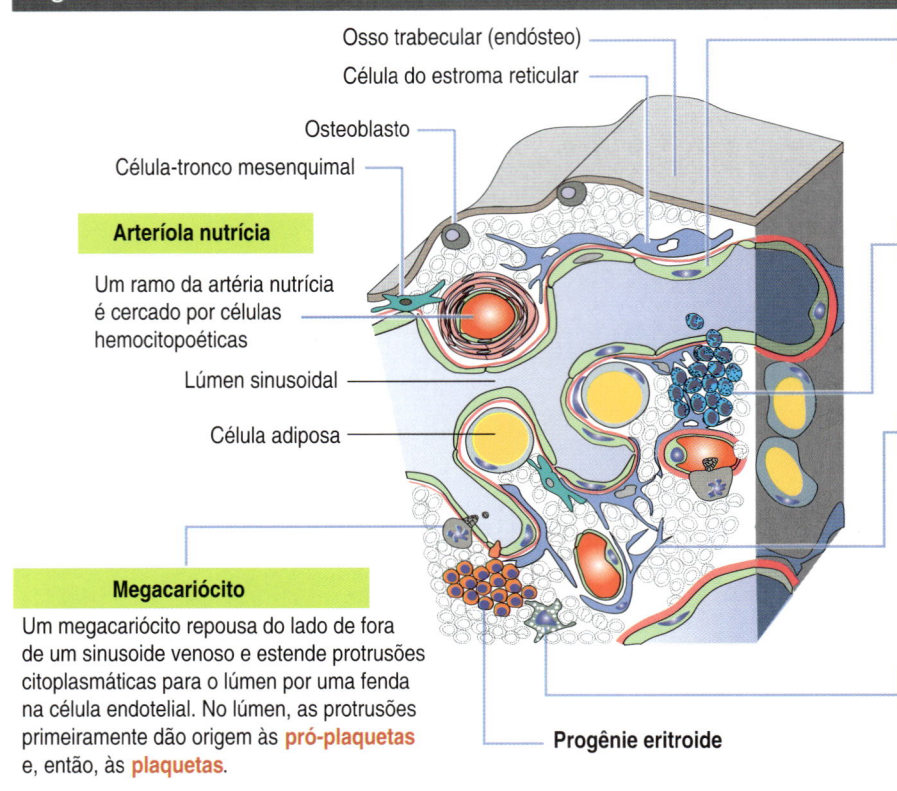

Osso trabecular (endósteo)

Célula do estroma reticular

Osteoblasto

Célula-tronco mesenquimal

Arteríola nutrícia

Um ramo da artéria nutrícia é cercado por células hemocitopoéticas

Lúmen sinusoidal

Célula adiposa

Megacariócito

Um megacariócito repousa do lado de fora de um sinusoide venoso e estende protrusões citoplasmáticas para o lúmen por uma fenda na célula endotelial. No lúmen, as protrusões primeiramente dão origem às **pró-plaquetas** e, então, às **plaquetas**.

Progênie eritroide

Célula endotelial

As células endoteliais formam uma camada contínua de células interconectadas que revestem os vasos sanguíneos.

Uma **lâmina basal** separa as células endoteliais das células do estroma.

Progênie mieloide

Os **granulócitos em desenvolvimento** são encontrados adjacentes aos sinusoides venosos. Os granulócitos maduros deixam a medula óssea por **diapedese**.

Célula do estroma reticular

As células ramificadas do estroma reticular formam uma rede celular sob o revestimento endotelial e se estendem pelo tecido hemocitopoético. As células do estroma reticular produzem **moléculas reguladoras hemocitopoéticas de ação curta** induzidas por fatores estimuladores de colônias.

Macrófago

Um macrófago, encontrado perto de uma progênie eritroide, englobará os núcleos extrudados dos **eritroblastos ortocromáticos** antes de sua conversão em **reticulócitos**.

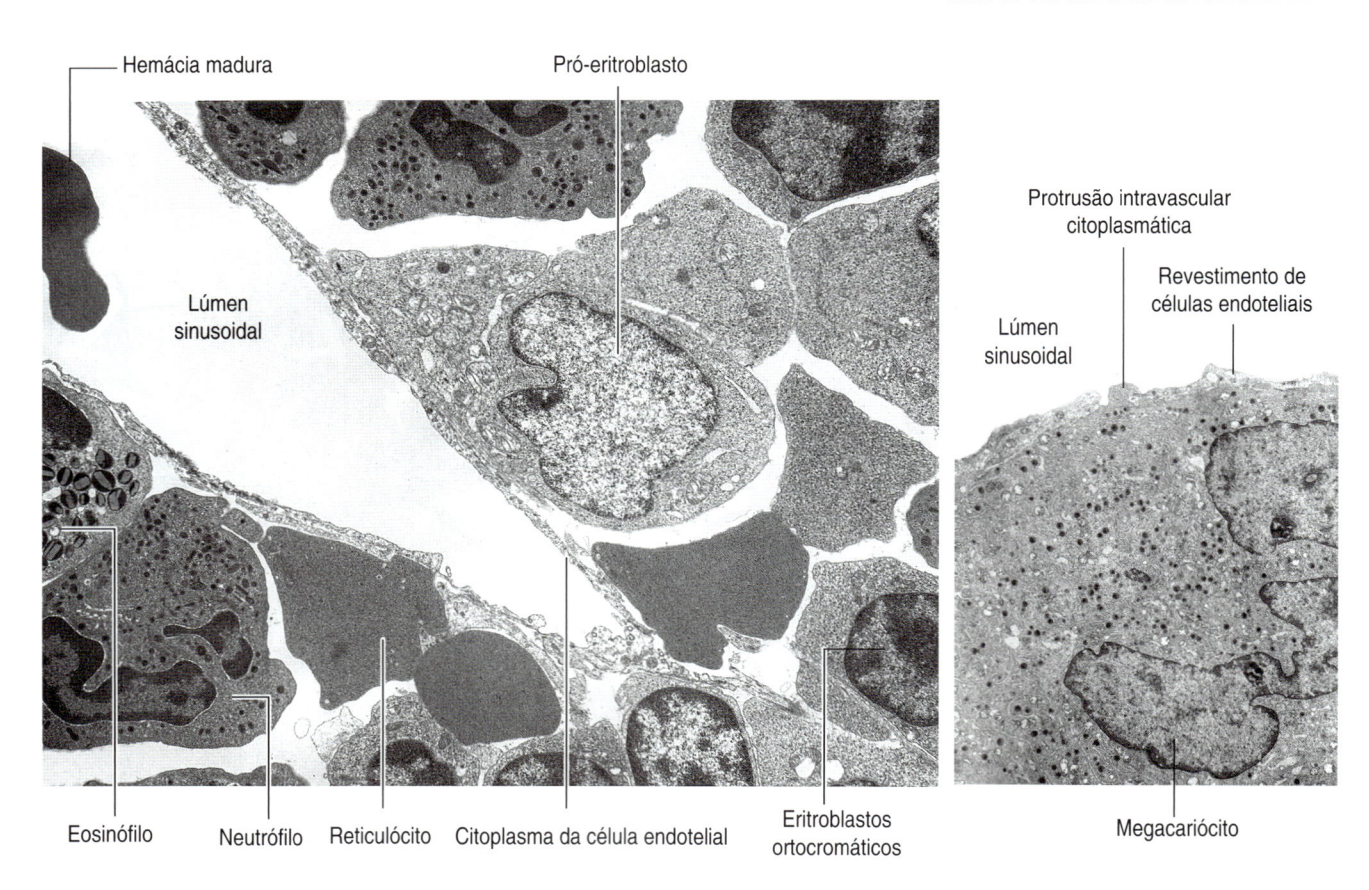

Hemácia madura

Pró-eritroblasto

Lúmen sinusoidal

Protrusão intravascular citoplasmática

Revestimento de células endoteliais

Lúmen sinusoidal

Eosinófilo   Neutrófilo   Reticulócito   Citoplasma da célula endotelial

Eritroblastos ortocromáticos

Megacariócito

com as CTHs. O colágeno de tipo I é o componente extracelular mais abundante do nicho endosteal. O nicho endosteal é considerado o local de armazenamento a longo prazo das CTHs quiescentes.

Os osteoblastos produzem múltiplas citocinas hemocitopoéticas, inclusive **G-CSF** (fator estimulador de colônias de granulócitos), **M-CSF** (fator estimulador de colônias de macrófagos), **GM-CSF** (fator estimulador de colônias de granulócitos e macrófagos), **IL-1**, **IL-6** e **IL-7**. Os osteoblastos produzem **ligante de quimiocina CXC12** (**CXCL12**), com afinidade de ligação para **CXCR4** (receptor de quimiocina do tipo 4). As células do estroma reticular perivascular, denominadas **células CAR** (células abundantes em CXCL-12 – em inglês *CXCL12-abundant reticular cells*) são uma importante fonte de CXCL12. O complexo CXCR4-CXCL-12 é um regulador da migração e da localização das CTHs na medula óssea. As células CAR, uma subpopulação de células-tronco mesenquimais, são intimamente associadas às CTHs.

Os osteoblastos também expressam angiopoetina 1, um regulador positivo das CTHs, trombopoetina (também sintetizada no fígado e nos rins) e osteopontina. Osteopontina promove a quiescência das CTHs ao estimularem os osteoblastos a produzir integrinas e caderinas para aumentar a adesão das CTHs à superfície do endósteo.

Populações de células hemocitopoéticas

A medula óssea apresenta três populações principais:

1. **CTHs**, capazes de **autorrenovação**.
2. **Células precursoras comprometidas**, responsáveis pela geração de linhagens celulares distintas.
3. **Células em maturação**, resultantes da diferenciação das populações celulares precursoras comprometidas.

As CTHs podem se autorrenovar e produzir duas células precursoras comprometidas que se desenvolvem em progênies de células distintas:

1. **Célula-tronco mieloide.**
2. **Célula-tronco linfoide.**

A **autorrenovação** é uma propriedade importante das CTHs que preserva o conjunto das células-tronco e é essencial para a alimentação das progenitoras mieloides comuns e das progenitoras linfoides comuns para as vias de diferenciação ou de maturação.

A identificação das CTHs é difícil, principalmente porque representam aproximadamente 0,05% do total de células hematopoéticas (cerca de 10^6 a 10^7 células-tronco). No transplante de medula, apenas 5% das células-tronco hematopoéticas normais são necessárias para repopulação de toda a medula óssea.

As CTHs não podem ser identificadas por morfologia. Podem ser reconhecidas por marcadores específicos na superfície celular (receptor c-kit e Thy-1). As populações de células precursoras comprometidas CD34⁺, também contendo células CD34⁻, são geralmente usadas para transplante no tratamento clínico do câncer após a depleção de células precursoras comprometidas pela quimioterapia.

As células-tronco mieloides e linfoides são células multipotentes que estão comprometidas com a formação das células do sangue e dos órgãos linfoides.

Cinco **unidades formadoras de colônia (UFCs)** são derivadas da célula-tronco mieloide:

1. A **UFC de eritrócitos**, que produz as **hemácias**.
2. A **UFC de megacariócitos**, que gera as **plaquetas**.
3. A **UFC de granulócitos e macrófagos**, que produz os **monócitos** e os **neutrófilos.**
4. A **UFC de eosinófilos.**
5. A **UFC de basófilos**, que, além dos basófilos, produz as **células precursoras de mastócitos** não granulados, que se tornam mastócitos granulados quando são recrutados para o tecido conjuntivo e as mucosas (ver Capítulo 4, *Tecido Conjuntivo*).

As **células-tronco linfoides** são derivadas das células-tronco hemocitopoéticas e dão origem a precursores de linfócitos T e B. O Capítulo 10, *Sistema Imunológico e Linfático*, estuda o desenvolvimento e a maturação de linfócitos T e B (Figura 6.15).

Fatores de crescimento hemocitopoéticos

Os fatores de crescimento hemocitopoéticos controlam as fases de proliferação e de maturação da hemocitopoese. Além disso, podem estender a vida útil e a função de várias células produzidas na medula óssea. Há diversas formas recombinantes para o tratamento clínico dos distúrbios sanguíneos.

Os fatores de crescimento hemocitopoéticos, também conhecidos como **citocinas hemocitopoéticas**, são glicoproteínas produzidas na medula óssea pelas células endoteliais, células do estroma, fibroblastos, linfócitos em desenvolvimento e macrófagos. Os fatores de crescimento hemocitopoéticos também são produzidos fora da medula óssea.

Existem três grupos principais dos fatores de crescimento hemocitopoéticos:

1. **Fatores estimuladores de colônia.**
2. **Eritropoetina** (Figura 6.16) e **trombopoetina** (do grego *thrombos*, coágulo; *poietin*, fazer).
3. **Citocinas** (principalmente **interleucinas**).

Os **fatores estimuladores de colônia** são assim chamados porque têm a capacidade de estimular as células precursoras comprometidas a crescer *in vitro* em aglomerados de células ou colônias. As interleucinas são produzidas por leucócitos (principalmente linfócitos) e afetam outros leucócitos (mecanismo parácrino) ou as próprias células que as sintetizam (mecanismo autócrino).

As células hemocitopoéticas expressam padrões distintos de **receptores de fatores de crescimento** à medida que se diferenciam. A interação de ligante e receptor causa uma mudança conformacional, a ativação de quinases intracelulares e a indução final da proliferação celular (ver Capítulo 3, *Sinalização Celular | Biologia Celular | Patologia*).

Os papéis dos fatores de crescimento hematopoéticos específicos são discutidos durante a análise de cada linhagem celular.

Figura 6.15 Árvore das linhagens hemocitopoéticas.

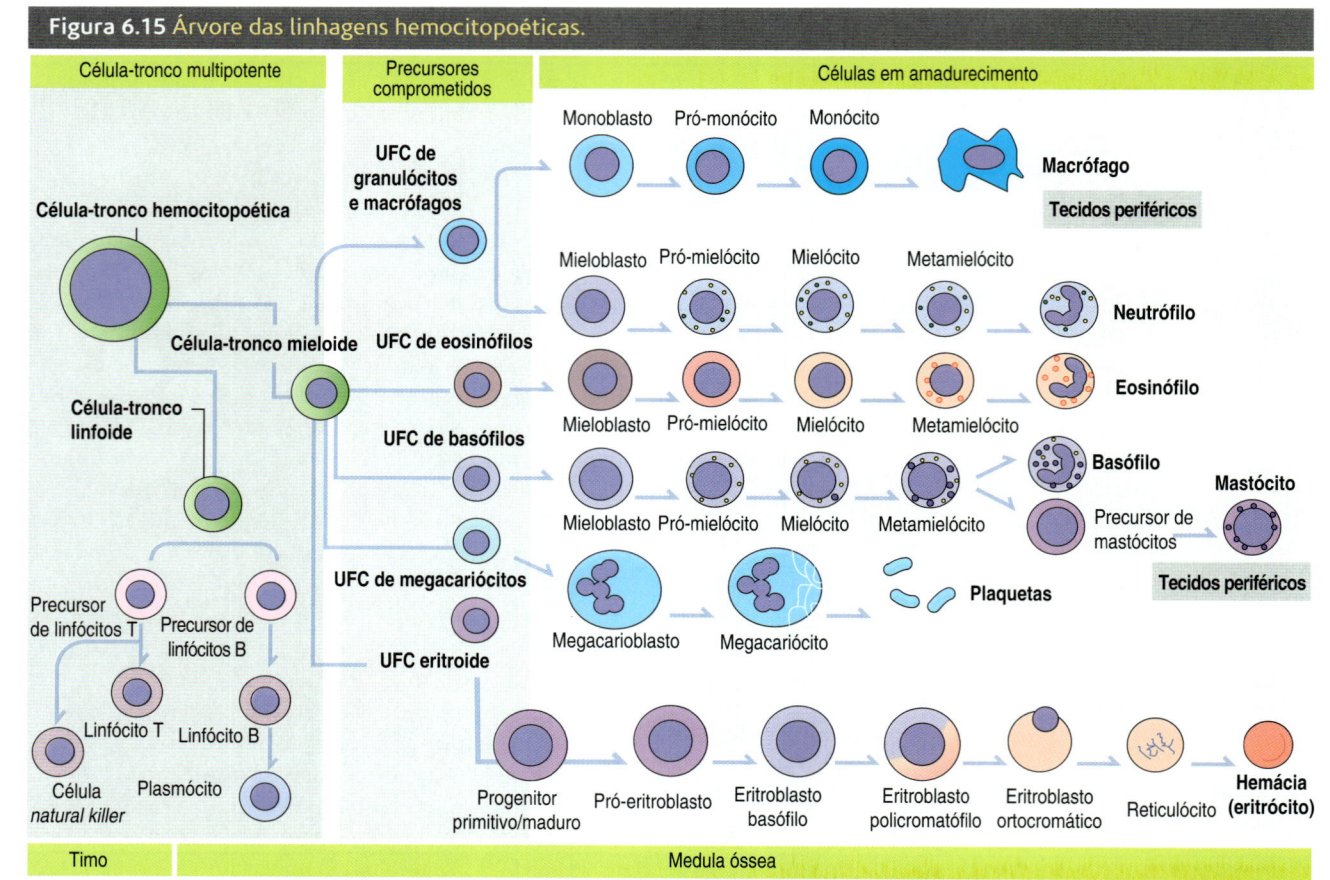

A medula óssea é composta de: (1) **células-tronco hemocitopoéticas (CTHs)**, células multipotentes com capacidade de autorrenovação; (2) **células precursoras comprometidas (célula-tronco mieloide e célula-tronco linfoide)**; (3) **células em amadurecimento**. As células em amadurecimento se desenvolvem a partir de células chamadas unidades formadoras de colônias (UFCs).

A **célula-tronco mieloide** dá origem às UFCs responsáveis pela regeneração de hemácias (UFCs eritroides), plaquetas (**UFCs de megacariócitos**), basófilos e mastócitos (**UFCs de basófilos**) e eosinófilos (**UFCs de eosinófilos**). Os monócitos e neutrófilos são derivados de uma célula progenitora comprometida comum (**UFC de granulócitos e macrófagos**). A **célula-tronco linfoide** gera a **progênie de linfócitos B** na **medula óssea** e as progênies de linfócitos T no timo.

Essas células são discutidas em detalhes no Capítulo 10, *Sistema Imunológico e Linfático*.

Linhagem eritroide

Uma população de CTH, reconhecida como células CD34+, dá origem aos progenitores eritroides (chamados UFC eritroide), que gera a linhagem eritroide.

A sequência de **eritropoese** é (Figura 6.17): **pró-eritroblasto, eritroblasto basófilo, eritroblasto policromatófilo, eritroblasto ortocromático, reticulócito** e **eritrócito**.

Os pró-eritroblastos sofrem quatro divisões mitóticas em 3 a 4 dias e geram eritroblastos basófilos, policromatófilos e ortocromáticos. No último estágio, os eritroblastos ortocromáticos expelem seus núcleos e iniciam um **processo de autofagia** para eliminação de algumas organelas intracelulares (como o complexo de Golgi e o retículo endoplasmático) e liberação de reticulócitos nascentes na corrente sanguínea. Os reticulócitos, então, completam seu amadurecimento 1 a 2 dias depois.

A produção e o acúmulo de hemoglobina (Hb) são necessários para a formação de pró-eritroblastos. O ferro, adquirido pelo receptor de transferrina portador de Fe^{3+}, é necessário para a biossíntese da Hb. Voltaremos à incorporação do ferro no fim deste capítulo.

O principal regulador da eritropoese é a **eritropoetina (EPO)**. A EPO (ver Figura 6.17) é uma glicoproteína produzida principalmente (90%) nos **rins** (por células intersticiais no córtex renal) em resposta à **hipoxia** (diminuição no nível de oxigênio no ar inspirado ou nos tecidos).

As células intersticiais justatubulares renais detectam os níveis de oxigênio por intermédio da **prolil hidroxilase dependente de oxigênio**, uma proteína que hidroxila o fator de transcrição **fator 1α induzível por hipoxia (HIF-1α)** para reprimir a atividade do gene *eritropoetina*. Sob condições de **baixa tensão de oxigênio, a hidroxilase é inativa e o HIF-1α não hidroxilado pode promover a produção de eritropoetina**.

A eritropoetina estimula a proliferação de células progenitoras eritroides pela diminuição dos níveis de inibidores do ciclo celular e aumento de ciclinas e da proteína antiapoptótica $Bclx_L$.

A síntese de eritropoetina nas **doenças renais crônicas** está gravemente comprometida. A eritropoetina

Figura 6.16 Linhagem eritroide.

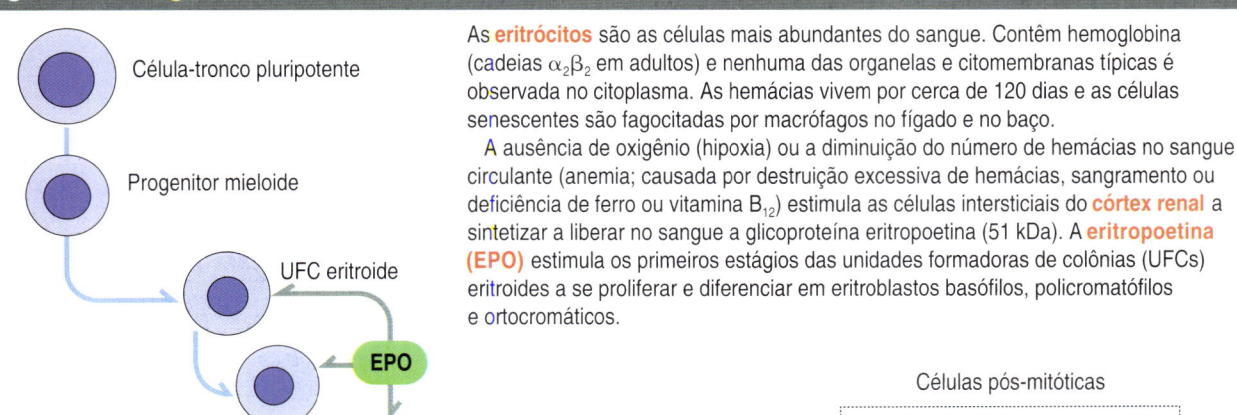

Célula-tronco pluripotente

Progenitor mieloide

UFC eritroide

EPO

Progenitor primitivo/maduro

Pró-eritroblasto

Eritroblasto basófilo

Eritroblasto policromatófilo

Células pós-mitóticas

Eritroblasto ortocromático

Reticulócito

Hemácia (eritrócitos)

As **eritrócitos** são as células mais abundantes do sangue. Contêm hemoglobina (cadeias $\alpha_2\beta_2$ em adultos) e nenhuma das organelas e citomembranas típicas é observada no citoplasma. As hemácias vivem por cerca de 120 dias e as células senescentes são fagocitadas por macrófagos no fígado e no baço.

A ausência de oxigênio (hipoxia) ou a diminuição do número de hemácias no sangue circulante (anemia; causada por destruição excessiva de hemácias, sangramento ou deficiência de ferro ou vitamina B_{12}) estimula as células intersticiais do **córtex renal** a sintetizar a liberar no sangue a glicoproteína eritropoetina (51 kDa). A **eritropoetina (EPO)** estimula os primeiros estágios das unidades formadoras de colônias (UFCs) eritroides a se proliferar e diferenciar em eritroblastos basófilos, policromatófilos e ortocromáticos.

O **pró-eritroblasto** é o primeiro estágio da linhagem eritrocitária que pode ser reconhecido. É derivado de um progenitor maduro após a estimulação com **eritropoetina**. **Apresenta nucléolos**. O citoplasma contém abundantes polirribossomos livres envolvidos na síntese de **hemoglobina**.

A síntese de hemoglobina continua nos **eritroblastos basófilos**, **policromatófilos** e **ortocromáticos**.

Com o acúmulo de hemoglobina contendo ferro no citoplasma, há diminuição do tamanho do núcleo, condensação da cromatina e redução dos ribossomos livres nos eritroblastos em diferenciação. O **eritroblasto ortocromático** apresenta condensação máxima de cromatina. O núcleo expulso e o complexo de Golgi e o retículo endoplasmático são descartados por um **processo de autofagia**.

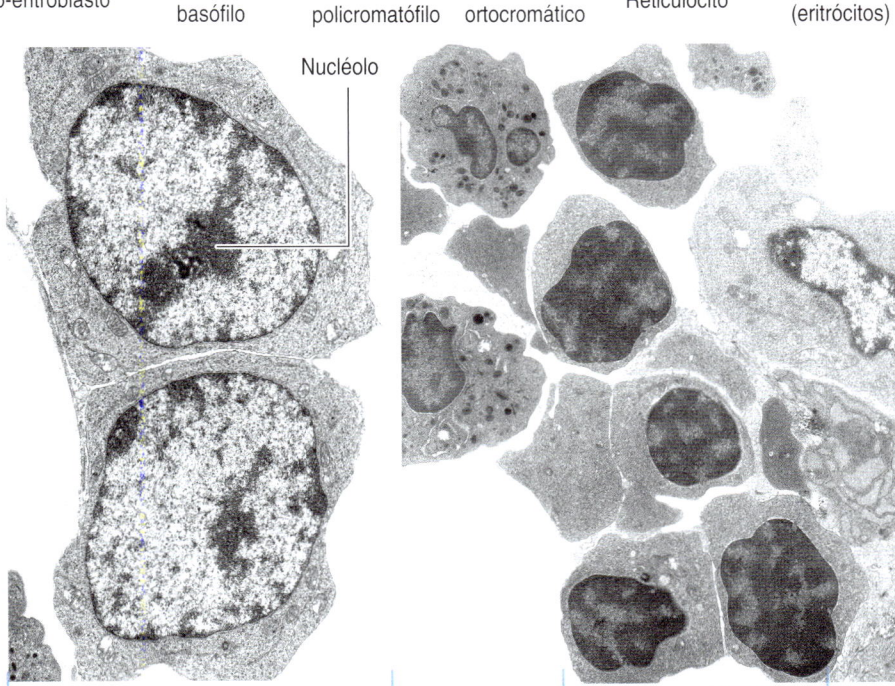

Nucléolo

Pró-eritroblastos

Eritroblasto ortocromáticos

recombinante pode ser administrada por via intravenosa ou subcutânea para o tratamento da anemia causada pela diminuição na produção de eritropoetina pelos rins.

A eficácia do tratamento com eritropoetina pode ser monitorada pelo **aumento do número de reticulócitos no sangue circulante**. Os reticulócitos podem ser identificados pela coloração supravital dos polirribossomos residuais que formam uma rede reticular (Figura 6.18).

Observe na Figura 6.16 que os eritroblastos policromatófilos são independentes de eritropoetina, mitoticamente ativos e envolvidos na síntese de hemoglobina. Eritroblastos ortocromáticos, reticulócitos e hemácias maduras são células pós-mitóticas (não envolvidas na mitose).

Leucopoese

A **leucopoese** (do grego *leukos*, branco; *poietin*, fazer) é responsável pela formação de células pertencentes à série de **granulócitos** e **agranulócitos**. No atual modelo de árvore ramificada das linhagens hematopoéticas, a célula-tronco mieloide gera as progênies granulocíticas de neutrófilos, eosinófilos e basófilos, além dos megacariócitos e da progênie eritroide.

A **linhagem granulocítica** inclui **mieloblasto, pró-mielócito, mielócito, metamielócito, célula em bastonete** e a **forma madura**. No modelo de árvore de linhagem binária (ver Figura 6.15), o precursor de granulócitos e macrófagos dá origem a **neutrófilos** e **monócitos**. Os **agranulócitos** são os **linfócitos** e os **monócitos**.

Figura 6.17 Eritropoetina e a via de sinalização JAK-STAT.

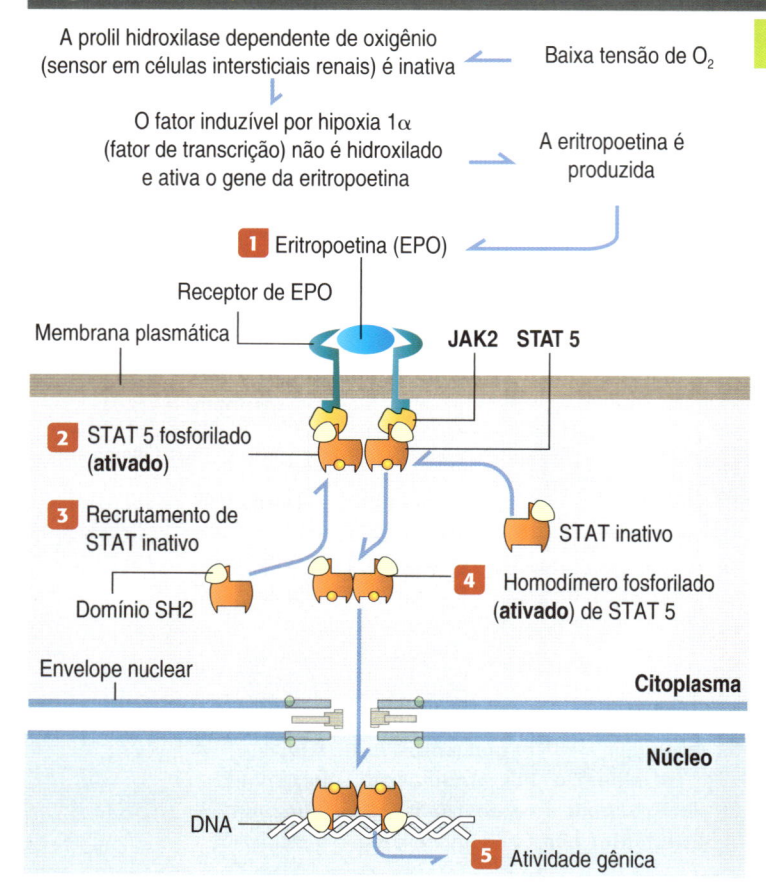

A prolil hidroxilase dependente de oxigênio (sensor em células intersticiais renais) é inativa ← Baixa tensão de O_2

O fator induzível por hipoxia 1α (fator de transcrição) não é hidroxilado e ativa o gene da eritropoetina → A eritropoetina é produzida

1 Eritropoetina (EPO)

Receptor de EPO

Membrana plasmática

JAK2 STAT 5

2 STAT 5 fosforilado (**ativado**)

3 Recrutamento de STAT inativo

STAT inativo

Domínio SH2

4 Homodímero fosforilado (**ativado**) de STAT 5

Envelope nuclear

Citoplasma

Núcleo

DNA

5 Atividade gênica

Eritropoetina e a via de sinalização JAK-STAT

1 A **eritropoetina (EPO)**, produzida pelas células intersticiais do córtex renal, é transportada para a medula óssea pela circulação sanguínea.

2 Na medula óssea, a EPO se liga ao **receptor dimerizado de eritropoetina**, presente nos primeiros estágios da **progênie da UFC eritroide**, e induz a ligação da proteína citosólica **STAT 5** (transdutores de sinal e ativadores de transcrição 5) a **JAK2** (*Janus* quinase 2), uma tirosinoquinase ligada ao domínio intracelular do receptor.

3 A forma inativa (não fosforilada) de STAT 5 contém um domínio **SH2** (homologia Src 2). STAT 5 é recrutado por JAK2 e se liga por meio do domínio SH2. STAT 5 é fosforilado e forma um homodímero.

4 O homodímeros STAT 5 fosforilado é translocado para o núcleo.

5 Após a ligação ao DNA, o homodímeros STAT 5 fosforilado ativa a transcrição dos genes específicos necessários à eritropoese (Boxe 6.G).

Boxe 6.G Anemia.

- A anemia consiste na redução da massa de hemácias circulantes. É detectada pela análise do sangue periférico (baixa concentração de hemoglobina, baixa contagem de hemácias e baixo hematócrito)

- A anemia leva à incapacidade de carreamento de oxigênio, compensada por redução na afinidade da hemoglobina pelo gás, aumento do débito cardíaco e tentativa de aumento da produção de hemácias. A causa mais comum de anemia é a deficiência de ferro (baixa ingestão, perda crônica de sangue ou aumento da demanda durante a gravidez e a lactação)

- A deficiência de vitamina B_{12} e de ácido fólico causa anemia megaloblástica (Figura 6.27). Essa forma de anemia está associada ao desenvolvimento dos precursores de hemácias com tamanho anormalmente grande (megaloblastos), que se transformam em hemácias grandes (macrócitos). A vitamina B_{12} é normalmente absorvida no intestino delgado após a ligação ao fator intrínseco, uma glicoproteína secretada pelas células parietais gástricas. A ausência de produção de fator intrínseco (devido à gastrite atrófica autoimune ou após uma gastrectomia cirúrgica) causa anemia perniciosa

- A policitemia vera (PV), uma neoplasia mieloproliferativa com ausência de cromossomo Filadélfia, é caracterizada pela hiperatividade da via de sinalização *Janus* quinase (JAK-STAT). Estima-se que a PV se transforme em leucemia aguda em 5 a 15% dos casos ao longo de 10 anos. A PV é associada à eritrocitose (aumento no número de hemácias circulantes) e a níveis elevados do fator de transcrição fator nuclear eritroide 2 (NF-E2), um regulador da expressão do gene da globina durante a maturação eritroide

- A anemia aplásica adquirida é definida por pancitopenia e hipoplasia da medula óssea devido a uma redução significativa de CTH causada pela autofagia ativa.

Granulócitos

As linhagens celulares de neutrófilos e macrófagos compartilham uma linhagem celular precursora comum: UFC de granulócitos e macrófagos (Figura 6.19). **Os eosinófilos e os basófilos derivam de UFCs próprias independentes.**

Os granulócitos neutrófilos, eosinófilos e basófilos seguem um padrão semelhante de proliferação, diferenciação, maturação e estocagem na medula óssea. Detalhes desses processos são mais conhecidos no caso dos neutrófilos, os granulócitos mais abundantes na medula óssea e no sangue.

São necessários de 10 a 14 dias para os neutrófilos se desenvolverem a partir dos precursores. No entanto, esse tempo é acelerado na presença de infecções ou pelo tratamento com **fator estimulador de colônias (CSF)** de **granulócitos** ou de **granulócitos e macrófagos**.

Mieloblastos, pró-mielócitos e **mielócitos** são **células mitoticamente ativas**; os **metamielócitos** e os **bastonetes não podem se dividir**, mas continuam sua diferenciação (Figura 6.19).

Os **grânulos citoplasmáticos primários** (azurófilos) e **secundários** (específicos) são características típicas do amadurecimento de granulócitos (Figuras 6.20 e 6.21). Os mieloblastos são células não diferenciadas que não apresentam grânulos citoplasmáticos. Os pró-mielócitos e mielócitos apresentam grânulos primários nas células da série de neutrófilos, eosinófilos e basófilos.

Figura 6.18 Linhagem eritroide.

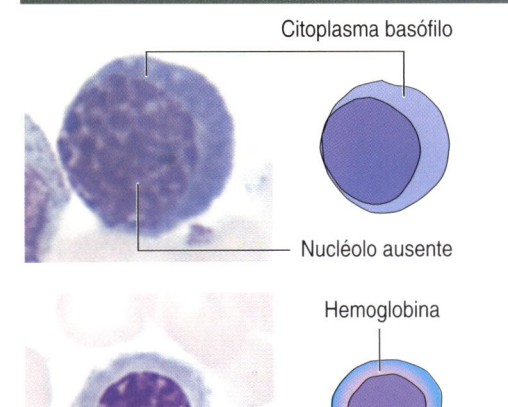

Citoplasma basófilo

Nucléolo ausente

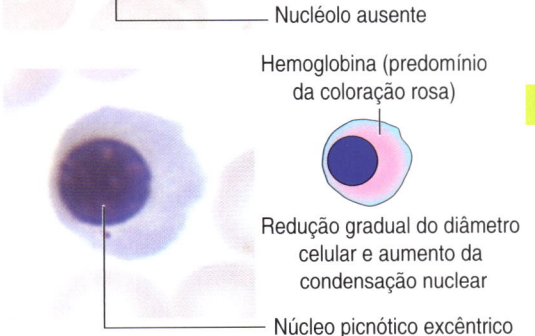

Hemoglobina

Polirribossomos

Nucléolo ausente

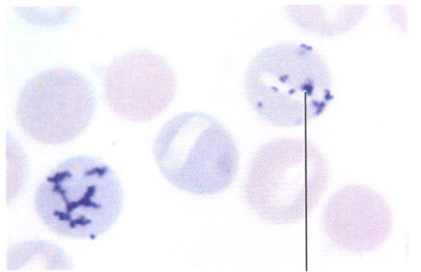

Hemoglobina (predomínio da coloração rosa)

Redução gradual do diâmetro celular e aumento da condensação nuclear

Núcleo picnótico excêntrico

Polirribossomos residuais

Pró-eritroblasto   Ver Figura 6.16.

Eritroblasto basófilo

Uma célula grande (12 a 16 μm de diâmetro) com citoplasma intensamente basófilo como indicação de um alto número de polirribossomos. O núcleo contém cromatina grosseiramente condensada e nucléolos geralmente não são observados.   .
Essa célula pode se dividir por mitose.
Os eritroblastos basófilos são derivados de pró-eritroblastos.

Eritroblastos policromatófilos

Estas células podem ter 9 a 15 μm de diâmetro. O núcleo apresenta áreas de cromatina densa separadas por áreas mais claras. Não há nucléolo visível. O citoplasma pode conter acúmulos de polirribossomos (coloração azul-clara) envolvidos na síntese de hemoglobina (coloração rosa-claro a cinza).
Não há divisão celular depois do eritroblasto policromatófilo.

Eritroblasto ortocromático

Esta célula tem aproximadamente 8 a 10 μm de diâmetro. O citoplasma é rosa, muito parecido com o do reticulócito. Essas células apresentam núcleo extremamente denso (picnótico), de localização excêntrica. Os eritroblastos ortocromáticos são pós-mitóticos.
A transição para reticulócito é precedida pela extrusão do núcleo condensado, que carreia consigo uma borda de citoplasma. O núcleo expelido é engolfado por um macrófago.

Reticulócito

Estas células anucleadas medem aproximadamente 7 a 8 μm de diâmetro. O citoplasma é rosa, como no eritroblasto ortocromático. Em preparações comuns, essas células parecem idênticas a hemácias maduras. Com colorações supravitais, como azul de metileno ou azul de cresil, uma rede filamentosa (reticular) de polirribossomos é visível.
Os reticulócitos continuam na medula óssea por 1 ou 2 dias e, então, são liberados no sangue periférico. Após 1 dia de circulação, os reticulócitos amadurecem em eritrócitos.

Os grânulos primários persistem nessa condição durante toda a sequência de diferenciação celular (Figura 6.22). **Os grânulos secundários aparecem nos mielócitos**.

Os **eosinófilos** exibem a mesma sequência de maturação que os neutrófilos. Os grânulos específicos de eosinófilos são maiores que os grânulos dos neutrófilos e aparecem refringentes ao microscópio óptico.

Os grânulos eosinófilos contêm **peroxidase eosinofílica** (com atividade antibacteriana) e diversas proteínas catiônicas (**proteína básica principal** e **proteína catiônica eosinofílica**, com atividade antiparasitária). Veja as proteínas associadas aos grânulos de eosinófilos na Figura 6.5.

A UFC basófila produz os precursores dos basófilos e dos mastócitos, uma especificação de linhagem que é regulada pela expressão dos fatores de transcrição **proteína ligante de GATA 2** (GATA2) e **proteína**

estimuladora de ligação a CCAAT α – *CCAAT/enhancer-binding protein* (C/EBP-α).

A deleção de C/EBP-α favorece o desenvolvimento dos mastócitos, enquanto sua superexpressão induz o desenvolvimento da linhagem de basófilos.

Além disso, a sinalização mediada por **STAT5** (transdutor de sinal e ativador da transcrição 5) é essencial para o desenvolvimento dos precursores de basófilos na medula óssea.

Os **basófilos** são distinguidos por seus grânulos grandes, grosseiros e metacromáticos, que enchem o citoplasma e, muitas vezes, obscurecem o núcleo (ver Figura 6.22). Como os neutrófilos e os eosinófilos, os basófilos terminam de amadurecer na medula óssea.

Os grânulos contêm **peroxidase**, **heparina** e **histamina**, bem como **calicreína**, uma substância que atrai eosinófilos. Veja mais características estruturais e funcionais dos basófilos na Figura 6.6.

Figura 6.19 Linhagem mieloide.

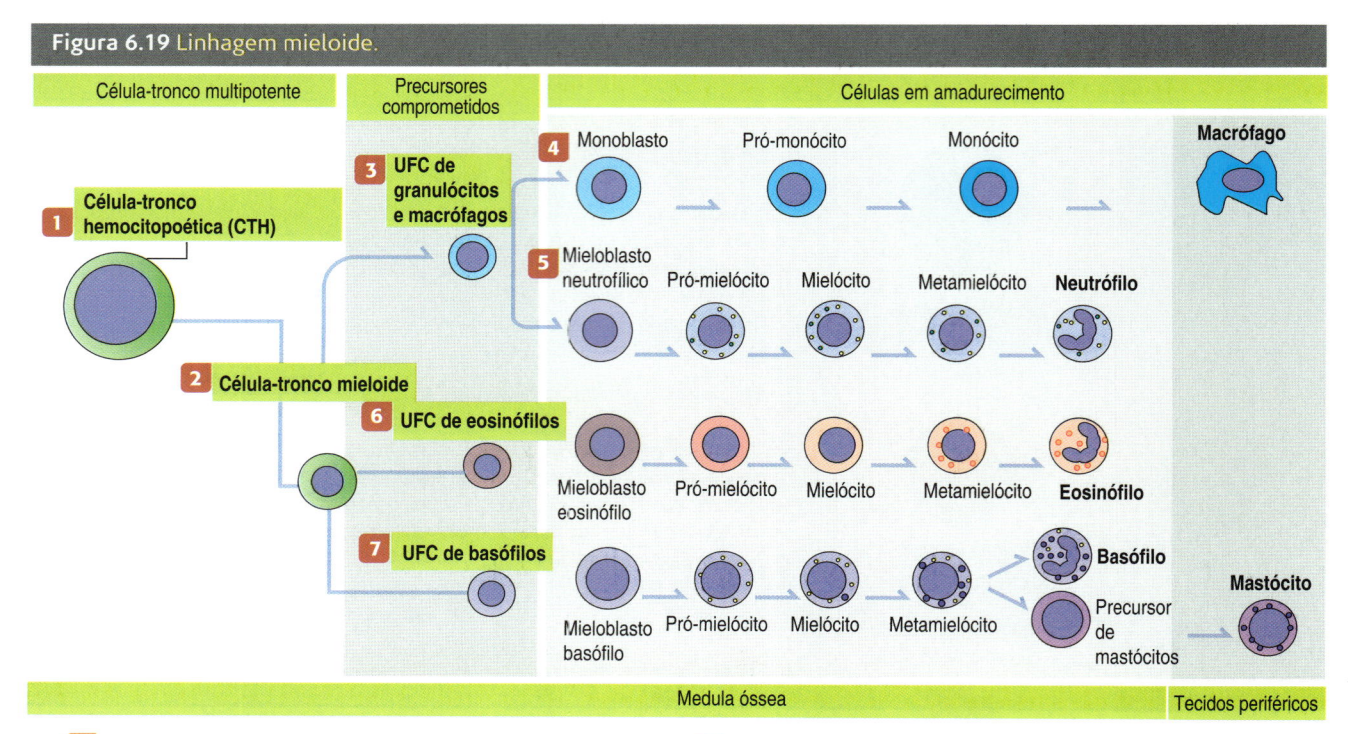

1 A **célula-tronco hemocitopoética** (CTH) dá origem a uma **célula-tronco mieloide**.

2 A célula-tronco mieloide produz **cinco células precursoras comprometidas**: (i) A **unidade formadora de colônias (UFC) de granulócitos e macrófagos**. (ii) A **UFC de eosinófilos**. (iii) A **UFC de basófilos**. (iv) A **UFC de megacariócitos** (não mostrada). (v) A **UFC eritroide** (não mostrada).

3 A UFC de granulócitos e macrófagos dá origem a monoblastos e mieloblastos neutrofílicos.

4 Os monoblastos produzem monócitos, que geram macrófagos.

5 O mieloblasto neutrofílico produz neutrófilos.

6 A UFC de eosinófilos gera a progênie de eosinófilos.

7 A UFC de basófilos dá origem a basófilos e precursores de mastócitos. Os mastócitos amadurecem (granulam) nos tecidos periféricos.

Os **mastócitos** deixam a medula óssea como precursores imaturos, em vez de células maduras que contêm grânulos, como os basófilos. Os mastócitos são encontrados nas proximidades dos vasos sanguíneos e desempenham papel significativo na vasodilatação durante a hiperemia na inflamação aguda.

Os mastócitos imaturos na periferia podem ser identificados por sua expressão do receptor de **imunoglobulina E (FcεRI)** e do **receptor c-kit**, uma tirosinoquinase, para o **fator de células-tronco**.

Lembre-se da discussão no Capítulo 4, *Tecido Conjuntivo*, sobre a existência de duas classes de mastócitos:
1. **Mastócitos de tecido conjuntivo** (MTCs) localizados em torno dos vasos sanguíneos.
2. **Mastócitos de mucosa** (MMs) dependentes de linfócitos T e localizados nas vilosidades intestinais e na mucosa respiratória.

Os MTCs e os MMs contêm subgrupos de grânulos metacromáticos especificamente sintetizados durante a sua maturação nos tecidos locais e liberados na resposta do hospedeiro a patógenos.

Mais uma vez, é importante ressaltar que os mastócitos e basófilos estão associados à **imunidade do tipo dois**, que se desenvolve na presença de linfócitos T_H2, níveis elevados de imunoglobulina E e eosinofilia, bem como na resposta aos alergênios e parasitos multicelulares (helmintos).

Agranulócitos

LINFÓCITOS

Os linfócitos constituem uma população heterogênea de células que se diferenciam umas das outras em termos de **origem**, **vida útil**, sítios preferenciais de **localização nos órgãos linfoides**, **marcadores de superfície celular** e **função**.

As CTHs dão origem a todas as células hematopoéticas, inclusive linfócitos B e linhagens de linfócitos T (ver Figura 6.15). **Os linfócitos B amadurecem na medula óssea e, então, migram para os outros órgãos linfoides. Os linfócitos T terminam de amadurecer no timo e, em seguida, migram para os órgãos linfoides específicos.**

Um **linfoblasto** dá origem a um **pró-linfócito**, um estágio intermediário que precede o **linfócito** maduro. Os **linfócitos B e T são células morfologicamente similares, porém funcionalmente diferentes**, como discutido no Capítulo 10, *Sistema Imunológico e Linfático*.

Os **linfoblastos** (8 a 12 μm de diâmetro) são os precursores dos linfócitos. Um linfoblasto possui um núcleo não condensado com um grande nucléolo. O citoplasma contém vários polirribossomos e poucas cisternas do retículo endoplasmático (ver Figura 6.7).

Figura 6.20 Linhagem mieloide.

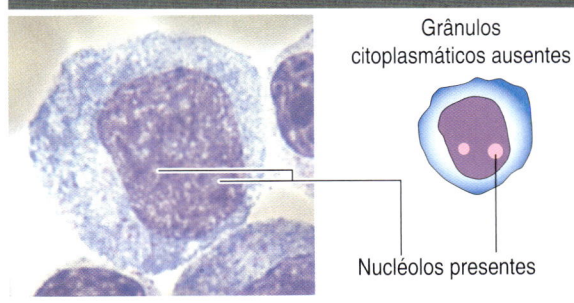

Grânulos citoplasmáticos ausentes

Nucléolos presentes

Mieloblasto

Por meio do processo de diferenciação granulocítica (a série neutrofílica é mostrada), a estrutura do núcleo e o conteúdo do citoplasma sofrem grandes mudanças. Por exemplo, no mieloblasto (10 a 20 µm; uma célula geralmente difícil de identificar em preparações coradas com Wright), o núcleo é redondo, com cromatina não condensada e nucléolo visível. Conforme a célula progride pelos estágios subsequentes de diferenciação, o núcleo se torna endentado, depois segmentado, e a condensação da cromatina aumenta. O **citoplasma do mieloblasto praticamente não apresenta grânulos**. Os grânulos primários aparecem no estágio de pró-mielócito, enquanto grânulos específicos ou secundários são sintetizados por mielócitos.

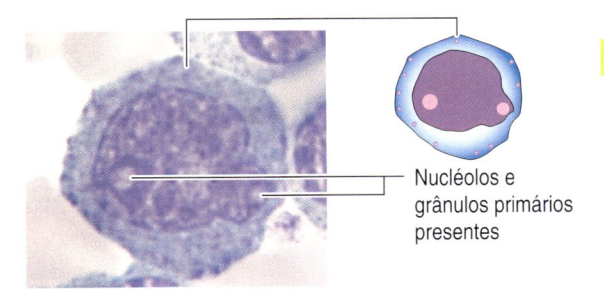

Nucléolos e grânulos primários presentes

Pró-mielócito

Esta célula tem aproximadamente 15 a 20 µm de diâmetro. Seu núcleo é grande e redondo, com cromatina não condensada e um ou mais nucléolos ovais. **A síntese de grânulos primários, de cor vermelha ou magenta, ocorre exclusivamente nesse estágio**. O citoplasma é basófilo devido à presença abundante de retículo endoplasmático rugoso. Os **pró-mielócitos dão origem a mielócitos neutrofílicos, eosinófilos ou basófilos**. Em preparações convencionais, não é possível determinar o tipo de granulócito que será produzido por um determinado pró-mielócito.

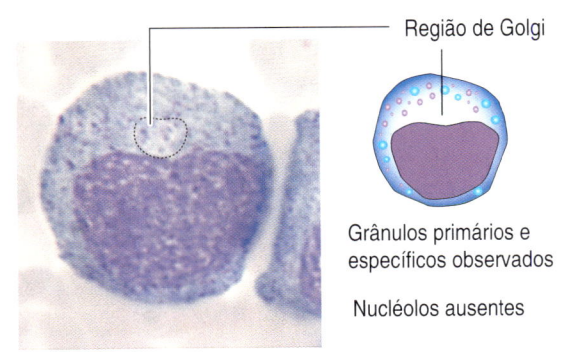

Região de Golgi

Grânulos primários e específicos observados

Nucléolos ausentes

Mielócito

Esta célula, que mede 12 a 18 µm, tem núcleo redondo ou oval que pode ser ligeiramente endentado; não há nucléolos. O **citoplasma basófilo contém grânulos primários produzidos no estágio de pró-mielócito, assim como alguns grânulos específicos, cuja síntese é detectada em mielócitos**. Consequentemente, o citoplasma do mielócito começa a se parecer com aquele do basófilo, eosinófilo ou neutrófilo maduro. O **mielócito é o último estágio com capacidade mitótica**. Os mielócitos produzem muitos grânulos específicos, mas um número finito de grânulos primários (sintetizados no pró-mielócito) é distribuído entre mielócitos-filhos.

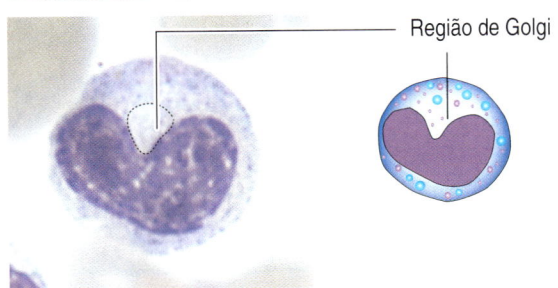

Região de Golgi

Metamielócito

A célula pós-mitótica tem 10 a 15 µm de diâmetro. O núcleo excêntrico, em formato de feijão, contém certa quantidade de cromatina condensada. O citoplasma é bastante similar ao da forma madura. Há mais grânulos específicos do que grânulos primários.

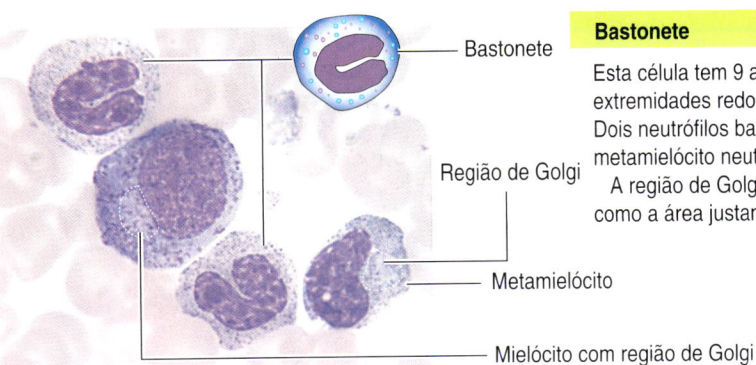

Bastonete

Região de Golgi

Metamielócito

Mielócito com região de Golgi

Bastonete

Esta célula tem 9 a 15 µm de diâmetro. O núcleo tem formato de U, com extremidades redondas. Seu citoplasma é similar ao da forma madura. Dois neutrófilos bastonetes são mostrados junto com um mielócito e um metamielócito neutrofílico.

A região de Golgi pode ser diferenciada em mielócitos e metamielócitos como a área justanuclear de coloração clara.

Figura 6.21 Linhagem mieloide: tipos celulares.

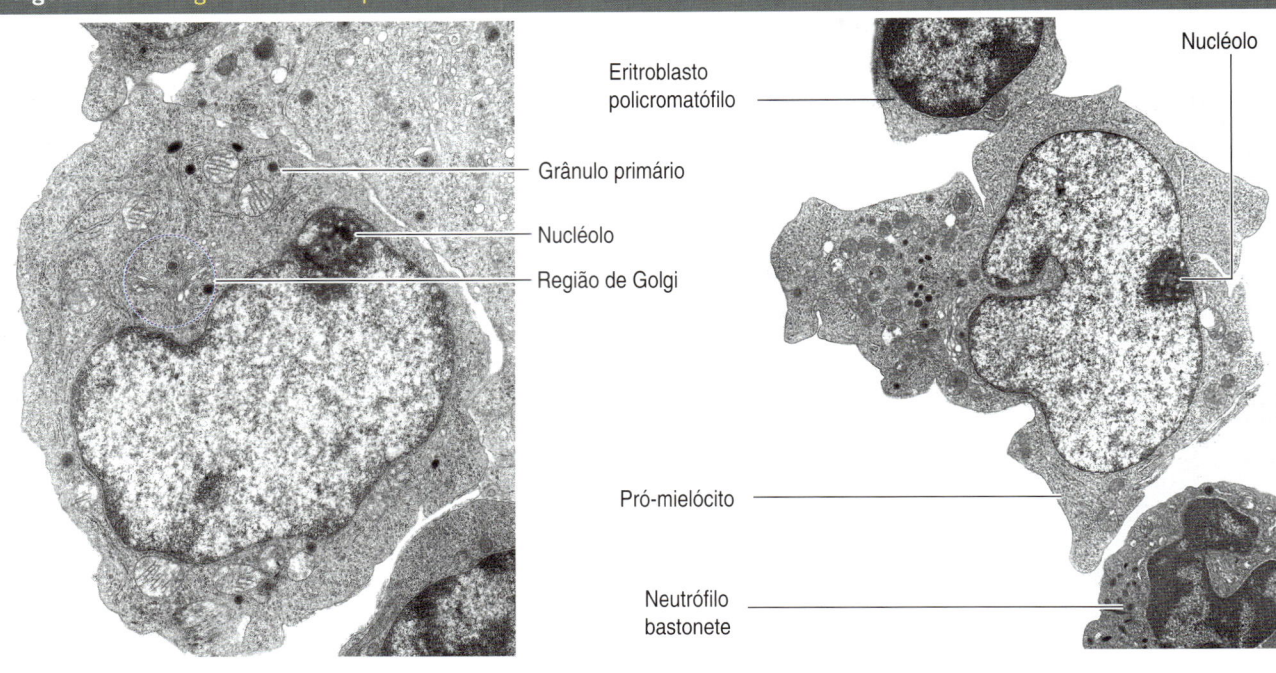

Pró-mielócito em início de desenvolvimento

Uma característica distinta dos **pró-mielócitos** é a presença de **grânulos primários** (azurófilos na linhagem neutrofílica). **Diversas massas nucleolares** podem ser observadas em um núcleo central ou excêntrico.

Pró-mielócito

Conforme os pró-mielócitos avançam em seu desenvolvimento, os **grânulos primários** ficam mais abundantes. Os **pró-mielócitos** têm diâmetro de 15 a 20 μm, contrastando com o **neutrófilo bastonete** (9 a 15 μm) e **eritroblastos policromatófilos** (12 a 15 μm), muito menores, presentes no campo. Um nucléolo ainda é visível no pró-mielócito.

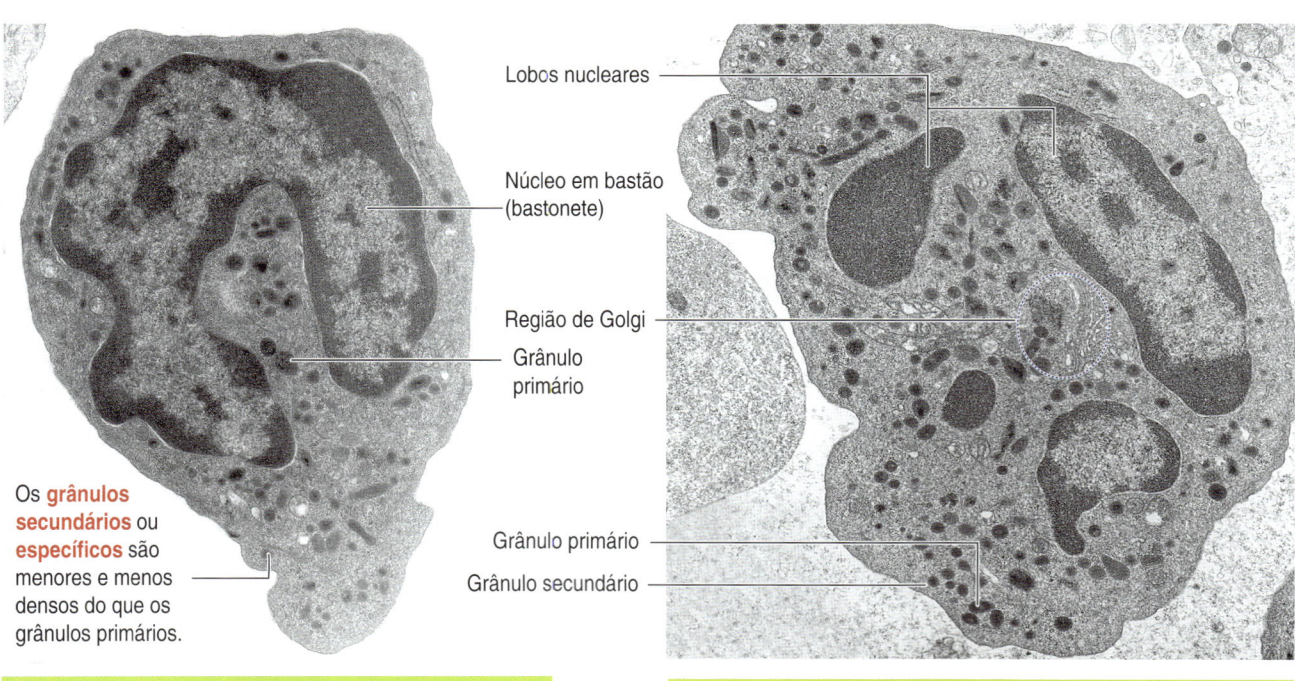

Bastonete

Grânulos primários e **secundários** ou **específicos** podem ser observados no citoplasma desse **neutrófilo bastonete**.

Neutrófilo polimorfonuclear

Grânulos primários e secundários podem ser vistos no citoplasma desse **neutrófilo polimorfonuclear** com **núcleo multilobulado**.

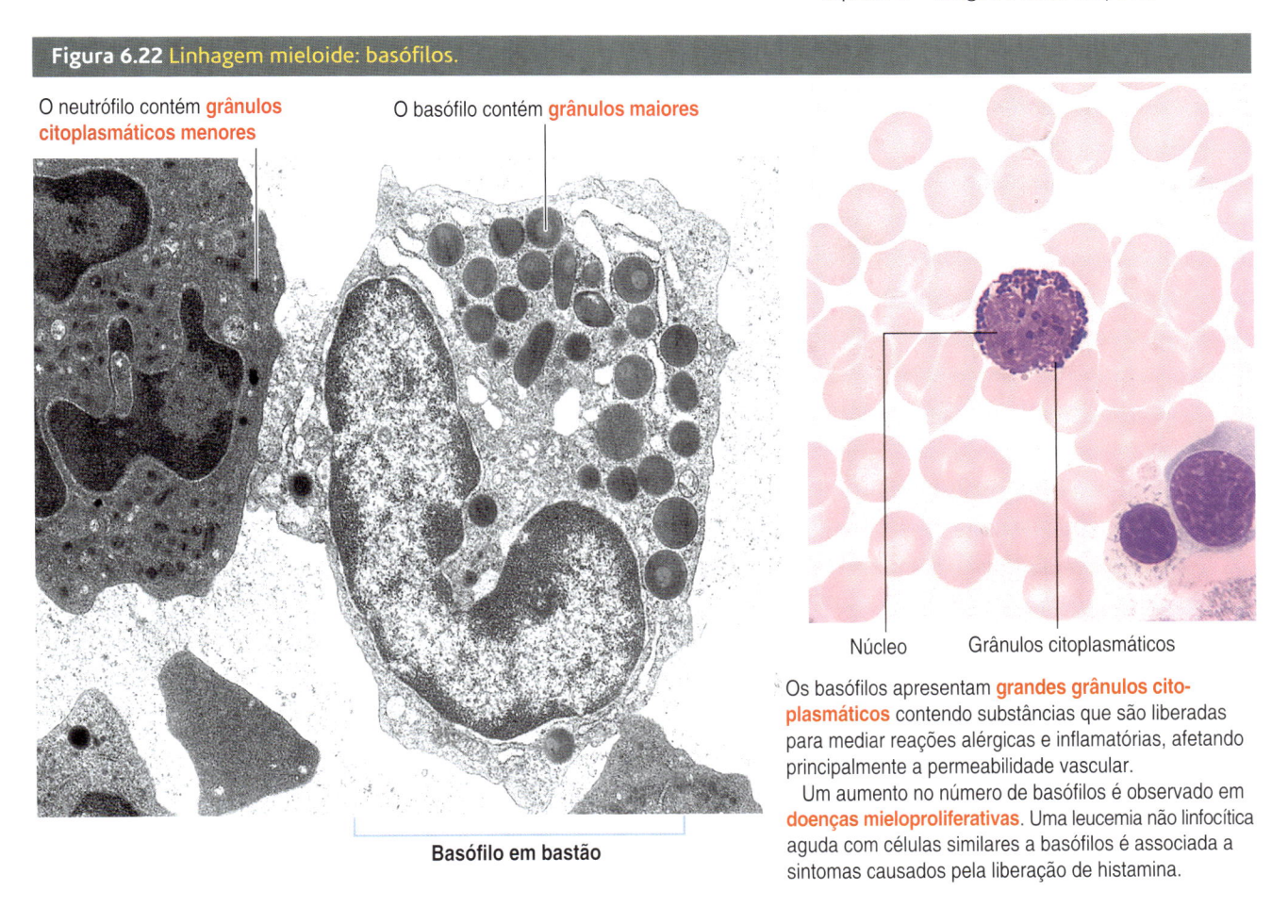

Figura 6.22 Linhagem mieloide: basófilos.

O neutrófilo contém grânulos citoplasmáticos menores

O basófilo contém grânulos maiores

Núcleo   Grânulos citoplasmáticos

Os basófilos apresentam grandes grânulos citoplasmáticos contendo substâncias que são liberadas para mediar reações alérgicas e inflamatórias, afetando principalmente a permeabilidade vascular.

Um aumento no número de basófilos é observado em doenças mieloproliferativas. Uma leucemia não linfocítica aguda com células similares a basófilos é associada a sintomas causados pela liberação de histamina.

Basófilo em bastão

Os **linfócitos** (8 µm de diâmetro ou menos) têm núcleo condensado redondo ou ligeiramente recortado (endentado). O nucléolo não é visível. O citoplasma é moderadamente basófilo e, em geral, desprovido de grânulos.

Monócitos

Os monócitos são derivados da **UFC de granulócitos e macrófagos** (ver Figura 6.15). Já discutimos que a UFC de granulócitos e macrófagos dá origem à linhagem de neutrófilos e à linhagem de macrófagos.

Sob a influência de um CSF específico, cada célula precursora estabelece sua própria hierarquia:

1. O fator estimulador de colônias de granulócitos (G-CSF) leva a célula precursora do granulócito para a via do **mieoloblasto**.
2. O fator estimulador de colônias de granulócitos e macrófagos (GM-CSF), por sua vez, guia a célula precursora do monócito para a via do **monoblasto**, levando à produção de monócitos de sangue periférico e macrófagos teciduais.

Os receptores para o fator estimulador de colônias de macrófagos (M-CSF) são restritos à linhagem de monócitos (ver Osteoclastogênese no Capítulo 5, *Osteogênese*).

Os **monoblastos** (14 µm de diâmetro) são morfologicamente semelhantes aos mieloblastos. O monoblasto está presente na medula óssea, e é difícil identificá-lo com certeza. O citoplasma é basófilo e o núcleo é grande, apresentando um ou mais nucléolos. A célula seguinte na série é o **pró-monócito**.

Os **pró-monócitos** (11 a 13 µm de diâmetro) têm núcleo grande, com leves reentrâncias e cromatina descondensada. Um nucléolo pode ser visualizado. O citoplasma basófilo, devido aos polirribossomos, contém grânulos primários (lisossomos com **peroxidase, arilsulfatase** e **fosfatase ácida**). Os grânulos primários são menores e em menor quantidade que nos pró-mielócitos. **Tanto os monoblastos quanto os pró-mielócitos são células mitoticamente ativas**.

Os **monócitos** (12 a 20 µm de diâmetro) na medula óssea e no sangue possuem núcleo grande e endentado, que se encontra na porção central do citoplasma (Figura 6.23; ver Figura 6.8). Os grânulos (**lisossomos primários**) e os vacúolos pequenos são características típicas. Os lisossomos contêm proteases e hidrolases. Os monócitos se movimentam em resposta aos sinais quimiotáticos e aderem aos microrganismos, uma função facilitada pelo receptor especial para a porção Fc de imunoglobulina G e para as proteínas do sistema complemento que recobrem o microrganismo. Os monócitos são fagócitos ativos.

Os monócitos eram considerados a principal fonte de macrófagos. No entanto, ficou claro que os

Figura 6.23 Origem e destino dos monócitos.

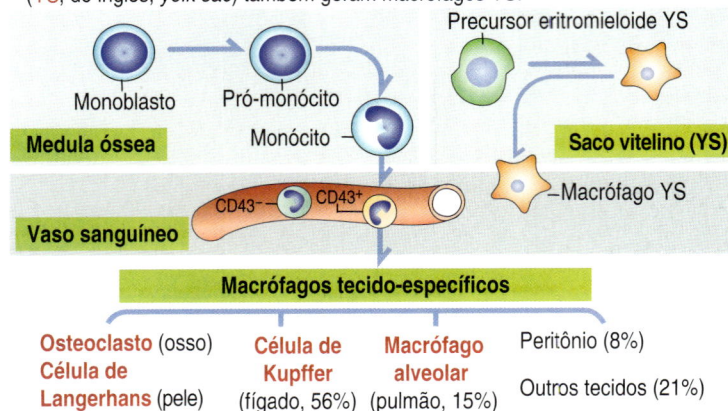

Os **monócitos** apresentam **núcleo endentado** e seu citoplasma tem **lisossomos** que aumentam em número quando **o monócito se torna um macrófago**. **Os monócitos são as maiores células encontradas no sangue periférico.** Circulam por cerca de 14 horas e, então, migram para os tecidos, onde se diferenciam em diversos macrófagos tecido-específicos (CD43+) ou continuam nos vasos sanguíneos para dar suporte à função das células endoteliais (CD43−). Durante a embriogênese, células precursoras eritromieloides do saco vitelino (YS; do inglês, *yolk sac*) também geram macrófagos YS.

Monoblasto — Pró-monócito — Monócito

Medula óssea

Vaso sanguíneo CD43− CD43+

Precursor eritromieloide YS

Saco vitelino (YS) — Macrófago YS

Macrófagos tecido-específicos

Osteoclasto (osso)
Célula de Langerhans (pele)
Micróglia (cérebro)
Macrófagos dos capilares embainhados (polpa vermelha do baço)

Célula de Kupffer (fígado, 56%)
Macrófago alveolar (pulmão, 15%)

Peritônio (8%)
Outros tecidos (21%)

Lisossomos em um pró-monócito   Região de Golgi   Nucléolo

Mitocôndrias

---

macrófagos residentes em tecidos ou específicos de tecidos se desenvolvem durante a embriogênese a partir de um precursor celular do saco vitelino. No entanto, os macrófagos residentes em tecidos constituem uma população híbrida de macrófagos embriologicamente derivados que também podem ser reabastecidos por monócitos.

Macrófagos específicos de tecidos são discutidos no Capítulo 4, *Tecido Conjuntivo*. No Capítulo 11, *Sistema Tegumentar*, a reatividade antigênica dos monócitos derivados da **célula de Langerhans** na epiderme é discutida. O Capítulo 17, *Glândulas Digestórias*, explora o importante papel das **células de Kupffer** na função do fígado e o Capítulo 10, *Sistema Imunológico e Linfático*, examina as propriedades fagocíticas dos macrófagos no baço.

Fatores estimuladores de colônias e interleucinas

O **G-CSF** é uma glicoproteína produzida por células endoteliais, fibroblastos e macrófagos em diferentes partes do corpo.

A forma sintética de G-CSF (conhecida como filgrastim ou lenograstim) causa aumento dose-dependente dos neutrófilos no sangue.

O G-CSF é empregado no tratamento da **neutropenia** (neutrófilo + *penia*, do grego, que significa pobreza; pequeno número de neutrófilos no sangue circulante) após a quimioterapia oncológica ou após transplante de medula óssea, a fim de facilitar o aumento dos neutrófilos, e no tratamento da neutropenia crônica.

O **GM-CSF** também é uma glicoproteína produzida pelas células endoteliais, linfócitos T, fibroblastos e monócitos que estimulam a formação dos neutrófilos, eosinófilos, basófilos, monócitos e células dendríticas. Entretanto, o GM-CSF é menos potente que o G-CSF em aumentar os níveis de neutrófilos durante a neutropenia.

Como ocorre com o G-CSF, há uma forma sintética de GM-CSF (sargramostim ou molgramostim) para o tratamento de neutropenia.

As interleucinas têm função relevante na formação e na função dos linfócitos B e T, como discutido no Capítulo 10, *Sistema Imunológico e Linfático*. A IL-3 estimula a proliferação das células-tronco hemocitopoéticas e atua com outros fatores de crescimento, inclusive o fator de células-tronco, trombopoetina, IL-1, IL-6 e ligante Flt3 (tirosinoquinase semelhante à fms 3). A IL-5 atua especificamente na progênie eosinofílica (Figura 6.24).

Receptor c-kit e seu ligante fator de células-tronco

O **fator de células-tronco** (**SCF**; do inglês, *stem cell factor*) é um ligante proteico produzido por tecidos fetais e pelas células do estroma reticular da medula óssea. Há duas formas de SCF: associada à membrana e solúvel; essa última é gerada pela clivagem proteolítica da proteína associada à membrana. O SCF se liga ao **receptor c-kit**, uma tirosinoquinase.

O **receptor c-kit** apresenta um **domínio extracelular** composto de cinco repetições de motivo de imunoglobulina, que são responsáveis pela ligação e dimerização do SCF. A ligação do SCF induz a dimerização

Figura 6.24 Fatores de crescimento hemocitopoético.

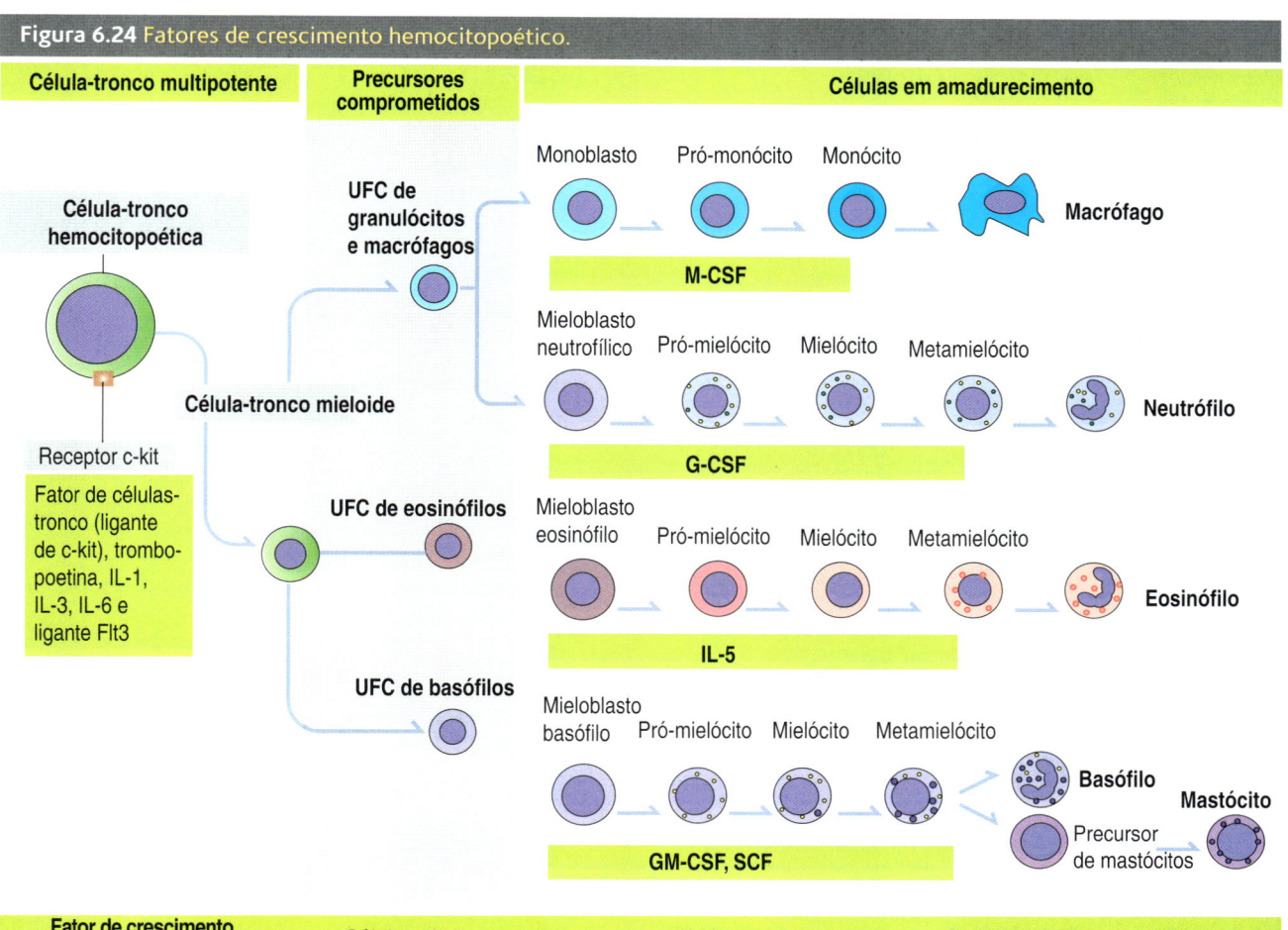

Fator de crescimento hemocitopoético	Células-alvo	Fonte	Modo de ação
Eritropoetina (EPO)	Linhagem eritroide	Células intersticiais justa-tubulares (córtex renal) (90%); produção facultativa	Induzida por hipoxia e doenças cardíacas e pulmonares
Fator estimulador de colônias de granulócitos (G-CSF)	Neutrófilos	Células endoteliais, fibroblastos, macrófagos em todos os órgãos (produção facultativa)	Induzido por citocinas inflamatórias (fator de necrose tumoral α, IL-1 e IL-6) derivadas de monócitos
Fator estimulador de colônias de granulócitos e macrófagos (GM-CSF)	Neutrófilos, eosinófilos, basófilos, monócitos e células dendríticas	Células endoteliais, linfócitos T, fibroblastos e monócitos	Atua de maneira sinérgica com EPO para suporte à linhagem eritroide e com TPO para estimulação dos progenitores de megacariócitos
Trombopoetina (TPO)	Progenitores de megacariócitos e células-tronco hemocitopoéticas	Fígado (50%; produção constitutiva e facultativa), rim (produção constitutiva) e músculo esquelético	Induzida por citocinas inflamatórias (principalmente IL-6) e trombocitopenia
Fator de células-tronco (SCF [*stem cell factor*] ou ligante de c-kit)	Basófilos, mastócitos e células germinativas primordiais; células-tronco hematopoéticas (na presença de IL-3 e outras citocinas)	Células endoteliais, fibroblastos e células do estroma medular	Atua de maneira sinérgica com IL-3, TPO, G-CSF e outras citocinas para estimulação de células-tronco hemocitopoéticas
Ligante Flt3 (tirosinoquinase similar a fms; estruturalmente relacionado a SCF e M-CSF)	Células-tronco hemocitopoéticas	Linfócitos T e células do estroma medular	Níveis sanguíneos aumentam na pancitopenia. Age com IL-3, IL-7, TPO, G-CSF e outras citocinas para esti-mular células-tronco hemocitopoéticas

Figura 6.25 Receptor c-kit.

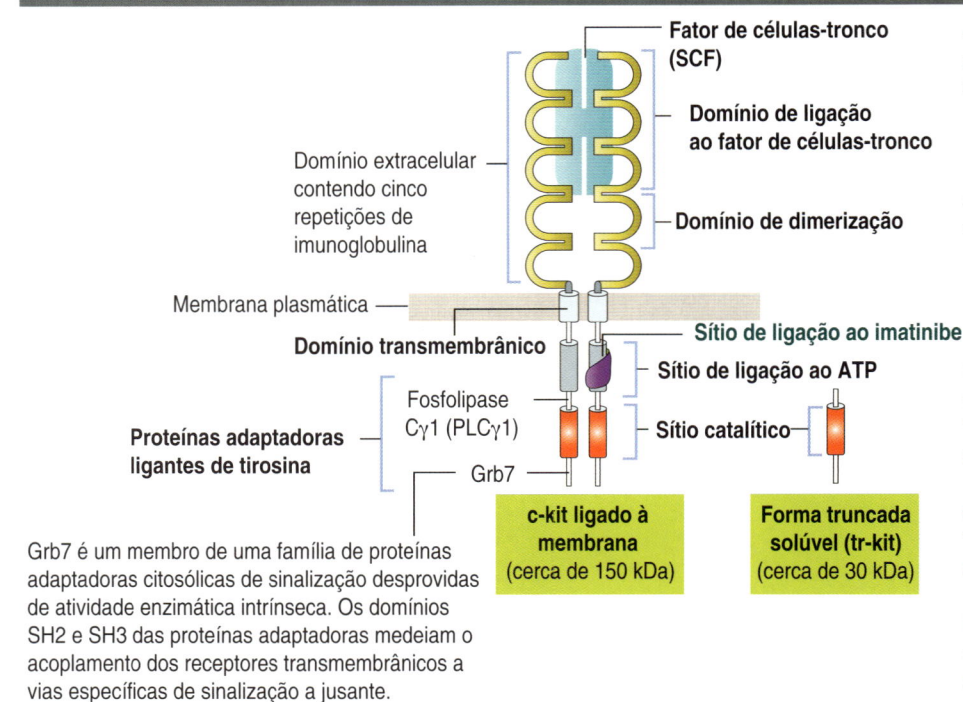

Fator de células-tronco (SCF)

Domínio de ligação ao fator de células-tronco

Domínio de dimerização

Domínio extracelular contendo cinco repetições de imunoglobulina

Membrana plasmática

Domínio transmembrânico

Sítio de ligação ao imatinibe

Sítio de ligação ao ATP

Sítio catalítico

Fosfolipase Cγ1 (PLCγ1)

Proteínas adaptadoras ligantes de tirosina

Grb7

c-kit ligado à membrana (cerca de 150 kDa)

Forma truncada solúvel (tr-kit) (cerca de 30 kDa)

A ligação de SCF induz dimerização e autofosforilação de c-kit, seguida pela fosforilação de diferentes substratos.

Existem duas formas de **c-kit**:
(1) Uma forma ligada à membrana.
(2) Uma forma truncada solúvel (**tr-kit**) derivada da clivagem proteolítica de um precursor ligado à membrana.

O **imatinibe** é um inibidor de tirosino-quinases com efeitos importantes no tratamento da **leucemia mieloide crônica**.

Na **ausência** de imatinibe, um substrato proteico é fosforilado na tirosina e inicia a cascata de sinalização a jusante.

Na **presença** de imatinibe (que interage com o sítio de ligação ao ATP), o substrato proteico não é fosforilado e a cascata de sinalização é inibida.

Grb7 é um membro de uma família de proteínas adaptadoras citosólicas de sinalização desprovidas de atividade enzimática intrínseca. Os domínios SH2 e SH3 das proteínas adaptadoras medeiam o acoplamento dos receptores transmembrânicos a vias específicas de sinalização a jusante.

do receptor c-kit, seguida pela autofosforilação. O receptor c-kit autofosforilado é o local de acoplamento de moléculas específicas de sinalização.

O **domínio intracelular** tem um sítio de ligação ao trifosfato de adenosina (ATP) e um sítio catalítico. O **imatinibe**, um inibidor de tirosinoquinase, interage com o sítio de ligação do ATP e impede a fosforilação dos substratos envolvidos na ativação da sinalização a jusante. O imatinibe tem resultados notáveis no tratamento da **leucemia mieloide crônica**.

O **SCF por si só é um fraco estimulador da hemocitopoese, mas torna as CTHs responsivas a outras citocinas.** Sozinho, não induz a formação de colônias celulares. O ligante **Flt3** (tirosinoquinase semelhante à fms 3) está intimamente relacionado ao receptor c-kit e ao SCF. Como o SCF, o ligante Flt3 atua sobre as CTHs em sinergia com trombopoetina, SCF e interleucinas.

O **receptor c-kit é expresso pelo protoncogene c-kit**. Mutações nos genes que expressam o receptor c-kit e/ou SCF causam:

1. **Anemia.**
2. Defeitos no **desenvolvimento de melanócitos na pele.**
3. Redução da **migração, sobrevida e proliferação de células germinativas primordiais nos ovários e testículos em desenvolvimento** (ver Capítulo 21, *Transporte e Maturação dos Espermatozoides*).
4. Interrupção do desenvolvimento de **mastócitos.**

O SCF é potencialmente útil no tratamento de distúrbios congênitos e adquiridos da hemocitopoese e no transplante de medula óssea (Figura 6.25).

LEUCEMIAS

As leucemias são as doenças neoplásicas mais comuns dos leucócitos. São caracterizadas pela proliferação neoplásica de uma ou mais linhagens celulares na medula óssea, circulação frequente de células neoplásicas no sangue periférico e redução do desenvolvimento normal de hemácias e plaquetas.

As leucemias podem ser agudas ou crônicas. As leucemias agudas consistem na proliferação maciça de células imaturas em relação às células da medula óssea e na rápida progressão da doença.

As **leucemias agudas** são classificadas como **leucemias linfoblásticas agudas** (**LLA**) quando derivadas de células linfoides e **leucemias mieloblásticas agudas** (**LMA**) quando derivadas de progênies de células mieloides, eritroides e megacariocíticas.

A **anemia** (causada por diminuição da formação de hemácias), as **infecções** (determinadas por declínio na formação de leucócitos normais) e o **sangramento** (pela redução do número de plaquetas) são características relevantes. O diagnóstico é baseado no exame microscópico de amostras de medula óssea. A LLA afeta principalmente crianças; a LMA acomete adultos.

A **classificação Franco-Americano-Britânica** (**FAB**) inclui diferentes tipos de leucemias agudas de acordo com o grau de diferenciação celular determinado pela detecção citoquímica de marcadores celulares: **L1** a **L3** (linfoide-LLA) e **M1** a **M7** (mieloide-LMA).

As **leucemias crônicas** são classificadas como leucemias **linfocíticas**, **mieloides** e de **células pilosas**. São caracterizadas por menor proliferação de células imaturas e progressão lenta da doença.

A **leucemia linfocítica crônica** (**LLC**) é observada principalmente em adultos (50 anos ou mais). A proliferação predominante de linfócitos B e o grande número de linfócitos anormais no sangue periférico são características predominantes. Linfadenopatia e esplenomegalia são achados clínicos comuns.

A **leucemia mieloide crônica** (**LMC**) é considerada uma doença mieloproliferativa (proliferação de células-tronco anormais da medula óssea) que afeta adultos. Os pacientes desenvolvem hepatoesplenomegalia e leucocitose (altos números de mielócitos, metamielócitos e neutrófilos no sangue periférico). Após uma fase crônica de cerca de 5 anos, a doença pode se transformar em leucemia aguda, exigindo transplante de células-tronco de medula óssea.

Os pacientes com LMC geralmente apresentam o **cromossomo Filadélfia**, uma translocação recíproca entre os braços longos dos cromossomos 9 e 22, designada t(9;22)(q34;q11). Um gene de fusão é criado pela colocação do gene *abl* no cromossomo 9 (região q34) em uma parte do gene *bcr* (*breakpoint cluster region*) no cromossomo 22 (região q11). O gene de fusão (*abl/bcr*) codifica uma tirosinoquinase envolvida na transformação celular que gera o fenótipo neoplásico. O medicamento **imatinibe** é um inibidor específico da tirosinoquinase. Voltaremos ao imatinibe e à inibição de tirosinoquinases no fim deste capítulo.

A **leucemia de células pilosas** (**HCL**; do inglês, *hairy-cell leukemia*; também chamada tricoleucemia) é um tipo raro de leucemia de linfócitos B. As células parecem pilosas devido às múltiplas projeções citoplasmáticas finas. Esplenomegalia, linfadenopatia e infecções recorrentes são achados comuns. Uma relação entre a HCL e exposição ao herbicida agente laranja já foi determinada.

Megacariócitos e plaquetas

As plaquetas são pequenos fragmentos citoplasmáticos que atuam na hemostasia e na trombose. A célula precursora da plaqueta (também chamada **trombócito**; do grego *thrombos,* coágulo) é o **megacarioblasto**, derivado da **UFC megacariocítica** (ver Figura 6.15).

A **trombopoetina** ativa a UFC megacariocítica. A trombopoetina, produzida no **fígado**, tem estrutura similar à da eritropoetina. Deficiências de trombopoetina causam **trombocitopenia**. O excesso de trombopoetina provoca **trombocitose**. As plaquetas se ligam à trombopoetina e a degradam, um processo que autorregula a produção desses fragmentos celulares.

O **megacarioblasto** (15 a 50 μm de diâmetro) exibe um único núcleo em forma de rim (reniforme) com vários nucléolos.

O megacarioblasto aumenta de volume para dar origem ao **pró-megacariócito** (20 a 80 μm de diâmetro) com núcleo de forma irregular e citoplasma rico em grânulos azurófilos.

O promegacariócito forma o megacariócito maduro localizado no nicho vascular, adjacente a um sinusoide. Um único megacariócito pode gerar cerca de 4.000 plaquetas.

O **megacariócito** (50 a 100 μm de diâmetro; Figura 6.26) possui uma grande quantidade de membrana interna e **núcleo multilobulado irregular produzido por um processo de divisão nuclear endomitótica em que há replicação do DNA sem divisão celular (núcleo poliploide).** O conteúdo de DNA do núcleo multilobulado pode atingir um valor de 128n antes do término da maturação celular em cerca de 5 dias e o início da formação de plaquetas (Figura 6.26). Nucléolos não são detectados.

O megacariócito pode ser confundido com o **osteoclasto**, outra célula grande no osso, que é **multinucleada em vez de multilobada**.

O citoplasma do megacariócito apresenta uma **rede de zonas de demarcação** formadas pela invaginação da membrana plasmática. **Múltiplas protrusões citoplasmáticas se estendem pelo espaço sinusoide da medula e são cortadas em fragmentos livres.** No espaço vascular, as protrusões fragmentadas dão origem a **pró-plaquetas após a coalescência das zonas de demarcação.** As pró-plaquetas, então, geram **plaquetas.** Todo o citoplasma do megacariócito é gradualmente convertido em pró-plaquetas e plaquetas e seu núcleo multilobulado é expelido e fagocitado pelos macrófagos. As plaquetas desempenham papéis importantes na manutenção da integridade dos vasos sanguíneos. Lembre-se das etapas sequenciais da hemostasia após a ativação das plaquetas (ver Figura 6.12).

Por fim, os megacariócitos produzem e secretam a quimiocina ligante de motivo C-X-C 4 (**CXCL4**) e o fator de crescimento transformante β1 (**TGFβ1**) na medula óssea, que regulam a atividade do ciclo celular de CTHs. CXCL4 e TGFβ1 aumentam o número de CTHs quiescentes durante a homeostase e sua diminuição estimula a proliferação dessas células. **Observe que os megacariócitos diferenciados, derivados de CTHs, podem regular o tamanho do grupo (*pool*) de seus progenitores.**

DISTÚRBIOS DE SOBRECARGA DE FERRO

Além da eritropoetina, a formação das hemácias é altamente dependente do **metabolismo do ferro** e de vitaminas hidrossolúveis, como o ácido fólico (folacina) e a **vitamina B$_{12}$** (cobalamina).

O ferro está envolvido no transporte de oxigênio e de dióxido de carbono. Diversas proteínas ligantes de ferro estocam e transportam o ferro, como, por exemplo, a **hemoglobina** nas hemácias, a **mioglobina** no tecido **muscular,** o **citocromo** e várias **enzimas não heme**.

Cerca de 65 a 75% do ferro é encontrado na hemoglobina das hemácias, em forma de heme. O **heme** é uma molécula sintetizada na medula óssea, com um íon ferroso, Fe(II), ligado a um anel tetrapirrólico e à **hematina,** e com um íon férrico, Fe(III), ligado a uma proteína. O fígado armazena cerca de 10 a 20% do ferro na forma de **ferritina**.

Figura 6.26 Megacariócito e a origem das plaquetas.

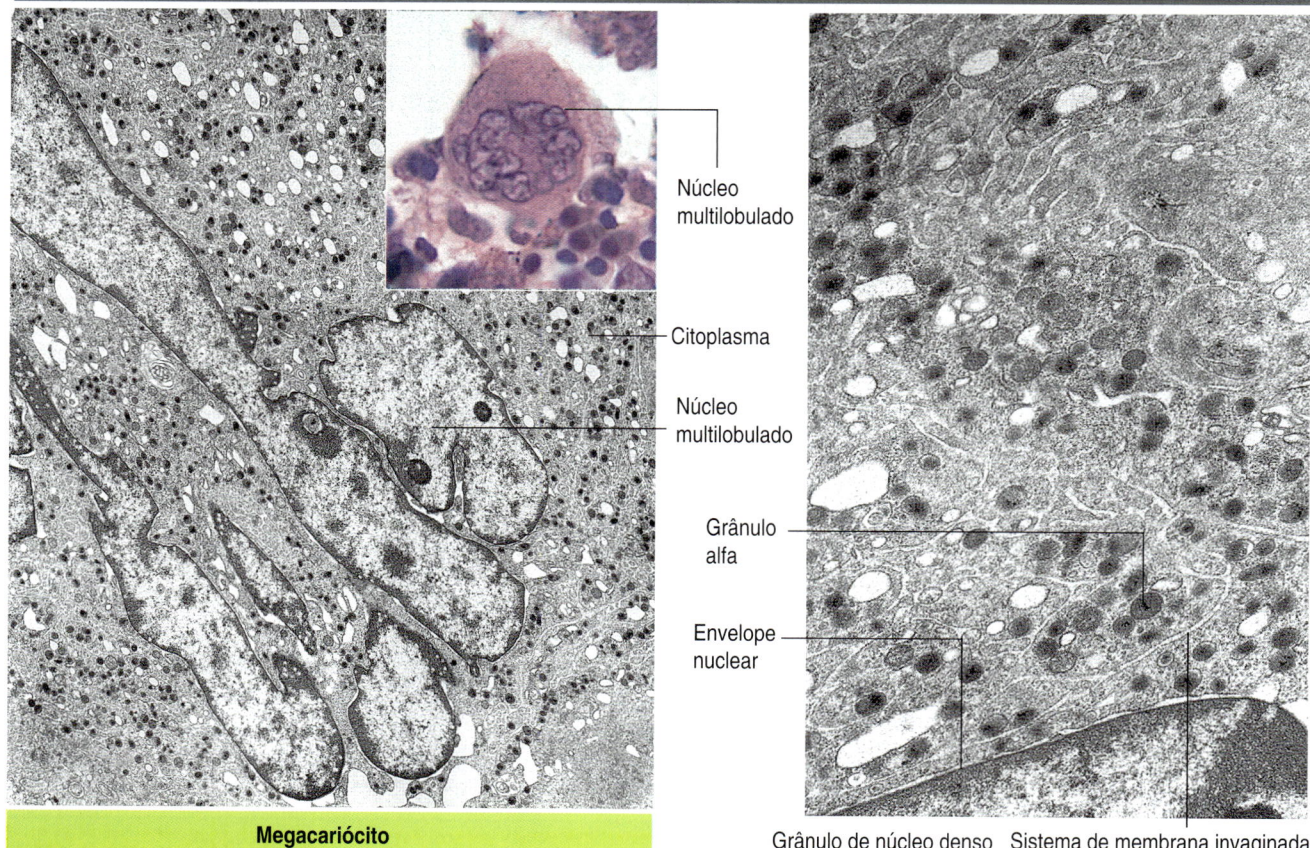

Núcleo multilobulado

Citoplasma

Núcleo multilobulado

Grânulo alfa

Envelope nuclear

Megacariócito

Grânulo de núcleo denso   Sistema de membrana invaginada

O desenvolvimento e a maturação de um megacariócito (em cerca de 5 dias) são caracterizados pela sequência:

(1) **Divisões mitóticas seriadas** (até o conteúdo de DNA de 128n) **sem divisão celular**, um processo conhecido como **endorreplicação**. Isso faz com que o núcleo fique multilobulado e bem condensado.

(2) **Maturação citoplasmática**, caracterizada por um aumento no número de **grânulos de núcleos densos**, **grânulos alfa** e uma rede de canais e túbulos de membrana, chamada sistema de membrana invaginada (sistema canalicular aberto).

(3) **Fragmentos de múltiplas protrusões citoplasmáticas são liberados no lúmen sinusoidal**. Esses fragmentos são a fonte de novas plaquetas.

Durante a maturação citoplasmática de um megacariócito, a membrana celular invagina e forma canais, separando ilhotas citoplasmáticas com cerca de 3 a 4 μm de diâmetro.

Esses canais de demarcação plaquetária acabam por coalescer e gerar **pró-plaquetas**. Os megacariócitos geralmente repousam perto de sinusoides da medula óssea (nicho vascular) e estendem **múltiplas protrusões citoplasmáticas** no lúmen sinusoidal.

As protrusões fragmentadas, liberadas pelo cisalhamento do fluxo de sangue, primeiramente dão origem às pró-plaquetas e, então, às plaquetas no lúmen sinusoidal.

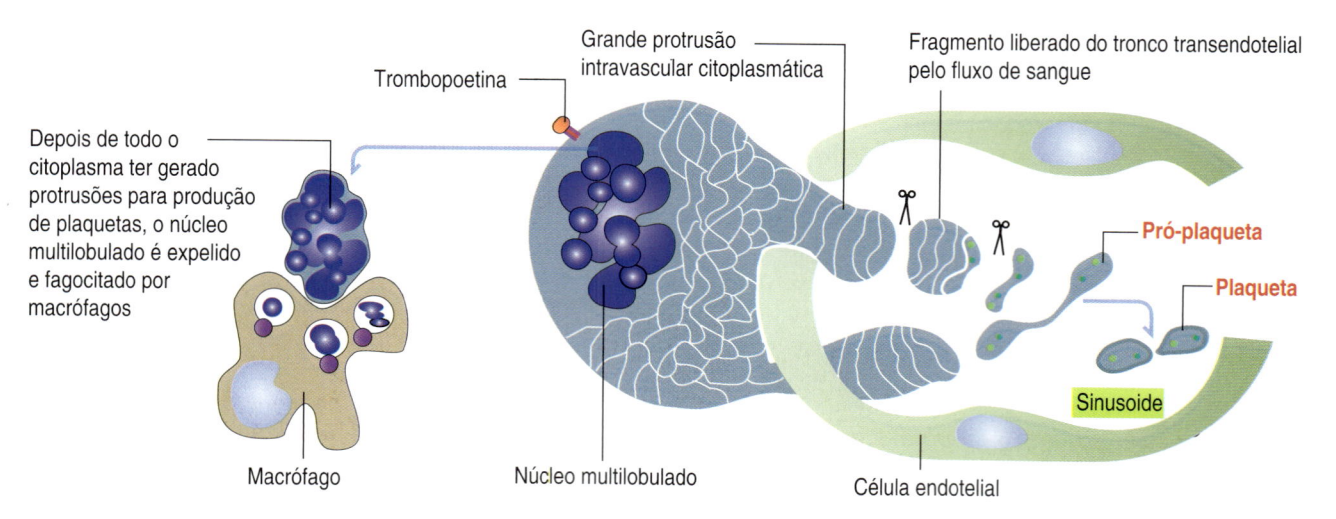

Trombopoetina

Grande protrusão intravascular citoplasmática

Fragmento liberado do tronco transendotelial pelo fluxo de sangue

Depois de todo o citoplasma ter gerado protrusões para produção de plaquetas, o núcleo multilobulado é expelido e fagocitado por macrófagos

Pró-plaqueta

Plaqueta

Sinusoide

Macrófago

Núcleo multilobulado

Célula endotelial

Os níveis de ferro sistêmico são controlados por:

1. **Absorção**. O ferro é absorvido no **duodeno**.
2. **Reciclagem**. A reciclagem do ferro de eritrócitos senescentes pelos macrófagos do baço e do fígado é o suprimento primário de ferro do corpo.
3. **Mobilização** das reservas de ferro no fígado.

Os mamíferos não apresentam uma via regulada de excreção de ferro. Em vez disso, esse processo é controlado pela **hepcidina**, uma proteína reguladora de ferro.

No plasma sanguíneo, o ferro está ligado à **transferrina (Tf)**. A Tf entrega o ferro para as células pela ligação de seus receptores Tf. Quando há um defeito em Tf ou um excesso da saturação da capacidade de ligação de Tf, o ferro no plasma é acumulado no citoplasma dos tecidos parenquimatosos.

A **Tf**, produzida no fígado, e a **lactoferrina**, presente no leite materno, são proteínas não heme envolvidas no **transporte de ferro**. A Tf em complexo com dois íons Fe(III) recebe o nome de **ferrotransferrina**. A Tf desprovida de ferro é conhecida como **apotransferrina**.

O receptor Tf é um dímero transmembrânico em que cada subunidade se liga a Fe(III). A internalização do complexo Tf-Fe(III) depende da fosforilação do receptor Tf desencadeada por Ca^{2+}-calmodulina e pelo complexo proteinoquinase C.

Dentro da célula, o Fe(III) é liberado no interior do compartimento endossomal ácido e, em seguida, convertido em Fe(II) pela ferrorredutase endossomal **STEAP3**. O Fe(II), então, é transportado para fora do endossomo dentro do citosol pela **DMT1** (transportador de metal divalente 1) e armazenado em ferritina ou incorporado nas hemoglobinas, nos eritrócitos.

O receptor Tf é reciclado de volta para a membrana plasmática.

A **ferritina** é a principal proteína sintetizada no fígado. Uma única molécula de ferritina é capaz de armazenar até 4.500 íons ferro. Quando a capacidade de armazenamento da ferritina é excedida, o ferro é depositado como **hemossiderina**. A ferritina com pouco ferro é chamada **apoferritina**.

O Fe(II) é exportado do armazenamento celular de ferritina pelo exportador de ferro, a **ferroportina**. A função da ferroportina é intimamente controlada pela **hepcidina**, dependendo dos níveis de ferro corporal. O Fe(II) exportado é convertido em Fe(III) pela ferroxidase associada à membrana, a **hefaestina**, e, assim, entra na circulação sanguínea.

A **hepcidina** é um **regulador negativo do transporte de ferro** codificado pelo gene humano *HAMP*. A hepcidina regula a homeostase do ferro por regular negativamente a ferroportina, o exportador de ferro. Como um regulador negativo, as principais funções da hepcidina são:

1. Sequestrar o ferro nos tecidos.
2. Diminuir os níveis de ferro no soro.
3. Reduzir a absorção de ferro a partir da dieta.

Após a ligação da hepcidina à ferroportina, esta é internalizada e degradada nos lisossomos. A internalização da ferroportina induzida pela hepcidina determina a **diminuição do efluxo de ferro** na circulação a partir dos enterócitos duodenais, macrófagos e hepatócitos.

A expressão de hepcidina aumenta em caso de abundância de ferro no corpo e diminui em caso de deficiência.

Em condições fisiológicas, a expressão da hepcidina hepática é regulada por diversas proteínas:

1. A **proteína hemocromatose hereditária**, chamada **HFE** (para **alto** teor de ferro [**Fe**] – *high iron* [Fe]).
2. **Receptor Tf**.
3. **Hemojuvelina (HJV)**.
4. **Proteína morfogenética óssea 6 (BMP6)**
5. Matriptase 2.
6. Neogenina.
7. **Tf**.

A expressão de hepcidina é defeituosa em caso de ausência de qualquer uma dessas proteínas, em particular HVJ.

Em condições de hipoxia, o fator de transcrição **fator induzido por hipoxia 1α (HIF1α)** se liga ao promotor do gene *HAMP* e bloqueia a expressão de hepcidina. No início deste capítulo, discutiu-se a atividade do gene da eritropoetina como um indutor da produção de hemácias. Desse modo, em condições de baixa tensão de oxigênio, o fator de transcrição **HIF-1α** se torna ativo para aumentar a produção de eritropoetina.

Como se pode observar, a atividade de **HIF-1α** é necessária para promover dois dos elementos clínicos para a eritropoese: **eritropoetina** e o **ferro**.

Doenças de sobrecarga de ferro, como, por exemplo, a **hemocromatose hereditária (HH)**, podem ocorrer quando há desregulação da expressão do gene *HAMP*. Depósitos maciços de ferro nos hepatócitos são muito prejudiciais, levando à cirrose e à fibrose hepática.

A HH tem sido atribuída a defeitos em quatro genes:

1. **HH do tipo 1**, o distúrbio de sobrecarga de ferro mais comum, caracteriza-se por maior absorção e deposição de ferro no fígado, coração, pâncreas e na pele. Com o passar do tempo, há desenvolvimento de cirrose, diabetes e arritmias cardíacas. Mutações no gene *HFE* criam uma proteína defeituosa na hemocromatose hereditária, a HFE, que afeta a interação da Tf com o receptor Tf, prejudicando, assim, a regulação da absorção de ferro.
2. **HH do tipo 2**, também chamada **hemocromatose juvenil**, é definida por disfunção cardíaca e endócrina significativa, em vez de doença hepática. É predominante na primeira e na segunda década de vida.

A HH do tipo II é causada por mutações no gene *HAMP*, que codifica HJV, uma proteína de membrana ligada a glicofosfatidilinositol (GPI). Nos pacientes

Conhecimento básico 6.B Incorporação de ferro por internalização de transferrina e distúrbios associados ao ferro.

Incorporação, armazenamento e transporte intestinal de ferro

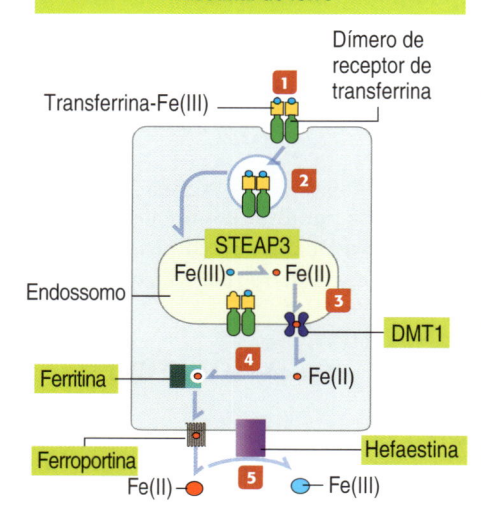

Dímero de receptor de transferrina

Transferrina-Fe(III)

O complexo Tf-Fe(III)-receptor de Tf

STEAP3

Fe(III) → Fe(II)

Endossomo

DMT1

Ferritina

Fe(II)

Ferroportina

Hefaestina

Fe(II)

Fe(III)

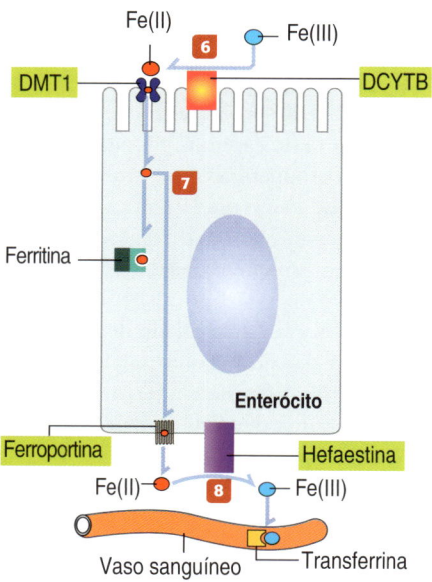

Fe(II)

Fe(III)

DMT1

DCYTB

Ferritina

Enterócito

Ferroportina

Hefaestina

Fe(II)

Fe(III)

Vaso sanguíneo

Transferrina

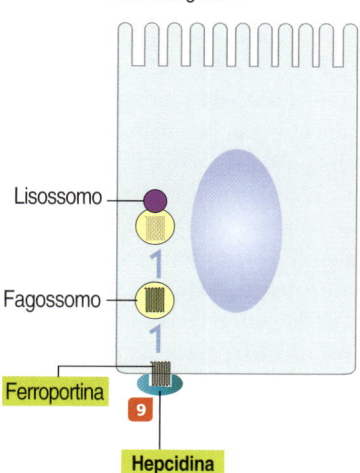

Lisossomo

Fagossomo

Ferroportina

Hepcidina

1 O complexo plasmático **transferrina (Tf)-Fe(III)** se liga ao **dímero do receptor de Tf**.

2 O complexo **Tf-Fe(III)-receptor de Tf** é internalizado.

3 No compartimento endossomal, o baixo pH dissocia Fe(III) da Tf ligada ao receptor de Tf. Fe(III) é convertido em Fe(II) pela redutase endossomal **STEAP3**. Fe(II) é liberado no citosol pelo transportador de metal divalente 1 (**DMT1**).

4 Fe(II) é armazenado para formar **ferritina** (não em hemácias) ou incorporado à hemoglobina das hemácias.

5 Fe(II) é exportado pela **ferroportina** e, então, convertido em Fe(III) pela ferroxidase associada à membrana **hefaestina**.

6 O ferro férrico Fe(III) da dieta é convertido em ferro ferroso Fe(II) pela **ferroredutase (DCYTB)** na borda em escova de um enterócito (duodeno-jejuno) e transportado para o enterócito pelo DMT1.

7 Fe(II) se liga para formar ferritina ou pode ser transportado pela membrana basolateral até o plasma sanguíneo pela ferroportina. Fe(II) é convertido em Fe(III) pela hefaestina **8**.

9 A ligação da **hepcidina** à ferroportina impede a exportação de ferro. O estoque intracelular de Fe(II) aumenta durante a anemia ou a hipoxia. A ferro-portina internalizada é degradada por lisossomos.

A Cirrose micronodular. Micronódulos se desenvolvem de forma gradual e são separados em ilhotas distintas por tecido fibroso com colágeno de tipo I. Os pontos azuis indicam ferro. Note que não há células inflamatórias no espaço perimicronodular porque o ferro é um patógeno tóxico, e não um patógeno biológico.
B Grânulos de hemossiderina são observa-dos no citoplasma dos hepatócitos. Esses grânulos se coram em azul com **azul da Prússia**. Os núcleos se coram em rosa.

Hemocromatose

A **hepcidina**, um membro da família de defensinas secretadas por hepatócitos, regula a entrada de ferro no plasma sanguíneo.

A hepcidina é codificada pelo gene humano *HAMP*.

A hepcidina se liga à ferroportina e desencadeia sua internalização e a degradação lisossomal. A remoção de ferroportina da membrana plasmática impede a exportação de ferro, aumentando os níveis do metal no citoplasma, armazenado na ferritina. Esse mecanismo de regulação negativa pode ser modulado durante a anemia, a hipoxia e a inflamação.

Os distúrbios por sobrecarga de ferro ocorrem quando a quantidade de ferro no plasma excede a capacidade de ligação da Tf. Tecidos parenquimatosos, como o fígado, incorporam ferro por um mecanismo independente de Tf.

A **hemocromatose hereditária (HH)** é um distúrbio por sobrecarga de ferro causado por um **defeito** em três genes que leva à expressão anormal de **hepcidina** (HH de tipo 1 [a mais comum; caracterizada por cirrose hepática, fibrose e diabetes]; HH de tipo 2 [mutação do gene do receptor de Tf e menor expressão de hepcidina] e HH de tipo 3 [hemocromatose juvenil; disfunção endócrina e cardíaca]). A HH de tipo 4 é causada por um defeito no gene que codifica a ferroportina. A **hemossiderose** é um distúrbio **adquirido** de sobrecarga de ferro.

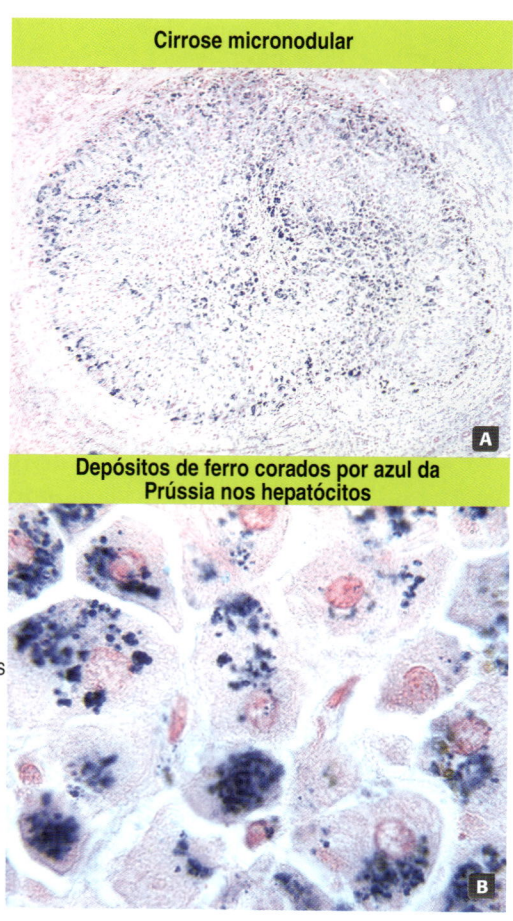

Cirrose micronodular

Depósitos de ferro corados por azul da Prússia nos hepatócitos

com hemocromatose juvenil que apresentam mutações de HJV, há supressão significativa da expressão de hepcidina hepática, levando ao acúmulo grave de ferro em órgãos específicos.

3. **HH do tipo 3** é causada pela mutação no gene *TRF2*, que codifica o receptor Tf 2. A expressão de hepcidina é afetada por essa mutação.

4. **HH do tipo 4** é também chamada doença da ferroportina e afeta os macrófagos. A ferroportina mutante não se insere na membrana plasmática e não age durante o transporte de ferro.

Pacientes com distúrbio hereditário de **hemocromatose**, caracterizado por excessiva absorção de ferro e depósito nos tecidos, necessitam de retiradas periódicas de sangue e da administração de agentes **quelantes** para facilitar a excreção de ferro complexado na urina.

A **diminuição de ferro** resultante de fluxo menstrual excessivo ou sangramento gastrintestinal determina a redução da hemoglobina que contém ferro. As hemácias são menores (**anemia microcítica**) e pouco pigmentadas (**anemia hipocrômica**) (Conhecimento básico 6.B).

ANEMIA MEGALOBLÁSTICA

A **hemocitopoese megaloblástica** é causada por deficiência de vitamina B_{12} ou ácido fólico. O **ácido fólico** regula o **metabolismo de folato**, que conduz ao aumento da disponibilidade de purinas e monofosfato de desoxitimidina (dTMP), necessárias à síntese de DNA.

A **vitamina B_{12}** (conhecida como **fator extrínseco**) se liga ao **fator intrínseco**, uma proteína produzida pelas células parietais nas glândulas gástricas. O complexo vitamina B_{12}-fator intrínseco se liga a sítios específicos do receptor no **íleo**, transportado através dos enterócitos e liberado no sangue, onde se liga à proteína de transporte transcobalafilina III.

A diminuição de vitamina B_{12}, causada principalmente pela produção insuficiente de fator intrínseco e/ou ácido clorídrico no estômago, pode afetar o metabolismo ou a captação do folato, prejudicando, assim, a síntese de DNA na medula óssea.

A deficiência de vitamina B_{12} é rara porque o fígado armazena até 6 anos de suprimento de vitamina B_{12}. Em condições de deficiência, a maturação da progênie eritroide se torna mais lenta, gerando hemácias anormalmente grandes (**macrócitos**), com membranas celulares frágeis, que são destruídas (**anemia megaloblástica**) (Figura 6.27).

As **anemias microcíticas** são caracterizadas por hemácias que são menores que o normal. Esse tamanho se deve a uma diminuição na produção de hemoglobina, que é causada por:

1. **Falta do produto** hemoglobina. As **talassemias** são doenças de síntese de hemoglobina. Os subtipos de talassemia são nomeados conforme a cadeia de hemoglobina envolvida.

2. **Disponibilidade de ferro limitada e supressão da produção renal de eritropoetina** por citocinas inflamatórias durante os estados inflamatórios.

3. **Falta de fornecimento de ferro ao grupo heme da hemoglobina** (**anemia por deficiência de ferro**), a causa mais comum. Devido à perda de ferro pela menstruação, as mulheres são mais suscetíveis à deficiência de ferro do que os homens.

4. **Defeitos na síntese do grupo heme** (**anemias sideroblásticas** por utilização de ferro). As anemias sideroblásticas se caracterizam pela presença na medula óssea de **sideroblastos em anel**, precursores eritroides com mitocôndrias perinucleares carregados com ferro não heme.

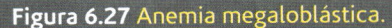

Figura 6.27 Anemia megaloblástica.

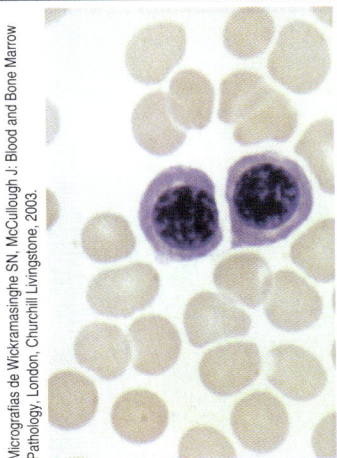

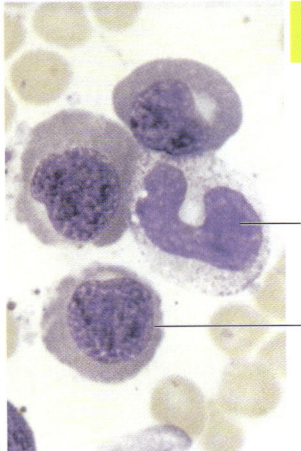

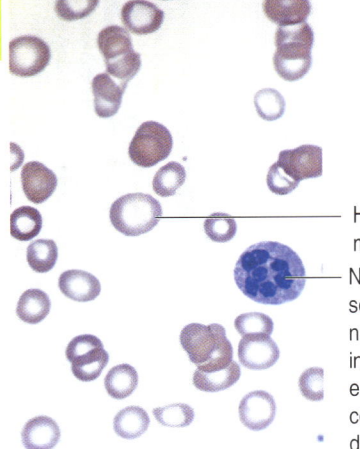

Anemia megaloblástica

Metamielócito grande com núcleo em formato de ferradura

Os eritroblastos são abundantes, maiores (**megaloblastos**) e sua cromatina nuclear é menos condensada

Hemácia macrocítica

Neutrófilo com sete lobos nucleares interconectados e maior conteúdo de DNA

Micrografias de Wickramasinghe SN, McCullough J: Blood and Bone Marrow Pathology, London, Churchill Livingstone, 2003.

Dois eritroblastos policromatófilos de um adulto saudável. Esfregaço de medula óssea. Coloração de May-Grünwald-Giemsa.

Três eritroblastos policromatófilos e um grande metamielócito de um paciente com anemia perniciosa. Esfregaço de medula óssea. Coloração de May-Grünwald-Giemsa.

O neutrófilo apresenta núcleo hipersegmentado. As hemácias são macrocíticas em um paciente com **anemia perniciosa**. Esfregaço de sangue. Coloração de May-Grünwald-Giemsa.

Mapeamento de conceitos e conceitos essenciais: sangue e hemocitopoese.

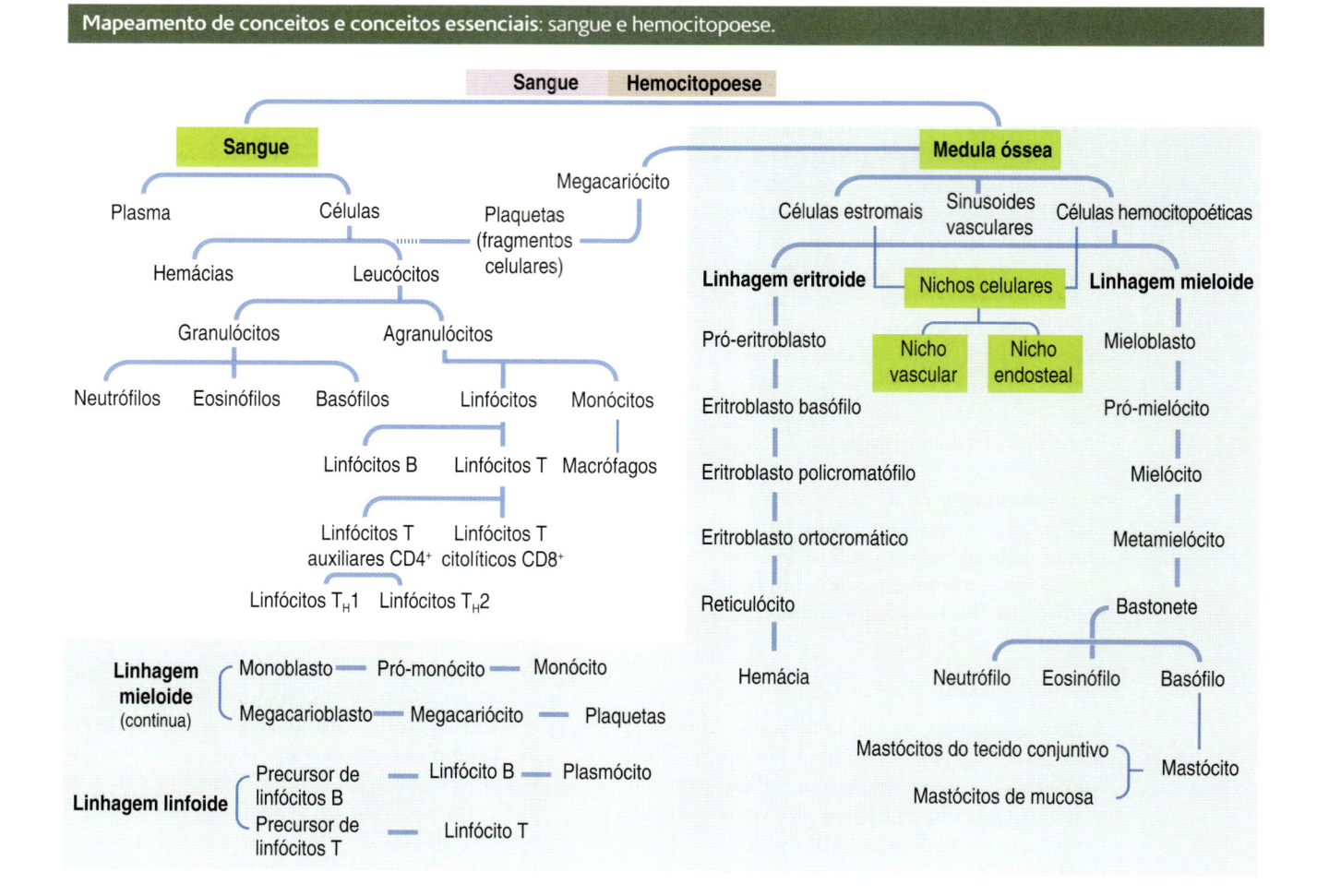

- O sangue é um tecido conjuntivo especializado composto de plasma (equivalente à matriz extracelular) e células. O plasma contém proteínas, sais e compostos orgânicos.

  O plasma ainda fibrinogênio; o soro, o fluido obtido após a coagulação do sangue, não possui fibrinogênio. Os elementos celulares do sangue são as hemácias (eritrócitos) e os leucócitos. As plaquetas são fragmentos dos megacariócitos

- As hemácias (de 4 a 6 × 10^6/mm³; 7,8 μm de diâmetro) são células não nucleadas que contêm hemoglobina, uma proteína heme envolvida no transporte de oxigênio e dióxido de carbono. A membrana plasmática é suportada por um citoesqueleto composto de glicoforina e canal transportador de ânion (banda 3), duas proteínas transmembrânicas. A proteína anquirina ancora a espectrina, uma proteína dimérica composta de espectrina α e espectrina β, à banda 3. Os tetrâmeros de espectrina estão ligados a um complexo de três proteínas: F-actina, tropomiosina e proteína 4.1. A aducina é uma proteína de ligação à calmodulina, que favorece a associação da F-actina à espectrina.

  A eliptocitose (causada pela automontagem defeituosa de espectrina, ligação anormal da espectrina à anquirina e anomalias em proteína 4.1 e glicoforina) e a esferocitose (causada pela deficiência de espectrina) são alterações nos formatos das hemácias. Anemia, icterícia e esplenomegalia são características clínicas.

  A anemia falciforme (ácido glutâmico substituído por valina na cadeia β da globina) e a talassemia (defeitos nas cadeias α e β de globina) são doenças causadas por defeitos na hemoglobina.

A anemia hemolítica crônica é uma característica clínica das duas doenças.

Um indicador clínico valioso da concentração plasmática média de glicose (glicemia) é a dosagem de hemoglobina A1c (glico-hemoglobina ou hemoglobina glicada). O valor normal da hemoglobina A1c é entre 4 e 5,6%.

A eritroblastose fetal é uma doença hemolítica induzida por anticorpos no recém-nascido e causada pela incompatibilidade do fator Rh entre a mãe e o feto. A mãe Rh-negativa produz anticorpos para o antígeno D, presente na superfície das hemácias fetais. Na segunda ou na terceira gravidez, os anticorpos contra o antígeno D causam a destruição das hemácias fetais (hemólise). A anemia e a icterícia graves (que causa dano ao cérebro, uma doença conhecida como icterícia nuclear [kernicterus ou encefalopatia bilirrubínica]) são manifestações clínicas observadas no feto

- Os leucócitos (6 a 10 × 10^3/mm³) são classificados como granulócitos (com grânulos citoplasmáticos primários e específicos ou secundários) e agranulócitos (contendo apenas grânulos primários).

  Existem três tipos de granulócitos: (1) neutrófilos (5 × 10^3/mm³), (2) eosinófilos (1,5 × 10^2/mm³) e (3) basófilos (0,3 × 10^2/mm³).

  Os neutrófilos (12 a 15 μm de diâmetro) têm as seguintes características: (1) Contêm grânulos primários (elastase e mieloperoxidase) e grânulos secundários (lisoenzimas e outras proteases). (2) Entram em um vaso sanguíneo por diapedese e deixam a circulação sanguínea pelo mecanismo de *homing* (endereçamento). (3) Os núcleos são segmentados (células polimorfonucleares).

Os eosinófilos (12 a 15 μm de diâmetro) apresentam as seguintes características: (1) Grânulos citoplasmáticos contendo peroxidase eosinofílica (PE; liga-se a microrganismos para ser fagocitados por macrófagos), proteína básica principal (MBP; uma proteína cristalina que rompe a membrana dos parasitos), proteína catiônica eosinofílica (ECP; trabalha com MBP para fragmentação de parasitos) e neurotoxina derivada de eosinófilos (EDN; com atividade antiviral). (2) Participam de reações alérgicas. (3) Têm núcleo bilobulado com grânulos citoplasmáticos vermelhos refrativos que contêm galectina (cristais de Charcot-Leyden).

Os eosinófilos e os mastócitos interagem na asma, uma doença que leva à obstrução dos brônquios de pequeno calibre e dos bronquíolos devido à hipersecreção mucosa e à constrição da musculatura lisa brônquica.

De modo geral, os eosinófilos são encontrados no trato gastrintestinal, predominantemente no ceco, porém raramente no esôfago. No entanto, a disfunção esofágica, incluindo disfagia e dor abdominal, é correlacionada ao aumento de eosinófilos na mucosa esofágica. Essa doença é conhecida como esofagite eosinofílica.

Os basófilos (9 a 12 μm de diâmetro) têm as seguintes características: (1) grânulos citoplasmáticos metacromáticos grosseiros e núcleo bilobulado. (2) Como os mastócitos, os basófilos participam das reações alérgicas. (3) Podem deixar a circulação do sangue e entrar no tecido conjuntivo. Os basófilos e os mastócitos diferem na presença do receptor c-kit e CD49b, porém compartilham os receptores FcεR1.

Existem dois tipos de agranulócitos: linfócitos e monócitos.

Os linfócitos podem ser grandes (9 a 12 μm de diâmetro) ou pequenos (6 a 8 μm de diâmetro).

Os linfócitos são divididos em duas categorias: linfócitos B (ou células B; originados e diferenciados na medula óssea) e linfócitos T (ou células T, que podem ser CD4+ [auxiliares] e CD8+ [citolíticos], com origem na medula óssea e diferenciação no timo). Existem dois subtipos de linfócitos T, linfócitos T_H1 e T_H2, que são estudados em detalhes no Capítulo 10, *Sistema Imunológico e Linfático*.

Os monócitos (12 a 20 μm de diâmetro) circulam no sangue por 12 a 100 horas antes de entrarem no tecido conjuntivo para se tornar macrófagos. Outros macrófagos são derivados de um precursor celular no saco vitelino durante a embriogênese. Os monócitos se tornam osteoclastos no osso sob a influência dos osteoblastos

• *Homing* ou recrutamento de leucócitos é o mecanismo pelo qual os neutrófilos, linfócitos, monócitos e outras células circulantes do sangue deixam um vaso sanguíneo para entrar no tecido conjuntivo ou em um órgão ou tecido linfoide.

O *homing* ocorre em duas etapas:

(1) Adesão mediada por selectinas e rolamento de uma célula na superfície de uma célula endotelial.

(2) Migração celular transendotelial mediada por integrina. O *homing* desempenha papel significativo nas reações imunes e inflamatórias, na metástase e na morfogênese tecidual.

Um defeito na subunidade β da integrina, a causa da deficiência de adesão leucocitária I (LAD I – *leukocyte adhesion deficiency I*), impede a migração de leucócitos, o que provoca defeitos na cicatrização de feridas e persistência da inflamação. Um defeito nos carboidratos ligantes de selectina, a causa da deficiência de adesão leucocitária II (LAD II), provoca inflamação crônica devido às infecções recorrentes

• As plaquetas (3 × 10⁵/mm³; 2 a 4 μm de diâmetro) são fragmentos citoplasmáticos dos megacariócitos, células estimuladas pela trombopoetina. As plaquetas se ligam à trombopoetina e a degradam, em um mecanismo que regula a própria produção desses fragmentos. As projeções citoplasmáticas, denominadas pró-plaquetas, entram na circulação sanguínea e se fragmentam em plaquetas.

Uma plaqueta apresenta a região central, chamada granulômero, com mitocôndrias, retículo endoplasmático, complexo de Golgi e três tipos distintos de grânulos:

(1) Grânulos alfa (α), que armazenam as proteínas envolvidas nas funções de hemostasia, bem como as proteínas microbicidas (trombocidinas e quinocidinas). As plaquetas podem interagir com os patógenos microbianos e desempenham papel significativo na defesa do hospedeiro contra a infecção.

(2) Grânulos com núcleo denso (δ), que contêm mediadores do tônus vascular.

(3) Grânulos lisossomais (λ), que contêm enzimas hidrolíticas que participam da dissolução de trombos.

Uma pequena região periférica, denominada hialômero, apresenta microtúbulos e microfilamentos e um sistema de invaginações da membrana plasmática.

A membrana plasmática é coberta por glicoproteína 1b (GP1b) e GP2b-GP3a, e está envolvida na adesão de plaquetas ao fator de von Willebrand. Uma deficiência dessas duas proteínas e dos fatores da cascata de coagulação sanguínea causa distúrbios hemorrágicos (receptor GP1b-fator IX: síndrome de Bernard-Soulier, fator de von Willebrand-fator VIII: doença de von Willebrand).

A adesão de plaquetas ao endotélio vascular, por sua vez, é mediada pelo fator de von Willebrand, que também carreia o fator de coagulação, fator VIII, enquanto o fibrinogênio se liga a glicoproteínas GP2b-GP3a.

As plaquetas promovem a formação do coágulo sanguíneo e auxiliam a prevenção da perda sanguínea dos vasos lesionados. O termo púrpura designa manchas ou pontos na pele causados por hemorragias. Pontos com menos de 3 mm de diâmetro são chamados petéquias. Manchas com mais de 1 cm de diâmetro são chamadas equimoses. Petéquias e equimoses são características da síndrome de Henoch-Schönlein, uma reação purpúrica alérgica causada por hipersensibilidade a fármacos.

Trombocitose é o aumento do número de plaquetas circulantes. A trombocitopenia é a redução do número de plaquetas (menos que 1,5 × 10⁵/mm³) circulantes no sangue. A púrpura trombocitopênica autoimune (PTA) é causada por anticorpos contra as plaquetas ou megacariócitos ou ainda por medicamentos (penicilina, sulfonamidas e digoxina). A púrpura trombocitopênica trombótica (PTT) é determinada por alterações patológicas nas células endoteliais que produzem substâncias pró-coagulantes. Essa doença leva à agregação de plaquetas em pequenos vasos sanguíneos

• Coagulação sanguínea ou hemostasia. O processo envolve a conversão de proenzimas (designadas fator X) em enzimas ativas (designadas fator Xa) por proteólise. É caracterizada por uma via extrínseca (iniciada por dano fora de um vaso sanguíneo) e uma via intrínseca (iniciada por uma lesão dentro de um vaso sanguíneo, geralmente em sua parede). Vias extrínsecas e intrínsecas convergem para uma via comum em que o fibrinogênio é convertido em fibrina e as plaquetas começam a aderir à malha de fibrina.

A hemofilia é uma doença hereditária comum associada à hemorragia grave e causada por uma deficiência congênita de fator VIII ou fator IX.

Os genes para esses fatores de coagulação sanguínea estão no cromossomo X e, quando sofrem mutações, desencadeiam as características recessivas ligadas ao cromossomo X da hemofilia A e B. A hemofilia afeta homens; as mulheres são apenas portadoras.

A redução da quantidade ou da atividade do fator VIII, uma proteína sintetizada no fígado, provoca a hemofilia A. A deficiência do fator IX determina a hemofilia B.

Traumatismo ou cirurgia podem causar hemorragia grave em todos os hemofílicos e, por conseguinte, o diagnóstico correto é crucial. Existem fatores recombinantes derivados do plasma ou geneticamente modificados para o tratamento de pacientes com hemofilia.

- **Hemocitopoese** é a formação das células sanguíneas na medula óssea (em adultos). A medula óssea consiste em dois domínios de microambientes, denominados **nichos**:

    (1) O **nicho vascular**.

    (2) O **nicho endosteal**.

    Os nichos fornecem suporte físico, fatores solúveis e interações mediadas por células para regular a autorrenovação celular, a diferenciação e a quiescência das **células-tronco hemocitopoéticas** (CTHs).

    O nicho vascular é uma estrutura de vasos sanguíneos rodeados por uma população perivascular distinta de células não hemocitopoéticas e células do estroma, inclusive células-tronco mesenquimais, células adiposas, células endoteliais, abundantes células do estroma reticular e macrófagos. As células do estroma reticular da medula produzem fatores de crescimento hemocitopoéticos e citocinas que regulam a produção e a diferenciação das células sanguíneas. Os macrófagos da medula removem as células apoptóticas.

    O nicho endosteal, situado na interface medula óssea-endósteo, consiste em pré-osteoblastos (células osteoprogenitoras), osteoblastos e osteoclastos que interagem com as CTHs. Os osteoblastos produzem várias citocinas hemocitopoéticas, como **G-CSF** (fator estimulador de colônias de granulócitos), **M-CSF** (fator estimulador de colônia de macrófagos), **GM-CSF** (fator estimulador de colônias de granulócitos e macrófagos), IL-1, IL-6, e IL-7.

    Populações de células hemocitopoéticas. A medula óssea é composta de:

    (1) **CTHs** com capacidade de autorrenovação.

    (2) **Células precursoras comprometidas**, responsáveis pela geração de linhagens celulares distintas.

    (3) **Células em maturação**, células em diferenciação derivadas das células precursoras comprometidas.

    As **CTHs** dão origem a **células-tronco mieloides** e a **células-tronco linfoides**.

    As **células-tronco mieloides** geram cinco unidades formadoras de colônias (UFC):

    (1) UFC eritroide;

    (2) UFC de megacariócitos;

    (3) UFC de basófilos;

    (4) UFC de eosinófilos;

    (5) UFC de granulócitos e macrófagos.

    A UFC de granulócitos e macrófagos dá origem aos neutrófilos e monócitos.

    A proliferação e a maturação das UFCs são controladas pelos **fatores de crescimento hemocitopoéticos** (denominados **citocinas hemocitopoéticas**) produzidos pelas células do compartimento estromal medular e fora da medula óssea. Existem três principais grupos de fatores de crescimento hemocitopoéticos:

    (1) **Fatores estimuladores de colônia** (CSF).

    (2) **Eritropoetina** (EPO).

    (3) **Citocinas** (principalmente **interleucinas**)

- A **linhagem eritroide** é sequencialmente composta de: pró-eritroblasto, eritroblasto basófilo, eritroblasto policromatófilo, eritroblasto ortocromático, reticulócito e eritrócito (hemácia).

    A EPO é o principal regulador; estimula as células da UFC eritroide, a célula derivada, chamada progenitora madura ou primitiva, e o pró-eritroblasto. A EPO é produzida pelas células intersticiais justaglomerulares do córtex renal. A eficácia do tratamento com eritropoetina pode ser monitorada pelo aumento dos reticulócitos no sangue circulante.

- A **leucopoese** é o desenvolvimento das linhagens celulares dos **granulócitos** (neutrófilos, basófilos e eosinófilos) e dos **agranulócitos** (linfócitos e monócitos). A linhagem

de granulócitos é sequencialmente composta de: mieloblasto, pró-mielócito, mielócito, metamielócito, bastonete e forma madura. As linhagens de neutrófilos e macrófagos têm o mesmo precursor: a UFC de granulócitos e macrófagos. Os eosinófilos e os basófilos são derivados de UFCs independentes de eosinófilos e basófilos. A UFC de basófilos produz basófilos e precursores de mastócitos, uma linhagem específica que é regulada pela expressão dos fatores de transcrição proteína ligante de GATA 2 (GATA2) e proteína estimuladora de ligação a CCAAT α (C/EBP-α). Uma característica dos granulócitos é o aparecimento no citoplasma dos **grânulos primários** (azurófilos) (em pró-mielócitos e mielócitos), seguidos pelos **grânulos específicos ou secundários** (a partir dos mielócitos). Os grânulos primários coexistem com os grânulos específicos e secundários.

    Os agranulócitos incluem os linfócitos e os monócitos.

    A **linhagem linfocítica** segue duas vias:

    (1) Os linfócitos B se originam e amadurecem na medula óssea.

    (2) Os linfócitos T se originam na medula óssea e amadurecem no timo. Um linfoblasto dá origem ao pró-linfócito, que amadurece como um linfócito. Os linfócitos B e T são morfologicamente similares, porém funcionalmente diferentes.

    A **linhagem monocítica** é derivada da UFC de granulócitos e macrófagos. Um monoblasto dá origem a um pró-monócito; a etapa final é o monócito, que se diferencia no tecido conjuntivo em macrófago e, no osso, em osteoclasto.

    Os agranulócitos contêm grânulos primários (lisossomos)

- **CSF e interleucinas**. O G-CSF estimula o desenvolvimento de neutrófilos. O GM-CSF estimula a formação de neutrófilos, eosinófilos, basófilos, monócitos e células dendríticas (presentes nos órgãos linfoides e nos tecidos linfoides). As interleucinas desempenham papel importante no desenvolvimento e na função da linhagem linfoide. As interleucinas atuam sinergicamente com CSF, SCF e ligante Flt3 para estimular o desenvolvimento das células-tronco hemocitopoéticas

- O **fator de células-tronco** (SCF) é uma proteína ligante produzida por tecidos fetais e células do estroma reticulares da medula óssea. O SCF se liga ao **receptor c-kit**, uma tirosinoquinase. O SCF torna as CTHs responsivas a outras citocinas.

    O receptor c-kit é expresso pelo protoncogene c-kit. Mutações nos genes que expressam o receptor c-kit e/ou SCF causam anemia, defeitos no desenvolvimento de melanócitos na pele, diminuição da migração, sobrevida e proliferação de células germinativas primordiais nos ovários e testículos em desenvolvimento e interrupção do desenvolvimento de mastócitos

- As **leucemias** são as doenças neoplásicas de leucócitos mais comuns. As leucemias podem ser agudas ou crônicas.

    As **leucemias agudas** são classificadas como **leucemias linfoblásticas agudas** (LLA) quando derivadas de células linfoides e **leucemias mieloblásticas agudas** (LMA) quando derivadas de progênies de células mieloides, eritroides e megacariocíticas.

    O diagnóstico é baseado no exame microscópico de amostras de medula óssea. A LLA afeta principalmente crianças; a LMA acomete adultos.

    As **leucemias crônicas** são classificadas como leucemias linfocíticas, mieloides e de células pilosas. A **leucemia linfocítica crônica** (LLC) é observada principalmente em adultos (50 anos ou mais). A **leucemia mieloide crônica** (LMC) é considerada uma doença mieloproliferativa (proliferação de células-tronco anormais da medula óssea) que afeta adultos.

    Os pacientes com LMC geralmente apresentam o **cromossomo Filadélfia**, uma translocação recíproca entre os braços longos dos cromossomos 9 e 22, designada t(9;22)(q34;q11).

O gene de fusão (*abl/bcr*) codifica uma tirosinoquinase envolvida na transformação celular que gera o fenótipo neoplásico.

A leucemia de células pilosas (HCL; também chamada tricoleucemia) é um tipo raro de leucemia de linfócitos B

- O megacariócito (também denominado trombócito, com 50 a 100 μm de diâmetro), o precursor celular das plaquetas, tem origem no megacarioblasto (15 a 50 μm de diâmetro), uma célula derivada da UFC de megacariócitos. O megacariócito possui um núcleo irregularmente multilobulado, produzido pelo processo de divisão nuclear endomitótica em que a replicação de DNA ocorre sem a divisão celular (núcleo poliploide).

O megacariócito pode ser confundido com o **osteoclasto**, outra célula grande no osso que é multinucleada, em vez de multilobada.

O citoplasma apresenta uma rede de zonas de demarcação formada pela invaginação da membrana plasmática. Múltiplas protrusões citoplasmáticas se estendem pelo espaço sinusoide da medula e são cortadas em fragmentos livres. No espaço vascular, as protrusões fragmentadas dão origem a pró-plaquetas e, em seguida, a plaquetas após a coalescência das zonas de demarcação. As plaquetas desempenham importante papel na manutenção da integridade dos vasos sanguíneos

- Distúrbios por sobrecarga de ferro. Além da eritropoetina, a formação das hemácias é altamente dependente do metabolismo de ferro e das vitaminas hidrossolúveis, ácido fólico (folacina) e vitamina B$_{12}$ (cobalamina).

Diversas proteínas ligantes de ferro armazenam e transportam o ferro, como, por exemplo, a hemoglobina nas hemácias, a mioglobina nos tecidos musculares, os citocromos e as várias enzimas não heme. Cerca de 65 a 75% do ferro é encontrado na hemoglobina das hemácias em forma de heme. O fígado armazena aproximadamente 10 a 20% do ferro em forma de ferritina.

Os níveis sistêmicos de ferro são controlados por:

(1) Absorção. O ferro é absorvido no duodeno.

(2) Reciclagem. A reciclagem do ferro das hemácias senescentes pelos macrófagos do baço e do fígado constitui o suprimento majoritário de ferro do corpo.

(3) Mobilização dos estoques de ferro no fígado.

No plasma sanguíneo, o ferro está ligado à transferrina (Tf). A Tf entrega o ferro para as células que expressam os receptores Tf. A Tf, produzida no fígado, e a lactoferrina, presente no leite materno, são proteínas não heme envolvidas no transporte de ferro. A Tf ligada a dois íons de Fe (III) é chamada ferrotransferrina. Quando o receptor Tf está desprovido de ferro, é denominado apotransferrina.

A internalização do complexo Tf-Fe (III) é dependente da fosforilação do receptor Tf desencadeada pelo complexo Ca^{2+}-calmodulina e a proteinoquinase C.

Dentro da célula, o Fe (III) é liberado no interior do compartimento endossomal ácido e, então, convertido em Fe (II) pela ferrirredutase endossomal STEAP3. Em seguida, o Fe(II) é transportado para fora do endossomo, para o citosol, por DMT1 (transportador de metal divalente 1) e armazenado em ferritina ou incorporado na hemoglobina nos eritrócitos. O complexo receptor de Tf é reciclado de volta para a membrana plasmática.

A ferritina é a principal proteína sintetizada no fígado. Quando a capacidade de armazenamento da ferritina é excedida, o ferro é depositado como hemossiderina. A ferritina com pouco ferro é denominada apoferritina.

O Fe (II) é exportado a partir do armazenamento celular de ferritina pelo exportador de ferro ferroportina. A função da ferroportina é rigorosamente controlada pela hepcidina, de acordo com os níveis de ferro no organismo. O Fe(II) é convertido em Fe(III) pela membrana associada à ferroxidase, a hefaestina, antes de entrar na circulação sanguínea.

A hepcidina é um **regulador negativo** do transporte de ferro: a expressão de hepcidina **aumenta** quando o ferro corporal é abundante e **diminui** quando há deficiência de ferro.

Em condições fisiológicas, a expressão da hepcidina hepática é regulada por diversas proteínas: a proteína hemocromatose hereditária, chamada HFE (para alto teor ferro [Fe]), o receptor Tf, a hemojuvelina (HJV), a proteína morfogenética óssea 6 (BMP6), a matriptase 2, a neogenina e a Tf. Haverá expressão defeituosa de hepcidina quando qualquer uma dessas proteínas, em particular a HVJ, estiver ausente.

Em condições de hipoxia, o fator de transcrição fator induzível de hipoxia 1α (HIF-1α) se liga ao promotor do gene *HAMP* e bloqueia a expressão de hepcidina. Distúrbios de sobrecarga de ferro, como a hemocromatose hereditária (HH), podem ocorrer quando há desregulação da expressão do gene *HAMP*.

Pacientes com hemocromatose idiopática absorvem ferro em excesso e o depositam nos tecidos. A diminuição de ferro pelo fluxo menstrual excessivo ou por sangramentos gastrintestinais leva à produção de hemácias pequenas (anemia microcítica)

- A hemocitopoese megaloblástica é causada por deficiência na vitamina B$_{12}$ ou no ácido fólico.

A vitamina B$_{12}$ se liga ao fator intrínseco produzido pelas células parietais no estômago. O complexo vitamina B$_{12}$-fator intrínseco se liga a sítios específicos de receptores no íleo (intestino delgado), sendo absorvido pelos enterócitos e liberados na corrente sanguínea, onde se liga à transcobalafilina III, uma proteína de transporte. A anemia megaloblástica é causada pela deficiência de folato e vitamina B$_{12}$.

Capítulo 7
Tecido Muscular

O músculo é um dos quatro tecidos básicos. Existem três tipos de músculos: esquelético, cardíaco e liso. Todos são compostos de células alongadas, denominadas células musculares, miócitos, miofibras ou fibras musculares, especializadas em contração. Nos três tipos de músculos, a energia da hidrólise do trifosfato de adenosina (ATP) é transformada em energia mecânica. Os distúrbios da musculatura esquelética (miopatias) podem ser congênitos ou também causados por distúrbios do suprimento nervoso normal, disfunção mitocondrial, inflamação (miosite), autoimunidade (miastenia *gravis*), tumores (rabdomiossarcoma) e lesão. As cardiomiopatias afetam a capacidade de bombear sangue e o ritmo elétrico normal do músculo cardíaco. Este capítulo descreve aspectos estruturais dos três tipos de músculos dentro de um quadro funcional e molecular que permite a compreensão da fisiopatologia das miopatias.

MÚSCULO ESQUELÉTICO

As células ou fibras musculares formam um longo sincício multinucleado, agrupado em feixes circundados por bainhas de tecido conjuntivo, estendendo-se do sítio de origem até a sua inserção.

O **epimísio** é uma camada de tecido conjuntivo denso que embainha o **músculo inteiro**. O **perimísio** deriva do epimísio e circunda os feixes ou **fascículos** das células musculares. O **endomísio** é uma camada delicada de fibras reticulares e de matriz extracelular que circunda **cada célula muscular**. Os vasos sanguíneos e os nervos usam essas bainhas de tecido conjuntivo para chegar ao interior do músculo. Uma ampla rede de capilares, flexível, para se ajustar a alterações de contração-relaxamento, envolve cada célula muscular esquelética.

As bainhas de tecido conjuntivo se mesclam e os fascículos musculares radiais interdigitam-se em cada extremidade de um músculo com o tecido conjuntivo denso modelado do tendão, formando uma **junção miotendínea**. O tendão se prende ao osso através das fibras de Sharpey periosteais (Figura 7.1).

Célula ou fibra muscular esquelética

As células musculares esqueléticas são formadas no embrião pela fusão dos mioblastos que produzem um **miotubo** multinucleado pós-mitótico. O miotubo amadurece e forma uma célula muscular longa, com diâmetro de 10 a 100 μm e comprimento de até vários centímetros.

A membrana plasmática da célula muscular (chamada **sarcolema**) é circundada por uma **lâmina basal** e por **células satélites**. Discutiremos mais adiante a importância das células satélites na regeneração do tecido muscular.

O sarcolema projeta processos digitiformes longos, denominados **túbulos transversos** ou **túbulos T**, para o interior do citoplasma da célula, o **sarcoplasma.**

Os túbulos T entram em contato com canais ou sacos membranosos, o **retículo sarcoplasmático.** O retículo sarcoplasmático, por sua vez, contém altas concentrações de Ca²⁺. O sítio de contato do túbulo T com as cisternas do retículo sarcoplasmático se chama **tríade** porque é composto de **dois sacos laterais de retículo sarcoplasmático e um túbulo T central.**

Os muitos núcleos da fibra muscular se situam na **periferia** da célula, logo abaixo do sarcolema.

Cerca de 80% do sarcoplasma é ocupado por proeminentes **miofibrilas estriadas contendo faixas claras e escuras** cercadas por **mitocôndrias** (chamadas **sarcossomas**). As faixas escuras e claras representam **segmentos curtos alternados**, chamados **sarcômeros**, com diferentes índices de refração. A **banda A escura** e a **banda I clara** de uma miofibrila estão alinhadas de acordo com as bandas A escuras e I claras de outras miofibrilas na mesma fibra muscular. A miofibra inteira parece ter faixas transversais ou ser **estriada** (Figura 7.2).

As **miofibrilas** são compostas de dois **miofilamentos** principais formados por proteínas contráteis: **filamentos finos** contendo **actina** e **filamentos grossos** compostos de **miosina**. Dependendo do tipo de músculo, as mitocôndrias podem ser encontradas paralelamente ao eixo longitudinal das miofibrilas ou podem se enrolar na zona de filamentos espessos.

Figura 7.1 Organização geral do músculo esquelético.

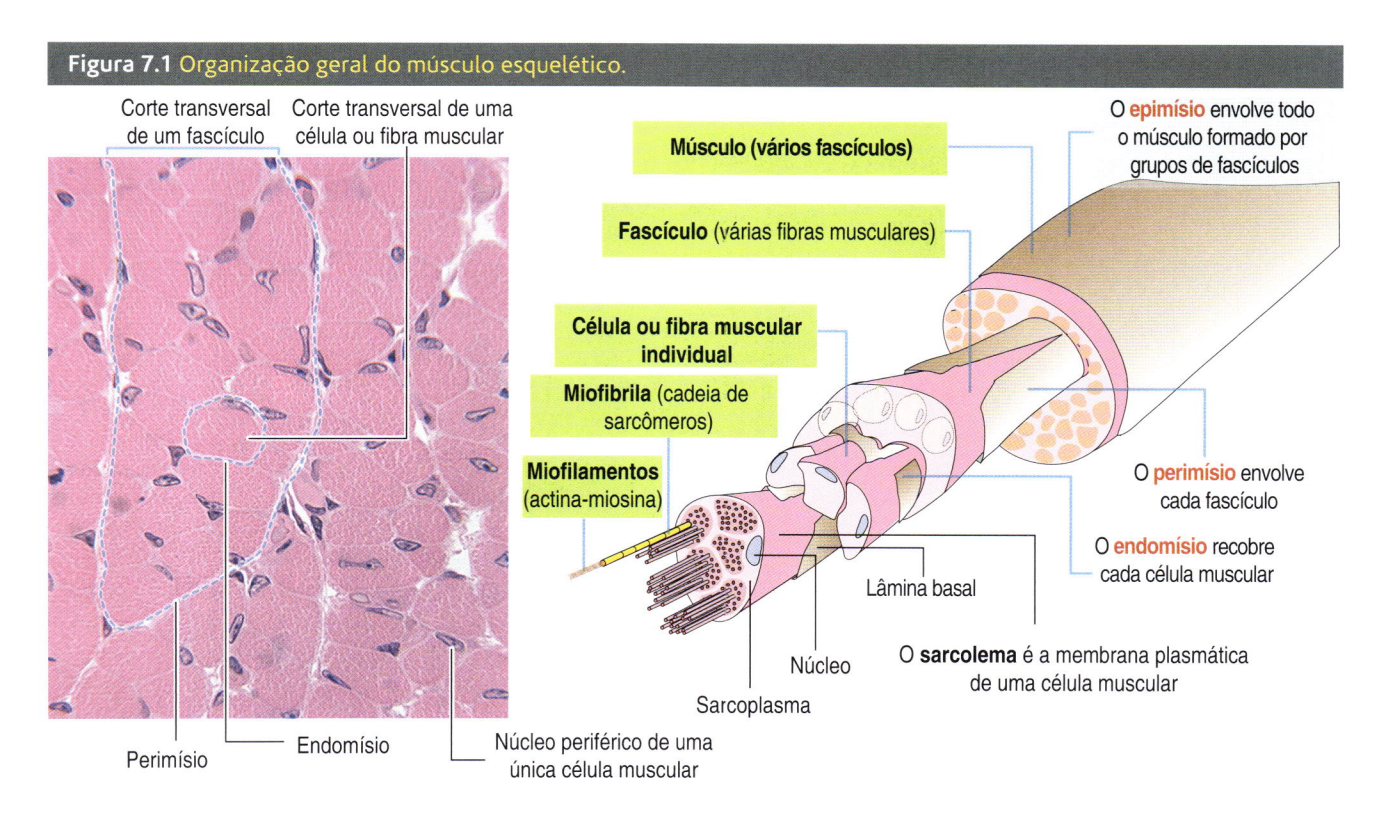

Corte transversal de um fascículo

Corte transversal de uma célula ou fibra muscular

Músculo (vários fascículos)

Fascículo (várias fibras musculares)

Célula ou fibra muscular individual

Miofibrila (cadeia de sarcômeros)

Miofilamentos (actina-miosina)

O **epimísio** envolve todo o músculo formado por grupos de fascículos

O **perimísio** envolve cada fascículo

O **endomísio** recobre cada célula muscular

Lâmina basal

Núcleo

Sarcoplasma

O **sarcolema** é a membrana plasmática de uma célula muscular

Núcleo periférico de uma única célula muscular

Endomísio

Perimísio

Figura 7.2 Músculo esquelético (estriado).

O citoplasma de uma célula ou fibra muscular contém um arranjo elaborado e regular de **miofibrilas**, cada uma sendo organizada por segmentos curtos alternados de diferentes índices de refração: **bandas A escuras e bandas I claras**.

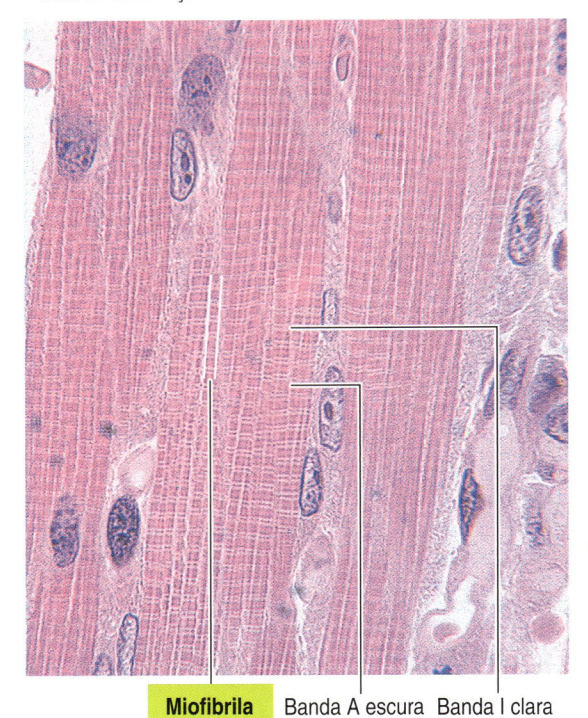

Miofibrila Banda A escura Banda I clara

Corte transversal de uma célula da musculatura esquelética com núcleo periférico

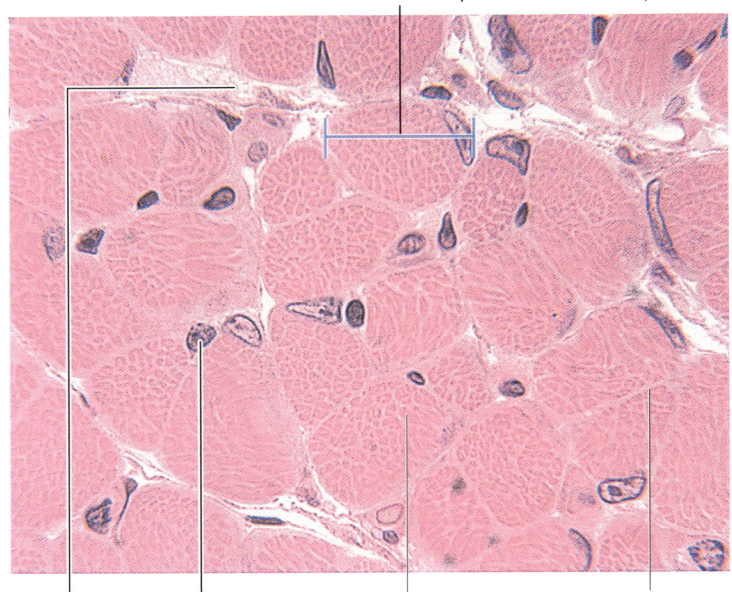

Perimísio **Célula satélite** Corte transversal de uma miofibrila Endomísio

Os miofilamentos são componentes de uma miofibrila. Há duas classes principais de miofilamentos: (1) os filamentos finos de **actina**; (2) os filamentos mais grossos de **miosina**. O padrão em bandas transversais do músculo estriado (esquelético ou cardíaco) se deve à disposição ordenada dos filamentos de actina e miosina. A actina é o componente predominante da banda I. A miosina é o principal componente da banda A. As bandas I e A formam um **sarcômero**, que se estende entre dois discos Z adjacentes.

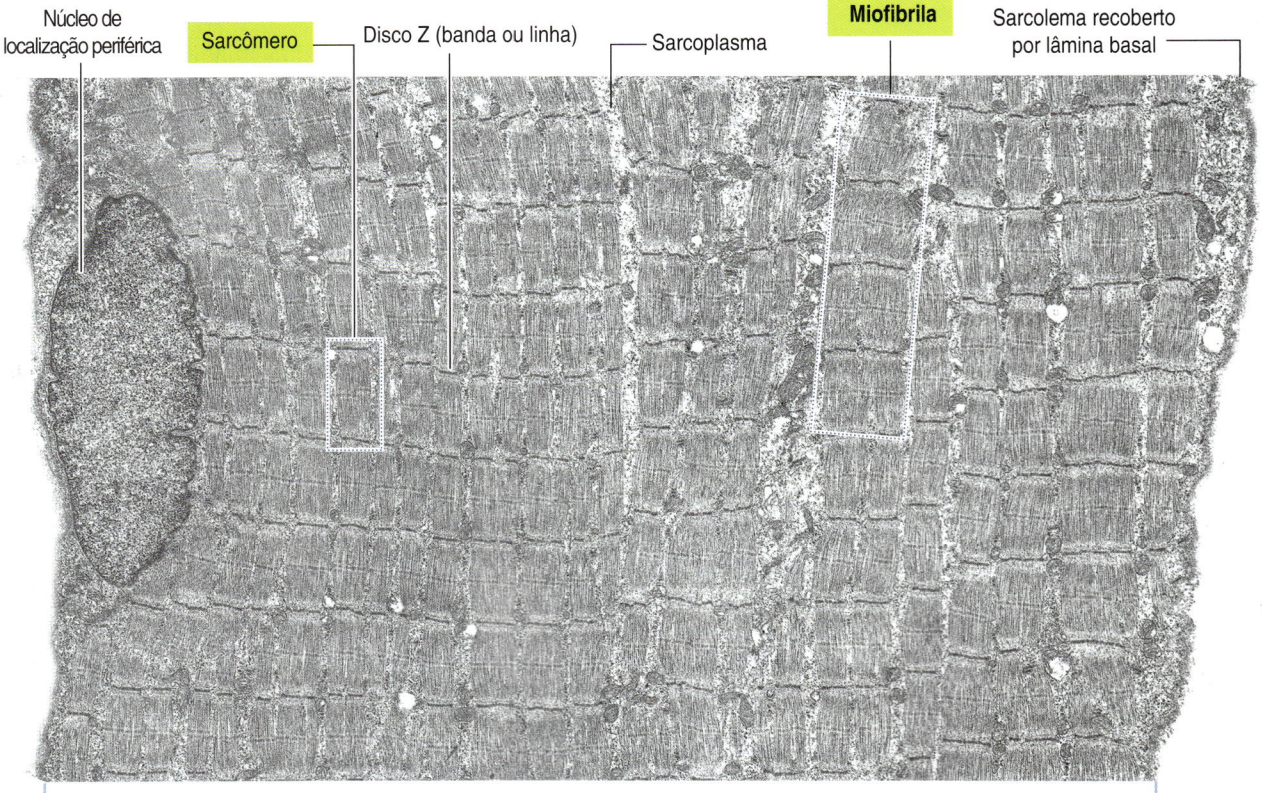

Núcleo de localização periférica **Sarcômero** Disco Z (banda ou linha) Sarcoplasma **Miofibrila** Sarcolema recoberto por lâmina basal

Célula ou fibra muscular

Sarcômero

O **sarcômero** é a unidade contrátil básica do músculo estriado. Repetições de sarcômeros correspondem à disposição específica e ordenada de **miofibrilas** no sarcoplasma de células musculares cardíacas e esqueléticas (Figura 7.3).

Como mencionado, a miofibrila é composta de filamentos (ou **miofilamentos**) finos de actina e grossos de miosina. Os filamentos finos se inserem em cada lado do **disco Z** (também chamado **banda Z** ou **linha Z**) e se estendem do **disco Z** à **banda A**, onde alternam com filamentos grossos. A **actinina α** insere os filamentos finos em cada lado do **disco Z**.

A disposição dos miofilamentos grossos e finos do sarcômero é responsável, em grande parte, pelo padrão em bandas observado à microscopia óptica e eletrônica. A actina e a miosina interagem e geram força de contração. O disco Z forma um **arcabouço** (*scaffold*) **sarcomérico transverso** para garantir a transmissão eficiente da força gerada.

Os filamentos finos medem 7 nm de largura e 1 μm de comprimento, formando a **banda I**. Os filamentos espessos medem 15 nm de largura e 1,5 μm de comprimento, sendo encontrados na **banda A**.

A banda A é dividida ao meio por uma região clara chamada **banda H** (Figura 7.4). O componente principal da banda H é a enzima **creatinoquinase,** que catalisa a formação de ATP a partir da fosfocreatina e do difosfato de adenosina (ADP). Mais adiante, discutiremos como a fosfocreatina mantém os níveis estáveis de ATP durante a contração muscular prolongada.

Passando pela linha média da banda H, encontramos a **linha M**. As estriações da linha M correspondem a uma série de pontes e filamentos que ligam a zona nua dos filamentos espessos.

Figura 7.3 Célula/fibra muscular esquelética.

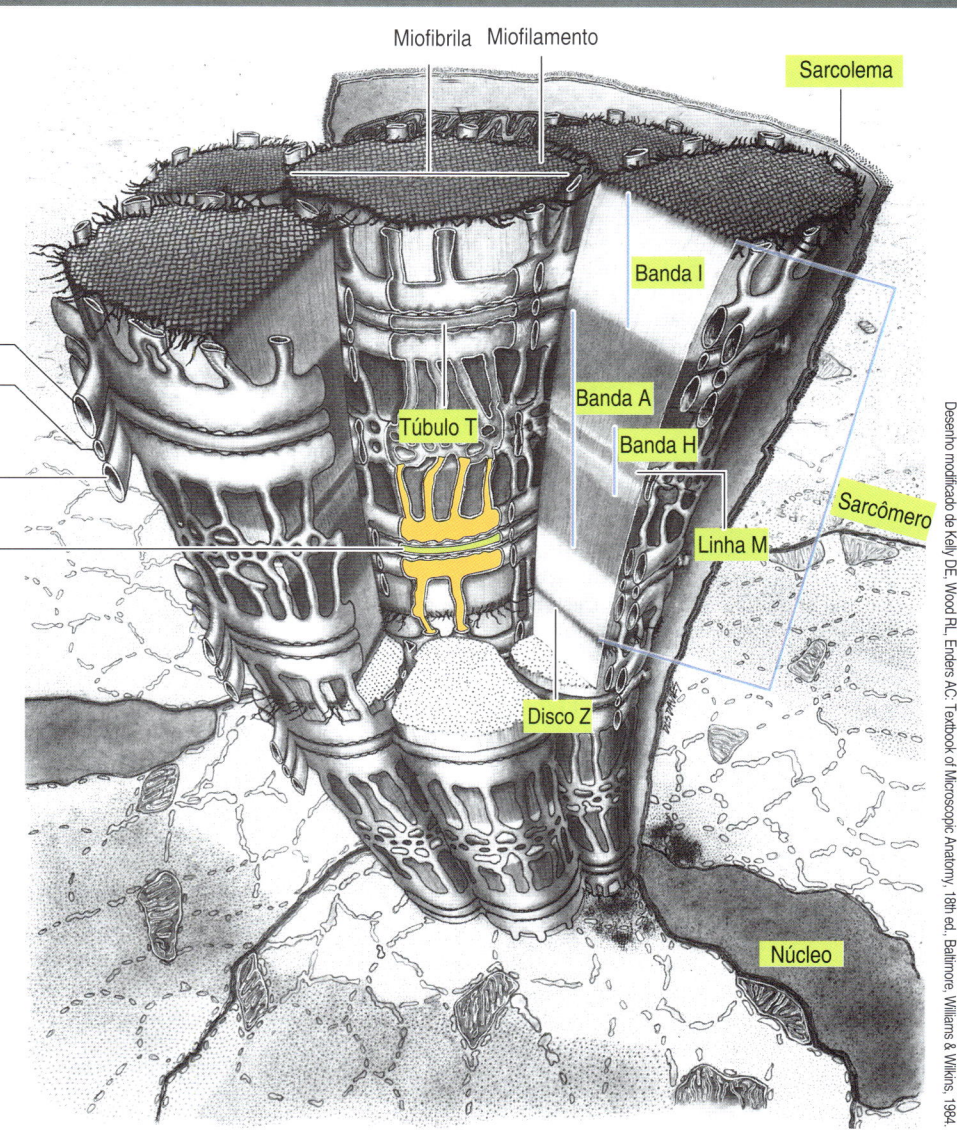

Miofibrila Miofilamento

Sarcolema

Tríade (na junção A-I)

Cisterna terminal do retículo sarcoplasmático

Invaginação do sarcolema (túbulo T)

Cisterna terminal do retículo sarcoplasmático

O sarcolema projeta longos processos, digitiformes, chamados túbulos transversos, ou túbulos T, no interior da fibra.

Os túbulos T fazem contato com os sacos ou canais membranosos, o retículo sarcoplasmático.

Banda I

Banda A

Túbulo T

Banda H

Sarcômero

Linha M

Disco Z

Núcleo

Nomes a diferenciar

Miofibra: a célula muscular ou fibra muscular.

Miofibrila: a combinação de filamentos de actina-miosina em **sarcômeros** organizados no citoplasma (**sarcoplasma**) de uma miofibra ou célula muscular.

Miofilamento: actina (filamento fino) ou miosina (filamento grosso) como componentes de um sarcômero em uma miofibrila.

Desenho modificado de Kelly DE, Wood RL, Enders AC: Textbook of Microscopic Anatomy, 18th ed, Baltimore, Williams & Wilkins, 1984.

Figura 7.4 Sarcômero.

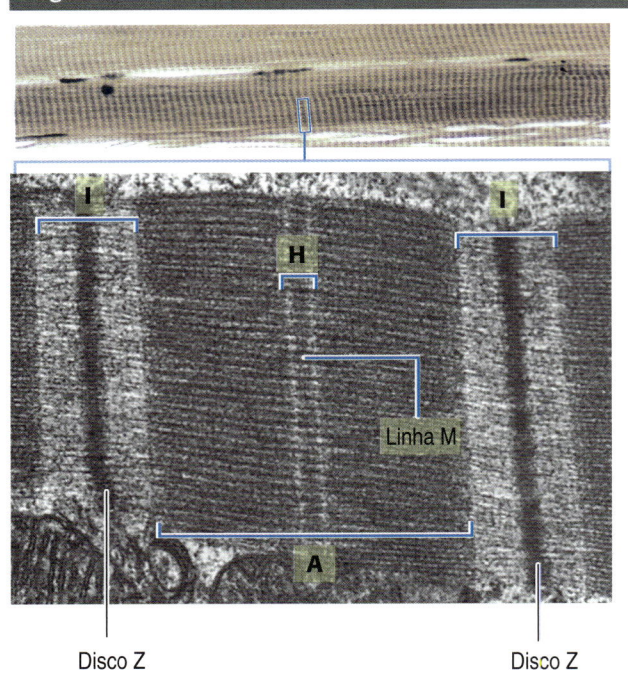

Cortes transversais através de diferentes partes do sarcômero

Actina — Miosina — Miosina — Actina

Sarcômero

A linha M representa o alinhamento das caudas de miosina montadas lateralmente. A linha M atravessa a pálida banda H no meio da banda A.

Componentes do sarcômero

A **actina F**, o filamento fino do sarcômero, tem uma dupla fita espiralada. A actina F é composta de monômeros globulares (**actina G**; ver Citoesqueleto no Capítulo 1, *Epitélio | Biologia Celular*).

Sabe-se que os monômeros de actina G se ligam ordenadamente uns aos outros por meio de suas extremidades, conferindo polaridade ao filamento, com extremidades farpadas (positivas) e pontiagudas (negativas). A extremidade farpada dos filamentos de actina se insere no disco Z.

A **actina F** forma um complexo com a tropomiosina e com as troponinas. A **tropomiosina** ocupa o sulco formado pelas fitas de actina F. A tropomiosina consiste em dois polipeptídeos alfa-helicoidais quase idênticos, enrolados em volta um do outro. Cada molécula de tropomiosina se estende pelo comprimento de **sete monômeros de actina**, e liga-se ao **complexo da troponina** (Figura 7.5).

A **troponina** é um complexo de três proteínas: **troponina I, C** e **T**. A **troponina T** liga o complexo da troponina à tropomiosina. A **troponina I** se liga à actina. A **troponina C** tem sítios de ligação ao Ca^{2+} de alta e baixa afinidade e é encontrada apenas no músculo estriado. O controle da contração muscular pelo complexo da troponina e pela tropomiosina é descrito na Figura 7.5.

A **miosina II**, o principal componente do filamento espesso, tem atividade de adenosina trifosfatase (ATPase), pois hidrolisa o ATP, e se liga, de maneira reversível, à actina F, o principal componente do filamento fino.

A miosina II consiste em duas **cadeias pesadas** idênticas e em dois pares de **cadeias leves** (Figura 7.6; ver Citoesqueleto no Capítulo 1, *Epitélio | Biologia Celular*). Em uma extremidade, cada cadeia pesada forma uma cabeça globular. Duas cadeias leves diferentes se ligam a cada cabeça: a **cadeia leve essencial** e a **cadeia leve reguladora**.

A cabeça globular tem três regiões distintas:
1. Uma região de ligação à actina.
2. Uma região de ligação ao ATP.
3. Uma região de ligação à cadeia leve.

Figura 7.5 Complexo das troponinas I, C e T-tropomiosina.

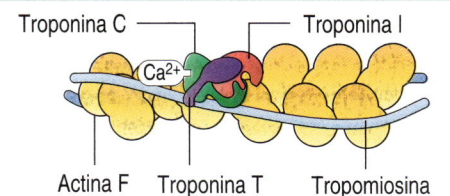

Troponina C — Troponina I — Ca^{2+} — Actina F — Troponina T — Tropomiosina

A **tropomiosina**, o **complexo da troponina** e os **níveis de Ca^{2+}** no citosol (sarcoplasma) controlam a contração muscular. Como a contração muscular é controlada?

A **tropomiosina** é composta de duas α-hélices entrelaçadas. As hélices estão em um sulco ao longo da actina F, perto da cabeça da miosina.

A **troponina** (**Tn**) é um complexo de três proteínas: **TnI**, **TnC** e **TnT**. TnC se liga a Ca^{2+}, TnI se liga à actina e TnT se liga à tropomiosina. TnC é encontrada apenas no músculo estriado.

Com o músculo em **repouso**, Ca^{2+} se liga apenas ao **sítio de alta afinidade** de TnC, permitindo que a tropomiosina bloqueie a interação da actina F com a miosina.

Durante a **contração muscular**, os níveis de Ca^{2+} aumentam (ver Figura 7.13). Então, Ca^{2+} ocupa o **sítio de baixa afinidade** de TnC e o sítio de alta afinidade previamente ocupado fica vazio. Consequentemente, a TnC muda sua configuração, que é transmitida a TnI, TnT e tropomiosina. Assim, a actina F pode agora interagir com a cabeça da miosina para promover a contração muscular.

Figura 7.6 Miosina II.

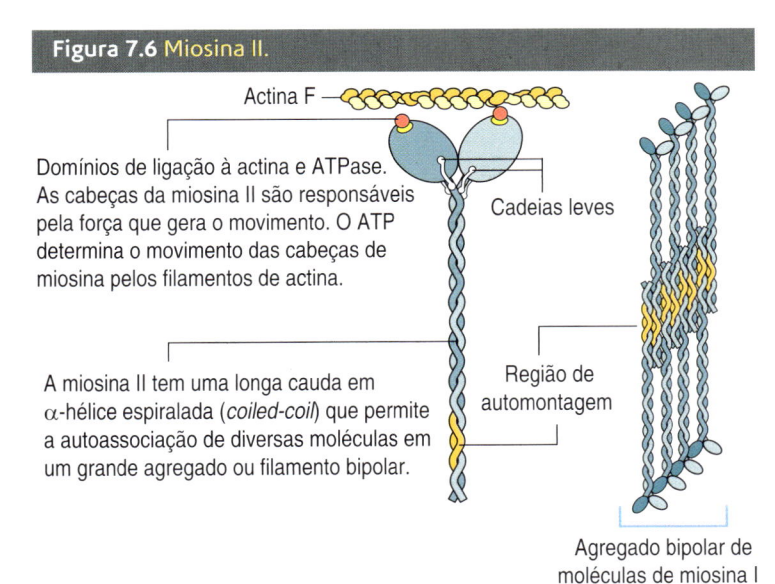

Actina F

Domínios de ligação à actina e ATPase. As cabeças da miosina II são responsáveis pela força que gera o movimento. O ATP determina o movimento das cabeças de miosina pelos filamentos de actina.

Cadeias leves

A miosina II tem uma longa cauda em α-hélice espiralada (*coiled-coil*) que permite a autoassociação de diversas moléculas em um grande agregado ou filamento bipolar.

Região de automontagem

Agregado bipolar de moléculas de miosina I

estendendo-se até a zona nua dos filamentos de miosina, perto da linha M.

A titina tem as seguintes funções:

1. Controla a montagem dos miofilamentos espessos, agindo como um molde.
2. Regula a elasticidade do sarcômero, estabelecendo uma conexão entre a extremidade dos miofilamentos espessos e o disco Z, atuando como mola.
3. Limita o intervalo de movimento do sarcômero em tensão.

Os **discos Z** são o sítio de inserção dos filamentos de actina do sarcômero. Um componente do disco Z, a **actinina** α, ancora a extremidade farpada dos filamentos de actina no disco.

A **desmina** é uma proteína de filamento intermediário (10 nm) de 55 kDa com três papéis essenciais à manutenção da integridade mecânica do aparelho contrátil no músculo esquelético, cardíaco e liso:

1. A desmina estabiliza as miofibrilas e os núcleos. Os filamentos de desmina circundam os discos Z das miofibrilas e são ligados ao disco Z e uns aos outros por filamentos de **plectina**. Os filamentos de desmina se estendem do disco Z de uma miofibrila até a miofibrila adjacente, formando uma treliça de suporte. Os filamentos de desmina também se estendem do sarcolema até o envelope nuclear.
2. A desmina liga as miofibrilas ao sarcolema. A desmina se insere em placas especializadas associadas ao sarcolema, chamadas **costâmeros** (Figura 7.8). Os costâmeros, agindo de maneira orquestrada com o complexo proteico associado à distrofina, fazem a transdução da força contrátil do disco Z para a lâmina basal, mantêm a integridade estrutural do sarcolema e estabilizam a posição das miofibrilas no sarcoplasma.

A miosina II, como cinesinas e dineínas, outras proteínas motoras, usa a energia química do ATP para induzir mudanças conformacionais que geram força de motilidade. Como descrito anteriormente, as cinesinas e dineínas se movem ao longo dos microtúbulos. As miosinas se movem ao longo dos filamentos de actina para promover a contração muscular.

A **nebulina** é uma proteína gigante (600 a 900 kDa) associada a filamentos finos (actina F), que se insere no disco Z e age como um **estabilizador** necessário para manter o comprimento da actina F (Figura 7.7).

A **titina** é uma proteína muito grande, com massa molecular na faixa de milhões, determinada por cerca de 34.000 aminoácidos. Cada molécula se associa a miofilamentos espessos (miosina) e se insere no disco Z,

Figura 7.7 Sarcômero: nebulina e titina.

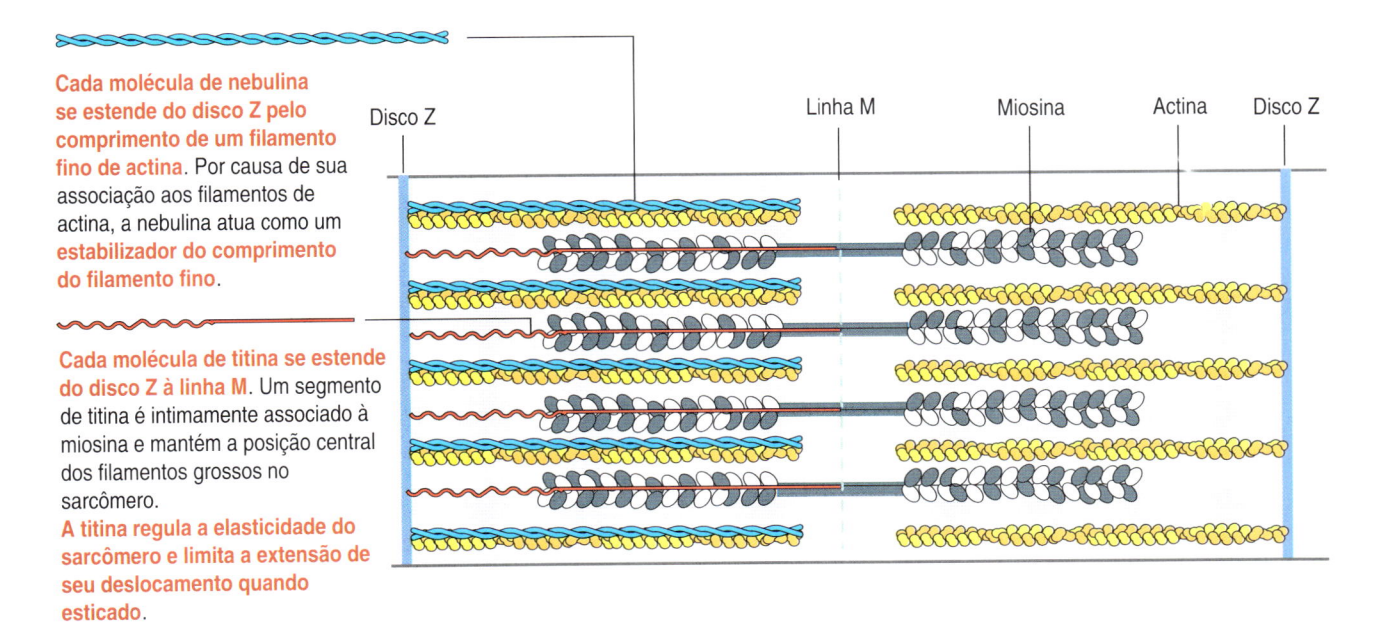

Cada molécula de nebulina se estende do disco Z pelo comprimento de um filamento fino de actina. Por causa de sua associação aos filamentos de actina, a nebulina atua como um estabilizador do comprimento do filamento fino.

Cada molécula de titina se estende do disco Z à linha M. Um segmento de titina é intimamente associado à miosina e mantém a posição central dos filamentos grossos no sarcômero.
A titina regula a elasticidade do sarcômero e limita a extensão de seu deslocamento quando esticado.

Disco Z   Linha M   Miosina   Actina   Disco Z

Figura 7.8 Trama protetora citoesquélética de uma célula muscular esquelética.

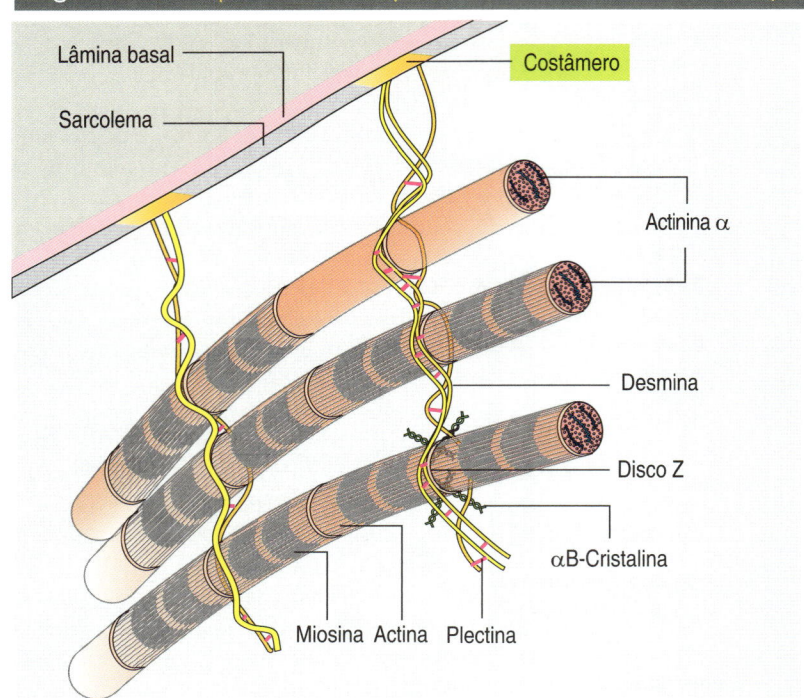

Uma trama de proteção contra o estresse mecânico cerca cada miofibrila no disco Z.

A **desmina**, um filamento intermediário que se estende de uma miofibrila a outra e é ancorada ao sarcolema, cerca o disco Z de cada sarcômero. A desmina se insere em regiões especializadas de adesão no sarcolema, conhecidas como **costâmeros**. Os filamentos de desmina facilitam a contração coordenada das miofibrilas ao manterem as miofibrilas adjacentes juntas e ligá-las ao sarcolema.

A **plectina** une filamentos adjacentes de desmina entre si.

A **αB-cristalina**, uma proteína de choque térmico associada à desmina, protege esse filamento intermediário do dano induzido por estresse.

A **actinina** α ancora a extremidade farpada dos filamentos de actina ao disco Z.

3. A desmina determina a distribuição e a função das mitocôndrias nos músculos esquelético e cardíaco. Na ausência de desmina, o posicionamento mitocondrial correto é perdido e a função mitocondrial fica comprometida, resultando em morte celular por privação de energia ou liberação do fator pró-apoptótico citocromo *c*.

A proteína de choque térmico **αB-cristalina** protege os filamentos de desmina do dano induzido por estresse. A desmina, a plectina e a αB-cristalina formam uma rede protetora contra o estresse mecânico no nível do disco Z.

As mutações dessas três proteínas determinam a destruição das miofibrilas após o estresse mecânico repetitivo, levando ao desenvolvimento de cardiomiopatia dilatada, miopatia esquelética e defeitos no músculo liso.

Alterações do sarcômero durante a contração muscular

Durante a contração muscular, o músculo encurta cerca de um terço de seu comprimento original. Os aspectos relevantes da diminuição muscular são (Figura 7.9):

Figura 7.9 Sarcômero: contração muscular.

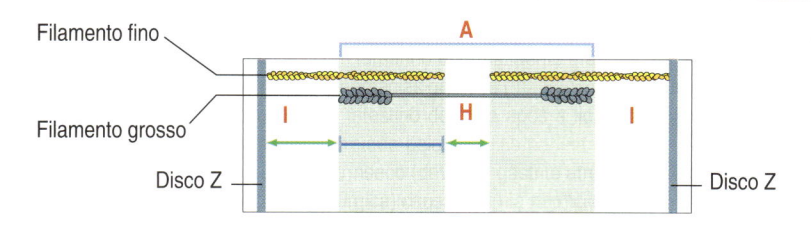

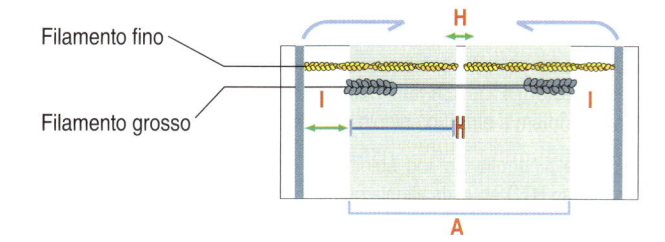

Músculo estriado em repouso

A banda A representa a distribuição dos filamentos grossos de miosina. A banda H representa as regiões da cauda dos filamentos grossos de miosina que não se sobrepõem aos filamentos finos de actina.

Os filamentos finos de actina são ligados ao disco Z. Duas metades de bandas I, com filamentos finos de actina, são vistas à direita e à esquerda do disco Z.

Durante a contração muscular

O comprimento dos filamentos grossos de miosina e dos filamentos finos de actina não muda.

O comprimento do sarcômero diminui porque os filamentos grossos deslizam sobre os filamentos finos. Isso é demonstrado por uma **redução no comprimento da banda H e da banda I**.

1. O **comprimento** dos filamentos espessos e finos **não muda** durante a contração muscular (o comprimento da banda A e a distância entre o disco Z e a banda H adjacente são constantes).
2. O **comprimento do sarcômero diminui** porque os filamentos espessos e finos deslizam uns sobre os outros (o tamanho da banda H e da banda I diminui).
3. A força de contração é gerada pelo processo que move um tipo de filamento pelos filamentos adjacentes do outro tipo.

Fosfocreatina

A **fosfocreatina** atua em um mecanismo de reserva para manter os níveis estáveis de ATP durante a contração muscular. Consequentemente, a concentração muscular de ATP livre durante a contração prolongada não muda muito.

Um resumo do mecanismo de regeneração da fosfocreatina é mostrado na Figura 7.10. A regeneração da fosfocreatina ocorre nas mitocôndrias e se difunde para as miofibrilas, onde repõe o ATP durante a contração muscular.

Junção neuromuscular: placa motora

A junção neuromuscular é uma estrutura especializada, formada por nervos motores associados ao músculo-alvo e visível à microscopia óptica.

Uma vez dentro do músculo esquelético, o nervo motor dá origem a vários ramos. Cada ramo forma dilatações chamadas **botões pré-sinápticos**, cobertos por **células de Schwann**. Cada ramo nervoso **inerva uma única fibra muscular**. O axônio "pai" e todas as fibras musculares que ele inerva formam uma **unidade motora**. Os músculos que exigem controle fino têm menos fibras musculares por unidade motora. Os músculos muito grandes contêm várias centenas de fibras por unidade motora.

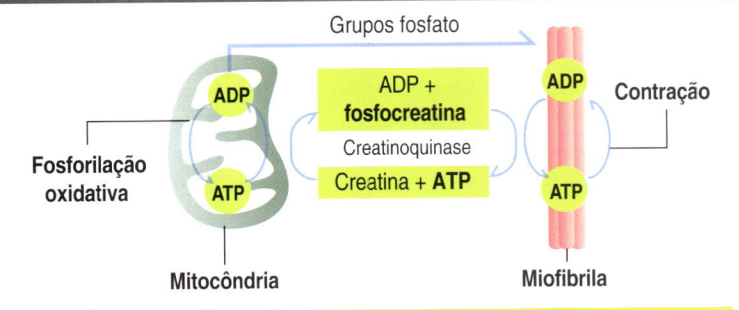

Figura 7.10 Ciclo da creatina durante a contração muscular.

A fosfocreatina reabastece os níveis de ATP durante a contração muscular

O ATP é uma fonte de energia química durante a interação de miosina e actina, levando à contração muscular. Quando a concentração de ATP diminui, uma fonte reserva de energia é a hidrólise de fosfocreatina. A creatinoquinase catalisa uma reação reversível, gerando creatina e ATP a partir da hidrólise de fosfocreatina. A fosfocreatina recém-sintetizada é derivada das mitocôndrias e transporta grupos fosfato entre as mitocôndrias e a miofibrila.

Quando os axônios mielinizados chegam ao perimísio, perdem sua bainha de mielina, mas os botões pré-sinápticos continuam cobertos pelos processos celulares de Schwann. Um botão pré-sináptico contém mitocôndrias e vesículas delimitadas por membrana preenchidas com o neurotransmissor chamado **acetilcolina**. O neurotransmissor, então, é liberado nas áreas densas no lado citoplasmático da membrana axonal, denominadas **zonas ativas**.

Os botões sinápticos ocupam uma depressão da fibra muscular, chamada **fenda sináptica primária.** Nessa região, o sarcolema é lançado em profundas **pregas juncionais (fendas sinápticas secundárias)**. Os **receptores de acetilcolina** se situam nas cristas das pregas e **canais de Na⁺ dependentes de voltagem** estão no fundo das pregas.

A lâmina basal que circunda a fibra muscular se estende para dentro da fenda sináptica. A lâmina basal contém **acetilcolinesterase**, que inativa a acetilcolina liberada pelos botões pré-sinápticos, transformando-a em acetato e colina. A lâmina basal que cobre a célula de Schwann se torna contínua com a lâmina basal da fibra muscular (Figura 7.11).

DISTÚRBIOS DA TRANSMISSÃO SINÁPTICA NEUROMUSCULAR

A transmissão sináptica na junção neuromuscular pode ser afetada por **curare** e **toxina botulínica** (ver Figura 7.11).

O **curare** se liga ao receptor de acetilcolina e impede a ligação do neurotransmissor acetilcolina. Os derivados do curare são utilizados nos procedimentos cirúrgicos em que é necessário haver paralisia muscular.

A **toxina botulínica**, uma exotoxina da bactéria *Clostridium botulinum*, impede a liberação de acetilcolina na extremidade pré-sináptica. A paralisia e a disfunção muscular do sistema nervoso autônomo ocorrem nos casos de intoxicação alimentar mediada pela toxina botulínica.

A **miastenia *gravis*** é uma doença autoimune em que são produzidos anticorpos contra os receptores de acetilcolina (Figura 7.12; Boxe 7.A). Os anticorpos se ligam ao receptor, impedindo a ligação da acetilcolina. Isso, por sua vez, bloqueia a interação normal entre nervo e músculo, resultando em fraqueza muscular progressiva.

Túbulos T, íons cálcio e contração muscular

Discutimos anteriormente que cada **tríade** consiste em um túbulo T transverso ladeado por sacos de retículo sarcoplasmático e que o sarcoplasma de uma célula muscular esquelética é cheio de miofibrilas, cada uma delas consistindo em uma repetição linear de sarcômeros (ver Figura 7.3).

Como um impulso nervoso alcança e transmite sinais contráteis para as miofibrilas situadas no interior da célula muscular?

Um sinal de excitação-contração é gerado quando **acetilcolina**, um transmissor químico, é liberado por

Figura 7.11 Junção neuromuscular.

Junção neuromuscular: a placa motora

Ramo de axônios motores na superfície da célula muscular. Cada ramo forma **botões pré-sinápticos** recobertos por células de Schwann. Os botões repousam na região da **placa motora**, separada do sarcolema pela **fenda sináptica**. Cada botão pré-sináptico da placa é associado a uma **fenda sináptica primária**, uma depressão da fibra muscular formada por dobras profundas do sarcolema. As **pregas juncionais** (ou fendas sinápticas secundárias) são derivadas da fenda primária. Receptores de **acetilcolina** são encontrados nas cristas das **pregas juncionais**. No botão pré-sináptico os **canais de Ca²⁺ acionados por voltagem** são encontrados próximo às pregas juncionais. A **lâmina basal** contém **acetilcolinesterase**.

O Boxe 7.B resume os tipos funcionais de músculo esquelético.

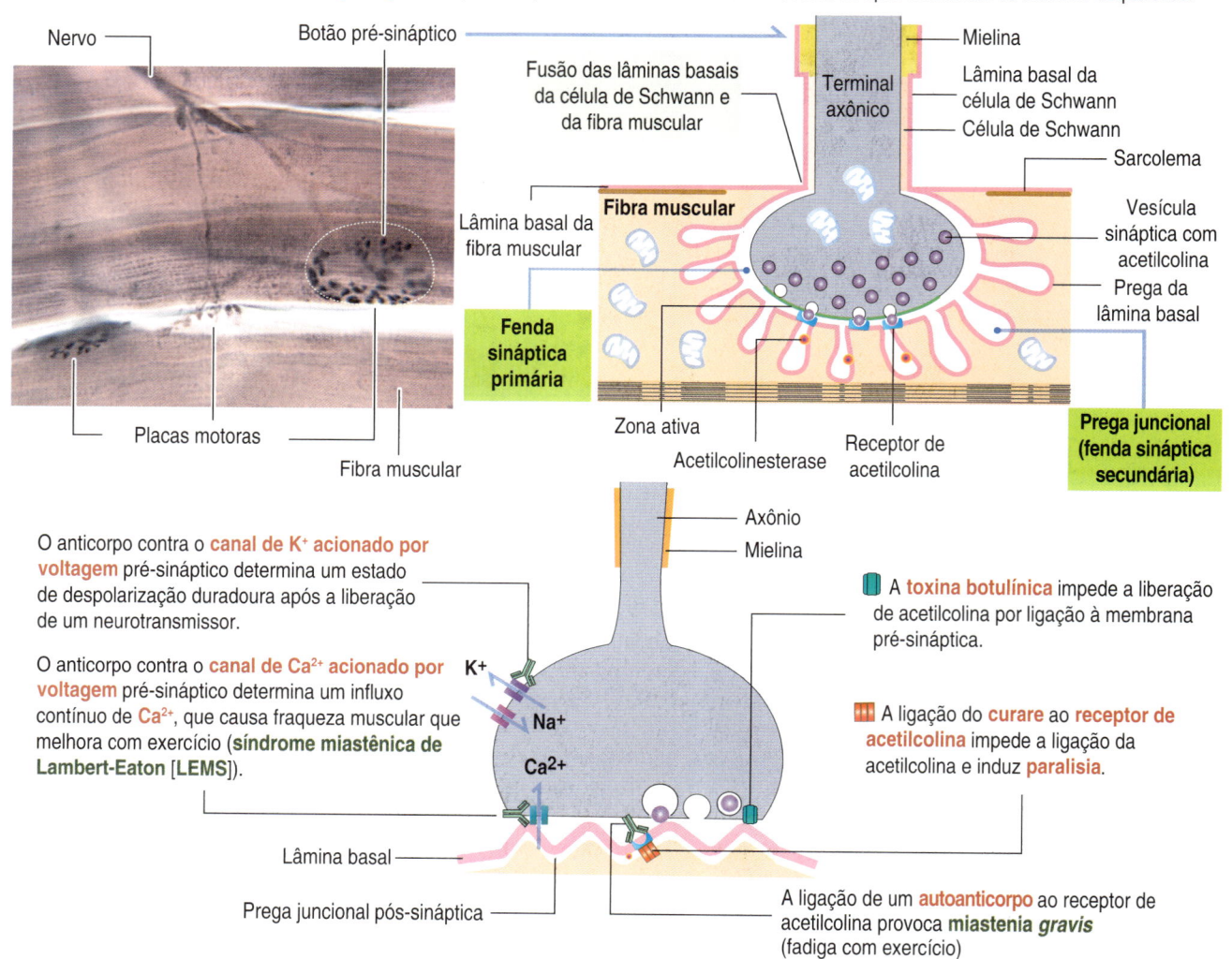

uma terminação nervosa em resposta a um **potencial de ação**. A acetilcolina, por sua vez, difunde-se para um espaço estreito, denominado **junção neuromuscular**, entre o músculo e uma terminação nervosa (Figura 7.13; ver Figura 7.11). O potencial de ação se espalha do sarcolema para os túbulos T, que, então, transportam o sinal de excitação para o interior da célula muscular. Lembre-se de que os **túbulos T** formam anéis em torno de cada sarcômero de cada miofibrila **na junção entre as bandas A-I**.

Os canais do retículo sarcoplasmático, que acompanham os túbulos T, contêm íons cálcio. Os íons cálcio são liberados dentro do citosol para ativar a contração muscular quando o potencial de ação alcança o túbulo T. Essa sequência de excitação-contração ocorre em aproximadamente 15 milissegundos.

Na ausência de Ca²⁺, o músculo está relaxado e o complexo de troponina-tropomiosina bloqueia o sítio de ligação à miosina no filamento de actina.

Quando chega o sinal de despolarização, o Ca²⁺ sai das cisternas terminais do retículo sarcoplasmático. A despolarização ativa um **canal de Ca²⁺ sensível à voltagem do tipo L** na membrana do túbulo T que, por sua vez, ativa um **canal de Ca²⁺ sensível à rianodina**, um canal de Ca²⁺ acionado por ligante, na membrana sarcoplásmica.

No citosol, o Ca²⁺ se liga à troponina C e provoca mudança na configuração do complexo troponina-tropomiosina. Em consequência disso, o sítio de ligação à miosina no filamento de actina fica exposto. As cabeças de miosina se ligam ao filamento de actina, ocorrendo hidrólise do ATP.

Figura 7.12 Miastenia *gravis*.

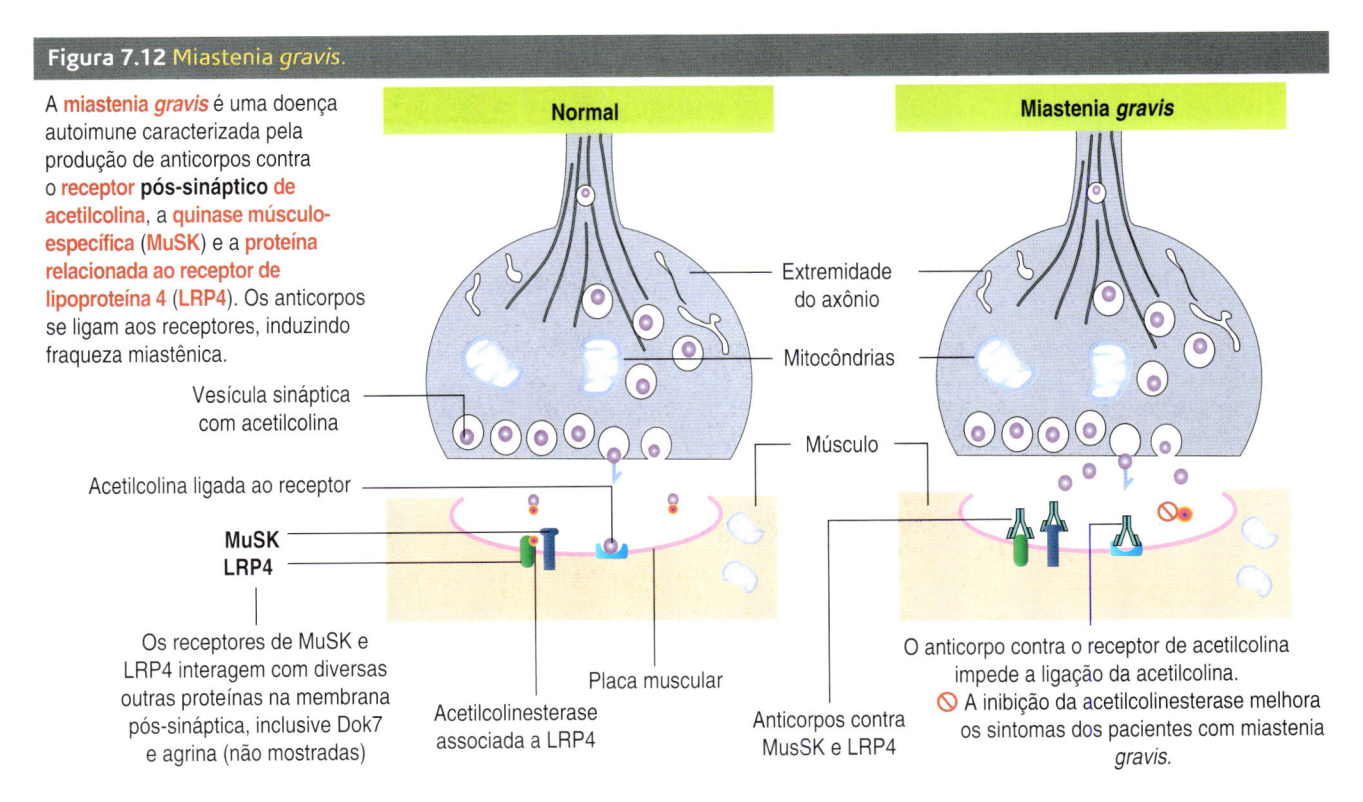

A **miastenia** *gravis* é uma doença autoimune caracterizada pela produção de anticorpos contra o **receptor pós-sináptico de acetilcolina**, a **quinase músculo-específica (MuSK)** e a **proteína relacionada ao receptor de lipoproteína 4 (LRP4)**. Os anticorpos se ligam aos receptores, induzindo fraqueza miastênica.

Vesícula sináptica com acetilcolina

Acetilcolina ligada ao receptor

MuSK
LRP4

Os receptores de MuSK e LRP4 interagem com diversas outras proteínas na membrana pós-sináptica, inclusive Dok7 e agrina (não mostradas)

Acetilcolinesterase associada a LRP4

Placa muscular

Normal

Miastenia *gravis*

Extremidade do axônio

Mitocôndrias

Músculo

O anticorpo contra o receptor de acetilcolina impede a ligação da acetilcolina.
🚫 A inibição da acetilcolinesterase melhora os sintomas dos pacientes com miastenia *gravis*.

Anticorpos contra MusSK e LRP4

Boxe 7.A Miastenia *gravis*.

- A miastenia *gravis* é uma doença autoimune caracterizada pela produção de anticorpos contra os receptores de acetilcolina, que se ligam ao receptor ou a moléculas funcionalmente relacionadas na membrana pós-sináptica da junção neuromuscular

- A ligação dos anticorpos bloqueia a ligação da acetilcolina, impedindo a interação normal de músculo e nervos, o que provoca fraqueza muscular progressiva. A fraqueza geralmente aumenta com o exercício e o uso repetitivo dos músculos (fadiga). Vários músculos oculares são frequentemente afetados, com acometimento ocular assimétrico (ou seja, em apenas um dos olhos) caracterizado por diplopia e ptose

- O diagnóstico de miastenia *gravis* é confirmado pelos sintomas e sinais relevantes e pela positividade de autoanticorpos específicos contra receptores de acetilcolina, quinase músculo-específica (MuSK) e proteína relacionada ao receptor de lipoproteína 4 (LRP4. Ver Figura 7.12)

Boxe 7.B Tipos funcionais de fibras musculares.

- Um único potencial de ação através de uma unidade motora determina uma contração muscular. A maioria dos músculos esqueléticos é composta de fibras musculares do tipo de contração espasmódica lenta, capazes de promover a manutenção postural ou breves explosões de atividade intensa

- Nos humanos, a maioria dos músculos esqueléticos consiste em uma combinação de diferentes tipos de fibras musculares difíceis de identificar nas preparações histológicas de rotina

- Três categorias principais são distinguidas. As fibras musculares do tipo I são de contração lenta e resistem à fadiga (fibras vermelhas; ricas em mioglobina e suprimento sanguíneo). As fibras musculares do tipo IIA são de contração rápida e resistem moderadamente à fadiga (fibras brancas). As fibras musculares do tipo IIB são de contração rápida e não resistem à fadiga

- As fibras musculares do tipo I, IIA e IIB contêm isoformas da cadeia pesada de miosina, diferindo quanto à taxa de atividade de ATPase. A histoquímica da ATPase possibilita a identificação dos diferentes tipos de fibras musculares.

Como vimos, os níveis de ATP estáveis contam com o suprimento mitocondrial de fosfocreatina e com a disponibilidade de creatinoquinase.

A **creatinoquinase** é uma enzima encontrada em forma solúvel no **sarcoplasma** e é um componente da **região da linha M** da banda H. A creatinoquinase catalisa a transferência do fosfato da fosfocreatina para o ADP.

A energia da hidrólise do ATP produz mudança na posição da cabeça da miosina, e os filamentos finos são puxados para além dos filamentos espessos. A contração resulta na sobreposição completa das bandas A e I. A contração prossegue até o Ca^{2+} ser removido.

Em resumo, o retículo sarcoplasmático, uma rede de retículo endoplasmático liso que circunda cada miofibrila, armazena Ca^{2+}. Em resposta aos sinais de despolarização, o retículo sarcoplasmático libera Ca^{2+}.

Quando termina a despolarização da membrana, o Ca^{2+} é bombeado de volta para o retículo sarcoplasmático com a ajuda da **ATPase dependente de Ca^{2+}** e se liga à proteína **calsequestrina**. Assim, não ocorre mais contração.

DISTROFIAS MUSCULARES

As **distrofias musculares** consistem em um grupo de doenças musculares congênitas caracterizadas por fraqueza muscular, atrofia, elevação dos níveis séricos de enzimas musculares e alterações destrutivas do tecido muscular.

As distrofias musculares são causadas por uma deficiência no **complexo de proteínas associadas à distrofina (PAD)**. O complexo PAD consiste em **distrofina** e dois subcomplexos: o **complexo distroglicano** (subunidades α e β) e o **complexo sarcoglicano** (subunidades α, β, γ, δ, ε e ζ; por uma questão de simplicidade, apenas quatro subunidades são exibidas na Figura 7.14).

Figura 7.13 Contração muscular.

Papel dos íons Ca^{2+} na contração do músculo esquelético

No citosol, o Ca^{2+} é essencial para a ativação e desativação de proteínas contráteis durante a contração e o relaxamento muscular. No músculo esquelético, a concentração citosólica de Ca^{2+} é determinada principalmente pelos movimentos do íon entre o citosol e o lúmen das cisternas do retículo sarcoplasmático.

A **acetilcolina**, liberada de um neurônio motor terminal, se liga aos receptores de acetilcolina no sarcolema. Os receptores de acetilcolina são canais de Na^+ acionados por ligantes e permitem a entrada do íon no citosol das fibras musculares esqueléticas.

O influxo de Na^+ determina que a carga líquida da membrana passe de negativa a positiva. Essa **despolarização** inicia a cascata de contração celular.

1 O sinal de despolarização atinge o interior das fibras musculares esqueléticas por meio da membrana do **túbulo T** (**transverso**), uma invaginação do sarcolema.

2 A despolarização ativa um **canal de Ca^{2+} sensível à voltagem de tipo L** na membrana do túbulo T, que, por sua vez, **ativa um canal de Ca^{2+} sensível à rianodina (RyR1; um canal de Ca^{2+} acionado por ligante)** na membrana do **RS**.

3 Os íons Ca^{2+} armazenados no RS são liberados no citosol pelo canal RyR1 ativado, ligam-se à **troponina C** e iniciam a **contração** por regulação da interação miosina-actina.

4 Uma **ATPase dependente de Ca^{2+}** medeia o retorno do Ca^{2+} para o RS. No lúmen do RS, o Ca^{2+} se liga à proteína **calsequestrina** para repor os íons Ca^{2+} do RS.

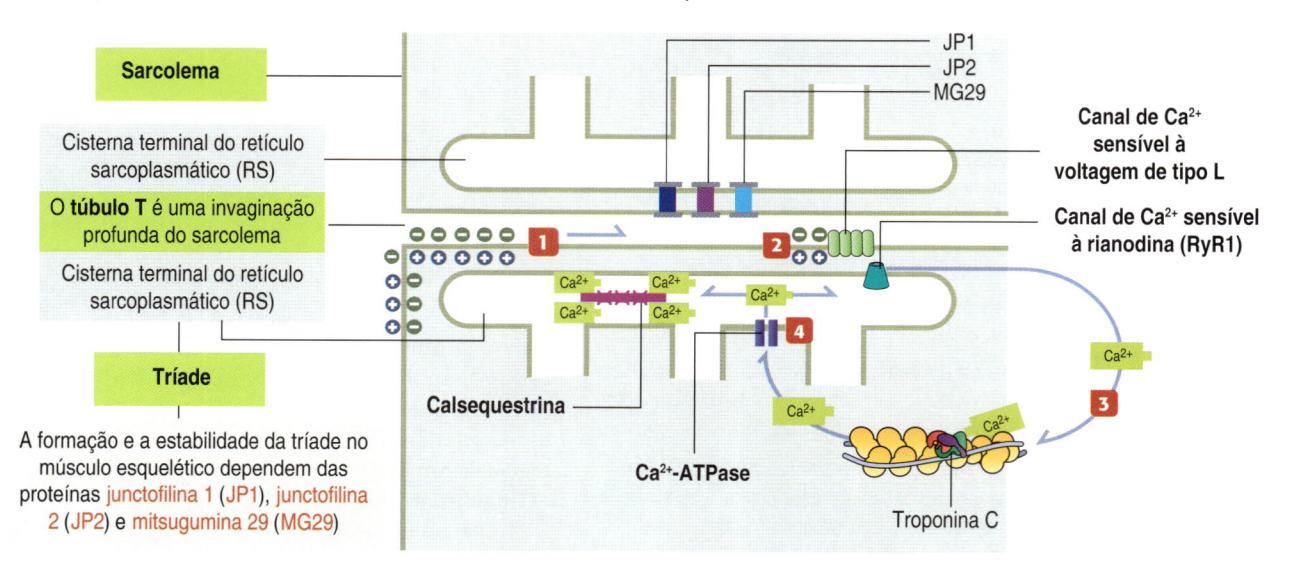

Outras proteínas são as **sintrofinas** (α, β1, β2, γ1 e γ2), a **distrobrevina** e a **sarcospana**. A distrofina, as sintrofinas e a distrobrevina estão situadas no sarcoplasma; os distroglicanos, sarcoglicanos e sarcospana, por sua vez, são glicoproteínas transmembrânicas. Não foram identificados pacientes com defeito primário nos distroglicanos e nas sintrofinas.

A proteína muscular mais importante envolvida nas distrofias musculares é a **distrofina**, uma proteína citoesquelética de 427 kDa associada a actina F, distroglicanos e sintrofinas.

A ausência de distrofina determina a perda dos componentes do complexo PAD. **A função da distrofina é reforçar e estabilizar o sarcolema durante o estresse da contração muscular**, mantendo uma ligação mecânica entre o citoesqueleto e a matriz extracelular.

As deficiências de distrofina são características da **distrofia muscular de Duchenne (DMD)**. A maioria dos pacientes morre jovem (no fim da adolescência ou com pouco mais de 20 anos) devido a complicações envolvendo o diafragma e outros músculos respiratórios.

A DMD é um distúrbio recessivo ligado ao cromossomo X e ocasionado por mutação no gene *distrofina*.

Tal acometimento é detectado nos meninos afetados após começarem a andar. Os pacientes apresentam fraqueza e atrofia muscular progressiva, episódios súbitos de vômito (provocados pelo retardo do esvaziamento gástrico) e dor abdominal.

Um achado laboratorial característico é o **aumento nos níveis séricos de creatinoquinase**. As biopsias musculares, combinadas à imuno-histoquímica, revelam destruição muscular, **ausência de distrofina e redução substancial dos sarcoglicanos** e de outros componentes do complexo PAD.

As **portadoras heterozigotas do sexo feminino** podem ser assintomáticas ou apresentar fraqueza muscular branda, cãibras musculares e níveis séricos elevados de **creatinoquinase**.

As mulheres com essas mutações podem dar à luz meninos afetados ou meninas portadoras.

As **sarcoglicanopatias** das distrofias musculares do tipo cinturas têm mutações nos genes dos sarcoglicanos α, β, γ e δ que ocasionam a montagem defeituosa dos sarcoglicanos. Tal montagem impede sua interação com outras proteínas do complexo distroglicano e a associação do sarcolema com a matriz extracelular.

Figura 7.14 Distrofias musculares.

A mutação na laminina 2 (composta de cadeias α, β, e γ) causa **distrofia muscular congênita**.

O complexo distroglicano une a distrofina à laminina 2. O distroglicana α se liga à cadeia α da laminina 2 (chamada merosina) e o distroglicana β se liga à distrofina. Pacientes com defeitos primários em distroglicanos não foram identificados.

Os componentes do complexo sarcoglicano são específicos para o músculo cardíaco e o músculo esquelético.

Defeitos nos componentes do complexo causam **distrofias musculares do tipo cinturas** (conhecidas como sarcoglicanopatias) autossômicas recessivas.

A **distrofina** reforça e estabiliza o sarcolema durante o estresse da contração muscular ao manter um elo entre o citoesqueleto e a matriz extracelular. Na ausência de distrofina, há perda do complexo PAD e ruptura do sarcolema, permitindo a entrada não regulada de cálcio, que causa necrose da fibra muscular.

A deficiência de distrofina é típica da **distrofia muscular de Duchenne**, uma doença recessiva ligada ao cromossomo X.

Complexo sarcoglicano · **Complexo distroglicano** · Costâmero · Laminina 2 · Lâmina basal · Sarcolema · Distrobrevina · Sintrofinas · Actinina α · **Sarcospana** · **Distrofina** · Actina · Desmina · αB-Cristalina · Plectina · Disco Z · α β γ δ

O complexo de proteínas associadas à distrofina (PAD) é formado por distrofina e componentes do complexo distroglicano e do complexo sarcoglicano.

Proteínas musculares estruturais associadas a mutações causadoras de miopatias

O disco Z é o sítio de inserção de filamentos de actina do sarcômero e atua na transmissão de tensão pela miofibrila.

Os filamentos de desmina (um filamento intermediário) cercam os discos Z e são ligados a eles e entre si por filamentos de plectina. Por essa associação, a desmina: (1) integra mecanicamente a ação contrátil das miofibrilas adjacentes e (2) conecta o disco Z ao sarcolema nos sítios de costâmero.

A proteína de choque térmico αB-cristalina protege os filamentos de desmina do dano dependente de estresse.

Observe que a desmina, a plectina e a αB-cristalina formam uma rede ao redor dos discos Z, protegendo, assim, a integridade das miofibrilas durante o estresse mecânico.

Mutações de desmina, plectina e αB-cristalina causam fragilidade das miofibrilas e sua destruição após o estresse contínuo.

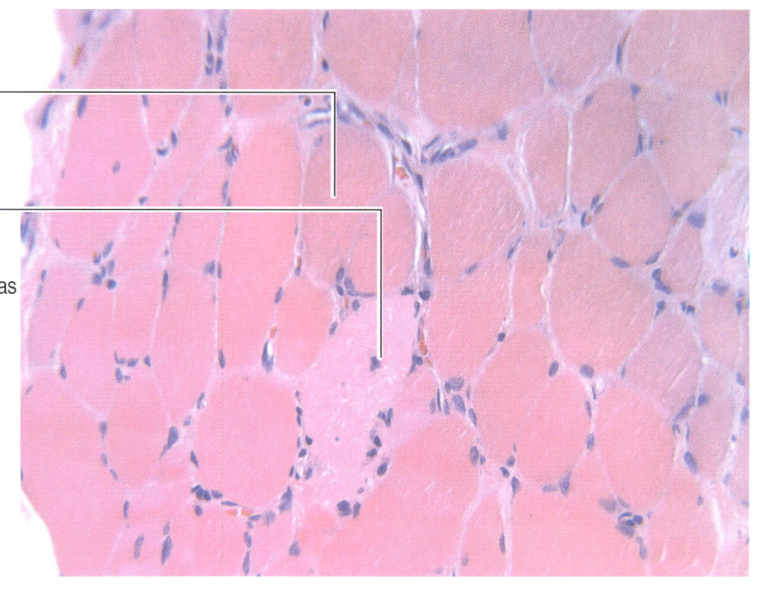

Corte transversal de uma fibra muscular esquelética normal com o característico núcleo periférico.

Fibra muscular esquelética em degeneração nos primeiros estágios da distrofia muscular de Duchenne.

As **distrofias musculares** são um grupo heterogêneo de doenças musculares congênitas caracterizadas por fraqueza e atrofia muscular grave e destruição de fibras musculares.

A mais importante proteína muscular envolvida nas distrofias musculares é a distrofina. A ausência de distrofina leva à perda do complexo PAD (composto dos subcomplexos complexo distroglicano e complexo sarcoglicano).

O mecanismo de necroptose participa da degeneração das miofibras na distrofia muscular de Duchenne (ver Necroptose no Capítulo 3, *Sinalização Celular | Biologia Celular | Patologia*).

CÉLULAS SATÉLITES E REGENERAÇÃO MUSCULAR

As células satélites (**CSs**) são células-tronco miogênicas adultas que reparam o músculo lesionado. Após a lesão, a população de CSs participa de dois processos: as CSs produzem mioblastos que podem repor as fibras danificadas e sofrem autorrenovação para repor sua reserva (*pool*) para ciclos subsequentes de reparo depois de danos (Conhecimento básico 7.A).

Vejamos o que as CSs fazem durante o desenvolvimento muscular, que envolve o alinhamento em cadeia e a fusão de **precursores comprometidos da célula muscular embrionária**, os **mioblastos**, para formar **miotubos** multinucleados. A maioria das CSs no músculo pós-natal é originária da população de precursores musculares embrionários que expressam o fator de transcrição **proteína *box* pareada 7** (*paired box protein 7*, **PAX7**).

As CSs quiescentes residem em um **nicho de CS**, um microambiente que fornece fatores de crescimento para manter as respostas regenerativas dessas células aos danos musculares.

As CSs podem continuar em seu nicho em um **estado quiescente** não mitótico, mas podem ser ativadas em caso de traumatismo muscular.

A **ativação de CS** consiste em proliferação celular, um mecanismo altamente regulado que permite que essas células:

1. Continuem quiescentes quando o músculo está íntegro.
2. Sofram **autorrenovação** para manter a reserva (*pool*) de CSs quiescentes.
3. **Diferenciem-se em mioblastos,** que podem se fundir com a fibra muscular danificada.

A ativação das CSs é mediada pela expressão induzida de proteína de determinação miogênica (**MYOD**) e **fator miogênico 5** (**MYF5**). A diferenciação de CSs em mioblastos comprometidos requer a **regulação negativa de PAX7** e a expressão de **miogenina** (**MYOG**).

O conjunto de CSs não comprometidas em mioblastos regula negativamente MYOD e MYF5 e sofre proliferação de autorrenovação para depois se tornarem CSs quiescentes por meio da regulação positiva de PAX7. O objetivo é reabastecer o *pool* de CSs musculares para garantir uma resposta a futuras lesões musculares.

Como é possível notar, PAX7 é um participante essencial na proliferação e autorrenovação de CSs. PAX7 determina a eficácia do reparo muscular após lesão.

As CSs ocupam um nicho, preso à superfície do sarcolema, e são cobertos por uma lâmina basal; expressam a **integrina α7β1**, ligando a actina F à lâmina basal e à **molécula de adesão de células nervosas**, uma molécula de adesão que liga as CSs ao sarcolema da fibra muscular subjacente.

A compreensão do mecanismo molecular que regula o ciclo celular da progênie das CSs é relevante para o desenvolvimento de novos tratamentos para as doenças de degeneração muscular, em particular a distrofia muscular de Duchenne e a disfunção muscular associada à idade.

Fuso neuromuscular e órgãos tendíneos de Golgi

O sistema nervoso central monitora continuamente a posição dos membros e o estado de contração dos vários músculos. Os músculos têm um sensor encapsulado especializado, chamado **fuso neuromuscular**, que contém componentes sensoriais e motores.

Um fuso neuromuscular consiste em 2 a 14 fibras musculares estriadas especializadas e confinadas em uma bainha fusiforme ou cápsula de tecido conjuntivo. A cápsula é contínua com o endomísio que circunda cada uma das fibras musculares. As fibras têm 5 a 10 mm de comprimento e, portanto, são muito mais curtas do que as fibras musculares contráteis circundantes.

As fibras musculares especializadas no interior do fuso neuromuscular se chamam **fibras intrafusais**, nome dado para distingui-las das **fibras extrafusais** não especializadas (do latim *extra*, fora; *fusus*, fuso), as fibras musculares esqueléticas normais.

Existem dois tipos de fibras intrafusais designadas por sua aparência histológica:

1. **Fibras em bolsa nuclear**, que consistem em uma região sensorial não estriada similar a uma bolsa que contém muitos núcleos.
2. **Fibras em cadeia nuclear**, assim chamadas porque sua porção central contém um conjunto de núcleos alinhados em cadeia.

A porção distal da fibra em bolsa nuclear e da fibra em cadeia nuclear consiste em componentes musculares estriados com propriedades contráteis.

O fuso neuromuscular é inervado por dois axônios sensoriais. Um desses axônios é uma **fibra Ia**. Depois de atravessar a cápsula, a fibra Ia perde sua bainha de mielina e se enrola na porção central das fibras em bolsa nuclear e das fibras em cadeia nuclear, formando uma **terminação ânulo-espiral** ou **terminação sensorial primária** para registrar o grau de tensão das fibras intrafusais.

A outra fibra sensorial, a **fibra sensorial tipo II**, é mais delgada e termina nas extremidades das fibras intrafusais, distante da região intermediária, na forma de **terminações pulverizadas** ou **terminação sensorial secundária.**

As fibras nervosas motoras derivam de dois tipos de neurônios motores da medula espinal:

1. Os **neurônios motores alfa** (α), de grande diâmetro, que inervam as **fibras extrafusais** dos músculos, fora do fuso (não exibidas na Figura 7.15).
2. Os **neurônios motores gama** (γ), de pequeno diâmetro, que inervam as **fibras intrafusais** dentro do fuso (**fibras motoras Aγ** exibidas na Figura 7.15).

O fuso neuromuscular é um receptor do reflexo de estiramento para ajustar o tônus muscular. Contribui para o teste clínico dos **reflexos tendíneos**, como o **reflexo patelar** (extensão rápida do joelho após o impacto no tendão patelar).

Conhecimento básico 7.A Células satélites e regeneração muscular.

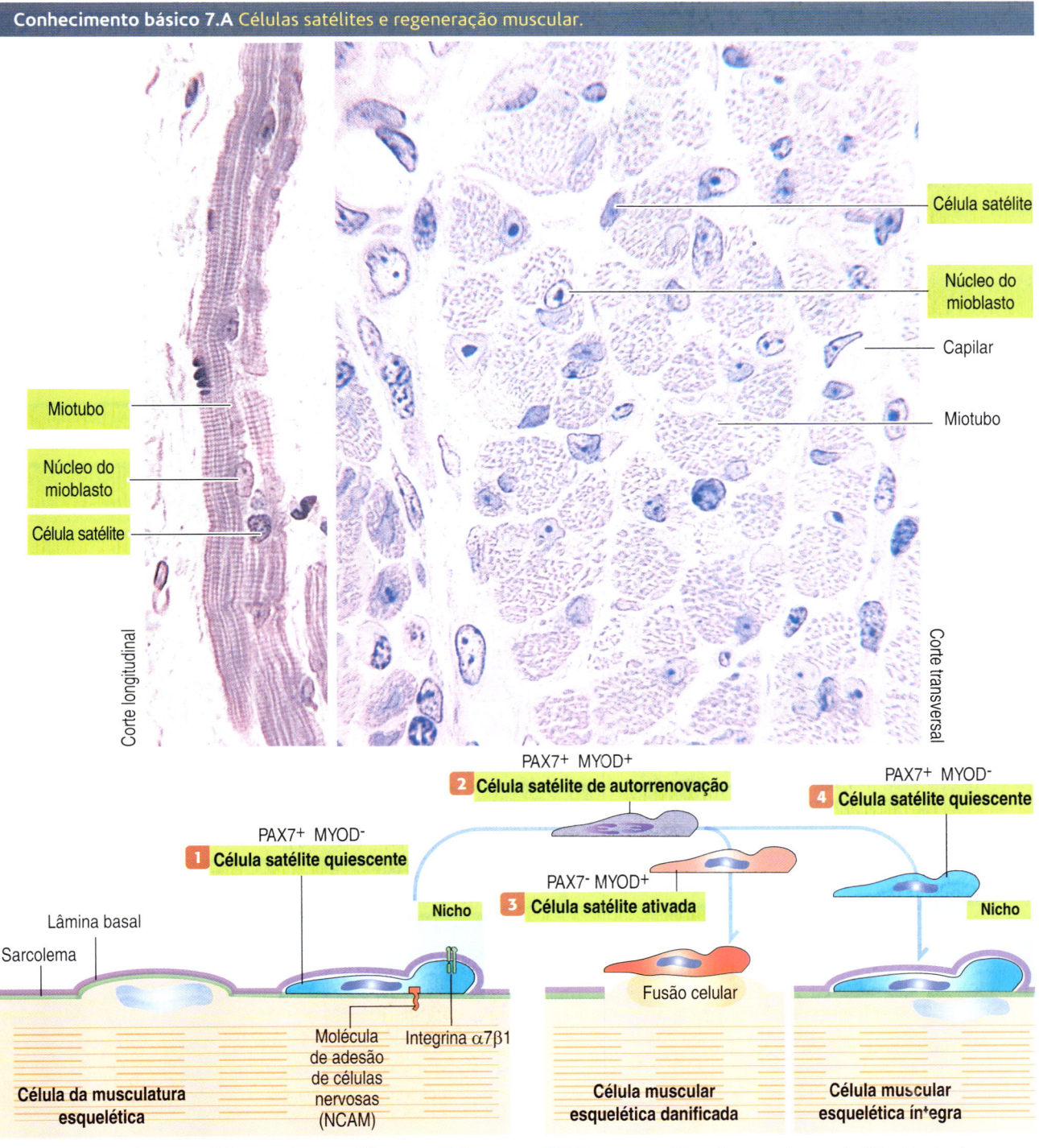

Uma lâmina basal cerca a célula muscular esquelética e as **células satélites** (**CSs**) associadas. Em adultos, as CSs quiescentes estão localizadas em um **nicho** específico, onde podem retomar a proliferação em resposta a estresse ou traumatismo. As CSs quiescentes são ligadas à lâmina basal pela integrina $\alpha 7\beta 1$ e ao sarcolema por NCAM.

1 As CSs seguem duas vias: (1) um estado quiescente e (2) um estado de autorrenovação. No estado quiescente, as CSs expressam **proteína *box* pareada 7** (*paired box protein 7*, **PAX7**), mas não a **proteína de determinação miogênica** (**MYOD**).

2 No estado de autorrenovação, as CSs em proliferação mantêm a expressão de PAX7 e induzem a expressão de MYOD (PAX7$^+$ MYOD$^+$).

3 Durante a proliferação, um subgrupo de CSs ativadas fica comprometida com a diferenciação pela expressão de MYOD e regulação negativa de PAX7 (PAX7$^-$ MYOD$^+$). As CSs ativadas produzem mioblastos que participam do reparo do músculo.

4 Alternativamente, outro subgrupo de CSs ativadas se autorrenova por meio da inibição de MYOD, expressão de PAX7 e aquisição de um estado quiescente (PAX7$^+$ MYOD$^-$).

O estado de autorrenovação das CSs cria um número relevante dessas células para atuação em ciclos futuros de reparo muscular. As CSs são células-tronco miogênicas adultas que reparam músculos lesionados por meio da fusão entre si e com fibras existentes para produção de miofibras.

Figura 7.15 Fuso neuromuscular.

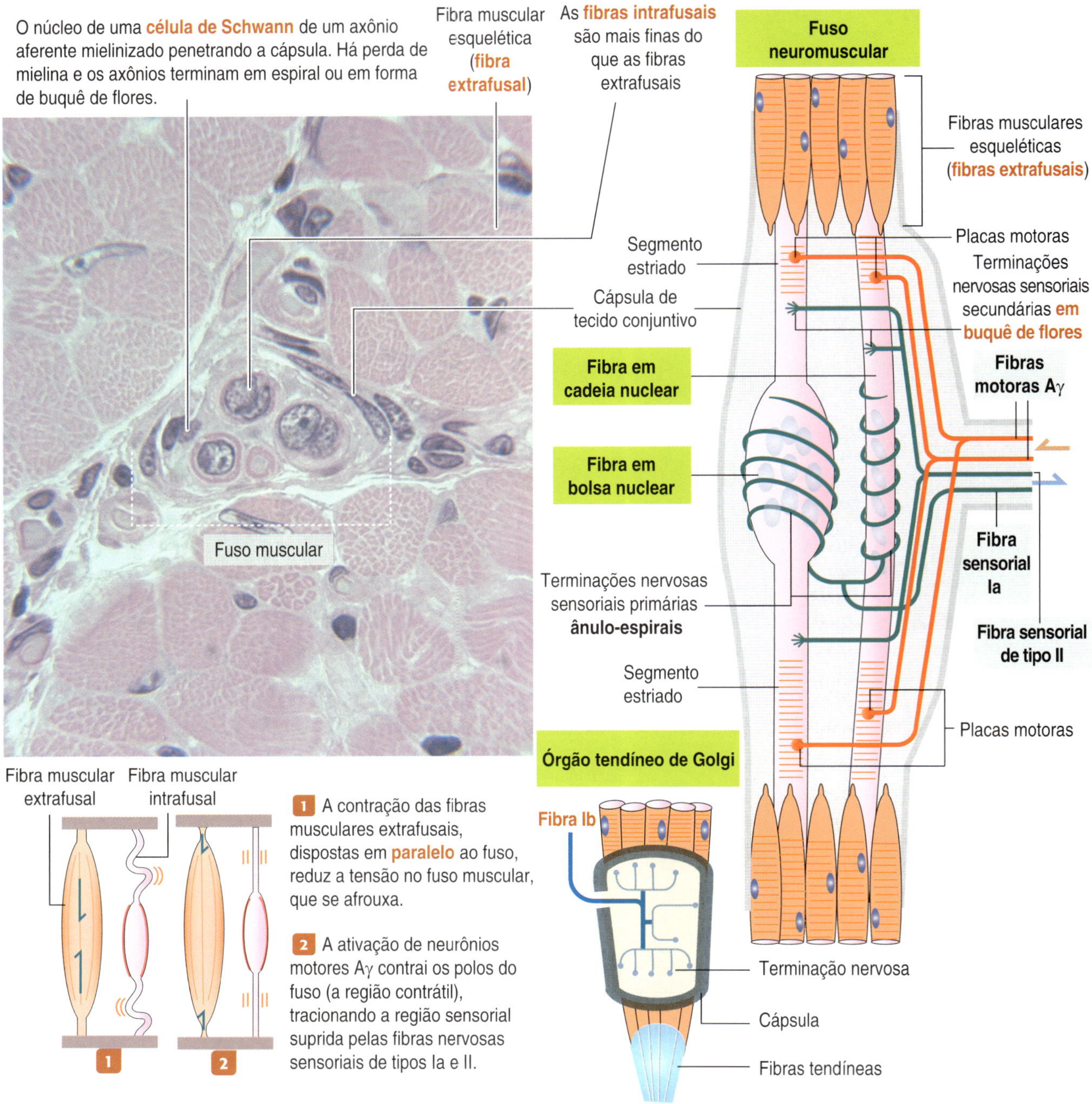

O núcleo de uma **célula de Schwann** de um axônio aferente mielinizado penetrando a cápsula. Há perda de mielina e os axônios terminam em espiral ou em forma de buquê de flores.

Fibra muscular esquelética (**fibra extrafusal**)

As **fibras intrafusais** são mais finas do que as fibras extrafusais

Fuso neuromuscular

Fuso muscular

Fibras musculares esqueléticas (**fibras extrafusais**)

Placas motoras

Terminações nervosas sensoriais secundárias **em buquê de flores**

Segmento estriado

Cápsula de tecido conjuntivo

Fibra em cadeia nuclear

Fibra em bolsa nuclear

Fibras motoras Aγ

Terminações nervosas sensoriais primárias **ânulo-espirais**

Fibra sensorial Ia

Fibra sensorial de tipo II

Segmento estriado

Placas motoras

Órgão tendíneo de Golgi

Fibra Ib

Fibra muscular extrafusal

Fibra muscular intrafusal

1 A contração das fibras musculares extrafusais, dispostas em **paralelo** ao fuso, reduz a tensão no fuso muscular, que se afrouxa.

2 A ativação de neurônios motores Aγ contrai os polos do fuso (a região contrátil), tracionando a região sensorial suprida pelas fibras nervosas sensoriais de tipos Ia e II.

Terminação nervosa

Cápsula

Fibras tendíneas

1 **2**

Como funciona o fuso neuromuscular? As fibras musculares intrafusais são **paralelas** às fibras musculares extrafusais. Quando as fibras musculares extrafusais se contraem (encurtam), o fuso neuromuscular fica frouxo. Se o fuso continuar frouxo, nenhuma outra informação sobre mudanças no **comprimento muscular** pode ser transmitida para a medula espinal.

Essa situação é corrigida por um mecanismo de controle por *feedback*, pelo qual a região sensorial do fuso ativa os neurônios motores gama, que contraem os polos do fuso (a região contrátil). Em consequência, o fuso se estica.

Além do fuso neuromuscular, os **órgãos tendíneos de Golgi** ou **fusos neurotendíneos**, situados nas junções miotendíneas, fornecem informações sobre a **tensão** ou **força de contração** do músculo esquelético.

Cada órgão tendíneo de Golgi é circundado por uma cápsula de tecido conjuntivo que envolve algumas fibras de colágeno do tendão.

Cerca de 12 ou mais fibras musculares, em série com fibras musculares adjacentes, inserem-se nas fibras de tendão intracapsulares. O axônio de uma **fibra Ib** perfura a cápsula, entra no receptor e se ramifica em contato com as fibras tendíneas. As terminações sensoriais são estimuladas pela **tensão** no tendão.

Os sinais aferentes do órgão tendíneo de Golgi chegam à medula espinal e, então, um sinal inibidor, partindo dos neurônios motores alfa, relaxa o músculo correspondente sob tensão.

Essa resposta reguladora protege de um possível dano muscular, que pode resultar de uma contração muscular excessiva e forte.

Repare que, por outro lado, o fuso neuromuscular responde às mudanças no **comprimento** das fibras intrafusais.

Uma última observação: o fuso neuromuscular, o órgão tendíneo de Golgi e os corpúsculos de Pacini associados às cápsulas das articulações sinoviais são exemplos de **proprioceptores** (do latim *proprius*, da própria pessoa; *capio*, de pegar), estruturas que informam como o corpo está posicionado e se move no espaço.

MÚSCULO CARDÍACO

As células cardíacas (ou **cardiomiócitos**) são cilindros ramificados com 85 a 100 μm de comprimento, aproximadamente 15 μm de diâmetro (Figuras 7.16 e 7.17), com um **único núcleo localizado centralmente** (Figura 7.18).

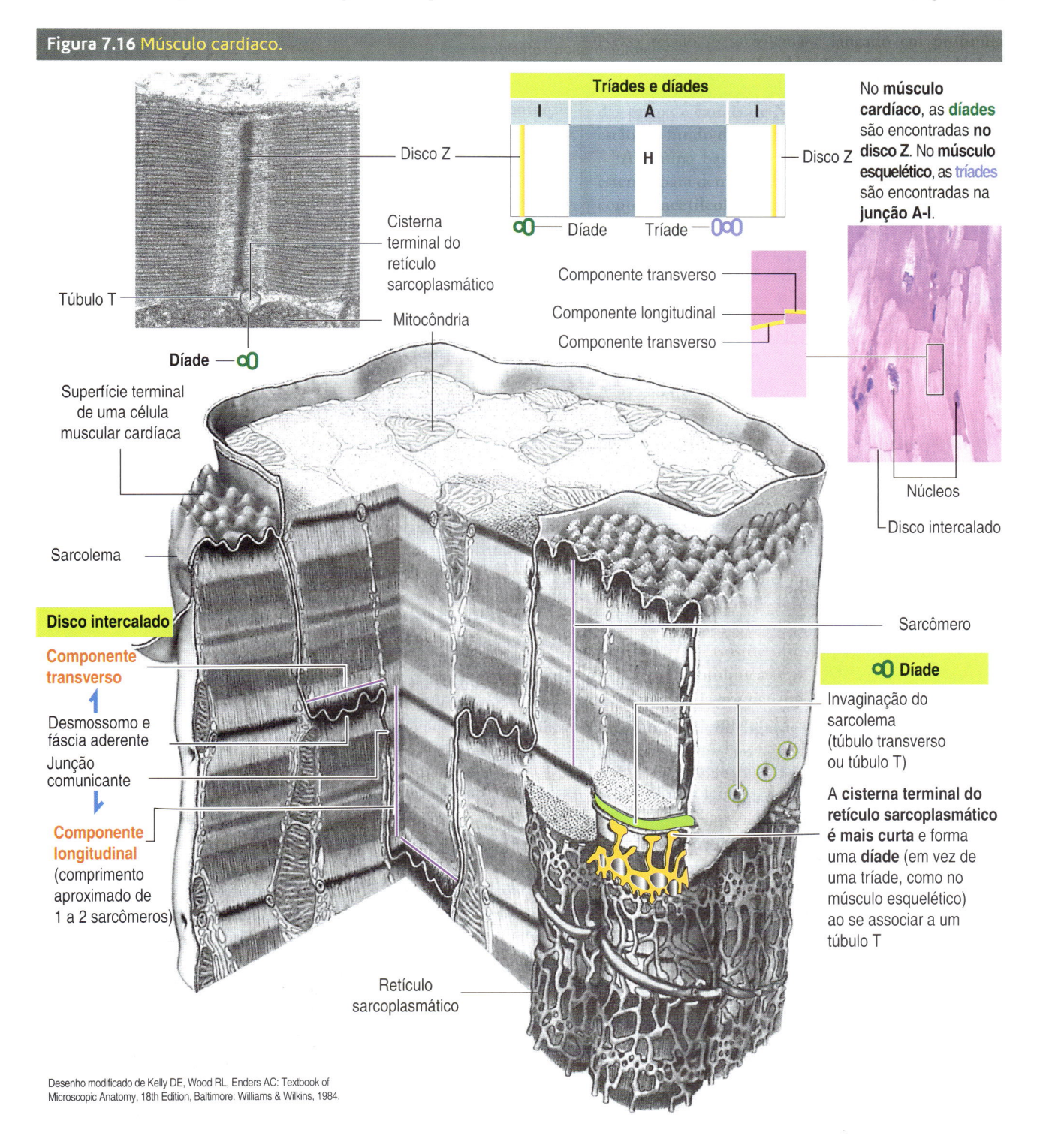

Figura 7.16 Músculo cardíaco.

Tríades e díades

I A I

H

Disco Z

Disco Z

No **músculo cardíaco**, as **díades** são encontradas **no disco Z**. No **músculo esquelético**, as tríades são encontradas na **junção A-I**.

Díade — Tríade

Cisterna terminal do retículo sarcoplasmático

Túbulo T

Mitocôndria

Díade

Componente transverso

Componente longitudinal

Componente transverso

Superfície terminal de uma célula muscular cardíaca

Sarcolema

Núcleos

Disco intercalado

Disco intercalado

Componente transverso

Desmossomo e fáscia aderente

Junção comunicante

Componente longitudinal (comprimento aproximado de 1 a 2 sarcômeros)

Sarcômero

Díade

Invaginação do sarcolema (túbulo transverso ou túbulo T)

A **cisterna terminal do retículo sarcoplasmático é mais curta** e forma uma **díade** (em vez de uma tríade, como no músculo esquelético) ao se associar a um túbulo T

Retículo sarcoplasmático

Desenho modificado de Kelly DE, Wood RL, Enders AC: Textbook of Microscopic Anatomy, 18th Edition, Baltimore: Williams & Wilkins, 1984.

Figura 7.17 Interação das células musculares cardíacas ou cardiomiócitos.

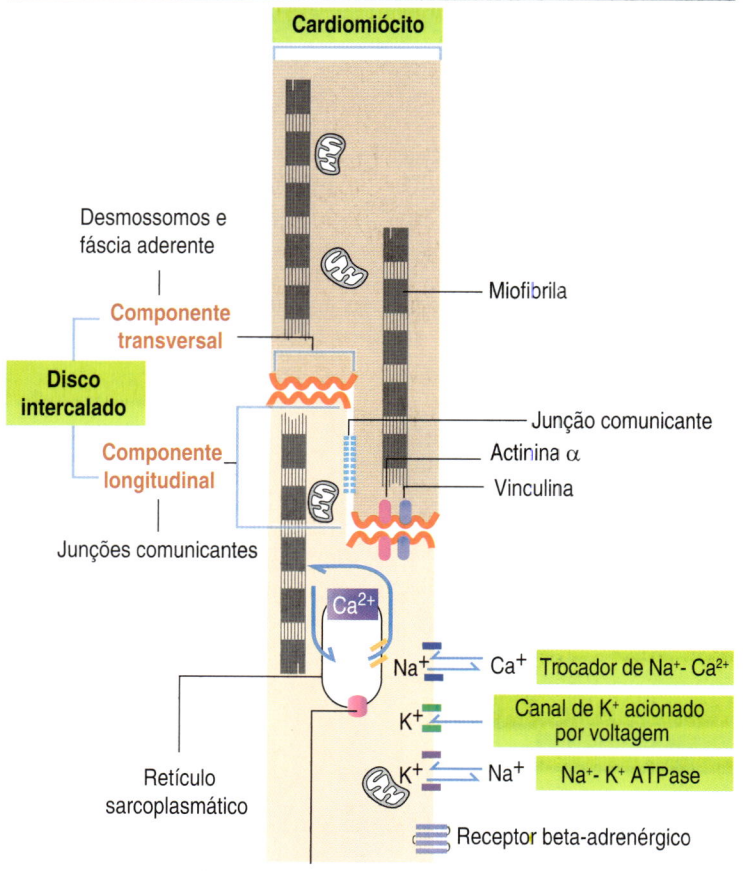

O **fosfolambano** controla o transporte ativo de Ca^{2+} para o lúmen do retículo sarcoplasmático

A organização das proteínas contráteis é a mesma encontrada no músculo esquelético. Entretanto, as citomembranas exibem algumas diferenças:

1. Os túbulos T **são encontrados à altura do disco Z** e se mostram substancialmente maiores que os do músculo esquelético encontrado na junção entre as bandas A-I.
2. O retículo sarcoplasmático não é tão amplo quanto o encontrado no músculo esquelético.
3. As **díades**, em vez de tríades, observadas no músculo esquelético são típicas nos cardiomiócitos. Uma díade consiste em um túbulo T que interage com apenas uma cisterna de retículo sarcoplasmático (em vez de duas cisternas opostas, como no músculo esquelético).
4. As **mitocôndrias são mais abundantes no músculo cardíaco** do que no músculo esquelético e contêm muitas cristas.

Os cardiomiócitos são unidos pelas extremidades por complexos juncionais especializados, denominados **discos intercalares**. Os discos intercalares têm um arranjo em degraus, com **componentes transversos** que seguem **perpendicularmente** ao eixo longitudinal da célula e **componentes longitudinais** que

seguem **paralelamente** ao cardiócito por uma distância que corresponde a um ou dois sarcômeros antes de virar novamente e formar outro componente transverso (ver Figura 7.16).

O componente transverso consiste em:

1. **Desmossomos**, que ligam mecanicamente as células cardíacas.
2. **Fáscias aderentes**, que contêm actinina α e vinculina e proporcionam um sítio de inserção para os filamentos finos que contêm actina do último sarcômero de cada cardiomiócito (ver Figura 7.18).

As **junções comunicantes**, restritas ao **componente longitudinal** do disco intercalar, permitem a comunicação iônica entre as células, levando à contração muscular sincronizada.

As fibras terminais do sistema de condução do coração são **fibras de Purkinje,** especializadas e ricas em glicogênio. Comparadas com as fibras contráteis, as fibras de Purkinje são maiores, menos coradas e contêm menos miofibrilas (ver Capítulo 12, *Sistema Cardiovascular*, para mais detalhes).

Proteínas de transporte e o sarcolema

O sarcolema do cardiomiócito contém **proteínas de transporte** específicas que controlam a liberação e a reabsorção de íons críticos para a função contrátil sistólica e o relaxamento diastólico (ver Figura 7.17).

O transporte ativo de Ca^{2+} para o lúmen do retículo sarcoplasmático pela ATPase dependente de Ca^{2+} é controlado pelo **fosfolambano**.

A atividade do fosfolambano é regulada pela fosforilação. As mudanças na quantidade e atividade de fosfolambano, reguladas pelo **hormônio da tireoide**, podem alterar a função diastólica durante a insuficiência cardíaca e a doença da tireoide. No hipertireoidismo, observa-se aumento na frequência cardíaca e no débito cardíaco. Discutimos o papel do fosfolambano na **doença de Graves** (**hipertireoidismo**) no Capítulo 19, *Sistema Endócrino*.

Outros transportadores, incluindo o **trocador de Na^+-Ca^{2+}** e os **canais de K^+ dependentes de voltagem**, regulam os níveis intracelulares de K^+ e Na^+. O **receptor beta-adrenérgico** também está presente no sarcolema.

INFARTO DO MIOCÁRDIO

O infarto do miocárdio é decorrente da perda de suprimento sanguíneo para o miocárdio, ocasionada pela obstrução de uma artéria coronária aterosclerótica. O resultado clínico depende da região anatômica afetada e da extensão e duração do fluxo sanguíneo interrompido.

O dano aos cardiomiócitos é irreversível quando a perda de suprimento sanguíneo dura mais de 20 minutos. Se o fluxo sanguíneo for restabelecido em menos de 20 minutos – um evento conhecido como **reperfusão** –, a viabilidade celular do cardiomiócito é mantida.

O momento certo é fundamental para se implementar a terapia precoce, a fim de restabelecer o fluxo

Figura 7.18 Célula muscular cardíaca ou cardiomiócito.

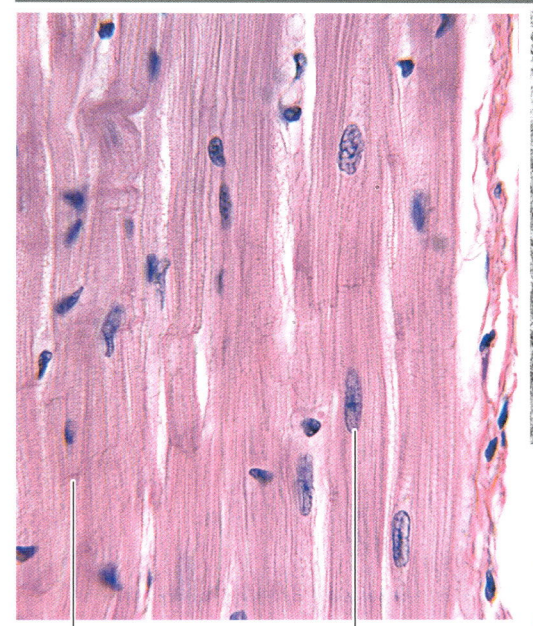

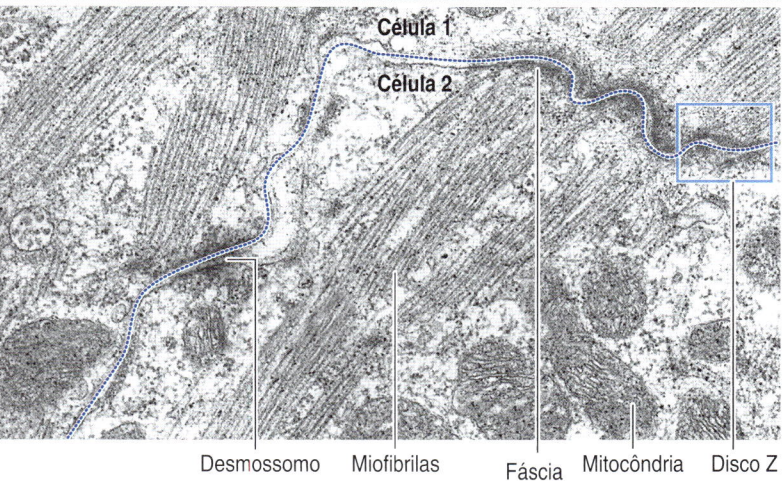

Disco intercalado   Núcleo central

Desmossomo   Miofibrilas   Fáscia   Mitocôndria   Disco Z
aderente

Os discos intercalados são observados apenas nas células musculares cardíacas. O **componente transverso** do disco intercalado conecta células musculares cardíacas adjacentes. É formado pela **fáscia aderente** e pelos **desmossomos**. A **actina** e a **actinina** α se ligam à fáscia aderente. A **desmina** é unida ao desmossomo. O **componente longitudinal** do disco intercalado segue paralelamente aos miofilamentos e ao eixo longo da célula antes de se virar e formar outro componente transverso. As **junções comunicantes** são as principais estruturas do componente longitudinal (não mostradas).

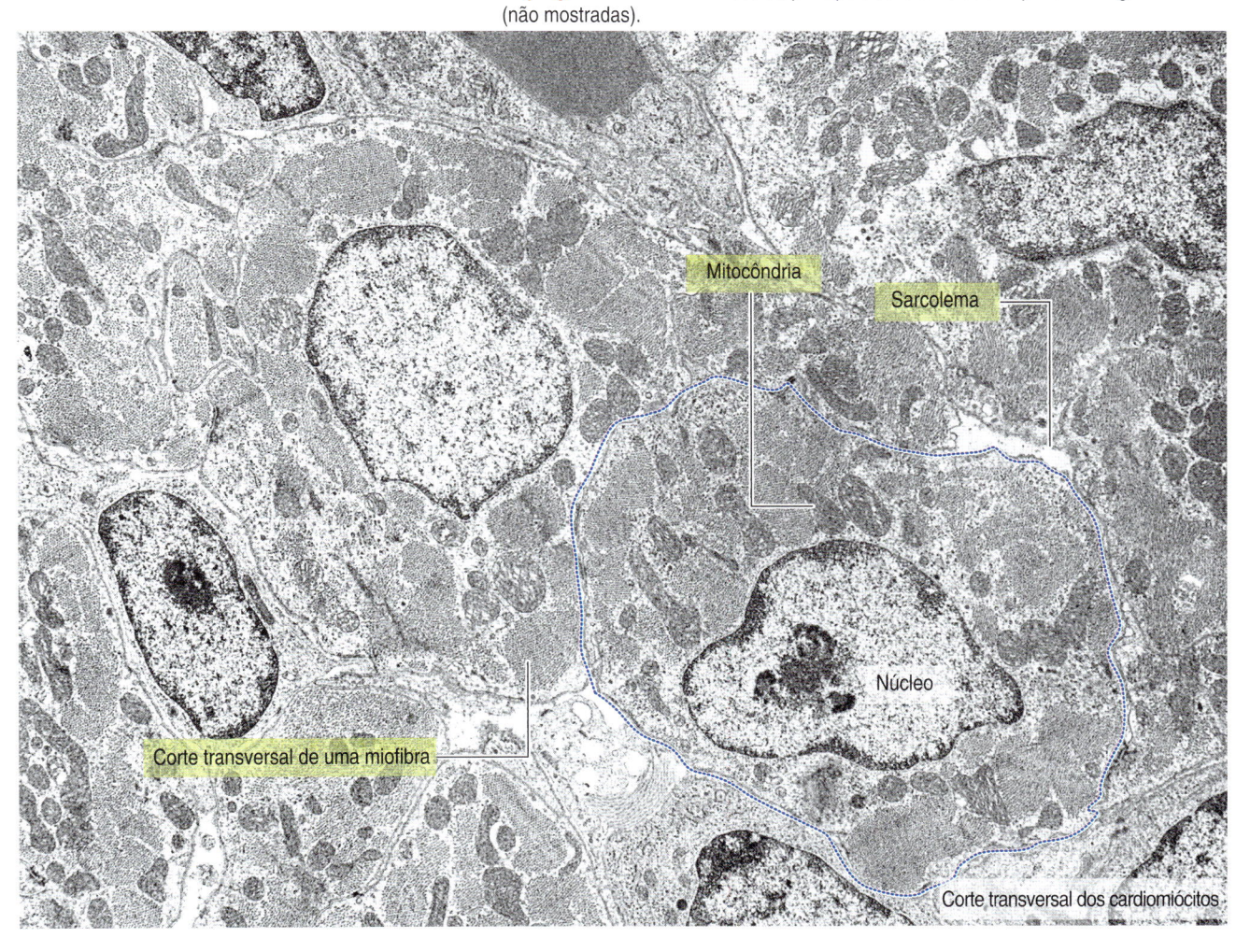

Mitocôndria

Sarcolema

Núcleo

Corte transversal de uma miofibra

Corte transversal dos cardiomiócitos

sanguíneo usando agentes trombolíticos. As alterações histológicas do infarto do miocárdio estão resumidas na Figura 7.19.

A **creatinoquinase** e sua **isoenzima MB (CK-MB)** são marcadores convencionais da necrose miocárdica. Um marcador mais sensível é a **troponina I cardiomiócito-específica**, não expressada no músculo esquelético.

O aumento sérico na troponina I de pacientes com síndromes coronárias agudas fornece informações diagnósticas sobre o risco de morte aumentado e viabiliza o tratamento para reduzir a ocorrência de mais necrose miocárdica.

TECIDO MUSCULAR LISO

O músculo liso pode ser encontrado como lâminas ou feixes nas paredes do intestino, ducto biliar, ureteres, bexiga urinária, trato respiratório, útero e vasos sanguíneos.

O músculo liso difere dos músculos esquelético e cardíaco: as células musculares lisas são **fusiformes** e com **extremidades afiladas**, e têm um **núcleo central** (Figura 7.20).

O citoplasma perinuclear contém mitocôndrias, ribossomos, retículo endoplasmático granuloso, um aparelho de Golgi, uma trama tridimensional de filamentos espessos de **miosina**, filamentos finos de actina e filamentos intermediários compostos de desmina e vimentina.

Os **filamentos de actina** e os **filamentos intermediários** se inserem em estruturas citoplasmáticas e associadas à membrana plasmática, ricas em actinina α, denominadas **corpos densos**. Os polirribossomos, em vez do retículo endoplasmático granuloso, participam da síntese das proteínas citoesqueléticas.

Invaginações da membrana plasmática, chamadas **cavéolas**, agem como um sistema primitivo de túbulos T, transmitindo sinais de despolarização para o retículo sarcoplasmático subdesenvolvido.

O desenvolvimento das cavéolas a partir de balsas lipídicas (*lipid rafts*) e seus papéis diversos em vários tecidos são mostrados na Figura 7.21. As células musculares lisas são ligadas umas às outras por **junções comunicantes**. As junções comunicantes permitem a contração síncrona do músculo liso. Uma

---

Figura 7.19 Infarto do miocárdio.

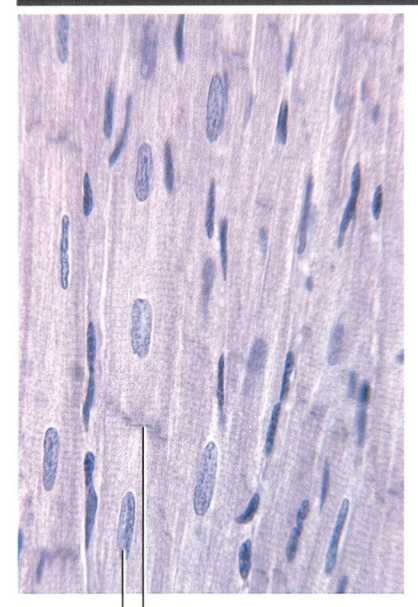
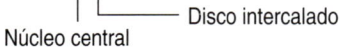
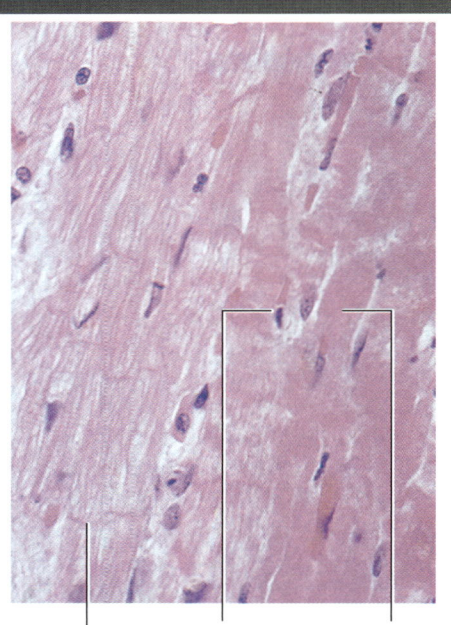

Núcleo central — Disco intercalado — Núcleo picnótico Citoplasma eosinofílico

O **tecido cardíaco normal** é composto de cardiomiócitos estriados ramificados e anastomosados com núcleo central e miofilamentos contráteis intracelulares. Os discos intercalados unem os cardiomiócitos.

A **isquemia miocárdica** causada pela oclusão da artéria coronária provoca, nas primeiras **24 horas**, necrose dos cardiócitos.

Os cardiomiócitos apresentam citoplasma eosinófilo sem as características estrias intracelulares detectadas nos cardiócitos adjacentes não afetados. Os núcleos são picnóticos (do grego, *pyknos*, denso, espesso; *osis*, condição) e de formato irregular. A desidrogenase láctica 1 e a creatinoquinase MB,* liberadas por cardiomiócitos mortos, são detectadas no soro.

Os níveis séricos dessas enzimas continuam elevados dias após o infarto do miocárdio.

Três dias depois, os cardiomiócitos necróticos são cercados por neutrófilos.

Depois de 3 semanas (não mostrado), capilares, fibroblastos, macrófagos e linfócitos são observados na área necrótica. Três meses depois, a região infartada é substituída por tecido cicatricial.

---

*A creatinoquinase (CK) é composta de dois dímeros, M e B. A isoenzima CK-MM é predominante no músculo esquelético e no coração. A CK-BB é encontrada no cérebro, no pulmão e em outros tecidos. A CK-MB é característica do miocárdio.

Figura 7.20 Célula muscular lisa.

Célula muscular lisa

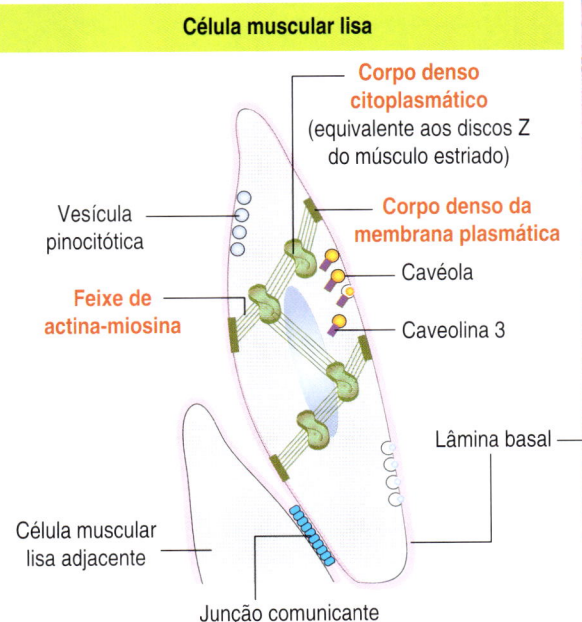

- Corpo denso citoplasmático (equivalente aos discos Z do músculo estriado)
- Vesícula pinocitótica
- Corpo denso da membrana plasmática
- Cavéola
- Feixe de actina-miosina
- Caveolina 3
- Lâmina basal
- Célula muscular lisa adjacente
- Junção comunicante

Corte longitudinal de células musculares lisas (túnica muscular do estômago). Um único núcleo oval é observado no centro das células. Uma **lâmina basal** cerca cada célula muscular lisa.

Características da musculatura lisa

A musculatura lisa é encontrada nas paredes de órgãos tubulares, nas paredes da maioria dos **vasos sanguíneos**, na **íris** e no **corpo ciliar** (olho) e no **músculo eretor do pelo** (folículos pilosos), entre outros locais. É composta de células ou fibras fusiformes com um **núcleo central**. As células lisas das paredes dos grandes vasos sanguíneos produzem **elastina**.

As **cavéolas**, depressões da membrana plasmática, são estruturas envolvidas no transporte de fluido e eletrólitos (**pinocitose**).

A **caveolina 3**, uma proteína codificada por um membro da família do gene da caveolina, é associada às **balsas lipídicas** (*lipid rafts*). Os complexos formados pela caveolina 3 ligada ao **colesterol** em uma balsa lipídica invaginam e formam as cavéolas. As cavéolas se soltam da membrana plasmática para formar **vesículas pinocitóticas**.

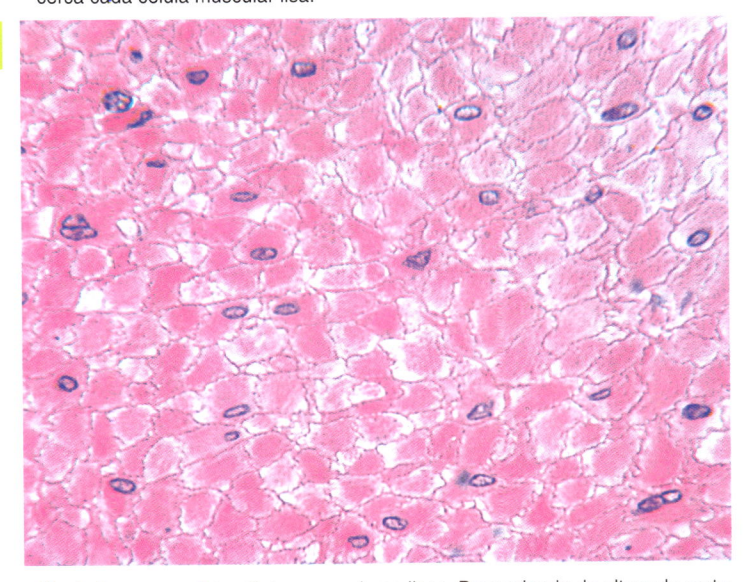

Corte transversal de células musculares lisas. Dependendo da altura do corte, um núcleo central é observado em algumas células musculares.

---

lâmina basal circunda cada célula muscular lisa e serve para transmitir as forças produzidas por cada célula.

Mecanismo de contração do músculo liso

A organização das proteínas contráteis e o mecanismo de contração do músculo liso são diferentes dos encontrados nos músculos esquelético e cardíaco:

1. Os filamentos de actina e miosina não são organizados em sarcômeros, como se observa nos músculos cardíaco e esquelético.
2. **As células musculares lisas não contêm troponina**, mas contêm tropomiosina, que se liga aos filamentos de actina, estabilizando-os.

3. Os íons Ca^{2+} que iniciam a contração derivam do exterior da célula, e não do retículo sarcoplasmático.
4. A **quinase de cadeia leve da miosina** (em vez da troponina, que não está nas células musculares lisas) é responsável pela sensibilidade ao Ca^{2+} das fibras contráteis no músculo liso.

Vimos que o deslizamento do complexo miosina-actina no músculo estriado é a base da contração (ver Figura 7.9).

No músculo liso, os filamentos de actina e a miosina associada se ligam aos **corpos densos** das membranas plasmáticas e do citoplasma, representando o equivalente ao disco Z do músculo estriado. Os corpos densos são presos à membrana plasmática

Figura 7.21 Desenvolvimento de uma cavéola.

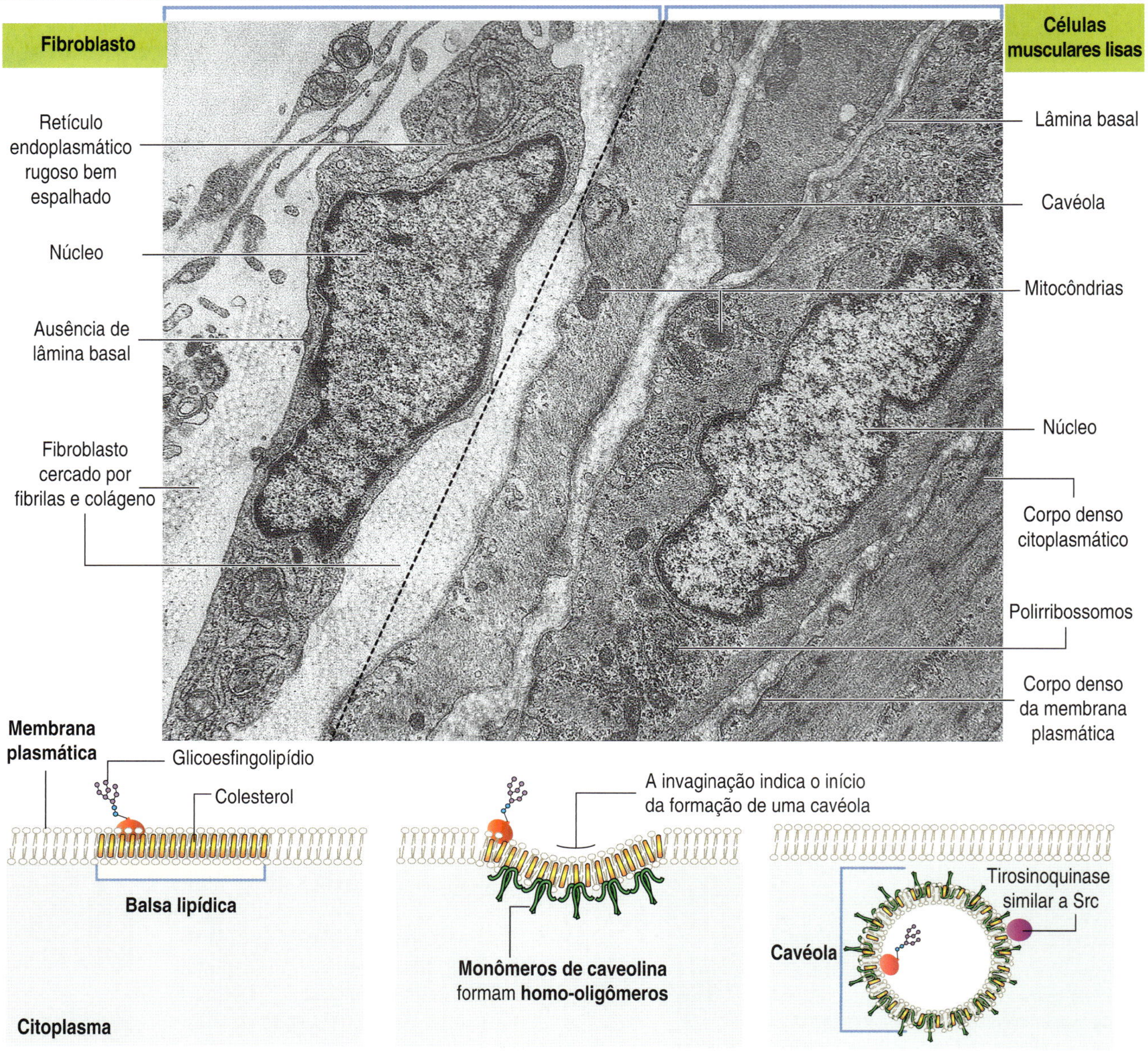

Fibroblasto

Retículo endoplasmático rugoso bem espalhado

Núcleo

Ausência de lâmina basal

Fibroblasto cercado por fibrilas e colágeno

Células musculares lisas

Lâmina basal

Cavéola

Mitocôndrias

Núcleo

Corpo denso citoplasmático

Polirribossomos

Corpo denso da membrana plasmática

Membrana plasmática

Glicoesfingolipídio

Colesterol

Balsa lipídica

Citoplasma

A invaginação indica o início da formação de uma cavéola

Monômeros de caveolina formam **homo-oligômeros**

Cavéola

Tirosinoquinase similar a Src

A **balsa lipídica** é uma região ou domínio da membrana rica em **colesterol** e **esfingolipídios**.

As balsas lipídicas são sítios responsáveis por funções celulares, como **tráfego vesicular** e **transdução de sinal**.

A **balsa lipídica é um precursor da cavéola**, uma estrutura predominante em fibroblastos, adipócitos, células endoteliais e músculo (estriado e liso). **A proteína caveolina se liga ao colesterol**. A família do gene da caveolina é composta de **caveolina 1**, 2 e 3.

Não há cavéolas em caso de não expressão do gene *caveolina* e se os tecidos forem funcionalmente anormais (p. ex., **miopatias**).

A liberação da vesícula pinocitótica da membrana plasmática inicia o tráfego vesicular.

Além disso, as cavéolas podem concentrar moléculas de sinalização, como tirosinoquinases similares a Src, proteína G e óxido nítrico.

através de filamentos intermediários de desmina e vimentina.

Quando o complexo actina-miosina se contrai, sua ligação aos corpos densos faz com que a célula encurte.

A **fosforilação dependente de cálcio das cadeias leves reguladoras de miosina** é responsável pela contração do músculo liso. Discutimos esse mecanismo

no Capítulo 1, *Epitélio | Biologia Celular*, quando analisamos o papel das diferentes miosinas na célula.

A miosina do músculo liso é uma **miosina do tipo II**, que consiste em duas cadeias pesadas e dois pares de cadeias leves. A molécula de miosina é dobrada quando desfosforilada.

Quando a miosina do tipo II fosforila, desdobra-se e se monta em filamentos. O sítio de ligação da actina na cabeça de miosina é exposto e, então, a miosina consegue ligar-se aos filamentos de actina para gerar contração celular.

O músculo liso pode ser estimulado a se contrair por **estimulação nervosa**, **estimulação hormonal** ou **estiramento**. Por exemplo, a **ocitocina** intravenosa estimula as contrações musculares uterinas durante o trabalho de parto.

Em resposta a um estímulo apropriado, ocorre aumento no Ca^{2+} citoplasmático. O Ca^{2+} se liga à **calmodulina**. O complexo Ca^{2+}-calmodulina ativa a **quinase de cadeia leve da miosina**, que catalisa a fosforilação da cadeia leve da miosina. Quando os níveis de Ca^{2+} diminuem, a cadeia leve da miosina é desfosforilada enzimaticamente e, então, o músculo relaxa.

Mapeamento de conceitos e conceitos essenciais: tecido muscular.

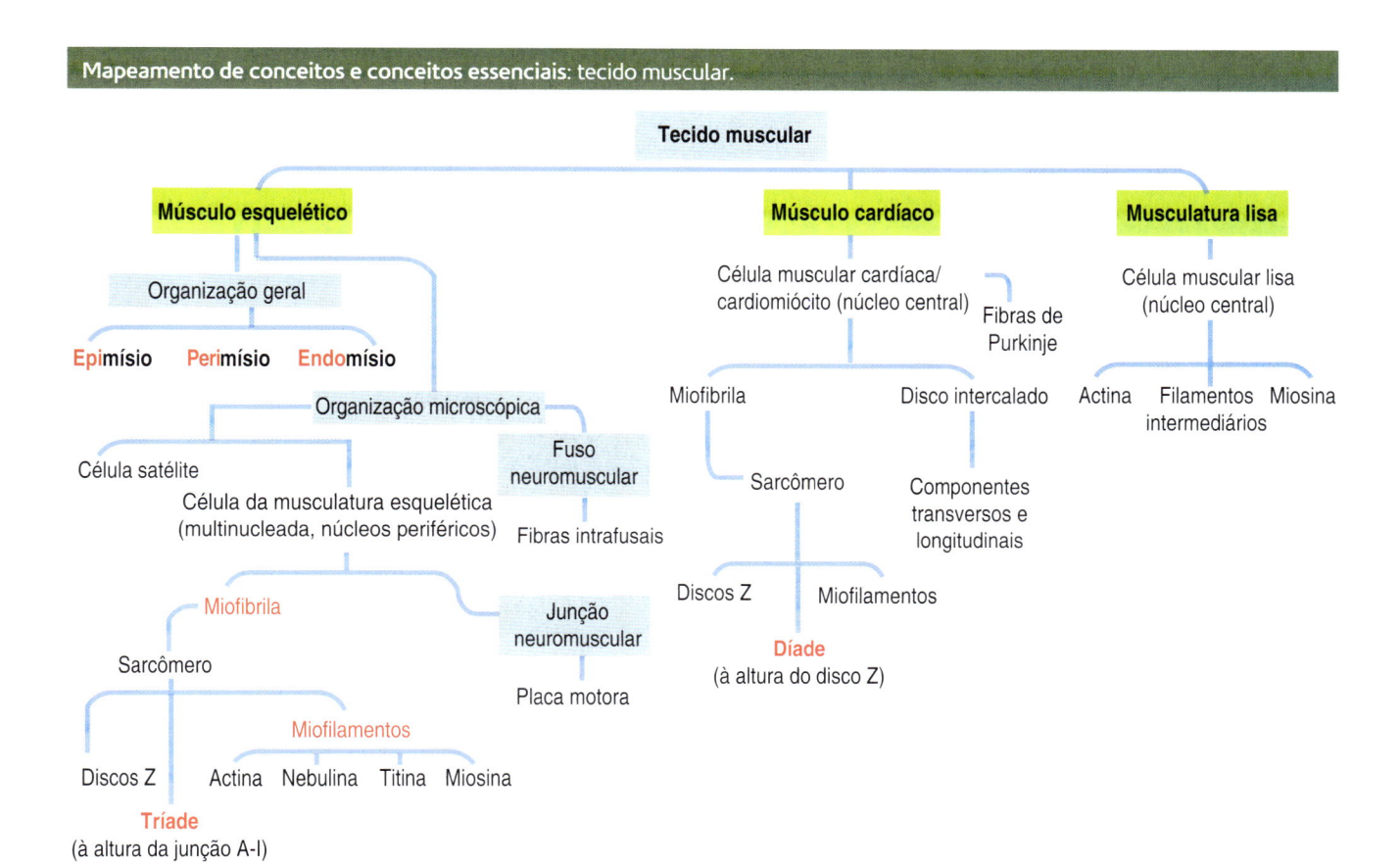

- Existem três tipos de tecido muscular:
  (1) **Muscular esquelético** (estriado).
  (2) **Muscular cardíaco** (estriado).
  (3) **Muscular liso** (não estriado).

  O tecido muscular estriado esquelético é circundado pelo **epimísio**, uma camada de tecido conjuntivo denso. O **perimísio**, derivado do epimísio, circunda feixes ou fascículos de células musculares, também chamadas fibras musculares. Cada fibra muscular dentro de um fascículo é circundada pelo **endomísio**, uma fina camada de fibras reticulares e matriz extracelular intimamente associada a uma lâmina basal que envolve cada célula muscular.

  As células musculares esqueléticas são células multinucleadas, formadas pela fusão dos mioblastos. Cada célula muscular esquelética é delimitada por uma membrana plasmática (chamada **sarcolema**). O sarcolema, por sua vez, é circundado por uma lâmina basal e **células satélites** em contato direto com o sarcolema.

  O sarcolema projeta longos processos, denominados túbulos transversos ou túbulos T, profundamente no interior do citoplasma (chamado **sarcoplasma**). O sarcoplasma contém mitocôndrias (chamadas **sarcossomas**).

  Cada túbulo T é ladeado por sacos de retículo endoplasmático (denominados retículo sarcoplasmático),

formando uma estrutura tripla chamada tríade, encontrada na junção da banda A e da banda I.

  Os núcleos se situam na periferia da célula. Um componente importante do sarcoplasma é a miofibrila. Uma **miofibrila** é a repetição linear de **sarcômeros**. Cada sarcômero é composto de dois **miofilamentos** citoesqueléticos principais: actina e miosina.

  Repare a diferença entre miofibrila e miofilamentos. A organização desses dois miofilamentos gera um padrão de bandas (ou estrias), característico dos tecidos musculares esquelético e cardíaco. Existem duas bandas: uma **banda A** (escura) e uma **banda I** (clara). A banda A está no centro do sarcômero; o disco Z divide a banda I. A banda A é dividida pela banda H, que contém creatinoquinase. A linha M passa pela linha média da banda H.

  Um **sarcômero** é limitado por dois discos Z adjacentes. A actina se insere em cada lado do disco Z. Miofilamentos de miosina não se ligam ao disco Z. A actina está associada ao complexo tropomiosina-troponina (formado pelas troponinas I, C e T) e à nebulina.

  A **miosina** (chamada miosina II) consiste em duas cadeias pesadas idênticas (com uma cabeça globular) e dois pares de cadeias leves. As cabeças globulares têm uma região de ligação à actina, uma região de ligação ao ATP e uma região de ligação à cadeia leve. A titina está associada à miosina.

Cada disco Z é circundado pelo filamento intermediário desmina. Os filamentos de desmina são ligados uns aos outros pela plectina. O complexo desmina-plectina forma uma treliça com as extremidades opostas ligadas a costâmeros no sarcolema. Essa organização estabiliza as miofibrilas no sarcoplasma durante a contração muscular

- Existem três tipos principais de fibras musculares esqueléticas: fibras vermelhas (que participam da manutenção da postura), fibras brancas (responsáveis pela contração rápida) e fibras intermediárias (uma combinação das características das fibras vermelhas e brancas). Os músculos contêm uma mistura dos três tipos de fibras

- Durante a contração muscular, o comprimento dos miofilamentos de miosina e actina não muda. O comprimento do sarcômero diminui porque a actina e a miosina deslizam uma sobre a outra, o que é representado pela redução na largura da banda I e da banda H. O ATP é uma fonte de energia para a contração muscular.

A fosfocreatina (produzida nos sarcossomas) atua em um mecanismo que mantém estáveis os níveis de ATP durante a contração muscular. A creatinoquinase catalisa uma reação reversível que gera creatina e ATP a partir da hidrólise da fosfocreatina.

Dentro do músculo, um nervo motor dá origem a muitos ramos, cada um deles inervando uma única célula muscular. O nervo motor e seus ramos de inervação formam uma unidade motora.

Um sinal de excitação-contração é produzido pela liberação de acetilcolina pelo botão pré-sináptico em uma fenda sináptica primária, que é uma invaginação da superfície de uma célula muscular coberta por lâmina basal contendo acetilcolinesterase. A fenda sináptica primária forma fendas sinápticas secundárias, também cobertas por lâmina basal. As cristas das fendas sinápticas secundárias contêm receptores de acetilcolina.

Um potencial de ação despolariza o sarcolema e percorre o interior da célula muscular ao longo dos túbulos T, que estão em contato com os canais de retículo sarcoplasmático contendo cálcio.

Os íons cálcio, então, são liberados, ligam-se à troponina C e iniciam a contração, regulando a interação miosina-actina. Quando a despolarização termina, os íons cálcio são bombeados de volta para os canais do retículo sarcoplasmático e se ligam à calsequestrina.

A toxina botulínica se liga à membrana pré-sináptica da terminação nervosa e bloqueia a liberação de acetilcolina. O curare se liga ao receptor de acetilcolina, impede a ligação da acetilcolina e induz a paralisia muscular.

Na miastenia *gravis*, uma doença autoimune que produz fadiga na ocorrência de exercício, os autoanticorpos se ligam ao receptor de acetilcolina e impedem a ligação da acetilcolina

- As distrofias musculares representam um grupo de doenças musculares congênitas, caracterizadas por fraqueza muscular, atrofia, aumento dos níveis séricos de enzimas musculares e alterações destrutivas do tecido muscular.

Os seguintes complexos proteicos, alguns, inclusive, que integram o complexo de proteínas associadas à distrofina (PAD), estão presentes no sarcoplasma ou no sarcolema adjacente ao sarcoplasma. Esses complexos conferem estabilização mecânica durante a contração muscular:

(1) O complexo distroglicano é composto de distroglicano α e distroglicano β. O distroglicano α se liga à cadeia α da laminina 2, enquanto o distroglicano β se liga à distrofina. Defeitos primários no complexo distroglicano não foram identificados.

(2) O complexo sarcoglicano consiste em seis subunidades transmembrana (α, β, γ, δ, ε e ζ). As sarcoglicanopatias

(p. ex., as distrofias musculares do tipo cinturas) são ocasionadas por defeitos nos componentes do complexo sarcoglicano.

(3) A distrofina liga o complexo distroglicano à actina no sarcoplasma. A distrofia muscular de Duchenne, uma condição recessiva ligada ao X, é ocasionada por uma deficiência em distrofina. A ausência de distrofina resulta na perda de sintrofinas e outros componentes do complexo PAD.

(4) A distrobrevina (subunidades α e β), presente no sarcoplasma.

(5) As sintrofinas (subunidades α, β1, β2, γ1 e γ2) são encontradas no sarcoplasma e se ligam à distrofina e à distrobrevina.

(6) A sarcospana, uma proteína transmembrana

- As células satélites (CSs) estão intimamente associadas às células musculares esqueléticas e são recobertas por uma lâmina basal. No músculo maduro, as células satélites são quiescentes. As CSs ativadas por traumatismo ou estresse mecânico podem se autorrenovar para dar origem a CSs quiescentes e aumentar o *pool* de CSs ou se diferenciar em mioblastos para reparo do músculo lesionado. As CSs miogênicas apresentam maior expressão de proteína de determinação miogênica (MYOD) e fator miogênico 5 (MYF5) e menor expressão do fator de transcrição PAX7. As CSs quiescentes apresentam maior expressão de PAX7 e menor expressão de MYOD e MYF5

- O fuso neuromuscular é um sensor encapsulado especializado do comprimento e da contração muscular. Apresenta inervação sensorial e motora, e consiste em fibras musculares especializadas. As fibras musculares no interior do fuso neuromuscular são chamadas fibras intrafusais para distingui-las das fibras extrafusais não especializadas, fibras musculares esqueléticas regulares alinhadas em paralelo com as fibras intrafusais.

Existem dois tipos de fibras intrafusais designadas por sua aparência histológica:

(1) Fibra em bolsa nuclear, que consiste em uma região central sensorial não estriada similar a uma bolsa com muitos núcleos e elementos contráteis estriados nas extremidades da fibra.

(2) Fibra em cadeia nuclear, assim chamada porque sua porção central contém um conjunto de núcleos alinhados em cadeia. A fibra da cadeia nuclear apresenta extremidades contráteis estriadas.

A contração das fibras extrafusais afrouxa o fuso neuromuscular. Essa informação é transmitida pelos nervos sensoriais para a medula espinal, que, por sua vez, ativa os neurônios motores que esticam o fuso. Essa é a base do teste clínico dos reflexos tendíneos (reflexo patelar).

Ao contrário do fuso neuromuscular, os órgãos tendíneos de Golgi estão situados em série com as fibras musculares extrafusais. Eles fornecem informações sobre a força de contração (tensão) do músculo esquelético

- O músculo cardíaco é composto de células cilíndricas ramificadas, denominadas cardiomiócitos. Elas contêm um núcleo central e miofibrilas no citoplasma. A organização do sarcômero é similar à do músculo esquelético. As seguintes diferenças são observadas:

(1) Túbulos T e porções curtas do retículo sarcoplasmático formam díades (em vez de tríades).

(2) As díades são encontradas à altura do disco Z (e não na junção das bandas A-I).

(3) As mitocôndrias contêm cristas abundantes.

(4) Os cardiomiócitos são unidos em suas extremidades por discos intercalares.

(5) Os discos intercalares exibem uma organização em degraus com uma porção transversa (contendo desmossomos e fáscias aderentes) e uma porção longitudinal (onde se situam as junções comunicantes).

Um tipo especializado de fibra cardíaca é a fibra de Purkinje, uma célula rica em glicogênio com menos miofibrilas e envolvida na condutividade

- As células musculares lisas são encontradas na parede do tubo alimentar, nas passagens excretórias urinárias, no trato respiratório, no útero e nos vasos sanguíneos.

As células musculares lisas são fusiformes e com extremidades afiladas, têm um núcleo central e são circundadas por uma lâmina basal. Discutimos anteriormente a capacidade do músculo liso para sintetizar e secretar componentes das fibras colágenas e elásticas. O citoplasma contém filamentos de actina, miosina e filamentos intermediários.

Uma característica típica das células musculares são as cavéolas, consideradas um sistema primitivo de túbulos T.

As cavéolas se desenvolvem a partir de **balsas lipídicas** (*lipid rafts*), um domínio na membrana plasmática enriquecido com colesterol e esfingolipídios. A proteína *caveolina* se liga ao colesterol. As cavéolas não são observadas na ausência de expressão do gene *caveolina*. O descolamento das cavéolas forma vesículas pinocíticas, que participam do tráfego e sinalização vesicular

- A contração das células musculares lisas difere da contração das células musculares esqueléticas e cardíacas.

As células musculares lisas não apresentam sarcômeros ou troponina, e os íons cálcio iniciam a contração a partir do exterior da célula, e não a partir do retículo sarcoplasmático.

A **quinase de cadeia leve da miosina** é responsável pela sensibilidade ao cálcio do componente actina-miosina contrátil do músculo liso. Os **corpos densos** são equivalentes aos discos Z do músculo estriado. Os corpos densos são ligados à membrana plasmática por filamentos intermediários de desmina e vimentina. Em resposta a um estímulo, há um aumento na concentração citoplasmática de cálcio e o íon se liga à calmodulina. O complexo cálcio-calmodulina ativa a quinase de cadeia leve da miosina e permite a ligação da miosina ativada à actina.

Capítulo 8
Tecido Nervoso

Anatomicamente, o sistema nervoso pode ser dividido em (1) sistema nervoso central (SNC), (2) sistema nervoso periférico (SNP) e (3) sistema nervoso autônomo (SNA), uma subdivisão do SNP. O SNC é composto pelo encéfalo (inclusive pelos 12 pares de nervos cranianos emergentes) e pela medula espinal (inclusive pelos 31 pares de nervos espinais emergentes). O SNP é formado por nervos (inclusive suas terminações especiais) e gânglios (gânglios sensoriais e autônomos). O SNA apresenta divisões simpáticas e parassimpáticas. O SNC e o SNP são morfológica e fisiologicamente diferentes e essas diferenças são significativas em áreas como a neurofisiologia e a neurofarmacologia. Os componentes celulares básicos SNC são os neurônios e as células da glia. O SNP contém células de suporte, chamadas células satélites e células de Schwann, análogas às células da glia do SNC. Além da histologia e dos aspectos funcionais de SNC, SNP e SNA, vários aspectos clínicos e patológicos de malformações, doenças neurodegenerativas e disfunções neurovasculares estão correlacionados aos mecanismos celulares e moleculares relevantes.

TECIDO NERVOSO

Desenvolvimento do sistema nervoso

O sistema nervoso central (SNC) se desenvolve a partir do ectoderma primitivo (Figura 8.1; Boxes 8.A e 8.B). Um simples disco epitelial, a **placa neural**, rapidamente se enrola em um cilindro oco, o **tubo neural**. Esse processo é conhecido como **neurulação**.

Durante esse processo, uma porção especializada da placa neural, a **crista neural**, se separa do tubo neural e do ectoderma sobrejacente. No desenvolvimento subsequente, **a crista neural forma os neurônios dos gânglios periféricos e outros componentes do sistema nervoso periférico (SNP)**. Um defeito no fechamento do tubo neural provoca diferentes malformações congênitas (Boxe 8.C).

As **células da crista neural** permanecem separadas do tubo neural e se diferenciam em:

1. Neurônios sensoriais dos gânglios da raiz dorsal e dos gânglios dos nervos cranianos.
2. Neurônios motores simpáticos e parassimpáticos dos gânglios autônomos.

Algumas dessas células invadem as vísceras em desenvolvimento e formam os **gânglios parassimpáticos e entéricos**, bem como as **células cromafins da medula da glândula suprarrenal**.

As células de Schwann e as células satélites dos gânglios da raiz dorsal também se desenvolvem a partir das células da crista neural. As células de Schwann embainham e mielinizam as fibras nervosas periféricas, enquanto as células satélites encapsulam os corpos celulares neuronais nos gânglios da raiz dorsal.

O tubo neural inicial consiste em um epitélio pseudoestratificado cilíndrico formado por três zonas (Figura 8.2):

1. A **zona ventricular**, onde as células progenitoras originam a maioria das células do tecido nervoso (exceto as células da micróglia).
2. A **zona intermediária**, onde os neurônios migram em direção à placa cortical e onde o excesso de neurônios é destruído por apoptose.
3. A **placa cortical**, a futura substância cinzenta do córtex cerebral.

Na zona ventricular, as **células ventriculares** (células-tronco que compõem o neuroepitélio germinativo) proliferam rapidamente durante o início do desenvolvimento para originar os **ependimoblastos** (que permanecem na zona ventricular), os **glioblastos** e os **neurônios pós-mitóticos** (que migram para a zona intermediária).

Neurônios imaturos deixam a zona ventricular, migram para a zona intermediária, perdem sua

---

Boxe 8.A Camada de células germinativas do ectoderma.

- A camada de células germinativas do ectoderma dá origem a três estruturas principais: (1) o ectoderma de superfície, primariamente a epiderme da pele (incluindo pelo, unhas e glândulas sebáceas), lente e córnea do olho, adeno-hipófise e esmalte dos dentes; (2) o tubo neural (encéfalo e medula espinal); e (3) a crista neural

- As células da crista neural migram para longe do tubo neural e geram componentes do sistema nervoso periférico (células de Schwann e os sistemas nervosos simpático e parassimpático), medula da suprarrenal, melanócitos da pele, odontoblastos dos dentes e células neurogliais.

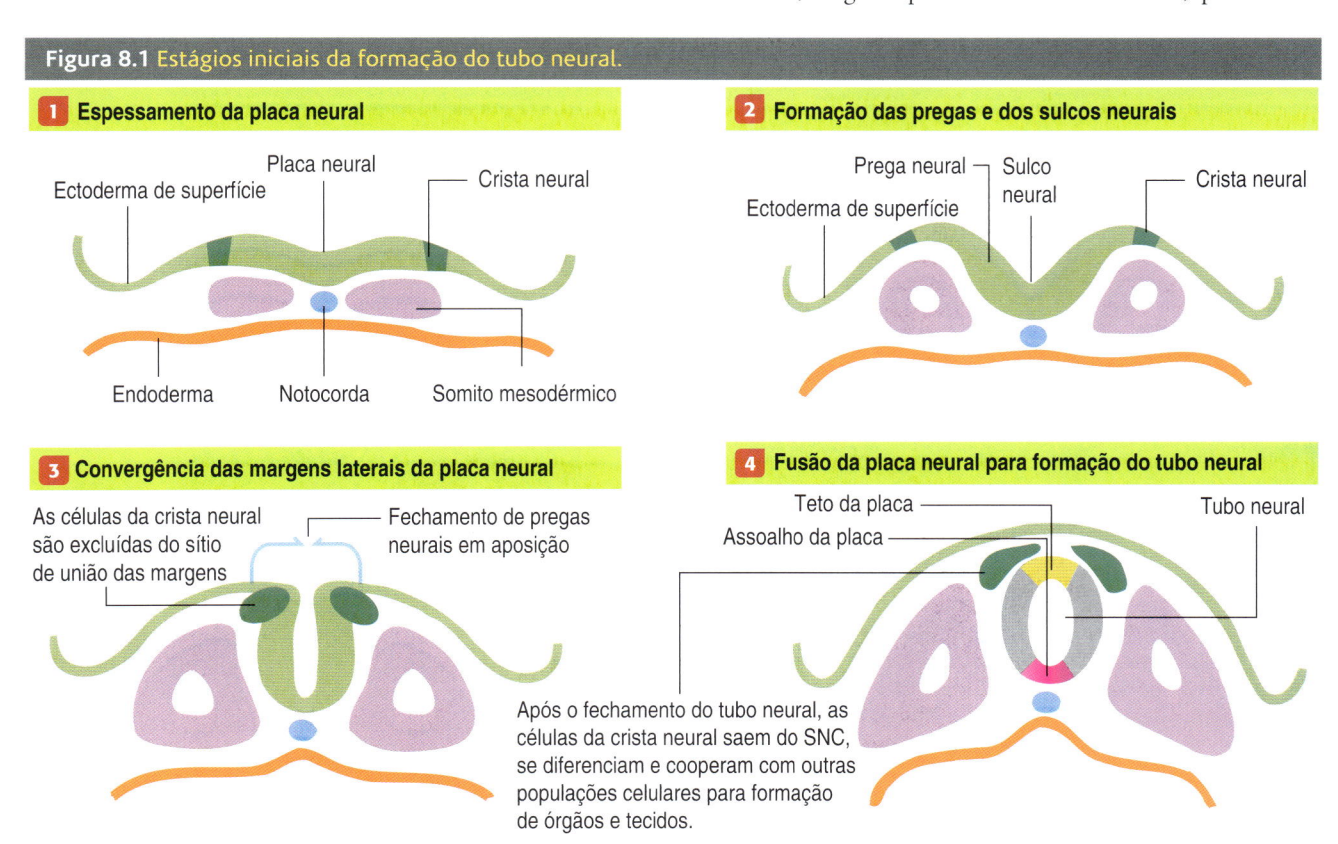

Figura 8.1 Estágios iniciais da formação do tubo neural.

1 Espessamento da placa neural

Ectoderma de superfície — Placa neural — Crista neural

Endoderma — Notocorda — Somito mesodérmico

2 Formação das pregas e dos sulcos neurais

Prega neural — Sulco neural — Crista neural
Ectoderma de superfície

3 Convergência das margens laterais da placa neural

As células da crista neural são excluídas do sítio de união das margens — Fechamento de pregas neurais em aposição

4 Fusão da placa neural para formação do tubo neural

Teto da placa — Tubo neural
Assoalho da placa

Após o fechamento do tubo neural, as células da crista neural saem do SNC, se diferenciam e cooperam com outras populações celulares para formação de órgãos e tecidos.

Boxe 8.B Desenvolvimento encefálico.

- Ao fim da quarta semana, uma flexão do tubo neural no lugar do futuro encéfalo médio marca três regiões: o prosencéfalo (encéfalo anterior), o mesencéfalo (encéfalo médio) e o rombencéfalo (encéfalo posterior). O prosencéfalo se expande em cada lado para formar o telencéfalo (hemisférios cerebrais). Na sexta semana, o diencéfalo, a parte remanescente do prosencéfalo, origina a protuberância óptica (retina e nervo óptico do olho)

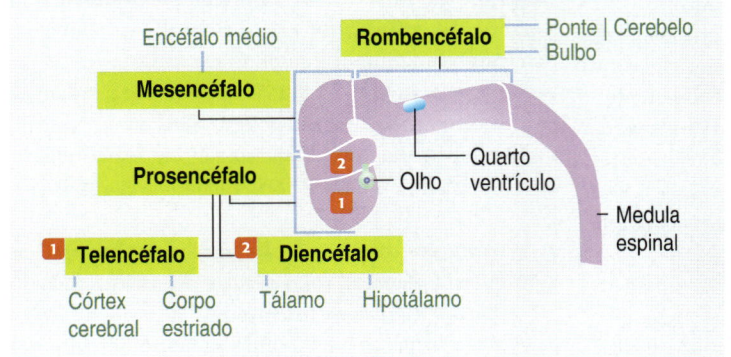

- Nesse ponto, o tronco encefálico embrionário apresenta os seguintes componentes: (1) o prosencéfalo, que origina, como indicado acima, o telencéfalo (que se desenvolve em córtex cerebral e corpo estriado) e o diencéfalo (que se desenvolve em tálamo e hipotálamo); (2) o mesencéfalo, que origina o encéfalo médio; e (3) o rombencéfalo, que origina a ponte, o cerebelo e o bulbo

- Dilatações do canal neural dentro dos hemisférios cerebrais formam os ventrículos laterais, que se comunicam com o terceiro ventrículo, dentro do diencéfalo. O plexo coroide (formado por uma dupla camada de pia-máter chamada tela coroide) surge do teto do terceiro ventrículo. O assoalho do terceiro ventrículo consiste no infundíbulo, no túber cinéreo, nos corpos mamilares e na terminação superior do encéfalo médio. Voltaremos a esse ponto do terceiro ventrículo no Capítulo 18, *Sistema Neuroendócrino*, quando discutirmos a hipófise. O aqueduto do encéfalo médio se comunica com o terceiro e o quarto ventrículos

- Como apresentado na Figura 8.2, a atividade mitótica ocorre na zona ventricular, fora do ventrículo lateral. As células migram para a placa cortical de cada hemisfério e formam o córtex cerebral

- Na décima quarta semana, os lobos frontal, parietal, occipital e temporal podem ser identificados. O hipocampo, uma extensão do córtex cerebral da porção medial do hemisfério, avança para o lobo temporal, deixando por trás do fórnice uma trilha de fibras. A concavidade do fórnice abraça a fissura coroide (a linha de inserção do plexo coroide que se estende para o ventrículo lateral) e a cauda do núcleo caudado (cuja cabeça está ligada ao tálamo)

- As comissuras maior e menor ligam os hemisférios cerebrais: (1) O corpo caloso, uma comissura muito maior que se estende para trás acima do fórnice, conecta as áreas correspondentes do córtex cerebral dos hemisférios. (2) A comissura anterior menor liga as regiões olfatórias esquerda e direita, assim como os lobos temporais. (3) A comissura posterior e a comissura habenular se situam na frente da glândula pineal. (4) A comissura do fórnice conecta um hipocampo ao outro

- As porções expandidas dos hemisférios cerebrais entram em contato e se fundem ao diencéfalo. Em consequência, o tronco encefálico consiste em três partes: encéfalo médio, ponte e bulbo e fibras do córtex cerebral que se estendem diretamente para o tronco encefálico. As fibras que se estendem do tálamo para o córtex cerebral e as fibras que se estendem do córtex para o tronco encefálico dividem o corpo estriado em núcleo caudado e núcleo lentiforme.

capacidade de divisão celular e se diferenciam em neurônios funcionais. Os mecanismos de migração neuronal e as consequências da migração anormal são apresentados no Boxe 8.D.

Durante a diferenciação, um processo de seleção, semelhante àquele do timo para os linfócitos T (ver Capítulo 10, *Sistema Imunológico e Linfático*), leva a heterogeneidade ou morte neuronal. Neurônios que se tornam pós-mitóticos na zona intermediária alcançam as camadas externas da placa cortical e prosseguem em sua diferenciação.

Ao término da produção de neurônios imaturos, as células ventriculares se transformam em **glioblastos**, que se diferenciam em **astrócitos**, **oligodendrócitos** e **ependimoblastos**. Os ependimoblastos dão origem às **células ependimárias**, que revestem as cavidades ventriculares do SNC, e às **células epiteliais coroides**, que são componentes do plexo coroide.

Posteriormente no desenvolvimento, há uma **transformação gliogênica** e os glioblastos podem dar origem aos **oligodendrócitos**, marcando o início da **mielinização** no SNC, e aos **astrócitos**, que desenvolvem pés terminais vasculares ligados aos vasos sanguíneos do SNC. De modo coincidente com a vascularização, está a diferenciação da **micróglia** a partir dos monócitos. A micróglia responde a lesões e transforma-se em células fagocíticas ativas. Ao contrário dos neurônios, os glioblastos e as células da glia derivadas retêm a capacidade de sofrer divisão celular, um importante aspecto dos **gliomas**.

O número de neurônios no encéfalo humano varia de 10^9 a 100^9. Cerca de 60 a 70% deles estão no córtex cerebral. A maioria dos neurônios apresenta-se ao nascimento ou pouco depois. Conforme o encéfalo continua a crescer no período pós-natal, o número e a complexidade das conexões interneuronais aumentam.

Tipos celulares: neurônios

A unidade funcional do sistema nervoso é uma célula altamente especializada e excitável, a célula nervosa ou **neurônio**. Os neurônios normalmente consistem em três componentes principais (Figura 8.3):

1. **Soma** ou **corpo celular**.
2. **Dendritos**.
3. **Axônio**.

O soma contém o núcleo e seu citoplasma circundante (também chamado **pericário**; do grego *peri*, ao redor; *karyon*, núcleo).

Os dendritos são prolongamentos que surgem do soma como múltiplas ramificações arboriformes, formando coletivamente uma **árvore dendrítica**. A superfície inteira dos ramos dendríticos é coberta por pequenas protrusões chamadas **espículas dendríticas**. As espículas dendríticas estabelecem numerosas conexões sinápticas axonais, como veremos adiante.

Os neurônios têm um **único axônio** originário do soma no **cone de implantação** e que termina em uma arborização terminal, o **telodendro**. Cada ramo

Boxe 8.C Defeitos do tubo neural.

- Um defeito no fechamento do tubo neural causa malformações congênitas diferentes. De modo geral, os defeitos no esqueleto (crânio ou coluna vertebral) ocorrem em conjunto com malformações do encéfalo e da medula espinal subjacentes. Os últimos são causados pelo fechamento inadequado do tubo neural durante a neurulação. As malformações congênitas associadas à neurulação defeituosa são chamadas defeitos disráficos (fusão defeituosa)

- A espinha bífida é a malformação mais comum da medula espinal, causada por uma falha no fechamento das regiões posteriores do tubo neural. A gravidade da espinha bífida depende da extensão da medula espinal que está sendo exposta

- O exemplo mais grave de um defeito de tubo neural localizado em sua região anterior é a anencefalia, uma alteração letal caracterizada por ausência do encéfalo e do osso circundante, das meninges, dos músculos e da pele

- O não fechamento do crânio e da coluna vertebral é chamado craniorraquísquise

- Em humanos, o fechamento do tubo neural requer a expressão de genes específicos (*Pax3, sonic hedgehog* e *openbrain*). Após o fechamento, o tubo neural se separa da superfície do ectoderma por um processo mediado pelas moléculas de adesão celular N-caderina e molécula de adesão de células nervosas (NCAM). Lembre-se de que a última é um membro da superfamília das imunoglobulinas

- O uso periconcepcional do suplemento ácido fólico previne de 50 a 75% dos casos de defeito do tubo neural.

terminal do telodendro tem uma terminação dilatada, o **terminal sináptico** ou **botão sináptico** (Figura 8.4).

Observe que, embora os dendritos e os axônios se ramifiquem extensivamente, os axônios se ramificam em sua extremidade distal (o telodendro), enquanto os dendritos são múltiplas extensões do soma ou corpo celular.

A superfície de membrana do soma e a árvore dendrítica são especializadas na **recepção** e **integração** da informação, enquanto o axônio é especializado na **transmissão** da informação na forma de um potencial de ação ou impulso nervoso.

Tipos de neurônios

Diferentes tipos de neurônios podem ser identificados com base no **número** e no **comprimento** dos **prolongamentos que emergem do soma**.

De acordo com o **número de prolongamentos**, os neurônios podem ser classificados em (Figura 8.5):

1. **Neurônios multipolares**, que apresentam **muitos prolongamentos** que partem de um soma em formato poligonal. Os prolongamentos incluem um único axônio e mais de um dendrito. Neurônios multipolares são os neurônios mais abundantes no sistema nervoso. As células piramidais do córtex cerebral e as células de Purkinje do córtex cerebelar são dois exemplos típicos.

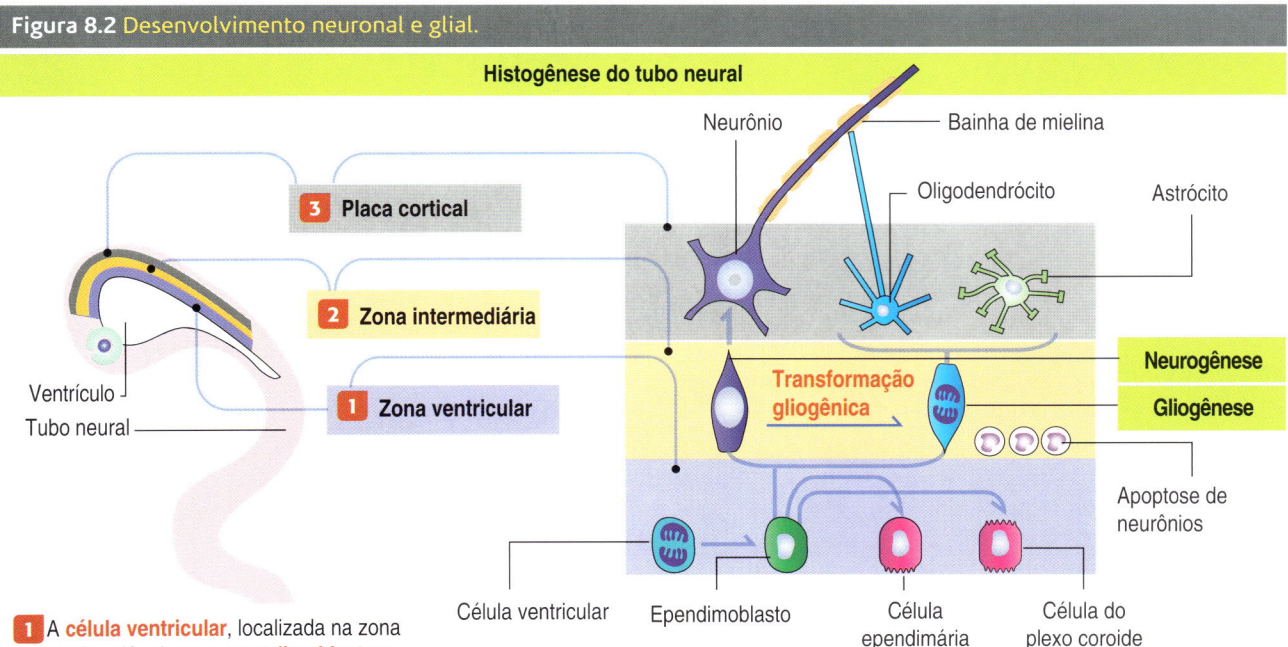

Figura 8.2 Desenvolvimento neuronal e glial.

Histogênese do tubo neural

Placa cortical — 3
Zona intermediária — 2
Zona ventricular — 1
Ventrículo
Tubo neural

Neurônio
Bainha de mielina
Oligodendrócito
Astrócito

Transformação gliogênica

Neurogênese
Gliogênese

Apoptose de neurônios

Célula ventricular
Ependimoblasto
Célula ependimária
Célula do plexo coroide

1 A **célula ventricular**, localizada na zona ventricular, dá origem a **ependimoblastos**, **neurônios imaturos** e **glioblastos**.
Os **ependimoblastos** se desenvolvem em **plexo coroide** e nas **células ependimárias** e continuam associados ao lúmen do tubo neural. A **zona ventricular se torna a camada ependimária**.

2 A **transformação gliogênica** consiste na passagem da neurogênese à gliogênese (a produção de oligodendrócitos e astrócitos) por meio da indução do fator de transcrição SOX9 e do fator nuclear I/A (NFIA). O **excesso de neurônios pós-mitóticos na zona intermediária é eliminado por apoptose** conforme os progenitores dessas células saem da zona ventricular.

3 Os **glioblastos** migram para a placa cortical e dão origem a **astrócitos** e **oligodendrócitos**. Os oligodendrócitos formam a bainha de mielina do axônio de um neurônio derivado de um neurônio pós-mitótico. A mielinização ocorre na placa cortical.

Boxe 8.D Migração neuronal.

- A migração neuronal da **zona intermediária** para a **placa cortical** envolve três etapas altamente reguladas:
  (1) um cone de crescimento que se estende para longe do corpo celular;
  (2) um neurito condutor que se estende do cone de crescimento e desloca o centrossomo para o neurito; e
  (3) o agrupamento de microtúbulos que se estendem do centrossomo em direção ao núcleo.

  O núcleo é circundado por microtúbulos arranjados como gaiola, e uma força de tração puxa o núcleo para o centrossomo (**nucleoquinese**). A actina também está envolvida no processo de migração.

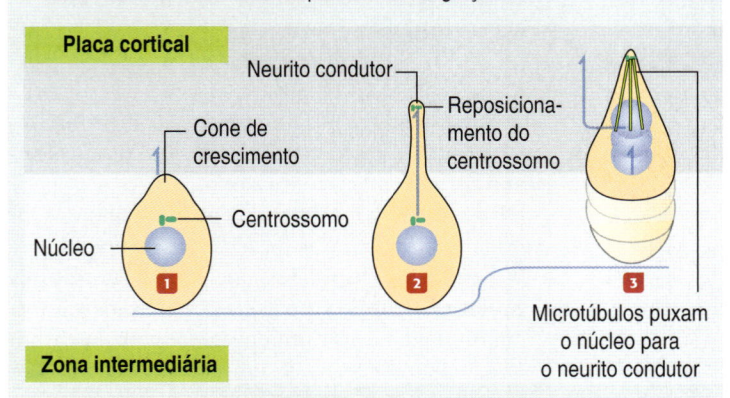

- Mutações que afetam a migração neuronal têm efeito significativo no desenvolvimento e na função do SNC. Causam retardo mental, epilepsia, miopia e anomalias craniofaciais.

2. **Neurônios bipolares**, que possuem apenas **dois prolongamentos**. Neurônios bipolares são típicos dos sistemas visual, auditivo e vestibular.

3. **Neurônios pseudounipolares** têm apenas **um único prolongamento curto** que parte do corpo celular. Situam-se nos gânglios sensoriais dos nervos cranianos e espinais. Durante seu desenvolvimento embrionário, os neurônios pseudounipolares derivam de neuroblastos bipolares, e os dois prolongamentos neuronais se fundem durante o desenvolvimento posterior (daí o prefixo **pseudo**).

Com base no **comprimento do axônio relativo à árvore dendrítica**, **neurônios multipolares** podem ser subclassificados em:

A. Neurônios de **Golgi de tipo I**, com axônio que se estende além dos limites da árvore dendrítica.

B. Neurônios de **Golgi de tipo II**, com axônio que termina na área intermediária do corpo celular e não se estende além dos limites da árvore dendrítica. Pequenas **células estreladas** do córtex cerebral são células de Golgi de tipo II.

Designação dos neurônios e axônios

No SNC, neurônios funcional e estruturalmente relacionados formam agregados chamados **núcleos**. Uma área chamada **neurópilo** pode ser encontrada dentro de um **núcleo** e entre corpos celulares neuronais. O termo neurópilo designa uma área com dendritos compactados, ramos axonais com sinapses e células da glia em abundância.

Aglomerados de neurônios organizados em uma camada formam um **estrato**, **lâmina** ou **camada** (córtex cerebral). Quando neurônios formam grupos longitudinais, esses grupos são designados **colunas** (Boxe 8.E).

Feixes de axônios no SNC são denominados **tratos**, **fascículos** (**feixes**) ou **lemniscos** (p. ex., o trato óptico).

No SNP, um aglomerado de neurônios forma um **gânglio**. Um gânglio pode ser **sensorial** (gânglios da raiz dorsal e gânglio trigeminal) ou **motor** (gânglios visceromotores ou autônomos). Os **axônios derivados de um gânglio** são organizados como **nervos**, **ramos** ou **raízes**.

Terminais sinápticos e sinapses

O **terminal sináptico** (Figura 8.6) é especializado na transmissão de uma mensagem química em resposta a um potencial de ação. A **sinapse** é a junção entre o **terminal pré-sináptico** de um axônio e uma superfície de **membrana pós-sináptica** receptora, geralmente um dendrito.

Os prefixos **pré** e **pós** se referem à direção da transmissão sináptica:
1. **Pré-sináptico** se refere ao lado transmissor (normalmente axonal).
2. **Pós-sináptico** identifica o lado receptor (em geral, dendrítico ou somático, algumas vezes axonal).

As membranas pré-sináptica e pós-sináptica são separadas por um espaço: a **fenda sináptica**. Um material denso reveste a superfície interna dessas membranas: as **densidades pré-sináptica e pós-sináptica**.

Os terminais pré-sinápticos contêm grandes números de **vesículas sinápticas** revestidas por membrana contendo neurotransmissores (40 a 100 nm de diâmetro) e **mitocôndrias**. As vesículas derivam do soma neuronal e são transportadas por proteínas motoras moleculares ao longo do axônio por um mecanismo de **transporte axonal** (Figura 8.7). Os terminais pré-sinápticos contêm mitocôndrias, componentes do retículo endoplasmático liso, microtúbulos e um pouco de neurofilamentos.

As sinapses são classificadas por sua **localização no neurônio pós-sináptico** (Figura 8.8) da seguinte maneira:
1. Sinapses **axoespinhosas** são terminais axonais voltados a uma espícula dendrítica.
2. Sinapses **axodendríticas** são terminais axonais sobre a haste de um dendrito.
3. Sinapses **axossomáticas** são terminais axonais sobre o soma de um neurônio.
4. Sinapses **axoaxônicas** são terminais axonais terminando sobre terminais axonais.

Transporte axonal

A função do citoesqueleto axonal e das proteínas motoras cinesina e dineína citoplasmática foi discutida na

Figura 8.3 Componentes de um neurônio.

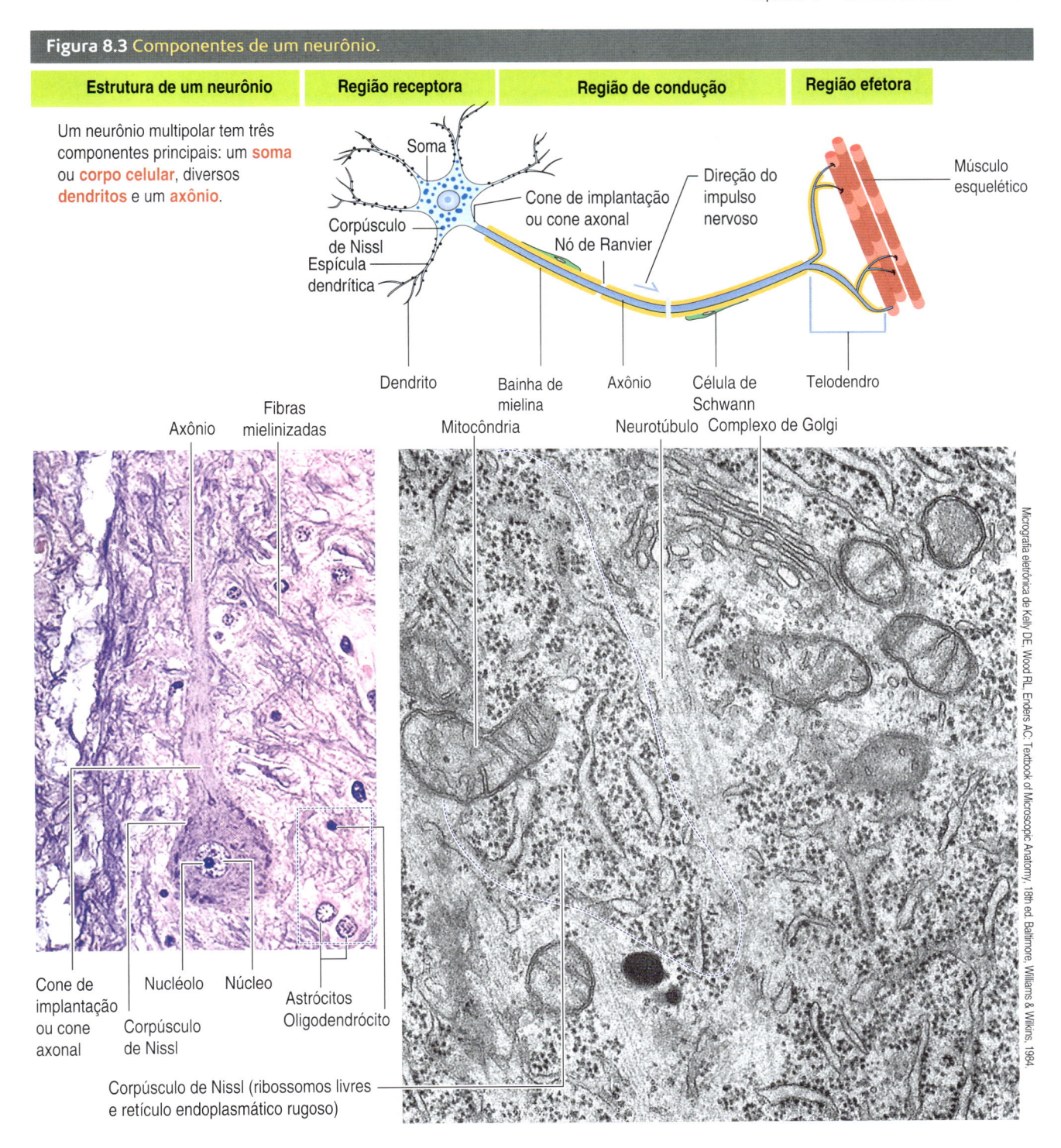

| Estrutura de um neurônio | Região receptora | Região de condução | Região efetora |

Um neurônio multipolar tem três componentes principais: um **soma** ou **corpo celular**, diversos **dendritos** e um **axônio**.

Soma

Corpúsculo de Nissl

Espícula dendrítica

Cone de implantação ou cone axonal

Nó de Ranvier

Direção do impulso nervoso

Músculo esquelético

Dendrito

Bainha de mielina

Axônio

Célula de Schwann

Telodendro

Axônio

Fibras mielinizadas

Mitocôndria

Neurotúbulo

Complexo de Golgi

Cone de implantação ou cone axonal

Nucléolo

Núcleo

Astrócitos
Oligodendrócito

Corpúsculo de Nissl

Corpúsculo de Nissl (ribossomos livres e retículo endoplasmático rugoso)

Micrografia eletrônica de Kelly DE, Wood RL, Enders AC. Textbook of Microscopic Anatomy, 18th ed. Baltimore. Williams & Wilkins. 1984

seção Citoesqueleto do Capítulo 1, *Epitélio | Biologia Celular*.

Vamos rever o **transporte bidirecional anterógrado e retrógrado de cargas** (incluindo as **vesículas sinápticas** e **mitocôndrias**) ao longo do axônio:

1. A **cinesina** medeia o **transporte axonal anterógrado** de neurotransmissores e mitocôndrias do corpo celular para o terminal axonal e a extremidade positiva dos microtúbulos.

2. A **dineína citoplasmática** medeia o **transporte axonal retrógrado** de fatores de crescimento e reciclagem de componentes do terminal axonal para o corpo celular, em direção à extremidade negativa dos microtúbulos (ver Figura 8.7; Boxe 8.F).

Lembre-se de que as proteínas motoras cinesina e dineína têm domínio motor globular em suas subunidades pesadas, que se ligam aos microtúbulos e hidrolisam trifosfato de adenosina (ATP) para impulsionar cargas ao longo das trilhas de microtúbulos. As cargas são ligadas à cinesina pela subunidade leve da proteína motora. A dinactina é o complexo proteico envolvido na ligação da carga à dineína.

Figura 8.4 Componentes do soma de um neurônio.

Dendritos

A árvore dendrítica é o sítio receptor primário da informação sináptica. A superfície dendrítica de muitos neurônios apresenta **espículas dendríticas** que aumentam ainda mais a área da superfície sináptica.

Abundantes neurotúbulos e neurofilamentos e componentes do retículo endoplasmático rugoso (corpúsculos de Nissl) podem se estender até a base do dendrito.

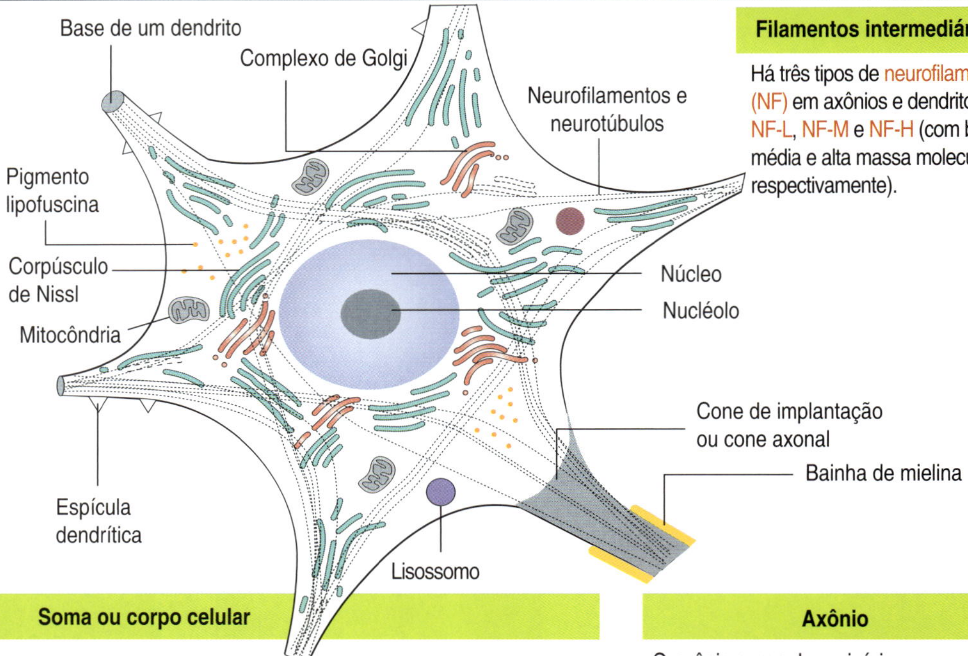

Labels in figure: Base de um dendrito; Complexo de Golgi; Neurofilamentos e neurotúbulos; Pigmento lipofuscina; Corpúsculo de Nissl; Mitocôndria; Núcleo; Nucléolo; Cone de implantação ou cone axonal; Bainha de mielina; Espícula dendrítica; Lisossomo

Filamentos intermediários

Há três tipos de neurofilamentos (NF) em axônios e dendritos: NF-L, NF-M e NF-H (com baixa, média e alta massa molecular, respectivamente).

Soma ou corpo celular

O corpo celular ou soma contém o núcleo e o citoplasma circundante, ou pericário. O soma, o centro trófico do neurônio, contém organelas para a síntese de proteínas, fosfolipídios e outras macromoléculas. Uma importante característica do pericário é a **abundância de ribossomos**, livres ou associados ao retículo endoplasmático. Em preparações para microscopia óptica com colorações para ácidos nucleicos (basofílicas), essas estruturas aparecem como grandes aglomerados ou **corpúsculos de Nissl**. Um proeminente **complexo de Golgi** e numerosas mitocôndrias também residem no pericário. **Neurotúbulos** e **neurofilamentos** são características distintivas do pericário. Esses componentes do citoesqueleto se estendem pelo pericário em processos dendríticos e axonais. Lisossomos e grânulos amarelados de lipofuscina também são observados. O núcleo geralmente é grande, com cromatina (eucromatina) dispersa e com um ou mais nucléolos proeminentes.

Axônio

O axônio surge do pericário em uma área **sem substância de Nissl, o cone de implantação ou cone axonal**. O primeiro segmento do axônio é o sítio de geração do potencial de ação, a zona de gatilho. Diferentemente do dendrito, que se afunila de maneira gradual, o diâmetro do axônio continua constante por todo seu comprimento. Em axônios mielinizados, a bainha de mielina se estende do primeiro segmento até o telodendro. Muitos axônios apresentam ramos colaterais.

Existem dois tipos de transporte axonal:

1. **Transporte axonal rápido**, responsável pelo movimento de vesículas e mitocôndrias.
2. **Transporte axonal lento**, responsável por direcionar as proteínas citoplasmáticas e proteínas do citoesqueleto para a formação de microtúbulos e neurofilamentos.

O transporte axonal é importante na patogênese de doenças neurológicas infecciosas. Por exemplo, o **vírus da raiva** introduzido pela mordida de um animal raivoso se replica no tecido muscular em 2 a 16 semanas ou mais.

Após ligação ao **receptor de acetilcolina**, as partículas virais são mobilizadas por **transporte axonal retrógrado** para o corpo celular dos neurônios que inervam o músculo afetado.

O vírus da raiva continua a se replicar dentro dos neurônios infectados e, após a eliminação dos vírions por brotamento, estes são internalizados pelos terminais dos neurônios adjacentes.

A disseminação do vírus da raiva continua no SNC, de onde, então, é transportado por **transporte axonal anterógrado** pelos nervos periféricos até as glândulas salivares. O vírus entra na saliva para ser transmitido pela mordida.

Dolorosos **espasmos dos músculos da garganta durante a deglutição** são responsáveis pela **hidrofobia** (aversão à deglutição de água).

O transporte axonal retrógrado para o SNC da **toxina tetânica**, uma protease produzida pela forma vegetativa do esporo da bactéria *Clostridium tetani* após penetrar no local ferido, bloqueia a liberação dos mediadores inibitórios nas sinapses espinais. Contração espasmódica dos músculos da mandíbula (**trismo**), reflexos exagerados e insuficiência respiratória são achados clínicos característicos.

Células da glia

As células da glia (do grego *glia*, cola) são mais numerosas que os neurônios e mantêm a capacidade de proliferação. **A maior parte dos tumores encefálicos, benignos ou malignos, são gliomas** (com origem nas células da glia).

Gliomas difusos são a forma de tumor cerebral mais comum e têm o pior prognóstico. Dentre os subtipos de glioma, estão o **astrocitoma**, o **oligodendroglioma** e o **glioblastoma**.

Em caso de lesão no SNC, as células da glia se mobilizam, realizam a limpeza dos resíduos e fecham

Figura 8.5 Tipos de neurônios: neurônios bipolares, pseudounipolares e multipolares.

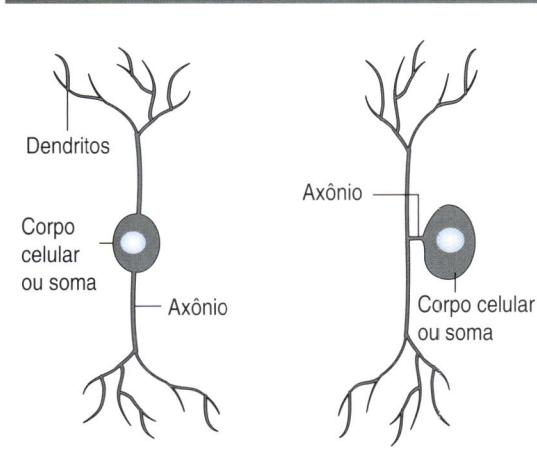

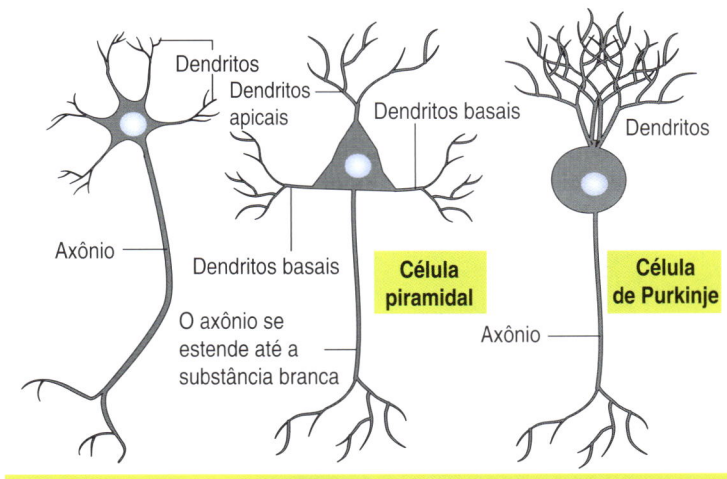

Neurônio bipolar	Neurônio pseudounipolar	Neurônio multipolar
Um único axônio emerge de cada lado do corpo celular. Os neurônios bipolares são encontrados em estruturas sensoriais, como a **retina**, o **epitélio olfatório**, o **sistema vestibular** e o **sistema auditivo**.	Um único axônio se divide a uma curta distância do corpo celular. O axônio curto dos neurônios pseudounipolares (ou unipolares) se divide em dois ramos: O ramo periférico carreia a informação da periferia. O ramo central termina na medula espinal. Essas células são encontradas nos **gânglios sensoriais** dos **nervos cranianos** e dos **nervos espinais**.	Muitos dendritos e um único axônio longo emergem do corpo celular. Exemplos de neurônios multipolares são a **célula piramidal** do córtex cerebral e a **célula de Purkinje** do córtex cerebelar.

Célula piramidal

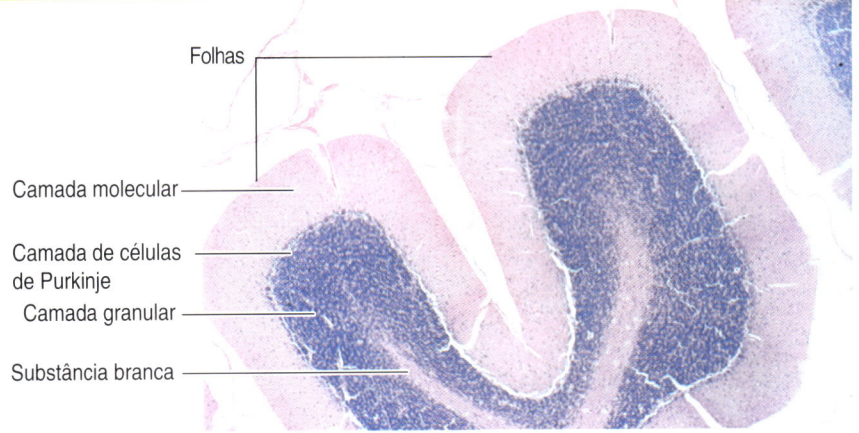

Camadas do córtex cerebral

I Camada molecular
II Camada granular externa
III Camada externa de células piramidais
IV Camada granular interna
V Camada interna de células piramidais
VI Camada de células multiformes
Substância branca

Dendrito   Soma   **Substância cinzenta**   Axônio de uma célula piramidal

Camadas do córtex cerebelar

Folhas
Camada molecular
Camada de células de Purkinje
Camada granular
Substância branca

Célula de Purkinje

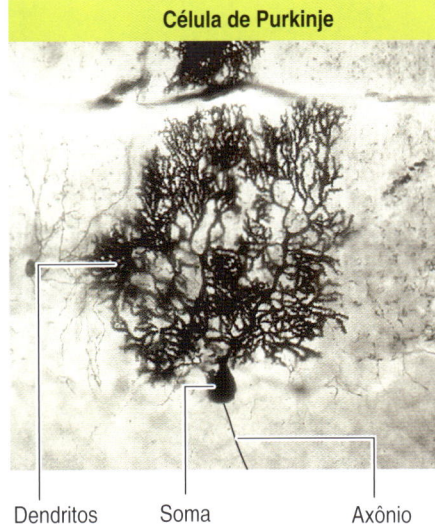

Dendritos   Soma   Axônio

O **cerebelo** é composto de dois hemisférios unidos pelo **verme**. Os hemisférios, cada um com um lobo anterior e um lobo posterior, têm diversas **fissuras** profundas que separam **folhas**. As **tonsilas** são uma importante característica do lobo posterior. Repousam acima do forame magno do crânio. Um tumor cerebral que aumente a pressão intracraniana pode fazer com que uma ou as duas tonsilas desçam pelo forame e comprimam o bulbo.

Micrografia da célula de Purkinje cortesia de Wan-hua Amy Yu, Nova York, EUA.

Boxe 8.E Córtex cerebral.

- O córtex cerebral, ou pálio (do grego, *pallium*, concha), tem uma organização laminar (em camadas) e colunar que varia de uma região para outra. O mapeamento do córtex pode mostrar as variações histológicas de diferentes áreas. O mapa de Broadmann divide o córtex em 47 áreas

- A organização laminar dos neurônios corticais é variável. Três lâminas celulares são observadas no paleocórtex do úncus (olfato) e no arquicórtex do hipocampo no lobo temporal (memória). Seis lâminas são observadas no neocórtex (neopálio), compondo 90% do cérebro. Essas lâminas são listadas na Figura 8.5

- Na organização colunar, os neurônios se estendem radialmente por toda a lâmina. As células colunares, consistindo em centenas de neurônios, representam as unidades funcionais ou módulos do córtex

- Os tipos celulares principais são as células piramidais, as células estreladas espinhosas e as células estreladas lisas. Células bipolares são encontradas nas lâminas ou camadas externas.

a área local, levando posteriormente a uma "cicatriz glial" (**gliose**), que interfere na regeneração neuronal.

Existem duas categorias de células da glia no SNC:
1. **Astrócitos.**
2. **Oligodendrócitos**.

Diferentemente dos neurônios, as células da glia não propagam potenciais de ação e seus prolongamentos não recebem ou transmitem sinais elétricos.

A função das células da glia é dar suporte estrutural aos neurônios e manter as condições locais para as funções neuronais e neurovasculares.

Astrócitos

Os astrócitos desempenham papeis essenciais na função normal e anormal do SNC. Os astrócitos contribuem para a formação da barreira hematencefálica, participam da formação de sinapses e dão suporte metabólico e mecânico para os neurônios por meio da sinalização extracelular. As **cicatrizes astrocíticas** são observadas após lesões no encéfalo e na medula espinal, derrames isquêmicos e hemorrágicos e neurodegeneração (Figura 8.9).

Há dois tipos clássicos de astrócitos: **astrócitos fibrosos** e **astrócitos protoplasmáticos**.

Os **astrócitos fibrosos** são encontrados predominantemente na **substância branca** e têm longos prolongamentos delgados com poucas ramificações. Os **astrócitos protoplasmáticos** residem preferencialmente na **substância cinzenta** e têm prolongamentos mais curtos com muitas ramificações curtas. Os prolongamentos dos astrócitos acabam em expansões chamadas **pés terminais**.

Uma das características distintivas dos astrócitos é a presença no citoplasma de **filamentos gliais (proteína ácida fibrilar glial** [GFAP] uma classe de filamento

Figura 8.6 Transmissão sináptica.

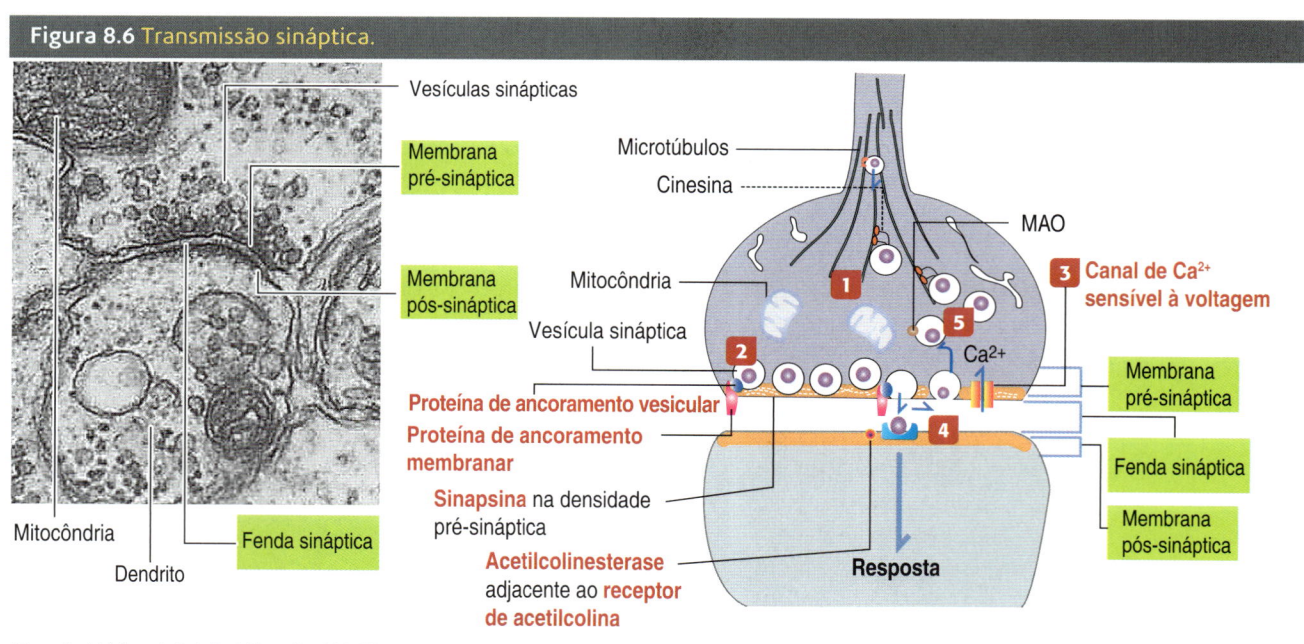

Vesículas sinápticas
Membrana pré-sináptica
Membrana pós-sináptica
Mitocôndria
Dendrito
Fenda sináptica

Microtúbulos
Cinesina
MAO
Mitocôndria
Vesícula sináptica
3 Canal de Ca^{2+} sensível à voltagem
Ca^{2+}
Membrana pré-sináptica
Fenda sináptica
Membrana pós-sináptica
Proteína de ancoramento vesicular
Proteína de ancoramento membranar
Sinapsina na densidade pré-sináptica
Acetilcolinesterase adjacente ao receptor de acetilcolina
Resposta

Micrografia eletrônica cortesia de Ilya I. Glezer, Nova York, EUA.

Transmissão sináptica química

1 Os mensageiros químicos neuronais (acetilcolina, glutamato, ácido γ-aminobutírico [GABA] e outros) são armazenados em vesículas sinápticas e levados para o terminal sináptico por transporte anterógrado (mediado por cinesina).

2 A membrana de uma vesícula sináptica contém **proteínas de ancoramento vesicular** que interagem com as **proteínas de ancoramento membranar** na membrana pré-sináptica (rica em filamentos de sinapsina).

3 A despolarização do terminal do axônio aumenta a concentração de Ca^{2+} transportado para o seu interior pelo **canal de Ca^{2+} sensível**

à voltagem. Essa onda de Ca^{2+} induz a exocitose da vesícula sináptica.

4 O mensageiro químico liberado na fenda sináptica se liga a um receptor (colinérgico ou adrenérgico) na membrana pós-sináptica para transmitir a informação.

O mensageiro químico é enzimaticamente degradado na fenda (acetilcolina por acetilcolinesterase) ou **5** incorporado por endocitose mediada por receptor (noradrenalina [norepinefrina]) e degradado pela enzima mitocondrial monoamina oxidase (MAO).

Figura 8.7 Transporte axonal.

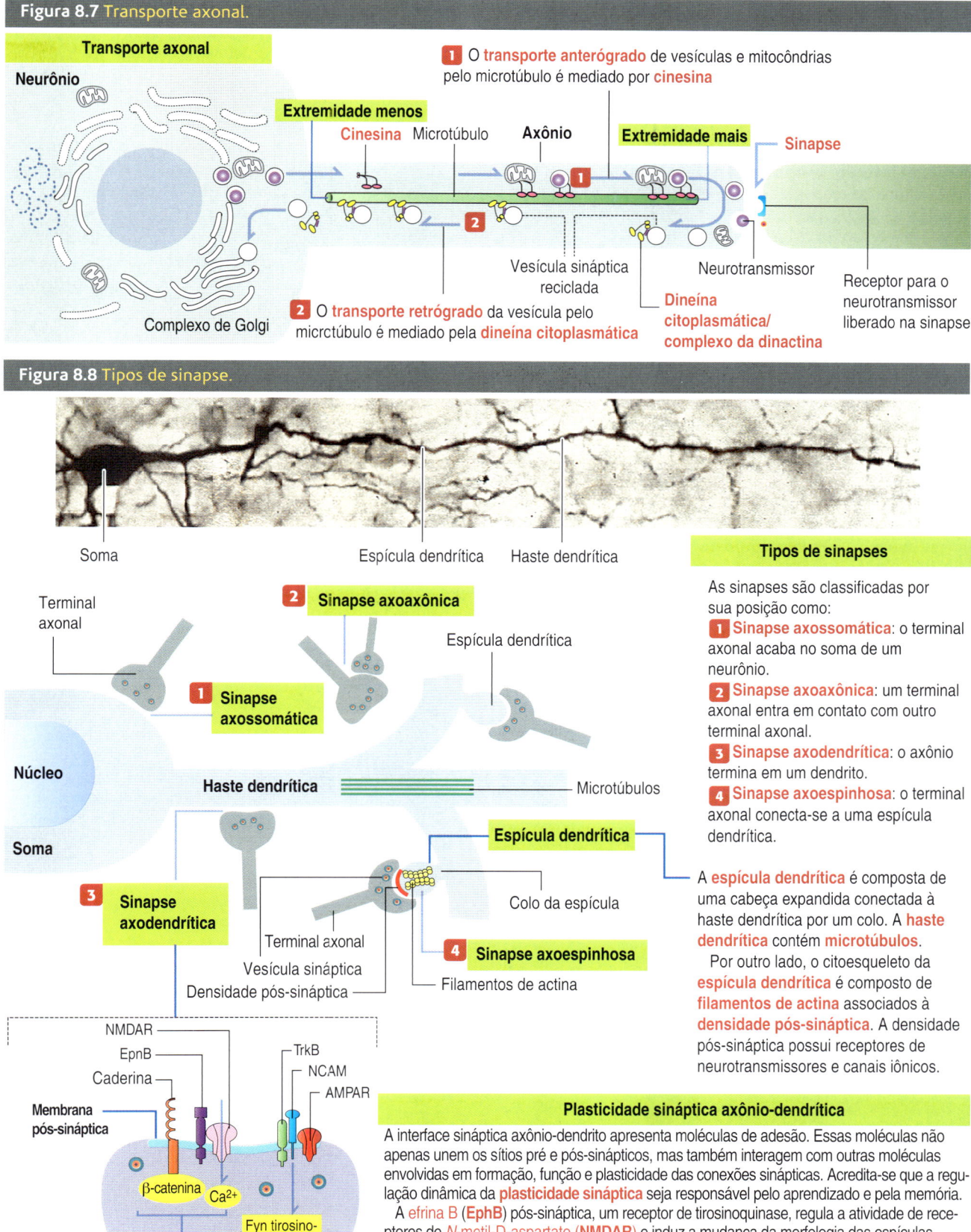

Transporte axonal

Neurônio

Extremidade menos

Cinesina · Microtúbulo · **Axônio** · **Extremidade mais**

Sinapse

1 O **transporte anterógrado** de vesículas e mitocôndrias pelo microtúbulo é mediado por **cinesina**

2

Vesícula sináptica reciclada

Neurotransmissor

Receptor para o neurotransmissor liberado na sinapse

Complexo de Golgi

2 O **transporte retrógrado** da vesícula pelo micrctúbulo é mediado pela **dineína citoplasmática**

Dineína citoplasmática/ complexo da dinactina

Figura 8.8 Tipos de sinapse.

Soma · Espícula dendrítica · Haste dendrítica

Tipos de sinapses

As sinapses são classificadas por sua posição como:

1 **Sinapse axossomática**: o terminal axonal acaba no soma de um neurônio.

2 **Sinapse axoaxônica**: um terminal axonal entra em contato com outro terminal axonal.

3 **Sinapse axodendrítica**: o axônio termina em um dendrito.

4 **Sinapse axoespinhosa**: o terminal axonal conecta-se a uma espícula dendrítica.

Terminal axonal

2 **Sinapse axoaxônica**

Espícula dendrítica

1 **Sinapse axossomática**

Núcleo

Haste dendrítica

Microtúbulos

Soma

3 **Sinapse axodendrítica**

Espícula dendrítica

Colo da espícula

Terminal axonal

Vesícula sináptica

Densidade pós-sináptica

4 **Sinapse axoespinhosa**

Filamentos de actina

A **espícula dendrítica** é composta de uma cabeça expandida conectada à haste dendrítica por um colo. A **haste dendrítica** contém **microtúbulos**.

Por outro lado, o citoesqueleto da **espícula dendrítica** é composto de **filamentos de actina** associados à **densidade pós-sináptica**. A densidade pós-sináptica possui receptores de neurotransmissores e canais iônicos.

NMDAR

EpnB

Caderina

TrkB

NCAM

AMPAR

Membrana pós-sináptica

β-catenina · Ca²⁺

Fyn tirosino-quinase

Plasticidade sináptica

Transcrição gênica

Plasticidade sináptica axônio-dendrítica

A interface sináptica axônio-dendrito apresenta moléculas de adesão. Essas moléculas não apenas unem os sítios pré e pós-sinápticos, mas também interagem com outras moléculas envolvidas em formação, função e plasticidade das conexões sinápticas. Acredita-se que a regulação dinâmica da **plasticidade sináptica** seja responsável pelo aprendizado e pela memória.

A efrina B (**EphB**) pós-sináptica, um receptor de tirosinoquinase, regula a atividade de receptores de *N*-metil-D-aspartato (**NMDAR**) e induz a mudança da morfologia das espículas dendríticas. A β-**catenina** e o **cálcio** regulam a expressão gênica, que também contribui para as alterações sinápticas. A molécula de adesão de células nervosas (**NCAM**; do inglês, *neural cell adhesion molecule*) interage com o receptor de tirosinoquinase B (**TrkB**) e a **Fyn tirosino-quinase** para regular a plasticidade sináptica. NCAM também modula o receptor de ácido propiônico α-amino-3-hidroxi-5-metil-4-isoxazol (**AMPAR**), um canal de glutamato que medeia a rápida transmissão sináptica.

Boxe 8.F Neurotransmissores: mecanismos de ação.

- A chegada de impulsos nervosos promove alterações focais no potencial de repouso da membrana do neurônio que se espalham ao longo da membrana dos dendritos e do soma. A informação é conduzida ao longo dos prolongamentos como uma excitação elétrica (despolarização) gerada através da membrana celular

- Quando o potencial de repouso da membrana diminui, um nível limiar é alcançado, os canais de Ca^{2+} dependentes de voltagem se abrem, o Ca^{2+} entra na célula e, nesse ponto, o potencial de repouso é revertido: o interior se torna positivo em relação ao exterior

- Em resposta a essa inversão, o canal de Na^+ se fecha e se mantém fechado por um período de aproximadamente 1 a 2 ms (o período refratário). A despolarização também provoca a abertura de canais de K^+, através dos quais o K^+ sai da célula, repolarizando a membrana

- Os contatos entre neurônios ou sinapses são especializados para transferência excitatória em uma única direção. A comunicação interneuronal ocorre em uma junção sináptica, o local de comunicação especializado entre o terminal axonal de um neurônio e o do dendrito de outro

- Quando um potencial de ação alcança o terminal axonal, um mensageiro químico ou neurotransmissor é liberado para provocar uma resposta apropriada.

intermediário estudada no Capítulo 1, *Epitélio | Biologia Celular*). A GFAP é um marcador valioso para a identificação dos astrócitos por imuno-histoquímica. Outro marcador de astrócitos é o **10-formil-tetra-hidrofolato citosólico**. Os núcleos dos astrócitos são grandes, ovoides e de coloração pálida.

Os pés terminais dos astrócitos, ligados aos vasos sanguíneos e ao longo da pia-máter e das superfícies ventriculares do encéfalo, também auxiliam a função do SNC. Os pés terminais dos astrócitos e os processos citoplasmáticos dos neurônios interagem funcionalmente com os componentes de artérias, arteríolas e capilares encefálicos (células endoteliais, pericitos e células da musculatura lisa) para constituição das **unidades neurovasculares** (**UNVs**).

A **pia-máter** e as superfícies ventriculares são completamente cercadas pelos pés terminais de astrócitos, que formam a **glia limitante** (também chamada **membrana limitante da glia**). A glia limitante separa os espaços que contêm líquido cefalorraquidiano (ou líquido cerebrospinal) do fluido intersticial cerebral e das projeções aferentes neuronais.

Figura 8.9 Astrócitos.

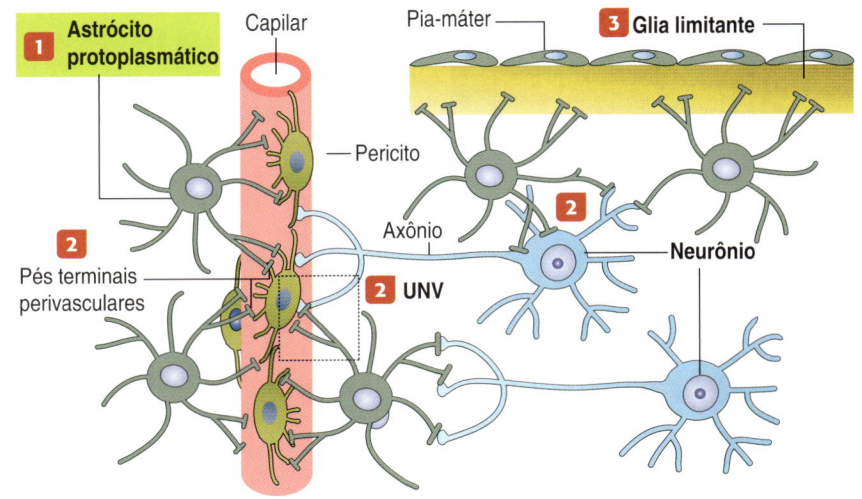

Astrócitos

1 Os astrócitos protoplasmáticos são encontrados no SNC. São células ramificadas com processos citoplasmáticos que acabam em expansões chamadas **pés terminais**.

2 Os pés terminais dos astrócitos se ligam aos neurônios (dendritos e corpos celulares) e a cada vaso sanguíneo do SNC. A função de pericitos/células da musculatura lisa vascular é regulada pela cooperação de neurônios locais e pés terminais dos astrócitos, que formam **unidades neurovasculares (UNVs)**.

3 Os agrupamentos de pés terminais revestem a pia-máter e as superfícies ventriculares, formando a glia limitante (membrana limitante da glia).

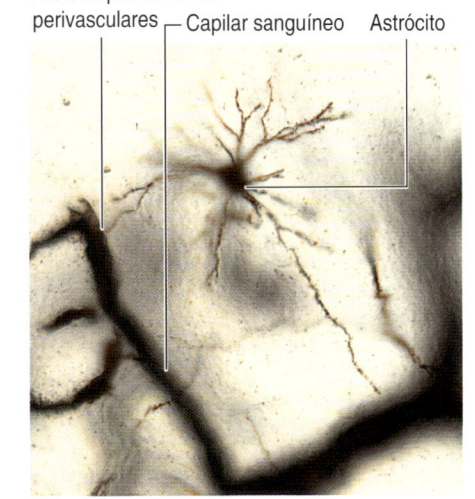

Unidades neurovasculares (UNVs) capilares

No SNC, os **capilares** são revestidos por células endoteliais contínuas unidas por **junções de oclusão**.

As substâncias podem alcançar o tecido nervoso apenas se atravessarem as células endoteliais. No entanto, água, gases e moléculas lipossolúveis podem se difundir pelas células endoteliais.

Outros componentes são:

4 A lâmina basal compartilhada pelas células endoteliais e os pericitos.

5 Os pericitos e as células endoteliais são recobertos por pés terminais de astrócitos, que estão em contato com as projeções neuronais. A sinalização cruzada entre os pés terminais e as terminações neuronais regula a circulação sanguínea no encéfalo.

A comunicação e o transporte molecular entre neurônios e astrócitos regulam o fluxo sanguíneo cerebral nas UNVs. As UNVs arteriais e arteriolares são compostas de células endoteliais cercadas por células musculares lisas e pés terminais de astrócitos. A comunicação cruzada de íons e moléculas liberados dos pés terminais dos astrócitos e transmissores produzidos por neurônios adjacentes regula a função das células musculares lisas arteriais e arteriolares.

Os capilares sanguíneos são cobertos pelos pés terminais de astrócitos em contato próximo com pericitos e células endoteliais que compartilham uma lâmina basal. Um aumento na concentração de íons cálcio nos astrócitos, desencadeado pela atividade neuronal, e mediadores vasoativos derivados das células endoteliais regulam a contração e o relaxamento dos pericitos para manter a função e a integridade cerebrovascular.

Além do importante papel dos pés terminais dos astrócitos no fluxo sanguíneo cerebral e no fornecimento de oxigênio no tecido, discutimos a seguir a associação de astrócitos com neurônios e axônios em áreas desprovidas de bainhas de mielina (os segmentos internodais).

Oligodendrócitos

No SNC, os oligodendrócitos formam a bainha de mielina que envolve os axônios e é essencial para a condução nervosa saltatória (Figura 8.10).

Os oligodendrócitos são menores que os astrócitos e seus núcleos são irregulares e intensamente corados. O citoplasma contém um extenso complexo de Golgi, muitas mitocôndrias e um grande número de microtúbulos.

Vários prolongamentos de um único oligodendrócito envolvem os axônios individuais e formam uma cobertura semelhante a uma bainha de mielina. **A formação da bainha de mielina pelos oligodendrócitos no SNC é similar à das células de Schwann no SNP.**

Mielinização

As bainhas de mielina se estendem dos segmentos iniciais dos axônios às suas ramificações terminais. Os segmentos da mielina formados por prolongamentos de oligodendrócitos individuais são os **internós**. Os espaços periódicos entre os internós são os **nós de Ranvier.**

Um único oligodendrócito tem muitos prolongamentos e pode formar de 40 a 50 internós. Os nós de Ranvier são segmentos descobertos de axônio entre os segmentos internodais de mielina. Essa região contém alta concentração de canais de sódio dependentes de voltagem, essenciais à **condução saltatória** do potencial de ação. Durante a condução saltatória nos axônios mielinizados, o **potencial de ação** "salta" de um nó para o próximo.

Durante a formação da bainha de mielina, um prolongamento citoplasmático do oligodendrócito se enrola em torno do axônio e, após uma volta completa, a superfície externa da membrana glial faz contato com ela mesma, formando o **mesaxônio interno**.

À medida que o prolongamento do oligodendrócito continua a se espiralar em torno do axônio, as superfícies externas se fundem para formar a primeira **linha intraperiódica**.

Ao mesmo tempo, o citoplasma é empurrado do espaço intracelular (como a pasta de dente de um tubo) e as superfícies citoplasmáticas se fundem para formar a primeira **linha densa**.

A espiralização continua até o axônio ser revestido por um número de voltas. A fusão alternada das superfícies citoplasmática e externa da membrana resulta em uma espiral dupla interdigitada:

1. Uma espiral de **linhas intraperiódicas** (superfícies externas fundidas com espaço extracelular remanescente).
2. Uma espiral de **linhas densas principais** (superfícies citoplasmáticas fusionadas).

A linha densa termina quando as superfícies de membrana se separam para englobar o citoplasma na superfície da bainha (a **língua**) e a linha intraperiódica termina à medida que a língua se afasta da bainha.

As **incisuras de Schmidt-Lanterman** são observadas em cortes das fibras nervosas mielinizadas no SNC e no SNP, correspondendo a áreas de citoplasma residual que preservam a viabilidade da mielina.

À medida que a bainha de mielina se aproxima da região do nó de Ranvier, outro anel de citoplasma separa as superfícies citoplasmáticas da membrana celular. Essas línguas fazem contato com o **axolema**, membrana de superfície do axônio, na região paranodal. Os axônios se ramificam para formar colaterais em um nó de Ranvier.

Os prolongamentos interdigitantes justapostos das **células de Schwann** mielinizantes e as incisuras de Schimdt-Lanterman são unidos por **junções de oclusão**.

Essas estruturas são chamadas **junções de oclusão autotípicas** porque unem membranas plasmáticas da **mesma** célula. **Junções de oclusão heterotípicas** são observadas entre o axolema (circundando o axônio) e as alças citoplasmáticas paranodais das células de Schwann adjacentes ao nó de Ranvier.

As junções de oclusão contêm **claudinas** (claudina 1, claudina 2 e claudina 5) e **proteínas** (ZO-1 e ZO-2) **de zônulas de oclusão** (ZO).

As junções de oclusão:

1. Estabilizam envoltórios de mielina recém-formados durante o desenvolvimento nervoso.
2. Atuam como uma barreira de permeabilidade seletiva.
3. Restringem o movimento de lipídios e proteínas entre os domínios de membrana específicos.

A **conexina 32** (Cx32) é encontrada nas células de Schwann. A Cx32 não forma junções comunicantes com outras células de Schwann. Em vez disso, a Cx32 predomina nas membranas paranodais e nas incisuras de Schmidt-Lanterman, formando

Figura 8.10 Oligodendrócitos e mielinização no SNC e no SNP.

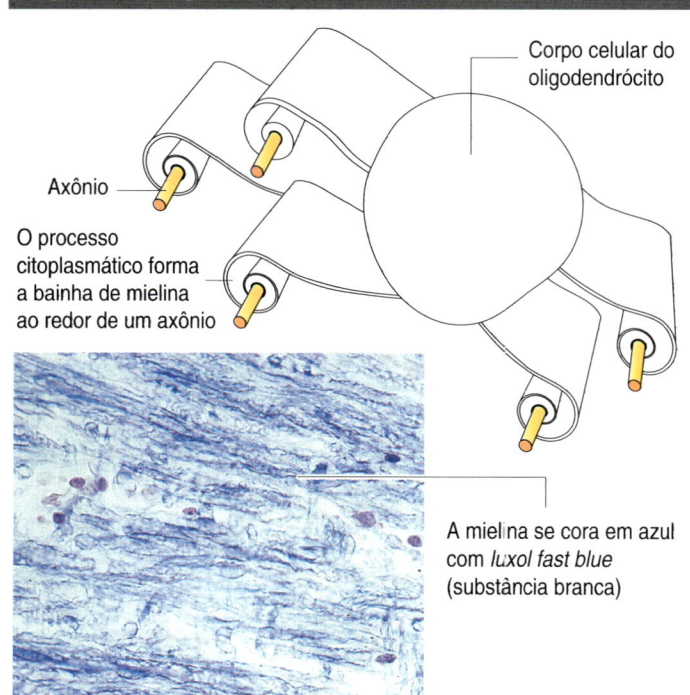

Corpo celular do oligodendrócito

Axônio

O processo citoplasmático forma a bainha de mielina ao redor de um axônio

A mielina se cora em azul com *luxol fast blue* (substância branca)

Mielinização no SNC e no SNP

No SNC, os oligodendrócitos (derivados dos glioblastos) formam as bainhas de mielina ao redor dos axônios. O padrão de mielinização no SNC é diferente daquele observado no SNP.

(1) O corpo celular dos oligodendrócitos não é tão intimamente associado à bainha de mielina quanto o corpo da célula de Schwann.

(2) Cada oligodendrócito é responsável pela bainha de mielina de vários axônios. Uma célula de Schwann forma a bainha de mielina ao redor de um único axônio.

(3) Não há lâmina basal associada à bainha de mielina no SNC.

(4) Os axônios mielinizados no SNC não possuem tecido conjuntivo de sustentação, como observado nos nervos do SNP.

(5) A camada interna e a camada externa da mielina terminam em alças separadas perto do nó de Ranvier e não há aprisionamento do citoplasma dos oligodendrócitos. O citoplasma das células de Schwann é retido.

(6) No SNC, a superfície do nó faz contato com os pés terminais de astrócitos. No SNP, o nó é revestido por processos da célula de Schwann.

Contatos entre citoplasma e axônio no SNC e no SNP

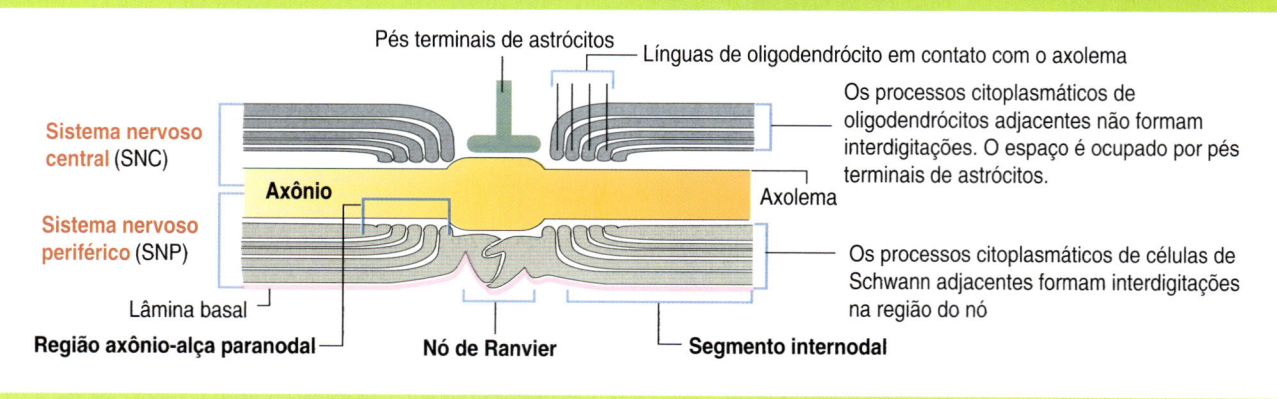

Pés terminais de astrócitos — Línguas de oligodendrócito em contato com o axolema

Sistema nervoso central (SNC)

Os processos citoplasmáticos de oligodendrócitos adjacentes não formam interdigitações. O espaço é ocupado por pés terminais de astrócitos.

Axônio

Axolema

Sistema nervoso periférico (SNP)

Os processos citoplasmáticos de células de Schwann adjacentes formam interdigitações na região do nó

Lâmina basal

Região axônio-alça paranodal — **Nó de Ranvier** — **Segmento internodal**

Junções nas células de Schwann mielinizantes

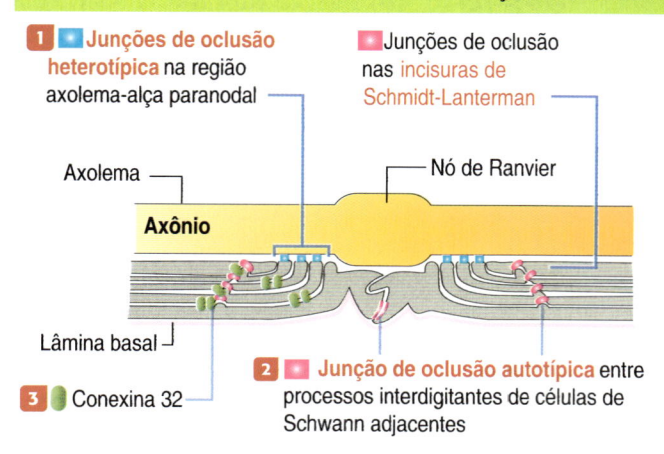

1 ▪ **Junções de oclusão heterotípica** na região axolema-alça paranodal

▪ Junções de oclusão nas incisuras de Schmidt-Lanterman

Axolema

Nó de Ranvier

Axônio

Lâmina basal

3 ▪ Conexina 32

2 ▪ **Junção de oclusão autotípica** entre processos interdigitantes de células de Schwann adjacentes

As membranas justapostas das células de Schwann de mielinização são unidas por **junções autotípicas**. Essas junções são chamadas autotípicas porque são encontradas entre as membranas da mesma célula.

1 As **junções de oclusão heterotípica** são observadas entre o axolema que cerca o axônio e as alças citoplasmáticas da célula de Schwann adjacente ao nó de Ranvier (**alças paranodais**).

2 As **junções de oclusão autotípica** são observadas entre processos interdigitantes de células de Schwann adjacentes e entre as incisuras de Schmidt-Lanterman. As junções de oclusão contêm diversas proteínas, inclusive claudina 1, claudina 2 e claudina 5 e zônula de oclusão 1 e zônula de oclusão 2.

3 A **conexina 32** (Cx32) é expressa por células de Schwann. A Cx32 é concentrada na região paranodal e nas incisuras de Schmidt-Lanterman. Mutações no gene *Cx32* determinam o desenvolvimento do **distúrbio de desmielinização Charcot-Marie-Tooth**, ligado ao **cromossomo X**.

canais intracelulares, que ligam porções da **mesma célula**. Mutações no gene *Cx32* causam a **doença de Charcot-Marie-Tooth ligada ao cromossomo X**, um distúrbio desmielinizante do SNP caracterizado pela perda progressiva das funções motora e sensorial dos membros distais (Figura 8.11; Boxe 8.G).

Mielina

De modo geral, a mielina no SNC e no SNP é similar em composição proteica e lipídica, exceto pelo fato de a mielina no SNP conter mais esfingomielina e glicoproteínas (Figura 8.12).

Três proteínas são particularmente relevantes:
1. **Proteína básica da mielina** (**MBP**).
2. **Proteína proteolipídica** (**PLP**).
3. **Proteína zero de mielina** (**PZM**).

A MBP (*myelin basic protein*) é uma proteína citosólica ligada à membrana plasmática, presente tanto na mielina do SNP quanto na do SNC. A PLP desempenha papel significativo no desenvolvimento neural e é um componente estrutural da mielina.

Uma mutação do gene *PLP* e sua transcrição alternativa como proteína DM20 causam **doença de Pelizaeus-Merzbacher**, uma neuropatia ligada ao cromossomo X do grupo das **leucodistrofias** em que indivíduos do sexo masculino afetados apresentam redução da substância branca e do número de oligodendrócitos.

As características mais comuns da doença de Pelizaeus-Merzbacher são a oscilação ocular (nistagmo) e deficiências do desenvolvimento físico e mental.

A proteína predominante na mielina do SNP é a **PZM**, um equivalente funcional à PLP no SNC.

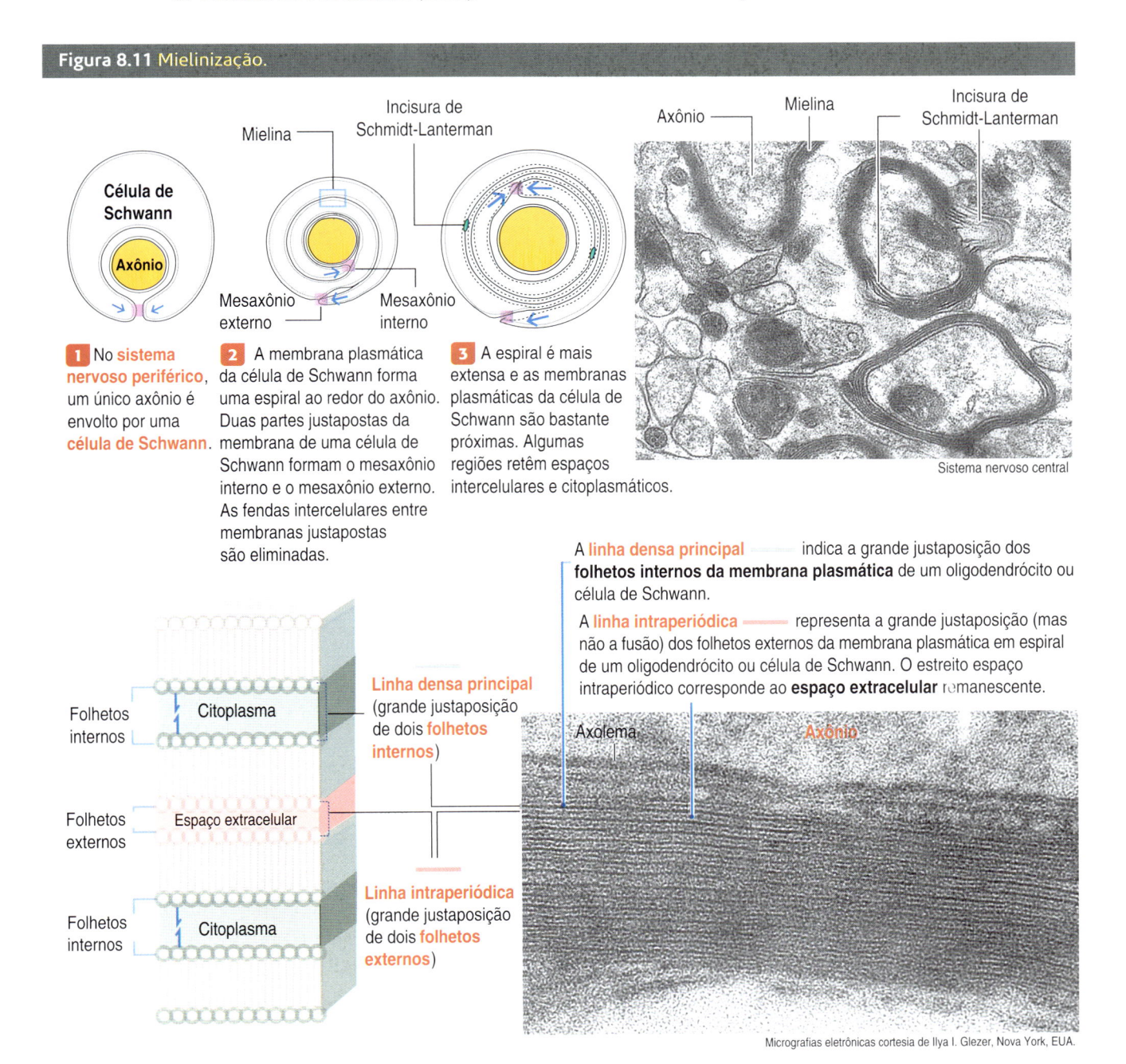

Figura 8.11 Mielinização.

Célula de Schwann — Axônio

Mielina — Incisura de Schmidt-Lanterman

Mesaxônio externo — Mesaxônio interno

Axônio — Mielina — Incisura de Schmidt-Lanterman

1 No **sistema nervoso periférico**, um único axônio é envolto por uma **célula de Schwann**.

2 A membrana plasmática da célula de Schwann forma uma espiral ao redor do axônio. Duas partes justapostas da membrana de uma célula de Schwann formam o mesaxônio interno e o mesaxônio externo. As fendas intercelulares entre membranas justapostas são eliminadas.

3 A espiral é mais extensa e as membranas plasmáticas da célula de Schwann são bastante próximas. Algumas regiões retêm espaços intercelulares e citoplasmáticos.

Sistema nervoso central

A **linha densa principal** ——— indica a grande justaposição dos **folhetos internos da membrana plasmática** de um oligodendrócito ou célula de Schwann.

A **linha intraperiódica** ——— representa a grande justaposição (mas não a fusão) dos folhetos externos da membrana plasmática em espiral de um oligodendrócito ou célula de Schwann. O estreito espaço intraperiódico corresponde ao **espaço extracelular** remanescente.

Folhetos internos — Citoplasma

Folhetos externos — Espaço extracelular

Folhetos internos — Citoplasma

Linha densa principal (grande justaposição de dois **folhetos internos**)

Linha intraperiódica (grande justaposição de dois **folhetos externos**)

Axolema — Axônio

Micrografias eletrônicas cortesia de Ilya I. Glezer, Nova York, EUA.

Boxe 8.G Doença de Charcot-Marie-Tooth.

- A doença de Charcot-Marie-Tooth é um distúrbio hereditário, comum e heterogêneo que afeta o SNP. A doença é mais frequentemente uma síndrome autossômica dominante, porém, sob o ponto de vista genético, é heterogênea

- A forma mais frequente é a doença de Charcot-Marie-Tooth de tipo 1, uma polineuropatia desmielinizante (com redução da velocidade da condução nervosa) causada por mutações nos componentes da mielina. A doença de Charcot-Marie-Tooth de tipo 2 é uma polineuropatia axonal (com velocidade de condução nervosa normal), determinada por defeitos no transporte axonal (mutação da cinesina), no transporte de membranas e na síntese proteica

- A proteína zero da mielina (PZM) é um membro da superfamília das imunoglobulinas com função dupla: compactação da mielina e sinalização celular. A mielina em pacientes com a mutação no gene *PZM* é menos compacta por causa de um defeito predominante no domínio extracelular da PZM, responsável pela manutenção da união das duas membranas. As mutações no gene *PZM* causam as variantes clínicas e genéticas da doença de Charcot-Marie-Tooth de tipo 1B e tipo 2

- Uma duplicação do gene da proteína periférica da mielina 22 (PPM22) causa a doença de Charcot-Marie-Tooth de tipo 1A, o mais comum.

O domínio extracelular das duas proteínas PZM se estende para o espaço extracelular, a fim de estabelecer interação homofílica com um par similar às moléculas de PZM na membrana oposta.

A estrutura **homotetramérica** proporciona adesão intermembrânica, o que se revela essencial à compactação da mielina. O domínio intracelular da PZM participa de uma cascata de sinalização que regula a mielinogênese. No SNC, as PLPs associadas à membrana plasmática interagem entre si e têm função estabilizadora similar.

As proteínas de mielina são antígenos fortes com um papel significativo nas doenças autoimunes como a **esclerose múltipla** no SNC e a **síndrome de Guillain-Barré** no SNP.

Fibras nervosas não mielinizadas

Os axônios amielínicos são predominantes na substância cinzenta. Os axônios são finos e não são envoltos individualmente pela mielina.

No SNP, alguns axônios não são mielinizados. Uma célula de Schwann pode acomodar vários axônios em invaginações ou bolsas citoplasmáticas individuais, sem produção de mielina.

Nos nervos mielinizados, a condução do impulso é confinada aos nós de Ranvier, aos **saltos** de nó em nó a uma velocidade máxima de 120 m/s. A condução do impulso nos nervos não mielinizados é **contínua**, com velocidade máxima **menor**, de 15 m/s (Figura 8.13).

DOENÇAS DESMIELINIZANTES

A composição da mielina, mas não do axônio, é alterada nas **doenças desmielinizantes**, o que afeta a **sobrevivência dos oligodendrócitos** ou a **natureza da bainha de mielina**.

Os distúrbios de mielinização podem ser **imunomediados**, **congênitos**, **metabólicos** e **induzidos por vírus**.

As **doenças desmielinizantes imunomediadas** incluem a **esclerose múltipla** e os **distúrbios de desmielinização monofásicos** (p. ex., **neurite óptica**).

Figura 8.12 Estrutura da mielina.

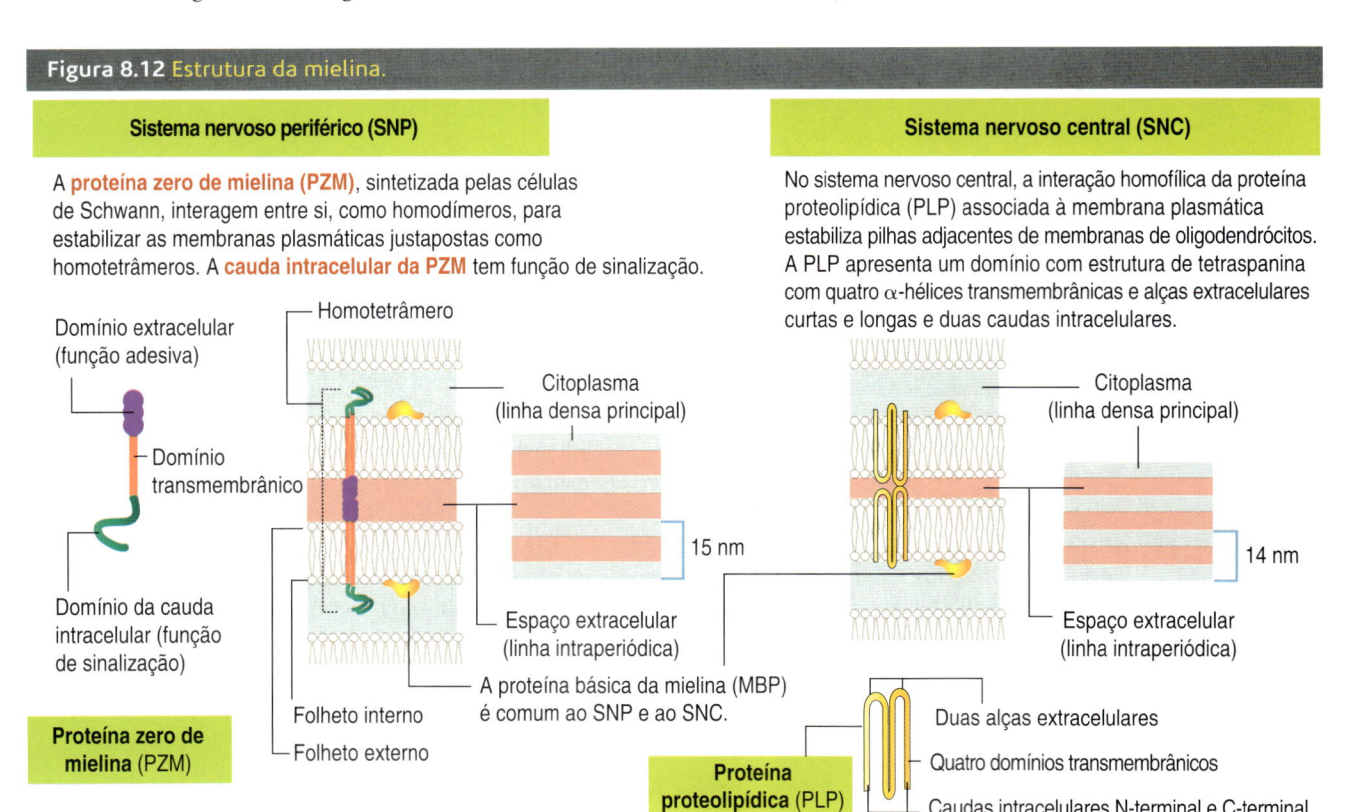

Sistema nervoso periférico (SNP)

A proteína zero de mielina (PZM), sintetizada pelas células de Schwann, interagem entre si, como homodímeros, para estabilizar as membranas plasmáticas justapostas como homotetrâmeros. A cauda intracelular da PZM tem função de sinalização.

Domínio extracelular (função adesiva)

Homotetrâmero

Domínio transmembrânico

Citoplasma (linha densa principal)

15 nm

Domínio da cauda intracelular (função de sinalização)

Espaço extracelular (linha intraperiódica)

A proteína básica da mielina (MBP) é comum ao SNP e ao SNC.

Folheto interno
Folheto externo

Proteína zero de mielina (PZM)

Sistema nervoso central (SNC)

No sistema nervoso central, a interação homofílica da proteína proteolipídica (PLP) associada à membrana plasmática estabiliza pilhas adjacentes de membranas de oligodendrócitos. A PLP apresenta um domínio com estrutura de tetraspanina com quatro α-hélices transmembrânicas e alças extracelulares curtas e longas e duas caudas intracelulares.

Citoplasma (linha densa principal)

14 nm

Espaço extracelular (linha intraperiódica)

Duas alças extracelulares

Quatro domínios transmembrânicos

Caudas intracelulares N-terminal e C-terminal

Proteína proteolipídica (PLP)

Figura 8.13 Desenvolvimento dos nervos não mielinizados.

Fibras nervosas não mielinizadas (ou amielínicas)

Alguns axônios não são mielinizados. Cada célula de Schwann pode abrigar diversos axônios que ocupam invaginações individuais de seu citoplasma.

Com essa disposição, a célula de Schwann não pode se enrolar ao redor dos axônios e não há produção de mielina.

Todo axolema destes axônios é livremente exposto ao tecido intersticial e os axônios são parcialmente protegidos por uma lâmina basal que cerca a célula de Schwann de sustentação.

Os impulsos nervosos trafegam continuamente por esses axônios e, portanto, com menor rapidez do que na condução saltatória.

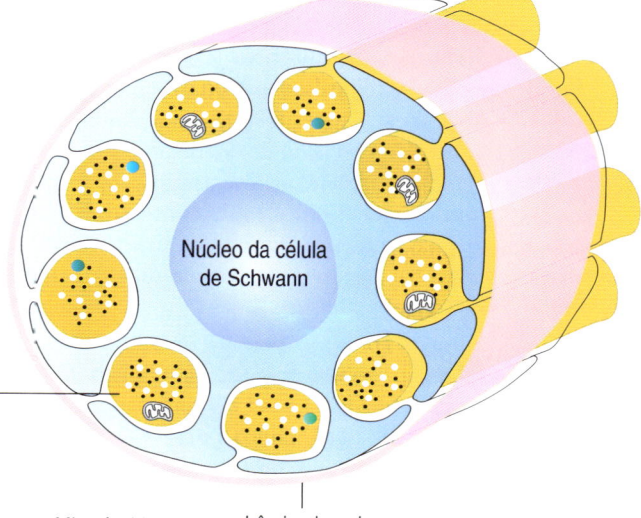

Núcleo da célula de Schwann

Embora a maioria dos axônios seja completamente cercada pelo citoplasma da célula de Schwann, outros são parcialmente circundados e recobertos pelo material da lâmina basal

Fibra de colágeno

O axônio não mielinizado contém neurotúbulos, neurofilamentos e mitocôndrias

Mitocôndria

Microtúbulo

Lâmina basal

Núcleo de uma célula de Schwann

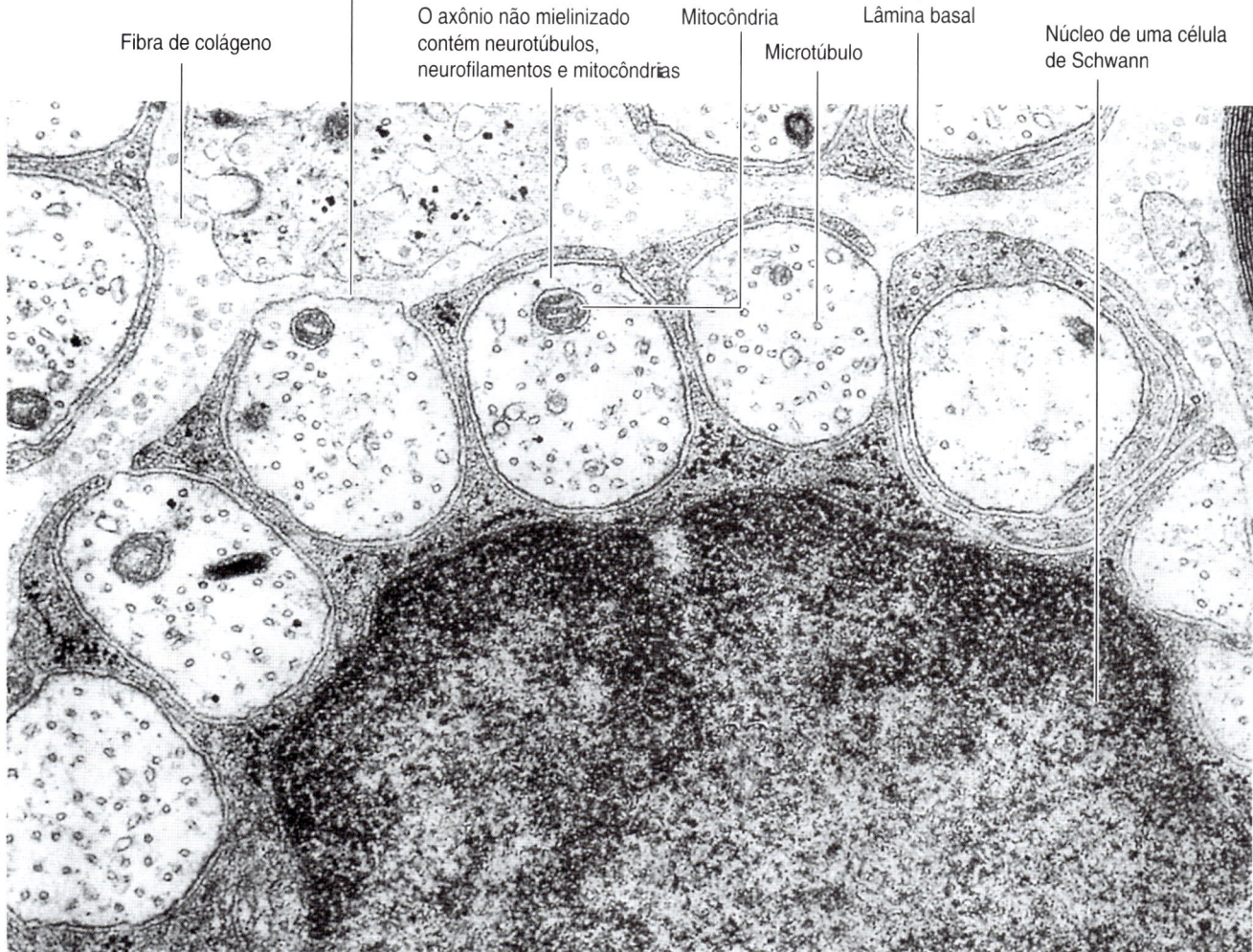

Micrografia eletrônica cortesia de Alan Peters, Boston, MA, EUA

A **esclerose múltipla** (Figura 8.14) é caracterizada por disfunção neurológica clinicamente recorrente ou cronicamente progressiva causada por múltiplas áreas de desmielinização no SNC, em particular no **encéfalo**, nos **nervos ópticos** e na **medula espinal**.

A origem autoimune da esclerose múltipla é indicada por um aumento na concentração de imunoglobulina G (IgG) no líquido cefalorraquidiano e pela proliferação de linfócitos T desencadeada pela proteína **RASGRP2** de linfócitos B. Duas características patológicas encontradas são as **placas de esclerose múltipla**, uma lesão de desmielinização da substância branca, e as **células Creutzfeldt**, astrócitos reativos com vários fragmentos nucleares.

A **adrenoleucodistrofia** é um distúrbio de **desmielinização ligado ao cromossomo X e caracterizada por desmielinização progressiva associada à disfunção do córtex suprarrenal.** A adrenoleucodistrofia ligada ao X ocorre principalmente em homens. É causada por mutação do gene **ABCD1** que codifica a **proteína da adrenoleucodistrofia (ALDP)**. A ALDP transporta ácidos graxos de cadeia muito longa (VLCFAs) para os **peroxissomos.**

A ausência ou deficiência de ALDP leva ao acúmulo de VLCFAs no soro. Altos níveis de VLCFAs são tóxicos para a mielina e o córtex suprarrenal. Fraqueza e rigidez progressiva nas pernas (**paraparesia**) surgem no início da idade adulta e na meia-idade.

Dentre os **distúrbios metabólicos da desmielinização**, estão a **mielinólise pontina central** (ou mielinólise central da ponte), uma síndrome na qual a disfunção neurológica é observada após a rápida

Figura 8.14 Patogênese da esclerose múltipla.

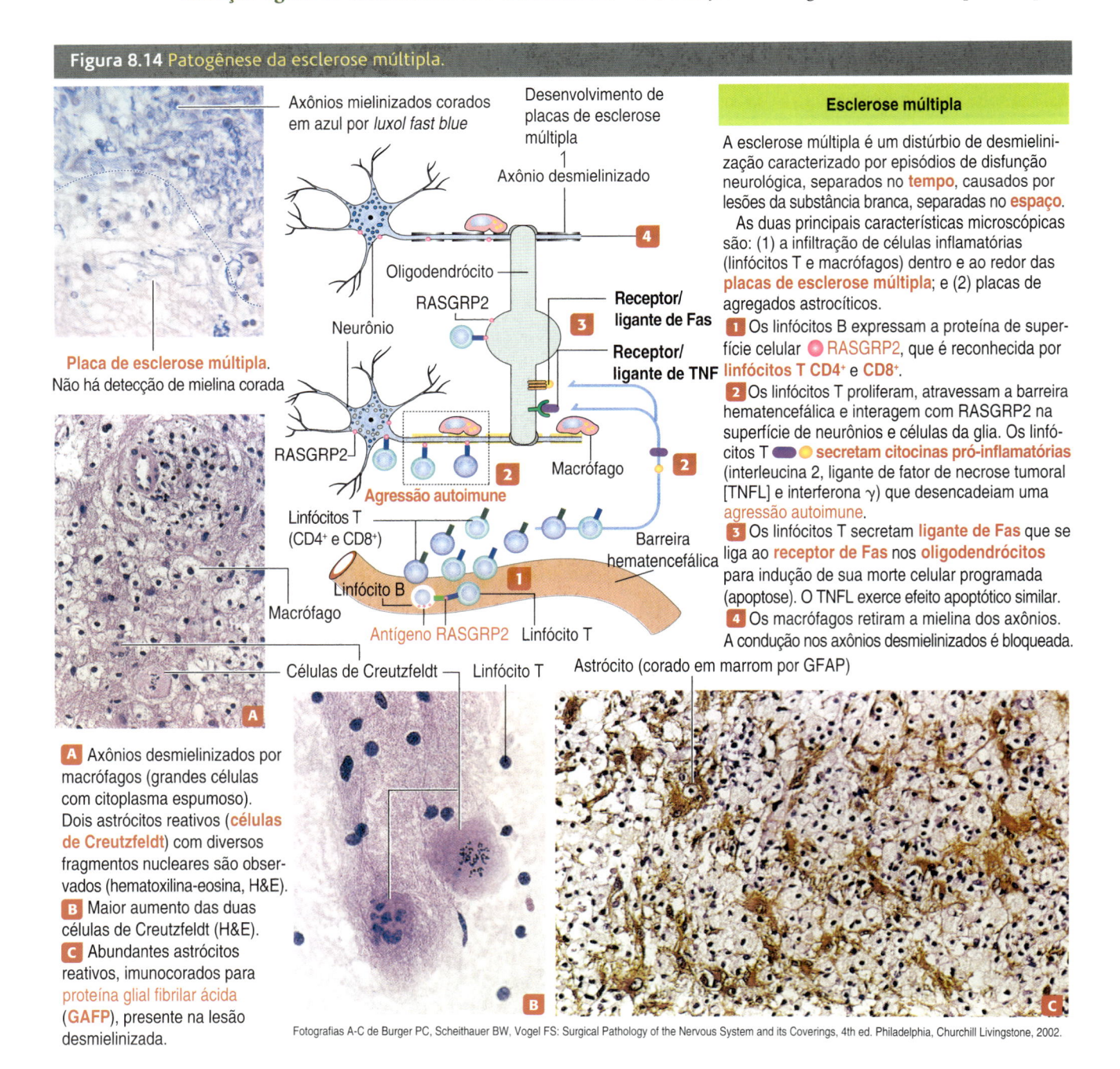

Axônios mielinizados corados em azul por *luxol fast blue*

Placa de esclerose múltipla. Não há detecção de mielina corada

Desenvolvimento de placas de esclerose múltipla

Axônio desmielinizado

Oligodendrócito

RASGRP2

Neurônio

Receptor/ligante de Fas

Receptor/ligante de TNF

RASGRP2

Macrófago

Agressão autoimune

Linfócitos T (CD4+ e CD8+)

Macrófago

Barreira hematencefálica

Linfócito B

Antígeno RASGRP2   Linfócito T

Células de Creutzfeldt   Linfócito T

Astrócito (corado em marrom por GFAP)

A Axônios desmielinizados por macrófagos (grandes células com citoplasma espumoso). Dois astrócitos reativos (**células de Creutzfeldt**) com diversos fragmentos nucleares são observados (hematoxilina-eosina, H&E). **B** Maior aumento das duas células de Creutzfeldt (H&E). **C** Abundantes astrócitos reativos, imunocorados para proteína glial fibrilar ácida (**GAFP**), presente na lesão desmielinizada.

Esclerose múltipla

A esclerose múltipla é um distúrbio de desmielinização caracterizado por episódios de disfunção neurológica, separados no **tempo**, causados por lesões da substância branca, separadas no **espaço**.

As duas principais características microscópicas são: (1) a infiltração de células inflamatórias (linfócitos T e macrófagos) dentro e ao redor das **placas de esclerose múltipla**; e (2) placas de agregados astrocíticos.

1 Os linfócitos B expressam a proteína de superfície celular ● RASGRP2, que é reconhecida por **linfócitos T CD4+ e CD8+**.

2 Os linfócitos T proliferam, atravessam a barreira hematencefálica e interagem com RASGRP2 na superfície de neurônios e células da glia. Os linfócitos T ●○ secretam citocinas pró-inflamatórias (interleucina 2, ligante de fator de necrose tumoral [TNFL] e interferona γ) que desencadeiam uma agressão autoimune.

3 Os linfócitos T secretam **ligante de Fas** que se liga ao **receptor de Fas** nos **oligodendrócitos** para indução de sua morte celular programada (apoptose). O TNFL exerce efeito apoptótico similar.

4 Os macrófagos retiram a mielina dos axônios. A condução nos axônios desmielinizados é bloqueada.

Fotografias A-C de Burger PC, Scheithauer BW, Vogel FS: Surgical Pathology of the Nervous System and its Coverings, 4th ed. Philadelphia, Churchill Livingstone, 2002.

correção da hiponatremia em indivíduos com abuso de álcool ou desnutrição. Os principais achados patológicos são **lesões desmielinizadas simétricas na ponte central**, uma área particularmente suscetível do tronco encefálico.

A **deficiência de vitamina B$_{12}$** causa desmielinização de axônios no SNC e no SNP.

A **desmielinização induzida por vírus** pode ser observada na **encefalopatia multifocal progressiva** causada por uma infecção viral oportunista de oligodendrócitos em pacientes com imunodeficiência.

DOENÇAS NEURODEGENERATIVAS

Processos degenerativos de grupos específicos de neurônios do encéfalo provocam distúrbios de movimento, síndromes de demência e perturbações autônomas. As doenças neurodegenerativas incluem:

1. A **esclerose lateral amiotrófica** (**ELA**) (Figura 8.15), a doença de neurônios motores mais comum iniciada em adultos. É caracterizada pela degeneração progressiva dos neurônios motores, que começa com fraqueza moderada em um dos membros e progride para paralisia grave (distúrbios de deglutição e respiratório), levando à morte em torno de 3 anos.

O termo **amiotrófica** se refere à atrofia muscular. A **esclerose lateral** diz respeito à resistência à palpação das colunas laterais da medula espinal.

Em alguns casos familiares (hereditários), observou-se mutação no gene da **superóxido dismutase** de cobre-zinco (**SOD1**). A SOD1 defeituosa não consegue ativar várias quinases envolvidas no transporte axonal mitocondrial baseado na cinesina.

Recentemente, foi relatado que expansões de repetição no gene **C9orf72** (fase de leitura aberta 72 do cromossomo 9) são uma causa frequente de ELA e **demência frontotemporal (FTD)**.

A perda de função da proteína C9orf72 e o ganho tóxico de função das repetições do RNA de *C9orf72* determinam defeitos neuronais na transcrição de RNA, autofagia e mecanismos lisossomais que contribuem para a progressão da doença.

2. A **doença de Alzheimer** (Figura 8.16), a doença neurodegenerativa mais comum, é uma demência cortical progressiva que afeta a linguagem, a memória e a visão, assim como a emoção ou a personalidade.

As lesões predominantes são:

1. Acúmulo de placas no espaço extracelular consistindo em **fibrilas amiloides** (do grego *amylon*,

---

Figura 8.15 Esclerose lateral amiotrófica.

Medula espinal normal (corada com hematoxilina-eosina)

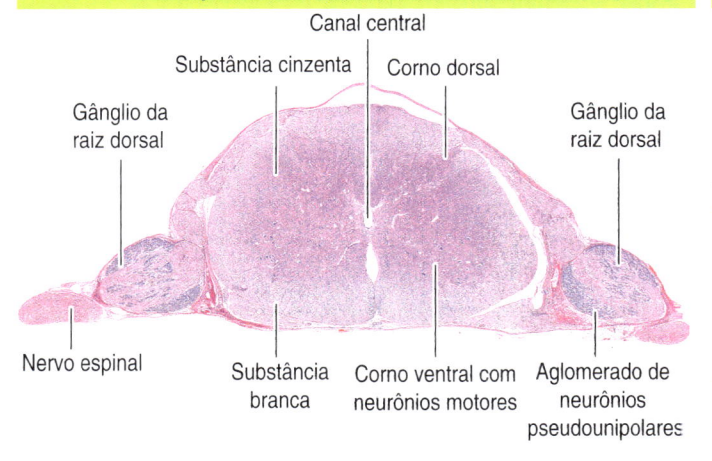

- Canal central
- Substância cinzenta
- Corno dorsal
- Gânglio da raiz dorsal
- Gânglio da raiz dorsal
- Nervo espinal
- Substância branca
- Corno ventral com neurônios motores
- Aglomerado de neurônios pseudounipolares

Esclerose lateral amiotrófica (coloração *luxol fast blue*)

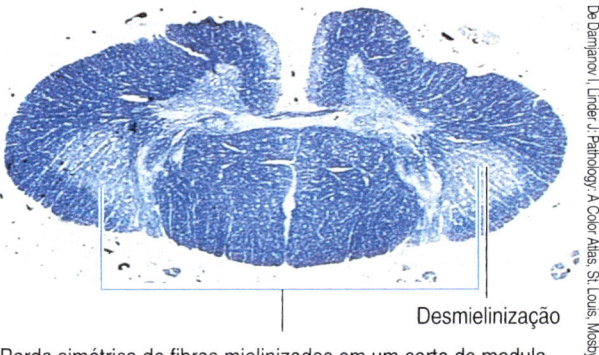

Desmielinização

Perda simétrica de fibras mielinizadas em um corte de medula espinal (tratos cerebroespinais cruzados) de um paciente com esclerose lateral amiotrófica. A preparação foi corada para mielina.

De Damjanov I, Linder J: Pathology: A Color Atlas, St. Louis, Mosby, 2000.

A **esclerose lateral amiotrófica** (ELA; também conhecida como **doença de Lou Gehrig**) é uma doença grave caracterizada por **degeneração progressiva de neurônios motores do tronco encefálico e da medula espinal**.

Amiotrófica se refere à **atrofia muscular**. **Esclerose lateral** se refere à **rigidez à palpação das colunas laterais da medula espinal** em espécimes de necropsia. A esclerose lateral é causada pelo aumento do número de astrócitos (**gliose astrocítica**) após a degeneração e perda de neurônios motores.

A ELA é uma doença familiar de neurônios motores em 5 a 10% dos casos. Os outros casos são considerados esporádicos. Mutações no gene que codifica a **superóxido dismutase 1 (SOD1)** são responsáveis por 20% dos casos de ELA familiar. Os demais 80% são causados por defeitos em outros genes, em particular a expansão da repetição do hexanucleotídio GGGGCC no gene *C9orf72*, que provoca alterações significativas na transcrição neuronal, na autofagia e nos lisossomos.

A SOD1 é uma enzima que precisa de cobre para catalisar a conversão dos radicais tóxicos de superóxido em peróxido de hidrogênio e oxigênio. Os efeitos da SOD1 mutante provocam desorganização dos neurofilamentos (NF-L, NF-M e NF-H). Além disso, a SOD1 defeituosa não consegue ativar diversas quinases envolvidas no transporte axonal mitocondrial à base de cinesina. Os **defeitos no transporte axonal** causados pela desorganização dos microtúbulos e maior fosforilação de neurofilamentos impedem a ligação de proteínas motoras para o transporte de cargas. Consequentemente, há acúmulo de vesículas, mitocôndrias e neurofilamentos no pericário, determinando disfunção neuronal e atrofia axonal.

Os sinais clínicos são hiperatividade dos reflexos tendíneos, **sinal de Hoffmann** (reflexo digital: flexão da falange terminal do polegar ao apertar a unha), **sinal de Babinski** (extensão do hálux e abdução dos demais dedos do pé após a estimulação plantar) e **mioclonia** (do grego *klonos*, tumulto; contração e relaxamento musculares em sucessão rápida).

Figura 8.16 Doença de Alzheimer.

Estrutura da proteína precursora amiloide

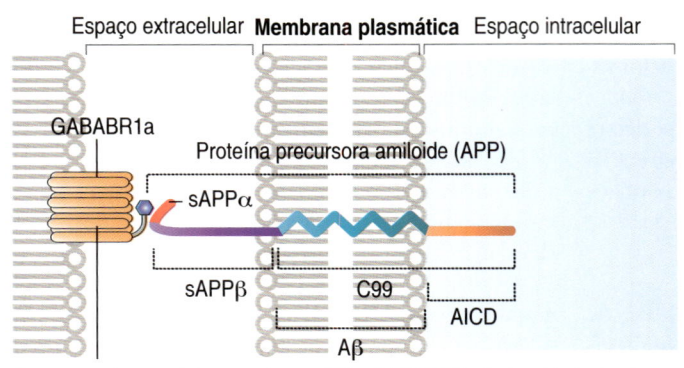

Espaço extracelular **Membrana plasmática** Espaço intracelular

GABABR1a

Proteína precursora amiloide (APP)

sAPPα

sAPPβ   C99

AICD

Aβ

Durante o desenvolvimento do encéfalo, GABABR1a (subunidade 1a do receptor de tipo B do ácido γ-aminobutírico) interage com sAPPα, um componente solúvel da APP.

Processamento da proteína precursora amiloide

1 O processamento amiloidogênico é iniciado por ■ BACE-1, liberando uma forma mais curta do fragmento β de sAPP. A clivagem proteica ocorre no interior da membrana plasmática.

2 O fragmento C99 retido, um substrato de ■ γ-secretase, gera os fragmentos Aβ e AICD. AICD é liberado no citoplasma para transcrição nuclear de sinalização.

3 Aβ solúvel é liberado no espaço extracelular, onde se autoagrega em fibrilas amiloides insolúveis, formando placas amiloides, mais numerosas no neocórtex cerebral e no hipocampo.

Via amiloidogênica

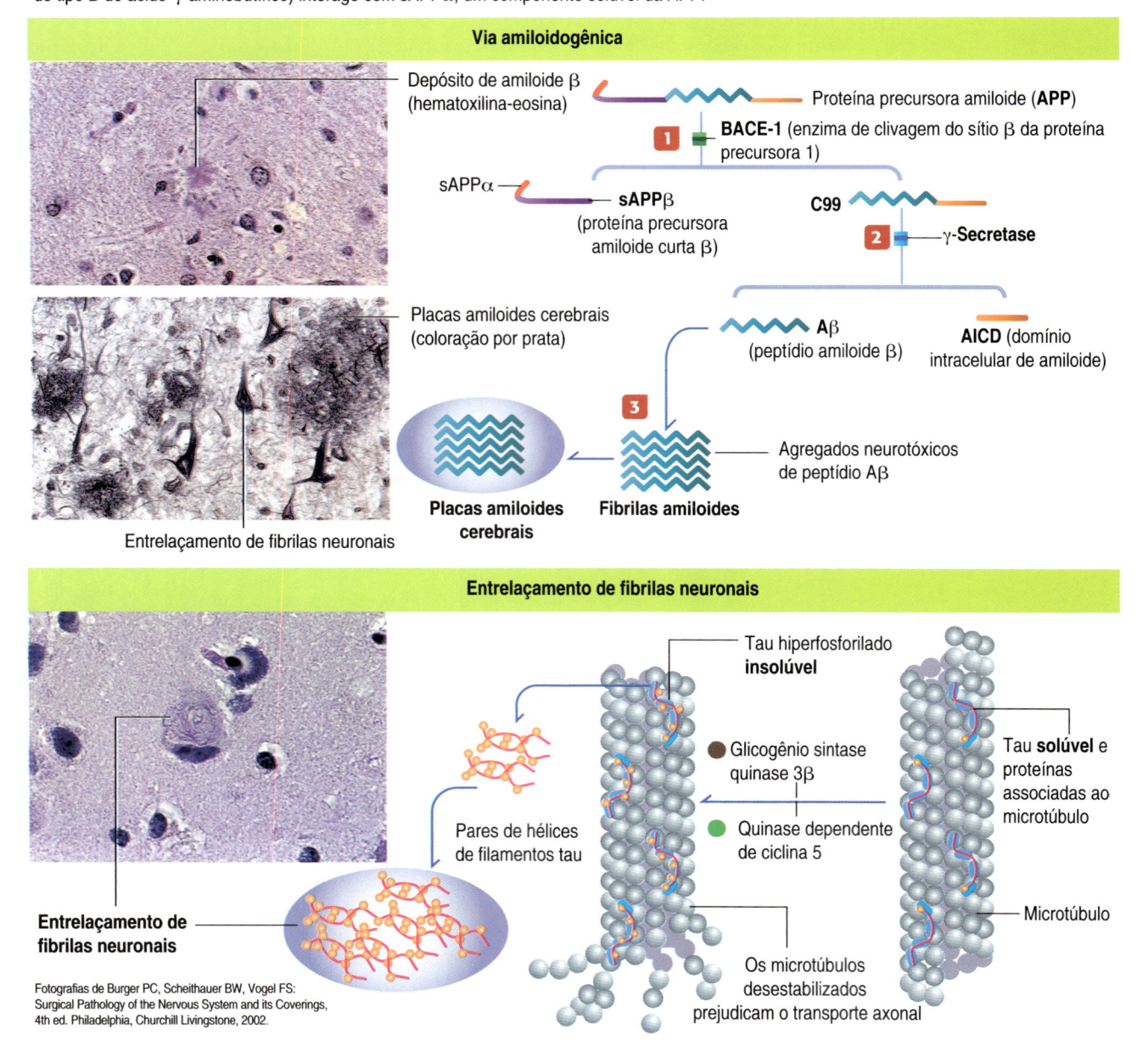

Depósito de amiloide β (hematoxilina-eosina)

Proteína precursora amiloide (**APP**)

1 **BACE-1** (enzima de clivagem do sítio β da proteína precursora 1)

sAPPα

sAPPβ (proteína precursora amiloide curta β)

C99

2 γ-**Secretase**

Placas amiloides cerebrais (coloração por prata)

Aβ (peptídio amiloide β)

AICD (domínio intracelular de amiloide)

3

Agregados neurotóxicos de peptídio Aβ

Placas amiloides cerebrais **Fibrilas amiloides**

Entrelaçamento de fibrilas neuronais

Entrelaçamento de fibrilas neuronais

Tau hiperfosforilado **insolúvel**

● Glicogênio sintase quinase 3β

● Quinase dependente de ciclina 5

Tau **solúvel** e proteínas associadas ao microtúbulo

Pares de hélices de filamentos tau

Entrelaçamento de fibrilas neuronais

Microtúbulo

Os microtúbulos desestabilizados prejudicam o transporte axonal

Fotografias de Burger PC, Scheithauer BW, Vogel FS: Surgical Pathology of the Nervous System and its Coverings, 4th ed. Philadelphia, Churchill Livingstone, 2002.

amido; *eidos*, semelhança) que contêm o **peptídio β-amiloide (Aβ)**. As fibrilas amiloides têm uma estrutura predominante em folha β que compõe conformações desenoveladas ou parcialmente desenoveladas de proteínas e peptídios.

Historicamente, a amiloidose foi observada na metade do século XIX como depósitos corados por iodeto ou vermelho do Congo em órgãos de pacientes que morreram dessa doença.

As fibrilas amiloides representam a perda da função de peptídios e proteínas normalmente solúveis e funcionais, bem como a automontagem de intermediários tóxicos.

Lembre-se de que os mecanismos de proteção contra a formação de depósitos amiloides incluem os sistemas ubiquitina-proteassomo e autofagia, que previnem a formação e o acúmulo de cadeias polipeptídicas anormalmente configuradas e agregadas.

2. **Emaranhados neurofibrilares** no citoplasma dos neurônios envelhecidos.

3. **Deficiência sináptica hipocampal** progressiva correlacionada ao declínio cognitivo na doença de Alzheimer. Além disso, **lesão vascular (isquemia)** e **inflamação parenquimatosa** (micróglia ativada e astrócitos reativos) aumentam os efeitos das placas com peptídio Aβ no encéfalo.

As placas e os emaranhados levam à perda neuronal e de substância branca.

A Figura 8.16 e o Boxe 8.H resumem e elucidam os principais eventos moleculares observados nos encéfalos de pacientes com doença de Alzheimer, em particular na formação das **placas amiloides**.

Uma desproporção entre a produção e a eliminação, com o acúmulo de peptídios Aβ, pode ser o fator desencadeante da doença de Alzheimer. Emaranhados neurofibrilares em neurônios piramidais são típicos da doença de Alzheimer e de outros distúrbios neurodegenerativos chamados **taupatias**.

Alterações na função estabilizadora da **tau**, uma proteína associada a microtúbulos, resultam no acúmulo de pares torcidos de tau nos neurônios. Nos neurônios normais, a **tau solúvel** promove a união e a estabilização dos microtúbulos e do transporte axonal de vesículas. A **tau hiperfosforilada é insolúvel**, não tem afinidade por microtúbulos e sofre autoassociação em filamentos helicoidais pareados.

3. **Doença de Parkinson**, a segunda doença neurodegenerativa mais comum após a doença de Alzheimer. Clinicamente, é caracterizada por **parkinsonismo**, definido por tremores em repouso, movimentos voluntários lentos (**distúrbios hipocinéticos**) e movimentos com rigidez. Essa doença é patologicamente definida pela **perda de neurônios dopaminérgicos da substância negra** e de outros locais.

Um aspecto patológico característico é a presença de depósitos de α-**sinucleína** hiperfosforilada no citoplasma dos neurônios (**corpos de Lewy**) e inclusões filamentosas dos axônios (**neuritos de Lewy**).

Mutações no gene *SNCA*, que codifica a α-sinucleína, causam **doença de Parkinson familiar autossômica dominante**. A fosforilação permanente da α-sinucleína diminui a velocidade do transporte axonal.

Outro gene associado à **forma familiar da doença de Parkinson** é o *PARK2* (proteína da doença de Parkinson 2). A *PARK2* codifica a proteína ligase ubiquitina E3 **parkina**. A parkina está envolvida na manutenção das mitocôndrias. Mitocôndrias defeituosas podem disparar a produção de espécies reativas de oxigênio (EROs), levando à perda das funções celulares.

Como a parkina atua?

Mitofagia é um mecanismo específico para eliminar as mitocôndrias danificadas por um caminho de sinalização que envolve duas enzimas: **PINK1** (quinase putativa induzida por PTEN [fosfatase e homólogo da tensina] 1) e parkina.

A parkina citoplasmática está inativa quando as mitocôndrias funcionam normalmente, enquanto a PINK1 está associada às mitocôndrias. Quando as mitocôndrias estão danificadas, a parkina se liga à membrana mitocondrial externa e sua atividade de ligase ubiquitina é desencadeada pela PINK1. A parkina ativada transfere proteínas ubiquitina às proteínas ligadas à membrana mitocondrial externa para iniciar a mitofagia, um processo de controle que previne a disfunção mitocondrial.

Como discutido no Capítulo 3, *Sinalização Celular | Biologia Celular | Patologia*, as ligases ubiquitina unem as cadeias de proteína ubiquitina a cadeias de proteínas, um processo chamado **ubiquitinação**, orientando-as, assim, à degradação pelo proteassomo 26S.

Boxe 8.H Depósitos amiloides.

• A conversão de peptídios e de proteínas solúveis em **depósitos amiloides** está associada a várias doenças, inclusive a doença de Alzheimer e o diabetes de tipo II

• A proteína β-amiloide é produzida por endoproteólise da proteína precursora amiloide (**APP**), uma proteína semelhante a um receptor e com um único domínio transmembrânico. Isso é feito por clivagem sequencial da APP por complexos enzimáticos, designados α, β e γ-secretases (ver Figura 8.16)

• Três enzimas com atividade α-secretase são ADAM9, ADAM10 e ADAM17 (também conhecida como enzima conversora de fator de necrose tumoral alfa). No Capítulo 1, *Epitélio | Biologia Celular*, discutimos a estrutura e a função da família ADAM (uma família de enzimas desintegrinas e metaloproteinases)

• A γ-secretase consiste em um complexo de enzimas composto de presenilina 1 ou 2, nicastrina, defeito na faringe anterior e intensificador de presenilina 2

• As secretases e as ADAMs são **sheddases**. Estão envolvidas na regulação da proteólise intramembrânica: proteínas de membrana perdem primeiro seus ectodomínios pela ação das proteases ancoradas à membrana (*sheddases*), liberando os domínios extracelulares. Assim, o fragmento de membrana retido pode ser clivado nos domínios transmembrânicos para liberar o peptídio hidrofóbico (como β-amiloide) no espaço extracelular. A α-secretase (composta de membros da família ADAM) ou a β-secretase (também chamada enzima APP de clivagem do sítio β, BACE, ver Figura 8.16) participam da eliminação do ectodomínio de APP.

Uma deficiência no transporte axonal, determinada pela α-sinucleína hiperfosforilada, e o acúmulo de mitocôndrias danificadas, causado por mutações na parkina e na PINK1, determinam o alto estresse oxidativo das mitocôndrias nos neurônios dopaminérgicos, o passo inicial para as formas familiares da doença de Parkinson.

4. A **doença de Huntington** é um distúrbio neurodegenerativo hereditário do início da vida adulta. Caracteriza-se por falta de coordenação muscular, declínio cognitivo e demência. A doença de Huntington e a **atrofia muscular bulbar e espinal** (**SMBA**; também conhecida como doença de Kennedy) pertencem ao grupo das **doenças da poliglutamina** (**polyQ**).

Alguns genes apresentam mais repetições CAG nas regiões de codificação dos genes neuronais. A SMBA, uma doença neurodegenerativa masculina caracterizada pela progressiva degeneração de neurônios motores e por defeitos bulbares (disartria [distúrbio da fala] e disfagia), é causada pela expansão da polyQ na proteína **receptora de andrógeno**.

A doença de Huntington é causada por um gene *huntingtina* (*HTT*) que contém um número de repetições CAG na região codificadora e expressa a proteína polyQ HTT.

A doença de Huntington foi brevemente discutida no Capítulo 3, *Sinalização Celular | Biologia Celular | Patologia*, no contexto de apoptose envolvendo caspases e citocromo *c*.

Agregados de polyQ HTT alteram o transporte axonal pela indução da desacetilação dos microtúbulos. A acetilação dos microtúbulos, uma modificação pós-translacional reversível da α-tubulina, é requerida para a ligação dos complexos motores proteína-carga aos microtúbulos axonais.

5. A **atrofia muscular espinal** (**AME**) é uma doença neurodegenerativa autossômica recessiva e progressiva que afeta predominantemente crianças. A AME é caracterizada principalmente pela degeneração dos neurônios motores α no corno cinzento ventral da medula espinal.

A AME é causada por deleção homozigótica ou mutação pontual de sobrevivência do motoneurônio 1 (*Smn1* – survival motor neuron 1), o gene que codifica a proteína SMN. Uma diminuição na proteína SMN perturba a estrutura e a função da junção neuromuscular.

Os pacientes requerem suporte respiratório logo após o nascimento e a doença leva à morte em semanas em sua forma grave. As novas terapias consistem na administração de nusinersena para aumentar os níveis da proteína SMN ou proteger a organização do citoesqueleto das **junções neuromusculares**, alvo da AME, para melhorar a função muscular.

Micróglia

A micróglia é originária do **precursor eritromieloide** (PEM) no saco vitelino (SV) embrionário, migra para o parênquima cerebral como macrófagos SV e se diferencia em sua forma final. A população de células da micróglia é mantida por autorrenovação. Note que, de acordo com seu desenvolvimento e função, as células da micróglia não são relacionadas aos monócitos, os precursores dos macrófagos teciduais (Conhecimento básico 8.A).

A micróglia, a população fagocítica funcional do SNC, compreende cerca de 12% das células no encéfalo. Predominam na substância cinzenta, com maiores concentrações no hipocampo, telencéfalo olfatório, núcleos da base e substância negra. A micróglia interage com neurônios, astrócitos e oligodendrócitos.

A micróglia dá suporte trófico aos neurônios, remove detritos apoptóticos, elimina sinapses disfuncionais e é responsável pela vigilância imunológica contínua do parênquima cerebral, caracterizada pelo aumento da **atividade fagocítica** e produção de moléculas relacionadas à inflamação (inclusive citocinas e quimiocinas). A função da micróglia depende da presença do fator de crescimento transformante β produzido pelos astrócitos.

A diferenciação de micróglia, astrócitos e oligodendrócitos com as técnicas histológicas de rotina é difícil. Os procedimentos de imuno-histoquímica e de impregnação pela prata são comumente empregados para a identificação das células da glia. Existem marcadores específicos para diferenciação da micróglia e macrófagos teciduais: a proteína transmembrânica 119 (**TMEM119**), o purinoceptor P2Y 12 (**P2RY12**) e a proteína Sal-símile 1 (**SALL1**).

Função da micróglia

As células da micróglia ficam em um **estado de repouso** caracterizado por **morfologia citoplasmática ramificada**.

Em resposta a uma lesão cerebral ou à atividade imunológica, as células da micróglia passam para um **estado ativado** caracterizado por **morfologia ameboide** acompanhada pela regulação positiva de moléculas de superfície celular, tais como **CD14**, TMEM119, P2RY12, SALL1 e **receptores de quimiocinas**.

As células da micróglia ativadas participam do desenvolvimento do encéfalo, auxiliando a eliminação de neurônios em apoptose e detritos tóxicos e melhorando a sobrevida neuronal por meio da liberação de fatores tróficos e anti-inflamatórios.

No encéfalo maduro, a micróglia facilita o reparo ao direcionar sua migração para o local de inflamação e lesão.

As células da micróglia podem se tornar excessivamente ativadas e exercer efeitos neurotóxicos pela produção excessiva de substâncias citotóxicas, como **EROs**, **óxido nítrico** e **ligante do fator de necrose tumoral**.

As células da micróglia ativadas estão presentes em grande número em doenças neurodegenerativas (doença de Alzheimer, doença de Parkinson, esclerose

Conhecimento básico 8.A Micróglia.

Origem e desenvolvimento da micróglia

Saco vitelino (SV)	Parênquima cerebral
Precursor eritromieloide (PEM) SV	TMEM119, P2RY12, SALL1

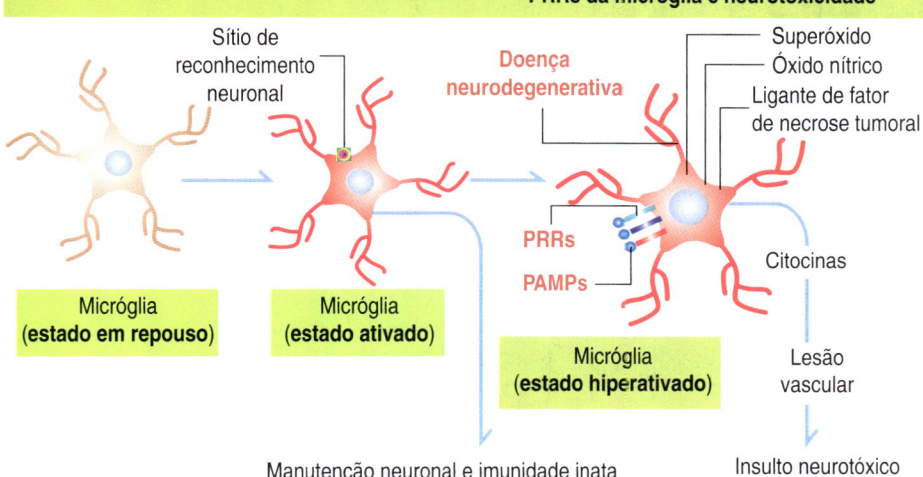

Macrófago do saco vitelino (**macrófago SV**)

Micróglia em estágio inicial   Pré-micróglia   Micróglia

Monócito fetal

Fígado fetal   Macrófago tecidual

A micróglia difere dos macrófagos meníngeos, perivasculares e do plexo coroide. Esses macrófagos não apresentam marcadores específicos da micróglia (como proteína transmembrânica 119 [TMEM119], purinoceptor P2Y 12 [P2RY12] e proteína Sal-símile 1 [SALL1]).

A micróglia é derivada do saco vitelino (SV), onde precursores eritromieloides SV (PEMs SV) dão origem a macrófagos SV.

Com o estabelecimento da circulação sanguínea, os macrófagos SV migram para o embrião (principalmente para o fígado fetal) e também colonizam o parênquima cerebral. No cérebro, os precursores da micróglia proliferam e se diferenciam em micróglia em estágio inicial, pré-micróglia e micróglia.

No fígado fetal, os macrófagos SV se tornam progenitores mieloides que se diferenciam em monócitos e, depois, em macrófagos teciduais. Note que os macrófagos derivados de PEM SV dão origem à micróglia. Os macrófagos teciduais são originários de monócitos do fígado fetal ou células-tronco hematopoéticas imaturas que se transformam em progenitores de monócitos.

PRRs da micróglia e neurotoxicidade

Sítio de reconhecimento neuronal

Doença neurodegenerativa

Superóxido
Óxido nítrico
Ligante de fator de necrose tumoral

PRRs
PAMPs

Citocinas

Micróglia (**estado em repouso**)

Micróglia (**estado ativado**)

Micróglia (**estado hiperativado**)

Lesão vascular

Manutenção neuronal e imunidade inata (liberação de fatores tróficos e anti-inflamatórios)

Insulto neurotóxico **Morte neuronal e fagocitose**

Os **receptores de reconhecimento de padrão (PRRs)** são responsáveis por funções fagocíticas (identificação de patógenos, produção de superóxido extracelular, liberação de fatores pró-inflamatórios e remoção de resíduos celulares por fagocitose).

A interação de padrões moleculares associados a patógenos (PAMPs) e PRRs desencadeia uma resposta imune excessiva e a neurotoxicidade mediada pela micróglia. Um determinado ligante pode ser reconhecido por vários PRRs (efeito cumulativo).

Dentre os ligantes, estão **peptídio amiloide** β (doença de Alzheimer), α-**sinucleína** (doença de Parkinson) e o **vírus da imunodeficiência humana** (HIV).

Sinalização de fagocitose da micróglia

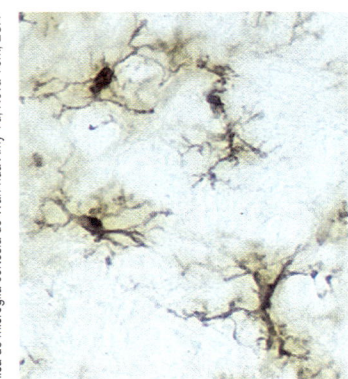

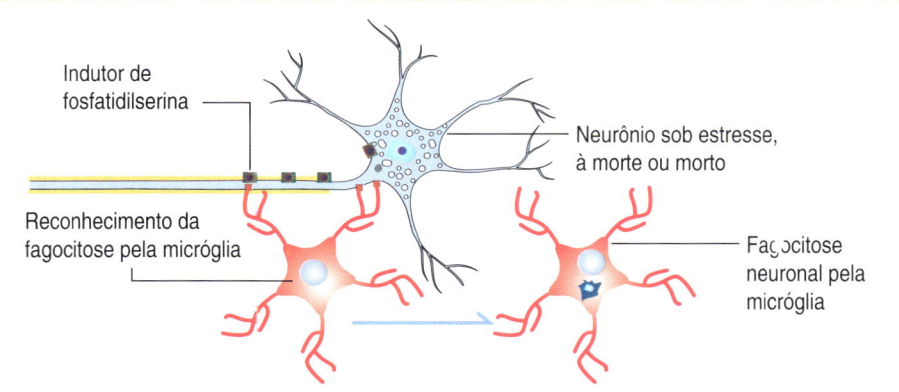

Indutor de fosfatidilserina

Neurônio sob estresse, à morte ou morto

Reconhecimento da fagocitose pela micróglia

Fagocitose neuronal pela micróglia

A remoção de neurônios à morte ou mortos por apoptose ou necrose durante o desenvolvimento, a inflamação e doenças neurológicas envolve a atividade fagocítica das células da micróglia, os fagócitos residentes do encéfalo e da medula espinal.

A micróglia percebe sinais de reconhecimento de fagocitose, como a translocação de fosfatidilserina fosfolipídica por fosfatidilserina translocases do folheto interno da membrana plasmática para a superfície

celular. A fosfatidilserina marca neurônios sob estresse, à morte ou mortos para remoção, permitindo, assim, que os receptores e as opsoninas da micróglia englobem neurônios mortos inteiros ou partes de neurônios sob estresse em questão de horas.

Microgliose é a resposta maciça da micróglia ao dano tecidual e pode ser reparativa ou destrutiva (chamada microgliose reativa).

Preparação imunocitoquímica de micróglia cortesia de Wan-hua Amy Yu, Nova York, EUA múltipla, esclerose lateral amiotrófica, doença de Huntington), causando hiperatividade microglial generalizada, chamada **microgliose reativa** (ver Conhecimentos básicos 8.A).

Epêndima

O epêndima representa o **epitélio cúbico simples** que reveste as superfícies dos ventrículos encefálicos e o canal central da medula espinal. O epêndima consiste em dois tipos celulares (Figura 8.17):

1. **Células ependimárias.**
2. **Tanicitos.**

As **células ependimárias** formam um epitélio cúbico simples, que reveste as cavidades ventriculares do encéfalo e o canal central da medula espinal. Essas células se diferenciam a partir das **células ventriculares** (ou neuroepiteliais) do tubo neural embrionário.

O domínio apical das células ependimárias contém abundantes **microvilosidades** e um ou mais cílios. **Zônulas aderentes** ligam as células ependimárias adjacentes. O domínio basal está em contato com os **pés terminais astrocíticos**.

Tanicitos são células ependimárias especializadas com prolongamentos basais se estendendo entre os prolongamentos astrocíticos para formar um pé terminal sobre os vasos sanguíneos.

Plexo coroide

O plexo coroide produz o **líquido cefalorraquidiano (LCR)**. Durante o desenvolvimento, a camada de células ependimárias entra em contato com a pia-máter altamente vascularizada, formando a **tela coroide** no teto dos terceiro e quarto ventrículos e ao longo da fissura coroide dos ventrículos laterais. Essas células se diferenciam em células secretoras, que, juntamente com os vasos sanguíneos meníngeos, formam o **plexo coroide** (ver Figura 8.17; Figura 8.18).

O plexo coroide de cada ventrículo consiste em uma única camada de células epiteliais cuboides, altamente polarizadas. O **domínio apical** contém microvilosidades e proteínas enzimáticas e aquaporinas necessárias para a secreção do líquido cefalorraquidiano. As **junções de oclusão** apicais conectam células adjacentes para formar a **barreira hematoliquórica que impede a passagem livre de moléculas da circulação sistêmica para o líquido cefalorraquidiano**. O **domínio basolateral** forma pregas interdigitantes, enquanto a célula repousa sobre uma lâmina basal.

Diferentemente dos capilares do parênquima cerebral, os capilares do plexo coroide são revestidos por **células endoteliais fenestradas** sustentadas por uma lâmina basal. As fenestrações de células endoteliais permitem a livre passagem de macromoléculas do plasma sanguíneo para o espaço subepitelial; contudo, não podem passar livremente para o líquido cefalorraquidiano, devido às elaboradas interdigitações presentes ao longo do domínio basolateral e às junções de oclusão apicais.

Diversas **células imunes** estão alojadas no plexo coroide. Macrófagos, linfócitos e células dendríticas migram dos capilares fenestrados para o estroma do tecido conjuntivo e podem chegar ao líquido cefalorraquidiano nos ventrículos por passagem transepitelial.

Embora o principal papel do líquido cefalorraquidiano seja a remoção de toxinas e resíduos do encéfalo, a presença de células imunes indica uma **função de monitoramento de antígenos no SNC**. Respostas imunes não reguladas podem levar a imunopatologias crônicas, como a esclerose múltipla.

Líquido cefalorraquidiano

O plexo coroide dos ventrículos laterais, dos terceiro e quarto ventrículos produz em torno de $500\ m\ell$ de líquido cefalorraquidiano a cada 24 horas. O líquido cefalorraquidiano flui dos ventrículos laterais do encéfalo para o terceiro ventrículo pelo forame interventricular. O líquido cefalorraquidiano desce para o quarto ventrículo através do aqueduto cerebral, alcançando o encéfalo e o espaço subaracnoide espinal pelas aberturas mediana e lateral. Parte do líquido cefalorraquidiano desce através do forame magno, alcançando a cisterna lombar em até 12 horas.

Após entrar no espaço subaracnoide, o líquido cefalorraquidiano flui externamente ao SNC para o sangue, no seio sagital superior (Figura 8.19). O líquido cefalorraquidiano é transportado através do epitélio aracnoide, onde vilosidades aracnoides microscópicas e granulações aracnoides macroscópicas o reabsorvem na circulação sistêmica ou nos linfonodos regionais e cervicais.

O epitélio do plexo coroide representa uma barreira entre o sangue e o líquido cefalorraquidiano. Várias substâncias podem deixar os capilares do plexo coroide, mas não podem entrar no líquido cefalorraquidiano. O líquido cefalorraquidiano dá sustentação e protege o encéfalo e a medula espinal de forças externas aplicadas no crânio ou na coluna vertebral (efeito amortecedor).

Além disso, o líquido cefalorraquidiano permite a remoção de resíduos metabólicos por drenagem contínua das cavidades ventriculares e do espaço subaracnoide. O volume de líquido cefalorraquidiano varia de acordo com o volume sanguíneo intracraniano. A comunicação livre do líquido cefalorraquidiano entre compartimentos protege contra as diferenças de pressão.

A **punção lombar** é um procedimento para coletar uma amostra de líquido cefalorraquidiano para análise bioquímica e medida de pressão. O líquido cefalorraquidiano é coletado por meio de uma agulha obliquamente inserida através do ligamento interespinhoso entre a terceira e a quarta (L3 e L4) e a quarta e a quinta (L4 e L5) vértebras lombares. Em um adulto, o volume total de líquido cefalorraquidiano é de aproximadamente $120\ m\ell$.

Figura 8.17 Epêndima e plexo coroide.

Plexo coroide

Plexo coroide

Lúmen (terceiro ventrículo)

Epitélio ependimário

O **plexo coroide, a principal fonte de líquido cefalorraquidiano**, é um tecido altamente vascularizado localizado em cada ventrículo do encéfalo.

É composto de um **epitélio coroide** que cerca um cerne de capilares fenestrados e tecido conjuntivo.

O **epitélio coroide** é composto de:

(1) Células cuboides unidas por **junções de oclusão**, que formam a barreira hematoliquórica.

(2) **Microvilosidades** apicais.

(3) Dobramentos da membrana plasmática basal.

(4) Abundantes mitocôndrias.

O epitélio coroide é o sítio de entrada das células imunes no SNC.

Epêndima

Célula da glia

Canal central (tronco encefálico)

Preparações cortesia de Wan-hua Amy Yu, Nova York, EUA.

Epitélio ependimário: Os ventrículos encefálicos e o canal central da medula espinal são revestidos por um epitélio cuboide simples, o **epêndima**.

O epêndima é composto de dois tipos celulares:

1 As **células ependimárias**, com cílios e microvilosidades no domínio apical e abundantes mitocôndrias. O domínio basal fica em contato com uma camada de pés terminais de astrócitos. As células ependimárias são ligadas umas às outras por **zônulas aderentes** (desmossomos em cinta).

2 Os **tanicitos** (no terceiro ventrículo) são células ependimárias especializadas. Um tanicito tem duas características importantes:

(1) Um processo basal se estende pela camada de pés terminais de astrócitos para formar o pé terminal em um vaso sanguíneo.

(2) Um tanicito é ligado a outro tanicito ou uma célula ependimal por junções de oclusão.

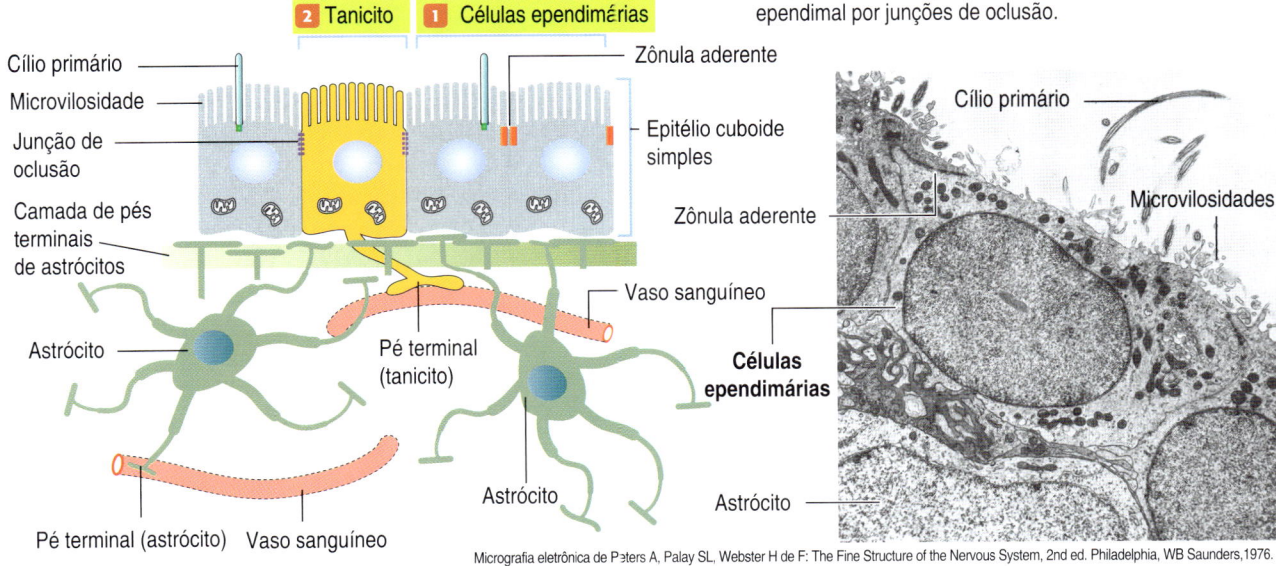

2 Tanicito **1** Células ependimárias

Cílio primário
Microvilosidade
Junção de oclusão
Camada de pés terminais de astrócitos
Astrócito
Pé terminal (tanicito)
Zônula aderente
Epitélio cuboide simples
Zônula aderente
Vaso sanguíneo
Pé terminal (astrócito) Vaso sanguíneo
Astrócito

Cílio primário
Microvilosidades
Células ependimárias
Astrócito

Micrografia eletrônica de Peters A, Palay SL, Webster H de F: The Fine Structure of the Nervous System, 2nd ed. Philadelphia, WB Saunders,1976.

Figura 8.18 Plexo coroide.

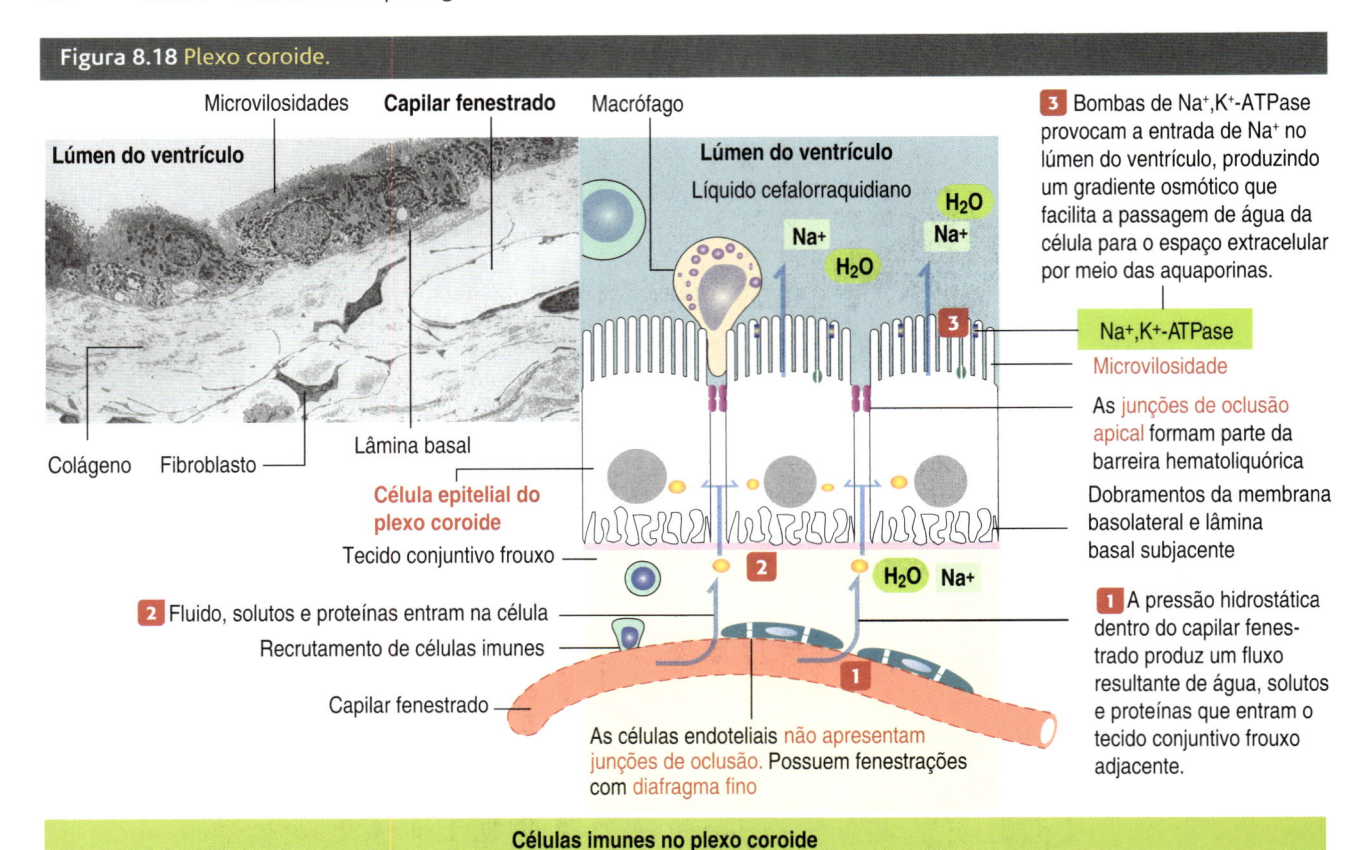

3 Bombas de Na+,K+-ATPase provocam a entrada de Na+ no lúmen do ventrículo, produzindo um gradiente osmótico que facilita a passagem de água da célula para o espaço extracelular por meio das aquaporinas.

As junções de oclusão apical formam parte da barreira hematoliquórica

Dobramentos da membrana basolateral e lâmina basal subjacente

1 A pressão hidrostática dentro do capilar fenestrado produz um fluxo resultante de água, solutos e proteínas que entram o tecido conjuntivo frouxo adjacente.

2 Fluido, solutos e proteínas entram na célula

Recrutamento de células imunes

As células endoteliais não apresentam junções de oclusão. Possuem fenestrações com diafragma fino

Células imunes no plexo coroide

O plexo coroide abriga diversas células imunes (macrófagos e células dendríticas). Na verdade, o plexo coroide expressa quimiocinas e moléculas de adesão para permitir a entrada transepitelial de células imunes no SNC.

O líquido cefalorraquidiano contém cerca de 90% de linfócitos T, 5% de linfócitos B, 5% de monócitos e menos de 1% de células dendríticas. As células imunes do líquido cefalorraquidiano patrulham o SNC. Antígenos no SNC podem desencadear respostas imunes adaptativas.

Moléculas de sinalização no líquido cefalorraquidiano, inclusive interleucinas e fator transformador do crescimento β, recrutam macrófagos para os sítios de lesão (p.ex., um sítio de lesão na medula espinal).

Diferentemente do revestimento endotelial dos vasos sanguíneos do parênquima cerebral, os capilares do plexo coroide são **fenestrados**. As fenestrações das células endoteliais têm um diafragma fino permeável a água e pequenas moléculas.

Micrografia eletrônica de Peters A, Palay SL, Webster H de F: The Fine Structure of the Nervous System, 2nd ed. Philadelphia, WB Saunders,1976.

Barreiras de permeabilidade encefálica

O encéfalo é suprido com sangue das principais artérias, que formam uma rede anastomosada em torno da base do encéfalo. Dessa região, as artérias se projetam para o espaço subaracnoide antes de entrar no tecido encefálico.

No encéfalo, o espaço perivascular é circundado por uma lâmina basal derivada tanto das células da glia quanto das células endoteliais: a **glia limitante**.

As células endoteliais não fenestradas, unidas por junções de oclusão, evitam a difusão de substâncias do sangue para o encéfalo.

As junções de oclusão representam a base estrutural da barreira hematencefálica. Essa barreira oferece livre passagem à glicose e a outras moléculas selecionadas, mas exclui a maioria das substâncias, em especial aos medicamentos potentes necessários ao tratamento de uma infecção ou tumor. Em caso de rompimento da barreira hematencefálica, o líquido tecidual se acumula no tecido nervoso, condição chamada **edema cerebral**.

Como já vimos, externamente às células endoteliais de revestimento dos capilares, está uma lâmina basal e, externamente a essa lâmina, estão os pericitos, pés terminais dos astrócitos e projeções neuronais.

Embora os pés terminais pericapilares dos astrócitos não sejam parte da barreira hematencefálica, contribuem para sua manutenção, por meio do transporte de líquido e íons do espaço extracelular perineuronal para os vasos sanguíneos.

Detalhes das três barreiras de permeabilidade encefálica são mostrados na Figura 8.19:

1. A **barreira aracnoideoliquórica**, representada pelas **vilosidades ou granulações aracnoides** distribuídas ao longo do seio venoso, particularmente as **células da barreira aracnoide** unidas pelas junções de oclusão. As vilosidades aracnoides transferem o líquido cefalorraquidiano para o sistema venoso (seio sagital superior).

O fluido no espaço subaracnoide atua como um amortecedor de choque, evitando que a massa

Figura 8.19 Barreiras de permeabilidade encefálica.

Barreiras do encéfalo

1 A barreira aracnoideoliquórica

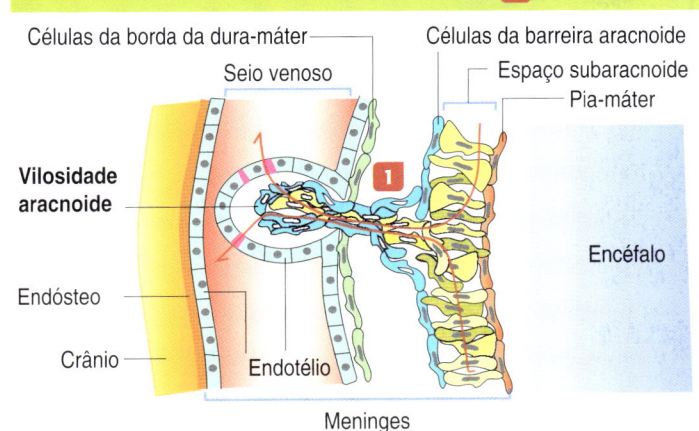

O **líquido cefalorraquidiano** circula pelos ventrículos e espaço subaracnoide ao redor do sistema nervoso central (SNC). A membrana aracnoide impede que o líquido cefalorraquidiano do espaço subaracnoide entre em contato com o fluido do espaço extracelular da dura-máter. O líquido cefalorraquidiano é drenado dos hemisférios cerebrais para **as vilosidades aracnoides, protrusões da aracnoide para o lúmen do seio venoso**. O líquido cefalorraquidiano permeia ou atravessa as células endoteliais que revestem o seio venoso. O líquido cefalorraquidiano é separado do sangue pelo revestimento de células endoteliais do seio venoso. O sangue não flui do seio venoso para o espaço subaracnoide. O bloqueio do movimento do líquido cefalorraquidiano provoca seu acúmulo nos ventrículos e ao redor do encéfalo, na chamada **hidrocefalia**.

2 A barreira hematoliquórica

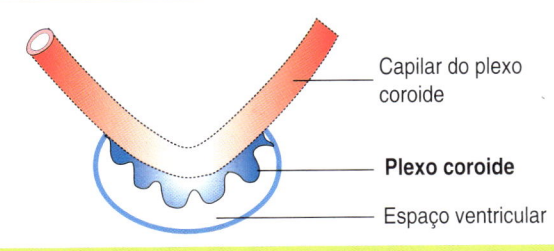

Os vasos sanguíneos e os plexos coroides produzem cerca de 80 a 90% do líquido cefalorraquidiano. O restante é originário do tecido nervoso (fluido extracelular). A formação do líquido cefalorraquidiano pelo **plexo coroide** envolve a passagem de um ultrafiltrado de plasma pelo endotélio fenestrado do capilar sanguíneo e o tecido conjuntivo adjacente. **As células epiteliais coroides transformam esse ultrafiltrado em um produto de excreção, o líquido cefalorraquidiano**.

3 A barreira hematencefálica

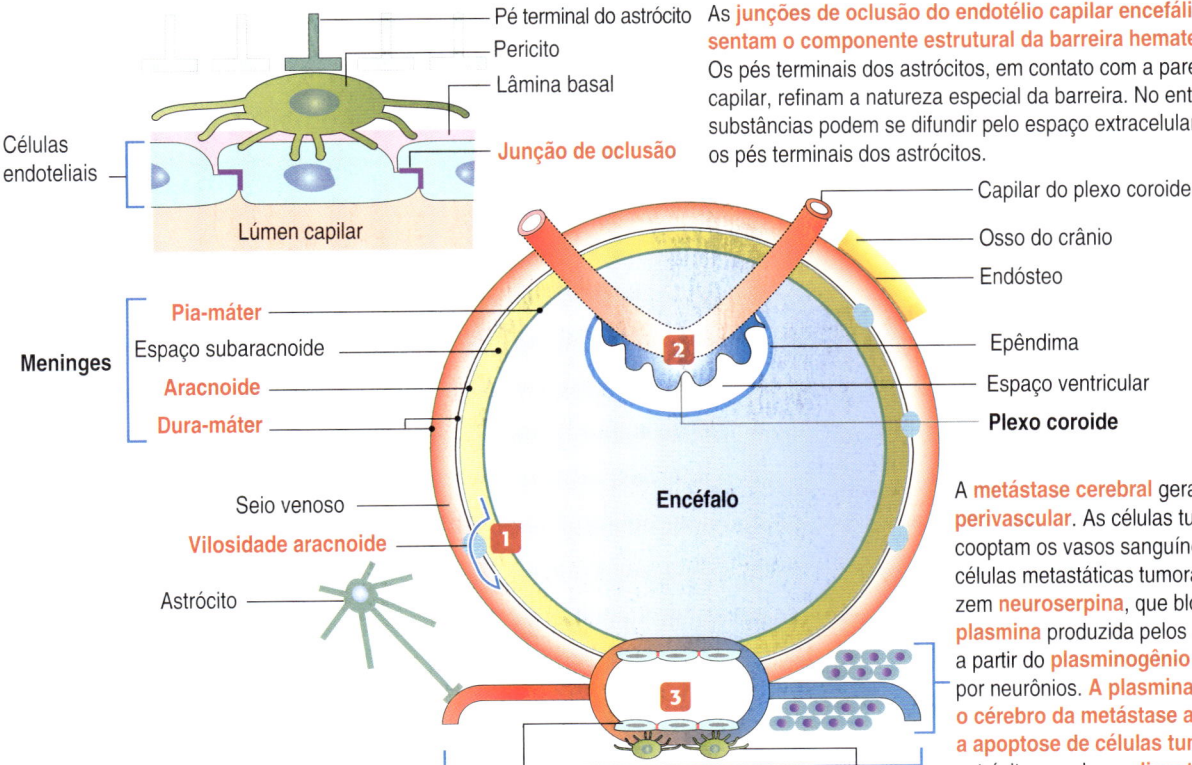

As **junções de oclusão do endotélio capilar encefálico representam o componente estrutural da barreira hematencefálica**. Os pés terminais dos astrócitos, em contato com a parede capilar, refinam a natureza especial da barreira. No entanto, as substâncias podem se difundir pelo espaço extracelular entre os pés terminais dos astrócitos.

A **metástase cerebral** geralmente é **perivascular**. As células tumorais cooptam os vasos sanguíneos. As células metastáticas tumorais produzem **neuroserpina**, que bloqueia a **plasmina** produzida pelos astrócitos a partir do **plasminogênio** secretado por neurônios. **A plasmina protege o cérebro da metástase ao promover a apoptose de células tumorais**. Os astrócitos produzem **ligante de Fas**, um indutor da apoptose.

encefálica comprima as raízes nervosas e os vasos sanguíneos.

2. A **barreira hematoliquórica**, que envolve as junções de oclusão do **epitélio coroide**, é responsável pela produção de líquido cefalorraquidiano. Lembre-se de que as junções de oclusão evitam o transporte paracelular de várias substâncias que saem dos capilares do plexo coroide, impedindo sua entrada no líquido cefalorraquidiano.

3. A **barreira hematencefálica**, representada pelas junções de oclusão que fecham o espaço intercelular **endotelial**.

A obstrução do movimento do líquido cefalorraquidiano ou defeitos de absorção levam a um acúmulo de líquido nos espaços ventriculares e ao redor do encéfalo.

A **hidrocefalia** é uma doença caracterizada pelo aumento do volume e da pressão do líquido cefalorraquidiano. O espaço ventricular se dilata devido à obstrução da circulação normal de líquido cefalorraquidiano. A obstrução da abertura do forame do quarto ventrículo ao espaço subaracnoide é, na maioria dos casos, o determinante da hidrocefalia.

A barreira hematencefálica representa um obstáculo à metástase das células cancerígenas. Contudo, de modo geral, as **metástases no encéfalo** estão em uma localização **perivascular**, uma condição conhecida como **cooptação vascular** da vasculatura preexistente.

Sistema nervoso periférico

O SNP inclui todos os elementos neuronais que estão fora do encéfalo e da medula espinal. Os nervos periféricos são os **nervos cranianos** e **espinais**.

O SNP contém dois **tipos celulares de suporte**:

1. **Células de Schwann**, análogas aos oligodendrócitos do SNC.
2. **Células satélites**, células semelhantes às células de Schwann que circundam os corpos celulares dos neurônios nos gânglios sensoriais e autônomos e serão discutidas a seguir.

Cada fibra nervosa do SNP tem uma bainha de **células de Schwann**. Nas **fibras mielinizadas**, células de Schwann se enrolam no axônio, formando uma bainha de mielina análoga à dos oligodendrócitos do SNC. Nas **fibras não mielinizadas**, uma única célula de Schwann abriga vários axônios em bolsas citoplasmáticas.

Existem **duas diferenças importantes entre as células de Schwann e os oligodendrócitos**:

1. Uma única célula de Schwann forma apenas um segmento internodal de mielina, enquanto um único oligodendrócito pode formar de 40 a 50 internós.
2. As fibras amielínicas no SNP estão envoltas por células de Schwann, enquanto as do SNC não são envolvidas pelos oligodendrócitos, mas podem ter um envoltório de astrócitos.

Estrutura de um nervo periférico

Os revestimentos de tecido conjuntivo dividem o nervo periférico em três compartimentos, cada um com características estruturais únicas (Figuras 8.20 e 8.21):

1. O **epineuro**.
2. O **perineuro**.
3. O **endoneuro**.

O **epineuro** é formado por colágeno de tipo I e fibroblastos e recobre o nervo inteiro. Contém artérias, veias e vasos linfáticos.

Dentro do nervo, o **perineuro** separa os axônios em **fascículos**. O perineuro consiste em várias camadas concêntricas de **células perineurais** com duas características distintas:

1. Uma **lâmina basal**, consistindo em colágeno do tipo IV e laminina, circunda as camadas das células perineuriais.
2. As células perineuriais estão unidas umas às outras por junções de oclusão para formar uma barreira de difusão protetora, a **barreira hematoneural**. A barreira é responsável pela manutenção fisiológica do microambiente do endoneuro.

O **endoneuro** circunda individualmente axônios e suas células de Schwann e bainhas de mielina associadas. Consiste em fibrilas de colágeno do tipo III, alguns fibroblastos, macrófagos, mastócitos e **capilares endoneurais** entre cada axônio (fibra nervosa).

Múltiplos **axônios não mielinizados** repousam individualmente dentro das bolsas citoplasmáticas das células de Schwann. Lembre-se de que os axônios não mielinizados não sofrem laminação espiral concêntrica e formação de mielina. Para futura referência em neuropatologia, lembre-se de que o método de coloração do *luxol fast blue* é amplamente adotado para a marcação de mielina.

Outros componentes da barreira hematoneural são as células endoteliais dos capilares endoneurais. Os capilares endoneurais têm origem nos *vasa nervorum* e são revestidos por células endoteliais contínuas unidas por junções de oclusão.

Desmielinização segmentar e degeneração axonal

As doenças que afetam as células de Schwann provocam perda de mielina, chamada **desmielinização segmentar**.

O dano ao neurônio e seu axônio leva à **degeneração axonal** (**degeneração walleriana**, descrita pela primeira vez pelo fisiologista inglês Augustus Volney Waller, 1816-1870). A degeneração axonal pode ser seguida por **regeneração axonal**. As **neurotrofinas** participam do processo de reparo e regeneração (Figura 8.22; Boxe 8.I).

Lembre-se de nossa discussão no Capítulo 7, *Tecido Muscular*, que a **unidade motora** é a unidade funcional do sistema neuromuscular. Consequentemente, a desmielinização segmentar e a degeneração axonal afetam a unidade motora, causando **paralisia** e **atrofia muscular**.

Figura 8.20 Nervo periférico.

Organização de um nervo periférico

A **fibra nervosa** é o principal componente estrutural de um nervo periférico e é formada por um **axônio**, **bainha de mielina** e **células de Schwann**.

As fibras nervosas são agrupadas em **fascículos** por bainhas de tecido conjuntivo. Um fascículo contém fibras nervosas mielinizadas e não mielinizadas.

Os axônios contêm segmentos de mielina (**internós**) separados por **nós de Ranvier**. Uma única célula de Schwann é responsável pela bainha de mielina de cada internó.

A espessura da bainha de mielina é proporcional ao diâmetro do axônio. Quanto mais largo o axônio, maior a distância internodal.

As células do perineuro (**células perineurais**) são unidas por junções de oclusão que formam a **barreira hematoneural**.

Os **capilares endoneurais** são revestidos por células endoteliais contínuas unidas por junções de oclusão que contribuem para a barreira hematoneural.

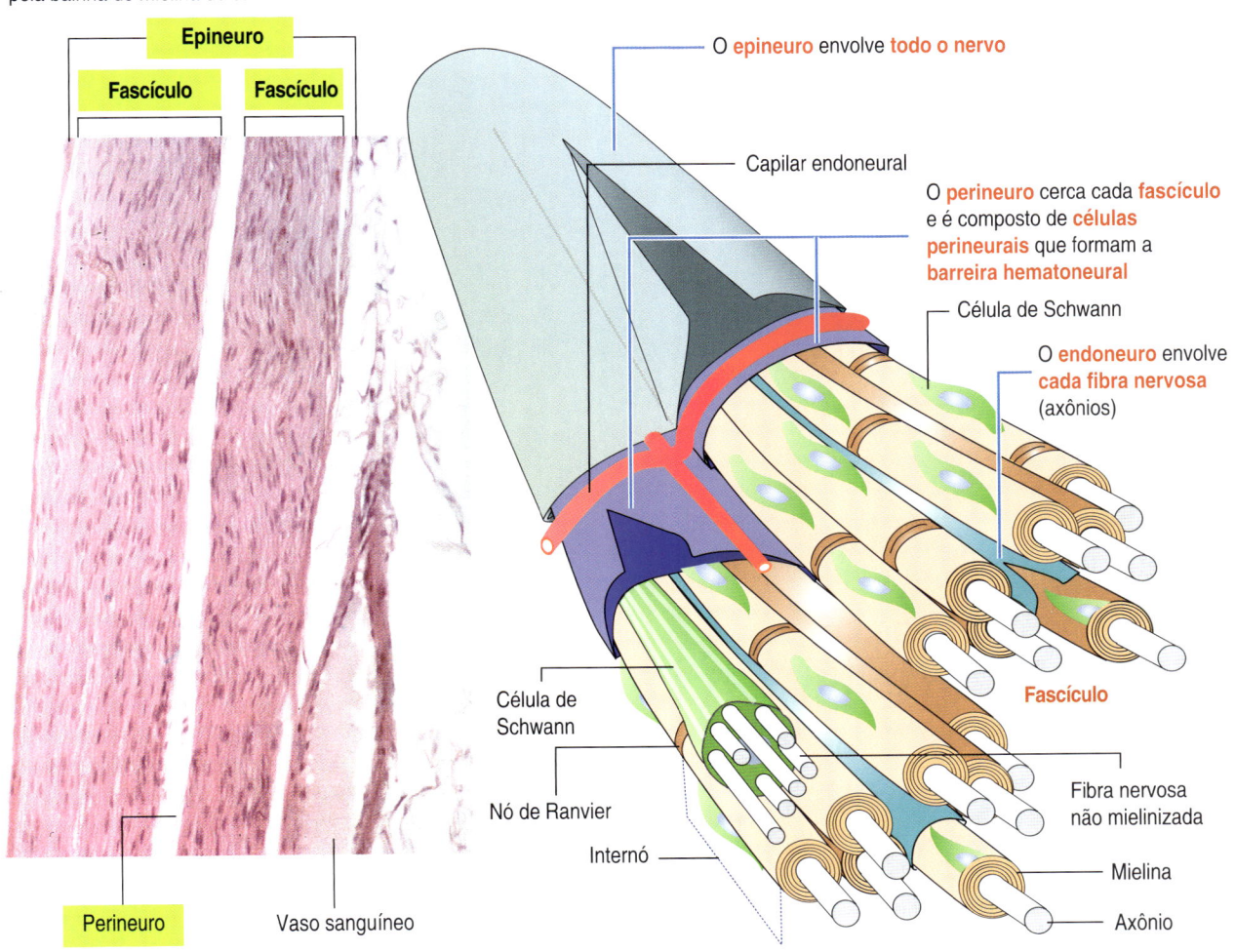

Um exemplo é a doença neurodegenerativa **AME** (**atrofia muscular espinal**) causada pela degeneração dos neurônios motores α no corno cinzento ventral da medula espinal. A fisioterapia para os músculos paralisados impede a degeneração muscular antes que os axônios motores em regeneração possam alcançar a unidade motora.

A **desmielinização segmentar** ocorre em caso de anomalias na função da célula de Schwann ou danos na bainha de mielina, por exemplo, uma lesão traumática do nervo. A secção completa da fibra nervosa diminui as chances de recuperação, a menos que um segmento nervoso seja enxertado.

O endoneuro é essencial para a proliferação de células de Schwann. As células de Schwann guiam um broto axonal, derivado do coto axonal proximal, para alcançar o órgão final (p. ex., um músculo).

Vários brotamentos podem crescer no tecido conjuntivo e, juntamente com as células de Schwann proliferativas, formam massa chamada **neuroma traumático**.

Os neuromas traumáticos impedem o recrescimento do axônio após o traumatismo e têm de ser cirurgicamente removidos para haver reinervação do órgão terminal periférico. Leia sobre os **schwannomas**, tumores encapsulados benignos compostos de células de Schwann, no Boxe 8.J.

Figura 8.21 Nervo periférico.

Corte longitudinal (coloração de hematoxilina-eosina)

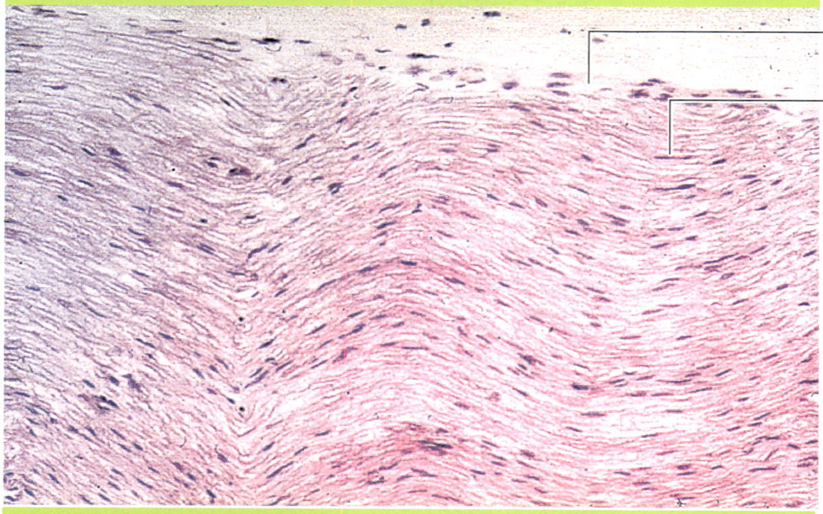

Perineuro

Núcleo de uma célula de Schwann

No SNP, **uma célula de Schwann forma um segmento de mielina**, ou internó, ao redor de um axônio.

Uma fenda, ou **nó de Ranvier, é visualizada em cada extremidade do segmento internodal.** No nó, os processos interdigitantes da célula de Schwann preenchem a fenda não mielinizada.

A superfície da célula de Schwann é cercada por uma lâmina basal que se estende sobre o nó de Ranvier.

Durante o crescimento, os nervos se alongam, o diâmetro dos axônios aumenta e a camada de mielina fica mais espessa.

Corte longitudinal (ácido ósmico)

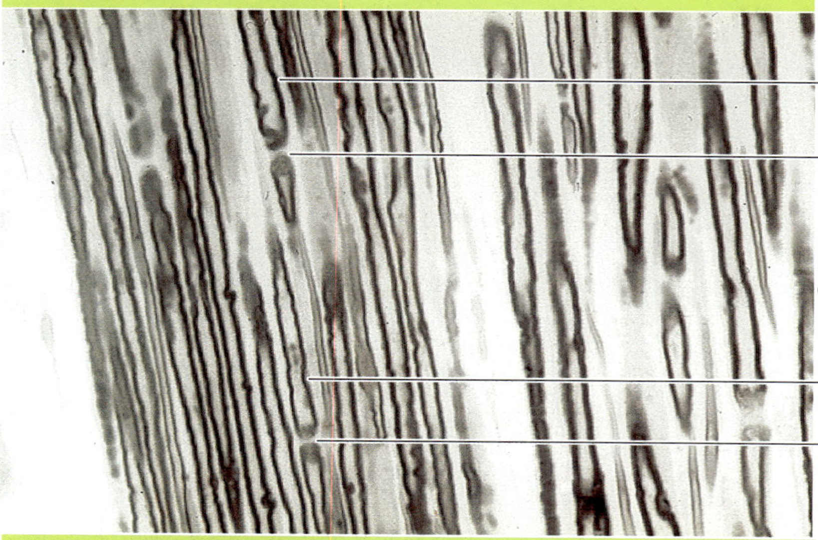

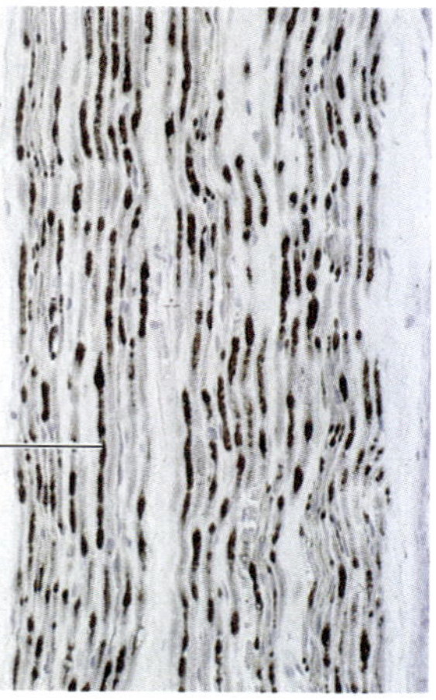

Segmento internodal

Nó de Ranvier

Imunocoloração dos **neurofilamentos** em axônios

Segmento internodal

Nó de Ranvier

Corte transversal (ácido ósmico)

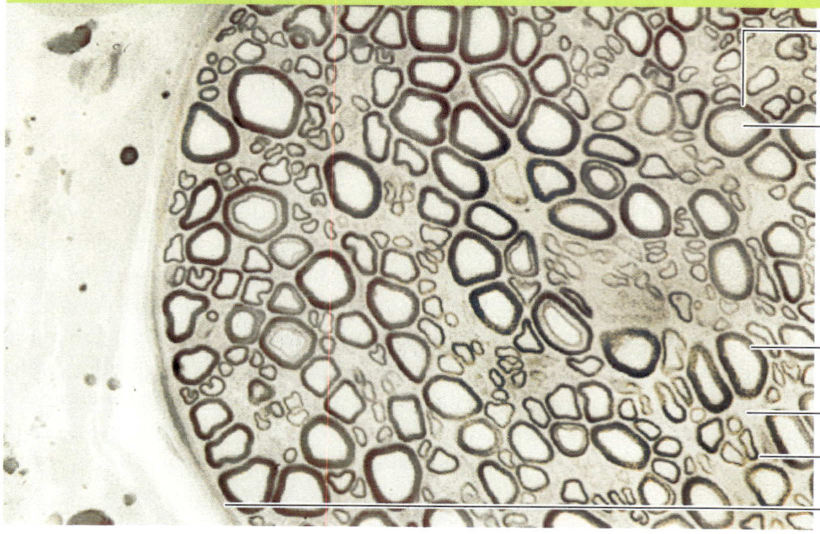

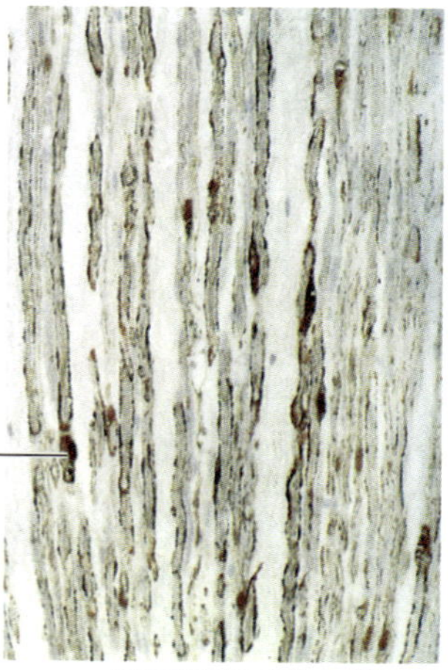

Mielina

Axônio

Imunocoloração do citoplasma das células de Schwann com **S-100**

Imunocolorações de Burger PC, Scheithauer BW, Vogel FS: Surgical Pathology of the Nervous System and its Coverings, 4th ed. Philadelphia, Churchill Livingstone, 2002.

Grande axônio mielinizado

Espaço ocupado pelo endoneuro

Pequeno axônio mielinizado

Perineuro

Figura 8.22 Degeneração e regeneração de um nervo periférico.

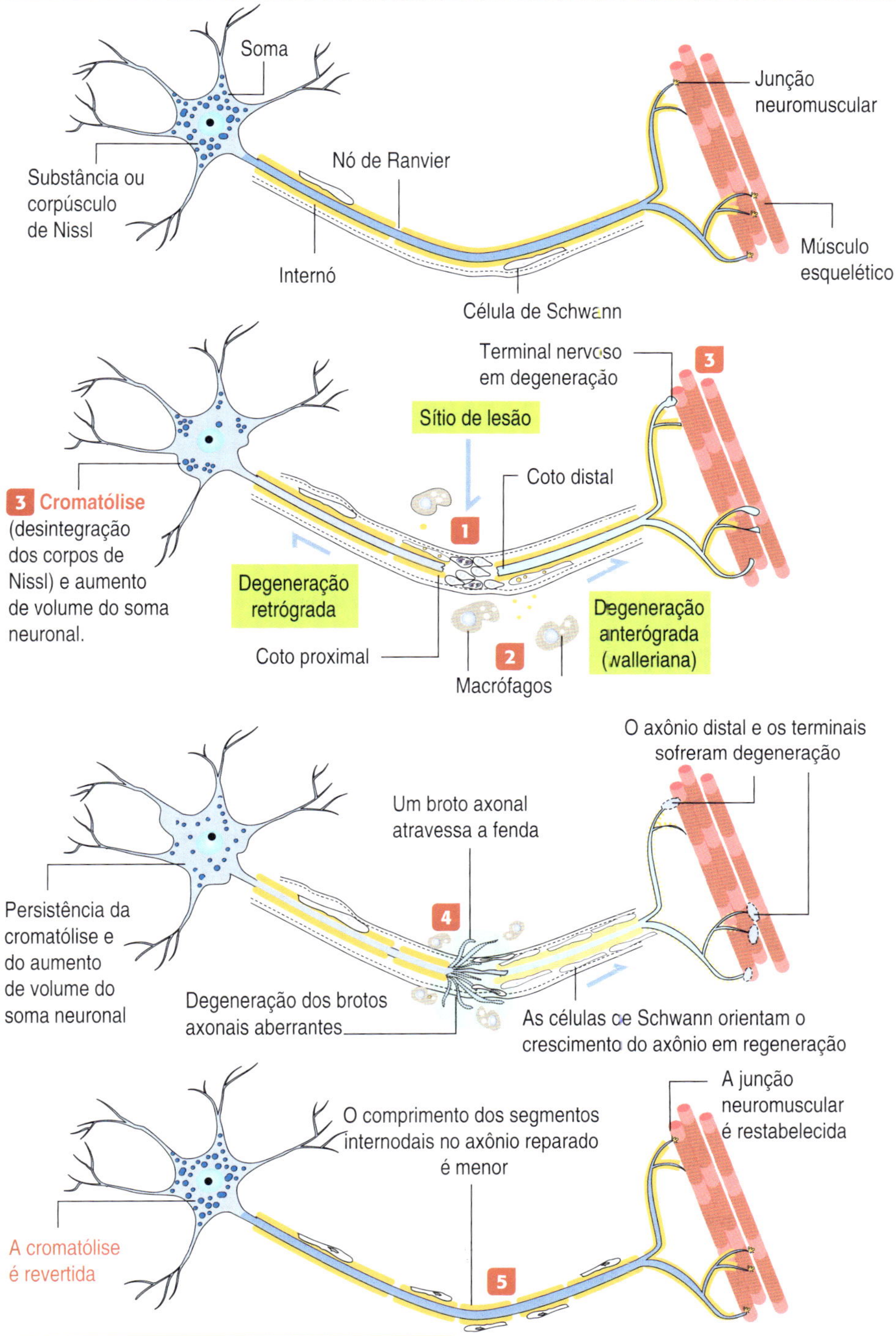

Soma

Substância ou corpúsculo de Nissl

Nó de Ranvier

Internó

Junção neuromuscular

Célula de Schwann

Músculo esquelético

Terminal nervoso em degeneração

Sítio de lesão

Coto distal

3 Cromatólise (desintegração dos corpos de Nissl) e aumento de volume do soma neuronal.

Degeneração retrógrada

Coto proximal

Macrófagos

Degeneração anterógrada (walleriana)

O axônio distal e os terminais sofreram degeneração

Um broto axonal atravessa a fenda

Persistência da cromatólise e do aumento de volume do soma neuronal

Degeneração dos brotos axonais aberrantes

As células de Schwann orientam o crescimento do axônio em regeneração

A junção neuromuscular é restabelecida

O comprimento dos segmentos internodais no axônio reparado é menor

A cromatólise é revertida

Neuroma traumático

1 cm

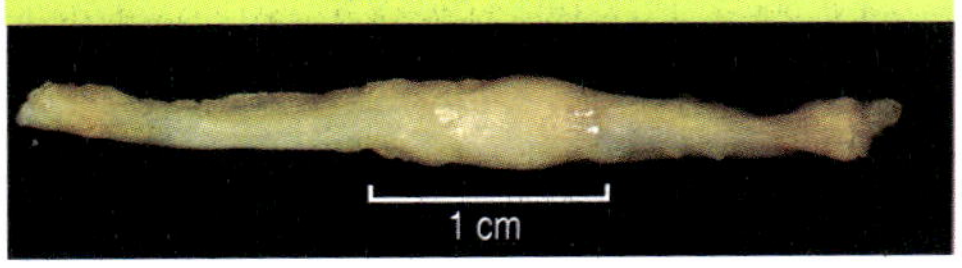

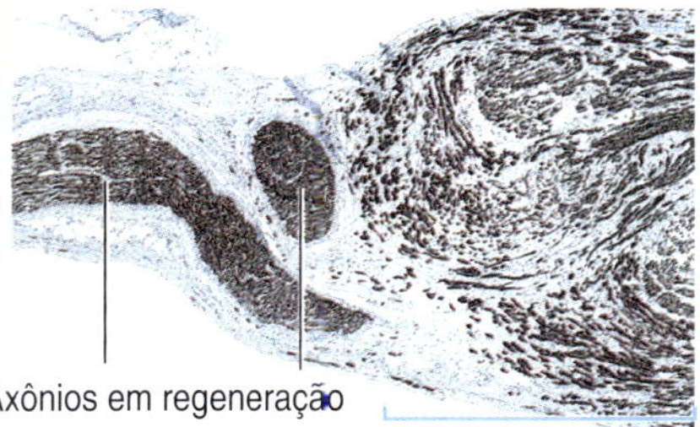

Neuroma é a proliferação desorganizada de axônios, células de Schwann e tecido conjuntivo perineural no sítio de lesão por transecção completa ou parcial de um nervo

Axônios em regeneração (coloração de neurofilamento)

Neuroma

A ilustração mostra um neurônio motor intacto com axônio terminando em uma junção neuromuscular. O axônio é cercado por uma **bainha de mielina** e uma lâmina basal, produzida pelas células de Schwann, e endoneuro.

O soma do neurônio contém abundantes **corpúsculos de Nissl** (agregados de ribossomos ligados ao retículo endoplasmático e polirribossomos livres).

1 Uma lesão danifica a fibra nervosa. As células de Schwann sofrem divisão mitótica e atravessam a fenda entre os cotos axonais **proximal** e **distal**.

2 As células de Schwann fagocitam a mielina. As gotículas de mielina são extruídas das células de Schwann e, subsequentemente, fagocitadas por macrófagos teciduais.

3 Há **cromatólise** e degeneração dos terminais do axônio. Os segmentos distais e proximais do axônio sofrem degeneração (**degeneração anterógrada** e **retrógrada**, respectivamente).

4 O coto axonal proximal gera múltiplos **brotos** que avançam entre as células de Schwann. Um broto persiste e cresce distalmente (cerca de 1,5 mm por dia) para reinervar o músculo. Os demais brotos degeneram.

No SNC, a degeneração do axônio e da mielina é similar e células da micróglia removem os resíduos celulares por fagocitose.

O processo de regeneração começa, mas é abortado pela ausência de endoneuro e ausência de proliferação dos oligodendrócitos.

5 Quando o axônio regenerado atinge o órgão final (depois de vários meses), as células de Schwann começam a produção de mielina. **Os segmentos internodais são mais curtos.**

O axônio regenerado tem diâmetro menor (80% do diâmetro original) e, assim, a velocidade de condução do impulso nervoso é menor.

Fotografias de Burger PC, Scheithauer BW, Vogel FS: Surgical Pathology of the Nervous System and its Coverings, 4th ed. Philadelphia, Churchill Livingstone, 2002.

A regeneração axonal é um processo muito lento. Começa 2 semanas após a lesão e termina, se bem-sucedida, vários meses depois.

As células de Schwann remielinizam as porções desnudas do axônio, mas o comprimento da mielina internodal é mais curto.

A **degeneração axonal** é provocada por destruição primária do axônio por dano metabólico ou tóxico e é seguida pela desmielinização e pela degeneração do corpo celular neuronal. Esse processo é conhecido como neuropatia de "**degeneração retrógrada**".

Até o presente, a regeneração das fibras nervosas no SNC não é possível devido a:

1. Ausência de endoneuro.
2. Ausência de proliferação dos oligodendrócitos, diferentemente das células de Schwann; além disso, um único oligodendrócito serve a um grande número de axônios.
3. Deposição de tecido cicatricial pelos astrócitos (a placa astrocítica).

Sistema nervoso autônomo

As principais divisões do sistema nervoso autônomo (SNA) (autorregulado) são:

1. Divisão nervosa simpática.
2. Divisão nervosa parassimpática.
3. O **sistema nervoso entérico**, a inervação autônoma regional do coração, do controle da bexiga urinária inferior e a inervação funcional do trato genital.

Vamos rever alguns termos.

Um aglomerado de neurônios forma um **gânglio**. Os neurônios aglomerados fora do SNC são o sítio de transferência da estimulação nervosa. Um gânglio pode ser **sensorial** (gânglios da raiz dorsal e gânglio trigeminal) ou **motor** (gânglios visceromotores ou autônomos).

Os **axônios** derivados de um gânglio são organizados como **nervos**, **ramos** ou **raízes**.

O controle de centros neuronais do SNA está localizado no hipotálamo e no tronco encefálico. A partir daí, os neurônios enviam fibras para sinapse em neurônios localizados na substância cinzenta do tronco encefálico e da medula espinal. Desses neurônios, as **fibras pré-ganglionares mielinizadas** deixam o SNC para fazer sinapse com neurônios localizados em gânglios autônomos.

As fibras pré-ganglionares saem do SNC a partir dos **níveis de segmentos craniossacrais**. As fibras saem do tronco encefálico em **quatro nervos cranianos**: oculomotor, facial, glossofaríngeo e vago, além dos segmentos sacrais da medula espinal.

Sistema nervoso entérico

O **sistema nervoso entérico** consiste em dois plexos interconectados dentro das paredes do tubo alimentar:

1. O **plexo mioentérico de Auerbach.**
2. O **plexo submucoso de Meissner.**

Cada plexo é composto de neurônios e células associadas, além de feixes de fibras nervosas que passam entre os plexos. Discutimos em detalhes o sistema nervoso entérico no Capítulo 15, *Parte Alta do Sistema Digestório*, e no Capítulo 16, *Parte Baixa do Sistema Digestório*.

Divisões nervosas simpáticas e parassimpáticas

Nos segmentos torácicos e lombares superiores, os neurônios pré-ganglionares da medula espinal dão origem às fibras pré-ganglionares mielinizadas. As fibras pré-ganglionares mielinizadas emergem nas raízes nervosas anteriores correspondentes e chegam aos gânglios autônomos da cadeia simpática paravertebral.

Algumas da fibras pré-ganglionares:

1. Fazem sinapse com o gânglio mais próximo e as **fibras pós-ganglionares não mielinizadas** entram nos nervos espinais da região toracolombar para suprir os vasos sanguíneos e as **glândulas sudoríparas** na área desses nervos.
2. Algumas fibras pré-ganglionares **ascendem** à cadeia simpática e fazem sinapse no gânglio cervical superior ou medial, ou ainda no **gânglio estrelado** (que consiste na fusão do gânglio cervical inferior e o primeiro gânglio torácico).

As fibras pós-ganglionares não mielinizadas se estendem até a cabeça, o pescoço e os membros

---

Boxe 8.I Neurotrofinas.

- Os neurônios dependem de estruturas periféricas para sua sobrevivência. Fatores específicos, denominados neurotrofinas, são produzidos por órgãos-alvo, internalizados pelas terminações nervosas e transportados de volta para o soma neuronal. As neurotrofinas são necessárias à sobrevivência dos neurônios produzidos em excesso durante o desenvolvimento inicial, ao crescimento de seus axônios e dendritos e à síntese de neurotransmissores. As neurotrofinas impedem a morte celular programada ou apoptose dos neurônios

- Dentre as neurotrofinas, estão: fator de crescimento neural (**NGF**), fator neurotrófico derivado do encéfalo (**BDNF**), neurotrofinas 3 (**NT-3**) e **NT-4/5**

- As neurotrofinas se ligam a dois receptores de superfície celular específicos: receptor de neurotrofinas p75 (cerca de 75 kDa) e receptor tropomiosina quinase (cerca de 140 kDa; TrkA, B e C). O NGF se liga preferencialmente a TrkA. O BDNF e a NT-4/5 se ligam a TrkB. NT3 é um ligante para TrkC

- A sinalização da neurotrofina ativa ou reprime a expressão gênica.

Boxe 8.J Schwannomas.

- Os schwannomas são tumores benignos encapsulados compostos de células de Schwann. Lembre-se de que as células de Schwann estão presentes em todos os nervos periféricos. Portanto, os schwannomas podem ser encontrados em muitos locais (intracranianos, intraespinais e extraespinais)

- Os schwannomas podem se desenvolver na superfície ou no interior de um fascículo nervoso e apresentar células fusiformes (chamadas padrão de Antoni A) ou células multipolares (chamadas padrão de Antoni B); essas últimas representam o resultado de um processo degenerativo. Todos os schwannomas são imunorreativos para a **proteína S-100** (uma proteína citosólica semelhante à calmodulina, presente em células derivadas da crista neural), **colágeno de tipo IV** e **laminina**. Os schwannomas precisam ser diferenciados dos neurofibromas, que podem conter células de Schwann.

superiores, assim como o coração e as **células mioepiteliais dilatadoras da íris**.

A **síndrome de Horner** (síndrome de Bernard-Horner) consiste em contração da pupila (**miose**), **ptose parcial** da pálpebra e perda hemifacial da sudorese (**anidrose hemifacial**).

É causada por alterações na estrutura e função dos neurônios pós-ganglionares no **gânglio estrelado**.

3. Algumas fibras pré-ganglionares **descendem** para fazer sinapse nos gânglios lombares ou sacrais. Fibras pós-ganglionares não mielinizadas se tornam parte do plexo lombossacral e alcançam os vasos sanguíneos da pele dos membros inferiores.

4. Algumas fibras pré-ganglionares **cruzam** a cadeia e saem como fibras pré-ganglionares dos **nervos esplâncnicos** torácicos e lombares. Os nervos esplâncnicos torácicos atravessam o diafragma e fazem sinapse na cavidade abdominal, nos gânglios pré-vertebrais celíacos e mesentéricos e nos gânglios renais.

Fibras pós-ganglionares não mielinizadas alcançam o trato gastrintestinal, o fígado, o pâncreas e os rins através da aorta e de seus ramos.

As fibras sensoriais, que detectam dor nas vísceras, alcançam o SNC por vias simpáticas e parassimpáticas. Seus neurônios se situam tanto no gânglio espinal (sensorial) (gânglio da raiz dorsal) quanto no gânglio sensorial de vários nervos cranianos.

Na presença de medo, a divisão simpática responde em "harmonia com as emoções". Estimula o aumento da frequência cardíaca, a dilatação da pupila e a sudorese cutânea. O fluxo sanguíneo é redirecionado da pele e do trato intestinal para os músculos esqueléticos. Os esfíncteres dos tratos urinário e digestório se contraem.

O efeito da divisão parassimpática equilibra a ação simpática, diminuindo a frequência cardíaca, estimulando as funções secretoras das glândulas intestinal e digestiva e acelerando o peristaltismo intestinal.

Gânglios autônomos (simpáticos)

Estruturalmente, um gânglio simpático ou parassimpático é composto de **fibras pré-ganglionares mielinizadas que fazem contato com neurônios multipolares** (Figura 8.23).

As **fibras pré-ganglionares simpáticas são adrenérgicas**; liberam noradrenalina (norepinefrina). **As fibras pré-ganglionares parassimpáticas são principalmente colinérgicas**; liberam acetilcolina.

Os neurônios multipolares se dispõem de maneira aleatória. Um **axônio pós-ganglionar não mielinizado** alcança o tecido-alvo.

Os neurônios multipolares são cercados por uma camada de **células satélites** achatadas, semelhante às células de Schwann. As células satélites são contínuas às células de Schwann, pois envolvem o axônio e os dendritos de cada neurônio.

Gânglios sensoriais (espinais)

Os gânglios da raiz espinal ou posterior estão localizados no forame intervertebral, onde as raízes anterior e posterior se unem para formar os nervos espinais.

Os **gânglios sensoriais (espinais)** das raízes dos nervos espinais posteriores e os troncos dos nervos cranianos trigêmeos, faciais, glossofaríngeos e vagos têm organização semelhante.

Como o gânglio simpático, uma cápsula de tecido conjuntivo, representando a continuação do epineuro e perineuro, circunda cada gânglio sensorial.

Nesses gânglios os neurônios são **pseudounipolares** e envoltos por uma camada de **células satélites** achatadas. As células satélites nos gânglios sensoriais (espinais) são mais abundantes em comparação ao baixo número recobrindo os neurônios multipolares que dos gânglios simpáticos. Os neurônios pseudounipolares estão **agrupados**, contrastando com o arranjo **aleatório** de neurônios multipolares no gânglio simpático.

Um único processo **mielinizado** curto emerge do corpo celular de cada neurônio pseudounipolar. O processo curto se bifurca em um **ramo centrífugo periférico**, um ramo do nervo espinal e um **ramo centrípeto**, que se **projeta** para a medula espinal.

Por que esse arranjo é importante?

Após a estimulação do receptor sensorial periférico, os impulsos nervosos atingem a junção da bifurcação T, e sem se desviar para o corpo da célula nervosa, continuam viajando para o axônio centrípeto para gerar uma resposta rápida a um estímulo (ver Figura 8.23).

Neuro-histoquímica

O tecido nervoso tem características especiais que não são observadas em outros tecidos básicos. Esse conceito surgiu no século XIX, com a descoberta da "reação negra" ou *"reazione nera"*, um método de coloração de células nervosas. Até então, era difícil estudar as células do sistema nervoso com os métodos comuns de coloração, como a hematoxilina-eosina.

Santiago Ramón y Cajal (Espanha; 1852-1934) era neuroanatomista. Cajal estudou a estrutura dos neurônios à microscopia após a coloração de cortes finos do cérebro com **nitrato de prata**, um procedimento desenvolvido por **Camillo Golgi** (Itália; 1843-1926).

Com base nos cortes de cérebro corados por Golgi, Cajal propôs que a informação viaja dentro de cada neurônio, dos dendritos ao corpo celular e do corpo celular ao axônio. A principal contribuição de Cajal foi a demonstração de que o cérebro consiste em células independentes, os neurônios, em vez de uma rede interconectada contínua de apêndices celulares, como muitos neurocientistas, inclusive Camillo Golgi, acreditavam.

A natureza exata das interações dos neurônios foi esclarecida na década de 1950, quando a microscopia eletrônica permitiu a visualização de uma **sinapse**, o estreito espaço de comunicação entre os neurônios.

Em 1906, Cajal e Golgi dividiram o Prêmio Nobel de Fisiologia e Medicina, embora os dois neurocientistas defendessem teorias opostas sobre os componentes básicos do sistema nervoso.

Figura 8.23 Gânglios simpáticos e sensoriais (espinais).

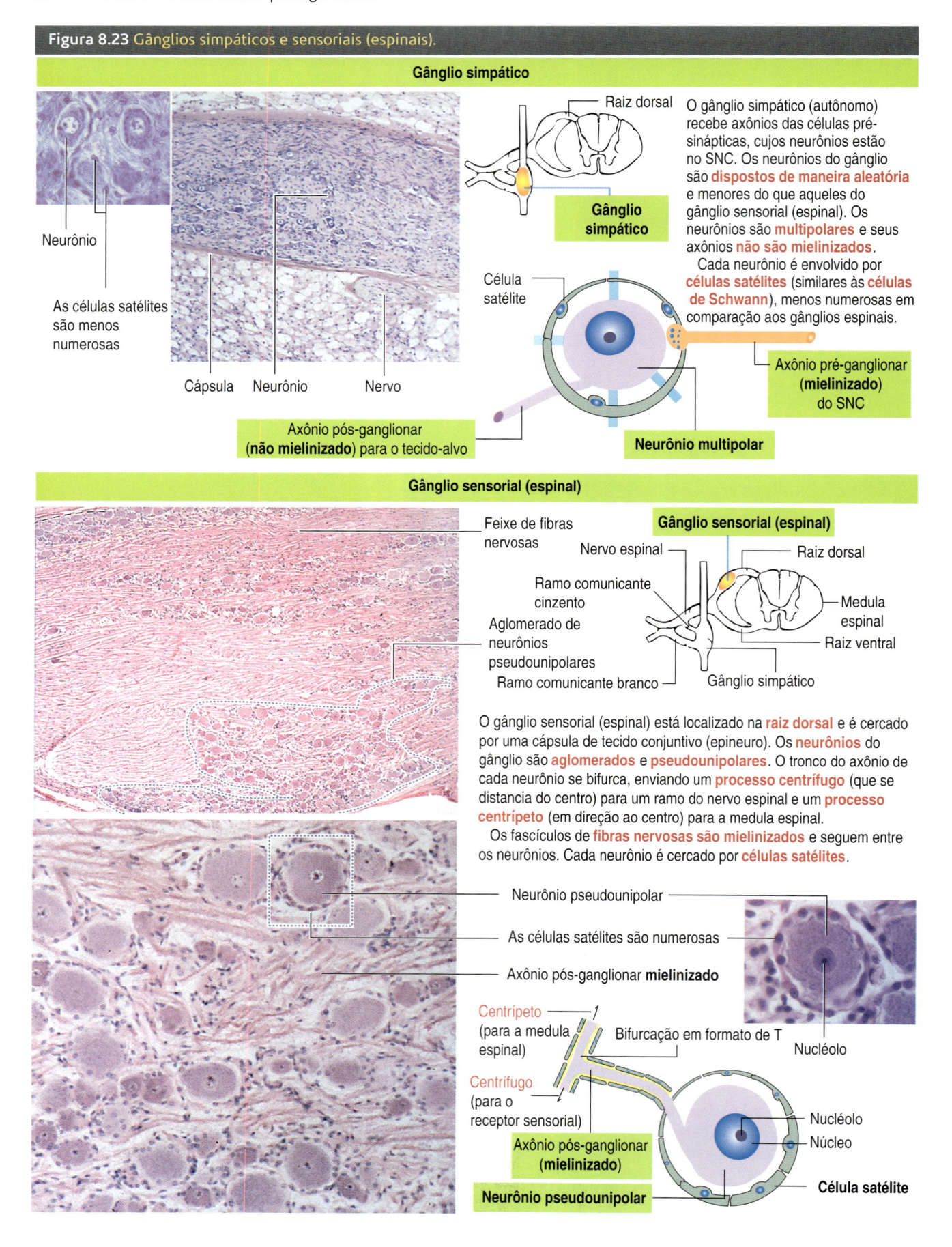

Gânglio simpático

Neurônio

As células satélites são menos numerosas

Cápsula   Neurônio   Nervo

Raiz dorsal

Gânglio simpático

Célula satélite

Axônio pós-ganglionar
(**não mielinizado**) para o tecido-alvo

Neurônio multipolar

Axônio pré-ganglionar
(**mielinizado**)
do SNC

O gânglio simpático (autônomo) recebe axônios das células présinápticas, cujos neurônios estão no SNC. Os neurônios do gânglio são **dispostos de maneira aleatória** e menores do que aqueles do gânglio sensorial (espinal). Os neurônios são **multipolares** e seus axônios **não são mielinizados**.
Cada neurônio é envolvido por **células satélites** (similares às **células de Schwann**), menos numerosas em comparação aos gânglios espinais.

Gânglio sensorial (espinal)

Feixe de fibras nervosas

Aglomerado de neurônios pseudounipolares

Gânglio sensorial (espinal)

Nervo espinal
Ramo comunicante cinzento
Ramo comunicante branco

Raiz dorsal
Medula espinal
Raiz ventral
Gânglio simpático

O gânglio sensorial (espinal) está localizado na **raiz dorsal** e é cercado por uma cápsula de tecido conjuntivo (epineuro). Os **neurônios** do gânglio são **aglomerados** e **pseudounipolares**. O tronco do axônio de cada neurônio se bifurca, enviando um **processo centrífugo** (que se distancia do centro) para um ramo do nervo espinal e um **processo centrípeto** (em direção ao centro) para a medula espinal.
Os fascículos de **fibras nervosas são mielinizados** e seguem entre os neurônios. Cada neurônio é cercado por **células satélites**.

Neurônio pseudounipolar

As células satélites são numerosas

Axônio pós-ganglionar **mielinizado**

Centrípeto
(para a medula espinal)

Bifurcação em formato de T

Nucléolo

Centrífugo
(para o receptor sensorial)

Axônio pós-ganglionar
(**mielinizado**)

Neurônio pseudounipolar

Nucléolo
Núcleo

Célula satélite

Os **métodos de prata reduzida** produzem depósitos escuros em várias estruturas dos neurônios e das células da glia ("reação negra" ou "*reazione nera*"). O **método de Golgi** é bastante usado no estudo dos dendritos. Uma variação do método de Golgi permite a identificação das citomembranas e das vesículas do complexo de Golgi (Figura 8.24). Na verdade, Golgi descobriu o complexo que leva seu nome com seu método de coloração com nitrato de prata.

Os **corantes básicos** podem demonstrar a substância citoplasmática de Nissl (ribonucleoproteínas) no citoplasma dos neurônios.

As **colorações para mielina** se baseiam no uso de corantes com afinidade de ligação para proteínas ligadas a fosfolipídios. Um exemplo é o *luxol fast blue*. São úteis para a identificação dos tratos das fibras. A combinação das colorações de Nissl e mielina são usadas em neuropatologia.

Um marcador, como a peroxidase da raiz-forte (*horseradish peroxidase*), injetada dentro de um neurônio com uma micropipeta, é usado em estudos de transporte anterógrado.

De modo similar, marcadores injetados dentro das terminações nervosas podem identificar o suposto neurônio por seu transporte retrógrado.

Há técnicas imunocitoquímicas para a localização de neurotransmissores (como catecolaminas, enzimas e neuropeptídios; Boxe 8.K) presentes em populações específicas de neurônios.

Figura 8.24 Neuro-histoquímica.

Métodos	Reagentes
Corantes básicos	
Nissl	Corantes básicos (azul de metileno, cresil violeta, tionina, hematoxilina)
Métodos de impregnação metálica	
Bielschowsky, Bodian, Cajal, Glees, Nauta	Nitrato de prata reduzido
Fink-Heimer, Nauta	Nitrato de prata reduzido
Golgi	Nitrato de prata
Colorações de mielina	
Tetróxido de ósmio	Tetróxido de ósmio
Klüver-Barrera	Luxol *fast blue*, ácido periódico-Schiff (PAS) e hematoxilina
Weigert-Pal	Hematoxilina férrica
Colorações de glia	
Cajal	Ouro sublimado
Del Rio Hortega	Carbonato de prata
Neurotransmissores	
Fluorescência induzida Formaldeído Ácido glioxílico	
Imunocitoquímica	**Anticorpos específicos** para neurotransmissores, enzimas sintetizantes e neuropeptídios
Métodos de rastreamento de via	
Transporte anterógrado	Injeção de [³H] **leucina** no soma ou pericário combinada à autorradiografia
Transporte retrógrado	Injeção de **peroxidase de raiz-forte** perto dos terminais sinápticos; o marcador é internalizado e transportado até o pericário

Coloração de Nissl

— Corpúsculos de Nissl
— Núcleo e nucléolo

Coloração de Nissl

— Núcleo
— Complexo de Golgi em um neurônio de um gânglio periférico. O núcleo não é corado.

Impregnação pela prata (célula de Purkinje)

— Dendritos
— Soma
— Axônio

Fluorescência induzida

Os neurônios adrenérgicos no gânglio cervical superior contêm catecolaminas (fluorescência verde).

Célula de Purkinje (impregnação pela prata) cortesia de Wan-hua Amy Yu, Nova York, EUA. Neurônios adrenérgicos (fluorescência induzida) cortesia de Edward W. Gresik, Nova York, EUA.

Boxe 8.K Neurotransmissores: classificação.

- Os neurotransmissores são substâncias presentes nos neurônios. São liberados após despolarização e entrada de cálcio nas terminações nervosas, ligam-se a receptores pós-sinápticos e seus efeitos são interrompidos por degradação enzimática ou transporte ativo

- Os neurotransmissores incluem:
  Aminoácidos: glutamato, glicina, ácido γ-aminobutírico (GABA)
  Aminas biogênicas: acetilcolina, catecolaminas (noradrenalina [norepinefrina], adrenalina [epinefrina]), dopamina, serotonina, histamina
  Neuropeptídios: encefalina, endorfina, substância P, polipeptídio intestinal vasoativo
  Adenosina, um derivado do ATP
  Óxido nítrico, um transmissor não clássico; um gás lipossolúvel e hidrossolúvel

- Os receptores de neurotransmissores incluem:
  Receptores de glutamato
  Receptores de GABA
  Receptores de acetilcolina (nicotínicos e muscarínicos)
  Receptores de histamina (receptores H_1, H_2 e H_3)
  Receptores de adenosina (receptores acoplados à proteína G)
  Receptores de catecolaminas (receptores α_1, α_2, β_1 e β_2) e outros.

Mapeamento de conceitos e conceitos essenciais: tecido nervoso.

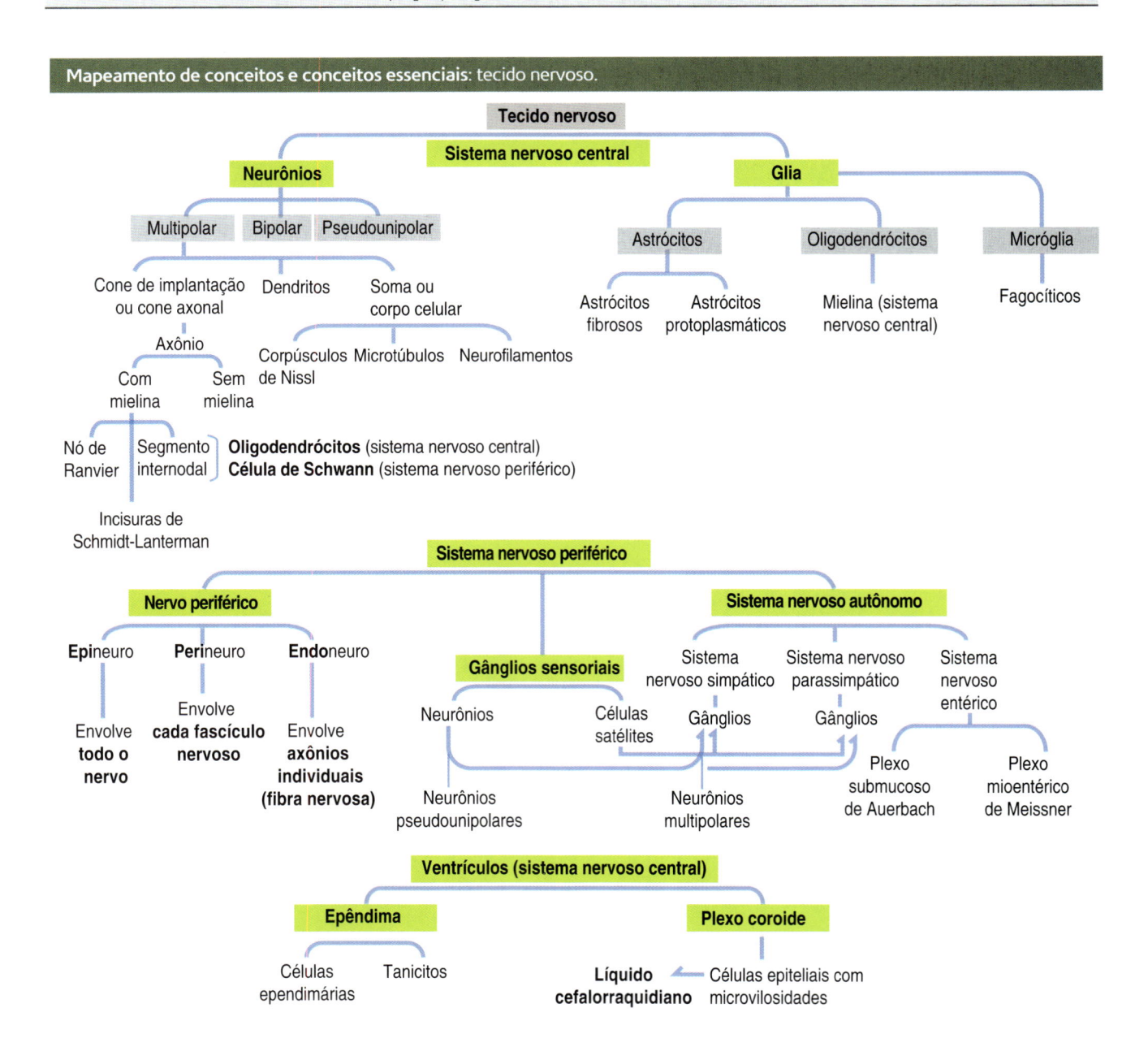

- O tecido nervoso é composto de:
    (1) **Sistema nervoso central** (**SNC**) (encéfalo, medula espinal e as partes nervosas do olho).
    (2) **Sistema nervoso periférico** (**SNP**) (gânglios periféricos, nervos, terminações nervosas que ligam gânglios ao SNC e receptores e efetores do corpo).
    As células básicas do SNC são os **neurônios** e as **células da glia** (astrócitos, oligodendrócitos e células da micróglia).
    O SNP inclui as **células de Schwann** (nervos periféricos) e as **células satélites** (gânglios)

- O SNC se desenvolve a partir do ectoderma primitivo. Uma placa neural se dobra para formar um cilindro oco, o tubo neural (um processo conhecido como neurulação).
    Uma região do tubo neural se torna a crista neural, que, por sua vez, forma os neurônios dos gânglios periféricos e outros componentes do SNP. Além disso, as células da crista neural migram ao longo de rotas específicas e se diferenciam em melanócitos, músculo liso e componentes cartilaginosos e esqueléticos da cabeça. Algumas células formam a medula da glândula suprarrenal; outras organizam o sistema nervoso entérico do tubo alimentar.
    Defeitos no fechamento do tubo neural causam malformação congênita (p. ex., espinha bífida, anencefalia e craniorraquísquise)

- A unidade funcional do sistema nervoso é o **neurônio**. Um neurônio consiste em um corpo (soma ou pericário), múltiplos dendritos e um único axônio. Os dendritos são cobertos pelas espículas dendríticas. O local de origem do axônio é chamado cone de implantação ou cone axonal. A porção terminal de um axônio tem ramos (coletivamente chamados telodendro); cada ramo tem uma terminação sináptica alargada, ou botão sináptico.
    O corpo neuronal contém duas importantes estruturas: o corpúsculo ou substância de Nissl (agregados de polirribossomos e retículo endoplasmático rugoso) e os componentes do citoesqueleto (neurofilamentos e neurotúbulos), que se estendem para os prolongamentos dendrítico e axonal. Os corpúsculos de Nissl param no cone de implantação, mas se estendem para a base dos dendritos. Os neurotúbulos desempenham papel significativo nos transportes axonais anterógrado e retrógrado das vesículas sinápticas e de outras moléculas, mediados pelas proteínas motoras cinesina (transporte anterógrado) e dineína citoplasmática (transporte retrógrado)

- Os **neurônios** podem ser classificados de acordo com o **número de prolongamentos** como:
    (1) **Neurônios multipolares** (um único axônio e múltiplos dendritos; por exemplo, as células piramidais do córtex cerebral e as células de Purkinje do córtex cerebelar).
    (2) **Neurônios bipolares** (com dois prolongamentos; encontrados no sistema sensorial).
    (3) **Neurônios pseudounipolares** (em que um único processo curto, o neurito, se bifurca perto do corpo do neurônio, gerando dois ramos opostos: um axônio e os dendritos; são localizados nos gânglios sensoriais dos nervos cranianos e espinais). Esse tipo de neurônio também é chamado unipolar.
    Os neurônios multipolares, por sua vez, podem ser subclassificados de acordo com o **comprimento dos processos** como:
    (1) **Neurônios de Golgi de tipo I** (o axônio se estende além dos limites da árvore dendrítica; por exemplo, os neurônios piramidais e os neurônios de Purkinje).
    (2) **Neurônios de Golgi de tipo II** (o axônio termina próximo ao corpo e não se estende além dos limites da árvore dendrítica; por exemplo, as células estreladas do córtex cerebral)

- Existe uma nomenclatura específica para grupos de neurônios e axônios:
    (1) Um núcleo é um agregado de neurônios no SNC.

    (2) Neurópilo designa o agrupamento de dendritos, axônios e células da glia no interior de um núcleo e entre corpos neuronais.
    (3) Um estrato ou lâmina é um agregado de neurônios em uma camada.
    (4) Feixes de axônios no SNC são chamados tratos, fascículos (feixes) ou lemniscos.
    (5) Um gânglio é um aglomerado de neurônios no SNP. Um gânglio pode ser sensorial (gânglios da raiz dorsal e gânglio do trigêmeo) ou motor (gânglios visceromotores ou autônomos).
    (6) Os axônios derivados de um gânglio são organizados como nervos, ramos ou raízes

- Uma **sinapse** é a junção entre o terminal pré-sináptico de um axônio (o local de transmissão) e a membrana pós-sináptica (o local de recepção), em geral de um dendrito. As densidades pré e pós-sinápticas são separadas por uma fenda sináptica. A densidade pré-sináptica corresponde a proteínas específicas associadas à membrana plasmática de um axônio. Algumas são ligadas às vesículas sinápticas e a proteínas de canais. Os receptores de neurotransmissores, inseridos na membrana plasmática, constituem a densidade pós-sináptica de um dendrito, por exemplo.
    As sinapses podem ser:
    (1) **Axoespinhosas** (terminal axonal voltado a uma espícula dendrítica).
    (2) **Axodendríticas** (terminal axonal no eixo de um dendrito).
    (3) **Axossomáticas** (terminal axonal no soma de um neurônio).
    (4) **Axoaxônicas** (terminal axonal em terminal axonal)

- As **células da glia** são:
    (1) **Astrócitos** (derivados do neuroectoderma).
    (2) **Oligodendrócitos** (derivados do neuroectoderma).
    Os astrócitos podem ser subdivididos em astrócitos fibrosos (predominantes na substância branca) e astrócitos protoplasmáticos (encontrados principalmente na sustância cinzenta). Os astrócitos contêm em seu citoplasma a proteína de filamento intermediário designada como proteína ácida fibrilar glial.
    Os capilares encefálicos e a superfície interna da piamáter são circundados pela glia limitante, que corresponde aos pés terminais dos astrócitos.
    Os oligodendrócitos estão envolvidos na mielinização axonal no SNC. Cada oligodendrócito fornece mielina a **vários axônios**. As células de Schwann, células gliais equivalentes, participam da mielinização de axônios no SNP. Cada célula de Schwann fornece uma bainha de mielina para um único axônio. A mielina de um único axônio é a contribuição de várias células de Schwann ao longo de seu comprimento. No SNC, o nó de Ranvier (flanqueado por segmentos internodais) é desprovido de citoplasma de oligodendrócitos; o espaço exposto é ocupado por um processo astrocítico, o pé terminal. No SNP, o nó de Ranvier é coberto por processos citoplasmáticos interdigitantes de células Schwann adjacentes

- A **mielina** é uma estrutura multilamelar altamente organizada, formada pela membrana plasmática dos oligodendrócitos e das células de Schwann.
    Durante a formação da bainha de mielina, prolongamentos citoplasmáticos de oligodendrócitos e de células de Schwann se enrolam no axônio. A fusão alternada das superfícies citoplasmáticas e externas da membrana forma uma espiral dupla interdigitada. Uma espiral de superfícies externas fundidas com o espaço extracelular remanescente dá origem a **linhas intraperiódicas**. Uma espiral de superfícies citoplasmáticas fundidas dá origem a **grandes linhas densas**. As **incisões de Schmidt-Lanterman** correspondem a áreas de citoplasma residual, preservando a viabilidade da mielina.

A mielina consiste em três proteínas principais: proteína básica da mielina (MBP; do inglês, *myelin basic protein*), proteína proteolipídica (PLP) e proteína zero de mielina (PZM). A MBP é uma proteína ligada à membrana plasmática citosólica presente na mielina do SNP e do SNC. A PLP, encontrada apenas na mielina do SNC, desempenha um papel significativo no desenvolvimento neural.

A mielina envolve os axônios e facilita a condução de um impulso nervoso por isolar os axônios e agrupar canais de Na+ nos nós de Ranvier. Esse arranjo permite que o potencial de ação salte ao longo dos nós por um mecanismo chamado condução saltatória (velocidade máxima de condução: 120 m/s). A condução saltatória diminui os requisitos de energia para a transmissão de um impulso nervoso.

Os **axônios não mielinizados** predominam na substância cinzenta. Os axônios são finos e não são envoltos individualmente. Estão alojados em bolsas citoplasmáticas de células de Schwann no SNP. Ao contrário dos nervos mielinizados, em que a condução por impulso é confinada aos nós de Ranvier e salta de um nó para outro, a condução por impulso nos nervos não mielinizados é contínua (velocidade máxima de condução: 15 m/s).

- As doenças desmielinizantes levam à perda da integridade da mielina e reduzem a sobrevida dos oligodendrócitos. Esses distúrbios podem ser imunomediados, congênitos, metabólicos e induzidos por vírus.

    As doenças desmielinizantes imunomediadas incluem a esclerose múltipla e os distúrbios desmielinizantes monofásicos (como neurite óptica). A esclerose múltipla é uma doença neurológica autoimune recorrente ou de progressão crônica causada por várias áreas de desmielinização no SNC, principalmente no encéfalo, nos nervos ópticos e na medula espinal.

    Dois achados patológicos típicos são a placa de esclerose múltipla, uma lesão de desmielinização da substância branca, e as células de Creutzfeldt, astrócitos reativos.

    A adrenoleucodistrofia é um distúrbio de desmielinização hereditário ligado ao cromossomo X. Ocorre principalmente em homens. A desmielinização progressiva está relacionada a uma mutação do gene *ABCD1* que codifica a proteína da adrenoleucodistrofia (ALDP). A ALDP transporta ácidos graxos de cadeia muito longa (VLCFAs) para peroxissomos. A deficiência de ALDP causa elevação dos níveis sanguíneos de VLCFAs, que são tóxicos para a mielina e o córtex suprarrenal. Uma disfunção do córtex suprarrenal leva à insuficiência adrenocortical. Fraqueza e rigidez progressiva nas pernas (paraparesia) aparecem no início da idade adulta e na meia-idade.

    Os distúrbios metabólicos da desmielinização incluem mielinólise pontina central, uma disfunção neurológica relacionada a lesões simétricas de desmielinização na porção central da ponte. A desmielinização dos axônios da medula espinal e do SNP é causada pela deficiência de vitamina B$_{12}$.

    A encefalopatia multifocal progressiva é um distúrbio de desmielinização causado por infecção viral em oligodendrócitos de pacientes com imunodeficiência

- Doenças neurodegenerativas.

    Processos degenerativos de grupos específicos de neurônios do encéfalo causam distúrbios do movimento, síndromes demenciais e alterações autônomas. Dentre as doenças neurodegenerativas, estão:

    (1) A esclerose lateral amiotrófica (ELA), uma doença progressiva do neurônio motor que começa com fraqueza moderada em um membro e progride para paralisia grave. Há uma mutação no gene *superóxido dismutase* de cobre-zinco.

    Expansões de repetições no gene *C9orf72* são uma causa frequente de ELA e demência frontotemporal (DFT). As repetições expandidas de GGGGCC são

transcritas bidirecionalmente em RNA repetitivo. Os RNAs repetitivos podem ser traduzidos para formar diferentes proteínas de repetição de dipeptídios. A perda de função da proteína C9orf72 e o ganho tóxico de função das proteínas codificadas pelo RNA de repetição C9orf72 determinam defeitos neuronais na transcrição de RNA, mecanismos de autofagia e lisossomais que contribuem para a progressão da doença.

(2) A doença de Alzheimer, o distúrbio neurodegenerativo mais comum, caracteriza-se por uma demência cortical progressiva que afeta a linguagem e a memória. Uma característica típica é a formação das placas amiloides contendo o peptídio beta-amiloide.

(3) A doença de Parkinson, a segunda doença mais frequente após Alzheimer, é causada pela perda dos neurônios dopaminérgicos da substância negra. Tremores em repouso e movimentos com rigidez são características clínicas típicas. Um aspecto patológico característico é a presença de depósitos de alfassinucleína hiperfosforilada no citoplasma dos neurônios (corpos de Lewy) e inclusões filiformes nos axônios (neuritos de Lewy).

Uma forma familiar da doença de Parkinson é a PARK2 (proteína da doença de Parkinson 2). A PARK2 codifica a proteína ligase parkina E3 ubiquitina. A parkina está envolvida na manutenção da mitocôndria. Mitocôndrias defeituosas podem disparar a produção de espécies reativas de oxigênio (EROs) e perturbar as funções celulares. Conforme discutido no Capítulo 3, *Sinalização Celular | Biologia Celular | Patologia*, a mitofagia é um mecanismo específico para eliminar mitocôndrias danificadas por uma via de sinalização que envolve duas enzimas: PINK1 (quinase putativa induzida por PTEN [fosfatase e homólogo da tensina] 1) e parkina.

As mutações em parkina e PINK1 são relacionadas ao acúmulo de mitocôndrias danificadas. O alto estresse oxidativo mitocondrial nos neurônios dopaminérgicos é um passo inicial das formas hereditárias da doença de Parkinson.

(4) A doença de Huntington é uma doença neurodegenerativa causada pelo gene *huntingtina* (*HTT*), que contém um número de repetições CAG na região codificadora e expressa uma proteína chamada polyQ HTT.

A doença de Huntington se caracteriza pela ativação progressiva das caspases e dos citocromos *c* após a acumulação da proteína mutante huntingtina nos núcleos das células neuronais.

(5) A atrofia muscular espinal (AME) é uma doença neurodegenerativa autossômica recessiva e progressiva que acomete principalmente crianças. A AME é caracterizada principalmente pela degeneração dos neurônios-motores α no corno cinzento ventral da medula espinal. A AME é causada por deleção homozigótica ou mutação pontual do gene *sobrevivência do motoneurônio 1* (*Smn1*)

- As células da **micróglia** são originárias do precursor eritromieloide no saco vitelino (SV) embrionário, migram para o parênquima cerebral como macrófagos SV e, então, se diferenciam. As células da micróglia mantêm sua população por autorrenovação.

    Por seu desenvolvimento e função, as células da micróglia não são relacionadas aos monócitos, os precursores dos macrófagos teciduais.

    As células da micróglia são células fagocíticas e protegem imunologicamente o encéfalo e a medula espinal. Em resposta à lesão encefálica ou à atividade imunológica, as células da micróglia mudam para um estado ativado que se caracteriza por uma morfologia ameboide acompanhada pelo aumento da expressão das moléculas da superfície celular.

    As células da micróglia podem se tornar superativadas e exercer efeito neurotóxico pela produção excessiva de substâncias neurotóxicas, tais como as EROs, o óxido nítrico e o ligante do fator de necrose tumoral. Células da micróglia ativadas estão presentes em grande número nas doenças neurodegenerativas (doença de Alzheimer, doença de Parkinson, esclerose múltipla, esclerose lateral amiotrófica, doença de Huntington), causando hiperatividade microglial generalizada, uma condição denominada **microgliose reativa**.

A ligação de **padrões moleculares associados ao patógeno** (**PAMPs**; do inglês, *pathogen-associated molecular patterns*) a **receptores de reconhecimento do padrão** (**PRRs**; do inglês, *pattern recognition receptors*) dispara uma resposta imunológica excessiva e neurotoxicidade mediada pela micróglia. Um determinado ligante pode ser reconhecido por vários PRRs (efeito cumulativo). Os PRRs são responsáveis pelas funções fagocíticas (identificação dos patógenos, produção do superóxido extracelular, liberação de fatores pró-inflamatórios e remoção das substâncias tóxicas pela fagocitose)

- O **epêndima** reveste a superfície dos ventrículos (encéfalo) e do canal central (medula espinal).

O epêndima consiste em dois tipos celulares:

(1) As **células ependimárias**, que constituem um epitélio cúbico simples com microvilosidades apicais e um ou mais cílios e são ligadas por zônulas aderentes. O domínio basal está em contato com uma camada de pés terminais de astrócitos.

(2) Os **tanicitos**, células ependimárias especializadas com um prolongamento celular basal que faz contato com um vaso sanguíneo. São unidas umas às outras e às células ependimárias por junções de oclusão

- O **plexo coroide** produz líquido cefalorraquidiano. O plexo é formado por células epiteliais unidas por junções de oclusão e que apresentam microvilosidades apicais com Na^+-K^+-ATPase, que bombeia sódio para o lúmen do ventrículo. A alta concentração de sódio no lúmen ventricular facilita a difusão da água por um gradiente osmótico. O domínio basal tem numerosas invaginações.

A pressão hidrostática dentro dos capilares fenestrados subjacentes produz um fluxo de água, solutos e proteínas. O epitélio de revestimento do plexo coroide impede várias substâncias de entrarem no líquido cefalorraquidiano.

O líquido cefalorraquidiano flui do quarto ventrículo para o encéfalo e o espaço subaracnoide medular e deixa o SNC no seio sagital superior. Há células imunes (macrófagos e células dendríticas) no plexo coroide e no líquido cefalorraquidiano

- Três **barreiras de permeabilidade encefálica** foram descritas:

(1) A **barreira aracnoideoliquórica**, que consiste em membrana aracnoide, a qual evita que o líquido cefalorraquidiano entre em contato com o espaço extracelular da dura-máter, e nas vilosidades aracnoides, que permitem que o líquido cefalorraquidiano permeie através da barreira celular aracnoide e pelas células endoteliais.

(2) A **barreira hematoliquórica**, com papel relevante do epitélio coroide na seleção de proteína e solutos que podem alcançar o espaço ventricular.

(3) A **barreira hematencefálica**, representada por junções de oclusão que vedam o espaço interendotelial. O pé terminal do astrócito em contato com a parede do capilar contribui com a barreira.

Tumores metastáticos encefálicos podem se desenvolver e crescer na ausência da angiogênese pela cooptação da vasculatura encefálica preexistente. As metástases para o encéfalo são perivasculares

- O SNP consiste em tipos celulares de suporte associados a axônios que se estendem dos elementos neuronais da medula espinal e dos gânglios sensoriais e autônomos.

(1) As **células de Schwann** são equivalentes aos oligodendrócitos do SNC.

(2) As **células satélites** circundam os corpos celulares dos neurônios nos gânglios sensoriais e autônomos.

As células de Schwann podem produzir uma bainha de mielina para uma fibra nervosa mielinizada pela formação de apenas um segmento internodal de mielina (um único oligodendrócito pode formar vários segmentos internodais). De forma contrária, várias fibras nervosas não mielinizadas podem ser envoltas pelo citoplasma de uma única célula Schwann (no SNC, nervos não mielinizados são envolvidos por astrócitos)

- Um **nervo periférico** é recoberto por camadas de tecido conjuntivo:

(1) O **epineuro** recobre o nervo inteiro.

(2) O **perineuro** separa o nervo em fascículos e consiste em células perineurais. As células perineurais estão unidas umas às outras por junções de oclusão para formar a barreira de difusão protetora: a barreira hematoneural, responsável pela manutenção do microambiente fisiológico do endoneuro.

(3) O **endoneuro** circunda axônios individuais e suas células de Schwann associadas

- Os nervos periféricos podem ser danificados (lesão nervosa por esmagamento traumático) ou acometidos por doenças que afetam a função das células de Schwann, levando à perda da mielina (desmielinização segmentar). Um dano ao neurônio e seu axônio provoca degeneração axonal, também chamada degeneração walleriana.

Uma característica da degeneração axonal causada por dano tóxico ou metabólico é a cromatólise, a dispersão da substância de Nissl (polirribossomos e retículo endoplasmático rugoso) no soma neuronal, seguida por desmielinização.

A desmielinização segmentar e a degeneração axonal afetam a unidade motora e causam paralisia muscular. A degeneração axonal pode ser seguida pela regeneração axonal no SNP. Não é possível haver regeneração axonal no SNC devido à ausência de endoneuro. Alem disso os oligodendrócitos, ao contrário das células de Schwann, não proliferam e os astrócitos depositam tecido cicatricial (placa astrocítica).

O neuroma é a proliferação desorganizada dos axônios, das células de Schwann e do tecido conjuntivo perineural no local da transecção parcial ou completa do nervo lesionado

- As principais divisões do **sistema nervoso autônomo** (SNA) são:

(1) A **divisão nervosa simpática**.

(2) A **divisão nervosa parassimpática**.

(3) O **sistema nervoso entérico**, a inervação autônoma regional do coração, o controle inferior da bexiga e a inervação funcional do trato genital. Discutimos em detalhes o sistema nervoso entérico no Capítulo 15, *Parte Alta do Sistema Digestório*, e no Capítulo 16, *Parte Baixa do Sistema Digestório*.

O SNA está organizado como gânglios simpáticos/parassimpáticos e gânglios sensoriais conectados a neurônios localizados no SNC.

Os **gânglios autônomos (simpáticos)** consistem em neurônios multipolares que recebem fibras mielinizadas pré-ganglionares sinápticas do SNC. As fibras pós-ganglionares não mielinizadas emergem dos neurônios multipolares e se estendem em direção aos tecidos-alvo.

Os **gânglios sensoriais (espinais)** estão localizados na raiz dorsal. São compostos de neurônios pseudounipolares. Um tronco comum emerge de cada neurônio e se bifurca (padrão em forma de T) em dois ramos: um ramo centrípeto mielinizado, que entra na medula espinal, e um ramo mielinizado centrífugo, que alcança um receptor sensorial periférico.

Os gânglios autônomos e sensoriais são cercados por uma cápsula de tecido conjuntivo (uma extensão do epineuro). Cada neurônio é cercado por células satélites, equivalentes às células de Schwann.

Capítulo 9

Órgãos Sensoriais | Visão e Audição

O olho pode ajustar o foco e a intensidade de luz, convertendo-os em impulsos elétricos que são interpretados pelo córtex visual do cérebro como imagens detalhadas. Nos seres humanos, o olho está embutido em uma órbita óssea e conectado ao encéfalo pelo nervo óptico. O globo ocular protege e facilita a função da retina fotorreceptora, a camada interna do globo ocular que abriga as células fotossensíveis chamadas bastonetes e cones. A orelha é composta de dois sistemas anatômicos projetados para amplificar as ondas sonoras e transmiti-las ao encéfalo para a audição e a sensação de equilíbrio corporal, detectando rotação, gravidade e aceleração. Este capítulo faz uma descrição abrangente dos principais componentes histológicos do olho e da orelha e aborda condições clínicas patológicas, degenerativas e genéticas.

OLHO

O globo ocular é composto de **três túnicas** ou **camadas** que, de fora para dentro, são:

1. **Esclera** e **córnea.**
2. **Úvea.**
3. **Retina.**

O globo ocular (Figura 9.1) apresenta três câmaras distintas e interconectadas: a **câmara anterior**, a **câmara posterior** e a **cavidade vítrea**. O **humor aquoso** circula da câmara posterior para a câmara anterior. O **cristalino** está localizado em frente à cavidade vítrea, que contém o **humor vítreo**. A **órbita óssea**, as **pálpebras**, a **conjuntiva** e o **aparelho lacrimal** protegem o globo ocular.

A **artéria oftálmica**, um ramo da artéria carótida interna, fornece nutrientes ao olho e aos constituintes da órbita. As **veias orbitais superior** e **inferior** representam a principal via de drenagem venosa do olho. As veias drenam para o **seio cavernoso intracraniano**.

Desenvolvimento do olho

Um breve resumo do desenvolvimento do olho é essencial para compreender a relação entre as várias camadas do globo ocular. Os componentes do olho são derivados:

1. Da superfície do **ectoderma** da cabeça.
2. Das paredes laterais **neuroectodérmicas** do encéfalo embrionário, na região do diencéfalo.
3. Do **mesênquima**.

As bolsas laterais dos lados direito e esquerdo do diencéfalo dão origem a duas **vesículas ópticas** neuroepiteliais, que permanecem unidas à parede encefálica por um **pedúnculo óptico** oco (Figura 9.2). A superfície do ectoderma da cabeça invagina para a vesícula óptica, formando uma **vesícula do cristalino**, que se solta. O mesênquima circunda tanto a vesícula do cristalino quanto a vesícula óptica adjacente.

A vesícula óptica se invagina e forma um **cálice óptico** de parede dupla (ver Figura 9.2). A **fissura óptica** se forma quando a camada externa do cálice óptico se torna o **epitélio pigmentar**. As células na camada interna proliferam e se estratificam para formar a **retina neural**. O mesênquima estendido para a invaginação do cálice óptico adquire consistência gelatinosa e se torna o **componente vítreo** do olho. O posicionamento da **vesícula do cristalino** é mantido pelas margens livres do cálice óptico e pelo mesênquima circundante.

Na superfície externa do cálice óptico, a cobertura mesenquimal diferencia-se na **camada coroide** vascular do olho e nos componentes fibrosos da **esclera** e da **córnea** (Figura 9.3; Boxe 9.A). Posteriormente ao cristalino, a camada coroide vascular forma o **corpo ciliar**, o **músculo ciliar** e os **processos ciliares**. Anteriormente ao cristalino, a camada da coroide forma o estroma da **íris**.

Os processos ciliares secretam o **humor aquoso**, que se acumula primeiro na **câmara posterior** (entre

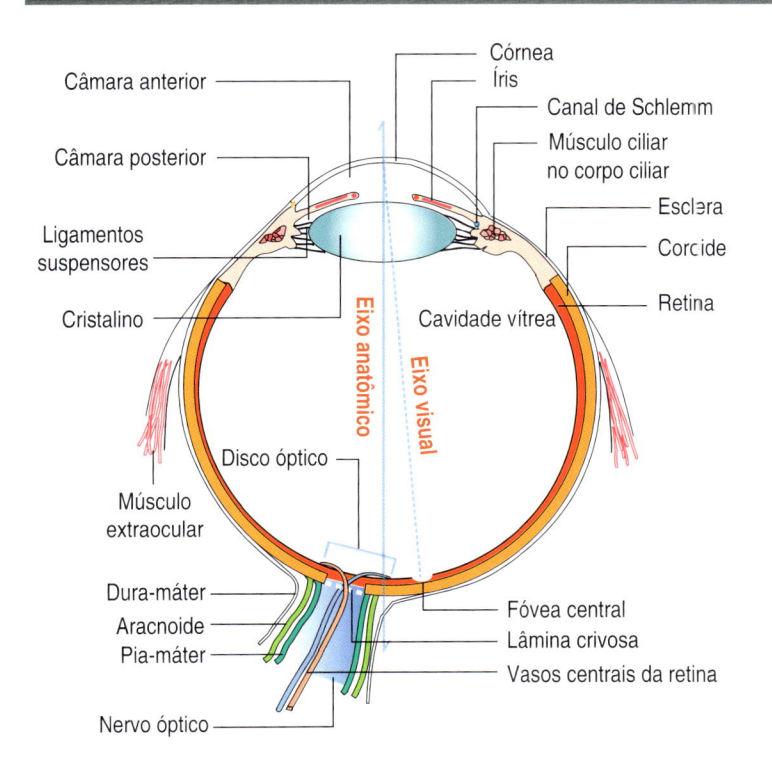

Figura 9.1 Anatomia do olho.

Labels: Córnea; Íris; Canal de Schlemm; Músculo ciliar no corpo ciliar; Esclera; Coroide; Retina; Câmara anterior; Câmara posterior; Ligamentos suspensores; Cristalino; Cavidade vítrea; Eixo anatômico; Eixo visual; Disco óptico; Músculo extraocular; Dura-máter; Aracnoide; Pia-máter; Fóvea central; Lâmina crivosa; Vasos centrais da retina; Nervo óptico

- O olho é composto de três câmaras: (1) A **câmara anterior** é o espaço entre a córnea e a superfície anterior da íris. (2) A **câmara posterior** se estende da superfície posterior da íris ao cristalino. (3) A **cavidade vítrea** ou **corpo vítreo** é posterior ao cristalino e é o maior compartimento.

- O globo ocular humano tem formato esférico e cerca de 24 mm de diâmetro. O polo anterior do globo ocular é o centro da **córnea**.

- O polo posterior está localizado entre o **disco óptico** e a **fóvea**, uma depressão rasa na retina. O **eixo anatômico** (também chamado **eixo óptico**) é a linha que conecta os dois polos. O **eixo visual** une o aparente centro da pupila e o centro da fóvea e divide o globo ocular em **metade nasal** e **metade temporal**.

- O globo ocular é cercado por um coxim de tecido mole que ocupa a órbita óssea do crânio. O tecido mole é formado por tecido conjuntivo frouxo, gordura, músculos, vasos sanguíneos e linfáticos, nervos e a glândula lacrimal.

- A superfície anterior do globo ocular é conectada ao tegumento pela **conjuntiva**, que reveste a superfície interna das pálpebras e reflete sobre o globo ocular até a borda da córnea.

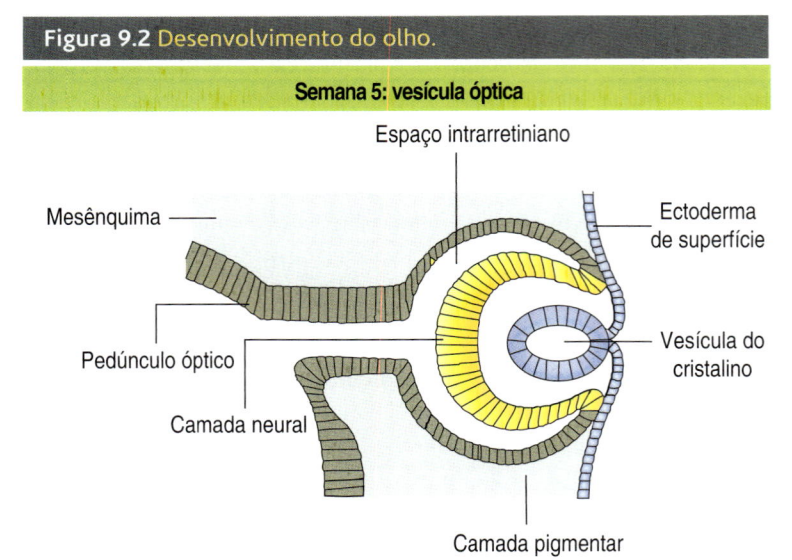

Figura 9.2 Desenvolvimento do olho.

a íris e o cristalino) e, então, passa para a câmara anterior (entre o cristalino e a córnea) através da pupila. O humor aquoso deixa a câmara anterior entrando pelo **canal de Schlemm**, ligado ao **seio venoso da esclera**, uma pequena veia que circunda o olho na margem anterior da camada coroide.

Ao redor da borda do cálice óptico, as camadas interna e externa formam o **epitélio posterior** do **corpo ciliar** e a **íris**. O esfíncter e os **músculos dilatadores da pupila** se desenvolvem a partir do epitélio posterior.

A camada interna do cálice óptico se torna a camada neural da retina, que se diferencia em **células fotossensoriais**, **neurônios bipolares** e **neurônios ganglionares** (incluindo as **células horizontais** e **amácrinas** interconectantes e as **células gliais de Müller**). Os axônios dos neurônios ganglionares formam a camada de fibras nervosas da retina, que converge no pedúnculo óptico, ocupando a fissura óptica como **nervo óptico**. A fissura óptica se torna a via de saída do cálice óptico (exceto em sua borda).

Túnica externa: esclera e córnea

A esclera é uma camada com espessura que varia de 0,4 a 1,0 mm, constituída por fibras colágenas e elásticas produzidas por fibroblastos. A face interna da esclera está voltada para a coroide, da qual está separada por uma camada de tecido conjuntivo frouxo e uma rede de tecido elástico chamada **lâmina supracoroide**. Os tendões dos seis músculos extrínsecos do olho estão ligados à superfície externa da esclera (Figura 9.4).

Córnea

A espessura da córnea é de 0,8 a 1,1 mm, com um raio de curvatura menor que a esclera. É transparente, avascular e extremamente rica em terminações nervosas.

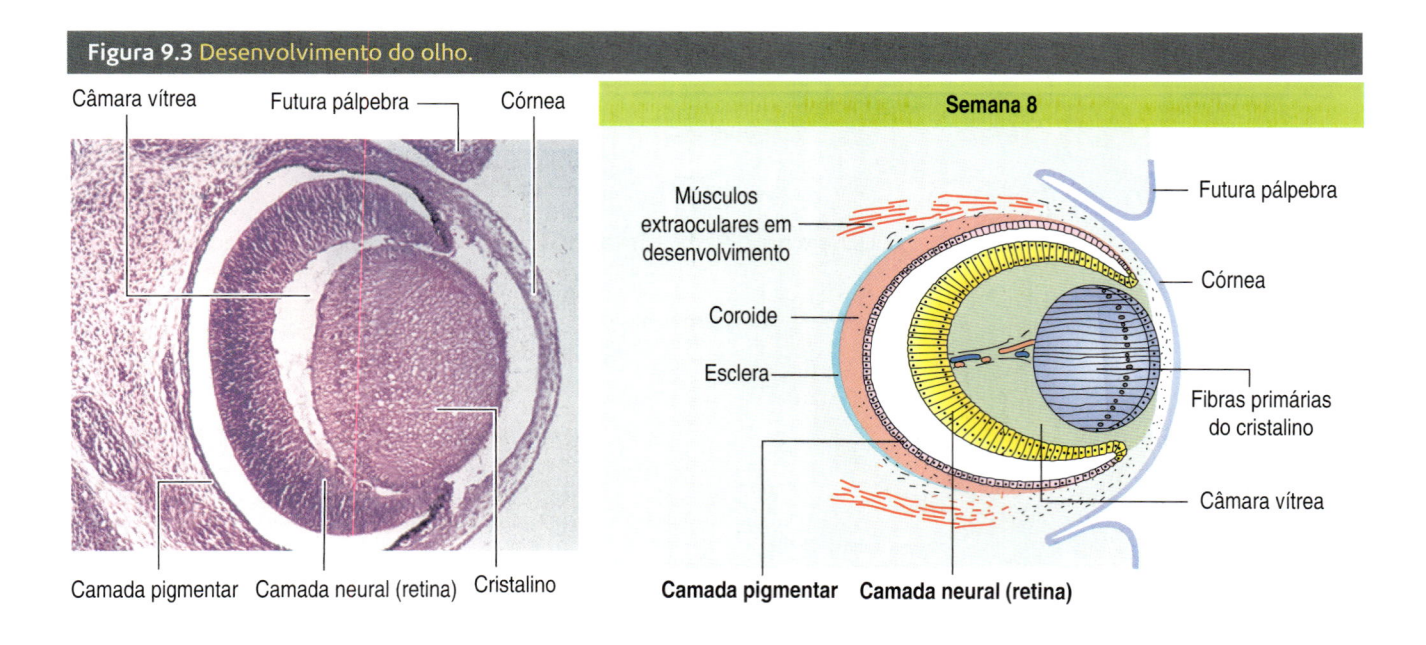

Figura 9.3 Desenvolvimento do olho.

Boxe 9.A Desenvolvimento da córnea.

- O cristalino induz a diferenciação do ectoderma sobrejacente. As células do mesênquima secretam colágenos dos tipos I e II, componentes do estroma primário da córnea

- As células endoteliais dos capilares migram para o estroma primário e produzem ácido hialurônico, levando ao intumescimento do estroma

- As células mesenquimais no espaço circundante migram para o estroma e secretam hialuronidase. O estroma encolhe e a córnea adquire o formato e a transparência corretos.

A superfície anterior da córnea é mantida sempre úmida por uma película de lágrima retida pelas microvilosidades das células epiteliais apicais. A córnea é um dos poucos órgãos que podem ser transplantados sem risco de rejeição pelo sistema imunológico do hospedeiro. Esse sucesso pode ser atribuído à ausência de vasos sanguíneos e linfáticos na córnea (Figura 9.5).

A córnea é constituída por cinco camadas:
1. **Epitélio da córnea**.
2. **Camada** ou **membrana de Bowman**.
3. **Estroma** ou **substância própria**.
4. **Membrana de Descemet**.
5. **Endotélio da córnea**.

Figura 9.4 Três túnicas do olho.

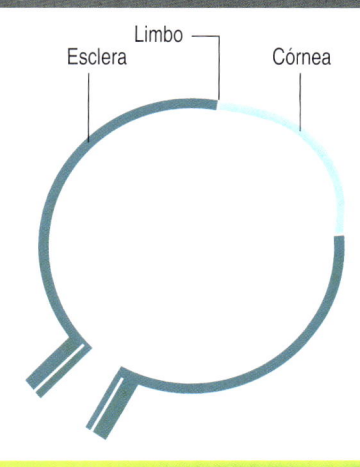

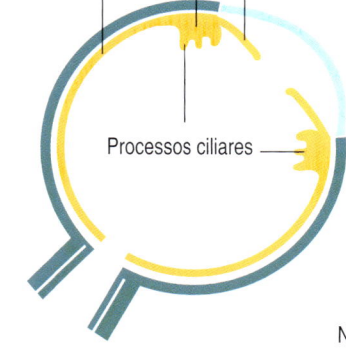

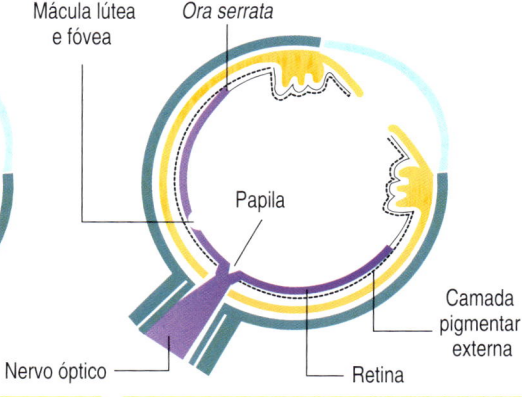

Túnica externa: esclera e córnea

A córnea (do latim *corneus*, chifre) é transparente. O restante da parede do olho, a **esclera** (do grego *scleros*, duro), é opaco e revestido por dentro pela camada pigmentada média ou vascular, que absorve a luz.

O **limbo** é a zona de transição do epitélio da conjuntiva com o epitélio da córnea. O limbo também é o limite da córnea transparente com a esclera opaca. O revestimento corneoescleral:
(1) Protege as estruturas internas do olho.
(2) Junto com a pressão do fluido intraocular, mantém o formato e a consistência do globo ocular.

Túnica média: úvea

Nos dois terços posteriores do olho, a camada vascular é chamada coroide. Na parte anterior do olho, a camada vascular se espessa para formar o **corpo ciliar**.

Os **processos ciliares** se estendem para o interior do corpo ciliar. A camada vascular continua como íris, cujas bordas livres delineiam a **pupila**.

(1) A camada vascular é **pigmentada**, uma propriedade que protege a superfície do olho e reduz a reflexão da luz.
(2) Os vasos sanguíneos trafegam pela camada média.
(3) Sua porção anterior contém musculatura lisa: o **músculo do corpo ciliar**, o **músculo dilatador da íris** e o **músculo constritor da íris**. A musculatura lisa do corpo ciliar regula a tensão da **zônula** ou **ligamento suspensor** do cristalino e, assim, é um importante elemento do mecanismo de **acomodação**.

Túnica interna: retina

É composta de duas camadas: (1) **uma camada pigmentar externa** (*pars pigmentosa*) e (2) uma **camada interna da retina** (*pars nervosa* ou *optica*). A retina tem uma zona fotossensível (*pars optica*) em seus dois terços posteriores e uma **zona não fotossensível** (*pars ciliaris* e *iridica*) em seu terço anterior. A borda serrilhada entre essas duas zonas é chamada *ora serrata* (do latim *ora*, borda; *serrata*, em serra).

A retina contém **neurônios fotorreceptores** (cones e bastonetes), **neurônios condutores** (células bipolares e ganglionares), **neurônios de associação** (células horizontais e amácrinas) e uma **célula neuroglial de suporte**, a célula de Müller.

Cada olho contém cerca de 125 milhões de bastonetes e cones, mas apenas 1 milhão de células ganglionares. O número de cones e bastonetes sobre a superfície da retina é variável. Há apenas **cones na fóvea** (0,5 mm de diâmetro), onde a visão de pequenos detalhes é melhor. Os axônios das células ganglionares atravessam a superfície da retina, convergem na **papila** ou **disco óptico** e deixam o olho pelas muitas aberturas da esclera (a **lâmina crivosa**) para formar o **nervo óptico**.

Figura 9.5 Córnea.

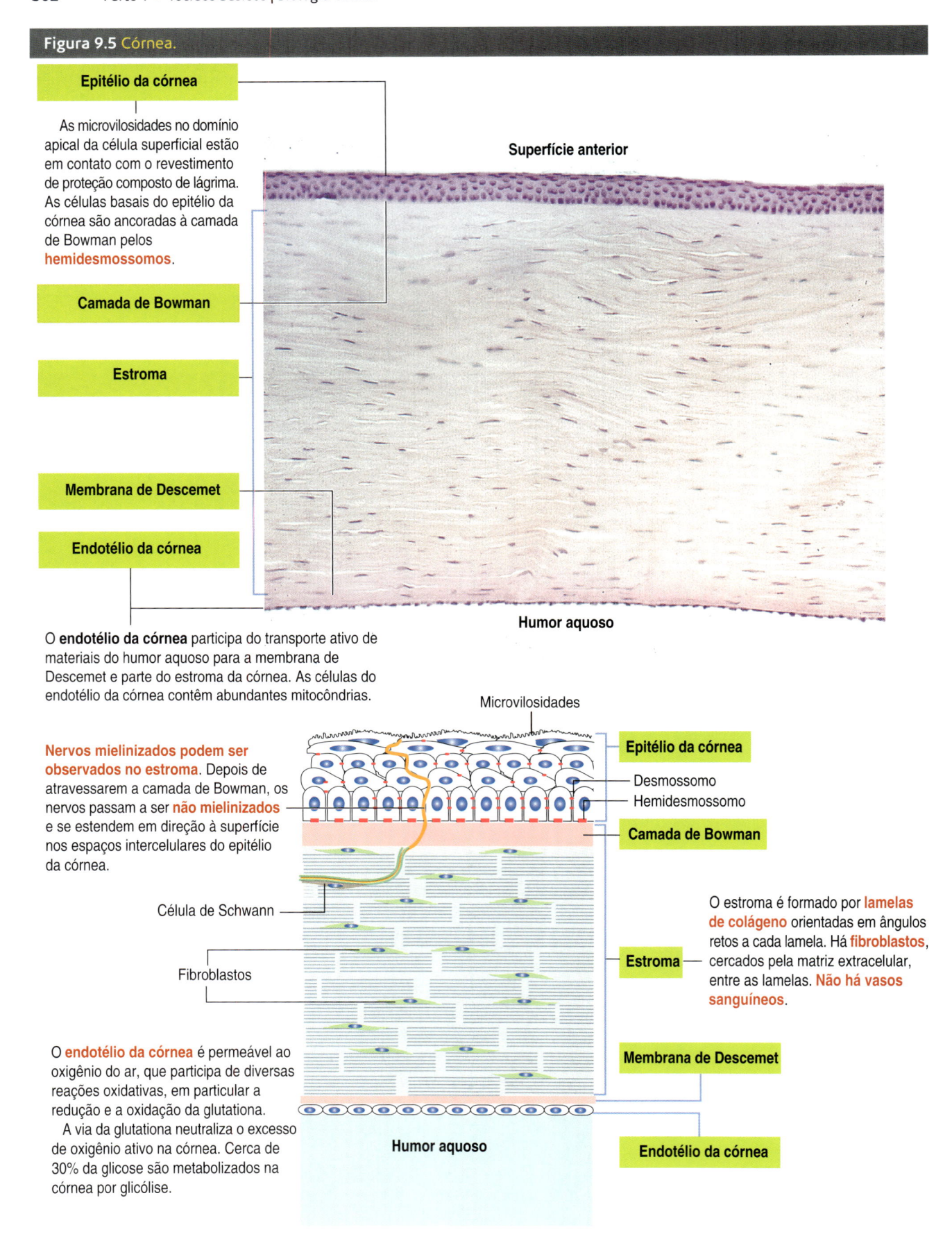

Epitélio da córnea

As microvilosidades no domínio apical da célula superficial estão em contato com o revestimento de proteção composto de lágrima. As células basais do epitélio da córnea são ancoradas à camada de Bowman pelos **hemidesmossomos**.

Camada de Bowman

Estroma

Membrana de Descemet

Endotélio da córnea

Superfície anterior

Humor aquoso

O **endotélio da córnea** participa do transporte ativo de materiais do humor aquoso para a membrana de Descemet e parte do estroma da córnea. As células do endotélio da córnea contêm abundantes mitocôndrias.

Nervos mielinizados podem ser observados no estroma. Depois de atravessarem a camada de Bowman, os nervos passam a ser **não mielinizados** e se estendem em direção à superfície nos espaços intercelulares do epitélio da córnea.

Célula de Schwann

Fibroblastos

O **endotélio da córnea** é permeável ao oxigênio do ar, que participa de diversas reações oxidativas, em particular a redução e a oxidação da glutationa.

A via da glutationa neutraliza o excesso de oxigênio ativo na córnea. Cerca de 30% da glicose são metabolizados na córnea por glicólise.

Microvilosidades

Epitélio da córnea

Desmossomo
Hemidesmossomo

Camada de Bowman

O estroma é formado por **lamelas de colágeno** orientadas em ângulos retos a cada lamela. Há **fibroblastos**, cercados pela matriz extracelular, entre as lamelas. **Não há vasos sanguíneos**.

Estroma

Membrana de Descemet

Humor aquoso

Endotélio da córnea

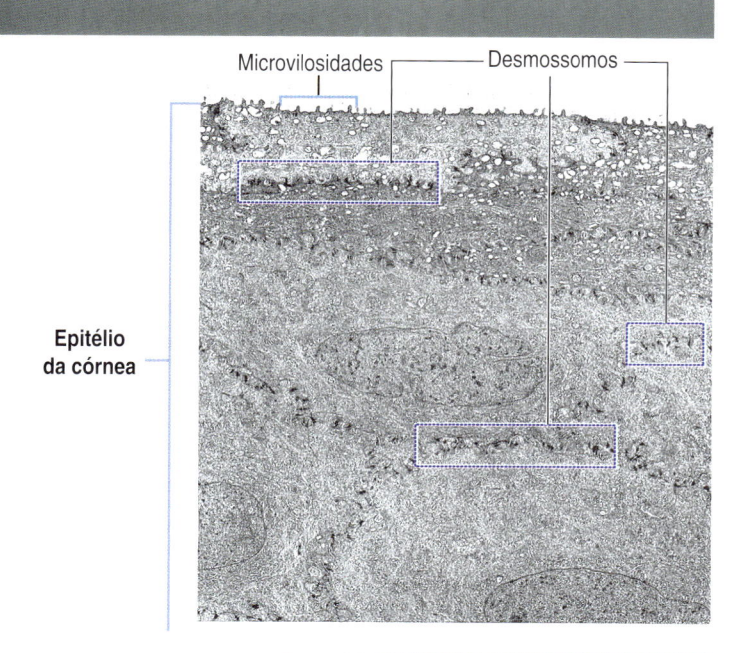

Microvilosidades   Desmossomos

Epitélio
da córnea

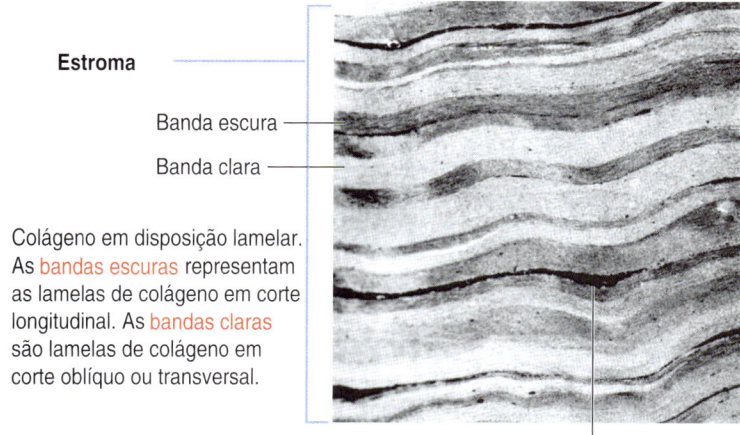

Estroma

Banda escura

Banda clara

Colágeno em disposição lamelar.
As bandas escuras representam
as lamelas de colágeno em corte
longitudinal. As bandas claras
são lamelas de colágeno em
corte oblíquo ou transversal.

Fibroblasto

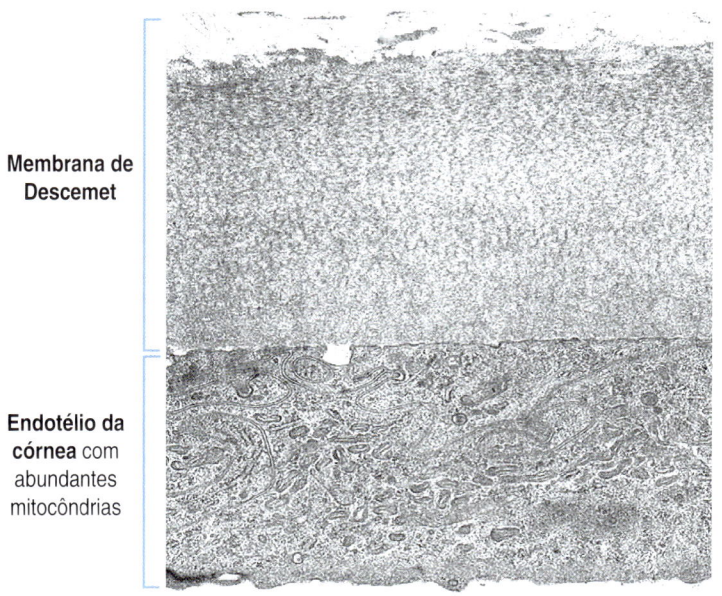

**Membrana de
Descemet**

**Endotélio da
córnea** com
abundantes
mitocôndrias

Micrografias eletrônicas de Hogan MJ, Alvarado JA, Weddell JA: Histology of the Human Eye.
Philadelphia, WB Saunders, 1971.

O **epitélio da córnea** é um epitélio pavimentoso estratificado não queratinizado, composto de cinco a sete camadas de células. As células da superfície externa apresentam **microvilosidades**, e todas as células estão unidas umas às outras por desmossomos.

O epitélio da córnea é muito sensível, contém um grande número de terminações nervosas livres e apresenta extraordinária capacidade de cicatrização. No **limbo**, a junção corneoescleral, o epitélio da córnea é contínuo com o da conjuntiva.

Os citoplasmas das células da camada basal expressam queratina 5 e queratina 14 (K5 e K14), que são substituídas nas camadas superiores por K3 e K12.

As células epiteliais da córnea são continuamente renovadas pelas **células-tronco do limbo** (**CTL**). As CTL migram transversalmente do limbo em direção à córnea central. A deficiência de CTL faz com que a córnea deixe de ser transparente e provoca queratinização do epitélio como na pele, o que leva à cegueira parcial ou total.

A **camada de Bowman** tem de 6 a 9 μm de espessura, é composta de fibrilas de colágeno de tipo I e é desprovida de fibras elásticas. Essa camada é transparente e não tem capacidade regenerativa. A camada de Bowman é a parte mais externa do estroma da córnea, embora seja organizada de maneira diferente. Por essa razão, é designada "camada", e não "membrana". A camada de Bowman representa uma barreira protetora a traumatismos ou invasão bacteriana.

O **estroma** ou **substância própria** altamente transparente representa cerca de 90% da espessura da córnea. Feixes de **colágeno de tipos I** e **V** formam finas camadas regularmente dispostas em planos sucessivos que se cruzam em vários ângulos e formam **malha** altamente resistente a deformação e traumatismos.

As fibras e as camadas são separadas por matriz extracelular rica em **proteoglicanos** contendo **condroitina** e **queratan sulfato**.

Os nervos que passam para o epitélio da córnea estão no estroma da córnea.

A **membrana de Descemet**, uma das membranas basais mais espessas do corpo (5 a 10 μm de espessura), é produzida pelo endotélio da córnea e contém **colágeno de tipo VII**, que forma um arranjo hexagonal de fibras.

O **endotélio da córnea** reveste a superfície posterior da membrana de Descemet e está voltado para a câmara anterior do olho. É composto de uma camada única de células epiteliais pavimentosas, com espaços intercelulares impermeáveis que impedem o influxo de humor aquoso para o estroma da córnea. A integridade estrutural e funcional do endotélio da córnea é vital para a manutenção da transparência da córnea (Boxe 9.B).

Túnica média: úvea

A úvea forma a túnica pigmentada vascularizada do olho e é dividida em três regiões (ver Figura 9.4; Boxe 9.C):

Boxe 9.B Transplante de córnea.

- O transplante de córnea, também chamado **queratoplastia penetrante**, é a forma mais comum de alotransplante de tecido (do grego *allos*, outro), com taxa de sucesso superior a 90%

- Esse sucesso está relacionado a vários aspectos da córnea e do microambiente ocular:

  (1) A expressão do **complexo principal de histocompatibilidade (MHC)** de **classe II** é insignificante ou ausente na córnea normal.

  (2) A **córnea secreta fatores imunossupressores** que inibem a ativação de linfócitos T e do sistema complemento (ver Capítulo 10, *Sistema Imunológico e Linfático*).

  (3) As células da córnea expressam o **ligante de Fas**, que protege o olho de lesões mediadas por células, por meio da eliminação por apoptose das células que podem causar a lesão inflamatória (ver Apoptose no Capítulo 3, *Sinalização Celular | Biologia Celular | Patologia*).

  (4) As **células de Langerhans** da córnea (ver o Capítulo 11, *Sistema Tegumentar*) e as **células apresentadoras de antígenos** são raras na córnea.

  (5) A córnea é **avascular** e **desprovida de vasos linfáticos**, o que impede a chegada de elementos imunológicos.

  (6) As **células-tronco do limbo** são responsáveis pelo reparo da superfície danificada do epitélio da córnea.

Boxe 9.C Úvea.

- A **úvea** tem grande importância clínica. Pode ser afetada por diversos processos inflamatórios, conhecidos como uveítes, que podem atingir a íris (irite), o corpo ciliar (ciclite) e a coroide (coroidite)

- A inflamação da úvea pode ser secundária a uma doença ou infecção imunomediada (p. ex., citomegalovírus). Um exsudato inflamatório na coroidite pode levar ao descolamento da retina. A destruição inflamatória da coroide pode causar degeneração dos fotorreceptores, cuja nutrição depende da integridade da coroide

- Os melanócitos são abundantes na coroide e podem dar origem a melanomas oculares, tumores malignos pigmentados que eventualmente causam metástase sistêmica.

---

1. **Coroide**.
2. **Corpo ciliar**.
3. **Íris**.

    A **coroide** é composta de três camadas (Figura 9.6):

1. A **membrana de Bruch**, o componente mais interno da coroide, é composta de uma rede de fibras colágenas e elásticas, além de material de lâmina basal. A lâmina basal é derivada do epitélio pigmentar da retina e do endotélio dos capilares fenestrados subjacentes.

2. A **coriocapilar** contém capilares fenestrados que fornecem oxigênio e nutrientes às camadas mais externas da retina e à fóvea.

3. O **estroma da coroide** é composto de grandes artérias e veias circundadas por fibras colágenas e elásticas, fibroblastos, um pouco de células musculares lisas, neurônios do sistema nervoso autônomo e melanócitos.

    O **corpo ciliar** é anterior à *ora serrata* e representa a projeção ventral tanto da coroide quanto da retina. Apresenta dois componentes (Figura 9.7):

1. A **porção uveal**.
2. A **porção neuroepitelial**.

    A **porção uveal** do corpo ciliar é formada por:

1. A continuação da camada externa da coroide, conhecida como **supraciliar**.
2. O **músculo ciliar**, um anel de tecido muscular liso que, **ao se contrair, reduz o comprimento dos ligamentos suspensores circulares do cristalino**; essa estrutura é conhecida como **zônula ciliar**.
3. Uma camada de **capilares fenestrados** que fornece sangue ao músculo ciliar.

    A **porção neuroepitelial** contribui com as duas camadas do **epitélio ciliar**:

1. Uma **camada epitelial pigmentada** externa, contínua com o epitélio pigmentar da retina. A camada epitelial pigmentada é sustentada por uma lâmina basal contínua à membrana de Bruch.
2. Uma **camada epitelial não pigmentada** interna, que é contínua à retina sensorial.

    Algumas características dessas duas camadas celulares epiteliais – pigmentada e não pigmentada – são:

1. **As superfícies apicais das células pigmentares e não pigmentadas estão voltadas uma para a outra**.
2. O epitélio duplo é liso em sua extremidade posterior (*pars plana*) e pregueado na extremidade anterior (*pars plicata*) para formar os **processos ciliares**.
3. O **humor aquoso** é secretado pelas células epiteliais dos processos ciliares, que são vascularizados por capilares fenestrados (Figura 9.8).

    A **íris** é uma continuação do corpo ciliar e se situa na frente do cristalino. Nessa posição, forma uma passagem para o fluxo de humor aquoso entre as câmaras anterior e posterior do olho e controla a quantidade de luz que entra no olho.

    A íris tem dois componentes (ver Figura 9.7):

1. A face **anterior uveal** ou **estromal**.
2. A superfície **neuroepitelial** posterior.

    A **face uveal anterior** (externa) é de origem mesenquimal e apresenta superfície irregular. É formada por **fibroblastos** e **melanócitos** pigmentados imersos em matriz extracelular. O número de melanócitos pigmentados determina a cor da íris. Em albinos, a íris parece rosada devido à abundância de vasos sanguíneos. Os vasos sanguíneos da íris têm distribuição radial e podem se ajustar a mudanças no comprimento em paralelo às variações do diâmetro da pupila.

    A **superfície neuroepitelial posterior** (interna) é composta de **duas camadas de células pigmentares**. A camada externa, uma continuação da camada pigmentada do epitélio ciliar, é composta de **células mioepiteliais**, que se tornam o músculo **dilatador da pupila**. O músculo liso do **esfíncter da pupila** está localizado no estroma da íris, ao redor da pupila.

As três câmaras do olho

O olho tem três câmaras:

1. **Câmara anterior**.
2. **Câmara posterior**.
3. **Cavidade vítrea**.

Figura 9.6 Coroide.

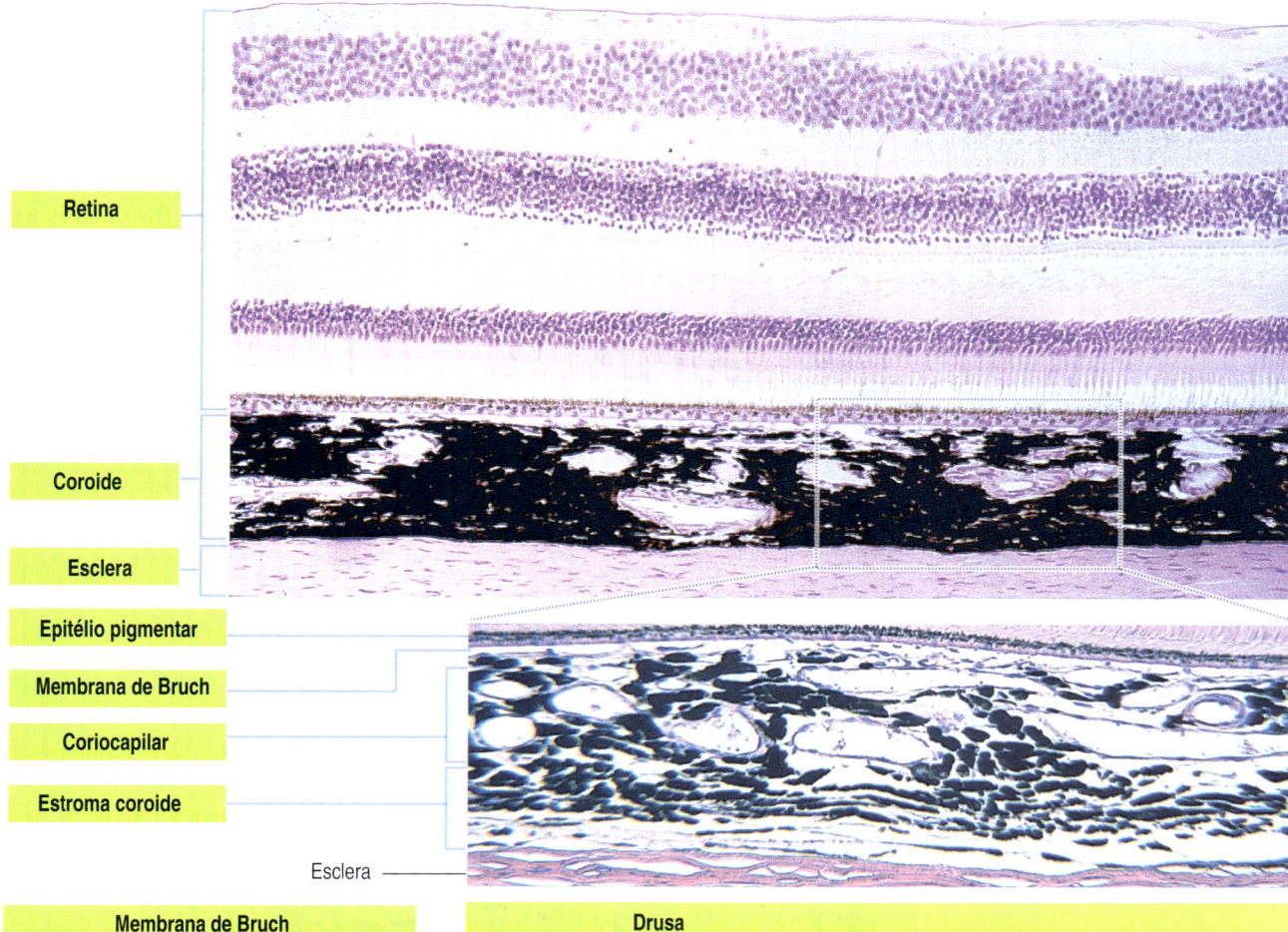

Retina

Coroide

Esclera

Epitélio pigmentar

Membrana de Bruch

Coriocapilar

Estroma coroide

Esclera

Membrana de Bruch

A membrana de Bruch é formada por:
(1) A **lâmina basal do epitélio pigmentar** da retina.
(2) Camadas subjacentes de **fibras colagenosas e elásticas**.
(3) A **lâmina basal de células endoteliais** da rede capilar subjacente (coriocapilar).

Coriocapilar

Os capilares da coriocapilar se conectam a artérias (ramos das artérias ciliares posteriores) e veias (veias oftálmicas) no estroma coroide.

A coriocapilar fornece nutrientes para as camadas externas da retina.

Estroma coroide

O estroma contém fibras de colágeno, algumas células musculares lisas, neurônios do sistema nervoso autônomo, vasos sanguíneos (artérias e veias) e melanócitos.

Os melanócitos são mais numerosos em pessoas mais pigmentadas do que naquelas mais claras.

Drusa

Quando uma grande **drusa** (do alemão *Drusen*, nódulo pétreo) acumula no lado interno da membrana de Bruch, os fotorreceptores são separados de seu suprimento sanguíneo. A separação muito extensa provoca a degeneração do epitélio pigmentar e dos fotorreceptores.

A primeira indicação de **degeneração macular relacionada à idade** é a presença de drusa. Dentre as proteínas associadas à drusa, estão a apolipoproteína E, o amiloide β (ligado ao fator de complemento 1; C1) e a vitronectina.

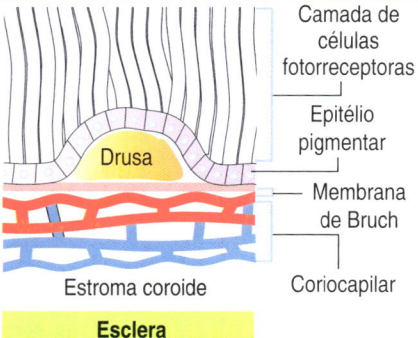

Camada de células fotorreceptoras

Epitélio pigmentar

Drusa

Membrana de Bruch

Estroma coroide

Coriocapilar

Esclera

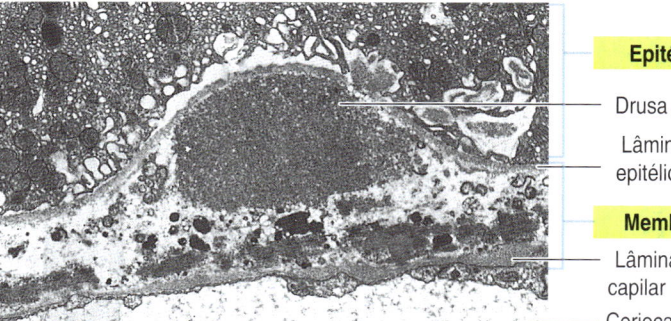

Epitélio pigmentar

Drusa

Lâmina basal do epitélio pigmentar

Membrana de Bruch

Lâmina basal de um capilar na coriocapilar

Coriocapilar

Micrografia eletrônica de Hogan MJ, Alvarado JA, Weddell JA: Histology of the Human Eye. Philadelphia, WB Saunders, 1971.

Figura 9.7 Corpo ciliar.

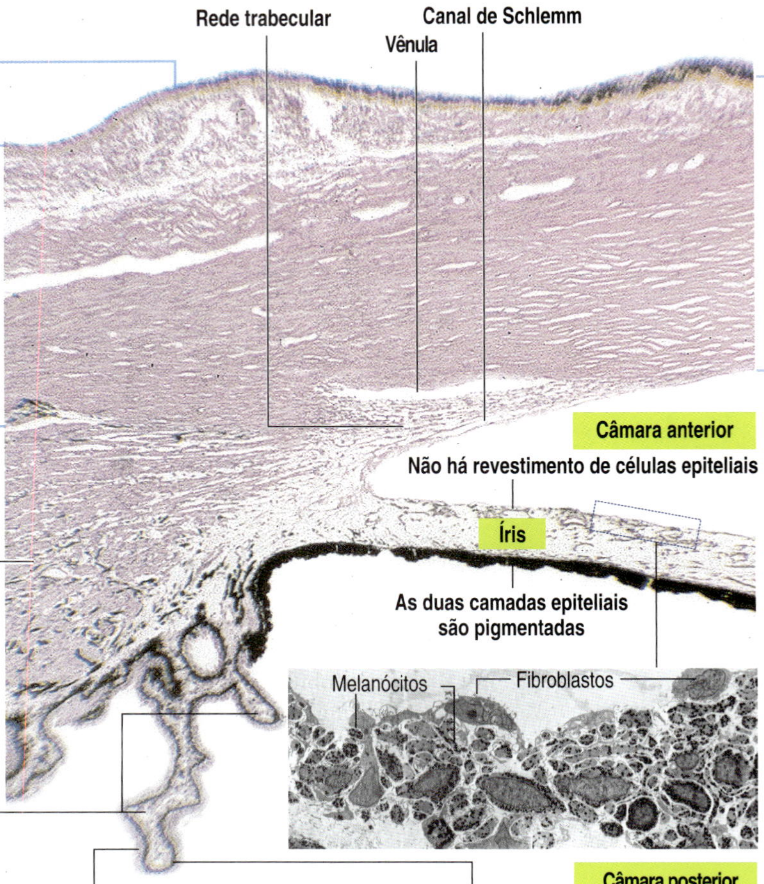

Rede trabecular

Canal de Schlemm

Vênula

Conjuntiva

Córnea

Esclera

Câmara anterior

Não há revestimento de células epiteliais

O **músculo ciliar** ocupa grande parte do corpo ciliar. As **fibras zonulares** do epitélio ciliar se estendem em direção ao cristalino.
A contração do músculo ciliar relaxa a tensão exercida pelas fibras zonulares sobre o cristalino durante a acomodação.

Íris

As **duas camadas epiteliais são pigmentadas**

Melanócitos

Fibroblastos

Os **processos ciliares** se projetam a partir do corpo ciliar. São revestidos pelo epitélio ciliar, que produz humor aquoso.

A **íris** tem duas superfícies. **A superfície anterior não apresenta revestimento epitelial** (ver a micrografia eletrônica). A **superfície posterior** é revestida por uma **camada dupla de células epiteliais pigmentadas**, uma continuação direta da camada pigmentada da retina. O **estroma** contém **melanócitos** e **células mioepiteliais** que formam o **músculo dilatador da pupila** (*dilator pupillae*).

Câmara posterior

A **camada interna** do epitélio é **não pigmentada** e está voltada para a câmara posterior

A **camada externa** do epitélio é **pigmentada** e está voltada para o estroma do corpo ciliar

O **esfíncter da pupila**, composto de **células musculares lisas**, tem **receptores de acetilcolina** e é inervado por **fibras nervosas parassimpáticas**. A contração do esfíncter **reduz o diâmetro da pupila**, ou seja, causa **miose**.

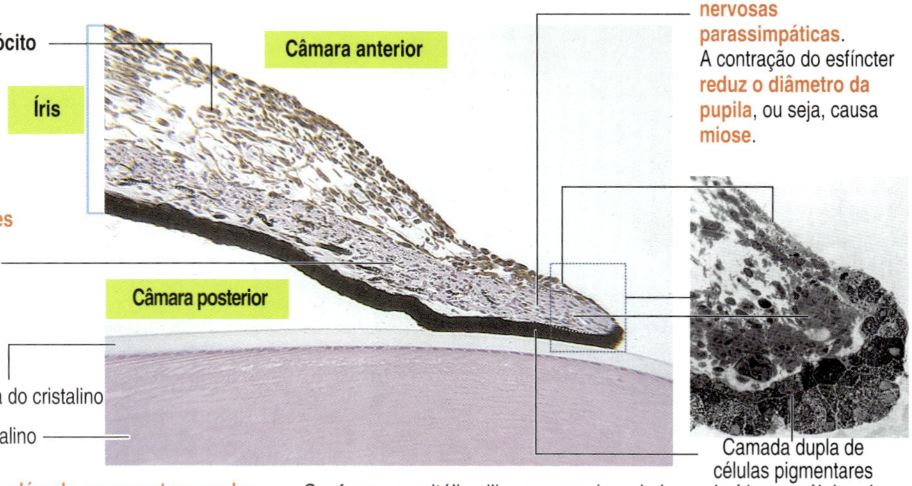

Melanócito

Câmara anterior

Íris

O **músculo dilatador da pupila**, composto de **células mioepiteliais**, contém **receptores alfa-adrenérgicos** e é inervado por **fibras nervosas simpáticas**. Sua contração causa **dilatação da pupila**, ou **midríase**.

Câmara posterior

Cápsula do cristalino

Cristalino

Camada dupla de células pigmentares

O **epitélio ciliar é uma extensão da retina além da** *ora serrata* **e recobre a superfície interna do corpo ciliar**. É composto de duas camadas: (1) uma **camada interna de células não pigmentares**, uma continuação direta da retina sensorial, voltada para a câmara posterior e (2) uma **camada externa de células pigmentares**, contínua ao epitélio pigmentar da retina, em contato com o estroma do corpo ciliar.

Conforme o epitélio ciliar se aproxima da base da íris, as células da camada interna acumulam grânulos de pigmento e as duas camadas são pigmentadas. O **humor aquoso é secretado pelas células epiteliais dos processos ciliares** supridos por **capilares fenestrados**. As fibras zonulares, normalmente associadas aos processos ciliares, não são observadas na Figura 9.7, mas são mostradas na Figura 9.11.

Micrografias eletrônicas de Hogan MJ, Alvarado JA, Weddell JA: Histology of the Human Eye. Philadelphia, WB Saunders,1971.

Figura 9.8 Epitélio ciliar e secreção do humor aquoso.

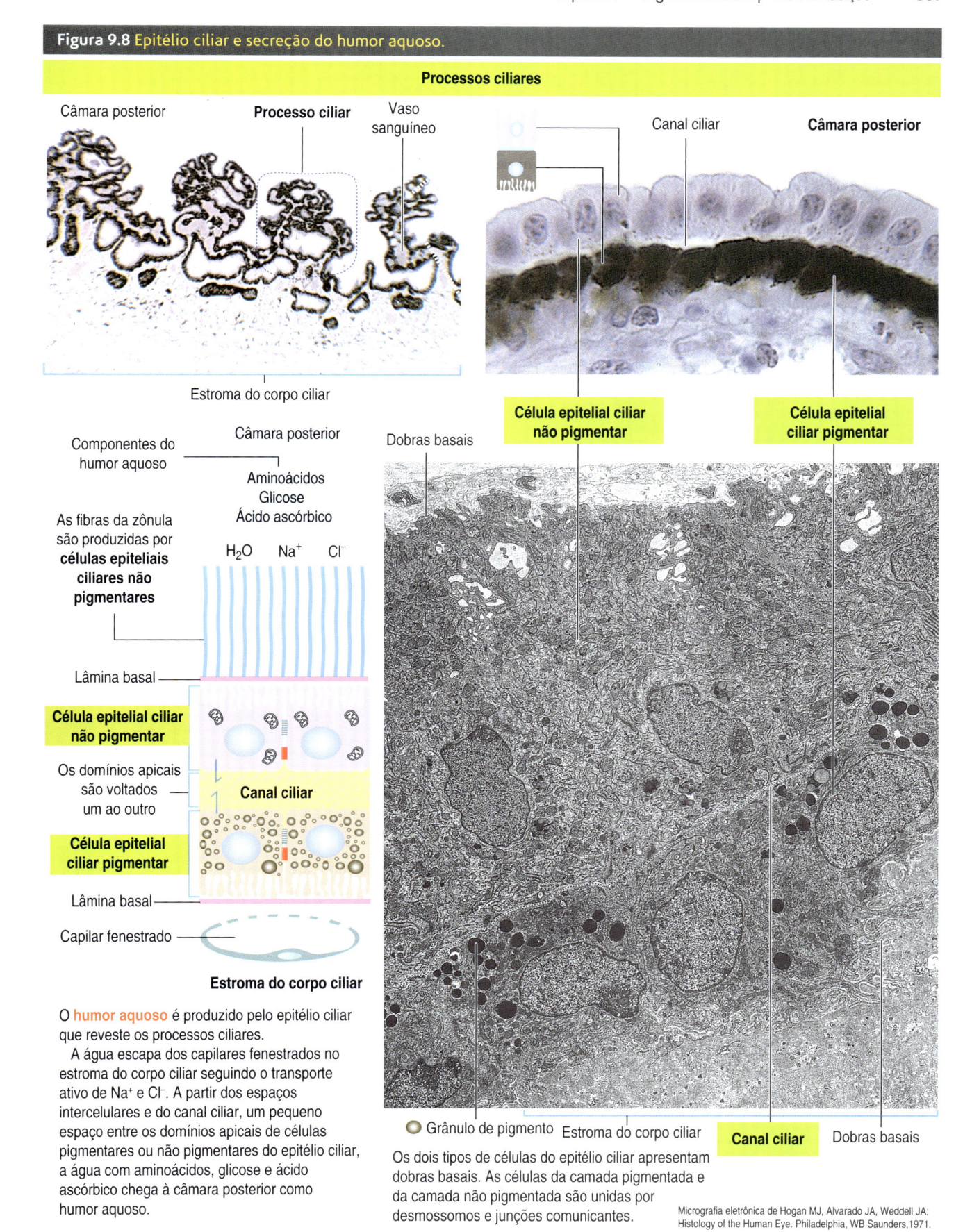

Processos ciliares

Câmara posterior

Processo ciliar

Vaso sanguíneo

Canal ciliar

Câmara posterior

Estroma do corpo ciliar

Componentes do humor aquoso

Câmara posterior

Aminoácidos
Glicose
Ácido ascórbico

Dobras basais

Célula epitelial ciliar não pigmentar

Célula epitelial ciliar pigmentar

As fibras da zônula são produzidas por **células epiteliais ciliares não pigmentares**

H_2O Na^+ Cl^-

Lâmina basal

Célula epitelial ciliar não pigmentar

Os domínios apicais são voltados um ao outro

Canal ciliar

Célula epitelial ciliar pigmentar

Lâmina basal

Capilar fenestrado

Estroma do corpo ciliar

O humor aquoso é produzido pelo epitélio ciliar que reveste os processos ciliares.

A água escapa dos capilares fenestrados no estroma do corpo ciliar seguindo o transporte ativo de Na^+ e Cl^-. A partir dos espaços intercelulares e do canal ciliar, um pequeno espaço entre os domínios apicais de células pigmentares ou não pigmentares do epitélio ciliar, a água com aminoácidos, glicose e ácido ascórbico chega à câmara posterior como humor aquoso.

Grânulo de pigmento   Estroma do corpo ciliar   **Canal ciliar**   Dobras basais

Os dois tipos de células do epitélio ciliar apresentam dobras basais. As células da camada pigmentada e da camada não pigmentada são unidas por desmossomos e junções comunicantes.

Micrografia eletrônica de Hogan MJ, Alvarado JA, Weddell JA: Histology of the Human Eye. Philadelphia, WB Saunders,1971.

A **câmara anterior** ocupa o espaço entre o **endotélio da córnea** (limite anterior) e a **superfície anterior da íris**, a **porção pupilar do cristalino** e a **base do corpo ciliar** (limite posterior). O ângulo circunferencial da câmara anterior é ocupado pela **trama trabecular**, um sítio de drenagem do humor aquoso para o **canal de Schlemm** (Figuras 9.9 e 9.10; ver Figura 9.1).

A **câmara posterior** (Figura 9.9) é limitada anteriormente pela **superfície posterior da íris** e, posteriormente, pelo **cristalino** e pelas **fibras da zônula** (ligamentos suspensores do cristalino). O ângulo circunferencial é ocupado pelos **processos ciliares**, o sítio de produção do humor aquoso.

A **cavidade vítrea** é ocupada por uma substância gelatinosa transparente, o **humor vítreo**, estendendo-se do cristalino à retina. O humor vítreo é o maior componente do olho. A parte mais longa do caminho óptico da córnea à retina é pelo humor vítreo.

O humor vítreo contém principalmente água (99%), **ácido hialurônico** e **fibrilas de colágeno de tipo II**, um parente próximo do colágeno da cartilagem. É importante lembrar-se da discussão sobre a matriz extracelular do tecido conjuntivo, de que o glicosaminoglicano ácido hialurônico tem afinidade significativa por água. O ácido hialurônico totalmente hidratado, associado às fibrilas colágenas amplamente espaçadas, é responsável pelas mudanças no volume vítreo. O ácido hialurônico e o colágeno do tipo II são produzidos pelos **hialócitos**.

Cristalino

A córnea, as três câmaras do olho e o cristalino são três estruturas transparentes que a luz precisa atravessar para chegar à retina. Observe que a superfície de refração da córnea é uma interface entre o ar e o tecido e que o cristalino está em um ambiente líquido cujo índice de refração é maior que o do ar.

Figura 9.9 Via do humor aquoso.

1 A seta indica a via seguida pelo humor aquoso produzido pelo revestimento epitelial dos processos ciliares.

2 O fluido aquoso sai da câmara posterior, atravessa a pupila, entra na câmara anterior e, então, passa para o canal coletor e a rede trabecular. O canal de Schlemm, composto pelos canais coletores e da rede trabecular, é revestido por um endotélio. O fluido infiltra-se pelo fino revestimento endotelial e pelo tecido conjuntivo frouxo.

3 As veias aquosas são canais coletores que drenam o canal de Schlemm nas veias episclerais. A taxa de drenagem do humor aquoso é equilibrada pela taxa de secreção. Esse mecanismo mantém a pressão intraocular constante (23 mmHg). Os **boxes** **A** e **B** correspondem à ilustração inferior e à micrografia eletrônica, respectivamente, e mostram detalhes do canal de Schlemm e das estruturas adjacentes.

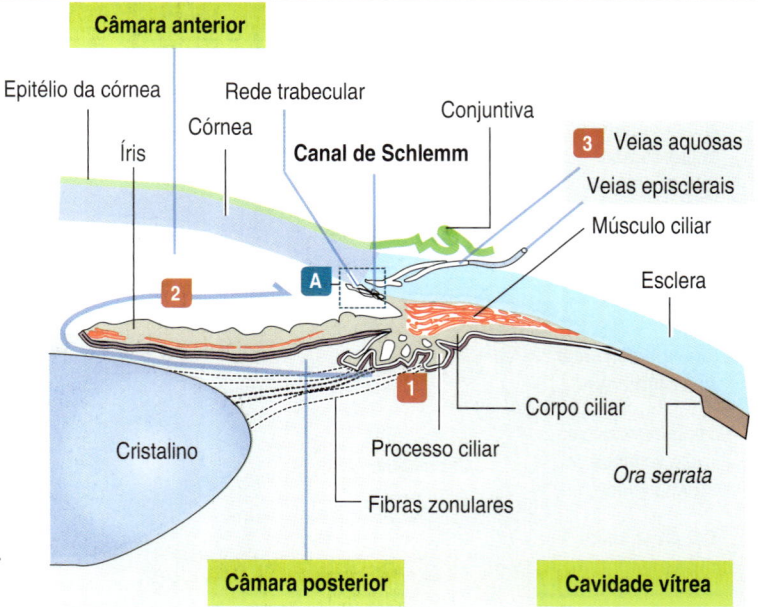

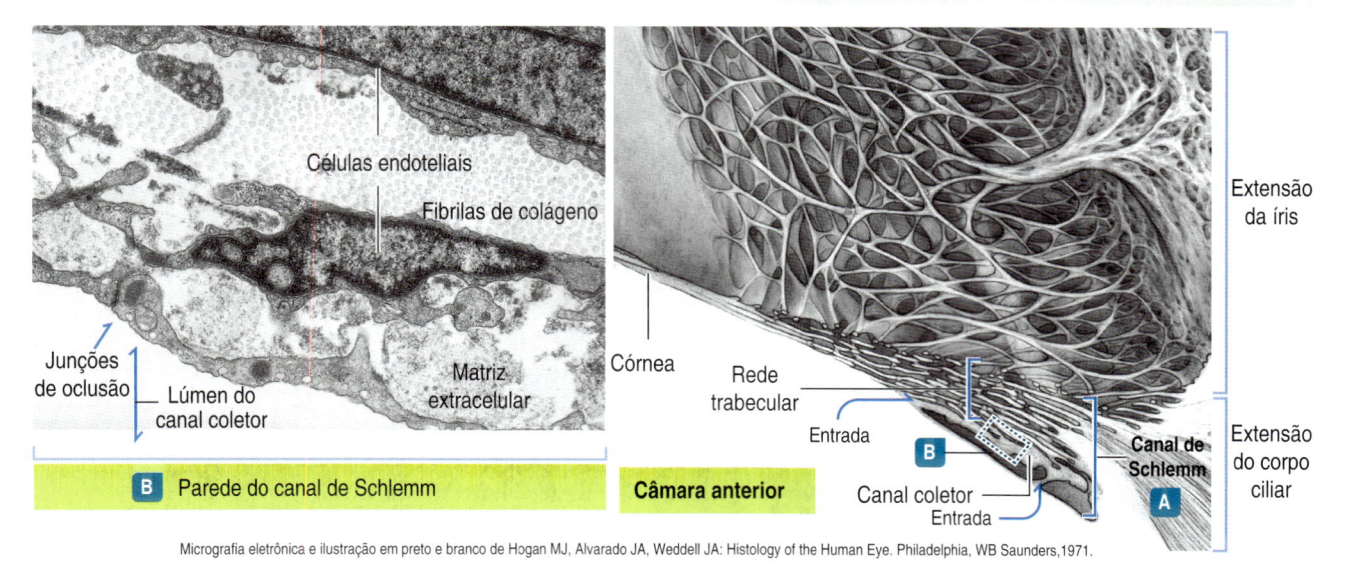

Micrografia eletrônica e ilustração em preto e branco de Hogan MJ, Alvarado JA, Weddell JA: Histology of the Human Eye. Philadelphia, WB Saunders,1971.

Figura 9.10 Canal de Schlemm.

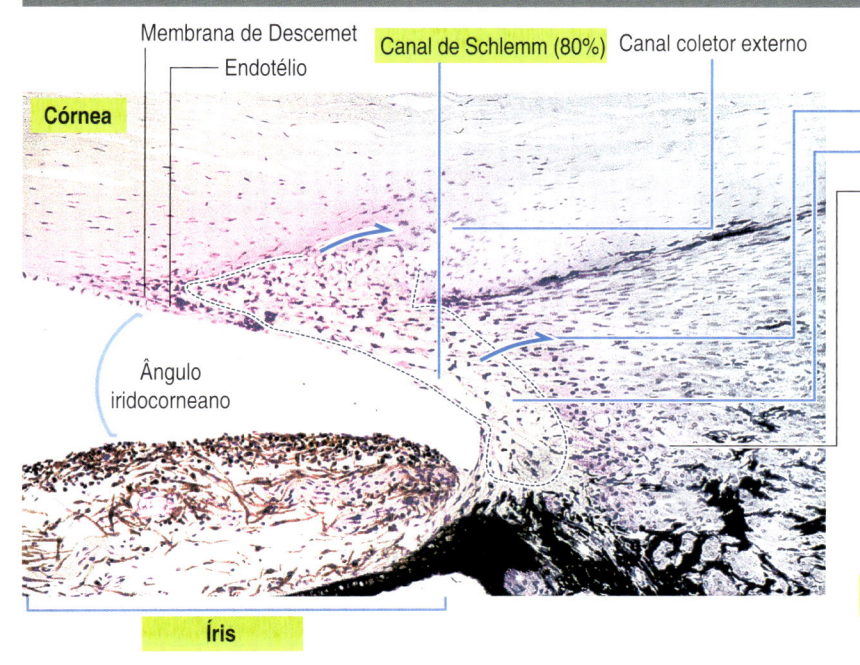

O canal de Schlemm é um **espaço anular** modificado que forma um **círculo completo** no ápice do ângulo da câmara anterior (no **ângulo iridocorneano**).

O canal de Schlemm é a principal via de escape (80%) do fluido aquoso produzido pelo corpo ciliar. Uma via menor de drenagem (20%) é por infiltração do fluido pelo tecido conjuntivo ao redor das fibras musculares do corpo ciliar (**fluxo uveoescleral**). O fluido chega à esclera e é drenado pelas veias e pelos vasos linfáticos.

Glaucoma

Uma obstrução na drenagem do humor aquoso aumenta a pressão intra-ocular, o que gradualmente danifica a retina e, na ausência de tratamento, causa cegueira. Essa doença é chamada **glaucoma** e seus sintomas mais comuns são dor e náuseas.

Existem duas formas de glaucoma: (1) O **glaucoma de ângulo aberto**, a forma mais comum, ocorre quando a rede trabecular drena o humor aquoso, mas o canal de Schlemm está obstruído. (2) O **glaucoma de ângulo fechado** ocorre quando o humor aquoso não consegue chegar à rede trabecular porque um processo inflamatório da úvea (uveíte) bloqueia o acesso do fluido à drenagem reticular.

Na cirurgia para restauração do fluxo de fluido aquoso, um *laser* abre pequenos orifícios na rede trabecular (**trabeculoplastia**) ao redor do limbo.

O **cristalino** é uma estrutura transparente, bicôncava, elástica e avascular (Figura 9.11). As **fibras da zônula**, que consistem em fibrilas de elastina e matriz polissacarídica, estendem-se do epitélio ciliar e inserem-se na porção equatorial da cápsula. Elas mantêm o cristalino no lugar e, durante a **acomodação**, mudam o formato e a potência óptica do cristalino em resposta às forças exercidas pelo músculo ciliar. As fibras da zônula sustentam o cristalino, "como cabos sustentam uma tenda".

O cristalino é composto de uma série de camadas concêntricas que formam a **substância do cristalino**. A parte interna do cristalino é o **núcleo**. A parte externa é o **córtex**. **O epitélio anterior tem uma única camada de células epiteliais e é a fonte de novas células do cristalino**. O epitélio posterior desaparece no início da formação do cristalino. O epitélio anterior e a substância do cristalino são envolvidos pela **cápsula do cristalino**. Não existe camada de célula epitelial abaixo da superfície posterior da cápsula.

A **cápsula do cristalino** é uma estrutura espessa, flexível, transparente e acelular, semelhante a uma membrana basal, que contém **fibrilas de colágeno de tipo IV** e **matriz com glicosaminoglicanos**. Abaixo da porção anterior da cápsula, está uma camada única de **células epiteliais cuboides** que se estendem posteriormente até a região equatorial. Na **região cortical do cristalino**, células alongadas e organizadas concentricamente (chamadas **fibras corticais do cristalino**) são originárias do epitélio anterior na região equatorial. A fibra cortical do cristalino contém núcleo e organelas. O núcleo e

Figura 9.11 Cristalino.

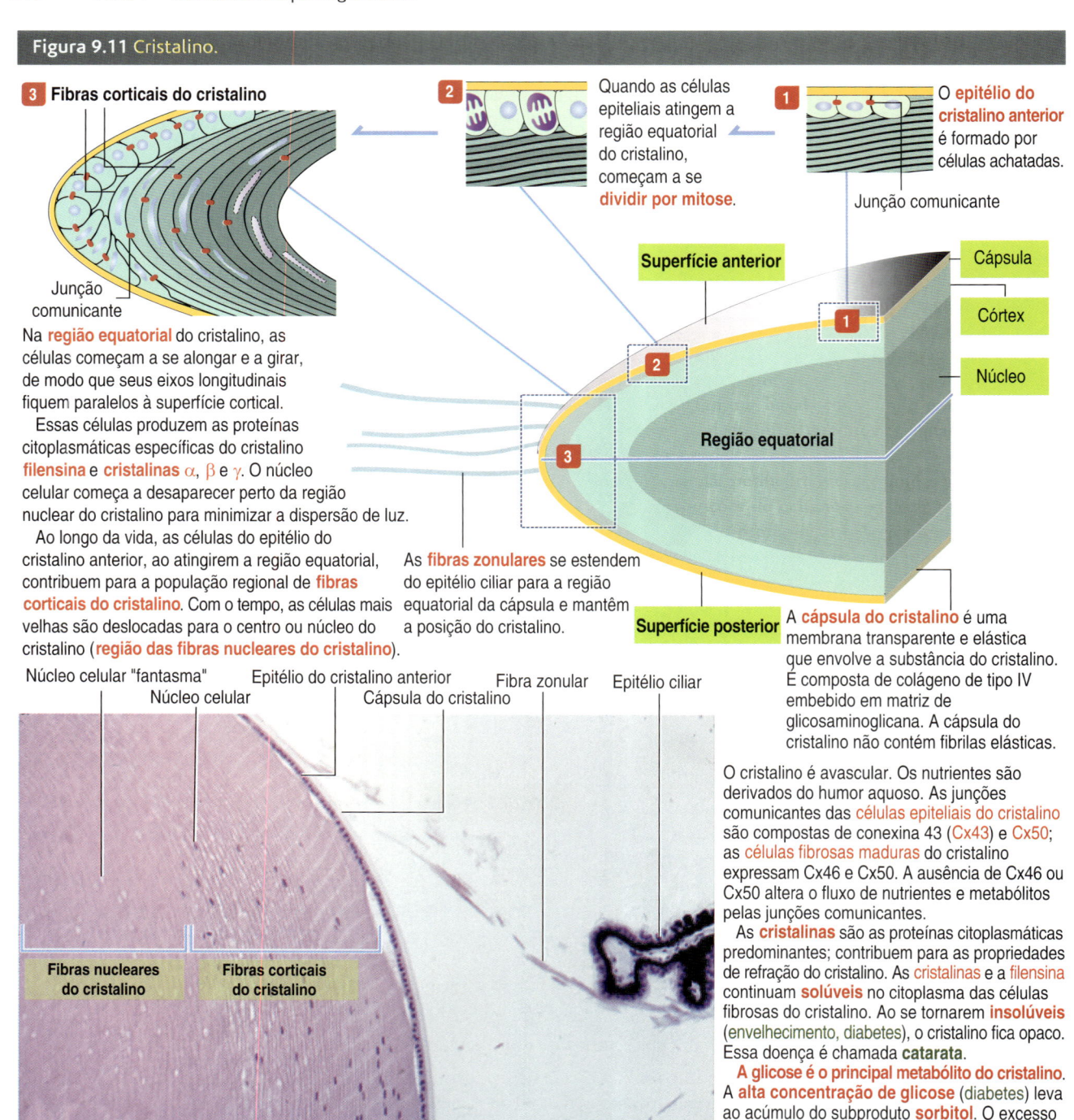

3 Fibras corticais do cristalino

Junção comunicante

2 Quando as células epiteliais atingem a região equatorial do cristalino, começam a se **dividir por mitose**.

1 O **epitélio do cristalino anterior** é formado por células achatadas.

Junção comunicante

Superfície anterior

Cápsula

Córtex

Núcleo

Região equatorial

Superfície posterior

Na **região equatorial** do cristalino, as células começam a se alongar e a girar, de modo que seus eixos longitudinais fiquem paralelos à superfície cortical.

Essas células produzem as proteínas citoplasmáticas específicas do cristalino **filensina** e **cristalinas** α, β e γ. O núcleo celular começa a desaparecer perto da região nuclear do cristalino para minimizar a dispersão de luz.

Ao longo da vida, as células do epitélio do cristalino anterior, ao atingirem a região equatorial, contribuem para a população regional de **fibras corticais do cristalino**. Com o tempo, as células mais velhas são deslocadas para o centro ou núcleo do cristalino (**região das fibras nucleares do cristalino**).

As **fibras zonulares** se estendem do epitélio ciliar para a região equatorial da cápsula e mantêm a posição do cristalino.

A **cápsula do cristalino** é uma membrana transparente e elástica que envolve a substância do cristalino. É composta de colágeno de tipo IV embebido em matriz de glicosaminoglicana. A cápsula do cristalino não contém fibrilas elásticas.

Núcleo celular "fantasma"

Núcleo celular

Epitélio do cristalino anterior

Cápsula do cristalino

Fibra zonular

Epitélio ciliar

Fibras nucleares do cristalino

Fibras corticais do cristalino

O cristalino é avascular. Os nutrientes são derivados do humor aquoso. As junções comunicantes das **células epiteliais do cristalino** são compostas de conexina 43 (Cx43) e Cx50; as **células fibrosas maduras** do cristalino expressam Cx46 e Cx50. A ausência de Cx46 ou Cx50 altera o fluxo de nutrientes e metabólitos pelas junções comunicantes.

As **cristalinas** são as proteínas citoplasmáticas predominantes; contribuem para as propriedades de refração do cristalino. As cristalinas e a filensina continuam **solúveis** no citoplasma das células fibrosas do cristalino. Ao se tornarem **insolúveis** (envelhecimento, diabetes), o cristalino fica opaco. Essa doença é chamada **catarata**.

A glicose é o principal metabólito do cristalino. A **alta concentração de glicose** (diabetes) leva ao acúmulo do subproduto **sorbitol**. O excesso de sorbitol reduz a solubilidade das cristalinas, o que provoca opacidade do cristalino.

as organelas eventualmente desaparecem quando as fibras corticais do cristalino se aproximam do centro do cristalino, a **região das fibras nucleares do cristalino**.

A diferenciação celular da fibra do cristalino consiste na expressão de conexina 43 (**Cx43**), **Cx46** e **Cx50** e algumas proteínas do citoesqueleto, tais como:

1. **Filensina**, um filamento intermediário que contém sítios de ligação para as cristalinas.
2. As proteínas específicas do cristalino, chamadas **cristalinas** (α, β e γ). A filensina e as cristalinas

mantêm a conformação e a transparência das fibras celulares do cristalino (Boxe 9.D).

As fibras do cristalino são interdigitadas na **região da sutura** medial. Nesses pontos de contato, junções comunicantes (contendo Cx46 e Cx50) unem os processos citoplasmáticos opostos. A região cortical interna e o centro do cristalino consistem em fibras do cristalino mais antigas, sem núcleo e organelas. A perda das organelas e da organização compacta das células fibrosas do cristalino contribui para a minimização da dispersão de luz. Cerca de 80% de sua glicose disponível é metabolizada pelo cristalino.

Boxe 9.D Catarata.

- A catarata é uma opacidade do cristalino causada por mudanças na solubilidade de suas proteínas durante o envelhecimento. Essa opacidade aumenta a dispersão da luz pelos agregados de filensina e cristalinas, diminuindo a acuidade visual. A catarata pode ser cortical, nuclear ou subcapsular posterior. A maior parte das cataratas relacionadas à idade são corticais

- A catarata absorve e dispersa mais luz que as regiões normais do cristalino; a maior dispersão da luz reduz o contraste da imagem na retina. Isso reduz a acuidade visual

- A cirurgia de catarata é composta de uma pequena incisão na córnea periférica, atrás do canal de Schlemm. Após a abertura da cápsula anterior do cristalino com um bisturi, o córtex anterior e o núcleo são removidos por sucção. A cápsula posterior permanece intacta. Uma lente flexível de silicone, enrolada como um pequeno tubo é, então, inserida e se abre dentro do olho em seu formato original. A pequena incisão não requer sutura ao término do procedimento.

Acomodação

A nitidez das imagens distantes e próximas focalizadas na retina depende do **formato** do cristalino. A **acomodação** define o processo por meio do qual o cristalino se torna **mais arredondado** para focalizar a imagem de um **objeto próximo** na retina e **se achata** quando a imagem de um **objeto distante** é ali focalizada (Figura 9.12).

A acomodação determina que a distância entre o centro do cristalino e a retina equivale à distância focal necessária à formação de uma imagem nítida na retina.

Três componentes contribuem para o processo de acomodação:

1. **Músculo ciliar**.
2. **Corpo ciliar**.

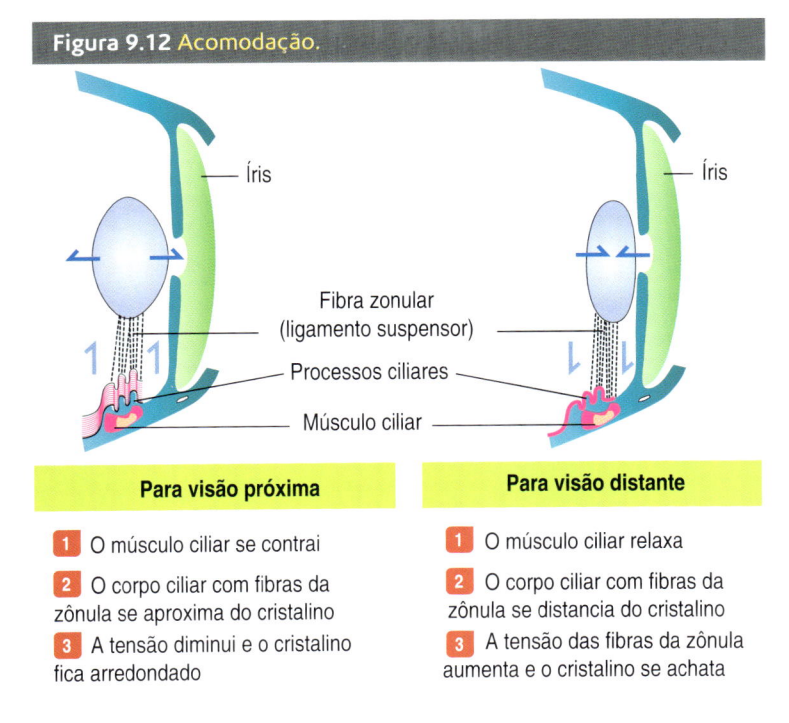

Figura 9.12 Acomodação.

— Íris

— Íris

Fibra zonular
(ligamento suspensor)

Processos ciliares

Músculo ciliar

Para visão próxima

1 O músculo ciliar se contrai

2 O corpo ciliar com fibras da zônula se aproxima do cristalino

3 A tensão diminui e o cristalino fica arredondado

Para visão distante

1 O músculo ciliar relaxa

2 O corpo ciliar com fibras da zônula se distancia do cristalino

3 A tensão das fibras da zônula aumenta e o cristalino se achata

3. **Ligamentos suspensores**, inseridos na região equatorial da cápsula do cristalino.

A **contração** do músculo ciliar faz com que o corpo ciliar se movimente em direção ao cristalino. Isso reduz a tensão dos ligamentos suspensores e a cápsula elástica do cristalino possibilita a aquisição de um formato esférico. O cristalino redondo facilita a **visão próxima**.

O **relaxamento** do músculo ciliar faz com que o corpo ciliar mantenha a tensão dos ligamentos suspensores que preservam a circunferência do cristalino. Assim, o cristalino permanece achatado para permitir a **visão distante**. Isso é conhecido como **emetropia** (do grego *emmetros*, na medida certa; *opia*, referente ao olho) ou visão normal.

Se o globo ocular for muito profundo ou a curvatura do cristalino não for achatada o suficiente, a imagem de um objeto distante se forma em um plano **à frente da retina**. Os objetos distantes ficam borrados porque estão fora de foco, mas a visão de perto é normal. Isso é chamado **miopia** (do grego *myein*, que significa fechar).

Se o globo ocular apresentar pouca profundidade ou a curvatura do cristalino for muito achatada, a imagem de longe é formada no plano **atrás da retina**. Objetos distantes têm boa resolução, mas não os objetos que estão mais perto. Isso é chamado **hipermetropia** (ou hiperopia, do grego *hyper*, acima).

Pessoas mais idosas se tornam hipermétropes à medida que o cristalino vai perdendo a elasticidade. Essa forma de hipermetropia é conhecida como **presbiopia** (do grego *presbys*, idoso).

As dificuldades de acomodação podem ser melhoradas pelo uso de lentes. Uma lente divergente corrige a miopia. Uma lente convergente corrige a hipermetropia.

Camada interna: retina

A retina é composta de duas regiões (Figura 9.13; Boxes 9.E e 9.F):
1. **Epitélio pigmentar da retina não sensorial** externa.
2. **Retina sensorial** interna.

O **epitélio pigmentar não sensorial da retina** é uma camada única de células cuboides que se estende da margem do **disco óptico** à *ora serrata*, onde continua como a camada pigmentada do epitélio ciliar.

O domínio apical do epitélio pigmentar não sensorial cuboide é selado por **junções de oclusão** para formar a **barreira retiniana externa** (Figura 9.14).

Há grânulos de **melanina** no citoplasma apical e nos prolongamentos celulares apicais. Os grânulos de melanina absorvem o excesso de luz que chega aos fotorreceptores.

A superfície apical contém **microvilosidades** que circundam os segmentos externos dos fotorreceptores (cones e bastonetes).

Nesse local, a retina sensorial e o epitélio pigmentar estão unidos entre si por um material extracelular amorfo, a **matriz interfotorreceptora** (Figura 9.15).

Figura 9.13 Regiões da retina.

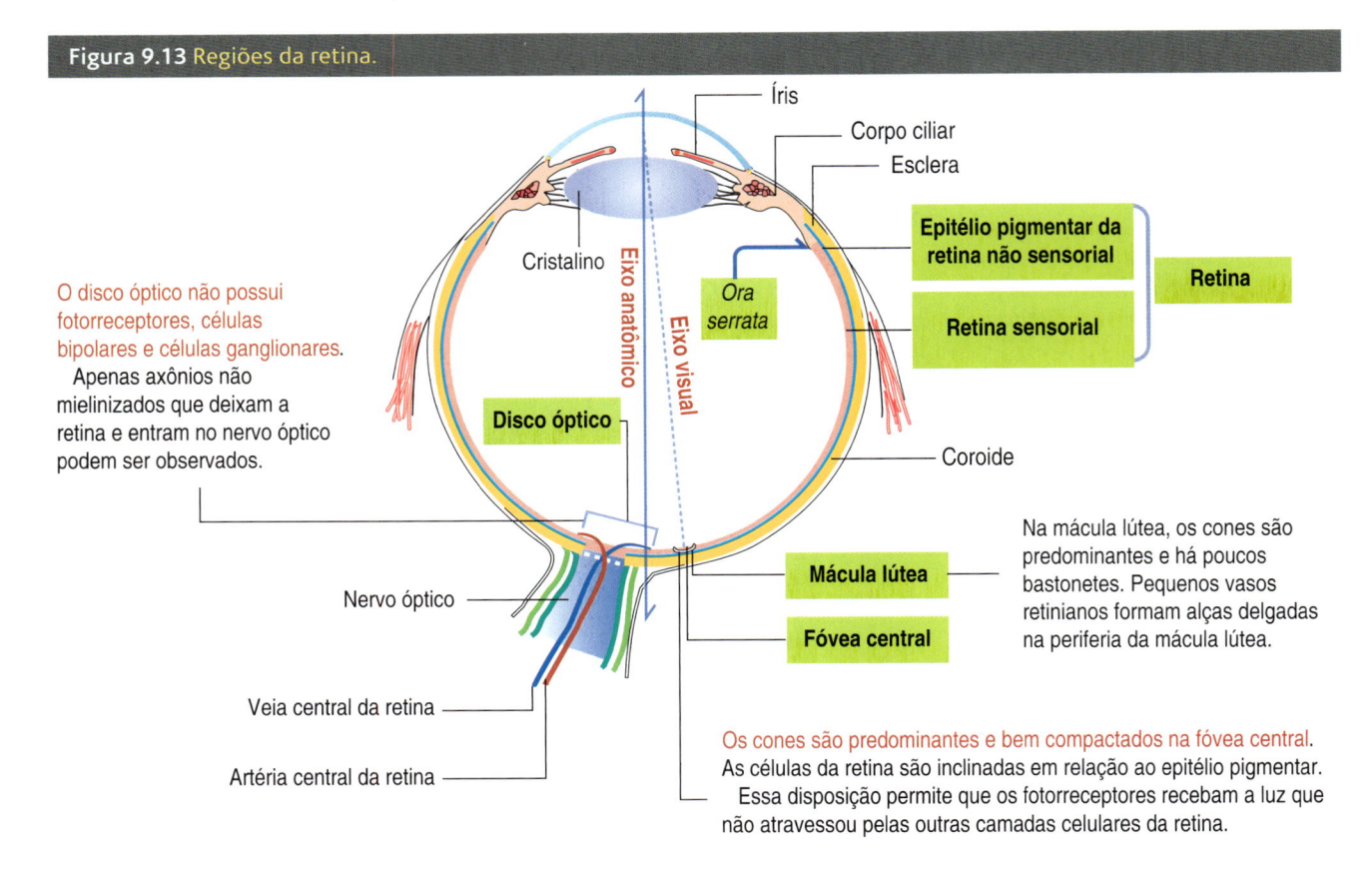

O disco óptico não possui fotorreceptores, células bipolares e células ganglionares.
Apenas axônios não mielinizados que deixam a retina e entram no nervo óptico podem ser observados.

Íris
Corpo ciliar
Esclera

Cristalino
Eixo anatômico

Epitélio pigmentar da retina não sensorial
Retina
Ora serrata
Retina sensorial
Eixo visual

Disco óptico

Coroide

Nervo óptico

Mácula lútea

Fóvea central

Na mácula lútea, os cones são predominantes e há poucos bastonetes. Pequenos vasos retinianos formam alças delgadas na periferia da mácula lútea.

Veia central da retina

Artéria central da retina

Os cones são predominantes e bem compactados na fóvea central. As células da retina são inclinadas em relação ao epitélio pigmentar. Essa disposição permite que os fotorreceptores recebam a luz que não atravessou pelas outras camadas celulares da retina.

Boxe 9.E Descolamento de retina.

- A separação das duas camadas por traumatismo, doença vascular, distúrbio metabólico e envelhecimento leva ao descolamento de retina. O descolamento de retina afeta a viabilidade da retina sensorial e pode ser corrigido por cirurgia a *laser*

- Clinicamente, o descolamento do epitélio pigmentar da retina não sensorial da retina sensorial é importante devido às seguintes funções do epitélio pigmentar:
  (1) Transporte de nutrientes dos vasos sanguíneos coroides às camadas externas da retina sensorial.
  (2) Remoção dos resíduos metabólicos da retina sensorial.
  (3) Fagocitose ativa e reciclagem dos discos dos fotorreceptores liberados dos segmentos externos dos cones e dos bastonetes.
  (4) Síntese dos componentes da lâmina basal da membrana de Bruch, à qual o epitélio pigmentar da retina está firmemente aderido.
  (5) É essencial para a formação do fotopigmento rodopsina, pois regenera o fotopigmento sem cor pela conversão de *all-trans*-retinol em 11-*cis*-retinal, que retorna ao fotorreceptor pela proteína intersticial de ligante de retinoide (PILR), uma proteína importante na matriz interfotorreceptora (ver Figura 9.15).

Boxe 9.F Retina.

- A retina deriva do neuroectoderma e representa uma extensão do encéfalo. Trata-se de uma camada estratificada de células nervosas formada por duas camadas: (1) uma externa, o epitélio pigmentar da retina, e (2) outra interna, a retina sensorial

- O epitélio pigmentar da retina não sensorial é um epitélio cúbico simples com grânulos de melanina

- A retina sensorial estende-se posteriormente, da margem do disco óptico para o epitélio ciliar, anteriormente

- O disco óptico inclui a papila óptica, formada por fibras nervosas proeminentes que passam da retina para o nervo óptico. A papila óptica não possui fotorreceptores e representa o ponto cego da retina

- A fóvea central é a área de visão mais nítida.

Figura 9.14 Camadas da retina.

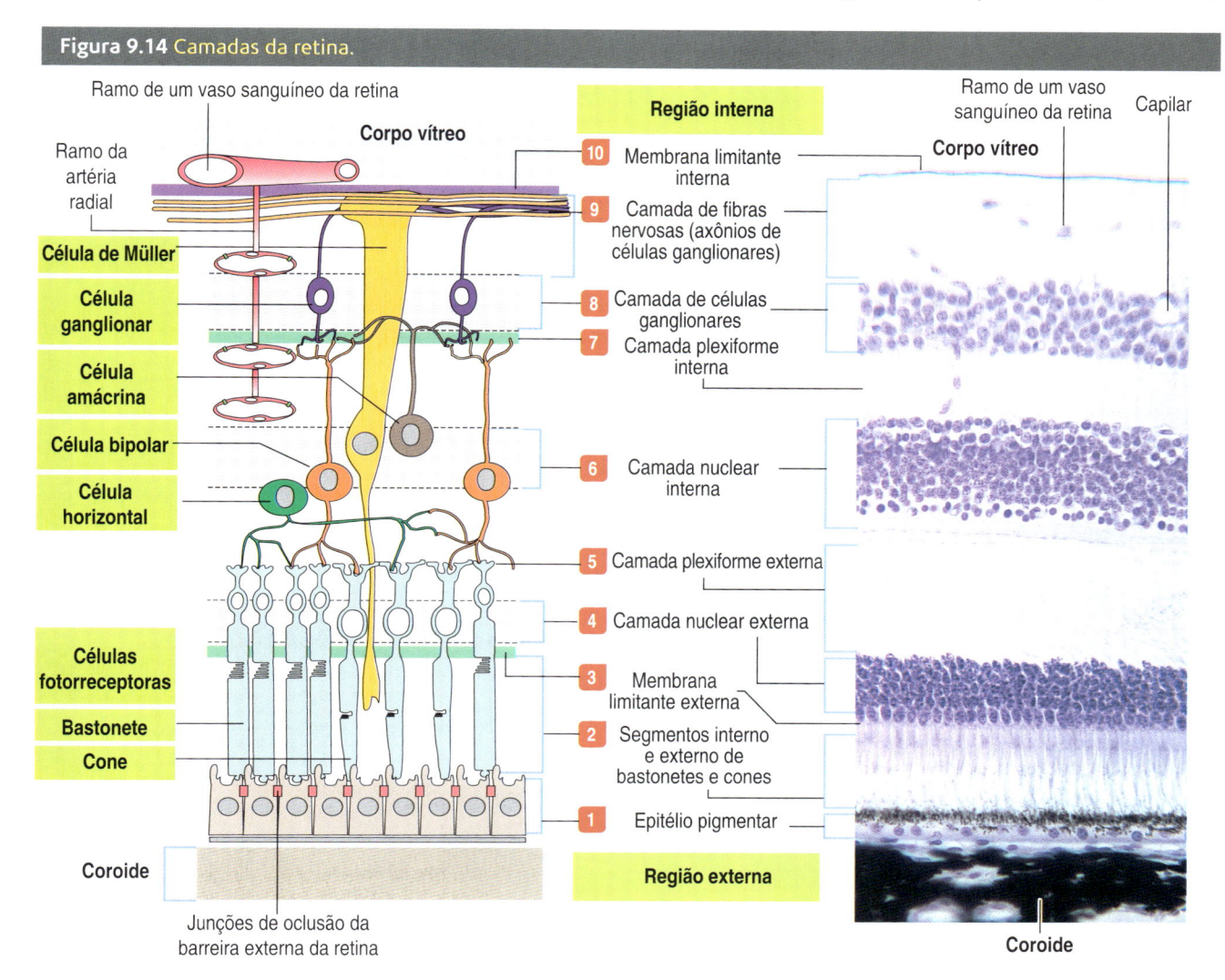

A luz passa por várias camadas da retina antes de ativar bastonetes e cones, as células fotorreceptoras. As camadas da retina observadas à fotomicrografia são representadas no diagrama adjacente. As sinapses entre as células de cada camada da retina também são mostradas.

Os ramos radiais dos vasos sanguíneos (artérias e veias), localizados na superfície da retina, são interconectados por leitos capilares presentes nas camadas internas da retina. Os leitos capilares da retina são revestidos por células endoteliais unidas por junções de oclusão que criam uma barreira hematorretiniana interna. A barreira externa da retina é formada por junções de oclusão entre as células do epitélio pigmentar.

Note que os núcleos dos bastonetes e cones estão na camada nuclear externa.

Os axônios dos cones e bastonetes se projetam na camada plexiforme externa e fazem sinapses com os dendritos das células bipolares.

Os núcleos das células bipolares contribuem para a camada nuclear interna.

Os axônios das células bipolares fazem sinapse com os dendritos das células ganglionares na camada plexiforme interna.

Os axônios das células ganglionares tornam-se parte do nervo óptico.

As células de Müller se estendem pela maior parte da retina. A membrana limitante interna representa sua lâmina basal. Seus núcleos formam parte da camada nuclear interna.

A membrana limitante externa corresponde a complexos juncionais (zônula aderente) entre bastonetes, cones e células de Müller.

As células horizontais fazem sinapses com diversos bastonetes e cones.

As células amácrinas fazem sinapses com os axônios das células bipolares e os dendritos das células ganglionares.

A camada da **retina sensorial** interna se estende da margem do **disco óptico** ao **epitélio ciliar**.

A retina sensorial apresenta duas peculiaridades clínica e anatomicamente importantes para serem lembradas:

1. A **fóvea central**, uma depressão rasa de cerca de 2,5 mm de diâmetro.
2. A **mácula lútea**, uma borda amarelada que circunda a fóvea central.

A fóvea é a área da retina onde a visão é mais nítida, sendo atravessada pelo eixo visual. Discutiremos essas estruturas mais adiante.

Camadas celulares da retina

Há quatro grupos celulares na **retina sensorial** (ver Figura 9.14):

1. **Neurônios fotorreceptores**, **bastonetes** e **cones**.

Figura 9.15 Fotorreceptores: bastonete.

Bastonete fotorreceptor

O **cílio modificado** conecta o segmento interno da célula fotorreceptora (o sítio de síntese de proteínas e outras moléculas) ao segmento externo (que apresenta a pilha de discos). O mecanismo de **transporte intraciliar** (ver Citoesqueleto no Capítulo 1, *Epitélio | Biologia Celular*) usa motores moleculares à base de microtúbulos (cinesinas e dineínas citoplasmáticas) no transporte de proteínas,

vesículas e outros materiais do segmento interno para o segmento externo. O cílio modificado facilita o transporte de moléculas de um sítio proximal de síntese para um sítio distal de polimerização.

A polaridade positiva/negativa dos microtúbulos permite o transporte anterógrado e retrógrado por meio dos motores moleculares.

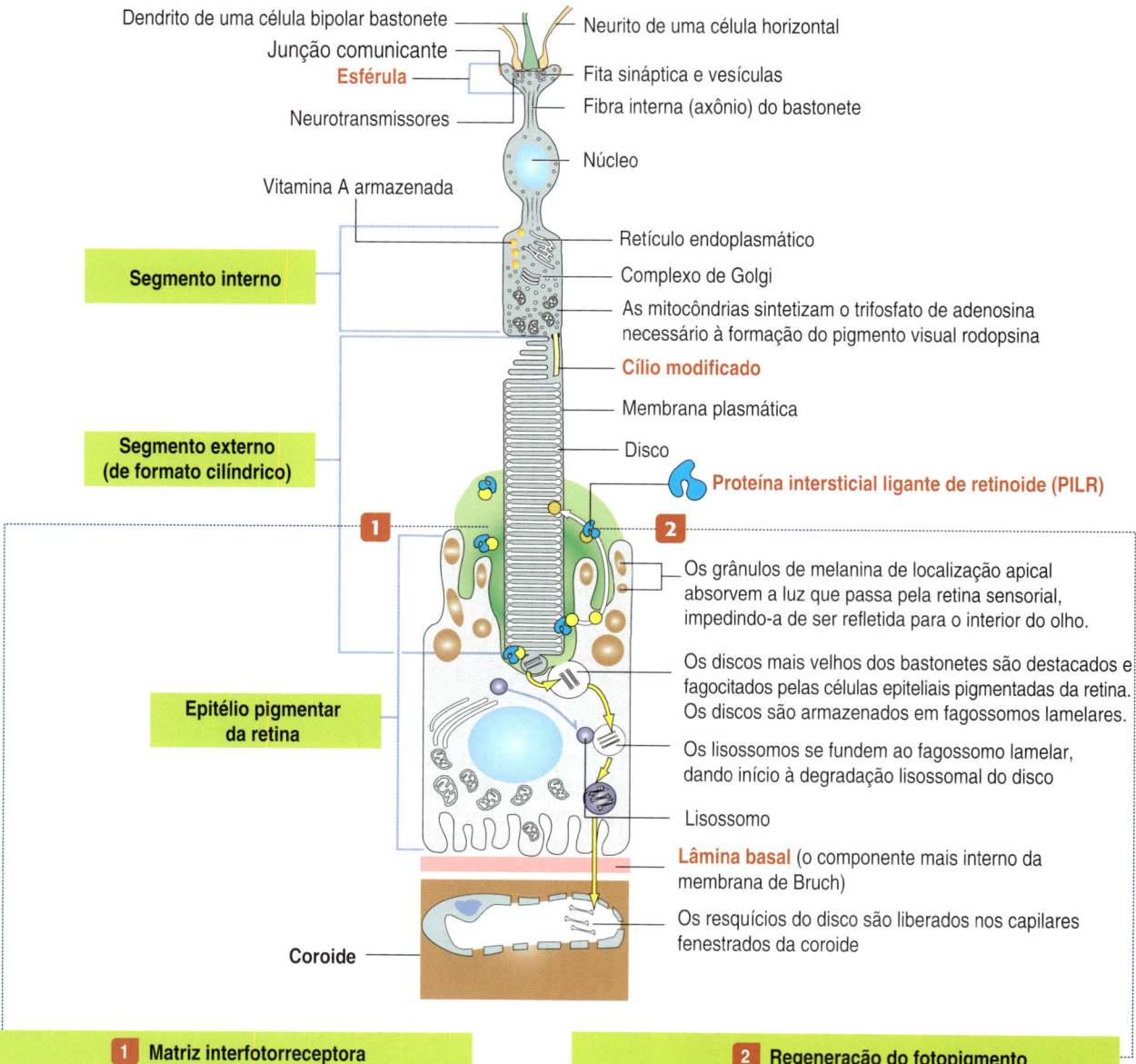

Dendrito de uma célula bipolar bastonete
Junção comunicante
Esférula
Neurotransmissores
Neurito de uma célula horizontal
Fita sináptica e vesículas
Fibra interna (axônio) do bastonete
Núcleo
Vitamina A armazenada
Retículo endoplasmático
Segmento interno
Complexo de Golgi
As mitocôndrias sintetizam o trifosfato de adenosina necessário à formação do pigmento visual rodopsina
Cílio modificado
Membrana plasmática
Segmento externo (de formato cilíndrico)
Disco
Proteína intersticial ligante de retinoide (PILR)
Os grânulos de melanina de localização apical absorvem a luz que passa pela retina sensorial, impedindo-a de ser refletida para o interior do olho.
Os discos mais velhos dos bastonetes são destacados e fagocitados pelas células epiteliais pigmentadas da retina. Os discos são armazenados em fagossomos lamelares.
Epitélio pigmentar da retina
Os lisossomos se fundem ao fagossomo lamelar, dando início à degradação lisossomal do disco
Lisossomo
Lâmina basal (o componente mais interno da membrana de Bruch)
Os resquícios do disco são liberados nos capilares fenestrados da coroide
Coroide

1 Matriz interfotorreceptora

A **matriz interfotorreceptora** é uma mistura de proteínas, glicoproteínas e glicosaminoglicanas extracelulares que, por sua viscosidade, unem o segmento externo da célula fotorreceptora ao epitélio pigmentar da retina.

A principal proteína da matriz é a **proteína intersticial ligante de retinoide** (**PILR**). A PILR transporta *all-trans*-retinol para o epitélio pigmentar e leva 11-*cis*-retinal para o fotorreceptor.

2 Regeneração do fotopigmento

O fotopigmento descorado é composto de **opsina** e *all-trans*-**retinol** (ver Figura 9.17). A regeneração do fotopigmento consiste em conversão enzimática no **epitélio pigmentar** de *all-trans*-**retinol** em 11-*cis*-**retinal**.

Os fotorreceptores não possuem as enzimas necessárias. A **PILR** leva o *all-trans*-retinol para as células epiteliais pigmentadas da retina, onde é convertido em 11-*cis*-retinal. Então, 11-*cis*-retinal volta para o fotorreceptor para regenerar a rodopsina após a ligação à opsina.

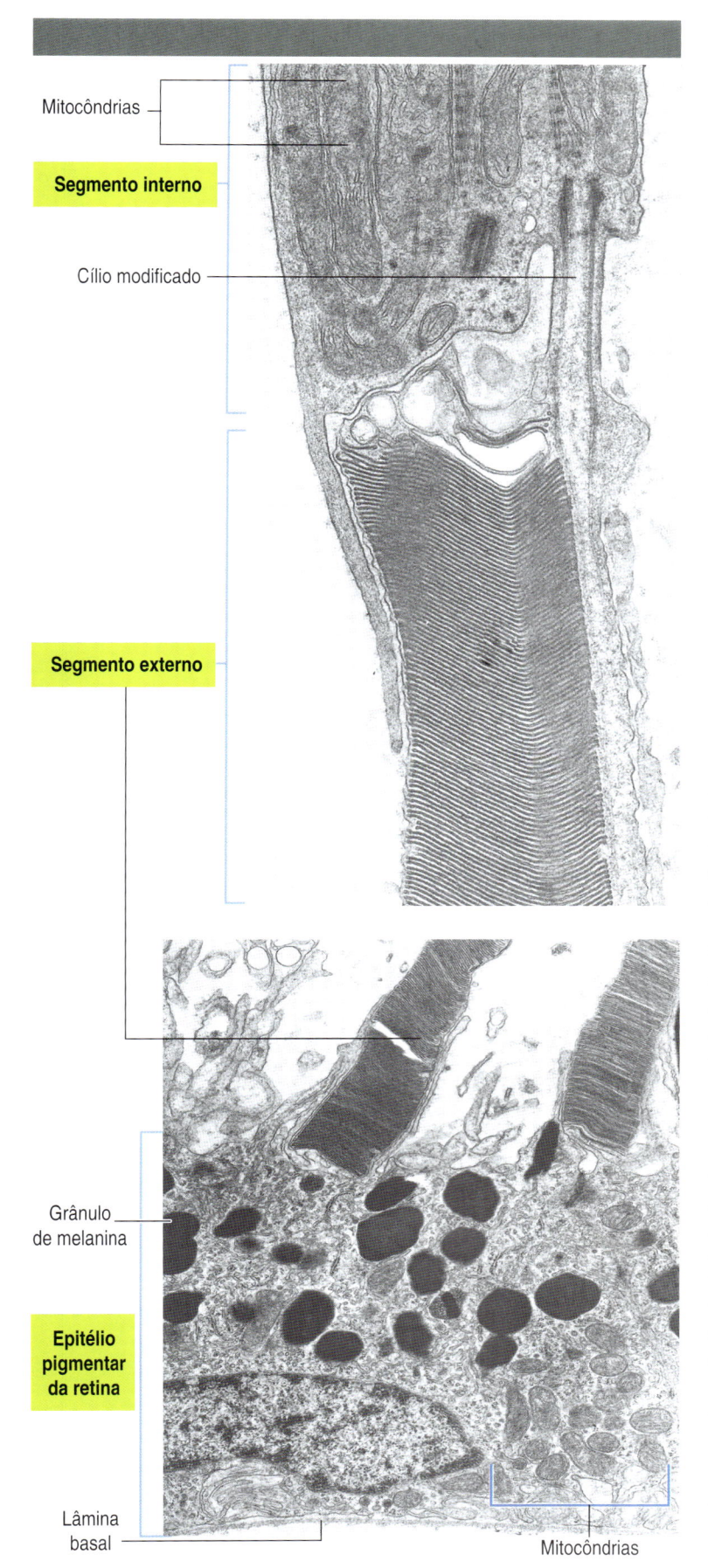

Mitocôndrias

Segmento interno

Cílio modificado

Segmento externo

Grânulo de melanina

Epitélio pigmentar da retina

Lâmina basal

Mitocôndrias

Micrografias eletrônicas de Hogan MJ, Alvarado JA, Weddell JA: Histology of the Human Eye. Philadelphia, WB Saunders, 1971.

2. **Neurônios de condução**, **células bipolares** e **gan-glionares**.
3. **Neurônios de associação**, **células horizontais** e **amácrinas**.
4. **Células neurogliais de suporte**, **células de Müller**.

Neurônios fotorreceptores: bastonetes e cones

Os bastonetes (ver Figura 9.15) e os cones (Figura 9.16) ocupam regiões específicas na retina sensorial. Os **cones** são predominantes na **fóvea central** e percebem cores e detalhes. Os **bastonetes** se acumulam na periferia da fóvea e funcionam nas visões periférica e noturna.

Tanto os bastonetes quanto os cones são células alongadas com polaridades estrutural e funcional específicas. Consistem em dois segmentos principais:
1. Um **segmento externo**.
2. Um **segmento interno**.

O **segmento externo** contém pilhas de **discos membranosos** achatados que abrigam um fotopigmento. Os discos são invaginações da membrana plasmática que se soltam à medida que se vão afastando do **cílio** modificado, a região que conecta os segmentos externo e interno.

Os vários componentes dos discos são sintetizados no segmento interno, sendo transportados por motores moleculares (cinesina e dineínas citoplasmáticas) ao longo dos microtúbulos, em direção ao segmento externo, através de uma ponte citoplasmática estreita que contém o cílio modificado. Discutimos detalhes do mecanismo de **transporte intraciliar** no Capítulo 1, *Epitélio | Biologia Celular*.

A produção e a renovação dos discos são contínuas. Os novos discos são adicionados próximos ao cílio. Os discos velhos movem-se em direção ao epitélio pigmentar da retina e, quando alcançam a extremidade do segmento externo, são fagocitados pelas células epiteliais pigmentadas da retina. O processo de renovação dura em torno de dez dias.

O **segmento interno** apresenta abundância de mitocôndrias, envolvidas na síntese de trifosfato de adenosina (ATP), complexo de Golgi e retículos endoplasmáticos rugosos e lisos. O cílio modificado é composto de **nove duplas de microtúbulos periféricos**, mas **falta o par central** de microtúbulos. A porção terminal dos fotorreceptores equivale a um axônio que estabelece contatos sinápticos com prolongamentos citoplasmáticos – os **neuritos** – de células bipolares e células horizontais.

Existem três **diferenças** significativas **entre os bastonetes e os cones**:
1. O **segmento externo é cilíndrico nos bastonetes e tem formato cônico nos cones**.
2. Os **bastonetes** terminam em um pequeno botão ou **esférula do bastonete**, que faz contato com os dendritos das células bipolares e os neuritos das células horizontais. Os **cones** terminam em

Figura 9.16 Fotorreceptores: cone.

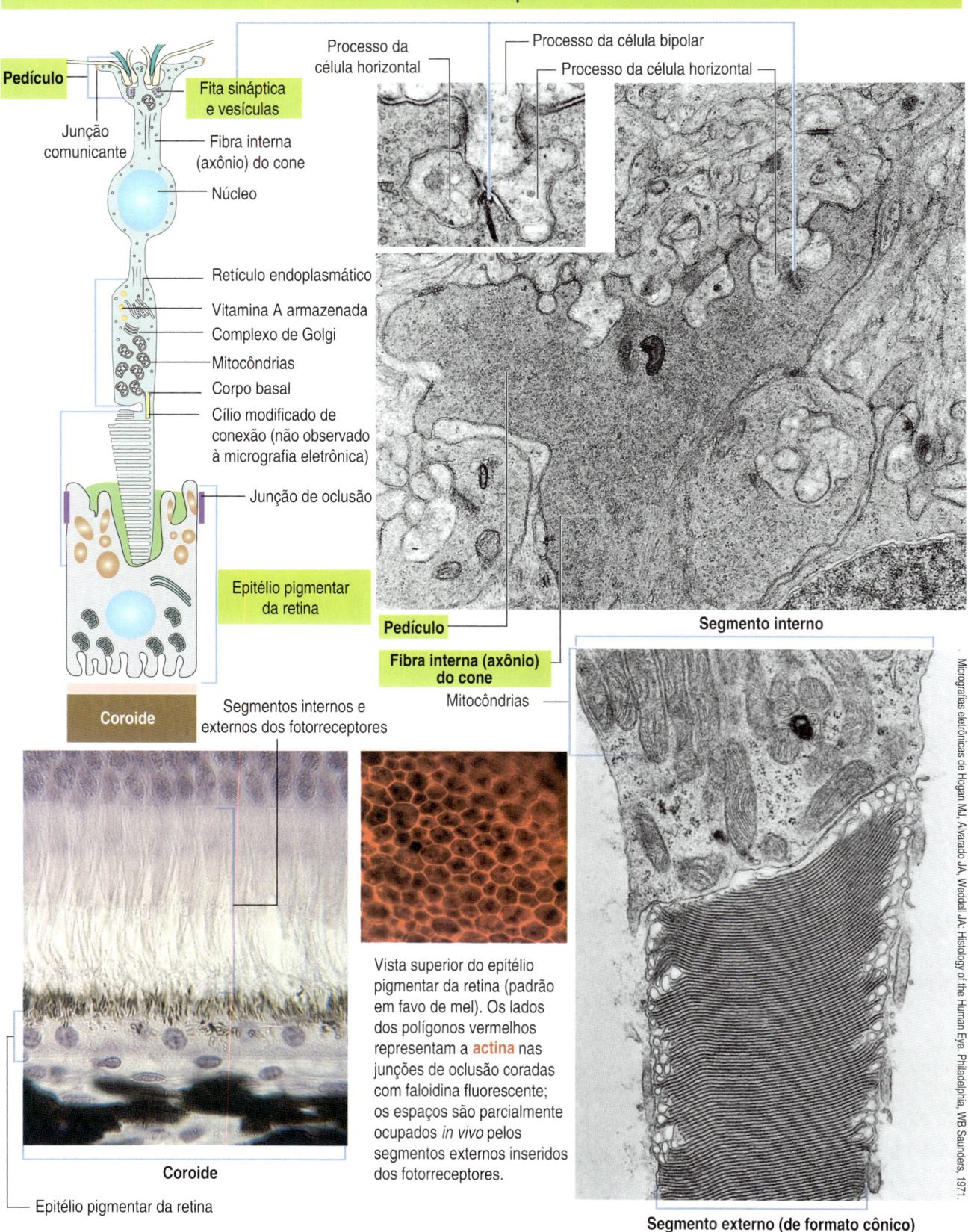

Cone fotorreceptor

Pedículo

Fita sináptica e vesículas

Junção comunicante

Fibra interna (axônio) do cone

Núcleo

Retículo endoplasmático

Vitamina A armazenada

Complexo de Golgi

Mitocôndrias

Corpo basal

Cílio modificado de conexão (não observado à micrografia eletrônica)

Junção de oclusão

Epitélio pigmentar da retina

Coroide

Segmentos internos e externos dos fotorreceptores

Processo da célula horizontal

Processo da célula bipolar

Processo da célula horizontal

Segmento interno

Pedículo

Fibra interna (axônio) do cone

Mitocôndrias

Vista superior do epitélio pigmentar da retina (padrão em favo de mel). Os lados dos polígonos vermelhos representam a **actina** nas junções de oclusão coradas com faloidina fluorescente; os espaços são parcialmente ocupados *in vivo* pelos segmentos externos inseridos dos fotorreceptores.

Coroide

Epitélio pigmentar da retina

Segmento externo (de formato cônico)

Micrografias eletrônicas de Hogan MJ, Alvarado JA, Weddell JA: Histology of the Human Eye. Philadelphia, WB Saunders, 1971.

um **pedículo do cone** mais espesso. O pedículo do cone também estabelece sinapse com as células bipolares e horizontais. Os terminais sinápticos dos cones e dos bastonetes, as esférulas e os pedículos, contêm uma **faixa sináptica** circundada por **vesículas sinápticas** (Boxe 9.G). Além disso, há **junções comunicantes** entre os terminais dos bastonetes e dos cones. Esse acoplamento cone-bastonete transmite em condições luz fraca (penumbra), condição em que somente os fotorreceptores bastonetes estão ativos.

3. Os bastonetes contêm o fotopigmento vermelho **rodopsina** (Figura 9.17). A visão mediada pelo cone parece envolver um pigmento diferente, a **iodopsina**, que absorve muito mais de vermelho do que a rodopsina. A rodopsina e a iodopsina são proteínas transmembrânicas ligadas ao grupo prostético **11-*cis*-retinal**. A proteína que não possui o grupo prostético é chamada opsina.

A luz que atinge os bastonetes muda a cor da rodopsina de vermelha para amarela. A absorção da luz determina a mudança na configuração do cromóforo retiniano de *cis* para *trans*. A isomerização do 11-*cis*-retinal para o *all-trans*-retinal ativado é idêntica nos bastonetes e nos cones.

A visão de cores nos cones é mediada por três fotopigmentos homólogos diferentes da rodopsina, com absorbância de luz diferente e sensibilidade à luz azul (420 nm), verde (535 nm) e vermelha (565 nm), respectivamente.

Boxe 9.G Faixa sináptica.

- A faixa sináptica da sinapse em fita é uma estrutura pré-sináptica do terminal axônico do fotorreceptor circundada por numerosas vesículas sinápticas que contêm neurotransmissores. Cada sítio pré-sináptico abriga até 100 fitas

- As sinapses em fita são especializadas na manutenção da liberação rápida dos neurotransmissores contidos nas vesículas sinápticas por longos períodos

- As vesículas podem estar ligadas à faixa ou livres (para liberação atrasada) ou ainda próximas à membrana plasmática pré-sináptica (para liberação imediata)

- Uma propriedade da faixa sináptica é o tráfego rápido e a liberação de neurotransmissores. As sinapses em fita dos fotorreceptores e das células bipolares podem liberar centenas de vesículas por segundo de um modo cálcio-dependente. A proteína motora cinesina KIF3A transporta vesículas sinápticas da faixa ao sítio pré-sináptico (onde canais de cálcio tipo L dependentes de voltagem se situam) para liberação

- As faixas sinápticas são observadas em: (1) terminais sinápticos dos fotorreceptores que se conectam com terminais das células bipolares e horizontais (camada plexiforme externa), e (2) entre células bipolares e células ganglionares ou células amácrinas (camada plexiforme interna). As sinapses em fita também são observadas nas células pilosas (orelha interna) e nos pinealócitos (glândula pineal)

- Os principais componentes da sinapse em fita são agregados de subunidades da proteína RIBEYE, cada qual com domínios RIBEYE (A) e RIBEYE (B).

Neurônios de condução: células bipolares e ganglionares

As **células bipolares** recebem informação derivada da interação das células horizontais com os fotorreceptores cone ou bastonete. As **células ganglionares** são os neurônios de saída da retina; seus axônios formam o nervo óptico.

Os fotorreceptores bastonete e cone estabelecem sinapses químicas com diferentes células bipolares para separar a sinalização em fluxos retinianos paralelos. É possível distinguir duas classes principais de células bipolares (Figura 9.18):
1. **Células bipolares dos bastonetes**, ligadas às **esférulas dos bastonetes**.
2. **Células bipolares dos cones**, ligadas aos **pedículos dos cones**.

As células bipolares dos cones podem ser de duas classes principais:
1. As **células bipolares menores (ou anãs) do cone**.
2. As **células bipolares difusas do cone**.

Os dendritos das **células bipolares difusas do cone** se ramificam dentro da **camada plexiforme externa** e contatam vários pedículos do cone. No polo oposto, o axônio de uma célula bipolar difusa projeta-se para a **camada plexiforme interna** e faz contato com os dendritos das células ganglionares.

As **células bipolares menores do cone** estabelecem sinapse com um **único pedículo do cone** e um único axônio que contata uma **única célula ganglionar**.

Essencialmente, as **células bipolares menores ligam um único cone a uma fibra do nervo óptico**. De modo contrário, as **células bipolares difusas têm uma ampla gama de vias de entrada e saída**. Os núcleos das células bipolares formam parte da **camada nuclear interna** da retina.

As **células ganglionares** estendem seus dendritos para a **camada plexiforme interna**; os axônios formam parte do nervo óptico. Existem duas classes de células ganglionares:
1. **Células ganglionares difusas**, que fazem contato com várias células bipolares.
2. **Células ganglionares menores (ou anãs)**, com seus dendritos fazendo contato com uma única célula bipolar menor. Observe que as células ganglionares menores recebem impulsos apenas dos cones.

No Capítulo 18, *Sistema Neuroendócrino*, discutimos na seção de glândula pineal a presença de um subgrupo de células ganglionares com uma função independente da formação da imagem. Esse subgrupo, chamado **células ganglionares da retina intrinsecamente fotossensíveis (ipRGCs)**, é composto de **células ganglionares produtoras de melanopsina**. Essas células participam do ajuste do relógio circadiano interno em relação a estímulos de luz e ao sono.

Neurônios de associação: células horizontais e amácrinas

As **células horizontais** são neurônios da retina que formam uma rede abaixo dos fotorreceptores. Estão

Figura 9.17 Pigmento visual: rodopsina.

Os fotorreceptores respondem à luz por meio de um processo de degradação chamado *bleaching* (descoramento). Nesse processo, o fotopigmento rodopsina absorve um fóton e sofre uma transformação química em outro componente menos sensível à luz.

A maioria dos receptores sensoriais sofre despolarização em resposta ao estímulo e libera neurotransmissores. No entanto, a ativação de um fotorreceptor pela luz provoca a **hiperpolarização** da membrana plasmática e interrompe a liberação de neurotransmissores. A hiperpolarização é causada pelo término do fluxo de íons para o fotorreceptor.

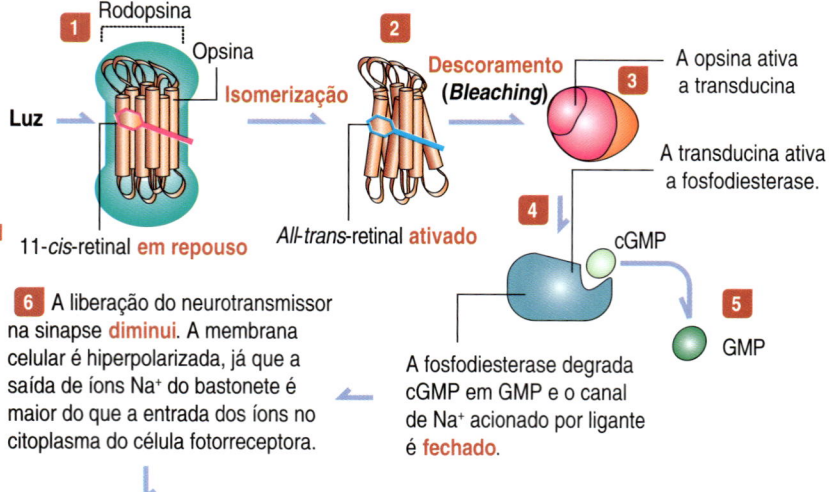

A **rodopsina** é o pigmento visual presente na membrana dos discos dos segmentos externos.

A rodopsina é formada por dois componentes: (1) a **opsina** e (2) o cromóforo **11-*cis*-retinal** (um derivado da vitamina A). A opsina determina o comprimento de onda da luz a ser absorvida pelo retinal.

Ao atingir a rodopsina, a luz provoca a isomerização de **11-*cis*-retinal** em ***all-trans*-retinal** e a conformação da rodopsina é alterada, o que causa seu descoramento (*bleaching*).

Essa mudança leva à ativação de uma segunda proteína acopladora de sinal ligada à membrana, chamada **transducina**. A transducina é membro da família da proteína G.

A transducina, por sua vez, ativa **cGMP fosfodiesterase**. A fosfodiesterase degrada o monofosfato cíclico de guanosina (**cGMP**) em monofosfato de guanosina (**GMP**). A degradação de cGMP provoca o **fechamento dos canais de Na⁺ acionados por ligante**, impedindo a entrada do íon na célula fotorreceptora.

Consequentemente, a eletronegatividade aumenta dentro da membrana plasmática, o que causa hiperpolarização de toda a membrana plasmática do bastonete e interrompe a liberação de neurotransmissores.

6 A liberação do neurotransmissor na sinapse **diminui**. A membrana celular é hiperpolarizada, já que a saída de íons Na⁺ do bastonete é maior do que a entrada dos íons no citoplasma do célula fotorreceptora.

7 Após a estimulação pela luz, a rodopsina é degradada em opsina e retinal, um processo conhecido como **descoramento** (*bleaching*). O 11-*trans*-retinal é reduzido em *all-trans*-retinol (também chamado vitamina A), que, por sua vez, é enzimaticamente oxidado por células do **epitélio pigmentar** da retina em 11-*cis*-retinal. Então, 11-*cis*-retinal é transportado de volta pela **proteína intersticial ligante de retinoide** até o fotorreceptor, onde é recombinado à opsina para regeneração das moléculas de rodopsina.

Enquanto a rodopsina se regenera, a permeabilidade da membrana ao Na⁺ volta ao normal devido à síntese de cGMP e à abertura dos canais de Na⁺ acionados por ligante.

Figura 9.18 Esférulas dos bastonetes e pedículos dos cones.

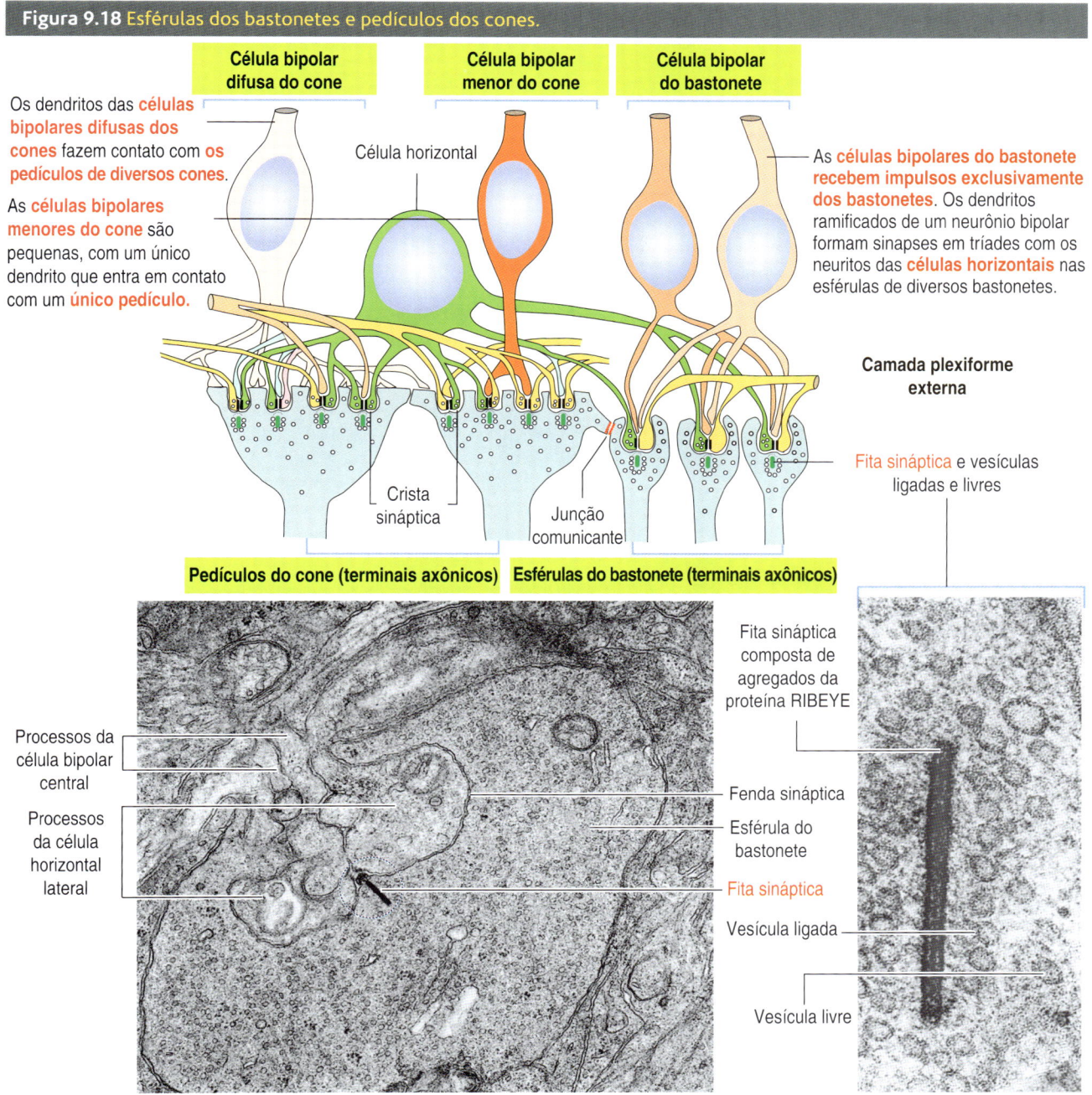

Célula bipolar difusa do cone

Célula bipolar menor do cone

Célula bipolar do bastonete

Os dendritos das **células bipolares difusas dos cones** fazem contato com **os pedículos de diversos cones**.

As **células bipolares menores do cone** são pequenas, com um único dendrito que entra em contato com um **único pedículo**.

Célula horizontal

As **células bipolares do bastonete recebem impulsos exclusivamente dos bastonetes**. Os dendritos ramificados de um neurônio bipolar formam sinapses em tríades com os neuritos das **células horizontais** nas esférulas de diversos bastonetes.

Camada plexiforme externa

Crista sináptica

Junção comunicante

Fita sináptica e vesículas ligadas e livres

Pedículos do cone (terminais axônicos)   **Esférulas do bastonete (terminais axônicos)**

Fita sináptica composta de agregados da proteína RIBEYE

Processos da célula bipolar central

Processos da célula horizontal lateral

Fenda sináptica

Esférula do bastonete

Fita sináptica

Vesícula ligada

Vesícula livre

Micrografias eletrônicas de Hogan MJ, Alvarado JA, Weddell JA: Histology of the Human Eye. Philadelphia, WB Saunders, 1971.

Estrutura da fita sináptica

A extremidade de saída dos fotorreceptores cones e bastonetes e das células bipolares é a **sinapse em fita** (ver Boxe 9.G).

A sinapse em fita abriga uma faixa densa, a **fita sináptica**, na membrana pré-sináptica, associada a vesículas livres, ligadas e em liberação constante.

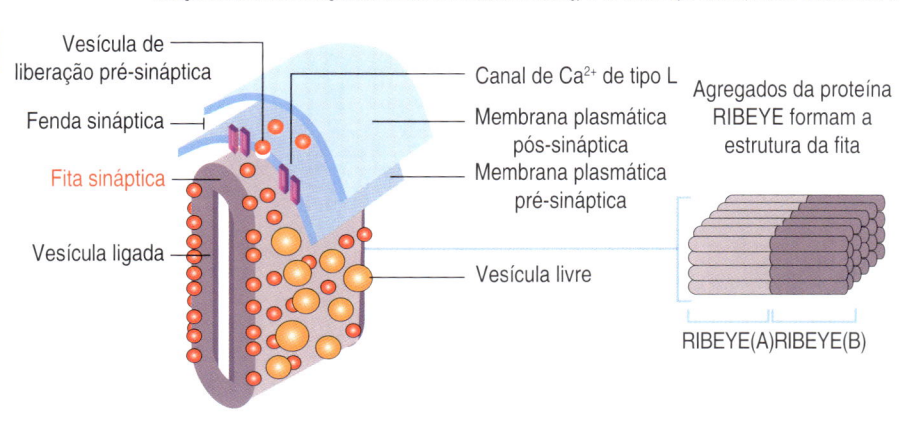

Vesícula de liberação pré-sináptica

Fenda sináptica

Fita sináptica

Vesícula ligada

Canal de Ca^{2+} de tipo L

Membrana plasmática pós-sináptica

Membrana plasmática pré-sináptica

Vesícula livre

Agregados da proteína RIBEYE formam a estrutura da fita

RIBEYE(A)   RIBEYE(B)

envolvidas na sinalização de contraste pela média da atividade visual sobre espaço e tempo. As **células amácrinas** são interneurônios localizados na camada plexiforme interna da retina, no local onde as células bipolares e as células ganglionares fazem sinapse.

As células horizontais e amácrinas não têm axônios ou dendritos, somente **prolongamentos neuríticos que conduzem em ambas as direções**. Os núcleos das células horizontais e das células amácrinas contribuem com a **camada nuclear interna**.

As **células horizontais** dão origem a **neuritos** que terminam nos **pedículos dos cones**. Uma única ramificação neurítica faz sinapse **com as esférulas dos bastonetes e com os pedículos dos cones** (ver Figura 9.18). Essas sinapses neuríticas ocorrem na camada plexiforme externa da retina. Essa distribuição neurítica e axonal indica que **as células horizontais integram cones e bastonetes de áreas adjacentes da retina**.

As **células amácrinas** são encontradas na borda interna da **camada nuclear interna**. Essas células têm um único prolongamento neurítico que se ramifica para se ligar aos terminais axonais das células bipolares e às ramificações dendríticas das células ganglionares (Figura 9.19).

Células gliais de suporte: células de Müller

Os núcleos das células de Müller se situam na **camada nuclear interna**. Os prolongamentos citoplasmáticos se estendem para as **membranas limitantes externa e interna**. A membrana limitante interna representa a lâmina basal das células de Müller e separa a retina do corpo vítreo.

Os prolongamentos citoplasmáticos das células de Müller preenchem os espaços entre os fotorreceptores e as células bipolares e ganglionares. Nos locais de contato dos segmentos externos dos fotorreceptores, uma **zônula de adesão** e **microvilosidades** que se estendem das células de Müller estabilizam a associação entre os fotorreceptores neuronais e as células gliais de Müller. Além das células gliais de Müller, há células da **micróglia** em todas as camadas.

Fóvea central e disco óptico

A **fóvea central**, circundada pela **mácula lútea**, é uma área especializada da retina para acuidade visual sob iluminação normal e de baixa intensidade. O **disco óptico**, que inclui a **papila óptica**, não é adequado à visão (Figuras 9.20 e 9.21).

A **fóvea central** se situa no **lado temporal** do disco óptico. **Essa área contém uma abundância de cones, mas não apresenta bastonetes ou capilares**. Os cones estabelecem sinapses com as células bipolares, ambas orientadas **em um ângulo** ao redor das margens da fóvea. Essa característica histológica permite livre acesso da luz aos fotorreceptores. A **mácula lútea** é caracterizada por um pigmento amarelo (**luteína** e **zeaxantina**) nas camadas internas que circundam a fóvea rasa.

O local de saída da retina dos axônios derivados das células ganglionares está representado pelo **disco óptico**. O disco óptico é formado por:
1. A **papila óptica**, uma protrusão formada pelos axônios que entram no nervo óptico.

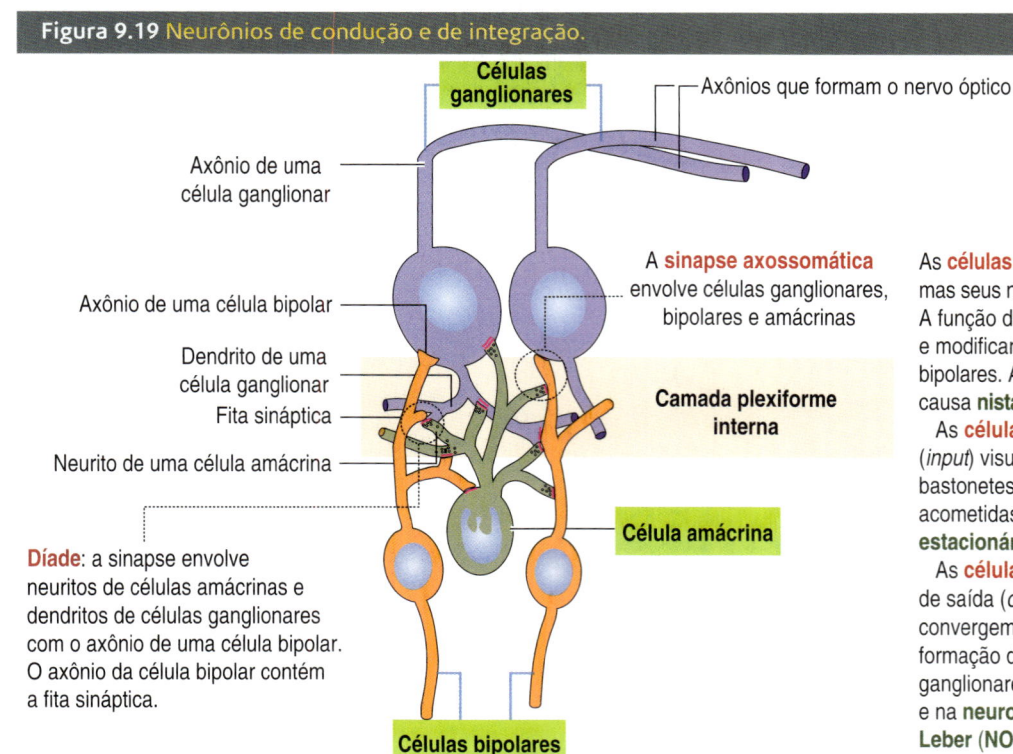

Figura 9.19 Neurônios de condução e de integração.

Células ganglionares

Axônios que formam o nervo óptico

Axônio de uma célula ganglionar

A **sinapse axossomática** envolve células ganglionares, bipolares e amácrinas

Axônio de uma célula bipolar

Dendrito de uma célula ganglionar

Fita sináptica

Neurito de uma célula amácrina

Camada plexiforme interna

Célula amácrina

Díade: a sinapse envolve neuritos de células amácrinas e dendritos de células ganglionares com o axônio de uma célula bipolar. O axônio da célula bipolar contém a fita sináptica.

Células bipolares

As **células amácrinas** não têm axônio óbvio, mas seus neuritos são altamente ramificados. A função das células amácrinas é amostrar e modificar a resposta (*output*) das células bipolares. A disfunção das células amácrinas causa **nistagmo congênito**.

As **células bipolares** coletam a entrada (*input*) visual dos fotorreceptores cones e bastonetes. As células bipolares são acometidas na **cegueira noturna estacionária congênita** (**CNEC**).

As **células ganglionares** são as células de saída (*output*) da retina. Seus axônios convergem para o disco óptico para a formação do nervo óptico. As células ganglionares estão envolvidas no **glaucoma** e na **neuropatia óptica hereditária de Leber** (**NOHL**).

Figura 9.20 Fóvea central.

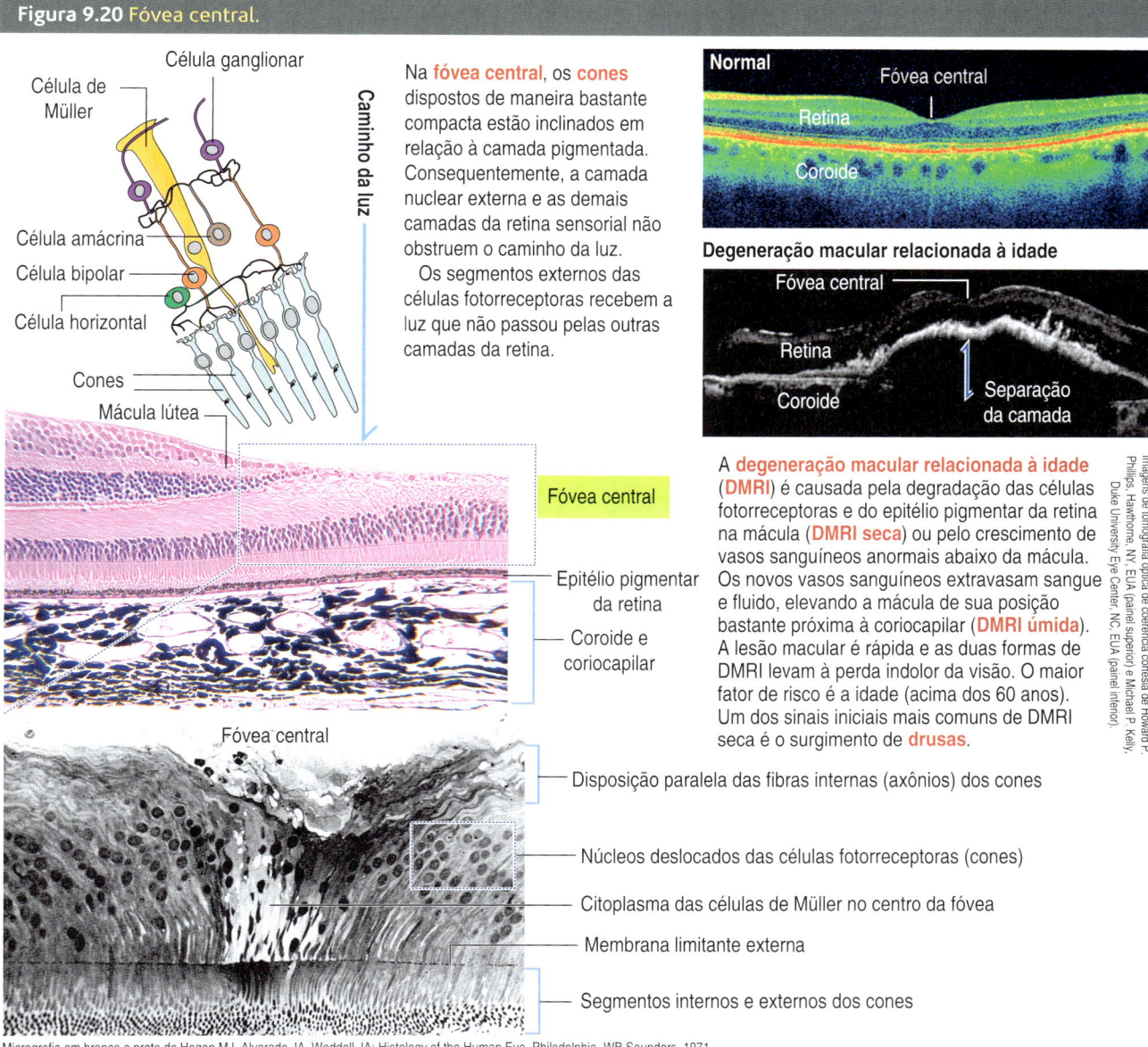

Na **fóvea central**, os **cones** dispostos de maneira bastante compacta estão inclinados em relação à camada pigmentada. Consequentemente, a camada nuclear externa e as demais camadas da retina sensorial não obstruem o caminho da luz.

Os segmentos externos das células fotorreceptoras recebem a luz que não passou pelas outras camadas da retina.

A **degeneração macular relacionada à idade** (**DMRI**) é causada pela degradação das células fotorreceptoras e do epitélio pigmentar da retina na mácula (**DMRI seca**) ou pelo crescimento de vasos sanguíneos anormais abaixo da mácula. Os novos vasos sanguíneos extravasam sangue e fluido, elevando a mácula de sua posição bastante próxima à coriocapilar (**DMRI úmida**). A lesão macular é rápida e as duas formas de DMRI levam à perda indolor da visão. O maior fator de risco é a idade (acima dos 60 anos). Um dos sinais iniciais mais comuns de DMRI seca é o surgimento de **drusas**.

Micrografia em branco e preto de Hogan MJ, Alvarado JA, Weddell JA: Histology of the Human Eye. Philadelphia, WB Saunders, 1971.

2. A **lâmina crivosa** da esclera, perfurada pelos axônios do nervo óptico. Os fotorreceptores terminam nas margens do disco óptico, que representam o "ponto cego" da retina. **A artéria central e a veia da retina passam através do disco óptico**.

Pálpebras, conjuntiva e glândulas lacrimais

A porção anterior do globo ocular está protegida pelas pálpebras, pela conjuntiva e pelo líquido produzido pela glândula lacrimal.

Cada **pálpebra** é formada por duas partes (Figura 9.22):

1. Uma **porção cutânea** externa revestida por epiderme pavimentosa e estratificada sobreposta a uma derme de tecido conjuntivo frouxo e músculo esquelético (**músculo orbicular do olho** – *orbicularis oculi*).

2. Uma **porção conjuntival** interna, revestida por membrana mucosa, a **conjuntiva** (Boxe 9.I).

A porção cutânea contém vários anexos:

1. **Glândulas sudoríparas** e **sebáceas**.

2. Três a quatro fileiras de pelos duros, os **cílios**, nas margens da pálpebra. Os cílios estão associados a glândulas sudoríparas modificadas, conhecidas como **glândulas de Moll**.

Voltada para o revestimento conjuntival, está a **placa tarsal**, um tecido conjuntivo denso fibroelástico que contém grandes **glândulas tarsais** sebáceas, também conhecidas como **glândulas de Meibomius** (ou meibomianas). Cada glândula tarsal se abre na margem da pálpebra. A placa tarsal é responsável pela rigidez das pálpebras.

A junção entre as porções cutânea e conjuntival é clinicamente demarcada pelo **sulco**, uma linha cinza localizada entre os ductos das glândulas de Meibomius e os cílios.

Figura 9.21 Disco óptico e fóvea central.

Disco óptico

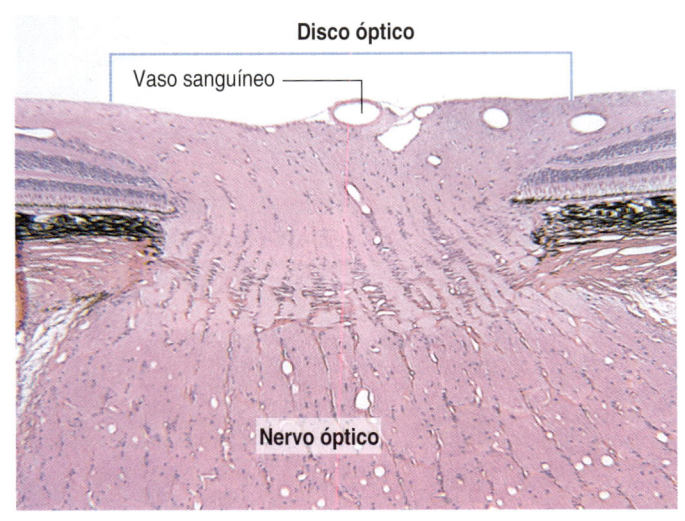

Vaso sanguíneo

Nervo óptico

Os axônios das células ganglionares formam o **nervo óptico** no **disco óptico**, que não apresenta fotorreceptores e corresponde ao **ponto cego** da retina. O disco óptico possui uma depressão central, o **cálice óptico**, que é pálido em comparação às fibras nervosas adjacentes. A perda das fibras nervosas no **glaucoma** resulta em aumento da área do cálice óptico.

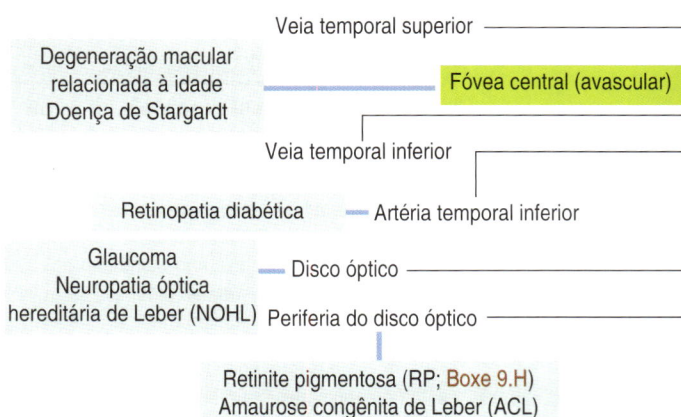

Veia temporal superior

Degeneração macular relacionada à idade Doença de Stargardt

Fóvea central (avascular)

Veia temporal inferior

Retinopatia diabética — Artéria temporal inferior

Glaucoma Neuropatia óptica hereditária de Leber (NOHL)

Disco óptico

Periferia do disco óptico

Retinite pigmentosa (RP; Boxe 9.H) Amaurose congênita de Leber (ACL)

Vasos sanguíneos da retina

Os **vasos sanguíneos da retina** podem ser visualizados com o oftalmoscópio ou à **angiografia com fluoresceína**. O **aumento da pressão intraocular** faz com que o disco do nervo óptico pareça **côncavo**. O aumento da pressão intracraniana provoca aumento de volume do disco (**papiledema**) e dilatação das veias.

A **angiografia com fluoresceína** (**AF**) é um exame importante para obtenção de informações sobre a retina. A AF é realizada por meio da injeção de um corante fluorescente à base de sódio em uma veia do braço. O corante aparece nos vasos sanguíneos da retina em cerca de 10 a 15 segundos. Conforme o corante trafega pelos vasos sanguíneos da retina, uma câmera especial registra imagens. O corante pode revelar vasos sanguíneos anormais com extravasamento ou a incapacidade de passagem do corante por vasos sanguíneos obstruídos. Observe que as veias geralmente têm diâmetro maior do que as artérias.

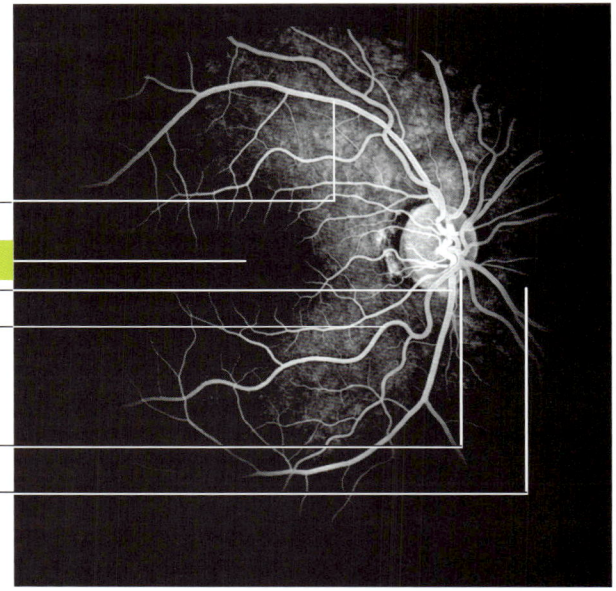

Angiografia com fluoresceína cortesia de Michael P. Kelly, Duke University Eye Center, Durham, NC, EUA.

A **conjuntiva** é contínua com o revestimento da pele e se estende à periferia da córnea. É composta de células epiteliais estratificadas cilíndricas a poligonais e células caliciformes secretoras de muco.

Boxe 9.H Retinite pigmentosa.

• A retinite pigmentosa (RP) compreende uma variedade de defeitos hereditários da retina que provocam cegueira. O primeiro indício de RP é a cegueira noturna provocada pela degeneração das células fotorreceptoras bastonetes. O suprimento sanguíneo para a retina diminui e, então, observa-se um pigmento na superfície da retina (daí o nome retinite pigmentosa)

• Os genes da RP estão localizados no cromossomo X e no cromossomo 3. O gene para o pigmento visual rodopsina também está localizado na mesma região do cromossomo 3. Mutações no gene *rodopsina* provocam RP. A periferina, uma proteína componente dos bastonetes, é codificada por um gene da família RP no cromossomo 6.

Na margem da córnea, o epitélio conjuntival se torna epitélio pavimentoso estratificado e é contínuo com o epitélio da córnea. Uma lâmina própria com capilares sustenta o epitélio de revestimento.

A **glândula lacrimal** (Figura 9.23) produz um fluido, as **lágrimas**, que a princípio se acumulam no saco conjuntival e, então, saem para a cavidade nasal através de um ducto de drenagem (**ducto nasolacrimal**). As lágrimas evaporam na cavidade nasal, mas podem produzir uma secreção no nariz em caso de produção excessiva de fluido.

A glândula lacrimal é uma **glândula serosa tubuloacinosa** com **células mioepiteliais**. É organizada em lobos separados, com 12 a 15 ductos excretores independentes. As lágrimas entram nos canalículos excretórios através dos ***puncta*** (plural de *lacrimal punctum* – ponto lacrimal) e alcançam o saco nasolacrimal

Figura 9.22 Pálpebra.

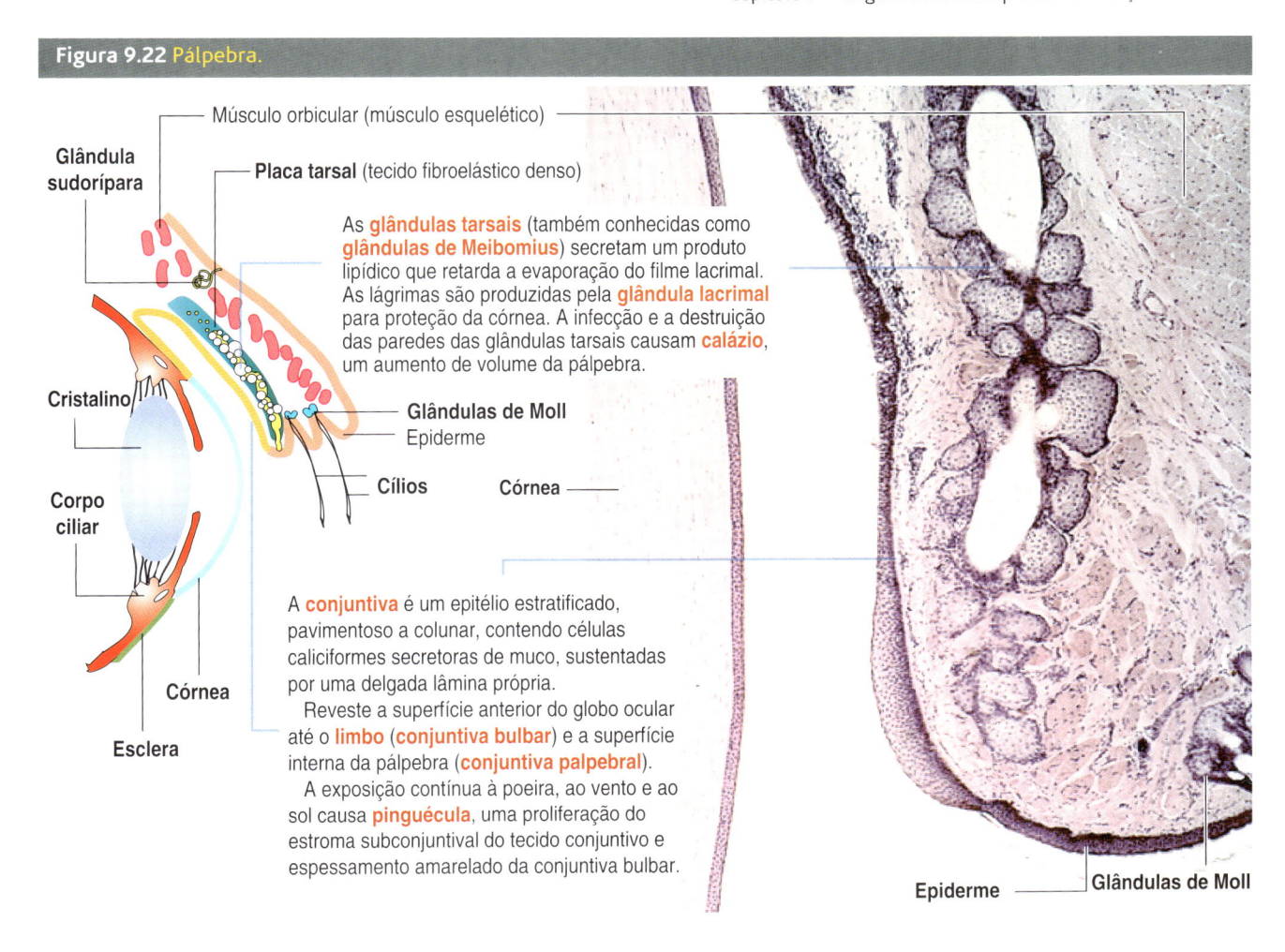

Músculo orbicular (músculo esquelético)

Glândula sudorípara

Placa tarsal (tecido fibroelástico denso)

As **glândulas tarsais** (também conhecidas como **glândulas de Meibomius**) secretam um produto lipídico que retarda a evaporação do filme lacrimal. As lágrimas são produzidas pela **glândula lacrimal** para proteção da córnea. A infecção e a destruição das paredes das glândulas tarsais causam **calázio**, um aumento de volume da pálpebra.

Cristalino

Corpo ciliar

Glândulas de Moll

Epiderme

Cílios

Córnea

Córnea

Esclera

A **conjuntiva** é um epitélio estratificado, pavimentoso a colunar, contendo células caliciformes secretoras de muco, sustentadas por uma delgada lâmina própria.

Reveste a superfície anterior do globo ocular até o **limbo** (**conjuntiva bulbar**) e a superfície interna da pálpebra (**conjuntiva palpebral**).

A exposição contínua à poeira, ao vento e ao sol causa **pinguécula**, uma proliferação do estroma subconjuntival do tecido conjuntivo e espessamento amarelado da conjuntiva bulbar.

Epiderme

Glândulas de Moll

e o ducto para eventualmente drenar no meato inferior, dentro da cavidade nasal.

As glândulas lacrimais recebem impulsos nervosos de:

1. **Fibras nervosas parassimpáticas**, originadas no gânglio pterigopalatino; os **receptores de acetilcolina** nas células glandulares respondem à liberação de acetilcolina nos terminais nervosos.

2. **Fibras nervosas simpáticas**, originadas no gânglio cervical superior.

O piscar produz leve compressão das glândulas lacrimais e libera o fluido. As lágrimas mantêm a superfície da conjuntiva e da córnea úmidas, e removem por enxágue as partículas de poeira.

O espalhamento do muco secretado pelas células epiteliais da conjuntiva, da secreção oleosa derivada das glândulas tarsais, e o contínuo piscar das pálpebras evitam a rápida evaporação do filme lacrimal. As lágrimas contêm **lisozima** (uma enzima antibacteriana), **lactoferrina**, **imunoglobulina A secretora** e **pré-albumina específica da lágrima**. A produção excessiva de lágrimas ocorre em resposta a irritantes físicos e químicos da conjuntiva, alta intensidade de luz e emoções fortes. Uma interrupção na produção das lágrimas ou uma lesão nas pálpebras provoca ressecamento da córnea (**olho seco** ou **ceratoconjuntivite seca**), que é seguido por ulceração, perfuração, perda de humor aquoso e cegueira.

ORELHA

A orelha tem três componentes (Figura 9.24):

1. A **orelha externa**, que coleta o som e o direciona ao meato acústico externo até a membrana timpânica.

2. A **orelha média**, que converte as ondas de pressão sonora em movimento mecânico da membrana timpânica. O movimento, então, é transmitido aos

Boxe 9.1 Olho vermelho e conjuntivite.

• Olho vermelho é a alteração ocular mais frequente e relativamente benigna. Em alguns casos, olho vermelho representa uma condição de risco para a visão. Uma hemorragia subconjuntival é a causa da vermelhidão ocular aguda e pode ser produzida por traumatismos, distúrbios hemorrágicos, hipertensão e tratamento com anticoagulantes. Esse distúrbio não está associado a nenhuma alteração visual

• A conjuntivite é a causa mais comum do olho vermelho. Os vasos sanguíneos superficiais da conjuntiva são dilatados e causam edema da conjuntiva com secreção. Uma secreção purulenta indica infecção bacteriana, predominantemente por microrganismos gram-positivos. A conjuntivite provocada por infecção viral é associada à secreção aquosa.

Figura 9.23 Glândula lacrimal.

Glândula lacrimal

Axônio parassimpático

Receptor de acetilcolina

Célula mioepitelial

Canal de íons e água

Junção de oclusão

Linfócito

Proteína secretadas nas lágrimas

Lactoferrina: agente bacteriostático. Sequestra o ferro necessário para o metabolismo das bactérias.
Lisozima: agente bacteriolítico. Destrói bactérias.
Imunoglobulina A secretora: agente de defesa. Neutraliza agentes infecciosos.
Pré-albumina específica da lágrima: função desconhecida.

Figura 9.24 Esquema geral das orelhas externa, média e interna.

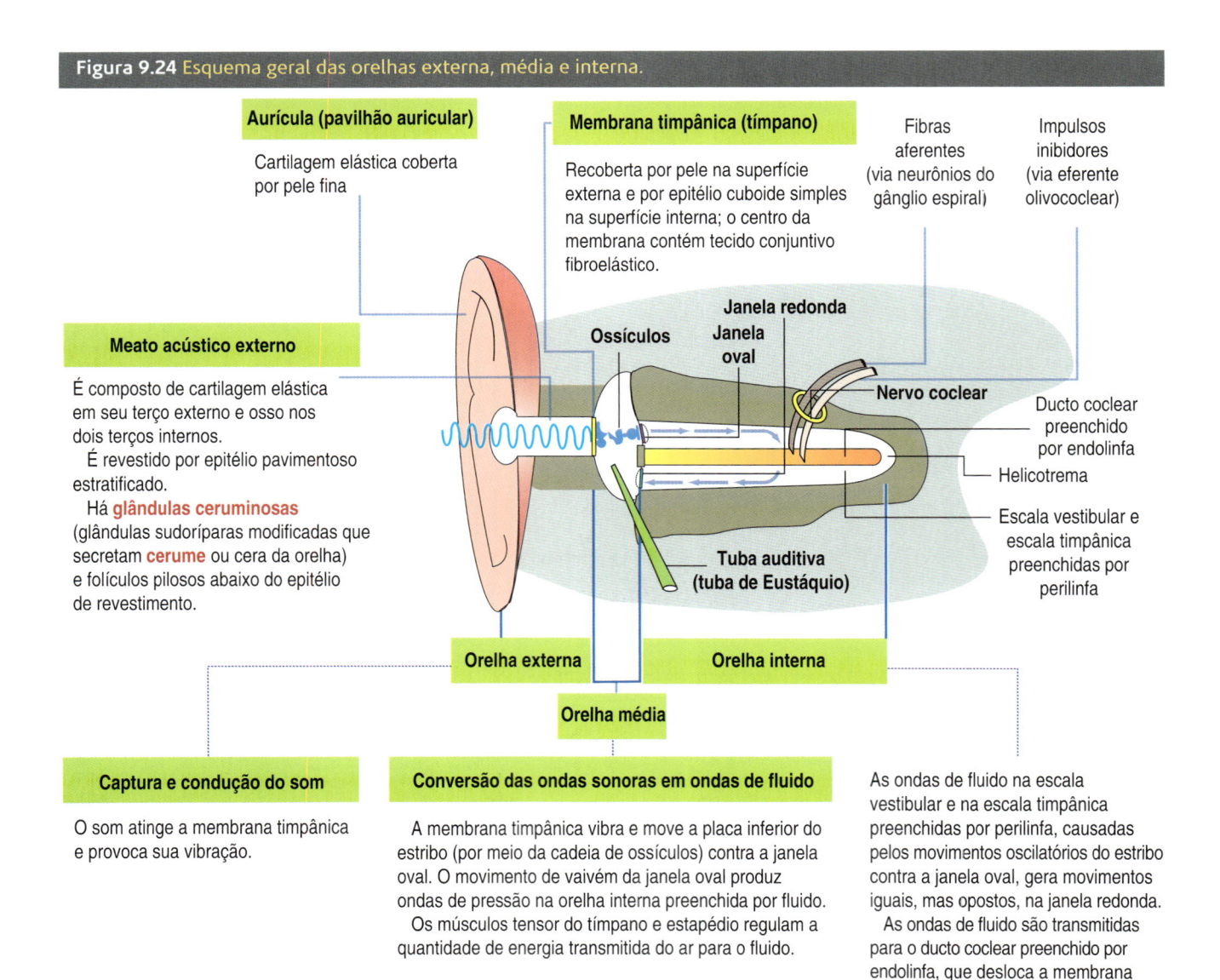

Aurícula (pavilhão auricular)

Cartilagem elástica coberta por pele fina

Membrana timpânica (tímpano)

Recoberta por pele na superfície externa e por epitélio cuboide simples na superfície interna; o centro da membrana contém tecido conjuntivo fibroelástico.

Fibras aferentes (via neurônios do gânglio espiral)

Impulsos inibidores (via eferente olivococlear)

Meato acústico externo

É composto de cartilagem elástica em seu terço externo e osso nos dois terços internos.
É revestido por epitélio pavimentoso estratificado.
Há **glândulas ceruminosas** (glândulas sudoríparas modificadas que secretam **cerume** ou cera da orelha) e folículos pilosos abaixo do epitélio de revestimento.

Ossículos

Janela redonda
Janela oval

Nervo coclear

Ducto coclear preenchido por endolinfa

Helicotrema

Escala vestibular e escala timpânica preenchidas por perilinfa

Tuba auditiva (tuba de Eustáquio)

Orelha externa

Orelha interna

Orelha média

Captura e condução do som

O som atinge a membrana timpânica e provoca sua vibração.

Conversão das ondas sonoras em ondas de fluido

A membrana timpânica vibra e move a placa inferior do estribo (por meio da cadeia de ossículos) contra a janela oval. O movimento de vaivém da janela oval produz ondas de pressão na orelha interna preenchida por fluido.
Os músculos tensor do tímpano e estapédio regulam a quantidade de energia transmitida do ar para o fluido.

As ondas de fluido na escala vestibular e na escala timpânica preenchidas por perilinfa, causadas pelos movimentos oscilatórios do estribo contra a janela oval, gera movimentos iguais, mas opostos, na janela redonda.
As ondas de fluido são transmitidas para o ducto coclear preenchido por endolinfa, que desloca a membrana basilar e estimula as células pilosas.

ossículos da orelha média, os quais reduzem a amplitude, embora aumentem a força do movimento mecânico, a fim de superar a resistência oferecida pela orelha interna, preenchida por líquido.

3. A **orelha interna**, que abriga os órgãos sensoriais tanto para a audição quanto para o equilíbrio, transmite vibrações mecânicas ao fluido (a **endolinfa**) contido no **labirinto membranoso** e, consequentemente, converte essas vibrações mecânicas em impulsos elétricos no mesmo tipo de célula para transdução sensorial: a **célula pilosa** (ou células ciliadas da ampola).

A orelha interna tem dois sistemas:

1. O **sistema auditivo**, para a percepção do som (audição).
2. O **sistema vestibular**, voltado à percepção dos movimentos da cabeça e do corpo (equilíbrio).

Orelha externa

A **aurícula** (pavilhão externo ou auricular) coleta as ondas sonoras que são conduzidas através do **meato acústico externo** à **membrana timpânica**.

A **aurícula** é composta de uma região central de **cartilagem elástica** circundada por pele com folículos pilosos e glândulas sebáceas.

O **meato acústico externo** é a passagem que se estende da aurícula ao tímpano ou **membrana timpânica**. O terço externo dessa passagem é cartilaginoso; os dois terços internos fazem parte do osso temporal.

A pele reveste a cartilagem e as superfícies ósseas. As glândulas apócrinas tubulosas enoveladas, que secretam um produto marrom chamado **cerume**, são uma característica desse revestimento cutâneo. O cerume impermeabiliza a pele e protege o meato acústico externo de agentes exógenos, como, por exemplo, insetos (ver Figura 9.24).

Orelha média

A orelha média, ou **cavidade timpânica**, é um espaço preenchido por ar no osso temporal interposto entre a membrana timpânica e as estruturas contidas na orelha interna. A principal função da orelha média é a transmissão do som da membrana timpânica às estruturas preenchidas por líquido na orelha interna.

A transmissão do som é realizada pelos **ossículos da audição** (**martelo**, **bigorna** e **estribo**), organizados em cadeia e interconectados por pequenos ligamentos. Nessa cadeia, o braço do martelo está ligado à **membrana timpânica** em uma extremidade; na outra extremidade, a placa da base do estribo está ligada à **janela oval** (fenestra vestibular), uma abertura do **labirinto ósseo**. O **tensor do tímpano** (inervado pelo nervo trigêmeo [nervo craniano V]) e o **músculo estapédio** (inervado pelo nervo facial [nervo craniano VII]) mantêm os três ossículos da audição funcionalmente ligados.

Os ossículos têm duas funções:

1. **Modulam o movimento da membrana timpânica.**
2. **Aplicam força na janela oval, amplificando, assim, as ondas sonoras que chegam.**

A **otosclerose** e a **otite média** afetam os movimentos dos ossículos, condições que levam à perda da audição.

A **cavidade timpânica** (também chamada **recesso tubotimpânico**) é revestida por um epitélio pavimentoso a cúbico e não tem glândulas no tecido conjuntivo de sustentação.

A **membrana timpânica** tem formato oval, com uma depressão cônica próxima ao centro, provocada pela ligação do braço do martelo. Duas camadas de fibras colágenas orientadas de modos distintos formam o centro da membrana, e os dois lados da membrana são revestidos por epitélio do tipo pavimentoso simples a cúbico.

A **tuba auditiva** ou **de Eustáquio** liga a orelha média à nasofaringe. Adjacente à cavidade timpânica, a tuba é formada pelo osso temporal. A **cartilagem elástica** continua a porção óssea da tuba, que, então, muda para a **cartilagem hialina**, nas proximidades da abertura da nasofaringe.

Um epitélio ciliado com variações regionais (cilíndrico baixo a pseudoestratificado próximo à nasofaringe) e com glândulas secretoras de muco reveste os segmentos ósseos e cartilaginosos da tuba.

O papel da tuba auditiva é manter o equilíbrio da pressão entre a cavidade timpânica e o ambiente externo.

Os **defeitos no desenvolvimento da orelha média** incluem a ausência de elementos estruturais, como o **anel timpânico**, que sustenta a membrana timpânica e os ossículos.

O anel timpânico tem origem no mesênquima do primeiro arco faríngeo (martelo e bigorna) e do segundo arco faríngeo (estribo), dos músculos da orelha média e do recesso tubotimpânico.

Orelha interna: desenvolvimento da orelha interna

A orelha interna e os neurônios ganglionares cranianos associados são originários do **placoide ótico**, na superfície da cabeça.

O placoide invagina-se e forma massa celular oca chamada **vesícula ótica** ou **otocisto**. As células da crista neural migram para fora do rombencéfalo e se distribuem em torno da vesícula ótica. A vesícula ótica, então, alonga-se, formando a região vestibular dorsal e a região coclear ventral sob a influência do gene *Pax-2* (*paired box*-2). Na ausência *Pax-2*, não há formação de cóclea ou gânglio espiral.

O ducto endolinfático tem origem em uma invaginação do otocisto, regulada pelo **fator de crescimento de fibroblastos 3**, secretado pelas células nos **rombômeros 5** e **6**.

Um total de sete rombômeros, chamados **neurômeros**, também fornecem sinais para o desenvolvimento do rombencéfalo.

Dois dos **ductos semicirculares** são originários da região vestibular e se desenvolvem sob o controle dos genes *Prx1* (*periaxina 1*) e *Prx2*.

Observe que as porções auditiva (cóclea) e vestibular (canais semicirculares) estão sob controle genético separado (genes *Pax-2* e *Prx*, respectivamente).

O mapeamento das diferentes porções da orelha interna originadas da vesícula ótica é mostrado na Figura 9.25.

Estrutura geral da orelha interna

A orelha interna ocupa o **labirinto ósseo**, dentro da porção petrosa do osso temporal. O labirinto ósseo contém o **labirinto membranoso** (Figura 9.26), a estrutura que abriga o **sistema vestibular dorsal e o sistema auditivo ventral**.

O **sistema vestibular** tem cinco componentes:
1. Dois **sacos** (o **utrículo** e o **sáculo**, também chamados **órgãos otolíticos**).
2. **Três canais semicirculares** (superior, horizontal e posterior) que têm origem no **utrículo**. Os canais semicirculares são orientados em três planos diferentes com ângulos retos entre si.

O **sistema auditivo** é composto de um **ducto coclear** alojado em um canal ósseo espiral anterior ao sistema vestibular.

O labirinto membranoso contém **endolinfa**, um fluido com alta concentração de K^+ e baixa concentração de Na^+. A **perilinfa** (com alto conteúdo de Na^+

e baixo de K^+) fica entre o labirinto membranoso e as paredes do labirinto ósseo (Figura 9.27).

Sistema vestibular

Os **canais semicirculares** respondem aos movimentos rotacionais da cabeça e do corpo (**acelerações angulares**).

Os **órgãos otolíticos** (sáculo e utrículo) respondem aos **movimentos translacionais** (**gravidade e acelerações lineares**).

As células neurossensoriais no órgão vestibular são inervadas pelas fibras aferentes do ramo vestibular do **nervo vestibulococlear** (nervo craniano VIII).

A **artéria do labirinto**, um ramo da artéria cerebelar inferior anterior, fornece sangue ao labirinto. A **artéria estilomastoide** fornece sangue aos canais semicirculares.

Canais semicirculares

Os ductos semicirculares estão contidos no labirinto ósseo. Os três ductos estão conectados ao utrículo. Os ductos derivados do utrículo e do sáculo juntam-se para formar o **ducto endolinfático**. O ducto endolinfático termina em uma pequena dilatação chamada **saco endolinfático**, situada entre as camadas das meninges.

Figura 9.25 Desenvolvimento da orelha interna.

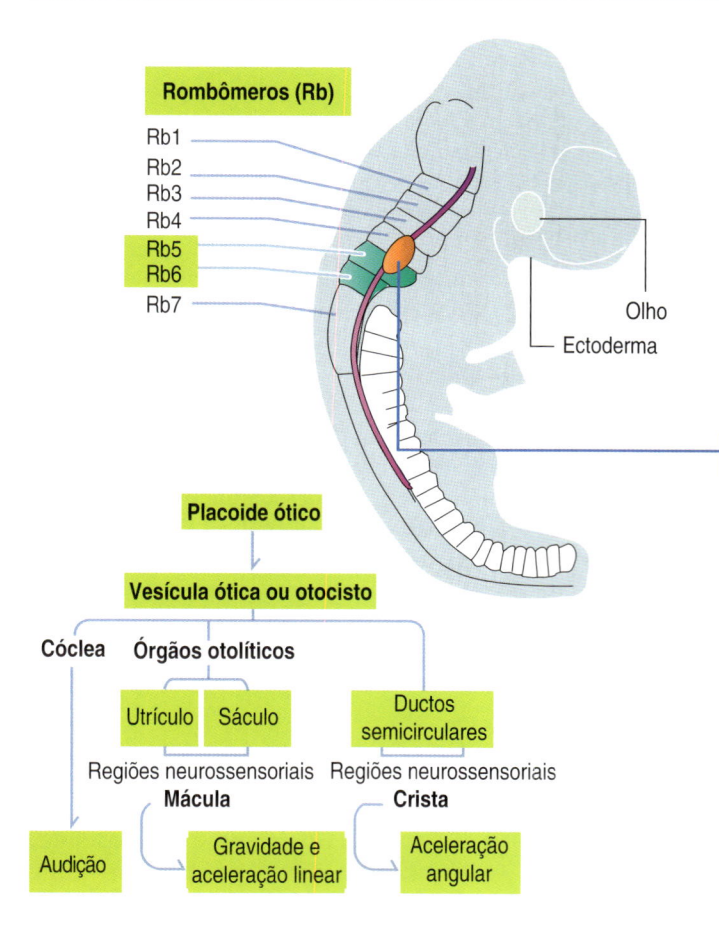

Fontes de tecidos e células da orelha interna

O **células da crista neural** dão origem aos melanócitos da estria vascular da cóclea e às células de Schwann do gânglio estatoacústico.

O **ectoderma somático** dá origem à vesícula ótica responsável pelo desenvolvimento do **labirinto membranoso** (os três ductos semicirculares, o utrículo, o sáculo e o ducto coclear).

As **células neuroepiteliais** são concentradas em três cristas ampulares, duas máculas e um órgão espiral.

O **mesênquima** dá origem à **cápsula ótica** (não mostrada) responsável pela formação do **labirinto ósseo** (três canais semicirculares, vestíbulo e cóclea).

Desenvolvimento da orelha interna: vesícula ótica

O desenvolvimento da orelha interna é controlado por genes expressos em pequenas dilatações segmentadas, chamadas **rombômeros** (**Rb**), em particular Rb5 e Rb6, e por genes expressos nas células da crista neural dos arcos branquiais.

Sob a influência do **fator de crescimento de fibroblastos 3** (**FGF-3**) secretado por Rb5 e Rb6, o placoide ótico invagina e forma a **vesícula ótica** ou **otocisto**. O **receptor de FGF-3** é detectado em células pilosas e suas células adjacentes de sustentação no órgão de Corti.

Sob a influência do gene *Pax-2* (*paired box-2*), a vesícula ótica se alonga para formar a região vestibular dorsal e a região coclear ventral. A formação do **ducto endolinfático** é controlada pelo FGF-3 secretado por Rb5 e Rb6.

Os **ductos semicirculares** surgem na região vestibular sob o controle dos genes *Prx1* (periaxina 1) e *Prx2*.

Figura 9.26 Labirinto membranoso.

Componentes do labirinto membranoso

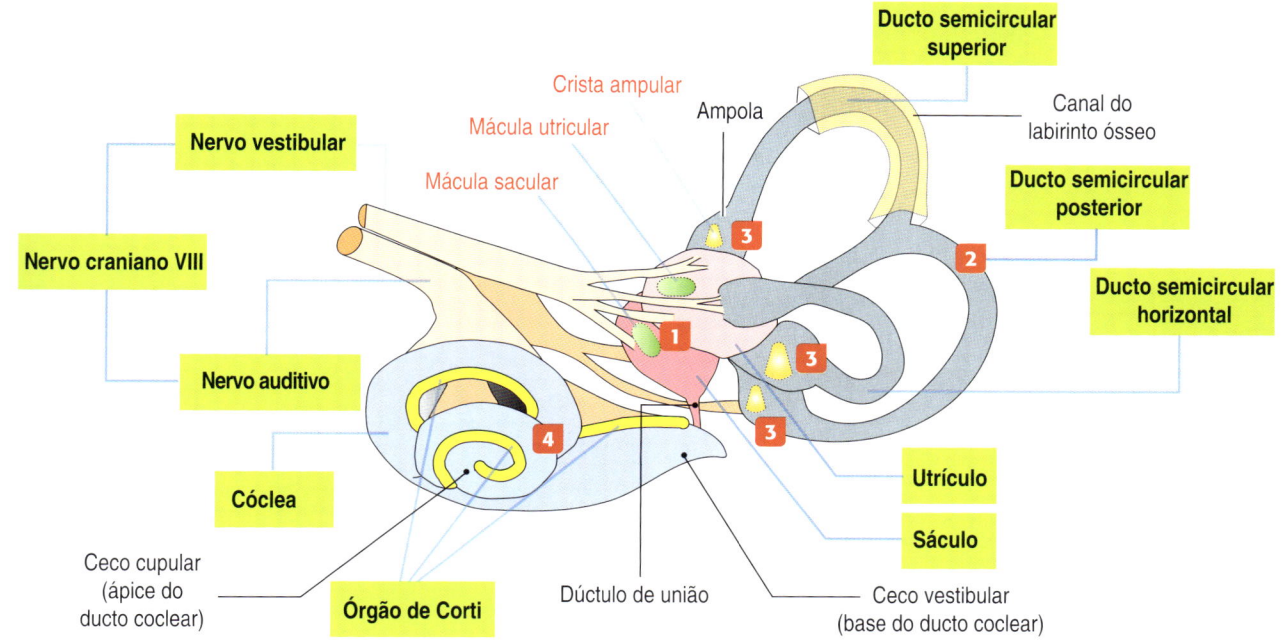

1 Dois pequenos sacos: o **utrículo** e o **sáculo**.

2 Três **ductos semicirculares** se abrem no utrículo. As **ampolas** são dilatações que conectam as extremidades dos ductos semicirculares ao utrículo.

3 Cada ampola contém a **crista ampular**. Os receptores neurossensoriais da crista ampular respondem à posição da cabeça, gerando os impulsos nervosos necessários para correção da posição do corpo.

4 A **cóclea**.

Os receptores neurossensoriais do labirinto membranoso são: (1) as **cristas ampulares** na ampola de cada ducto semicircular; (2) a **mácula utricular** no utrículo e a **mácula sacular** no sáculo; e (3) o **órgão de Corti** na cóclea.

O **ducto de união** conecta o sáculo à extremidade cega da cóclea proximal ao **ceco vestibular**. A extremidade cega oposta da cóclea é o **ceco cupular**.

Figura 9.27 Espaços endolinfáticos e perilinfáticos.

Ductos endolinfáticos e perilinfáticos

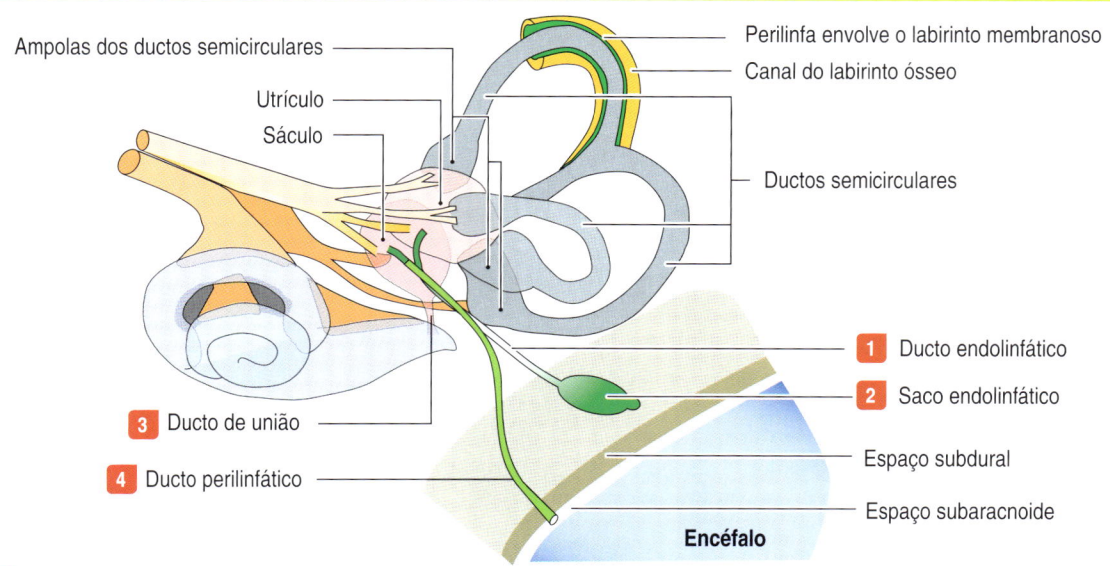

1 Os dúctulos que emergem do utrículo e do sáculo se unem para formar o **ducto endolinfático**.

2 O ducto endolinfático termina em um **saco endolinfático** dilatado e localizado no espaço subdural do encéfalo.

3 O **ducto de união** conecta o sáculo à base do **ducto coclear** membranoso espiralado ou da **escala média**.

4 O **ducto perilinfático** se estende da área vestibular (que contém o sáculo e o utrículo) até o espaço subaracnoide ao redor do encéfalo. O fluido da perilinfa, de composição similar ao liquor, cerca o labirinto membranoso.

Há pequenas dilatações, as **ampolas**, nos locais de conexão do utrículo com os ductos semicirculares.

Cada ampola apresenta uma crista proeminente chamada **crista ampular** (Figura 9.28). As cristas sentem a posição da cabeça e a aceleração angular. A crista ampular é composta de um **epitélio neurossensorial** coberto por massa gelatinosa chamada **cúpula**.

A cúpula, por sua vez, contém **otogelina**, uma glicoproteína que faz a ancoragem da cúpula no epitélio neurossensorial.

O epitélio neurossensorial é composto de dois tipos celulares:
1. **Células pilosas**.
2. **Células de sustentação**.

Como todos os outros receptores neurossensoriais, as células pilosas respondem a estímulos continuados, adaptando e restaurando sua sensibilidade a **desvios** de limiar, em uma escala de tempo de milissegundos a submilissegundos.

A superfície basal das células de sustentação está ancorada na lâmina basal. Contrariamente, as células

Figura 9.28 Estrutura da crista ampular.

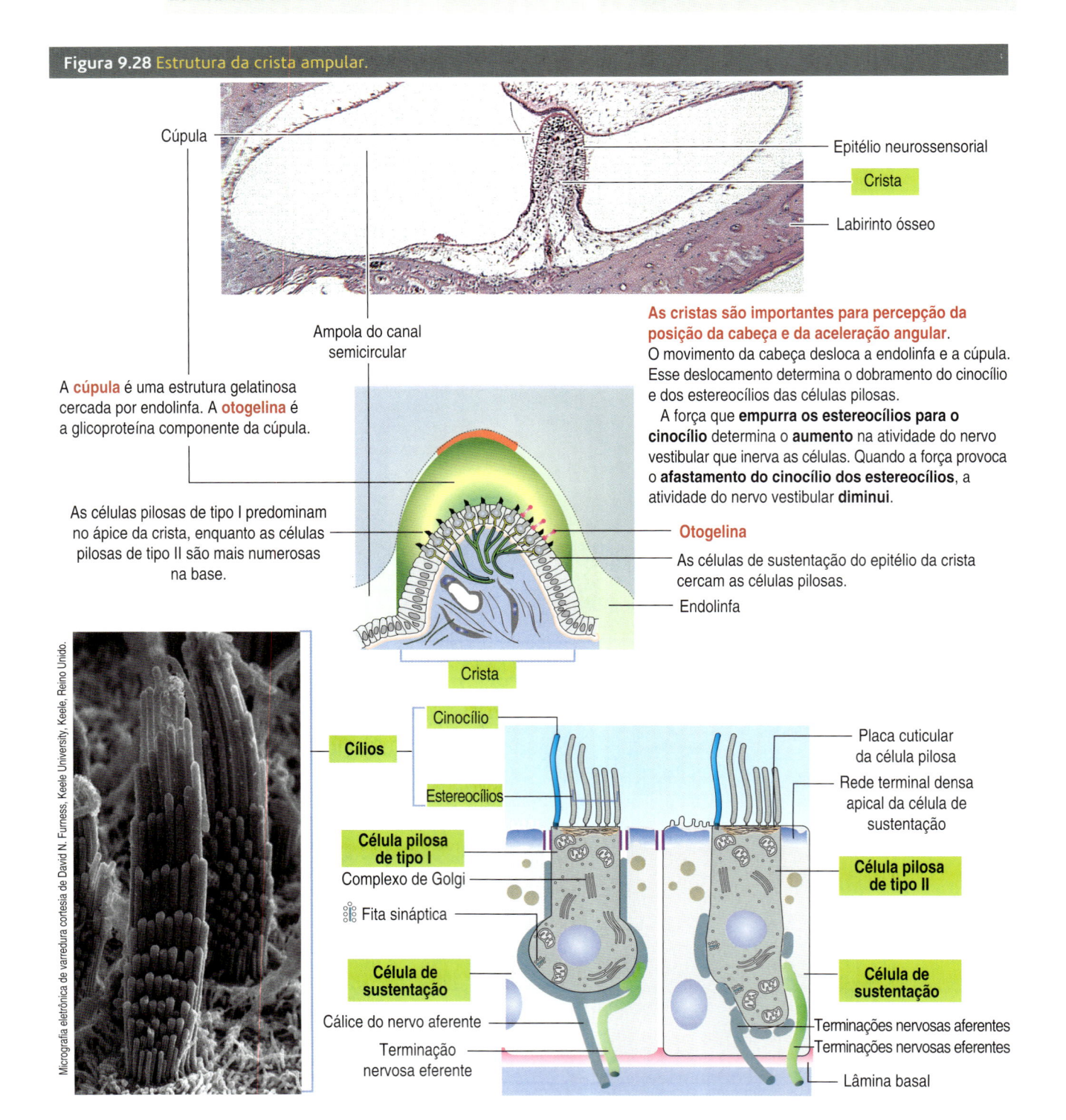

pilosas ocupam um recesso na região apical das células de suporte e não alcançam a lâmina basal.

Os domínios apicais das células pilosas contêm de 60 a 100 **estereocílios** especializados, semelhantes a pelos, e **um único cinocílio**.

Os estereocílios são sustentados por uma **placa cuticular** que contém actina. As extremidades livres dos estereocílios e dos cinocílios estão imersas na **cúpula**. A cúpula é fixa ao teto e às paredes da ampola, atuando como uma partição do lúmen da ampola.

A crista ampular tem dois tipos de células pilosas:
1. **Células pilosas de tipo I**.
2. **Células pilosas de tipo II**.

Os dois tipos celulares são essencialmente semelhantes em sua estrutura interna, mas existem diferenças em seus formatos e inervações:
1. Os **nervos aferentes**, cujas terminações contêm os neurotransmissores **aspartato** e **glutamato**, entram nos espaços que separam as células de sustentação e **formam uma rede semelhante a um cálice**, abrangendo o domínio basal arredondado da célula pilosa de tipo I.

   O citoplasma apresenta **faixas sinápticas** e vesículas associadas (semelhantes às encontradas na retina sensorial).
2. As terminações nervosas em contato com a célula pilosa de tipo II cilíndrica não formam um cálice basal. Em vez disso, é possível visualizar **botões terminais simples**.

Além dos nervos aferentes, as células pilosas de tipos I e II recebem **terminações nervosas eferentes** e suas vesículas sinápticas contêm o neurotransmissor **acetilcolina**. As fibras nervosas eferentes controlam a sensibilidade das células receptoras sensoriais.

As células de sustentação e as células pilosas estão associadas umas às outras por meio de complexos juncionais apicais. Características típicas das células de sustentação são uma **rede terminal densa apical** e a presença de **pequenas microvilosidades**. As células de suporte não têm estereocílios e cinocílios, duas peculiaridades das células pilosas.

Órgãos otolíticos: utrículo e sáculo

O utrículo e o sáculo apresentam um epitélio neurossensorial chamado **mácula**. Pequenos dúctulos derivados do utrículo e do sáculo juntam-se para formar o **ducto endolinfático**, que termina no **saco endolinfático**. O **ducto de união** (*ductus reuniens*) liga o sáculo à base do ducto coclear membranoso.

Assim como o epitélio neurossensorial da crista ampular nos canais semicirculares, a mácula contém células pilosas e células de suporte (Figura 9.29).

Observe que a mácula é coberta por uma substância gelatinosa, a **membrana otolítica**, que contém complexos de carbonato de cálcio-proteína formadores de pequenos cristais, os chamados **otólitos**.

Os otólitos não estão presentes na cúpula sobre os pelos da crista ampular.

Como funcionam as células pilosas das cristas ampulares dos ductos semicirculares e as máculas do utrículo e do sáculo?

A mudança de posição da cúpula e da membrana otolítica em resposta aos movimentos da endolinfa desloca os estereocílios e o cinocílio das células pilosas (ver porção inferior da Figura 9.29).

A movimentação dos estereocílios em **direção ao cinocílio despolariza** as membranas plasmáticas das células pilosas e as fibras nervosas aferentes são **estimuladas (excitação)**.

A **deflexão** dos estereocílios **para longe do cinocílio hiperpolariza** a célula pilosa e as fibras nervosas aferentes **não são estimuladas (inibição)**.

Um último ponto importante: as células pilosas da mácula são **polarizadas** (Figura 9.30). O cinocílio de uma célula pilosa é orientado em relação a uma linha imaginária chamada **estríola**, que divide a população de células pilosas em dois campos opostos:
1. No utrículo, o cinocílio está **voltado para** a estríola.
2. No sáculo, o cinocílio **se afasta** da estríola.

Essas orientações opostas determinam qual população de células pilosas deslocará seus feixes pilosos em resposta a um movimento específico de cabeça.

Mais uma vez, lembre-se de que a crista ampular dos ductos semicirculares responde aos movimentos rotacionais da cabeça e do corpo (**aceleração angular**), enquanto as máculas do utrículo e do sáculo respondem aos movimentos translacionais (**gravidade e aceleração linear**).

Cóclea

O ducto coclear é um ducto espiralado membranoso inserido no osso coclear. É composto de um **ápice** e uma **base**. O ducto espiralado faz cerca de duas voltas e dois terços de volta, com comprimento total de 34 mm.

A cóclea tem **três câmaras espiraladas** (Figuras 9.31 e 9.32):
1. O **ducto coclear** (também chamado escala média) representa a câmara central e contém endolinfa.
2. Acima do ducto coclear, está a **escala vestibular**, que começa na janela oval.
3. Abaixo do ducto coclear, está a **escala timpânica**, que termina na **janela redonda**.

As escalas vestibular e timpânica são preenchidas com perilinfa e se comunicam no **helicotrema**, no ápice da cóclea (ver Figura 9.33).

Em um corte transversal, as margens da escala média são (Figura 9.31):
1. **Membrana basilar** ao fundo.
2. **Membrana vestibular** ou **de Reissner** acima.
3. **Estria vascular** externamente.

As células e os capilares da estria vascular produzem endolinfa. A **estria vascular** é revestida por um **epitélio pseudoestratificado** composto de **células basais** (de origem mesodérmica ou da crista neural), **células intermediárias** (células semelhantes

Figura 9.29 Estrutura da mácula do sáculo e do utrículo.

As **máculas** são áreas receptoras neurossensoriais localizadas na parede do **sáculo** e do **utrículo**.

Atuam na detecção do movimento direcional da cabeça. A posição da mácula é **horizontal** no utrículo e **vertical** no sáculo.

Uma única camada de células de sustentação associadas à lâmina basal abriga dois tipos de células neurossensoriais: as **células pilosas de tipos I e II**. Um único cinocílio longo e 50 a 60 estereocílios se projetam da superfície apical das células pilosas.

Os **otólitos** contêm carbonato de cálcio. Alterações na posição da cabeça mudam a posição da membrana otolítica (inclusive dos otólitos) e da endolinfa.

Esse movimento desloca o cinocílio e os estereocílios subjacentes.

A **membrana otolítica** é composta do mesmo material gelatinoso e rico em glicoproteínas que forma a cúpula da crista ampular. A otogelina ancora o material gelatinoso ao epitélio sensorial.

A diferença é a presença de **otólitos** imersos na mácula.

A base da membrana otolítica é sustentada por uma região filamentosa com pequenos poros nas áreas sobre cada feixe piloso.

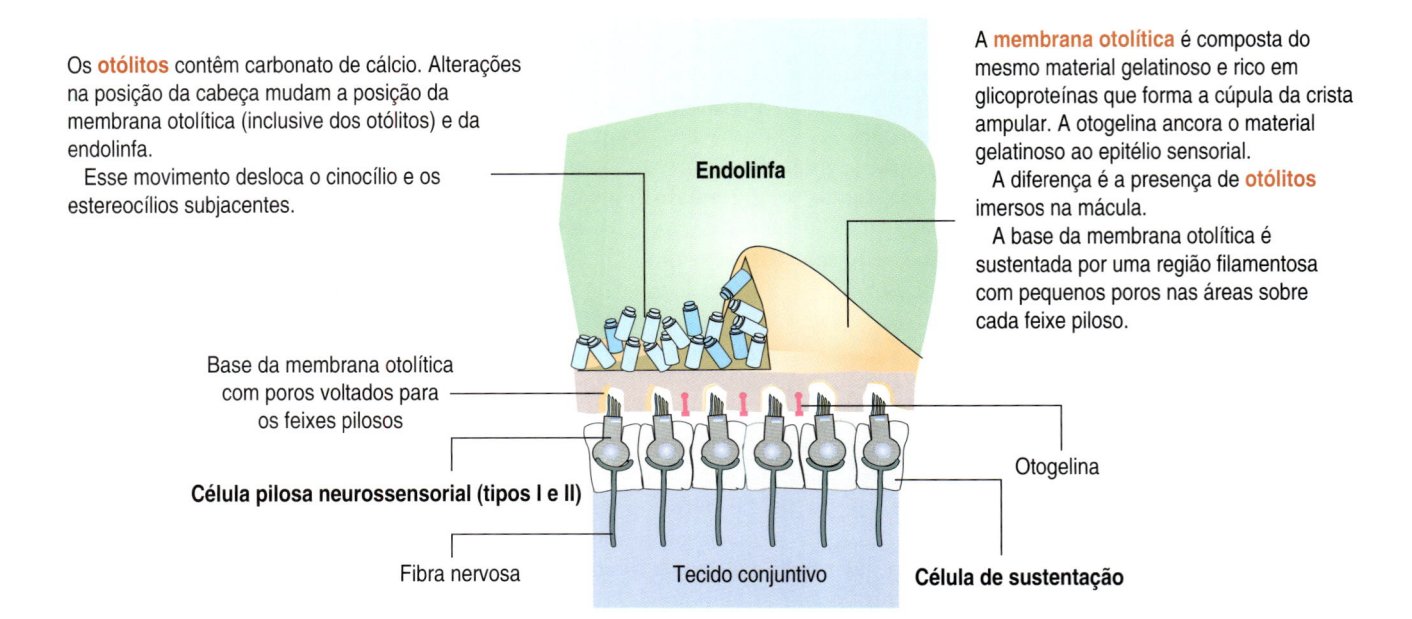

1 A **placa cuticular** sob o feixe de **estereocílios** impede que estes afundem no citoplasma.

2 No entanto, o **cinocílio**, não sustentado pela placa cuticular, **adentra** o domínio apical da célula quando os estereocílios se **aproximam do cinocílio**.

3 Esse movimento para dentro deforma a membrana plasmática e desencadeia a **despolarização**.

4 O deslocamento dos estereocílios e seu **afastamento do cinocílio** elevam o cinocílio e causam **hiperpolarização**.

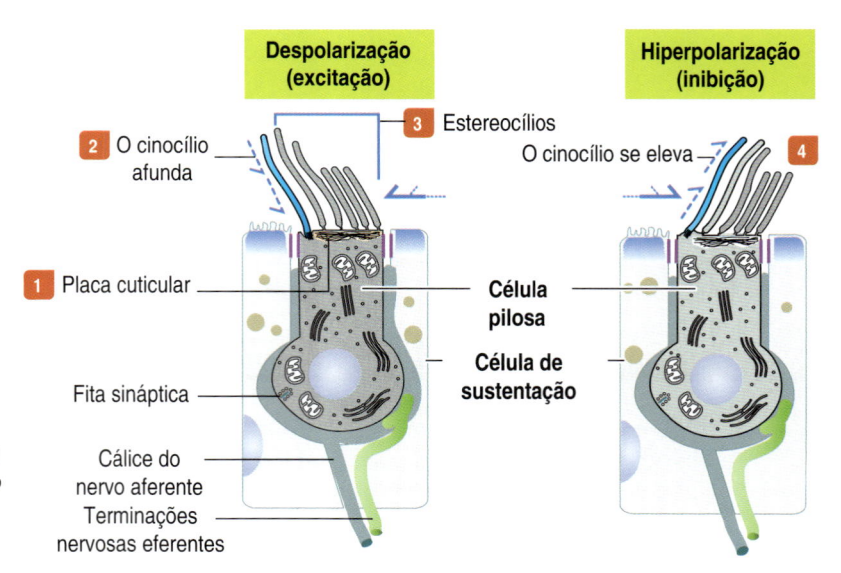

Figura 9.30 Organização da mácula.

Epitélio neurossensorial da mácula

O epitélio neurossensorial é composto de **células pilosas de tipos I e II** embutidas em **células de sustentação** que tocam a lâmina basal.

In vivo, cinocílios e estereocílios, que se estendem da superfície das células pilosas, são revestidos pela **membrana otolítica** (ou estatocônia) que apresenta **otocônias** (do grego, "poeira de orelha").

As otocônias são deslocadas pela endolinfa durante os movimentos para frente e para trás e para cima e para baixo da cabeça (**aceleração linear**).

O epitélio neurossensorial da mácula nos órgãos otolíticos (sáculo e utrículo) não responde à rotação da cabeça.

As células pilosas da mácula são **polarizadas**. O cinocílio é orientado em relação a uma linha imaginária chamada **estríola** que divide as células pilosas em dois campos opostos.

No **utrículo**, o cinocílio está voltado à estríola. No **sáculo**, o cinocílio está voltado para o lado oposto à estríola.

Essa orientação determina qual população de células pilosas desloca seus feixes pilosos em resposta a um movimento específico da cabeça.

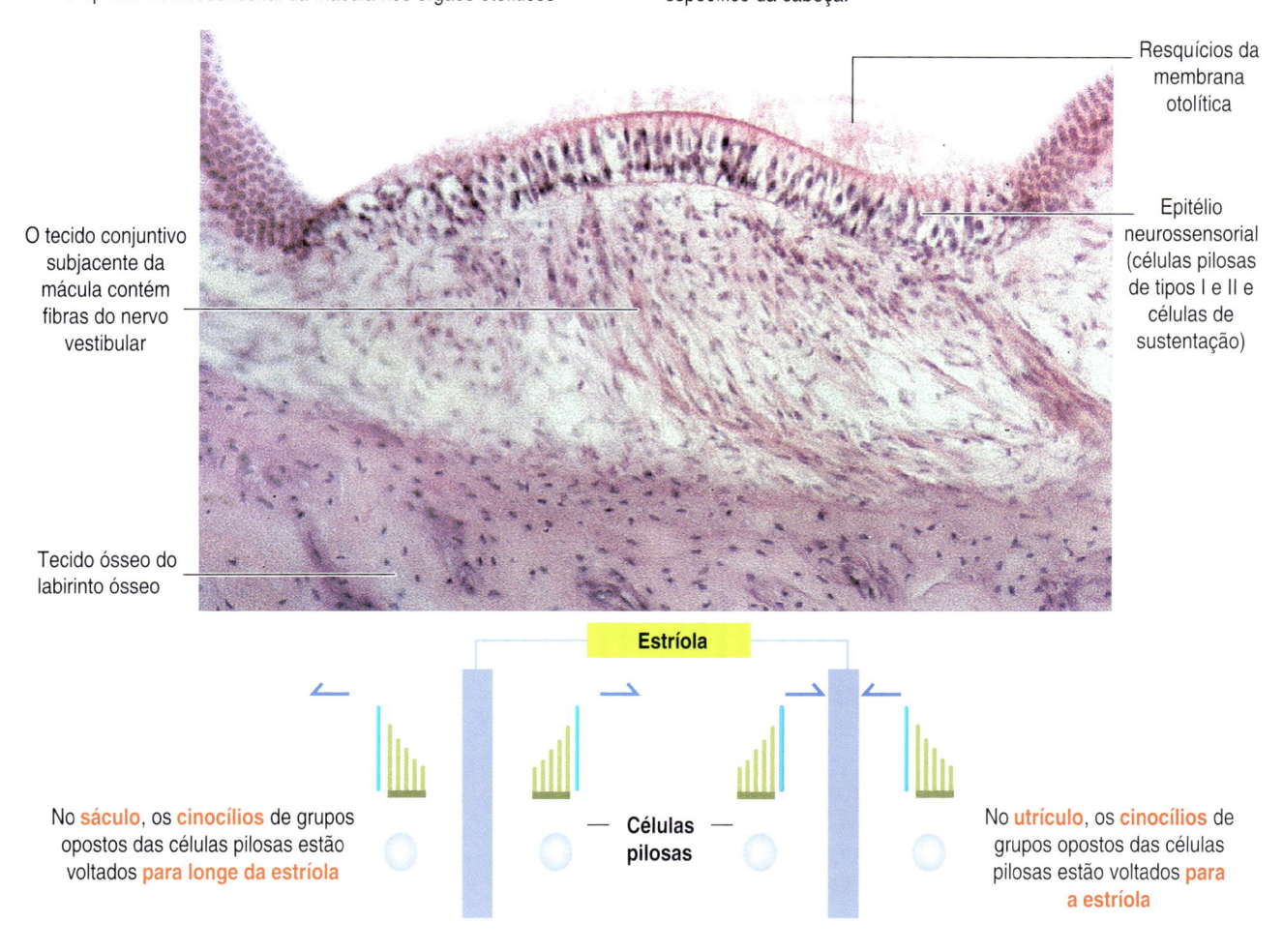

O tecido conjuntivo subjacente da mácula contém fibras do nervo vestibular

Resquícios da membrana otolítica

Epitélio neurossensorial (células pilosas de tipos I e II e células de sustentação)

Tecido ósseo do labirinto ósseo

Estríola

No **sáculo**, os **cinocílios** de grupos opostos das células pilosas estão voltados **para longe da estríola**

— Células — pilosas

No **utrículo**, os **cinocílios** de grupos opostos das células pilosas estão voltados **para a estríola**

Figura 9.31 Topografia da cóclea.

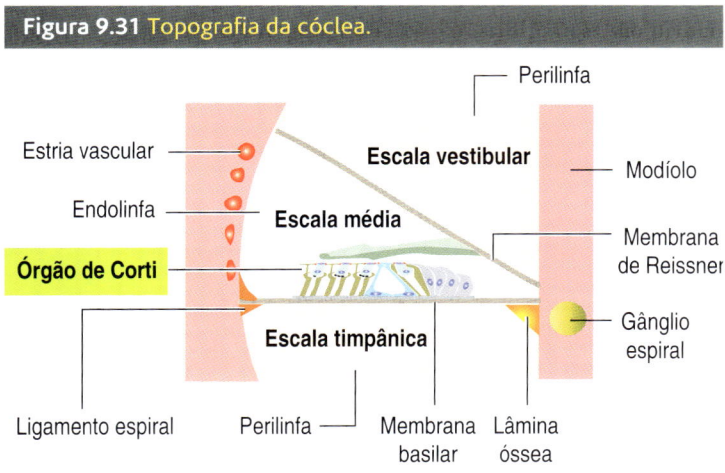

Estria vascular

Endolinfa

Órgão de Corti

Escala vestibular

Escala média

Perilinfa

Modíolo

Membrana de Reissner

Escala timpânica

Gânglio espiral

Ligamento espiral   Perilinfa   Membrana basilar   Lâmina óssea

a melanócitos de origem da crista neural) e **células marginais** (de origem epitelial).

As células marginais contêm uma bomba de K^+ ATPase envolvida na liberação de K^+ para a endolinfa.

As células basais estão ligadas às células intermediárias por junções comunicantes.

As células intermediárias abrigam o **Kcnj10**, um canal de potássio retificador de influxo, subfamília J, membro 10, que gera potencial endococlear e tensão de membrana, além de produzir endolinfa.

A reciclagem dos íons K^+ das células pilosas de volta para a endolinfa mantém a concentração elevada de K^+ apropriada na endolinfa, algo que se revela crítico para o funcionamento normal da célula pilosa (Boxe 9.J).

Figura 9.32 Cóclea.

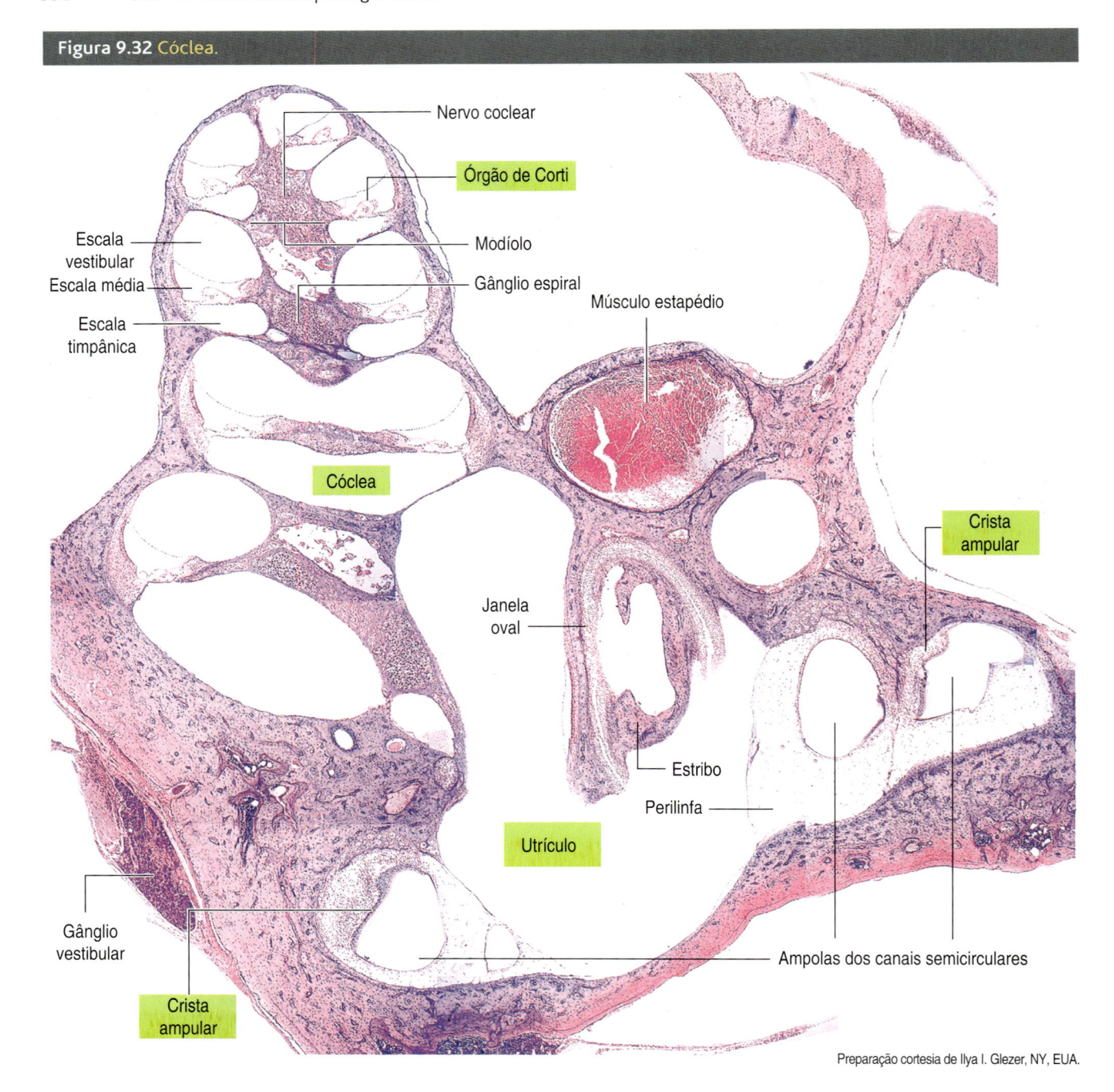

Preparação cortesia de Ilya I. Glezer, NY, EUA.

A cóclea (do grego *kochlias*, caracol com concha espiralada) é um canal em espiral com mais de duas voltas e meia ao redor de um eixo ósseo central, o **modíolo**. O modíolo ósseo abriga o **gânglio coclear** (**espiral**), que se espirala no lado interno da cóclea. O gânglio contém neurônios bipolares: (1) Os processos periféricos inervam as células pilosas. (2) Os processos centrais entram no núcleo do modíolo, onde formam o nervo coclear (a divisão coclear do nervo craniano VIII).

A porção membranosa da cóclea contém o ducto coclear, ou **escala média**. O ducto coclear se estende pelo labirinto ósseo, dividindo-o em dois canais separados: (1) a **escala vestibular** e (2) a **escala timpânica**.

A **membrana vestibular** (**membrana de Reissner**) e a **membrana basilar**, duas membranas que delimitam o ducto coclear, separam o ducto coclear preenchido por endolinfa da escala vestibular e da escala timpânica preenchidas por perilinfa.

A parede lateral da divisão coclear é a **estria vascular**, um tecido altamente vascularizado que recobre uma parte do labirinto ósseo e é responsável pela produção e manutenção da composição única da **endolinfa**.

O ducto coclear não se estende até o ápice ou a cúpula da cóclea, mas deixa uma pequena abertura de comunicação entre a escala vestibular e a escala timpânica no ápice, o **helicotrema** (Figura 9.33).

Na base da cóclea, o estribo na **janela oval** e a membrana da **janela redonda** (não mostrada) separam a escala vestibular e a escala timpânica, respectivamente, da cavidade da orelha média.

Figura 9.33 Órgão de Corti: o componente de transdução sonora da orelha interna.

Figura 9.33 Órgão de Corti: o componente de transdução sonora da orelha interna.

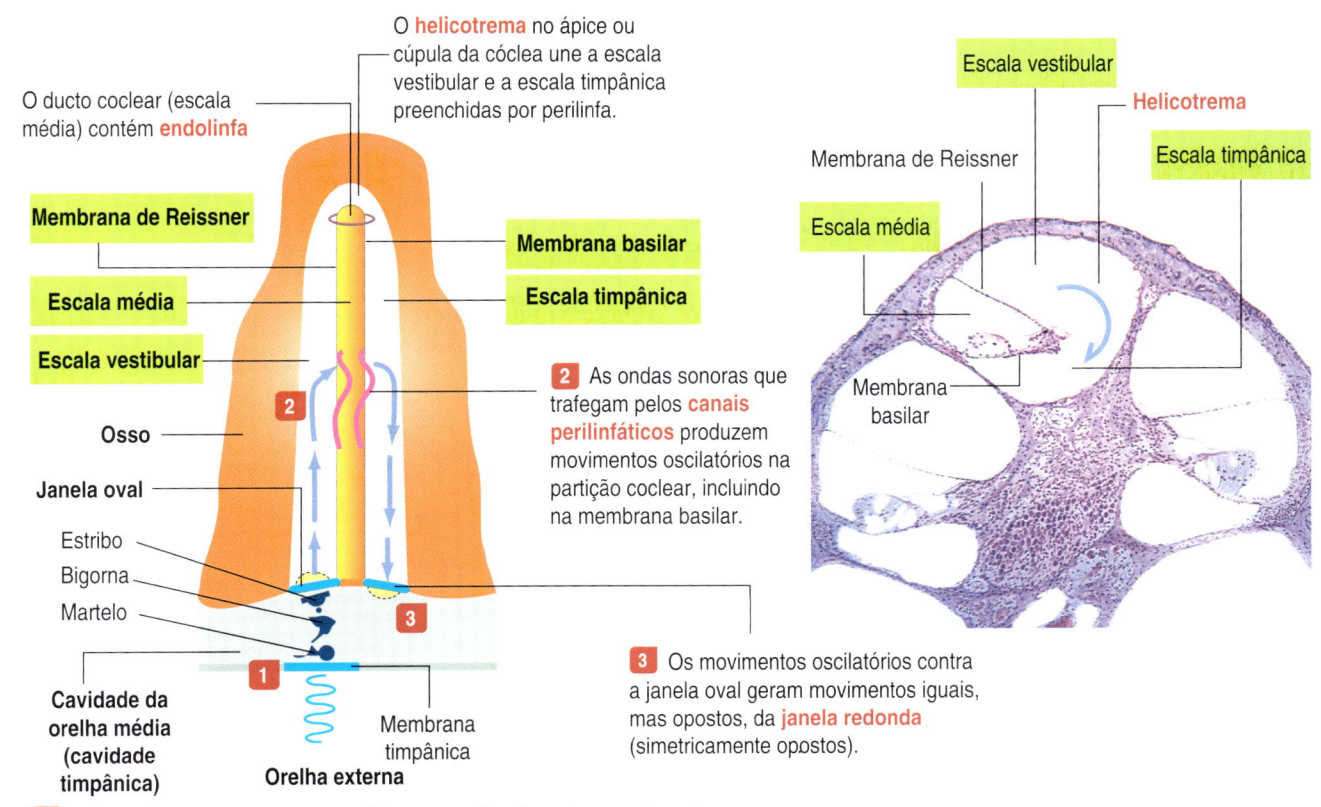

Condução do som

O **helicotrema** no ápice ou cúpula da cóclea une a escala vestibular e a escala timpânica preenchidas por perilinfa.

O ducto coclear (escala média) contém **endolinfa**

Membrana de Reissner

Escala média

Escala vestibular

Osso

Janela oval

Estribo

Bigorna

Martelo

Cavidade da orelha média (cavidade timpânica)

Orelha externa

Membrana basilar

Escala timpânica

2 As ondas sonoras que trafegam pelos **canais perilinfáticos** produzem movimentos oscilatórios na partição coclear, incluindo na membrana basilar.

Membrana timpânica

Escala vestibular

Helicotrema

Membrana de Reissner

Escala média

Escala timpânica

Membrana basilar

3 Os movimentos oscilatórios contra a janela oval geram movimentos iguais, mas opostos, da janela redonda (simetricamente opostos).

1 O movimento para dentro do **estribo** contra a janela oval, causado pelo som vindo do ar, é transmitido à divisão coclear pelo fluido não passível de compressão da perilinfa. O **martelo** é ligado à membrana timpânica. A **bigorna** fica entre o estribo e o martelo.

Boxe 9.J Doença de Ménière.

- Células secretoras no labirinto membranoso e no saco endolinfático mantêm o balanço iônico entre endolinfa e perilinfa

- O aumento no volume da endolinfa é a causa da doença de Ménière, caracterizada por vertigem (ilusão do movimento rotacional no espaço), náuseas, nistagmo posicional (oscilação rítmica involuntária dos olhos), vômito e zumbido nas orelhas (tinido).

O centro do osso espiral da cóclea é o **modíolo**. No lado de dentro, a **lâmina óssea espiral** projeta-se para fora do modíolo, a fim de se juntar à membrana basilar. No lado de fora, a membrana basilar é contínua ao **ligamento espiral**.

Órgão de Corti

O **órgão de Corti** é o componente neurossensorial da cóclea (Figura 9.34).

Em termos simples, imagine o órgão de Corti como um pequeno túnel. O minúsculo túnel está ladeado por uma **fileira única de células pilosas internas** (**CPIs**) na lateral apontando para o modíolo, e **três fileiras de células pilosas externas** (**CPEs**), no outro lado, apontando para a estria vascular.

As **células pilares externas e internas** formam as paredes do túnel.

As CPEs e as CPIs, sustentadas pelas **células falângicas externas e internas**, respectivamente, estendem-se da base ao ápice da cóclea.

A **membrana tectória** se estende para fora do **limbo espiral** e cobre parte do órgão de Corti.

As CPIs são os receptores neurossensoriais que enviam a maior parte dos sinais neurais ao sistema nervoso central. As CPEs desempenham o papel mecânico de amplificar o deslocamento da membrana basilar em resposta às ondas sonoras.

A membrana basilar move as células pilosas para perto e para longe da membrana tectória.

Um componente relevante das células pilosas é o **feixe piloso**, situado em seus domínios apicais.

Um feixe piloso é formado por 50 a 150 **estereocílios**, em um arranjo por gradiente do maior para o menor. **Não há cinocílios no feixe piloso da cóclea**.

Aspectos moleculares e mecânicos do processo de audição

Cada membro do feixe piloso, o estereocílio, é composto de um núcleo de filamentos de actina (Figura 9.35).

Figura 9.34 Órgão de Corti.

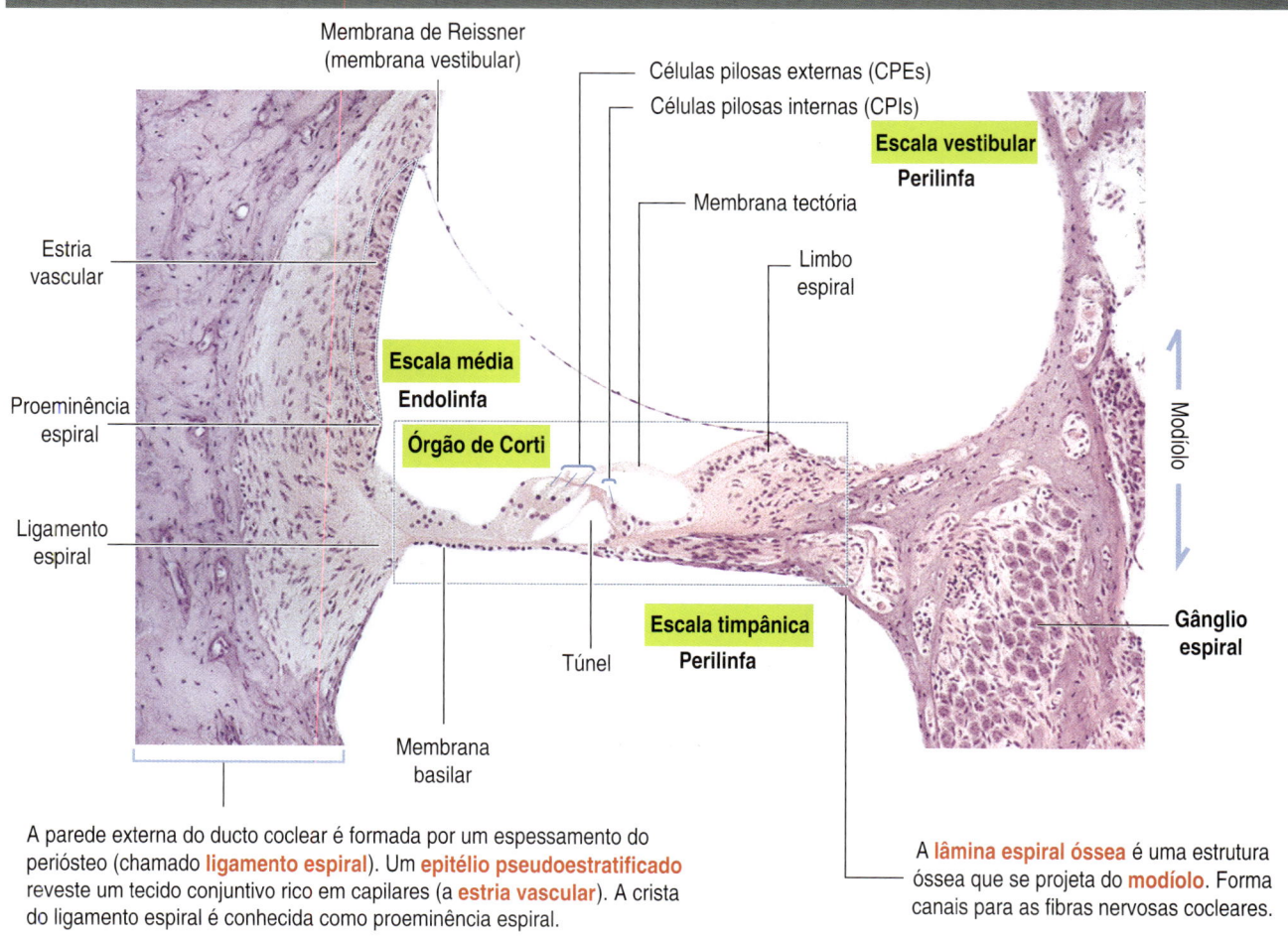

A parede externa do ducto coclear é formada por um espessamento do periósteo (chamado **ligamento espiral**). Um **epitélio pseudoestratificado** reveste um tecido conjuntivo rico em capilares (a **estria vascular**). A crista do ligamento espiral é conhecida como proeminência espiral.

A **lâmina espiral óssea** é uma estrutura óssea que se projeta do **modíolo**. Forma canais para as fibras nervosas cocleares.

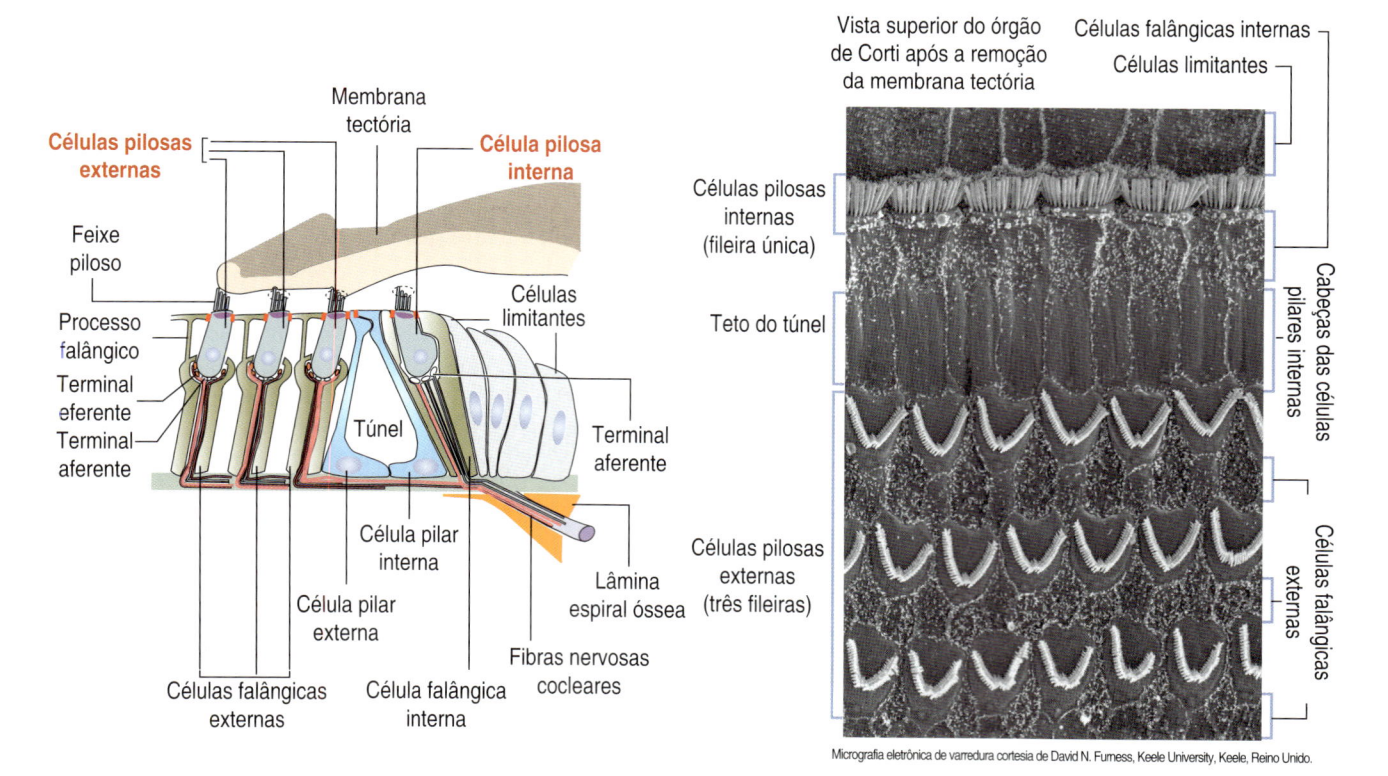

Micrografia eletrônica de varredura cortesia de David N. Furness, Keele University, Keele, Reino Unido.

Figura 9.35 Organização molecular do feixe piloso.

Feixe piloso, um conjunto de estereocílios dispostos em escada

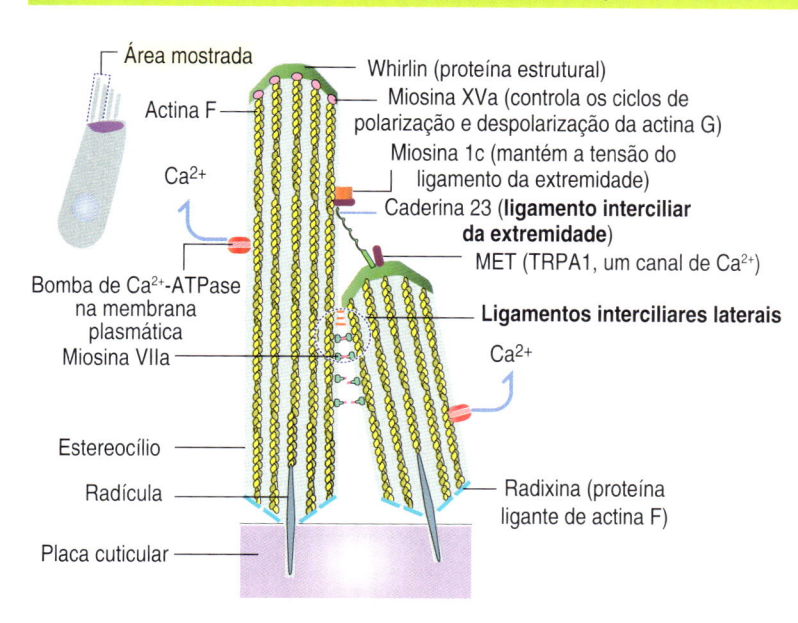

As deflexões do feixe piloso são causadas por vibrações sonoras iniciadas em cada tímpano, conduzidas pelos três ossículos na orelha média e transmitidas na cóclea como ondas de pressão. O resultado é o deslocamento da membrana basilar para gerar uma resposta elétrica nas células pilosas.

O movimento da membrana basilar induzido pelo som deflete os feixes pilosos das células pilosas para ativação dos canais iônicos de transdução mecanoelétrica (MET) representados pelo canal de potencial receptor transiente A1 (TRPA1) unido por um ligamento de extremidade interciliar (p. ex., caderina 23 dependente de Ca^{2+}). A tensão do ligamento de extremidade é mantida por miosina 1 c. A força aplicada ao ligamento de extremidade interciliar parece ativar TRPA1, que se torna permeável ao Ca^{2+}. Há bombas de Ca^{2+}-ATPase na membrana plasmática. Cadeias laterais (p. ex., miosina VIIa) estabilizam a coesão dos feixes pilosos adjacentes.

Cada feixe piloso é composto de um núcleo de actina F recoberto pela proteína estrutural whirlin e miosina XVa associada. A actina G é adicionada na ponta dos estereocílios.

A extremidade do feixe de actina é o local onde os monômeros de actina são adicionados sob o controle da **miosina XVa** em associação à proteína **whirlin**. Defeitos na miosina Va e na whirlin geram estereocílios anormais muito curtos.

Na base, o feixe de actina é estabilizado pela proteína **radixina**. Os estereocílios no interior de um feixe piloso estão interconectados por filamentos extracelulares (**ligamentos interciliares**). Os **ligamentos laterais** (**miosina VIIa** e proteínas associadas) conectam os estereocílios ao longo de seus eixos. Os **ligamentos da extremidade** (**caderina 23**) estendem-se da extremidade de um estereocílio até a lateral de um estereocílio adjacente mais alto. A tensão do ligamento da extremidade é controlada pela **miosina 1c**.

Defeitos nos ligamentos interciliares provocam a **síndrome de Usher**, caracterizada por desorganização dos feixes pilosos que leva à surdez neurossensorial de origem coclear combinada à **retinite pigmentosa** (perda da visão).

Os ligamentos interciliares regulam a abertura e o fechamento dos **canais iônicos de transdução mecanoelétrica** (MET; do inglês, *mechanoelectrical transduction*), permeáveis ao Ca^{2+}. A deflexão do feixe piloso em direção ao lado dos estereocílios mais altos abre os canais MET; o deslocamento na direção oposta fecha esses canais.

Os ligamentos interciliares asseguram uma resposta uniforme dos canais MET. Os canais de Ca^{2+} MET são essenciais à conversão de um estímulo sonoro em sinal elétrico equivalente e à afinação da frequência.

A **membrana tectória** é matriz extracelular semelhante a gel que contata os feixes de estereocílios das células pilosas externas. Contém colágenos tipos II, V e IX, proteínas α- e β-**tectorina** e **otogelina**, a qual

também é observada na cúpula (crista ampular) e na membrana otolítica (máculas).

Como já mencionado, a otogelina é essencial à ancoragem da cúpula e da membrana otolítica ao epitélio neurossensorial. Contrariamente, otogelina parece ser dispensável à ancoragem da membrana tectória ao limbo espiral.

O deslocamento da membrana basilar e do órgão de Corti por forças de cisalhamento (Figura 9.36) faz com que os feixes pilosos das CPEs alcancem a membrana tectória e **deflitam** os estereocílios rígidos, que não se curvam.

Lembre-se de que a rigidez é determinada na extremidade dos estereocílios por um grupo complexo de proteínas (ver Figura 9.35). O mais importante é que a tensão dos estereocílios criada pela deflexão abre os canais iônicos de transdução.

A deflexão dos estereocílios em direção aos estereocílios **mais altos** provoca **despolarização**.

A deflexão dos estereocílios em direção aos estereocílios **mais baixos** provoca **hiperpolarização**.

O **gânglio espiral** está localizado no modíolo. Os prolongamentos dos neurônios sensoriais bipolares do gânglio espiral estendem-se para a lâmina espiral óssea, perdem a mielina, atravessam a membrana basilar e estabelecem sinapse no domínio basal das células pilosas interna e externa.

Existem dois tipos de neurônios bipolares sensoriais no gânglio espiral:
1. **Células de tipo I** (90 a 95%), cujas fibras fazem contato com as células pilosas internas.
2. **Células de tipo II** (5 a 10%), que estabelecem sinapse com as células pilosas externas.

Os prolongamentos neuronais das células de tipos I e II formam o ramo coclear do nervo vestibulococlear. As fibras olivococleares eferentes trafegam ao longo da

Figura 9.36 Funções do órgão de Corti.

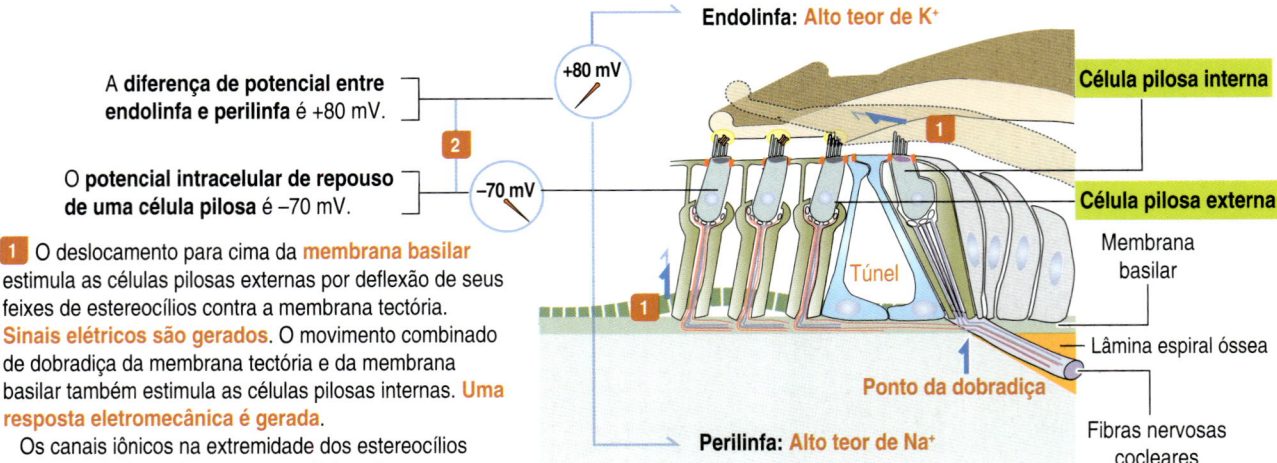

Endolinfa e perilinfa

Endolinfa: Alto teor de K⁺

+80 mV

Célula pilosa interna

A **diferença de potencial entre endolinfa e perilinfa** é +80 mV.

2

−70 mV

O **potencial intracelular de repouso de uma célula pilosa** é −70 mV.

Célula pilosa externa

Membrana basilar

Túnel

1 O deslocamento para cima da **membrana basilar** estimula as células pilosas externas por deflexão de seus feixes de estereocílios contra a membrana tectória. **Sinais elétricos são gerados**. O movimento combinado de dobradiça da membrana tectória e da membrana basilar também estimula as células pilosas internas. **Uma resposta eletromecânica é gerada**.

Ponto da dobradiça

Lâmina espiral óssea

Os canais iônicos na extremidade dos estereocílios se abrem. Os íons K⁺ entram nas células pilosas, que sofrem **despolarização**. Os neurotransmissores liberados no domínio basal de cada célula pilosa despolarizam a fibra nervosa coclear aferente. Os sinais são retransmitidos para o encéfalo pelo nervo craniano VIII.

Perilinfa: Alto teor de Na⁺

Fibras nervosas cocleares

2 A grande diferença de potencial entre a endolinfa e o interior da célula pilosa (150 mV) aumenta a resposta da célula ao deslocamento mecânico dos estereocílios.

membrana basilar para contatar as células pilosas internas e externas. Os neurônios dos gânglios auditivo e vestibular não se desenvolvem em caso de deleção do gene *neurogenina 1*.

Dois fatores desempenham papel significativo no processo de audição (ver Figura 9.36):

1. A alta concentração de K⁺ na endolinfa e a alta concentração de Na⁺ na perilinfa determinam uma diferença de potencial elétrico. A concentração iônica é regulada pelas atividades absortiva e secretória da estria vascular.

2. O movimento do fluido na escala timpânica induz o movimento da membrana basilar, que faz com que os estereocílios mais altos sejam deslocados pela membrana tectória.

Assim, os canais iônicos nas extremidades dos estereocílios se abrem e os íons K⁺ entram na célula, o que a torna despolarizada. Como consequência da despolarização, um **influxo de Ca²⁺** para a região basal das células pilosas determina a liberação de neurotransmissores na sinapse entre a célula pilosa e a fibra do nervo coclear e a geração de um estímulo. Observe a presença de **sinapses em fita** na base das células pilosas.

Mudanças no potencial elétrico entre a perilinfa e as células pilosas ocorrem em resposta à magnitude do som.

Surdez e equilíbrio

Os componentes do citoesqueleto nos domínios apicais das células pilosas são relativamente abundantes. As células pilosas convertem sinais mecânicos, determinados pela deflexão dos feixes apicais de estereocílios imersos na membrana tectória e na membrana otolítica da cúpula, em sinais eletromecânicos que levam à transmissão sináptica.

Na ausência do fator de transcrição **Pou4f3** (domínio POU, fator de transcrição 4, classe 3), as células pilosas expressam marcadores específicos (inclusive **miosina VI** e **VIIa** não convencionais), e tanto as células pilosas quanto os neurônios do gânglio espiral se degeneram.

Como já mencionado, a membrana tectória, a cúpula e a membrana otolítica contêm α-**tectorina**, β-**tectorina** e otogelina. Mutações nos genes que codificam α-tectorina e otogelina causam surdez e desequilíbrio (Figura 9.37).

A mutação no gene da **conexina 26**, um componente das junções comunicantes das superfícies das células de sustentação, é responsável pela surdez, tendo em vista que a reciclagem do K⁺ da endolinfa dos espaços intercelulares para a estria vascular é interrompida. Não há conexina nas células pilosas.

Existem vários camundongos mutantes com diminuição de melanócitos derivados da crista neural na estria vascular.

Embora o papel específico dos melanócitos na estria vascular não seja conhecido, uma mutação no **gene c-kit** (que codifica o receptor do fator de célula-tronco e seu ligante; veja a discussão sobre o gene *c-kit* no Capítulo 6, *Sangue e Hemocitopoese*) afeta a função da estria vascular e, então, os camundongos ficam surdos.

A **síndrome de Waardenburg** nos humanos é um tipo dominante autossômico de surdez congênita associada a anormalidades pigmentares, como, por exemplo, albinismo parcial e desenvolvimento anormal do gânglio vestibulococlear. Lembre-se de que os melanócitos têm origem comum às células que migram para a crista neural.

Figura 9.37 Surdez e equilíbrio.

O K⁺ é secretado pelas células da **estria vascular** na endolinfa. A mutação no gene que codifica a proteína do canal de K⁺ nas células intermediárias da estria vascular (gene *Kcnj10*) determina a interrupção da produção de endolinfa e a degeneração do órgão de Corti. As proteínas do canal de K⁺ são encontradas na extremidade dos estereocílios das células pilosas e regulam o fluxo de K⁺ para **despolarização** das células pilosas.

As células falângicas de suporte apresentam **junções comunicantes** com **conexina 26**. As junções comunicantes reciclam os íons K⁺ para a endolinfa do ducto coclear após a estimulação das células pilosas. Uma mutação no gene *conexina 26* é responsável pela surdez em humanos.

Um pequeno número de melanócitos na estria vascular, derivados da crista neural, é necessário para a função das estrias. A **ausência de c-kit e ligante de célula-tronco**, não observada em indivíduos com mutação em c-kit (ver o papel de **c-kit** e seu ligante durante a hemocitopoese [Capítulo 6], a espermatogênese [Capítulo 20] e o desenvolvimento de mastócitos [Capítulo 4]), causa surdez (**síndrome de Waardenburg** em humanos).

As três principais proteínas da membrana tectória gelatinosa são os **colágenos II**, **V** e **IX**, a **otogelina**, a α-**tectorina** e a β-**tectorina**. Uma mutação nos genes que codificam a otogelina e a α-tectorina causa surdez.

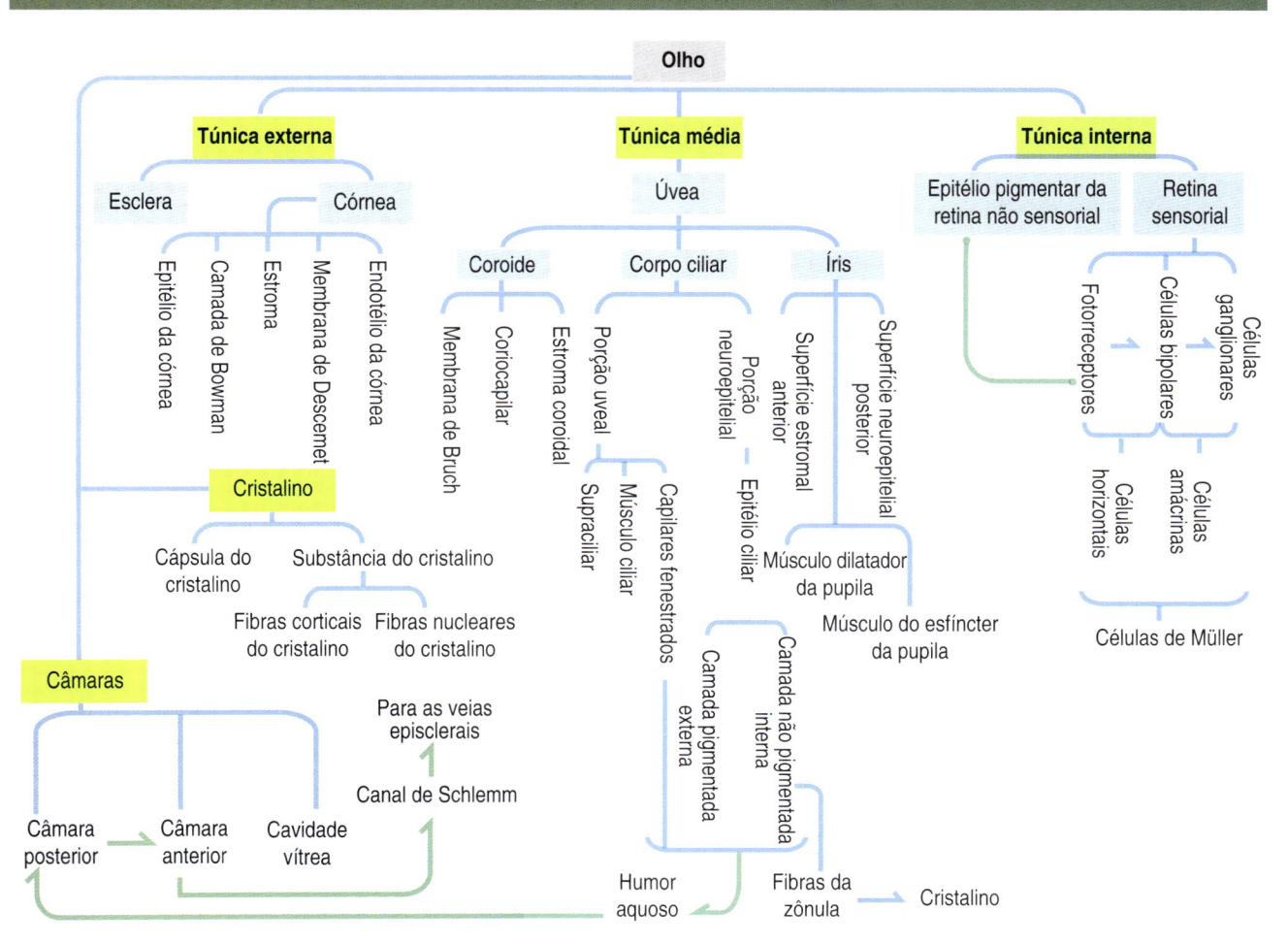

Mapeamento de conceitos e conceitos essenciais: órgãos sensoriais: visão e audição.

- **OLHO**

    O globo ocular é composto de três túnicas (de fora para dentro):

    (1) **Esclera e córnea**.

    (2) **Úvea**.

    (3) **Retina**.

    Há três câmaras interconectadas dentro do olho:

    (1) A **câmara anterior** (entre o endotélio da córnea e a superfície anterior da íris).

    (2) A **câmara posterior** (entre a superfície posterior da íris e o cristalino e os ligamentos suspensores associados ao cristalino).

    (3) A **cavidade vítrea** (do cristalino à retina).

    O **humor aquoso** (produzido pelo corpo ciliar) circula da câmara posterior para a anterior. O humor aquoso é drenado da trama trabecular para o canal de Schlemm, localizado no ângulo iridocorneano.

    O globo ocular é protegido pela órbita óssea, pelas pálpebras, pela conjuntiva e pelo aparelho lacrimal. A artéria oftálmica (um ramo da artéria carótida interna) fornece nutrientes ao olho e ao conteúdo da órbita

- Os componentes do olho são derivados de três locais diferentes:

    (1) O ectoderma de superfície da cabeça.

    (2) As paredes laterais do neuroectoderma do encéfalo embrionário (região do diencéfalo).

    (3) O mesênquima.

    Cada vesícula óptica, uma protuberância nos lados direito e esquerdo do diencéfalo, se torna um cálice óptico de duas camadas.

    A camada externa se torna o epitélio pigmentar; a camada neural interna se torna a retina.

    A superfície do ectoderma é invaginada para o interior da vesícula óptica, formando, então, o futuro cristalino (ou lente).

    A superfície externa do cálice óptico diferencia-se na camada coroide vascular (que dá origem ao corpo ciliar, ao músculo ciliar e aos processos ciliares), na esclera e na córnea.

    O mesênquima, que se estende para a invaginação do cálice óptico, forma o componente vítreo do olho

- **Túnica externa: esclera e córnea**. A esclera é uma camada espessa de fibras colágenas e elásticas produzidas pelos fibroblastos. A **córnea** é um tecido transparente, avascular e inervado. Possui cinco componentes:

    (1) Epitélio estratificado da córnea exposto ao ambiente.

    (2) Membrana ou camada de Bowman de sustentação.

    (3) Estroma da córnea, de orientação regular.

    (4) Membrana de Descemet.

    (5) Endotélio da córnea, um epitélio pavimentoso simples em contato com o humor aquoso

- **Túnica média: úvea**. A úvea tem três regiões:

    (1) **Coroide**.

    (2) **Corpo ciliar**.

    (3) **Íris**.

    A coroide é composta de três camadas:

    (1) **Membrana de Bruch**, formada pela lâmina basal do epitélio pigmentar da retina, pela lâmina basal dos capilares fenestrados correspondentes à coriocapilar e por tecido conjuntivo entre as duas. Esse é o local em que os depósitos do tipo drusa (ou drusas retinianas) são encontrados. As drusas contêm amiloide β, fator de complemento I, vitronectina e apolipoproteína E. Esses depósitos são considerados marcadores da degeneração macular relacionada à idade, a principal causa de cegueira.

    (2) **Coriocapilar**, fonte de nutrientes para as camadas externas da retina).

    (3) Estroma da coroide (contém melanócitos, vasos sanguíneos e neurônios do sistema nervoso autônomo).

    O **corpo ciliar**, anterior à *ora serrata*, apresenta duas porções:

    (1) A **porção uveal**, formada pela porção supraciliar da coroide, pelo músculo ciliar, que controla a curvatura do cristalino pela modificação do comprimento dos ligamentos suspensores, e pelos capilares fenestrados.

    (2) A **porção neuroepitelial** que contribui com duas camadas de células para o epitélio ciliar: uma camada de células pigmentares e uma camada de células não pigmentares, contínua à retina sensorial. As superfícies apicais dessas duas camadas estão voltadas uma para a outra e secretam humor aquoso.

    A **íris** é a continuação do corpo ciliar, tem uma superfície anterior sem revestimento epitelial (melanócitos e fibroblastos) e uma superfície posterior revestida por camadas duplas de células pigmentares. O estroma contém células mioepiteliais (músculo dilatador da pupila) e células musculares lisas (esfíncter da pupila)

- O cristalino é uma estrutura biconvexa, transparente, elástica e avascular mantida no devido lugar pelas fibras da zônula (que se estendem do epitélio ciliar e se inserem na região equatorial da cápsula do cristalino).

    O cristalino é formado por:

    (1) Uma cápsula.

    (2) Um epitélio.

    (3) A substância do cristalino (constituída por fibras corticais e nucleares do cristalino).

    A filensina e as cristalinas (α, β e γ) são proteínas de filamentos intermediários encontradas no cristalino. A catarata, uma opacidade do cristalino, é provocada por alteração na solubilidade dessas proteínas

- A **acomodação** é o processo por meio do qual o cristalino se torna mais arredondado (para focalizar a imagem de um objeto próximo à retina) ou mais achatado (quando a imagem de um objeto distante é focalizada na retina).

    A acomodação envolve a participação do músculo ciliar, do corpo ciliar e dos ligamentos suspensores.

    A contração do músculo ciliar reduz a tensão dos ligamentos (porque o corpo ciliar se move para perto do cristalino) e faz com que o cristalino adquira formato esférico (visão de perto).

    O relaxamento do músculo ciliar aumenta a tensão dos ligamentos (o corpo ciliar se afasta do cristalino) e o cristalino se torna achatado (visão de longe).

    A **emetropia** é a visão normal. Na miopia, o globo ocular é muito profundo ou a curvatura do cristalino não é plana o suficiente para a visão de longe; assim, a imagem de um objeto distante se forma à frente da retina.

    Na hipermetropia, o globo ocular é pouco profundo e a curvatura do cristalino é muito plana; a imagem de um objeto distante se forma atrás da retina. Pessoas idosas tendem a ficar hipermétropes devido à perda da elasticidade do cristalino, a chamada presbiopia

- **Túnica interna: retina**. A retina é composta de duas regiões:

    (1) O **epitélio pigmentar não sensorial externo da retina** (uma única camada de células cúbicas pigmentadas que se estende do disco óptico à *ora serrata*).

    (2) A **retina sensorial interna** (que se estende do disco óptico ao epitélio ciliar).

    A separação dessas duas camadas – decorrente de traumatismos, doenças vasculares, distúrbios metabólicos e envelhecimento – resulta em descolamento da retina.

    O epitélio pigmentar da retina é essencial ao transporte de nutrientes dos vasos sanguíneos da coroide às camadas externas da retina, à remoção de resíduos metabólicos da retina sensorial, à fagocitose e à reciclagem dos discos fotorreceptores, bem como à reciclagem do pigmento rodopsina descorado. A lâmina basal do epitélio pigmentar é um componente da membrana de Bruch.

    A retina sensorial é baseada em quatro grupos celulares:

    (1) **Neurônios fotorreceptores** (cones e bastonetes).

    (2) **Neurônios de condução** (células bipolares e ganglionares).

(3) **Neurônios de associação** (células horizontais e amácrinas).

(4) **Células neurogliais de sustentação, as células de Müller**.

As células estão distribuídas em dez camadas, que estão resumidas na **Figura 9.14**. Embora você deva memorizar os nomes das dez camadas, é importante lembrar os aspectos relevantes de cada camada ou tipo celular. Por exemplo:

Existem três camadas **nucleares** distintas:

(1) A **camada nuclear externa** corresponde aos núcleos dos fotorreceptores.

(2) A **camada nuclear interna** corresponde aos núcleos das células bipolares, horizontais, amácrinas e das células de Müller.

(3) A **camada ganglionar** contém os núcleos das células ganglionares. As membranas plexiformes e limitantes representam os locais de contato entre as células da retina.

As **células fotorreceptoras** (**cones e bastonetes**) são alongadas e apresentam dois segmentos:

(1) Um segmento externo, que contém discos membranosos achatados.

(2) Um segmento interno, o local de síntese de vários componentes celulares.

Um cílio modificado conecta os segmentos externo e interno, fornecendo também microtúbulos para as proteínas motoras moleculares (cinesina e dineínas citoplasmáticas) enviarem materiais ao local de organização dos discos por meio do mecanismo de transporte intraciliar.

As diferenças entre os cones e os bastonetes são:

(1) O segmento externo do bastonete é cilíndrico; nos cones, é cônico.

(2) Os bastonetes terminam em uma esférula; os cones terminam em um pedículo. Ambas as terminações interagem com as células bipolares e horizontais.

(3) Os bastonetes contêm o fotopigmento rodopsina (visão noturna); os cones contêm um fotopigmento semelhante, a iodopsina (visão de cores).

As **células bipolares e ganglionares** são neurônios de conexão que recebem impulsos das células fotorreceptoras.

As **células horizontais e amácrinas** não apresentam axônios ou dendritos; somente prolongamentos neuríticos que conduzem em ambas as direções.

As **células de Müller** são células cilíndricas que ocupam os espaços entre os fotorreceptores e as células bipolares e ganglionares. As cédulas de Müller entram em contato com o segmento externo dos fotorreceptores, estabelecendo zônulas de adesão e microvilosidades, que correspondem à membrana limitante externa. A membrana limitante interna representa a lâmina basal das células de Müller.

As **sinapses em fita**, cada uma com uma faixa sináptica, são encontradas nas esférulas e nos pedículos das células fotorreceptoras e nas células bipolares. Também são encontradas nas células pilosas (orelha interna) e nos pinealócitos (glândula pineal).

A faixa sináptica é uma densa faixa localizada na membrana pré-sináptica associada a vesículas que são constantemente liberadas. Agregados da proteína RIBEYE formam a estrutura da faixa

- A **fóvea central**, cercada pela mácula lútea, é uma área especializada de acuidade visual.

O **disco óptico** (local de saída dos axônios derivados das células ganglionares e local de passagem dos vasos sanguíneos), incluindo a papila óptica, não é adequado à visão (o ponto cego da retina).

As **pálpebras** apresentam duas porções:

(1) A porção cutânea externa.

(2) A porção conjuntival interna.

A porção cutânea contém glândulas sudoríparas e sebáceas, além de cílios associados às glândulas de Moll.

A placa tarsal (tecido conjuntivo fibroelástico) está voltada ao revestimento conjuntival. Grandes glândulas sebáceas, chamadas glândulas tarsais ou glândulas de Meibomius, abrem-se na margem das pálpebras.

A conjuntiva (revestimento epitelial estratificado poligonal a cilíndrico, com células secretoras de muco) é contínua à pele e termina na margem da córnea, onde se torna epitélio pavimentoso estratificado e é contínuo ao epitélio da córnea

- As **glândulas lacrimais** são glândulas tubuloacinosas serosas com células mioepiteliais. O piscar de olhos produz compressão das glândulas lacrimais e liberação de líquido (lágrimas)

- **ORELHA**

A orelha é formada por três porções:

(1) **Orelha externa**.

(2) **Orelha média**.

(3) **Orelha interna**.

- A **orelha externa** é formada pela aurícula (pavilhão externo ou auditivo), que coleta as ondas sonoras que são conduzidas pelo meato acústico externo até a membrana timpânica

- A **orelha média** (ou cavidade timpânica) é um espaço cheio de ar no osso temporal que contém os ossículos da audição (martelo, bigorna e estribo). O braço do martelo está ligado à membrana timpânica em uma extremidade; a placa da base do estribo está ligada à janela oval, uma abertura do labirinto ósseo.

Os ossículos modulam o movimento da membrana timpânica e aplicam força sobre a janela oval (a fim de amplificar as ondas sonoras de entrada).

A otite média e a otosclerose afetam os movimentos dos ossículos e podem levar à perda auditiva.

A tuba auditiva ou de Eustáquio (cartilagem elástica que se transforma em cartilagem hialina) liga a orelha média à nasofaringe. Mantém a pressão equilibrada entre a cavidade timpânica e o ambiente externo

- A **orelha interna** ocupa o **labirinto ósseo**, que contém o **labirinto membranoso**.

O labirinto membranoso abriga os sistemas vestibular e auditivo. O labirinto membranoso contém endolinfa (alta concentração de K^+ e baixa concentração de Na^+). A perilinfa (alta concentração de Na^+ e baixa concentração de K^+) está presente entre o labirinto ósseo e o labirinto membranoso

- O **sistema vestibular** é composto de:

(1) **Dois sacos (utrículo e sáculo)** e

(2) **Três canais semicirculares (anterior, lateral e posterior)**, que têm origem no utrículo.

As **ampolas** estão no local de conexão entre o canal semicircular e o utrículo.

O **ducto endolinfático** deriva do utrículo e do sáculo e se funde em um único ducto, que termina em uma pequena dilatação, o **saco endolinfático**, localizado entre as camadas das meninges.

O aumento no volume da endolinfa provoca a doença de Ménière, caracterizada por vertigem, náuseas, nistagmo posicional, vômitos e tinido (zumbido nas orelhas).

Cada ampola possui uma **crista**, uma elevação revestida pelo epitélio neurosensorial, formado pelas células pilosas dos **tipos I e II** e pelas **células de sustentação**.

A crista é coberta pela **cúpula**, uma substância gelatinosa cercada pela endolinfa.

Os canais semicirculares respondem a movimentos rotacionais de cabeça e corpo (aceleração angular).

As **células pilosas** têm um domínio apical que contém 60 a 100 **estereocílios** (sustentados por uma placa cuticular com actina) e um **único cinocílio**. As extremidades livres dos estereocílios e dos cinocílios estão inseridas na cúpula.

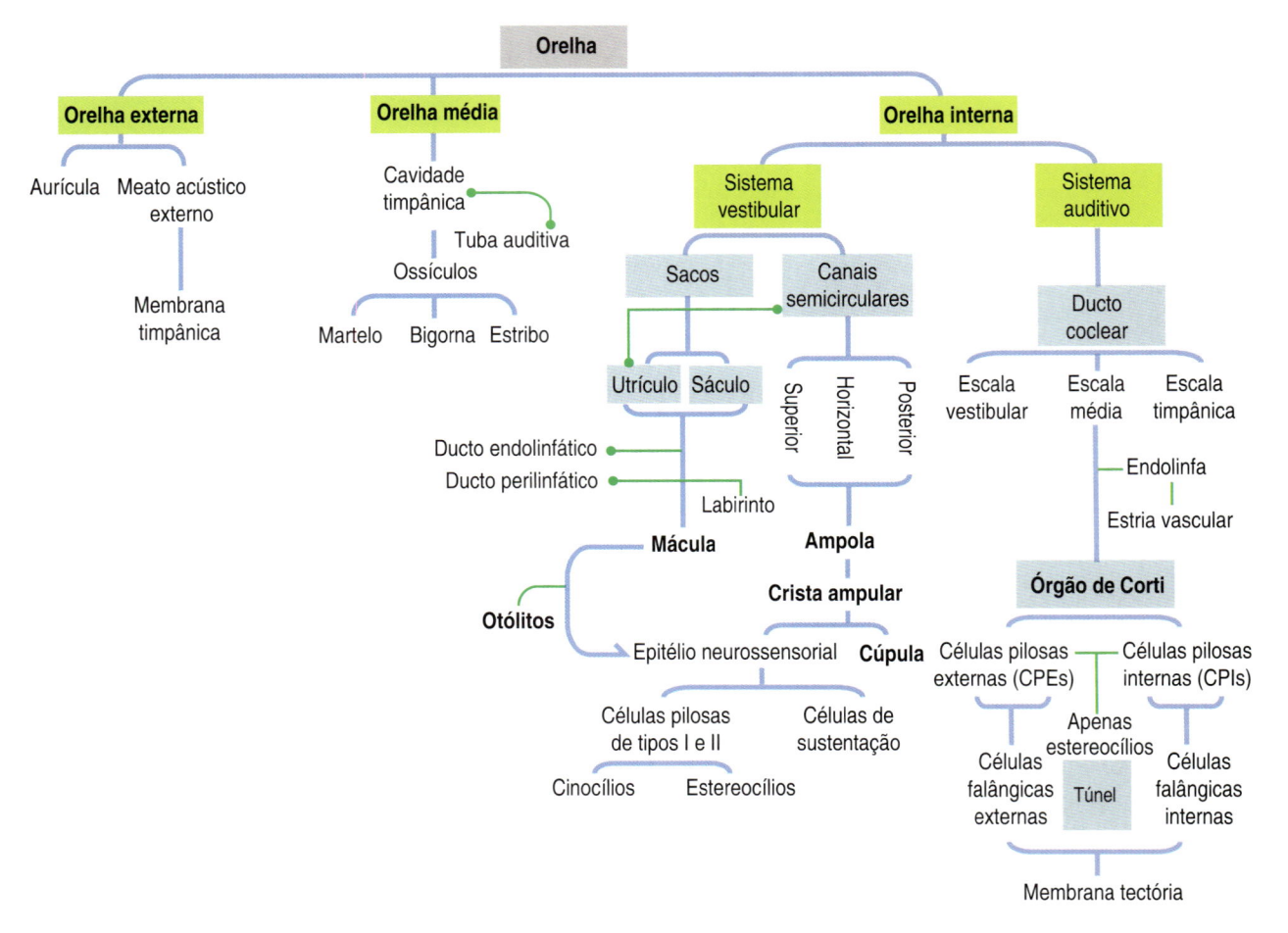

As **máculas** do utrículo e do sáculo respondem aos movimentos translacionais (gravidade e aceleração linear). As máculas consistem em epitélio neurossensorial (células pilosas dos tipos I e II e células de sustentação), coberto pela **membrana otolítica**, uma substância gelatinosa semelhante à crista, exceto pela existência de **otólitos** contendo carbonato de cálcio.

Lembre-se de que a mudança da posição da cúpula e da membrana otolítica em resposta aos movimentos da endolinfa provoca o deslocamento dos estereocílios e do cinocílio das células pilosas.

Quando os estereocílios se movem em direção ao cinocílio, as membranas plasmáticas das células pilosas se despolarizam e as fibras nervosas aferentes são estimuladas (excitação).

Quando os estereocílios são defletidos para longe do cinocílio, a célula pilosa hiperpolariza e as fibras nervosas aferentes não são estimuladas (inibição).

Lembre-se também de que as células pilosas da mácula são polarizadas. O cinocílio é orientado em relação a uma linha imaginária chamada estríola, que divide a população de células pilosas em dois campos opostos:
(1) No utrículo, o cinocílio está voltado para a estríola.
(2) No sáculo, o cinocílio está voltado para longe da estríola

- O **sistema auditivo** é formado pela cóclea, um ducto em espiral.
  A cóclea possui três câmaras espiraladas:
  (1) O **ducto coclear** (chamado escala média).
  (2) A **escala vestibular**, que começa na janela oval.
  (3) A **escala timpânica**, que termina na janela redonda.
  A escala vestibular e a escala timpânica contêm perilinfa e se comunicam no **helicotrema**.
  A **estria vascular**, localizada externamente no ducto coclear, produz **endolinfa**.

O **modíolo**, localizado no interior do eixo ósseo espiralado da cóclea, abriga o gânglio espiral

- O **órgão de Corti** é o epitélio neurossensorial da cóclea e contém células pilosas e células de sustentação. Em vez de uma cúpula, como encontrado na crista e na mácula, o epitélio neurossensorial da cóclea está em contato com a **membrana tectória** (formada por colágenos, proteínas α e β-tectorina e otogelina).

  O órgão de Corti é formado por dois grupos de células pilosas:
  (1) **Células pilosas internas** (CPIs). Fileira única.
  (2) **Células pilosas externas** (CPEs). Três fileiras.
  CPIs e CPEs estão separadas entre si pelo túnel, que é limitado pelas **células pilares externas** e **internas**. As células pilosas são sustentadas pelas **células falângicas**.

  O feixe apical das células pilosas da cóclea não apresenta cinocílios, mas, sim, estereocílios.

  Cada o estereocílio do feixe piloso é composto de um cerne de filamentos de actina.

  A extremidade do feixe de actina é o local de adição dos monômeros de actina. Os estereocílios no interior de um feixe piloso estão interconectados por filamentos extracelulares (ligamentos interciliares). Os ligamentos interciliares regulam a abertura e o fechamento dos canais iônicos de transdução mecanoelétrica (MET), permeáveis ao Ca^{2+}

- A **surdez** pode ser causada por defeitos em α-tectorina e otogelina na membrana tectória, ausência de conexina 26 nas junções comunicantes que ligam as células de sustentação da cóclea, impedindo o desenvolvimento do gânglio vestibulococlear (síndrome de Waardenburg). Defeitos nos ligamentos interciliares provocam síndrome de Usher, caracterizada pela desorganização dos feixes pilosos, o que leva à surdez neurossensorial de origem coclear combinada à retinite pigmentosa (perda da visão).

Parte 2
Sistemas Orgânicos | Proteção do Corpo

Capítulo 10
Sistema Imunológico e Linfático

As barreiras físicas naturais dos epitélios impedem a infecção ao bloquearem a entrada de patógenos no corpo. Caso os patógenos comprometam a natureza defensiva de uma barreira epitelial, componentes celulares do sistema imune são recrutados para combater os micróbios ou antígenos invasores. O sistema imune é formado por respostas inatas (naturais) e adaptativas ou adquiridas que interagem para combater e neutralizar doenças infecciosas. Os leucócitos, em especial os neutrófilos, formam a primeira linha de defesa durante a inflamação aguda. Linfócitos e macrófagos enfrentam os patógenos durante a inflamação crônica. Neste capítulo, analisamos a estrutura e a função dos órgãos linfoides primários e secundários e seu envolvimento em ações defensivas gerais e específicas, inclusive na imunoterapia contra o câncer.

COMPONENTES DO SISTEMA IMUNOLÓGICO E LINFÁTICO

O sistema linfático é formado por **órgãos linfoides primários** e **secundários.**

Os órgãos linfoides primários produzem os componentes celulares do sistema imune (Figura 10.1).

São órgãos linfoides primários:

1. **Medula óssea.**
2. **Timo.**

Os órgãos linfoides secundários são os locais em que ocorrem as respostas imunes.

São órgãos linfoides secundários:

1. **Linfonodos.**
2. **Baço.**
3. **Tonsilas.**
4. Agregados de linfócitos e células apresentadoras de antígenos nos **pulmões** (tecido linfoide associado aos brônquios, BALT; do inglês, *bronchial-associated lymphoid tissue*) e na mucosa do **trato digestório** (tecido linfático associado ao trato gastrintestinal, GALT; do inglês, *gut-associated lymphoid tissue*), inclusive as **placas de Peyer**.

O sistema linfático é amplamente distribuído, pois os patógenos podem entrar por qualquer lugar do corpo.

A principal função dos **órgãos linfoides**, como componentes do sistema imune, é proteger o corpo contra **patógenos** ou **antígenos** invasores (bactérias, vírus e parasitos). A base para esse mecanismo de defesa, ou **resposta imunológica**, é a habilidade de distinguir **substâncias próprias** (*self*) das **estranhas** (*non-self*).

Os **dois principais componentes celulares do sistema imune** são os **linfócitos** e as **células acessórias** (Figura 10.2). Há dois grupos principais de linfócitos:

1. **Linfócitos B,** que respondem a antígenos livres e ligados às células.
2. **Linfócitos T,** subdivididos em duas categorias: os **linfócitos T auxiliares** (também chamados *helper*) e os **linfócitos T citolíticos ou citotóxicos**. Os **linfócitos** T respondem a antígenos ligados às células e apresentados por moléculas específicas.

Após sair dos dois órgãos **primários** (medula óssea e timo), os linfócitos B e T maduros circulam no sangue até chegarem aos diversos **órgãos linfoides secundários** (linfonodos, baço e tonsilas).

Figura 10.1 Linhagem de origem da progênie linfoide no contexto da hemocitopoese.

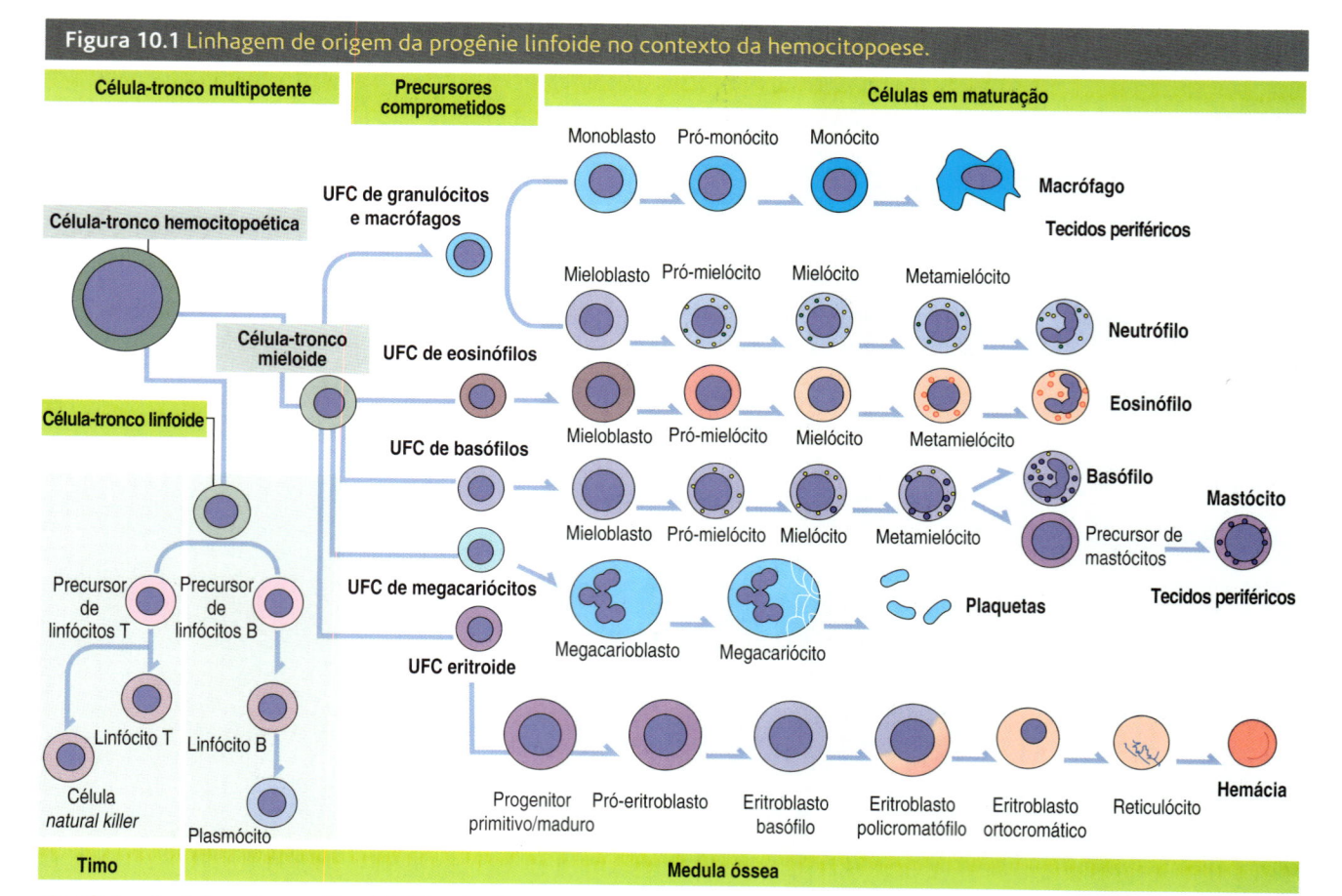

As células do sistema imune são originárias da célula-tronco hemocitopoética na medula óssea. Discutimos no Capítulo 6, *Sangue e Hemocitopoese*, que as células-tronco hemocitopoéticas se dividem para produção de duas células-tronco especializadas: a célula-tronco linfoide, que gera linfócitos B e T, e a célula-tronco mieloide, que dá origem a leucócitos, hemácias, megacariócitos e macrófagos.

Os linfócitos B se diferenciam na medula óssea. Quando ativados fora da medula óssea, os linfócitos B se diferenciam em plasmócitos secretores de anticorpos. Os linfócitos T se diferenciam no timo em células que podem ativar outras células do sistema imune (células auxiliares) ou matar células infectadas por bactérias ou vírus (células citolíticas ou citotóxicas). UFC: unidade formadora de colônias.

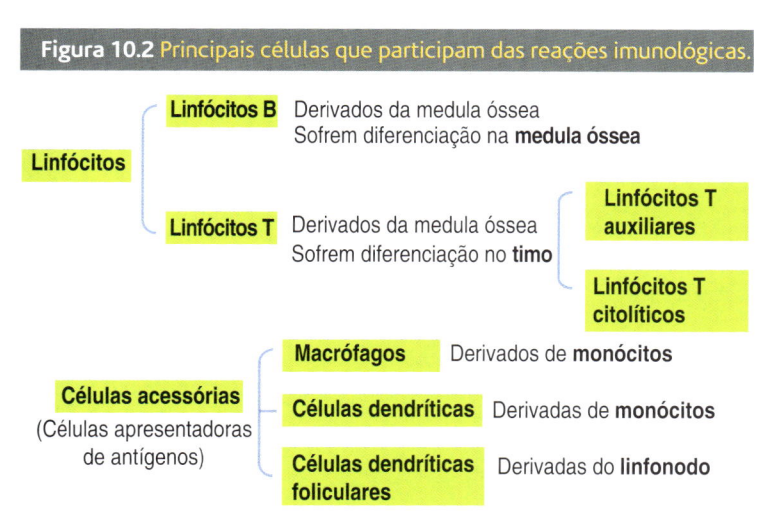

Figura 10.2 Principais células que participam das reações imunológicas.

- **Linfócitos**
  - **Linfócitos B** — Derivados da medula óssea. Sofrem diferenciação na **medula óssea**
  - **Linfócitos T** — Derivados da medula óssea. Sofrem diferenciação no **timo**
    - **Linfócitos T auxiliares**
    - **Linfócitos T citolíticos**
- **Células acessórias** (Células apresentadoras de antígenos)
  - **Macrófagos** — Derivados de **monócitos**
  - **Células dendríticas** — Derivadas de **monócitos**
  - **Células dendríticas foliculares** — Derivadas do **linfonodo**

Os linfócitos B e T podem deixar a circulação sanguínea através de vênulas especializadas, denominadas **vênulas de endotélio alto**, assim chamadas por serem revestidas por células endoteliais altas, e não pelo endotélio pavimentoso típico.

Dentre as **células acessórias**, há dois tipos celulares derivados dos monócitos: os **macrófagos** e as **células dendríticas**. A **célula de Langerhans**, encontrada na epiderme, é um exemplo de célula dendrítica. Um terceiro tipo, a **célula dendrítica folicular,** é observado nos nódulos linfáticos dos linfonodos. As células dendríticas foliculares diferem das células dendríticas comuns por não serem derivadas de um precursor da medula óssea.

Antes de começarmos a discutir a origem, a diferenciação e a interação dos linfócitos e das células acessórias, precisamos definir as características do sistema imune. Desse modo, será possível integrar os aspectos estruturais de cada órgão linfático principal com as características específicas das respostas imunológicas.

Tipos de imunidade

De modo geral, a **imunidade** é a reação de células e tecidos a substâncias estranhas (não próprias) ou **patógenos**, inclusive antígenos bacterianos, virais e parasitários (Figura 10.3).

Figura 10.3 Tipos de imunidade.

- **Imunidade**
  - **Imunidade inata ou natural** (Receptores *Toll-like* e sistema complemento)
  - **Imunidade adaptativa ou adquirida**
    - **Imunidade humoral** (mediada por anticorpos: plasmócitos)
    - **Imunidade celular** (linfócitos T, linfócitos B e células apresentadoras de antígenos)
- **Aquisição da imunidade**
  - **Imunidade passiva**
    - Anticorpos maternos transferidos pela placenta para o feto
    - Anticorpos de animais imunizados (raiva, tétano)
    - Antitoxinas (difteria)
  - **Imunidade ativa** (pós-doença)
    - Linfócitos T

Existem dois tipos de imunidade:

1. Imunidade inata ou natural.
2. Imunidade adaptativa ou adquirida.

A **imunidade inata** ou **natural do recém-nascido** representa o mecanismo mais simples de proteção. Não requer exposição prévia a um patógeno e desencadeia respostas rápidas dos macrófagos e das células dendríticas.

Os **receptores *Toll-like*** (**TLRs**; do inglês, *Toll-like receptors*; Boxe 10.A) iniciam as respostas imunológicas inatas contra componentes de patógenos invasores (como ácidos nucleicos, proteínas, lipídios e polissacarídeos). Tipos diferentes de TLRs reconhecem espécies distintas de estruturas microbianas conservadas, o que atribui especificidade à resposta inata.

Mais adiante, neste capítulo, discutiremos o **sistema complemento**, composto de proteínas séricas, reguladores e receptores de membrana, que também é um mecanismo importante da defesa inata e rapidamente ativado em caso de infecção. O estímulo de macrófagos e células dendríticas pelos TLRs ativados e pelo sistema complemento leva à produção e à secreção de citocinas inflamatórias, iniciando, assim, uma resposta inflamatória.

A **imunidade adaptativa** ou **adquirida** se desenvolve após a exposição a certo patógeno com o objetivo de eliminar o agente agressor e também gerar memória imunológica.

A imunidade adaptativa ou adquirida requer a seleção de linfócitos (**seleção clonal**) de um vasto repertório de células com receptores antigênicos gerados por um mecanismo conhecido como **rearranjo gênico.** A imunidade adaptativa pode ser considerada a perfeição da imunidade inata ou natural, pois reconhece componentes vitais dos microrganismos por meio de um número limitado de **receptores de reconhecimento de padrão** expressos em todas as células de determinado tipo (**não clonais**) e independentemente da memória imunológica.

Na imunidade adaptativa ou adquirida, há dois tipos de respostas a um antígeno (ou patógeno):

1. A **primeira resposta** é mediada por **anticorpos** produzidos pelos plasmócitos, o produto final da diferenciação dos linfócitos B, como discutido no Capítulo 4, *Tecido Conjuntivo*. Essa resposta é conhecida como **imunidade humoral** e age contra antígenos situados fora da célula ou ligados à sua superfície. A ligação de anticorpos a um antígeno ou toxinas produzidas por um patógeno pode facilitar a ação fagocitária dos macrófagos ou recrutar leucócitos e mastócitos para aproveitar suas citocinas e mediadores, respectivamente, fortalecendo a resposta. A imunidade humoral leva à produção persistente de anticorpos e de células de memória.

Boxe 10.A Receptores *Toll-like*.

- Os receptores *Toll-like* (TLRs) reconhecem padrões moleculares associados a patógenos (PAMPs). O termo *PAMPs* designa proteínas associadas a um amplo espectro de patógenos reconhecidos pelas células do sistema imunes inato ou natural

- A ativação de TLR ativa a via do fator de transcrição NF-κB (Capítulo 3, *Sinalização Celular | Biologia Celular | Patologia*), que regula a expressão de citocinas. A ativação da via do NF-κB é a ligação entre as respostas imunes inata e adaptativa, estimulando a produção de citocinas inflamatórias, como as interleucinas e o ligante do fator de necrose tumoral, assim como as quimiocinas, além de desencadear a expressão de moléculas coestimuladoras (CD40, CD80 e CD86)

- O domínio intracelular do TLR apresenta homologia estrutural com a região citoplasmática dos receptores de interleucina 1. É conhecido como domínio do receptor *Toll*-interleucina 1, ou domínio TIR, e participa da sinalização ao recrutar proteínas a jusante

- A região extracelular do TLR contém motivos com repetições ricas em leucinas (LRR), enquanto o domínio extracelular dos receptores de interleucina contém três domínios semelhantes às imunoglobulinas. O LRR está envolvido no reconhecimento dos PAMPs, que é facilitado por proteínas acessórias (p. ex., lipopolissacarídeos).

---

2. A **segunda resposta requer a captura do patógeno por um fagócito.** Os anticorpos não conseguem chegar até patógenos intracelulares, cuja destruição requer uma resposta celular ou **imunidade mediada por células.** Os linfócitos T, os linfócitos B e as células apresentadoras de antígenos são os principais elementos da imunidade mediada por células.

Uma das consequências da imunidade adaptativa ou adquirida é a proteção do indivíduo no caso de eventual encontro subsequente com o mesmo patógeno. Essa proteção é específica contra o mesmo patógeno e, portanto, a imunidade adaptativa ou adquirida também é chamada **imunidade específica.**

A **imunidade passiva** é uma forma temporária de imunidade conferida pela transferência de soro ou linfócitos de um indivíduo imunizado para outro indivíduo que não tenha sido exposto ou não possa responder a um patógeno. A transferência de anticorpos maternos para o feto é uma forma de imunidade passiva que protege os recém-nascidos de infecções até que possam desenvolver imunidade ativa. A **imunidade ativa** é o tipo de imunidade resultante da exposição a patógenos.

Propriedades da imunidade adaptativa ou adquirida

A imunidade humoral e celular contra os patógenos apresenta as seguintes características:

1. **Especificidade:** domínios específicos de um antígeno são reconhecidos pelos linfócitos. Mais adiante, veremos como receptores de membranas dos linfócitos podem distinguir e responder a variações sutis na estrutura de antígenos apresentados pelas células apresentadoras de antígenos. Essa interação molecular entre as células é conhecida como **sinapse imunológica.**

2. **Diversidade:** os linfócitos recorrem a um mecanismo de rearranjo gênico para modificação de seus receptores de antígenos, de modo que possam reconhecer e responder a um grande número e diversidade de domínios antigênicos.

3. **Memória:** A exposição de linfócitos a um antígeno provoca dois eventos: a expansão clonal antígeno-específica por meio de mitose e a geração de uma reserva de **células de memória.** As células de memória podem reagir de maneira mais rápida e eficiente quando são novamente expostas ao mesmo antígeno.

4. **Autolimitação:** uma resposta imunológica é estimulada por um antígeno específico. A resposta é interrompida quando o antígeno é neutralizado ou desaparece.

5. **Tolerância:** uma resposta imunológica tem como objetivo a remoção de um antígeno estranho, mas, ao mesmo tempo, é "tolerante" a antígenos próprios. A tolerância é decorrente de um mecanismo de seleção que elimina os linfócitos que expressam receptores a autoantígenos. Problemas no desenvolvimento da autotolerância (e da especificidade) causam um grupo de distúrbios chamados **doenças autoimunes.**

Desenvolvimento e maturação dos linfócitos B na medula óssea

A medula óssea é o local de origem dos linfócitos B e T a partir de uma célula-tronco linfoide. A mesma célula-tronco hemocitopoética dá origem a uma **célula-tronco linfoide** que gera os precursores dos linfócitos B e linfócitos T (ver Figura 10.1). Os **linfócitos B amadurecem na medula óssea,** enquanto os **linfócitos T amadurecem no timo.**

As células-tronco dos linfócitos B proliferam e amadurecem na medula óssea, no microambiente de um **nicho** gerado pelas **células do estroma** que produzem **interleucina 7 (IL-7)** (Figura 10.4).

Durante o amadurecimento, os linfócitos B expressam as **imunoglobulinas M** (IgM) ou **D** (IgD) em sua superfície; essas moléculas interagem com outras duas proteínas interligadas, as **imunoglobulinas** α (**Ig**α) e β (**Ig**β). A IgM ou a IgD na superfície celular, associadas a **Ig**α e **Ig**β, formam o **complexo do receptor de antígenos do linfócito B.** Os domínios intracelulares da Igα e da Igβ contêm um domínio rico em tirosina, denominado **motivo de ativação do imunorreceptor à base de tirosina** (ITAM; do inglês, *immunoreceptor tyrosine-based activation motif*).

A ligação de um antígeno ao complexo do receptor de antígenos do linfócito B induz a fosforilação da tirosina do ITAM, o que, por sua vez, ativa os fatores de transcrição que estimulam a expressão dos genes necessários à continuação do desenvolvimento dos linfócitos B.

Autoantígenos presentes na medula óssea testam a especificidade da ligação de antígenos da IgM ou da IgD na superfície do linfócito B. Esse é um teste necessário antes que o linfócito B prossiga em seu amadurecimento e entre nos tecidos linfoides periféricos, onde passa a interagir com antígenos estranhos (não próprios).

Figura 10.4 Desenvolvimento dos linfócitos B na medula óssea.

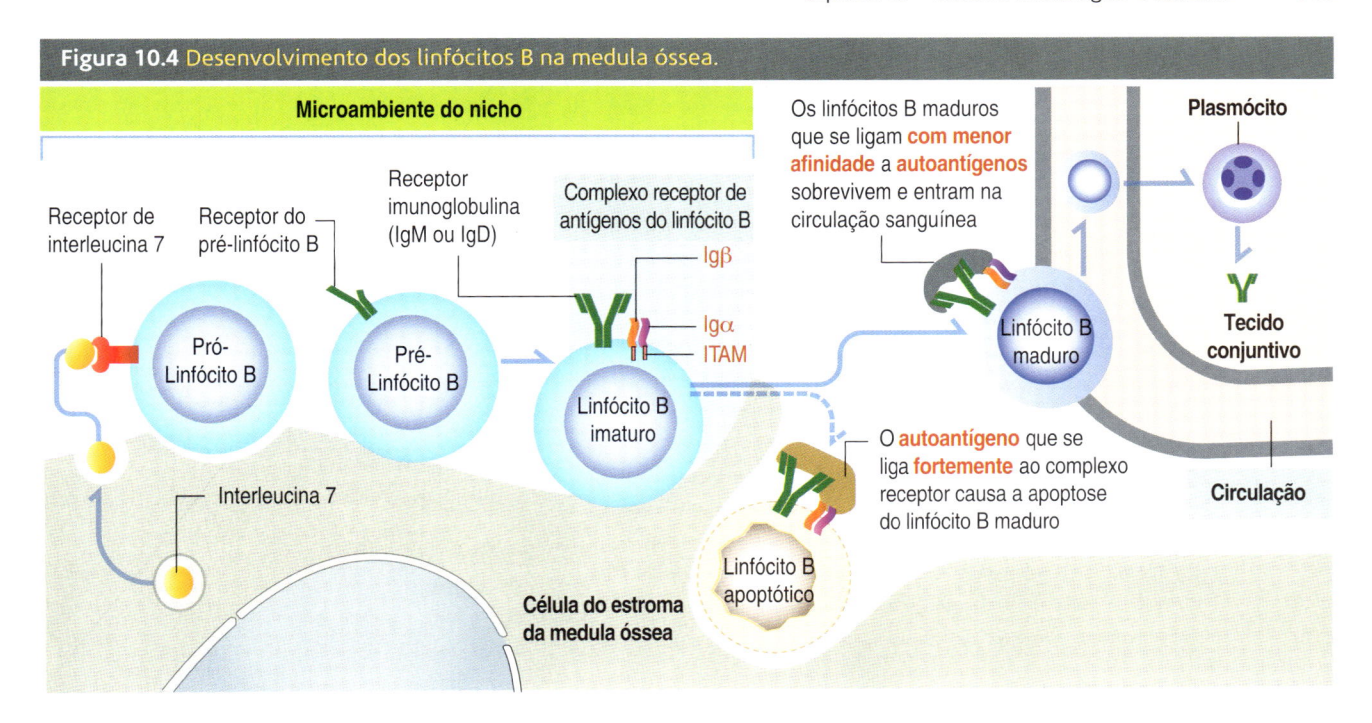

Os **antígenos próprios** que se ligam **fortemente** a duas ou mais moléculas de IgM ou IgD nos linfócitos B induzem **apoptose**. Os **autoantígenos** que apresentam **menor afinidade de ligação** com o complexo do receptor de antígenos do linfócito B permitem sua sobrevivência e seu amadurecimento quando os ITAMs da Igα e da Igβ associados a IgM ou IgD fazem a transdução dos eventos de sinalização, continuando a diferenciação dos linfócitos B e a entrada de células maduras na circulação.

Complexo de histocompatibilidade principal (MHC) e antígenos leucocitários humanos (HLA)

O reconhecimento de um antígeno por um linfócito T e a sinalização decorrente desse evento são as etapas principais no desencadeamento da resposta imune adaptativa.

A apresentação de antígenos para os linfócitos T é realizada por proteínas especializadas codificadas por genes do *locus* de histocompatibilidade principal e presentes na superfície de células apresentadoras de antígenos, os macrófagos.

As células apresentadoras de antígeno patrulham o corpo, encontram e internalizam antígenos por fagocitose, digerindo-os em fragmentos peptídicos antigênicos e ligando-os ao **complexo de histocompatibilidade principal** (**MHC**; do inglês, *major histocompatibility complex*). O **complexo fragmento peptídico-MHC** (chamado **pMHC**) pode, então, ser exposto na superfície das células e reconhecido por linfócitos T.

Existem dois tipos de produtos do gene *MHC* em **camundongos**: **MHC de classe I** e **MHC de classe II**.

1. O MHC de classe I é formado por duas cadeias polipeptídicas: uma **cadeia α**, com três domínios (α_1, α_2 e α_3) codificados pelo *locus* do gene *MHC*, e uma **microglobulina** β_2, que não é codificada pelo *locus* do *MHC*.

   Os antígenos são armazenados em uma fenda formada pelos domínios α_1 e α_2. O **CD8**, um correceptor na superfície dos **linfócitos T citolíticos**, se liga ao domínio α_3 do MHC de classe I.

2. O MHC de classe II é formado por duas cadeias de polipeptídicas: uma cadeia α e uma cadeia β. As duas cadeias são codificadas pelo *locus* do MHC. Os domínios α_1 e β1 formam uma fenda de ligação aos antígenos. O **CD4**, um correceptor na superfície dos **linfócitos T auxiliares**, se liga ao domínio β2 do MHC de classe II.

CD4 e CD8, membros do **grupamento de diferenciação** (**CD**; do inglês, *cluster of differentiation*), são identificadores presentes na superfície celular (Boxe 10.B).

Boxe 10.B Antígenos CD.

- As moléculas na superfície celular que são reconhecidas por anticorpos monoclonais são chamadas antígenos. Esses antígenos são marcadores que permitem a identificação e a caracterização de populações celulares. Um marcador de superfície que identifica um membro de um grupo de células, tem estrutura definida e é reconhecido em outros membros do grupo por um anticorpo monoclonal é chamado grupamento de diferenciação ou designação (**CD**; do inglês, *cluster of differentiation*)

- Um linfócito T auxiliar, que expressa o marcador CD4, pode ser diferenciado de um linfócito T citolítico, que não expressa CD4, mas expressa o marcador CD8

- Os marcadores CD permitem a classificação dos linfócitos T que participam das reações inflamatórias e imunológicas. Os antígenos CD promovem a interação e a adesão célula a célula, assim como a sinalização que leva à ativação do linfócito T.

Todas as células nucleadas expressam moléculas do MHC de classe I. As moléculas do MHC de classe II são restritas principalmente às células apresentadoras de antígenos (macrófagos, células dendríticas e linfócitos B), células epiteliais tímicas e células endoteliais.

Nos **humanos**, as moléculas equivalentes ao MHC são chamadas **antígenos leucocitários humanos (HLAs**; do inglês, *human leukocyte antigens*). As moléculas do HLA são estrutural e funcionalmente homólogas às moléculas do MHC murino e o *locus* do gene está no cromossomo humano 5 (a microglobulina β_2 é codificada por um gene no cromossomo 15).

O *locus* **do MHC de classe I codifica** três proteínas principais nos seres humanos: **HLA-A**, **HLA-B** e **HLA-C**. O *locus* **do MHC de classe II codifica HLA-DR** (R indica "antigenicamente relacionado"), **HLA-DQ** e **HLA-DP** (as letras Q e P precedem a letra R no alfabeto) (Figura 10.5).

Receptor de linfócitos T

Os linfócitos T apresentam receptores de superfície para reconhecimento do pMHC antigênico apresentado pelo MHC. Esse é um evento fundamental para ativação de linfócitos T e indução da função efetora.

O reconhecimento do antígeno depende de um mecanismo de **sinapse imunológica**, composta da formação de adesão estável pMHC-linfócito T e seguida de uma cascata de sinalização de ativação dos linfócitos T (Boxe 10.C; Conhecimento básico 10.A).

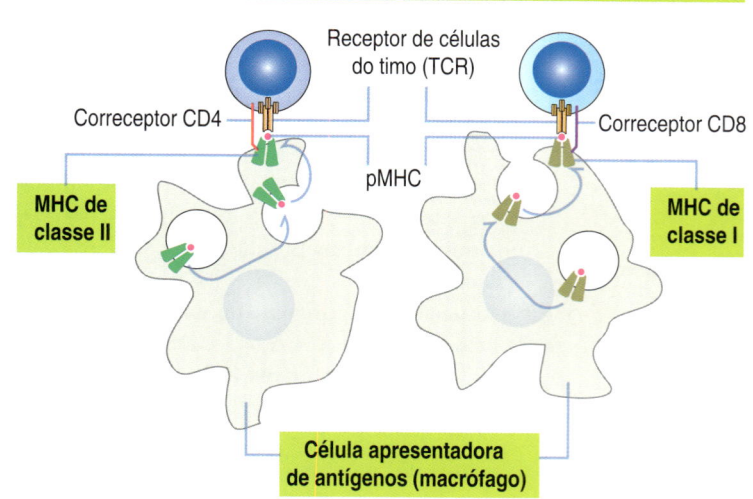

Figura 10.5 Características gerais dos linfócitos T auxiliares e citolíticos.

Linfócito T auxiliar CD4⁺

Linfócito T citolítico CD8⁺

Receptor de células do timo (TCR)

Correceptor CD4

Correceptor CD8

pMHC

MHC de classe II

MHC de classe I

Célula apresentadora de antígenos (macrófago)

O antígeno é internalizado por uma célula apresentadora de antígenos e degradado; um fragmento peptídico, ligado ao complexo de histocompatibilidade principal (MHC), é apresentado ao TCR de um linfócito T.

O TCR do linfócito T CD4⁺ auxiliar reconhece o antígeno (pMHC) associado ao MHC de classe II.

O TCR do linfócito T CD8⁺ citolítico (linfócito citolítico derivado do timo [CTL]) estabelece uma sinapse imunológica com um antígeno apresentado pelo MHC de classe I.

Como um p-MHC, em uma célula apresentadora de antígeno, pode ser lido e traduzido por um linfócito T em uma resposta funcional representa um passo fundamental para discriminar entre antígenos próprios e estranhos, reconhecer antígenos tumorais ou evitar respostas autoimunes.

O receptor que reconhece o pMHC específico apresentado pelas moléculas de MHC de classe I e classe II é o **receptor de linfócitos T** (**TCR**; do inglês, *T cell receptor*).

O TCR é composto de duas cadeias polipeptídicas transmembrânicas com pontes de dissulfeto: a **cadeia** α e a **cadeia** β. O heterodímero α-β confere especificidade de ligação ao TCR, mas não é capaz de transdução da atividade de sinalização.

Para adquirir atividade de sinalização, o TCR se associa a várias proteínas transdutoras, como **CD3γ**, **CD3δ**, **CD3ε** e **CD3ζ**, que contêm o motivo de ativação do imunorreceptor à base de tirosina (ITAM). Os ITAMs fosforilados recrutam proteínas com um domínio SH2, em especial a proteína tirosinoquinase **ZAP70**, para o TCR. O domínio citoplasmático do ITAM já foi mencionado como um componente do complexo receptor de antígeno dos linfócitos B envolvido nas funções de sinalização.

O início da sinalização pelo TCR é integrado e propagado pela fosforilação da tirosina de três proteínas associadas: ZAP70, **LCK** (quinase de linfócitos) e **LAT** (ligante para ativação de linfócitos T). LCK é um participante importante na propagação do sinal do TCR.

Como começa a sinalização do TCR? Parece que a ligação de pMHC determina uma alteração de conformação no complexo TCR, o que permite que a cadeia CD3 se torne suscetível à fosforilação. O par CD3ζ-CD3ζ, que permanece separado em estado nativo, se aproxima após a ligação do pMHC ao TCR, ativa a fosforilação da tirosina do ITAM e aumenta a concentração de LCK; com isso, há o início do sinal.

A ativação requer o acionamento de vários TCRs? Um único complexo pMHC pode se envolver com vários TCRs. Em outras palavras, baixas concentrações de peptídios antigênicos ou a breve interação de pMHC-TCR podem desencadear o início da sinalização de TCR.

LCK e correceptores CD4 e CD8

Além de ativar proteínas associadas ao TCR, os linfócitos T possuem correceptores ligados às proteínas do MHC. CD4 e CD8 são proteínas da superfície dos linfócitos T que interagem seletivamente com proteínas do MHC (ver Conhecimento básico 10.A).

CD4 e CD8 são membros da superfamília das imunoglobulinas (Ig). Os membros da superfamília Ig têm número variável de domínios extracelulares semelhantes a Ig. **O domínio intracelular de CD4 e CD8, por sua vez, se liga a LCK.**

LCK, um membro da família Src de proteinoquinases, se liga aos domínios citoplasmáticos dos correceptores CD4 e CD8. A LCK é recrutada pela ligação de CD8 ou CD4 aos complexos de MHC de classe I ou MHC de classe II, respectivamente.

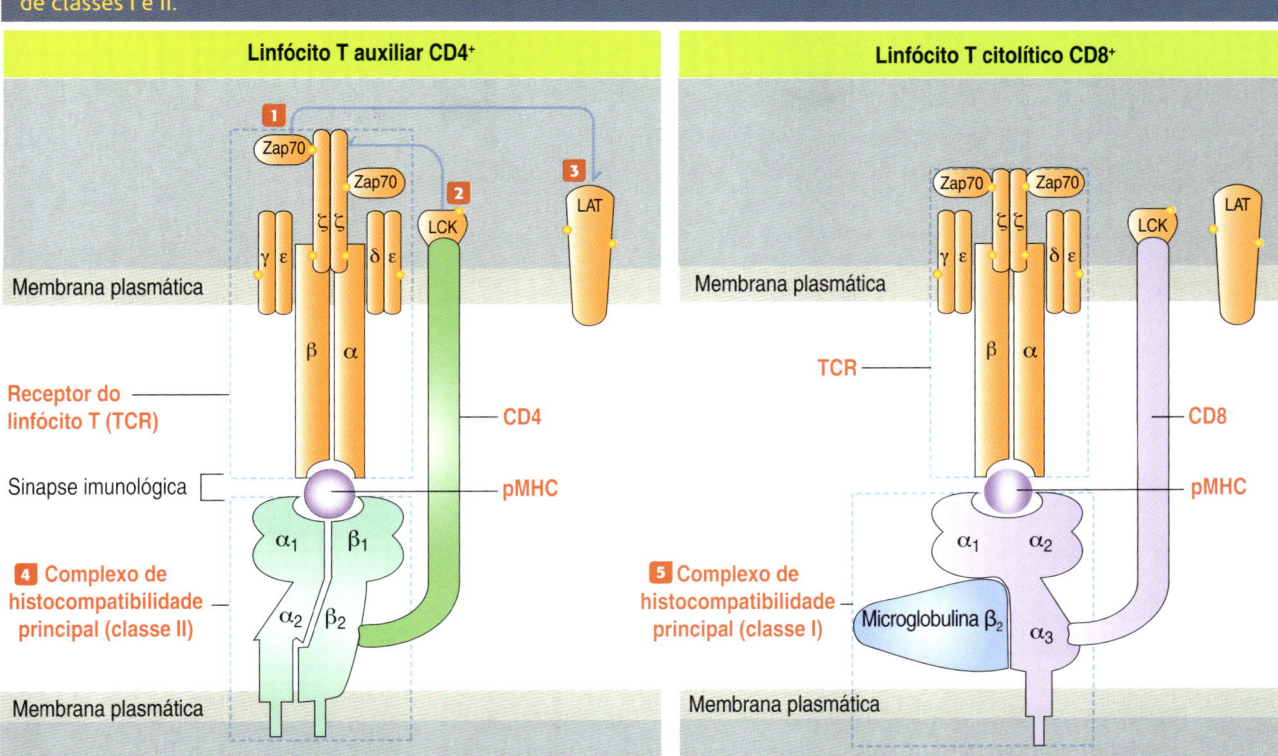

Estrutura e sinalização do receptor do linfócito T (TCR)

O TCR é composto de uma cadeia α e uma cadeia β que formam um heterodímero responsável pela especificidade de interação com o ligante. A atividade de transdução de sinal do TCR depende de múltiplas proteínas associadas de maneira não covalente, como os homodímeros CD3γ, CD3δ, CD3ε e CD3ζ. O pareamento de homodímeros ocorre como TCR$\alpha\beta$/CD3$\varepsilon\gamma$/CD3$\varepsilon\delta$/CD3$\zeta\zeta$. Cada subunidade contém um único motivo de ativação do imunorreceptor à base de tirosina (ITAM); CD3ζ contém três ITAMs (não mostrados).

1 A ligação do TCR ao peptídio unido ao complexo de histocompatibilidade principal (pMHC) estabelece uma sinapse imunológica que desencadeia a sinalização do TCR. Com a interação pMHC-TCR, ITAMs com suas tirosinas fosforiladas permitem que o TCR inicie a via intracelular de transdução de sinal.

2 A interação pMHC-TCR também leva ao recrutamento dos correceptores CD8 ou CD4 que se ligam a regiões específicas do MHC de classe I ou MHC de classe II, respectivamente. A LCK (quinase de linfócitos), um membro da família das Src tirosinoquinases, se liga aos domínios intracelulares de CD4 e CD8 e desencadeia a fosforilação de tirosina dos ITAMs nos domínios citoplasmáticos das subunidades CD3. Esse evento leva ao recrutamento da proteína tirosinoquinase **ZAP70** para o TCR e ZAP70 é ativada por LCK.

3 O principal alvo da ZAP70 ativada é o adaptador transmembrânico LAT (ligante para ativação de linfócitos T). A fosforilação da tirosina da LAT por ZAP70 determina o recrutamento de outras moléculas adaptadoras e a propagação dos eventos de sinalização, levando a ativação e/ou translocação nuclear de diversos fatores de transcrição. Esses eventos de sinalização são responsáveis por diversas respostas de linfócitos T, inclusive proliferação celular, produção de citocinas, migração de células e funções efetoras.

Complexo de histocompatibilidade principal (MHC) de classe I e classe II

Os linfócitos T reconhecem antígenos peptídicos (pMHC) apenas quando são apresentados ligados ao MHC. Os linfócitos T citolíticos CD8+ reconhecem um antígeno apresentado por moléculas de MHC de classe I. Os linfócitos T auxiliares CD4+ reconhecem um antígeno associado a moléculas de MHC de classe II. Essa propriedade é chamada restrição pelo MHC.

Cada classe de molécula de MHC é composta de uma única fenda extracelular de ligação ao peptídio, formada por um par de cadeias similares a imunoglobulinas. As regiões α_1 e β_1 de cada cadeia, ancoradas à membrana da célula apresentadora de antígenos, interagem e formam a fenda de ligação ao peptídio que interage com o pMHC para estabelecimento de uma sinapse imunológica.

4 O domínio extracelular do correceptor CD4 se liga à região β_2 do MHC de classe II.

5 O MHC de classe I é um heterodímero composto de uma cadeia α ancorada à membrana plasmática e ligada a uma microglobulina β_2 e um antígeno peptídico. O domínio extracelular do correceptor CD8 se liga à região α_3 do MHC de classe I.

Regulação da sinalização do TCR

As E3 ubiquitina ligases e as enzimas de desubiquitinação regulam as respostas de sinalização do TCR ao controlarem a estabilidade ou função das proteínas efetoras. A ubiquitinação regula a sinalização do TCR e também impede a autoimunidade durante o desenvolvimento dos timócitos no timo. Durante o desenvolvimento, a regulação de proteínas efetoras e reguladoras específicas da sinalização determina a sensibilidade dos timócitos à interação com pMHC próprios e não próprios. Os timócitos adultos apresentam proteínas inibidoras na superfície celular que regulam a intensidade da sinalização do TCR: CTLA4 (antígeno linfocitário T citotóxico 4) e PD-1 (proteína de morte celular programada 1).

Dois domínios terminais semelhantes a Ig de CD4 se ligam ao domínio β_2 do MHC de classe II. Um único domínio semelhante a Ig de CD8 se liga ao domínio α_3 do MHC de classe I.

Após a interação do ligante com o pMHC, LCK fosforila resíduos de tirosina nas cadeias CD3, permitindo o acoplamento e a ativação da proteína tirosinoquinase ZAP70. Em seguida, ZAP70 fosforila a proteína adaptadora transmembrânica LAT, levando ao recrutamento de múltiplos adaptadores.

Lembre-se: **os linfócitos T auxiliares CD4+ reconhecem antígenos associados ao MHC de classe II e os linfócitos T citolíticos CD8+ (linfócitos citolíticos derivados do timo [CTL])** respondem a antígenos apresentados pelo MHC de classe I (ver Figura 10.5).

Maturação do timócito no timo: seleção positiva e negativa

O recrutamento e a entrada de progenitores de células linfoides T derivadas da medula óssea, chamados timócitos, no timo depende de múltiplos receptores de quimiocinas, inclusive do receptor de quimiocina CC 7 (CCR7), CCR9 e receptor de quimiocina CXC 4 (CXCR4).

Os dois primeiros eventos durante o amadurecimento dos timócitos no timo são:

1. Um rearranjo de sequências do gene que codifica os componentes proteicos do **TCR**.
2. A coexistência transitória dos **correceptores CD4 e CD8** associados ao TCR. Os timócitos passam por três estágios principais de desenvolvimento, que são definidos pela expressão dos correceptores CD4 e CD8.

As células precursoras, derivadas da medula óssea, que entram no **córtex** do timo não apresentam moléculas de superfície típicas dos linfócitos T maduros. Por **ainda não expressarem CD4 e CD8, são chamados timócitos "duplo-negativos" (DN).**

Depois de interagirem com as **células epiteliais tímicas,** os componentes do estroma do timo, os timócitos duplo-negativos proliferam, diferenciam-se e expressam as primeiras moléculas específicas dos linfócitos T: o TCR e os correceptores CD4 e CD8.

Como já visto, o TCR é composto de dois pares de subunidades: as **cadeias** $\alpha\beta$. Cada cadeia pode apresentar uma variação de sequência entre os diversos linfócitos T. Essa variação é determinada pela combinação aleatória dos segmentos gênicos, determinando qual antígeno estranho é reconhecido pelo timócito por um processo de triagem denominado **seleção de timócitos**. O resultado desse processo de seleção é determinado pela afinidade de seus TCRs expressos por autopeptídios ligados às moléculas de MHC (pMHC) no timo.

O amadurecimento dos timócitos prossegue por um estágio em que **a mesma célula expressa correceptores CD4 e CD8 e níveis baixos de TCR.** Essas células são conhecidas como **timócitos "duplo-positivos" (DP).**

Há três possibilidades:

(1) As interações TCR-auto-pMHC levam à transdução de sinais do TCR, que são suficientes para promover a sobrevida dos timócitos DP e sua transição para o estágio de simples positivo (SP). Esse processo é chamado **seleção positiva.**

(2) Se o TCR expresso em um timócito DP não conseguir interagir com os auto-pMHCs, os sinais de TCR necessários para a seleção positiva não serão gerados e a célula sofrerá morte por apoptose. Esse é o processo de **não seleção.**

(3) Os timócitos que expressam TCRs, que se ligam com alta afinidade aos auto-pMHCs, geram sinalização forte, o que também induz a morte por apoptose. Esse processo é chamado **seleção negativa.**

Os linfócitos selecionados devem ser **restritos ao MHC próprio** e **autotolerantes.** Células que podem reconhecer o MHC próprio amadurecem, expressam uma das duas moléculas de correceptor (CD4 ou CD8) e se tornam **timócitos SP.** Esse processo é chamado **seleção clonal.**

Lembre-se de que a restrição do MHC e as duas moléculas correceptoras CD4 ou CD8 desempenham papéis essenciais no reconhecimento do pMHC e na capacidade de geração de sinalização produtiva. Lembre-se também de que a LCK, amplamente associada a CD4 e CD8 nos timócitos, estabelece uma interação com o complexo TCR-CD3, que depende da ligação de CD4 ou CD8 e TCR à molécula de MHC.

Os timócitos restritos ao MHC que são selecionados passam ainda por outro teste: apenas os **timócitos que reconhecem os peptídios estranhos e o MHC próprio sobrevivem.** Os timócitos que se ligam a **antígenos específicos dos tecidos do corpo (moléculas próprias)** são eliminados por apoptose e fagocitados por macrófagos.

Assim, qual a fonte dos peptídios estranhos e dos autopeptídios para teste dos timócitos?

As **células epiteliais corticais tímicas** que se ramificam e se interconectam no **córtex** sintetizam e apresentam **peptídios próprios** e **estranhos** para os timócitos previamente selecionados, que são restritos ao MHC próprio e autotolerantes.

Após o término dos testes de seleção positiva no córtex do timo, os timócitos são induzidos a expressar o receptor de quimiocina CCR7 para cumprir mais um requisito na medula tímica. A **medula** do timo possui **células epiteliais medulares tímicas** que produzem **quimiocinas CCR7** envolvidas na otimização da **seleção negativa dos timócitos com possível autorreatividade.**

Depois que os timócitos terminam seu desenvolvimento no timo, entram na circulação sanguínea e migram para os órgãos linfoides periféricos à procura de antígenos na superfície de uma célula apresentadora de antígenos. Voltaremos a abordar detalhes da maturação dos timócitos ao discutirmos o timo (Figura 10.6).

Subgrupos de linfócitos T CD4⁺: linfócitos T_H1, T_H2, T_H17 e T_{FH}

Observamos que os linfócitos B podem se diferenciar em plasmócitos secretores de imunoglobulinas sob a influência de citocinas produzidas pelos linfócitos T CD4⁺ auxiliares (Figura 10.7).

Os linfócitos B podem apresentar antígenos, permitindo, portanto, sua interação direta com os linfócitos T, que, por sua vez, produzem e secretam citocinas para o desenvolvimento dos plasmócitos. Os plasmócitos são **células efetoras** que usam anticorpos para neutralizar os patógenos extracelulares. Por outro lado, os linfócitos T são as células efetoras primárias para controlar ou matar os patógenos intracelulares.

Há quatro subtipos de linfócitos T CD4⁺: T_H1, T_H2, T_H17 e T_{FH} (T auxiliar folicular). Essas células são definidas por um repertório de citocinas específicas produzidas em resposta a determinados patógenos e funções imunológicas.

1. Os **linfócitos T_H1** produzem interferona γ (IFN-γ) e sua função (definida como **imunidade celular de tipo 1**) é associada a patógenos intracelulares (como *Mycobacterium tuberculosis, Leishmania major, Toxoplasma gondii* e outros). A IFN-γ produzida por linfócitos T_H1 estimula a diferenciação dessas células, mas suprime a proliferação dos linfócitos T_H2.

2. Os **linfócitos T_H2** participam de respostas imunes (definidas como **imunidade celular de tipo 2**) que são essenciais para proteção do hospedeiro contra **parasitos intestinais helmínticos** (do grego *helmins*, verme) e para estimulação do reparo de tecidos danificados.

   Os linfócitos T_H2 produzem interleucinas (ILs) específicas: IL-4, IL-5, IL-9 e IL-13. As células T_H2 não secretam IFN-γ. Os linfócitos T_H2 produzem várias ILs, responsáveis por efeitos como eosinofilia (IL-5), mastocitose intestinal para induzir a expulsão de parasitos (IL-4 e IL-9) e ativação de macrófagos (IL-4 e IL-13). A IL-4 estimula a produção de imunoglobulina E (IgE) pelos linfócitos B para ativação das respostas dos mastócitos, basófilos e eosinófilos. A IL-4 derivada de T_H2 suprime a ativação dos linfócitos T_H1. Como é possível observar, linfócitos T_H1 e T_H2 produzem citocinas (IFN-γ e IL-4, respectivamente) que inibem de maneira recíproca o desenvolvimento do outro subconjunto celular.

3. Os **linfócitos T_H17** secretam IL-17 e estão associados a infecções bacterianas e fúngicas (**imunidade celular de tipo 3**). A IL-17 recruta e ativa neutrófilos e macrófagos.

4. Os **linfócitos T_{FH}** promovem a sobrevida, a proliferação e a diferenciação de linfócitos B na zona clara dos centros germinativos dos linfonodos. Nesses centros, os linfócitos B, interagindo com os linfócitos T_{FH}, proliferam e entram na zona escura. As progênies derivadas de linfócitos B retornam à zona clara e entram em contato com antígenos e linfócitos T_{FH}. Os linfócitos B, selecionados por T_{FH}, produzem plasmócitos de longa duração e linfócitos B de memória que persistem por toda a vida. Os linfócitos T_{FH} também estão associados às respostas de anticorpos dos linfócitos B, em especial à mudança de classe de IgM para IgG.

Como os linfócitos T CD4⁺ auxiliares ajudam?

Os linfócitos T CD4⁺ auxiliares são ativados ao reconhecerem o complexo pMHC–MHC de classe II.

Na presença de células com pMHC ligado ao MHC de classe II, os linfócitos T CD4⁺ proliferam por mitose e secretam **citocinas**, também denominadas **ILs**.

Figura 10.6 Maturação dos linfócitos T no timo.

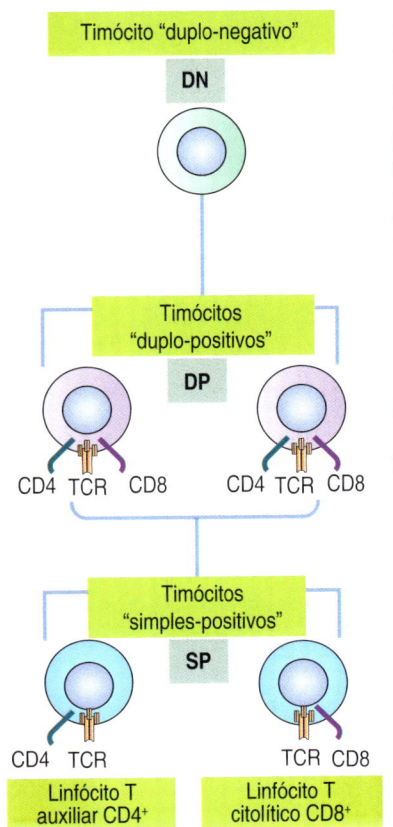

Os timócitos precursores que entram no timo, vindos da medula óssea, não apresentam as moléculas de superfície típicas dos linfócitos T maduros: Receptor do linfócito T (TCR) e correceptores CD4 e CD8. Essas células são chamadas timócitos "duplo-negativos" (DN). Os timócitos DN são observados no córtex subcapsular do timo.

Os timócitos começam a rearranjar o gene que codifica as cadeias α e β do TCR e expressam correceptores CD4 e CD8 na mesma célula. Essas células são conhecidas como timócitos "duplo-positivos" (DP). Os timócitos DP são observados em áreas mais profundas do córtex do timo.

Os timócitos cujos receptores se ligam a moléculas próprias do MHC perdem a expressão de CD4 ou CD8 e aumentam o nível de expressão do TCR. Esses são os timócitos "simples-positivos" maduros. Os timócitos SP são encontrados na medula do timo.

Figura 10.7 Linfócitos T CD4⁺: subtipos e funções.

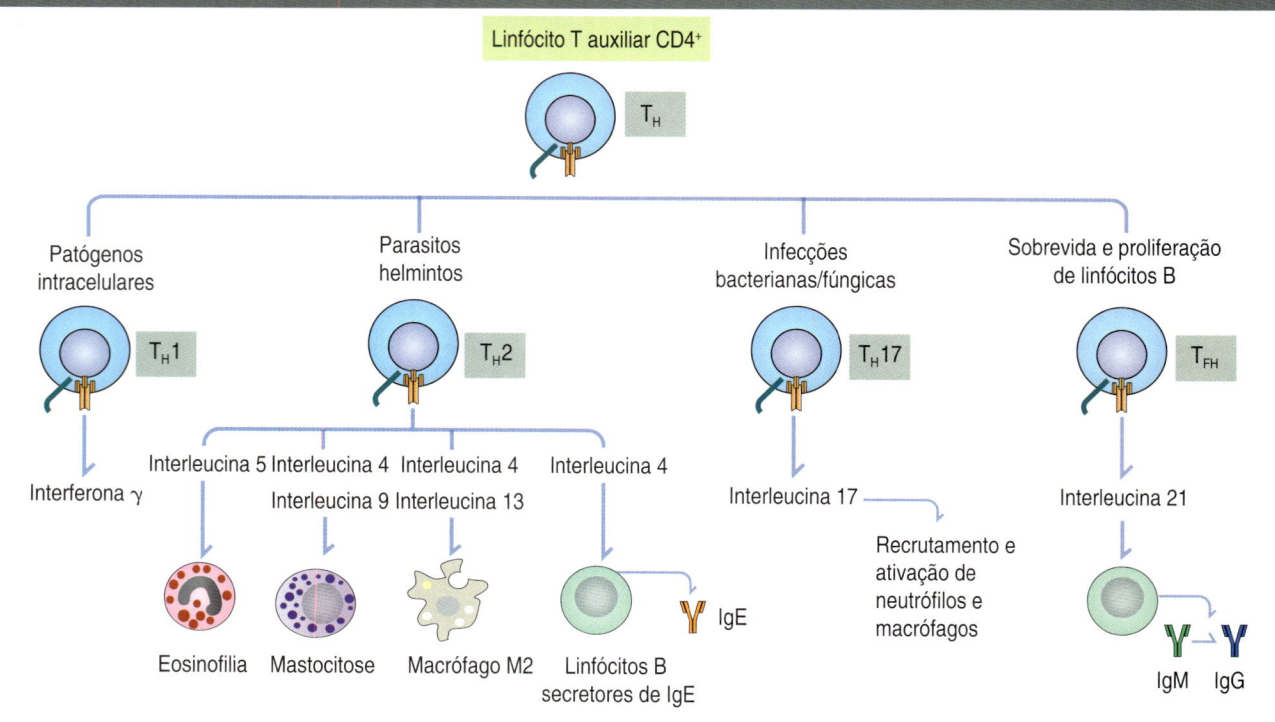

Os perfis de produção de citocinas definem os linfócitos T CD4⁺ auxiliares (T_H) em quatro subtipos de linfócitos T_H: T_H1, T_H2, T_H17 e T_{FH} (linfócitos T auxiliares foliculares). Os linfócitos T_H estão localizados principalmente nas barreiras epiteliais expostas a diversos patógenos e agentes inflamatórios.

Os linfócitos T_H1 produzem interferona γ (IFN-γ) e sua função (imunidade celular do tipo 1) é associada a patógenos intracelulares (como *Mycobacterium tuberculosis*, *Leishmania major*, *Toxoplasma gondii* e outros).

Os linfócitos T_H2 secretam interleucinas (ILs) específicas: IL-4, IL-5, IL-9 e IL-13 são associadas a parasitos helmintos (imunidade celular do tipo 2). Os linfócitos T_H2 produzem diversas ILs que promovem efeitos tais como eosinofilia, mastocitose intestinal para induzir a expulsão de parasitos, hipersecreção de muco pelas células caliciformes e ativação de macrófago. Os linfócitos T_H2 CD4⁺ não secretam IFN-γ. A IL-4 estimula a secreção de imunoglobulina E (IgE) pelos linfócitos B.

Os linfócitos T_H17 secretam IL-17 e são associados a infecções bacterianas e fúngicas (imunidade celular do tipo 3). A IL-17 recruta e ativa neutrófilos e macrófagos no sítio de infecção.

Os linfócitos T_{FH} promovem a sobrevida, a proliferação e a diferenciação de linfócitos B nos centros germinativos dos linfonodos. Os linfócitos T_{FH} secretam IL-21, a citocina que determina a mudança de classe de IgM para IgG nos linfócitos B.

Esses sinais químicos, por sua vez, atraem os linfócitos B, que também apresentam receptores com uma única especificidade em sua superfície (**receptor de Ig**). **Ao contrário dos linfócitos T auxiliares, os linfócitos B reconhecem os antígenos livres, sem as moléculas do MHC.**

Ativados pelas ILs produzidas por linfócitos T auxiliares em proliferação, os linfócitos B também se dividem e se diferenciam em **plasmócitos que secretam Igs**.

As Igs secretadas se difundem livremente, se ligam a peptídios antigênicos para neutralizá-los ou desencadeiam sua destruição por enzimas ou macrófagos.

Os plasmócitos sintetizam **apenas uma classe de Ig** (milhares de moléculas de Ig por segundo; um plasmócito dura, em média, 10 a 20 dias).

Há cinco classes de Igs nos seres humanos: **IgG, IgA, IgM, IgE** e **IgD** (Boxe 10.D). Plasmócitos anormais podem se acumular nos ossos e na medula óssea, causando destruição óssea e afetando a produção das células sanguíneas normais. Essa doença é chamada **mieloma múltiplo** (Boxe 10.E).

Alguns linfócitos T e B se tornam **células de memória**, prontas para eliminar o mesmo antígeno em um novo encontro. A **resposta imunológica secundária** (reencontro com o mesmo antígeno que desencadeou sua produção) é mais rápida e de maior magnitude. Células de memória recirculam por vários anos, formando um sistema de vigilância direcionado contra os antígenos estranhos (Figura 10.8).

Como os linfócitos T CD8⁺ citolíticos matam?

A **secreção de citocinas para estimular a proliferação dos linfócitos T CD8⁺ citolíticos** que reconhecem o complexo pMHC-MHC classe I na superfície das células apresentadoras de antígenos é outra função dos linfócitos T CD4⁺ auxiliares. Os **linfócitos T citolíticos ou citotóxicos** apresentam **TCR** e **correceptores CD8**.

Os linfócitos T CD8⁺ citolíticos iniciam o processo de **destruição celular direcionada** da seguinte maneira:

Boxe 10.D Imunoglobulinas.

- Uma molécula de imunoglobulina (Ig) ou anticorpo é composta de quatro cadeias polipeptídicas: duas cadeias leves idênticas e duas cadeias pesadas idênticas. Uma cadeia leve está ligada a uma cadeia pesada por uma ponte dissulfídica, enquanto as duas cadeias pesadas estão ligadas entre si por pontes dissulfídicas

- As cadeias pesada e leve consistem em regiões aminoterminais variáveis que participam do reconhecimento dos antígenos (região Fab) e regiões constantes carboxiterminais. A região constante (Fc) das cadeias pesadas é responsável por mediar as funções efetoras

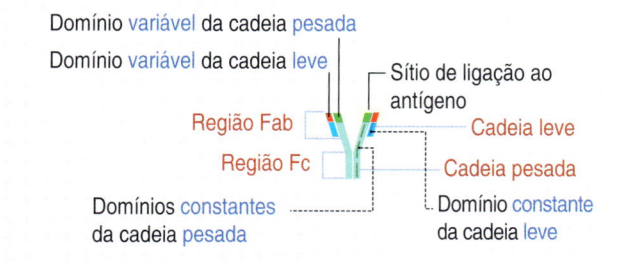

Domínio variável da cadeia pesada
Domínio variável da cadeia leve
Sítio de ligação ao antígeno
Região Fab — Cadeia leve
Região Fc — Cadeia pesada
Domínios constantes da cadeia pesada — Domínio constante da cadeia leve

- As imunoglobulinas podem ser ligadas à membrana ou secretadas

- Tipos de imunoglobulinas: IgA forma dímeros unidos pela cadeia J e participa da imunidade das mucosas. A IgD é um receptor para antígenos dos linfócitos B imaturos. A IgE participa da ativação dos mastócitos e basófilos (degranulação). A IgG é a imunoglobulina mais abundante e a única que cruza a barreira placentária. Participa da opsonização, um mecanismo que acentua a fagocitose dos patógenos. As moléculas de IgM normalmente existem como pentâmeros.

Boxe 10.E Mieloma múltiplo.

- O mieloma múltiplo é causado pela proliferação anormal dos plasmócitos na medula óssea e nos ossos. Um crescimento excessivo de plasmócitos malignos nos ossos e na medula óssea causa fraturas ósseas e impede a produção das células sanguíneas normais na medula óssea. O paciente pode desenvolver anemia e apresentar sangramento anormal e risco elevado de infecções. A compressão da medula espinal pelas células do mieloma que crescem nas vértebras pode causar dor nas costas, dormência ou paralisia

- As células de mieloma produzem uma quantidade excessiva de uma imunoglobulina anormal, chamada proteína de Bence Jones, presente no soro e na urina. O acúmulo de imunoglobulina nos rins pode levar ao desenvolvimento de insuficiência renal

- O transplante de medula óssea (autóloga, do mesmo paciente, ou alogênica, de um doador saudável e compatível) é uma forma de tratamento em pacientes resistentes ou que não respondem à quimioterapia. Primeiro, a medula óssea do recipiente é depletada com doses elevadas de quimioterapia e radioterapia em dose baixa; em seguida, ocorre a administração das células da medula óssea do doador no sangue do paciente. As células-tronco hemocitopoéticas irão para a medula óssea, repovoando-a.

Figura 10.8 Como os linfócitos T auxiliares ajudam.

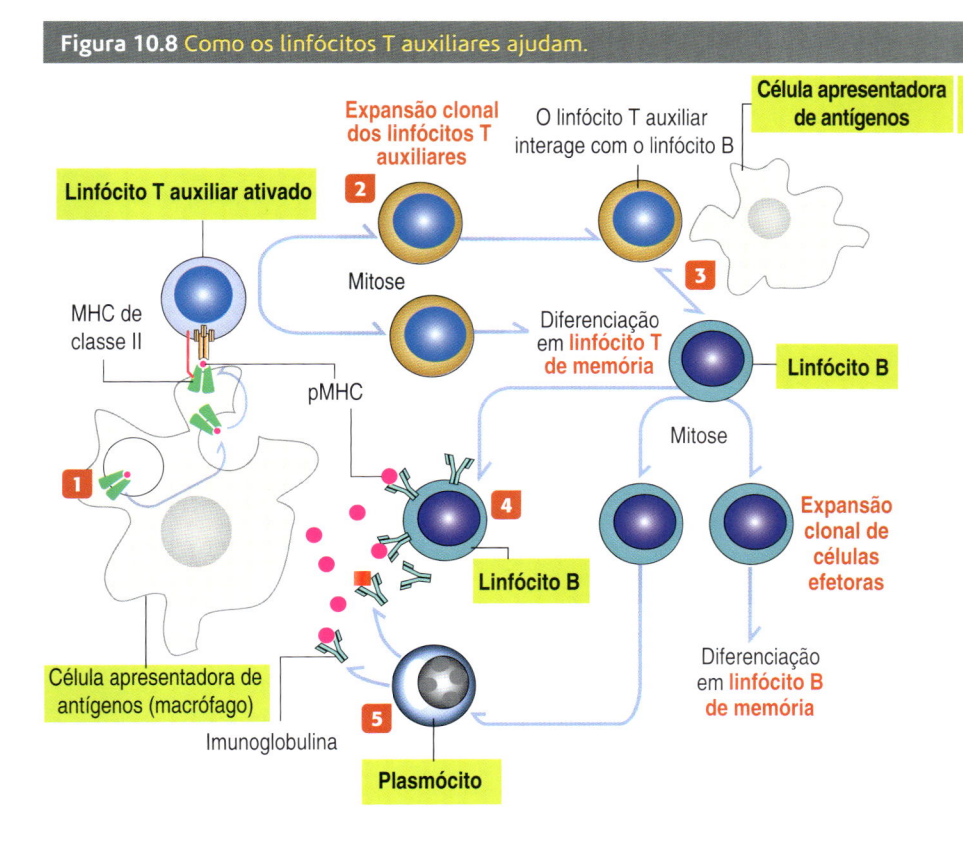

Como os linfócitos T auxiliares CD4⁺ ajudam?

1 O macrófago (célula apresentadora de antígenos) processa o antígeno fagocitado (**pMHC**) que é ligado ao MHC de classe II e apresentado para o linfócito T auxiliar (**imunidade celular**).

2 O linfócito T auxiliar ativado se divide por mitose para aumentar a população dessas células no sítio de apresentação do antígeno.

3 Os linfócitos T auxiliares interagem com os linfócitos B na presença de uma célula apresentadora de antígenos para induzir (1) o acesso imediato dos linfócitos B ao antígeno livre no espaço extracelular e (2) a proliferação dos linfócitos B.

4 Os linfócitos B com imunoglobulinas específicas em sua superfície celular chegam ao sítio para rápida neutralização do antígeno livre.

5 Os linfócitos B se diferenciam em plasmócitos que secretam imunoglobulinas para bloqueio do antígeno livre (**imunidade humoral**).

1. Ligação firme às células apresentadoras de antígenos com a ajuda das integrinas e das moléculas de adesão celular na superfície da célula-alvo.
2. Indução de dano na membrana celular por meio da liberação de proteínas formadoras de poros (denominadas **perforinas**).

Esses poros facilitam a entrada descontrolada de protease apoptótica **granzima**, água e sais. Uma proteína de membrana, a **protectina,** protege o linfócito T citolítico ao inativar a perforina por meio do bloqueio de sua inserção na membrana celular.

Os linfócitos T CD8+ citolíticos também podem destruir as células-alvo pelo **mecanismo de Fas-Fas ligante**, visto durante a **apoptose** (ver Capítulo 3, *Sinalização Celular | Biologia Celular | Patologia*).

Com seu receptor, o linfócito T citolítico reconhece um antígeno na superfície da célula-alvo e produz Fas ligante. A interação do Fas ligante com o receptor Fas trimerizado na superfície da célula-alvo desencadeia a cascata da apoptose, ativando as pró-caspases em caspases, o que causa morte celular (Figura 10.9).

Células *natural killer*

As **células *natural killer* (NK)** são linfócitos ativados no encontro com células infectadas por vírus e células tumorais. O papel das células NK na vigilância imunológica contra células tumorais levou ao desenvolvimento de abordagens terapêuticas direcionadas a elas para o tratamento do câncer (Figura 10.10).

A rápida atividade citolítica das células NK **não depende da ativação por antígeno**. Em vez disso, as células NK precisam ser ativadas por citocinas (INF-γ e ILs) ou células dendríticas para que a resposta seja eficaz. As células dendríticas são células especializadas na apresentação de antígenos e monitoram seu ambiente em busca de antígenos não próprios, que internalizam, processam e apresentam a linfócitos T específicos e células NK. As células NK não pertencem aos tipos de linfócitos T ou B; não expressam TCR.

Há células NK na maioria dos tecidos humanos e no sangue periférico, mas não em grandes quantidades nos linfonodos e nas tonsilas. Acredita-se que as células NK se desenvolvam na medula óssea e nos órgãos linfoides secundários.

As células NK teciduais humanas têm **receptores para CD56**, bem como **receptores inibidores** e **ativadores** que interagem respectivamente com o MHC de classe I e um ligante ativador de células normais. As células-alvo sem MHC de classe I ativam a função destrutiva das células NK mediada por **perforina** ou **ligante do fator de necrose tumoral** derivado de macrófagos ativados.

Os receptores ativadores e inibidores levam ao equilíbrio de sinais, regulando o reconhecimento das células normais pelas células NK.

As células tumorais com regulação negativa do MHC de classe I, por exemplo, são destruídas pelas células NK. Alternativamente, as células tumorais podem superexpressar ligantes que são reconhecidos pelo receptor ativador das células NK. A sinalização do receptor ativador sobrepuja o receptor inibidor, levando à lise das células tumorais.

Figura 10.9 Como os linfócitos T citolíticos matam.

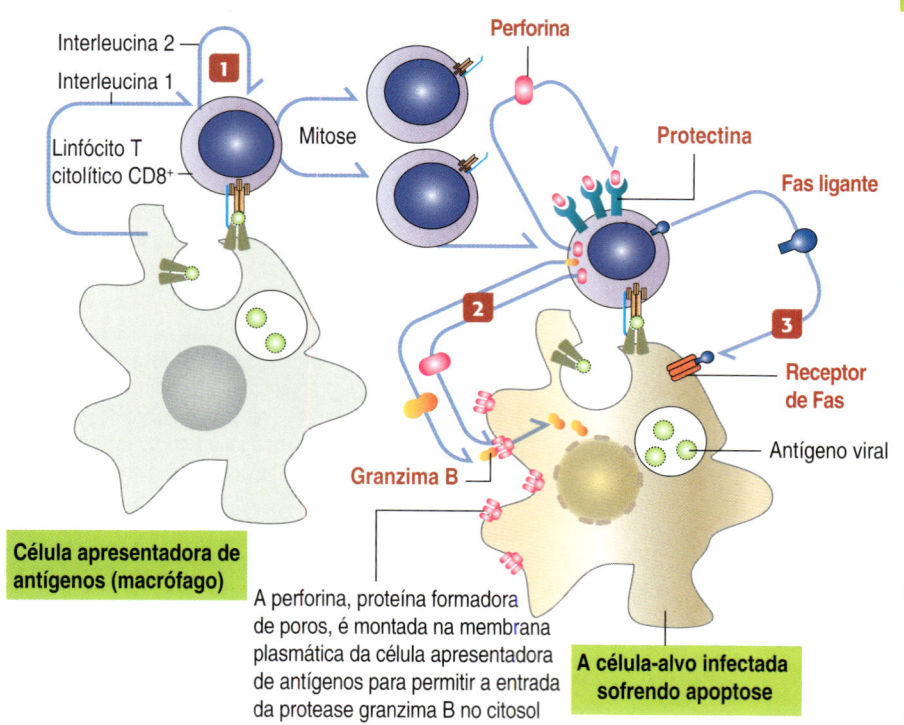

Como os linfócitos T citolíticos CD8+ matam

1 O linfócito T citolítico CD8+ liga-se a uma célula apresentadora de antígenos e é ativado pela interleucina 1 produzida pela célula apresentadora de antígenos (**mecanismo parácrino**) e pela interleucina 2 produzida pelo linfócito T citolítico (**mecanismo autócrino**). O linfócito T citolítico se divide por mitose para aumento de sua população celular.

2 Na presença de uma célula apresentadora de antígenos com antígeno patogênico, os linfócitos T citolíticos liberam a **proteína formadora de poros perforina** para matar a célula-alvo infectada. O linfócito T citolítico CD8+ se protege com a **protectina**, uma molécula da superfície celular que se liga à perforina. No entanto, a célula apresentadora de antígenos infectada não possui protectina e é vulnerável à ação da perforina. A perforina facilita a entrada da **protease pró-apoptótica granzima B** na célula-alvo.

3 **Fas ligante**, liberado pelo linfócito T citolítico e ligado ao receptor de Fas, junto com a granzima, destrói a célula-alvo por **apoptose**.

Interleucina 2

Interleucina 1

Linfócito T citolítico CD8+

Mitose

Perforina

Protectina

Fas ligante

Receptor de Fas

Antígeno viral

Granzima B

Célula apresentadora de antígenos (macrófago)

A perforina, proteína formadora de poros, é montada na membrana plasmática da célula apresentadora de antígenos para permitir a entrada da protease granzima B no citosol

A célula-alvo infectada sofrendo apoptose

Figura 10.10 Como as células *natural killer* matam.

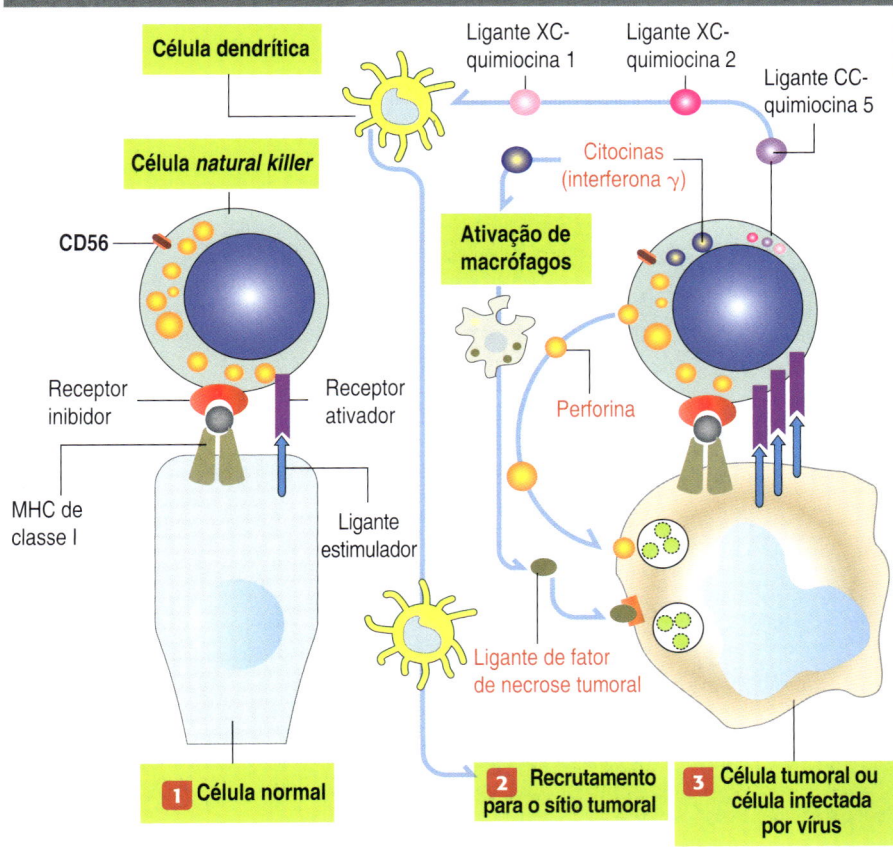

Ações das células *natural killer*

As células *natural killer* (NK) formam cerca de 10% dos linfócitos no sangue e órgãos linfoides periféricos. As células NK expressam CD56, receptores inibidores e ativadores em sua superfície e abundantes grânulos citoplasmáticos contendo perforina. **1** Quando as células NK interagem com células normais que expressam MHC de classe I e ligante ativador, seus receptores inibidores se ligam às moléculas de MHC de classe I e seus receptores ativadores interagem com ligantes estimuladores. Não há lise celular. **2** Além disso, as quimiocinas liberadas pelas células NK promovem o recrutamento de células dendríticas para o sítio tumoral. **3** As células NK são ativadas quando o receptor inibidor não é neutralizado pelo MHC de classe I não expresso pelas células tumorais ou infectadas por vírus. Além disso, um excesso de ligante estimulador na célula-alvo aumenta a função dos receptores ativadores das células NK. As células NK ativadas respondem por meio da liberação de perforina em direção à célula-alvo e secreção de citocinas para ativação de macrófagos, tornando-os ainda mais eficazes na morte de células-alvo por meio do ligante de fator de necrose tumoral.

SÍNDROME DE IMUNODEFICIÊNCIA ADQUIRIDA (AIDS)

A **AIDS** é causada pelo vírus da imunodeficiência humana (HIV) 1 e caracterizada por imunossupressão significativa associada a infecções oportunistas, tumores malignos e degeneração do sistema nervoso central.

O HIV infecta macrófagos, células dendríticas e, predominantemente, linfócitos T CD4+ auxiliares. É um retrovírus de animais membro da família dos lentivírus, causando infecção celular latente a longo prazo.

Há dois tipos de HIV: HIV-1 e HIV-2. O HIV-1 é o agente causador da AIDS.

O genoma do HIV infeccioso consiste em duas fitas de RNA dentro de um cerne de proteínas virais cercado por um envelope lipídico derivado da célula infectada. As partículas do HIV estão presentes no sangue, no sêmen e em outros fluidos corporais. A transmissão se dá por meio do contato sexual ou agulhas infectadas.

O envelope lipídico viral contém glicoproteínas chamadas **gp41** e **gp120**, codificadas pela sequência viral *env*.

Após se ligar à proteína CD4 da célula hospedeira, a gp120 altera sua conformação e se liga ao **receptor de quimiocina da célula hospedeira** (CCR5 ou CXCR4). A glicoproteína gp41 é a mediadora da fusão HIV-célula, permitindo a entrada do vírus.

O Conhecimento básico 10.B apresenta um resumo dos eventos celulares associados à infecção pelo HIV. O Boxe 10.F, por sua vez, sintetiza as etapas do ciclo reprodutivo do HIV.

A **terapia antirretroviral (TAR)**, baseada no ciclo reprodutivo do vírus, reduz e praticamente bloqueia por completo a transmissão do HIV-1 para indivíduos não infectados.

Por exemplo, o inibidor da fusão enfuvirtida bloqueia a fusão entre gp41 e CD4. O antagonista do correceptor CCR5 maraviroque impede a ligação do vírus ao CCR5 mediada pela gp120.

Um evento relevante na infecção pelo HIV é a destruição dos linfócitos T CD4+ auxiliares responsáveis pelo início das respostas imunológicas que levariam à eliminação da infecção. Os **linfócitos T CD8+ citolíticos** (que se ligam às células infectadas pelo vírus) e os **linfócitos B** (que dão origem aos plasmócitos) representam uma resposta adaptativa ou adquirida à infecção pelo HIV. Anticorpos contra antígenos do HIV são detectados de 6 a 9 semanas após a infecção.

REAÇÕES DE HIPERSENSIBILIDADE

Hipersensibilidade é uma resposta imune distinta que gera reações danosas ao hospedeiro, em vez de protegê-lo contra um patógeno. Existem quatro tipos de reação de hipersensibilidade:

1. **Hipersensibilidade do tipo 1**, com participação de IgE e alergênios, que leva à degranulação de mastócitos ou basófilos (ver Capítulo 4, *Tecido Conjuntivo*).

Conhecimento básico 10.B Sistema imune e infeção pelo HIV.

Ciclo reprodutivo do HIV

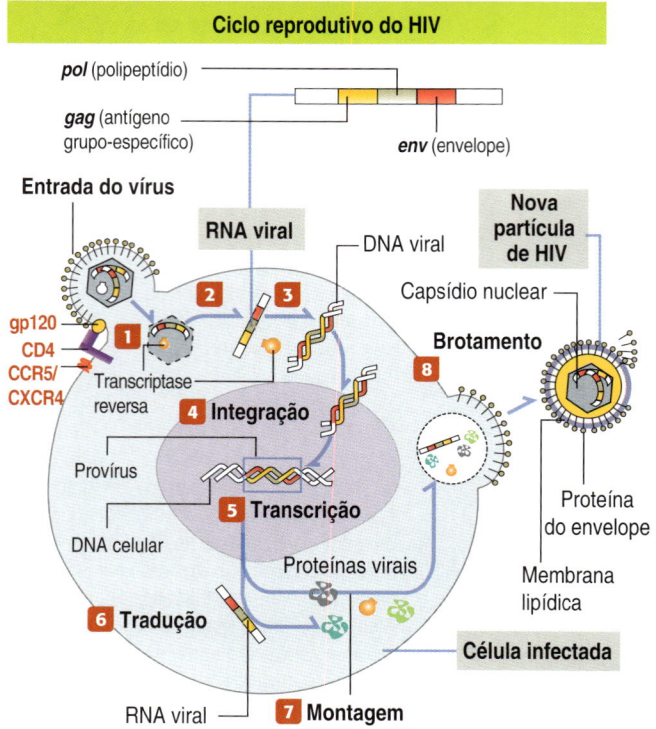

pol (polipeptídio)

gag (antígeno grupo-específico)

env (envelope)

Entrada do vírus

RNA viral

DNA viral

Nova partícula de HIV

Capsídio nuclear

gp120
CD4
CCR5/
CXCR4

Brotamento

Transcriptase reversa

4 Integração

Provírus

DNA celular

5 Transcrição

Proteínas virais

6 Tradução

Proteína do envelope

Membrana lipídica

Célula infectada

RNA viral

7 Montagem

Síndrome de imunodeficiência adquirida (AIDS)

O vírus da imunodeficiência humana tipo 1 (HIV-1) pode infectar e destruir células imunes.

CD4, o correceptor dos linfócitos T auxiliares, é um receptor para a **glicoproteína 120 (gp120)**, uma proteína do envelope do HIV-1 que, após uma mudança de conformação, se liga ao correceptor de quimiocinas **CCR5** ou **CXCR4** da célula hospedeira. CD4 é também expresso na superfície de macrófagos, que também podem ser infectados por esse vírus.

O vírus pode se replicar em células do hospedeiro por muitos anos antes da detecção de sintomas (latência clínica) (ver uma explicação sobre as etapas do ciclo reprodutivo do HIV no Boxe 10.F). A primeira indicação de infecção pelo HIV-1 é a presença de anticorpos contra gp120, uma proteína do envelope viral, e p24, uma proteína do cerne viral.

Durante a primeira fase de infecção pelo HIV-1, os linfócitos T auxiliares infectados são destruídos e substituídos. Quando a taxa de destruição supera a capacidade de reposição dos linfócitos CD4, há comprometimento da imunidade celular e o paciente é suscetível a infecções oportunistas fatais. A contagem de linfócitos T auxiliares CD4$^+$ é o melhor indicador da progressão temporal da AIDS.

Os linfócitos T auxiliares CD4$^+$ são destruídos por um efeito citotóxico determinado pela infecção pelo HIV-1 ou pela ação direta de linfócitos T citolíticos.

Os bancos de sangue verificam a presença de anticorpos contra gp120 no sangue doado. No entanto, o título de anticorpos pode ser baixo, principalmente no início da infecção. A **terapia antirretroviral (TAR)**, baseada em características biológicas do vírus, reduz ou bloqueia quase completamente a transmissão do HIV-1.

Respostas do sistema imune à infecção pelo HIV

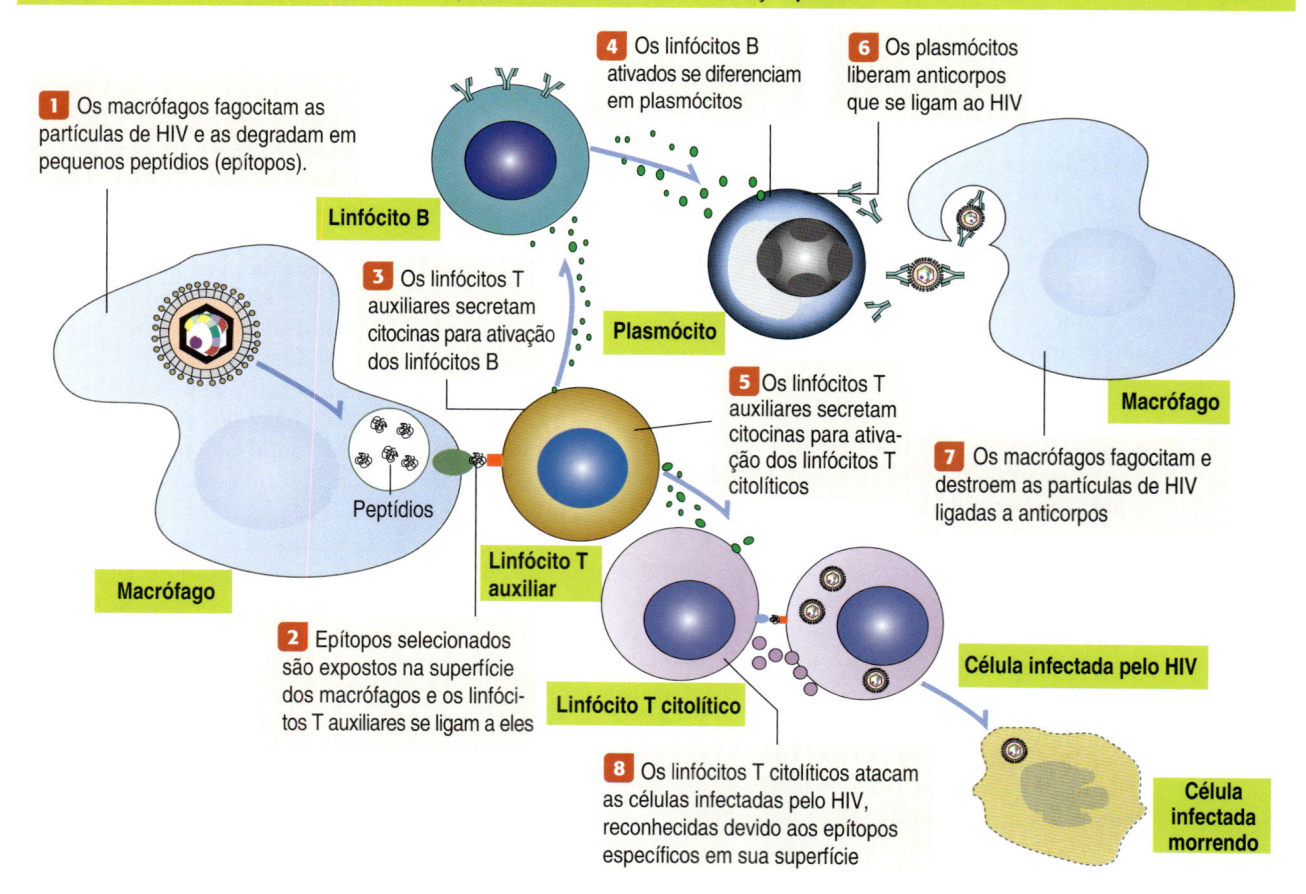

1 Os macrófagos fagocitam as partículas de HIV e as degradam em pequenos peptídios (epítopos).

Linfócito B

4 Os linfócitos B ativados se diferenciam em plasmócitos

6 Os plasmócitos liberam anticorpos que se ligam ao HIV

3 Os linfócitos T auxiliares secretam citocinas para ativação dos linfócitos B

Plasmócito

Macrófago

5 Os linfócitos T auxiliares secretam citocinas para ativação dos linfócitos T citolíticos

7 Os macrófagos fagocitam e destroem as partículas de HIV ligadas a anticorpos

Peptídios

Linfócito T auxiliar

Macrófago

2 Epítopos selecionados são expostos na superfície dos macrófagos e os linfócitos T auxiliares se ligam a eles

Linfócito T citolítico

Célula infectada pelo HIV

8 Os linfócitos T citolíticos atacam as células infectadas pelo HIV, reconhecidas devido aos epítopos específicos em sua superfície

Célula infectada morrendo

Boxe 10.F Ciclo reprodutivo do HIV.

- O ciclo de vida de um retrovírus começa quando o vírus se liga a uma célula e a adentra, introduzindo seu material genético (RNA) e proteínas no citoplasma

- O genoma de retrovírus típico possui três regiões de codificação: *gag*, *pol* e *env*, que especificam, respectivamente, as proteínas do núcleo viral, a enzima transcriptase reversa e os constituintes do envelope viral

- No citoplasma, a transcriptase reversa converte o RNA em DNA que é inserido no DNA da célula. Esse processo é chamado integração

- O DNA do provírus direciona a síntese de proteínas e RNA viral

- Proteínas e RNA viral se reúnem e novas partículas virais brotam da célula.

Alergia se refere às respostas imunes caracterizadas pela participação de **IgE** ligada a um receptor especial, denominado $F_{C\varepsilon}RI$. A ligação de um antígeno ou **alergênio** a duas moléculas de IgE adjacentes induz a agregação dessas moléculas e dos receptores $F_{C\varepsilon}RI$ associados. Esse evento gera uma cascata de sinalização que leva à liberação de mediadores e citocinas.

Observe que existem duas fases:

Uma **fase de sensibilização**, após a primeira exposição ao alergênio, e uma **fase efetora**, após a exposição subsequente ao alergênio.

Repare também que dois subgrupos de linfócitos T, T_H1 e T_H2, podem desencadear respostas distintas quando ativados por antígenos específicos.

2. Reações de **hipersensibilidade do tipo 2** são causadas por anticorpos direcionados a antígenos ligados à membrana plasmática e causam citólise. A hipersensibilidade do tipo 2 pode envolver o sistema complemento. Alguns exemplos são a **anemia hemolítica autoimune** e a incompatibilidade de Rh responsável pela **eritroblastose fetal** (ver Capítulo 6, *Sangue e Hemocitopoese*).

3. A **hipersensibilidade do tipo 3** é determinada pela formação de complexos solúveis antígeno-anticorpo que ativam o sistema complemento. Um exemplo é a **reação de Arthus** em resposta à injeção intradérmica de um antígeno. A reação de Arthus é caracterizada por um infiltrado neutrofílico significativo, **eritema** (vermelhidão da pele) e edema.

A reação de hipersensibilidade do tipo 3 e a lesão inflamatória causada pela deposição do complexo antígeno-anticorpo nas membranas sinoviais são observadas nos casos de artrite reumatoide (ver Capítulo 5, *Osteogênese*), artrite infecciosa e lúpus eritematoso sistêmico.

4. A **reação de hipersensibilidade do tipo 4**, também chamada **hipersensibilidade tardia**, envolve a interação antígeno-linfócito T-macrófago, determinando a formação de um **granuloma**. **Tuberculose**, **hanseníase**, **sarcoidose** e **dermatite de contato** são exemplos clínicos.

A **reação de Mantoux** no teste cutâneo de tuberculina é um exemplo clássico de reação de hipersensibilidade tardia. A injeção do derivado proteico purificado de *Mycobaterium tuberculosis* na pele de um indivíduo sensibilizado para tuberculose (pela exposição ou infecção) leva à ativação de linfócitos T CD4$^+$ auxiliares sensibilizados que secretam citocinas, o que recruta e ativa os macrófagos.

Essa reação local é observada como eritema e edema no sítio de injeção no prazo de 48 horas.

Um **granuloma crônico** representa uma reação tecidual amplificada que se desenvolve a partir de uma resposta imune contínua a antígenos liberados, e não a um patógeno. Linfócitos T auxiliares ou citotóxicos, macrófagos e células gigantes multinucleadas são características dos granulomas crônicos.

Voltaremos a abordar a hipersensibilidade do tipo 4 e o granuloma crônico ao discutirmos o processo de inflamação crônica (Figura 10.11).

Sistema complemento

A principal função do sistema complemento é permitir a **destruição direta de patógenos ou células-alvo pelos fagócitos** (macrófagos e neutrófilos), por um mecanismo conhecido como **opsonização** (do grego *opsonein*, comprar provisões), por meio da **produção de complexos de enzimas proteolíticas**.

O sistema complemento é um mecanismo rápido e eficiente para a eliminação de patógenos e prevenção de lesões teciduais ou infecções crônicas. Os tecidos do hospedeiro contêm proteínas reguladoras ancoradas na superfície celular que podem inibir a ativação do complemento e evitar danos não intencionais.

O sistema complemento é composto de cerca de 20 proteínas plasmáticas, sintetizadas principalmente no fígado, que complementam, ou aumentam, a resposta tecidual aos patógenos. Diversos componentes desse sistema são **proenzimas** convertidas em **enzimas ativas**.

A **ativação da cascata do sistema complemento** pode ser desencadeada por três diferentes vias:

1. Por anticorpos ligados a um patógeno ou célula apoptótica (**via clássica**).
2. Pela interação de uma lectina ligante de manose com uma molécula de carboidrato bacteriano (**via da lectina**).
3. Pela ativação espontânea de C3, uma proenzima (precursor inativo) da sequência do sistema complemento (**via alternativa**).

A molécula crucial da cascata do sistema complemento é **C1**, um hexâmero. C1 é composto de **C1q**, com afinidade de ligação à **região Fc** de uma imunoglobulina, e **C1r** e **C1s**, ambos associados a C1q (Conhecimento básico 10.C).

A ligação dos domínios globulares de C1q às regiões Fc das imunoglobulinas acopladas à superfície de um patógeno ativa C1r e converte C1s em uma serinoprotease. **A ativação de C1s marca a primeira etapa da ativação da cascata do complemento.**

A **segunda etapa** consiste na clivagem da proteína C4 pela C1s.

São produzidos dois fragmentos: o fragmento menor, C4a, é descartado; o fragmento maior, C4b, se liga à superfície do patógeno.

Figura 10.11 Reações de hipersensibilidade do tipo 1: alergia.

Fase de sensibilização (primeira exposição a um alergênio)

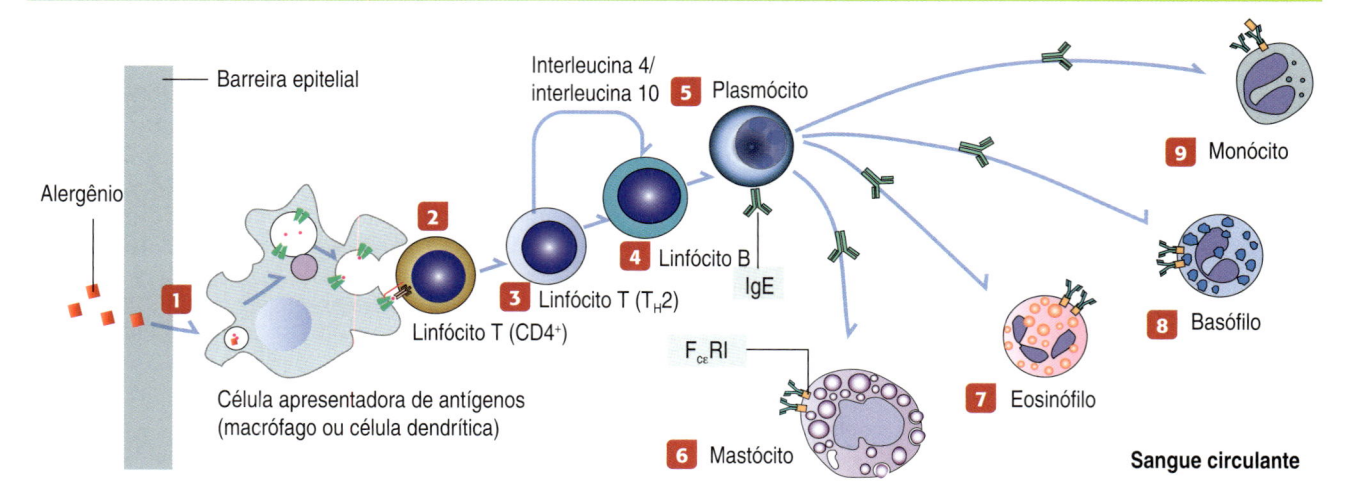

Os alergênios desencadeiam alergia, uma resposta imune em que anticorpos do tipo imunoglobulina E (IgE) atuam de maneira significativa.

1 O desenvolvimento desta resposta ocorre depois que um alergênio ultrapassa uma barreira de proteção (como a camada epitelial).

2 O antígeno é apresentado por uma célula apresentadora de antígenos a um linfócito T auxiliar.

3 Dependendo da natureza do alergênio, um subtipo de linfócito T auxiliar ($T_H 1$ ou $T_H 2$) é recrutado para determinar a produção de IgE. Os parasitos helmínticos intestinais desencadeiam ações de linfócitos $T_H 2$.

4 Os linfócitos $T_H 2$ produzem interleucina 4, interleucina 10 e outras citocinas que induzem a proliferação de linfócitos B e o desenvolvimento de outras células efetoras (mastócitos, basófilos e eosinófilos).

5 Os linfócitos B se diferenciam em plasmócitos produtores de IgE.

6 A IgE se liga ao receptor $F_{ce}RI$ na superfície dos mastócitos (uma célula que migra para o tecido conjuntivo).

7 **8** **9** Eosinófilos, basófilos e monócitos (circulantes no sangue) também expressam receptores $F_{ce}RI$ e se ligam à IgE.

Os linfócitos $T_H 1$ (não mostrados) produzem interferona γ em resposta à infecção viral.

Fase efetora (exposição subsequente a um alergênio)

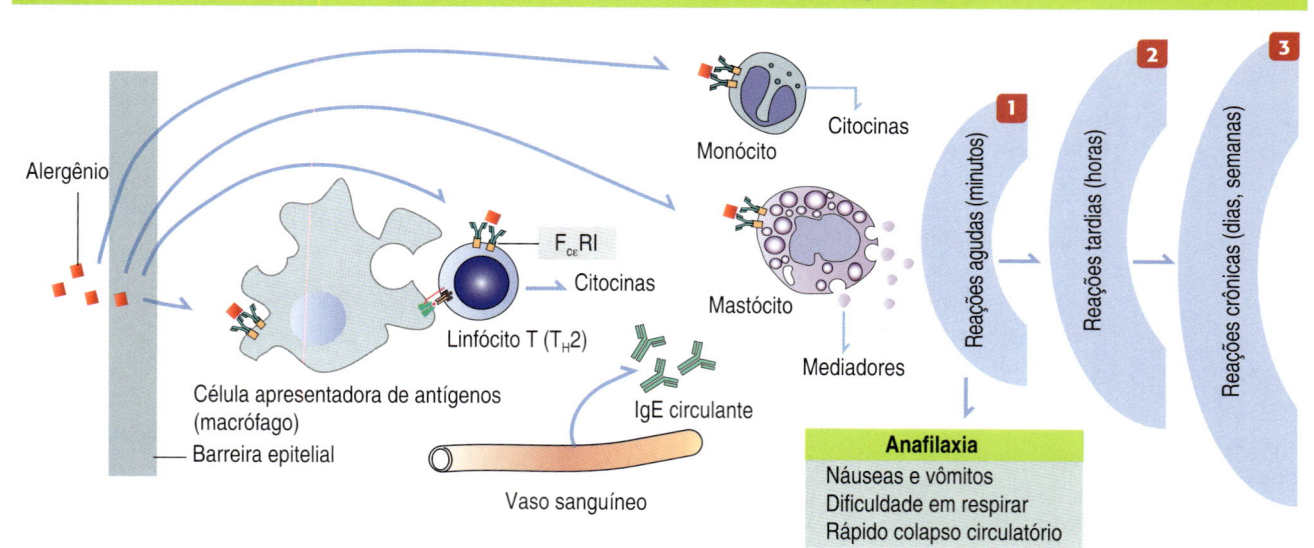

Uma exposição subsequente ao mesmo alergênio após a sensibilização encontra células apresentadoras de antígenos, linfócitos $T_H 2$ e monócitos com receptores $F_{ce}RI$ em suas superfícies. A IgE pode se ligar sem demora aos receptores $F_{ce}RI$ que se agregam e desencadeiam respostas de sinalização celular. A agregação de receptores induz três tipos de reações:

1 Reação aguda (anafilaxia, resposta asmática aguda) em **segundos a minutos**, desencadeada por mediadores liberados por mastócitos e basófilos.

2 As **reações tardias** (**2 a 6 horas** após a exposição ao alergênio) atraem eosinófilos, basófilos e linfócitos $T_H 2$ circulantes para o sítio.

3 As **reações crônicas** podem se desenvolvem em **dias e semanas** e determinam alterações na estrutura e função do tecido acometido (p. ex., patologia respiratória na asma) devido às diversas citocinas, mediadores e agentes inflamatórios. A administração de corticosteroides é necessária para suprimir a inflamação causada por reações crônicas.

Conhecimento básico 10.C Sistema complemento.

A via de ativação do sistema complemento

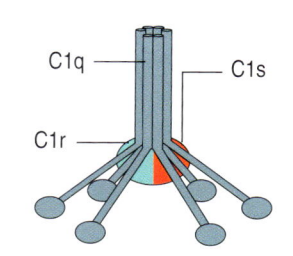

C1q — C1s

C1r

C1 é o primeiro componente da via de ativação do sistema complemento.

C1 é formado por três componentes:
(1) **C1q**, uma molécula com seis domínios em bastonetes que terminam em uma cabeça globular.
(2) **C1r**, uma proenzima.
(3) **C1s**, um substrato de C1r, convertido em protease pela ativação de C1r.

Nomenclatura

A letra **"C"** seguida por um número designa os componentes da cascata do sistema complemento.

Os produtos da clivagem de C1, C2, C3, C4, C5 e outros são designados por letras minúsculas: **"a"** é o fragmento pequeno; **"b"** é o fragmento maior.

C3a e **C5a** são **fragmentos pró-inflamatórios**, que recrutam leucócitos para os sítios de infecção e os ativam.

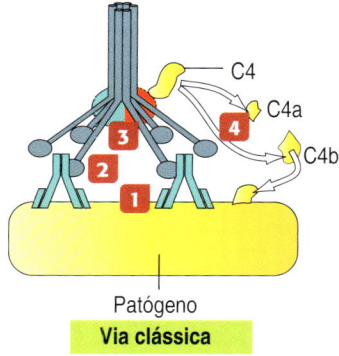

Patógeno
Via clássica

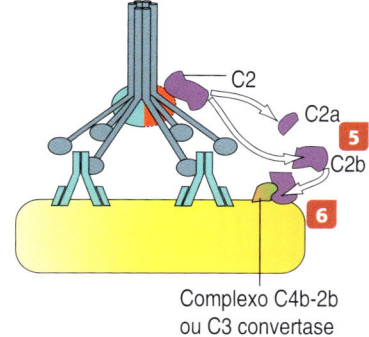

Complexo C4b-2b
ou C3 convertase

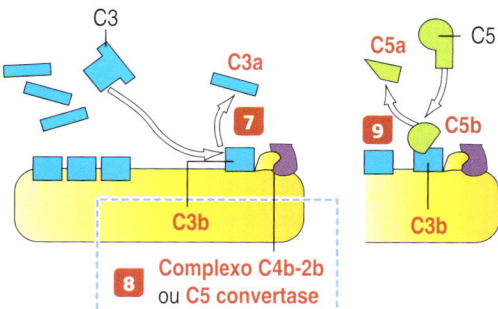

C3b

8 Complexo C4b-2b
ou **C5 convertase**

C3b

1 Imunoglobulinas (Igs) se ligam à superfície de um patógeno (p. ex., uma bactéria).

2 O domínio globular de C1q se liga à região Fc da Ig (um domínio globular por Ig).

3 A ligação de C1q ativa C1r que, por sua vez, ativa C1s. Essa conversão gera uma serinoprotease que inicia a cascata do sistema complemento.

4 A protease C1s cliva a proteína do complemento C4 em dois fragmentos: C4a e C4b. C4b se liga à superfície do patógeno.

O sistema complemento é ativado imediatamente na presença de um patógeno. É uma via rápida e eficiente para eliminação de patógenos e desencadeamento de inflamação.

As **proteínas reguladoras do complemento (CRegs)** da membrana celular são importantes moduladores da lesão tecidual em muitas doenças autoimunes e inflamatórias. As CRegs protegem células vizinhas de dano não intencional.

5 Cs cliva a proteína do complemento C2 em dois fragmentos: C2a e C2b.

6 C2b se liga ao já ligado **C4b**, formando o complexo C4b-2b ou **C3 convertase**.

Os fragmentos de opsonização **C3b** e **C4b** marcam o patógeno-alvo para eliminação por fagócitos.

10 A cascata do sistema complemento, que leva à **opsonização do patógeno**, permite que células fagocíticas (macrófagos e neutrófilos) incorporem e destruam patógenos.

11 Os componentes do sistema complemento se ligam a **receptores de complemento** na superfície dos fagócitos e são incorporados.

As proteínas do complemento C6, C7, C8 e C9 (não mostradas) participam da lise de determinados patógenos ao formarem um poro lítico, o **complexo de ataque à membrana (MAC)**.

7 C3 convertase cliva a proteína do complemento C3 em dois fragmentos: **C3a** e **C3b**. Uma C3 convertase pode clivar cerca de 1.000 moléculas de C3 em C3b.

8 Diversas moléculas de C3b se ligam à C3 convertase (formando o complexo **C4b-2b-3b** ou **C5 convertase**) ou à superfície do patógeno. C3b é a principal **opsonina** do sistema complemento.

9 A proteína C5 se liga ao componente C3b da C5 convertase e é clivada em **C5a** e **C5b**. A opsonização do patógeno está completa.

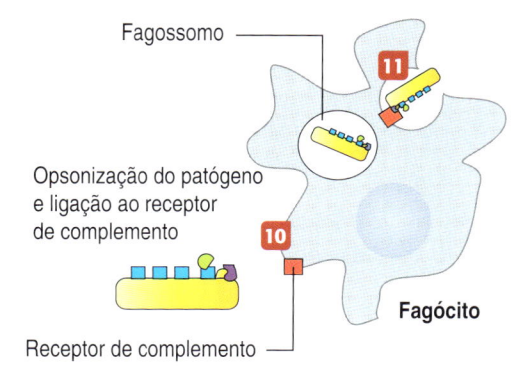

Fagossomo

Opsonização do patógeno e ligação ao receptor de complemento

Receptor de complemento

Fagócito

CRegs são proteínas de membrana. Dentre CRegs, estão **CD55**, **CD46** e **CD59**. Essas moléculas impedem a atividade das convertases e permitem a inativação de proteases para bloquear a montagem da molécula lítica MAC.

O **terceiro passo** é a clivagem da proteína **C2** por C1s em C2a (descartada) e C2b. C2b se liga a C4b, formando o complexo **C4b-2b**, também chamado **C3 convertase**, na superfície do patógeno.

O **quarto passo** é a clivagem da proteína **C3** pela C3 convertase em C3a (descartada) e C3b. C3b se liga à C3 convertase. O **complexo C4b-2b-3b**, agora denominado **C5 convertase**, cliva a proteína C5 em C5a (descartada) e C5b, que se liga à C5 convertase.

As **últimas etapas** são a ligação do patógeno opsonizado a receptores de complemento na superfície de um fagócito. Outras proteínas do sistema complemento são C6, C7, C8 e C9. C9 se liga ao complexo proteico, formando, então, o **complexo de ataque à membrana** (**MAC**; do inglês, *membrane attack complex*), um poro citolítico que inicia diretamente o processo de destruição celular.

O sistema complemento apresenta as seguintes características que devem ser lembradas:

1. Os fragmentos C3a e C5a, produzidos pela cascata enzimática, apresentam atividade **pró-inflamatória**.
2. Os fragmentos C3a e C5a recrutam leucócitos para o local da infecção, que são ativados e também ativam outras células.
3. Outros fragmentos (C3b e C4b) marcam os alvos a serem destruídos pelos fagócitos.
4. A destruição de um patógeno é mediada pela montagem final do **MAC**, um **poro citolítico transmembrânico**.
5. Os **reguladores do complemento** (**CRegs**; por exemplo, **CD55, CD46** e **CD59**) ajustam a produção de fragmentos do complemento, aceleram a decomposição dos fragmentos já produzidos e bloqueiam a ação citolítica final do MAC, impedindo sua montagem. Os **CRegs são proteínas ancoradas à superfície celular que protegem as células do hospedeiro de dano não intencional causado pela ativação da cascata do complemento. CD59 bloqueia a ação destrutiva do MAC, impedindo a ligação de C9 a C8. CD59** também modula a atividade dos linfócitos T.
6. A **hemoglobinúria paroxística noturna** (**PNH**; do inglês, *paroxysmal nocturnal hemoglobinuria*) provoca episódios de hemólise, representados por urina escura, anemia, dor de estômago e nas costas, além de formação de coágulos sanguíneos. As **hemácias não apresentam CD59** e são suscetíveis à destruição pelo sistema complemento.

Alguns tratamentos para impedir ou deter a cascata do complemento de pacientes com PNH estão sendo desenvolvidos.

INFLAMAÇÃO

Os patógenos invasores (bactérias, vírus, parasitos e objetos estranhos) podem causar dano tecidual localizado, levando ao desenvolvimento de uma resposta inflamatória.

A **inflamação aguda** representa a reação inespecífica inicial ao dano tecidual. Em caso de persistência do dano e da destruição tecidual (necrose), há o desenvolvimento de uma **resposta imune** com características de **inflamação crônica**.

Após a neutralização e remoção do patógeno, a área danificada pode ser limpa e substituída por tecido com estrutura e função semelhantes, um processo conhecido como **restauração** ou **regeneração**. Se o dano for grave e extenso ou o tecido danificado não puder ser regenerado, a área afetada é substituída por **tecido cicatricial** por meio de um processo chamado **reparo fibroso**. A persistência do patógeno e a ocorrência de um processo infeccioso perpetuam a destruição tecidual, com respostas imunes recorrentes e reparo fibroso por meio do processo de inflamação crônica.

Inflamação aguda

Dois eventos definem a patogênese da inflamação aguda:

1. **Respostas da microvasculatura à lesão.** A vasodilatação possibilita o aumento do fluxo sanguíneo para o tecido danificado (uma condição chamada **hiperemia**). Mastócitos, basófilos e plaquetas liberam **histamina**. As células endoteliais liberam **óxido nítrico** para relaxar as células musculares lisas da parede dos vasos sanguíneos e aumentar o fluxo sanguíneo.

   O aumento da permeabilidade vascular de capilares e vênulas leva ao acúmulo de líquidos, ou formação de **exsudato**, no espaço intersticial, provocando edema tecidual. O exsudato é um fluido intersticial com teor elevado de proteínas, principalmente fibrina. O **transudato** é um fluido intersticial com baixo teor proteico. A **efusão** é definida pelo excesso de fluidos nas cavidades corporais (peritônio, pleura e pericárdio).

   A fibrina é derivada do **fibrinogênio**. O fibrinogênio é clivado pela **trombina** em **fibrinopeptídios** e **monômeros de fibrina**, que se reúnem para formar uma **malha de fibrina**. A fibrina forma uma estrutura para a migração de neutrófilos, induzindo também a expressão de **quimiocinas**, membros da família das citocinas que induzem **quimiotaxia** em células adjacentes (ver Capítulo 3, *Sinalização Celular | Biologia Celular | Patologia*). A quimiotaxia é o mecanismo que direciona o deslocamento de células devido à presença de moléculas de sinalização específicas no ambiente que as cerca.

   Esses eventos microvasculares são representados pelos quatro sinais clássicos de inflamação formulados por Celsus no século 1 d.C.: *rubor* (vermelhidão), *tumor* (edema), *calor* e *dolor* (dor) (Figura 10.12). A hiperemia é responsável pelos três primeiros sinais. A dor é determinada pela liberação de mediadores locais específicos e a compressão das terminações nervosas pelo fluido.

2. **Recrutamento de neutrófilos para o local da lesão** (Figura 10.13). Fatores quimiotáticos produzidos por macrófagos residentes recrutam os **neutrófilos** do sangue circulante para o tecido lesionado.

   Como descrito no Capítulo 1, *Epitélio | Biologia Celular*, e no Capítulo 6, *Sangue e Hemocitopoese*,

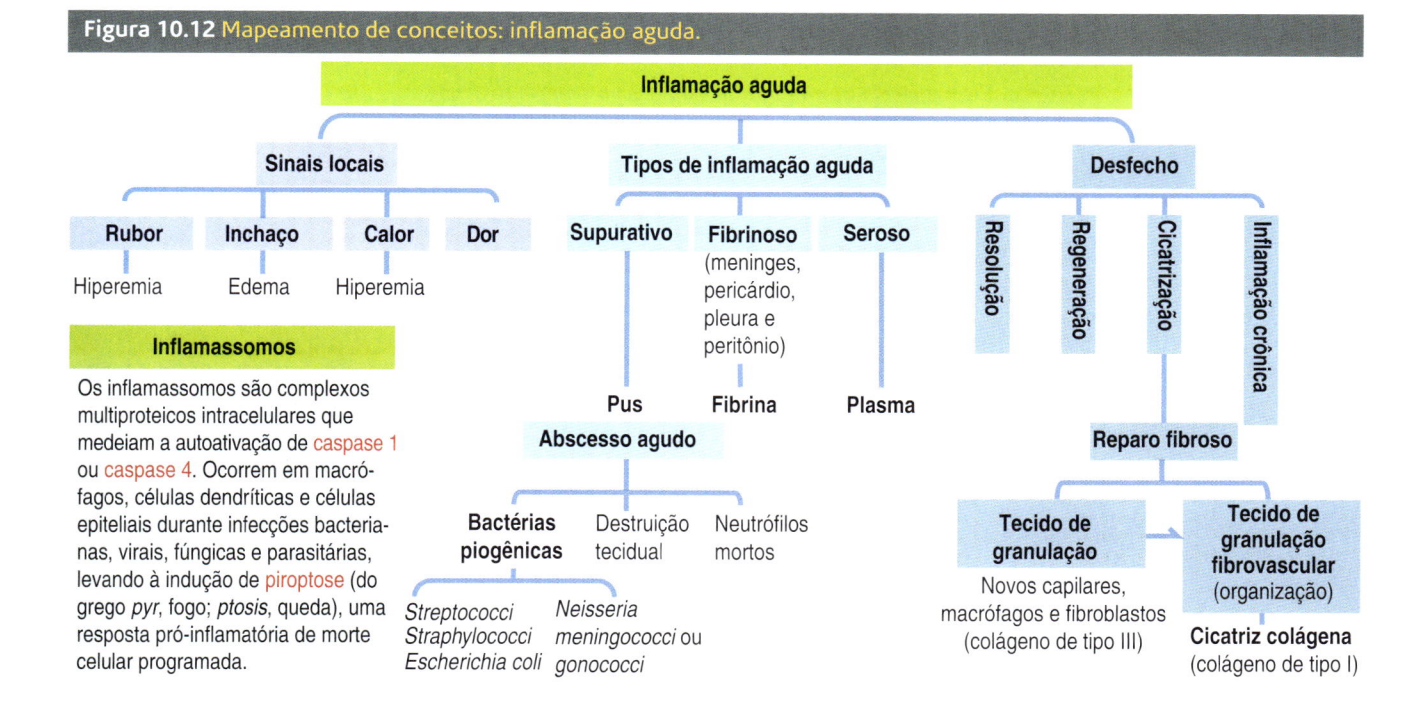

Figura 10.12 Mapeamento de conceitos: inflamação aguda.

os neutrófilos migram para o local da lesão por um processo denominado **homing**. O *homing* consiste no recrutamento de leucócitos (em especial, neutrófilos, linfócitos e monócitos) do sangue periférico para locais específicos.

O *homing* tem início em alterações da superfície endotelial desencadeadas pelos mediadores inflamatórios, inclusive citocinas (**ligante do fator de necrose tumoral e IL-1**) produzidas pelos **macrófagos residentes** e pelos **leucotrienos** liberados pelos **mastócitos**.

Lembre-se de que o *homing* é, em essência, uma cascata de recrutamento que envolve marginação (ligação ao endotélio), rolamento, adesão, rastejamento e transmigração de leucócitos.

A marginação, o rolamento e a adesão à superfície das células endoteliais dependem de **selectinas** que interagem com glicoconjugados de ligantes de selectinas na superfície de leucócitos.

Conforme os leucócitos rolam, são ativados por seu contato com quimiocinas ligadas à superfície endotelial.

Depois da fase das selectinas, há o rastejamento e a migração transendotelial dos leucócitos para o espaço extravascular. As **integrinas** (LFA1 [antígeno associado à função linfocitária 1] e **MAC1** [antígeno de macrófago 1]), expressas pelos neutrófilos, se ligam às moléculas ICAM 1 e ICAM 2 (moléculas de adesão intercelular 1 e 2) na superfície das células endoteliais.

Como mencionado no Capítulo 6, *Sangue e Hemocitopoese*, o citoplasma dos neutrófilos apresenta **grânulos azurófilos (primários)** com mieloperoxidase e defensinas, além de **grânulos específicos (secundários)** de lactoferrina e gelatinase.

A gelatinase degrada os componentes da matriz extracelular para permitir a migração dos neutrófilos. Os neutrófilos também apresentam **vesículas secretoras** que, quando ativadas, liberam seu conteúdo na superfície celular para a adesão celular às integrinas.

Os neutrófilos podem eliminar os patógenos por meio dos seguintes mecanismos:

1. **Fagocitose**, envolvendo proteínas antibacterianas liberadas de grânulos citoplasmáticos nos fagossomos.
2. Liberação de **armadilhas extracelulares de neutrófilos (NETs**; do inglês, *neutrophil extracellular traps*) para deter os patógenos, impedindo sua disseminação e facilitando a fagocitose subsequente. **A NET é composta de um núcleo de DNA-histonas ligado a enzimas liberadas pelos grânulos azurófilos e específicos**.
3. **Desgranulação**, para matar os patógenos de maneira direta. Proteínas semelhantes às proteases e enzimas responsáveis pela produção de espécies reativas de oxigênio, contidas nos grânulos citoplasmáticos, têm a capacidade de matar ou incapacitar diretamente os microrganismos.

Resolução da inflamação aguda

A resolução da inflamação aguda tem dois objetivos:
1. Proteger o hospedeiro do dano tecidual excessivo.
2. Prevenir a amplificação das respostas inflamatórias agudas em inflamação crônica.

A resolução da inflamação aguda tem uma fase anti-inflamatória e uma fase pró-resolução.

Na **fase anti-inflamatória**, há liberação de mediadores anti-inflamatórios (como IL-10). Além disso, a atividade inflamatória da **via do fator nuclear (NF)-κB** é inibida. Você pode rever detalhes da via NF-κB no Capítulo 3, *Sinalização Celular | Biologia Celular | Patologia*, com referência particular à sinalização inflamatória como via alternativa à necroptose.

Figura 10.13 Função dos neutrófilos na inflamação aguda.

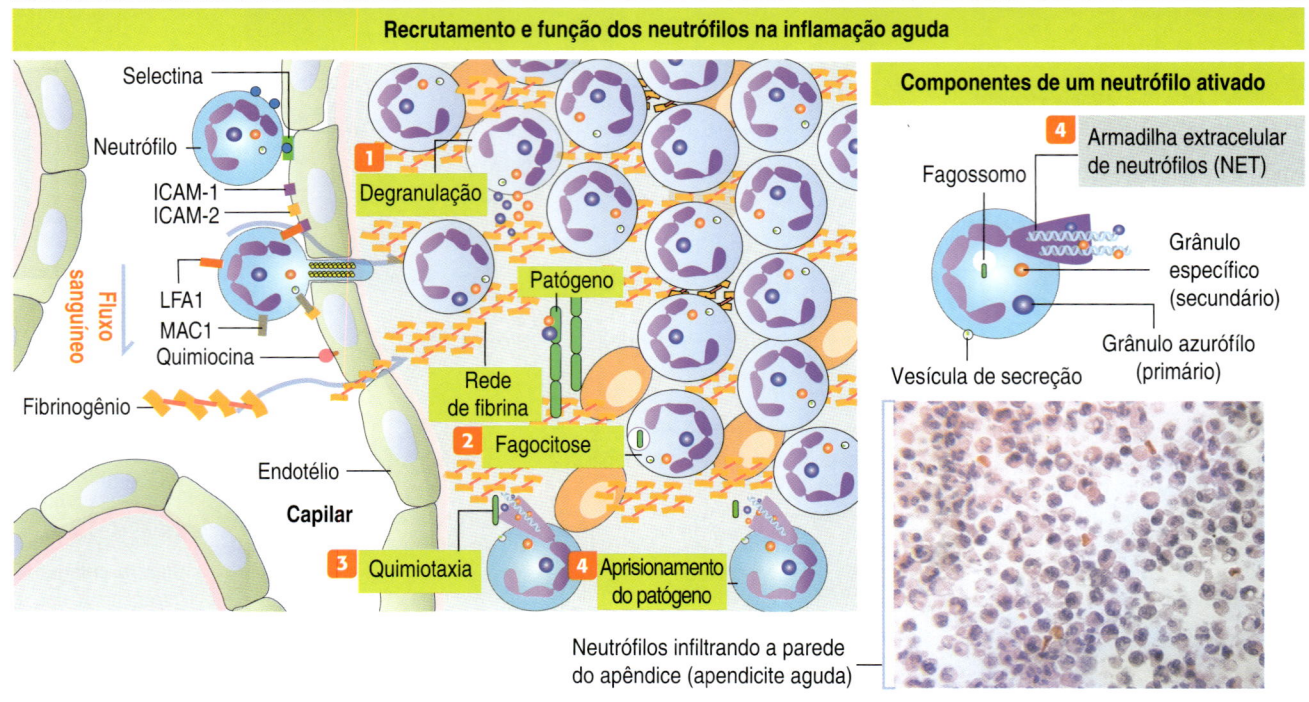

Neutrófilos infiltrando a parede do apêndice (apendicite aguda)

Hiperemia: o recrutamento de neutrófilos para sítio de lesão começa com aumento do fluxo sanguíneo (hiperemia) e extravasamento vascular desencadeado pela liberação de **histamina** de **mastócitos**, **basófilos** e **plaquetas**. O efeito vasodilatador é causado pelo **óxido nítrico** produzido por células endoteliais e que provoca o relaxamento das células musculares lisas da parede do vaso sanguíneo. O **fibrinogênio** é clivado pela **trombina** em **monômero de fibrinas** que são montadas em uma **rede de fibrina** no sítio de inflamação aguda.

Extravasamento de neutrófilos: esse processo envolve **marginação**, **rolamento**, **adesão**, **rastejamento** e **transmigração** em uma superfície endotelial condicionados por mediadores pró-inflamatórios. As alterações na superfície do endotélio são estimuladas por histamina, leucotrienos e citocinas pró-inflamatórias (ligante de fator de necrose tumoral e interleucina 1) liberados por **macrófagos residentes** e **mastócitos** quando surgem os patógenos. As **quimiocinas** no endotélio estabilizam a ligação de citocinas pró-inflamatórias.

As **selectinas** são rapidamente sintetizadas por células endoteliais e interagem com ligantes glicosilados no neutrófilo recrutado para iniciar a marginação (captura) e o rolamento. A adesão começa com a expressão da **integrina LAF1** (antígeno associado à função linfocitária 1) e **MAC1** (antígeno de macrófago 1) por neutrófilos e das moléculas de adesão intercelular **ICAM1** e **ICAM2** pelas células

endoteliais. No sítio de parada endotelial, os neutrófilos estendem pseudópodes de citoesqueleto de actina reorganizada. Por fim, os neutrófilos atravessam o endotélio (principalmente entre as células endoteliais, mas também através de células endoteliais) e a membrana basal em 7 a 20 minutos, guiados por um gradiente de quimiocinas.

Os seguintes eventos relacionados aos neutrófilos ocorrem no sítio de inflamação aguda:

1 Degranulação: liberação de proteínas similares a proteases e enzimas presentes em grânulos azurófilos (primários) e grânulos específicos (secundários).

2 Fagocitose: os patógenos são incorporados em fagossomos.

3 Quimiotaxia: na presença de quimiocinas, os neutrófilos se aproximam dos patógenos para a fagocitose.

4 Aprisionamento do patógeno: os neutrófilos expõem estruturas intracelulares, conhecidas como **armadilhas extracelulares de neutrófilos (NETs)**, para o espaço extracelular. A NET é composta de um complexo de DNA-histona e proteínas antimicrobianas associadas (inclusive mieloperoxidase, lactoferrina, catepsina, defensinas e proteínas de permeabilidade bacteriana) envolvidas no aprisionamento e na imobilização de patógenos, e que podem matá-los.

O recrutamento de neutrófilos para o local da inflamação é reduzido pela IL-1 e por antagonistas do receptor de quimiocina, assim como pela remoção (*clearance*) do ligante do fator de necrose tumoral da superfície das células endoteliais.

Na **fase pró-resolução**, há uma troca das atividades pró-inflamatórias dos neutrófilos e macrófagos para atividades anti-inflamatórias. Os neutrófilos produzem **mediadores pró-resolução**, como as **protectinas**; os macrófagos secretam **maresinas** (termo para

mediador dos **ma**crófagos para a **res**olução da **in**flamação).

Os mediadores pró-resolução inflamatória interrompem a migração dos neutrófilos e recrutam os **monócitos**, os precursores dos macrófagos, para auxiliar na fagocitose de neutrófilos mortos e na remoção de fibrina e células necróticas do local de inflamação.

A cicatrização e o reparo tecidual são estimulados pela combinação dos efeitos das fases anti-inflamatória e pró-resolução. A cicatrização envolve a formação de **tecido de granulação**. O tecido danificado é substituído por novos capilares (angiogênese), macrófagos e fibroblastos. A proliferação contínua de fibroblastos, a deposição de colágeno do tipo III e a aquisição de células musculares lisas pelos vasos sanguíneos (vênulas e arteríolas) levam à organização do **tecido de granulação fibrovascular**. O colágeno do tipo III é substituído por feixes de colágeno do tipo I, formando uma **cicatriz colagenosa. Basicamente, o exsudato com fibrina é substituído, a princípio, pelo tecido de granulação e, em seguida, por uma cicatriz fibrosa, por meio de um processo denominado reparo fibroso**.

No Capítulo 5, *Osteogênese*, estudamos o reparo de fratura óssea. O processo de reparo fibroso, já descrito anteriormente, não tem resistência suficiente.

Outras etapas adicionais, inclusive condrogênese e osteogênese, são necessárias para formar osso mineralizado, o **calo ósseo**, para conectar as duas extremidades de um osso quebrado. Depois, o calo é reorganizado para que a estrutura óssea volte a ser o que era antes da fratura (Figura 10.14).

Tipos de inflamação aguda

Com base no tipo de exsudato ou efusão, há três tipos de inflamação aguda (ver Figura 10.12):

1. **Inflamação aguda supurativa**, com predominância de neutrófilos e restos de células mortas e liquefação do tecido acometido pelas enzimas proteolíticas derivadas dos neutrófilos para produção de **pus**. A **apendicite aguda** e a **otite média** recorrente em crianças são alguns exemplos da inflamação aguda supurativa.

   Determinadas bactérias produzem esse tipo de inflamação, que pode levar à formação de uma **pústula** (na superfície da pele) ou um **abscesso**, uma coleção

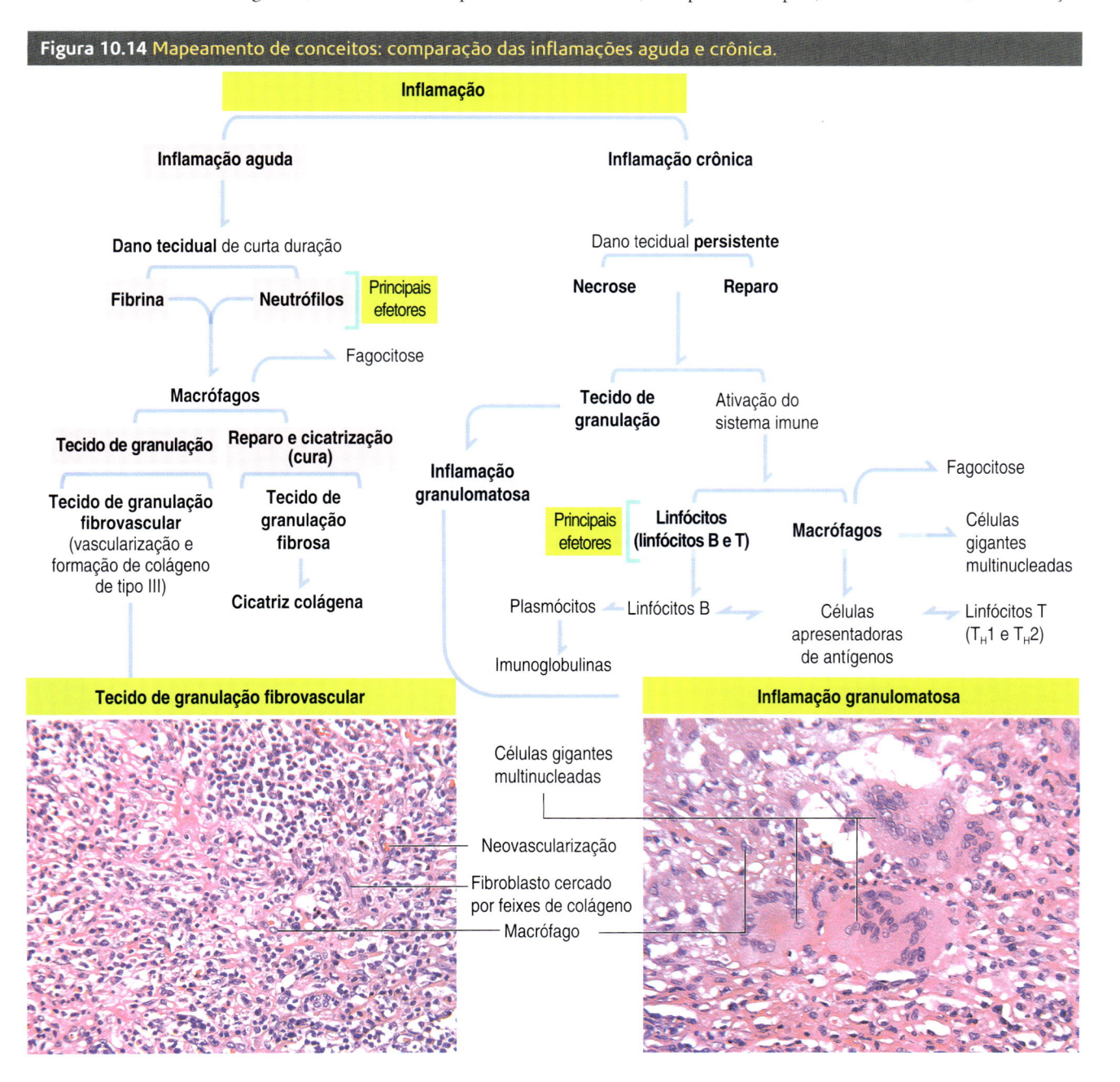

Figura 10.14 Mapeamento de conceitos: comparação das inflamações aguda e crônica.

fechada de tecido purulento. As bactérias que produzem supuração localizada são chamadas **piogênicas** (que produzem pus).

2. **Inflamação aguda fibrinosa**, quando a **fibrina** é o componente predominante do fluido ou **efusão** depositada na superfície das meninges, peritônio, pleura e pericárdio. Um processo de reparo fibrinoso, convertendo a efusão fibrinosa em tecido cicatricial, provoca espessamento da superfície afetada e até mesmo oclusão de um espaço (como o espaço pericárdico).

3. **Inflamação aguda serosa**, quando fluido derivado do plasma tem **baixo teor proteico**. O **transudato** de uma bolha na pele, causada por queimadura, agente viral ou tóxico (hera venenosa, carvalho venenoso ou sumagre venenoso), ou a **efusão** de fluido nas cavidades pleural, peritoneal e pericárdica (causada pela insuficiência cardíaca congestiva ou bloqueio dos vasos sanguíneos ou linfáticos) são exemplos de inflamação aguda serosa.

Inflamação crônica

A persistência do dano tecidual causado por um patógeno pode levar ao desenvolvimento de inflamação crônica, um processo em que a necrose tissular e o reparo são simultâneos e persistentes por muitos anos.

A **úlcera péptica crônica** é um exemplo de inflamação crônica causada pela persistência de um patógeno (*Helicobacter pylori*), pela produção excessiva de ácido gástrico ou pelos efeitos de anti-inflamatórios não esteroidais (Capítulo 15, *Parte Alta do Sistema Digestório*).

Além dos aspectos celulares e teciduais característicos da inflamação aguda, há envolvimento do **sistema imune**, representado pelos **linfócitos** e **macrófagos**, na inflamação crônica.

Os macrófagos têm duas funções: são células fagocitárias, eliminando tecido necrótico e células mortas, e, como parte de sua função imunológica, também são células apresentadoras de antígenos.

Sob a perspectiva histopatológica, a inflamação crônica desencadeia reparo fibroso, representado pelo tecido de granulação fibroso que se sobrepõe aos linfócitos e macrófagos (ver Figura 10.14). **Linfócitos**, **macrófagos** e **plasmócitos** formam a combinação típica de **células inflamatórias crônicas**.

Já vimos que os neutrófilos são as principais células efetoras na inflamação aguda. Os macrófagos, derivados dos monócitos na presença de interferona γ, apresentam função prevalente na inflamação crônica.

Em determinadas doenças, o granuloma é a principal característica da inflamação crônica, um padrão estrutural que define a **inflamação granulomatosa**. Como parte dos **granulomas**, os macrófagos adquirem um padrão semelhante ao epitelial e se fundem, formando as **células gigantes multinucleadas**.

Um granuloma (Figura 10.15) apresenta uma zona central necrótica típica, cercada por uma zona de macrófagos ativados semelhantes a células epiteliais que coexistem com células gigantes multinucleadas. Linfócitos (T CD4$^+$) e depois uma zona limitante de fibroblasto-colágeno, estabelecendo um limite capsular com o tecido circundante, cercam a zona que contém macrófagos.

O que causa uma inflamação granulomatosa?

1. O microrganismo pode desencadear uma reação imune significativa (interação de linfócitos com macrófagos/células apresentadoras de antígenos), mas sem potencial patogênico significativo. Doenças humanas com essas características são a **tuberculose** (produzida pelo *Mycobacterium tuberculosis*), a **hanseníase** (causada pelo *Mycobacterium leprae*) e a **sífilis** (provocada por *Treponema pallidum*).

   As características físicas e bioquímicas da zona central de um granuloma dependem do patógeno. Por exemplo, o **granuloma tuberculoso** apresenta **necrose caseosa** central, uma zona semelhante a queijo cremoso, cercada de células multinucleadas gigantes dispersas, as **células de Langhans**.

   O **granuloma das sarcoidoses** apresenta um centro fibroso e as células multinucleadas gigantes podem conter depósitos esféricos calcificados denominados de **corpos de Schaumann**.

2. A natureza do patógeno, um corpo estranho não biológico, como silício nos pulmões, que é resistente à ação das enzimas liberadas pelos neutrófilos, ou um patógeno desconhecido na doença **sarcoidose** (que afeta pulmões, linfonodos, baço e fígado).

ÓRGÃOS LINFOIDES

Os princípios básicos do sistema imune, apresentados nas seções anteriores, prepararam você para entender como cada órgão linfoide é construído para regulação da homeostasia tecidual. Os órgãos linfoides são os locais de ocorrência das respostas imunes protetoras quando o corpo enfrenta desafios imunológicos. Os principais órgãos linfoides são:

1. **Linfonodos.**
2. **Timo.**
3. **Baço.**

Linfonodos

Os linfonodos são responsáveis por filtrar a linfa, manter e fazer a diferenciação dos linfócitos B e abrigar os linfócitos T. Os linfonodos detectam e reagem a antígenos presentes na linfa.

Um linfonodo é cercado por uma cápsula e o parênquima é dividido em **córtex** e **medula** (Figura 10.16). A **cápsula** é composta de tecido conjuntivo denso não modelado cercado de tecido adiposo. Na superfície convexa do linfonodo, a cápsula é perfurada por numerosos **vasos linfáticos aferentes**, com **válvulas** para prevenir o refluxo da linfa que entra no órgão.

O estroma, ou parênquima, de um linfonodo é composto de **células reticulares** fibroblásticas interconectadas e **fibras** que formam uma rede aberta, permitindo a compartimentalização e a sobrevivência de

Figura 10.15 Desenvolvimento de um granuloma tuberculoso.

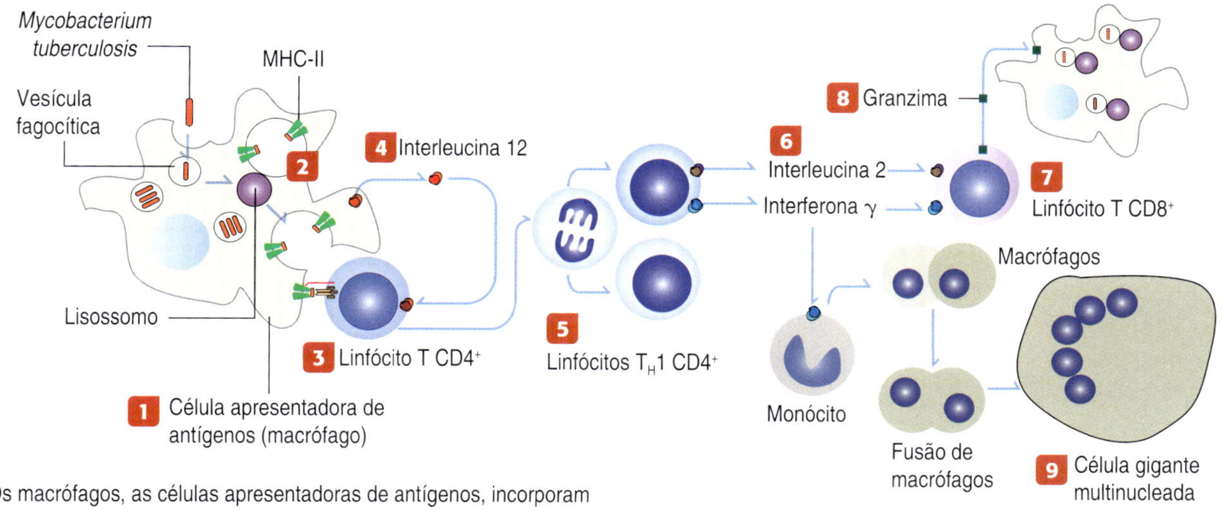

1 Os macrófagos, as células apresentadoras de antígenos, incorporam bactérias (*Mycobacterium tuberculosis*) em uma vesícula fagocítica.

2 Depois de um retardo de autopreservação, de 2 a 3 dias, induzido pelas próprias bactérias (que permite a replicação do microrganismo no interior do macrófago), um lisossomo se funde à vesícula, formando um fagossomo. Os fragmentos da bactéria são ligados ao **MHC-II** (complexo de histocompatibilidade principal de classe II) e expostos ao ambiente extracelular.

3 Um **linfócito T CD4⁺** se liga ao antígeno exposto

4 O macrófago secreta **interleucina 12**, que estimula a proliferação do linfócito T CD4⁺ **5**.

6 Os **linfócitos T_H1 CD4⁺** são produzidos e secretam **interleucina 2** e **interferona γ** para ativação de **linfócitos T CD8⁺ 7** que lançam granzima protease nos macrófagos que abrigam bactérias **8**.

9 Depois de várias semanas, os **monócitos** recrutados são estimulados por **interferona γ** e se tornam **macrófagos**. Os macrófagos se fundem às **células gigantes multinucleadas** (conhecidas como **células de Langhans** na infecção por tuberculose). Esses eventos definem a **hipersensibilidade de tipo 4 ou tardio**.

Granuloma

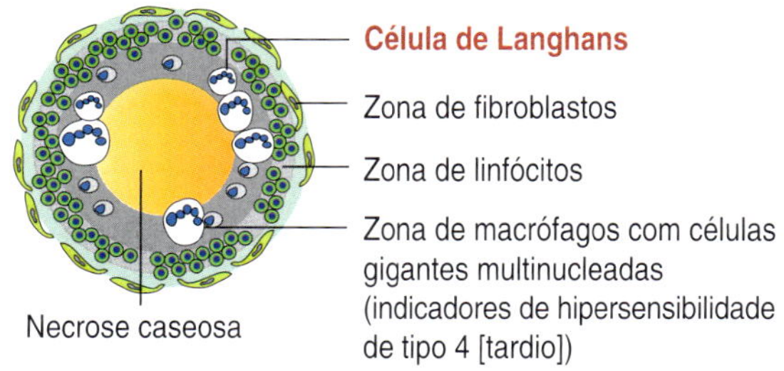

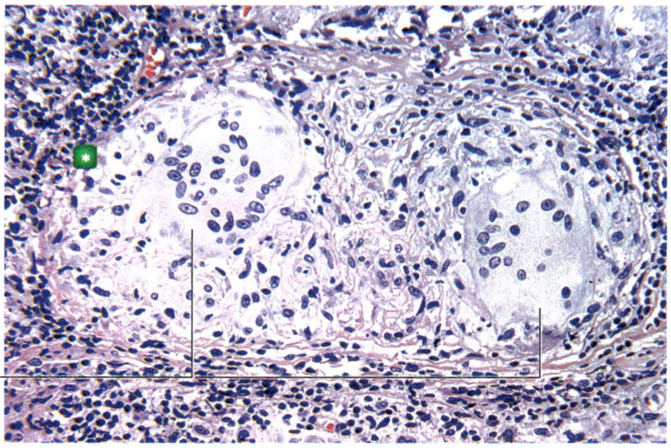

Granuloma de sarcoidose em um linfonodo. Não há necrose caseosa. As células predominantes são macrófagos e células gigantes multinucleadas. Poucos linfócitos são observados no interior do granuloma. Há um limite de tecido conjuntivo em contato com os linfócitos do linfonodo (⬛).

Células gigantes multinucleadas

linfócitos B e T, bem como o transporte de antígenos e moléculas de sinalização para regiões profundas do linfonodo. A compartimentalização celular assegura a ocorrência das respostas imunes adaptativas ao antígeno e da inflamação.

O **córtex** tem duas zonas:

1. O **córtex externo,** que contém **folículos linfoides**.
2. O **córtex interno ou profundo,** que armazena **linfócitos T CD4⁺ auxiliares** e **vênulas** revestidas por **células endoteliais altas**. O córtex profundo ou interno é a zona em que principalmente os linfócitos T CD4⁺ auxiliares interagem com os linfócitos B para induzir sua proliferação e diferenciação após a exposição a um antígeno específico proveniente da linfa.

Um **folículo linfoide** (Figura 10.17) é formado por:

1. Um **manto** (voltado para o córtex).
2. Um **centro germinativo** que contém, principalmente, linfócitos B em proliferação ou **linfoblastos**, **células dendríticas foliculares (CDFs)** residentes, **células dendríticas** em migração e **células reticulares** de suporte que produzem fibras reticulares (colágeno do tipo III).

O **folículo linfoide primário** não apresenta manto nem centro germinativo. O **folículo linfoide secundário** tem um manto e um centro germinativo. O manto e o centro germinativo **se desenvolvem em resposta a um estímulo antigênico**.

As **CDFs** são células ramificadas (daí o nome **dendrítica**) que formam uma rede dentro do folículo

Figura 10.16 Linfonodo.

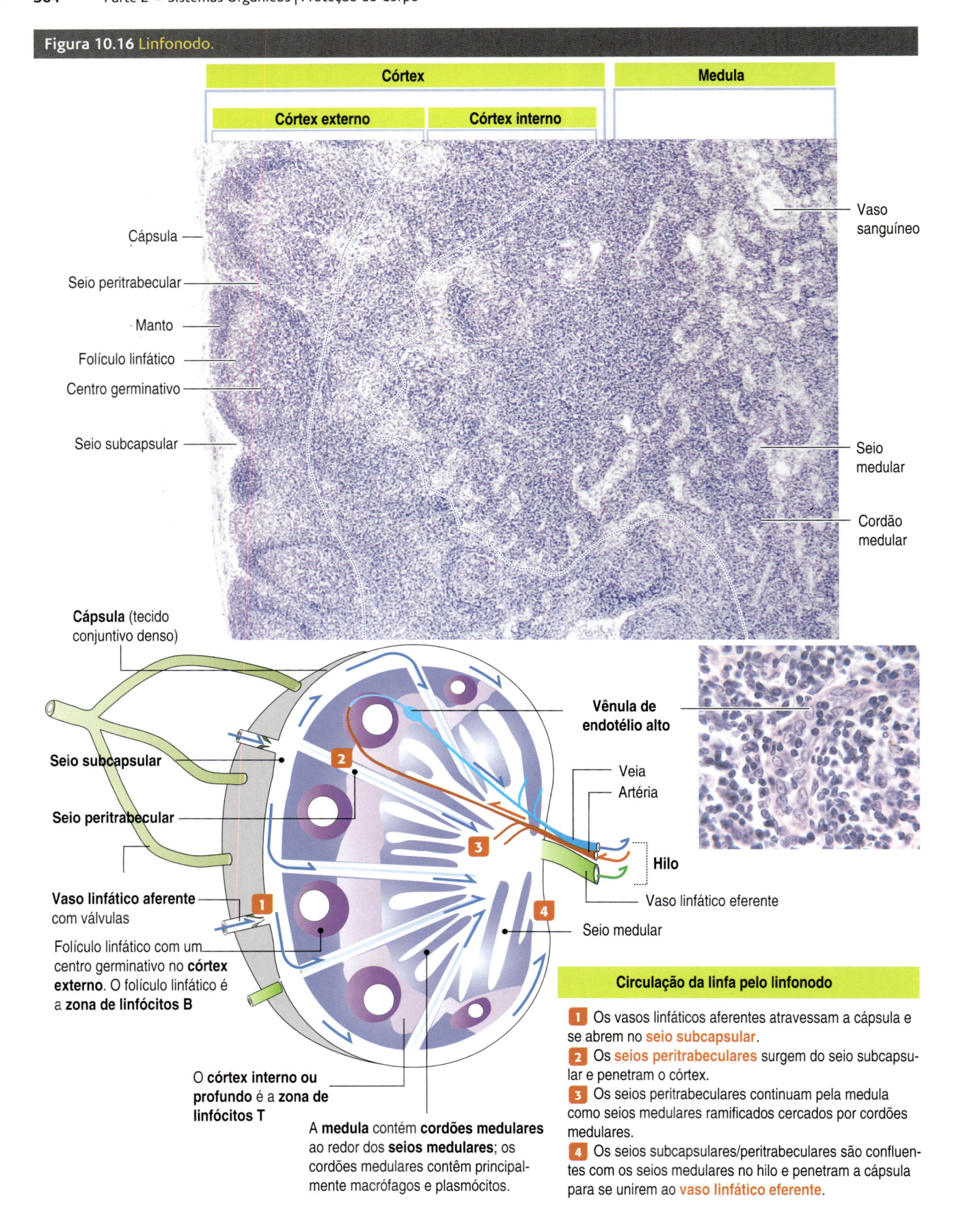

Córtex

Córtex externo

Córtex interno

Medula

Cápsula

Seio peritrabecular

Manto

Folículo linfático

Centro germinativo

Seio subcapsular

Vaso sanguíneo

Seio medular

Cordão medular

Cápsula (tecido conjuntivo denso)

Vênula de endotélio alto

Veia

Artéria

Hilo

Vaso linfático eferente

Seio subcapsular

Seio peritrabecular

Vaso linfático aferente com válvulas

Folículo linfático com um centro germinativo no **córtex externo**. O folículo linfático é a **zona de linfócitos B**

O **córtex interno ou profundo** é a **zona de linfócitos T**

Seio medular

A **medula** contém **cordões medulares** ao redor dos **seios medulares**; os cordões medulares contêm principalmente macrófagos e plasmócitos.

Circulação da linfa pelo linfonodo

1 Os vasos linfáticos aferentes atravessam a cápsula e se abrem no seio subcapsular.

2 Os seios peritrabeculares surgem do seio subcapsular e penetram o córtex.

3 Os seios peritrabeculares continuam pela medula como seios medulares ramificados cercados por cordões medulares.

4 Os seios subcapsulares/peritrabeculares são confluentes com os seios medulares no hilo e penetram a cápsula para se unirem ao vaso linfático eferente.

Figura 10.17 Folículo linfático.

Os linfócitos B com Ig de superfície de **alta afinidade** migram para os cordões medulares e se diferenciam em **plasmócitos** secretores de IgM ou IgG na linfa dos vasos linfáticos eferentes.

Linfócito B

Célula dendrítica folicular (CDF)

Os **macrófagos** fagocitam os linfócitos B apoptóticos com imunoglobulina (Ig) de superfície de baixa afinidade.

Macrófago

Córtex interno (zona de linfócitos T)

Linfócitos T auxiliares CD4⁺

Cordão medular

Plasmócito

Vaso linfático eferente

2 Zona do manto (zona de linfócitos B)

Os linfócitos B maduros que não são específicos para um antígeno se acumulam na **zona do manto**, formando uma capa sobre o folículo linfoide.

1 Centro germinativo (zona de linfócitos B)

O folículo linfático é composto de um **centro germinativo** em que há proliferação dos linfócitos B ativados. A proliferação ocorre depois da ativação dos linfócitos B pelos linfócitos T auxiliares, apresentando o antígeno específico a eles. Os linfócitos T auxiliares estão localizados no córtex interno do linfonodo.

Quando os linfócitos B em proliferação amadurecem, param de se dividir e fazem contato com as **células dendríticas foliculares (CDFs)**. As CDFs não são derivadas da medula óssea; apresentam antígenos específicos em sua superfície celular, atraindo linfócitos B ativados por antígeno.

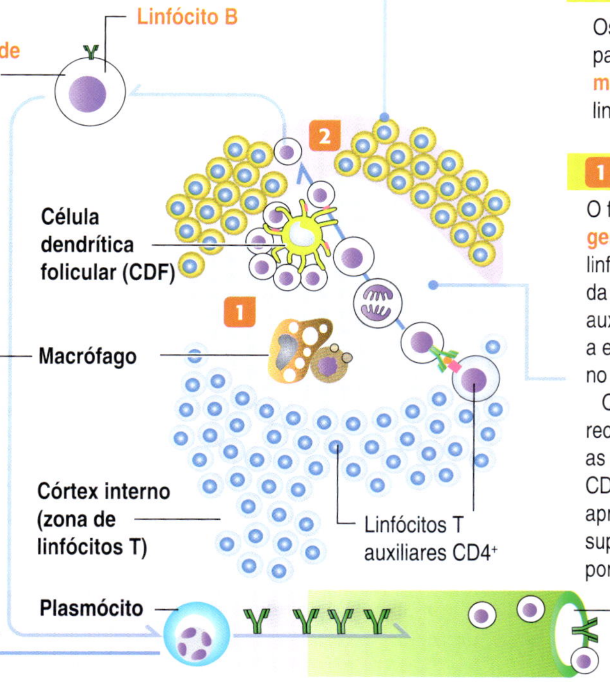

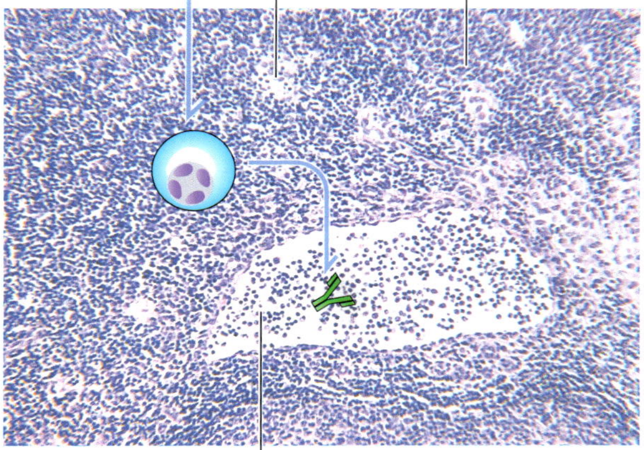

Seio medular   Cordão medular

Um **vaso linfático eferente** coleta as imunoglobulinas e os linfócitos que, então, são transportados para a circulação sanguínea

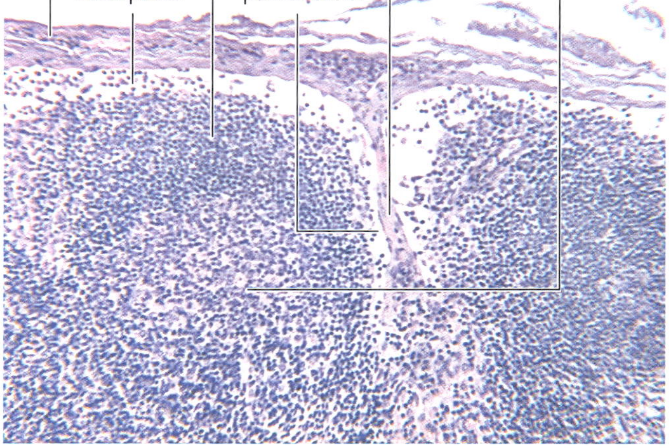

Cápsula   **Zona do manto**   Trabécula

Seio subcapsular   Seio peritrabecular   **Centro germinativo**

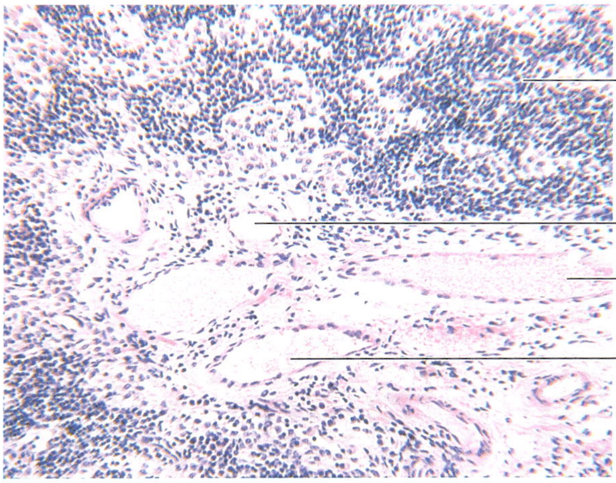

Cordão medular

Fibras reticulares produzidas por células reticulares

Vasos sanguíneos no hilo de um linfonodo

Folículo linfático

Estroma de um linfonodo

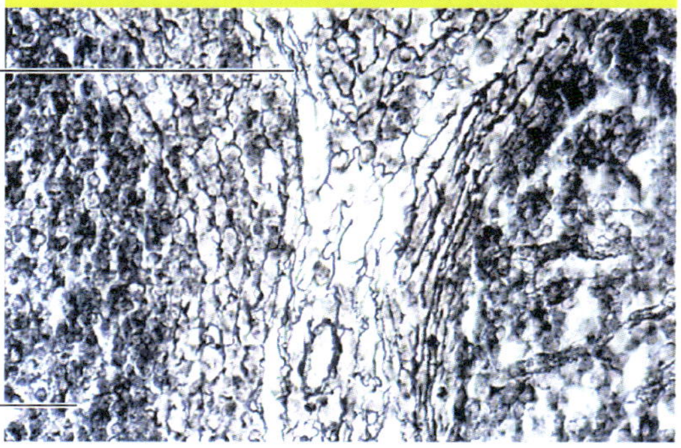

Coloração com prata

linfoide. Diferentemente das células dendríticas migratórias, que derivam da medula óssea e interagem com os linfócitos T, as CDFs residentes não são derivadas de uma célula precursora da medula óssea. Essas células são observadas na margem dos centros germinativos e interagem com linfócitos B maduros. As CDFs prendem os antígenos em sua superfície para serem reconhecidos pelos linfócitos B.

Os linfócitos B ativados, com Igs de alta afinidade em sua superfície, migram para os cordões medulares e se diferenciam em plasmócitos secretores de IgM ou IgG nos seios medulares ou vasos linfáticos eferentes (ver Figura 10.17).

A interação dos linfócitos B maduros com as CDFs os resgatam da apoptose. Apenas os linfócitos B com imunoglobulinas de baixa afinidade em sua superfície são induzidos à apoptose. Os macrófagos no folículo linfoide removem os linfócitos B apoptóticos por fagocitose.

Os **seios linfáticos** são espaços revestidos por células endoteliais. Localizam-se sob a cápsula (**seio subcapsular**) e ao longo de trabéculas de tecido conjuntivo, derivadas da cápsula, que entram no córtex (**seio peritrabecular**). Macrófagos altamente fagocitários estão distribuídos ao longo dos seios subcapsular e peritrabecular para remover material particulado presente na linfa infiltrada. A linfa que entra no seio peritrabecular através do seio subcapsular se difunde até os seios medulares e sai por um único vaso linfático eferente. A linfa no seio subcapsular pode desviar-se dos seios peritrabecular e medular e sair pelo vaso linfático eferente.

As **vênulas de endotélio alto** (**HEVs**; do inglês, *high endothelial venules*), localizadas no córtex interno ou profundo, são a porta de entrada da maioria dos linfócitos B e T no linfonodo.

A **medula** é cercada pelo córtex, exceto na região do **hilo**. O hilo é uma superfície côncava do linfonodo em que o **vaso linfático eferente** e uma única **veia** saem e uma artéria entra no linfonodo.

A medula tem dois componentes principais:
1. **Sinusoides medulares**, espaços revestidos por células endoteliais cercadas por células reticulares e macrófagos.
2. **Cordões medulares**, com linfócitos B, macrófagos e **plasmócitos** (ver 10.17). Os linfócitos B ativados migram do córtex, entram nos cordões medulares e se tornam plasmócitos. Essa é uma localização estratégica, pois os plasmócitos podem secretar imunoglobulinas diretamente no lúmen dos seios medulares sem deixar o linfonodo.

LINFADENITE E LINFOMAS

Os linfonodos representam um local de defesa contra microrganismos presentes na linfa (bactérias, vírus e parasitos) que entram no linfonodo por meio dos vasos linfáticos aferentes. Esse mecanismo de defesa depende da interação dos linfócitos B, nos nódulos foliculares, com os linfócitos T CD4⁺ no córtex interno.

No Capítulo 12, *Sistema Cardiovascular*, mencionamos que o fluido intersticial, que representa o plasma filtrado, é transportado para sacos cegos que correspondem aos capilares linfáticos.

Esse fluido intersticial, que entra nos capilares linfáticos como **linfa**, segue para os vasos linfáticos coletores, que se tornam vasos aferentes para os linfonodos regionais (Boxe 10.G). Os linfonodos estão ligados em série pelos vasos linfáticos de tal maneira que o **vaso linfático eferente de um linfonodo se torna o vaso linfático aferente de um linfonodo a jusante**.

Antígenos solúveis e particulados drenados com o fluido intersticial, assim como as células dendríticas da pele portando antígenos (células de Langerhans; ver Capítulo 11, *Sistema Tegumentar*), entram nos vasos linfáticos, sendo transportados para os linfonodos.

As células dendríticas portadoras de antígenos entram no córtex interno, rico em linfócitos T CD4⁺ auxiliares. Antígenos solúveis e particulados são detectados na linfa circulante por macrófagos residentes e células dendríticas estrategicamente localizados ao longo dos seios subcapsulares e peritrabeculares.

Quando a reação imune em resposta às bactérias drenadas localmente é aguda (p. ex., infecção dentária ou das tonsilas), os linfonodos locais aumentam de tamanho e se tornam dolorosos devido à distensão da cápsula pela proliferação celular e edema. Isso é conhecido como **linfadenite aguda**.

Linfomas são tumores do tecido linfoide em forma de massas teciduais. A **leucemia linfocítica** representa tumores linfoides com acometimento da medula óssea.

A maioria dos linfomas é originária de linfócitos B (80%); os demais têm origem em linfócitos T. Os linfomas se dividem em **linfomas de Hodgkin** e **linfomas não Hodgkin**. Clinicamente, são caracterizados

---

Boxe 10.G Fluxo de linfa e migração das células dendríticas.

- Vasos linfáticos aferentes terminais, que transportam linfa para os linfonodos, são derivados dos vasos linfáticos coletores

- Os vasos linfáticos aferentes terminais penetram no tecido conjuntivo do córtex de um linfonodo e esvaziam seu conteúdo no seio subcapsular

- O fluxo de linfa para o linfonodo é regulado por células musculares lisas presentes na parede dos vasos linfáticos coletores (atividade bombeadora intrínseca) e por movimentos do tecido circundante (atividade passiva extrínseca)

- Os vasos linfáticos coletores apresentam válvulas que permitem o fluxo unidirecional de linfa e células (p. ex., células dendríticas e leucócitos) de linfonodo para linfonodo. As válvulas impedem o refluxo da linfa processada para o linfonodo anterior

- As células dendríticas são altamente móveis. Estão distribuídas na periferia como sentinelas para monitorar a presença de antígenos estranhos. São realocadas para os órgãos linfoides secundários, especialmente os linfonodos, para interagirem com os linfócitos T de memória do córtex profundo. Um exemplo é a célula Langerhans, presente na epiderme.

pelo aumento indolor de volume dos linfonodos, localizado ou generalizado (doença nodal).

A **célula de Hodgkin-Reed-Sternberg** (Figura 10.18), encontrada no linfoma de Hodgkin clássico, é uma célula tumoral multinucleada ou multilobulada originária do linfócito B, cercada por linfócitos T, eosinófilos, plasmócitos e macrófagos (celularidade mista).

Outro grupo na categoria dos linfomas é formado pelos **tumores de plasmócitos**, compostos dessas células, linfócitos B em diferenciação terminal. Esses tumores (**mieloma múltiplo**) são originários da medula óssea e provocam destruição óssea, com dor devido a fraturas (ver Boxe 10.E).

TIMO

Desenvolvimento do timo

Uma breve revisão do desenvolvimento do timo facilita a compreensão da estrutura e da função desse órgão linfoide (Figura 10.19).

O **mesênquima** do arco faríngeo dá origem à cápsula, às trabéculas e aos vasos do timo. O **rudimento epitelial tímico** atrai **precursores de timócitos derivados da medula óssea, células dendríticas** e **macrófagos** necessários para a função tímica normal.

Durante a **vida fetal**, o timo contém linfócitos derivados do fígado. Os progenitores dos linfócitos T formados na medula óssea durante a hemocitopoese entram no timo como **timócitos imaturos** e amadurecem em timócitos imunocompetentes (predominantemente **CD4+** ou **CD8+**), que, então, são carregados pelo sangue para os linfonodos, baço e outros tecidos linfáticos.

Nos seres humanos, o timo está completamente desenvolvido antes do nascimento. A produção de linfócitos T é significativa antes da puberdade. Após

a puberdade, o timo começa a involuir e, nos adultos, a produção de linfócitos T é menor. As progênies de linfócitos T são estabelecidas e a imunidade é mantida sem a necessidade de produção de novos linfócitos T.

Uma diferença significativa em relação ao linfonodo e o baço é que o **estroma do timo consiste em células epiteliais tímicas (CETs)** organizadas em uma rede dispersa para permitir o contato íntimo com os **timócitos** em desenvolvimento, os precursores dos linfócitos T que chegam da medula óssea. Diferentemente do timo, o estroma dos linfonodos e do baço contém células e fibras reticulares. Não há células epiteliais estromais.

Desenvolvimento das células epiteliais tímicas

Existem dois aspectos importantes durante o desenvolvimento do timo em relação às CETs com relevância para a tolerância a autoantígenos e doenças autoimunes:

1. **Uma única célula precursora dá origem às células epiteliais tímicas corticais (cCETs) e às células epiteliais tímicas medulares (mCETs).**

O fator de transcrição **Foxn1** (do inglês, *foxhead box N1*) **regula a diferenciação das cCETs e mCETs,** que começa antes da chegada dos precursores do timócitos provenientes da medula óssea.

A diferenciação inclui a expressão de citoqueratinas e o estabelecimento de desmossomos intercelulares, duas importantes características das células epiteliais. As CETs formam uma rede aberta, que permite o contato íntimo com os timócitos.

Uma mutação no gene *Foxn1* produz camundongos *nudes* (sem pelos) e **atímicos**. De maneira análoga às CETs, *Foxn1* regula a diferenciação dos

---

Figura 10.18 Linfoma de Hodgkin.

Eosinófilo   Célula de Hodgkin-Reed-Sternberg

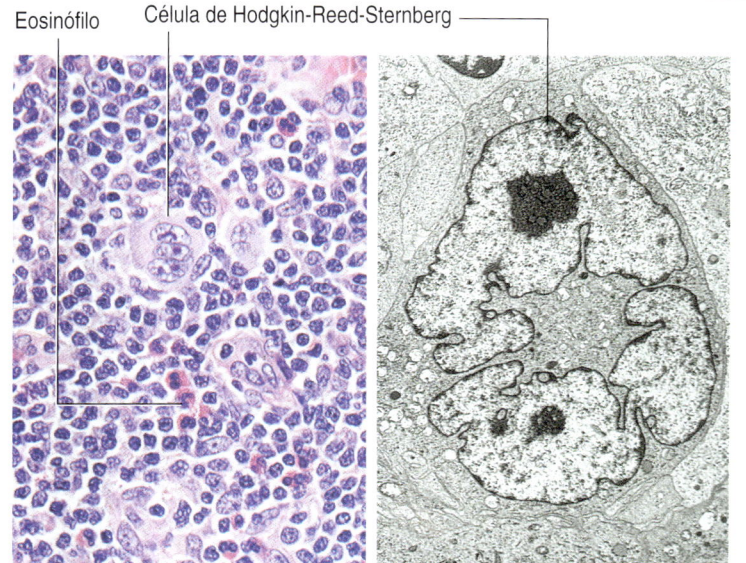

Imagem histológica de Hoffbrand AV, Pttit JE: Color Atlas of Clinical Hematology. 3rd Edition. Philadelphia, Mosby, 2000.
Imagem de microscopia eletrônica de Damjanov I, Linder J: Pathology: A Color Atlas. Philadelphia, Mosby, 2000.

Linfoma de Hodgkin: um linfoma de linfócitos B

O linfoma de Hodgkin (HL) é um dos linfomas mais frequentes e geralmente afeta adultos jovens. Uma importante característica histológica da forma clássica do HL é a célula de Hodgkin-Reed-Sternberg (HRS), uma célula tumoral originária de linfócitos B do centro germinativo. A célula HRS não expressa a maioria dos antígenos de linfócitos B, como CD20, CD79A, CD19 e CD22 e imunoglobulinas. Em vez disso, as células HRS expressam moléculas normalmente não observadas em linfócitos B, como CD30, CD15, CD70 e outros.

Em cerca de 40% dos casos, as células HRS são infectadas pelo vírus Epstein-Barr, indicando um importante papel desse microorganismo na patogênese do HL. As células HRS são multinucleadas ou multilobuladas e apresentam inclusões eosinófilas nucleares.

As células HRS secretam citocinas que atraem eosinófilos e linfócitos T CD4+. Esses últimos estimulam o crescimento das células HRS no tecido linfático.

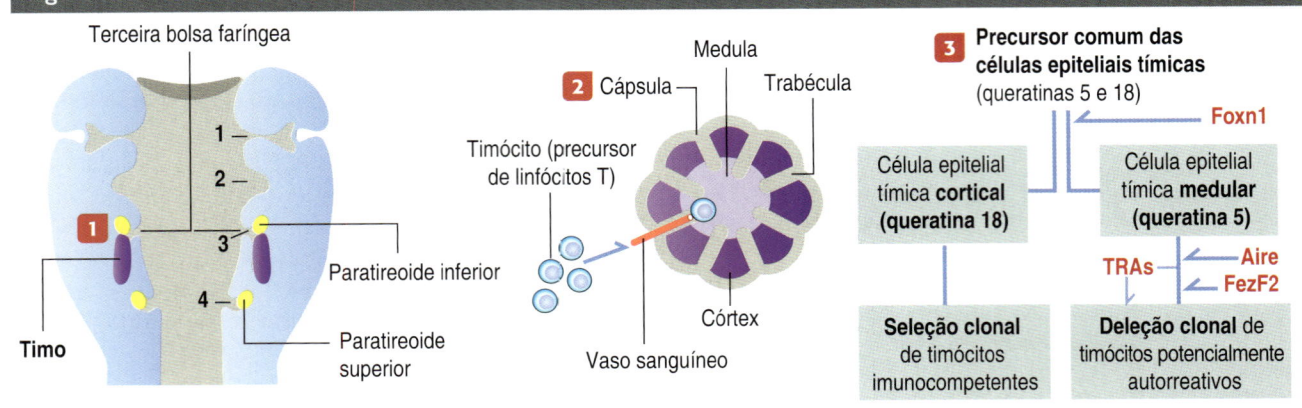

Figura 10.19 Desenvolvimento do timo.

1 Os rudimentos do timo são originários da região caudal da **terceira bolsa faríngea** endodérmica de cada lado; proliferam, migram para o tórax e são conectados por tecido conjuntivo.

O tecido da paratireoide, que se desenvolve a partir da mesma bolsa, migra com o timo e forma as paratireoides inferiores. As paratireoides superiores são originárias da quarta bolsa faríngea. Os números 1 a 4 indicam as bolsas faríngeas.

2 A **cápsula** é formada a partir do mesênquima da crista neural. As trabéculas derivadas da cápsula se estendem pela futura região corticomedular do timo, dividindo-o em **lóbulos incompletos**.

Por volta de 14 semanas, os precursores de timócitos chegam da medula óssea pelos vasos sanguíneos, depois que **células epiteliais tímicas (CETs)** interconectadas formam uma rede tridimensional e há **macrófagos** presentes. Por volta de 17 semanas, o timo começa a produzir linfócitos T.

3 As CETs são importantes na seleção clonal e deleção clonal dos timócitos em diferenciação:

(1) Um precursor comum (queratinas 5 e 18) dá origem a CETs corticais (queratina 18) e medulares (queratina 5).

2) As CETs expressam três fatores de transcrição essenciais: **Foxn1** (*forkedhead box* N1), **aire** (regulador autoimune) e **FezF2** (família FEZ de dedos de zinco 2).

Foxn1 é essencial para a diferenciação das CETs. **Aire** e **FezF2** regulam a expressão de um portfólio de **antígenos restritos a tecidos (TRAs)** pelas **CETs medulares (mCET)**, que normalmente não expressam essas proteínas. Os TRAs permitem a identificação e eliminação de timócitos autorreativos.

A mutação do gene *aire* em humanos causa poliendocrinopatia autoimune– candidíase–distrofia ectodérmica (APECED). A proteína FezF2 é necessária para o desenvolvimento do córtex cerebral de camundongos. Mutações no gene humano *FEZF2* são associadas ao autismo e doenças neoplásicas.

queratinócitos epidérmicos (ver Capítulo 11, *Sistema Tegumentar*).

2. O **fator de transcrição aire** (equivalente a regulador autoimune [*autoimune regulator*]; Boxe 10.H) e **FezF2** (família FEZ de dedos de zinco 2 [*FEZ Family Zinc Finger 2*]) permite a expressão gênica de uma pequena quantidade de proteínas próprias, coletivamente chamadas **antígenos restritos a tecido (TRAs**; do inglês, *tissue-restricted antigens*), pelas mCETs. A expressão dessas proteínas permite a **eliminação de timócitos que reconhecem antígenos específicos dos tecidos**. Essas células são timócitos autorreativos.

A doença autossômica humana **poliendocrinopatia autoimune–candidíase–distrofia ectodérmica (APECED)** está associada a uma mutação no gene *aire* (ver Boxe 10.H).

Estrutura do timo

O timo é composto de **dois lobos** subdivididos em vários **lóbulos incompletos**, cada um com um **córtex** independente e uma **medula** compartilhada (Figura 10.20).

Uma **cápsula** de tecido conjuntivo com pequenas arteríolas cerca os lóbulos. A cápsula projeta **septos** ou **trabéculas** para dentro do órgão. Vasos sanguíneos (**arteríolas** e **vênulas trabeculares**) dentro da trabécula ganham acesso ao estroma de CET (Figura 10.21). **A síndrome de DiGeorge** é uma imunodeficiência hereditária em que não há desenvolvimento das CETs (Boxe 10.I).

O **córtex** contém **CETs** que formam uma rede tridimensional interconectada e sustentada por fibras de colágeno. Os capilares são cercados pelas CETs, ligadas umas às outras por intermédio de **desmossomos**.

Uma **lâmina basal dupla** está presente nos espaços entre as CETs e os capilares. Uma lâmina basal é produzida pelas cCETs. A outra lâmina basal tem origem nas células endoteliais. Macrófagos também podem estar presentes nas proximidades.

As cCETs, lâmina basal e células endoteliais formam a **barreira funcional hematotímica** (Figura 10.22). Macrófagos adjacentes aos capilares garantem que os antígenos que escapam dos vasos sanguíneos para o timo não reajam com timócitos em desenvolvimento no córtex, evitando, assim, o risco de uma reação autoimune.

Figura 10.20 Organização do timo.

Cápsula Trabécula Corpúsculo de Hassall — Vaso sanguíneo

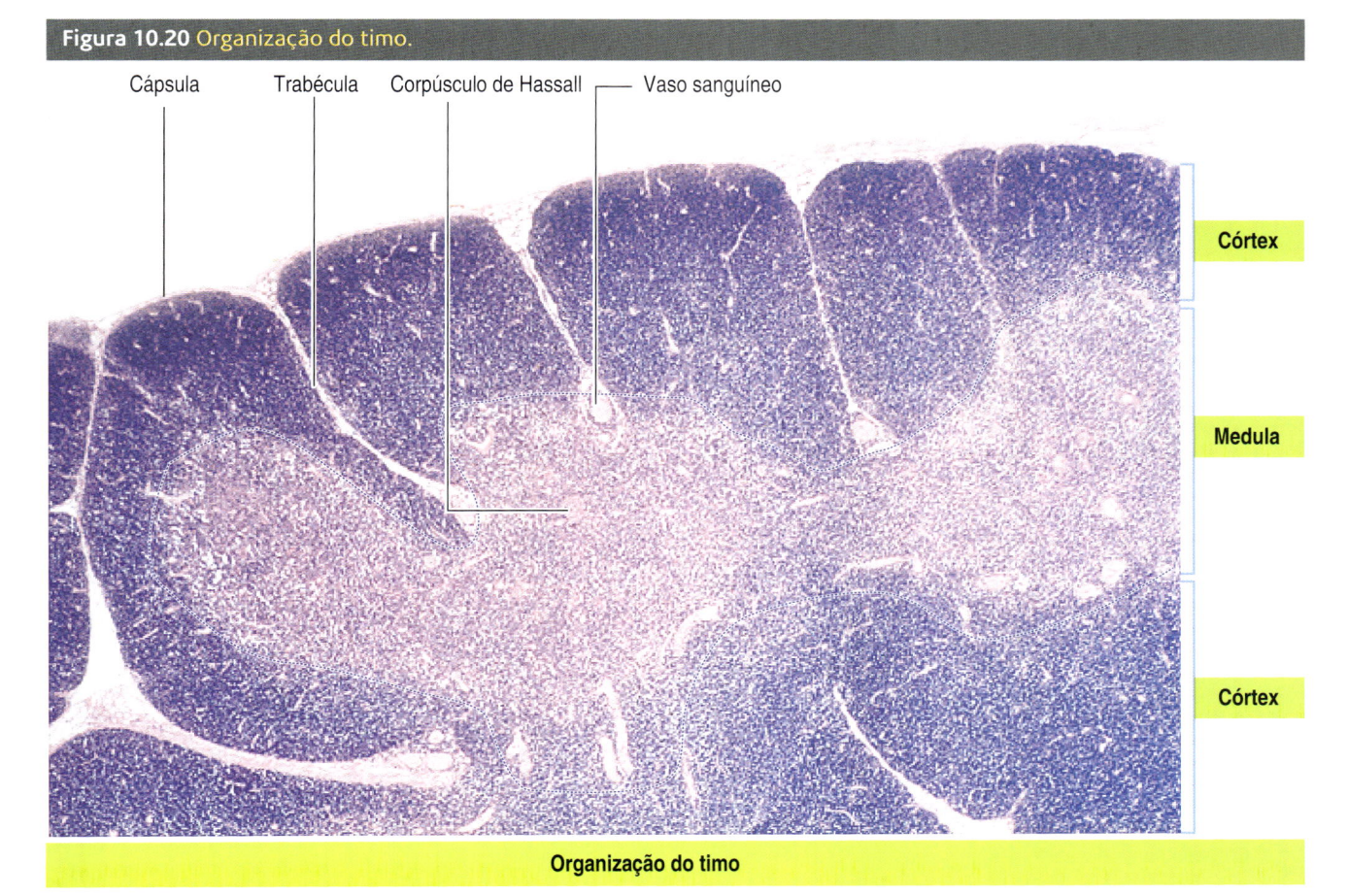

Córtex

Medula

Córtex

Organização do timo

O timo é composto de diversos lóbulos incompletos. Cada lóbulo contém uma **região cortical externa** independente, mas a **região medular central é compartilhada pelos lóbulos adjacentes**. As **trabéculas**, extensões da cápsula pela região corticomedular, delimitam cada lóbulo.

O **córtex** é composto de células do estroma e linfócitos T em desenvolvimento (**timócitos**), macrófagos e células epiteliais tímicas corticais.

As células epiteliais tímicas corticais apresentam moléculas de **MHC de classes I e II** em sua superfície.

A característica coloração nuclear azul-escura do córtex em preparações histológicas reflete a população predominante de linfócitos T em comparação à medula, menos basófila, com menor número de timócitos.

Os **corpúsculos de Hassall** são um componente característico da **medula**. Essas estruturas não são observadas no córtex.

Boxe 10.H Gene *aire* e autoimunidade.

- A doença autossômica dominante humana **poliendocrinopatia autoimune–candidíase–distrofia ectodérmica** (**APECED**), também conhecida como **poliendocrinopatia autoimune do tipo 1** (**APS-1**), é caracterizada pela destruição autoimune dos órgãos endócrinos, a incapacidade de eliminar a infecção fúngica causada pela *Candida* e o desenvolvimento de tecido ectodérmico distrófico

- A produção de anticorpos específicos para os tecidos e a reação inflamatória confinada a estruturas específicas em diversos órgãos (p. ex., retina, ovários, testículos, estômago e pâncreas) estão associadas a uma das várias mutações no gene *aire*

- O fator de transcrição *aire* permite a expressão de vários antígenos específicos ao tecido (p. ex., tiroglobulina, insulina, antígeno S da retina, glicoproteína da zona pelúcida no ovário, proteína proteolipídica no sistema nervoso central) pelas células epiteliais medulares tímicas. Essas proteínas autólogas permitem a eliminação de timócitos autorreativos na medula do timo

- Nos indivíduos com deficiência do *aire*, as proteínas próprias (TRAs) não são expressas e os timócitos autorreativos são exportados para a periferia. O mecanismo de autotolerância não está operacional, pois os linfócitos T autorreativos não são eliminados pela deleção clonal.

O primeiro passo do desenvolvimento dos timócitos ocorre no córtex. Na área mais periférica do córtex, adjacente à cápsula, timócitos duplo-negativos proliferam e dão início ao processo de rearranjo gênico, levando à expressão do pré-TCR, juntamente com os correceptores CD4 e CD8.

No córtex profundo, os timócitos em amadurecimento são duplo-positivos (CD4$^+$ e CD8$^+$) e se tornam receptivos aos complexos peptídio-MHC. O processo de **seleção positiva** dos linfócitos T agora tem início na presença das cCETs, que expressam tanto moléculas de MHC de classe I quanto da classe II em sua superfície. As moléculas de MHC de classe II são necessárias ao desenvolvimento dos linfócitos T CD4$^+$; as moléculas de MHC de classe I, por sua vez, são necessárias ao desenvolvimento dos linfócitos T CD8$^+$.

Os timócitos que reconhecem moléculas MHC próprias, mas não autoantígenos, amadurecem pela seleção positiva. Os timócitos incapazes de reconhecer

Figura 10.21 Estrutura do timo.

Histologia do timo

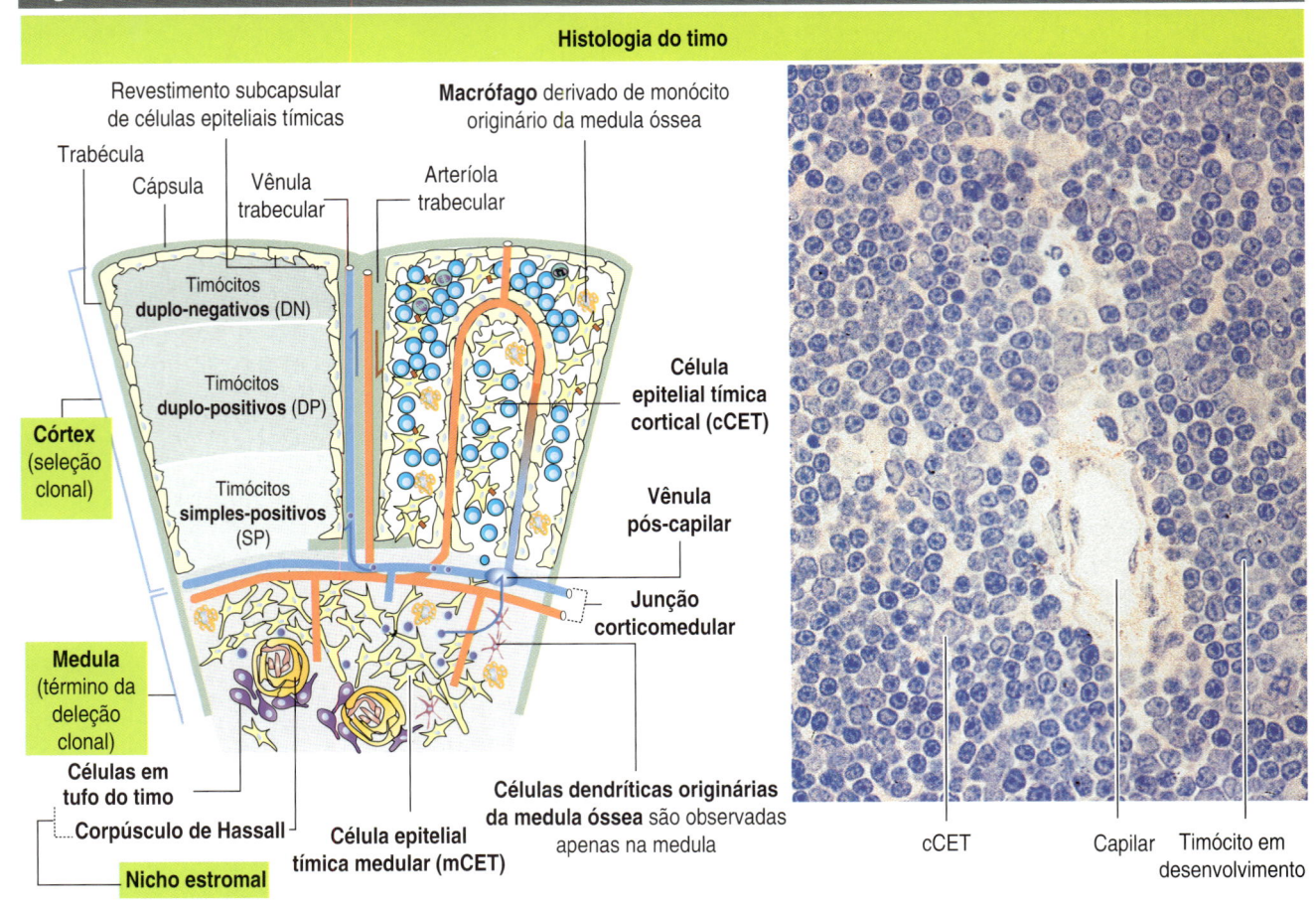

cCET   Capilar   Timócito em desenvolvimento

Corpúsculos de Hassall

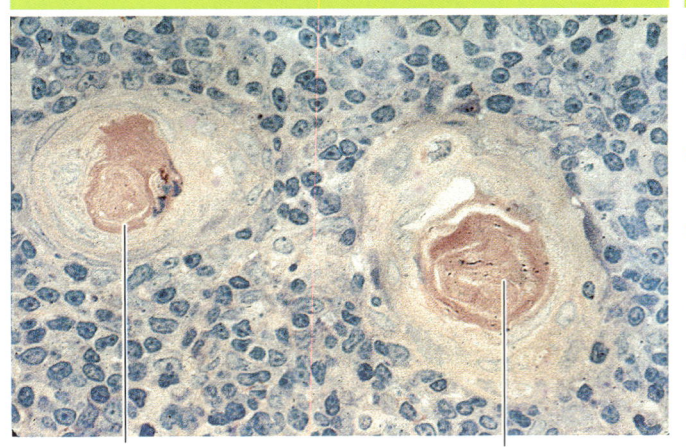

Os **corpúsculos de Hassall** são observados apenas na medula do timo. São agregados de mCETs terminalmente diferenciadas, cornificadas e em contato íntimo com um subtipo de mCETs, chamadas **células em tufo do timo**.

Os corpúsculos de Hassall e as células em tufo do timo constituem um nicho especializado na medula do timo.

As **células em tufo do timo** expressam genes quimiossensoriais *Tas2r* e MHC de classe II em sua superfície. Secretam **interleucina 25** (**IL-25**) no nicho especializado medular que contribui para as últimas etapas do desenvolvimento do timócito.

Distribuição dos timócitos em desenvolvimento

O timo funcional é composto de duas populações celulares: as **células especializadas do estroma** e os **timócitos em desenvolvimento** treinados para reconhecer antígenos estranhos enquanto apresentam autotolerância.

As células do estroma incluem (1) **células epiteliais tímicas subcapsulares**, que também revestem as trabéculas e os espaços perivasculares; (2) **células epiteliais tímicas corticais** (**cCET**); (3) **células epiteliais tímicas medulares** (**mCET**) que dão origem aos **corpúsculos de Hassall**; (4) **macrófagos**, no córtex e na medula, que removem os linfócitos T apoptóticos eliminados durante a seleção e a deleção clonal; e (5) **células dendríticas** originárias da **medula óssea**, confinadas à medula.

Em essência, as cCETs coordenam os **primeiros estágios** do desenvolvimento dos timócitos, inclusive a **seleção positiva**. As mCETs coordenam as **últimas etapas** do desenvolvimento dos timócitos, inclusive a **seleção negativa**.

Os timócitos em desenvolvimento passam por diferentes estágios de maturação: Os timócitos imaturos, chamados **timócitos duplo-negativos** (**DN**), entram no córtex do timo por meio de vasos sanguíneos e proliferam na área subcapsular.

Os **timócitos duplo-positivos** (**DP**) passam para o córtex, onde são confrontados por células epiteliais com moléculas de MHC de classes I e II em sua superfície celular para **seleção clonal**.

Os **timócitos simples-positivos** (**SP**) migram para o córtex interno. A maioria dos timócitos (80 a 85%) estão no córtex. A medula contém os 15 a 20% restantes de timócitos passando pelo processo de **deleção clonal** (eliminação de timócitos autorreativos).

Boxe 10.I Síndrome de DiGeorge.

- A síndrome de DiGeorge é uma imunodeficiência hereditária em que não há desenvolvimento das células epiteliais tímicas. O timo e as glândulas paratireoides são rudimentares ou ausentes. A causa é uma deleção de genes no cromossomo 22 (síndrome de deleção 22q11.2)

- Os pacientes apresentam defeitos cardíacos congênitos, hipoparatireoidismo (com níveis baixos de cálcio no sangue), fissura palatina, problemas comportamentais e psiquiátricos e maior suscetibilidade a infecções

- A ausência de organização do timo pelas células epiteliais tímicas impede a diferenciação dos linfócitos T derivados da medula óssea. As células epiteliais tímicas expressam moléculas de MHC das classes I e II em sua superfície, e essas moléculas são necessárias à seleção clonal dos timócitos. Sua ausência na síndrome de DiGeorge afeta a produção de linfócitos T funcionais. O desenvolvimento de linfócitos B não é alterado pela síndrome de DiGeorge

- O camundongo *nude* (atímico) pertence a uma linhagem que não expressa o fator de transcrição Foxn1 necessário para a diferenciação das células epiteliais tímicas e células epidérmicas envolvidas no desenvolvimento normal do timo e dos folículos pilosos. O camundongo *nude* é o equivalente murino da síndrome de DiGeorge.

as moléculas de MHC não são selecionados, vindo a ser eliminados pela **morte celular programada,** ou **apoptose**.

Os timócitos que reconhecem tanto o MHC próprio quanto os TRAs produzidos por mCETs sob regulação dos genes *aire* e *FEZF2* são eliminados por **seleção negativa (deleção clonal),** uma tarefa realizada por células dendríticas e macrófagos.

Cerca de 95% dos timócitos em desenvolvimento morrem no córtex do timo sem jamais amadurecer. Na ausência de um sinal de sobrevivência, os timócitos duplo-positivos sofrem apoptose em até 3 dias; uma sinalização trófica permite a progressão de timócitos duplo-positivos para simples-positivos.

Em 1 semana, as células simples-positivas são eliminadas por apoptose, a não ser que recebam um sinal positivo para sobrevivência e sejam exportadas para a periferia.

Vamos agora considerar a medula do timo. A **medula** de um lóbulo é contínua com a medula do lóbulo adjacente.

A medula contém **timócitos maduros** em migração para o córtex. A maturação dos timócitos é concluída na medula e os timócitos funcionais entram nas vênulas pós-capilares na junção corticomedular para, então, saírem do timo.

A medula abriga mCETs e um subgrupo dessas células forma os **corpúsculos de Hassall**. Os corpúsculos de Hassall são encontrados apenas na medula do timo.

Os corpúsculos de Hassall são agregados de mCETs cornificadas em diferenciação terminal em contato íntimo com um subgrupo de mCETs, chamadas **células em tufo do timo**.

Os corpúsculos de Hassall e as células em tufo do timo constituem um **nicho especializado** na medula do timo (ver Figura 10.21).

As células em tufo do timo expressam os genes quimiossensoriais *Tas2r* e MHC de classe II em suas superfícies e secretam **interleucina 25** (**IL-25**) no nicho medular especializado, que contribui nas etapas finais do desenvolvimento e da seleção de timócitos.

Repare que **não há barreira hematotímica na medula** e que **os corpúsculos de Hassall só podem ser vistos na medula**. Além disso, saiba que cCETs e mCETs especializadas são responsáveis pela verificação da seleção de timócitos.

BAÇO

O baço é o maior órgão linfoide secundário do corpo. **Não apresenta córtex ou medula.**

O baço tem dois componentes principais com funções distintas:
1. A **polpa branca**.
2. A **polpa vermelha**.

A **polpa branca é o componente imunológico do baço.** Seus constituintes celulares são semelhantes aos do linfonodo. No entanto, os antígenos entram no baço oriundos do sangue, e não da linfa. **A polpa vermelha** é um **filtro que remove microrganismos e hemácias antigas e danificadas do sangue circulante**. Também é um **local de armazenamento de hemácias.**

As bactérias podem ser reconhecidas pelos macrófagos da polpa vermelha e sua remoção ocorre imediatamente depois de seu revestimento por proteínas do sistema complemento (produzidas no fígado) e imunoglobulinas (produzidas na polpa branca). A eliminação das bactérias ou vírus recobertos com complemento/imunoglobulina pelos macrófagos é muito rápida, prevenindo infecção dos rins, meninges e pulmões (Figuras 10.23 e 10.24).

Vascularização do baço

O baço é coberto por uma **cápsula** composta de tecido conjuntivo denso não modelado, com fibras elásticas e musculares lisas (que variam de acordo com a espécie).

As **trabéculas** derivadas da cápsula apresentam vasos sanguíneos (**artérias e veias trabeculares**) e nervos da – e para a – polpa vermelha esplênica.

Uma breve revisão da vascularização do baço (Figura 10.25), que é semelhante à de muitos órgãos com suprimento sanguíneo significativo, como os rins e pulmões, permite a compreensão da função e da estrutura desse órgão.

A **artéria esplênica** entra no hilo, dando origem às **artérias trabeculares**, que são distribuídas para a polpa esplênica ao longo das trabéculas do tecido conjuntivo.

Quando uma artéria sai da trabécula (Figura 10.26), é revestida por linfócitos T, que formam uma **bainha linfoide periarteriolar (BLPA)**, e penetra em um nódulo linfático esplênico. O vaso sanguíneo é chamado **artéria/arteríola central**. A **artéria/**

Figura 10.22 A barreira hematotímica.

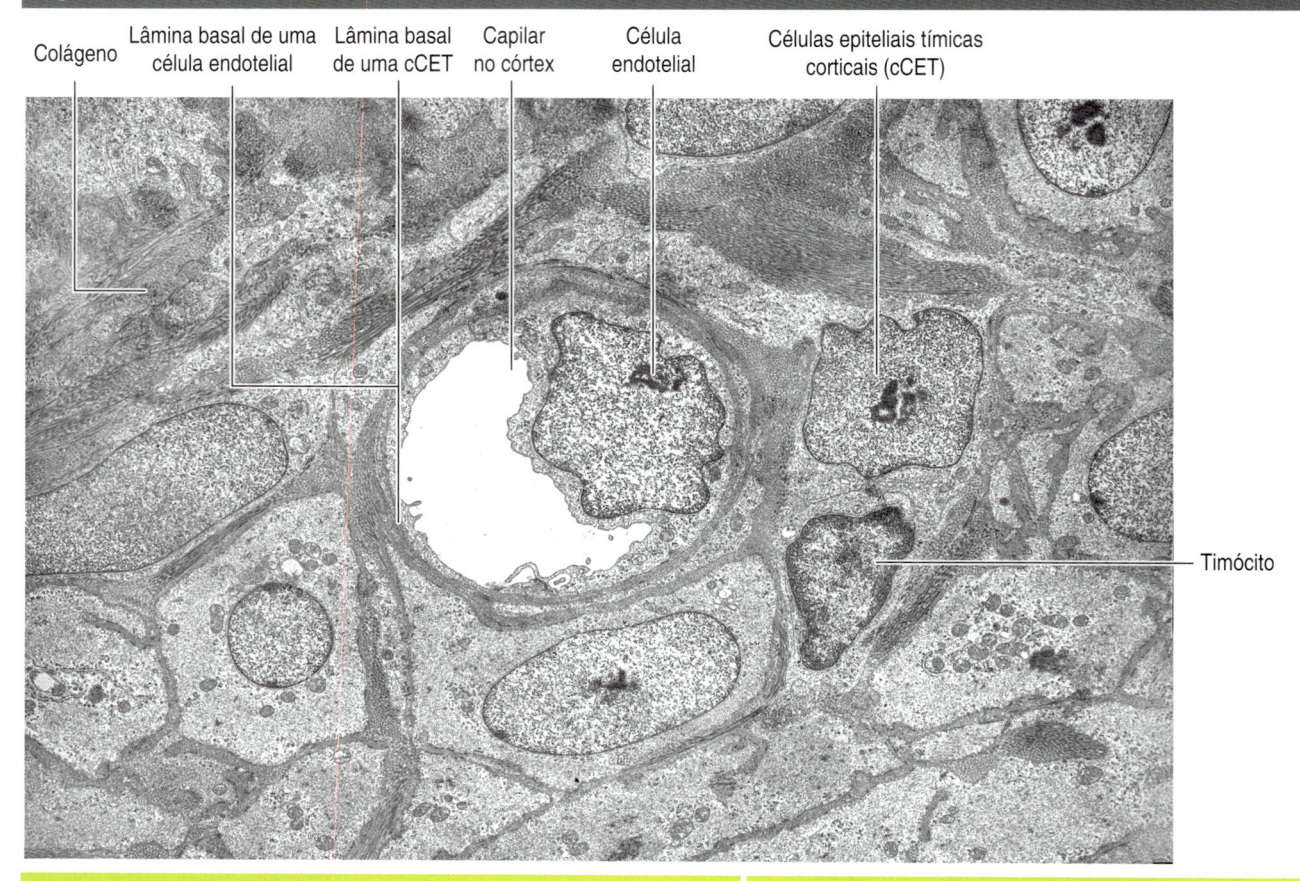

Colágeno — Lâmina basal de uma célula endotelial — Lâmina basal de uma cCET — Capilar no córtex — Célula endotelial — Células epiteliais tímicas corticais (cCET) — Timócito

Vênula pós-capilar na junção corticomedular

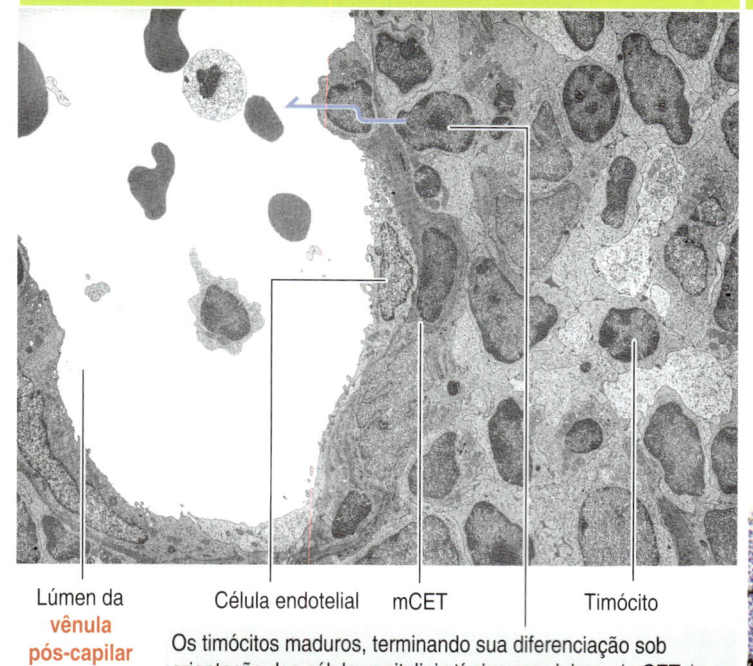

Lúmen da **vênula pós-capilar** — Célula endotelial — mCET — Timócito

Os timócitos maduros, terminando sua diferenciação sob orientação das células epiteliais tímicas medulares (mCETs), migram pelo endotélio até o lúmen de uma vênula pós-capilar corticomedular.

Córtex do timo: barreira hematotímica

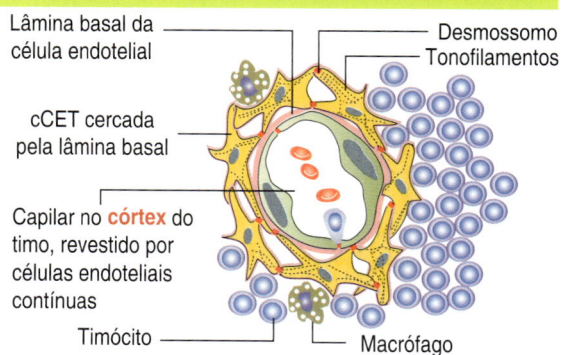

Lâmina basal da célula endotelial — Desmossomo — Tonofilamentos — cCET cercada pela lâmina basal — Capilar no **córtex** do timo, revestido por células endoteliais contínuas — Timócito — Macrófago

A **barreira hematotímica** é composta de cCETs unidas por desmossomos, lâmina basal dupla produzida pelas cCET e células endoteliais. As células endoteliais capilares são unidas por junções de oclusão.

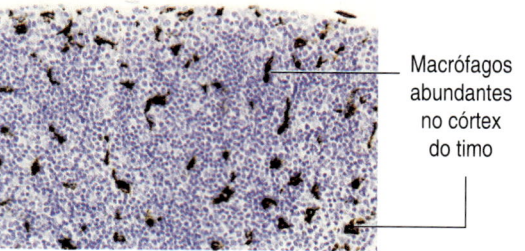

Macrófagos abundantes no córtex do timo

Painel imuno-histoquímico de Martín-Lacave I, García-Caballero T: Atlas of Immunohistochemistry. Madrid, Spain. Ed. Díaz de Santos, 2012.

Figura 10.23 Visão geral da estrutura do baço humano.

Visão geral do baço humano

O baço é estruturalmente organizado em duas zonas: a polpa vermelha e a polpa branca. A polpa vermelha é associada à filtração do sangue por meio da remoção de hemácias danificadas ou senescentes. A polpa branca é associada às respostas imunes por examinar os patógenos ou antígenos presentes no sangue que entra no canal marginal a partir da polpa vermelha. O canal marginal está localizado na interface entre a polpa vermelha e a polpa branca.

A vascularização do baço humano é composta de artérias ramificadas derivadas da artéria esplênica, que terminam em capilares com bainhas de macrófagos que se abrem no espaço da polpa vermelha. Os vasos sanguíneos chegam à polpa branca e à polpa vermelha por meio das trabéculas de tecido conjuntivo derivadas da cápsula esplênica.

Na polpa branca, a artéria/arteríola central é cercada por tecido linfoide segregado em dois componentes:
(1) A bainha linfoide periarteriolar (BLPA), composta de linfócitos T.
(2) Os folículos esplênicos, que abrigam linfócitos B.
A BLPA e os folículos constituem a polpa branca do baço.

A artéria/arteríola central deixa a polpa branca como a arteríola penicilar e dá origem aos capilares com bainhas de macrófagos que se abrem nos cordões de Billroth da polpa vermelha. No baço humano, a circulação sanguínea é aberta: o sangue circulante emerge livremente dos capilares para a polpa vermelha. Os capilares com bainhas de macrófagos não são contínuos aos sinusoides venosos esplênicos. O estroma de células reticulares, o sangue, os cordões e os sinusoides esplênicos constituem a polpa vermelha do baço.

O sangue infiltra-se através do estroma de células reticulares dos cordões antes de chegar aos sinusoides esplênicos. Os sinusoides venosos esplênicos são revestidos por células endoteliais alongadas em disposição paralela e separadas por fendas. As fendas são permeadas pelo sangue nos sinusoides. O sangue dos sinusoides converge para as veias coletoras que formarão a veia esplênica. Não há vasos linfáticos aferentes no baço.

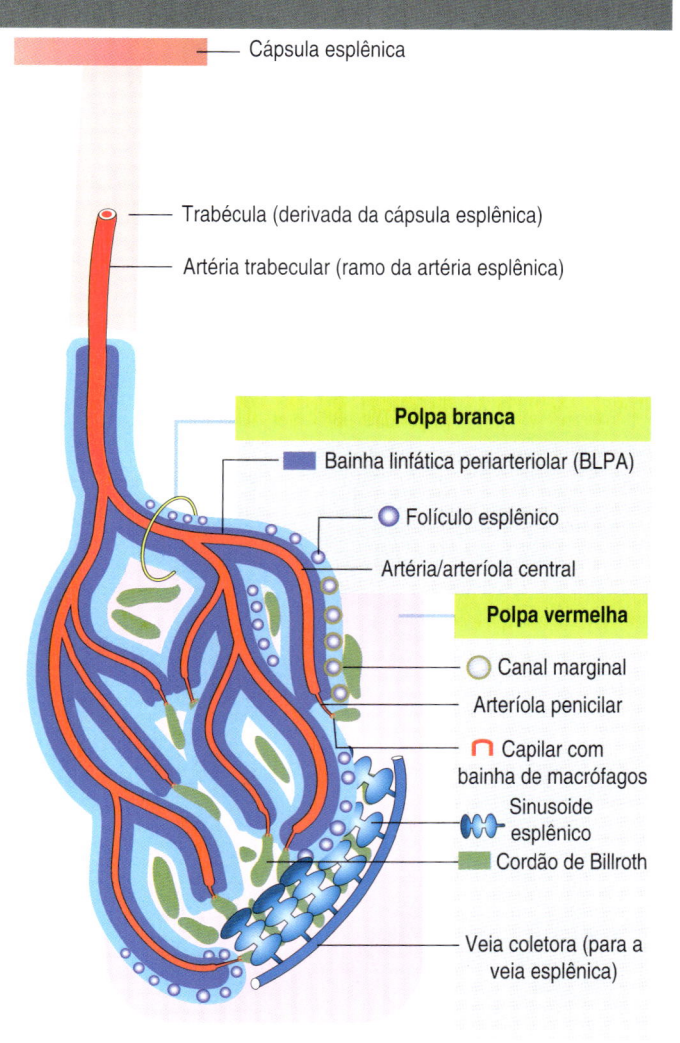

Cápsula esplênica

Trabécula (derivada da cápsula esplênica)

Artéria trabecular (ramo da artéria esplênica)

Polpa branca

■ Bainha linfática periarteriolar (BLPA)

◉ Folículo esplênico

Artéria/arteríola central

Polpa vermelha

◯ Canal marginal

Arteríola penicilar

⊓ Capilar com bainha de macrófagos

Sinusoide esplênico

Cordão de Billroth

Veia coletora (para a veia esplênica)

---

arteríola central deixa a polpa branca para se tornar artéria penicilar, que termina como capilares com bainha de macrófagos.

Os capilares com bainhas de macrófagos drenam diretamente em sinusoides esplênicos (circulação fechada) ou terminam como vasos de extremidade aberta na polpa vermelha (circulação aberta, observada no baço humano). Os sinusoides esplênicos são drenados pelas veias da polpa para veias trabeculares e, depois, para as veias esplênicas.

Polpa branca

A polpa branca é formada por (ver Figura 10.26):
1. A **artéria/arteríola central** cercada por uma bainha de linfócitos T (BLPA).
2. Os **folículos esplênicos,** compostos de linfócitos B. Células apresentadoras de antígenos, células dendríticas foliculares, células reticulares fibroblásticas e macrófagos também são observados na polpa branca.

Em **roedores**, pequenos ramos da artéria/arteríola central, chamados **arteríolas radiais**, terminam em um **seio marginal** vascular ao redor do folículo esplênico.

O baço humano não apresenta arteríolas radiais. As artérias/arteríolas centrais se abrem diretamente nos cordões esplênicos da polpa vermelha em um padrão típico de circulação aberta. Não há conexão entre as artérias/arteríolas centrais e os seios esplênicos.

Como macrófagos, células dendríticas e linfócitos repovoam o folículo esplênico? Lembre-se de que os linfócitos T e B são segregados em dois compartimentos distintos na polpa branca: a BLPA contém linfócitos T e o folículo esplênico abriga os linfócitos B.

Os linfócitos B, os linfócitos T, as células dendríticas e os macrófagos apresentadores de antígeno obtêm acesso à polpa branca por meio do **canal marginal**. As células reticulares revestem o canal marginal no limite entre a polpa branca e a polpa vermelha. O canal marginal cria uma porta aberta no nódulo esplênico para permitir a entrada de células e o acesso de antígenos do sangue para a polpa branca.

Como as células apresentadoras de antígenos detectam patógenos e antígenos do sangue? Lembre-se de

Figura 10.24 Baço.

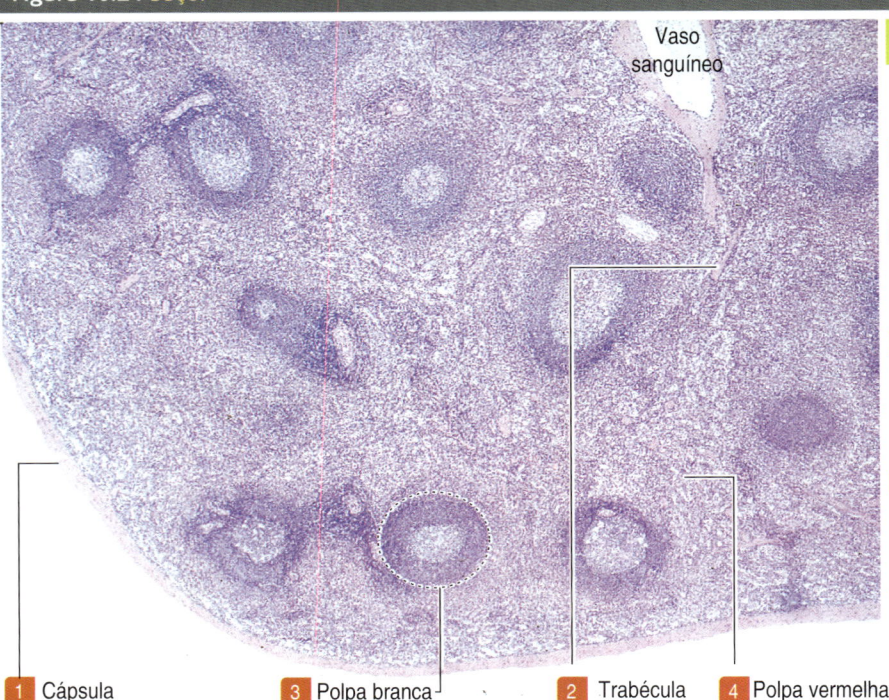

Vaso sanguíneo

1 Cápsula   **3** Polpa branca   **2** Trabécula   **4** Polpa vermelha

Organização geral do baço

Ao examinar um corte do baço em pequeno aumento, é possível notar o seguinte:

1 O baço é cercado por uma **cápsula** com colágeno, fibras elásticas e fibras musculares lisas.

2 **Trabéculas** ramificadas, derivadas da cápsula, entram no parênquima do baço. As trabéculas apresentam as artérias e veias trabeculares.

3 O baço possui muitas estruturas esféricas, compostas de um anel denso periférico ao redor de um centro claro. As estruturas esféricas são os **folículos esplênicos**; são parte da **polpa branca** do baço.

4 As estruturas da polpa branca são cercadas pela **polpa vermelha**. A polpa vermelha é composta de **sinusoides esplênicos** cheios de sangue e **cordões esplênicos**, placas de tecido linfoide-células reticulares.

Note que, diferentemente do linfonodo e do timo, o baço não apresenta córtex ou medula.

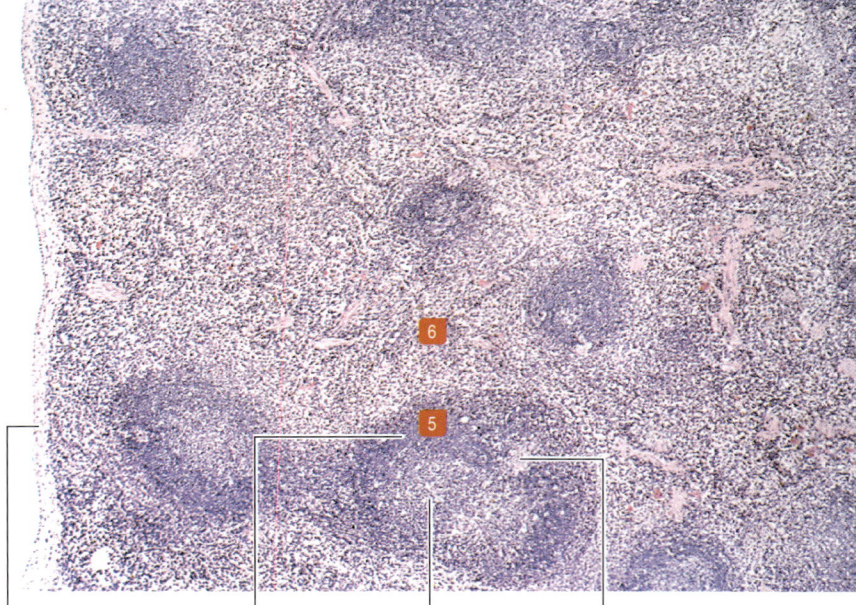

Cápsula   Zona perifolicular do folículo esplênico   Centro germinativo   Artéria/arteríola central cercada por linfócitos T (BLPA)

Polpa branca e polpa vermelha

5 A **polpa branca** é formada por quatro componentes: (1) a **artéria/arteríola central**; (2) a bainha linfoide periarteriolar (**BLPA**); (3) o **folículo esplênico** composto de linfócitos B (na zona perifolicular), células reticulares e células apresentadoras de antígenos; e (4) o **centro germinativo**.

6 A **polpa vermelha** cerca a polpa branca. Como discutido adiante, a polpa branca e a polpa vermelha interagem no **canal marginal**, um portão permeável entre esses dois compartimentos.

A polpa vermelha recebe suprimento sanguíneo significativo, inclusive de antígenos do sangue que chegam ao baço. Isso é diferente do observado nos linfonodos, onde os antígenos entram pelos vasos linfáticos aferentes. Embora o folículo esplênico mimetize um nódulo linfático do córtex do linfonodo, a artéria/arteríola central é uma característica distintiva. O baço não apresenta vasos linfáticos aferentes.

que a circulação sanguínea no baço humano é aberta. O sangue arterial, inclusive patógenos e antígenos, entra na polpa vermelha por meio da arteríola penicilar e capilares revestidos com macrófagos (ver Figura 10.26).

Patógenos e antígenos são efetivamente examinados por células apresentadoras de antígenos na polpa vermelha e entram na polpa branca por meio do canal marginal para que a resposta imune seja imediata. A resposta é facilitada por vários tipos de células imunes,

inclusive macrófagos, células dendríticas e linfócitos T e B localizados perto do canal marginal. Uma população de células do estroma, células reticulares fibroblásticas e células dendríticas foliculares fornece citocinas para modular a resposta imune.

Polpa vermelha

A polpa vermelha contém uma rede interconectada de **sinusoides esplênicos** revestidos por células endoteliais

Figura 10.25 Vascularização do baço.

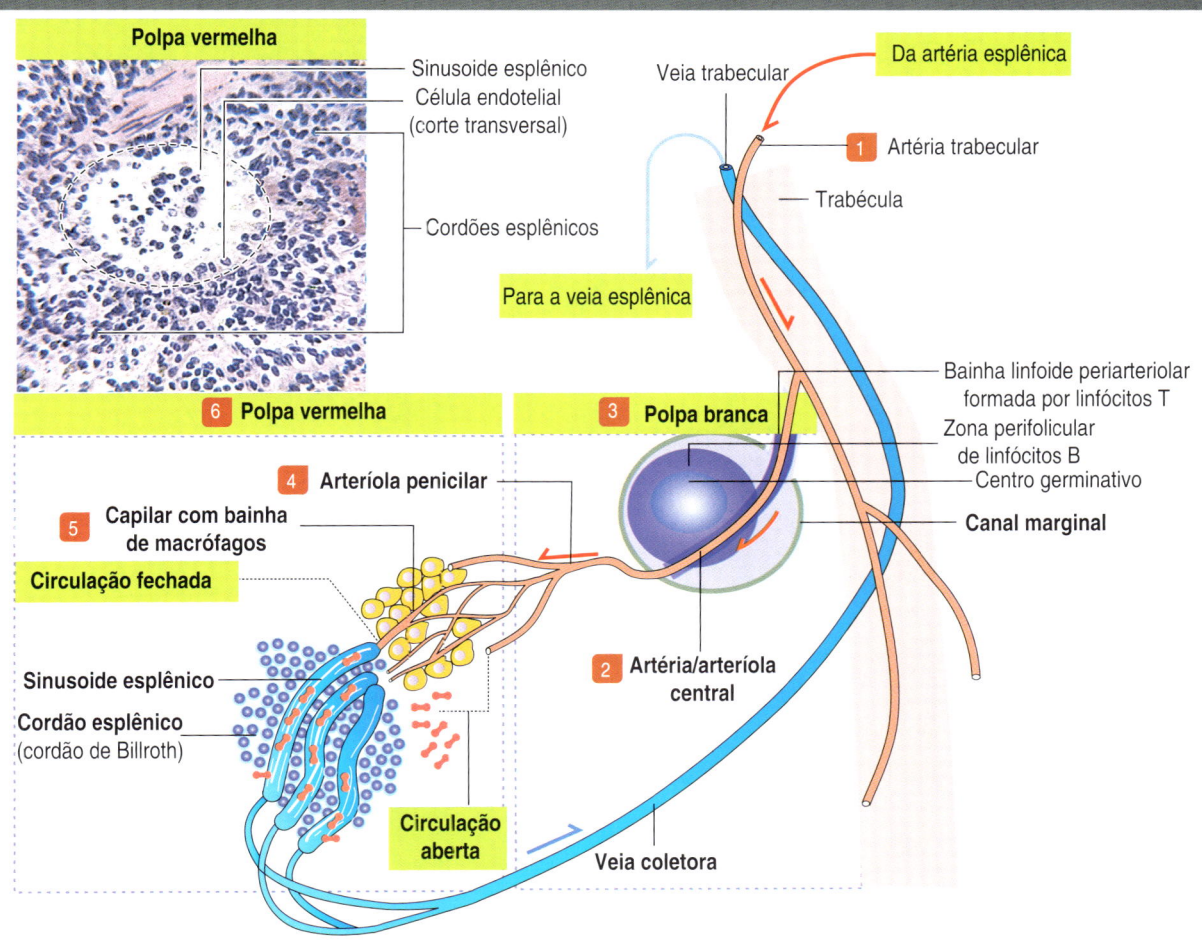

Polpa vermelha

Sinusoide esplênico
Célula endotelial (corte transversal)
Cordões esplênicos

Veia trabecular
Da artéria esplênica
1 Artéria trabecular
Trabécula

Para a veia esplênica

6 Polpa vermelha

4 Arteríola penicilar
5 Capilar com bainha de macrófagos
Circulação fechada
Sinusoide esplênico
Cordão esplênico (cordão de Billroth)
Circulação aberta

3 Polpa branca

Bainha linfoide periarteriolar formada por linfócitos T
Zona perifolicular de linfócitos B
Centro germinativo
Canal marginal

2 Artéria/arteríola central
Veia coletora

1 A **artéria trabecular** entra no baço por uma trabécula de tecido conjuntivo (derivada da cápsula esplênica).

2 Ao sair da trabécula, a artéria trabecular é envolta pelos linfócitos T da polpa branca, que formam a **bainha linfoide periarteriolar** (BLPA). A artéria trabecular é agora a **artéria/arteríola central** da polpa branca.

3 A polpa branca é formada por quatro componentes: (1) a **artéria/arteríola central**; (2) a **BLPA**; (3) o **folículo esplênico** cercado pela **zona perifolicular** formada por linfócitos B e (4) um **centro germinativo**; e um **canal marginal**, a porta de comunicação entre a polpa branca e a polpa vermelha.

4 O sangue da artéria/arteríola central é transportado para a **arteríola penicilar**, que termina em **capilares com bainhas de macrófagos**.

5 Os capilares com bainhas de macrófagos são drenados nos **sinusoides esplênicos** (**circulação fechada; não humana**) ou no estroma da polpa vermelha (**circulação aberta; humana**).

6 A **polpa vermelha** é formada por (1) **arteríola penicilar**; (2) **capilares com bainhas de macrófagos**; (3) **sinusoides esplênicos**; (4) **células reticulares**, o **estroma** dos **cordões esplênicos** (ou **cordões de Billroth**); e (5) **todos os tipos celulares do sangue circulante**.

7 Em roedores, as **arteríolas radiais**, derivadas da artéria/arteríola central, formam um **seio marginal** vascular ao redor da polpa branca.

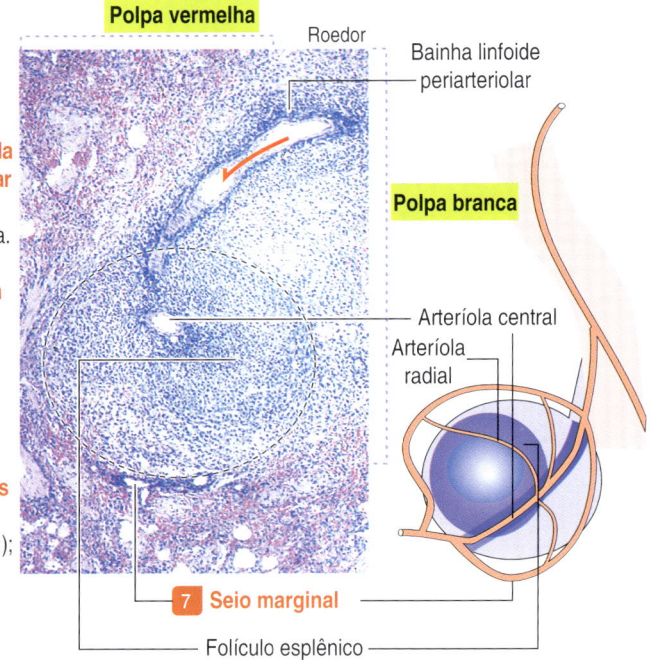

Polpa vermelha
Roedor
Bainha linfoide periarteriolar
Polpa branca
Arteríola central
Arteríola radial
7 Seio marginal
Folículo esplênico

Figura 10.26 Vascularização do baço.

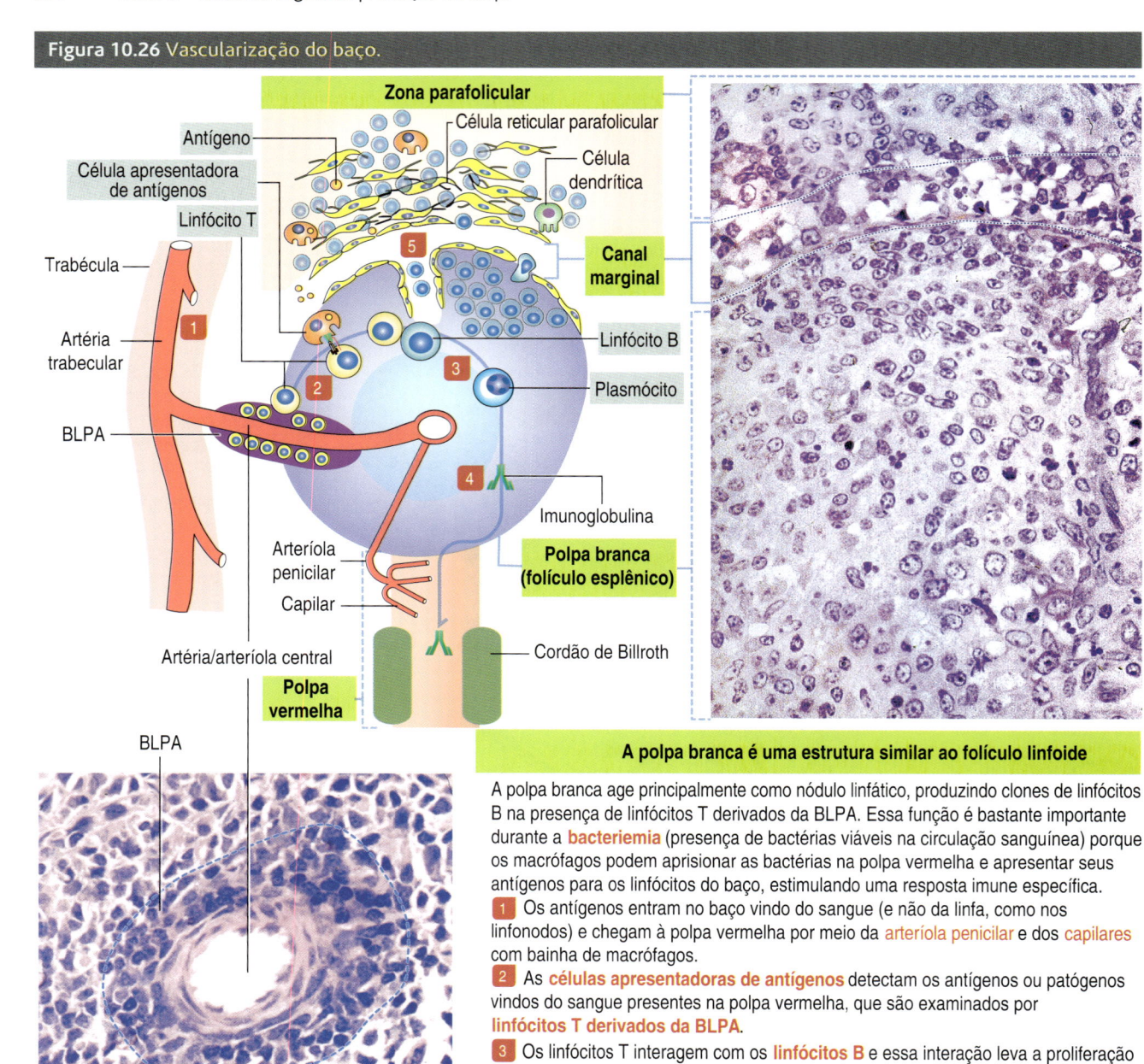

A polpa branca é uma estrutura similar ao folículo linfoide

A polpa branca age principalmente como nódulo linfático, produzindo clones de linfócitos B na presença de linfócitos T derivados da BLPA. Essa função é bastante importante durante a **bacteriemia** (presença de bactérias viáveis na circulação sanguínea) porque os macrófagos podem aprisionar as bactérias na polpa vermelha e apresentar seus antígenos para os linfócitos do baço, estimulando uma resposta imune específica.

1 Os antígenos entram no baço vindo do sangue (e não da linfa, como nos linfonodos) e chegam à polpa vermelha por meio da arteríola penicilar e dos capilares com bainha de macrófagos.

2 As **células apresentadoras de antígenos** detectam os antígenos ou patógenos vindos do sangue presentes na polpa vermelha, que são examinados por **linfócitos T derivados da BLPA**.

3 Os linfócitos T interagem com os **linfócitos B** e essa interação leva a proliferação dos linfócitos B e sua diferenciação em **plasmócitos**.

4 Os plasmócitos liberam imunoglobulinas na polpa vermelha e na circulação sanguínea para aprisionamento de antígenos específicos circulantes no sangue.

5 Os linfócitos, os macrófagos e as células dendríticas voltam a povoar a polpa branca por meio do **canal marginal**, revestido por células reticulares fibroblásticas.

alongadas separadas por fendas estreitas. Os **cordões esplênicos**, também conhecidos como **cordões de Billroth**, separam os sinusoides esplênicos.

Os **cordões esplênicos** contêm **plasmócitos, macrófagos** e **hemácias**, todos sustentados por um estroma de **células** e **fibras reticulares**.

Os processos citoplasmáticos dos macrófagos são adjacentes aos sinusoides, podendo projetar-se para o lúmen dos sinusoides através das fendas interendoteliais, a fim de capturar material particulado.

Os **sinusoides esplênicos** (Figura 10.27) são espaços vasculares descontínuos revestidos por **longas células endoteliais em formato bastão** com orientação

paralela ao longo do eixo longo do sinusoide. As terminações afiladas das células endoteliais apresentam complexos juncionais.

Cada sinusoide esplênico é recoberto por uma **lâmina basal** descontínua orientada como o aro de um barril em torno das células endoteliais. Aros adjacentes são ligados por faixas de material da lâmina basal. Além disso, uma rede de **fibras reticulares** frouxas também cerca os sinusoides esplênicos. Consequentemente, as células sanguíneas têm acesso aos sinusoides por meio de fendas estreitas entre as células endoteliais fusiformes e através do arranjo da rede de lâmina basal na e fibras reticulares frouxas.

Figura 10.27 Polpa vermelha.

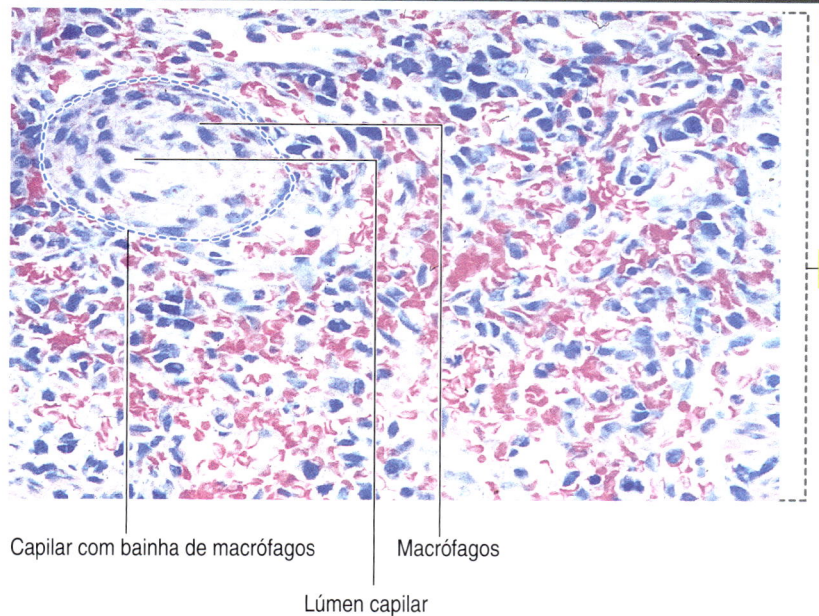

Capilar com bainha de macrófagos

Macrófagos

Lúmen capilar

Cordão esplênico — Sinusoides esplênicos — Cordão esplênico —

Capilares com bainhas de macrófagos

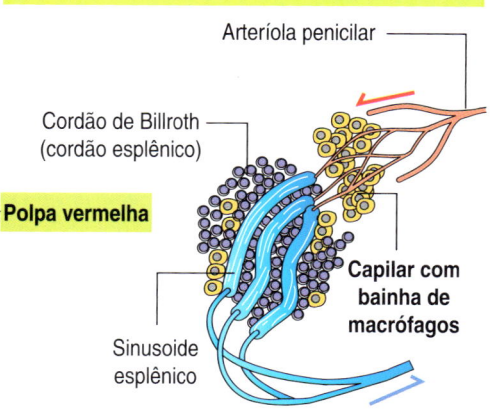

Arteríola penicilar —

Cordão de Billroth (cordão esplênico) —

Polpa vermelha

Sinusoide esplênico —

Capilar com bainha de macrófagos

Cada ramo de **arteríola penicilar** dá origem a capilares cercados por macrófagos e células reticulares. Muitos macrófagos contêm hemácias fagocitadas. Os macrófagos são derivados dos monócitos.

A principal função dos capilares com bainha de macrófagos é a remoção de células velhas e partículas do sangue.

Polpa vermelha

Sinusoide esplênico

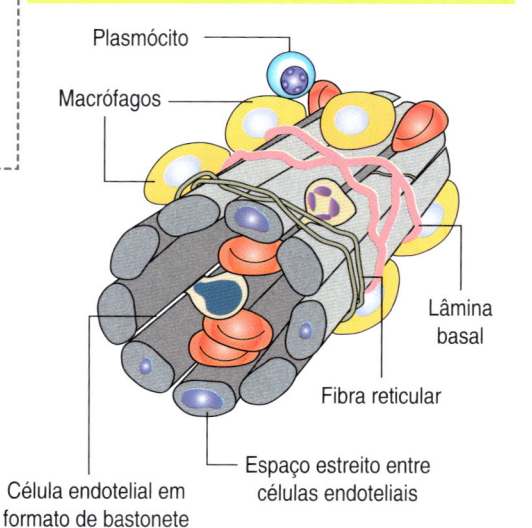

Plasmócito —

Macrófagos —

Lâmina basal

Fibra reticular

Espaço estreito entre células endoteliais

Célula endotelial em formato de bastonete

Os **sinusoides esplênicos** na polpa vermelha são compostos de **células endoteliais em formato de bastonete** dispostas pelo eixo longo do espaço vascular. As células endoteliais são separadas lateralmente por fendas estreitas, mas associadas em suas extremidades afuniladas por junções de oclusão. **Faixas anelares de material da lâmina basal e fibras reticulares cercam o sinusoide esplênico como uma rede.**

Esta disposição em rede permite a passagem de hemácias pela parede do seio. Há **plasmócitos**. Os **macrófagos** que cercam os sinusoides esplênicos atuam na incorporação e destruição de partículas e fragmentos (*debris*) celulares presentes no sangue circulante.

A principal função do sinusoide esplênico é a filtração do sangue. Lembre-se que as células de Kupffer dos sinusoides hepáticos apresentam função similar de depuração de particulados do sangue.

ANEMIA FALCIFORME

A anemia falciforme é discutida brevemente no Capítulo 6, *Sangue e Hemocitopoese*, no contexto da estrutura das hemácias. Aqui, enfocaremos o destino de hemácias irreversivelmente falciformes ao atravessarem passagens estreitas da polpa vermelha. Também consideraremos a função dos macrófagos associados aos seios esplênicos no descarte das células falciformes destruídas.

Com a diminuição da tensão de oxigênio, as hemácias falciformes ficam aderidas preferencialmente às vênulas pós-capilares, onde são aprisionadas de forma irreversível, causando obstrução retrógrada do vaso sanguíneo.

O aumento na destruição das hemácias falciformes provoca anemia e elevação da formação de bilirrubina a partir da hemoglobina liberada (**hiperbilirrubinemia crônica**).

A **oclusão dos seios esplênicos** pelas hemácias falciformes está associada a **esplenomegalia** (aumento do baço), interrupção da função de eliminação de bactérias do baço em casos de bacteriemia e **crises dolorosas** na região afetada. Oclusões vasculares semelhantes, que causam infarto, também podem ocorrer nos rins, fígado, ossos e retinas (Figura 10.28).

ASPLENIA

Asplenia, a ausência do baço, é observada nas seguintes condições:

1. **Asplenia cirúrgica**, que pode ocorrer em indivíduos saudáveis depois de um traumatismo ou em pacientes com indicação hematológica (p. ex., **esferocitose hereditária**, **β-talassemia** ou **anemia falciforme**), imunológica (p. ex., **púrpura trombocitopênica imune**) ou tumoral (**linfoma do baço**) para esplenectomia.
2. A **asplenia funcional** é observada em pacientes com anemia falciforme. **Asplenia** anatômica **por autoinfarto** começa a se desenvolver por volta de 1 ano de idade e se completa depois dos 6 a 8 anos.
3. **Asplenia congênita**, isolada ou associada a outras anormalidades, em particular doenças cardíacas congênitas (**síndrome de Ivemak**).

A septicemia pós-esplenectomia é uma clara demonstração da função do baço na bacteriemia e é mais frequentemente causada por *Streptococcus pneumoniae* (pneumococos).

A septicemia pós-esplenectomia, uma infecção com risco de morte, é observada em pacientes asplênicos com febre, calafrios, mialgia, vômito ou diarreia.

Figura 10.28 Anemia falciforme e o baço.

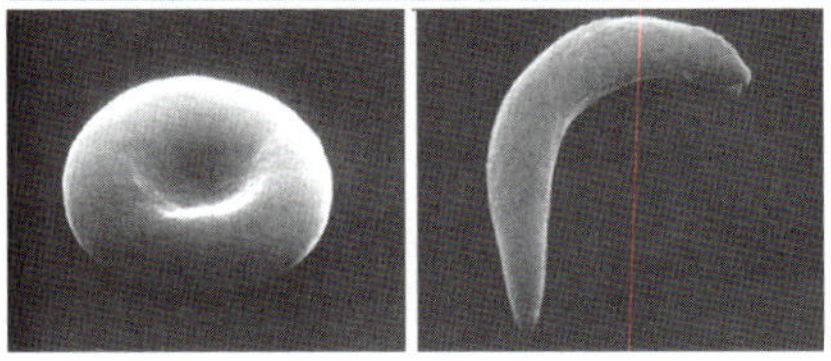

Hemácia normal

Hemácia falciforme

O **tratamento com hidroxiureia** reduz a incidência de eventos agudos de oclusão vascular, prevenindo a ocorrência de lesão em órgãos terminais. A hidroxiureia, um inibidor da enzima ribonucleotídio difosfato redutase, estimula o recrutamento dos primeiros progenitores eritroides e aumenta a síntese de hemoglobina fetal (Hb F) pelas células eritroides. Os níveis maiores de Hb F melhoram a progressão da doença falciforme. A hidroxiureia reduz a dor, melhora a qualidade de vida e diminui o número de crises dolorosas.

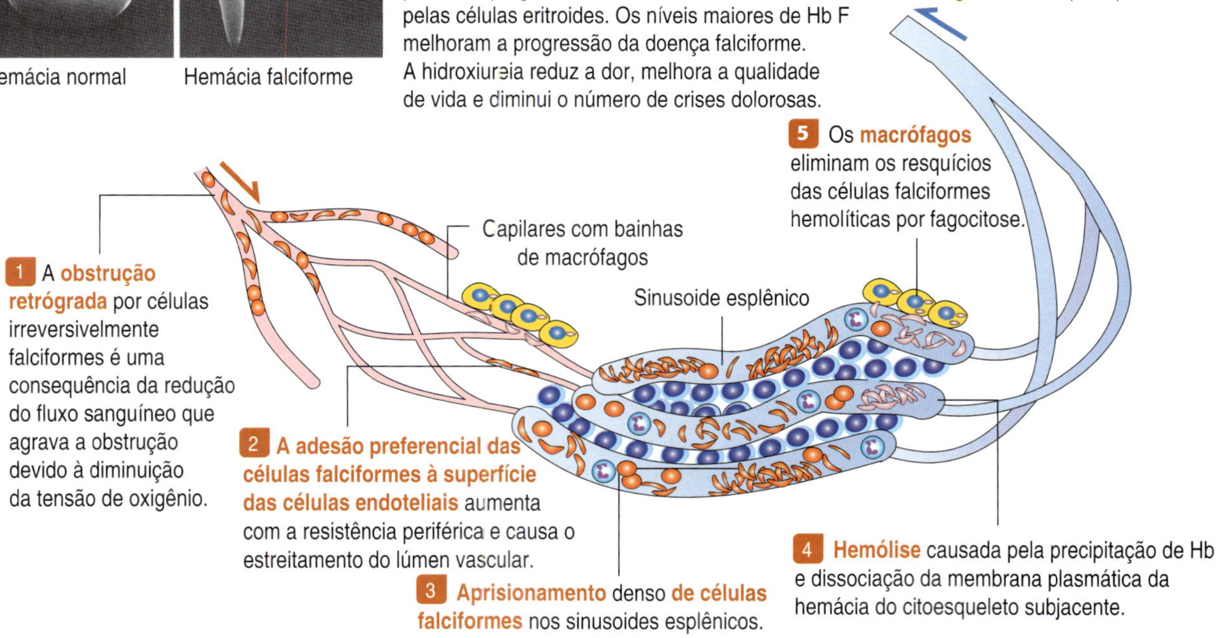

5 Os **macrófagos** eliminam os resquícios das células falciformes hemolíticas por fagocitose.

Capilares com bainhas de macrófagos

Sinusoide esplênico

1 A **obstrução retrógrada** por células irreversivelmente falciformes é uma consequência da redução do fluxo sanguíneo que agrava a obstrução devido à diminuição da tensão de oxigênio.

2 A **adesão preferencial das células falciformes à superfície das células endoteliais** aumenta com a resistência periférica e causa o estreitamento do lúmen vascular.

3 **Aprisionamento** denso **de células falciformes** nos sinusoides esplênicos.

4 **Hemólise** causada pela precipitação de Hb e dissociação da membrana plasmática da hemácia do citoesqueleto subjacente.

Micrografias eletrônicas de varredura de Stamatoyannopoulos G, Majerus PW, Perlmutter RM, Varmus H: The Molecular Basis of Blood Diseases, 3rd ed. Philadelphia, WB Saunders, 2000.

A **anemia falciforme** é causada pela substituição da hemoglobina normal (Hb A) pela hemoglobina S (Hb S). A substituição se deve a uma mutação pontual (troca do trio de nucleotídios CTC, que codifica o ácido glutâmico, no mRNA [GAG] pelo trio CAC [GUG], que codifica valina). A mutação pontual modifica as propriedades físico-químicas da cadeia de β-globina da hemoglobina. Toda a hemoglobina é anormal em indivíduos homozigotos para o gene mutante e as hemácias apresentam deformidade falciforme e

anemia hemolítica na presença ou ausência de tensão normal de oxigênio. Os indivíduos heterozigotos apresentam uma mistura de Hb A e Hb S e as alterações falciformes e a anemia são observadas em caso de redução da tensão de oxigênio.

As hemácias irreversivelmente falciformes são aprisionadas nos sinusoides esplênicos e destruídas por macrófagos adjacentes. A hemólise também pode ocorrer nos capilares com bainhas de macrófagos da polpa vermelha.

A septicemia rapidamente progressiva é fatal em até 50% dos casos.

No caso de pacientes asplênicos, a **vacinação** contra pneumococos, *Haemophilus infuenzae* tipo b, meningococos e o vírus da influenza é recomendada. Adultos que já têm anticorpos contra microrganismos estão menos predispostos ao desenvolvimento da bacteriemia. Crianças que não desenvolveram anticorpos são mais vulneráveis e a **terapia antimicrobiana profilática** é recomendada.

De certa maneira, as células de Kupffer dos sinusoides hepáticos complementam o papel da polpa branca na detecção e remoção de bactérias do sangue.

IMUNOTERAPIA DO CÂNCER

Cirurgia, quimioterapia oncológica e radioterapia são estratégias adotadas no tratamento do câncer. Contudo, sabe-se que o sistema imune contribui para a regressão do tumor.

Os tumores escapam do controle imunológico ao criarem microambientes hostis que afetam o metabolismo dos linfócitos T e sua função como células efetoras. Estratégias para melhorar as respostas imunológicas contra as células tumorais, relacionadas à função efetora dos linfócitos T, estão sendo desenvolvidas.

Uma estratégia é a **imunoterapia contra o câncer**. Aprendemos que um receptor de linfócitos T (TCR) reconhece um antígeno apresentado pelo complexo principal de histocompatibilidade (MHC) de classe I ou classe II na superfície de uma célula apresentadora de antígeno ou de uma célula tumoral.

O sinal de especificidade enviado pelo TCR, após a interação antígeno-MHC, é chamado sinal 1 ou sinal de reconhecimento. No entanto, os linfócitos T precisam de um sinal coestimulador, chamado **sinal 2** ou **chave liga/desliga**, para sua ativação completa e função efetora.

Os receptores coestimuladores **ativadores** e inibidores são responsáveis pela chave liga/desliga dos linfócitos T. Um importante receptor coestimulador inibidor é a **proteína de morte celular programada 1 (PD1)**, com afinidade pelos **ligantes de PD1 (PDL1 ou PDL2)**. A PD1 tem o papel essencial de equilibrar a imunidade e a tolerância de proteção. Portanto, os linfócitos T devem passar pelo ponto de verificação PD1 para exercer suas funções. No entanto, muitos tumores regulam positivamente a expressão de PDLs (e outros ligantes inibidores) para desativar os linfócitos T. Por esse mecanismo, as células tumorais podem evitar uma resposta imune eficaz.

Uma função essencial da via PD1 é limitar as respostas imunológicas nos tecidos hospedeiros, promovendo a resolução da inflamação e a restauração da homeostase imune. Camundongos com deficiência de PD1 ou PDL1 morrem após a infecção viral.

A PD1 é expressa por linfócitos T CD4$^+$ e CD8$^+$ durante a ativação aguda dessas células e por alguns subconjuntos de linfócitos T de memória, reguladores e tolerantes. A PD1 também é expressa por linfócitos B, células *natural killer* (NK) e algumas células mieloides. Consequentemente, o bloqueio de PD1 pode afetar as alterações imunológicas com participação desses tipos de células.

O PDL1 é expresso por diferentes células, tanto hemocitopoéticas (linfócitos T, linfócitos B, células dendríticas e macrófagos) quanto não hemocitopoéticas (células endoteliais, células das ilhotas pancreáticas, sinciciotrofoblastos placentários e queratinócitos). Por outro lado, a expressão de PDL2 é limitada a macrófagos, células dendríticas e linfócitos B. A PDL1 é predominantemente expressa por células cancerígenas.

Um grande avanço na imunoterapia contra o câncer é o bloqueio da via PD1. O bloqueio de PD1 leva ao acúmulo de linfócitos T CD8$^+$ funcionais e à regressão do tumor.

Os anticorpos monoclonais contra PD1 (pembrolizumabe, nivolumabe) e PDL1 (BMS-936559) foram desenvolvidos para uso terapêutico em vários tipos de câncer, como **melanoma, carcinoma pulmonar de células não pequenas, carcinoma espinocelular** de cabeça e pescoço, **carcinoma de células renais, linfoma de Hodgkin, câncer de bexiga** e outros. No entanto, a maioria dos pacientes não demonstrou remissão estável após o tratamento com PD1.

Há dúvidas sobre a possibilidade de recidiva do câncer, a manutenção da capacidade de resposta dos tumores recorrentes ao bloqueio de PD1 e o possível surgimento de uma via molecular desconhecida de resistência em um tumor recorrente.

Os inibidores de PD-1 aumentam a população de linfócitos T CD8$^+$, que são atraídos para o microambiente tumoral para interagir com células apresentadoras de antígeno e células tumorais. No entanto, as células tumorais têm diversas mutações que podem produzir proteínas mutantes imunogênicas (neoantígenos) que não são reconhecidas pelo sistema imune do paciente.

Outra estratégia é ativar os linfócitos T por meio de sua interação com as **células dendríticas**, envolvendo as proteínas CD28 e B7 e TCR e MHC (Figura 10.29).

A proteína CTLA4 (antígeno linfocitário T citotóxico 4) dos linfócitos T se liga à proteína B7 nas células dendríticas para bloquear sua interação com o CD28, impedindo a ativação dos linfócitos T. O bloqueio de CTLA4 com ipilimumabe, um anticorpo monoclonal, reativa os linfócitos T para destruição das células tumorais.

Observe que o nivolumabe e o ipilimumabe são anticorpos direcionados ao ponto de verificação imunológico, projetados para destruir as células tumorais por meio da reativação das células efetoras do sistema imune.

As células tumorais secretam exossomos com PDL1

As células tumorais produzem e liberam exossomos, vesículas extracelulares que transportam PDL1 para interação com o receptor PD1 dos linfócitos T.

Figura 10.29 Imunoterapia contra o câncer.

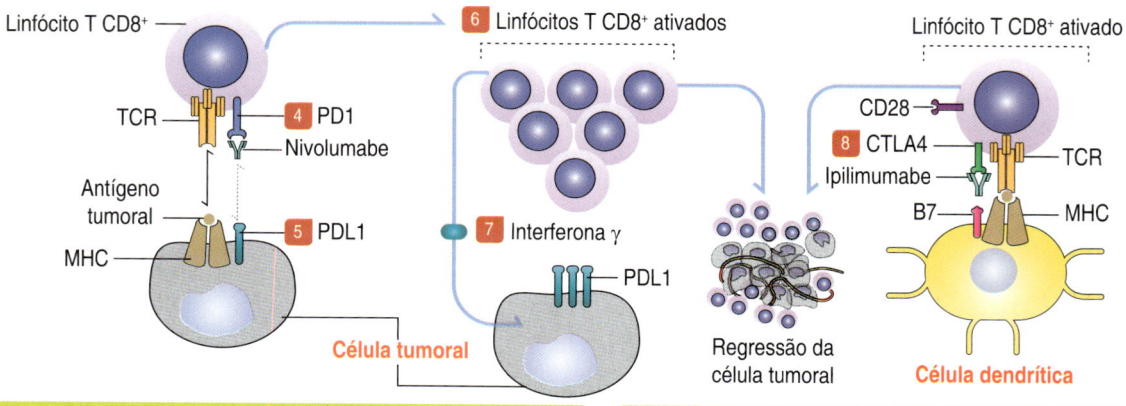

Linfócito T

1 Sinal 1

2 Sinal 2 (chave liga/desliga)

Membrana plasmática

Receptor do linfócito T (TCR)

Antígeno apresentado pelo MHC

MHC de classe II

Receptor PD1 coestimulador **inibidor**

Receptor coestimulador **ativador**

3

Ligante PDL1 ou PDL2 coestimulador

Membrana plasmática

Célula apresentadora de antígeno ou célula tumoral

Via de morte programada 1 (PD1)

1 O sinal de especificidade enviado pelo TCR após a interação antígeno-MHC é chamado sinal 1 ou sinal de reconhecimento.

2 Os linfócitos T precisam de um sinal coestimulador, chamado sinal 2 ou chave liga/desliga, para ativação completa que leva à função efetora.

3 Receptores coestimuladores ativadores e inibidores são responsáveis pela ativação/desativação dos linfócitos T. Um importante receptor coestimulador inibidor é a proteína de morte celular programada 1 (PD1) com afinidade de ligação aos ligantes de PD1 (PDL1 ou PDL2).

Linfócito T CD8⁺

6 Linfócitos T CD8⁺ ativados

Linfócito T CD8⁺ ativado

TCR

4 PD1

Nivolumabe

Antígeno tumoral

5 PDL1

MHC

7 Interferona γ

PDL1

Célula tumoral

Regressão da célula tumoral

CD28

8 CTLA4

Ipilimumabe

TCR

B7

MHC

Célula dendrítica

Desativação da interação PD1-PDL1

4 A imunoterapia contra o câncer é baseada no bloqueio da via PD1 com imunoglobulinas específicas. PD1 é um **receptor coestimulador inibidor** que monitora linfócitos T CD8⁺ por sinalização negativa.

5 Os linfócitos T antitumorais são recrutados pelas células tumorais. Os linfócitos T são funcionalmente retreinados pelo coestimulador inibidor PDL1.

6 Ao bloquear PD1 com nivolumabe, os linfócitos T funcionais podem se expandir, acumular e induzir regressão tumoral.

7 A expressão de PDL1 pode ser aumentada pelas **células apresentadoras de antígeno** e/ou **células tumorais** após a estimulação pela citocina interferona γ liberada por linfócitos T ativados.

Esse mecanismo impede a ativação excessiva das respostas de linfócitos T, mas também determina a resistência da célula tumoral ao limitar a ação destrutiva dos linfócitos T.

Desativação da interação CTLA4-B7

8 Os linfócitos T CD8⁺ expressam o antígeno linfocitário T citotóxico 4 (CTLA4) em sua superfície, que se liga a B7 nas **células dendríticas** para bloquear sua interação com CD28. A interação CTLA4-B7 impede a ativação do linfócito T CD8⁺. A imunoglobulina ipilimumabe bloqueia CTLA4 para reativar os linfócitos T CD8⁺ e induzir a regressão das células tumorais.

• As células tumorais se protegem da destruição por meio da desativação dos pontos de verificação (*checkpoints*) imunes. A imunoterapia contra o câncer reativa os linfócitos T CD8⁺ ao bloquear as proteínas inativadoras do *checkpoint*, PD1 e CTLA4, produzidas pelos linfócitos T CD8⁺, com os anticorpos monoclonais específicos nivolumabe e ipilimumabe, respectivamente

• Observe que, diferentemente da quimioterapia contra o câncer, que destrói as células tumorais de maneira direta, a eficácia da imunoterapia é aumentada pela combinação de nivolumabe e ipilimumabe.

Exossomos derivados do tumor carreiam PDL1 para escaparem da vigilância imune

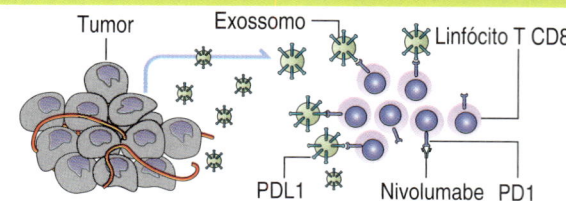

Tumor   Exossomo   Linfócito T CD8⁺

PDL1   Nivolumabe   PD1

As células tumorais liberam vesículas extracelulares, principalmente na forma de exossomos, que carreiam PDL1 em sua superfície; PDL1 suprime a função dos linfócitos T CD8⁺ e facilita o crescimento tumoral. O PDL1 dos exossomos interage com PD1 e essa ligação pode ser desfeita por anticorpos que bloqueiam PD1 (nivolumabe). Há um aumento em PDL1 exossomal após a terapia com PD1, uma indicação da resposta adaptativa da célula tumoral à ativação de linfócitos T CD8⁺. PDL1 é considerado um fator preditivo clínico da imunoterapia anti-PD1 contra o câncer.

Por esse mecanismo, as células tumorais suprimem a função dos linfócitos T CD8⁺ e facilitam o crescimento do tumor. Na verdade, a quantidade de exossomos em circulação que transportam PDL1 aumenta durante os primeiros estágios da terapia anti-PD1. Esse aumento representa uma resposta adaptativa das células tumorais à ativação dos linfócitos T. No entanto, a terapia anti-PD1 bloqueia os receptores PD1, protegendo, assim, os linfócitos T CD8⁺ da inativação na presença de PDL1 exossômica. O PDL1 tumoral tem sido utilizado como um indicador preditivo de respostas clínicas à terapia anti-PD1, em particular em pacientes que não respondem adequadamente ao tratamento (ver Figura 10.29).

Mapeamento de conceitos e conceitos essenciais: sistema imunológico e linfático.

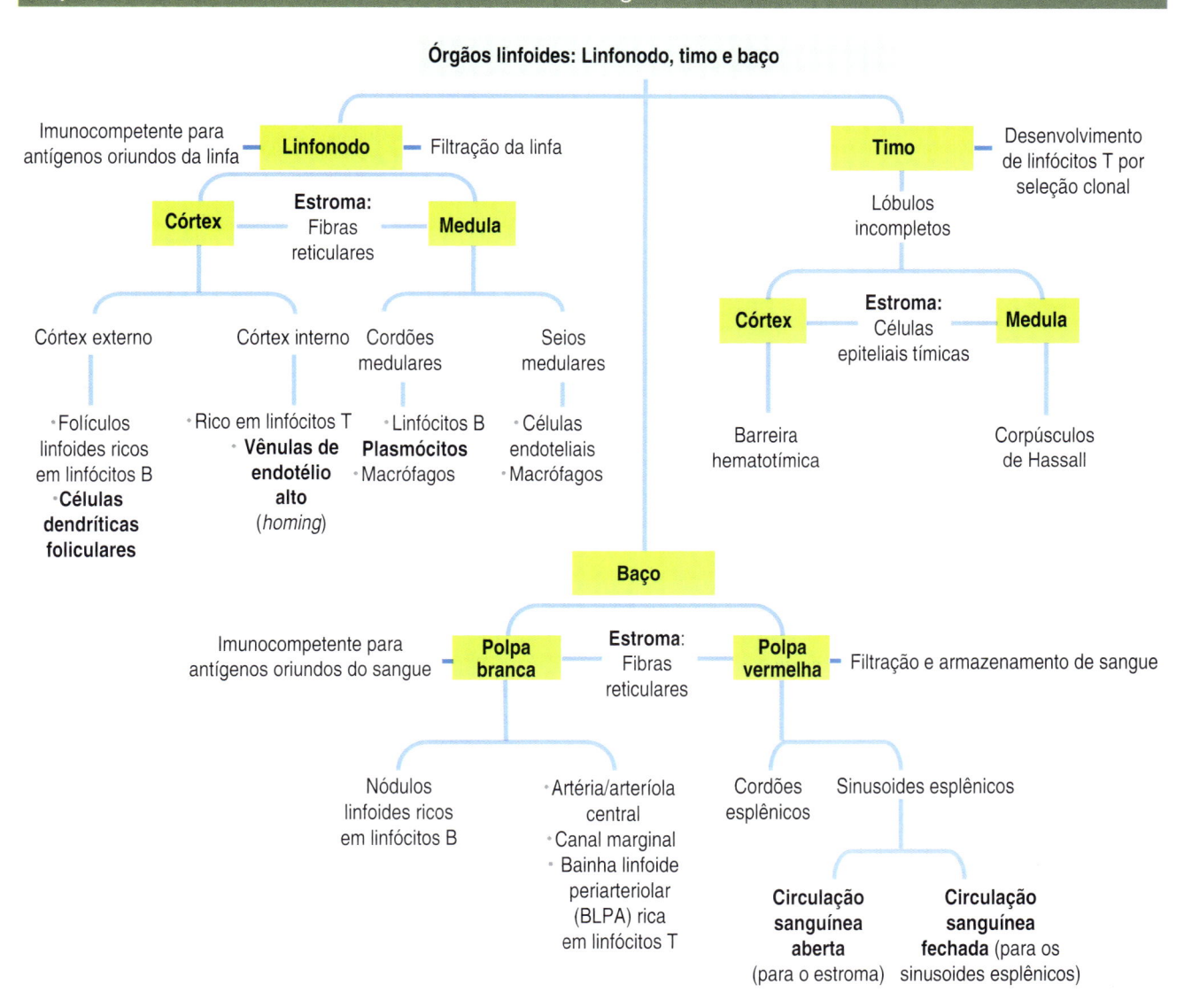

- Organização do sistema imunológico e linfático. O sistema linfático é formado por órgãos linfoides primários e secundários.

  Os **órgãos linfoides primários** são a **medula óssea** e o **timo**.

  Os **órgãos linfoides secundários** são os **linfonodos**, o **baço**, as **tonsilas** e os agregados de tecido linfoide em vários órgãos, particularmente as placas de Peyer no trato digestório (chamado **tecido linfático associado ao trato gastrintestinal** [**GALT**; do inglês, *gut-associated lymphoid tissue*]) e nos pulmões (chamado **tecido linfoide associado aos brônquios** [**BALT**; do inglês, *bronchial-associated lymphoid tissue*])

- A principal função do sistema imune é proteger o corpo contra patógenos ou antígenos (bactérias, vírus e parasitas). A base desse mecanismo de defesa, ou resposta imunológica, é a habilidade de distinguir entre antígenos próprios e não próprios (estranhos).

  Os dois componentes celulares principais do sistema imune são os **linfócitos** e as **células acessórias**.

  Há dois grupos principais de linfócitos:

  (1) **Linfócitos B**, que se originam e se diferenciam na medula óssea e respondem a antígenos ligados às células ou livres.

  (2) **Linfócitos T**, que têm origem na medula óssea, se diferenciam no timo e respondem a antígenos ligados às células.

As células acessórias incluem as células derivadas dos monócitos: **macrófagos** e **células dendríticas**. As **células dendríticas foliculares**, presentes nos nódulos linfáticos e nos linfonodos, não são derivadas da medula óssea

- Existem dois tipos de imunidade:

(1) **Imunidade inata ou natural**. Esse tipo de imunidade, que não exige exposição prévia ao patógeno ou antígeno, envolve barreiras epiteliais, células fagocitárias (macrófagos e neutrófilos), células *natural killer* e proteínas do sistema complemento (sintetizadas pelos hepatócitos).

(2) **Imunidade adaptativa ou adquirida**. Esse tipo de imunidade, que requer exposição prévia ao patógeno ou antígeno, pode ser mediado pelos anticorpos produzidos pelos plasmócitos (imunidade humoral) ou requer a captura de um patógeno por uma célula apresentadora de antígeno que interage com os linfócitos T e linfócitos B (imunidade mediada por células ou celular).

A **imunidade passiva** é um **tipo temporário** de imunidade conferido pelas imunoglobulinas produzidas por outro indivíduo em resposta à exposição a um patógeno ou antígeno. A imunidade ativa é um **tipo permanente** de imunidade desenvolvida por um indivíduo após a exposição direta a um patógeno ou antígeno.

A **imunidade adaptativa ou adquirida** tem as seguintes características:

(1) É **específica** para um antígeno.

(2) É **diversa** porque as células de resposta podem detectar diversas regiões do mesmo antígeno.

(3) Produz **células de memória** após a primeira exposição ao antígeno. As células de memória reagem mais rapidamente ao encontrar o mesmo antígeno.

(4) A resposta imune é **autolimitada**; é interrompida após a neutralização ou eliminação do antígeno.

(5) A resposta imune apresenta **tolerância** aos antígenos próprios. A ausência de tolerância provoca doenças autoimunes

- Os **linfócitos B** se originam e amadurecem na medula óssea. Sob a influência da interleucina 7 (produzida pelas células do estroma da medula óssea), a célula pró-B dá origem à célula pré-B. As células pré-B dão origem aos linfócitos B imaturos, que são liberados na circulação sanguínea como linfócitos B maduros.

Ao amadurecer, o linfócito B passa a expressar receptores celulares para reconhecimento e ligação a autoantígenos. Os linfócitos B que se ligam fortemente a autoantígenos são eliminados por apoptose. Uma ligação menos intensa permite que o linfócito B sobreviva, termine de amadurecer e seja liberado na circulação sanguínea

- A **apresentação de antígenos** pelos macrófagos (chamados **células apresentadoras de antígenos**) aos linfócitos T é a base da imunidade mediada por células e o mecanismo da seleção clonal dos linfócitos T imunocompetentes no timo. Em camundongos, a apresentação de antígenos é feita por um complexo proteico na superfície celular denominado **complexo de histocompatibilidade principal** (**MHC**). O peptídio antigênico ligado ao MHC é chamado **pMHC**. O equivalente ao MHC nos seres humanos é o **antígeno leucocitário humano** (**HLA**)

- Existem dois tipos de molécula do MHC:

(1) **MHC de classe I** (formado por duas cadeias de polipeptídios, a cadeia α e a microglobulina β_2).

(2) **MHC de classe II** (formado por duas cadeias de polipeptídios, a cadeia α e a cadeia β).

O **correceptor CD8**, presente na superfície dos **linfócitos T citolíticos**, se liga ao **MHC de classe I**; o **correceptor CD4**, presente na superfície dos **linfócitos T auxiliares**, se liga ao MHC de classe II.

Nos seres humanos, há três variantes equivalentes ao MHC de classe I, designadas **HLA-A**, **HLA-B** e **HLA-C**.

Também há três variantes equivalentes ao MHC de classe II, designadas **HLA-DR**, **HLA-DQ** e **HLA-DP**

- Além dos correceptores, membros da superfamília das imunoglobulinas, os linfócitos T possuem um **complexo do TCR** (**receptor de linfócitos T**) em sua superfície.

O reconhecimento de antígenos requer a participação de três componentes:

(1) MHC de classe I ou II, apresentando pMHC ao TCR.

(2) TCR, que é ativado após a interação com pMHC.

(3) Correceptor CD4 ou CD8, coativadores do TCR.

O TCR é composto de duas cadeias polipeptídicas transmembrânicas com pontes dissulfídicas: a cadeia α e a cadeia β. O heterodímero α-β confere especificidade de ligação ao TCR, mas não é capaz de transdução da atividade de sinalização. Para adquirir atividade de sinalização, o TCR se associa a várias proteínas transdutoras, como CD3γ, CD3δ, CD3ϵ e CD3ζ, que contêm motivos de ativação à base de tirosina (ITAMs; do inglês, *immunoreceptor tyrosine-based activation motif*). Os ITAMs fosforilados recrutam proteínas com um domínio SH2, em especial a proteína tirosinoquinase ZAP70, para o TCR.

O início da sinalização pelo TCR é integrado e propagado pela fosforilação da tirosina de três proteínas associadas: ZAP70, LCK (quinase de linfócitos) e LAT (ligante para ativação de linfócitos T).

CD4 e CD8 são proteínas da superfície dos linfócitos T que interagem de maneira seletiva com as proteínas do MHC. CD4 e CD8 são membros da superfamília das imunoglobulinas (Ig). Os membros da superfamília Ig têm número variável de domínios extracelulares semelhantes a Ig. O domínio intracelular de CD4 e CD8, por sua vez, se liga a LCK. Lembre-se de que LCK, junto com ZAP70 e LAT, são ativadores do TCR

- A maturação dos timócitos derivados da medula óssea no córtex do timo requer o reconhecimento das moléculas do MHC de classe I e MHC de classe II presentes na superfície das **células epiteliais tímicas** (**CETs**) pelos linfócitos T em maturação, assim como a exposição a antígenos próprios e estranhos.

A maturação requer a expressão do TCR e dos correceptores CD4 e CD8 na superfície dos timócitos que passam por um processo de seleção. Essas moléculas formam a base da **seleção clonal** e da **deleção clonal**.

No processo de maturação, os timócitos chegam ao timo sem correceptores ou TCR em sua superfície (são células "**duplo-negativas**" [DN]). Com o avanço do processo de maturação, os timócitos expressam TCR e os correceptores CD4 e CD8 (células "**duplo-positivas**" [DP]). Finalmente, tornam-se células "**simples positivas**" (SP) (CD4$^+$ ou CD8$^+$).

Ainda no processo de maturação, os timócitos devem ser restritos ao MHC, tolerantes a autoantígenos e se ligar a antígenos estranhos para passarem pela **seleção clonal**. Os timócitos que não se ligam ao MHC ou se ligam a autoantígenos sofrem **deleção clonal** (e são eliminados por apoptose). O exame final ocorre na região medular do timo, onde as CETs medulares (mCETs), reguladas pelo fator de transcrição aire, expressam vários autoantígenos que são testados pelos linfócitos T em maturação.

Mutações no gene *aire* estão associadas à doença autossômica humana **poliendocrinopatia autoimune–candidíase–distrofia ectodérmica** (**APECED**), também conhecida como **síndrome poliendócrina do tipo 1** (**APS-1**). Os linfócitos T autorreativos são exportados para a periferia, determinando o desenvolvimento de diversas **doenças autoimunes**

- Há quatro subtipos de linfócitos T auxiliares CD4$^+$: T$_H$1, T$_H$2, T$_H$17 e T$_{FH}$ (T auxiliar folicular). Essas células são definidas por um repertório de citocinas específicas produzidas em resposta a determinados patógenos e funções imunológicas.

(1) Os linfócitos T$_H$1 produzem interferona γ (IFN-γ) e sua função (definida como imunidade celular de tipo 1) é associada a patógenos intracelulares.

(2) Os linfócitos T_H2 participam de respostas imunes (definidas como imunidade celular do tipo 2) que são essenciais para a proteção do hospedeiro de infecções por parasitos intestinais. Os linfócitos T_H2 produzem diversas interleucinas (ILs) que têm efeitos como eosinofilia (IL-5), mastocitose intestinal para indução da expulsão de parasitos (IL-4 e IL-9) e ativação de macrófagos (IL-4 e IL-13).

(3) Os linfócitos T_H17 secretam IL-17 e são associados a infecções bacterianas e fúngicas (imunidade celular do tipo 3).

(4) Os linfócitos T_{FH} promovem a sobrevida, a proliferação e a diferenciação dos linfócitos B nas zonas claras dos centros germinativos dos linfonodos

- Função dos linfócitos T auxiliares CD4⁺.

  Após a exposição a pMHC, a população de linfócitos T se expande por mitose e recruta os linfócitos B. A população de linfócitos B, sob a influência dos linfócitos T, se expande por mitose.

  Alguns linfócitos B se tornam células de memória; outros se diferenciam em plasmócitos que secretam imunoglobulinas para neutralizar um antígeno extracelular.

  Os linfócitos T auxiliares são o alvo da infecção pelo HIV tipo 1, a causa da **síndrome da imunodeficiência adquirida (AIDS)**

- Função dos linfócitos T CD8⁺ citolíticos.

  Uma célula apresentadora de antígenos pode recrutar um linfócito T citolítico CD8⁺ (CTL), que sofre expansão por mitose. O linfócito T citolítico pode se ligar a uma célula apresentadora de antígenos (p. ex., infectada por um vírus) e causar sua destruição por meio da liberação da **perforina**, uma proteína formadora de poros, **proteases granzimas** e **Fas ligante** para indução de apoptose da célula afetada

- Função das células *natural killer* (NK).

  As células NK não pertencem aos tipos T e B, não são ativadas por antígenos – como as células auxiliares e citolíticas – e não apresentam TCR. As células NK são ativadas em resposta a interferonas ou citocinas derivadas dos macrófagos.

  As células NK expressam CD56 e receptores de superfície inibidores e ativadores. São ativadas quando o receptor inibidor não é neutralizado pelo MHC de classe I (não expresso por células tumorais ou infectadas por vírus). As células NK ativadas respondem por meio da liberação de perforina na célula-alvo e secreção de citocinas que ativam os macrófagos

- A **hipersensibilidade** é uma resposta imune distinta que causa reações danosas no hospedeiro, e não proteção contra um patógeno. Existem quatro tipos de reação de hipersensibilidade:

  (1) A **hipersensibilidade do tipo 1** envolve IgE e alergênios que levam à degranulação de mastócitos ou basófilos.

  (2) As reações de **hipersensibilidade do tipo 2** são causadas por anticorpos contra antígenos ligados à membrana plasmática resultando em citólise. Exemplos são a **anemia hemolítica autoimune** e a incompatibilidade de Rh responsável pela **eritroblastose fetal**.

  (3) A **hipersensibilidade do tipo 3** é determinada pela formação de complexos antígeno-anticorpo solúveis que ativam o sistema complemento. A **reação de Arthus**, em resposta à injeção intradérmica de antígeno, é um exemplo.

  (4) A **hipersensibilidade do tipo 4**, também conhecida como **hipersensibilidade tardia**, envolve interações antígeno-linfócito T-macrófago que determinam a formação de um **granuloma**. A **reação de Mantoux** no teste cutâneo de tuberculina é uma reação de hipersensibilidade tardia clássica

- O **sistema complemento** permite a destruição de patógenos por um mecanismo conhecido como **opsonização**. As proteínas do sistema complemento, a maioria

produzida pelos hepatócitos, "complementa" o efeito dos anticorpos, da lecitina ligante de manose e da ativação espontânea de C3. Várias proteínas do sistema complemento constroem um **complexo de ataque à membrana (MAC)** para induzir a lise das células infectadas.

Os reguladores do complemento (Cregs) modulam a atividade da cascata do complemento para proteger espectadores inocentes. O CReg CD59 é particularmente importante, pois impede a montagem final do MAC.

A **hemoglobinúria paroxística noturna** é provocada pela destruição de hemácias decorrente da ausência de CD59. As hemácias desprotegidas são destruídas pela cascata do complemento

- A **inflamação aguda** é a reação inicial não específica à destruição tecidual. Se o dano persistir e a destruição do tecido (necrose) continuar, uma resposta imunológica se desenvolve com as características de inflamação crônica.

  Dois eventos definem a patogênese da inflamação aguda: respostas da microvasculatura à lesão e recrutamento de neutrófilos para o local do dano.

  (1) **Respostas da microvasculatura à lesão**. A vasodilatação permite o aumento do fluxo sanguíneo ao tecido danificado (**hiperemia**).

  O aumento da permeabilidade vascular dos capilares e vênulas leva ao acúmulo de fluido, ou **exsudato**, no espaço intersticial, o que causa edema do tecido.

  O exsudato é um fluido intersticial com teor elevado de proteínas, especialmente fibrina. A fibrina é derivada do fibrinogênio. O fibrinogênio é degradado pela trombina em fibrinopeptídios e monômeros de fibrina, que são, então, unidos para formar malha de fibrina.

  O **transudato** é um fluido intersticial com baixo teor de proteínas. A **efusão** consiste no excesso de fluido nas cavidades corporais (peritônio, pleura e pericárdio).

  Esses eventos da microvasculatura são representados por quatro sinais clássicos:

  (i) **Rubor** (vermelhidão).

  (ii) **Tumor** (edema).

  (iii) **Calor** (aumento da temperatura).

  (iv) **Dolor** (dor).

  A hiperemia é responsável pelos três primeiros sinais. A dor é determinada pela liberação de mediadores locais específicos e compressão do líquido sobre as terminações nervosas.

  (2) **Recrutamento de neutrófilos para o local de lesão**. Fatores quimiotáticos produzidos pelos macrófagos residentes recrutam os neutrófilos do sangue circulante para o tecido danificado. Os neutrófilos podem eliminar os patógenos por diversos mecanismos:

  (i) **Fagocitose**, com participação de proteínas antibacterianas liberadas dos grânulos citoplasmáticos nos fagossomos.

  (ii) **Liberação de armadilhas extracelulares de neutrófilos** (NETs) para apreender os patógenos, evitar sua disseminação e facilitar a fagocitose subsequente. A NET é composta de um núcleo de DNA-histonas ligado a enzimas liberadas dos grânulos azurófilos e específicos.

  (iii) **Degranulação** para morte direta dos patógenos. Proteínas semelhantes às proteases e enzimas responsáveis pela produção de espécies reativas de oxigênio, que ficam em grânulos citoplasmáticos, causam a morte ou incapacitam os microrganismos.

  A **resolução da inflamação aguda** tem dois objetivos:

  (1) Proteger o hospedeiro quanto a eventual dano tecidual excessivo.

  (2) Prevenir a amplificação da inflamação aguda para a inflamação crônica.

  A resolução da inflamação aguda apresenta uma fase anti-inflamatória e uma fase pró-resolução.

  (1) **Fase anti-inflamatória**: há liberação de mediadores anti-inflamatórios (como IL-10). Além disso, a atividade inflamatória da via do fator nuclear (NF)-κB é inibida.

(2) **Fase pró-resolução**: envolve a troca das atividades inflamatórias dos neutrófilos e macrófagos para atividade anti-inflamatória. Os neutrófilos produzem mediadores pró-resolução, como as protectinas; os macrófagos secretam maresinas (mediadores dos **ma**crófagos para a **res**olução da inflamação)

- A **cicatrização e o reparo tecidual** são estimulados pelos efeitos combinados das fases anti-inflamatória e de pró-resolução. A cicatrização envolve a formação de tecido de granulação. O tecido danificado é substituído por novos capilares (angiogênese), macrófagos e fibroblastos, o que leva à organização do tecido de granulação fibrovascular.

  Ponto principal: o exsudato com fibrina é substituído pelo tecido de granulação e, subsequentemente, por uma cicatriz fibrosa, por meio de um processo denominado reparo fibroso.

  Com base no tipo de exsudato ou efusão, existem três tipos de inflamação aguda:

  (1) **Inflamação aguda supurativa**, quando há predomínio de neutrófilos e restos de células mortas, e o tecido afetado é liquefeito por enzimas proteolíticas derivadas dos neutrófilos para produção de pus. Bactérias específicas produzem inflamação aguda supurativa que pode evoluir para uma **pústula** (na superfície da pele) ou um **abscesso**, uma coleção fechada de tecido purulento. As bactérias que produzem supuração localizada são chamadas **piogênicas** (que produzem pus).

  (2) **Inflamação aguda fibrinosa**, quando a fibrina é o componente predominante do exsudato ou da efusão depositado na superfície das meninges, peritônio, pleura e pericárdio.

  (3) **Inflamação aguda serosa**, quando o fluido derivado do plasma apresenta baixo teor proteico.

  A persistência do dano tissular causado por um patógeno pode conduzir a uma **inflamação crônica**, um processo em que a necrose tecidual e o reparo são simultâneos e persistentes durante muitos anos.

  Em determinadas doenças, o **granuloma** é característico da inflamação crônica, um padrão estrutural que define a inflamação granulomatosa. Como parte do granuloma, os macrófagos adquirem um padrão semelhante ao epitelial e se fundem para formar células multinucleadas gigantes.

  Um **granuloma** é composto de uma zona central necrótica típica cercada por uma zona de macrófagos ativados semelhantes a células epiteliais coexistindo com células gigantes multinucleadas. Ao redor da zona macrofágica, há linfócitos (linfócitos T CD4⁺) e uma zona limitante de fibroblasto-colágeno, que estabelece um limite semelhante a uma cápsula com o tecido circundante.

  As características da zona central de um granuloma dependem do patógeno. Por exemplo, o granuloma tuberculoso tem uma área de necrose caseosa central, uma zona semelhante a queijo cremoso cercada de células gigantes multinucleadas dispersas, chamadas células de Langhans. O granuloma da sarcoidose apresenta um centro fibrinoso, e as células gigantes multinucleadas podem conter depósitos esféricos calcificados chamados corpos de Schaumann

- Os três **principais órgãos linfoides** são: os linfonodos, o timo e o baço

- **Linfonodos.** A principal função dos linfonodos é filtrar a linfa. Um linfonodo é cercado por uma cápsula de tecido conjuntivo que emite partições (trabéculas) para seu interior. Seu estroma é composto de uma rede tridimensional de fibras reticulares (colágeno do tipo III). O lado convexo do linfonodo é o local de entrada de diversos vasos linfáticos aferentes com válvulas. A linfa se difunde através do seio subcapsular e do seio peritrabecular. Uma artéria entra no hilo do linfonodo e uma veia e um vaso linfático eferente drenam a estrutura.

O linfonodo é composto de:
(1) Um **córtex**.
(2) Uma **medula**.

O córtex é subdividido em um córtex externo, onde há nódulos linfáticos contendo linfócitos B, e um córtex profundo, onde predominam os linfócitos T (CD4⁺).

Um **nódulo ou folículo linfático** consiste em um manto (voltado para a cápsula) e um **centro germinativo** contendo linfócitos B em proliferação que interagem com as células dendríticas foliculares (CDFs). Macrófagos também estão presentes. Essas células capturam a matéria particulada da linfa e antígenos opsonizados, além de fagocitarem linfócitos B apoptóticos. As CDFs são células apresentadoras de antígenos. Os linfócitos B e T chegam ao linfonodo por meio das vênulas pós-capilares presentes no córtex interno.

A **medula** contém **cordões medulares**, que abrigam linfócitos B, plasmócitos e macrófagos separados pelos **seios medulares**, espaços revestidos por células endoteliais contendo linfa que chega da região cortical do linfonodo. Vasos sanguíneos de grosso calibre estão presentes na medula, nas proximidades do hilo.

A linfadenite aguda é observada em uma reação imunológica aguda em resposta a bactérias drenadas para o local. O linfonodo local aumenta de tamanho e se torna doloroso devido à distensão de sua cápsula pela proliferação celular e edema.

Linfomas são tumores do tecido linfoide. A maioria dos linfomas tem origem em linfócitos B (80%); os demais são originários de linfócitos T. Os linfomas se dividem em **linfomas de Hodgkin** e **linfomas não Hodgkin**

- **Timo.** A principal função do timo é a produção de linfócitos T a partir de timócitos derivados da medula óssea. O timo é originário da terceira bolsa faríngea endodérmica (que também dá origem à glândula paratireoide inferior). O timo é cercado por uma cápsula de tecido conjuntivo que projeta trabéculas para seu interior. As trabéculas e a cápsula apresentam vasos sanguíneos.

  O timo é composto de diversos lóbulos incompletos. Cada lóbulo tem um córtex completo e uma medula compartilhada com lóbulos adjacentes.

  Duas importantes características histológicas identificam o timo:

  (1) **Ausência de nódulos linfáticos no córtex**.
  (2) Presença dos **corpúsculos de Hassall e células em tufo do timo na medula**.

  Duas características funcionais relevantes são a **barreira hematotímica**, no córtex do timo, e as vênulas pós-capilares, na junção corticomedular.

  O estroma do timo consiste em uma rede tridimensional de **células epiteliais tímicas** (CETs) interconectadas por desmossomos. As CETs são derivadas de um ancestral comum que dá origem às **CETs corticais** (cCETs) e **CETS medulares** (mCETs) quando o fator de transcrição Foxn1 é ativo. A desativação do gene *Foxn1* impede o desenvolvimento do timo, levando à ausência do desenvolvimento de linfócitos T e, consequentemente, à **imunodeficiência congênita**.

  As cCETs expressam moléculas do MHC em sua superfície necessárias à seleção clonal. As mCETs, ativadas pelo gene *aire*, expressam proteínas próprias necessárias à deleção clonal de linfócitos T autorreativos. Mutações no gene *aire* causam diversas doenças autoimunes, inclusive **APECED**, uma doença poliendócrina autoimune

- **Baço.** O baço tem duas funções:
  (1) A **polpa branca** é o componente imune do baço; os constituintes da polpa branca detectam e reagem a antígenos no sangue.
  (2) A **polpa vermelha** é um filtro que remove microrganismos e hemácias antigas e danificadas do sangue circulante.

  Note a diferença histológica com os linfonodos e o timo: o baço não apresenta córtex ou medula.

O baço é recoberto por uma cápsula de tecido conjuntivo denso não modelado, com fibras elásticas e musculares lisas.

A cápsula dá origem a trabéculas que contêm vasos sanguíneos (artérias e veias trabeculares) e nervos.

A artéria esplênica entra no hilo, dando origem às artérias trabeculares. À medida em que deixa a trabécula, a artéria é revestida por linfócitos T, que formam uma **bainha linfoide periarteriolar** (BLPA), e penetra no nódulo linfático (a polpa branca).

Nos seres humanos, um canal marginal, entre a polpa vermelha e a polpa branca, permite a passagem de células imunocompetentes e células apresentadoras de antígenos para a polpa branca após a captura de patógenos e antígenos na polpa vermelha.

Os linfócitos B e T da polpa branca cooperam com as células apresentadoras de antígeno para desencadeamento de uma reação imune protetora imediata.

A artéria central sai da polpa branca para se tornar a artéria penicilar. As artérias penicilares terminam como capilares com bainha de macrófagos que drenam diretamente nos sinusoides esplênicos (circulação fechada) ou terminam em vasos com terminação aberta na polpa vermelha (circulação aberta).

Os sinusoides esplênicos são drenados em veias coletoras, para as veias trabeculares e as veias esplênicas.

Note que o baço, dependendo da espécie animal, pode apresentar dois tipos de circulação sanguínea:

(1) **Circulação aberta**, em que as hemácias, antígenos e patógenos entram na polpa vermelha. **A circulação aberta é observada no baço humano**.

(2) **Circulação fechada**, em que os vasos arteriais são contínuos aos sinusoides esplênicos. **A circulação fechada não é observada no baço humano**.

O baço apresenta características estruturais distintas que devem ser lembradas:

(1) O baço não possui córtex ou medula.

(2) Semelhante aos linfonodos, a polpa branca é o equivalente do nódulo linfático – tem um centro germinativo, um manto habitado por linfócitos B e células apresentadoras de antígenos. Ao contrário do nódulo linfático que filtra a linfa, a polpa branca possui uma artéria/arteríola cercada por linfócitos T, a BLPA. Consequentemente, a polpa branca abriga células do sistema imune necessárias para captura e processamento de antígenos presentes no sangue, advindos principalmente do canal marginal.

(3) A polpa vermelha tem dois componentes envolvidos na filtragem do sangue e na retirada de hemácias velhas:

(i) Os seios esplênicos são formados por células endoteliais semelhantes a bastonetes separadas por fendas estreitas que permitem a passagem de células. Essas células são cercadas por membrana basal incompleta e por fibras reticulares frouxas. Portanto, o tráfego de entrada e saída das hemácias é facilitado pelas fendas entre as células endoteliais e o estroma frouxo.

(ii) Os cordões esplênicos separam os seios esplênicos. Esses cordões contêm macrófagos, plasmócitos e hemácias. Na verdade, os macrófagos no baço iniciam a reciclagem de hemoglobina das hemácias destruídas, levando à produção de bilirrubina

- A **asplenia**, ausência do baço, é observada em pacientes com:

(1) **Asplenia cirúrgica**, feita em indivíduos saudáveis após traumatismo ou em pacientes com doenças hematológicas (p. ex., **esferocitose hereditária**, β-**talassemia** e **anemia falciforme**), imunológicas (p. ex., **púrpura trombocitopênica imune**) ou tumorais (**linfoma do baço**).

(2) **Asplenia funcional**, observada em pacientes com anemia falciforme depois de múltiplos episódios de autoinfarto esplênico.

(3) **Asplenia congênita**, uma observação rara que pode ser isolada ou associada a outras anomalias, como doença cardíaca congênita (**síndrome de Ivemak**)

- A **anemia falciforme** é uma doença hereditária das hemácias causada pela substituição da hemoglobina normal (Hb A) por hemoglobina S (Hb S) devido a mutação pontual.

Indivíduos heterozigotos contêm uma mistura de Hb A e Hb S. A deformação (falcização) de hemácias e a consequente anemia são observadas após a diminuição da tensão de oxigênio.

A deformidade falciforme e a **anemia hemolítica** são causadas pela diminuição da tensão normal de oxigênio ou pela ausência desse gás.

Um aumento na destruição das células falciformes leva à formação excessiva de bilirrubina a partir da hemoglobina liberada das hemácias hemolíticas (**hiperbilirrubinemia crônica**)

- As estratégias de **imunoterapia do câncer**, que melhoram a resposta imune contra células tumorais que expressam antígenos específicos, estão sendo desenvolvidas.

A estratégia geral é baseada nos seguintes princípios:

(1) O sinal de especificidade enviado pelo TCR, após a interação antígeno-MHC, é chamado sinal 1 ou sinal de reconhecimento. No entanto, os linfócitos T precisam de um sinal coestimulador, chamado sinal 2 ou chave liga/desliga, para sua ativação completa e função efetora.

(2) Os receptores coestimuladores ativadores e inibidores são responsáveis pela chave liga/desliga dos linfócitos T. Um importante receptor coestimulador inibidor é a **proteína de morte celular programada 1 (PD1)**, com afinidade pelos **ligantes de PD1 (PDL1 ou PDL2)**. A PD1 limita as respostas imunes nos tecidos do hospedeiro.

(3) A PD1 é expressa por linfócitos T CD4$^+$ e CD8$^+$ durante a ativação aguda dessas células. O PDL1 é expresso predominantemente por células tumorais.

(4) Um grande avanço na imunoterapia contra o câncer é o bloqueio da via PD1 com anticorpos monoclonais. O bloqueio de PD1 leva ao acúmulo de linfócitos T CD8$^+$ funcionais e à regressão do tumor.

Outra estratégia é **ativar os linfócitos T por meio de sua interação com as células dendríticas**, envolvendo as proteínas CD28 e B7 e TCR e MHC.

A proteína CTLA4 (**antígeno linfocitário T citotóxico 4**) dos linfócitos T se liga à proteína B7 nas células dendríticas para bloquear sua interação com o **CD28**, impedindo a ativação dos linfócitos T. O **bloqueio de CTLA4** com ipilimumabe, um anticorpo monoclonal, reativa os linfócitos T para destruição das células tumorais.

Capítulo 11
Sistema Tegumentar

A pele é a principal barreira entre o corpo e o meio ambiente. É responsável por uma linha de defesa contra patógenos microbianos e agentes físicos e químicos. A integridade da pele requer mecanismos ativos de defesa, gerados por células dendríticas, membros do sistema imune e queratinócitos residentes para discriminar entre organismos comensais inofensivos e patógenos nocivos. Muitas doenças infecciosas e imunológicas produzem alterações cutâneas características, levando a um diagnóstico correto. Além disso, a pele tem doenças peculiares próprias. A pele é muito importante no exame físico clínico. Sua cor, por exemplo, pode indicar a existência de uma doença: a cor amarelada indica icterícia; a cor cinza-azulada pode indicar cianose, refletindo uma alteração da função cardiovascular e respiratória; a palidez é indicativa de anemia; a ausência de pigmentação cutânea sugere albinismo. Este capítulo descreve a organização da pele e dos derivados epidérmicos, bem como doenças inflamatórias e tumorais.

ORGANIZAÇÃO E TIPOS DE PELE

O tegumento é o maior órgão do corpo e tem dois componentes:

1. A **pele**.
2. Os **derivados epidérmicos** (ou anexos epidérmicos), como unhas, pelos e glândulas (sudoríparas e sebáceas, além da mamária).

A pele tem diversas **funções**:

1. **Proteção contra lesões** (função mecânica).
2. **Barreira impermeável** para impedir desidratação.
3. **Regulação da temperatura corporal** (conservação e dissipação do calor).
4. **Defesa não específica** (barreira contra microrganismos e alojamento das células dendríticas imunocompetentes).
5. **Excreção de sais**.
6. **Síntese de vitamina D**.
7. **Órgão sensorial**.
8. **Sinalização sexual**.

A pele consiste em três camadas firmemente aderidas entre si:

1. A **epiderme** superficial, derivada do ectoderma.
2. A **derme** mais profunda, derivada do mesoderma.
3. A **hipoderme** ou **camada subcutânea**, correspondente à **fáscia superficial** da anatomia macroscópica.

A pele, em geral, é classificada em dois tipos:

1. **Pele espessa**.
2. **Pele fina**.

A pele espessa (com mais de 5 mm de espessura) recobre a palma das mãos e a planta dos pés, apresentando epiderme e derme espessas. A pele fina (1 a 2 mm de espessura) reveste o resto do corpo; a epiderme é fina.

A superfície da pele na palma das mãos e na planta dos pés, bem como nos dedos e pododáctilos, apresenta **cristas epidérmicas** estreitas separadas por **sulcos** (Figura 11.1). As impressões das cristas formam os padrões de **impressão digital**, utilizados na identificação forense.

Cada crista epidérmica segue o contorno de uma **crista dérmica** subjacente. A invaginação da crista epidérmica divide a **crista dérmica** em duas **cristas dérmicas secundárias ou papilas dérmicas**. Consequentemente, a invaginação da crista epidérmica recebe o nome de **pregas interpapilares**.

Como discutiremos a seguir, os ductos excretores das glândulas sebáceas na pele se abrem na superfície através das pregas interpapilares.

Por meio desse arranjo, a epiderme e a derme têm uma interface de encaixe íntimo na junção derme-epiderme estabilizada por hemidesmossomos ancorados na lâmina basal.

Epiderme

Primeiramente, apresentamos um esboço da organização da epiderme e de seus principais componentes celulares, que servem como guia para uma discussão mais detalhada (Figuras 11.2 e 11.3).

A **camada de epitélio estratificado pavimentoso** da epiderme consiste em quatro tipos celulares distintos (ver Figura 11.2):

1. Os **queratinócitos** são os tipos celulares predominantes, assim chamados porque seu principal produto é a queratina, uma proteína de filamento intermediário.
2. Os **melanócitos** são as células derivadas da crista neural responsáveis pela produção da **melanina**.
3. As **células de Langerhans** são células dendríticas residentes, derivadas de um precursor da medula óssea. São células apresentadoras de antígeno que interagem com os linfócitos T CD8⁺.
4. As **células de Merkel** são derivadas da crista neural e participam da sensação tátil.

Os **queratinócitos** são organizados em **cinco camadas** ou estratos:

1. **Estrato basal** (camada celular basal) (Figura 11.3).
2. **Estrato espinhoso** (camada espinhosa ou de células espinhosas).
3. **Estrato granuloso** (camada de células granulosas).
4. **Estrato lúcido** (camada de células claras).
5. **Estrato córneo** (camada de células corneificadas).

As primeiras camadas celulares consistem em células metabolicamente ativas. As células das últimas duas camadas sofrem **queratinização**, ou **corneificação**, um processo que envolve mudanças moleculares celulares e intracelulares.

O **estrato basal** e o **estrato espinhoso** formam o **estrato de Malpighi**.

O **estrato basal** (ou **estrato germinativo**) consiste em uma única camada de queratinócitos colunares ou cúbicos altos sobre uma membrana basal. Os **hemidesmossomos** e os filamentos intermediários associados ancoram o domínio basal das células basais à membrana basal. As células do estrato basal mantêm o equilíbrio entre diferenciação celular e divisão mitótica celular, bem como reparo ao dano.

Enquanto algumas das células basais em divisão são acrescentadas à população das **células-tronco** do estrato basal, outras migram para o **estrato espinhoso** e alteram o formato de cúbicas altas ou colunares para, em seguida, tornar-se poligonais e iniciar o processo de diferenciação. O processo de diferenciação consiste na síntese de queratinas, que são distintas para as células basais e os queratinócitos diferenciados. A estabilidade e a flexibilidade da epiderme dependem dos filamentos intermediários citoplasmáticos associados aos **desmossomos** e **hemidesmossomos**. Feixes de filamentos intermediários, visíveis sob microscopia óptica, são chamados **tonofilamentos**.

Os queratinócitos no **estrato granuloso** apresentam aglomerados escuros de materiais citoplasmáticos correspondentes a queratina e lipídios.

O **estrato lúcido** (na **pele espessa**) e o **estrato córneo**, composto de queratinócitos em maturação terminal, são as camadas mais externas da epiderme, responsáveis pela função de barreira da pele, que impede a entrada de agentes tóxicos, bem como a desidratação.

Figura 11.1 Organização geral da pele.

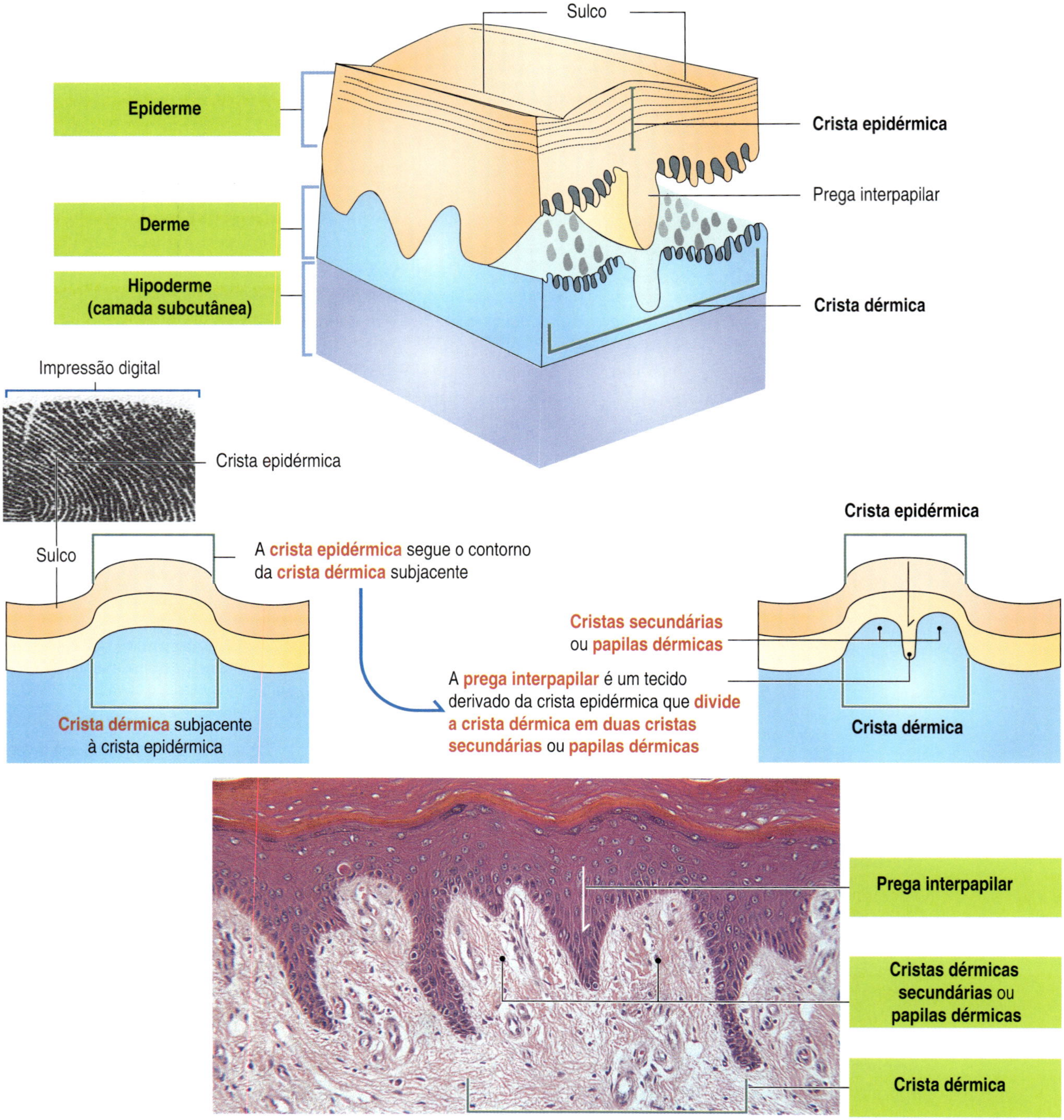

Sulco

Epiderme

Crista epidérmica

Prega interpapilar

Derme

Hipoderme (camada subcutânea)

Crista dérmica

Impressão digital

Crista epidérmica

Sulco

A **crista epidérmica** segue o contorno da **crista dérmica** subjacente

Crista dérmica subjacente à crista epidérmica

Cristas secundárias ou **papilas dérmicas**

A **prega interpapilar** é um tecido derivado da crista epidérmica que **divide a crista dérmica em duas cristas secundárias** ou **papilas dérmicas**

Crista epidérmica

Crista dérmica

Prega interpapilar

Cristas dérmicas secundárias ou papilas dérmicas

Crista dérmica

Diferenciação dos queratinócitos

Os queratinócitos de cada camada da epiderme apresentam características específicas de diferenciação celular (Figura 11.4).

Os queratinócitos do **estrato espinhoso** têm forma poligonal, com um núcleo oval distinto. O citoplasma apresenta grânulos pequenos, com um centro lamelar, e recebe a denominação de **grânulos revestidos por membrana**, ou **corpos lamelares** (Figura 11.5). Os feixes de filamentos intermediários de queratina se estendem aos processos citoplasmáticos de forma semelhante a espinhos e se fixam à **placa densa** de um desmossomo.

O **estrato granuloso** consiste em um conjunto de várias camadas de queratinócitos, com **grânulos de querato-hialina** de forma irregular (contendo **profilagrina**), sem uma membrana limitante e associada aos filamentos intermediários de queratina. Os **corpos lamelares**, que, a princípio, aparecem nos queratinócitos do estrato espinhoso, aumentam em número no estrato granuloso. Os corpos lamelares contêm **glicolípidio acilglicosilceramida**.

Figura 11.2 Organização geral da epiderme (pele espessa).

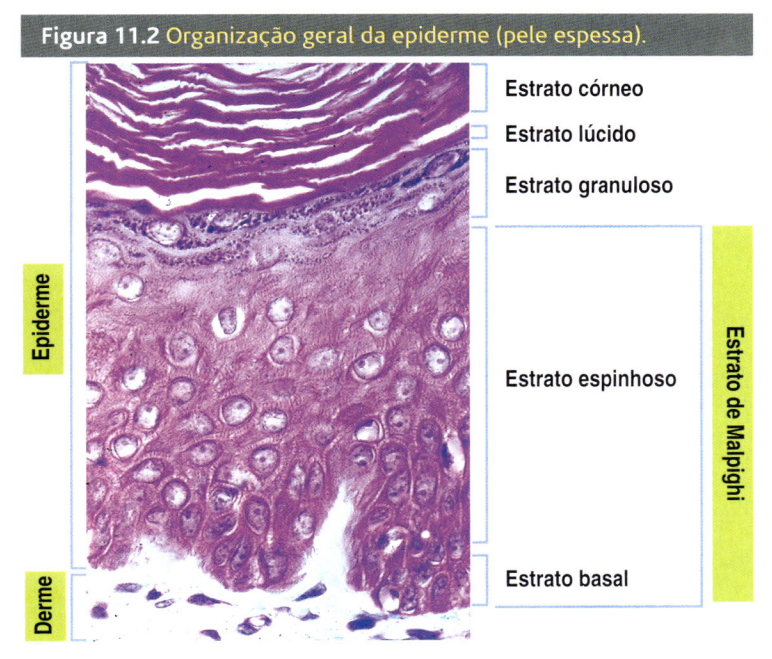

Epiderme

Derme

Estrato córneo
Estrato lúcido
Estrato granuloso
Estrato espinhoso
Estrato basal

Estrato de Malpighi

As **junções de oclusão**, contendo **claudina 1** e **claudina 4**, são encontradas no estrato granuloso.

O material lipídico lamelar forma uma cobertura de múltiplas camadas na superfície dos queratinócitos do estrato lúcido. O glicolipídio de cobertura contribui para a formação de uma barreira epidérmica impermeável à água.

O **estrato lúcido** é reconhecido por alguns histologistas como uma camada intermediária acima do estrato granuloso e abaixo do **estrato córneo**. Entretanto, não há nenhuma característica citológica distintiva significativa aparente (Figura 11.6; ver Figura 11.5).

O estrato lúcido e o estrato córneo são compostos de diversas camadas de queratinócitos sem núcleos e um citoplasma contendo agregados de filamentos intermediários de queratina, unidos por ligações cruzadas com a **filagrina**, por meio de um processo catalisado por **transglutaminases**.

A filagrina se agrega aos filamentos intermediários de queratina em feixes compactados, o que conduz ao achatamento celular, uma característica do estrato córneo. O complexo queratina-filagrina é depositado no interior da membrana plasmática, formando, então, uma estrutura denominada **envoltório celular corneificado** (Figura 11.7).

Involucrina, **pequenas proteínas ricas em prolina** (**SPRs**; do inglês, *small proline-rich proteins*), **trico-hialina** (**THH**) e **loricrina** são outras proteínas com ligações cruzadas resultantes da ação de várias **transglutaminases** (T1, T3 e T5). Essas moléculas reforçam o envelope celular cornificado logo abaixo da membrana plasmática nos locais em que há desmossomos.

No exterior da célula, ceramidas, ácidos graxos e colesterol são um complexo de lipídios insolúveis expulsos dos corpos lamelares. Essas moléculas estabelecem ligações cruzadas com proteínas do envelope celular, formando o **envoltório celular corneificado composto**.

Em resumo, a membrana plasmática dos queratinócitos do estrato córneo consiste em um envoltório celular corneificado que contém matriz de queratina-filagrina associada a um complexo de reforço involucrina-SPRs-loricrina-THH, cujo desenvolvimento é catalisado por transglutaminases.

Os lipídios extracelulares insolúveis, unidos por ligações cruzadas à involucrina, tornam a membrana da célula impermeável a fluidos (barreira de permeabilidade). O envoltório celular corneificado proporciona elasticidade e resistência mecânica aos restos de células mortas da camada mais externa da epiderme. Veja os distúrbios do envoltório celular corneificado no Boxe 11.A.

Os queratinócitos terminalmente diferenciados do estrato córneo formam escamas achatadas com um envoltório celular composto altamente resistente. As escamas são descartadas da superfície da epiderme e substituídas pelos queratinócitos das camadas subjacentes.

Outras duas características da epiderme são:

1. A **expressão de queratinas específicas nas camadas celulares**, observada durante a diferenciação dos queratinócitos.
2. A presença de **junções de oclusão** (com actina F), **desmossomos** (ver Figura 11.6) e **hemidesmossomos** (associados a filamentos intermediários de queratina). As junções são responsáveis pela adesão intercelular, coesão e flexibilidade das camadas de células epidérmicas.

Uma mudança significativa na transição entre as células do estrato granuloso e do estrato córneo é **a integração das placas citoplasmáticas desmossomais no envoltório celular corneificado**.

Esses desmossomos modificados, chamados **corneodesmossomos**, contêm, no espaço extracelular, **desmogleína 1** e **desmocolina 1**, membros da família das caderinas dependentes de Ca^{2+}. Outro constituinte é a **corneodesmosina**. Um processo proteolítico no estrato córneo superior, presumivelmente envolvendo as enzimas catepsina e calpaína, rompe as corneodesmosinas, possibilitando, assim, a descamação.

Lembre-se de que a perda dos núcleos e das mitocôndrias na transição do estrato granuloso para estrato córneo pressupõe um processamento proteolítico.

As doenças bolhosas, epidermolíticas e proliferativas são caracterizadas por desregulação da adesão celular na epiderme (Boxe 11.B).

Melanócitos

Os melanócitos são células ramificadas localizadas no estrato basal da epiderme (ver Figuras 11.3 e 11.7). Os melanócitos são derivados dos **melanoblastos**, células precursoras que migram da **crista neural**.

O desenvolvimento do melanoblasto em melanócitos ocorre sob o controle do ligante do **fator de célula-tronco**, que interage com o **receptor c-kit**, uma tirosinoquinase ligada à membrana. Lembre-se de que o desenvolvimento dos mastócitos, das

Figura 11.3 Células imigrantes na epiderme.

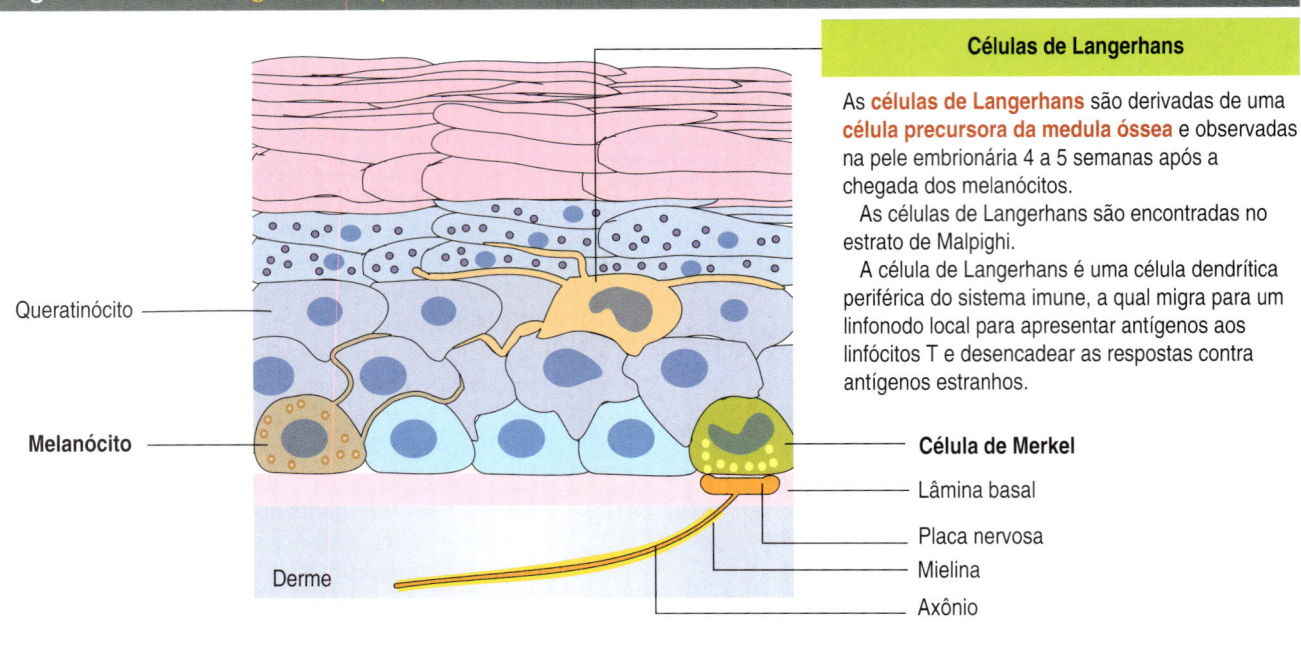

Células de Langerhans

As **células de Langerhans** são derivadas de uma **célula precursora da medula óssea** e observadas na pele embrionária 4 a 5 semanas após a chegada dos melanócitos.

As células de Langerhans são encontradas no estrato de Malpighi.

A célula de Langerhans é uma célula dendrítica periférica do sistema imune, a qual migra para um linfonodo local para apresentar antígenos aos linfócitos T e desencadear as respostas contra antígenos estranhos.

Labels na figura:
- Queratinócito
- Melanócito
- Derme
- Célula de Merkel
- Lâmina basal
- Placa nervosa
- Mielina
- Axônio

Melanócito

Os **melanócitos** são originários da **crista neural** e são visíveis a partir da 8ª semana embrionária.

Os melanócitos são as primeiras células a chegar à epiderme.

O corpo celular está localizado no estrato basal. As extensões citoplasmáticas de um melanócito fazem contato com cerca de 36 queratinócitos, formando uma **unidade epidérmico-melânica**).

Os melanócitos e os queratinócitos não são associados entre si por desmossomos.

Célula de Merkel

As **células de Merkel** são derivadas da **crista neural**.

As células de Merkel surgem na epiderme palmar e plantar aproximadamente entre a 8ª e a 12ª semana de gestação.

São mecanorreceptores táteis, mas também têm função neuroendócrina.

As células de Merkel são associadas à lâmina basal. O citoplasma contém **grânulos**. Uma pequena **placa nervosa** é conectada a um axônio mielinizado. O curto segmento axonal que penetra a lâmina basal da epiderme não apresenta mielina.

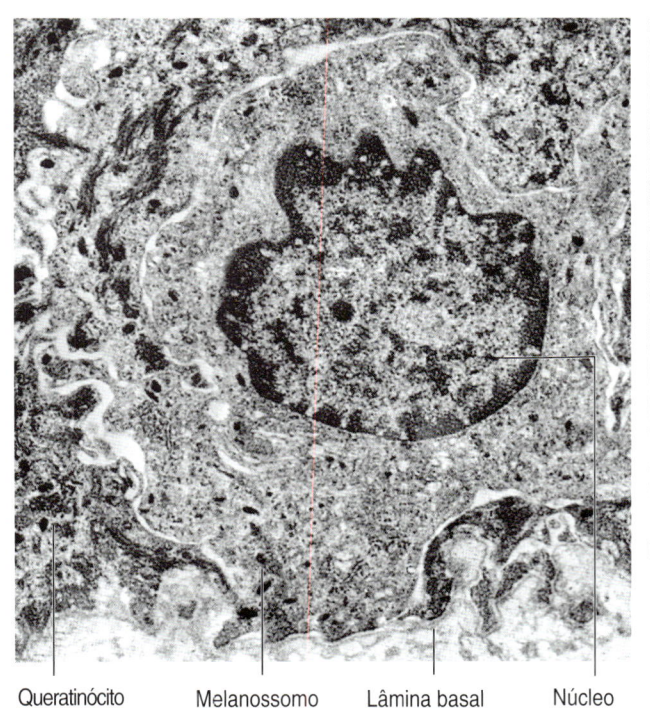

Queratinócito   Melanossomo   Lâmina basal   Núcleo

Micrografia eletrônica de Gray's Anatomy, 38th edition, New York, Churchill Livingstone, 1995.

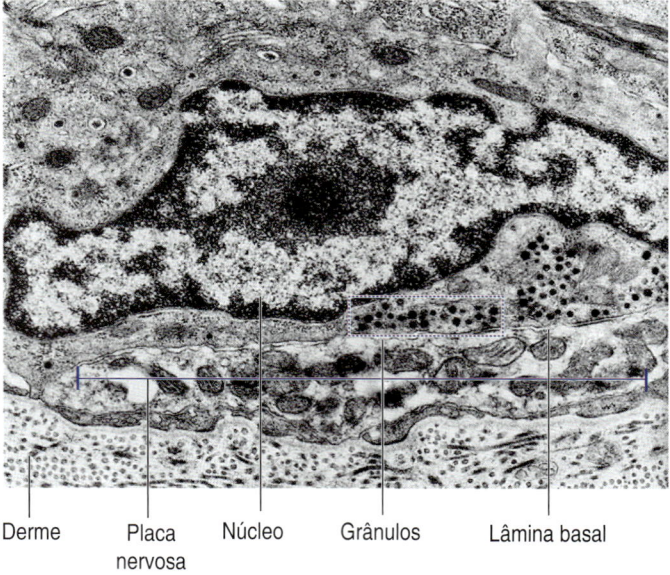

Derme   Placa nervosa   Núcleo   Grânulos   Lâmina basal

Micrografia eletrônica cortesia de Patricia C. Cross, Stanford, CA, EUA.

Figura 11.4 Diferenciação dos queratinócitos: expressão da queratina.

Tempos de diferenciação e eliminação de queratinócitos

As células do estrato basal sofrem divisão celular a cada 6 a 7 dias e entram no estrato espinhoso como queratinócitos. Os queratinócitos são empurrados para o estrato granuloso e, por fim, o estrato córneo antes de serem eliminados. O processo completo leva cerca de 4 semanas na epiderme espessa humana.

Envoltório celular

Extrusão lipídica
Junção de oclusão
Grânulo de filagrina

Queratinas 2e e 9

Corpo lamelar

Defeitos em **queratina 2e** causam **ictiose bolhosa de Siemens** (IBS). Um defeito na **queratina 9** é associado à **queratodermia palmoplantar epidermolítica** (EPPK).

Queratinas 1 e 10

Melanina

A mutação das **queratinas 1** e **10** é a causa da **hiperqueratose epidermolítica** (EHK).

Queratinas 5 e 14

A mutação da **queratina 5** e **14** é a causa da **epidermólise bolhosa simples** (EBS).

Célula-tronco (célula em divisão mitótica)
Desmossomo
Hemidesmossomo
Lâmina basal
Queratinas (filamentos intermediários)

Estratos lúcido e córneo

As proteínas depositadas no interior da membrana plasmática formam o **envoltório celular** corneificado. Um envelope lipídico externo, formado por lipídios extrudados dos corpos lamelares, contribui para a montagem de um **envoltório celular composto**.

Estrato granuloso

O principal produto dos queratinócitos nessa camada é uma proteína que não é um filamento intermediário, a **filagrina**. A filagrina induz a agregação das queratinas. Os lipídios formam **corpos lamelares**.

Estrato espinhoso

As queratinas 1 e 10 substituem as queratinas 5 e 14 quando os queratinócitos basais migram para o estrato espinhoso.

Estrato basal

Contém as células-tronco em divisão mitótica. **As queratinas 5 e 14 são os principais produtos dos queratinócitos basais**.

Figura 11.5 Componentes da barreira de permeabilidade epidérmica.

1 Lipídio multilamelar

Os lipídios são covalentemente ligados à involucrina e, assim, contribuem para a formação da **barreira de permeabilidade epidérmica**. Os lipídios são originários dos corpos lamelares, que primeiro aparecem nas camadas espinhosa e granulosa. Os corpos lamelares liberam seu conteúdo no espaço extracelular durante a transição do estrato lúcido para o estrato córneo.

Camada lipídica multilamelar ligada à involucrina

Involucrina
Pequenas proteínas ricas em prolina
Loricrina
Queratina
Filagrina

Placa desmossomal

Envoltório celular corneificado

Estrato córneo

Estrato lúcido

Estrato granuloso

2 Envoltório celular corneificado

O envoltório celular corneificado é uma estrutura especializada que reforça a membrana plasmática dos queratinócitos nos sítios de placas desmossomais. É composto de agregados de queratinas e filagrina e um complexo de proteínas, incluindo **involucrina, pequenas proteínas ricas em prolina (SPRs) e loricrina**, apresentando ligações cruzadas entre si produzidas pelas enzimas **transglutaminases** (TG1, TG3 e TG5) (Boxe 11.A).

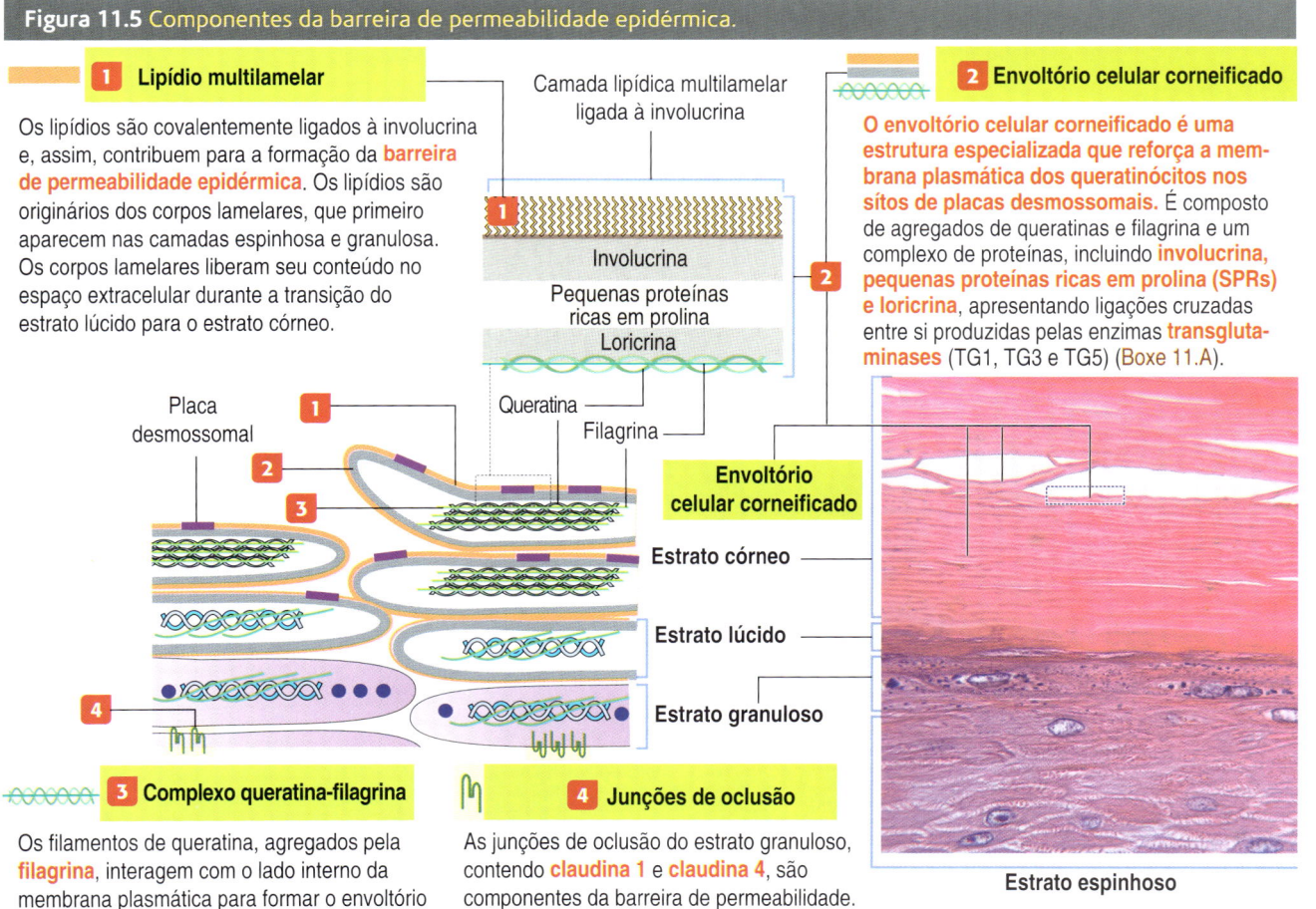

Estrato espinhoso

3 Complexo queratina-filagrina

Os filamentos de queratina, agregados pela **filagrina**, interagem com o lado interno da membrana plasmática para formar o envoltório celular corneificado.

4 Junções de oclusão

As junções de oclusão do estrato granuloso, contendo **claudina 1** e **claudina 4**, são componentes da barreira de permeabilidade.

Boxe 11.A Distúrbios do envoltório celular corneificado.

• Cerca de 50% dos pacientes com ictiose lamelar (do grego *ichthys*, peixes; e *osis*, condição) têm mutações no gene *transglutaminase 1*. Os indivíduos acometidos apresentam uma membrana de colódio (ressecamento e descamação de pele observada ao nascimento). Essa doença é provocada por um defeito nas ligações cruzadas de proteínas do envoltório de células cornificadas

• A síndrome de Vohwinkel e a eritroqueratodermia simétrica progressiva são causadas por defeitos na loricrina. Observa-se hiperqueratose (aumento da espessura do estrato córneo) nas palmas das mãos e nas plantas dos pés

• A ictiose ligada ao cromossomo X é uma doença autossômica recessiva associada a um defeito no metabolismo de lipídios. Escamas escuras e espessas nas palmas das mãos e plantas dos pés, bem como opacidades na córnea, são causadas por um defeito na enzima esteroide sulfatase. O acúmulo de sulfato de colesterol no espaço extracelular do estrato córneo impede a descamação e a ligação cruzada de involucrina à camada lipídica extracelular. O sulfato de colesterol inibe as proteases envolvidas na descamação.

células germinativas primordiais e das células-tronco hemocitopoéticas também depende da interação do fator de célula-tronco com o receptor c-kit.

Os melanócitos penetram na epiderme em desenvolvimento e se mantêm como células independentes sem adesões desmossomais aos queratinócitos em diferenciação. A renovação dos melanócitos é mais lenta que a dos queratinócitos.

Produção de melanina pelos melanócitos

As melaninas são pigmentos produzidos pelos **melanócitos**. As melaninas conferem cor e fotoproteção contra radiação ionizante à pele, aos pelos (por transferência celular) e aos olhos (por armazenamento nos epitélios pigmentados da retina, do corpo ciliar e da íris). As melaninas são copolímeros de **eumelaninas** pretas e marrons e de **feomelaninas** vermelhas e amarelas.

A diferenciação dos melanócitos é regulada pelo fator de transcrição associado à microftalmia (MITF; do inglês, *microphthalmia-associated transcription factor*). O MITF tem dois papéis principais: regula a parada do ciclo celular dos melanócitos e estimula a expressão de genes que codificam proteínas envolvidas na produção de melanina (Boxe 11.C).

Os melanócitos produzem **melanina**, contida nos **melanossomos**. Os melanossomos se desenvolvem e amadurecem nos melanócitos em quatro estágios distintos (Figura 11.8):

1. Durante o primeiro e o segundo estágios, os **pré-melanossomos**, derivados do compartimento endossomal inicial por um mecanismo de seleção acionado pelas **proteínas adaptadoras 3 e 1** (AP-3 e AP-1) ligadas à membrana, contêm **fibrilas PMEL**, mas não o pigmento de melanina. As fibrilas PMEL são clivadas em fragmentos Mα e Mβ pela enzima **proproteína convertase**. Os fragmentos Mα começam a formar **melanofilamentos**, o arcabouço para a deposição de melanina.

O processo de seleção dependente da proteína AP-3 do pré-melanossomo é defeituoso na doença genética chamada **síndrome de Hermansky-Pudlack** (**HPS**), caracterizada por albinismo oculocutâneo, hemorragia causada pela deficiência ou ausência de grânulos plaquetários e, em alguns casos, fibrose pulmonar ou colite granulomatosa.

Figura 11.6 Os desmossomos no estrato espinhoso: melanócitos.

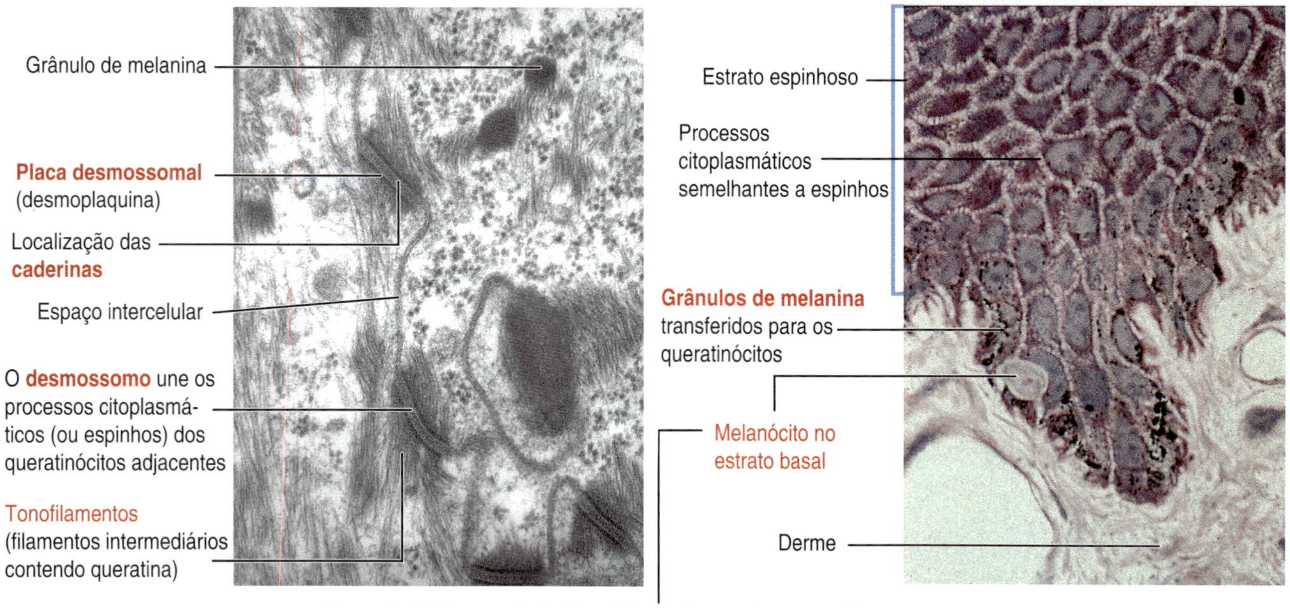

Um **melanócito** no **estrato basal**. O citoplasma dos queratinócitos adjacentes apresenta grânulos de melanina. Queratinócitos no estrato espinhoso são vistos no corte tangencial da epiderme. Note os **processos citoplasmáticos semelhantes a espinhos** dos queratinócitos. Esses processos contêm feixes de **filamentos intermediários de queratinas** inseridos nas placas dos desmossomos para união com os processos celulares de queratinócitos adjacentes.

Labels: Grânulo de melanina; **Placa desmossomal** (desmoplaquina); Localização das **caderinas**; Espaço intercelular; O **desmossomo** une os processos citoplasmáticos (ou espinhos) dos queratinócitos adjacentes; **Tonofilamentos** (filamentos intermediários contendo queratina); Estrato espinhoso; Processos citoplasmáticos semelhantes a espinhos; **Grânulos de melanina** transferidos para os queratinócitos; Melanócito no estrato basal; Derme

Figura 11.7 Queratinócitos.

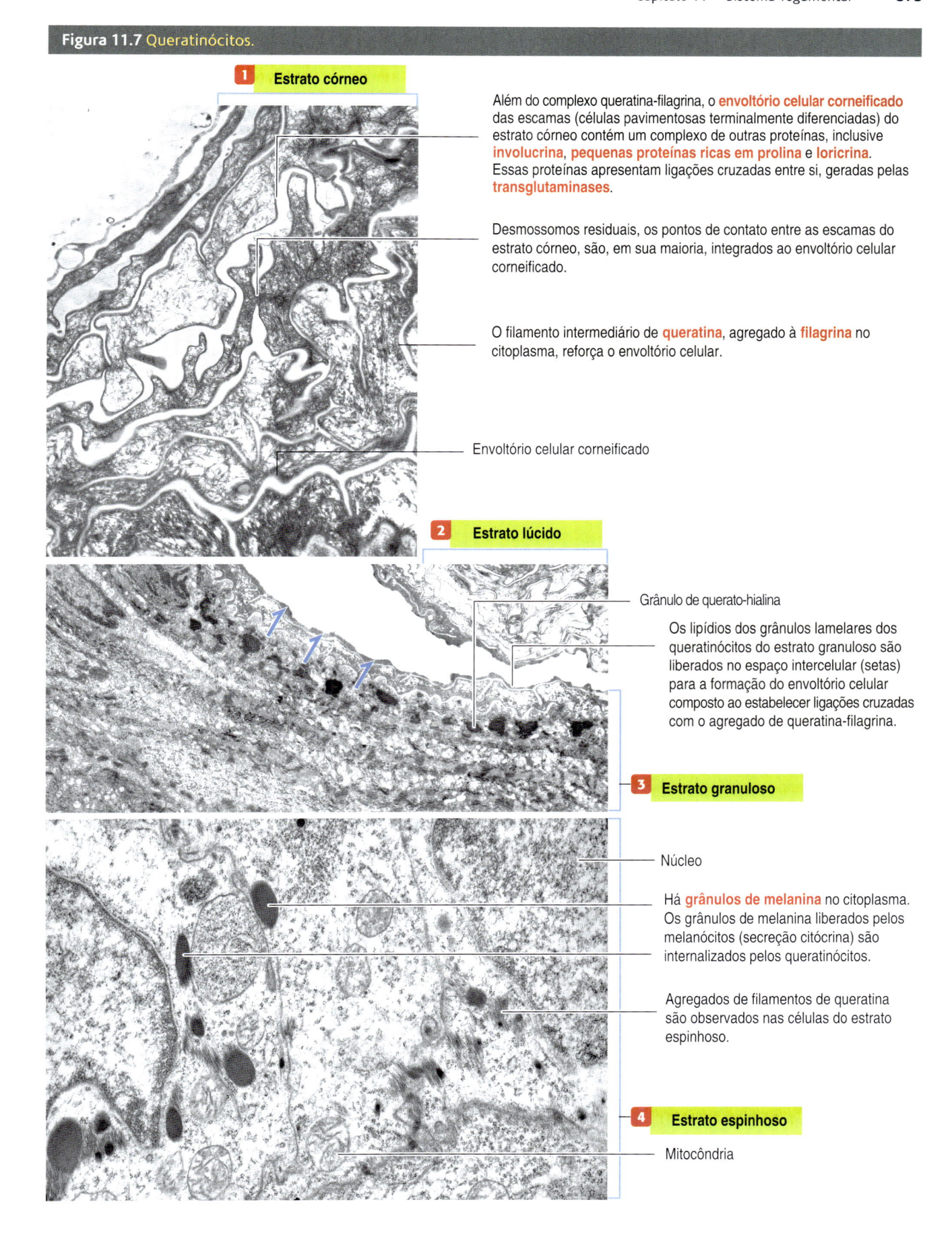

1 Estrato córneo

Além do complexo queratina-filagrina, o **envoltório celular corneificado** das escamas (células pavimentosas terminalmente diferenciadas) do estrato córneo contém um complexo de outras proteínas, inclusive **involucrina**, **pequenas proteínas ricas em prolina** e **loricrina**. Essas proteínas apresentam ligações cruzadas entre si, geradas pelas **transglutaminases**.

Desmossomos residuais, os pontos de contato entre as escamas do estrato córneo, são, em sua maioria, integrados ao envoltório celular corneificado.

O filamento intermediário de **queratina**, agregado à **filagrina** no citoplasma, reforça o envoltório celular.

— Envoltório celular corneificado

2 Estrato lúcido

— Grânulo de querato-hialina

Os lipídios dos grânulos lamelares dos queratinócitos do estrato granuloso são liberados no espaço intercelular (setas) para a formação do envoltório celular composto ao estabelecer ligações cruzadas com o agregado de queratina-filagrina.

3 Estrato granuloso

— Núcleo

Há **grânulos de melanina** no citoplasma. Os grânulos de melanina liberados pelos melanócitos (secreção citócrina) são internalizados pelos queratinócitos.

Agregados de filamentos de queratina são observados nas células do estrato espinhoso.

4 Estrato espinhoso

— Mitocôndria

Boxe 11.B Distúrbios de queratinização.

- **Estrato basal**
  Queratinas predominantes: queratinas 5 e 14
  Doença: epidermólise bolhosa simples

- **Estrato espinhoso**
  Queratinas predominantes: queratinas 1 e 10
  Doença: hiperqueratose epidermolítica

- **Estrato granuloso/estrato córneo**
  Queratina predominante: queratina 9 (palmas das mãos e plantas dos pés)
  Doença: queratodermia palmoplantar epidermolítica

- **Defeitos dos desmossomos**
  Desmoplaquinas; caderinas
  Doença: queratodermia palmoplantar estriada

- **Envoltório celular corneificado (CCE)**
  Loricrina e transglutaminase 1 (TGA-1)
  Doença: síndrome de Vohwinkel (loricrina) e eritroderma ictiosiforme (TGA-1)

- **Metabolismo anormal de lipídios que afeta o CCE**
  Doença: síndrome de Sjögren-Larsson.

---

2. O terceiro estágio tem início após a formação completa dos melanofilamentos. A síntese de melanina começa com os pré-melanossomos, pela atividade das enzimas biossintéticas de melanina tirosinase, proteína relacionada à tirosina 1 e à DOPAcromo tautomerase. Essas também são selecionadas como cargas a partir dos compartimentos endossomais cobertos por AP-3 para os pré-melanossomos.

A melanina é produzida pela oxidação da **tirosina** em **3,4-di-hidroxifenilalanina** (**DOPA**). A oxidação é catalisada pela tirosinase, cuja atividade é modulada pela proteína relacionada à tirosinase 1 (TRP1). A DOPA, então, é transformada em eumelanina, que se acumula na Mα pré-montada que contém o arcabouço de melanofilamento.

3. O quarto estágio termina quando a estrutura fibrilar interna do pré-melanossomo é mascarada pela deposição de melanina. Os melanossomos são primeiramente transportados ao longo dos microtúbulos pela proteína motora **cinesina** até as pontas dendríticas do melanócito contendo actina para serem transferidos para os queratinócitos adjacentes (Figura 11.9).

A transferência do melanossomo ocorre quando a **melanofilina**, uma proteína adaptadora, se liga à **Rab27a**, uma proteína inserida na membrana do melanossomo. A molécula motora **miosina Va**, associada à actina F, se liga ao complexo Rab27a-melanofilina e transporta o melanossomo até a membrana plasmática. A melanina liberada por exocitose é capturada pelos queratinócitos adjacentes e internalizada por endocitose (ver Figura 11.6; painel inferior). As características moleculares da miosina V não convencional são discutidas no Capítulo 1, *Epitélio | Biologia Celular*.

O **albinismo** é decorrente da incapacidade de formação de melanina pelas células. A **síndrome de Griscelli** é determinada por mutações no gene *miosina Va*. Os pacientes com a síndrome de Griscelli têm cabelo acinzentado, albinismo parcial, defeitos neurológicos ocasionais e imunodeficiência (devido aos defeitos no transporte e secreção vesicular nos linfócitos T citolíticos). Distúrbios de pigmentação similares são determinados por mutações nos genes *Rab27a* e *melanofilina*.

Células de Langerhans (células dendríticas)

As células de Langerhans são derivadas da medula óssea e estão presentes na epiderme como sentinelas

---

Boxe 11.C Diferenciação dos melanócitos.

- O processo de diferenciação dos melanócitos é regulado pelo fator de transcrição associado à microftalmia (MITF; do inglês, *microphthalmia-associated transcription factor*). O MITF desempenha dois papéis principais: (1) regulação da parada do ciclo celular dos melanócitos e (2) estimulação da expressão dos genes que codificam as proteínas envolvidas na produção de melanina.

1 O ciclo celular dos melanócitos é interrompido e as células expressam as proteínas necessárias para a síntese de melanina. O fator de transcrição MITF mantém o *pool* de progenitores de melanócitos em adultos e **regula a diferenciação de melanócitos**. A expressão de MITF ocorre após a ligação do **hormônio estimulador de melanócitos α (α-MSH) ao receptor de melanocortina 1 (MC1R) nos melanócitos**.

2 A ligação de α-MSH a MC1R leva à produção de monofosfato de adenosina cíclico (cAMP), à ativação da proteína de ligação ao elemento de resposta cAMP (CREB) no DNA e ao aumento da expressão de MITF. O MITF é liberado no citoplasma, onde é fosforilado pela via da quinase extracelular-relacionada (ERK). O MITF fosforilado se transloca para o núcleo e estimula a expressão de enzimas (p. ex., **tirosinase**) envolvidas na síntese de melanina, na parada do ciclo celular e na sobrevida dos melanócitos.

A ausência de MITF funcional provoca **albinismo ou surgimento prematuro de fios grisalhos**. O excesso de produção de MITF é observado no **melanoma**. O melanoma representa 4% dos tumores malignos de pele e é responsável por 80% das mortes por câncer de pele. Pacientes com superexpressão de MITF têm um prognóstico clínico negativo e, de modo geral, são resistentes à quimioterapia. A inibição da função de MITF é um objetivo desejável para o tratamento de melanoma.

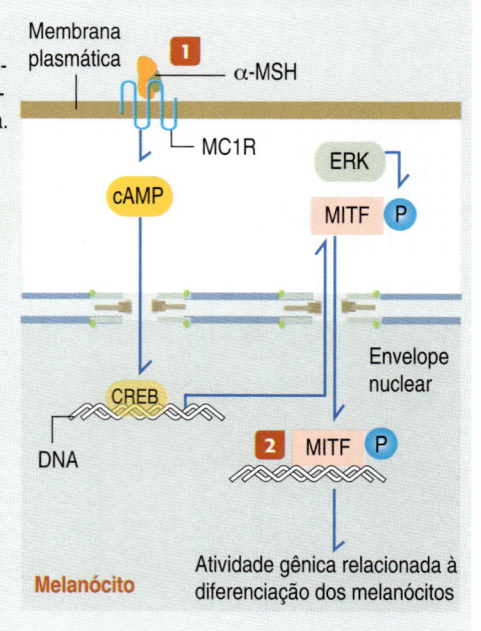

Figura 11.8 Biogênese dos melanossomos.

Biogênese dos melanossomos

Golgi   Endossomo

Proteína adaptadora 3 (AP-3)
Fibrilas (PMEL)
Vesícula

Tirosinase
Proteína relacionada à tirosinase 1
DOPAcromo tautomerase

AP-1

Fibrila (PMEL)

PC

Mα   Mβ

Mα

A deposição de melanina nas PMLEs aumenta a espessura dos melanofilamentos

Alinhamento dos fragmentos Mα para formação dos **melanofilamentos**

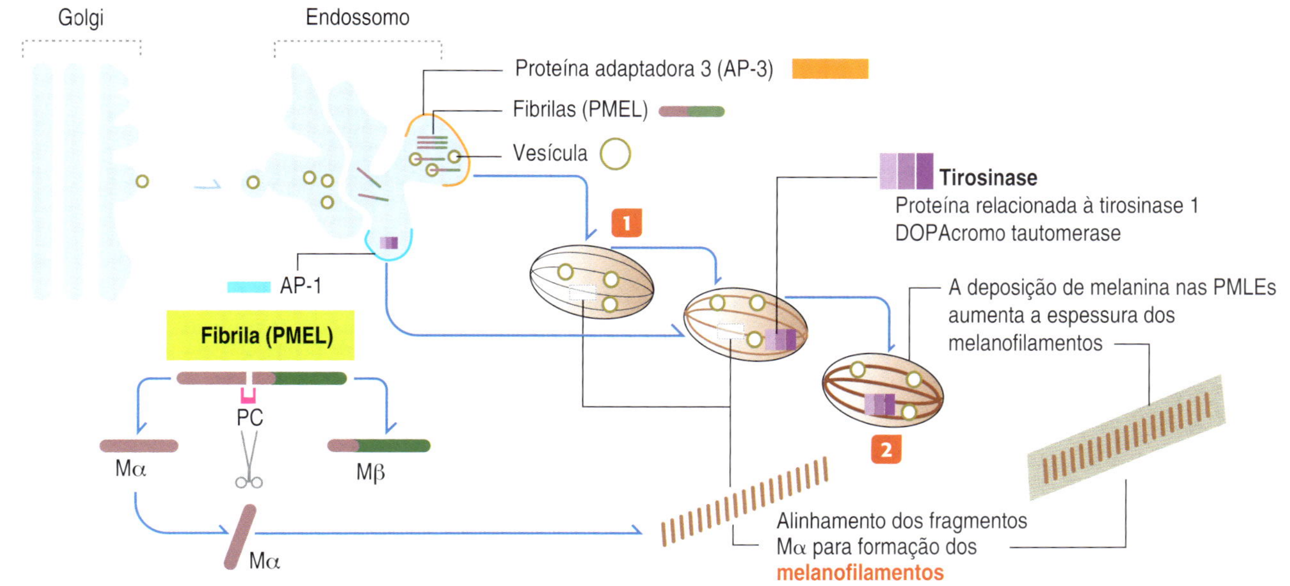

1 Os **pré-melanossomos**, derivados dos primeiros compartimentos endossomais, contêm **vesículas** e **melanofilamentos**. Os melanofilamentos são compostos de fragmentos Mα. Os fragmentos Mα são derivados das **fibrilas de PMEL** clivadas em fragmentos Mα e Mβ pela **proproteína convertase (PC)**. As **proteínas de revestimento AP-3** e **AP-1** iniciam a via de endossomo a melanossomo.

2 Os **melanossomos** contêm melanina depositada nos melanofilamentos, contendo Mα, que gradualmente aumentam em espessura. A melanina é um pigmento resultante da **oxidação da tirosina em DOPA (1,3,4-di-hidroxifenilalanina)** que então é **convertida em melanina**.

Figura 11.9 Transporte dos melanossomos para os queratinócitos.

Transporte dos melanossomos

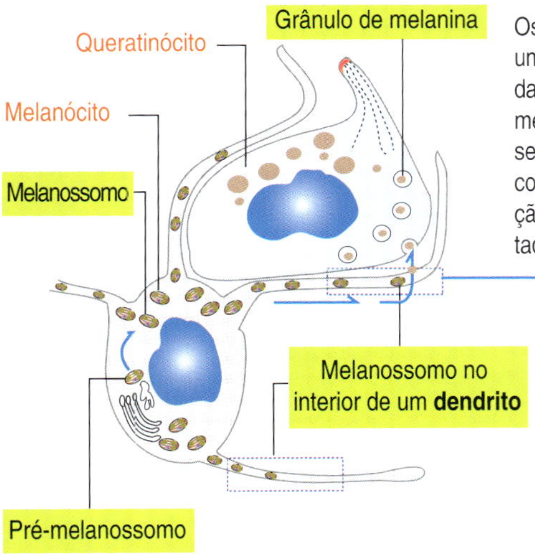

Queratinócito
Grânulo de melanina
Melanócito
Melanossomo
Melanossomo no interior de um **dendrito**
Pré-melanossomo

Os melanossomos se movem no interior de um dendrito sobre microtúbulos por meio da interação com **cinesinas**. Na periferia, os melanossomos se soltam dos microtúbulos e se ligam à **actina F** (localizada na região subcortical dos dendritos) por meio de uma interação com a proteína motora **miosina Va** recrutada para o melanossomo pela **melanofilina**

(um adaptador) ligado à **Rab27a** (presente na membrana do melanossomo). Os melanossomos são transferidos para os queratinócitos adjacentes.

A **síndrome de Griscelli**, associada ao albinismo parcial de pelos e pele, é causada por mutações no gene *miosina Va*. Um subgrupo de pacientes com síndrome de Griscelli também apresenta mutações nos genes *Rab27a* e *melanofilina*.

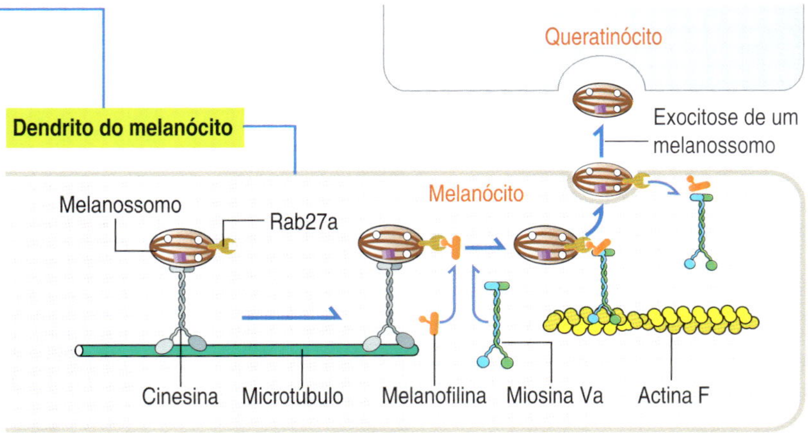

Dendrito do melanócito

Queratinócito
Exocitose de um melanossomo
Melanócito
Melanossomo   Rab27a

Cinesina   Microtúbulo   Melanofilina   Miosina Va   Actina F

Os melanossomos são transportados ao longo de **dendritos** (processos citoplasmáticos) até os queratinócitos adjacentes do estrato espinhoso. Os **grânulos de melanina** são internalizados pelos queratinócitos adjacentes. Os grânulos de melanina formam um escudo protetor do núcleo contra a radiação ultravioleta.

imunológicas, envolvidas nas respostas imunes, em particular na apresentação de antígenos para os linfócitos T (Figura 11.10).

As células de Langerhans, estimuladas por um antígeno, deixam a epiderme, entram em um vaso linfático na derme e migram para o linfonodo regional, onde interagem com os linfócitos T no córtex profundo (zona de linfócitos T). Os linfócitos T, ativados pelo antígeno, voltam a entrar na circulação sanguínea, alcançam o local em que está o antígeno epidérmico e liberam citocinas pró-inflamatórias em uma tentativa de neutralizá-lo.

Como os melanócitos, as células de Langerhans apresentam prolongamentos citoplasmáticos (células dendríticas) que se estendem entre os queratinócitos do estrato espinhoso.

Essas células se associam aos queratinócitos por meio das **E-caderinas**, mas sem estabelecer contato por meio dos desmossomos. As células de Langerhans

expressam **CD1a**, um marcador de superfície celular. O CD1a medeia a captação e apresentação dos antígenos aos linfócitos T.

O núcleo de uma célula de Langerhans é endentado. O citoplasma tem inclusões características em forma de raquete de tênis (**grânulos de Birbeck**) com a proteína **langerina**.

A langerina é uma lectina transmembrânica do tipo C (uma proteína dependente de cálcio com um domínio de reconhecimento de carboidrato) que facilita a obtenção de fragmentos microbianos contendo manose para sua liberação no compartimento endossomal.

As células de Langerhans utilizam o CD1a e a langerina para desencadear as respostas imunes celulares contra *Mycobacterium leprae*, o agente etiológico da **hanseníase**, um distúrbio neurológico que afeta os membros.

As células de Schwann produtoras de mielina são os alvos primários de *M. leprae*. Nas primeiras etapas,

Figura 11.10 Célula de Langerhans, uma célula dendrítica apresentadora de antígenos da epiderme.

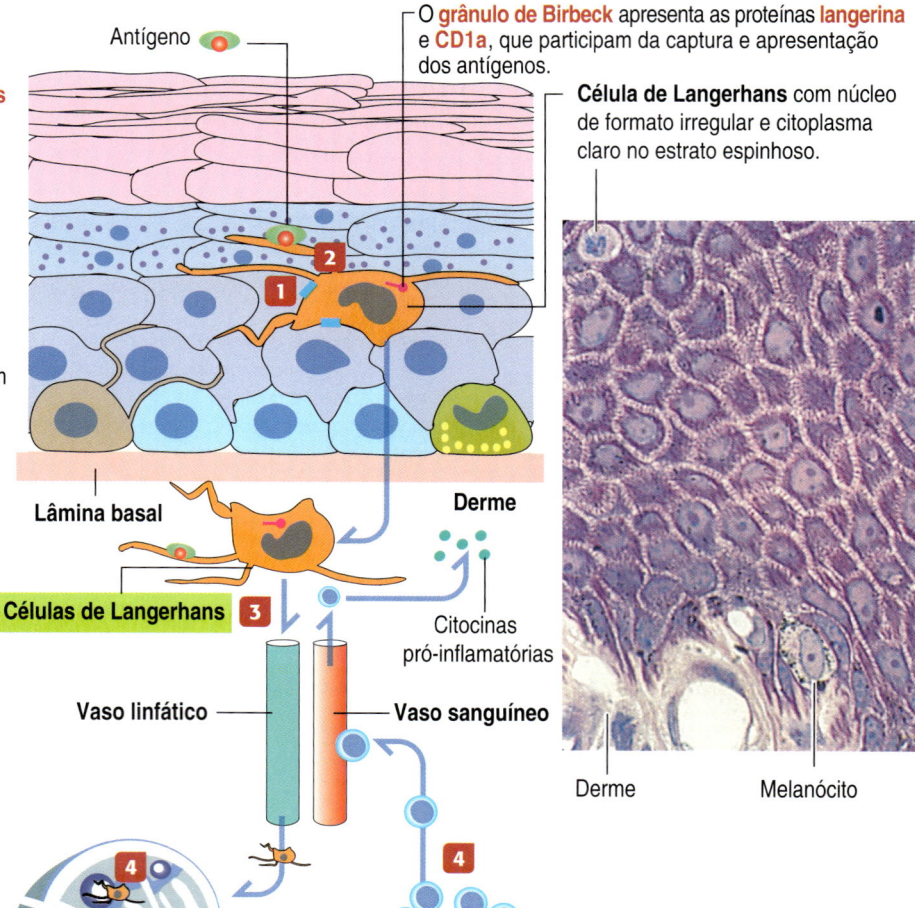

1 A célula de Langerhans é derivada de um **monócito precursor** da medula óssea. Os monócitos na epiderme se tornam **células de Langerhans (células dendríticas)** e interagem com os queratinócitos por meio de E-caderinas em sua superfície.

Como células dendríticas apresentadoras de antígeno, as células de Langerhans monitoram antígenos estranhos que entram em contato com a epiderme. Também há células dendríticas na derme.

2 As células de Langerhans incorporam antígenos epidérmicos por meio da **langerina** (uma lectina do tipo C ligante de resíduos de manose) e **CD1a**.

3 As células de Langerhans deixam a epiderme, entram no sistema linfático e são transportadas para um linfonodo regional.

4 No linfonodo, as células de Langerhans interagem com os linfócitos T da região profunda do córtex.

Os linfócitos T, ativados pelo antígeno epidérmico, voltam à circulação sanguínea, são extravasados no sítio que apresenta o antígeno epidérmico e secretam citocinas pró-inflamatórias.

O **grânulo de Birbeck** apresenta as proteínas **langerina** e **CD1a**, que participam da captura e apresentação dos antígenos.

Célula de Langerhans com núcleo de formato irregular e citoplasma claro no estrato espinhoso.

Antígeno

Lâmina basal

Derme

Células de Langerhans

Citocinas pró-inflamatórias

Vaso linfático

Vaso sanguíneo

Derme

Melanócito

Linfócito T

Linfonodo (região profunda do córtex)

os indivíduos infectados apresentam nódulos cutâneos (**granulomas crônicos com células gigantes multinucleadas**) na face e por todo o corpo, além de paralisia ou perda de sensibilidade nas áreas afetadas e, por fim, perda dos dedos dos pés e das mãos. Ocorre cegueira nos estágios avançados da doença. A terapia com múltiplos medicamentos (rifampicina, clofazimina e dapsona) é utilizada em todos os casos de hanseníase (Boxe 11.D).

Células de Merkel

As células de Merkel (ver Figura 11.3) se assemelham a queratinócitos modificados. São encontradas no estrato basal e se mostram numerosas nas pontas dos dedos e nos lábios. As células de Merkel são **células mecanorreceptoras** ligadas a queratinócitos adjacentes por desmossomos e em contato com uma fibra nervosa mielinizada aferente que se projeta da derme para a epiderme. A fibra nervosa se torna não mielinizada antes de passar pela lâmina basal da epiderme e se expande para uma terminação sensorial semelhante a uma placa, a **placa nervosa**, em contato com a célula de Merkel.

O núcleo tem formato irregular e o citoplasma contém **grânulos** abundantes, provavelmente neurotransmissores. Voltaremos a falar das células de Merkel quando discutirmos a receptores sensoriais da pele.

Derme

A derme é formada por duas camadas sem limites distintos:

1. A **camada papilar** consiste em numerosas papilas dérmicas interdigitadas com as pregas interpapilares, formando a junção dermoepidérmica (ver Figura 11.1).

A interface juncional é estabilizada por hemidesmossomos que ancoram os queratinócitos basais na lâmina basal. O tecido conjuntivo frouxo, composto de fibroblastos, fibras colágenas e fibras elásticas finas,

é responsável pela ancoragem mecânica e nutrição da epiderme sobrejacente.

2. A **camada reticular**, contendo espessos feixes de fibras colágenas e fibras elásticas grossas e com aspecto rugoso.

Os **hemidesmossomos** no domínio basal dos queratinócitos do estrato basal aderem à epiderme da membrana basal e à camada papilar da derme por um **complexo de proteínas de ancoragem em disco (ou placa)**, resumido na Figura 11.11.

Os componentes moleculares dos hemidesmossomos são de considerável relevância para a compreensão das **doenças bolhosas** da pele. Lembre-se de nossa discussão no Capítulo 1, *Epitélio | Biologia Celular*, sobre o significado clínico dos hemidesmossomos e dos filamentos intermediários.

Como estudaremos mais à frente, os **folículos pilosos**, assim como as **glândulas sudoríparas** e **sebáceas**, são derivados epidérmicos presentes em vários níveis da derme.

CICATRIZAÇÃO

A pele é uma barreira protetora contra as agressões externas. Caso uma parte da epiderme seja danificada ou destruída, deve ser rapidamente reparada por um mecanismo sequencial denominado **cicatrização** (Figura 11.12).

A fase de reconhecimento de dano é seguida por uma fase de reparo do dano. Coletivamente, incluem:

1. **Hemostasia** (formação de um coágulo de fibrina e plaquetas para interromper o sangramento e prevenir infecção).
2. **Inflamação** (recrutamento de células imunes).
3. **Proliferação** (reepitelialização da epiderme, neovascularização e formação do tecido de granulação).
4. **Remodelamento e resolução**.

Imediatamente após a lesão, é iniciada uma sinalização de dano difusível e independente de transcrição para dar início à fase de reconhecimento de danos. Os sinais de resposta a danos incluem um aumento na concentração intracelular de Ca^{2+}, a liberação de **ATP**, H_2O_2 e **óxido nítrico**.

A **produção de óxido nítrico** induz alterações citoesqueléticas e a ativação de quinases de proteinoquinase ativadas por mitógeno (MAPKKs; do inglês, *mitogen-activated protein kinase kinases*) para desencadear a liberação de quimiocinas e citocinas pró-inflamatórias. Embora rápida e forte, a sinalização independente da transcrição imediata representa uma **etapa de reconhecimento de danos** inespecífica e imprecisa na cicatrização de feridas.

A **sinalização dependente de transcrição**, voltada para a formação do **tecido de granulação** temporário, dá início à **etapa de reparo do dano**.

A cicatrização começa com a formação de um **coágulo sanguíneo**, que recobre temporariamente a lesão aberta. Lembre-se de que o coágulo sanguíneo consiste em plaquetas aprisionadas em malha fibrosa de

---

Boxe 11.D Hanseníase.

- A hanseníase é uma infecção crônica da pele, da mucosa nasal e dos nervos periféricos

- É causada por *Mycobacterium leprae*, um bacilo intracelular encontrado nas células de Schwann, nas células endoteliais e nos macrófagos da pele. As lesões nos nervos causam perda de sensibilidade em membros, mãos em forma de garra e pé "caído". Os episódios agudos são observados durante a típica progressão crônica da hanseníase

- Existem dois tipos histológicos de hanseníase:
  (1) A reação lepromatosa (virchowiana), caracterizada por numerosos macrófagos na derme com bacilos intracelulares álcool-acidorresistentes
  (2) A reação tuberculoide, identificada por granulomas não caseosos constituídos por macrófagos, células gigantes multinucleadas e linfócitos (linfócitos T)

- A observação de bacilos é difícil. Os granulomas tendem a se estender para os feixes de nervo cutâneo, destruindo as glândulas sudoríparas e corroendo a derme superficial.

Figura 11.11 Hemidesmossomos.

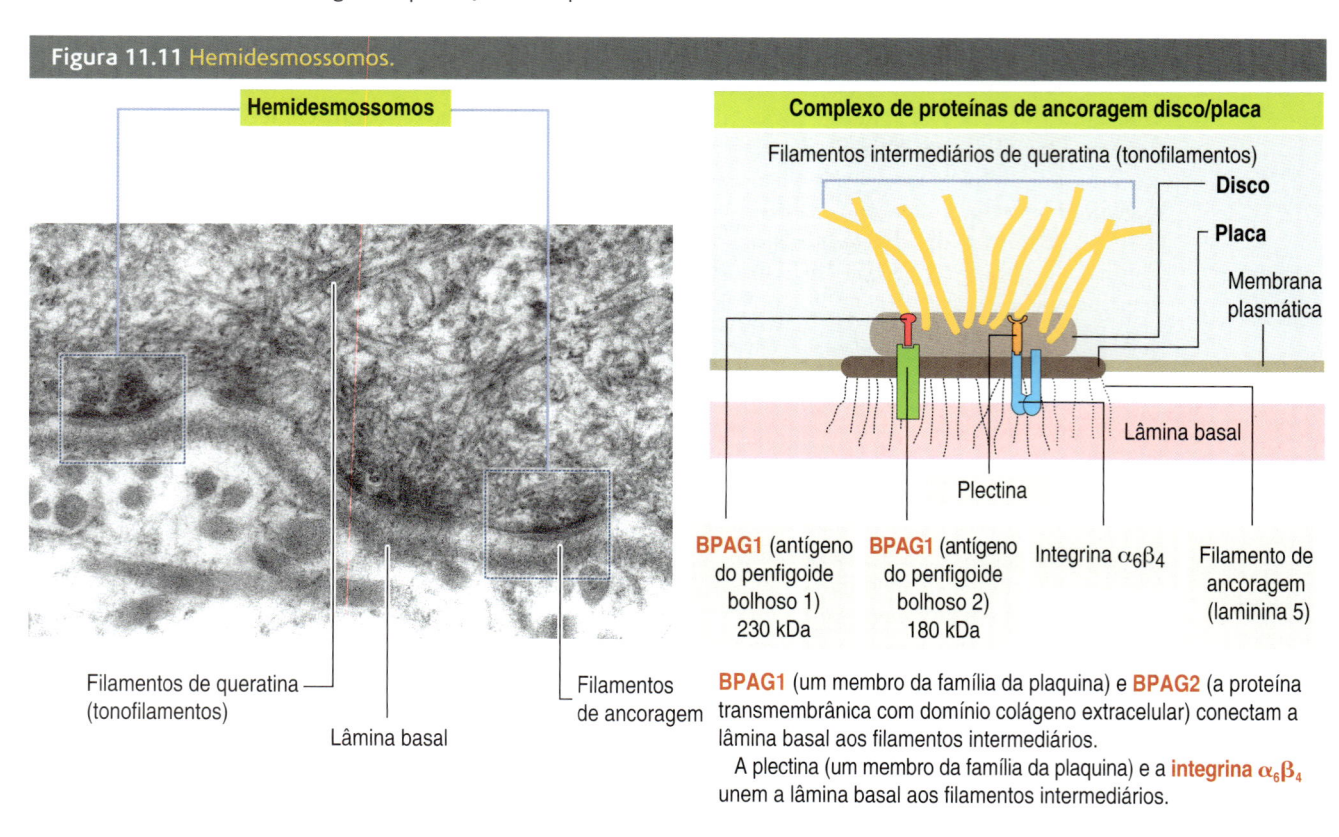

Hemidesmossomos

Complexo de proteínas de ancoragem disco/placa

Filamentos intermediários de queratina (tonofilamentos)

Disco

Placa

Membrana plasmática

Lâmina basal

Plectina

BPAG1 (antígeno do penfigoide bolhoso 1) 230 kDa

BPAG1 (antígeno do penfigoide bolhoso 2) 180 kDa

Integrina $\alpha_6\beta_4$

Filamento de ancoragem (laminina 5)

Filamentos de queratina (tonofilamentos)

Lâmina basal

Filamentos de ancoragem

BPAG1 (um membro da família da plaquina) e **BPAG2** (a proteína transmembrânica com domínio colágeno extracelular) conectam a lâmina basal aos filamentos intermediários.

A plectina (um membro da família da plaquina) e a **integrina** $\alpha_6\beta_4$ unem a lâmina basal aos filamentos intermediários.

Figura 11.12 Mapeamento de conceitos: cicatrização de feridas.

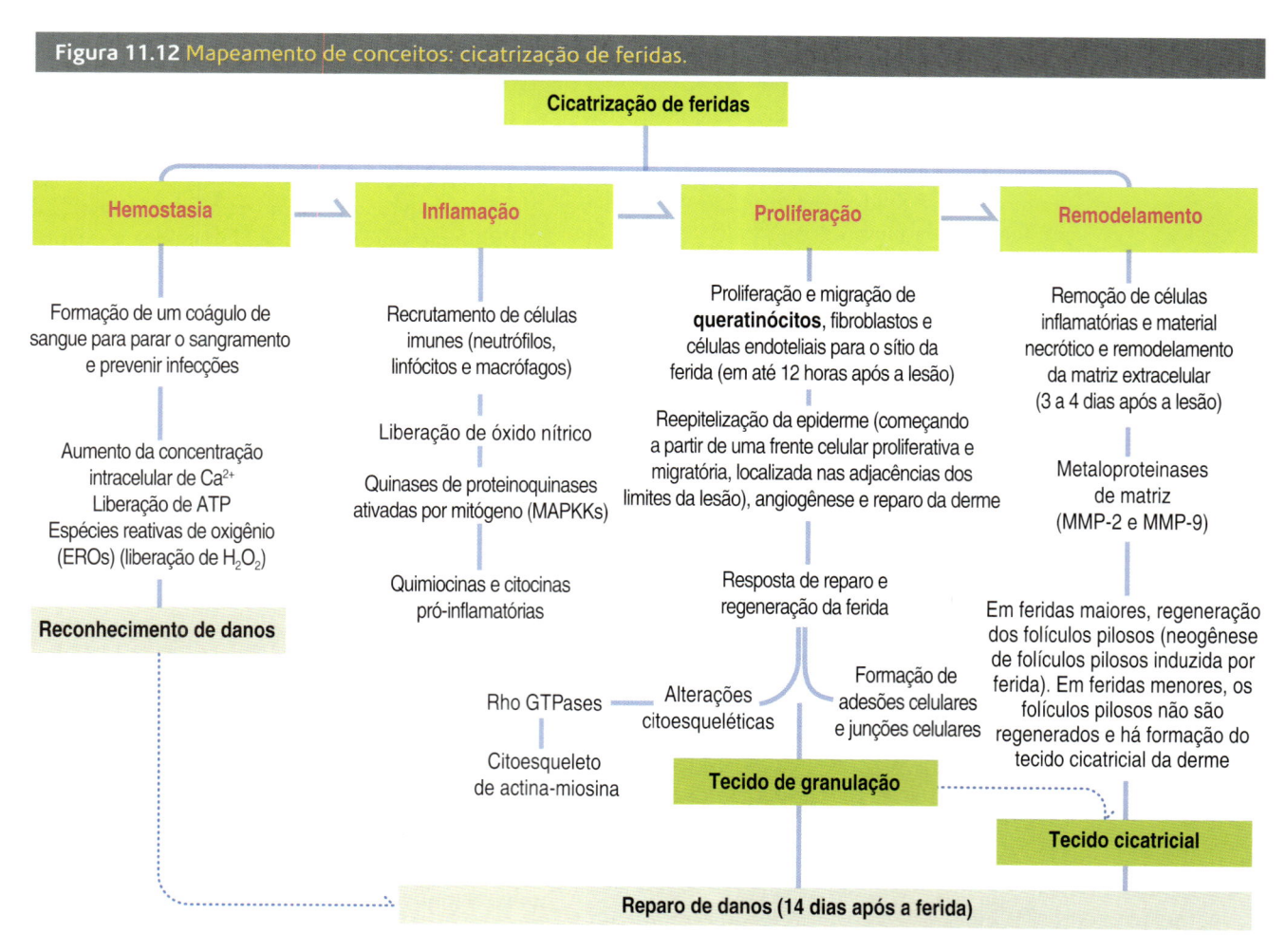

Cicatrização de feridas

Hemostasia

Inflamação

Proliferação

Remodelamento

Formação de um coágulo de sangue para parar o sangramento e prevenir infecções

Recrutamento de células imunes (neutrófilos, linfócitos e macrófagos)

Proliferação e migração de **queratinócitos**, fibroblastos e células endoteliais para o sítio da ferida (em até 12 horas após a lesão)

Remoção de células inflamatórias e material necrótico e remodelamento da matriz extracelular (3 a 4 dias após a lesão)

Aumento da concentração intracelular de Ca^{2+} Liberação de ATP Espécies reativas de oxigênio (EROs) (liberação de H_2O_2)

Liberação de óxido nítrico

Quinases de proteinoquinases ativadas por mitógeno (MAPKKs)

Reepitelização da epiderme (começando a partir de uma frente celular proliferativa e migratória, localizada nas adjacências dos limites da lesão), angiogênese e reparo da derme

Metaloproteinases de matriz (MMP-2 e MMP-9)

Reconhecimento de danos

Quimiocinas e citocinas pró-inflamatórias

Resposta de reparo e regeneração da ferida

Em feridas maiores, regeneração dos folículos pilosos (neogênese de folículos pilosos induzida por ferida). Em feridas menores, os folículos pilosos não são regenerados e há formação do tecido cicatricial da derme

Rho GTPases

Alterações citoesqueléticas

Formação de adesões celulares e junções celulares

Citoesqueleto de actina-miosina

Tecido de granulação

Tecido cicatricial

Reparo de danos (14 dias após a ferida)

moléculas de fibrina com ligações cruzadas, formada pela clivagem do fibrinogênio pela trombina.

As plaquetas contêm o fator de crescimento derivado de plaquetas (PDGF) armazenado nos grânulos alfa. O PDGF e outros fatores de crescimento são liberados quando as plaquetas sofrem degranulação antes da chegada dos leucócitos ao sítio da lesão. Ao mesmo tempo, ocorre vasoconstrição para limitar a perda sanguínea.

Durante a formação do coágulo, os queratinócitos e as células endoteliais iniciam a sinalização de dano dependente de transcrição ao expressar a **citocina CXC** (cisteína-x-cisteína) e o **receptor CXC**, que, por sua vez, recrutam neutrófilos e monócitos para o local da lesão. A deleção do gene *receptor CXC* provoca **retardo do reparo tecidual**.

Os **neutrófilos** chegam minutos após a lesão e, então, liberam citocinas pró-inflamatórias para ativar os fibroblastos locais na derme e os queratinócitos na epiderme. A seguir, os monócitos são recrutados e se tornam **macrófagos**. Os macrófagos produzem citocinas e fagocitam patógenos e material necrótico na região da lesão.

A reepitelialização começa quando os queratinócitos do estrato basal, localizados a alguma distância da margem da ferida, começam a proliferar. Uma frente celular proliferativa e migratória é estabelecida pela formação de lamelipódios contendo actina F.

Esta resposta de migração celular requer a ativação e o aumento de expressão de **genes de resposta à ferida**, inclusive diversos reguladores do citoesqueleto (como Rho GTPases) e canais de cálcio acionados por voltagem para aumentar o influxo de cálcio e promover alterações no citoesqueleto de actina.

Seguindo uma programação gênica de resposta a lesões, os fibroblastos migram a partir do tecido adjacente e depositam colágeno do tipo III (fibras reticulares) e outras proteínas de matriz extracelular na região lesionada.

Uma **resposta angiogênica** ocorre quando o fator de crescimento endotelial vascular estimula o desenvolvimento de novos vasos sanguíneos e organiza o **tecido de granulação**. A aparência rosada e granular do tecido de granulação é determinada pela formação de numerosos capilares sanguíneos.

O deslocamento de queratinócitos da borda da lesão é facilitado pela desmontagem dos sítios de conexão dos hemidesmossomos à lâmina basal e pela dissolução da barreira do coágulo de fibrina. Para dissolução do coágulo de fibrina, os queratinócitos regulam positivamente a expressão do **ativador de plasminogênio**, para conversão do **plasminogênio** dentro do coágulo em **plasmina**.

Membros da **família das metaloproteinases de matriz** (MMP-2 e MMP-9) e a regulação negativa dos inibidores teciduais de metaloproteinases, TIMP-1 e TIMP-2, produzidos pelos fibroblastos na derme, ajudam os queratinócitos a se soltarem da ancoragem dos hemidesmossomos. As MMPs e os TIMPs são discutidos no Capítulo 4, *Tecido Conjuntivo*.

A **reepitelização** da superfície da ferida é determinada por membros da **família do fator de crescimento epidérmico**, como o fator de crescimento epidérmico (EGF), o fator de crescimento transformante β (TGF-β) e o **fator de crescimento de queratinócitos**.

Depois que a superfície da lesão tiver sido recoberta por uma monocamada de queratinócitos, há o estabelecimento de um novo epitélio pavimentoso estratificado a partir da margem da lesão em direção ao centro. Com a inativação das MMPs, novos hemidesmossomos são formados.

O remodelamento e a resolução têm início 3 a 4 dias após a lesão tecidual. O tecido conjuntivo subjacente da derme se contrai, trazendo as bordas da lesão na direção uma da outra. Juntos, os macrófagos e as MMPs produzidas pelos fibroblastos gradualmente removem o tecido de granulação para iniciar a formação de **tecido cicatricial**.

Estimulados pelos níveis locais de PDGF, fator de crescimento de fibroblastos e o TGF-β, os fibroblastos da derme começam a proliferar, se infiltram no tecido de granulação e depositam colágeno do tipo III e matriz extracelular.

Cerca de 1 semana após a lesão, alguns fibroblastos se diferenciam em **miofibroblastos** (similares a células do músculo liso) e há contração da ferida. Em um estágio posterior, a deposição de colágeno do tipo I inicia o processo de remodelamento para terminar a formação do tecido cicatricial.

O **retinol (vitamina A)** é um precursor do **ácido retinoico**, um agente com ação semelhante a um hormônio necessário à diferenciação dos epitélios, inclusive da epiderme. Os retinoides têm efeito proliferativo na epiderme normal. Esse efeito é mediado no RNA mensageiro, por meio da inibição da diferenciação celular e da estimulação da proliferação celular.

O ácido retinoico interage com as proteínas **ligantes celulares de ácido retinoico (CRAB)**, presumivelmente envolvidas na regulação da concentração intracelular do ácido retinoico. Como os esteroides e hormônios da tireoide, o ácido retinoico se liga a dois tipos de receptores nucleares: **receptores de ácido retinoico (RARs)** e **receptores de retinoide X (RXRs)**.

O complexo heterodímero RAR/RXR tem afinidade de ligação aos **elementos de resposta ao ácido retinoico (RAREs)** no DNA e controla a expressão dos genes responsivos ao ácido retinoico.

Os retinoides são empregados na prevenção das cicatrizes de acne, na psoríase e em outras doenças de descamação da pele.

PSORÍASE

A psoríase é um distúrbio inflamatório cutâneo crônico mediado pelo sistema imune. É caracterizada por placas nitidamente demarcadas, denominadas **placas psoriáticas**, recobertas por escamas brancas, em especial nos cotovelos, joelhos, couro cabeludo, umbigo e na região lombar. Traumatismos podem produzir placas psoriáticas nos locais de lesão (Figura 11.13).

Figura 11.13 Psoríase.

Psoríase

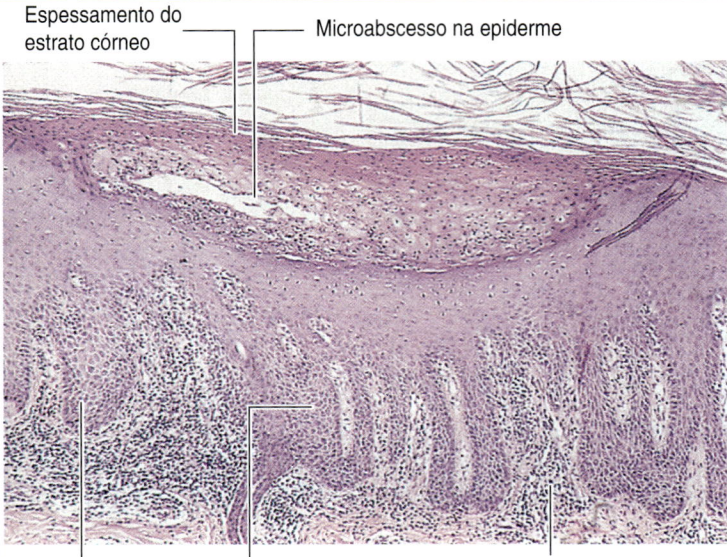

Espessamento do estrato córneo

Microabscesso na epiderme

Alongamento das papilas

Células inflamatórias na derme

Fotografias de Callen JP, et al.: Color Atlas of Dermatology. Philadelphia, WB Saunders, 1993.

A **psoríase** é uma doença inflamatória imunomediada crônica da epiderme e da derme caracterizada por:

(1) Hiperproliferação persistente dos queratinócitos e redução dos ciclos celulares. Os queratinócitos passam da camada basal para a camada superficial em 3 a 5 dias, em vez dos 28 a 30 dias na pele normal. O estrato granuloso pode estar ausente. **Placas** elevadas, descamativas e avermelhadas são observadas.

(2) Angiogênese anormal no plexo capilar dérmico. Os vasos sanguíneos são dilatados e convolutos.

(3) Infiltração de células inflamatórias na epiderme e na derme, principalmente linfócitos T_H17 ativados. Os neutrófilos migram para a epiderme e formam microabscessos.

Ciclo patogênico da psoríase

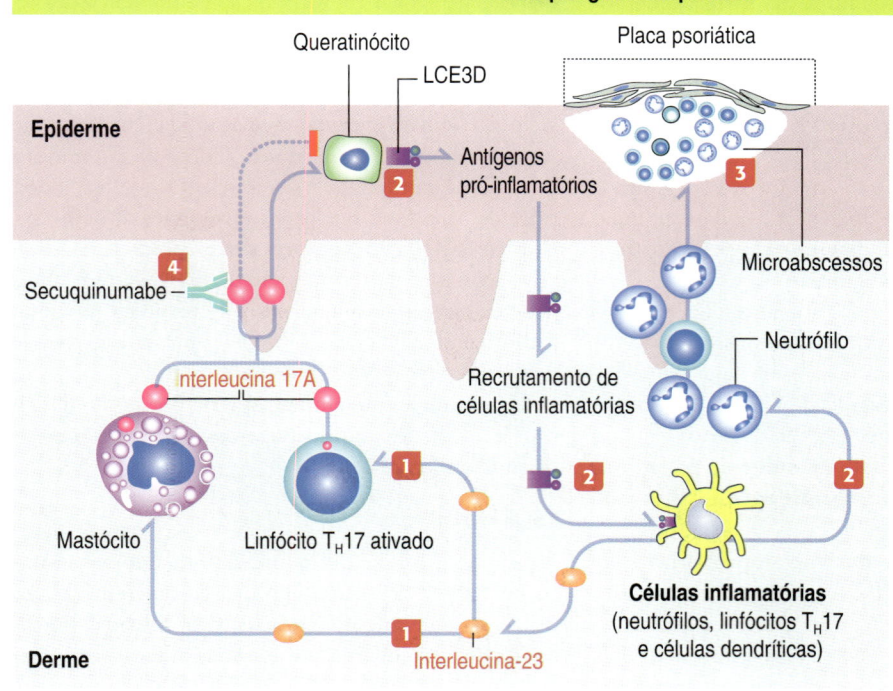

Queratinócito

LCE3D

Placa psoriática

Epiderme

Antígenos pró-inflamatórios

Microabscessos

Secuquinumabe

Neutrófilo

Interleucina 17A

Recrutamento de células inflamatórias

Mastócito

Linfócito T_H17 ativado

Células inflamatórias (neutrófilos, linfócitos T_H17 e células dendríticas)

Derme

Interleucina-23

1 **Linfócitos auxiliares de tipo 17 (T_H17)**, na presença de **interleucina-23**, são ativados e produzem **interleucina-17A (IL-17A)**. Os mastócitos também produzem IL-17A.

2 A IL-17A estimula a modificação do programa de diferenciação celular dos queratinócitos (levando à formação das placas psoriáticas). Os queratinócitos produzem antígenos pró-inflamatórios (inclusive LCE3D), peptídios antimicrobianos e quimiocinas (inclusive CCL20). Esses fatores estimulam o recrutamento de células inflamatórias (neutrófilos, linfócitos T produtores de T_H17 e células dendríticas).

3 As células inflamatórias produzem microabscessos e placas psoriáticas de desenvolvimento crônico e secretam citocinas em sítios de inflamação cutânea.

4 O **secuquinumabe**, um anticorpo monoclonal humano G1κ, liga-se à IL-17A e a neutraliza, interrompendo o **ciclo patogênico**.

As características histológicas da placa psoriática são:

1. **Hiperproliferação persistente e ciclos mais curtos de diferenciação dos queratinócitos da epiderme**, o que acelera a migração dos queratinócitos do estrato basal para o estrato córneo.
2. Presença de células inflamatórias (especialmente **linfócitos T auxiliares do tipo 17 [T$_H$17]**, células dendríticas e neutrófilos) na derme e na epiderme (**microabscessos**).
3. Alongamento das papilas epidérmicas e **angiogênese** proeminente.

A **interleucina-23** ativa os **linfócitos T$_H$17**. Os linfócitos T$_H$17 são distintos dos subtipos clássicos T$_H$1 e T$_H$2.

A citocina pró-inflamatória **interleucina-17A (IL-17A)** é o efetor primário dos linfócitos T$_H$17. A IL-17A estimula os queratinócitos a secretarem antígenos (como LCE3D), peptídios antimicrobianos, quimiocinas (como CCL20) e outras proteínas pró-inflamatórias. Esses peptídios recrutam as células inflamatórias, inclusive linfócitos T$_H$17, neutrófilos e células dendríticas, formando **microabscessos** na epiderme.

Os queratinócitos estimulados pela IL-17A sofrem hiperplasia persistente, decorrente da proliferação e da diferenciação anormal das células. Os queratinócitos se movem da camada basal para a camada superficial no intervalo de 3 a 5 dias, e não de 28 a 30 dias, como ocorre na pele normal.

O tratamento da psoríase é direcionado à inibição terapêutica de IL-17A. O secuquinumabe (Novartis Pharmaceuticals) é um anticorpo monoclonal recombinante da imunoglobulina humana G1κ, que, especificamente, se liga e neutraliza a IL-17A para interromper o ciclo patogênico epiderme-derme.

TUMORES DA EPIDERME

A proliferação localizada dos queratinócitos caracteriza diversos grupos de tumores da epiderme. Dentre eles, estão os **hamartomas** (nevos epidérmicos), as **hiperplasias reativas** (hiperplasia pseudoepiteliomatosa), os **tumores benignos** (acantomas) e as **displasias pré-malignas**, além dos **tumores malignos *in situ* e invasivos** (Boxe 11.E).

Os **nevos epidérmicos** são deformações no desenvolvimento da epiderme em que o excesso de queratinócitos sofre maturação anormal (hiperqueratose) e papilomatose (elevação da superfície epidérmica). Estão localizados no pescoço, no tronco e nas extremidades.

A **hiperplasia pseudoepiteliomatosa** é uma reação à irritação crônica, como, por exemplo, em torno de sítios de colostomia e nos vários processos inflamatórios na derme subjacente (p. ex., micoses).

Os **acantomas** são tumores benignos caracterizados por queratinização anormal, como hiperqueratose, disqueratose ou acantólise (perda de adesão intercelular). Um exemplo é a **queratose seborreica**, lesões cutâneas marrom-acinzentadas associadas à meia-idade.

As **displasias epidérmicas pré-malignas** podem sofrer transformação maligna. Esse grupo inclui a queratose solar da pele da face, orelhas, couro cabeludo, mãos e antebraços de indivíduos mais velhos expostos ao sol ou câmaras de bronzeamento artificial. A epiderme é mais fina do que o normal e há perda das características citológicas normais e da disposição estratificada dos queratinócitos.

A **doença de Bowen** é um carcinoma espinocelular *in situ* da pele. Caracteriza-se por um arranjo desordenado dos queratinócitos, que apresentam características nucleares atípicas. De modo geral, a derme subjacente mostra aumento da vascularização e infiltrado de células inflamatórias.

A **eritroplasia de Queyrat** é um carcinoma *in situ* do pênis, comumente encontrado na glande de indivíduos não circuncidados.

Dentre os **tumores malignos invasivos**, estão o **carcinoma basocelular** (o tumor mais comum) e o **carcinoma espinocelular**. Os **melanomas** são as formas mais perigosas do câncer de pele.

O **carcinoma basocelular (BCC)** predomina nas áreas da pele expostas ao sol: cabeça e pescoço. Surge da protuberância do **bulbo piloso** (ver Figura 11.16). Um aspecto notável do BCC é sua dependência do crescimento do estroma, uma possível explicação para a baixa frequência de metástase desse tumor.

Os fatores genéticos também desempenham papel relevante na suscetibilidade ao BCC. Um gene comumente mutado no BCC é o gene *patched* (*PTCH*), um **gene supressor tumoral** que é parte da **via de sinalização *Hedgehog*** (Capítulo 3, *Sinalização Celular | Biologia Celular | Patologia*). Diversos inibidores da proteína *Smoothened* são usados no tratamento do BCC mediado por *Hedgehog*. O vismodegibe, um inibidor de *Smoothened*, e um inibidor da via Wnt (anticorpo anti-Lrp6) desencadeiam a regressão ao BCC.

Boxe 11.E Tumores da epiderme.

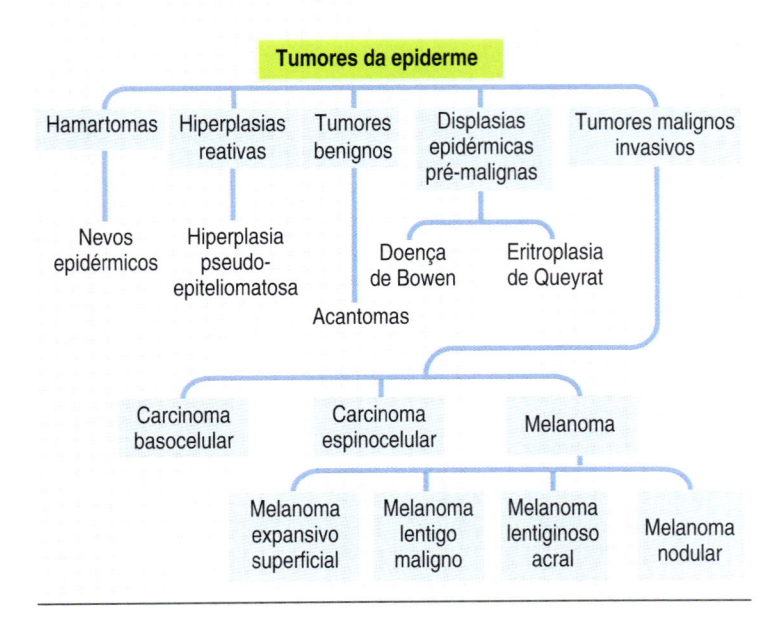

Tumores da epiderme

O **carcinoma espinocelular** (**SCC**) é o segundo tipo de câncer de pele mais comum. Assim como o BCC, o SCC afeta as áreas da pele diretamente expostas ao sol.

A infecção com os tipos de alto risco do **papiloma-vírus humano** (**HPV**) é relacionada ao SCC. O HPV-16, por exemplo, é o responsável por um subgrupo de SCC da cabeça e do pescoço. O SCC pode ser originário do folículo piloso, principalmente das células da protuberância do folículo piloso (ver Figura 11.16). O SCC típico consiste em células epiteliais escamosas com queratina anormal estendendo-se para a derme. A ocorrência de queratinização e formação de estruturas córneas peroladas são frequentemente observadas.

Os **melanomas** têm origem em melanócitos produtores de melanina na camada basal da epiderme. A presença e o número de grandes **nevos congênitos** e **nevos atípicos** são considerados lesões precursoras.

Muitos melanomas apresentam mutação no gene *BRAF* (**proto-oncogene B-Raf**). Os genes *Raf* codificam serina/treoninoquinases citoplasmáticas que são reguladas pela ligação a GTPase Ras (ver Figura 3.21, Capítulo 3, *Sinalização Celular | Biologia Celular | Patologia*). Todas as mutações ocorrem no interior do domínio quinase, o que justifica a atividade elevada de quinase das proteínas BRAF mutantes.

A histopatologia de um melanoma nodular é ilustrada na Figura 3.19, no Capítulo 3.

As características clínicas do melanoma são definidas pelo **mnemônico ABCD**: **A**ssimetria, **B**orda irregular, **C**or variável e **D**iâmetro superior a 6 mm.

Existem quatro tipos de melanomas:
1. **Melanoma expansivo superficial** – o mais frequente. Desenvolve-se em qualquer idade no tronco (homens) e nos membros inferiores (mulheres) e é superficialmente invasivo.
2. **Melanoma lentigo maligno** – semelhante ao tipo expansivo superficial. Precedido pela forma *in situ* chamada lentigo maligno (uma pinta irregular de progressão lenta) e, quando se torna invasivo, é chamado melanoma lentigo maligno. É mais frequente na face e nos membros superiores de pessoas idosas expostas ao sol.
3. **Melanoma acrolentiginoso** – também se expande de maneira superficial antes de se tornar invasivo. É o melanoma menos comum entre os caucasianos, sendo, contudo, o mais comum em afro-americanos e asiáticos.
4. **Melanoma nodular** – geralmente é invasivo ao ser diagnosticado. Esse tipo de melanoma exibe crescimento vertical, em contraste com os três tipos anteriores, que mostram crescimento radial (expansão superficial) antes da ocorrência do crescimento invasivo ou vertical.

Proteínas antimicrobianas epiteliais

Como um tecido superficial do corpo, a pele (com cerca de 2 m² de área superficial) é continuamente exposta a bactérias, fungos, vírus e parasitos que poderiam agir como patógenos.

As **proteínas antimicrobianas epiteliais** (**AMPs**; do inglês, *antimicrobial proteins*) são produzidas pelos queratinócitos, pelas glândulas sudoríparas e sebáceas para matar ou inativar os microrganismos. As AMPs são liberadas rapidamente em resposta a uma interrupção da barreira epitelial, conferindo proteção transitória contra a infecção. Dentre as AMPs, estão as β-**defensinas** e as **catelicidinas**.

Os queratinócitos do folículo piloso constitutivamente produzem altos níveis de β-defensinas e catelicidinas em comparação aos queratinócitos epidérmicos. As células secretoras das glândulas sudoríparas e sebáceas produzem outras AMPs e lipídios antimicrobianos (a seguir, neste capítulo). Os mastócitos da derme armazenam grandes quantidades de catelicidinas em seus grânulos citoplasmáticos, liberados para resistir a infecções após lesões cutâneas.

Como as AMPs funcionam?

As defensinas e as catelicidinas rompem, de forma não enzimática, as estruturas da parede celular ou da membrana celular para promover a lise dos microrganismos.

As defensinas e as catelicidinas podem contornar a capacidade microbiana de desenvolvimento de resistência às AMPs.

O lipopolissacarídeo microbiano desencadeia a produção de citocinas pró-inflamatórias. Contudo, a sinalização da AMP pode ativar ou inibir reações inflamatórias por meio de **receptores de quimiocinas**. As citocinas recrutam leucócitos que desencadeiam uma resposta inflamatória aguda que envolve a **sinalização por receptores *Toll-like*** (**TLRs**). Os TLRs são discutidos em detalhes no Capítulo 10, *Sistema Imunológico e Linfático*.

Dermatite atópica, psoríase e rosácea foram associadas, em parte, à menor produção de AMPs. A infecção por *Staphylococcus aureus*, por exemplo, aumenta a produção de AMPs na pele. Entretanto, as citocinas produzidas por linfócitos T_H2 parcialmente suprimem a expressão de AMPs em pacientes com dermatite atópica durante a inflamação cutânea.

Por outro lado, os pacientes com **rosácea** e psoríase não são suscetíveis à infecção. Nesses pacientes, os queratinócitos produzem catelicidina em excesso, levando ao desenvolvimento de reações inflamatórias inapropriadas na pele.

Suprimento sanguíneo e linfático

O suprimento vascular cutâneo tem uma função primária: a **termorregulação**. A função secundária é a **nutrição da pele e dos anexos cutâneos**. A organização dos vasos sanguíneos possibilita a rápida modificação do fluxo sanguíneo de acordo com a necessidade de perda ou de conservação do calor (Figura 11.14).

Há três redes vasculares interconectadas na pele:
1. O **plexo subpapilar**, que corre ao longo da camada papilar da derme.
2. O **plexo cutâneo**, observado no limite das camadas papilar e reticular da derme.
3. O **plexo hipodérmico** ou **subcutâneo**, presente na hipoderme ou no tecido adiposo subcutâneo.

Figura 11.14 Suprimento sanguíneo da pele.

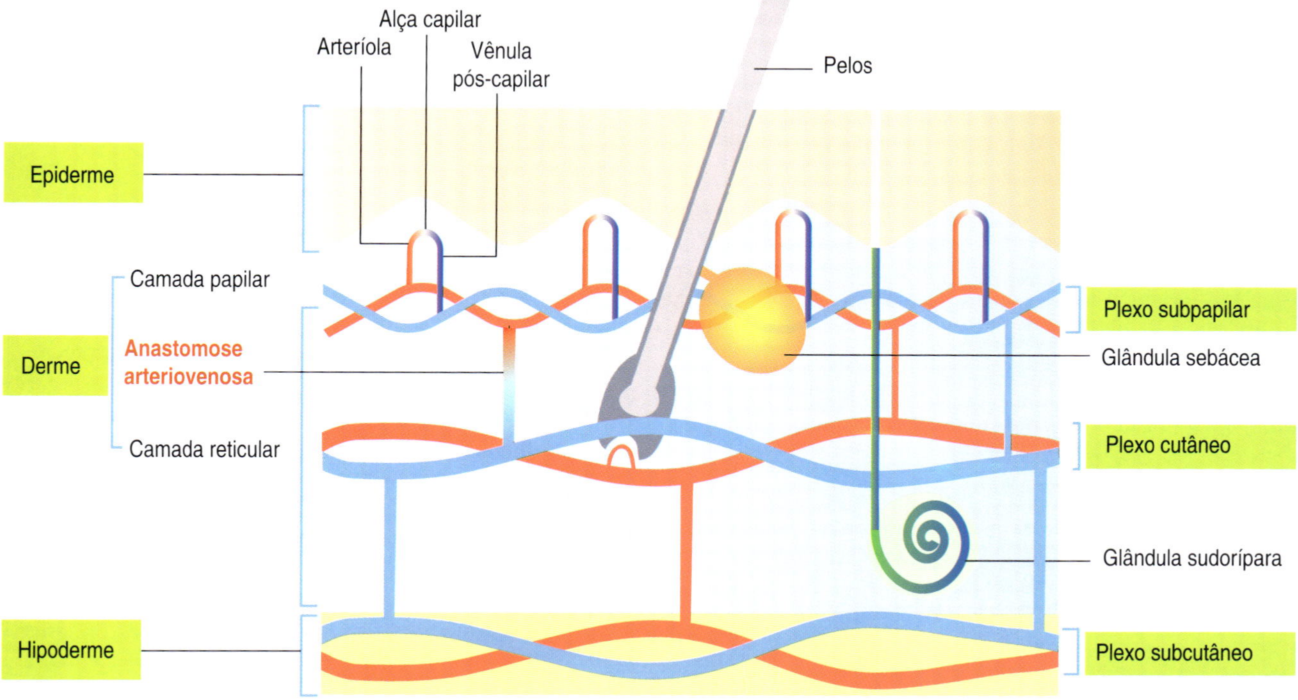

As **anastomoses arteriovenosas (AAV)** desviam o fluxo dos capilares e fazem a conexão direta entre arteríolas e vênulas. As AAV não contribuem para o fluxo sanguíneo capilar, um suprimento essencial de nutrientes para a pele. Em vez disso, **AAV atuam como estruturas termorreguladoras**. Durante a exposição ao frio, as AAV ficam fechadas; são dilatadas durante a perda de calor. A vasoconstrição das AAV induzida pelo frio é mediada por um aumento na **atividade nervosa simpática**. Células da musculatura lisa das AAV apresentam receptores α_2-adrenérgicos que respondem à norepinefrina liberada pelos nervos simpáticos da estrutura. Em pacientes com **fenômeno de Raynaud**, a vasoconstrição simpática das AAV aumenta durante a exposição ao frio. O fluxo sanguíneo capilar na pele é independente da vasoconstrição simpática.

O plexo subpapilar dá origem a alças únicas de capilares no interior de cada papila dérmica. O sangue venoso do plexo subpapilar é drenado por veias do plexo cutâneo.

As ramificações dos plexos hipodérmicos e cutâneos nutrem o tecido adiposo da hipoderme, as glândulas sudoríparas e o segmento mais profundo do folículo piloso.

As **anastomoses arteriovenosas** (*shunts*) entre a circulação arterial e a venosa se desviam da rede capilar. São comuns nas regiões reticular e hipodérmica dos membros (mãos, pés, orelhas, lábios, nariz) e desempenham papel relevante na termorregulação do corpo. As anastomoses vasculares, sob controle vasomotor autônomo, restringem o fluxo pelos plexos superficiais para reduzir a perda de calor, assegurando a circulação sanguínea cutânea profunda. Em algumas áreas do corpo (p. ex., na face), a circulação sanguínea cutânea também é afetada pelo estado emocional.

Uma forma especial de anastomose arteriovenosa é o **complexo do glomo**, encontrado na derme das pontas dos dedos, sob as unhas das mãos e dos pés, e envolvido na regulação da temperatura. O glomo consiste em um canal com revestimento endotelial envolto por células cúbicas semelhantes a pericitos, típicas dessa estrutura, e um rico suprimento nervoso.

Os **tumores glômicos** são benignos, geralmente em forma de nódulos muito pequenos (cerca de 1 cm de diâmetro) de coloração vermelha a azul, associados à sensibilidade ao frio e à dor local grave e intermitente. Sua excisão cirúrgica propicia alívio imediato da dor. O Boxe 11.F lista outros distúrbios vasculares da pele.

Os vasos linfáticos são espaços em fundo cego, revestidos por células endoteliais, que se situam abaixo da camada papilar da derme e coletam o fluido intersticial para devolver à circulação sanguínea. Também transportam células de Langerhans para os linfonodos regionais.

Receptores sensoriais da pele

Os receptores sensoriais são neurônios especializados e células semelhantes às epiteliais que recebem e convertem um estímulo físico em sinal elétrico transmitido ao sistema nervoso central (Figura 11.15). Existem três categorias gerais de receptores sensoriais:

1. Os **exteroceptores** fornecem informações sobre o ambiente externo.
2. Os **proprioceptores** estão localizados nos músculos (p. ex., o fuso neuromuscular), tendões e cápsulas

---

Boxe 11.F Distúrbios vasculares da pele.

- As anomalias vasculares da pele são comuns. Algumas lesões vasculares são derivadas de vasos preexistentes, e não da proliferação de novos vasos (angiogênese)

- Há malformações vasculares (hamartomas vasculares e hemangiomas), dilatações vasculares (telangiectasias) e tumores (angiomas, sarcoma de Kaposi e angiossarcomas)

- Doenças vasculares locais e generalizadas afetam a rede vascular cutânea (ver Capítulo 12, *Sistema Cardiovascular*). A vasculite inclui um grupo de doenças com inflamação e lesão das paredes dos vasos sanguíneos. A maioria dos casos de vasculite cutânea afeta os pequenos vasos, predominantemente as vênulas

- As púrpuras não inflamatórias (extravasamento de sangue na derme a partir de pequenos vasos) podem ser pequenas (petéquias; com menos de 3 mm de diâmetro) ou grandes (equimoses). Distúrbios da coagulação, doenças de hemácias (anemia falciforme) e traumatismos são as causas mais comuns

- A urticária aguda é urna reação transitória causada pelo aumento da permeabilidade vascular associada a edema na derme. No Capítulo 4, *Tecido Conjuntivo*, discutimos o mecanismo de degranulação dos mastócitos e liberação de histamina como determinantes.

---

articulares. Fornecem informações sobre a posição e o movimento do corpo.

3. Os **interoceptores** fornecem informação sensorial dos órgãos internos do corpo.

A classificação dos receptores sensoriais da pele se baseia no **tipo de estímulo**:

1. Os **mecanorreceptores** respondem à deformação mecânica do tecido ou do próprio receptor (p. ex., estiramento, vibração, pressão e toque).

Existem quatro mecanorreceptores primários na pele humana:

1. **Disco de Merkel.**
2. **Corpúsculo de Meissner.**
3. **Terminação de Ruffini.**
4. **Corpúsculo de Pacini.**

Os dois primeiros estão localizados na junção epiderme-derme; os outros dois, na derme profunda e na hipoderme.

O corpúsculo de Meissner, a terminação de Ruffini, o corpúsculo de Pacini e o bulbo terminal de Krause são **receptores encapsulados**. O **bulbo terminal de Krause** é um **termorreceptor** encontrado somente em regiões especializadas.

A terminação nervosa do **disco de Merkel** (mecanorreceptor) discrimina toques finos e forma uma estrutura discoide achatada que adere à célula de Merkel. As células de Merkel são encontradas no estrato basal da epiderme das pontas dos dedos e dos lábios.

O **corpúsculo de Meissner**, ou corpúsculo tátil, é encontrado na derme superior, projetando-se para a epiderme. O corpúsculo de Meissner é encontrado principalmente nas pontas dos dedos e nas pálpebras. Esse receptor é adequado para a detecção de forma e textura durante o toque ativo.

A **terminação de Ruffini** se situa na derme profunda. Detecta o estiramento da pele e as deformações

dentro das articulações. Também fornece *feedback* quando o indivíduo segura objetos, além de controlar a posição dos dedos e os movimentos (p. ex., ao utilizarmos o teclado de um computador).

O **corpúsculo de Pacini** se situa na derme profunda e na hipoderme. Responde a estímulos de pressões profundas transitórias e vibrações de alta frequência. Os corpúsculos de Pacini são encontrados no periósteo ósseo, nas cápsulas de articulações, no pâncreas, nas mamas e nos genitais.

2. Os **termorreceptores** respondem a estímulos de temperatura – calor ou frio.

O **bulbo terminal de Krause** é encapsulado, mas não é um mecanorreceptor. É um **termorreceptor** que detecta **frio**. Os bulbos terminais de Krause são encontrados na conjuntiva do olho, na mucosa dos lábios e da língua, bem como no epineuro dos nervos. Também são encontrados no pênis e no clitóris (daí, portanto, o nome de corpúsculo genital).

3. Os **nociceptores** respondem a estímulos de dor.

As **terminações nervosas livres** detectam dor. As terminações nervosas livres são derivadas do **plexo nervoso dérmico** e supridas por **ramos cutâneos** dos nervos espinais.

As fibras nervosas sensoriais que se prolongam em direção à superfície da pele perdem suas bainhas de mielina antes de se ramificarem como axônios desnudos entre as fibras de colágeno, formando **terminações nervosas dérmicas** ou, na epiderme, **terminações nervosas epidérmicas**.

As **terminações nervosas peritriciais** são muito sensíveis e dispostas ao redor do folículo piloso, logo abaixo das glândulas sebáceas. As porções mielinizadas das terminações nervosas formam uma paliçada de terminações desnudas ao longo da bainha radicular externa do folículo piloso, rodeado por terminações circunferenciais. As terminações nervosas peritriciais são estimuladas com o movimento do pelo.

A percepção da dor pelos nociceptores está associada à **inflamação aguda**, uma das respostas clássicas à lesão tecidual, como discutido no Capítulo 10, *Sistema Imunológico e Linfático*.

As células danificadas liberam mediadores químicos, inclusive a **substância P**, que age sobre os vasos sanguíneos e as terminações nervosas locais. A substância P provoca a degranulação dos mastócitos, em particular da histamina, que aumenta a dilatação vascular e o extravasamento de plasma, causando, assim, um edema na área em torno da lesão.

A **hiperemia** é responsável pela **resposta tripla de Lewis** ao traçar uma linha na pele com um objeto pontiagudo. A resposta consiste em **rubor** (dilatação capilar), **eritema** (vermelhidão que se espalha por causa da dilatação arteriolar) e **pápula** (edema localizado). A resposta tripla se desenvolve em 1 a 3 minutos.

Em **resumo**, os receptores nociceptivos, os detectores de dor, estão próximos à superfície da pele. Os discos de Merkel e os corpúsculos de Meissner, mecanorreceptores finos, estão localizados na junção

Figura 11.15 Receptores sensoriais da pele.

1 Corpúsculo de Meissner

Presente na papila dérmica. Mecanorreceptor tátil encapsulado. Observado nos dedos da mão e do pé, nos lábios e na língua.

2 Disco de Merkel

Célula derivada da crista neural localizada na camada basal da epiderme. Receptor tátil não encapsulado de alta resolução. Presente nas pontas dos dedos e nos lábios.

5 Terminações nervosas livres

Não apresentam mielina ou células de Schwann. Respondem à dor e temperatura. Encontradas na epiderme, na derme e no epitélio da córnea.

6 Terminação nervosa peritricial

Fibras nervosas enroladas na base do folículo piloso; estimuladas pelo movimento dos pelos.

7 Bulbo terminal de Krause

Termorreceptor encapsulado; detecta frio. Encontrado na conjuntiva do olho, na mucosa dos lábios e da língua e no epineuro.

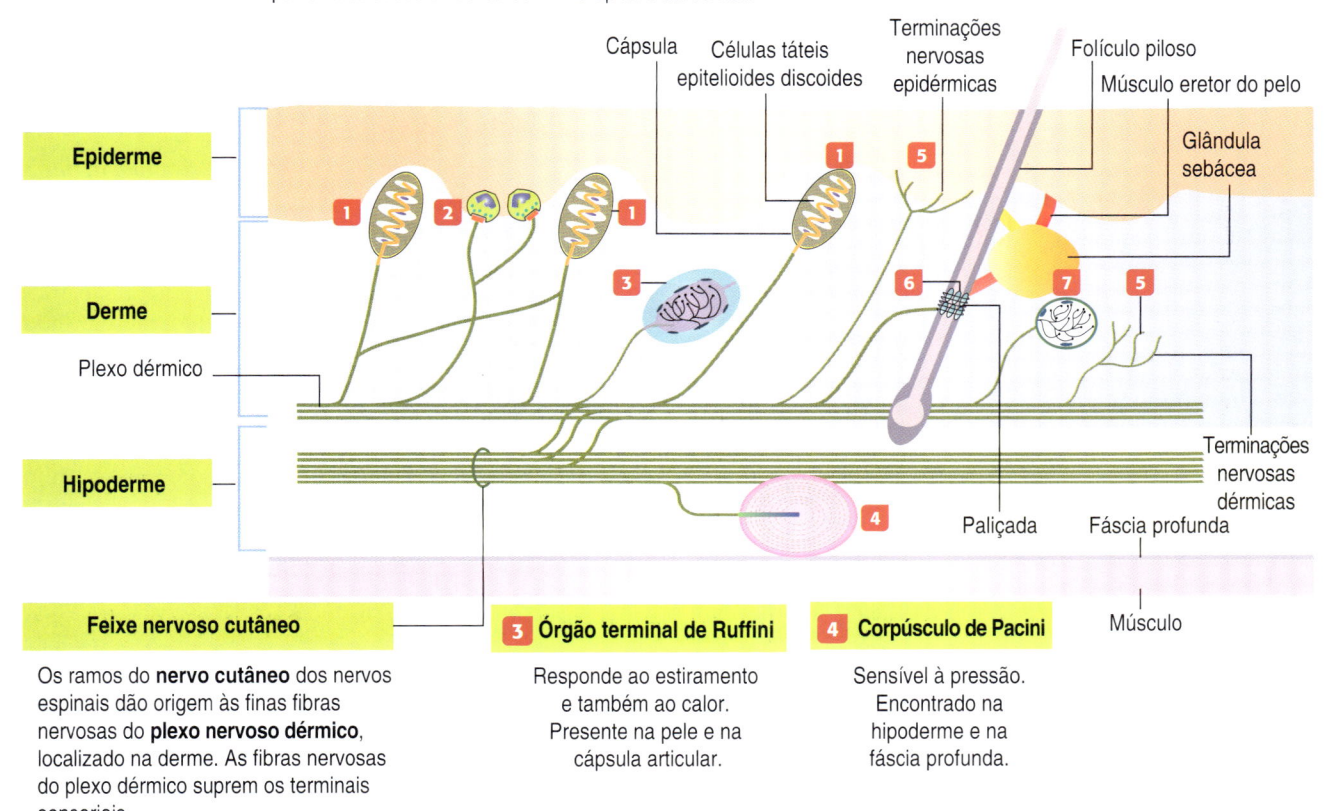

Feixe nervoso cutâneo

Os ramos do **nervo cutâneo** dos nervos espinais dão origem às finas fibras nervosas do **plexo nervoso dérmico**, localizado na derme. As fibras nervosas do plexo dérmico suprem os terminais sensoriais.

3 Órgão terminal de Ruffini

Responde ao estiramento e também ao calor. Presente na pele e na cápsula articular.

4 Corpúsculo de Pacini

Sensível à pressão. Encontrado na hipoderme e na fáscia profunda.

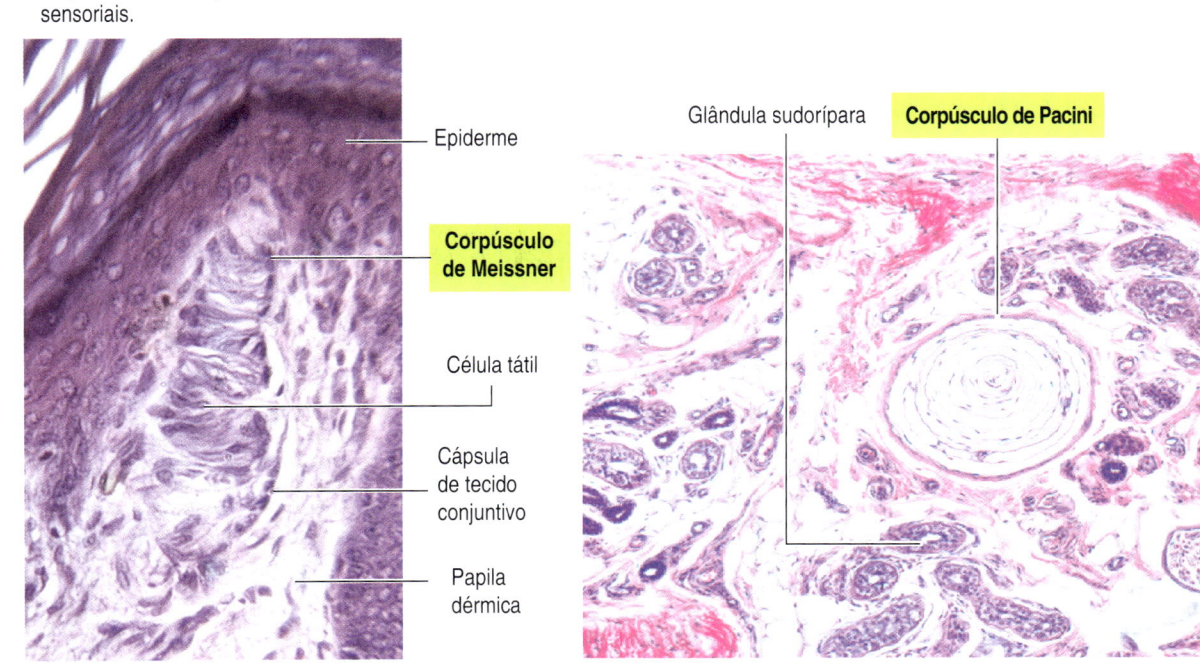

dermoepidérmica para que possam detectar o toque suave. Os corpúsculos de Pacini e as terminações de Ruffini, os grandes mecanorreceptores encapsulados, são encontrados na derme profunda e na hipoderme, respondendo aos toques mais profundos transitórios.

Hipoderme (fáscia superficial)

A hipoderme, ou camada subcutânea da pele, é a continuação mais profunda da derme. É constituída por tecido conjuntivo frouxo e células adiposas, que formam uma camada de espessura variável, dependendo de sua localização no corpo.

A hipoderme facilita a mobilidade da pele. O tecido adiposo contribui para o isolamento térmico e o armazenamento de energia metabólica, atuando como um amortecedor de choque. A hipoderme contém músculos na cabeça e no pescoço (p. ex., músculo subcutâneo do pescoço). Não há tecido adiposo na porção subcutânea das pálpebras, clitóris ou pênis (ver Figura 11.15).

Desenvolvimento do folículo piloso

Os folículos pilosos estão espalhados pela epiderme. Durante o desenvolvimento, a epiderme e a derme interagem para desenvolvimento das glândulas sudoríparas e dos folículos pilosos.

Um folículo piloso primordial (chamado **brotamento do folículo piloso**) se forma como um agregado de células na camada basal da epiderme após a indução por moléculas de sinalização derivadas dos fibroblastos do mesoderma dérmico. Conforme os agregados de células basais vão se estendendo para a derme, os fibroblastos dérmicos formam um nódulo pequeno (denominado **papila dérmica**) sob o brotamento do folículo piloso.

A papila dérmica se projeta para dentro do núcleo do brotamento do folículo piloso, cujas células se dividem e se diferenciam para formar a haste do pelo queratinizado. Os melanócitos presentes no brotamento do folículo piloso produzem e transferem a melanina para a haste.

Uma dilatação bulbosa (denominada **bulbo folicular**) na porção lateral do brotamento contém células-tronco, chamadas **queratinócitos clonogênicos**. Os queratinócitos clonogênicos podem migrar e regenerar a haste do pelo, epiderme e glândulas sebáceas, formando as **unidades pilossebáceas**, em resposta aos sinais morfogenéticos.

O primeiro ciclo adulto do folículo piloso tem início ao término da morfogênese, cerca de 18 dias após o nascimento. Os primeiros pelos no embrião humano são finos, não pigmentados e espaçados, chamados **lanugo**. O lanugo é perdido antes do nascimento e substituído por pelos curtos e sem cor, os **velos**. Os pelos terminais substituem os velos, que permanecem apenas nas chamadas áreas do corpo sem pelos (como, por exemplo, na testa dos adultos e nas axilas das crianças).

Os **folículos pilosos** são invaginações tubulares da epiderme responsáveis pelo crescimento do pelo.

Os folículos pilosos estão em constante ciclo entre:

1. Fase de crescimento (**anágena**).
2. Fase de regressão (**catágena**).
3. Fase de repouso (**telógena**).

Nos primeiros 28 dias da fase telógena, os folículos pilosos se tornam quiescentes devido aos sinais inibidores de crescimento da derme (principalmente das proteínas morfogenéticas ósseas). O aumento da sinalização de Wnt promove a ativação das células-tronco para iniciar o crescimento de cabelo novo na transição de fase telógena para anágena. As fases anágena, catágena e telógena prosseguem, sequencialmente, durante toda a vida do indivíduo.

Estrutura do folículo piloso

Cada **folículo piloso** é constituído por duas partes:
1. **Haste do pelo**.
2. **Bulbo piloso**.

A **haste do pelo** é uma estrutura filamentosa queratinizada presente praticamente em toda a superfície corporal, exceto na pele espessa das palmas e plantas, nas regiões laterais dos dedos, nos mamilos, na glande do pênis e no clitóris, entre outros.

O **bulbo piloso** é a porção terminal expandida do folículo piloso invaginado. Um núcleo de tecido conjuntivo vascularizado (**papila dérmica**) se projeta para dentro do bulbo piloso, bastante próximo às **células da matriz**.

Um corte transversal da haste de um pelo espesso revela, da periferia para o centro, três zonas concêntricas de células queratinizadas (Figura 11.16):
1. **Cutícula**.
2. **Córtex**.
3. **Medula** (ausente nos pelos finos).

A haste do pelo é constituída de **queratina dura**, circundada por:
1. **Bainha externa da raiz**, uma invaginação da epiderme.
2. **Bainha interna da raiz**, originada no bulbo piloso (**células da matriz do pelo**), é constituída por três camadas de células contendo **queratina macia** (que, de fora para dentro, são a camada de Henle, a camada de Huxle e a cutícula da parte interna da bainha da raiz, adjacente à cutícula da haste do cabelo).

A queratinização do pelo e da bainha interna da raiz ocorre na região chamada **zona queratogênica**, a zona de transição entre as células epidérmicas em maturação e a queratina dura. A bainha externa da raiz não deriva do bulbo piloso.

O folículo piloso é envolvido por uma camada de tecido conjuntivo e está associado ao **músculo eretor do pelo**, um feixe de fibras musculares lisas dispostas obliquamente à lâmina de tecido conjuntivo e à epiderme. O **sistema nervoso autônomo** controla o músculo eretor do pelo, que se contrai em situações de medo, emoções fortes e baixa temperatura. O **arrepio** acontece quando o pelo levanta e o sítio de ligação do feixe muscular à epiderme forma um pequeno sulco.

O folículo piloso está associado a **glândulas sebáceas**, com seu ducto excretor conectado ao lúmen do folículo piloso. A contração do músculo eretor

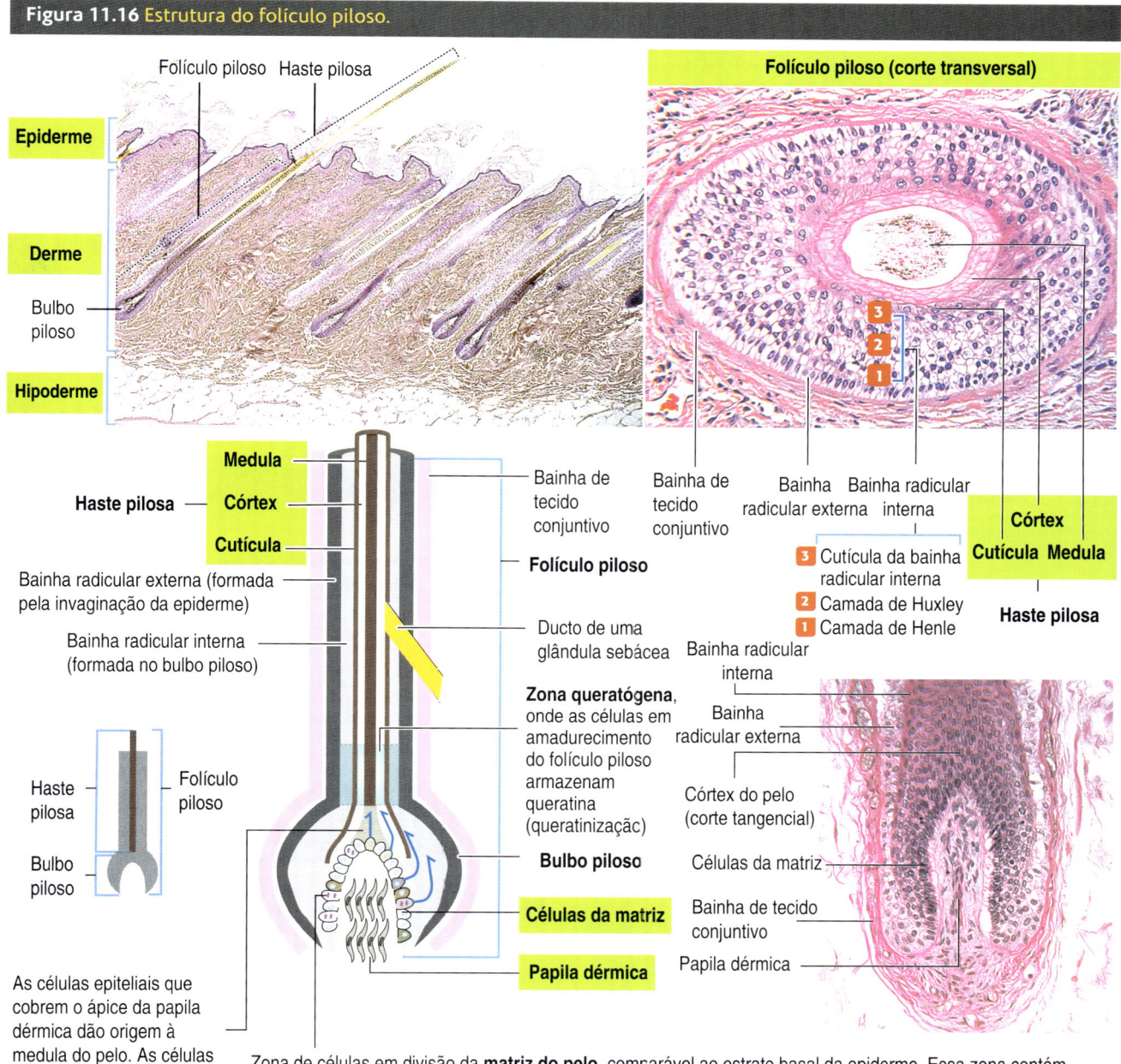

Figura 11.16 Estrutura do folículo piloso.

Zona de células em divisão da **matriz do pelo**, comparável ao estrato basal da epiderme. Essa zona contém melanócitos que dão cor aos pelos pela transferência de melanina às células da matriz. Os pacientes com **síndrome de Griscelli** apresentam pelos prateados devido a uma mutação no gene *miosina Va*, envolvido no transporte de melanossomos com melanina.

do pelo faz com que o pelo fique ereto e força o sebo para fora da glândula sebácea, para dentro do lúmen do folículo piloso.

A cor do pelo depende da quantidade e da distribuição de melanina na haste do pelo. Há poucos melanossomos em pelos loiros. Também há poucos melanócitos e melanina nos pelos grisalhos. Os pelos ruivos, por sua vez, apresentam melanina quimicamente distinta e os melanossomos são arredondados, em vez de elípticos.

Uma estrutura que não é observada nos cortes histológicos de rotina dos folículos pilosos são as **terminações nervosas peritriciais**, enoveladas em torno da base do folículo piloso. A fibra nervosa é estimulada pelo movimento do pelo.

Já foram discutidas neste capítulo a participação da miosina Va no transporte dos melanossomos com melanina até os queratinócitos (chamados **células da matriz** no bulbo piloso) e a ausência da pigmentação em pacientes com **síndrome de Griscelli**, causada por mutações nos genes *miosina Va*, *Rab27a* e *melanofilina*.

Vias das células-tronco Lgr5+

A pele é reparada de modo eficiente após uma lesão, restaurando suas propriedades de barreira. Porém, o tecido reparado não apresenta anexos, como folículos capilares e glândulas sudoríparas, necessários para o funcionamento cutâneo normal.

As células-tronco da epiderme e dos anexos associados participam da restauração da função de barreira da derme. Após uma lesão, a **epiderme interfolicular** (IFE), contígua à bainha externa da raiz do folículo piloso, é responsável pelo desenvolvimento da haste do pelo.

Nos casos de perda de epiderme em pacientes com queimaduras graves, as células-tronco **Lgr5⁺** (traduzido do inglês como: receptor acoplado à proteína G rico em repetições de leucina 5) migram no sentido ascendente, a partir da protuberância folicular, **o nicho de células-tronco do folículo piloso** (**HFSC**; do inglês, *hair follicle stem cell*), para restabelecer a **epiderme** pelo povoamento de células altamente proliferativas e autorrenováveis do estrato basal. Essas **HFSCs** também podem dar origem a **folículos pilosos** e **glândulas sebáceas** (Figura 11.17).

A manutenção das glândulas sebáceas não envolve células-tronco da protuberância, mas sim células progenitoras Lgr6⁺ e **Lrig⁺**, que também podem contribuir para a IFE.

Quais vias de sinalização participam da manutenção de populações de células-tronco da pele?

A **sinalização Wnt** estimula a proliferação de queratinócitos na IFE.

A **sinalização *Sonic Hedgehog*** (**Shh**) é expressa nas células-tronco do folículo piloso e da glândula sebácea durante a proliferação e diferenciação celular.

As sinalizações Wnt e Shh dependem da **sinalização *Notch***, um regulador negativo.

Além disso, as **proteínas morfogenéticas ósseas 2** e **4** (**BMP2** e **BMP4**), produzidas pelos fibroblastos e adipócitos da derme, suprimem a proliferação celular e mantêm a quiescência das células-tronco da protuberância.

As células-tronco quiescentes da protuberância produzem BMP6 para manter seu estado dormente.

Diferentes oncogenes ativados expressos em células que saem do bulbo podem dar origem a tipos específicos

Figura 11.17 Vias de migração das células-tronco Lgr5⁺.

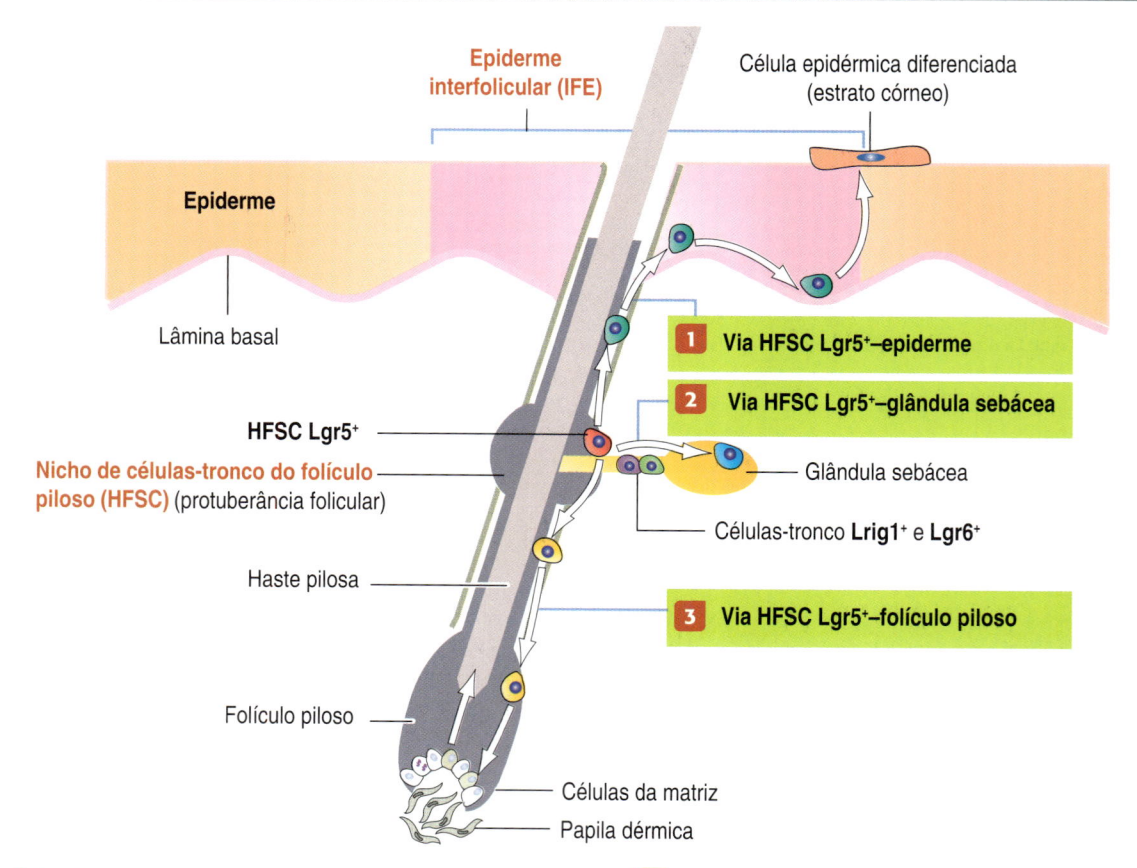

As **células Lgr5⁺** no nicho de **células-tronco do folículo piloso** (**HFSC**; do inglês, *hair follicle stem cell*) (localizado na bainha radicular externa do folículo piloso) são multipotentes. Essas células podem se diferenciar em linhagens epidérmicas e seguir vias independentes de migração celular para a epiderme interfolicular, para o folículo piloso e para a glândula sebácea.

1 Na **via HFSC-epiderme**, as células-tronco migram para a **epiderme interfolicular (IFE)** pela lâmina basal. As HFSCs proliferam no estrato basal e se diferenciam verticalmente em células ricas em queratina do estrato córneo. **Carcinomas espinocelulares**, **carcinomas basocelulares** e **tumores de folículos pilosos** podem ser originários de células que saem da protuberância após a ativação de vias genéticas específicas.

2 Na **via HFSC-glândula sebácea**, Lrig1⁺, Lgr6⁺ e outras células progenitoras podem regenerar as glândulas sebáceas, mas também participam do reparo da IFE.

3 Na **via HFSC-pelos**, as células-tronco migram e dão origem a uma população de **células da matriz** localizadas no ápice da **papila dérmica**. Essas células são responsáveis pela produção de novos pelos. Fatores reguladores (**proteínas morfogenéticas ósseas** e **sinalização *Notch*** e **Wnt**), liberados pelas células da papila dérmica e pelas células adiposas vizinhas, são essenciais para manutenção do potencial proliferativo da matriz e sua diferenciação em várias linhagens de células pilosas.

de tumores: **carcinoma espinocelular** (por ativação do oncogene Ras), **carcinoma basocelular** (ativação da via de sinalização *Hedgehog* PTCH/Gli1/2) e **tumores dos folículos pilosos** (via de sinalização Wnt).

Reveja as vias de sinalização Wnt, HH, *Notch* e BMP no Capítulo 3, *Sinalização Celular | Biologia Celular | Patologia*.

Glândulas da pele: glândulas sebáceas

As glândulas da pele são:
1. As **glândulas sebáceas**.
2. As **glândulas sudoríparas** (glândulas sudoríparas écrinas e apócrinas).
3. As **glândulas mamárias** (a glândula mamária é discutida no Capítulo 23, *Fertilização, Placentação e Lactação*).

As **glândulas sebáceas** são **glândulas alveolares simples holócrinas**, que se distribuem por toda a pele, exceto nas palmas das mãos e nas plantas dos pés (Figura 11.18). A **porção secretora** da glândula sebácea se encontra na **derme**, e o **ducto excretor se abre no colo do folículo piloso**. As glândulas sebáceas podem ser independentes dos folículos pilosos e se abrir diretamente na superfície da pele dos lábios, nos cantos da boca, na glande do pênis, nos lábios menores do pudendo e nos mamilos.

A porção secretora da glândula sebácea é constituída por grupos de alvéolos conectados ao ducto excretor por um curto dúctulo.

Cada alvéolo é revestido por células que lembram adipócitos multiloculares com numerosas gotículas lipídicas pequenas. O ducto excretor é revestido por um epitélio estratificado pavimentoso, contínuo com a bainha externa da raiz do pelo e da epiderme (camada de Malpighi).

A secreção oleosa da glândula (**sebo**) é liberada na superfície do pelo e da epiderme. Além disso, as glândulas sebáceas produzem **catelicidina** e β-**defensinas** humanas (BD1, BD2 e BD3), AMPs endógenas que aumentam a eficiência contra microrganismos da barreira aquoso-lipídica protetora da superfície epidérmica.

Glândulas sudoríparas

Existem dois tipos de glândulas sudoríparas:
1. **Glândulas sudoríparas écrinas** (**merócrinas**) (Figura 11.19).
2. **Glândulas sudoríparas apócrinas** (**merócrinas**) (Figura 11.20).

Figura 11.18 Glândula sebácea: secreção holócrina.

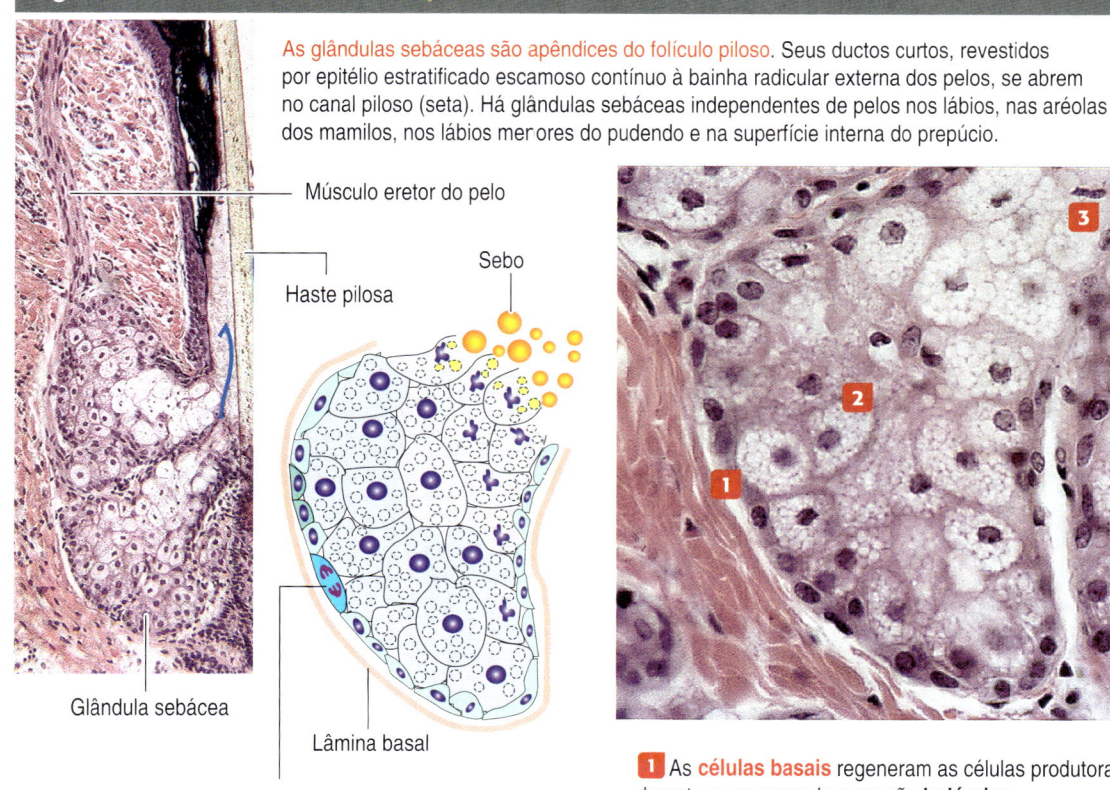

As glândulas sebáceas são apêndices do folículo piloso. Seus ductos curtos, revestidos por epitélio estratificado escamoso contínuo à bainha radicular externa dos pelos, se abrem no canal piloso (seta). Há glândulas sebáceas independentes de pelos nos lábios, nas aréolas dos mamilos, nos lábios menores do pudendo e na superfície interna do prepúcio.

Músculo eretor do pelo

Sebo

Haste pilosa

Glândula sebácea

Lâmina basal

As **células basais** se dividem por mitose e acumulam lipídios ao se moverem para a parte central do ácino.

O **sebo** é a secreção oleosa das células sebáceas. O sebo é liberado por um **mecanismo holócrino**, levando à destruição de células inteiras, que se tornam parte da secreção.

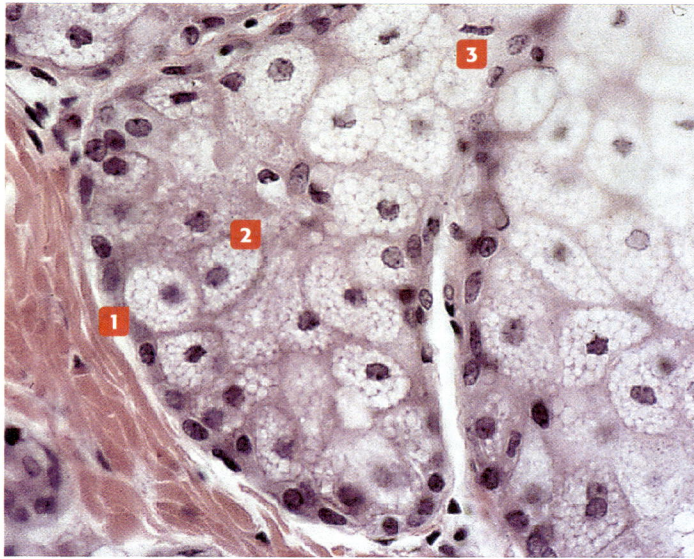

1 As **células basais** regeneram as células produtoras de sebo perdidas durante o processo de secreção **holócrina**.

2 As células secretoras de sebo acima das células basais começam a armazenar a secreção oleosa em gotículas citoplasmáticas.

3 Perto do ducto acinar, os núcleos das células secretoras de sebo se encolhem e se degeneram e gotículas coalescentes de sebo são liberadas no ducto curto. Os ácinos não apresentam um lúmen propriamente dito.

Figura 11.19 Glândulas sudoríparas écrinas: secreção merócrina.

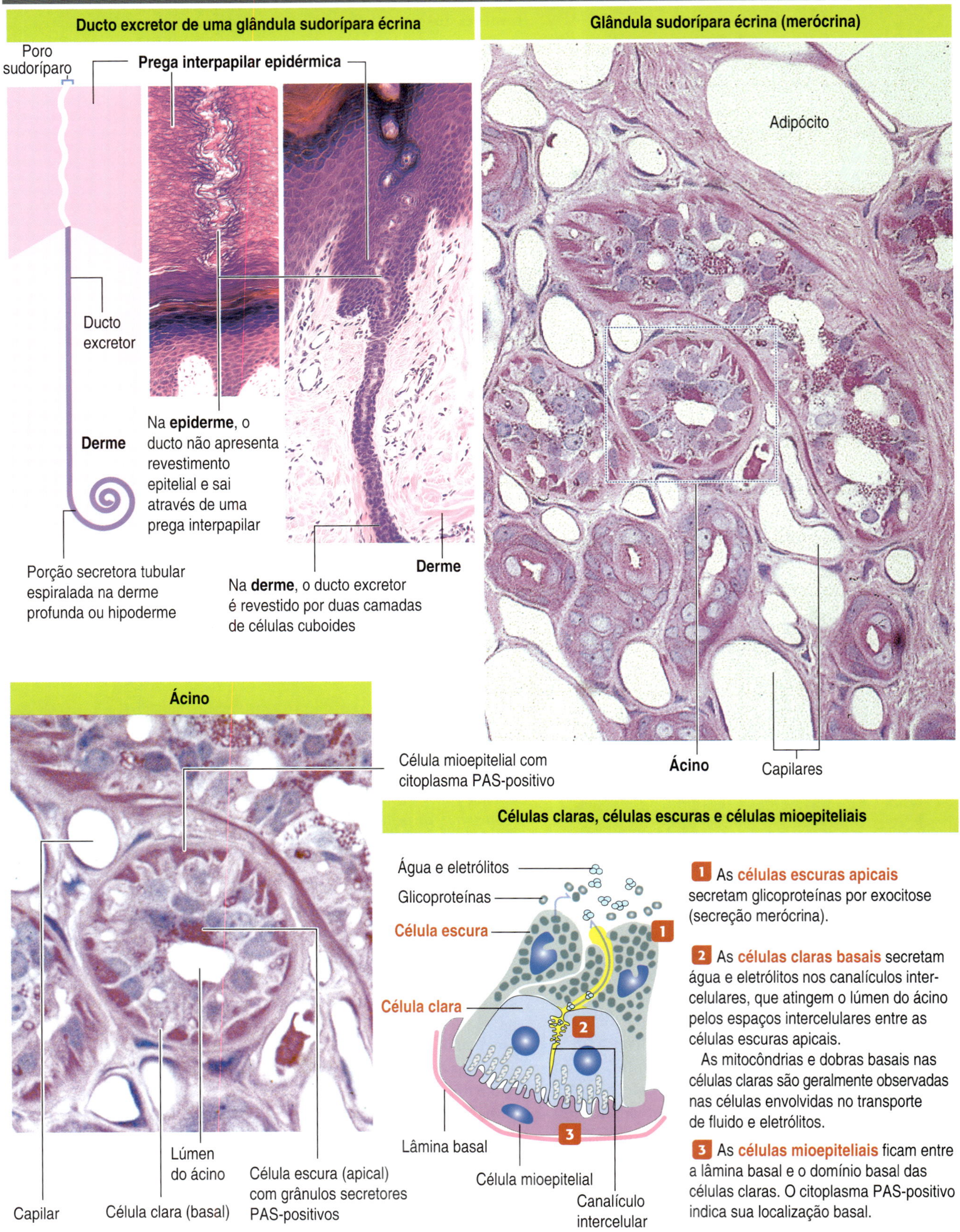

Ducto excretor de uma glândula sudorípara écrina

Poro sudoríparo

Prega interpapilar epidérmica

Ducto excretor

Derme

Na **epiderme**, o ducto não apresenta revestimento epitelial e sai através de uma prega interpapilar

Porção secretora tubular espiralada na derme profunda ou hipoderme

Derme

Na **derme**, o ducto excretor é revestido por duas camadas de células cuboides

Glândula sudorípara écrina (merócrina)

Adipócito

Célula mioepitelial com citoplasma PAS-positivo

Ácino Capilares

Ácino

Capilar Célula clara (basal)

Lúmen do ácino

Célula escura (apical) com grânulos secretores PAS-positivos

Células claras, células escuras e células mioepiteliais

Água e eletrólitos

Glicoproteínas

Célula escura

Célula clara

Lâmina basal

Célula mioepitelial

Canalículo intercelular

1 As células escuras apicais secretam glicoproteínas por exocitose (secreção merócrina).

2 As células claras basais secretam água e eletrólitos nos canalículos intercelulares, que atingem o lúmen do ácino pelos espaços intercelulares entre as células escuras apicais.

As mitocôndrias e dobras basais nas células claras são geralmente observadas nas células envolvidas no transporte de fluido e eletrólitos.

3 As células mioepiteliais ficam entre a lâmina basal e o domínio basal das células claras. O citoplasma PAS-positivo indica sua localização basal.

Figura 11.20 Glândulas sudoríparas apócrinas: secreção merócrina.

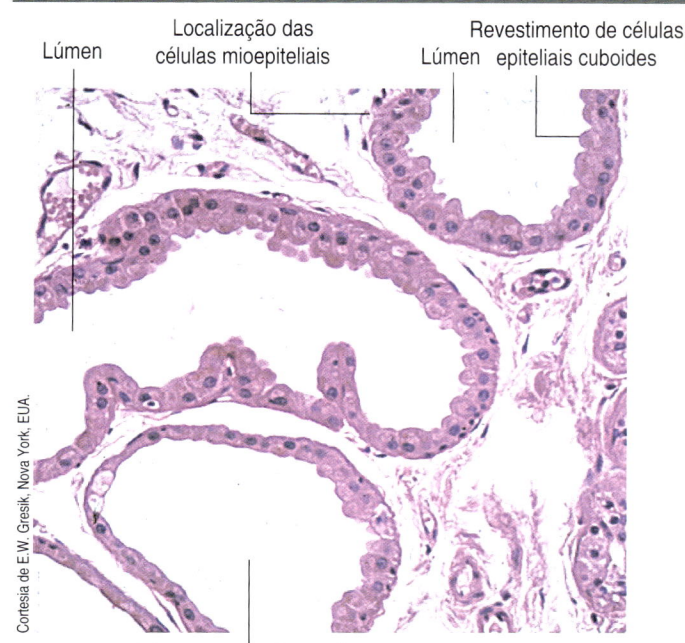

Lúmen

Localização das células mioepiteliais

Revestimento de células epiteliais cuboides

Lúmen

Cortesia de E.W. Gresik, Nova York, EUA.

Lúmen grande da porção secretora espiralada

Glândula sudorípara apócrina

As glândulas sudoríparas apócrinas são encontradas nas **axilas**, na **região circum-anal** e **monte púbico**.

A **região espiralada das glândulas apócrinas é maior** (cerca de 3 mm de diâmetro) do que a das glândulas sudoríparas écrinas (cerca de 0,4 mm de diâmetro).

As glândulas sudoríparas apócrinas estão localizadas na derme e o **ducto excretor se abre no canal do folículo piloso**.

As células secretoras são cuboides e **associadas às células mioepiteliais em sua superfície basal**, como nas glândulas sudoríparas écrinas. A **atividade secretora começa na puberdade**. Sua secreção adquire odor conspícuo após a modificação por bactérias locais.

Embora chamadas apócrinas, devido à interpretação incorreta de que o domínio apical das células secretoras seja eliminado durante a secreção, essas glândulas sudoríparas **liberam sua secreção por um processo merócrino**.

As **glândulas sudoríparas écrinas** são **glândulas tubulosas enoveladas simples**, com papel no **controle da temperatura corporal**. As glândulas sudoríparas écrinas são inervadas por fibras **nervosas colinérgicas**. A **porção secretora** da glândula sudorípara écrina é um tubo enovelado composto de três tipos celulares:

1. **Células claras**.
2. **Células escuras**.
3. **Células mioepiteliais**.

As **células claras** são separadas umas das outras por **canalículos intercelulares**, apresentam um domínio basal com invaginações e com mitocôndrias abundantes, estão apoiadas sobre uma lâmina basal e secretam a maior parte da água e dos eletrólitos (principalmente Na^+ e Cl^-) do suor.

As **células escuras** estão apoiadas nas células claras. As células escuras secretam glicoproteínas, incluindo as AMPs humanas β-**defensinas** (BD1 e BD2), **catelicidina** e **dermicidina**. Juntamente com a secreção, as glândulas sebáceas e o produto aquoso das células claras, as AMPs são produzidas em condições inflamatórias e em condições normais.

As **células mioepiteliais** são encontradas entre a lâmina basal e as células claras. Sua atividade contrátil auxilia na liberação de secreção no lúmen glandular.

A **porção excretora** da glândula sudorípara écrina é revestida por uma **bicamada de células cúbicas** que reabsorvem parcialmente o NaCl e a água, sob a influência de **aldosterona**.

A reabsorção do NaCl pelo ducto excretor é deficiente nos pacientes com fibrose cística (próxima seção).

O ducto segue um **trajeto helicoidal** quando se aproxima da epiderme e se abre na superfície em um **poro sudoríparo**. Dentro da epiderme, o ducto excretor perde a parede epitelial e é envolto por queratinócitos.

As **glândulas sudoríparas apócrinas** são enoveladas e estão presentes nas axilas, no monte púbico e na área circum-anal.

As glândulas sudoríparas apócrinas contêm ácinos secretores maiores do que aqueles presentes nas glândulas sudoríparas écrinas.

A porção secretora está localizada na derme e na hipoderme. O **ducto excretor se abre no folículo piloso** (em vez de se abrir na epiderme, como nas glândulas sudoríparas écrinas). As glândulas sudoríparas apócrinas são funcionais após a puberdade e inervadas por **fibras nervosas adrenérgicas**.

Dois exemplos especiais de glândulas sudoríparas apócrinas são as **glândulas ceruminosas**, no meato auditivo externo, e as **glândulas de Moll**, na margem das pálpebras.

As glândulas ceruminosas produzem o **cerume**, um lipídio pigmentado; o ducto excretor se abre, juntamente com os ductos das glândulas sebáceas, nos folículos pilosos do meato auditivo externo.

O ducto excretor das glândulas de Moll se abre na superfície livre da epiderme das pálpebras ou dos cílios.

Figura 11.21 Fibrose cística e glândulas sudoríparas.

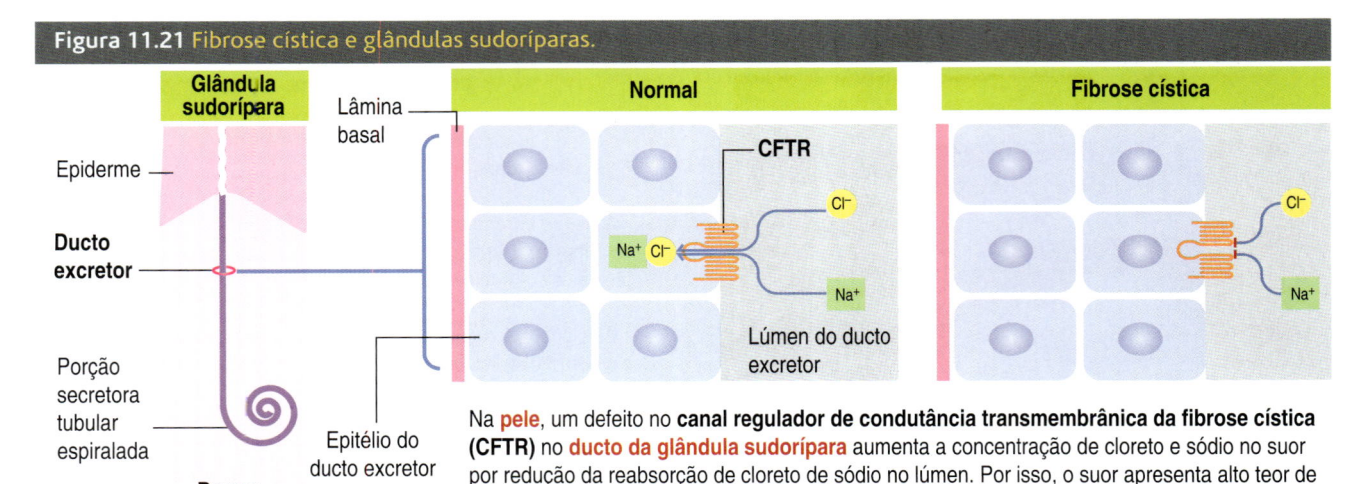

Na **pele**, um defeito no **canal regulador de condutância transmembrânica da fibrose cística (CFTR)** no **ducto da glândula sudorípara** aumenta a concentração de cloreto e sódio no suor por redução da reabsorção de cloreto de sódio no lúmen. Por isso, o suor apresenta alto teor de sal, o que auxilia o diagnóstico clínico da fibrose cística.

FIBROSE CÍSTICA

A fibrose cística é uma doença autossômica recessiva causada por mutações no gene que codifica o **canal regulador de condutância transmembrânica da fibrose cística** (CFTR). O gene *fibrose cística* está localizado no cromossomo 7 (Figura 11.21).

Do ponto de vista clínico, infecção bacteriana crônica das vias respiratórias e bronquiectasia progressiva caracterizam a doença pulmonar avançada associada à fibrose cística. A perda do transporte de cloreto e bicarbonato mediado por CFTR leva ao desenvolvimento de infecção crônica das vias respiratórias, aumentando a morbidade e mortalidade em pessoas com fibrose cística.

Além de seu papel como canal secretor de Cl⁻, o CFTR também regula várias proteínas de transporte, como o canal epitelial de sódio (ENaC), canais de K⁺, mecanismos de liberação de ATP, trocadores de ânions, transportadores de bicarbonato de sódio e canais de aquaporina. A secreção de Cl⁻ mediada por CFTR em muitas células epiteliais é mediada pela atividade do canal regulador e pelo número total de canais de CFTR na membrana. Para tanto, os canais de CFTR são inseridos e removidos da membrana plasmática.

Problemas nos canais de CFTR que conduzem os íons de cloreto e bicarbonato para a superfície das vias respiratórias diminuem o pH de sua cobertura de muco. A acidez da camada de muco na superfície das vias respiratórias inibe a atividade antimicrobiana.

As glândulas exócrinas e o revestimento epitelial dos tratos respiratório, gastrintestinal e reprodutor são afetados por mutação do CFTR. Infecções pulmonares recorrentes, insuficiência pancreática, esteatorreia, cirrose hepática, obstrução intestinal e infertilidade masculina são características clínicas da fibrose cística.

Os **ductos excretores das glândulas sudoríparas** são revestidos por células epiteliais que contêm CFTR, que participa no transporte de íons Cl⁻ e HCO_3^-. O

canal de CFTR se abre quando um agonista, como a acetilcolina, induz um aumento na concentração de monofosfato de adenosina cíclico (cAMP) e, assim, a ativação da proteinoquinase A, a produção de trifosfato de adenosina (ATP) e a ligação do ATP a dois domínios de ligação de ATP do CFTR.

Um defeito no CFTR dos ductos das glândulas sudoríparas **diminui a reabsorção de cloreto de sódio do lúmen**, **aumentando as concentrações de cloreto no suor**. No epitélio respiratório (ver Capítulo 13, *Sistema Respiratório*), um defeito no CFTR provoca a **redução ou perda da secreção de cloreto para as vias respiratórias**, reabsorção ativa de sódio e água e consequente diminuição do conteúdo de água da camada de muco que protege as vias respiratórias, ocasionando uma ação mucociliar defeituosa.

Unhas

As unhas são placas fortemente queratinizadas na superfície dorsal das falanges terminais dos dedos das mãos e dos pés. A **placa ungueal** cobre o **leito ungueal**, a superfície da pele que consiste apenas em estrato basal e estrato espinhoso.

O corpo da placa é envolvido pelas **pregas ungueais** laterais, com estrutura similar à epiderme da pele adjacente.

A ruptura das pregas ungueais laterais desencadeia um processo inflamatório. Esse processo é chamado **onicocriptose** e é observado com frequência na unha do primeiro dedo do pé (unha encravada).

A borda proximal da placa é a **raiz** ou **matriz** da unha, onde se localiza a **lúnula**, estrutura esbranquiçada em forma de lua crescente. A **matriz da unha** é a região da epiderme responsável pela formação da substância da unha.

A porção distal da placa é a borda livre da unha.

A placa ungueal consiste em escamas compactas correspondentes a células epiteliais corneificadas. A borda proximal da placa ungueal é coberta pelo

Figura 11.22 Estrutura e formação das unhas.

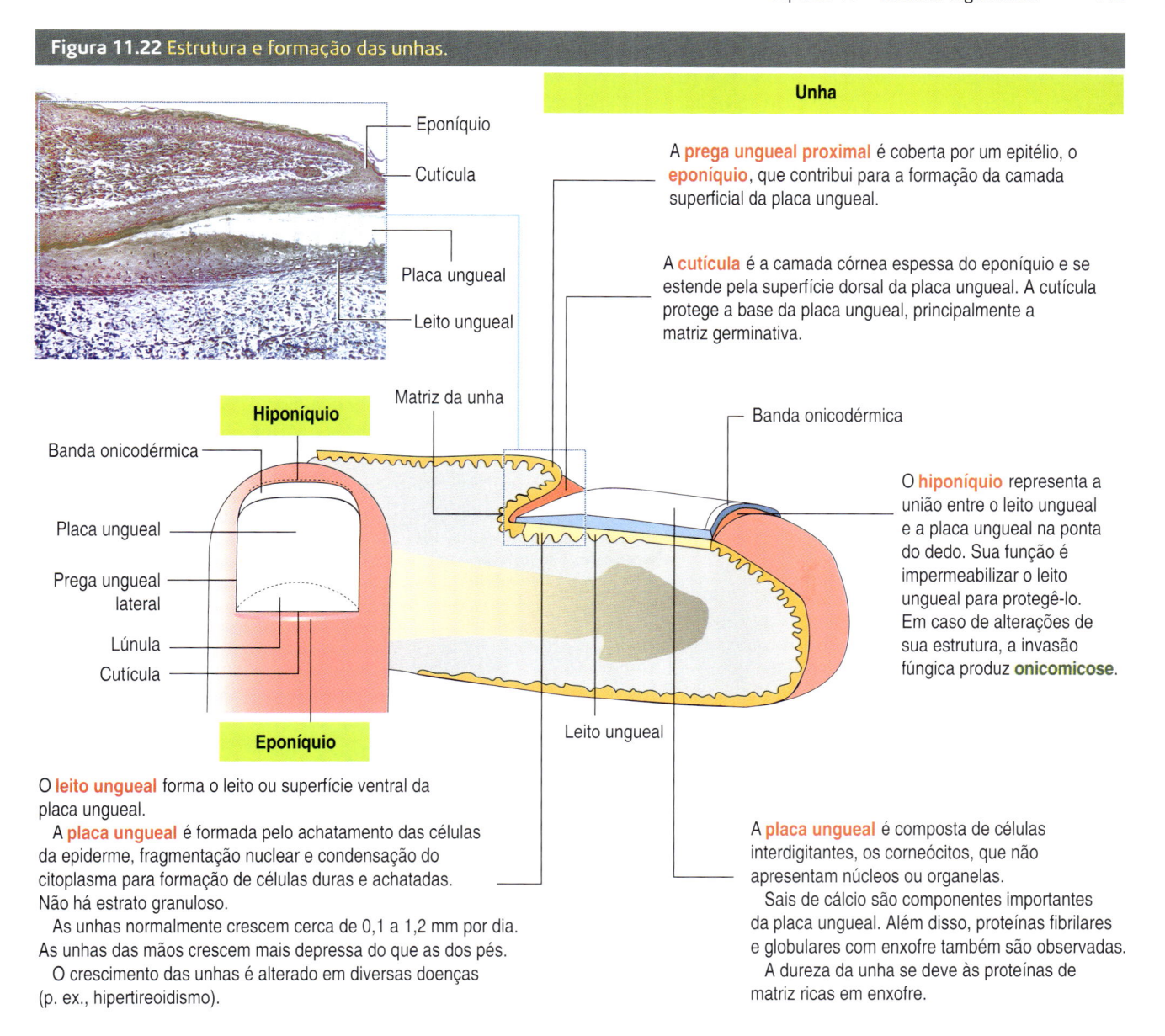

Eponíquio

Cutícula

Placa ungueal

Leito ungueal

Hiponíquio

Matriz da unha

Banda onicodérmica

Placa ungueal

Prega ungueal lateral

Lúnula

Cutícula

Eponíquio

Banda onicodérmica

Leito ungueal

Unha

A **prega ungueal proximal** é coberta por um epitélio, o **eponíquio**, que contribui para a formação da camada superficial da placa ungueal.

A **cutícula** é a camada córnea espessa do eponíquio e se estende pela superfície dorsal da placa ungueal. A cutícula protege a base da placa ungueal, principalmente a matriz germinativa.

O **hiponíquio** representa a união entre o leito ungueal e a placa ungueal na ponta do dedo. Sua função é impermeabilizar o leito ungueal para protegê-lo. Em caso de alterações de sua estrutura, a invasão fúngica produz **onicomicose**.

O **leito ungueal** forma o leito ou superfície ventral da placa ungueal.

A **placa ungueal** é formada pelo achatamento das células da epiderme, fragmentação nuclear e condensação do citoplasma para formação de células duras e achatadas. Não há estrato granuloso.

As unhas normalmente crescem cerca de 0,1 a 1,2 mm por dia. As unhas das mãos crescem mais depressa do que as dos pés.

O crescimento das unhas é alterado em diversas doenças (p. ex., hipertireoidismo).

A **placa ungueal** é composta de células interdigitantes, os corneócitos, que não apresentam núcleos ou organelas.

Sais de cálcio são componentes importantes da placa ungueal. Além disso, proteínas fibrilares e globulares com enxofre também são observadas.

A dureza da unha se deve às proteínas de matriz ricas em enxofre.

eponíquio, uma prega que se projeta do estrato córneo da pele, a **cutícula**.

A perda da cutícula facilita o desenvolvimento de processos inflamatórios e infecciosos da matriz da unha, levando a **distrofias da placa ungueal**.

Embaixo da borda distal e livre da placa ungueal, o estrato córneo da epiderme forma uma estrutura espessa, o **hiponíquio**. O hiponíquio protege o leito da matriz da unha contra invasões bacterianas e fúngicas (Figura 11.22).

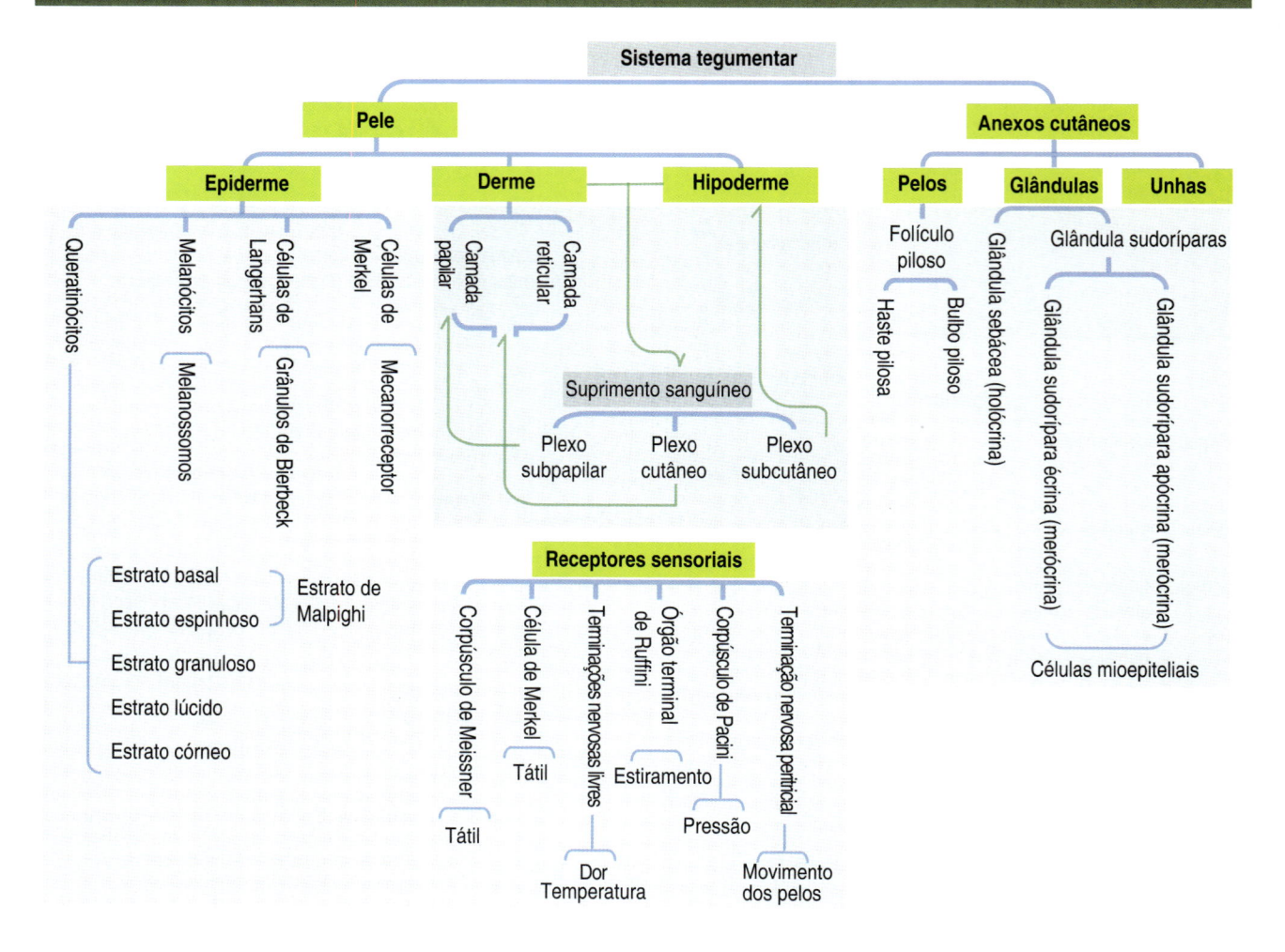

- A pele é constituída por três camadas:
    - (1) **Epiderme**.
    - (2) **Derme**.
    - (3) **Hipoderme ou camada subcutânea**.
    - Existem dois tipos de pele:
    - (1) Pele espessa.
    - (2) Pele fina.
    - A epiderme e a derme estão firmemente interligadas. As cristas epidérmicas interagem com as cristas dérmicas. Uma **prega interpapilar** derivada do epitélio divide a crista dérmica em **cristas dérmicas secundárias ou papilas**. Numerosas **papilas dérmicas** se entrelaçam com a região epidérmica. A junção dermoepidérmica é estabilizada por hemidesmossomos

- A epiderme é um epitélio estratificado pavimentoso e queratinizado composto de quatro tipos diferentes de células:
    - (1) **Queratinócitos** (células derivadas do ectoderma).
    - (2) **Melanócitos** (células derivadas da crista neural).
    - (3) **Células de Langerhans** (células dendríticas derivadas da medula óssea).
    - (4) **Células de Merkel** (células derivadas da crista neural).
    - Os queratinócitos estão distribuídos em cinco estratos ou camadas:
    - (1) **Estrato basal** (camada basal, que contém as células-tronco).
    - (2) **Estrato espinhoso** (camada espinhosa ou de células espinhosas).
    - (3) **Estrato granuloso** (camada de células granulosas).

- (4) **Estrato lúcido** (camada de células claras), predominante na pele espessa.
- (5) **Estrato córneo** (camada de células queratinizadas).
    - Os queratinócitos são unidos por desmossomos e junções de oclusão

- A **diferenciação de queratinócitos** se caracteriza por:
    - (1) Expressão de pares específicos de queratinas em cada camada: queratinas 5 e 14 no estrato basal; queratinas 1 e 10 no estrato espinhoso e queratinas 2e e 9 no estrato granuloso.
    - (2) Presença no estrato granuloso de **corpúsculos lamelares**, que apresentam o glicolipídio acilglicosilceramida, extrudado para o espaço extracelular, a fim de formar uma camada lipídica multilamelar e grânulos de querato-hialina no estrato granuloso.
    - (3) Presença no estrato córneo do **envoltório celular corneificado**, um complexo de proteínas contendo involucrinas – proteínas pequenas ricas em prolinas–loricrina associado a agregados de queratina-filagrina no interior da célula. A camada lipídica multilamelar extracelular é ancorada à involucrina.
    - (4) Presença de desmossomos e junções de oclusão (que apresentam claudina 1 e claudina 4)

- Os **melanócitos** são células ramificadas que se situam no estrato basal. Essas células migram da crista neural sob o controle do receptor c-kit, uma tirosinoquinase, e de seu ligante, o fator de célula-tronco.

Os melanócitos produzem a **melanina**, contida nos melanossomos. A melanina é produzida pela oxidação da tirosina em DOPA (3,4-di-hidroxifenilalanina) pela tirosinase. A DOPA é transformada em melanina.

Os **melanossomos** são transportados ao longo dos processos dendríticos do melanócito. A cinesina transporta os melanossomos ao longo dos microtúbulos que, então, são transferidos para os filamentos de actina F, localizados abaixo da membrana plasmática.

A troca microtúbulo-actina F durante o transporte envolve a adesão do adaptador melanofilina ao Rab27a, um receptor na membrana do melanossomo. A miosina Va recruta o complexo melanossomo-Rab27a-melanofilina, que é transportado ao longo das trilhas de actina F e liberado no espaço intercelular por um mecanismo exócrino (secreção citócrina).

Os queratinócitos do estrato espinhoso capturam os melanossomos que contêm melanina por endocitose.

Um defeito genético na miosina Va, na melanofilina e na Rab27a altera o transporte da melanina. A **síndrome de Griscelli** e suas variantes se manifestam com albinismo parcial, defeitos neurológicos ocasionais e imunodeficiência.

O **fator de transcrição associado à microftalmia (MITF)** regula a diferenciação dos melanócitos (interrupção do ciclo celular, produção de melanina e sobrevivência celular)

- As **células de Langerhans** são células dendríticas da epiderme derivadas da medula óssea. Como os melanócitos, as células de Langerhans têm processos dendríticos em contato com os queratinócitos por meio da E-caderina.

Uma característica marcante das células de Langerhans é o grânulo de Birbeck. O grânulo de Birbeck contém as proteínas langerina e CD1a, envolvidas na captura e na apresentação dos antígenos na epiderme.

As células de Langerhans captam antígenos na epiderme e migram para os linfonodos regionais, onde interagem no córtex profundo com os linfócitos T. Os linfócitos T, ativados pelo antígeno epidérmico, retornam à circulação sanguínea, extravasam no local em que está o antígeno epidérmico e secretam citocinas pró-inflamatórias que produzem uma reação epidérmica

- As **células de Merkel** são encontradas no estrato basal. Elas são mecanorreceptores ligados aos queratinócitos adjacentes por desmossomos

- **Cicatrização**. A pele é rapidamente reparada para manter uma barreira protetora eficiente. O reconhecimento de danos envolve a sinalização difusível independente de transcrição. O reparo dos danos, porém, requer sinalização dependente de transcrição.

A cicatrização de uma ferida ocorre em quatro estágios:

(1) **Hemostasia**: Formação de um coágulo de fibrina e plaquetas no local da lesão.

(2) **Inflamação**: Recrutamento de leucócitos para a proteção do local contra infecções. Os queratinócitos e as células endoteliais expressam a **citocina CXC** (cisteína-x-cisteína) e seu receptor para recrutamento de leucócitos. Os monócitos recrutados para o local da lesão tornam-se macrófagos.

(3) **Proliferação**: Neovascularização e proliferação celular. Há formação do **tecido de granulação**, rico em capilares sanguíneos.

(4) **Remodelamento**: Os queratinócitos expressam o ativador de plasminogênio para converter o plasminogênio no interior do coágulo de fibrina em plasmina. A plasmina e as metaloproteinases de matriz (produzidas pelos fibroblastos na derme) liberam os queratinócitos basais de seu sítio de ancoragem na lâmina basal e tem início a reepitelização.

O fator de crescimento epidérmico e o fator de crescimento de queratinócitos estimulam a reepitelização.

Os fibroblastos na derme, estimulados pelo fator de crescimento derivado de plaquetas (PDGF) e pelo fator de crescimento transformante β, começam a se proliferar. Alguns fibroblastos se diferenciam em miofibroblastos e a contração da derme ocorre (restabelecimento com formação de cicatriz)

- A **psoríase** é uma doença inflamatória da pele produtora de **placas psoriáticas** características, comumente observadas em cotovelos, joelhos, couro cabeludo, umbigo e região lombar. Observa-se hiperplasia persistente da epiderme causada por proliferação e diferenciação celulares anormais. Os queratinócitos saem da camada basal para a camada superficial em 3 a 5 dias (ao contrário dos 28 a 30 dias na pele normal).

As características histológicas da placa psoriática são:

(1) Proliferação excessiva dos queratinócitos epidérmicos, causada pela migração acelerada dos queratinócitos do estrato basal ao estrato córneo.

(2) Presença de células inflamatórias, em particular dos linfócitos T auxiliares do tipo 17 (T_H17), das células dendríticas e dos neutrófilos na derme e na epiderme, que causam microabscessos. A citocina pró-inflamatória interleucina-17A (IL-17A) é o efetor primário dos linfócitos T_H17.

(3) Alongamento da papila epidérmica e angiogênese proeminente.

Os queratinócitos estimulados por IL-17A sofrem hiperplasia persistente por proliferação e diferenciação celular anormais. O tratamento da psoríase é voltado à inibição terapêutica da citocina pró-inflamatória IL-17A

- **Tumores da epiderme**. Dentre eles, estão os **hamartomas** (nevos epidérmicos), as **hiperplasias reativas** (hiperplasia pseudoepiteliomatosa), os **tumores benignos** (acantomas), as **displasias pré-malignas** e os **tumores malignos** *in situ* e invasivos.

Os **nevos epidérmicos** são deformações no desenvolvimento da epiderme, em que o excesso de queratinócitos sofre maturação anormal (**hiperqueratose**) e **papilomatose**.

A **hiperplasia pseudoepiteliomatosa** é uma reação à irritação crônica, como, por exemplo, ocorre em torno dos sítios de colostomia e nos vários processos inflamatórios da derme subjacente (p. ex., micoses).

Os **acantomas** são tumores benignos que se caracterizam por queratinização anormal, como **hiperqueratose**, **disqueratose** ou **acantólise** (perda de adesão célula-célula). Um exemplo é a **queratose seborreica** dos idosos.

As **displasias epidérmicas pré-malignas** têm o potencial de transformação maligna. Esse grupo inclui a queratose solar da pele da face, orelhas, couro cabeludo, mãos e antebraços de indivíduos mais velhos expostos ao sol ou câmaras de bronzeamento artificial.

A **doença de Bowen** é um **carcinoma espinocelular** *in situ* da pele que se caracteriza por um arranjo desordenado dos queratinócitos com características nucleares atípicas.

A **eritroplasia de Queyrat** é um carcinoma *in situ* do pênis, comumente encontrado na glande de indivíduos não circuncidados.

Dentre os **tumores malignos invasivos**, estão o **carcinoma basocelular** (o mais comum) e o **carcinoma espinocelular**. Os **melanomas** são a forma mais perigosa do câncer de pele.

O **carcinoma basocelular (BCC)** predomina nas áreas da pele expostas ao sol: cabeça e pescoço. É originário de células progenitoras da protuberância dos folículos pilosos. Um gene comumente mutante responsável pelo BCC é o gene *patched* (*PTCH*), um gene supressor tumoral que é parte da via de sinalização *Hedgehog*.

O tratamento do BCC requer cirurgia. No entanto, há uma alternativa não cirúrgica, baseada no uso de diversos inibidores de Smoothened, para tratamento do BCC mediado por Hedgehog. O uso combinado de vismodegibe, um inibidor de Smoothened, e um inibidor da via Wnt (anticorpo anti-Lrp6) provoca a regressão do BCC.

O **carcinoma espinocelular** é o segundo câncer de pele mais comum. Assim como o carcinoma basocelular, o carcinoma espinocelular afeta as áreas da pele diretamente expostas ao sol. A infecção com os tipos de alto risco do papilomavírus humano (HPV), por exemplo, o HPV-16, é responsável por um subgrupo de carcinoma espinocelular da cabeça e do pescoço.

Os **melanomas** têm origem nos melanócitos produtores de melanina na camada basal da epiderme. A presença e o número de grandes nevos congênitos e nevos atípicos são considerados lesões precursoras.

Muitos melanomas apresentam mutação no gene *BRAF* (proto-oncogene B-raf). Os genes *Raf* são codificados para as serina/treoninoquinases citoplasmáticas, que são reguladas pela ligação à GTPase Ras.

As **características clínicas do melanoma** são definidas pelo mnemônico ABCD: Assimetria, Borda irregular, Cor variável e Diâmetro superior a 6 mm.

Existem quatro tipos de melanomas:

(1) O melanoma expansivo superficial é o mais frequente.

(2) O melanoma lentigo maligno é semelhante ao tipo que se espalha superficialmente. É precedido pela forma *in situ*, chamada lentigo maligno (uma pinta irregular que progride lentamente); quando se torna invasivo, recebe o nome de melanoma lentigo maligno.

(3) O melanoma acrolentiginoso também se expande de maneira superficial antes de se tornar invasivo. É o melanoma menos comum entre os caucasianos, porém o mais frequente entre os afro-americanos e asiáticos.

(4) O melanoma nodular é comumente invasivo ao ser diagnosticado. Esse tipo de melanoma exibe crescimento vertical, em contraste com os três tipos anteriores, que apresentam crescimento radial (expansão superficial) antes do crescimento invasivo ou vertical

- As **proteínas antimicrobianas epiteliais** (**AMPs**; do inglês, *antimicrobial proteins*) são produzidas pelos queratinócitos, pelas glândulas sudoríparas e sebáceas para matar ou inativar os microrganismos.

  As AMPs são rapidamente liberadas em resposta à interrupção da barreira epitelial, conferindo proteção transiente contra a infecção.

  As AMPs incluem:

  (1) β-Defensinas.

  (2) Catelicidinas.

  As defensinas e as catelicidinas rompem, de forma não enzimática, as estruturas da parede celular ou da membrana celular para promover a lise dos microrganismos. A dermatite atópica, a rosácea e a psoríase foram associadas, em parte, à produção deficiente de AMPs

- A **derme** consiste em duas camadas:

  (1) A **camada papilar** (tecido conjuntivo frouxo com feixes de colágenos e fibras elásticas finas).

  (2) A **camada reticular** (tecido conjuntivo denso, com grossos feixes de fibras colágenas e fibras elásticas grossas).

  Três **plexos de vasos sanguíneos** interconectados estão na derme:

  (1) O **plexo subpapilar** (ao longo da camada papilar da derme).

  (2) O **plexo cutâneo** (na camada de interface papilar e reticular).

  (3) O **plexo subcutâneo** ou **hipodérmico** (na hipoderme).

  A função primária da rede vascular é a termorregulação; a função secundária é a nutrição da pele e dos anexos cutâneos

- **Anomalias vasculares** da pele são comuns. Entre elas, estão:

  (1) **Malformações vasculares: hamartomas vasculares** e **hemangiomas**.

(2) **Dilatações vasculares: telangiectasias**.

(3) **Tumores: angiomas, sarcoma de Kaposi** e **angiossarcomas**.

A **vasculite** inclui um grupo de doenças com inflamação e lesão das paredes dos vasos sanguíneos. A maioria dos casos de vasculite cutânea afeta os pequenos vasos, predominantemente as vênulas.

As **púrpuras** não inflamatórias (extravasamento de sangue na derme a partir de pequenos vasos) podem ser pequenas (**petéquias**; com menos de 3 mm de diâmetro) ou grandes (**equimoses**). Distúrbios da coagulação, doenças de hemácias (anemia falciforme) e traumatismos são as causas mais comuns.

A **urticária aguda** é urna reação transitória causada pelo aumento da permeabilidade vascular associada a edema na derme

- **Receptores sensoriais** são neurônios especializados e células semelhantes às epiteliais que recebem e convertem um estímulo físico em sinal elétrico transmitido ao sistema nervoso central.

  De modo geral, os receptores sensoriais podem ser classificados como:

  (1) **Exteroceptores**: fornecem informações sobre o ambiente externo.

  (2) **Proprioceptores**: fornecem informações sobre a posição e o movimento do corpo.

  (3) **Interoceptores**: fornecem informações sobre os órgãos internos do corpo.

  Com base no **tipo de estímulo**, os receptores sensoriais da pele podem ser classificados como:

  (1) **Mecanorreceptores**: respondem à estimulação mecânica. Existem quatro mecanorreceptores primários táteis na pele humana:

  O **disco de Merkel**, encontrado no estrato basal da epiderme das pontas dos dedos e dos lábios. A terminação nervosa do disco de Merkel discrimina os toques finos e forma uma estrutura discoide achatada que adere à célula de Merkel.

  O **corpúsculo de Meissner**, encontrado na derme superior, projetando-se em direção à epiderme das pontas dos dedos e das pálpebras. Esse receptor detecta a forma e a textura durante o toque ativo.

  A **terminação de Ruffini**, localizada na derme profunda. Detecta estiramento da pele e deformações dentro das articulações.

  O **corpúsculo de Pacini**, encontrado na derme profunda e na hipoderme. Responde a estímulos de pressões profundas transitórias e vibrações de alta frequência. É encontrado no periósteo ósseo, cápsulas dos joelhos, pâncreas, mamas e genitais.

  O corpúsculo de Meissner, a terminação de Ruffini, o corpúsculo de Pacini e o bulbo terminal de Krause são **receptores encapsulados**. O bulbo terminal de Krause é um termorreceptor.

  (2) **Termorreceptores**: respondem a mudanças de temperatura. O bulbo terminal de Krause detecta frio. O bulbo terminal de Krause é encontrado na conjuntiva do olho, na mucosa dos lábios e da língua e no epineuro dos nervos.

  (3) **Nociceptores**: respondem à dor. As formas mais simples de um detector de dor são as **terminações nervosas livres**. Os nociceptores são derivados do **plexo nervoso dérmico** e supridos pelos **ramos cutâneos** dos nervos espinais.

  A percepção de dor está associada à inflamação aguda, uma das respostas clássicas à lesão tecidual. As células danificadas liberam mediadores químicos – inclusive a substância P –, que agem sobre os vasos sanguíneos e as terminações nervosas locais. A substância P provoca a degranulação dos mastócitos, em particular da histamina, que aumenta a dilatação vascular e o extravasamento de plasma.

A **hiperemia** é responsável pela **resposta tripla de Lewis** quando uma linha é feita sobre a pele com um objeto pontiagudo: rubor (dilatação capilar), eritema (vermelhidão que se espalha por causa da dilatação arteriolar) e pápula (edema localizado). A resposta tripla se desenvolve em 1 a 3 minutos.

As **terminações nervosas peritriciais** são enroladas no folículo piloso logo abaixo das glândulas sebáceas. São estimuladas pela curvatura dos pelos

- A **hanseníase** é uma infecção crônica de pele, mucosa nasal e nervos periféricos causada por *Mycobacterium leprae*, um bacilo intracelular encontrado nas células de Schwann, nas células endoteliais e nos macrófagos da pele. As lesões nos nervos causam dormência em membros (perda de sensibilidade), mãos em forma de garra e pé "caído".

  Existem dois tipos histológicos de hanseníase:

  (1) A **reação lepromatosa** (virchowiana), caracterizada por numerosos macrófagos na derme com bacilos intracelulares álcool-acidorresistentes.

  (2) A **reação tuberculoide**, identificada por granulomas não caseosos constituídos por macrófagos, células gigantes multinucleadas e linfócitos (linfócitos T). A observação de bacilos é difícil.

  Os granulomas tendem a se estender para os feixes de nervo cutâneo, destruindo as glândulas sudoríparas e corroendo a derme superficial

- **Anexos cutâneos**

  Pelo (ou **unidade pilossebácea**). No embrião humano, os primeiros pelos são chamados lanugo, são finos e não pigmentados.

  O lanugo é substituído pelos velos antes do nascimento.

  Os pelos terminais substituem os velos, que permanecem apenas nas áreas do corpo sem pelos (p. ex., na testa).

  Os folículos pilosos estão constantemente em ciclo entre:

  (1) Fase de crescimento (**anágena**).

  (2) Fase de regressão (**catágena**).

  (3) Fase de repouso (**telógena**).

  Os **folículos pilosos** são invaginações tubulares da epiderme. Cada folículo piloso tem dois componentes:

  (1) A **haste do pelo** é composta de **medula**, **córtex** e **cutícula**, a última associada à **bainha interna da raiz**.

  (2) O **bulbo piloso**, a porção expandida do folículo piloso.

  O folículo piloso é envolto por uma camada de tecido conjuntivo (associado à **bainha externa da raiz**, uma invaginação da epiderme).

  A **papila dérmica** se estende para dentro do bulbo piloso.

  Os pelos são gerados na base do bulbo piloso.

  O bulbo piloso tem duas camadas: a zona de matriz, onde ocorre toda a atividade mitótica, e a zona queratogênica, onde as células do pelo sofrem queratinização.

  Há duas estruturas associadas ao folículo piloso:

  (1) O **músculo eretor do pelo**, que vai desde a bainha externa da raiz do folículo piloso até a epiderme.

  (2) As **glândulas sebáceas**, com seus ductos excretores conectados ao lúmen do folículo piloso

- **Desenvolvimento da pele**

  Nos casos de perda de epiderme em pacientes com queimaduras graves, as células-tronco Lgr5⁺ (receptor acoplado à proteína G rica em repetições de leucina) migram no sentido ascendente, a partir da protuberância folicular, o nicho de células-tronco do folículo piloso (HFSC), para restabelecer a epiderme.

  As células-tronco Lgr5⁺ povoam as áreas de células altamente proliferativas e autorrenováveis do estrato basal. As HFSCs também podem dar origem a folículos pilosos e glândulas sebáceas.

As seguintes vias de sinalização participam da manutenção das populações de células-tronco da pele:

(1) A sinalização *Wingless* (**Wnt**) estimula a proliferação de queratinócitos na epiderme interfolicular (IFE). Após uma lesão, a IFE, contígua à bainha externa da raiz do folículo piloso, é responsável pelo desenvolvimento da haste do pelo.

(2) A sinalização *Sonic Hedgehog* (**Shh**) é expressa nas células-tronco do folículo piloso e da glândula sebácea durante a proliferação e a diferenciação celular.

(3) As vias de sinalização Wnt e Shh são negativamente reguladas pela **sinalização Notch**.

(4) Além disso, as **proteínas morfogenéticas ósseas 2** e **4** (**BMP2** e **BMP4**), produzidas pelos fibroblastos e adipócitos da derme, suprimem a proliferação celular e mantêm a quiescência das células-tronco da protuberância

- As **glândulas da pele** incluem:

  (1) **Glândulas sebáceas**.

  (2) **Glândulas sudoríparas** (**écrinas** e **apócrinas**; ambas são merócrinas).

  (3) **Glândulas mamárias** (ver Capítulo 23).

  As **glândulas sebáceas** são glândulas alveolares simples holócrinas. A porção secretora se encontra na derme; o ducto excretor se abre no folículo piloso. As células da porção secretora (alvéolos) contêm gotículas lipídicas pequenas (sebo).

  As **glândulas sudoríparas écrinas** (**merócrinas**) são glândulas tubulares enoveladas simples. Sua principal função é o controle da temperatura corporal. A porção secretora consiste em três tipos celulares:

  (1) **Células claras** basais, separadas umas das outras por canalículos intercelulares; elas secretam água e eletrólitos.

  (2) **Células escuras** apicais, que secretam glicoproteínas, incluindo **AMPs** humanas β-defensinas (BD1 e BD2), catelicidina e dermicidina.

  (3) **Células mioepiteliais**, cuja atividade contrátil auxilia na liberação de secreção no lúmen glandular.

  A porção excretora é revestida por um epitélio cúbico estratificado (exceto na epiderme, onde os queratinócitos da prega interpapilar constituem a parede do ducto excretor).

  As **glândulas sudoríparas apócrinas** são enoveladas e estão presentes nas axilas, no monte púbico e na área circum-anal. Os ácinos secretórios são maiores que nas glândulas sudoríparas écrinas. O ducto excretor se abre no folículo piloso, em vez de se abrir na epiderme, como nas glândulas sudoríparas écrinas. As glândulas ceruminosas, no meato auditivo externo, e as glândulas de Moll, na margem das pálpebras, são exemplos de glândulas sudoríparas apócrinas

- A **fibrose cística** é um distúrbio genético do transporte epitelial de íons cloreto pelo canal proteico regulador da condutância transmembrânica da fibrose cística (CFTR). O epitélio de revestimento do ducto excretor das glândulas sudoríparas écrinas contém CFTR.

  Um defeito no CFTR diminui a reabsorção de cloreto de sódio a partir do lúmen, aumentando as concentrações de Cl⁻ no suor (pele salgada)

- **Unhas**. As unhas são placas fortemente queratinizadas que cobrem o **leito ungueal**, onde a superfície da pele consiste apenas em estrato basal e estrato espinhoso.

  As **placas ungueais** são constituídas por escamas de células epiteliais corneificadas. A borda proximal da placa é a raiz ou matriz da unha, onde a lúnula, estrutura esbranquiçada em forma de lua crescente, está localizada. O estrato córneo da epiderme forma o **hiponíquio**, uma estrutura espessa sob a borda distal e livre da placa ungueal. A borda proximal da placa é coberta pelo **eponíquio**, uma projeção do estrato córneo da pele.

Capítulo 12
Sistema Cardiovascular

O sistema cardiovascular é uma rede contínua e completamente fechada de tubos endoteliais. O propósito geral do sistema cardiovascular é a perfusão de leitos capilares, levando sangue fresco em uma faixa estreita de pressões hidrostáticas a todos os órgãos. As exigências funcionais locais determinam a natureza estrutural da parede que circunda os tubos endoteliais. O coração é o principal propulsor do sistema circulatório. Funciona como uma bomba. A arquitetura dos sistemas urinário e respiratório é baseada na organização da vasculatura. As patologias do sistema cardiovascular têm um impacto importante na função normal dos rins e pulmões. Neste capítulo, as características estruturais do coração, dos vasos sanguíneos e dos vasos linfáticos são descritas e integradas com as principais alterações patológicas, como edema, vasculite, aterosclerose, trombose, embolia e infarto.

SISTEMA CARDIOVASCULAR

A circulação é dividida em **circulação sistêmica** ou **periférica** e **circulação pulmonar**.

As artérias transportam o sangue sob alta pressão e têm parede muscular espessa. As veias transportam o sangue dos tecidos de volta para o coração. A pressão no sistema venoso é muito baixa e as paredes das veias são finas.

A pressão arterial em diversas partes do sistema cardiovascular é variável. Como o coração bombeia sangue continuamente de maneira pulsátil para a aorta, a pressão na aorta é alta (cerca de 100 mmHg) e a pressão arterial flutua entre um **nível sistólico** de 120 mmHg e um **nível diastólico** de 80 mmHg.

Ao fluir pela circulação sistêmica, a pressão do sangue alcança o nível mais baixo ao retornar para o átrio direito do coração pela veia cava terminal. Nos capilares, a pressão é de cerca de 35 mmHg nas extremidades arteriolares e mais baixa nas extremidades venosas (10 mmHg). Embora a pressão nas artérias pulmonares seja pulsátil, como na aorta, a pressão sistólica é menor (cerca de 25 mmHg) e a pressão diastólica é de 8 mmHg. Nos capilares pulmonares, a pressão é de apenas 7 mmHg, em comparação à pressão média de 17 mmHg no leito capilar da circulação sistêmica (Figura 12.1).

Coração

O coração é um tubo endotelial dobrado com parede espessa para atuação como bomba regulada. O coração é o principal determinante da pressão arterial sistêmica (Figura 12.2).

A parede cardíaca apresenta três camadas:

1. **Endocárdio,** formado por **revestimento endotelial** e **tecido conjuntivo subendotelial.**
2. **Miocárdio,** um sincício funcional de fibras musculares cardíacas estriadas que formam os três tipos principais de músculo cardíaco: músculo atrial, músculo ventricular e fibras musculares excitatórias e condutoras especializadas.
3. **Pericárdio.** O epicárdio**,** a camada visceral do pericárdio, é uma superfície de baixo atrito revestida por um mesotélio em contato com a cavidade pericárdica parietal.

O coração é composto de dois sincícios de fibras musculares:

1. O **sincício atrial**, que forma as paredes dos dois átrios.
2. O **sincício ventricular**, que forma as paredes dos dois ventrículos. Átrios e ventrículos são separados por tecido conjuntivo fibroso ao redor das aberturas valvares entre os átrios e ventrículos.

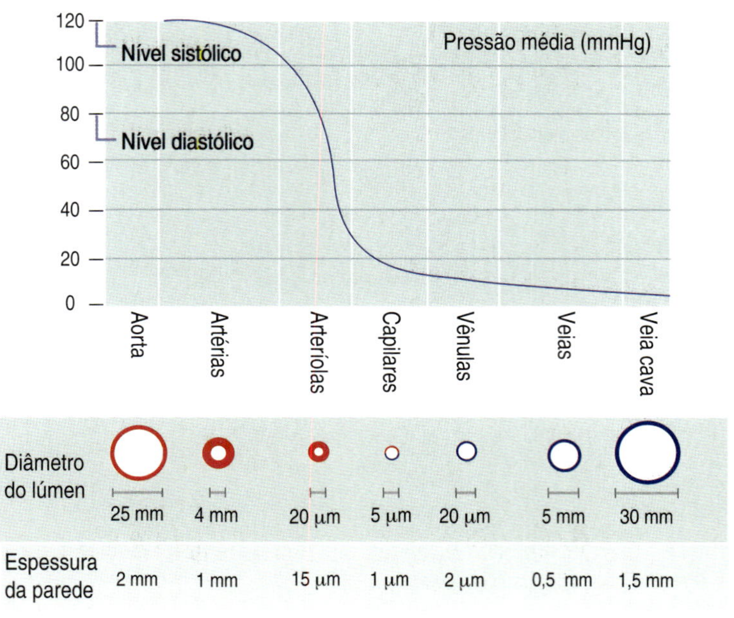

Sistema condutor do coração

O coração tem dois sistemas de condução especializados.

1. O **nó sinusal** ou **sinoatrial** (S-A), gerador de impulsos que causam contrações rítmicas do músculo cardíaco.
2. Um sistema de condução especializado que é formado por uma **via internodal**, a qual conduz o impulso do nó S-A para o nó atrioventricular (A-V); o **nó A-V**, onde o impulso é retardado antes de chegar aos ventrículos; o **feixe atrioventricular**, que conduz o impulso dos átrios para os ventrículos; e os **feixes esquerdo e direito das fibras de Purkinje**, que conduzem o impulso para todas as partes dos ventrículos (ver Figura 12.2).

Quando distendidas, as células musculares cardíacas do átrio, os cardiomiócitos atriais, secretam um hormônio chamado **peptídio natriurético atrial (PNA)** (também referido como fator natriurético atrial), que estimula a diurese e a excreção de sódio na urina (natriurese), aumentando a taxa de filtração glomerular. Esse mecanismo é responsável pela redução do volume de sangue (Figura 12.3).

Como discutido, histologicamente, as células musculares cardíacas estão interligadas por discos intercalares. A presença de junções comunicantes no segmento longitudinal dos discos intercalares entre as células musculares cardíacas conectadas permite a difusão livre de íons e a rápida disseminação do potencial de ação entre as células. A resistência elétrica é baixa, pois as junções comunicantes se desviam dos componentes transversais do disco intercalar (fáscia aderente e desmossomos).

Fibras de Purkinje

As fibras de Purkinje (ver Figura 12.2) estão localizadas abaixo do endocárdio, nos dois lados do septo interventricular. Podem ser diferenciadas das fibras do músculo cardíaco por conterem menos miofibrilas na periferia da fibra e pelo diâmetro maior da fibra. Além disso, apresentam reação positiva para acetilcolinesterase e contêm glicogênio em abundância.

Figura 12.1 Pressão arterial e anatomia vascular.

Figura 12.2 Coração: fibras de Purkinje.

A parede do coração é composta de três camadas:

1 **Endocárdio**, homólogo à túnica íntima dos vasos sanguíneos.

2 **Miocárdio**, contínuo à túnica média dos vasos sanguíneos.

3 **Epicárdio**, a camada visceral do pericárdio, similar à túnica adventícia dos vasos sanguíneos (não mostrado na ilustração).

O miocárdio é composto de três tipos celulares principais:

(1) **Cardiomiócitos contráteis**, que se contraem para bombear o sangue pela circulação.

(2) **Cardiomiócitos mioendócrinos**, que produzem o fator natriurético atrial.

(3) **Cardiomiócitos nodais**, especializados para controle da contração rítmica do coração. Essas células estão localizadas no **nó sinoatrial**, na junção entre a veia cava superior e o átrio direito; e no **nó atrioventricular**, abaixo do endocárdio do septo interatrial e do septo interventricular.

Distúrbios de condução

A **fibrilação atrial** é o distúrbio mais comum do ritmo cardíaco a afetar a contração atrial coordenada. As consequências são: (1) redução da eficiência do enchimento dos ventrículos com sangue, o que diminui o débito cardíaco; e (2) redução da velocidade do fluxo sanguíneo pelos átrios, gerando coágulos que podem atingir as artérias cerebrais e causar um acidente vascular cerebral (AVC) isquêmico. Os distúrbios de condução, como o **bloqueio atrioventricular** e a **fibrilação ventricular**, são distais aos átrios e ocorrem especificamente no **nó atrioventricular** e nos **ventrículos**. A fibrilação ventricular é observada em pacientes com infarto agudo do miocárdio. Esse evento agudo, que pode levar ao óbito, requer o uso de **desfibrilador**.

A **camada subendocárdica de tecido conjuntivo** é composta de colágeno e fibras elásticas sintetizadas por fibroblastos.

Essa camada contém pequenos vasos sanguíneos, nervos e feixes do sistema de condução (**fibras de Purkinje**). A camada subendocárdica não é observada nos músculos papilares e nos cordões tendíneos inseridos nas bordas livres da valva mitral e da valva tricúspide. As fibras de Purkinje são feixes de fibras cardíacas condutoras de impulsos que se estendem do nó atrioventricular. Podem ser encontradas abaixo do endocárdio, revestindo o septo interventricular. As fibras de Purkinje podem ser diferenciadas dos cardiomiócitos comuns por sua **localização**, seu **tamanho maior** e **coloração citoplasmática mais clara** (teor de glicogênio).

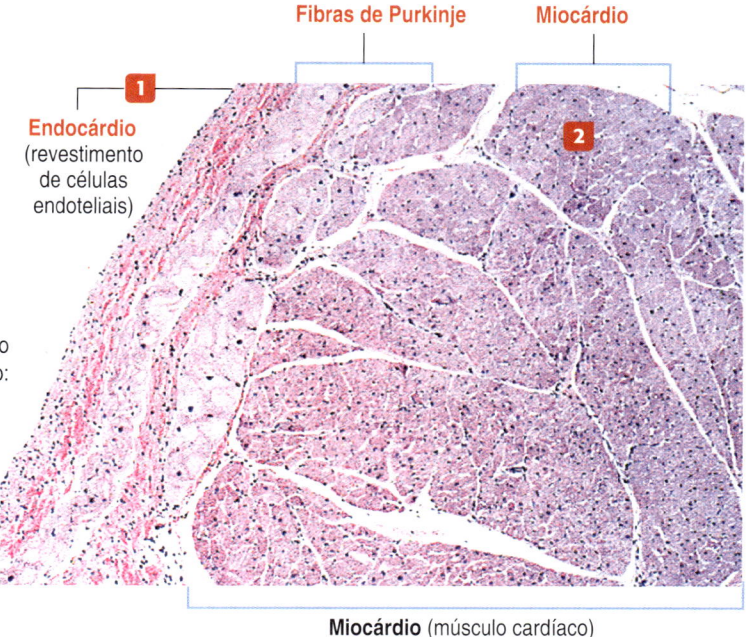

Fibras de Purkinje   **Miocárdio**

Endocárdio (revestimento de células endoteliais)

Miocárdio (músculo cardíaco)

Figura 12.3 Peptídio natriurético atrial.

Cardiomiócitos atriais: peptídio natriurético atrial

Mitocôndrias   Sarcômero   Grânulos da célula atrial

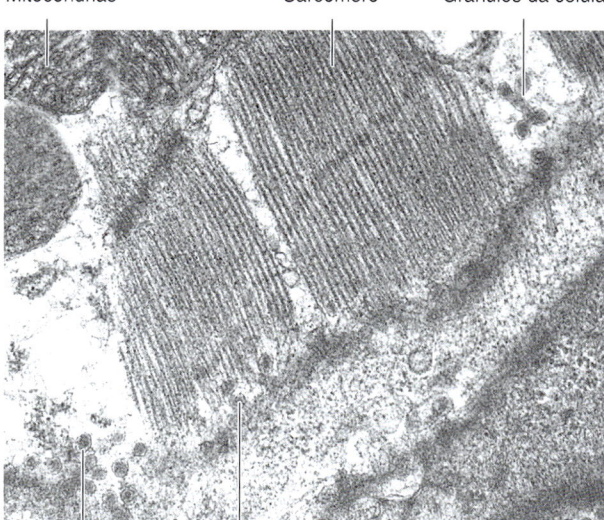

Grânulos da célula atrial com PNA

Os cardiomiócitos atriais armazenam grânulos em vesículas delimitadas por membrana cuja densidade pode ser alterada pela variação da ingestão de sal e água.

Os grânulos da célula atrial contêm o precursor do **peptídio natriurético atrial (PNA)**, um potente hormônio polipeptídico que estimula a diurese (do grego *diourein*, urinar) e a **natriurese** (do latim *natrium*, sódio + grego *diourein*). Fora da célula atrial, o precursor de PNA sofre rápida clivagem enzimática para produção do PNA circulante.

A ligação do PNA aos **receptores de peptídio natriurético NPR1, NPR2 e NPR3** (com atividade de guanilil ciclase) provoca a conversão do trifosfato de guanosina (GTP) em monofosfato de guanosina cíclico (cGMP). A seguir, cGMP ativa uma quinase dependente de cGMP que fosforila resíduos específicos de serina e treonina nas proteínas-alvo.

O PNA antagoniza as ações da **vasopressina**, um polipeptídio liberado pela neuro-hipófise, e da **angiotensina II (ANG II)**. A ANG II é um peptídio derivado da degradação, induzida por **renina**, do **angiotensinogênio (AGT)**, que é produzido no fígado e liberado na circulação sistêmica.

O PNA impede que a **reabsorção de sódio e água** cause **hipervolemia** (aumento anormal no volume de fluido circulante no corpo) e **hipertensão** que pode provocar insuficiência cardíaca.

As fibras de Purkinje perdem suas características específicas ao se fundirem com as fibras musculares cardíacas. Assim como as fibras musculares cardíacas, as fibras de Purkinje são estriadas e estão interligadas por discos intercalares atípicos.

Vasos sanguíneos: artérias

As artérias conduzem o sangue do coração para os capilares. Armazenam parte do sangue bombeado em cada sístole cardíaca para assegurar o fluxo contínuo pelos capilares durante a diástole cardíaca.

As artérias estão organizadas em três túnicas ou camadas principais:

1. A **túnica íntima** é a camada mais interna. Consiste em um **revestimento endotelial** contínuo ao endocárdio, a camada interna do coração; uma camada intermediária de tecido conjuntivo frouxo, o **subendotélio**; e uma camada externa de fibras elásticas, a **lâmina elástica interna**.
2. A **túnica média** é a camada intermediária. É formada principalmente por **células musculares lisas** cercadas por um número variável de fibras de colágeno, matriz extracelular e **bainhas elásticas** com fendas irregulares (membranas elásticas fenestradas).

   As fibras de colágeno formam uma rede de sustentação para as células musculares lisas e limitam a distensibilidade da parede do vaso. As veias apresentam maior conteúdo de colágeno do que as artérias.
3. A **túnica externa**, ou **adventícia**, é a camada externa formada por tecido conjuntivo. Uma **lâmina elástica externa** pode ser vista separando a túnica média da adventícia.

   A adventícia dos grandes vasos (artérias e veias) contém pequenos vasos (*vasa vasorum*) que penetram a porção externa da túnica média para fornecer oxigênio e nutrientes.

Do coração para os capilares, as artérias podem ser classificadas em três grupos principais:
1. Artérias elásticas de grande calibre.
2. Artérias musculares de médio calibre.
3. Artérias de pequeno calibre e arteríolas.

Artérias elásticas de grande calibre (vasos condutores)

A **aorta** e seus ramos maiores (as artérias braquiocefálica, carótida comum, subclávia e ilíaca comum) são artérias elásticas (Figuras 12.4 e 12.5). São também **artérias condutoras**, pois conduzem o sangue do coração para as artérias distribuidoras de médio calibre.

As artérias elásticas de grande calibre apresentam duas características:
1. Recebem sangue do coração sob alta pressão.
2. Mantêm o sangue circulando continuamente enquanto o coração bombeia de modo intermitente.

Como se distendem durante a sístole e se retraem durante a diástole, as artérias elásticas podem manter um fluxo contínuo de sangue a despeito do bombeamento intermitente do coração.

A túnica íntima das artérias elásticas é formada por endotélio e por um tecido conjuntivo subendotelial.

Grandes quantidades de lâminas elásticas fenestradas são encontradas na túnica média e feixes de células musculares lisas permeiam as fendas estreitas entre as lâminas elásticas. Há fibras de colágeno em todas as túnicas, especialmente na adventícia. As fibras musculares lisas podem sintetizar fibras elásticas e colágenas. Vasos sanguíneos (*vasa vasorum*), nervos

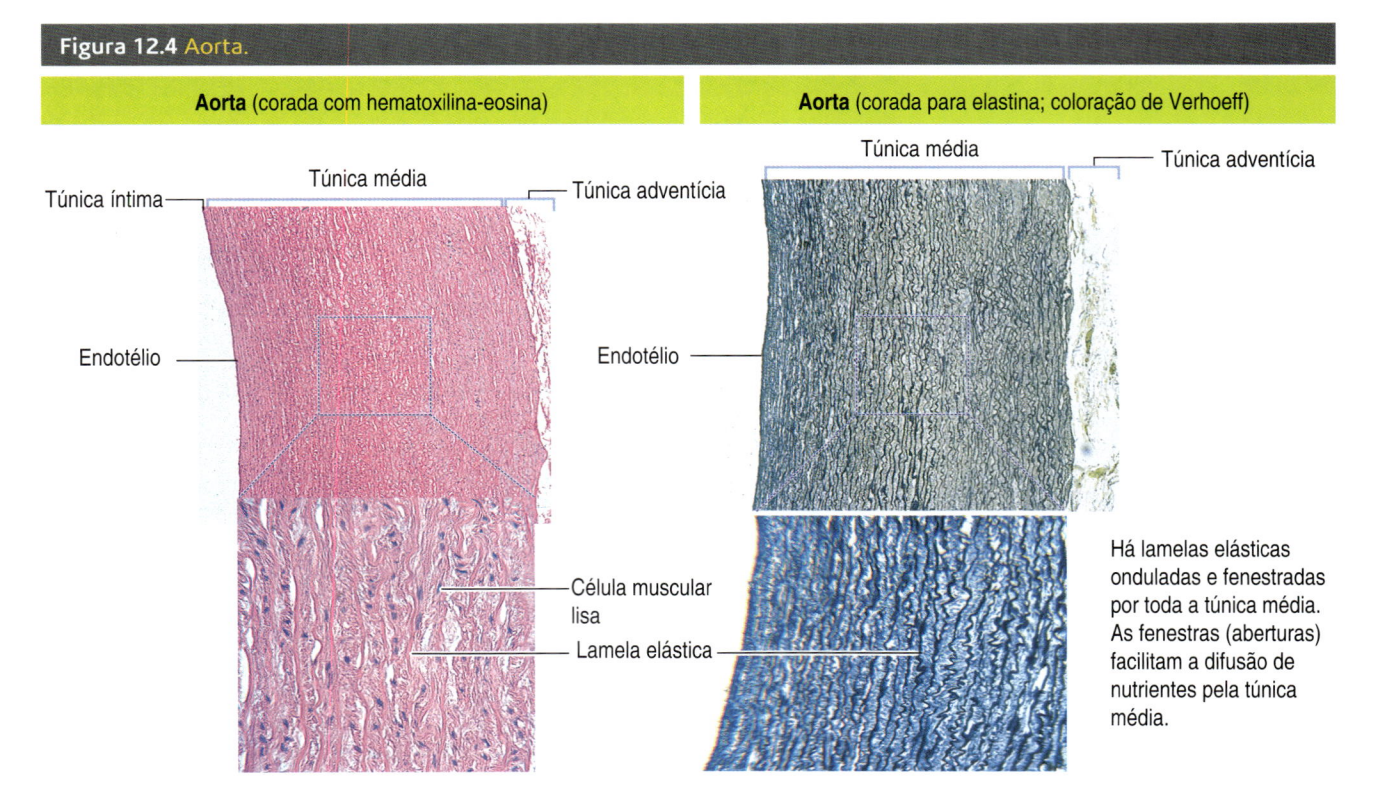

Figura 12.4 Aorta.

Aorta (corada com hematoxilina-eosina)

Aorta (corada para elastina; coloração de Verhoeff)

Túnica íntima — Túnica média — Túnica adventícia

Endotélio

Célula muscular lisa

Lamela elástica

Túnica média — Túnica adventícia

Endotélio

Há lamelas elásticas onduladas e fenestradas por toda a túnica média. As fenestras (aberturas) facilitam a difusão de nutrientes pela túnica média.

Figura 12.5 Estrutura de uma artéria.

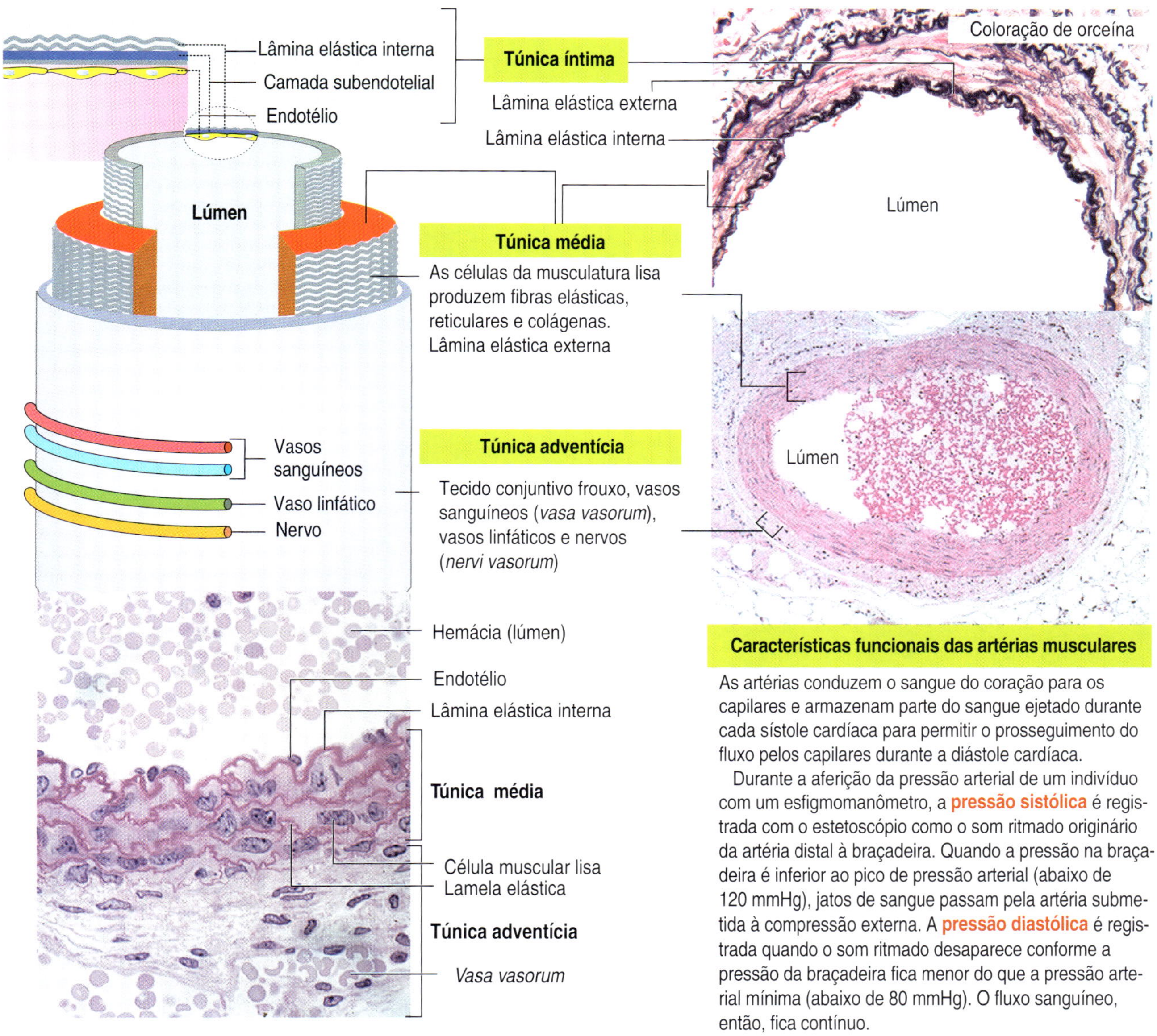

Lâmina elástica interna
Camada subendotelial
Endotélio

Túnica íntima

Lâmina elástica externa
Lâmina elástica interna

Lúmen

Túnica média

As células da musculatura lisa produzem fibras elásticas, reticulares e colágenas. Lâmina elástica externa

Vasos sanguíneos
Vaso linfático
Nervo

Túnica adventícia

Tecido conjuntivo frouxo, vasos sanguíneos (*vasa vasorum*), vasos linfáticos e nervos (*nervi vasorum*)

Hemácia (lúmen)

Endotélio
Lâmina elástica interna

Túnica média

Célula muscular lisa
Lamela elástica

Túnica adventícia

Vasa vasorum

Coloração de orceína

Lúmen

Lúmen

Características funcionais das artérias musculares

As artérias conduzem o sangue do coração para os capilares e armazenam parte do sangue ejetado durante cada sístole cardíaca para permitir o prosseguimento do fluxo pelos capilares durante a diástole cardíaca.

Durante a aferição da pressão arterial de um indivíduo com um esfigmomanômetro, a **pressão sistólica** é registrada com o estetoscópio como o som ritmado originário da artéria distal à braçadeira. Quando a pressão na braçadeira é inferior ao pico de pressão arterial (abaixo de 120 mmHg), jatos de sangue passam pela artéria submetida à compressão externa. A **pressão diastólica** é registrada quando o som ritmado desaparece conforme a pressão da braçadeira fica menor do que a pressão arterial mínima (abaixo de 80 mmHg). O fluxo sanguíneo, então, fica contínuo.

(*nervi vasorum*) e vasos linfáticos são observados na túnica adventícia das artérias elásticas de grande calibre.

ANEURISMAS DA AORTA

Aneurismas são dilatações das artérias; as dilatações das veias são chamadas **varizes**.

Os dois tipos principais de aneurismas de aorta são o **aneurisma sifilítico** (relativamente raro, pois a sífilis não é mais uma doença comum) e **aneurisma abdominal**.

Aneurismas sifilíticos estão localizados, em sua maioria, na aorta ascendente e no arco da aorta. Aneurismas abdominais são causados pelo enfraquecimento da parede da aorta, produzido pela aterosclerose.

Os aneurismas aórticos geram sopros causados pela turbulência do sangue no segmento dilatado. Uma complicação grave de aneurisma da aorta é a **dissecção aórtica** causada pelo rompimento da túnica íntima, permitindo que o sangue penetre e forme um hematoma intramural entre a íntima e a túnica média ou a média e a adventícia. A dissecção aórtica está associada a um alto índice de mortalidade causado pela exsanguinação.

A **síndrome de Marfan** é um defeito autossômico dominante associado a aneurisma dissecante da aorta e anomalias esqueléticas e oftalmológicas decorrentes de mutações no gene *fibrilina 1*. As fibrilinas são componentes importantes das fibras elásticas encontradas na aorta, no periósteo e no ligamento suspensor do cristalino.

Artérias musculares (vasos distribuidores)

Existe uma transição gradual das artérias de grande calibre para as artérias de tamanho médio e para as artérias de pequeno calibre e arteríolas (ver Figura 12.5).

As artérias de médio calibre são vasos distribuidores, permitindo a distribuição seletiva do sangue para os diversos órgãos em resposta às suas necessidades funcionais. São exemplos de artérias de tamanho médio as artérias radial, tibial, poplítea, axilar, esplênica, mesentérica e intercostal. O diâmetro das artérias musculares de médio calibre é de cerca de 3 mm ou maior.

A túnica íntima tem três camadas:
1. Endotélio.
2. Subendotélio.
3. Lâmina elástica interna.

A lâmina elástica interna é uma faixa fenestrada de fibras elásticas que geralmente apresenta dobras em cortes fixados de tecido devido à contração da camada de células musculares lisas (túnica média).

A túnica média apresenta redução significativa dos componentes elásticos e aumento das fibras musculares lisas. Nos vasos de maior calibre desse grupo, é possível observar uma lâmina elástica externa fenestrada na junção da túnica média com a adventícia.

Arteríolas (vasos de resistência)

Arteríolas, capilares e vênulas constituem a **microvasculatura**, o local em que ocorre a maior parte da comunicação intercelular. As arteríolas representam os ramos finais do sistema arterial. As arteríolas regulam a distribuição do sangue arterial para os diferentes leitos capilares pela vasoconstrição e a vasodilatação em regiões localizadas. A regulação do **tônus vascular** (contração parcial da musculatura lisa vascular) é uma função arterial que ocorre principalmente nas arteríolas (Figura 12.6).

As arteríolas são estruturalmente adaptadas para vasoconstrição e vasodilatação, pois suas paredes contêm fibras musculares lisas em disposição circular. As arteríolas são consideradas vasos de resistência e são os principais determinantes da pressão arterial sistêmica.

O diâmetro das arteríolas e das artérias de pequeno calibre varia de 20 a 130 μm. Como seu lúmen é pequeno, esses vasos sanguíneos podem ser fechados para gerar maior resistência ao fluxo sanguíneo.

A túnica íntima apresenta endotélio, subendotélio e lâmina elástica interna. A túnica média consiste em duas a cinco camadas concêntricas de células musculares lisas. A túnica adventícia, ou túnica externa, contém um pouco de tecido colágeno que liga o vaso a seu entorno.

O próximo segmento além da arteríola propriamente dita é a **metarteríola**, o ramo terminal do sistema arterial. A metarteríola é formada por uma camada de células musculares, geralmente descontínuas, e representa um local regulador importante do fluxo sanguíneo.

Capilares (vasos de troca)

Os capilares sanguíneos são vasos extremamente finos, formados por uma única camada de células endoteliais altamente permeáveis cercadas por uma lâmina basal envolta por pericitos. Os **pericitos** fazem contatos com a lâmina basal e, ocasionalmente, com as células endoteliais, para regular a estabilidade do vaso e o transporte transendotelial (Figura 12.7).

Os capilares linfáticos não apresentam pericitos. No entanto, os vasos linfáticos coletores têm uma camada de células musculares lisas que permitem o bombeamento por contrações fásicas e tônicas.

Figura 12.6 Arteríolas (vasos de resistência).

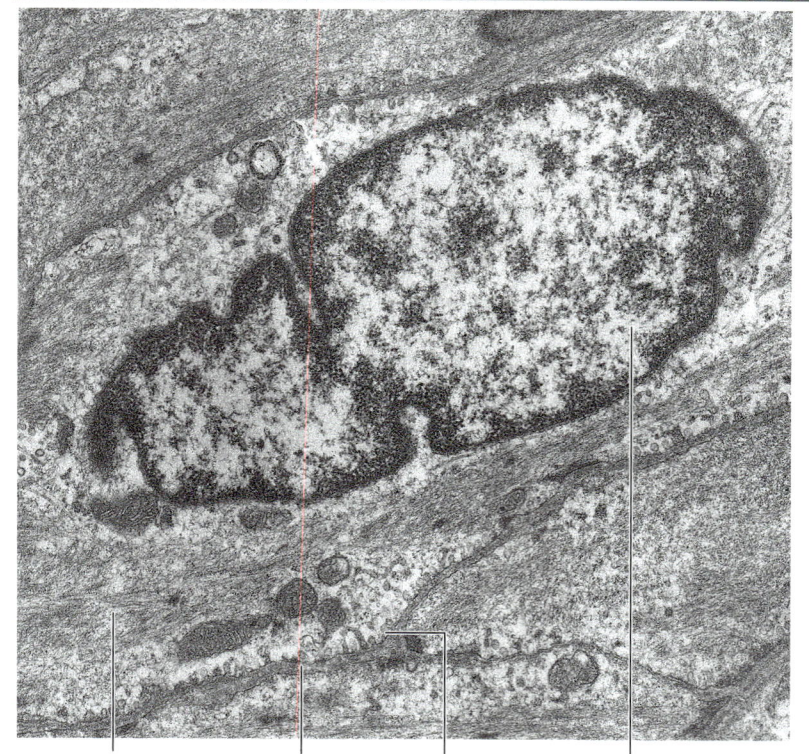

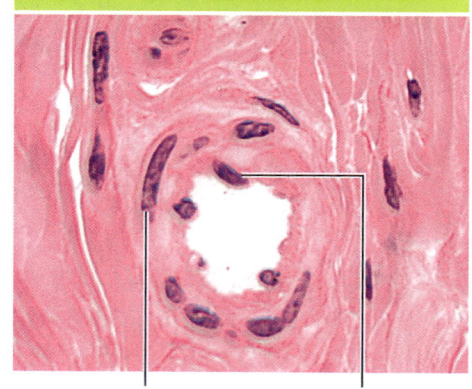

Arteríolas

Célula muscular lisa vascular   Célula endotelial

As células musculares lisas vasculares têm papel significativo no controle de resistência periférica total, tônus arterial e venoso e distribuição de sangue pelo corpo.

O citoplasma das células musculares lisas vasculares contém filamentos de actina e miosina, cuja contração é controlada por cálcio. As células musculares lisas arteriolares se contraem em resposta ao aumento da pressão transmural e relaxam quando a pressão diminui.

Feixe de actina-miosina   Lâmina basal   Pinocitose   Núcleo contraído

Figura 12.7 Microcirculação.

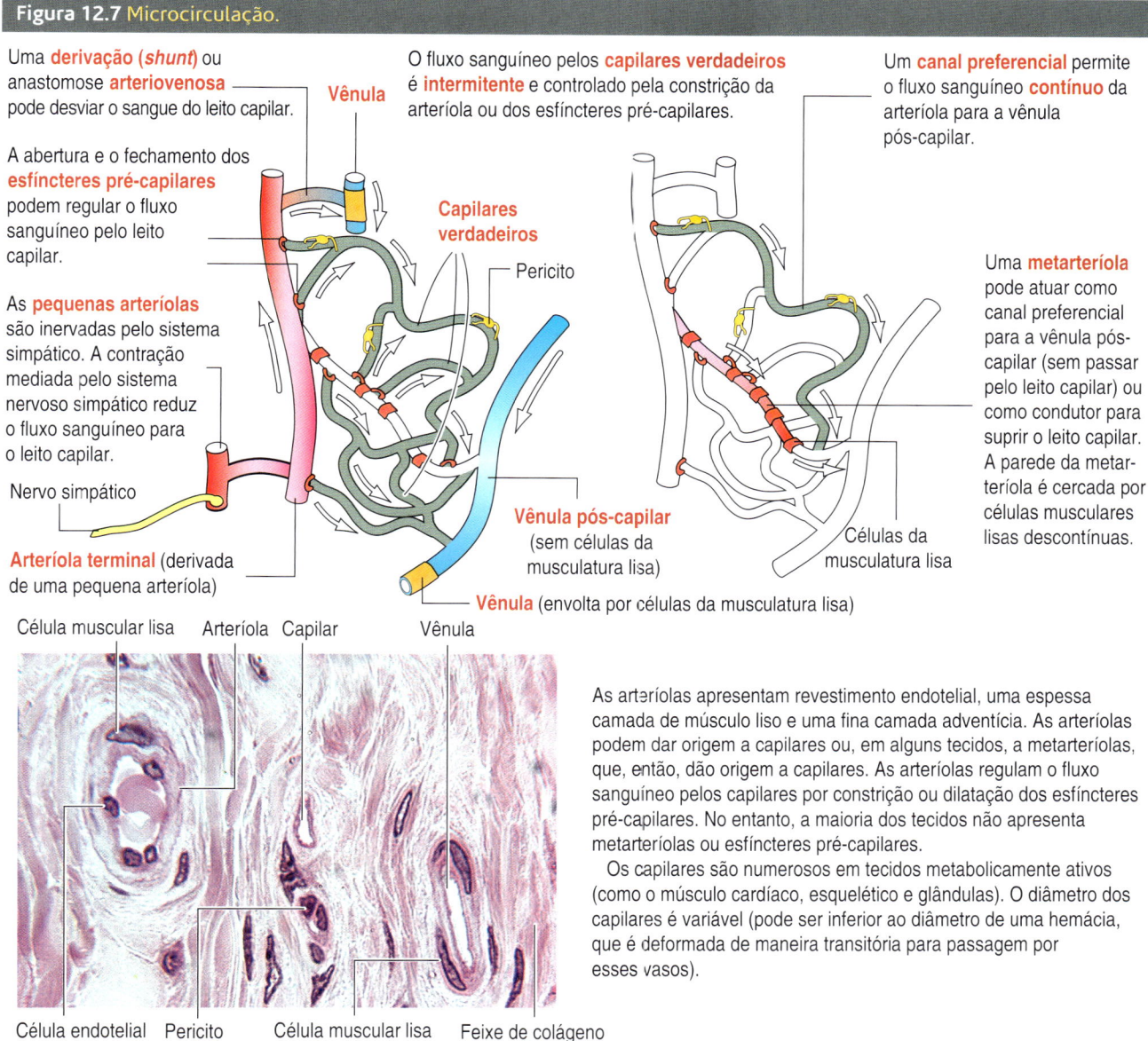

Uma **derivação (*shunt*)** ou anastomose **arteriovenosa** pode desviar o sangue do leito capilar.

A abertura e o fechamento dos **esfíncteres pré-capilares** podem regular o fluxo sanguíneo pelo leito capilar.

As **pequenas arteríolas** são inervadas pelo sistema simpático. A contração mediada pelo sistema nervoso simpático reduz o fluxo sanguíneo para o leito capilar.

Nervo simpático

Arteríola terminal (derivada de uma pequena arteríola)

Vênula

O fluxo sanguíneo pelos **capilares verdadeiros** é **intermitente** e controlado pela constrição da arteríola ou dos esfíncteres pré-capilares.

Capilares verdadeiros

Pericito

Vênula pós-capilar (sem células da musculatura lisa)

Vênula (envolta por células da musculatura lisa)

Um **canal preferencial** permite o fluxo sanguíneo **contínuo** da arteríola para a vênula pós-capilar.

Uma **metarteríola** pode atuar como canal preferencial para a vênula pós-capilar (sem passar pelo leito capilar) ou como condutor para suprir o leito capilar. A parede da metarteríola é cercada por células musculares lisas descontínuas.

Células da musculatura lisa

Célula muscular lisa   Arteríola   Capilar   Vênula

As arteríolas apresentam revestimento endotelial, uma espessa camada de músculo liso e uma fina camada adventícia. As arteríolas podem dar origem a capilares ou, em alguns tecidos, a metarteríolas, que, então, dão origem a capilares. As arteríolas regulam o fluxo sanguíneo pelos capilares por constrição ou dilatação dos esfíncteres pré-capilares. No entanto, a maioria dos tecidos não apresenta metarteríolas ou esfíncteres pré-capilares.

Os capilares são numerosos em tecidos metabolicamente ativos (como o músculo cardíaco, esquelético e glândulas). O diâmetro dos capilares é variável (pode ser inferior ao diâmetro de uma hemácia, que é deformada de maneira transitória para passagem por esses vasos).

Célula endotelial   Pericito   Célula muscular lisa   Feixe de colágeno

O diâmetro de um capilar varia de 5 a 10 μm, com tamanho grande o suficiente para acomodar uma hemácia e estreito o bastante (0,5 μm) para realizar a difusão gasosa.

O **leito microvascular**, o local da microcirculação, é composto por **arteríola terminal** (e metarteríola), **leito capilar** e **vênulas pós-capilares**.

O leito capilar é formado por capilares um pouco mais grossos (denominados **canais preferenciais ou de passagem**), onde o fluxo sanguíneo é contínuo, e pequenos capilares chamados **capilares verdadeiros**, onde o fluxo sanguíneo é intermitente.

A quantidade de sangue que entra no leito microvascular é regulada pela contração das células musculares lisas dos esfíncteres pré-capilares. Os esfíncteres estão localizados nos pontos de origem dos capilares verdadeiros a partir das arteríolas ou metarteríolas.

A diminuição da demanda funcional fecha a maioria dos esfíncteres pré-capilares, forçando o fluxo sanguíneo para os canais preferenciais.

As vênulas pós-capilares são os sítios primários de extravasamento de leucócitos durante a inflamação.

Derivações (*shunts*) ou **anastomoses arteriovenosas** contornam o leito microvascular e conectam arteríolas e vênulas pós-capilares.

O modelo tridimensional da microcirculação varia de órgão para órgão. As condições locais dos tecidos (concentração de nutrientes, metabólitos e outras substâncias) podem controlar o fluxo sanguíneo local em pequenas porções de tecido.

Tipos de capilares

Há três tipos morfológicos de capilares (Figura 12.8):
1. **Contínuo.**
2. **Fenestrado.**
3. **Descontínuo (sinusoides).**

Os **capilares contínuos** são revestidos por um endotélio pavimentoso simples completo e uma lâmina basal. É possível ver pericitos entre o endotélio e a lâmina basal. Pericitos são células indiferenciadas que lembram células musculares lisas modificadas, distribuídas em intervalos aleatórios em contato íntimo com a lâmina basal. As células endoteliais estão ligadas por junções de oclusão e transportam fluido e solutos através de vesículas caveolares e pinocíticas. Capilares contínuos ocorrem no encéfalo, no músculo, na pele, no timo e nos pulmões.

Os **capilares fenestrados** têm poros ou fenestrações com ou sem diafragmas (Figura 12.9). Capilares fenestrados com diafragma são encontrados nos intestinos, glândulas endócrinas e em torno dos túbulos renais. Capilares fenestrados sem diafragma são característicos dos glomérulos renais. Nesse caso em particular, a lâmina basal constitui uma barreira de permeabilidade importante.

Os **capilares descontínuos** se caracterizam por um revestimento endotelial e lâmina basal incompletos, com fendas ou orifícios entre as células endoteliais ou mesmo nas próprias células. Capilares descontínuos e sinusoides são encontrados onde é necessário haver um relacionamento íntimo entre o sangue e o parênquima (p. ex., no fígado, no baço e na medula óssea).

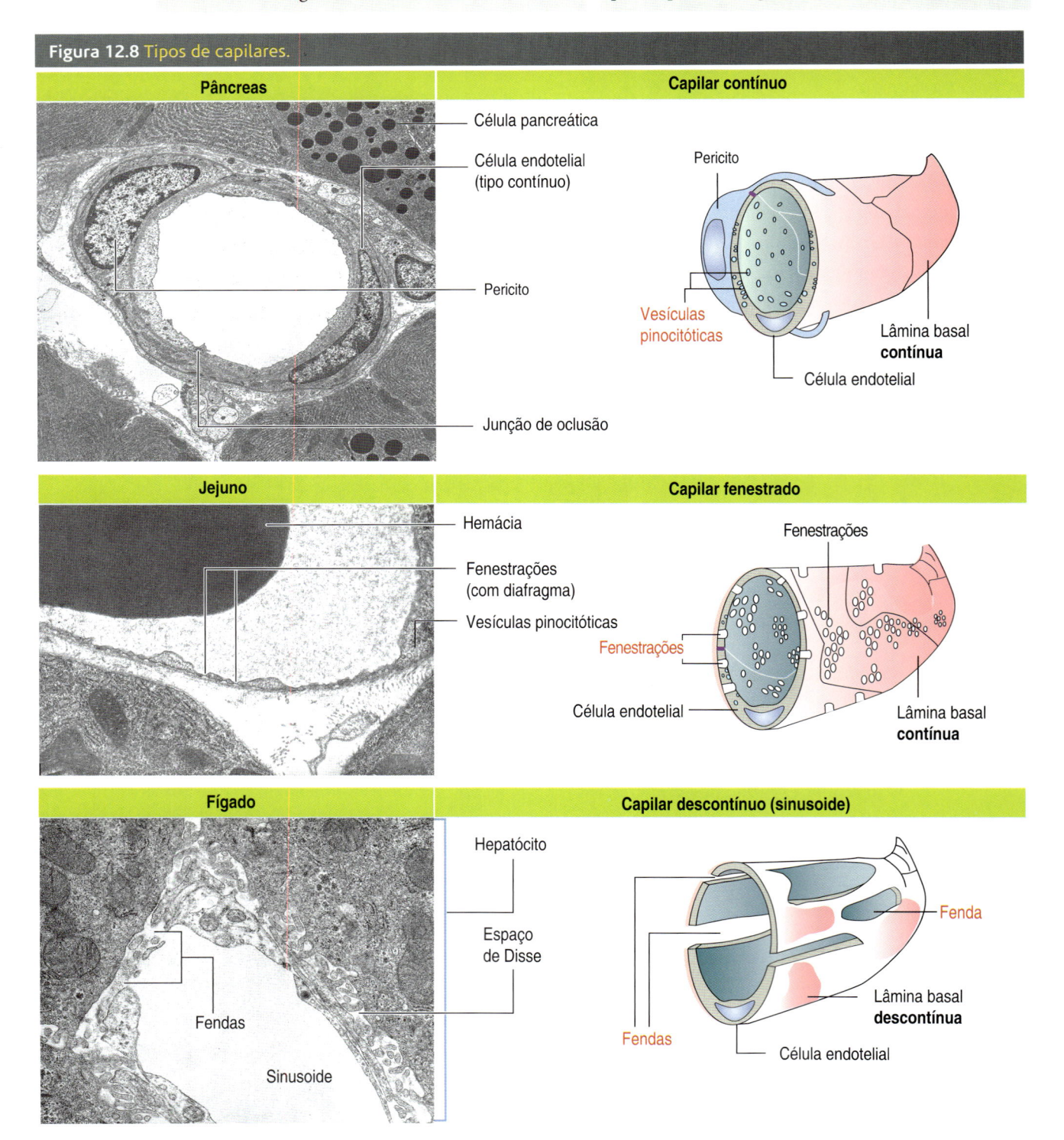

Figura 12.8 Tipos de capilares.

Figura 12.9 Função dos capilares.

Capilar contínuo

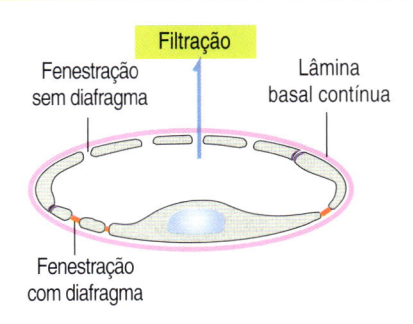

As células endoteliais apresentam citoplasma completo (contínuo). Esse tipo é observado em músculo, encéfalo, timo, osso, pulmão e outros tecidos.

As **cavéolas** e vesículas transportam substâncias e fluidos (**pinocitose**) pelo citoplasma de forma bidirecional (**transcitose**). As vesículas intracitoplasmáticas são revestidas pela proteína caveolina.

A **lâmina basal** é **contínua**. No pulmão, o citoplasma fino da célula endotelial permite a difusão de gases do alvéolo para o sangue (O_2) e do sangue para o alvéolo (CO_2).

Capilar fenestrado

A célula endotelial possui muitas fenestras (10 a 100 nm de diâmetro) **com** ou **sem um fino diafragma**. A **lâmina basal** é **contínua**.

Esse tipo é observado em tecidos com transporte substancial de fluidos (vilos intestinais, plexo coroide e processos ciliares dos olhos).

Há células endoteliais fenestradas nos capilares glomerulares dos rins, sustentadas por uma lâmina basal de espessura significativamente maior.

Capilar descontínuo (sinusoide)

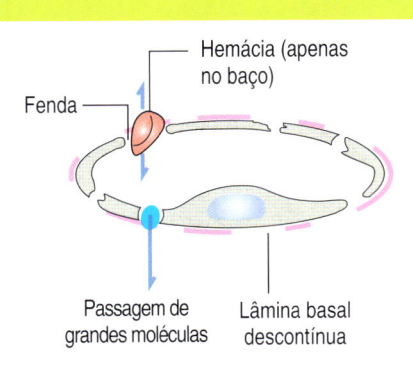

As fendas nos capilares descontínuos são maiores do que nos capilares fenestrados. A **lâmina basal** é **descontínua**.

No **baço**, as células endoteliais são alongadas e projetam-se para o lúmen. A **lâmina basal** é **incompleta** e cercada por fibras reticulares. As células do sangue podem passar diretamente pelas paredes dos seios esplênicos.

Sistemas porta arterial e venoso

De modo geral, o sangue das arteríolas flui pela rede capilar e é drenado por uma vênula (Figura 12.10).

Dois sistemas capilares especializados não são dispostos dessa maneira:
1. O **sistema porta arterial** (glomérulo renal).
2. O **sistema porta venoso** (fígado).

Nos rins, uma arteríola aferente drena em uma rede capilar chamada glomérulo.

Os capilares glomerulares coalescem e formam uma arteríola eferente, que se ramifica em outra rede capilar, chamada *vasa recta*. Essa rede cerca os membros da alça de Henle e é muito importante na formação da urina. O sistema glomerular é essencial para a filtração do sangue no corpúsculo renal.

No sistema porta, os capilares intestinais são drenados pela veia porta para o fígado. No fígado, a veia porta se ramifica em sinusoides venosos entre os cordões dos hepatócitos. O sangue flui dos sinusoides para uma veia coletora e depois volta para o coração pela veia cava inferior.

Há um sistema porta semelhante na hipófise. As vênulas conectam o plexo sinusoide primário do hipotálamo (eminência mediana) ao plexo secundário no lobo anterior da hipófise, formando o sistema porta-hipofisário. Esse sistema transporta fatores de liberação do hipotálamo para estimular a secreção de hormônios na corrente sanguínea pelas células da hipófise anterior. Outros aspectos funcionais das barreiras endoteliais capilares são mostrados no Boxe 12.A.

Veias (vasos de capacitância ou reservatórios)

O sistema venoso começa no fim do leito capilar, com a **vênula pós-capilar**, que é estruturalmente similar aos capilares contínuos, embora apresente um lúmen maior.

As vênulas pós-capilares, local preferido de migração das células sanguíneas para os tecidos por um Sistema

Figura 12.10 Arranjos capilares: sistemas porta.

Sistema porta arterial

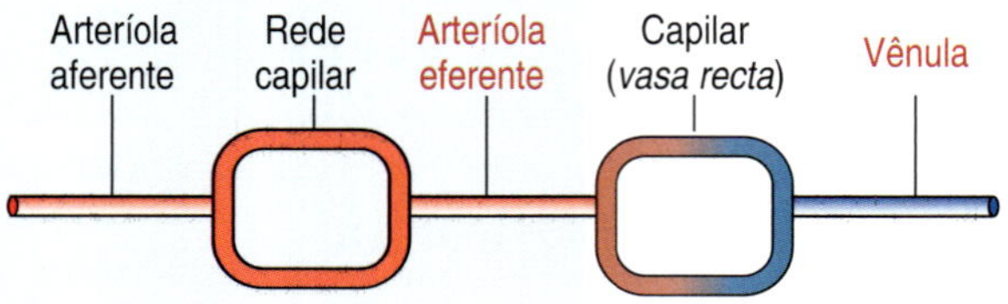

Nos rins, **há uma arteríola interposta entre duas redes capilares**. A arteríola aferente dá origem a massa de capilares, o **glomérulo**. Esses capilares coalescem para formar uma arteríola eferente, que dá origem a redes capilares (rede capilar peritubular e *vasa recta*) ao redor dos néfrons.

Arranjo típico

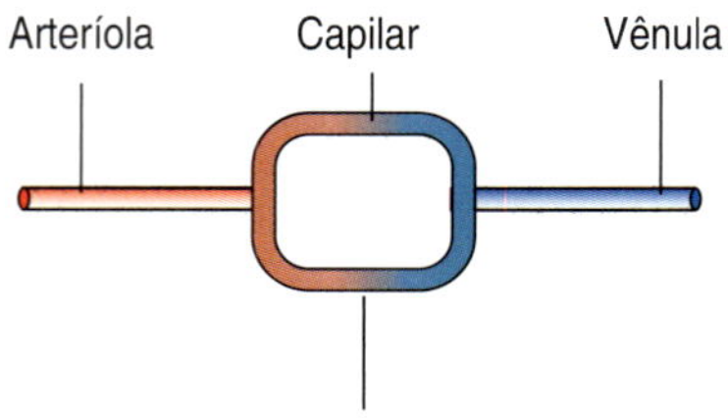

De modo geral, a **rede capilar é interposta entre uma arteríola e uma vênula**.

Sistema porta venoso

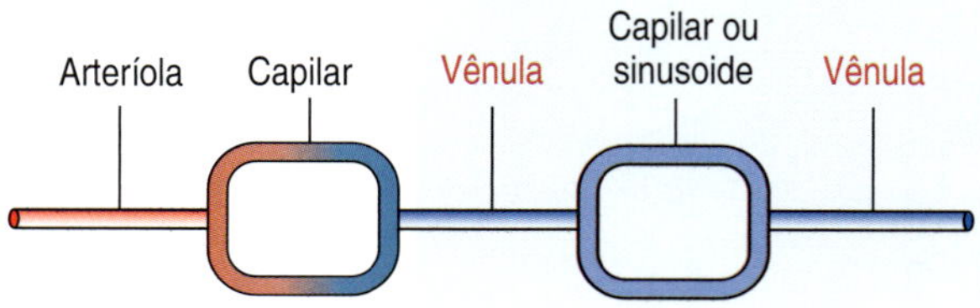

No fígado e na hipófise, **as vênulas alimentam extensas redes capilar ou sinusoide que são drenadas para uma vênula posterior**. Essa distribuição forma o **sistema porta venoso**.

Sanguíneo e Circulatório conhecido como **diapedese** (do grego *dia*, através; *pedan*, saltar), são tubos de células endoteliais apoiadas por uma lâmina basal e uma adventícia composta de fibras colágenas e fibroblastos.

Nos tecidos linfáticos, as células endoteliais das vênulas pós-capilares são mais altas. As vênulas de endotélio alto estão associadas a mecanismos de endereçamento (homing) de linfócitos nos órgãos linfoides.

As vênulas pós-capilares convergem para formar as **vênulas musculares**, que, por sua vez, convergem para as **vênulas coletoras**, levando a uma série de **veias** de diâmetro progressivamente maior.

As veias têm uma parede relativamente fina se comparadas às artérias do mesmo calibre. A alta capacitância das veias é atribuída à distensibilidade de sua parede (**vasos complacentes**); portanto, a quantidade de sangue é grande em relação ao volume das veias. Um pequeno aumento da pressão intraluminal resulta em grande aumento no volume de sangue.

Como as artérias, as veias são formadas por túnicas. Entretanto, de modo geral, a distinção da túnica média da túnica adventícia não é clara. O lúmen é revestido por endotélio e lâmina basal adjacente. Não se observa uma lâmina elástica distinta.

A túnica média muscular é mais fina do que nas artérias e as células musculares lisas têm uma orientação irregular, aproximadamente circular. A orientação é longitudinal na veia ilíaca, na veia braquiocefálica, nas veias cavas superior e inferior, na veia porta e na veia renal.

A túnica adventícia consiste em fibras colágenas e fibroblastos com poucas fibras nervosas. Nas veias de grosso calibre, *vasa vasorum* penetram a parede.

Uma característica típica das veias é a presença de **válvulas** para prevenir o refluxo de sangue. A válvula é uma projeção da túnica íntima para o lúmen, coberta pelas células endoteliais e fortalecida por fibras elásticas e colágenas.

Boxe 12.A Barreiras endoteliais capilares.

- De uma perspectiva funcional, as barreiras endoteliais capilares podem ser agrupadas em três categorias principais:
  - Barreiras endoteliais protetoras. A barreira hematencefálica (BHE) pertence a essa categoria. As células endoteliais capilares da BHE são seladas por junções de oclusão formadas principalmente por claudina 5 e pelos pés terminais dos astrócitos e pericitos que circundam o capilar cerebral (ver Capítulo 8, *Tecido Nervoso*)
  - Barreiras endoteliais permissivas. A barreira intestinal-vascular (BIV) exclui ativamente a entrada de antígenos alimentares, preserva a microbiota intestinal, bloqueia a disseminação bacteriana hematogênica e expressa diferentes classes de transportadores moleculares (ver Capítulo 16, *Parte Baixa do Sistema Digestório*)
  - Barreiras endoteliais imunomoduladoras. A barreira hematorretiniana (BHR) é um membro dessa categoria. A BHR mantém a condição imune privilegiada do olho e regula a homeostase retiniana e a função visual (ver Capítulo 9, *Órgãos Sensoriais | Visão e Audição*).

Figura 12.11 Estrutura de uma veia.

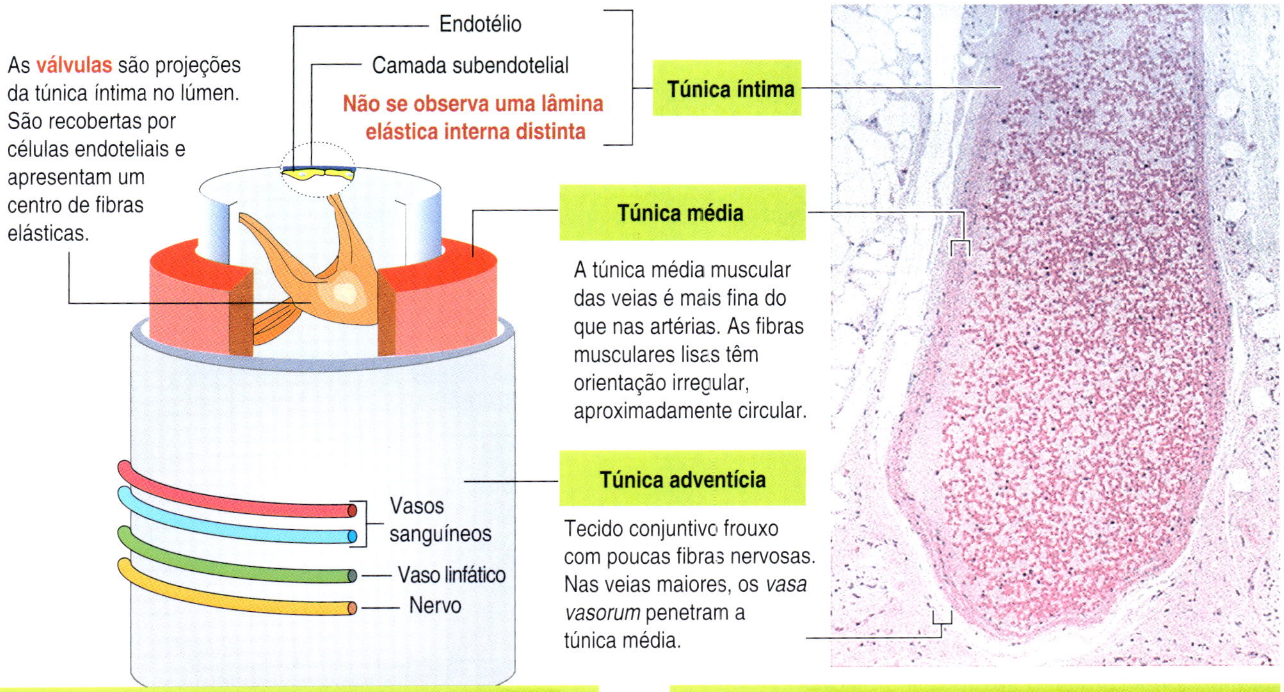

As **válvulas** são projeções da túnica íntima no lúmen. São recobertas por células endoteliais e apresentam um centro de fibras elásticas.

Endotélio
Camada subendotelial
Não se observa uma lâmina elástica interna distinta

Túnica íntima

Túnica média

A túnica média muscular das veias é mais fina do que nas artérias. As fibras musculares lisas têm orientação irregular, aproximadamente circular.

Túnica adventícia

Tecido conjuntivo frouxo com poucas fibras nervosas. Nas veias maiores, os *vasa vasorum* penetram a túnica média.

Vasos sanguíneos
Vaso linfático
Nervo

Características funcionais das veias

As veias são vasos de alta capacitância que contêm cerca de 70% do volume total de sangue.

Diferentemente das artérias, a túnica média apresenta menos feixes de células musculares lisas associadas a fibras reticulares e elásticas.

Embora as veias dos membros tenham atividade vasomotora intrínseca, o transporte de sangue de volta para o coração depende das forças externas derivadas da contração dos músculos esqueléticos adjacentes e das válvulas para assegurar o fluxo unidirecional.

Veias varicosas

As veias varicosas são decorrentes da fragilidade intrínseca da túnica média muscular causada pelo aumento da pressão intraluminal ou defeitos na estrutura e função das válvulas, que prejudicam o fluxo de sangue venoso para o coração.

Embora as varizes possam ocorrer em qualquer veia do corpo, são mais comuns nas veias safenas das pernas, nas veias da região anorretal (**hemorroidas**), nas veias da porção inferior do esôfago (**varizes esofágicas**) e nas veias do cordão espermático (**varicocele**).

São exemplos de **varizes** (dilatação das veias) as **hemorroidas** (varizes do plexo interno ou externo do reto), a **varicocele** (varizes do plexo pampiniforme do cordão espermático), as **veias varicosas das pernas** e as **varizes esofágicas** (associadas a hipertensão da veia porta e cirrose hepática) (Figura 12.11).

VASCULITE

Vasculite é a inflamação aguda ou crônica dos vasos. Pode ser causada por patógenos infecciosos e fatores imunológicos. Infecção bacteriana e por riquétsias, sífilis e fungos causam vasculite, tromboflebite (trombose e inflamação da parede de uma veia) e pseudoaneurismas (dilatação da parede de um vaso sanguíneo pela atividade lítica das enzimas bacterianas) (Conhecimento básico 12.A).

A maioria das doenças inflamatórias da parede das artérias tem patogênese imunológica.

A vasculite inclui:

1. A **arterite de células gigantes**, uma forma comum de vasculite em adultos (com mais de 50 anos) que acomete a artéria temporal, oftálmica ou vertebral. Cefaleia, dor nos ombros, quadris e claudicação mandibular, assim como aumento da velocidade de hemossedimentação, são achados comuns. Uma biopsia da artéria temporal mostrando, na maioria dos casos, a infiltração da parede por células gigantes multinucleadas (macrófagos) e linfócitos, espessamento da túnica íntima e trombose confirma a natureza da doença.

2. A **doença de Buerger** (**tromboangiite obliterante**, ver Figura 12.11) acomete artérias de calibre médio e pequeno de mãos e pés, comumente de homens jovens fumantes. Os sintomas típicos são claudicação, dor nas mãos e pés, causada pelo fluxo sanguíneo insuficiente durante exercícios, e **fenômeno de Raynaud**, em que os dedos das mãos e dos pés ficam brancos quando expostos ao frio. Angiogramas de membros superiores e inferiores geralmente mostram bloqueios ou estreitamento de segmentos.

3. A **poliarterite nodosa** (**PAN**) afeta a parede das artérias de calibre médio a pequeno de pele, rins, fígado, coração e trato gastrintestinal. A PAN foi associada a hepatite B e/ou hepatite C ativas. A doença é mais comum em usuários de drogas intravenosas. Há acúmulo de complexos imunes (imunoglobulina e antígenos virais) circulantes na parede vascular. ■

Conhecimento básico 12.A Vasculite.

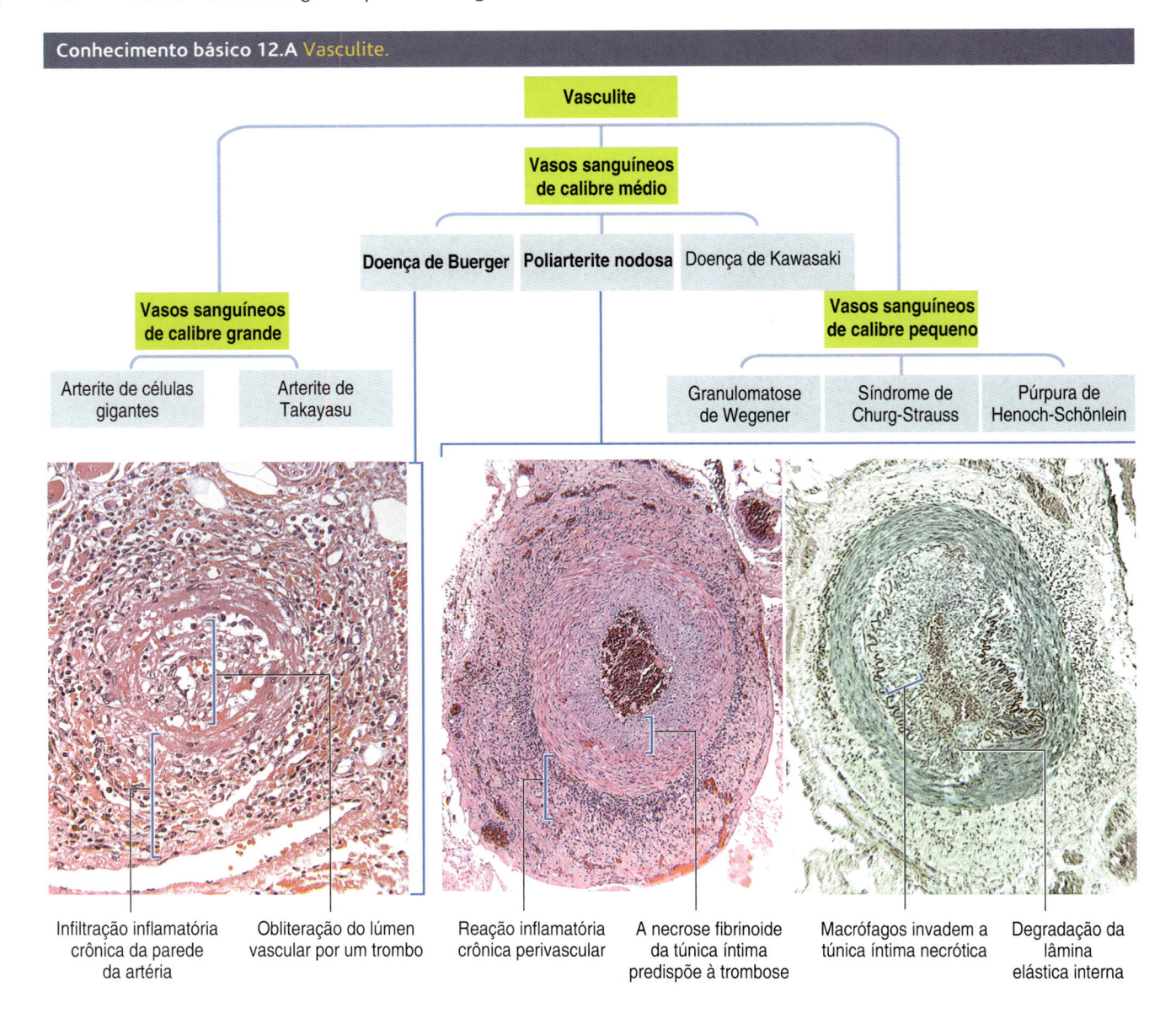

Infiltração inflamatória crônica da parede da artéria

Obliteração do lúmen vascular por um trombo

Reação inflamatória crônica perivascular

A necrose fibrinoide da túnica íntima predispõe à trombose

Macrófagos invadem a túnica íntima necrótica

Degradação da lâmina elástica interna

4. A **arterite de células gigantes** (**arterite de Takayasu**) é uma doença rara que ocorre com grande frequência em mulheres asiáticas com menos de 40 anos e acomete a aorta e seus ramos. Consiste em uma fase inflamatória seguida por uma fase oclusiva, com estreitamento e dilatação segmentada da aorta e/ou seus ramos, levando à ausência de pulsos. A arterite de Takayasu e a arterite de células gigantes são histologicamente semelhantes: ambas são caracterizadas por destruição da parede do vaso sanguíneo e presença de células gigantes multinucleadas.

5. A **doença de Kawasaki** acomete as artérias coronárias, assim como as artérias de grosso, médio e pequeno calibre das crianças. Está associada a febre, ulcerações na mucosa de boca, lábios e garganta e aumento de volume dos linfonodos. As crianças afetadas se recuperam sem complicações sérias.

6. A **síndrome de Churg-Strauss (SCS)** é uma vasculite sistêmica associada a asma, rinite e eosinofilia.

A biopsia de um vaso sanguíneo acometido indica a presença de eosinófilos perivasculares. A causa dessa doença é desconhecida.

7. A **granulomatose de Wegener** é uma arterite necrosante do trato respiratório e rins. A parede dos vasos sanguíneos apresenta vasculite, granulomas e necrose extensa.

8. A **púrpura de Henoch-Schönlein (PHS)** é a forma mais comum de vasculite nas crianças. Está associada a púrpura (lesões purpúricas na pele e nas mucosas), artrite, nefrite e dor abdominal.

Na maioria dos casos, a PHS ocorre depois de infecções do trato respiratório superior. Um achado típico nas biopsias de pele é o depósito de imunoglobulina A nas paredes dos vasos sanguíneos afetados. A PHS tende a se resolver em algumas semanas.

Vasos linfáticos

São funções dos vasos linfáticos:

1. Conduzir células imunes e linfa para os linfonodos.
2. Remover o excesso de fluido acumulado nos espaços intersticiais.
3. Transportar **quilomícrons**, partículas contendo lipídios, pelos vasos linfáticos **lácteos** (quilíferos) dentro das vilosidades intestinais.

O fluxo de linfa é unidirecional e se dá sob baixa pressão.

Os **capilares linfáticos** formam redes nos espaços teciduais, começando como tubos dilatados com terminações fechadas (**tubos de fundo cego**) próximos aos capilares sanguíneos. Os capilares linfáticos coletam o excesso de fluido tecidual, a **linfa**, e são um sítio de entrada de células imunes teciduais no sistema linfático. Os capilares linfáticos são encontrados na maioria dos tecidos. Exceções são cartilagens, ossos, epitélios, sistema nervoso central, medula óssea e placenta.

A parede dos capilares linfáticos é formada por uma única camada de células endoteliais em formato de folha de carvalho com junções similares a botões e sem lâmina basal completa.

Feixes de **filamentos de ancoragem** separam o endotélio para evitar que os capilares linfáticos colapsem em condições de alta pressão intersticial, permitindo a absorção de componentes teciduais solúveis.

O acúmulo de fluido no espaço intersticial é um evento normal da circulação, e os capilares linfáticos de fundo cego absorvem esse excesso. O aumento no volume intraluminal do capilar linfático abre as abas citoplasmáticas sobrepostas, permitindo a entrada de fluido. Com o capilar cheio, as dobras citoplasmáticas sobrepostas, funcionando como válvulas primárias, se fecham, prevenindo o refluxo de fluido para o interstício.

Os capilares linfáticos convergem para os **vasos linfáticos pré-coletores**, que drenam a linfa para os **vasos linfáticos coletores**. Os vasos linfáticos coletores são cercados por células musculares lisas esparsas, exercendo a função de bombeamento intrínseco por meio de contrações fásicas e tônicas.

Os vasos coletores consistem em segmentos bulbosos separados por **válvulas** luminais. A contração sequencial de cada segmento, chamado **linfângio**, impulsiona o fluxo unidirecional da linfa e previne o fluxo retrógrado.

Um vaso linfático coletor dá origem aos **vasos linfáticos terminais** na proximidade de um linfonodo. Esses vasos linfáticos terminais se ramificam, tornando-se vasos linfáticos aferentes que penetram na cápsula do linfonodo e liberam a linfa e seu conteúdo no seio subcapsular. Os linfonodos estão distribuídos ao longo dos vasos linfáticos para filtrar a linfa antes que ela chegue aos ductos torácico e linfático direito. Um total de 2 a 3 ℓ de linfa são produzidos diariamente (Boxe 12.B).

A linfa retorna para a circulação venosa por meio de dois troncos principais:
1. O **ducto torácico**, de grande calibre.
2. O **ducto linfático direito**, de pequeno calibre.

Como as veias de pequeno calibre, os vasos linfáticos de grande calibre possuem três camadas, mas seu lúmen é maior. A túnica íntima consiste em um endotélio e uma camada subendotelial fina de tecido conjuntivo. A túnica média contém algumas células musculares lisas em um arranjo concêntrico. A túnica adventícia é formada por tecido conjuntivo com fibras fibroelásticas.

Da mesma maneira que as veias, os vasos linfáticos possuem **válvulas**, mas seu número é maior. A estrutura do ducto torácico é semelhante à de uma veia de tamanho médio, mas a túnica média muscular é mais proeminente (Figura 12.12).

EDEMA

O edema é causado pelo aumento do volume de fluido intersticial, excedendo a capacidade de drenagem dos vasos linfáticos, ou pelo bloqueio desses vasos. O tecido subcutâneo tem a capacidade de acumular fluido intersticial, dando origem ao edema.

O **edema subcutâneo** é causado por aumento da pressão hidrostática no sistema venoso sistêmico devido a uma insuficiência do lado direito do coração.

Nos pacientes com **lesão capilar extensa** (**queimaduras**), o fluido intravascular e as proteínas plasmáticas escapam para o espaço intersticial. O acúmulo de proteínas no compartimento intersticial aumenta a pressão oncótica, intensificando a perda de fluidos devido à maior força osmótica fora do leito capilar.

HEMORRAGIA

A ruptura de um vaso sanguíneo, causada por traumatismo em uma artéria ou veia importante ou decorrente de fragilidade da parede, causa hemorragia.

A perda significativa de sangue pode causar choque hipovolêmico, que se manifesta por queda grave na pressão arterial. O sangue é redirecionado do sistema digestório e dos rins para manter a perfusão do coração e do encéfalo.

Hematoma é o acúmulo localizado de sangue no tecido, geralmente após uma lesão. **Hematoma subdural** é o acúmulo de sangue na superfície cerebral

---

Boxe 12.B Doenças vasculares linfáticas.

- O linfedema é causado por um defeito no transporte da linfa devido ao desenvolvimento vascular anormal ou a danos nos vasos linfáticos. O acúmulo de fluido e proteínas nos espaços intersticiais leva ao linfedema. O fluido rico em proteínas no espaço intersticial inicia uma reação inflamatória, o que causa fibrose, redução da eficácia das respostas imunes e degeneração adiposa do tecido conjuntivo

- A filariose (elefantíase) é uma infecção parasitária dos vasos linfáticos por *Wuchereria bancrofti* ou *Brugia malayi*, transmitido por picadas de mosquito. Essa doença danifica os vasos linfáticos e causa linfedema crônico de pernas e genitália. A filariose ocorre em países tropicais

- Ascite quilosa e quilotórax são causados pelo acúmulo de fluido com alto conteúdo de gordura, ou quilo, no abdome ou tórax, decorrente de traumatismo, obstrução ou desenvolvimento anormal dos vasos linfáticos.

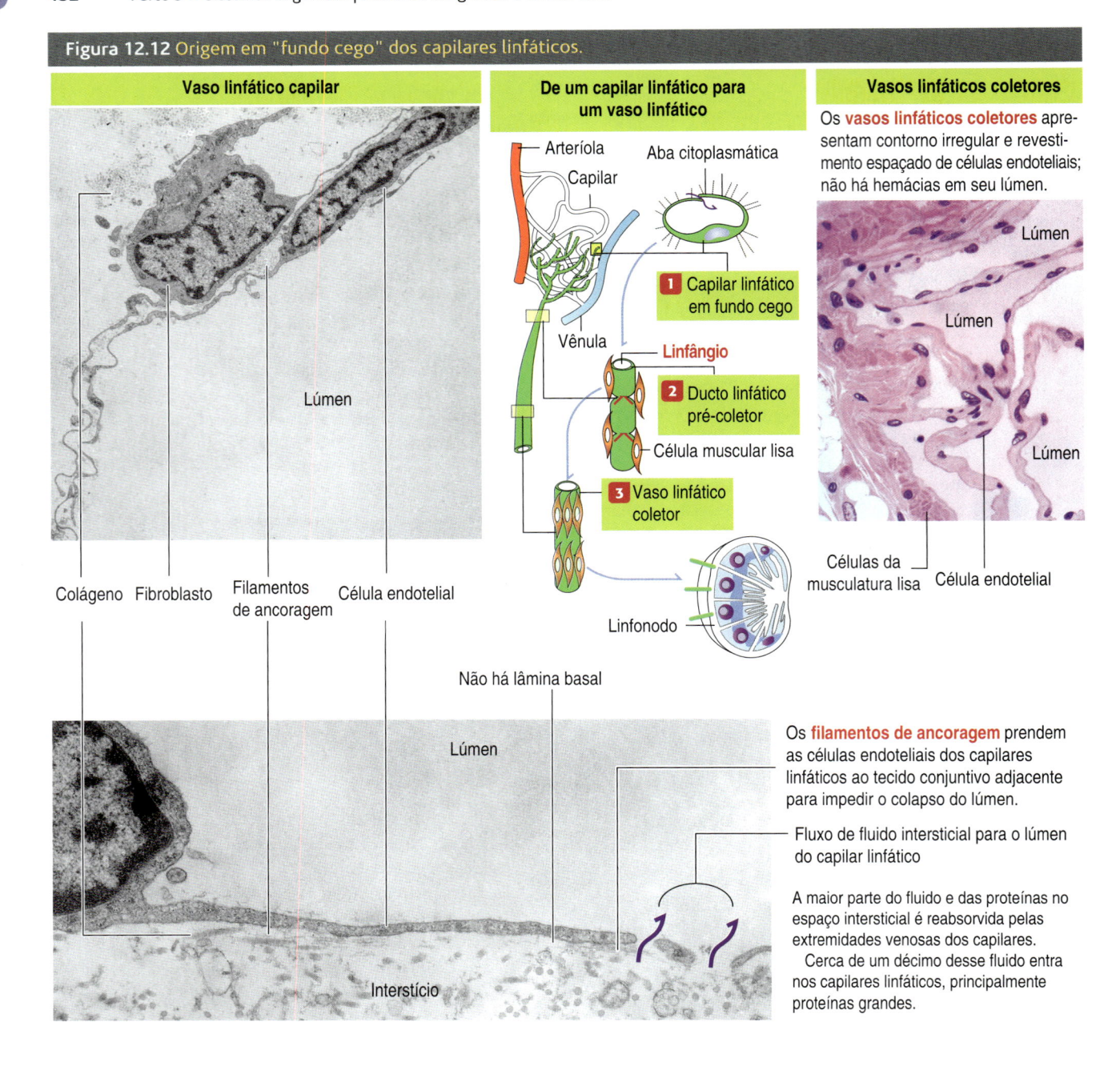

Figura 12.12 Origem em "fundo cego" dos capilares linfáticos.

Vaso linfático capilar

Colágeno Fibroblasto Filamentos de ancoragem Célula endotelial

Lúmen

Não há lâmina basal

Lúmen

Interstício

De um capilar linfático para um vaso linfático

Arteríola
Capilar
Aba citoplasmática

Vênula

1 Capilar linfático em fundo cego

Linfângio

2 Ducto linfático pré-coletor

Célula muscular lisa

3 Vaso linfático coletor

Linfonodo

Vasos linfáticos coletores

Os **vasos linfáticos coletores** apresentam contorno irregular e revestimento espaçado de células endoteliais; não há hemácias em seu lúmen.

Lúmen

Lúmen

Lúmen

Células da musculatura lisa Célula endotelial

Os **filamentos de ancoragem** prendem as células endoteliais dos capilares linfáticos ao tecido conjuntivo adjacente para impedir o colapso do lúmen.

Fluxo de fluido intersticial para o lúmen do capilar linfático

A maior parte do fluido e das proteínas no espaço intersticial é reabsorvida pelas extremidades venosas dos capilares.
Cerca de um décimo desse fluido entra nos capilares linfáticos, principalmente proteínas grandes.

resultante de lesão na cabeça ou a ruptura espontânea de um vaso sanguíneo em um paciente idoso.

Petéquias (menos de 3 mm de diâmetro), **púrpura** (menos de 10 mm de diâmetro) e **equimose** (mais de 10 mm de diâmetro) são pequenas hemorragias na pele. Com o envelhecimento, a pele se torna menos flexível e mais fina, pois há menos gordura subcutânea e os vasos sanguíneos se rompem facilmente em lesões menores.

ATEROSCLEROSE

Aterosclerose é o espessamento e o endurecimento das paredes das artérias causados por placas ateroscleróticas de lipídios, células e tecido conjuntivo depositados na túnica íntima. A aterosclerose geralmente ocorre nas artérias de pressão arterial elevada, não afeta as veias e é a principal causa de infarto do miocárdio, derrame e gangrena isquêmica (Conhecimento básico 12.B).

A aterosclerose é uma **doença inflamatória crônica** provocada pelo acúmulo de macrófagos muito carregados de colesterol na parede da artéria. Apresenta características de inflamação em todos os estágios de seu desenvolvimento.

O processo aterosclerótico começa com o acúmulo de **lipoproteínas de baixa densidade** (**LDLs**) contendo colesterol na túnica íntima, como consequência da disfunção das células endoteliais.

O endotélio disfuncional expressa a **molécula de adesão celular vascular 1** (**VCAM-1**), que permite que os **monócitos** se liguem à superfície das células endoteliais, cruzem o endotélio e penetrem na íntima do vaso sanguíneo.

Conhecimento básico 12.B Aterosclerose.

1 Disfunção de células endoteliais

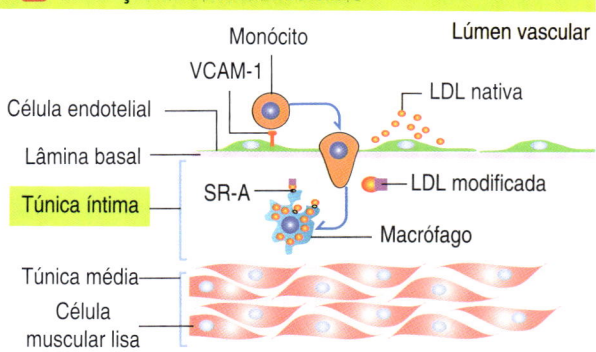

Após a lesão no endotélio de uma artéria, causada pela hipercolesterolemia, há o *homing* dos monócitos do sangue na túnica íntima, mediado pela **molécula de adesão celular vascular 1 (VCAM-1)**. Na íntima, os monócitos se transformam em macrófagos que expressam o **receptor *scavenger* A (SR-A)**, que internaliza a **lipoproteína de baixa densidade (LDL)** modificada e rica em colesterol. Os depósitos multiloculares de LDL são responsáveis pela aparência espumosa dos macrófagos.

2 Formação da placa aterosclerótica

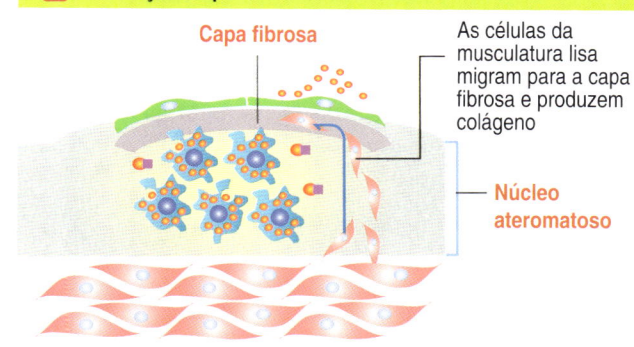

A **placa aterosclerótica** desenvolvida na íntima é composta de um **núcleo ateromatoso** com macrófagos espumosos abundantes e uma capa fibrosa.

A capa fibrosa contém fibras de colágeno produzidas pelas células musculares lisas que migram da túnica média.

3 Interação linfócitos T–macrófago

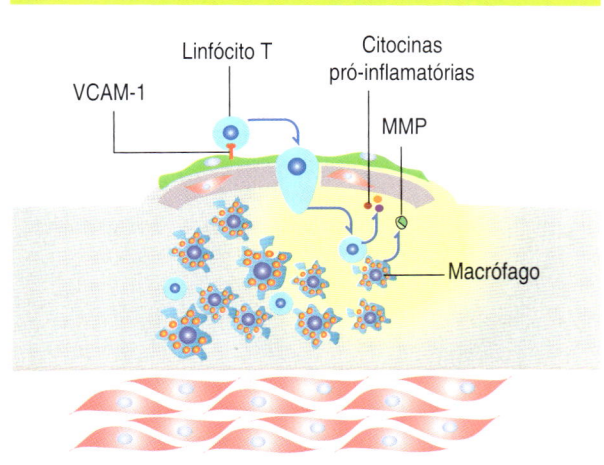

O *homing* de linfócitos T mediado por VCAM-1 fornece mais componentes inflamatórios para a placa aterosclerótica. A interação de linfócitos T e macrófagos leva à síntese de **metaloproteinases (MMPs)** pelos macrófagos e **citocinas pró-inflamatórias** pelos linfócitos T.

4 Fratura da placa e trombose

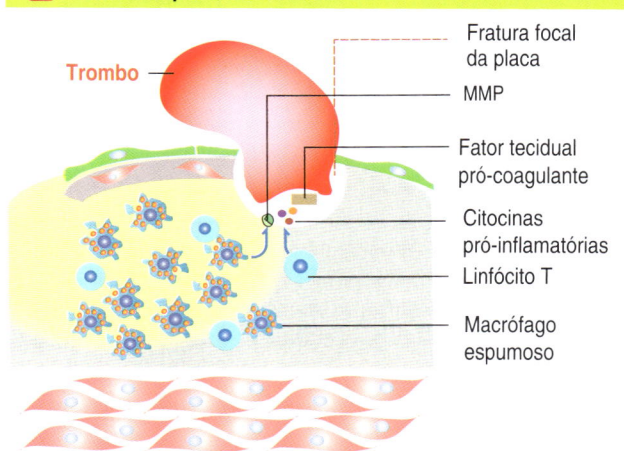

As MMPs e as citocinas inflamatórias enfraquecem a capa fibrosa, que sofre fraturas. O potencial trombogênico da placa, decorrente da produção de **fator tecidual pró-coagulante** pelos macrófagos, causa **trombose**, levando a obstrução ou oclusão do lúmen arterial.

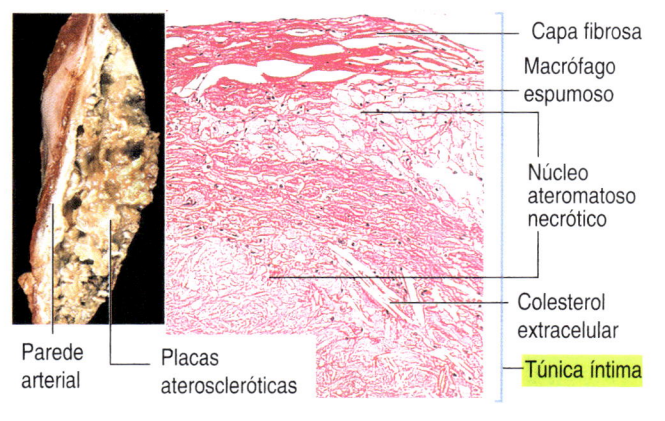

Com o crescimento da placa aterosclerótica, o núcleo necrótico é recoberto por uma capa fibrosa. A capa não consegue mais suportar a força pulsátil da pressão do sangue e há o desenvolvimento de fraturas superficiais nas bordas da placa.

A **ruptura da placa** é responsável por cerca de 70% das tromboses coronárias. Os 30% restantes são causados pela **erosão do revestimento endotelial**. A erosão endotelial é definida pela ausência do revestimento endotelial sem ruptura da capa fibrosa, o que leva à formação aguda de trombo.

Note que a capa fibrosa contém células musculares lisas e colágenos produzidos por elas. Os colágenos aumentam a estabilidade da capa fibrosa.

As **calcificações ateroscleróticas** geralmente conferem estabilidade às placas, mas pequenos nódulos calcificados são responsáveis pela instabilidade da placa.

Fotografias de Damanjov I, Linder J: Pathology: A Color Atlas, St. Louis, Mosby, 2001.

Os monócitos, então, se diferenciam em macrófagos que expressam, em sua superfície, o **receptor scavenger A (SR-A)**. O SR-A absorve uma forma modificada de LDL (LDL oxidada) e o acúmulo maciço transforma os macrófagos em células espumosas cheias de colesterol.

Os **macrófagos espumosos** constituem o **núcleo ateromatoso** da placa aterosclerótica. O núcleo ateromatoso continua a crescer e, então, as células musculares lisas da túnica muscular migram para a íntima, formando uma **capa fibrosa** contendo colágeno que cobre o núcleo ateromatoso. O endotélio recobre a capa fibrosa.

O núcleo lipídico aumenta de tamanho, desencadeando uma resposta inflamatória que atrai linfócitos T, que estimulam as células espumosas a produzir metaloproteinases; essas enzimas, junto com as citocinas inflamatórias produzidas pelos linfócitos T, enfraquecem a capa fibrosa. Esse enfraquecimento torna a placa suscetível ao rompimento, o que predispõe à **trombose** na presença do **fator tecidual pró-coagulante**. O trombo extenso pode obstruir ou ocluir o lúmen do vaso sanguíneo afetado.

Como se pode ver, a depuração de lipoproteínas pelos macrófagos parece ser, a princípio, benéfica, mas, com o passar do tempo, a função dessas células é prejudicada e começa a contribuir para a resposta inflamatória por meio da secreção de mediadores inflamatórios e proteases da matriz extracelular. Gradualmente, os macrófagos que morrem liberam seu conteúdo lipídico, o que aumenta o núcleo ateromatoso.

Os principais vasos sanguíneos acometidos são a **aorta abdominal** e as **artérias coronárias** e **cerebrais**.

A **aterosclerose coronariana** provoca doença cardíaca isquêmica e infarto do miocárdio, que ocorre quando as lesões arteriais são complicadas pela trombose. As maiores concentrações circulantes de colesterol **LDL (lipoproteína de baixa densidade)** e lipoproteínas ricas em triglicerídeos no sangue, assim como as menores concentrações de colesterol **HDL (lipoproteína de alta densidade)**, são associadas ao risco de aterosclerose coronariana.

A **aterotrombose** dos vasos cerebrais é a principal causa de infarto cerebral, conhecido como **acidente vascular encefálico (AVE)** ou **acidente vascular cerebral (AVC)**, uma das causas mais comuns de doença neurológica.

A aterosclerose da aorta abdominal leva à formação de um aneurisma da aorta abdominal, uma dilatação que pode se romper e provocar hemorragia maciça fatal.

Funções do endotélio

Já discutimos a estrutura das células epiteliais como componentes das barreiras capilares que regulam a passagem de moléculas e células do sangue para o espaço extracelular e a troca de solventes e solutos por difusão, filtração e pinocitose.

No entanto, o endotélio das artérias e veias formam uma monocamada contínua, diferentemente das células endoteliais capilares, que podem ser contínuas, fenestradas ou descontínuas.

Embora as células endoteliais permitam a passagem de moléculas e gases, retenham células sanguíneas e moléculas grandes e tenham a capacidade de proteger contra insultos externos, nem todas as células endoteliais são iguais.

As células endoteliais exibem propriedades moleculares e funcionais distintas, dependendo do tipo de vaso sanguíneo e do órgão em que residem.

As células endoteliais podem formar novos vasos sanguíneos a partir dos existentes pelo processo de **angiogênese**, o que exige dessas células a aquisição de funções especializadas.

Em condições patológicas, a maior secreção de angiopoietina 2 pelas células endoteliais pode alterar as junções de oclusão entre as células endoteliais, afetando, assim, a permeabilidade endotelial.

As células endoteliais produzem substâncias vasoativas que podem induzir contração e relaxamento do músculo liso da parede vascular.

O **óxido nítrico**, sintetizado pelas células endoteliais a partir da L-arginina, quando estimuladas pela acetilcolina ou por outros agentes, ativa a guanilil ciclase e, consequentemente, a produção de monofosfato cíclico de guanosina (cGMP), que induz o relaxamento das células musculares lisas da parede vascular.

A **endotelina 1** é um peptídio vasoconstritor potente produzido pelas células endoteliais.

A **prostaciclina (epoprostenol)**, sintetizada a partir do ácido araquidônico pela ação da ciclo-oxigenase e da prostaciclina sintetase nas células endoteliais, provoca o relaxamento das células musculares lisas pela ação do monofosfato de adenosina cíclico (cAMP). A prostaciclina sintética é usada para produzir vasodilatação no **fenômeno de Raynaud** (dor e descoloração dos dedos dos pés e das mãos produzidos por vasospasmo) grave, na isquemia e no tratamento da hipertensão pulmonar. A prostaciclina também previne a adesão e a agregação plaquetária que leva à coagulação sanguínea.

A permeabilidade das células endoteliais capilares é específica para cada tecido. Os sinusoides do fígado são mais permeáveis à albumina do que os capilares do glomérulo renal.

Além disso, há uma permeabilidade topográfica. As células endoteliais capilares da extremidade venosa são mais permeáveis do que as células endoteliais da extremidade arterial. As vênulas pós-capilares apresentam maior permeabilidade aos leucócitos.

As células endoteliais se adaptam às demandas metabólicas específicas de órgãos, controlando a transferência de nutrientes. O transporte transendotelial de ácidos graxos no miocárdio, por exemplo, está associado à sua necessidade catabólica de produção de ATP. As células endoteliais nos capilares cerebrais expressam preferencialmente o transportador de glicose GLUT1 para facilitar a transferência de glicose do sangue para o encéfalo.

Por fim, não se esqueça do significado das células endoteliais no processo de endereçamento (*homing*) celular e inflamação (Figura 12.13).

Vasculogênese e angiogênese

O desenvolvimento do sistema vascular se dá por dois mecanismos:

1. **Vasculogênese** é um processo iniciado durante a embriogênese pela coalescência de progenitores endoteliais vasculares, ou angioblastos, livres e migratórios, durante a embriogênese, para formar uma rede vascular primitiva no saco vitelino e nos vasos axiais do tronco. A vasculogênese é essencial para a sobrevivência do embrião.

2. **Angiogênese** é um processo iniciado em um vaso preexistente, observado no embrião e no adulto. No adulto, a angiogênese ocorre durante o ciclo menstrual uterino, o crescimento da placenta, a cicatrização de feridas e as respostas inflamatórias.

Em condições patológicas, a angiogênese é excessiva nos tumores (Boxe 12.C, **sarcoma de Kaposi**), nas doenças oculares (**degeneração macular associada à idade**) e nas doenças inflamatórias.

A **angiogênese tumoral** é uma forma específica de angiogênese com importantes implicações clínicas.

As células endoteliais participam da vasculogênese e da angiogênese de maneiras diferentes. Em ambos os

---

Figura 12.13 Funções do endotélio.

A angiopoietina 2 controla a integridade das junções de oclusão interendoteliais

1 A perda das junções de oclusão entre as células endoteliais provoca extravasamento. As células endoteliais armazenam a citocina angiopoietina 2 (Ang2) e outras citocinas em vesículas citoplasmáticas, que são liberadas em resposta a estímulos fisiológicos e patológicos. A maior secreção de Ang2 desencadeia a sinalização que desestabiliza o endotélio e provoca perda das junções de oclusão interendoteliais.

As células endoteliais produzem prostaciclina

2 A prostaciclina é formada pelas células endoteliais a partir do ácido araquidônico por um processo catalisado pela prostaciclina sintase. A prostaciclina impede a adesão de plaquetas ao endotélio e **evita a formação de coágulos de sangue**. A prostaciclina também é **vasodilatador**.

As células endoteliais modulam a atividade do músculo liso

3 As células endoteliais secretam fatores que **relaxam** (como o **óxido nítrico**) ou **contraem** (como a **endotelina 1**) as células musculares lisas.

As células endoteliais desencadeiam a coagulação do sangue

4 As células endoteliais liberam o **fator tecidual** que se liga ao fator VIIa para conversão de fator X em fator Xa e início da via comum da coagulação do sangue.

A **trombina** (ligada ao seu receptor na superfície das plaquetas) age sobre o fibrinogênio para formar monômero de fibrinas. Os **monômeros de fibrina** agregam-se e formam um coágulo macio de fibrina em ligação cruzada com fator XIIIa.

As plaquetas e a fibrina formam um tampão hemostático em caso de lesão na parede de um vaso sanguíneo.

As células endoteliais são reguladores do tráfego de leucócitos e antígenos

5 As células endoteliais facilitam ou restringem a migração transendotelial de células participantes de uma reação inflamatória (p. ex., **neutrófilos**) no tecido conjuntivo extravascular adjacente.

Os macrófagos ativados secretam ligante de fator de necrose tumoral e interleucina 1, que induzem a expressão de **E-selectina** pelas células endoteliais, que se tornam permissivas à passagem transendotelial.

Há uma barreira endotelial **permissiva** no intestino, que impede a entrada de bactérias na circulação sistêmica (**barreira intestinal-vascular**) e uma barreira endotelial **protetora** no sistema nervoso central, que não afeta a função normal do encéfalo (**barreira hematencefálica**).

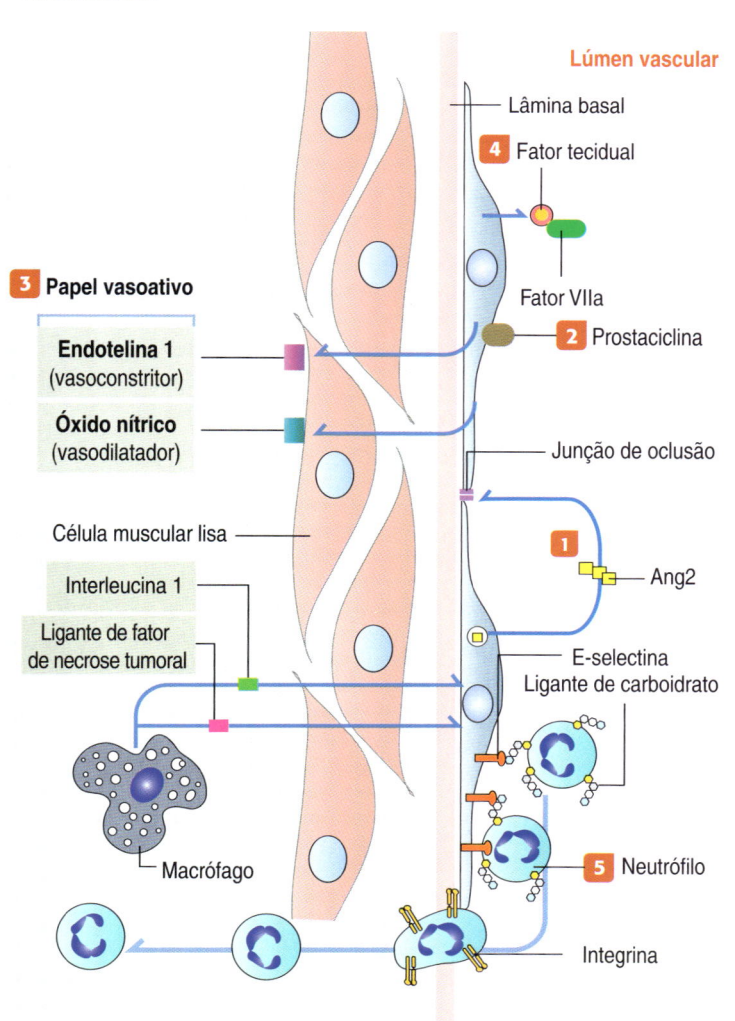

Lúmen vascular
- Lâmina basal
- **4** Fator tecidual
- Fator VIIa
- **2** Prostaciclina
- Junção de oclusão
- **1** Ang2
- E-selectina / Ligante de carboidrato
- **5** Neutrófilo
- Integrina

3 Papel vasoativo
- **Endotelina 1** (vasoconstritor)
- **Óxido nítrico** (vasodilatador)
- Célula muscular lisa
- Interleucina 1
- Ligante de fator de necrose tumoral
- Macrófago

Boxe 12.C Sarcoma de Kaposi.

- O sarcoma de Kaposi é um tumor caracterizado por nódulos vasculares vermelhos ou roxos na pele (rosto e pernas), mucosas (nariz, boca e garganta), pulmões, fígado, baço e trato digestório, frequentemente observado em pacientes com AIDS

- As manchas, placas ou nódulos vasculares consistem em células tumorais fusiformes e espaços vasculares altamente desenvolvidos (ver imagem histopatológica abaixo). As células fusiformes expressam marcadores de células sanguíneas e endoteliais

- O sistema imunológico extremamente enfraquecido dos indivíduos infectados pelo HIV facilita a infecção pelo herpes-vírus humano tipo 8 (HHV8), também conhecido como herpes-vírus do sarcoma de Kaposi (KSHV)

- O sarcoma de Kaposi clássico se desenvolve de forma lenta (em um período de dez anos ou mais), em comparação com a natureza mais agressiva e a extensão das lesões vistas em indivíduos infectados pelo HIV.

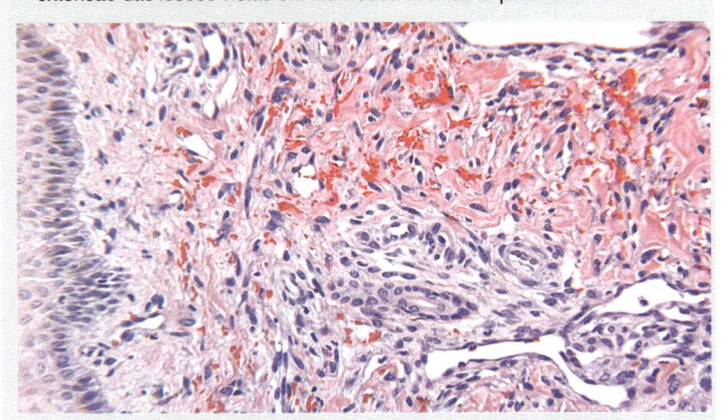

Proliferação na derme de canais vasculares irregulares de paredes finas revestidos por células endoteliais. Os eritrócitos podem ser vistos dentro do lúmen vascular ou extravasados. O tecido conjuntivo circundante exibe feixes de células fusiformes.

processos as células endoteliais migram, proliferam e se reúnem em túbulos para conter o sangue.

As células periendoteliais (células musculares lisas, pericitos e fibroblastos) são recrutadas para cercar os tubos endoteliais recém-formados.

Mecanismos moleculares e padrões específicos de desenvolvimento controlam a vasculogênese e a embriogênese.

Moléculas **pró-angiogênicas** e **antiangiogênicas** são fundamentais para a formação de novos vasos sanguíneos durante o desenvolvimento e nos tecidos adultos e para a manutenção e remodelação dos vasos já existentes.

A **primeira via** inclui as moléculas pró-angiogênicas chamadas **fatores de crescimento endotelial vascular** (**VEGFs**), com afinidade de ligação a três diferentes receptores diméricos de tirosinoquinase – **VEGF-R1**, **VEGF-R2** e **VEGF-R3**. Essas moléculas estão na superfície das células endoteliais.

A ligação do VEGF a um VEGF-R induz a homodimerização ou heterodimerização do receptor, levando à ativação da tirosinoquinase e à autofosforilação dos resíduos de tirosina nos domínios intracelulares do receptor.

Embora os VEGF-Rs apresentem organização estrutural geral semelhante (sete domínios extracelulares com homologia à imunoglobulina, um domínio transmembrânico e um domínio tirosinoquinase), diferem no modo de ativação e sinalização.

Uma **segunda via** inclui **Tie2** (sigla para tirosinoquinase com domínios similares à imunoglobulina e EGF), um receptor que modula uma cascata de sinalização necessária para a indução ou inibição da proliferação de células endoteliais.

As **angiopoietinas 1** e **2** (**Ang1** e **Ang2**) se ligam ao receptor Tie2. A ligação da Ang1 ao Tie2 tem um efeito estabilizador nos vasos sanguíneos (pró-angiogênico), enquanto a Ang2 tem um efeito desestabilizador (antiangiogênico). Além disso, os fatores antiangiogênicos **trombospondina 1** e **angiostatina** bloqueiam a angiogênese ou induzem a regressão da angiogênese.

O **receptor _Notch_** é uma **terceira via**. A sinalização do receptor _Notch_ facilita a sobrevida das células endoteliais por ativação da expressão de um VEGF-R que as protege da apoptose.

Os **ligantes do tipo Delta** do receptor _Notch_ (Dll1, Dll3 e Dll4) e **_Jagged_** (_Jagged_ 1 e _Jagged_ 2) desempenham papéis significativos na angiogênese normal e tumoral, regulando as ações do VEGF.

A ativação da sinalização _Notch_ depende de interação intercelular. A interação se dá entre o domínio extracelular do receptor _Notch_ e um ligante encontrado na superfície de uma célula próxima.

Devido ao seu significado clínico, recomendamos que você aprenda os principais aspectos da vasculogênese e da angiogênese resumidos em Conhecimento básico 12.C. A compreensão da vasculogênese e da angiogênese é relevante para o desenvolvimento de estratégias terapêuticas para revascularização dos tecidos isquêmicos ou inibição da angiogênese em câncer, doenças oculares, articulares ou cutâneas.

ANGIOGÊNESE E PROGRESSÃO TUMORAL

Os tumores precisam de um suprimento sanguíneo para fornecer oxigênio e nutrientes; a angiogênese é responsável pelo desenvolvimento de novos vasos sanguíneos a partir de um suprimento vascular preexistente.

Um fator desencadeante essencial para a angiogênese é a hipoxia (baixa concentração de oxigênio). As células cancerígenas, que se desenvolvem em um microambiente com baixa disponibilidade de oxigênio, secretam VEGF-A, que se liga ao VEGF-R2 expresso pelas células endoteliais dos vasos sanguíneos adjacentes para iniciar a angiogênese tumoral.

As células da ponta se separam dos brotamentos vasculares em desenvolvimento, tornam-se móveis em direção ao VEGF-A e iniciam o crescimento de novos brotamentos vasculares. A quebra das células da ponta e sua motilidade adquirida dependem de junções instáveis entre as células endoteliais, estimuladas por angiopoietina 2 e Dll4.

Conhecimento básico 12.C Vasculogênese e angiogênese

Vasculogênese (embrionária)

Dois precursores de células endoteliais (CE): O mesoderma dá origem às CEs do embrião que revestem os vasos sanguíneos do saco vitelino. As CEs do saco vitelino, por sua vez, dão origem a **progenitores eritro-mieloides (PEMs)**. Os PEMs migram no embrião e se diferenciam nas linhagens celulares do sangue embrionário. Os PEMs também revertem para um tipo CE, que se combina às CEs derivadas do mesoderma que revestem os vasos sanguíneos. Uma população variada de CEs persiste até a vida adulta.

Os **angioblastos** (precursores de CEs) proliferam e formam os tubos capilares endoteliais, que se tornarão arteriais ou venosos. A proliferação é regulada pela interação do **fator de crescimento endotelial vascular (VEGF)**, secretado pelas células mesenquimais, com o **receptor de fator de crescimento endotelial vascular 2 (VEGF-R2)**. A formação dos tubos capilares endoteliais depende da interação de **VEGF** com **VEGF-R1**.

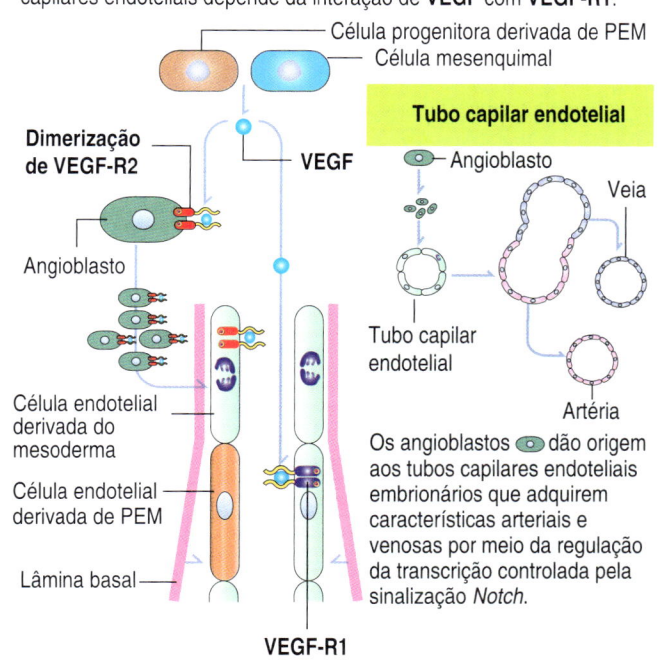

VEGF-R1 e VEGF-R2 têm um domínio extracelular similar à imunoglobulina e um domínio intracelular de tirosinoquinase. Esses domínios formam dímeros.

Tubo capilar endotelial

Os angioblastos dão origem aos tubos capilares endoteliais embrionários que adquirem características arteriais e venosas por meio da regulação da transcrição controlada pela sinalização *Notch*.

Angiogênese (embrionária, fetal e adulta)

Durante a angiogênese, novos vasos e redes vasculares são originários de um vaso preexistente por brotamento, ramificação e anastomose

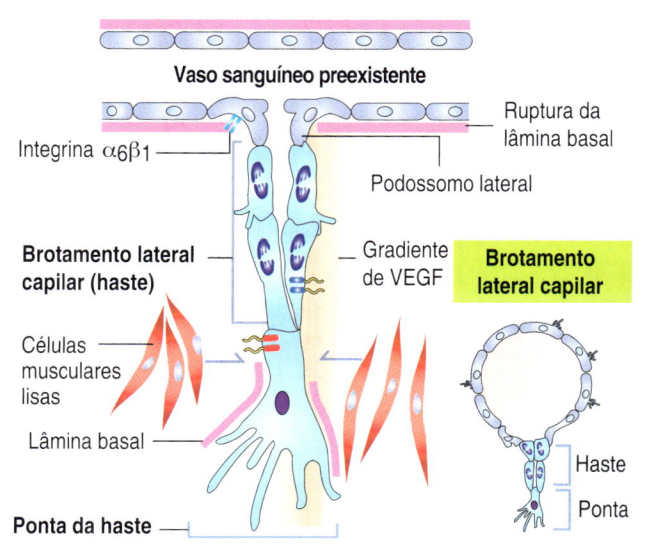

A degradação da lâmina basal por **podossomos** laterais das células endoteliais do vaso preexistente (na presença de **integrina $\alpha_6\beta_1$** e de um **gradiente de VEGF** de indução) permite a formação de **brotamentos laterais** capilares. Cada brotamento é composto de uma **haste** (proliferação) e uma ponta (alongamento).

As células da ponta expressam VEGF-R2, enquanto a haste é controlada por VEGF-R3 e proteína Delta-símile 4 (Dll4), que ativam a sinalização *Notch*.

A migração e a proliferação do brotamento são orientadas por um gradiente de VEGF. Note que a especificação de células da haste e da ponta depende da expressão diferencial de VEGF-Rs em resposta ao gradiente de VEGF e modulada pela sinalização Dll4-*Notch*.

A maturação das células endoteliais leva à formação de um **tubo capilar endotelial**.

A formação de uma lâmina basal e o **recrutamento de células periendoteliais** (células da musculatura lisa) completam a angiogênese.

Especialização de um vaso sanguíneo maduro

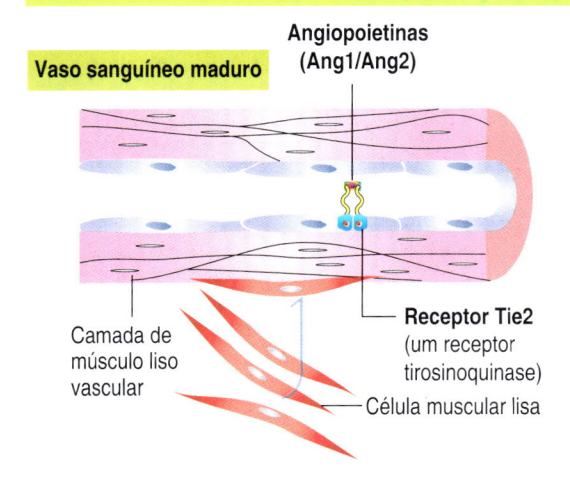

A **angiopoietina 1** (Ang1) interage com o **receptor Tie2** (sigla para **tirosinoquinase** com domínios similares a imunoglobulina e **EGF**) da **célula endotelial** para recrutamento de células musculares lisas periendoteliais e organização dos vasos sanguíneos maduros.

O complexo ligante Ang-receptor Tie é observado em vasos que adotam o fenótipo de vênula pós-capilar, que permite a adesão e o extravasamento de leucócitos durante a inflamação.

Ang2, outra angiopoietina, interage com Tie2 para indução da perda de contato das células endoteliais com a matriz extracelular. Isso causa **regressão vascular**. A regressão vascular é causada pelo estresse fisiológico de cisalhamento induzido pelo fluxo, um determinante da especialização funcional dos vasos sanguíneos e linfáticos.

A regressão vascular é produzida pela ausência de crescimento (quiescência) ou morte das células endoteliais. A quiescência é um estado reversível comum à maioria das células endoteliais nos vasos sanguíneos e linfáticos adultos.

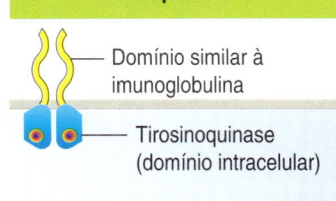
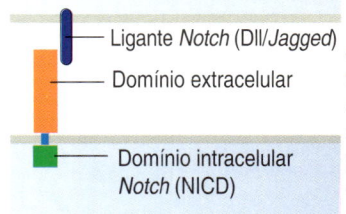
Os receptores VEGF-R e Tie têm um domínio intracelular de tirosinoquinase. A interação dos receptores VEGF-R e Tie com seus ligantes provoca sua dimerização e subsequente autofosforilação.

O receptor fosforilado interage com diversas moléculas citoplasmáticas de sinalização, levando à angiogênese com proliferação e diferenciação de células endoteliais.

Os **fatores pró-angiogênicos** (VEGF [e VEGF-Rs] derivados de células endoteliais) **estimulam** a proliferação de células endoteliais e a angiogênese. A angiogênese requer a participação de Dll4 (para regulação das células da ponta) e angiopoietina 2 (para desestabilização das junções de oclusão entre as células endoteliais).

Os **fatores antiangiogênicos** (trombospondina 1 e angiostatina) bloqueiam a angiogênese ou induzem sua regressão.

A ativação do receptor *Notch* pela interação com o ligante (Dll/*Jagged*) leva à liberação do domínio celular intracelular *Notch* (NICD), que é translocado até o núcleo da célula para regulação da expressão dos genes envolvidos na angiogênese (por meio de controle do crescimento das células da ponta).

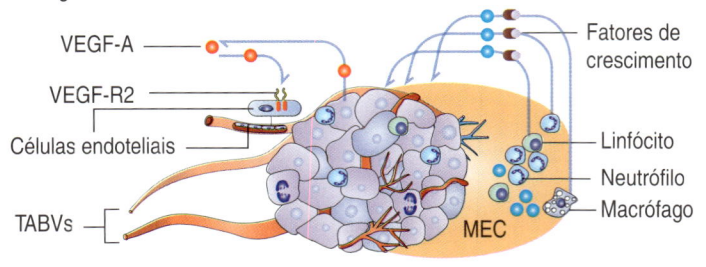

VEGF-A

VEGF-R2

Células endoteliais

TABVs

Fatores de crescimento

Linfócito

Neutrófilo

Macrófago

MEC

Reveja o Conhecimento básico 4.A, no Capítulo 4, *Tecido Conjuntivo*, e observe que uma membrana basal intacta separa os vasos sanguíneos de um tumor epitelial no estágio de carcinoma *in situ*. No estágio invasivo, as células cancerígenas induzem uma reação do tecido conjuntivo, inclusive a angiogênese. Em outras palavras, a natureza invasiva de um tumor é paralela a uma resposta angiogênica envolvendo fatores pró-angiogênicos e antiangiogênicos.

Os recém-desenvolvidos vasos sanguíneos associados a tumores (TABVs; do inglês, *tumor-associated blood vessels*) são revestidos por uma camada descontínua de células endoteliais, levando a extravasamentos que facilitam invasão e metástase de células cancerígenas.

As células cancerígenas secretam VEGF-A e outros fatores proangiogênicos; no entanto, VEGFs e outros fatores quimiotáticos angiogênicos são sintetizados por neutrófilos, linfócitos e macrófagos associados a tumores e recrutados do sangue circulante para as células do estroma tumoral.

Estratégias terapêuticas antiangiogênicas foram instituídas para bloqueio da atividade pró-angiogênica como parte do tratamento do câncer. No entanto, a estrutura vascular anormal do tumor pode interferir com a eficácia da perfusão vascular. Além disso, as células tumorais podem apresentar respostas adaptativas à neutralização clínica de fatores de crescimento pró-angiogênicos, como o VEGF-A (ver Conhecimento básico 12.C).

TROMBOSE, EMBOLIA E INFARTO

Agora, vamos considerar as doenças que afetam o sangue no sistema arteriovenoso.

Trombose é o processo de formação de um coágulo sanguíneo (trombo) dentro de um vaso sanguíneo, obstruindo o fluxo de sangue.

Um ou mais dos seguintes três fatores (conhecidos como **tríade de Virchow**) pode levar à trombose:

1. A **disfunção endotelial** pode ser causada por traumatismo direto ou inflamação associada a um ateroma, uma condição chamada aterotrombose. Em condições normais, o revestimento endotelial previne a trombose. O dano endotelial desencadeia adesão e agregação plaquetária, o ponto inicial de formação do trombo.

2. A **redução do fluxo sanguíneo** que pode ser causada pelo comportamento sedentário (p. ex., ficar sentado em uma longa viagem de avião), ou proximidade de um local de lesão vascular, permitindo, assim, o contato das plaquetas com a superfície das células endoteliais, o que ativa os componentes da cascata da coagulação.

3. **Propensão a formar coágulos sanguíneos** (hipercoagulabilidade), determinada, entre outras causas, pelo aumento na concentração de fibrinogênio e protrombina associado a tratamentos à base de estrógeno, autoanticorpos contra os

fosfolipídios das plaquetas e mutação comum no fator V (mutação de Leiden), um cofator que permite que o fator Xa ative a trombina. Lembre-se de que a trombina cliva o fibrinogênio para formar a fibrina, o que organiza uma rede densa, o substrato de um coágulo sanguíneo.

Repare que um **trombo** é formado por componentes da cascata de coagulação dispostos em camadas (plaquetas, fibrina e hemácias presas) dentro de um vaso sanguíneo. Por outro lado, um coágulo, como um **hematoma**, é formado por componentes semelhantes não estruturados que se desenvolveram fora de um vaso sanguíneo.

A obstrução de mais de 75% do lúmen de uma artéria reduz o fluxo sanguíneo e o suprimento de oxigênio (hipoxia). Uma obstrução que exceda 90% do lúmen de uma artéria provoca anoxia (redução completa de oxigênio) e infarto (necrose tecidual).

Existem duas formas distintas de trombose:
1. **Trombose venosa**.
2. **Trombose arterial**.

A trombose venosa é a formação de um trombo em uma veia.

Essa categoria inclui:
1. **Trombose venosa profunda** (**TVP**). As veias ilíaca, femoral, poplíteas e da panturrilha são as mais frequentemente afetadas. Edema, dor e eritema da área afetada são indicações características de TVP.
2. **Trombose da veia porta**. A veia porta hepática geralmente é afetada. Pode causar hipertensão portal e redução do suprimento sanguíneo do fígado. Está associada a cirrose e pancreatite.
3. **Síndrome de Budd-Chiari**, causada pelo bloqueio da veia porta ou da veia cava inferior. Essa forma de trombose é definida por dor abdominal, ascite e hepatomegalia.
4. **Doença de Paget-Schroetter**, causada pela obstrução de uma veia do membro superior (como a veia axilar ou a subclávia) por um trombo. É observada depois de exercício intenso em indivíduos jovens e saudáveis.
5. **Trombose do seio venoso cerebral** (**TSVC**) é um tipo de AVC decorrente do bloqueio dos seios venosos da dura-máter por um trombo.

A **trombose arterial** é a formação de um trombo em uma artéria. Essa categoria inclui:
1. **AVC**. O acidente vascular cerebral (AVC) aterotrombótico é originado por um ateroma localizado em um vaso de grande calibre (como carótidas internas, artéria vertebral e círculo de Willis) ou em vasos de menor calibre (como os ramos do círculo de Willis).
2. **Infarto do miocárdio**. A **isquemia miocárdica** é produzida por oclusão lenta de um vaso sanguíneo e o infarto é determinado por uma oclusão vascular abrupta.

De modo geral, o bloqueio arterial causa necrose coagulativa, enquanto o bloqueio de uma veia resulta em necrose hemorrágica.

Um trombo pode aumentar de tamanho por **propagação**, ser dissolvido pela **fibrinólise**, tornar-se organizado por uma **transformação para tecido de granulação**, e sofrer **recanalização**, restabelecendo o fluxo sanguíneo.

Um potencial desfecho de um trombo é a **tromboembolia**, que consiste na fragmentação do trombo e na migração dos fragmentos, chamados **êmbolos**, para outros vasos sanguíneos. Se os vasos sanguíneos de destino tiverem lúmen pequeno, os êmbolos não conseguem avançar e ocluem o vaso, privando o local do fluxo sanguíneo e causando o infarto.

A tromboembolia pode causar tromboembolia pulmonar quando êmbolos das veias sistêmicas migram para o coração, afetando a árvore arterial pulmonar.

A maioria dos êmbolos se origina de TVP e, dependendo da extensão do bloqueio vascular e do tamanho das artérias pulmonares afetadas, a tromboembolia pode desencadear aumento da pressão arterial pulmonar, o AVC secundário à aterotrombose (causando, em alguns casos, infarto pulmonar), e acentuar o esforço do lado direito do coração.

Um bloqueio súbito substancial (60% da vascularização pulmonar; embolia pulmonar maciça) produz colapso cardiovascular, levando rapidamente à morte. Embolia pulmonar de pequena monta pode ser causada pelo bloqueio de vasos pulmonares periféricos menores, causando dor pleurítica e dispneia.

Um **trombo mural no coração** pode migrar pela aorta até a circulação arterial sistêmica, ocluindo uma artéria no encéfalo, nos rins, no baço, nos intestinos e nos membros inferiores.

Nem todos os êmbolos têm origem na tromboembolia arterial e venosa. **Embolia tumoral** é a fonte de **metástases hematogênicas**. A fratura óssea grave pode fazer com que **êmbolos gordurosos e da medula óssea** entrem no sistema venoso sistêmico e alcancem as artérias pulmonares pelo lado direito do coração. A injeção acidental de ar na circulação venosa pode desencadear **embolia gasosa** (Figura 12.14).

HIPERTENSÃO

Até aqui, você aprendeu a patogênese da aterosclerose, uma doença arterial inflamatória crônica. Aterosclerose e arteriosclerose parecem iguais, porém, não são a mesma coisa.

A **arteriosclerose** descreve o espessamento e o endurecimento das paredes arteriais sem qualquer referência à sua causa.

A causa mais comum da aterosclerose é o desenvolvimento de um **ateroma**. Você aprendeu como os ateromas afetam as artérias de grande e médio calibre, causando o espessamento e o endurecimento da parede arterial.

Também aprendeu como defeitos da túnica média vascular podem provocar um **aneurisma**, a dilatação regional anormal da aorta abdominal ou de uma artéria

Figura 12.14 Mapeamento de conceitos: patogênese cardiovascular.

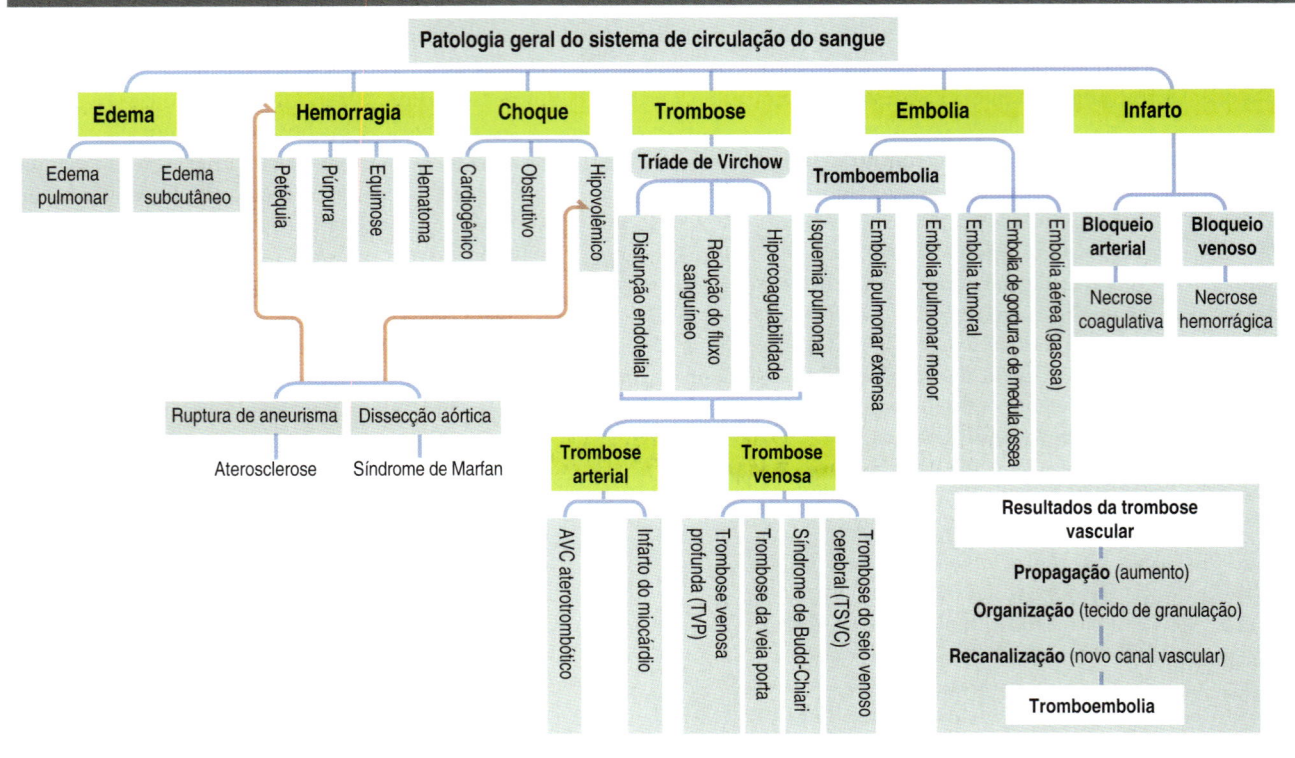

Figura 12.15 Mapeamento de conceitos: hipertensão.

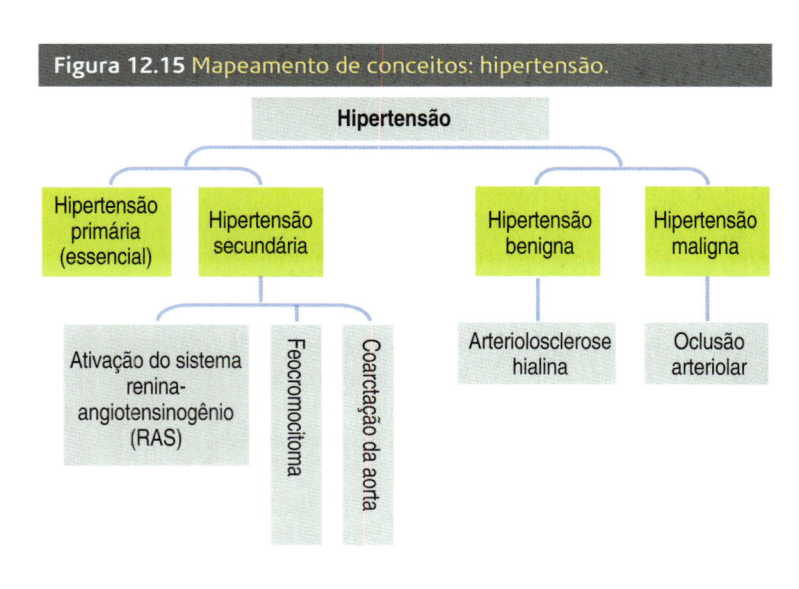

1. **Hipertensão primária (essencial)**, sem causa aparente, geralmente associada a predisposição genética, obesidade, consumo de álcool e envelhecimento.
2. **Hipertensão secundária**, relacionada a uma ativação do **sistema renina-angiotensina (SRA)**, abordado no Capítulo 14, *Sistema Urinário*.

Mutações nos genes do SRA que afetam o metabolismo de Na^+ e a volemia são fatores importantes. Outros fatores incluem **feocromocitoma** (tumor da medula suprarrenal que produz epinefrina/norepinefrina), estreitamento congênito da aorta (**coarctação da aorta**) e **estenose** (estreitamento anormal) pela aterosclerose de uma das artérias renais.

Existem duas formas clínicas de hipertensão:

A. **Hipertensão benigna**, que consiste no aumento gradual da pressão arterial, causado por hipertrofia da túnica média muscular das **artérias de pequeno calibre**, espessamento da íntima e da lâmina elástica interna e redução no diâmetro do lúmen vascular.

As células musculares lisas da parede das **arteríolas** sofrem degeneração hialina e espessamento (**arteriolosclerose hialina**), inibindo a constrição e a dilatação normais do vaso.

B. **Hipertensão maligna**, que consiste em necrose aguda das células musculares lisas da túnica média vascular e depósitos de fibrina na íntima. A **necrose fibrinoide** reduz o lúmen vascular e aumenta a resistência arteriolar em diversos órgãos. Hemorragias de retina são comumente observadas.

cerebral. Se doenças hereditárias, como a **síndrome de Marfan** e uma forma da **síndrome de Ehlers-Danlos**, causarem alterações degenerativas na túnica média da aorta, é provável que ocorra **dissecção da aorta**.

A **hipertensão** (**pressão diastólica superior a 90 mmHg**) é outra condição que provoca alterações degenerativas nas paredes dos **pequenos vasos** (arteríolas). As vascularizações do encéfalo, do coração e dos rins, bem como da aorta, são as mais afetadas.

Existem dois tipos de hipertensão (Figura 12.15):

Mapeamento de conceitos e conceitos essenciais: sistema cardiovascular.

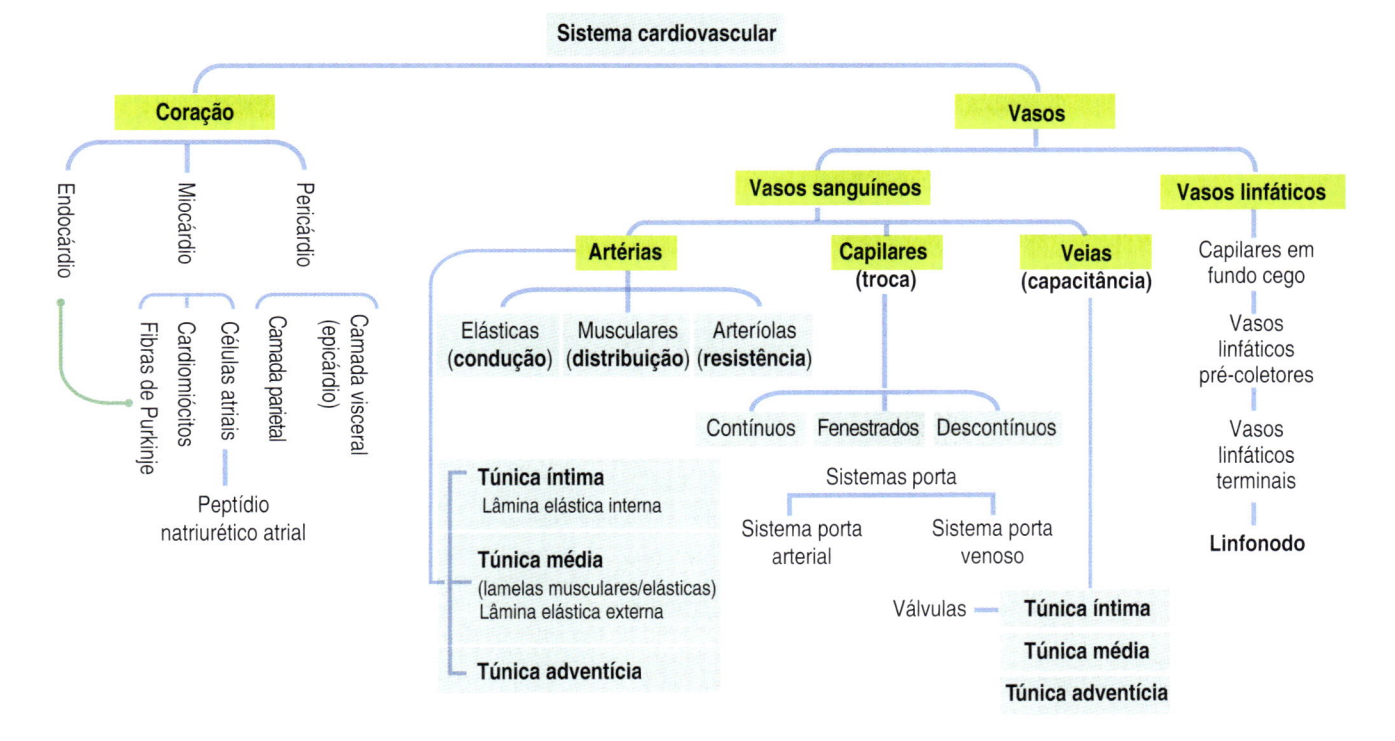

- **Coração.** A parede do coração tem três camadas:

  (1) **Endocárdio**, formado por um revestimento endotelial e tecidos conjuntivos subendoteliais.

  (2) **Miocárdio**, formado por três tipos de músculo cardíaco: músculo atrial, músculo ventricular e fibras musculares condutoras de Purkinje (fibras ou células de Purkinje). Os cardiomiócitos do átrio secretam o **peptídio natriurético atrial**, uma proteína que estimula a diurese e a natriurese (excreção de sódio).

  (3) **Epicárdio**, revestido por um mesotélio que dá para o espaço pericárdico seroso. O epicárdio é a camada visceral do pericárdio.

  Os sistemas condutores do coração incluem o nó sinusal (ou sinoatrial [S-A]); a via internodal, que liga o nó sinusal ao nó atrioventricular (A-V); o feixe atrioventricular, que liga os átrios aos ventrículos, e os ramos direito e esquerdo das fibras de Purkinje.

  Cardiomiócitos são células estriadas com um núcleo central, unidas por **discos intercalares**. Os componentes transversais dos discos intercalares são fáscias aderentes e desmossomos; há junções comunicantes nos componentes longitudinais. O citoplasma contém miofibrilas.

  As **células de Purkinje** estão sob o endocárdio ao longo dos dois lados do septo interventricular. Em comparação aos cardiomiócitos, o número de miofibrilas nas fibras de Purkinje é reduzido, o diâmetro das fibras é maior e o citoplasma contém glicogênio em abundância

- A **circulação** é classificada em:

  (1) **Circulação sistêmica ou periférica**.

  (2) **Circulação pulmonar**.

  Lembre-se de que existem variações na pressão arterial nas diversas partes do sistema cardiovascular. A estrutura dos vasos sanguíneos corresponde à pressão arterial que devem suportar. À medida que o sangue flui através da circulação sistêmica, sua pressão atinge o menor valor ao retornar ao átrio direito do coração por meio da veia cava terminal.

  As **artérias** levam o sangue do coração para os capilares. A parede das artérias é formada por três camadas:

  (1) **Túnica íntima** (endotélio, tecido conjuntivo subendotelial e lâmina elástica interna).

  (2) **Túnica média** (células musculares lisas cercadas de fibras colágenas e bainhas elásticas).

  (3) **Túnica externa** ou **adventícia** (tecido conjuntivo, vasos e nervos).

  Existem três grupos principais de artérias:

  (1) Artérias elásticas de grande calibre.

  (2) Artérias de médio calibre.

  (3) Artérias de pequeno calibre ou arteríolas.

  Artérias elásticas de grande calibre são **vasos de condução**. A aorta é um bom exemplo. Bainhas elásticas fenestradas e células musculares lisas que produzem fibras elásticas estão presentes na túnica média. Aneurismas da aorta são causados pela aterosclerose ou por defeitos na síntese e montagem das fibras elásticas (síndrome de Marfan, aneurisma dissecante).

  Artérias de médio calibre são vasos distribuidores. A túnica média apresenta redução das fibras elásticas e aumento das fibras musculares lisas. Uma lâmina elástica externa é vista na junção túnica média-adventícia.

  Arteríolas são **vasos de resistência**. As arteríolas regulam a distribuição do sangue na microcirculação por meio de vasoconstrição e vasodilatação. Determinam a pressão arterial sistêmica. A túnica média é formada por duas a cinco camadas de células musculares.

  Capilares são **vasos de troca**. O leito microvascular, o local da microcirculação, é composto de **arteríola terminal**, **metarteríola**, **leito capilar** e **vênulas pós-capilares**.

  O leito capilar é formado por capilares um pouco maiores (denominados canais preferenciais ou de passagem), caracterizado por fluxo de sangue contínuo e por pequenos capilares (chamados capilares verdadeiros), onde o fluxo de sangue é intermitente. Há esfíncteres pré-capilares (células musculares lisas) no local de origem dos capilares verdadeiros na arteríola ou metarteríola.

  A circulação capilar pode ser contornada por canais diretos que conectam as arteríolas terminais às vênulas pós-capilares. Derivações (shunts) ou anastomoses arteriovenosas conectam as arteríolas às vênulas pós-capilares, contornando o leito microvascular.

Existem três tipos de capilares:
(1) **Capilares contínuos**.
(2) **Capilares fenestrados**.
(3) **Descontínuos (sinusoides)**.

Os **capilares contínuos** são revestidos por um endotélio pavimentoso simples completo e suportados por uma lâmina basal contínua. Pericitos, células semelhantes às células musculares lisas, podem estar entre o endotélio e a lâmina basal. As células endoteliais apresentam duas características: são unidas por junções de oclusão e o transporte de solutos e fluido ocorre por meio de cavéolas e vesículas pinocíticas.

Capilares fenestrados têm poros, ou fenestras, com ou sem diafragmas. A lâmina basal é contínua.

Capilares descontínuos têm um revestimento incompleto de células endoteliais e uma lâmina basal. Há fendas entre e dentro das células endoteliais.

De uma perspectiva funcional, as barreiras endoteliais capilares podem ser agrupadas em três categorias principais:
(1) **Barreira endotelial protetora** (barreira hematencefálica).
(2) **Barreira endotelial permissiva** (barreira intestinalvascular).
(3) **Barreira endotelial imunomoduladora** (barreira entre o sangue e a retina).

As **veias** são **vasos de capacitância ou reservatórios**. O sistema venoso começa com uma vênula pós-capilar (local de migração das células sanguíneas para os tecidos por diapedese), que consiste em um tubo endotelial circundado por uma lâmina basal e uma adventícia frouxa de tecido conjuntivo. Nos tecidos linfáticos, as células endoteliais das vênulas pós-capilares são mais altas (vênulas de endotélio alto). Vênulas pós-capilares convergem para formar vênulas musculares, que dão origem a vênulas coletoras, levando a veias de diâmetro crescente.

As veias têm as seguintes características:
(1) A distinção de uma túnica média de uma túnica adventícia frequentemente não é possível.
(2) Uma lâmina elástica interna distinta não é visualizada.
(3) As veias têm **válvulas**, projeções da túnica íntima no lúmen, para evitar o refluxo sanguíneo

- **Vasculite**. Vasculite é a inflamação aguda e crônica dos vasos sanguíneos. Pode ser causada por patógenos infecciosos e fatores imunológicos.

A atividade lítica das enzimas bacterianas após infecções causa vasculite, **tromboflebite** (trombose e inflamação da parede de uma veia) e **pseudoaneurismas** (dilatação da parede de um vaso sanguíneo).

A maioria das doenças inflamatórias da parede das artérias tem patogênese imunológica:
(1) Complexos antígeno-anticorpo, que se acumulam na parede de um vaso sanguíneo, podem ativar a cascata do complemento.
(2) Neutrófilos atraídos por fragmentos quimiotáticos liberados pela ativação da cascata do complemento e citocinas liberam serinoprotease 3 e mieloperoxidase, provocando lesão da parede vascular.
(3) Anticorpos que reagem com componentes citoplasmáticos dos neutrófilos (anticorpo anticitoplasma de neutrófilo, ANCA; do inglês, *anti-neutrophil cytoplasmic antibody*) liberam enzimas dos neutrófilos ativados, causando lesão da parede vascular.
(4) A serinoprotease 3 gera C-ANCA (ANCA citoplasmático); P-ANCA são anticorpos contra a mieloperoxidase que apresentam padrão perinuclear nos neutrófilos (ANCA perinuclear) em ensaios de imuno-histoquímica.

Os **tipos de vasculite** são:
(1) **Arterite de células gigantes**, uma forma comum de vasculite nos adultos (na faixa etária acima

dos 50 anos) que afeta as artérias temporal, oftálmica ou vertebral.
(2) A **doença de Buerger** (tromboangiite obliterante) envolve artérias de médio e pequeno calibre das mãos e dos pés, geralmente de homens jovens fumantes.
(3) A **poliarterite nodosa** (PAN) afeta a parede das artérias de médio e pequeno calibre da pele, dos rins, fígado, coração e trato digestório. A PAN foi associada a hepatite B e/ou hepatite C ativas.
(4) A **aortite de células gigantes ou arterite de células gigantes** (arterite de Takayasu) é uma doença rara que acomete a aorta e seus ramos, principalmente de mulheres asiáticas com menos de 40 anos.
(5) A **doença de Kawasaki** afeta as artérias coronárias, assim como as artérias de calibre grande, médio e pequeno das crianças.
(6) A **síndrome de Churg-Strauss** (SCS) é uma vasculite sistêmica associada a asma, rinite e eosinofilia.
(7) A **granulomatose de Wegener** é uma arterite necrosante do trato respiratório e dos rins.
(8) A **púrpura de Henoch-Schöenlein** (PHS) é a forma mais comum de vasculite nas crianças.

Os **vasos linfáticos** conduzem células imunes e linfa para os linfonodos, removem o excesso de fluido que se acumula nos espaços intersticiais e transportam quilomícrons recolhidos pelos vasos linfáticos lácteos (quilíferos). O fluxo de linfa ocorre sob baixa pressão e é unidirecional.

Os capilares linfáticos têm início como tubos de fundo cego, dilatados, revestidos por células endoteliais que não apresentam uma lâmina basal, sendo mantidos abertos por feixes de filamentos ancorados. Não são encontrados em cartilagens, ossos, epitélios, sistema nervoso central ou placenta.

Os capilares linfáticos convergem para formar **vasos linfáticos pré-coletores**, que drenam a linfa para **vasos linfáticos coletores** cercados por células musculares lisas que fornecem atividade de bomba intrínseca.

Linfangiomas são segmentos dilatados separados por válvulas luminais.

Vasos linfáticos terminais são vistos na proximidade de um linfonodo. A linfa retorna para a corrente sanguínea através do **ducto torácico**, de grande calibre, e do **ducto linfático direito**, que é menor.

O **linfedema** é causado por um defeito no transporte da linfa determinado pelo desenvolvimento anormal ou um vaso linfático danificado.

A **filariose** (elefantíase) é causada por uma infecção parasitária dos vasos linfáticos. O linfedema crônico de pernas e genitália é característico.

Ascite quilosa e **quilotórax** representam o acúmulo de linfa com alto teor de gordura (quilo) no abdome e no tórax causado por traumatismo, obstrução ou desenvolvimento anormal dos vasos linfáticos

- Arranjos especiais de capilares:
(1) **Sistema porta arterial (glomérulo renal)**: arteríola aferente seguida por uma rede capilar drenada por uma arteríola eferente (em vez de uma vênula).
(2) **Sistema porta venoso (fígado e hipófise)**: capilares drenados por uma veia que dá origem a capilares venosos ou sinusoides e continua com uma veia

- **Funções da célula endotelial**:
(1) Produção de prostaciclina (a partir do ácido araquidônico) para evitar a adesão de plaquetas ao endotélio e a formação de coágulo intravascular, bem como para causar o relaxamento das células musculares lisas da parede.
(2) Produção de fatores angiogênicos durante a cicatrização normal de feridas e vascularização de tumores.
(3) Início da coagulação sanguínea, pela liberação do fator tecidual para ativar o fator VIIa, que converte o fator X em fator Xa.

(4) Regulação da atividade do músculo liso (o óxido nítrico produz vasodilatação; a endotelina 1 desencadeia vasoconstrição).

(5) Regulação do tráfego de células inflamatórias. Macrófagos no tecido conjuntivo produzem o ligante do fator de necrose tumoral (TNFL) e a interleucina 1, a fim de acelerar o endereçamento (*homing*) de células inflamatórias e bloquear a ação de patógenos

- **Doenças arteriais**. Aterosclerose é o espessamento das paredes arteriais causado por placas ateroscleróticas, compostas de lipídios, células e tecido conjuntivo, na túnica íntima.

A **aterosclerose** é uma doença inflamatória crônica com participação de monócitos que se transformam em macrófagos e internalizam a lipoproteína de baixa densidade (LDL) modificada.

Existem quatro fases envolvendo o desenvolvimento da placa de ateroma:

(1) Disfunção da célula endotelial. O dano ao endotélio de uma artéria, causado pela hipercolesterolemia, é seguido pelo recrutamento de monócitos sanguíneos para a túnica íntima. Na íntima, os monócitos se transformam em macrófagos que expressam o receptor *scavenger* A (SR-A), que internaliza colesterol modificado rico em lipoproteína de baixa densidade (LDL; do inglês, *low density lipoprotein*). Depósitos multiloculares contendo LDL conferem aos macrófagos aparência espumosa.

(2) Formação da placa aterosclerótica. A placa aterosclerótica desenvolvida na íntima é composta de um núcleo ateromatoso com macrófagos espumosos em abundância e uma capa fibrosa. A capa fibrosa contém fibras de colágeno produzidas por células musculares lisas em migração da túnica média.

(3) Interação linfócitos T-macrófago. Os linfócitos T recrutados contribuem com outros componentes inflamatórios para a placa aterosclerótica. Essa interação leva à produção de metaloproteinases (MMPs) pelos macrófagos e citocinas pró-inflamatórias pelos linfócitos T.

(4) Fratura da placa e trombose. As MMPs e citocinas inflamatórias enfraquecem a capa fibrosa, que sofre fraturas. O potencial trombogênico da placa, decorrente da produção do fator tecidual pró-coagulante pelos macrófagos, causa trombose, levando a obstrução ou oclusão do lúmen arterial.

A aorta abdominal e as artérias coronárias e cerebrais são os principais vasos sanguíneos envolvidos. Aneurisma da aorta abdominal, infarto do miocárdio e infarto cerebral (AVC) representam algumas complicações.

A **hipercolesterolemia familiar** é um defeito genético no metabolismo lipoproteico causado por um defeito no receptor que internaliza a LDL

- A terminologia a seguir está relacionada aos sangramentos causados por lesões em vasos sanguíneos.

A **hemorragia** é causada pela ruptura de um vaso sanguíneo por traumatismo em uma artéria ou veia importante ou pela ruptura de um vaso sanguíneo por fragilidade de sua parede.

A perda significativa de sangue causa choque hipovolêmico, que se manifesta por uma queda grave na pressão arterial.

Hematoma é o acúmulo localizado de sangue em um tecido, geralmente depois de uma lesão.

Pequenas hemorragias na pele são:

(1) **Petéquias** (menos de 3 mm de diâmetro).

(2) **Púrpura** (menos de 10 mm de diâmetro).

(3) **Equimose** (mais de 10 mm de diâmetro)

- **Vasculogênese e angiogênese**

Precursores de células endoteliais. No embrião, as células mesenquimais do mesoderma dão origem a células endoteliais que revestem os vasos sanguíneos do saco vitelino. As células endoteliais do saco vitelino,

por sua vez, dão origem a progenitores eritromieloides (EMPs).

Os EMPs migram para o embrião para se diferenciarem nas linhagens de células sanguíneas embrionárias. Além disso, os EMPs revertem para um tipo de célula endotelial que se combina às células endoteliais derivadas do mesoderma que revestem os vasos sanguíneos, formando uma população variada que persiste na idade adulta.

Observe que, durante a vida embrionária, os EMPs geram as hemácias e as células imunes primitivas. Lembre-se, como discutido no Capítulo 4, *Tecido Conjuntivo*, que os EMPs também podem gerar macrófagos residentes em tecidos que persistem em adultos.

Vasculogênese é o processo iniciado pelos progenitores vasculares endoteliais (chamados angioblastos) durante a embriogênese. Durante a vasculogênese, os angioblastos proliferam e se agrupam em tubos contendo sangue. As células periendoteliais (células musculares lisas, pericitos e fibroblastos) são recrutadas para completar a formação do vaso. A proliferação endotelial é regulada pelo fator de crescimento endotelial vascular (VEGF), secretado pelas células mesenquimais, ligado ao seu receptor VEGF-R1. A angiopoietina interage com o receptor de células endoteliais Tie2 para recrutar as células periendoteliais (pericitos e células do músculo liso).

A **angiogênese** é um processo de formação de vasos a partir de um vaso preexistente e é observado em embriões e adultos. As células endoteliais participam da vasculogênese e angiogênese. Durante a angiogênese, um brotamento capilar, composto de uma haste e uma ponta, é formado a partir de podossomos de uma célula endotelial preexistente.

As células endoteliais, estimuladas por VEGF e angiopoietina, formam um tubo endotelial. A seguir, células musculares lisas periendoteliais são recrutadas para completar o desenvolvimento de um vaso sanguíneo.

A **via do receptor *Notch*** contribui, com as vias VEGF-VEGF-R e Tie1-angiopoietina, para o processo de angiogênese

- **Angiogênese tumoral**. O bloqueio do suprimento de sangue mata os tumores. Abordagens terapêuticas antiangiogênicas, que interrompem as vias angiogênicas tumorais, foram desenvolvidas

- A terminologia a seguir é relacionada a doenças que afetam o fluxo sanguíneo.

Trombose é o processo de formação de um coágulo sanguíneo (trombo) no interior de um vaso sanguíneo, obstruindo o fluxo de sangue.

Um ou mais dos três fatores seguintes (tríade de Virchow) podem levar à trombose:

(1) A disfunção endotelial causada por traumatismo direto ou inflamação associada a um ateroma, uma condição chamada aterotrombose.

(2) A redução do fluxo sanguíneo pode ser causada pelo sedentarismo (p. ex., ficar sentado durante uma viagem longa de avião) ou proximidade de um local de lesão vascular.

(3) Tendência a formar coágulos de sangue (hipercoagulabilidade).

Um **trombo** é formado por camadas dos componentes da cascata da coagulação (plaquetas, fibrina e hemácias presas) dentro de um vaso sanguíneo. Por outro lado, um **coágulo sanguíneo**, como um **hematoma**, é formado por componentes semelhantes, não estruturados, que se desenvolveram fora de um vaso sanguíneo.

A obstrução de mais de 75% do lúmen de uma artéria reduz o fluxo sanguíneo e o suprimento de oxigênio (hipoxia).

Uma obstrução que exceda 90% do lúmen de uma artéria provoca anoxia (ausência de oxigênio) e infarto (necrose tissular)

Existem duas formas distintas de trombose:

(1) Trombose venosa.

(2) Trombose arterial.

Trombose venosa é a formação de um trombo dentro de uma veia. Essa categoria inclui:

(1) **Trombose venosa profunda** (TVP). As veias ilíaca, femoral, poplítea e as da panturrilha são as mais comumente afetadas.

(2) **Trombose da veia porta.** A veia porta hepática geralmente é afetada. Pode causar hipertensão portal e redução do suprimento de sangue do fígado. Está associada a cirrose e pancreatite.

(3) **Síndrome de Budd-Chiari,** causada pelo bloqueio da veia hepática ou da veia cava inferior. Essa forma de trombose está associada a dor abdominal, ascite e hepatomegalia.

(4) **Doença de Paget-Schroetter,** causada pela obstrução de uma veia da extremidade superior (como a veia axilar ou a subclávia) por um trombo. É observada depois de exercício intenso em indivíduos jovens e saudáveis.

(5) A **trombose do seio venoso cerebral** (TSVC) é um tipo de AVC secundário a um bloqueio dos seios venosos durais por um trombo.

Trombose arterial é a formação de um trombo em uma artéria. Essa categoria inclui:

(1) **Acidente vascular cerebral** (AVC). O derrame aterotrombótico é originário de um ateroma em vasos de grande calibre (como as artérias carótida interna, vertebral e o círculo de Willis) ou em vasos menores (como os ramos do círculo de Willis).

(2) **Isquemia do miocárdio** (produzida pela oclusão lenta de um vaso sanguíneo) e infarto do miocárdio (causado por uma oclusão vascular abrupta).

De modo geral, o bloqueio arterial causa necrose coagulativa, enquanto o bloqueio de uma veia causa necrose hemorrágica.

Um trombo pode aumentar de tamanho (propagação), ser dissolvido pela fibrinólise, tornar-se organizado ao sofrer transformação em tecido de granulação e restabelecer o fluxo sanguíneo por meio de recanalização.

Um possível desfecho de um trombo é a **tromboembolia,** a fragmentação do trombo e a migração dos fragmentos, chamados êmbolos, para outros vasos sanguíneos.

Se o vaso sanguíneo de destino tiver lúmen pequeno, o êmbolo não consegue progredir, causa oclusão e reduz o fluxo sanguíneo local, provocando um infarto.

Os êmbolos podem causar **tromboembolia pulmonar** ao saírem de veias sistêmicas e migrarem para o coração, afetando a árvore arterial pulmonar. Um súbito bloqueio substancial (60% da vascularização pulmonar; embolia pulmonar maciça) produz colapso cardiovascular, levando rapidamente à morte.

A **embolia pulmonar de pequena monta** pode ser causada pelo bloqueio de vasos periféricos pulmonares pequenos, o que provoca dor pleurítica e dispneia.

Um **trombo mural cardíaco** pode migrar pela aorta para a circulação arterial sistêmica e ocluir uma artéria no encéfalo, nos rins, no baço, nos intestinos e nas extremidades inferiores. Uma fratura óssea grave pode causar êmbolos de gordura e de medula óssea que entram no sistema venoso pelo lado direito do coração, alcançando as artérias pulmonares

- A **hipertensão** (pressão diastólica superior a 90 mmHg) é outra doença que causa alterações degenerativas nas paredes dos vasos de pequeno calibre (arteríolas). A vascularização de encéfalo, coração e rins, bem como da aorta, é a mais afetada.

Existem duas causas de hipertensão:

(1) **Hipertensão primária (essencial),** sem causa aparente, geralmente associada a predisposição genética, obesidade, consumo de álcool e envelhecimento.

(2) **Hipertensão secundária,** relacionada a uma ativação do sistema renina-angiotensina (SRA).

Existem duas formas clínicas de hipertensão:

(i) **Hipertensão benigna,** que consiste no aumento gradual da pressão arterial causado pela hipertrofia da túnica muscular média das artérias pequenas, espessamento da íntima e da lâmina elástica interna, e na redução do diâmetro do lúmen vascular.

(ii) **Hipertensão maligna,** que consiste em necrose aguda das células musculares lisas da túnica média e depósitos de fibrina na íntima. Afeta a parede de pequenos vasos.

A **necrose fibrinoide** reduz o lúmen vascular e aumenta a resistência arteriolar em vários órgãos. A pressão arterial elevada, juntamente com hemorragias ou exsudatos da retina, é característica da retinopatia hipertensiva.

Capítulo 13
Sistema Respiratório

O sistema respiratório é constituído de três partes principais com funções distintas: (1) uma parte condutora de ar; (2) uma parte respiratória para troca gasosa entre o sangue e o ar; (3) um mecanismo para ventilação, promovido pelos movimentos inspiratórios e expiratórios da caixa torácica. A parte condutora de ar consiste, sequencialmente, nas cavidades nasais e seios nasais associados, nasofaringe, orofaringe, laringe, traqueia, brônquios e bronquíolos. A orofaringe também participa do transporte de alimentos. A parte condutora proporciona uma passagem para o ar inalado e exalado da parte respiratória. A parte respiratória é composta, na sequência, de bronquíolos respiratórios, ductos alveolares, sacos alveolares e alvéolos. A função principal é a troca de gases entre o ar e o sangue. A respiração envolve a participação de um mecanismo de ventilação. A entrada (inspiração) e a saída (expiração) de ar ocorrem com a ajuda de quatro elementos: (1) A caixa torácica. (2) Os músculos intercostais associados. (3) O músculo diafragma. (4) O tecido conjuntivo elástico dos pulmões. Este capítulo aborda a estrutura e a função do sistema respiratório levando a uma compreensão das anomalias patológicas.

SISTEMA RESPIRATÓRIO

Cavidades nasais e seios paranasais

As cavidades nasais e os seios paranasais proporcionam uma ampla área de superfície para:

1. Aquecimento e umidificação do ar.
2. Filtragem das partículas de poeira no ar inspirado.

Além disso, o teto de cada cavidade nasal e parte da concha superior contêm a **mucosa olfatória** especializada.

Cada cavidade nasal, separada uma da outra pelo **septo**, consiste no **vestíbulo**, na **parte respiratória** e na **área olfatória** (Figura 13.1).

O ar entra pelas **narinas**, ou **fossas nasais**, cuja superfície externa é revestida por **epitélio estratificado pavimentoso queratinizado**. No **vestíbulo**, o epitélio torna-se **não queratinizado**.

A **parte respiratória** é revestida por um **epitélio pseudoestratificado colunar ciliado com células caliciformes**, sustentado pela lâmina própria, que consiste em tecido conjuntivo com **glândulas seromucosas**. A lâmina própria tem um **plexo venoso superficial rico**, conhecido como **tecido cavernoso** ou **erétil**. A lâmina própria é contínua ao periósteo do osso ou pericôndrio da cartilagem, formando a parede das cavidades nasais.

Três placas ósseas curvas, cobertas por mucosa, projetam-se da parede lateral para dentro de cada cavidade nasal: os **ossos turbinados superior, médio** e **inferior** ou **conchas nasais**.

Secreções das células caliciformes e das glândulas seromucosas mantêm a superfície mucosa das conchas úmida e umidificam o ar inspirado.

O ar que entra é aquecido pelo sangue no plexo venoso, o qual flui na direção oposta à do ar inspirado (**fluxo contracorrente**). A natureza altamente vascularizada da mucosa nasal, em particular do septo anterior, contribui para o sangramento comum (**epistaxe**) após o traumatismo ou a inflamação aguda (**rinite**).

Os ossos das conchas nasais causam turbulência no fluxo de ar, facilitando, assim, o contato entre o ar e a cobertura de muco que recobre a região respiratória de cada cavidade nasal. O muco aprisiona as partículas do ar, que são transportadas posteriormente pela ação ciliar para a nasofaringe, onde são deglutidas com a saliva.

Os **seios paranasais** são cavidades que contêm ar dentro dos ossos do crânio. Eles são os **seios maxilares, frontais, etmoidais** e **esfenoidais**. Os seios são revestidos por um fino **epitélio pseudoestratificado colunar ciliado**, com menos células caliciformes e glândulas na lâmina própria. Nenhum tecido erétil está presente nos seios paranasais.

Os seios comunicam-se com a cavidade nasal por aberturas revestidas de epitélio semelhante ao da cavidade nasal. Os seios etmoidais abrem-se abaixo das conchas superiores, e o seio maxilar abre-se sob a concha média.

Nasofaringe

A porção posterior das cavidades nasais é a nasofaringe, que, no nível do palato mole, passa a ser a orofaringe.

As **tubas auditivas** (**trompas de Eustáquio**), que se estendem a partir da orelha média, abrem-se nas paredes laterais da nasofaringe.

A **nasofaringe** é revestida por um **epitélio pseudoestratificado colunar** como as cavidades nasais, e muda para **epitélio estratificado pavimentoso não queratinizado** na orofaringe. Há presença abundante de **tecido linfoide associado à mucosa** abaixo do epitélio nasofaríngeo, formando o **anel de Waldeyer** (composto de duas tonsilas palatinas, as tonsilas nasofaríngeas, tonsilas linguais e MALT – tecido linfoide associado à mucosa). As **tonsilas nasofaríngeas**, chamadas **adenoides** quando hipertrofiadas por inflamação, apresentam-se nas regiões posterior e superior da nasofaringe.

Figura 13.1 Cavidades nasais.

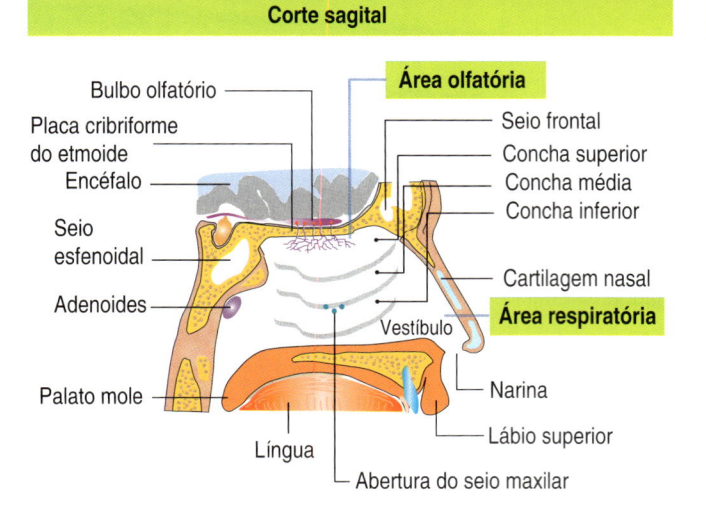

Corte sagital

- Bulbo olfatório
- Placa cribriforme do etmoide
- Encéfalo
- Seio esfenoidal
- Adenoides
- Palato mole
- Língua
- Abertura do seio maxilar
- **Área olfatória**
- Seio frontal
- Concha superior
- Concha média
- Concha inferior
- Cartilagem nasal
- **Área respiratória**
- Vestíbulo
- Narina
- Lábio superior

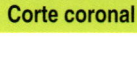
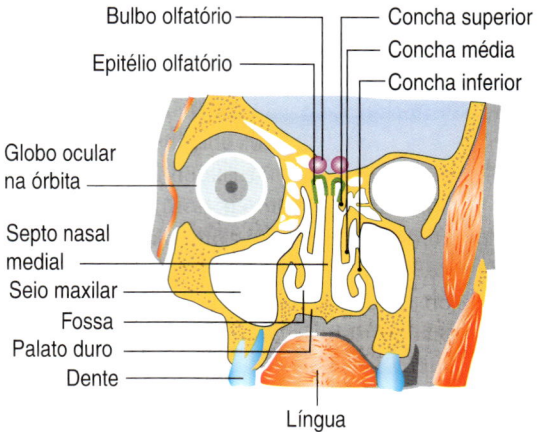

Corte coronal

- Bulbo olfatório
- Epitélio olfatório
- Globo ocular na órbita
- Septo nasal medial
- Seio maxilar
- Fossa
- Palato duro
- Dente
- Língua
- Concha superior
- Concha média
- Concha inferior

Figura 13.2 Mucosa olfatória.

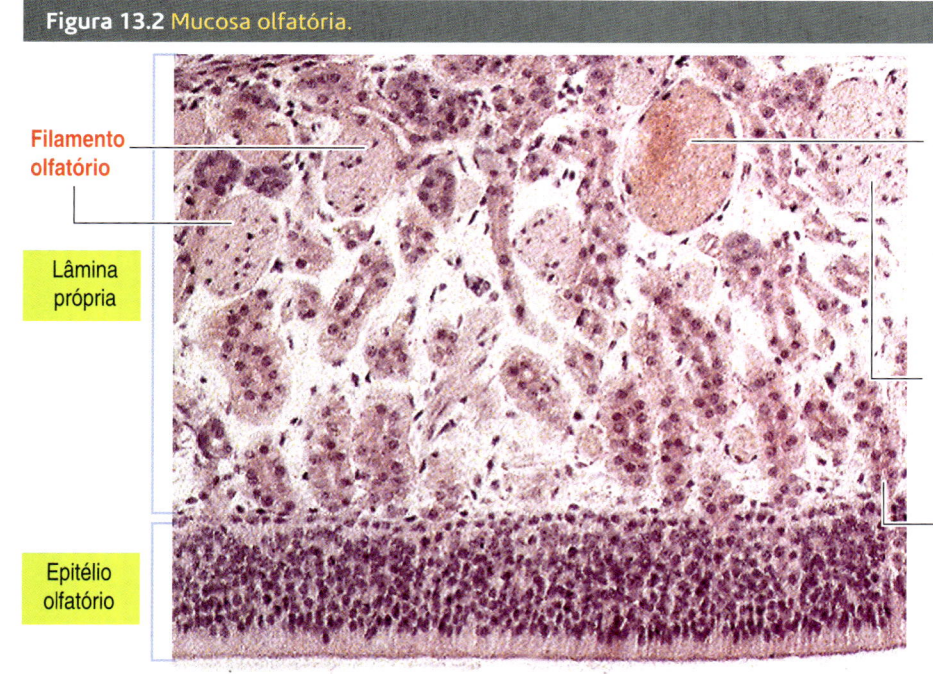

Filamento olfatório

Lâmina própria

Epitélio olfatório

Sinusoide venoso do tecido vascular cavernoso
Alterações vasculares locais controladas por inervação autônoma vasomotora podem modificar a espessura da mucosa, resultando em mudanças na taxa de fluxo de ar através das passagens nasais.

Grupos de axônios não mielinizados formam fascículos nervosos (chamados filamentos olfatórios) que passam pela placa cribriforme do osso etmoide terminando nos **glomérulos** do **bulbo olfatório**.

Glândula olfatória de Bowman

Epitélio olfatório

O epitélio olfatório detecta odorantes no ar inspirado. O epitélio olfatório contém três tipos principais de células (Figura 13.2):
1. **Células basais**.
2. **Neurônios sensoriais olfatórios** (NSOs).
3. **Células de suporte ou de sustentação**.

As **células basais** são uma população progenitora que dá origem **tanto** a células de suporte/sustentação como aos NSOs. A expectativa de vida dos NSOs é de 30 a 60 dias, aproximadamente.

O **NSO** é uma **célula bipolar** altamente diferenciada (Figura 13.3). A **região apical**, voltada para a superfície da mucosa, consiste em um dendrito especializado com uma **terminação similar a um botão** (chamada **vesícula olfatória** ou **botão olfatório**). Cerca de 10 a 20 cílios modificados emergem dessa terminação em botão. A **região basal** do neurônio sensorial olfatório origina um **axônio**.

Vários axônios, que se projetam a partir dos NSOs, formam feixes não mielinizados pequenos (chamados **filamentos olfatórios**; do latim *filum*, fio), circundados por células semelhantes a células gliais. Os feixes nervosos, que formam o primeiro nervo craniano, cruzam as múltiplas aberturas da **placa cribriforme do osso etmoide** e no **glomérulo** entram em contato com os dendritos das **células mitrais** (neurônios do **bulbo olfatório**), estabelecendo conexões sinápticas apropriadas (Boxe 13.A).

As **células de suporte** ou de **sustentação** são células epiteliais não sensoriais com muitas microvilosidades apicais e grânulos secretórios que liberam seu conteúdo sobre a superfície da mucosa.

As glândulas serosas olfatórias, chamadas **glândulas de Bowman**, estão presentes sob o epitélio e secretam um líquido seroso no qual são dissolvidas substâncias odoríferas. O líquido secretório contém a proteína de ligação a odorantes (**OBP**; do inglês, *odorant binding protein*) com alta afinidade de ligação a uma grande quantidade de **moléculas odorantes**.

As OBPs levam os odorantes para os receptores presentes na superfície dos cílios modificados e os removem após terem sido detectados. Além disso, o produto secretório das glândulas de Bowman contém substâncias protetoras como a **lisozima** e a imunoglobulina A (**IgA**) secretada pelos plasmócitos.

A **via de transdução de odorantes** envolve:
1. Proteína G e ativação da adenilil ciclase 3, que produz monofosfato de adenosina cíclico (cAMP).
2. O cAMP regula a fosforilação de proteínas e a transcrição de genes envolvidos no crescimento e sobrevivência dos NSOs.
3. O cAMP liga-se a um canal iônico dependente de nucleotídio cíclico (CNG; do inglês, *cyclic nucleotide-gated*), possibilitando o fluxo de entrada do Ca^{2+} e Na^+ e o fluxo de saída do Cl^- intracelular.
4. O fluxo iônico despolariza a membrana celular dos cílios modificados e gera potenciais de ação propagados para os axônios dos NSOs até as sinapses nos glomérulos, localizados no bulbo olfatório.
5. Os glomérulos comportam-se como uma unidade funcional, para a qual os sinais sensoriais de entrada convergem, e torna-se ativada antes da transmissão para uma parte do encéfalo conhecida como amígdala corticomedial.

Laringe

As duas funções principais da laringe são (Figura 13.4):
1. Produzir os sons.
2. Fechar a traqueia durante a deglutição para impedir que alimento e saliva entrem nas vias respiratórias.

Figura 13.3 Epitélio olfatório.

1 **Axônios de neurônios sensoriais olfatórios** são agrupados em feixes de 10 a 100 e penetram na placa cribriforme do osso etmoide, atingindo o **bulbo olfatório**. No bulbo olfatório, os terminais axonais conectam-se com os terminais sinápticos de **células mitrais**, formando estruturas sinápticas chamadas **glomérulos**.

2 O sinal olfatório é enviado pelas **células mitrais**, por meio do **trato do nervo olfatório**, para a **parte do encéfalo onde se encontra a amígdala corticomedial**.

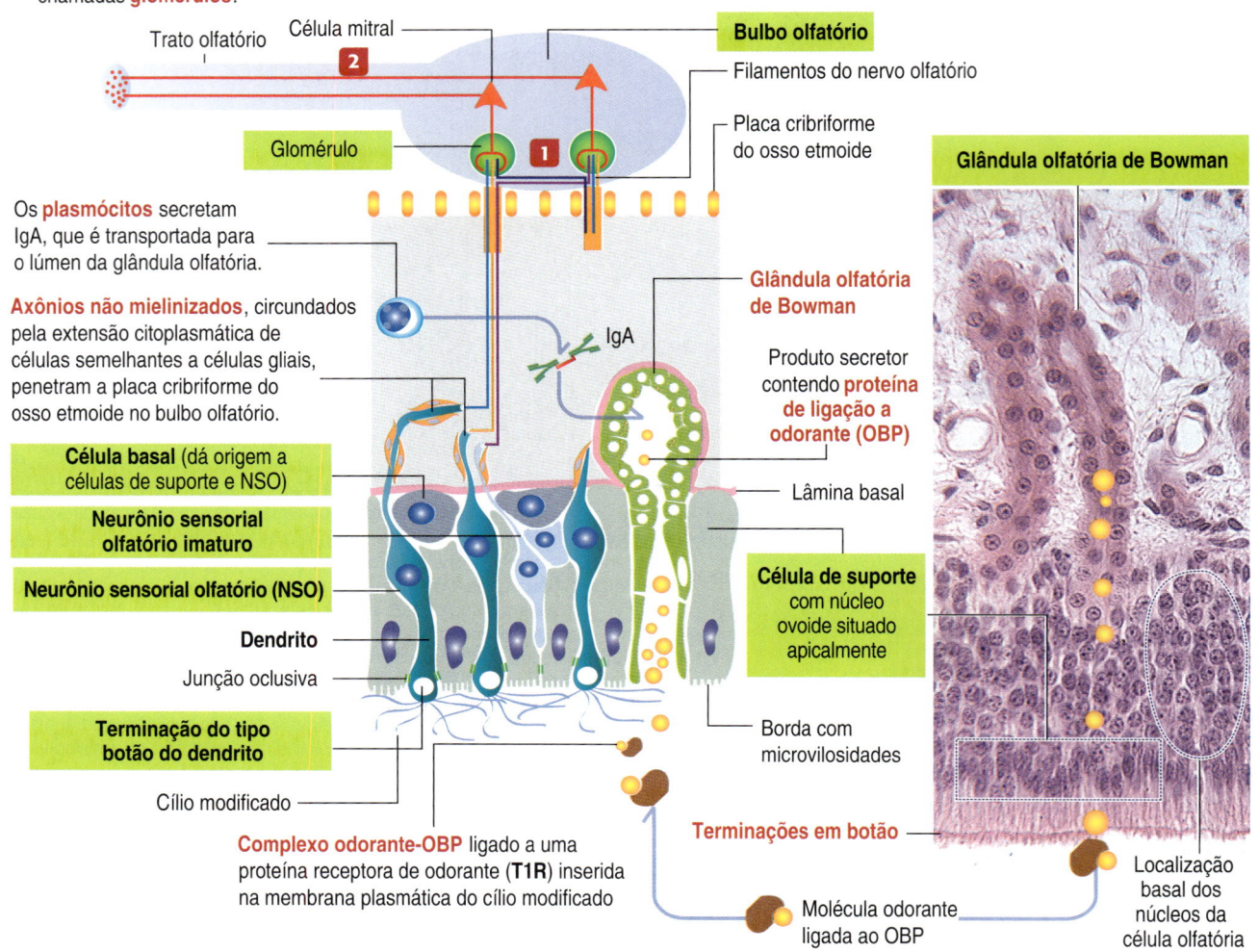

Os **plasmócitos** secretam IgA, que é transportada para o lúmen da glândula olfatória.

Axônios não mielinizados, circundados pela extensão citoplasmática de células semelhantes a células gliais, penetram a placa cribriforme do osso etmoide no bulbo olfatório.

Célula basal (dá origem a células de suporte e NSO)

Neurônio sensorial olfatório imaturo

Neurônio sensorial olfatório (NSO)

Dendrito

Junção oclusiva

Terminação do tipo botão do dendrito

Cílio modificado

Complexo odorante-OBP ligado a uma proteína receptora de odorante (**T1R**) inserida na membrana plasmática do cílio modificado

Trato olfatório — Célula mitral

Bulbo olfatório

Glomérulo

Filamentos do nervo olfatório

Placa cribriforme do osso etmoide

Glândula olfatória de Bowman

Glândula olfatória de Bowman

Produto secretor contendo **proteína de ligação a odorante (OBP)**

Lâmina basal

Célula de suporte com núcleo ovoide situado apicalmente

Borda com microvilosidades

Terminações em botão

Molécula odorante ligada ao OBP

Localização basal dos núcleos da célula olfatória

Neurônio sensorial olfatório

A **proteína receptora de odorante** é um membro transmembranar do receptor associado à proteína G inserido na membrana plasmática do cílio modificado. Cada neurônio sensorial olfatório expressa apenas um único tipo de receptor, e um receptor pode se ligar a vários odorantes diferentes.

A ligação do **complexo odorante-OBP** ao **receptor tipo 1 (T1R)** ativa a proteína Gα associada ao receptor em seu lado intracitoplasmático. A adenilil ciclase 3 ativada pela proteína Gα catalisa a conversão do trifosfato de adenosina (ATP) em monofosfato de adenosina cíclico (cAMP). O cAMP abre os canais CNG para facilitar a **entrada** de Na$^+$ e Ca^{2+}. O Ca^{2+} ativa a **saída** de Cl$^-$. Um potencial de ação é gerado e conduzido para o axônio dos neurônios sensoriais olfatórios até o **glomérulo** e ao longo do nervo olfatório até o encéfalo.

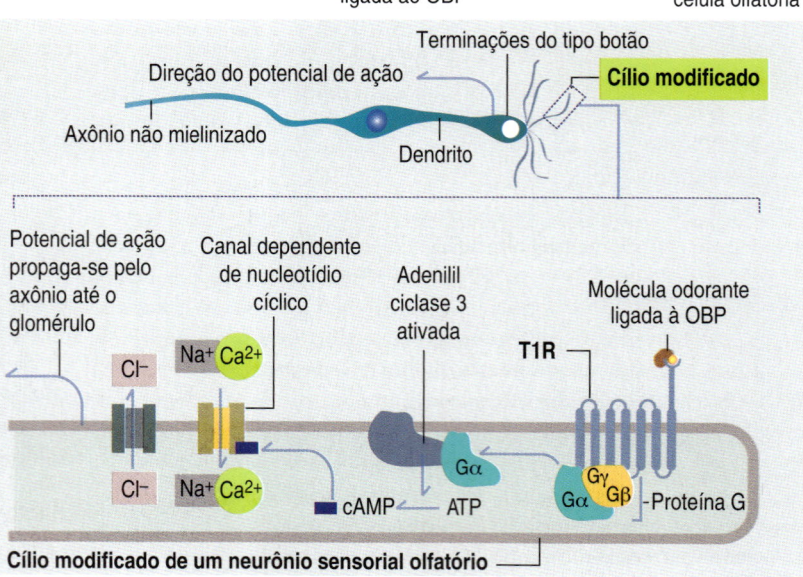

Direção do potencial de ação

Terminações do tipo botão

Cílio modificado

Axônio não mielinizado

Dendrito

Potencial de ação propaga-se pelo axônio até o glomérulo

Canal dependente de nucleotídio cíclico

Adenilil ciclase 3 ativada

Molécula odorante ligada à OBP

T1R

Cl$^-$ Na$^+$ Ca^{2+}

Cl$^-$ Na$^+$ Ca^{2+}

Gα

cAMP ← ATP

Gα Gβ Gγ — Proteína G

Cílio modificado de um neurônio sensorial olfatório

Boxe 13.A Epitélio olfatório.

- O epitélio olfatório consiste em neurônios sensoriais olfatórios (NSO), células basais (uma célula-tronco que se diferencia em NSO) e células de sustentação ou de suporte. Essas células podem ser identificadas com base na posição e formato de seus núcleos (ver Figura 13.3)

- Um NSO é um neurônio bipolar. Ele tem duas partes: um dendrito apical em forma de um botão portando aproximadamente 10 a 20 cílios modificados sem motilidade e um axônio basal, formando feixes que passam pela placa cribriforme do osso etmoide

- Os cílios contêm o receptor de odorantes (RO). Existem aproximadamente 1.000 genes expressando RO, mas cada NSO expressa apenas um gene *RO*

- As secreções das glândulas serosas de Bowman contêm proteínas de ligação a odorantes

- Os axônios dos NSO com o mesmo RO terminam em um a três glomérulos presentes no bulbo olfatório. As terminações dendríticas de células predominantemente mitrais estendem-se até os glomérulos. Os axônios das células mitrais formam o trato olfatório

- Os NSO têm uma expectativa de vida de 30 a 60 dias e podem se regenerar a partir de células basais

- Danos temporários ou permanentes ao epitélio olfatório causam anosmia (do grego, *an*, não; *osme*, sentido do olfato).

A **parede da laringe** é composta pelas **cartilagens hialinas**, **tireóidea** e **cricoide** e pela **cartilagem elástica da epiglote**, estendendo-se sobre o lúmen da laringe.

Os **músculos laríngeos extrínsecos** prendem a laringe ao **osso hioide** para erguer a laringe durante a deglutição.

Os **músculos laríngeos intrínsecos** (**abdutores**, **adutores** e **tensores**), inervados pelo nervo laríngeo recorrente, ligam as cartilagens tireóidea e cricoide. Quando os músculos intrínsecos contraem-se, a tensão nas pregas vocais altera-se para modular a fonação. As artérias laríngeas média e inferior (derivadas da artéria tireóidea superior e inferior) suprem a laringe. Os plexos linfáticos drenam para os linfonodos cervicais superiores e para os linfonodos ao longo da traqueia.

A laringe pode ser subdividida em três regiões:

1. A **supraglote**, que inclui a epiglote, as pregas vocais falsas e os ventrículos laríngeos.
2. A **glote**, que consiste nas pregas vocais verdadeiras e nas comissuras anteriores e posteriores.
3. A **subglote**, região abaixo das pregas vocais verdadeiras, que se estende até a borda inferior da cartilagem cricoide.

As infecções do trato respiratório superior causadas por vírus e bactérias geralmente envolvem as regiões supraglótica e glótica. Rouquidão e afonia transitória são sintomas típicos.

Durante a inspiração forçada, as pregas vocais são **abduzidas** e o espaço entre elas aumenta.

Durante a fonação, as pregas vocais são **aduzidas** e o espaço entre elas transforma-se em uma fenda linear. A vibração das bordas livres das pregas durante a passagem de ar entre elas produz o som. A contração

dos músculos intrínsecos da laringe, formando o corpo das pregas vocais, aumenta a tensão dessas pregas vocais, mudando o tom do som produzido (Boxe 13.B).

A mucosa da laringe é contínua à mucosa da faringe e da traqueia. Um **epitélio estratificado pavimentoso** cobre a **superfície lingual** e uma pequena extensão da superfície faríngea da epiglote, além das **pregas vocais verdadeiras**. Nos outros locais, a laringe tem um epitélio pseudoestratificado ciliado com células caliciformes.

As **glândulas seromucosas da laringe** são encontradas por toda a lâmina própria, exceto no nível das pregas vocais verdadeiras. A lâmina própria das **pregas vocais verdadeiras** consiste em três camadas:

1. Uma camada superficial contendo a matriz extracelular e algumas fibras elásticas. Essa camada é conhecida como **espaço de Reinke**.
2. Uma camada intermediária com fibras elásticas.
3. Uma camada profunda com grande quantidade de fibras elásticas e colágenas.

As camadas intermediária e profunda da lâmina própria constituem o **ligamento vocal**. O espaço de Reinke e o revestimento epitelial são responsáveis pela vibração das pregas vocais.

O **edema de Reinke** ocorre quando uma infecção viral ou crises graves de tosse provocam acúmulo de líquido na camada superficial da lâmina própria.

Os **nódulos vocais** (*singer's nodules*) são pequenos agrupamentos fibróticos na lâmina própria, cobertos por epitélio, onde as margens das pregas vocais verdadeiras entram em contato umas com as outras.

Em geral, a lâmina própria é rica em **mastócitos**. Os mastócitos participam das reações de hipersensibilidade que levam a edema e obstrução laríngea, uma potencial emergência médica.

O termo **crupe** designa uma **laringotraqueobronquite** em crianças, em que o processo inflamatório estreita a via respiratória e produz **estridor inspiratório**.

Traqueia e brônquios primários

A traqueia, o principal segmento da **região condutora** do sistema respiratório, é a continuação da laringe.

Na carina da traqueia, esta se ramifica nos brônquios primários direito e esquerdo que entram no hilo de cada pulmão. O **hilo** é a região onde o brônquio primário, a **artéria pulmonar**, a **veia pulmonar**, os **nervos** e os **vasos linfáticos** entram e saem do pulmão.

Divisões secundárias dos brônquios e septos de tecido conjuntivo associados dividem cada pulmão em lobos.

O **pulmão direito tem três lobos, enquanto o pulmão esquerdo tem apenas dois**.

Divisões brônquicas subsequentes subdividem ainda cada lobo em segmentos broncopulmonares. **O segmento broncopulmonar é a unidade anatômica macroscópica do pulmão que pode ser ressecada cirurgicamente**. Ramificações brônquicas sucessivas

Figura 13.4 Laringe.

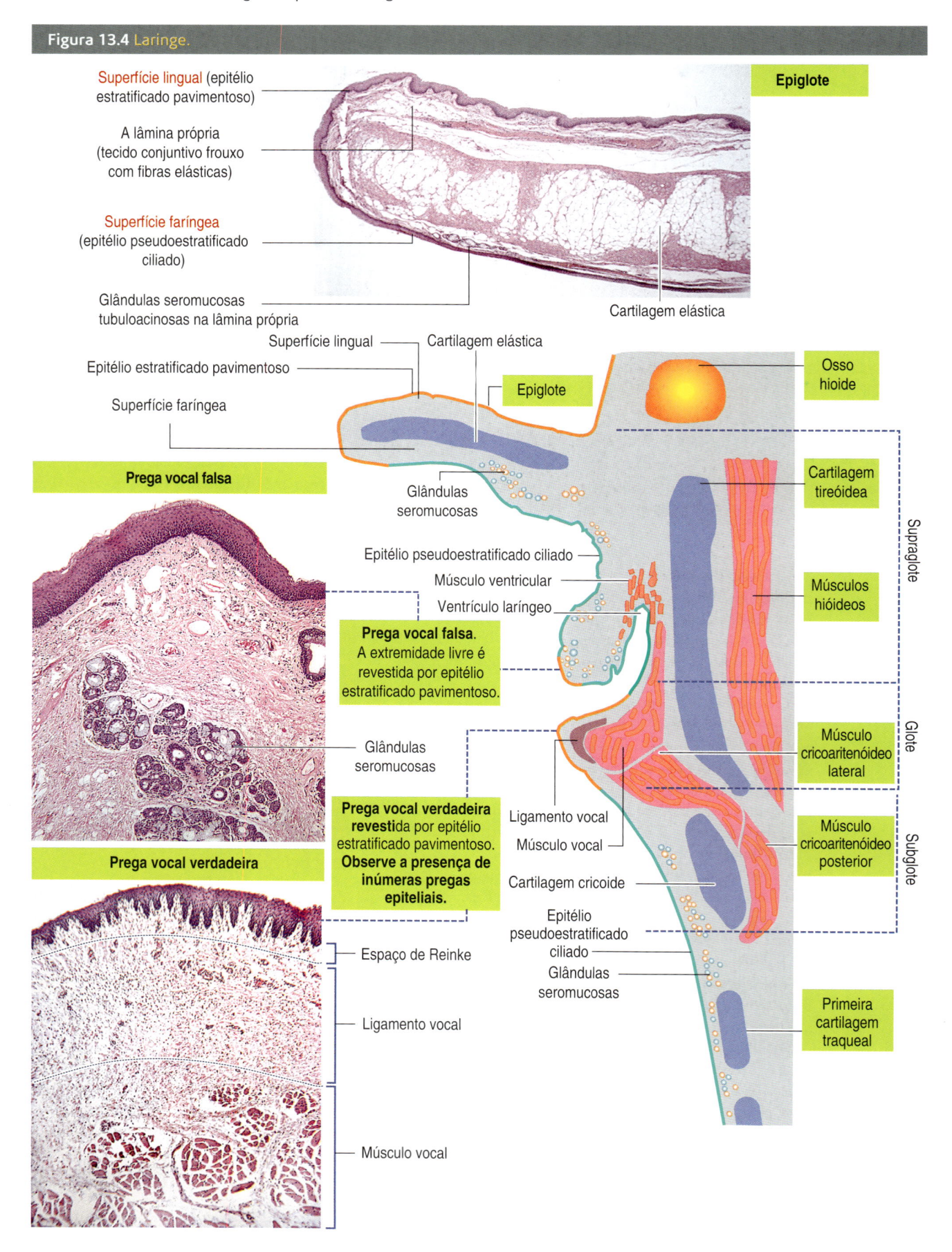

Superfície lingual (epitélio estratificado pavimentoso)

A lâmina própria (tecido conjuntivo frouxo com fibras elásticas)

Superfície faríngea (epitélio pseudoestratificado ciliado)

Glândulas seromucosas tubuloacinosas na lâmina própria

Cartilagem elástica

Epiglote

Superfície lingual   Cartilagem elástica

Epitélio estratificado pavimentoso

Superfície faríngea

Epiglote

Osso hioide

Prega vocal falsa

Glândulas seromucosas

Epitélio pseudoestratificado ciliado

Músculo ventricular

Ventrículo laríngeo

Prega vocal falsa. A extremidade livre é revestida por epitélio estratificado pavimentoso.

Cartilagem tireóidea

Músculos hióideos

Supraglote

Glândulas seromucosas

Prega vocal verdadeira revestida por epitélio estratificado pavimentoso. **Observe a presença de inúmeras pregas epiteliais.**

Ligamento vocal

Músculo vocal

Cartilagem cricoide

Músculo cricoaritenóideo lateral

Glote

Músculo cricoaritenóideo posterior

Subglote

Prega vocal verdadeira

Espaço de Reinke

Epitélio pseudoestratificado ciliado

Glândulas seromucosas

Ligamento vocal

Primeira cartilagem traqueal

Músculo vocal

- As pregas vocais verdadeiras consistem em duas regiões, a cobertura e o núcleo, com propriedades estruturais diferentes
- A **cobertura** consiste no epitélio estratificado pavimentoso e na camada superficial de lâmina própria (espaço de Reinke). O **núcleo** é composto de camadas intermediária e profunda de lâmina própria (representando o ligamento vocal) e o músculo vocal ou tireoaritenóideo. A cobertura é flexível, enquanto o núcleo é rígido e tem propriedades contráteis que possibilitam o ajuste da rigidez
- Durante a fonação, a cobertura das pregas vocais exibe movimentos horizontais e ondulação vertical (conhecida como onda mucosa). Alterações na rigidez no núcleo das pregas vocais modificam a onda mucosa. À medida que a rigidez da prega aumenta, a velocidade da onda mucosa aumenta e o tom sobe.

originam várias gerações de **subsegmentos broncopulmonares**.

A traqueia e os brônquios principais são revestidos por **epitélio pseudoestratificado colunar ciliado** apoiado sobre uma lâmina basal distinta. Vários tipos de células podem ser identificados (Figura 13.5):

1. As **células colunares ciliadas** são a população celular predominante, estendendo-se do lúmen até a lâmina basal.
2. As **células caliciformes** são células abundantes não ciliadas, também em contato com o lúmen e a lâmina basal. Elas produzem os polímeros de mucina **MUC5AC** e **MUC5B** (Figura 13.6; ver Figura 13.5).
3. As **células basais** repousam sobre a lâmina basal, mas não se estendem até o lúmen. As células basais podem gerar células ciliadas e caliciformes. A via de sinalização *Notch* promove o destino da célula caliciforme secretora em detrimento do destino da célula epitelial ciliada.
4. As **células de Kulchitsky** são células neuroendócrinas também situadas sobre a lâmina basal, sendo encontradas predominantemente na bifurcação dos brônquios lobares. Em geral, originam o **câncer de pulmão de pequenas células (CPPPC,** também chamado **carcinoma de células em grão de aveia)**. Essas células secretam hormônios peptídicos como serotonina, calcitonina, hormônio antidiurético (ADH) e hormônio adrenocorticotrófico (ACTH).

A lâmina própria contém fibras elásticas. A **submucosa** exibe **glândulas mucosas** e **serosas** que, junto com as células caliciformes, produzem componentes do muco das vias respiratórias (Boxe 13.C).

A estrutura da traqueia e dos brônquios extrapulmonares consiste em uma pilha de **cartilagens hialinas em forma de C**, e cada uma delas é circundada por uma **camada fibroelástica** mesclada com o pericôndrio.

Na **traqueia** e nos **brônquios primários**, as extremidades abertas dos anéis de cartilagem apontam posteriormente para o esôfago. A cartilagem traqueal mais inferior é a cartilagem denominada **carina**. As fibras transversais do **músculo traqueal** inserem-se nas extremidades internas da cartilagem. Nos brônquios que se ramificam, **anéis** de cartilagem (ver Figura 13.5) são substituídos por **placas** de cartilagem de formato irregular (Figura 13.7), circundadas por feixes de músculo liso em um arranjo espiral.

FIBROSE CÍSTICA

A fibrose cística é uma doença genética recessiva que acomete crianças e adultos jovens. A fibrose cística é ocasionada por mutações no gene que codifica o **regulador da condutância transmembranar de fibrose cística (CFTR)**, que resulta em **menor secreção de cloro, maior absorção de sódio e quantidade insuficiente de líquido luminal na via respiratória** (Boxe 13.D).

As alterações nos tratos respiratório e gastrintestinal resultam em:

1. **Depuração deficiente de muco**, que determina um ciclo crônico de infecção, inflamação e lesão.
2. **Formação de matriz gelatinosa de muco com tamanho de poro reduzido**, que consiste em moléculas poliméricas de MUC5AC e MUC5B altamente emaranhadas e infiltradas com patógenos e neutrófilos imobilizados que poderiam depurar a infecção.

A doença respiratória resulta da obstrução das vias respiratórias pulmonares por tampões espessos de muco, seguida por infecções bacterianas. Tosse, secreções purulentas crônicas, aumento do número de células secretoras de muco nas glândulas submucosas, além de dispneia, são sintomas típicos dessa **DPOC (doença pulmonar obstrutiva crônica)**. Esses eventos manifestam-se radiograficamente como **bronquiectasias** (dilatação localizada dos brônquios).

Na maioria dos pacientes, o bloqueio dos ductos pancreáticos pelo muco provoca disfunção pancreática. Os ductos pancreáticos liberam um líquido rico em bicarbonato sob a regulação da secretina. A secretina é produzida pelas células enteroendócrinas em resposta ao conteúdo gástrico ácido que entra no duodeno (Capítulo 17, *Glândulas Digestórias*). Na pele, a presença excessiva de secreção salina pelas glândulas sudoríparas é suspeita diagnóstica da fibrose cística (Capítulo 11, *Sistema Tegumentar*).

O tratamento da doença consiste em fisioterapia para facilitar a drenagem brônquica, tratamento das infecções com antibióticos e reposição das enzimas pancreáticas.

Segmentação da árvore brônquica

Dentro do parênquima pulmonar, um brônquio segmentar origina brônquios subsegmentares grandes e pequenos. Um brônquio subsegmentar pequeno é contínuo a um bronquíolo (Figura 13.8, ver Figura 13.7).

Essa transição envolve **a perda de placas de cartilagem no bronquíolo e um aumento progressivo do número de fibras elásticas**. A segmentação

Figura 13.5 Traqueia.

Traqueia

Cartilagem hialina em forma de C com extremidades abertas apontando para o esôfago.

Músculo traqueal

O lado posterior é achatado

Glândulas submucosas

Adventícia (tecido adiposo)

Lúmen

Nervo vago

Epitélio

Lâmina basal

Lâmina elástica

Lâmina própria

Submucosa com glândulas seromucosas

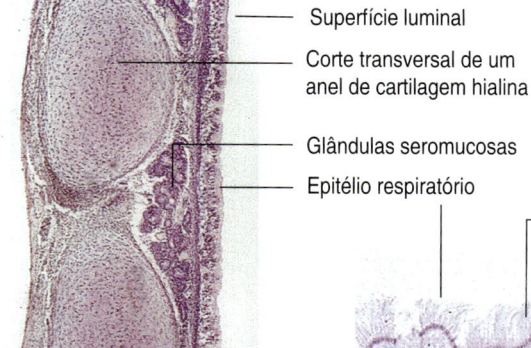

Superfície luminal

Corte transversal de um anel de cartilagem hialina

Glândulas seromucosas

Epitélio respiratório

Revestimento epitelial da traqueia

1 Célula colunar ciliada
A densidade apical representa o alinhamento linear dos corpúsculos basais que dão origem aos cílios que se estendem para o lúmen. As células ciliadas colunares são aproximadamente 30% da população total de células.

2 Célula caliciforme
A parte apical da célula contém secreção de muco que é liberada por exocitose para o lúmen, formando parte de uma camada protetora de muco gelatinoso. As células caliciformes são aproximadamente 30% da população total de células.

3 Célula basal
Essa célula não se estende até a superfície livre e funciona como uma população de células-tronco para o epitélio. As células basais são aproximadamente 30% da população total de células.

Células endócrinas brônquicas (ou de Kulchitsky; não exibidas)
Células neuroendócrinas com pequenos grânulos que podem ser observadas na região basal do epitélio. Elas são predominantes na bifurcação dos brônquios lobares.

São membros do **sistema endócrino difuso** (conhecido previamente como **APUD** [*amine precursor uptake and decarboxylation system*], ou **sistema de captação e descarboxilação de precursores de amina**).

Essas células assemelham-se às células enteroendócrinas encontradas no sistema digestório. Elas podem sintetizar hormônio antidiurético, serotonina, calcitonina, somatostatina e outros peptídios pequenos de ação farmacológica definida. As células endócrinas brônquicas dão origem ao **câncer pulmonar de pequenas células (CPPC)**, que exibe crescimento endobrônquico e metastatiza rapidamente para os linfonodos regionais.

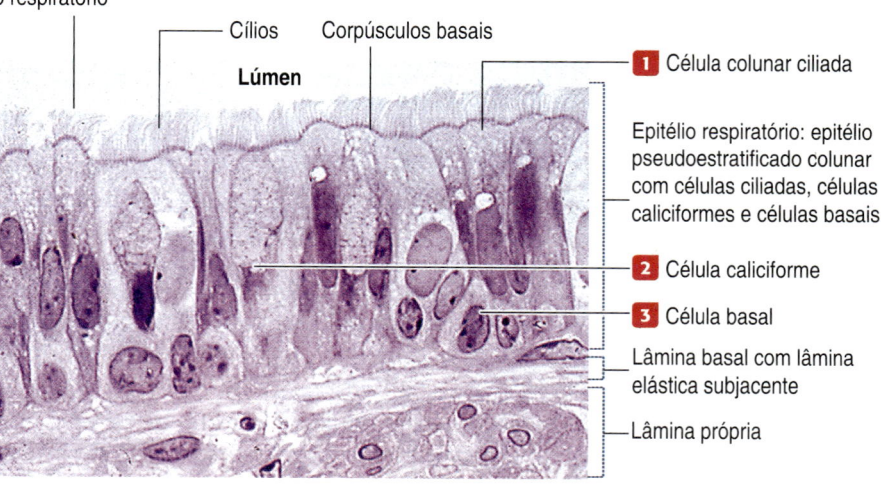

Cílios · Corpúsculos basais

Lúmen

1 Célula colunar ciliada

Epitélio respiratório: epitélio pseudoestratificado colunar com células ciliadas, células caliciformes e células basais

2 Célula caliciforme

3 Célula basal

Lâmina basal com lâmina elástica subjacente

Lâmina própria

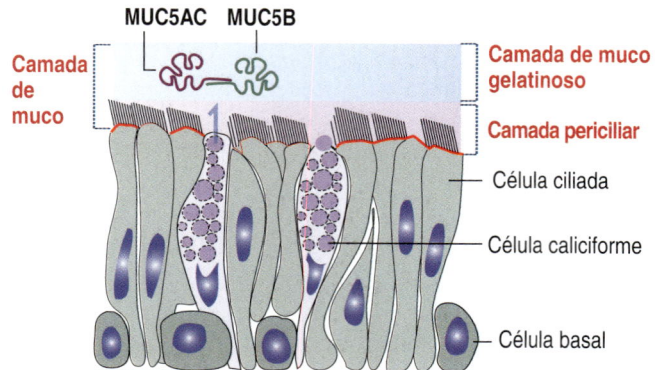

MUC5AC   MUC5B

Camada de muco

Camada de muco gelatinoso

Camada periciliar

Célula ciliada

Célula caliciforme

Célula basal

Composição e função do muco na via respiratória

O muco das vias respiratórias aprisiona patógenos, partículas e substâncias químicas tóxicas no ar inalado. Ele é um gel extracelular que contém água e glicoproteínas (mucinas) produzidas pelas células caliciformes, glândulas submucosas e *club cells* (células de Clara).

O muco das vias respiratórias consiste em duas camadas: (1) uma **camada periciliar** e (2) uma **camada de muco gelatinoso**. **MUC5AC** e **MUC5B** são monômeros de glicoproteína de ligação cruzada que se ligam a grandes quantidades de líquido, possibilitando que o muco atue como um lubrificante e mantenha as suas propriedades viscosas e elásticas. As baixas viscosidade e elasticidade determinam a depuração efetiva do muco pela velocidade de batimento dos cílios e pela tosse. A MUC5AC é produzida pelas células caliciformes e a MUC5B é secretada pelas células caliciformes e pelas glândulas submucosas (não exibidas no diagrama).

Figura 13.6 Fibrose cística.

Regulador de condutância transmembrana da fibrose cística (CFTR)

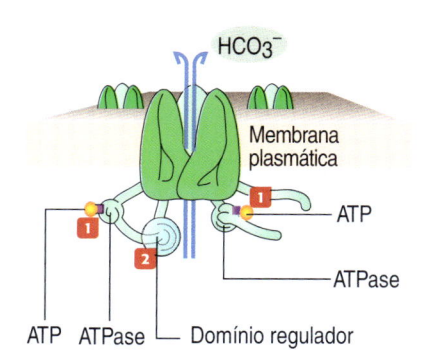

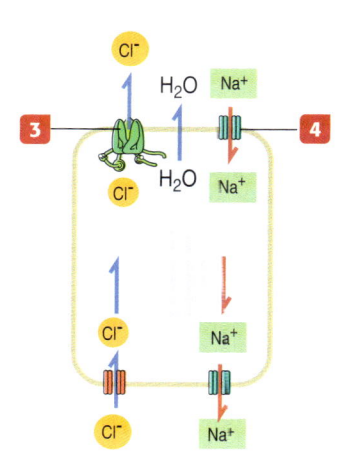

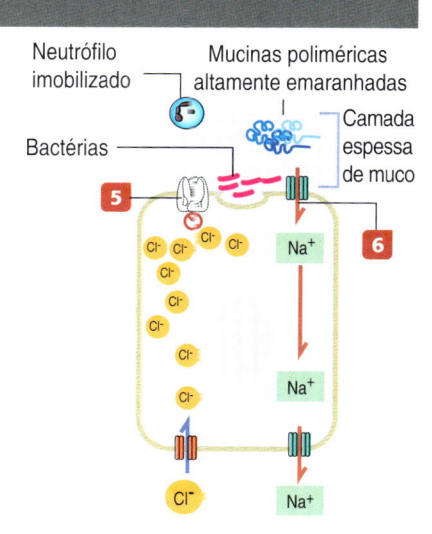

Três domínios citoplasmáticos regulam o canal de CFTR permeável ao cloreto:

1 **Dois domínios de ligação ao ATP**

2 **Um domínio regulador**

O canal torna-se permeável Cl⁻ quando o ATP é ligado e o **domínio regulador é fosforilado**. O canal de CFTR também transporta HCO_3^-.

Nos **indivíduos normais**: As células epiteliais que revestem as vias respiratórias exibem dois tipos de canais:

3 O canal CFTR libera Cl^-

4 O outro canal capta Na^+. A água segue o movimento do Cl^- por osmose.

Esse mecanismo mantém úmido e menos viscoso o muco criado pelas células caliciformes e pelas glândulas secretoras de muco.

Nos **pacientes com fibrose cística**:

5 Um canal CFTR defeituoso ou ausente impede o movimento do Cl^-

6 A célula capta Na^+ extra

A secreção reduzida de Cl^- e a maior absorção de Na^+ resultam em uma quantidade insuficiente de líquido no muco. O muco, que contém polímeros de mucina emaranhados, fica espesso e aprisiona bactérias e neutrófilos. Ocorre destruição celular.

Boxe 13.C Muco da via respiratória.

- O muco da via respiratória aprisiona as partículas inaladas e as transporta para fora dos pulmões por meio do batimento ciliar e da tosse. O muco excessivo ou a depuração deficiente são característicos de todas as doenças comuns das vias respiratórias

- O muco da via respiratória é produzido por três tipos de células secretoras: (1) células caliciformes; (2) células mucosas e serosas das glândulas submucosas; e (3) *club cells* (anteriormente chamadas células de Clara) dos bronquíolos terminais

- O muco contém: (1) mucinas MUC5AC e MUC5B; (2) moléculas antimicrobianas (defensinas, lisozima e imunoglobulina A); (3) moléculas imunomoduladoras (secretoglobinas e citocinas); e (4) moléculas protetoras (proteínas da classe *trefoil* e heregulina)

- O muco normal das vias respiratórias tem 97% de água e 3% de sólidos (mucinas, proteínas não mucinas, sais, lipídios e detritos celulares). A hidratação do muco determina a sua viscosidade e suas propriedades elásticas, duas características essenciais para a depuração normal do muco pela ação ciliar e pela tosse

- O muco das vias respiratórias consiste em duas camadas: (1) uma camada periciliar; e (2) uma camada de muco gelatinoso por cima da camada periciliar. A MUC5AC e a MUC5B polimérica são sintetizadas e secretadas continuamente para repor a camada de muco gelatinoso retirada pelo batimento ciliar a fim de eliminar as partículas inaladas, patógenos e substâncias químicas dissolvidas que poderiam danificar os pulmões.

intrapulmonar resulta na organização de um **lóbulo pulmonar** e de um **ácino pulmonar**.

Lóbulo pulmonar e ácino pulmonar

Um bronquíolo terminal e a região associada dos tecidos pulmonares que ele supre constituem um **lóbulo pulmonar** (Figura 13.9). Um lóbulo pulmonar inclui os bronquíolos respiratórios, ductos alveolares, sacos alveolares e alvéolos.

O ácino pulmonar, a unidade de troca gasosa do pulmão, é suprido por um bronquíolo respiratório. Portanto, os ácinos respiratórios são subcomponentes de um lóbulo respiratório. Ao contrário do ácino, o lóbulo pulmonar inclui o bronquíolo terminal.

O conceito de lóbulo pulmonar-ácino pulmonar é importante para compreender os tipos de enfisema. Enfisema é o aumento permanente dos espaços aéreos distais aos bronquíolos terminais, associado à destruição de suas paredes.

O ducto alveolar é distal ao bronquíolo respiratório. O bronquíolo respiratório e a porção inicial do ducto alveolar apresentam uma parede descontínua com **acúmulos focais de músculo liso e fibras elásticas dispersas** que se projetam para o lúmen (Figura 13.10; ver Figura 13.9).

Na extremidade distal do ducto alveolar os acúmulos focais de músculo liso desaparecem e o epitélio de revestimento consiste basicamente em **células epiteliais alveolares tipo 1**.

Figura 13.7 Segmentação da árvore brônquica intrapulmonar.

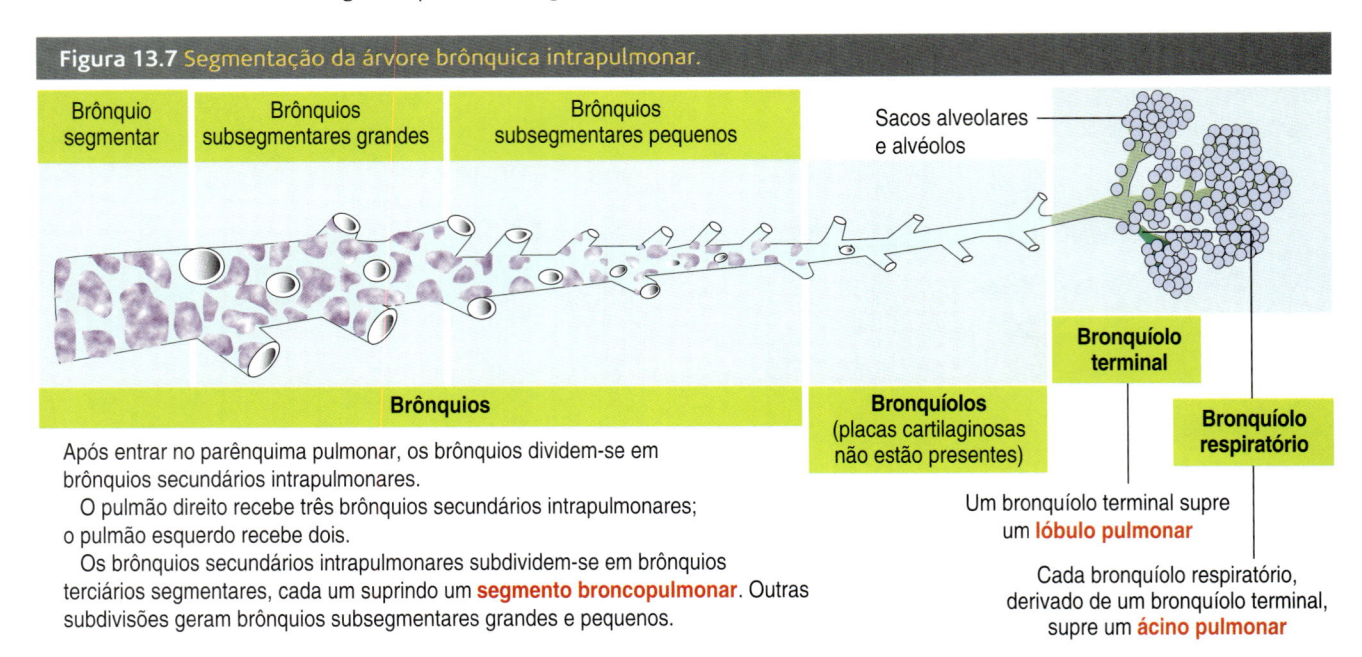

| Brônquio segmentar | Brônquios subsegmentares grandes | Brônquios subsegmentares pequenos | Sacos alveolares e alvéolos |

Brônquios

Bronquíolos (placas cartilaginosas não estão presentes)

Bronquíolo terminal

Bronquíolo respiratório

Após entrar no parênquima pulmonar, os brônquios dividem-se em brônquios secundários intrapulmonares.

O pulmão direito recebe três brônquios secundários intrapulmonares; o pulmão esquerdo recebe dois.

Os brônquios secundários intrapulmonares subdividem-se em brônquios terciários segmentares, cada um suprindo um **segmento broncopulmonar**. Outras subdivisões geram brônquios subsegmentares grandes e pequenos.

Um bronquíolo terminal supre um **lóbulo pulmonar**

Cada bronquíolo respiratório, derivado de um bronquíolo terminal, supre um **ácino pulmonar**

Brônquio

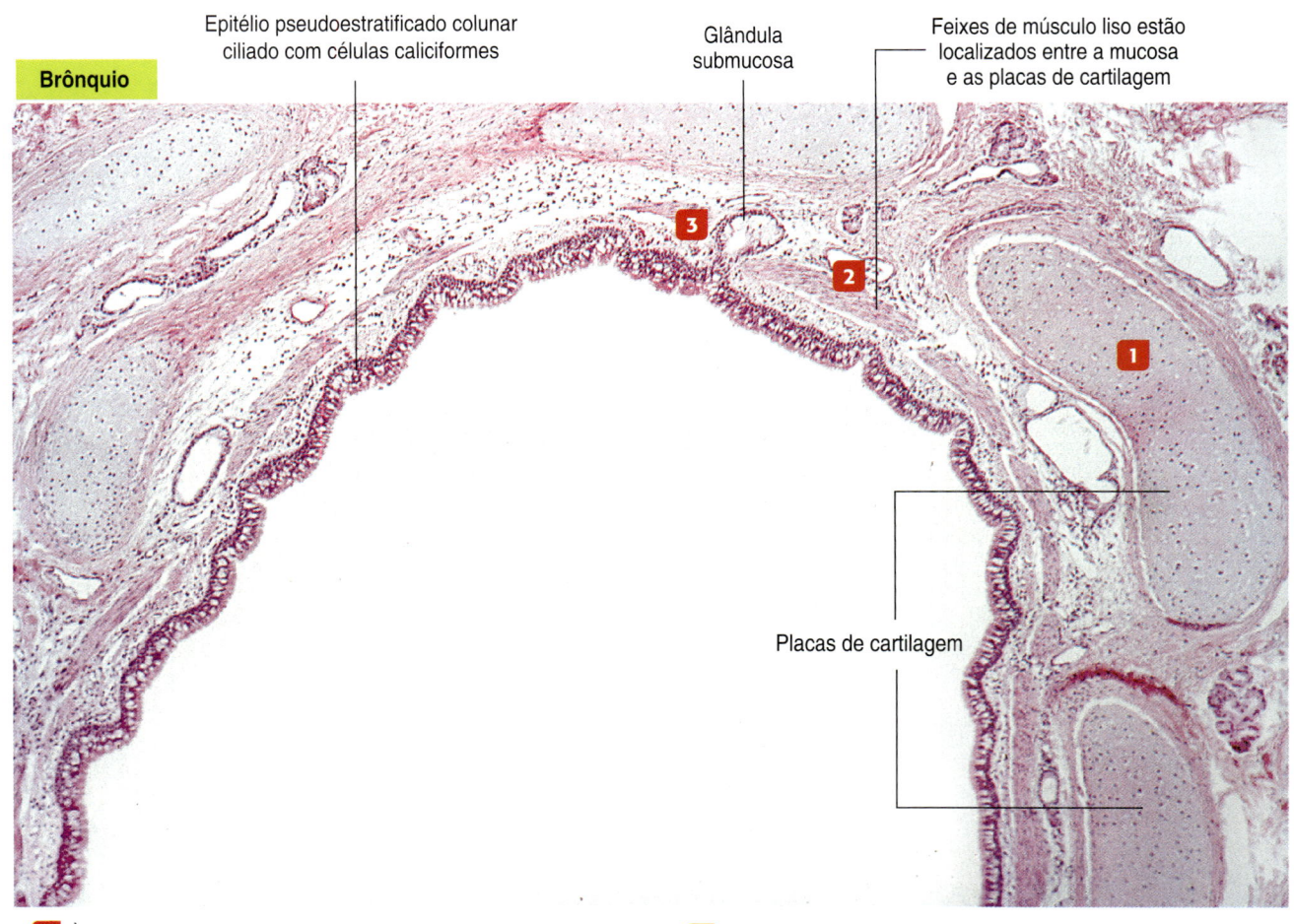

Epitélio pseudoestratificado colunar ciliado com células caliciformes

Glândula submucosa

Feixes de músculo liso estão localizados entre a mucosa e as placas de cartilagem

Placas de cartilagem

1 À medida que os brônquios ficam menores, as **placas de cartilagem** irregulares são observadas. Cada placa de cartilagem, que consiste em cartilagem hialina, é circundada por um feixe de fibras de tecido conjuntivo que se misturam com o pericôndrio.

2 Feixes de fibras de músculo liso são observados entre as placas de cartilagem e a mucosa brônquica. A mucosa é revestida pelo epitélio respiratório típico.

3 Glândulas seromucosas são observadas na lâmina própria com ácinos secretórios que se projetam além da camada de feixes de células de músculo liso. Os ductos excretores abrem-se no lúmen brônquico.

Boxe 13.D Gene da fibrose cística.

- O gene da fibrose cística codifica a proteína CFTR, pertencente à família de transportadores ABC, assim chamada porque contém domínios de ligação ao trifosfato de adenosina (ATP), ou cassetes de ligação ao ATP (*ATP-binding cassettes*). A CFTR requer a hidrólise do ATP para transportar íons, açúcares e aminoácidos. Em 70% dos pacientes com fibrose cística, o aminoácido 508, de um total de 1.480 aminoácidos na proteína CFTR, está ausente

- Como um membro da família de transportadores ABC, a CFTR é bem incomum, já que parece necessitar tanto da hidrólise do ATP quanto da fosforilação dependente de cAMP para funcionar como um canal de Cl⁻

- Mutações herdadas da CFTR em pacientes com fibrose cística resultam no transporte defeituoso do cloro e em maior absorção de sódio. O canal de CFTR também transporta íons bicarbonato. As mutações hereditárias da CFTR estão associadas a menor transporte de bicarbonato, resultando no excesso de ligações cruzadas da mucina pelo cálcio.

Os ductos alveolares ramificam-se formando dois ou mais **sacos alveolares**. Os sacos alveolares são formados pelos **alvéolos**, a parte terminal da via respiratória.

Club cells (anteriormente chamadas células de Clara)

As *club cells*,[1] antes chamadas células de Clara, são células epiteliais com um domínio apical dilatado e expandido em forma de cúpula e sem cílios (Figura 13.11).

Representam **80% da população de células epiteliais** do **bronquíolo terminal**.

Sua função é proteger o epitélio bronquiolar. Após uma lesão na via respiratória, as *club cells* proliferam e migram, reconstituindo as células epiteliais alveolares. Esse processo é conhecido como **bronquiolização alveolar**. Além disso, as *club cells* proliferativas podem produzir células ciliadas e outras *club cells.*

As *club cells* produzem:

1. **Proteínas surfactantes SP-A e SP-D**, revestindo a superfície do epitélio bronquiolar e também regulando o transporte de **íons cloro** através de um canal regulador de condutância transmembranar de fibrose cística.

   O transporte de cloro é controlado por um mecanismo de monofosfato de guanosina cíclico (cGMP)-guanilil ciclase C.

2. **Monômeros de mucina MUC5AC e MUC5B**, presentes como polímeros no muco da via respiratória.

3. **Proteína secretória de *club cell*** anti-inflamatória (**CCSP**; do inglês, *club cell secretory protein*; também conhecida como **membro 1 da família 1A das secretoglobinas [Scgb1a1]**), está envolvida na proteção do epitélio da via respiratória contra lesão crônica ou infecção. A lesão crônica na via respiratória inibe o reparo epitelial normal e a diferenciação, sendo

caracterizada por um declínio no número de *club cells* e nos níveis de CCSP nos pulmões e no soro.

A **bronquiolite obliterante** (**BO**) ou **bronquiolite constritiva** é caracterizada pela obstrução progressiva do fluxo de ar. A BO, atribuída ao funcionamento defeituoso das *club cells*, exibe inflamação peribronquiolar e fibrose obstrutiva significativas, ocasionando a redução do diâmetro dos bronquíolos terminais.

Parte respiratória do pulmão

Os bronquíolos terminais originam três gerações de **bronquíolos respiratórios** (0,5 a 0,2 mm de diâmetro). **Os bronquíolos respiratórios são a transição da parte condutora para a parte respiratória do pulmão** (Figura 13.12).

São revestidos inicialmente por um **epitélio simples cúbico**. O epitélio torna-se **cuboide baixo e não ciliado** nos ramos subsequentes.

O bronquíolo respiratório subdivide-se e origina um **ducto alveolar** contínuo ao **saco alveolar**. Vários alvéolos abrem-se no saco alveolar.

Alvéolo

Cerca de 300 milhões de sacos de ar, ou **alvéolos**, em cada pulmão proporcionam uma área de superfície de 75 m² para a troca de oxigênio e dióxido de carbono.

Cada alvéolo tem uma parede delgada com capilares revestida por **uma única camada de células epiteliais** (Figura 13.13) formando parte da **barreira hematoaérea** (Figura 13.14).

O **epitélio alveolar** é constituído por dois tipos distintos de células (ver Figuras 13.12 e 13.13):

1. **Células alveolares tipo 1 (AT1)**, representando cerca de **40%** da população de células epiteliais, mas revestindo **90%** da superfície alveolar.

2. **Células alveolares tipo 2 (AT2)**, cerca de **60%** das células, cobrindo apenas **10%** da área de superfície alveolar. A integridade e o reparo da superfície epitelial alveolar dependem em grande parte das células AT2.[2]

As células AT2 correspondem às células-tronco epiteliais dos alvéolos. Dependendo das necessidades locais, as células AT2 podem se autorrenovar na presença de proteínas da via de sinalização Wnt (*wingless*) ou proliferar e diferenciar em células AT1 na presença de **Axin2** (do inglês, *axis inhibition protein 2* – proteína de inibição do eixo 2), um inibidor da via Wnt.

Dada a importância das células AT2 no reparo alveolar, uma compreensão de sua regulação poderia facilitar as terapias à base de células e reparo endógeno do pulmão após lesões agudas e processos degenerativos, como na doença pulmonar obstrutiva crônica ou fibrose pulmonar idiopática.

Cada alvéolo abre-se em um saco alveolar. No entanto, alguns deles abrem diretamente no bronquíolo respiratório. **Essa característica especial distingue o**

---

[1] N.R.T.: *Club cells* (células em forma de clava, ou claviformes, em tradução livre) também são referidas como células exócrinas bronquiolares (Terminologia Histológica: *exocrinocytus bronchiolaris*).

[2] N.R.T.: Células alveolares (tipo 1 e tipo 2) também são conhecidas como pneumócitos (tipo I e tipo II, respectivamente).

Figura 13.8 Árvore brônquica intrapulmonar.

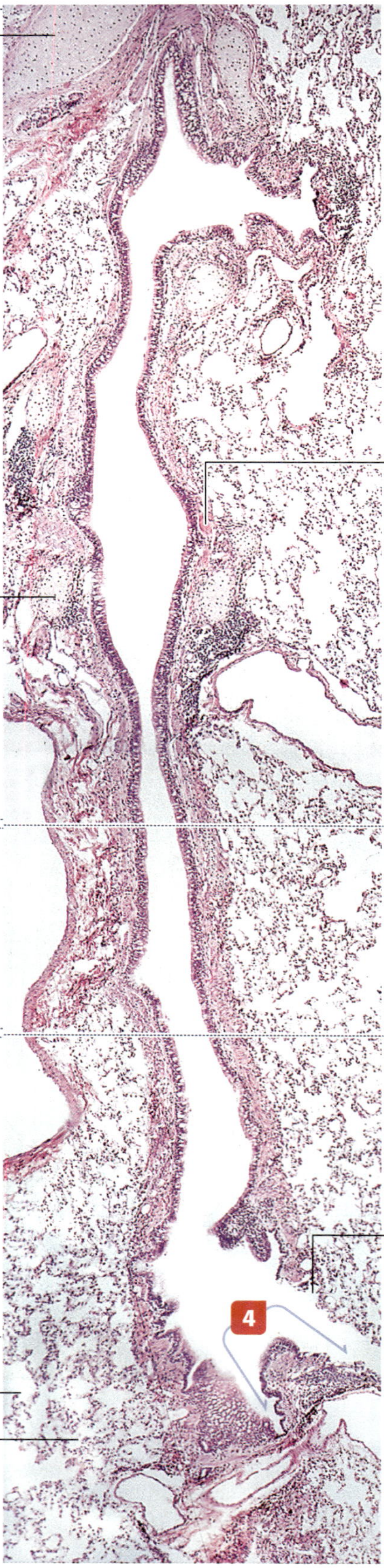

Placa cartilaginosa

1 Brônquios pequenos

Uma característica distintiva entre a traqueia e os brônquios é a substituição dos anéis de cartilagem hialina por placas cartilaginosas de formato irregular. Os brônquios grandes são circundados pelas placas, mas brônquios menores têm placas pequenas.

O epitélio de revestimento é pseudoestratificado colunar ciliado com células caliciformes secretoras de muco. A lâmina própria contém uma camada de músculo liso circularmente arranjado mas descontínuo e glândulas seromucosas conectadas por ductos excretores à superfície epitelial.

1 Pequeno brônquio
Epitélio pseudoestratificado colunar ciliado **com células caliciformes**

Feixes de músculo liso
Contração do músculo liso diminui o lúmen do brônquio. A estimulação do sistema nervoso parassimpático (nervo vago) produz contração do músculo liso. Estimulação do nervo simpático inibe a contração do músculo liso.

Placa cartilaginosa

2 Bronquíolos

À medida que os bronquíolos reduzem seu diâmetro, o epitélio pseudoestratificado colunar ciliado diminui em altura para finalmente tornar-se epitélio simples colunar a cúbico ciliado nos bronquíolos terminais.

Os bronquíolos não têm cartilagem e glândulas da submucosa, mas algumas células caliciformes podem ser encontradas nas porções iniciais. A lâmina própria é composta de músculo liso, fibras elásticas e colágenas.

2 Bronquíolo
Epitélio pseudoestratificado colunar ciliado com **pouca ou nenhuma célula caliciforme**

3 Bronquíolos terminais

Os bronquíolos terminais dão origem aos bronquíolos respiratórios. Os bronquíolos terminais são revestidos por um **epitélio simples cúbico ciliado com *club cells***.

3 Bronquíolo terminal
Epitélio cúbico ciliado com *club cells* (células de Clara)

Projeção alveolar

4 Bronquíolos respiratórios

A presença de projeções alveolares interrompe a continuidade da parede do bronquíolo.

O **epitélio cúbico baixo** é substituído descontinuamente por células epiteliais alveolares pavimentosas do tipo 1.

Alvéolos

Figura 13.9 Lóbulo pulmonar e ácino pulmonar.

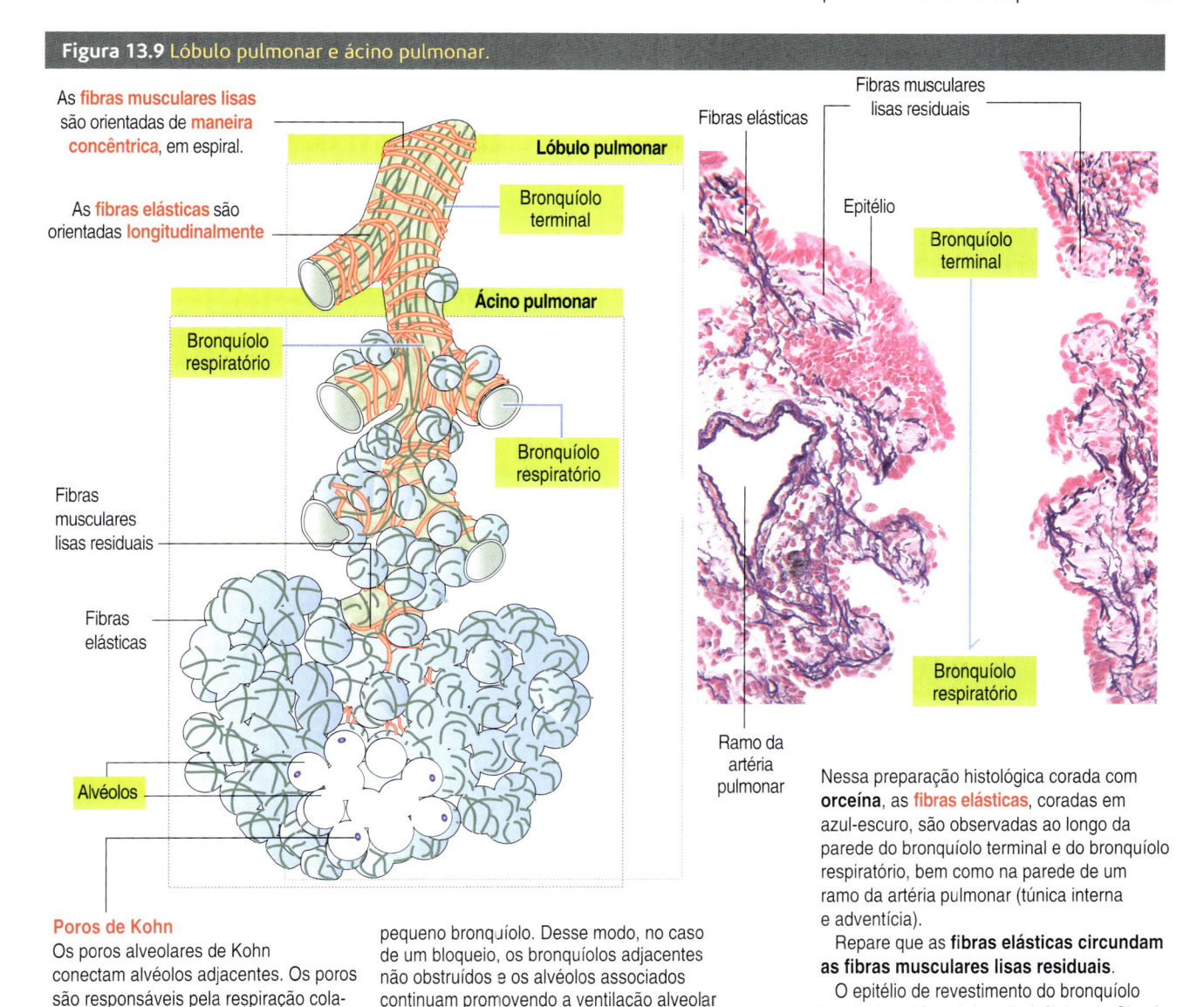

As **fibras musculares lisas** são orientadas de **maneira concêntrica**, em espiral.

As **fibras elásticas** são orientadas **longitudinalmente**

Lóbulo pulmonar

Bronquíolo terminal

Ácino pulmonar

Bronquíolo respiratório

Bronquíolo respiratório

Fibras musculares lisas residuais

Fibras elásticas

Alvéolos

Fibras elásticas

Fibras musculares lisas residuais

Fibras elásticas

Epitélio

Bronquíolo terminal

Bronquíolo respiratório

Ramo da artéria pulmonar

Poros de Kohn
Os poros alveolares de Kohn conectam alvéolos adjacentes. Os poros são responsáveis pela respiração colateral quando ocorre o bloqueio de um

pequeno bronquíolo. Desse modo, no caso de um bloqueio, os bronquíolos adjacentes não obstruídos e os alvéolos associados continuam promovendo a ventilação alveolar através dos poros de Kohn.

Nessa preparação histológica corada com **orceína**, as **fibras elásticas**, coradas em azul-escuro, são observadas ao longo da parede do bronquíolo terminal e do bronquíolo respiratório, bem como na parede de um ramo da artéria pulmonar (túnica interna e adventícia).

Repare que as **fibras elásticas circundam as fibras musculares lisas residuais**.

O epitélio de revestimento do bronquíolo terminal contém ***club cells*** (células de Clara) difíceis de identificar em baixa ampliação.

---

bronquíolo respiratório do bronquíolo terminal, cuja parede não está associada a sacos alveolares.

O epitélio cuboide baixo do bronquíolo respiratório é contínuo às células pavimentosas AT1 do alvéolo (ver Figura 13.10).

Outras células dos septos alveolares são:
1. Os **macrófagos alveolares**, também chamados **células de poeira** (Figura 13.15). Eles derivam dos monócitos da medula óssea e são frequentemente observados no lúmen alveolar e no interstício.
2. As **células dendríticas alveolares** (ver Figura 13.15) monitoram ativamente o espaço aéreo alveolar para detecção de antígenos e capturam-nos para apresentação aos linfócitos T. Processos dendríticos estendem-se na camada surfactante.
3. **Fibroblastos intersticiais** (ver Figura 13.13), que produzem e secretam proteínas Wnt. Essas células, juntamente com as células endoteliais

capilares, células AT1 e matriz extracelular circundante, constituem o microambiente, ou nicho, de células AT2.

Os capilares alveolares são revestidos por células endoteliais contínuas justapostas às células AT1 por meio de uma lâmina basal dupla produzida por essas duas células.

As células endoteliais alveolares contêm **enzima conversora de angiotensina** (**ECA**) para conversão de angiotensina I (ANG I) em angiotensina II (ANG II) (ver Capítulo 14, *Sistema Urinário*).

Os vasos linfáticos raramente estão presentes no espaço interalveolar (interstício). Em vez disso, eles são observados adjacentes à parede das arteríolas, ramos da artéria pulmonar e da artéria brônquica. Vários vasos linfáticos perivasculares pequenos são responsáveis por manter o equilíbrio hídrico no interstício alveolar.

Figura 13.10 Transição do bronquíolo terminal para o bronquíolo respiratório.

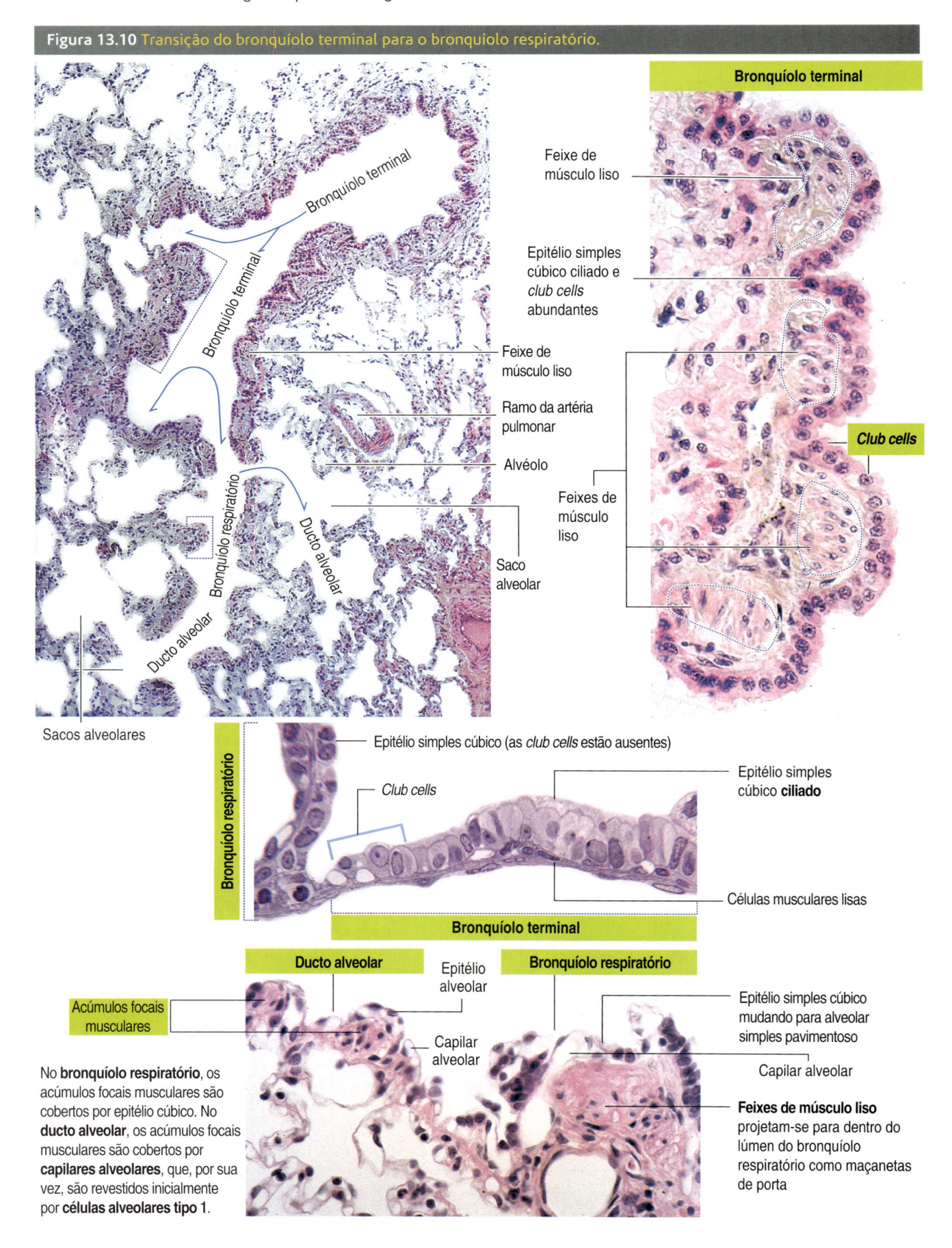

Bronquíolo terminal

Feixe de
músculo liso

Epitélio simples
cúbico ciliado e
club cells
abundantes

Club cells

Feixe de
músculo liso

Ramo da artéria
pulmonar

Alvéolo

Feixes de
músculo
liso

Saco
alveolar

Bronquíolo terminal

Bronquíolo terminal

Bronquíolo respiratório

Ducto alveolar

Ducto alveolar

Sacos alveolares

Bronquíolo respiratório

Epitélio simples cúbico (as *club cells* estão ausentes)

Club cells

Epitélio simples
cúbico **ciliado**

Células musculares lisas

Bronquíolo terminal

Ducto alveolar

Epitélio
alveolar

Bronquíolo respiratório

**Acúmulos focais
musculares**

Capilar
alveolar

Epitélio simples cúbico
mudando para alveolar
simples pavimentoso

Capilar alveolar

Feixes de músculo liso
projetam-se para dentro do
lúmen do bronquíolo
respiratório como maçanetas
de porta

No **bronquíolo respiratório**, os
acúmulos focais musculares são
cobertos por epitélio cúbico. No
ducto alveolar, os acúmulos focais
musculares são cobertos por
capilares alveolares, que, por sua
vez, são revestidos inicialmente
por **células alveolares tipo 1**.

Figura 13.11 Estrutura e função das *club cells*.

Club cells (células de Clara)

As *club cells* não ciliadas coexistem nos **bronquíolos terminais** com uma única camada de células cuboides ciliadas. Após a lesão das vias respiratórias, as *club cells* podem proliferar regenerando o epitélio bronquiolar e até mesmo migrando para repor as células epiteliais alveolares. Esse processo é conhecido como **bronquiolização alveolar**.

As *club cells* produzem: (1) **Proteínas surfactantes SP-A e SP-D**, que revestem a superfície do epitélio bronquiolar e presumivelmente também regulam o transporte de **íons cloro**. (2) Os monômeros de mucina **MUC5AC** e **MUC5B**, presentes como polímeros no muco das vias respiratórias. (3) A **proteína secretória de *club cell*** anti-inflamatória (**CCSP**), envolvida na proteção da homeostase das vias respiratórias contra lesão ou infecção.

Ao microscópio eletrônico, a região apical em forma de abóbada das *club cells* contém **grânulos secretores** citoplasmáticos densos, **mitocôndrias** e muitas **vesículas**.

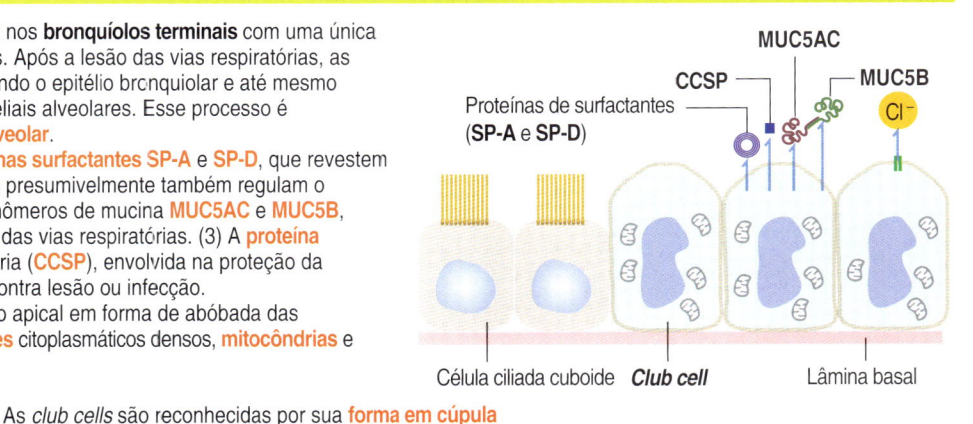

As *club cells* são reconhecidas por sua **forma em cúpula apical**, que se projeta no lúmen do **bronquíolo terminal** em um padrão similar a pedras de calçamento

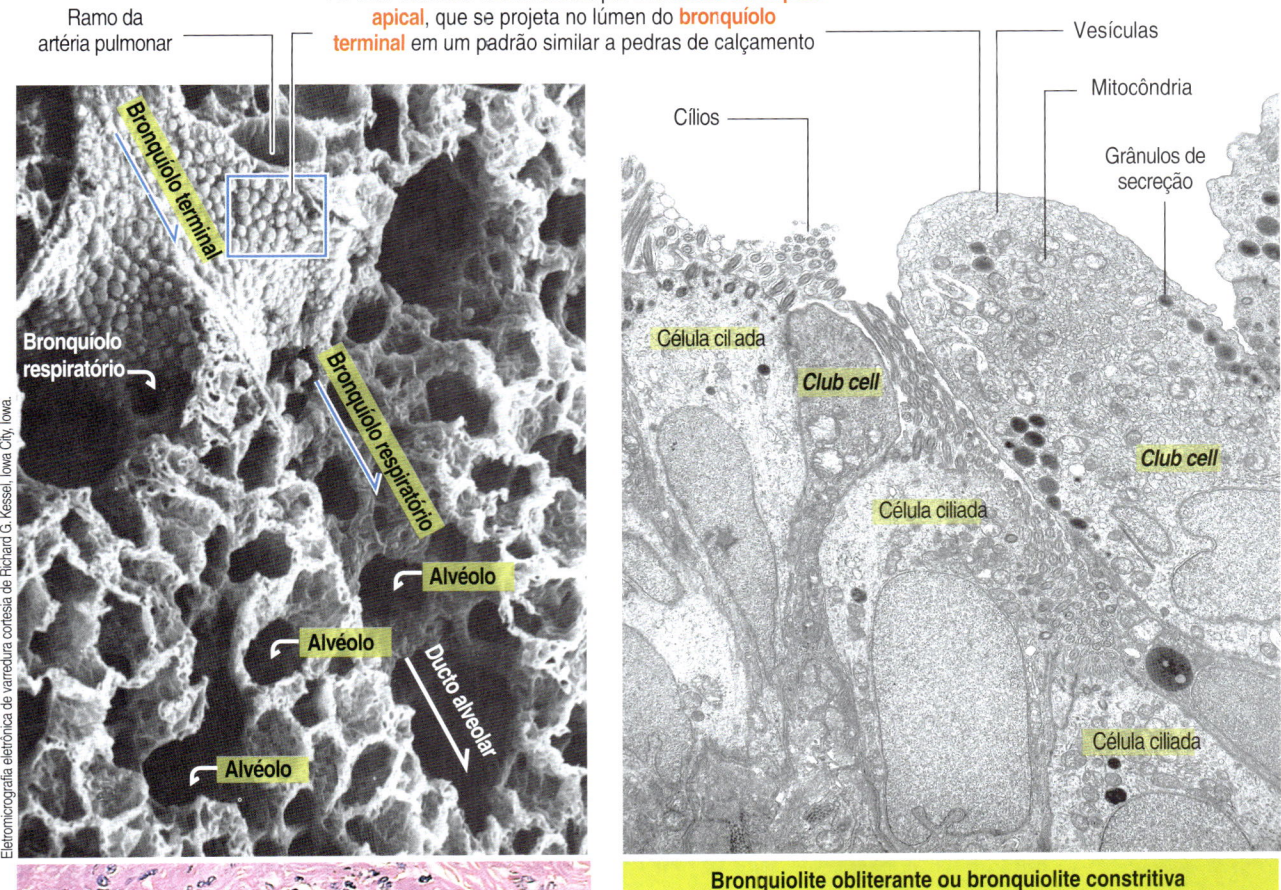

Eletromicrografia eletrônica de varredura cortesia de Richard G. Kessel, Iowa City, Iowa.

Bronquiolite obliterante ou bronquiolite constritiva

O padrão histológico da bronquiolite obliterante de um bronquíolo terminal é compatível com o reparo e a inflamação teciduais anormais em resposta à lesão do tecido, incluindo **regeneração epitelial deficiente, fibroproliferação peribronquiolar** e **infiltrado crônico de células inflamatórias**.

As *club cells*, que conseguem regenerar o epitélio bronquiolar, estão em número reduzido ou ausentes.

A bronquiolite obliterante é uma complicação frequente do transplante de células-tronco hemocitopoéticas ou do transplante de pulmão.

Histopatologia de Weidner N, Cote RJ, Suster S, Weiss LM: Modern Surgical Pathology. St. Louis, Saunders, 2003.

Figura 13.12 Subdivisões do bronquíolo respiratório.

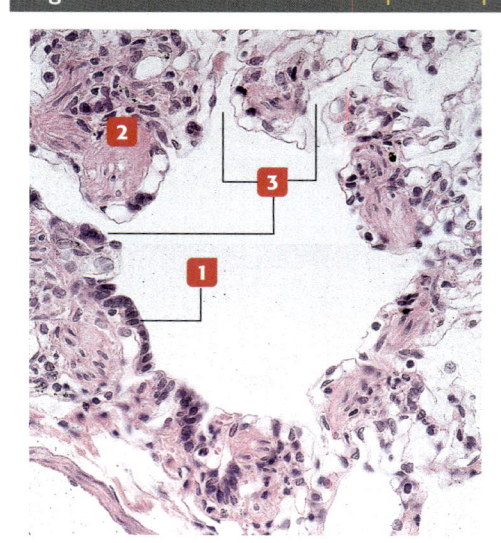

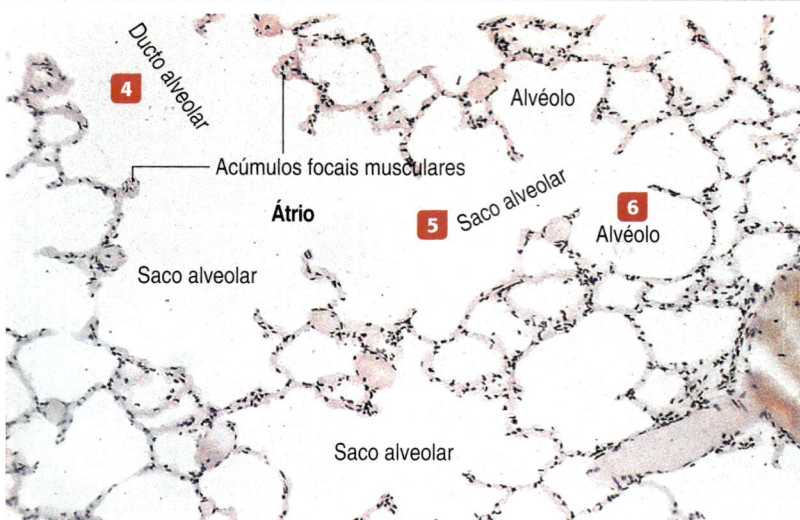

1 O epitélio de revestimento do **bronquíolo terminal** consiste em **poucas células cuboides epiteliais ciliadas e não ciliadas (*club cells*). As células caliciformes não estão mais presentes**. Feixes de células musculares lisas e fibras elásticas são observados na parede. Não há placas cartilaginosas na parede e nenhuma glândula na lâmina própria.

2 **Feixes de células musculares lisas (acúmulos focais musculares)**, inervados por **fibras nervosas parassimpáticas**, contraem-se para constringir o lúmen do bronquíolo. Na **asma**, a contração muscular, desencadeada pela liberação de histamina dos mastócitos, é persistente. Fibras elásticas são observadas nos acúmulos focais (coloquialmente denominados de botões).

3 A parede do **bronquíolo respiratório** é interrompida em intervalos por projeções saculares, os **alvéolos**.

4 Vários **ductos alveolares** resultam da divisão de um único bronquíolo. A parede de um saco alveolar consiste em aberturas alveolares. Podem ser observados remanescentes dos acúmulos focais musculares revestidos por um epitélio simples, de cúbico baixo a pavimentoso, nas aberturas alveolares.

5 Um **ducto alveolar** é contínuo a um grupo de alvéolos que compartilham um espaço maior chamado saco alveolar. A junção ducto alveolar-saco alveolar chama-se **átrio**.

6 Vários **alvéolos** abrem-se em um saco alveolar.

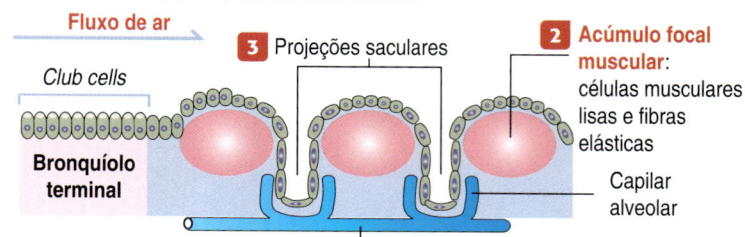

Bronquíolo respiratório

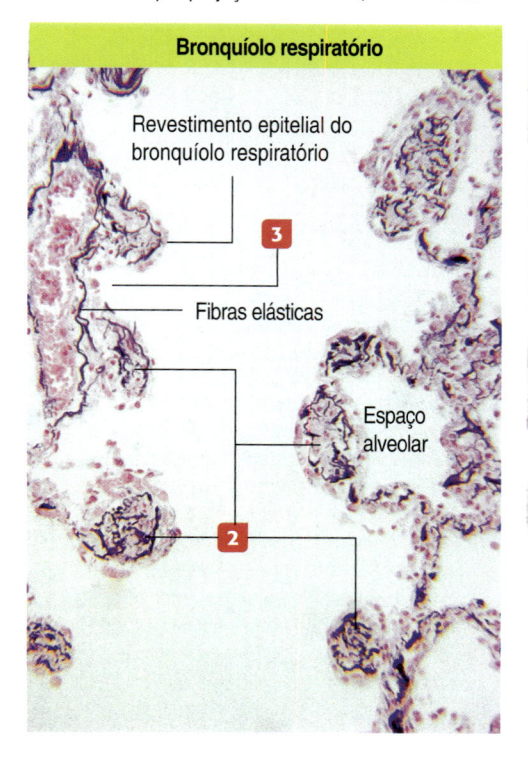

Alvéolos

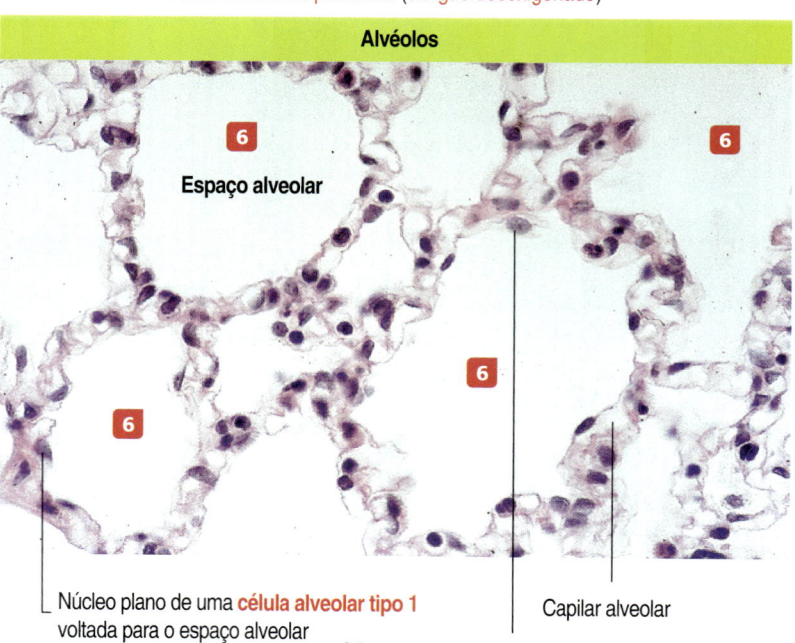

Figura 13.13 Alvéolo.

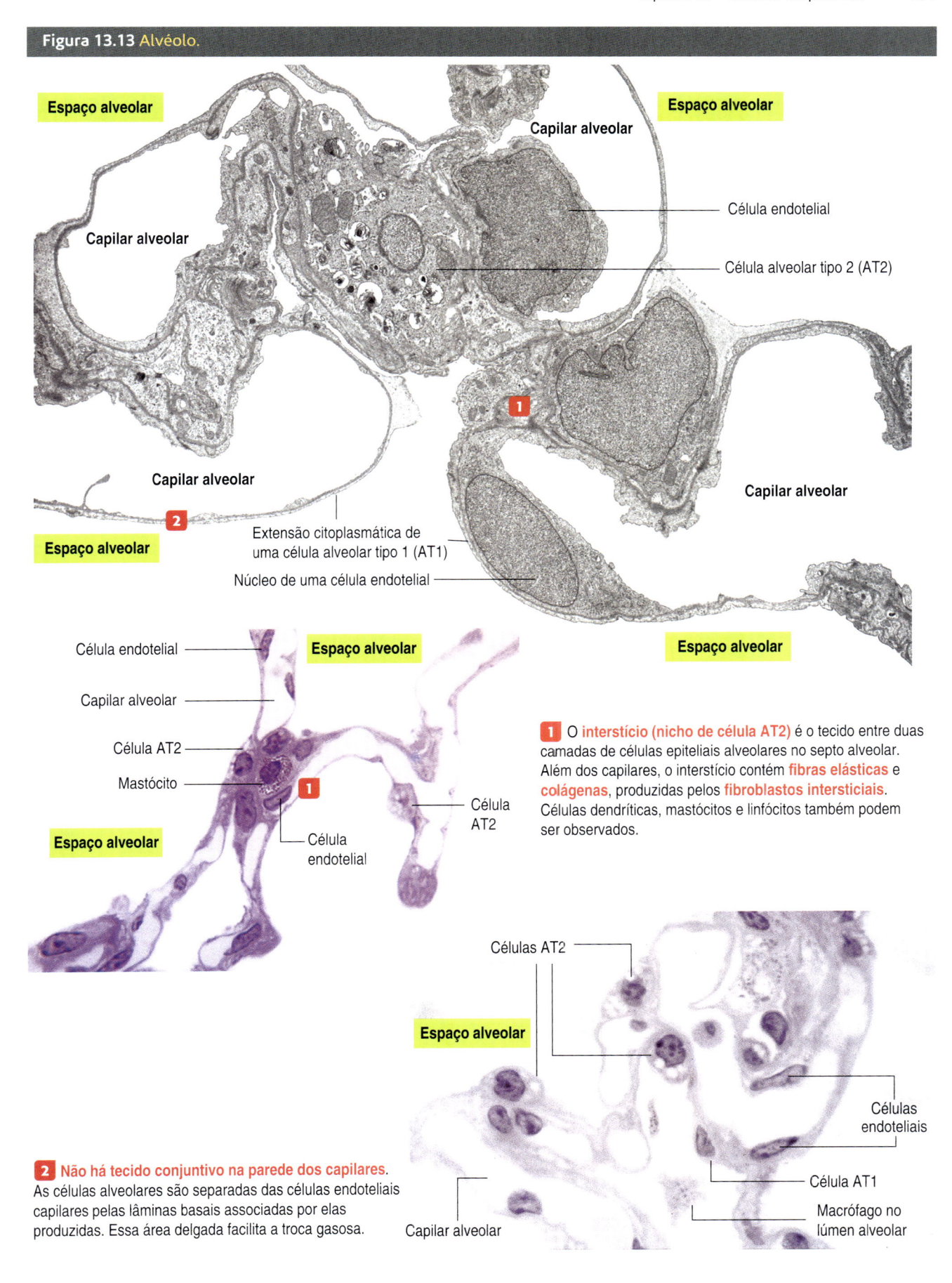

Espaço alveolar

Capilar alveolar

Espaço alveolar

Célula endotelial

Célula alveolar tipo 2 (AT2)

Capilar alveolar

Capilar alveolar

1

Capilar alveolar

2

Espaço alveolar

Extensão citoplasmática de uma célula alveolar tipo 1 (AT1)

Núcleo de uma célula endotelial

Espaço alveolar

Célula endotelial

Espaço alveolar

Capilar alveolar

Célula AT2

Mastócito

1

Célula AT2

Espaço alveolar

Célula endotelial

1 O **interstício (nicho de célula AT2)** é o tecido entre duas camadas de células epiteliais alveolares no septo alveolar. Além dos capilares, o interstício contém **fibras elásticas** e **colágenas**, produzidas pelos **fibroblastos intersticiais**. Células dendríticas, mastócitos e linfócitos também podem ser observados.

Células AT2

Espaço alveolar

Células endoteliais

Célula AT1

2 Não há tecido conjuntivo na parede dos capilares. As células alveolares são separadas das células endoteliais capilares pelas lâminas basais associadas por elas produzidas. Essa área delgada facilita a troca gasosa.

Capilar alveolar

Macrófago no lúmen alveolar

Figura 13.14 Barreira hematoaérea.

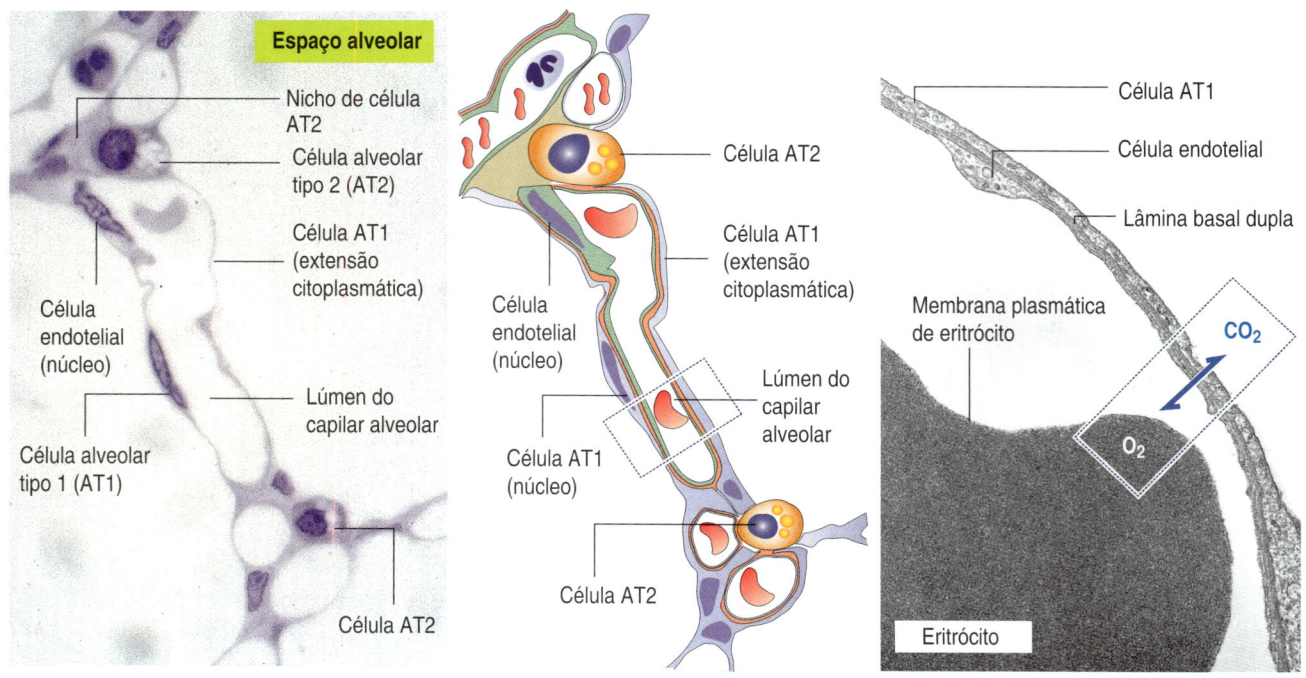

O pulmão é um órgão de troca gasosa para o fornecimento de O_2 para o sangue e a remoção de CO_2 do sangue. Os capilares alveolares são estreitamente apostos ao lúmen alveolar.

A troca gasosa por **difusão passiva** ocorre através da **barreira hematoaérea** consistindo em:
(1) Extensões citoplasmáticas de **células AT1**. (2) Uma **lâmina basal dupla**, sintetizada pelas células AT1 e **células endoteliais**.

(3) Extensões citoplasmáticas das células endoteliais contínuas. (4) A membrana plasmática dos **eritrócitos**.

As células AT2 contribuem indiretamente para o processo de troca gasosa secretando **surfactante**, um complexo lipídico-proteico que reduz a tensão superficial do alvéolo e impede o seu colapso.

Troca gasosa alveolar e equilíbrio acidobásico

Alterações na **pressão parcial de CO_2** (designada **P_{CO_2}**) provocadas pela ventilação inadequada levam a alterações no **equilíbrio acidobásico** e, consequentemente, a uma alteração no **pH sanguíneo**.

Um aumento da P_{CO_2} diminui o pH sanguíneo; uma diminuição na P_{CO_2} aumenta o pH. Um aumento na ventilação diminui a P_{CO_2}.

A P_{CO_2} aumenta com a diminuição da ventilação.

Tanto o pH sanguíneo quanto a P_{CO_2} são reguladores críticos da taxa de ventilação detectada pelos **quimiorreceptores** situados no encéfalo (bulbo) e nos corpos carotídeos e aórticos.

Células alveolares tipo II (AT2)

As **células AT2** estão situadas predominantemente nos **ângulos formados pelos septos alveolares adjacentes**. Contrastando com as células AT1 mais achatadas (pavimentosas), as células AT2 são poligonais, vacuoladas e projetam-se para além do nível do epitélio circundante.

A superfície livre das células AT2 é coberta por microvilosidades curtas (Figura 13.16). O citoplasma exibe **corpos lamelares** densos ligados à membrana, representando grânulos secretórios contendo **surfactante pulmonar**. O surfactante é liberado por exocitose e se espalha sobre uma camada delgada de líquido que normalmente recobre a superfície alveolar (ver Figura 13.16).

Por meio desse mecanismo, o **surfactante pulmonar reduz a tensão superficial na interface ar-líquido e, assim, reduz a tendência de colapso alveolar ao fim da expiração**. Como descrito anteriormente, as *club cells*, localizadas nos bronquíolos terminais, também secretam surfactante pulmonar.

O surfactante pulmonar contém:
1. **Fosfolipídios**.
2. **Colesterol**.
3. **Proteínas**.

As **proteínas surfactantes específicas (SPs)** consistem em uma **glicoproteína hidrofílica (SP-A)** e em duas **proteínas hidrofóbicas (SP-B** e **SP-C)**.

Dentro dos corpos lamelares, a SP-A e a SP-B transformam o **fosfolipídio dipalmitoilfosfatidilcolina (DPPC)** em uma molécula surfactante madura.

No espaço alveolar, a SP-B e a SP-C **estabilizam** a camada fosfolipídica e aumentam a ação surfactante do complexo fosfolipídico DPPC-proteína.

A renovação do surfactante é facilitada pela função fagocítica dos macrófagos alveolares. Os macrófagos podem captar asbestos (amianto) inalados e desencadear **asbestose** (fibrose pulmonar intersticial; Figura 13.17), a deposição de colágeno e **corpos de asbestos**.

Figura 13.15 Macrófagos alveolares e intersticiais.

Macrófagos alveolares e intersticiais

Existem duas classes principais de macrófagos alveolares: (1) **Macrófagos alveolares**, residentes no lúmen alveolar. Macrófagos alveolares são essenciais para catabolizar o surfactante que reveste a superfície dos alvéolos. (2) **Macrófagos intersticiais**, que compartilham um espaço interalveolar estreito com fibroblastos e capilares alveolares e separados do lúmen alveolar pela parede alveolar fina.

Existem duas fontes diferentes de macrófagos alveolares:

(1) Macrófagos autorrenováveis derivados de um **progenitor do saco vitelino fetal**.

(2) Macrófagos derivados de **monócitos**.

Os **capilares alveolares** formam uma rede interconectada ao redor dos alvéolos e são revestidos por **células endoteliais contínuas**, associadas umas às outras por junções de oclusão.

A **lâmina basal endotelial** se funde com a lâmina basal do **epitélio alveolar**, onde o capilar alveolar está intimamente associado à parede alveolar (o local favorável para as trocas gasosas).

Em alguns outros lugares, elementos de tecido conjuntivo circundam o capilar alveolar. Nesses locais, os fluidos podem mover-se dos capilares para o interstício, para eventualmente drenar para os vasos **linfáticos para-alveolares** adjacentes a uma parede arteriolar correspondente a ramos das artérias pulmonares ou brônquicas. Os vasos linfáticos raramente são encontrados em septos interalveolares.

Célula endotelial — **Célula dendrítica alveolar** que estende dendritos para o espaço alveolar

Fibroblasto produtor de fibra elástica

Fibras elásticas

Espaço alveolar

Capilar alveolar

Célula endotelial de um capilar alveolar

Macrófago intersticial

Macrófago alveolar (também chamado célula de poeira) pode transitar entre o espaço alveolar e o interstício alveolar

Célula alveolar tipo 2 é uma célula epitelial de formato poligonal, produtora de surfactante

Célula alveolar tipo 1 é uma simples célula epitelial pavimentosa

Vaso linfático para-alveolar associado à parede de uma arteríola (derivada da artéria pulmonar)

Célula alveolar tipo 1 (AT1) com vesículas pinocitóticas em seu citoplasma

Fibroblastos no interstício alveolar produzem **fibras elásticas**

Espaço alveolar

Eritrócito

Macrófago intersticial

Célula endotelial

Lâminas basais

Célula AT1

Citoplasma de célula AT1 com vesículas pinocitóticas

Macrófagos no espaço alveolar

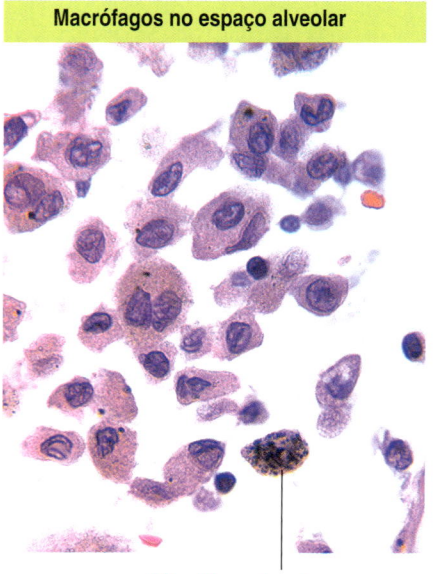

Macrófago alveolar com hemossiderina no citoplasma

Os **macrófagos alveolares** são células sentinelas que migram sobre a superfície luminal do alvéolo. Essas células monitoram a poeira ou as bactérias inaladas que possam ter escapado do aprisionamento pelo muco que reveste as vias respiratórias.

Quando estimulados pelos derivados metabólicos das bactérias, os macrófagos liberam fatores quimiotáticos que induzem a migração transendotelial dos leucócitos, que se unem aos macrófagos para neutralizar os microrganismos invasores. As **células dendríticas alveolares** buscam e capturam antígenos no espaço alveolar para apresentação aos linfócitos T.

Nos pacientes com doença cardíaca, os macrófagos alveolares contêm muitos vacúolos preenchidos com **hemossiderina**, resultante da fagocitose dos eritrócitos e da degradação de sua hemoglobina.

Os macrófagos alveolares migram dos alvéolos para a superfície dos brônquios e são transportados pela ação ciliar das vias respiratórias superiores até a faringe, onde são deglutidos com a saliva.

Figura 13.16 Célula alveolar tipo 2.

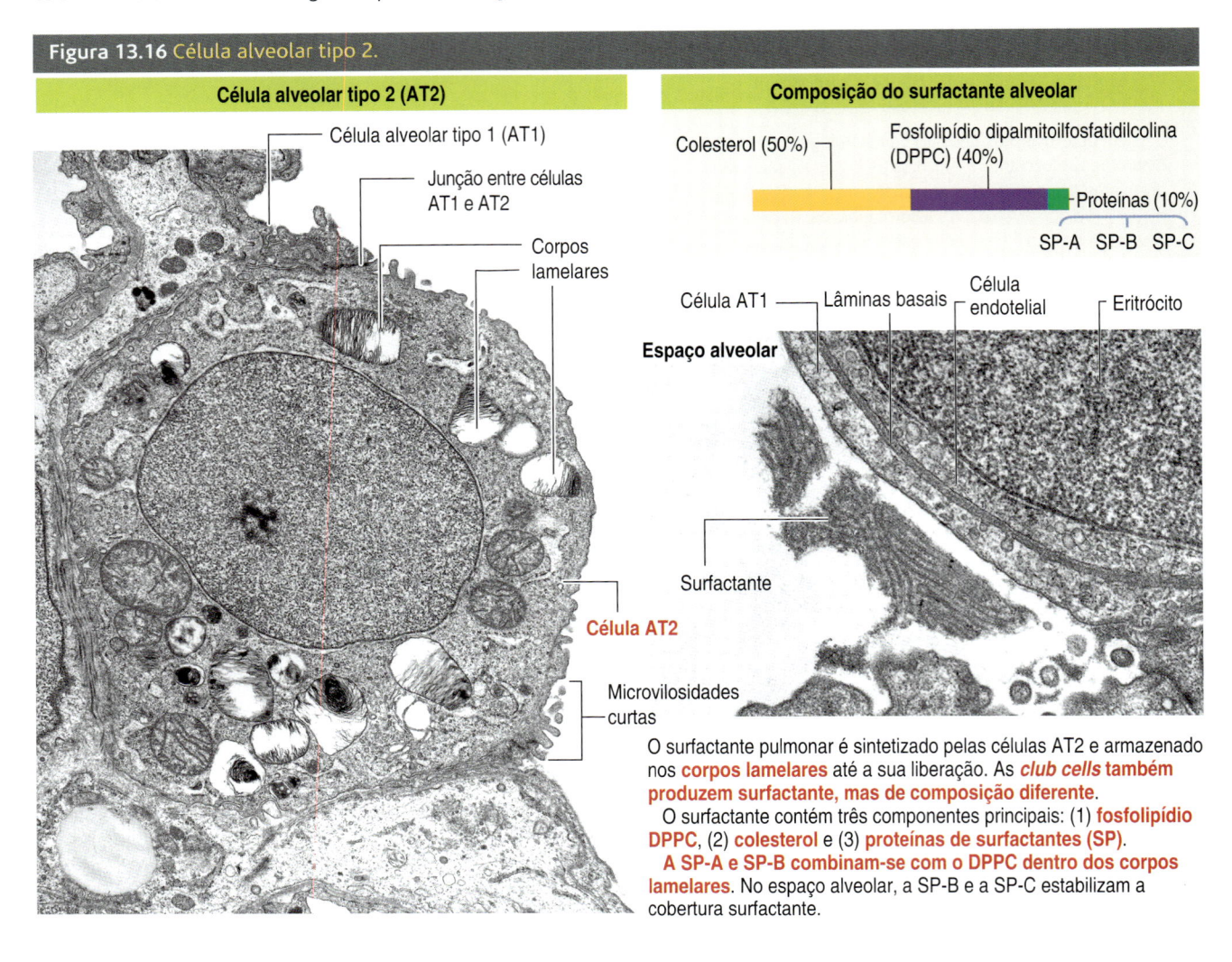

Célula alveolar tipo 2 (AT2)

- Célula alveolar tipo 1 (AT1)
- Junção entre células AT1 e AT2
- Corpos lamelares
- Célula AT2
- Microvilosidades curtas

Composição do surfactante alveolar

Colesterol (50%) — Fosfolipídio dipalmitoilfosfatidilcolina (DPPC) (40%)
Proteínas (10%)
SP-A SP-B SP-C

Célula AT1 — Lâminas basais — Célula endotelial — Eritrócito

Espaço alveolar

Surfactante

O surfactante pulmonar é sintetizado pelas células AT2 e armazenado nos **corpos lamelares** até a sua liberação. As *club cells* **também produzem surfactante, mas de composição diferente**.

O surfactante contém três componentes principais: (1) **fosfolipídio DPPC**, (2) **colesterol** e (3) **proteínas de surfactantes (SP)**.

A SP-A e SP-B combinam-se com o DPPC dentro dos corpos lamelares. No espaço alveolar, a SP-B e a SP-C estabilizam a cobertura surfactante.

Figura 13.17 Renovação do surfactante. Asbestose.

Proteínas surfactantes e fosfolipídios poli-insaturados espalham-se e estabilizam a camada de dipalmitoilfosfatidilcolina (DPPC) na interface água-ar da superfície alveolar.

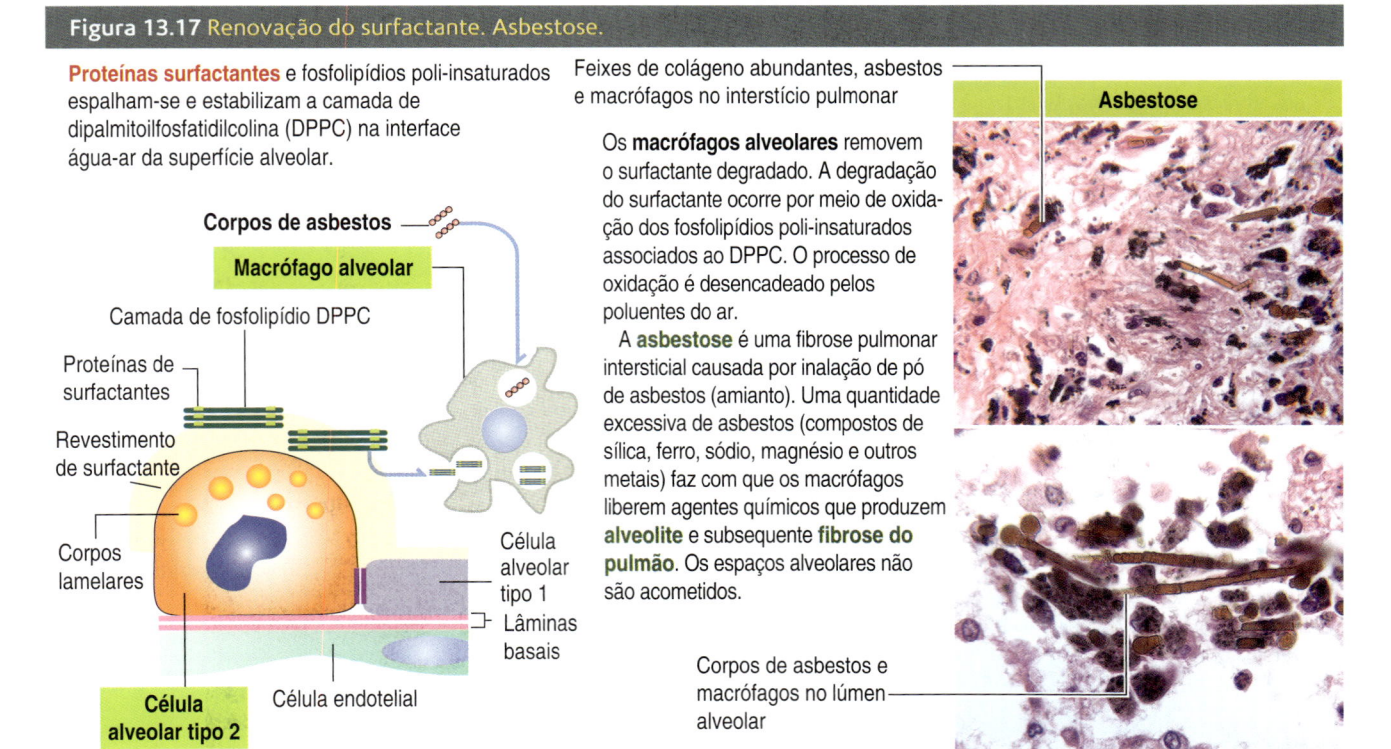

- Corpos de asbestos
- **Macrófago alveolar**
- Camada de fosfolipídio DPPC
- Proteínas de surfactantes
- Revestimento de surfactante
- Corpos lamelares
- **Célula alveolar tipo 2**
- Célula endotelial
- Célula alveolar tipo 1
- Lâminas basais

Feixes de colágeno abundantes, asbestos e macrófagos no interstício pulmonar

Os **macrófagos alveolares** removem o surfactante degradado. A degradação do surfactante ocorre por meio de oxidação dos fosfolipídios poli-insaturados associados ao DPPC. O processo de oxidação é desencadeado pelos poluentes do ar.

A **asbestose** é uma fibrose pulmonar intersticial causada por inalação de pó de asbestos (amianto). Uma quantidade excessiva de asbestos (compostos de sílica, ferro, sódio, magnésio e outros metais) faz com que os macrófagos liberem agentes químicos que produzem **alveolite** e subsequente **fibrose do pulmão**. Os espaços alveolares não são acometidos.

Asbestose

Corpos de asbestos e macrófagos no lúmen alveolar

DOENÇAS BRONCOPULMONARES

Você agora tem uma boa compreensão da histologia do sistema broncopulmonar. O próximo passo é explorar como a estrutura e a função normais das vias respiratórias são perturbadas durante a doença. A seguir, uma visão geral das doenças broncopulmonares agudas e crônicas.

Discutiremos:

1. **Asma**, para enfatizar como a hipersecreção de muco e a broncoconstrição fazem interface com o sistema imunológico.
2. **Bronquite crônica** e **enfisema**, para fortalecer o conceito de lóbulo pulmonar e ácino pulmonar explorando dois exemplos de doença pulmonar obstrutiva crônica.
3. **Síndrome da angústia respiratória aguda**, para reforçar como uma barreira alveolar hematoaérea danificada resulta em condições clínicas graves.

ASMA

A **asma** é um processo inflamatório crônico caracterizado por **broncoconstrição**, o estreitamento reversível das vias respiratórias, e pelo **acúmulo de muco nas vias respiratórias**.

A asma pode ser desencadeada por exposição repetida a um antígeno (**asma alérgica**) ou por uma regulação neural autônoma anormal da função das vias respiratórias (**asma não alérgica**). Os **sintomas** clássicos **da asma** são **chiado**, **tosse** e **dispneia** (falta de ar).

A patogênese da asma consiste em:

1. Recrutamento de **linfócitos T_H2 auxiliares CD4$^+$** e **células linfoides inatas do grupo 2 (ILC2)** por células dendríticas após sua ativação por um antígeno ou alergênio. Os linfócitos T_H2 e ILC2 secretam várias citocinas.
2. Obstrução luminal das vias respiratórias por muco, ocasionada pela hipersecreção das glândulas mucosas brônquicas e células caliciformes, junto com constrição bronquiolar.
3. Vasodilatação da microvasculatura brônquica com maior permeabilidade vascular e edema.

Os aspectos fisiopatológicos da asma resultam de ativação de mastócitos e recrutamento de eosinófilos. A ativação de mastócitos e a eosinofilia são desencadeadas por interleucina (IL)-4, IL-5 e IL-13 produzidas por linfócitos T_H2 e ILC2.

O Conhecimento básico 13.A apresenta uma visão integrada do mecanismo de produção de muco e as etapas após a ativação inicial das células dendríticas pelos antígenos.

DOENÇA PULMONAR OBSTRUTIVA CRÔNICA

A **doença pulmonar obstrutiva crônica** (**DPOC**) é caracterizada por uma progressiva e frequentemente irreversível limitação ao fluxo de ar. A DPOC inclui **bronquite crônica** e **enfisema**.

A **bronquite crônica** desenvolve-se nos fumantes e em resposta à inalação de fumaça tóxica e à exposição prolongada e em altos níveis a poluentes do ar. Ela é caracterizada por hiperplasia e hipersecreção prolongada das glândulas seromucosas, que causa obstrução das vias respiratórias e tamponamento por muco. Consequentemente, uma redução da ventilação alveolar leva a **hipoxemia** (baixos níveis de oxigênio no sangue) e a **hipercapnia** (aumento no nível de dióxido de carbono no sangue).

A **hipoxemia** pode provocar hipertensão pulmonar secundária e subsequente insuficiência cardíaca direita (ou *cor pulmonale*). A **hipercapnia** resulta em **cianose** (do grego, *kyanos*, uma substância azul-escura), mas sem **dispneia** importante (do grego, *dys*, difícil; *pnoe*, respiração). A cianose é uma cor azulada na pele e mucosas, em geral causada por redução do oxigênio no sangue.

A DPOC ocorre nas **pequenas vias respiratórias**, nos bronquíolos e no **parênquima pulmonar**. Como pode se lembrar, as **fibras elásticas** são componentes importantes dos bronquíolos e das paredes alveolares. A perda de elasticidade e o rompimento das fibras elásticas originam o **enfisema**, caracterizado por obstrução crônica do fluxo de ar. Consequentemente, os alvéolos adjacentes tornam-se confluentes, criando grandes **espaços aéreos** ou **bolhas** (Figura 13.18).

Os bronquíolos terminais e respiratórios também são afetados pela perda de tecido elástico. Como resultado da perda de fibras elásticas, as pequenas vias respiratórias tendem a entrar em colapso durante a expiração, levando a obstrução crônica do fluxo de ar e a infecções secundárias.

Vamos rever os conceitos de lóbulo pulmonar e ácino pulmonar para compreendermos os tipos de enfisema. **Um lóbulo pulmonar inclui o bronquíolo terminal e a primeira a terceira gerações de bronquíolos respiratórios derivados.** Cada bronquíolo respiratório origina os ductos alveolares e os alvéolos, um arranjo conhecido como **ácino pulmonar**, assim chamado porque agregados de alvéolos agrupam-se em ácinos ligados a um bronquíolo respiratório semelhante a um ducto. Como o lóbulo pulmonar gera vários bronquíolos respiratórios, cada um deles convertido em um ácino, um lóbulo pulmonar consiste em vários ácinos pulmonares.

Agora podemos abordar os dois tipos de enfisema.

1. **Enfisema centroacinar** (ou **centrolobular**) origina-se quando os **bronquíolos respiratórios** são acometidos. O ducto alveolar e os alvéolos mais distais encontram-se íntegros. Desse modo, os espaços aéreos enfisematosos e normais coexistem dentro do mesmo lóbulo e ácinos.
2. No **enfisema pan-acinar** (ou **panlobular**), são observadas bolhas a partir do bronquíolo respiratório até os sacos alveolares. Esse tipo de enfisema é mais comum nos pacientes com **deficiência no gene α_1-antitripsina** que codifica uma proteína sérica.

A proteína α_1-antitripsina é um inibidor importante das proteases, em particular da **elastase**, secretada pelos neutrófilos durante a inflamação (Figura 13.19). Sob a

Conhecimento básico 13.A Asma.

Síntese de MUC5AC por células caliciformes

Secreção de MUC5AC pelas células caliciformes

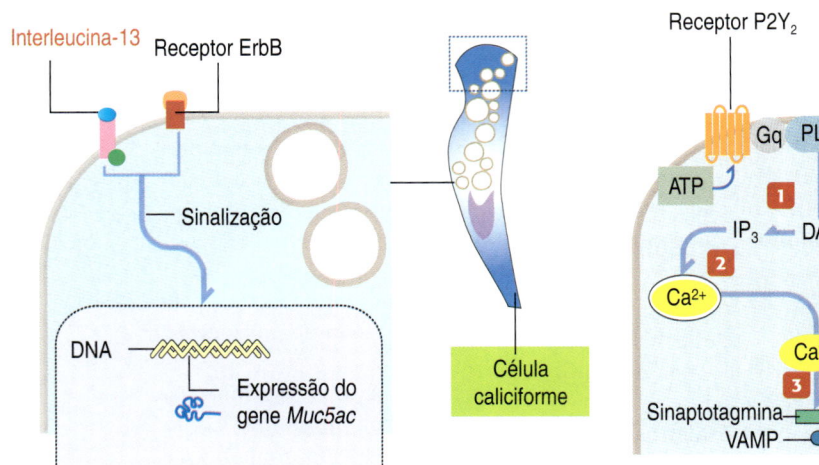

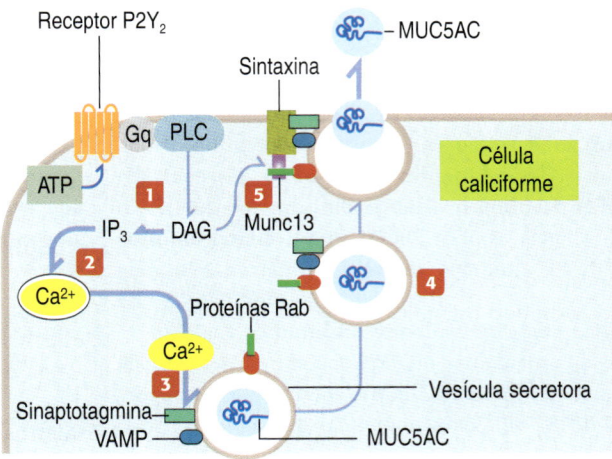

Mediante a ligação do ligante, a sinalização de interleucina-13 e receptor Erb aumenta a expressão do gene *Muc5ac*. MUC5AC é a principal mucina produzida pelas células caliciformes do epitélio respiratório. Observe que a **interleucina-13**, produzida por linfócitos T$_H$2, aumenta a síntese de MUC5AC.

Vesículas contendo grânulos de mucina se ligam à membrana plasmática pelas 🔴 proteínas Rab. A secreção de **Muc5AC polimérica** inicia-se quando o ATP, que atua nos receptores purinérgicos da membrana apical **P2Y$_2$**, inicia a via secretora.

1 Na presença de ATP, o receptor P2Y$_2$, acoplado a **Gq**, ativa a fosfolipase C (**PLC**), que produz diacilglicerol (**DAG**) e trifosfato de inositol (**IP$_3$**).

2 O IP$_3$ desencadeia a liberação de Ca^{2+} dos locais de armazenamento citoplasmático.🟩 **Sinaptotagmina** ativada por Ca^{2+} e a proteína de membrana associada a vesículas (🔵**VAMP**) puxa a vesícula para perto da membrana plasmática **4** .

5 O DAG ativa o 🟪 **Munc13**. Essa etapa de ativação prepara a 🟩 sintaxina ligada à membrana plasmática para ancoragem mediada por Rab e fusão de vesículas contendo MUC5AC com a membrana plasmática para exocitose.

influência de um estímulo, como o tabagismo, os **macrófagos** na parede alveolar e no lúmen alveolar secretam proteases e quimioatrativos (principalmente o leucotrieno B$_4$) para recrutar **neutrófilos**. Os neutrófilos quimioatraídos aparecem no lúmen alveolar e na parede alveolar e liberam **elastase**, normalmente neutralizada por uma α_1-**antitripsina**. Os fumantes crônicos têm baixos níveis séricos de α_1-antitripsina e a elastase continua a destruição maciça das fibras elásticas presentes na parede alveolar. Esse processo desenvolve-se em 10 a 15% dos fumantes e leva ao enfisema.

O enfisema difere da asma quanto ao fato de as anormalidades que limitam o fluxo de ar serem **irreversíveis** e por ser um **processo destrutivo** do parênquima pulmonar.

SÍNDROME DA ANGÚSTIA RESPIRATÓRIA AGUDA

A importância dos componentes celulares dos alvéolos fica clara quando analisamos os aspectos relevantes da **síndrome da angústia respiratória aguda** (**SARA**). A SARA resulta de um rompimento da barreira normal que impede o vazamento de líquido dos capilares alveolares para o interstício e os espaços alveolares.

Dois mecanismos podem alterar a barreira alveolar:
1. Um **aumento da pressão hidrostática nos capilares alveolares**, provocado, por exemplo, pela falha do ventrículo esquerdo ou por estenose da valva mitral. Isso determina o acúmulo de líquido e proteínas nos espaços alveolares.

O edema resultante é chamado **edema cardiogênico** ou **edema pulmonar hidrostático**.
2. A pressão hidrostática é normal, mas o **revestimento endotelial dos capilares alveolares ou o revestimento epitelial dos alvéolos é danificado**. A inalação de agentes como fumaça, água (quase afogamento) ou endotoxinas bacterianas (resultantes de sepse) ou traumatismo pode provocar um defeito na **permeabilidade**.

Um componente cardíaco pode ou não estar envolvido. Embora o edema resultante seja chamado **não cardiogênico**, ele pode coexistir com uma condição **cardiogênica**.

Um **padrão patológico comum** do dano alveolar difuso (Figura 13.20) pode ser observado na SARA cardiogênica e não cardiogênica.

A **primeira fase** da SARA é um **processo exsudativo agudo** definido por edema intersticial e alveolar, infiltração neutrofílica, hemorragia e depósitos de fibrina. Resíduos celulares, resultantes da morte das células AT1, e fibrina são depositados no espaço alveolar e formam **membranas hialinas**.

A **síndrome da angústia respiratória do recém-nascido** (**SARRN**) nos bebês prematuros é caracterizada por uma exsudação rica em proteínas e fibrinas no espaço alveolar, formando uma membrana hialina que leva à retenção de CO$_2$ (ver Figura 13.20). No recém-nascido, a deficiência de surfactante causa o colapso dos pulmões (**atelectasia pulmonar**) a cada respiração sucessiva (Figura 13.21).

Disfunção do muco na doença: asma

O muco das vias respiratórias na asma grave é altamente viscoso e contribui para a depuração deficiente e a formação de tampões. Os tampões contêm altas concentrações de **MUC5AC** e **MUC5B** e proteínas plasmáticas, impedindo a digestão proteolítica da MUC5AC e MUC5B pela elastase neutrofílica. Essa condição obstrutiva do fluxo de ar ocasiona tosse e dispneia, acompanhadas por sons e chiados durante a respiração brônquica.

Macroscopia (detalhe) de Cooke RA, Stewart B: Colour Atlas of Anatomical Pathology. New York, Churchill Livingstone, 1995.

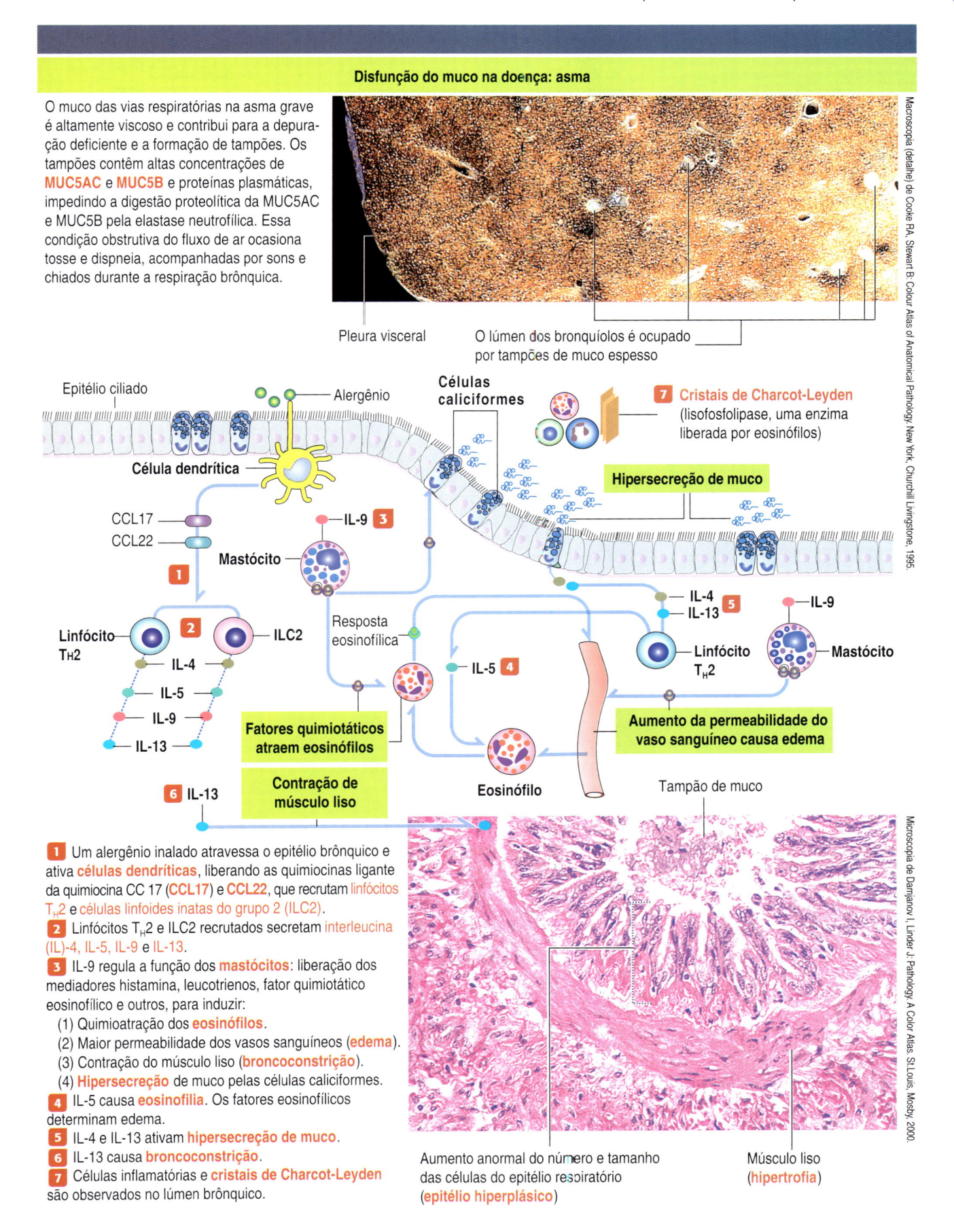

Pleura visceral

O lúmen dos bronquíolos é ocupado por tampões de muco espesso

Epitélio ciliado

Alergênio

Células caliciformes

7 **Cristais de Charcot-Leyden** (lisofosfolipase, uma enzima liberada por eosinófilos)

Célula dendrítica

CCL17
CCL22

Mastócito

IL-9 **3**

1

Hipersecreção de muco

Linfócito T$_H$2

2

ILC2

Resposta eosinofílica

IL-4

IL-5

IL-9

IL-13

IL-5 **4**

IL-4
IL-13 **5**

Linfócito T$_H$2

IL-9

Mastócito

Fatores quimiotáticos atraem eosinófilos

Aumento da permeabilidade do vaso sanguíneo causa edema

6 IL-13

Contração de músculo liso

Eosinófilo

Tampão de muco

Microscopia de Damjanov I, Linder J: Pathology. A Color Atlas. St. Louis, Mosby, 2000.

1 Um alergênio inalado atravessa o epitélio brônquico e ativa **células dendríticas**, liberando as quimiocinas ligante da quimiocina CC 17 (**CCL17**) e **CCL22**, que recrutam linfócitos T$_H$2 e células linfoides inatas do grupo 2 (ILC2).

2 Linfócitos T$_H$2 e ILC2 recrutados secretam interleucina (IL)-4, IL-5, IL-9 e IL-13.

3 IL-9 regula a função dos **mastócitos**: liberação dos mediadores histamina, leucotrienos, fator quimiotático eosinofílico e outros, para induzir:

  (1) Quimioatração dos **eosinófilos**.

  (2) Maior permeabilidade dos vasos sanguíneos (**edema**).

  (3) Contração do músculo liso (**broncoconstrição**).

  (4) **Hipersecreção** de muco pelas células caliciformes.

4 IL-5 causa **eosinofilia**. Os fatores eosinofílicos determinam edema.

5 IL-4 e IL-13 ativam **hipersecreção de muco**.

6 IL-13 causa **broncoconstrição**.

7 Células inflamatórias e **cristais de Charcot-Leyden** são observados no lúmen brônquico.

Aumento anormal do número e tamanho das células do epitélio respiratório (**epitélio hiperplásico**)

Músculo liso (**hipertrofia**)

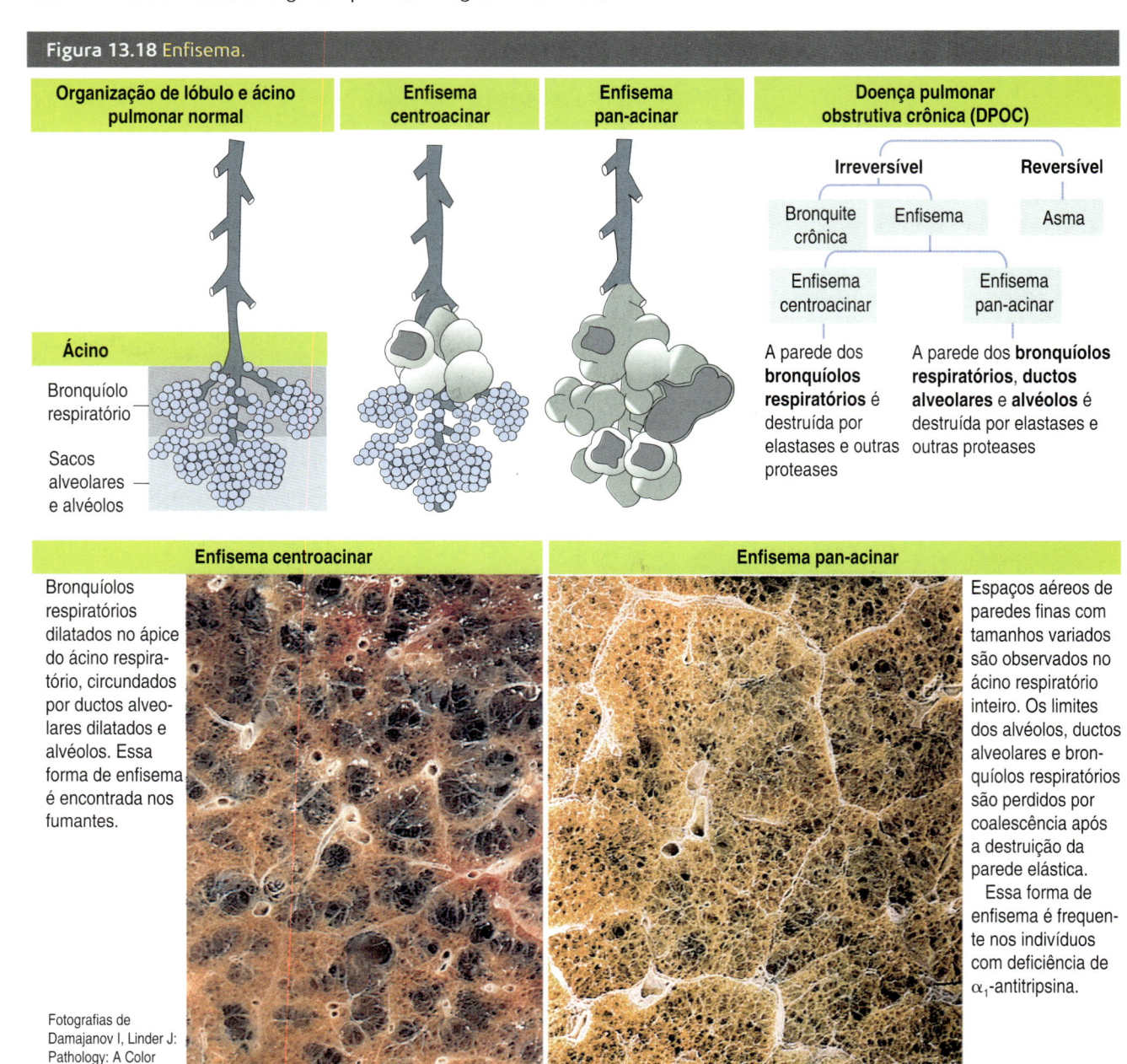

Figura 13.18 Enfisema.

Organização de lóbulo e ácino pulmonar normal

Ácino

Bronquíolo respiratório

Sacos alveolares e alvéolos

Enfisema centroacinar

Enfisema pan-acinar

Doença pulmonar obstrutiva crônica (DPOC)

Irreversível — Reversível

Bronquite crônica — Enfisema — Asma

Enfisema centroacinar — Enfisema pan-acinar

A parede dos **bronquíolos respiratórios** é destruída por elastases e outras proteases

A parede dos **bronquíolos respiratórios**, **ductos alveolares** e **alvéolos** é destruída por elastases e outras proteases

Enfisema centroacinar

Bronquíolos respiratórios dilatados no ápice do ácino respiratório, circundados por ductos alveolares dilatados e alvéolos. Essa forma de enfisema é encontrada nos fumantes.

Fotografias de Damajanov I, Linder J: Pathology: A Color Atlas. St. Louis, Mosby, 2000.

Enfisema pan-acinar

Espaços aéreos de paredes finas com tamanhos variados são observados no ácino respiratório inteiro. Os limites dos alvéolos, ductos alveolares e bronquíolos respiratórios são perdidos por coalescência após a destruição da parede elástica.

Essa forma de enfisema é frequente nos indivíduos com deficiência de α_1-antitripsina.

A **segunda fase** é um **processo proliferativo** no qual as células alveolares proliferam e diferenciam-se restaurando o revestimento epitelial alveolar, retornando a troca gasosa ao normal na maioria dos casos. Em outros casos, o interstício exibe células inflamatórias e fibroblastos. Os fibroblastos proliferam e invadem os espaços alveolares através de espaços na lâmina basal. As membranas hialinas são removidas por fagocitose pelos macrófagos ou invadidas por fibroblastos.

A **terceira fase** é a **fibrose crônica** com a oclusão dos vasos sanguíneos. Como a SARA é parte de uma resposta inflamatória sistêmica, o desfecho do processo pulmonar depende da melhoria da condição sistêmica. O prognóstico para o retorno da função pulmonar normal é bom. O diagnóstico da SARA baseia-se no exame clínico (**dispneia**, **cianose** e **taquipneia**) e radiológico. O tratamento concentra-se na neutralização do transtorno que causa SARA e em fornecer suporte de troca gasosa até a melhora da condição.

CÂNCER DE PULMÃO

A maioria dos tumores pulmonares é maligna. Eles podem ser **tumores primários**, originários do pulmão, ou **secundários** ou **metastáticos**, que se disseminam a partir de outros tumores.

A disseminação intratorácica local inclui:
1. Invasão da **cadeia simpática cervical**, representada pela **síndrome de Horner**, que em geral acomete apenas um lado da face.

Figura 13.19 Patogênese do enfisema.

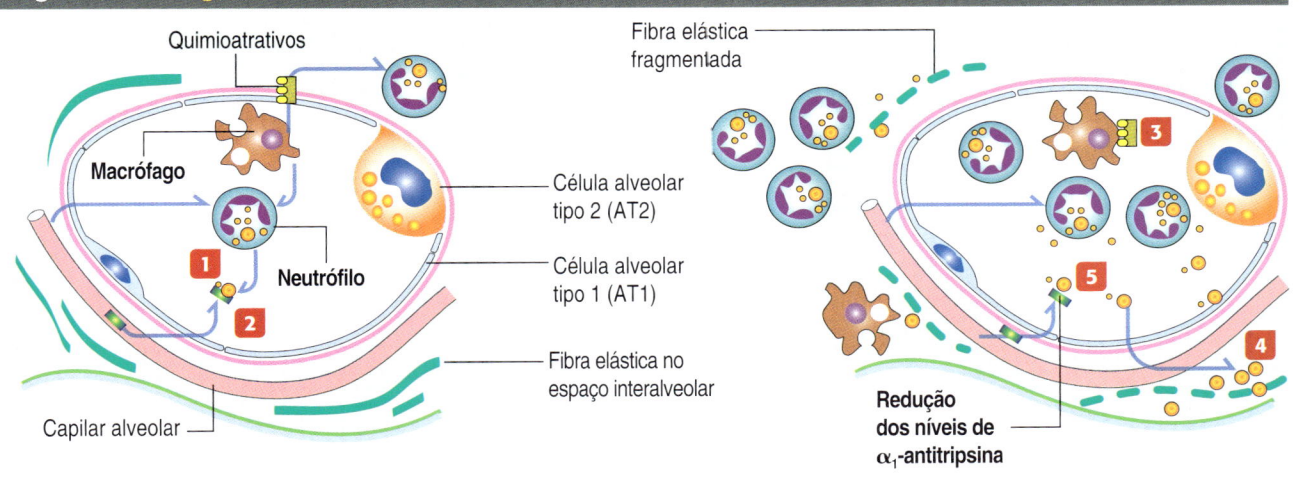

Patogênese do enfisema

Um estímulo (p. ex., tabagismo) aumenta o número de macrófagos, que secretam **quimioatrativos** para os neutrófilos. Os neutrófilos acumulam-se no lúmen alveolar e no interstício.

1 Os neutrófilos liberam **elastase** no lúmen alveolar.

2 A **α_1-antitripsina** sérica neutraliza a elastase e impede o seu efeito destrutivo na parede alveolar.

3 Um estímulo persistente continua aumentando o número de neutrófilos e macrófagos no lúmen alveolar e no interstício.

4 Os neutrófilos liberam elastase no lúmen alveolar e no espaço interalveolar.

5 Os níveis séricos de **α_1-antitripsina diminuem** e a elastase começa a destruição das fibras elásticas, levando ao desenvolvimento de enfisema. **As fibras elásticas danificadas não conseguem retrair quando alongadas**.

Figura 13.20 Síndrome da angústia respiratória aguda (SARA) e edema pulmonar.

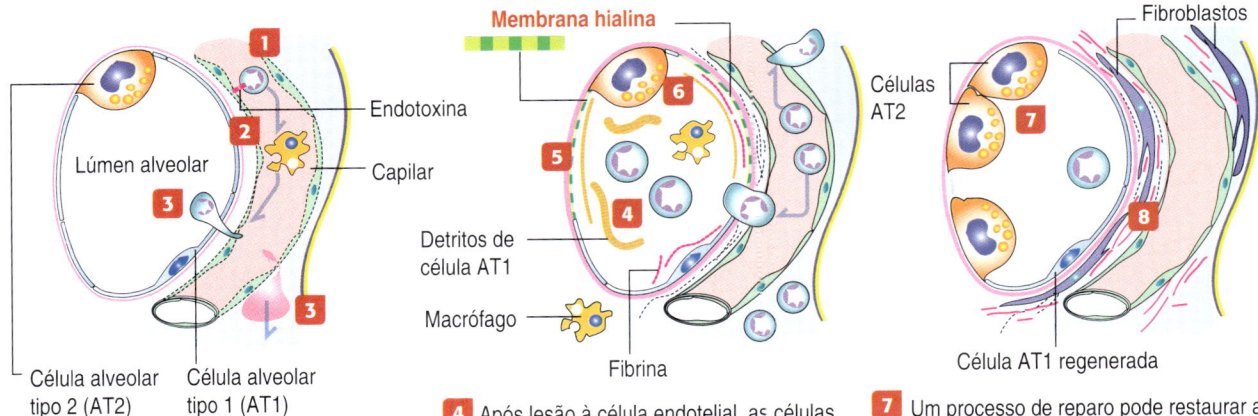

1 As endotoxinas induzem a liberação de substâncias pró-inflamatórias que causam a adesão dos neutrófilos às células endoteliais.

2 Os neutrófilos liberam enzimas proteolíticas e, junto com as endotoxinas, danificam as células endoteliais. Os macrófagos são ativados por citocinas inflamatórias e contribuem para o dano às células endoteliais.

3 A barreira alveolocapilar torna-se permeável e células e líquido entram no interstício e no espaço alveolar.

4 Após lesão à célula endotelial, as células AT1 morrem, desnudando o lado alveolar da barreira. Neutrófilos e macrófagos são observados no lúmen alveolar e no interstício.

5 Fibrina e resíduos celulares acumulados no lúmen alveolar formam uma **membrana hialina**.

6 A fibrina inibe a síntese de surfactante pelas células AT2.

Edema pulmonar cardiogênico

Edema, hemorragia intra-alveolar e deposição de fibrina resultam do aumento da permeabilidade microvascular pulmonar às proteínas plasmáticas. Há desenvolvimento de **membranas hialinas**, depósitos eosinofílicos que revestem

7 Um processo de reparo pode restaurar a função normal ou causar fibrose progressiva. As células AT2 proliferam, restabelecem a produção de surfactante e se diferenciam em células AT1.

8 Se o dano inicial for grave, os fibroblastos intersticiais proliferam, desenvolve-se fibrose intersticial progressiva e intra-alveolar e a troca gasosa é gravemente afetada.

os alvéolos. As membranas hialinas residuais podem permanecer nos septos alveolares.

Uma disfunção do ventrículo esquerdo é a principal causa desse tipo de edema pulmonar. Os capilares pulmonares são dilatados e um aumento da pressão hidrostática leva a edema intersticial e alveolar.

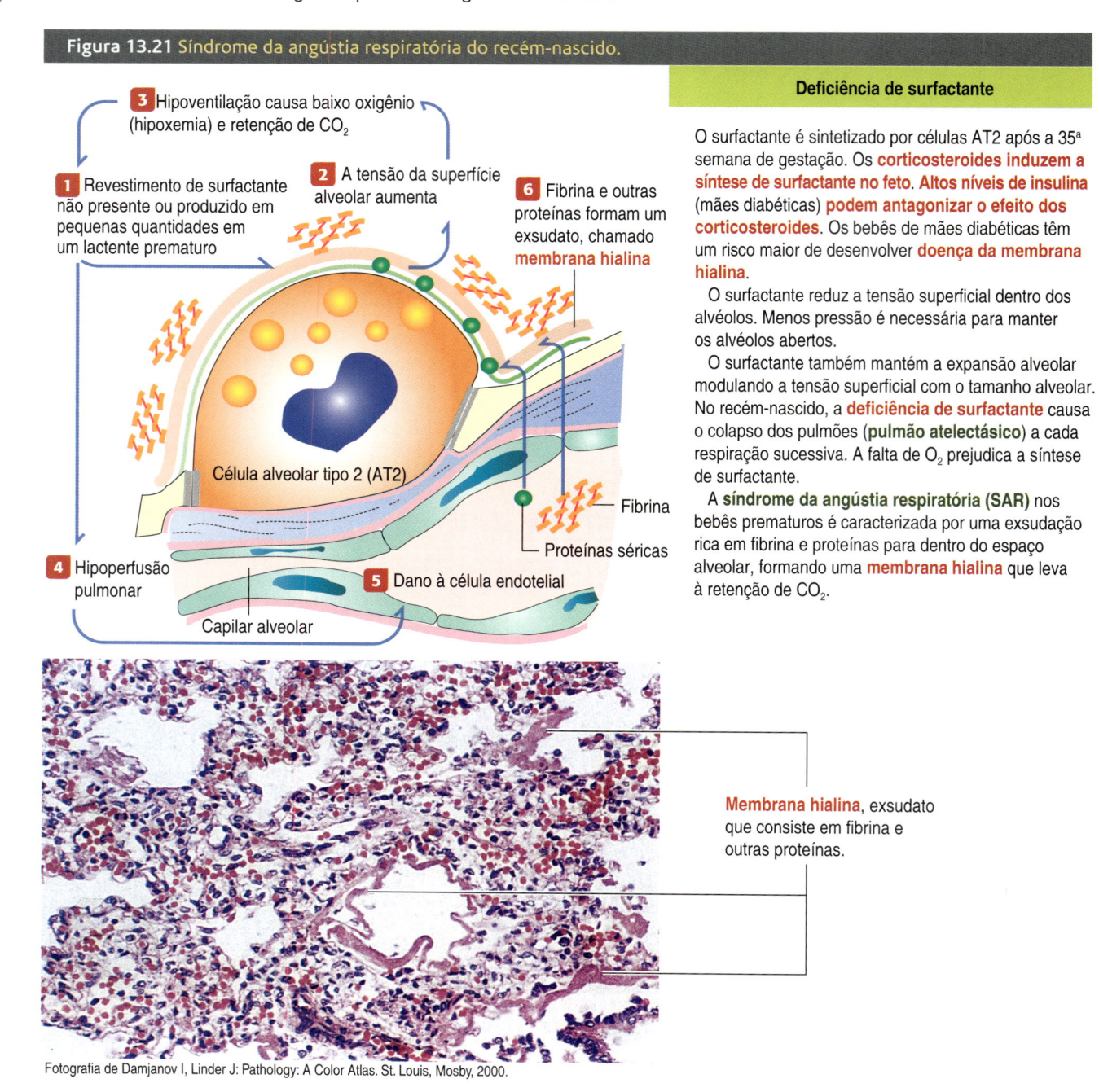

Figura 13.21 Síndrome da angústia respiratória do recém-nascido.

3 Hipoventilação causa baixo oxigênio (hipoxemia) e retenção de CO_2

1 Revestimento de surfactante não presente ou produzido em pequenas quantidades em um lactente prematuro

2 A tensão da superfície alveolar aumenta

6 Fibrina e outras proteínas formam um exsudato, chamado **membrana hialina**

Célula alveolar tipo 2 (AT2)

Fibrina

Proteínas séricas

4 Hipoperfusão pulmonar

5 Dano à célula endotelial

Capilar alveolar

Deficiência de surfactante

O surfactante é sintetizado por células AT2 após a 35ª semana de gestação. Os **corticosteroides induzem a síntese de surfactante no feto. Altos níveis de insulina** (mães diabéticas) **podem antagonizar o efeito dos corticosteroides**. Os bebês de mães diabéticas têm um risco maior de desenvolver **doença da membrana hialina**.

O surfactante reduz a tensão superficial dentro dos alvéolos. Menos pressão é necessária para manter os alvéolos abertos.

O surfactante também mantém a expansão alveolar modulando a tensão superficial com o tamanho alveolar. No recém-nascido, a **deficiência de surfactante** causa o colapso dos pulmões (**pulmão atelectásico**) a cada respiração sucessiva. A falta de O_2 prejudica a síntese de surfactante.

A **síndrome da angústia respiratória (SAR)** nos bebês prematuros é caracterizada por uma exsudação rica em fibrina e proteínas para dentro do espaço alveolar, formando uma **membrana hialina** que leva à retenção de CO_2.

Membrana hialina, exsudato que consiste em fibrina e outras proteínas.

Fotografia de Damjanov I, Linder J: Pathology: A Color Atlas. St. Louis, Mosby, 2000.

Os sinais e sintomas comuns incluem **miose** (pupila persistentemente pequena), **anisocoria** (diferença de tamanho das pupilas entre os dois olhos), dilatação reduzida ou tardia da pupila acometida à meia-luz e **ptose** palpebral (queda da pálpebra superior).

2. Invasão do nervo laríngeo recorrente e do plexo braquial.

A disseminação **hematógena** de tumores pulmonares para os ossos, sistema nervoso central e fígado é o achado mais comum.

Com base nos tipos de células, o câncer pulmonar primário pode ser classificado em dois grandes grupos:

1. **Câncer pulmonar de pequenas células** (**CPPC**; também chamado **carcinoma de células em grão de aveia**). Embora menos frequente (cerca de 15%

de todos os cânceres de pulmão), o CPPC é altamente maligno e dissemina-se com muita rapidez. Na verdade, as metástases são encontradas quando é feito o diagnóstico.

2. **Câncer pulmonar de não pequenas células** (**CPNPC**), o tumor mais frequente (cerca de 85% de todos os cânceres de pulmão).

O grupo CPNPC inclui dois subtipos principais de tumores:

1. **Carcinoma espinocelular**, um tumor derivado da transformação do epitélio respiratório em um epitélio metaplásico escamoso.

2. **Adenocarcinoma**, um tumor originário do epitélio brônquico e do epitélio bronquiolar e alveolar (**carcinoma broncoalveolar**). O adenocarcinoma

é o tipo mais comum de câncer de pulmão nas mulheres que nunca fumaram.

A triagem molecular das amostras de câncer de pulmão é amplamente utilizada para determinar os tipos e subtipos de câncer de pulmão, estimar o prognóstico e prever a resposta à terapia (Boxe 13.E; ver Capítulo 10, *Sistema Imunológico e Linfático*).

Por exemplo, as translocações do gene *quinase do linfoma anaplásico* (*ALK*), presente em aproximadamente 5% dos casos de CPNPC, e mutações no domínio quinase do **receptor do fator de crescimento epidérmico** (**EGFR**), observadas em 10 a 15% dos casos de CPNPC, são comuns nos adenocarcinomas pulmonares.

Os inibidores de tirosinoquinase, que visam ao domínio tirosinoquinase do EGFR, exibiram eficácia no tratamento do CPNPC de estágio avançado quando comparados com a quimioterapia convencional.

Pleura

A pleura consiste em duas camadas:
1. Uma **camada visceral**.
2. Uma **camada parietal**.

A **camada visceral** está estreitamente ligada ao pulmão. Ela é revestida por um **epitélio pavimentoso simples**, chamado **mesotélio**. Este consiste em células com **microvilosidades apicais** sobre uma lâmina basal aplicada em um tecido conjuntivo rico em **fibras elásticas** (Figura 13.22).

Boxe 13.E Imunoterapia do câncer de pulmão.

- A imunoterapia é usada com sucesso no tratamento do CPNPC em diferentes estágios da doença por meio da reativação da população de linfócitos T que usam anticorpos monoclonais específicos que impedem as células tumorais de causar a inativação dos linfócitos T

- A imunoterapia contra o câncer baseia-se na capacidade das células tumorais de evitar a destruição desativando sinais de linfócitos T. Os alvos para a desativação de linfócitos T são antígeno 4 de linfócito T citotóxico CD8⁺ (CTLA-4) e morte celular programada-1 (PD-1) expressa por linfócitos T em sua superfície celular. Células tumorais produzem o ligante-1 da morte celular (PD-L1) que se liga à PD-1 nas superfícies dos linfócitos T. CTLA-4, PD-1 e PD-L1 são pontos de verificação imunes a serem alvos de anticorpos monoclonais específicos

- As células tumorais usam PD-L1 para inativar linfócitos T e impedir que elas deflagrem sua destruição. Um anticorpo que interage com PD-1 (nivolumabe) bloqueia a ligação de PD-L1, possibilitando a reativação de linfócitos T para destruir células tumorais

- Como aprendemos no Capítulo 10, *Sistema Imunológico e Linfático*, os linfócitos T também podem ser reativados por **células dendríticas**. A interação linfócito T-célula dendrítica é mediada por CTLA-4 (em linfócitos T) com a proteína B7 da superfície celular (em células dendríticas). A interação CTLA-4-B7 evita a interação B7 com CD28 nas superfícies de linfócitos T, uma interação que leva à ativação de linfócitos T, um evento-chave na destruição de células tumorais

- Um anticorpo bloqueador de CTLA-4 (ipilimumabe) possibilita que a reativação de linfócitos T destrua as células tumorais. A reativação de linfócitos T é determinada por um aumento na contagem absoluta de linfócitos no sangue periférico em resposta ao nivolumabe e ao ipilimumabe.

Esse tecido conjuntivo é contínuo aos septos interlobulares e interlobares do pulmão. A camada parietal também é revestida pelo mesotélio.

A **camada visceral** veda a superfície pulmonar, impedindo o vazamento de ar para a cavidade torácica. A **camada parietal** é mais espessa e reveste a superfície interna da cavidade torácica.

Uma película líquida muito fina entre as camadas visceral e parietal possibilita o deslizamento suave de uma camada contra a outra.

Os vasos sanguíneos para a pleura visceral derivam dos vasos sanguíneos pulmonares e brônquicos (ver Figura 13.22). O suprimento vascular para a pleura parietal deriva dos vasos sanguíneos sistêmicos.

Ramos dos nervos frênico e intercostal são encontrados na pleura parietal; a pleura visceral recebe ramos dos nervos vago e simpático que suprem os brônquios.

TRANSTORNOS DA PLEURA

Em **condições normais**, a pleura visceral desliza suavemente sobre a pleura parietal durante a respiração. No entanto, durante um **processo inflamatório**, podem ser detectados sons característicos de atrito durante o exame físico.

Se houver acúmulo de fluido na cavidade pleural (**hidrotórax**), o pulmão entra em colapso gradual e o mediastino é deslocado para o lado oposto.

A presença de ar na cavidade pleural (**pneumotórax**) ocasionada por um ferimento penetrante, ruptura do pulmão ou injeções por motivos terapêuticos (para imobilizar o pulmão no tratamento da tuberculose), também provocam colapso pulmonar.

O colapso pulmonar é causado pelas propriedades de retração das fibras elásticas. No pulmão normal, essa retração é evitada pela pressão intrapleural negativa e pela estreita associação entre as camadas parietal e visceral da pleura.

A inflamação aguda e crônica da pleura é secundária a uma doença inflamatória de natureza bacteriana ou viral nos pulmões. Um exsudato fibrinoso cobre a camada mesotelial, que pode exibir hiperplasia reativa.

O **mesotelioma** é um tumor que se origina no revestimento celular mesotelial da pleura, no peritônio e no pericárdio. O mesotelioma está associado à exposição prolongada prévia (15 a 40 anos) ao asbesto, um mineral silicato fibroso (Figura 13.23).

O mesotelioma pleural dissemina-se dentro da cavidade torácica (pericárdio ou diafragma) e a metástase pode envolver qualquer órgão, incluindo o cérebro. Os sintomas incluem derrame pleural, dor torácica e dispneia. Os exames de imagem dos órgãos do tórax conseguem detectar o espessamento da pleura (**placas de asbesto**) e líquido contendo células tumorais. Em geral, a causa mais frequente de neoplasia na pleura são os tumores metastáticos da mama e do pulmão, que causam derrame pleural que contém células cancerosas detectadas por citologia.

Figura 13.22 Suprimento sanguíneo e drenagem linfática do lóbulo pulmonar.

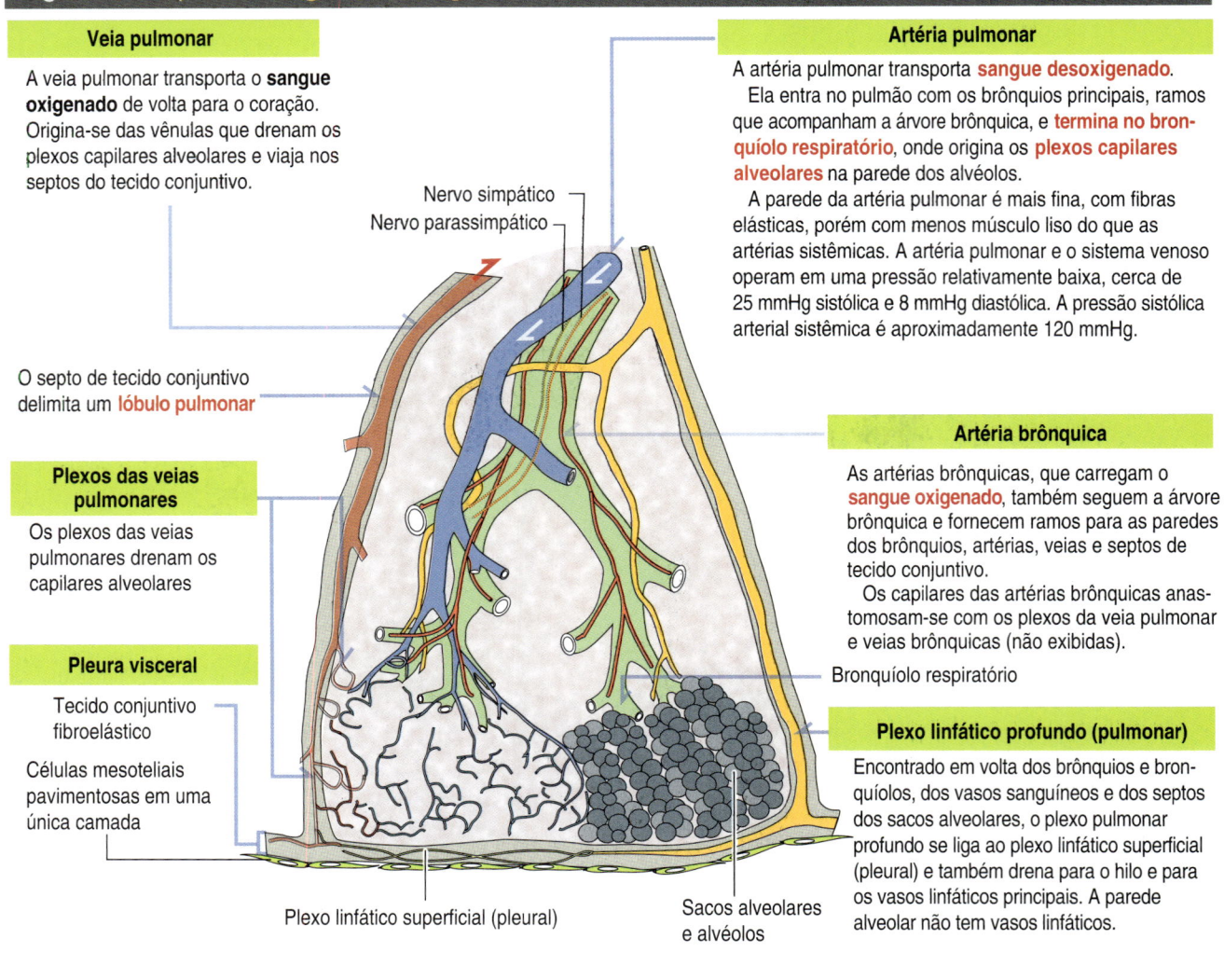

Veia pulmonar

A veia pulmonar transporta o **sangue oxigenado** de volta para o coração. Origina-se das vênulas que drenam os plexos capilares alveolares e viaja nos septos do tecido conjuntivo.

O septo de tecido conjuntivo delimita um **lóbulo pulmonar**

Plexos das veias pulmonares

Os plexos das veias pulmonares drenam os capilares alveolares

Pleura visceral

Tecido conjuntivo fibroelástico

Células mesoteliais pavimentosas em uma única camada

Nervo simpático
Nervo parassimpático

Plexo linfático superficial (pleural)

Artéria pulmonar

A artéria pulmonar transporta **sangue desoxigenado**.
Ela entra no pulmão com os brônquios principais, ramos que acompanham a árvore brônquica, e **termina no bronquíolo respiratório**, onde origina os **plexos capilares alveolares** na parede dos alvéolos.

A parede da artéria pulmonar é mais fina, com fibras elásticas, porém com menos músculo liso do que as artérias sistêmicas. A artéria pulmonar e o sistema venoso operam em uma pressão relativamente baixa, cerca de 25 mmHg sistólica e 8 mmHg diastólica. A pressão sistólica arterial sistêmica é aproximadamente 120 mmHg.

Artéria brônquica

As artérias brônquicas, que carregam o **sangue oxigenado**, também seguem a árvore brônquica e fornecem ramos para as paredes dos brônquios, artérias, veias e septos de tecido conjuntivo.

Os capilares das artérias brônquicas anastomosam-se com os plexos da veia pulmonar e veias brônquicas (não exibidas).

Bronquíolo respiratório

Plexo linfático profundo (pulmonar)

Encontrado em volta dos brônquios e bronquíolos, dos vasos sanguíneos e dos septos dos sacos alveolares, o plexo pulmonar profundo se liga ao plexo linfático superficial (pleural) e também drena para o hilo e para os vasos linfáticos principais. A parede alveolar não tem vasos linfáticos.

Sacos alveolares e alvéolos

Distúrbios da pleura

Dor torácica pleurítica: sintoma resultante da inflamação das superfícies pleurais. A dor origina-se na pleura parietal, inervada pelos nervos intercostais.
Derrame pleural: acúmulo anormal de líquido no espaço pleural. Uma grande efusão pleural restringe a função pulmonar porque os espaços de ar e a circulação pulmonar são comprimidos.
Hidrotórax: o acúmulo de água pode ser um sinal precoce de insuficiência cardíaca congestiva. Ele também pode ser observado em cirrose, doença maligna e embolia pulmonar.
Hemotórax: hemorragia direta no espaço pleural resultante de traumatismo no tórax (fratura de costela ou objeto penetrante).
Quilotórax: acúmulo de quilo, um líquido rico em lipídios, transportado dos vasos lácteos (quilíferos) intestinais para as veias sistêmicas no tórax através do ducto torácico. Obstrução ou rompimento do ducto torácico por tumores do mediastino são as causas mais comuns de quilotórax.
Pneumotórax: acúmulo de ar no espaço pleural indicando rompimento da pleura visceral ou parietal após ruptura traqueobrônquica ou processos destrutivos pulmonares focais (p. ex., AIDS).

Pleura visceral

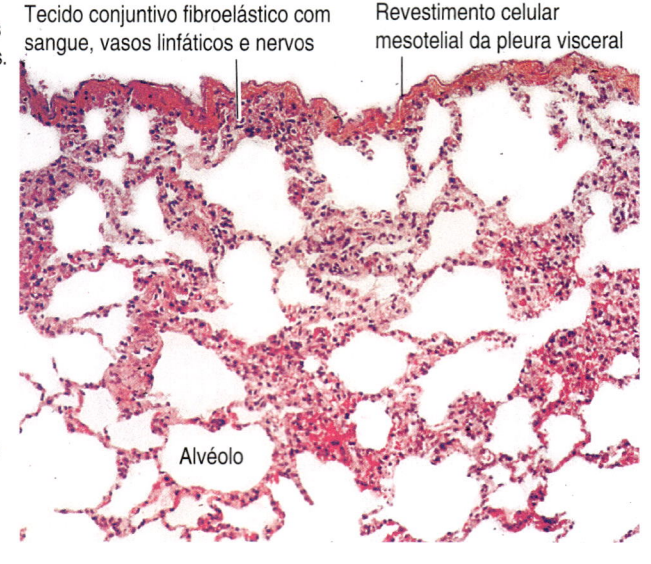

Tecido conjuntivo fibroelástico com sangue, vasos linfáticos e nervos

Revestimento celular mesotelial da pleura visceral

Alvéolo

Figura 13.23 Pleurisia e mesotelioma.

Pleurisia	Mesotelioma

Pleurisia

Inflamação da pleura, **pleurisia**, frequentemente é secundária a uma doença inflamatória nos pulmões. O diagnóstico diferencial de **hiperplasia mesotelial reativa** inclui o **mesotelioma maligno**. A organização linear do revestimento mesotelial hiperplásico, que reflete a superfície mesotelial, difere da natureza invasiva do mesotelioma maligno.

A ilustração mostra um exsudato fibrinoso cobrindo uma camada hiperplásica mesotelial reativa da pleura visceral. O espaço submesotelial retrata intensa vascularização e fibrose, indicadores de um processo inflamatório crônico da pleura.

Mesotelioma

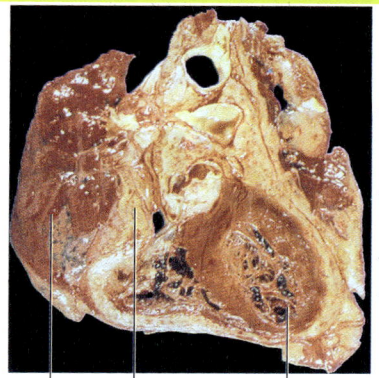

Macroscopia e microscopia de Damjanov I, Linder J. Pathology, A Color Atlas. St. Louis, Mosby, 2000.

Mesotelioma pleural (massa amarelada) invadiu o pericárdio e envolveu o coração

Pulmão   Mesotelioma   Coração

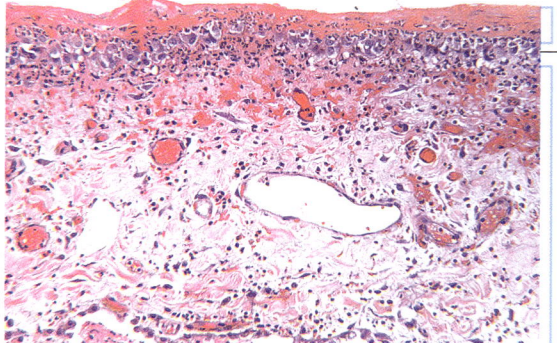

Exsudato fibrinoso

Hiperplasia mesotelial reativa

Fibrose e vascularização da camada submesotelial da pleura visceral

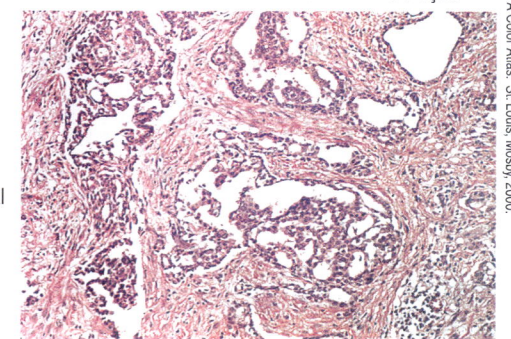

Mesotelioma: variante granulopapilar

Mapeamento de conceitos e conceitos essenciais: sistema respiratório.

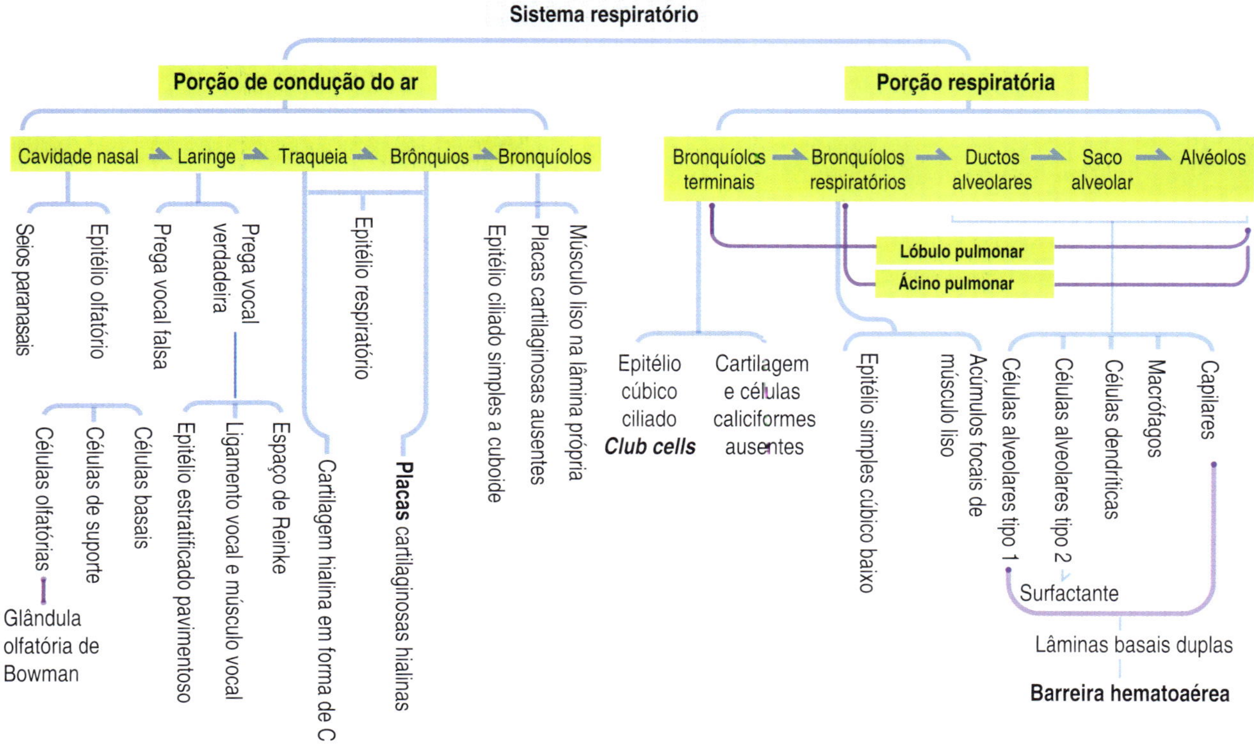

Sistema respiratório

Porção de condução do ar

Cavidade nasal → Laringe → Traqueia → Brônquios → Bronquíolos

- Seios paranasais
- Epitélio olfatório
  - Células olfatórias
    - Glândula olfatória de Bowman
  - Células de suporte
  - Células basais
- Prega vocal falsa
- Prega vocal verdadeira
  - Epitélio estratificado pavimentoso
  - Ligamento vocal e músculo vocal
  - Espaço de Reinke
- Epitélio respiratório
- Cartilagem hialina em forma de C
- Placas cartilaginosas ausentes
- **Placas** cartilaginosas hialinas
- Epitélio ciliado simples a cuboide
- Músculo liso na lâmina própria

Porção respiratória

Bronquíolos terminais → Bronquíolos respiratórios → Ductos alveolares → Saco alveolar → Alvéolos

Lóbulo pulmonar

Ácino pulmonar

- Epitélio cúbico ciliado **Club cells**
- Cartilagem e células caliciformes ausentes
- Epitélio simples cúbico baixo
- Acúmulos focais de músculo liso
- Células alveolares tipo 1
  - Surfactante
  - Lâminas basais duplas
  - **Barreira hematoaérea**
- Células alveolares tipo 2
- Células dendríticas
- Macrófagos
- Capilares

- O sistema respiratório consiste em três partes:
    (1) Uma **parte condutora de ar**.
    (2) Uma **parte respiratória** para troca gasosa entre o sangue e o ar.
    (3) Um **mecanismo de ventilação**, controlado pelos movimentos inspiratórios e expiratórios da caixa torácica

- A **parte condutora de ar** consiste em:
    (1) Cavidades nasais e seios associados.
    (2) Nasofaringe.
    (3) Orofaringe.
    (4) Laringe.
    (5) Traqueia.
    (6) Brônquios.
    (7) Bronquíolos.
    A **parte respiratória** inclui:
    (1) Os bronquíolos respiratórios.
    (2) Os ductos alveolares, sacos alveolares e alvéolos.
    O **mecanismo de ventilação** envolve:
    (1) A caixa torácica.
    (2) Os músculos intercostais.
    (3) O músculo diafragma.
    (4) O tecido conjuntivo elástico dos pulmões

- As funções da **cavidade nasal** e dos **seios paranasais** são aquecer e umidificar o ar e filtrar partículas de poeira presentes no ar inspirado.
    A parte respiratória da cavidade nasal é revestida por epitélio pseudoestratificado ciliado contendo células caliciformes sustentadas por uma lâmina própria que consiste em tecido conjuntivo, glândulas seromucosas e um rico plexo venoso superficial (chamado tecido cavernoso ou erétil).
    O ar que chega é aquecido pelo sangue no plexo venoso e umidificado pelas secreções das glândulas seromucosas e células caliciformes. Os ossos turbinados superior, médio e inferior, ou conchas nasais, causam turbulência do fluxo de ar para facilitar o aquecimento e umidificação desse ar.
    Os seios paranasais (maxilares, frontais, etmoidais e esfenoides) são espaços preenchidos por ar revestidos por um fino epitélio ciliado pseudoestratificado colunar com poucas células caliciformes

- A **nasofaringe** é revestida por um epitélio pseudoestratificado colunar, como nas cavidades nasais, e muda para epitélio estratificado pavimentoso não queratinizado na orofaringe.
    O sistema imunológico é representado pelo tecido linfoide associado à mucosa abaixo do epitélio da nasofaringe, formando o anel de Waldeyer. Os componentes do anel de proteção incluem duas tonsilas palatinas, as tonsilas nasofaríngeas, as tonsilas linguais e o tecido linfoide associado à mucosa (MALT). As tonsilas nasofaríngeas, chamadas **adenoides**, quando aumentadas por inflamação, estão localizadas nas regiões posterior e superior da nasofaringe

- A **área olfatória** está presente no teto da cavidade nasal. A mucosa da área olfatória consiste em epitélio colunar pseudoestratificado ciliado com células caliciformes ladeando o epitélio olfatório.
    O **epitélio olfatório** consiste em três tipos de células:
    (1) **Células olfatórias** (neurônios bipolares).
    (2) **Células basais** (células-tronco que se diferenciam em células olfatórias).
    (3) **Células de sustentação** ou **de suporte**.
    A lâmina própria subjacente contém o plexo venoso superficial, as glândulas de Bowman e os feixes nervosos (chamados filamentos olfatórios).
    A célula olfatória tem uma região apical (o dendrito), em forma de um botão portador de cílios olfatórios imóveis.
    Os cílios olfatórios contêm receptores odorantes que se ligam a proteínas de ligação a odorantes (produzidas

pela glândula de Bowman) que transportam a partícula odorante inalada.
    No lado oposto da região dendrítica ciliar, as células olfatórias formam pequenos fascículos de axônios não mielinizados circundados por células gliais formando uma bainha.
    Os axônios penetram a placa cribriforme do osso etmoide e formam sinapses com os neurônios no bulbo olfatório. Os axônios das células olfatórias convergem para um ou mais glomérulos e interagem predominantemente com dendritos das células mitrais.
    Os axônios das células mitrais formam o trato olfatório (nervo olfatório ou nervo craniano I), que transmite informações olfatórias para o córtex olfatório.
    O complexo odorante-proteína de ligação a odorante liga-se aos receptores nos dendritos ciliares. A ligação do receptor de odorante ativa a proteína G acoplada ao receptor. A proteína G ativa a adenilil ciclase, que catalisa a produção de cAMP a partir de ATP. Os canais de Na^+ regulados por ligante, abertos pela ação de cAMP, facilitam a difusão do Na^+ para dentro da célula. O influxo de Na^+ através da membrana plasmática gera um potencial de ação conduzido para o encéfalo ao longo do nervo olfatório.
    As células olfatórias têm uma expectativa de vida de cerca de 1 a 2 meses e são substituídas durante toda a vida por células basais não diferenciadas. As terminações sensoriais do nervo trigêmeo, encontradas no epitélio olfatório, são responsáveis pela sensação incômoda provocada pelos irritantes, como a amônia.
    A **anosmia** refere-se à privação do sentido do olfato por doença ou lesão

- A **laringe** consiste em:
    (1) **Cartilagens** (epiglote, cartilagem tireoidiana, cartilagem cricoide e cartilagem aritenoide).
    (2) **Músculos intrínsecos** (abdutor, adutores e tensores envolvidos na fonação).
    (3) **Músculos extrínsecos** (envolvidos na deglutição).
    Um epitélio estratificado pavimentoso não queratinizado reveste a superfície lingual da epiglote e as pregas vocais falsas e verdadeiras. O restante é revestido por um epitélio pseudoestratificado ciliado com células caliciformes e glândulas seromucosas na lâmina própria.
    A lâmina própria das pregas vocais verdadeiras têm características especiais de importância clínica:
    (1) A camada superficial (sob o epitélio estratificado pavimentoso) consiste na matriz extracelular e em muito poucas fibras elásticas e fibroblastos. Essa camada, chamada espaço de Reinke, pode acumular líquido (**edema de Reinke**).
    (2) As camadas subjacentes contêm fibras elásticas e colagenosas correspondentes ao ligamento vocal.
    (3) O músculo vocal (tireoaritenóideo) encontra-se bem profundo na lâmina própria.
    Não há glândulas seromucosas na lâmina própria da prega vocal verdadeira

- A **traqueia** é revestida por epitélio pseudoestratificado colunar ciliado com células caliciformes. As células basais e as células da Kulchitsky (células neuroendócrinas predominantes nos brônquios primários) situam-se na lâmina basal, mas não se estendem até o lúmen. A lâmina própria contém fibras elásticas. As glândulas seromucosas são observadas na submucosa.
    As células caliciformes, as células serosas das glândulas submucosas e as club cells dos bronquíolos terminais secretam MUC5AC e MUC5B, duas glicoproteínas higroscópicas e lubrificantes, chamadas mucinas. Elas formam um polímero no muco.
    O muco consiste em:
    (1) Uma **camada periciliar** em contato com o domínio apical das células colunares ciliadas.
    (2) Uma **camada gelatinosa de muco** em cima da camada periciliar.

Além das mucinas, o muco contém agentes antimicrobianos, proteínas imunomoduladoras e moléculas protetoras.

Uma pilha de cartilagem hialina em forma de C forma a estrutura da traqueia. O músculo traqueal (músculo liso) conecta as extremidades livres da cartilagem hialina em forma de C.

Os **tumores brônquicos carcinoides** originam-se nas células de Kulchitsky. Essas pequenas células secretam hormônios peptídicos (serotonina, somatostatina, calcitonina, hormônio antidiurético [ADH], hormônio adenocorticotrópico [ACTH], dentre outros). Os tumores carcinoides brônquicos (incluindo o carcinoma pulmonar de pequenas células) podem invadir localmente e metastatizar para linfonodos regionais

- A **fibrose cística** resulta na produção de muco anormalmente espesso pelas glândulas que revestem os tratos respiratório e gastrintestinal.

Mutações hereditárias do regulador da condutância transmembranar de fibrose cística (CFTR) resultam no transporte defeituoso do Cl^- e na maior absorção de Na^+. Infecções bacterianas estão associadas a tampões mucosos espessos que consistem em polímeros de MUC5AC e MUC5B emaranhados e muco desidratado. Tosse, secreções purulentas e dispneia são sintomas típicos

- À medida que os **brônquios** se dividem em brônquios intrapulmonares, os anéis traqueais em forma de C quebram-se em placas cartilaginosas (distribuídas em volta do lúmen). Os feixes de músculo liso deslocam-se entre a mucosa e as placas cartilaginosas.

Agregados de tecido linfoide são observados na parede dos brônquios intrapulmonares (conhecidos coletivamente como BALT, tecido linfoide associado aos brônquios).

Outras subdivisões dão origem aos **bronquíolos terminais**, sendo que cada um deles supre um **lóbulo pulmonar**.

Cada **bronquíolo respiratório**, subdivisões de um bronquíolo terminal, origina um **ácino pulmonar**. Basicamente, um lóbulo pulmonar consiste em vários ácinos pulmonares.

Características relevantes da parede dos bronquíolos terminais e respiratórios são o arranjo em espiral das fibras musculares lisas e a distribuição longitudinal das fibras elásticas.

Ramos da artéria pulmonar, que transportam sangue desoxigenado, seguem paralelamente à árvore brônquica. Ramos da artéria brônquica transportam nutrientes para as paredes da árvore brônquica. Lembre-se de que a veia pulmonar, que transporta sangue oxigenado, percorre os septos de tecido conjuntivo

- Os **bronquíolos terminais** não apresentam cartilagem e glândulas submucosas. O epitélio pseudoestratificado colunar ciliado diminui de altura para finalmente se tornar colunar baixo para cuboide com poucas células ciliadas. As *club cells* (anteriormente chamadas células de Clara) secretoras de surfactante, proteínas e mucinas predominam no bronquíolo terminal. Lembre-se de que o bronquíolo terminal é o local de início de um lóbulo pulmonar.

As *club cells* produzem:
(1) Proteínas de surfactantes SP-A e SP-D.
(2) Monômeros de mucina MUC5AC e MUC5B, presentes como polímeros no muco das vias respiratórias.
(3) Proteína secretória de *club cells* anti-inflamatória (CCSP), envolvida na proteção do epitélio das vias respiratórias contra lesões ou infecções crônicas.

A **bronquiolite obliterante (BO)**, ou **bronquiolite constritora**, é caracterizada pela obstrução progressiva do fluxo de ar. A BO atribuída a um defeito no funcionamento das *club cells* apresenta inflamação peribronquiolar significativa e fibrose obstrutiva, causando redução do diâmetro dos bronquíolos terminais

- A parede de um **bronquíolo respiratório** é descontínua, interrompida pela projeção sacular dos alvéolos. Repare que a parede dos bronquíolos terminais não está associada aos alvéolos. Feixes de fibras musculares lisas formam botões que se projetam no lúmen. O epitélio de revestimento é de simples cuboide a pavimentoso. As fibras elásticas são componentes importantes dos bronquíolos e paredes alveolares

- O **bronquíolo respiratório** representa a interface entre as partes condutora e respiratória do trato respiratório. O bronquíolo respiratório é considerado o início da parte respiratória. Lembre-se de que o bronquíolo respiratório é o local de início de um ácino pulmonar. Cada bronquíolo respiratório origina ductos alveolares, sacos alveolares e alvéolos

- O **epitélio alveolar** consiste em dois tipos de células que revestem a superfície dos capilares (ramos terminais da artéria pulmonar) e a parede alveolar.
(1) **As células alveolares tipo 1 (AT1)** representam cerca de 40% da população de células epiteliais alveolares e cobrem 90% da superfície alveolar.
(2) **As células alveolares tipo 2 (AT2)**, cerca de 60% das células, cobrem apenas 10% da superfície alveolar e estão situadas preferencialmente nos ângulos formados pelos septos alveolares adjacentes. As células AT2 produzem surfactante.

O **surfactante pulmonar** contém:
(1) Colesterol (50%).
(2) Fosfolipídios (40%).
(3) SP (proteína de surfactante): SP-A, SP-B e SP-C (10%).

As *club cells* também produzem surfactante. O surfactante mantém a expansão alveolar por meio da modulação da tensão superficial.

Outros componentes do alvéolo incluem:
(1) Células endoteliais (que revestem os capilares alveolares).
(2) Macrófagos (macrófagos alveolares [ou células de poeira] e macrófagos intersticiais).
(3) Células dendríticas alveolares.
(4) Fibroblastos no septo interalveolar (que produzem fibras elásticas).
(5) Mastócitos

- A barreira hematoaérea consiste em:
(1) **Finas extensões citoplasmáticas das células AT1**.
(2) **Lâmina basal dupla** produzida pelas células AT1 e pelas células endoteliais subjacentes que revestem os capilares alveolares.
(3) **Extensões citoplasmáticas das células endoteliais**.
(4) Membrana plasmática dos eritrócitos.

Tenha em mente que o formato bicôncavo dos eritrócitos favorece a troca rápida O_2-CO_2 nos capilares alveolares. Repare também que o surfactante contribui indiretamente para uma troca gasosa eficaz ao prevenir o colapso alveolar

- As **doenças broncopulmonares** apresentam uma correlação de aspectos relevantes da histologia com a patogênese das condições agudas e crônicas das vias respiratórias. A designação "**doença pulmonar obstrutiva crônica**" (DPOC) inclui **asma** e **enfisema**

- A **asma** é uma doença inflamatória crônica caracterizada por:
(1) **Broncoconstrição** reversível dos feixes de músculo liso que circundam o lúmen bronquiolar.
(2) **Hipersecreção de muco** pelas células caliciformes e glândulas mucosas brônquicas, desencadeada por alergênios ou fatores neurais autônomos.

Observe o seguinte: a etapa inicial de um episódio de asma é a ligação de um antígeno ou alergênio a uma célula dendrítica. Essa etapa inicial leva ao recrutamento de **linfócitos T$_H$2** e **células linfoides inatas do grupo 2** (ILC2).

Os linfócitos T$_H$2 e ILC2, ativados por quimiocinas produzidas pelas células dendríticas, secretam **interleucina (IL)-4, IL-5, IL-9 e IL-13**.

IL-4 e IL-13 estimulam a produção de MUC5AC por células caliciformes hiperfuncionais. IL-5 causa eosinofilia. IL-9 é responsável pela ativação dos mastócitos. IL-13 causa constrição bronquiolar.

A **hipersecreção de muco** por células caliciformes e glândulas mucosas brônquicas obstruem o lúmen dos bronquíolos. A **broncoconstrição** reduz o espaço bronquiolar.

Essas duas condições causam **chiado, tosse** e **dispneia** (falta de ar), os sintomas clássicos de asma. Os corticosteroides são eficazes na supressão da expressão de muitas das citocinas e quimiocinas envolvidas na asma.

O bloqueio de citocinas ou seus receptores por anticorpos monoclonais está emergindo como uma alternativa terapêutica para a asma grave

- O **enfisema** é causado por um aumento permanente dos espaços aéreos distais aos bronquíolos terminais devido à destruição progressiva e irreversível do tecido elástico das paredes alveolares.

  O **tecido elástico** na parede interalveolar pode ser destruído pela **elastase** liberada pelos neutrófilos presentes no lúmen alveolar. A α_1-antitripsina sérica neutraliza a elastase. Um estímulo persistente aumenta a quantidade de neutrófilos no lúmen alveolar, a fonte da elastase.

  Quando os níveis séricos de α_1-antitripsina diminuem, a elastase começa a destruição das fibras elásticas. As fibras elásticas danificadas não conseguem recuar quando alongadas e, consequentemente, os alvéolos adjacentes tornam-se confluentes, produzindo grandes espaços aéreos ou **bolhas**, que são a característica estrutural marcante do enfisema. A perda de tecido elástico também afeta os bronquíolos terminais e respiratórios

- A **síndrome da angústia respiratória aguda (SARA)** resulta de um **aumento na pressão hidrostática nos capilares alveolares** (cardiogênica) ou de **danos ao revestimento epitelial alveolar provocados por endotoxinas bacterianas ou traumatismo** (não cardiogênica). Esses mecanismos aumentam o líquido e as proteínas nos espaços alveolares (**edema pulmonar**)

- A **síndrome da angústia respiratória do recém-nascido (SARRN)** nos bebês prematuros é causada pela **deficiência de surfactante** que leva ao colapso das paredes alveolares. O desenvolvimento de uma exsudação rica em fibrina, que cobre a superfície alveolar com uma **membrana hialina**, complica a condição de SARRN. Os corticosteroides induzem a síntese de surfactante no feto. Altos níveis de insulina nas mães diabéticas antagonizam o efeito dos corticosteroides

- **Câncer de pulmão.** A maioria dos tumores pulmonares é maligna. Eles podem ser tumores primários, originários no pulmão, ou secundários ou metastáticos, disseminando-se a partir de outros tumores.

  De acordo com os tipos de célula, o câncer de pulmão primário pode ser classificado em dois grupos principais:

  (1) **Câncer pulmonar de pequenas células** (CPPC; também chamado carcinoma de célula em grão de aveia). O CPPC é altamente maligno e dissemina-se com muita rapidez. Cerca de 15% de todos os cânceres de pulmão são CPPC.

  (2) **Câncer pulmonar de não pequenas células (CPNPC)** inclui os tumores mais frequentes (cerca de 85% de todos os cânceres de pulmão).

  O grupo CPNPC inclui:

  (1) **Carcinoma espinocelular**, um tumor derivado da transformação do epitélio respiratório em um epitélio pavimentoso metaplásico.

  (2) **Adenocarcinoma**, um tumor originário do epitélio brônquico e do epitélio broncoalveolar (carcinoma broncoalveolar).

  A triagem molecular das amostras de câncer de pulmão é amplamente utilizada para determinar os tipos e subtipos de câncer de pulmão. Por exemplo, os rearranjos do gene *quinase do linfoma anaplásico* (*ALK*), presente em aproximadamente 5% dos casos de CPNPC, e mutações no domínio quinase do receptor do fator de crescimento epidérmico (EGFR), observadas em 10 a 15% dos casos de CPNPC, são comuns nos adenocarcinomas pulmonares

- A **imunoterapia do câncer de pulmão** é usada com sucesso para tratar CPNPC em diferentes estágios da doença. Como descrito no Capítulo 10, *Sistema Imunológico e Linfático*, a imunoterapia contra o câncer depende da capacidade das células tumorais de fugir da destruição pela desativação dos linfócitos T. A desativação de linfócitos T consiste na capacidade das células tumorais de usar ligantes específicos para bloquear a **morte celular programada 1 (PD1)** e o **antígeno citotóxico do linfócito T 4 (CTLA4)**, proteínas da superfície celular expressas por linfócitos T e células dendríticas. PD1 e CTLA4 são necessários para que os linfócitos T permaneçam ativos e continuem mirando a regressão de células tumorais.

  Anticorpos monoclonais que interagem com PD1 e CTLA4 evitam a ligação de ligantes de células tumorais. Consequentemente, os linfócitos T podem buscar ativação em número e função por meio da interação com células dendríticas.

  O anticorpo anti-PD1 pembrolizumabe pode ser usado para tratamento de CPNPC metastático quando a porcentagem de células tumorais que expressam PDL1 for alta. Esses pacientes respondem melhor à imunoterapia do que à quimioterapia

- A **pleura** consiste em duas camadas:

  (1) Uma camada visceral (estreitamente ligada ao pulmão e revestida por um epitélio simples pavimentoso [mesotélio]).

  (2) Uma camada parietal, também revestida por células mesoteliais e suportada por tecido conjuntivo rico em gordura.

  A pleura visceral desliza sobre a pleura parietal durante a respiração

- Os transtornos pleurais incluem:

  (1) Processos inflamatórios que causam **derrame pleural** (acúmulo anormal de líquido no espaço pleural).

  (2) Acúmulo de líquido (**hidrotórax**).

  (3) Acúmulo de sangue (**hemotórax**).

  (4) Acúmulo de quilo, um líquido rico em lipídios, transportado dos vasos lácteos (quilíferos) intestinais para as veias sistêmicas no tórax através do ducto torácico (**quilotórax**).

  (5) Acúmulo de ar (**pneumotórax**)

- O **mesotelioma** é um tumor maligno localizado ou difuso da pleura, associado à exposição a asbesto por longos períodos de tempo. Os sintomas incluem derrame pleural, dor torácica e dispneia. O mesotelioma também pode afetar o peritônio e o pericárdio.

Capítulo 14
Sistema Urinário

O sistema urinário tem diversas funções essenciais: (1) depurar o sangue de produtos nitrogenados e de outros produtos residuais do metabolismo por meio de filtração e excreção; (2) balancear a concentração de líquidos e eletrólitos do corpo, também por filtração e excreção; (3) recuperar, por meio de reabsorção, pequenas moléculas (aminoácidos, glicose e peptídios), íons (Na^+, Cl^-, Ca^{2+}, PO^{3-}) e água, a fim de manter a homeostase sanguínea; (4) regular a pressão arterial ao produzir a enzima renina, que inicia a conversão de angiotensinogênio (uma proteína do plasma produzida no fígado) no componente ativo angiotensina II; (5) produzir eritropoetina, um estimulante da produção de hemácias na medula óssea; e (6) ativar 1,25-di-hidroxicolecalciferol, um derivado de vitamina D envolvido no controle do metabolismo de cálcio. Este capítulo correlaciona estrutura e função, com destaque para condições fisiológicas e patológicas renais relevantes.

RINS

O sistema urinário compreende rins e ureteres pareados e bexiga urinária e uretra únicas (Figura 14.1). Cada rim tem um **córtex** (subdividido em **córtex externo** e **córtex justamedular**) e uma **medula** (subdividida em **medula externa** e **medula interna**).

A medula é formada por massas cônicas, as **pirâmides medulares renais**, com suas bases localizadas na junção corticomedular. Uma pirâmide medular renal, juntamente com a região cortical de revestimento associada, constitui um **lobo renal**. A base do lobo renal é a cápsula renal. Os limites laterais de cada lobo renal são as **colunas renais** (de Bertin), estruturas residuais que representam a fusão de lobos primitivos no interior do blastema metanéfrico. O ápice de cada lobo renal termina em uma **papila** de formato cônico cuja superfície é representada pela **área crivosa** (área perfurada; o local de abertura dos ductos papilares). A papila é circundada por um **cálice menor**. Cada cálice menor coleta a urina que goteja da área crivosa de uma papila. Cálices menores convergem para formar os **cálices maiores** que, por sua vez, formam a **pelve**.

Sistema vascular renal

A função principal dos rins é **filtrar o sangue** fornecido pelas artérias renais que se ramificam da aorta descendente.

Os rins recebem cerca de 20% do débito cardíaco por minuto e filtram em torno de 1,25 ℓ de sangue por minuto. Essencialmente, todo o sangue do corpo passa pelos rins a cada 5 minutos.

Cerca de 90% do débito cardíaco segue para o córtex renal; 10% do sangue seguem para a medula. Aproximadamente 125 mℓ de filtrado são produzidos por minuto, mas 124 mℓ dessa quantia são reabsorvidos.

Cerca de 180 ℓ de ultrafiltrado líquido são produzidos em 24 horas e transportados pelos túbulos uriníferos. Dessa quantia, 178,5 ℓ são recuperados pelas células tubulares e devolvidos à circulação sanguínea, enquanto apenas 1,5 ℓ é excretado como **urina**.

Começaremos nossa discussão focando na vascularização dos rins.

O sangue oxigenado é fornecido pela **artéria renal**. Essa artéria dá origem a várias **artérias interlobares**, que percorrem a medula através das colunas renais, ao longo das laterais das pirâmides.

Na junção corticomedular, as artérias interlobares emitem várias ramificações em ângulos retos, alterando seu caminho vertical para uma direção horizontal, formando as **artérias arqueadas**, que seguem ao longo do limite corticomedular.

A arquitetura arterial renal é **terminal**. Não há anastomoses entre as artérias interlobulares. Esse é um conceito importante na patologia renal para se entender a **necrose focal** como consequência de uma obstrução arterial. Por exemplo, **infarto renal** pode ser causado por placas ateroscleróticas na artéria renal ou embolização de placas ateroscleróticas na aorta.

Ramificações verticais que emergem das artérias arqueadas, as **artérias interlobulares**, penetram o córtex. Conforme as artérias interlobulares ascendem em direção ao córtex externo, ramificam-se várias vezes formando as **arteríolas glomerulares aferentes** (ver Figura 14.1).

A arteríola glomerular aferente, por sua vez, forma a **rede capilar glomerular**, envolta pela **cápsula de Bowman** (que é composta de duas camadas), e continua como **arteríola glomerular eferente**. Esse arranjo particular, uma rede capilar flanqueada por duas arteríolas (em vez de uma arteríola e uma vênula), é chamado **sistema porta-arterial ou glomerular** (Figura 14.2). Como discutido no Capítulo 12, *Sistema Cardiovascular*, o sistema porta-arterial glomerular é estrutural e funcionalmente distinto do sistema porta-venoso do fígado.

Tanto o glomérulo quanto a cápsula de Bowman circundante formam o **corpúsculo renal** (também chamado corpúsculo de Malpighi). A parede de células musculares lisas da arteríola glomerular aferente exibe células com aspecto epitelial, chamadas células justaglomerulares, com grânulos secretórios que contêm renina. Algumas células justaglomerulares podem ser encontradas na parede da arteríola glomerular eferente.

Vasa recta (vasos retos)

Dependendo da localização do corpúsculo renal no córtex externo ou no córtex justamedular, a arteríola glomerular eferente dá origem a duas redes capilares diferentes:

1. Uma **rede capilar peritubular**, derivada de arteríolas eferentes de corpúsculos renais localizados no córtex externo.

   A rede capilar peritubular, revestida por células endoteliais fenestradas, drena para a veia interlobular, que converge na **veia arqueada**. As veias arqueadas desembocam nas **veias interlobares**, as quais são contínuas à **veia renal**.

2. Os *vasa recta* (**vasos retos**), formados por múltiplas ramificações das arteríolas eferentes localizadas próximas da junção corticomedular. Os componentes **descendentes** dos *vasa recta* (**capilares arteriais revestidos por células endoteliais contínuas**) estendem-se para dentro da **medula**, paralelamente aos segmentos medulares dos túbulos uriníferos, fazem uma curva semelhante a um grampo de cabelo, e retornam à junção corticomedular como capilares venosos ascendentes revestidos por células endoteliais fenestradas.

Note que o suprimento vascular à medula renal é amplamente derivado das arteríolas glomerulares eferentes. Os feixes descendentes dos vasos retos penetram até profundidades variáveis da medula renal, ao lado dos **ramos descendente** e **ascendente** da **alça de Henle** e dos **ductos coletores**. Ramificações laterais conectam os vasos retos ascendentes de retorno às

Figura 14.1 Vascularização dos rins.

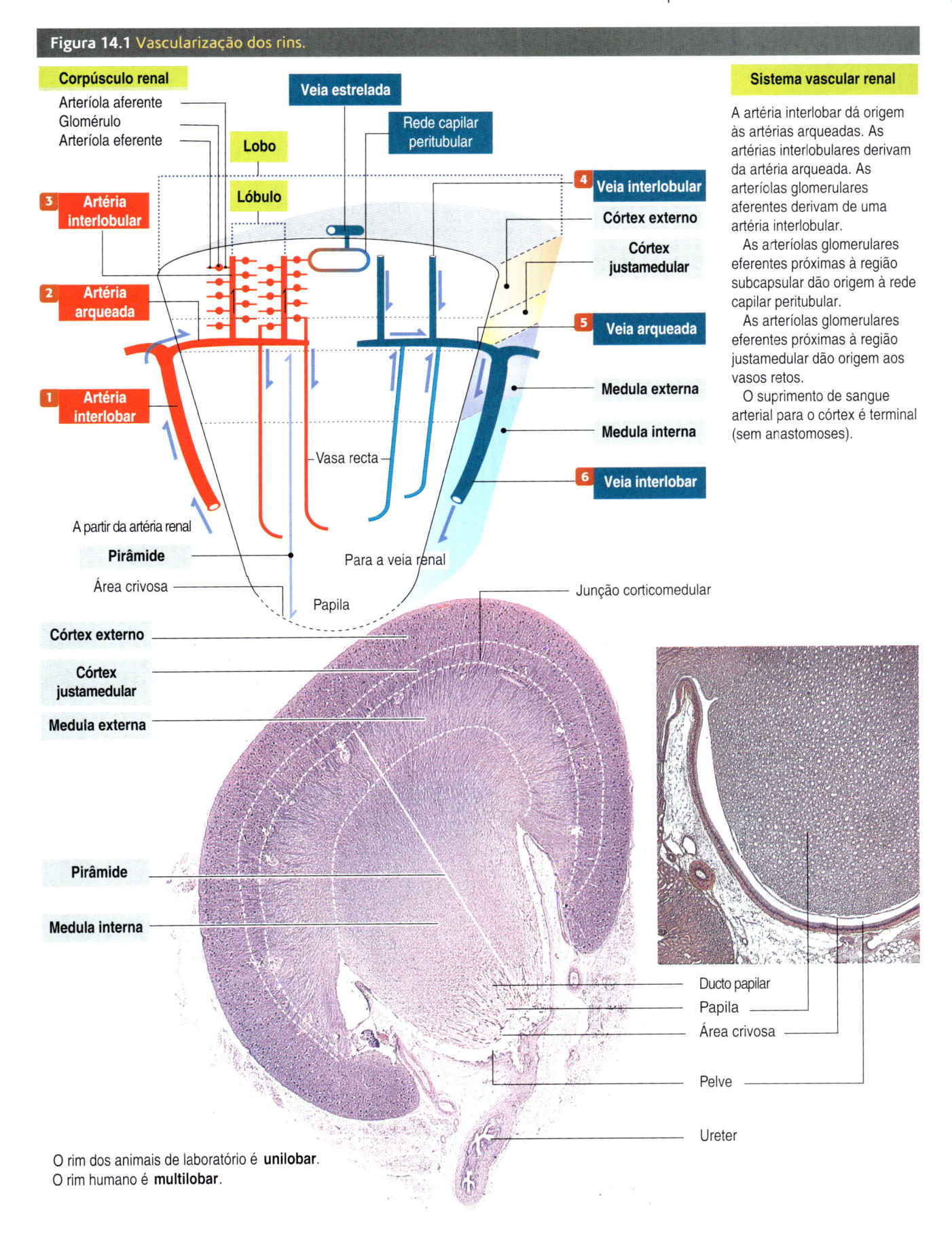

Corpúsculo renal
Arteríola aferente
Glomérulo
Arteríola eferente

Veia estrelada

Lobo

Lóbulo

3 Artéria interlobular

2 Artéria arqueada

1 Artéria interlobar

A partir da artéria renal

Pirâmide

Área crivosa

Papila

Córtex externo

Córtex justamedular

Medula externa

Pirâmide

Medula interna

Rede capilar peritubular

4 Veia interlobular

Córtex externo

Córtex justamedular

5 Veia arqueada

Medula externa

Medula interna

6 Veia interlobar

Vasa recta

Para a veia renal

Sistema vascular renal

A artéria interlobar dá origem às artérias arqueadas. As artérias interlobulares derivam da artéria arqueada. As arteríolas glomerulares aferentes derivam de uma artéria interlobular.

As arteríolas glomerulares eferentes próximas à região subcapsular dão origem à rede capilar peritubular.

As arteríolas glomerulares eferentes próximas à região justamedular dão origem aos vasos retos.

O suprimento de sangue arterial para o córtex é terminal (sem anastomoses).

Junção corticomedular

Ducto papilar
Papila
Área crivosa

Pelve

Ureter

O rim dos animais de laboratório é **unilobar**.
O rim humano é **multilobar**.

Figura 14.2 Sistemas porta-arterial e porta-venoso.

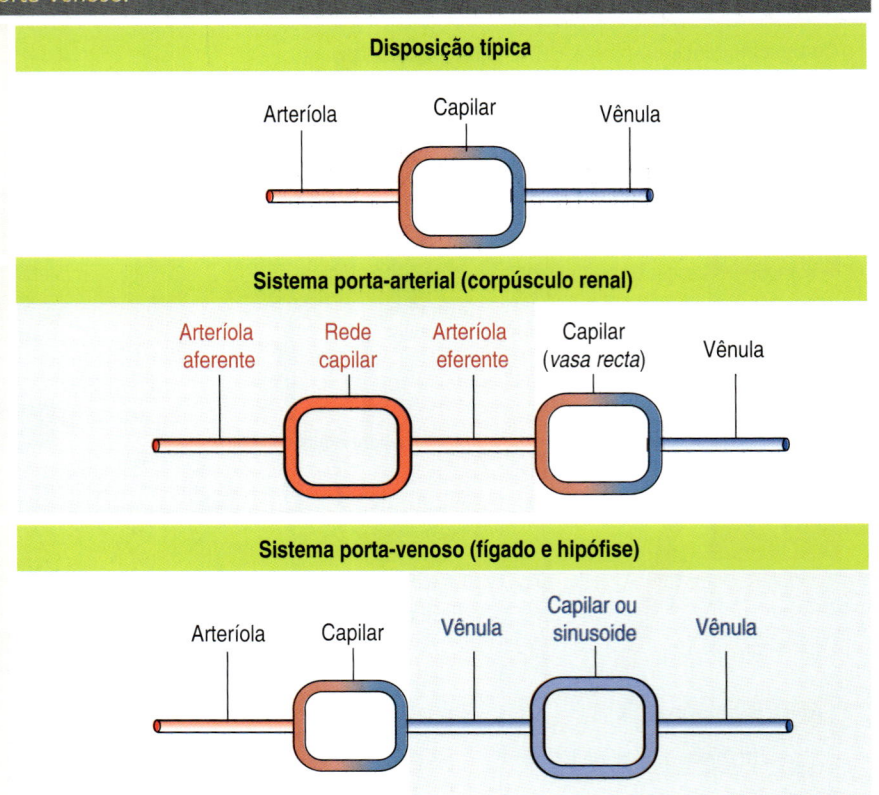

Em geral, uma rede capilar é interposta entre uma arteríola e uma vênula.

Disposição típica

Arteríola   Capilar   Vênula

Nos rins, uma arteríola é interposta entre duas redes capilares. Uma arteríola aferente dá origem a massa de capilares, o **glomérulo**. Esses capilares coalescem formando uma arteríola eferente, que dá origem a redes capilares (rede capilar peritubular e vasos retos) que circundam os néfrons.

Sistema porta-arterial (corpúsculo renal)

Arteríola aferente   Rede capilar   Arteríola eferente   Capilar (*vasa recta*)   Vênula

No **fígado** e na **hipófise**, as veias suprem uma rede capilar ou sinusoide extensa que desemboca em uma veia. Essa distribuição é chamada **sistema porta-venoso**.

Sistema porta-venoso (fígado e hipófise)

Arteríola   Capilar   Vênula   Capilar ou sinusoide   Vênula

---

veias interlobulares e **arqueadas**. Lembre-se da estreita relação dos vasos retos entre si e com os túbulos e ductos adjacentes. Essa é a base estrutural do mecanismo de troca e multiplicador contracorrente para a formação de urina, como discutiremos mais adiante.

Pirâmide medular renal, lobo renal e lóbulo renal

Uma **pirâmide medular renal** é uma estrutura **medular** delimitada por artérias interlobares nas laterais (ver Figura 14.1). A junção corticomedular é a base e a papila é o ápice da pirâmide.

Um **lobo renal** é uma estrutura combinada corticomedular. Ela consiste em uma pirâmide medular renal juntamente com a região cortical renal de revestimento associada.

Um **lóbulo renal** é uma estrutura cortical que pode ser definida de dois modos distintos:

1. O lóbulo renal é uma porção do córtex **flanqueada por duas artérias interlobulares ascendentes adjacentes**. Cada artéria interlobular dá origem a uma série de glomérulos, cada um consistindo em uma arteríola glomerular aferente, uma rede capilar e a arteríola glomerular eferente.
2. O lóbulo renal consiste em um único **ducto coletor** (de Bellini) e os néfrons corticais circundantes que desembocam nele. Os segmentos ascendente e descendente dos néfrons corticais, juntamente com o ducto coletor único, são componentes de

um **raio medular** (de Ferrein). Um **raio medular** é o **eixo do lóbulo** (Figura 14.3).

Note que o **córtex tem muitos lóbulos** e que **cada lóbulo tem um único raio medular**.

Túbulo urinífero

Cada rim tem cerca de 1,3 milhão de túbulos uriníferos circundados por um estroma contendo tecido conjuntivo frouxo, vasos sanguíneos, vasos linfáticos e nervos.

Cada túbulo urinífero consiste em dois segmentos embriologicamente distintos (Figura 14.4):

1. **Néfron**.
2. **Ducto coletor**.

O **néfron** consiste em dois componentes:

1. O **corpúsculo renal** (300 μm de diâmetro).
2. Um longo **túbulo renal** (5 a 7 mm de comprimento).

O **túbulo renal** consiste em:

1. **Túbulo contorcido proximal**.
2. **Alça de Henle**.
3. **Túbulo contorcido distal**, que desemboca no **túbulo coletor**.

Os túbulos coletores têm três distribuições topográficas distintas:

1. Um **túbulo coletor cortical**, encontrado no córtex renal como a peça central do raio medular.
2. Um **túbulo coletor medular externo**, presente na medula externa.
3. Um segmento **medular interno**, localizado na medula interna.

Figura 14.3 Raio medular.

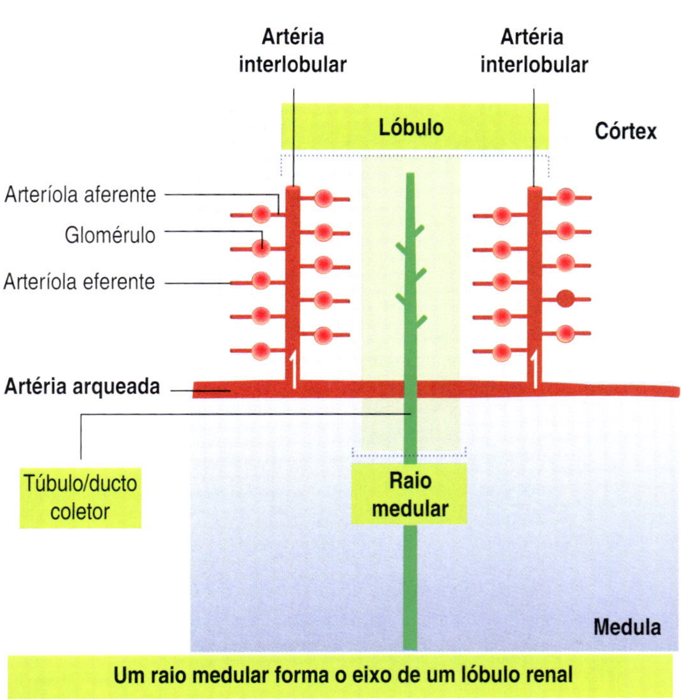

Artéria
interlobular

Artéria
interlobular

Lóbulo

Córtex

Arteríola aferente

Glomérulo

Arteríola eferente

Artéria arqueada

Túbulo/ducto
coletor

**Raio
medular**

Medula

Um raio medular forma o eixo de um lóbulo renal

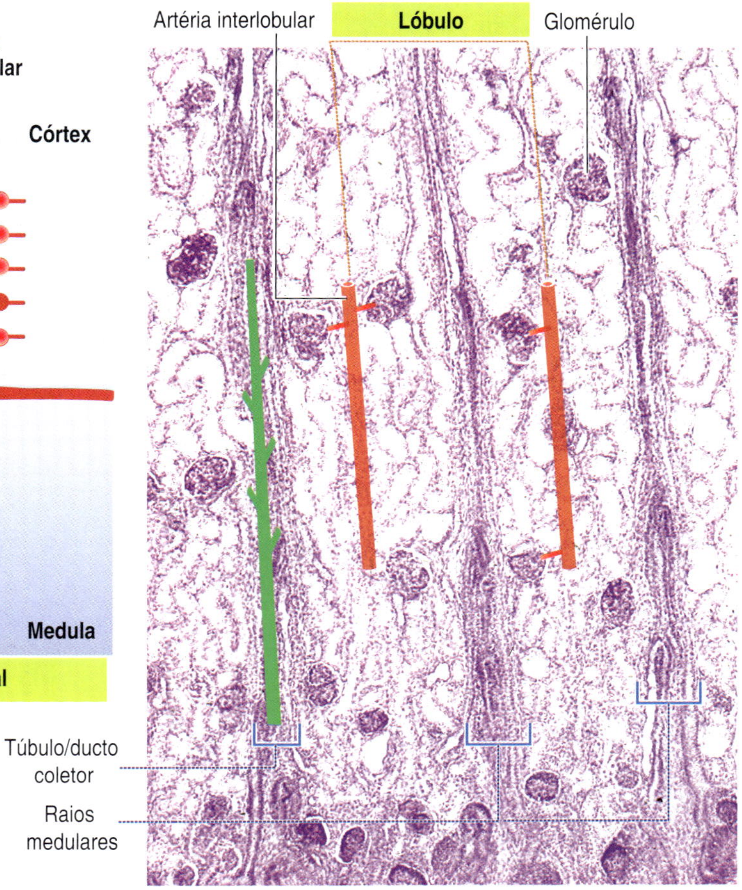

Os segmentos descendente e ascendente dos néfrons corticais e um túbulo/ducto coletor estão intimamente agregados no meio do lóbulo renal. Esse grupo de túbulos retos forma um **raio medular** dentro do córtex.

Um raio medular é o eixo do lóbulo, uma estrutura cortical. Os néfrons do mesmo lóbulo desembocam no ducto coletor.

Artéria interlobular

Lóbulo

Glomérulo

Túbulo/ducto
coletor

Raios
medulares

Dependendo da distribuição dos corpúsculos renais, os néfrons podem ser **corticais** ou **justamedulares**.

Os túbulos renais derivados de **néfrons corticais** têm uma alça de Henle **curta** que penetra apenas até a medula externa. Os túbulos renais dos **néfrons justamedulares** têm uma alça de Henle **longa** que se projeta profundamente dentro da medula interna (Figura 14.5).

Corpúsculo renal

O **corpúsculo renal**, ou corpúsculo de Malpighi, consiste na **cápsula de Bowman** que envolve uma rede capilar enovelada (tufo capilar), o **glomérulo**.

A **cápsula de Bowman** tem duas camadas:
1. A **camada visceral**, presa ao glomérulo capilar.
2. A **camada parietal**, voltada para o estroma de tecido conjuntivo.

A camada visceral é revestida por células epiteliais, chamadas **podócitos**, sustentadas por uma lâmina basal. A camada parietal consiste em um **epitélio simples pavimentoso** contínuo ao **epitélio simples cúbico** do túbulo contorcido proximal (Figura 14.6).

Existe um **espaço urinário** (**espaço de Bowman ou espaço capsular**), contendo o **ultrafiltrado do plasma** (urina primária), entre as camadas visceral e parietal da cápsula.

O espaço urinário é contínuo ao lúmen do túbulo contorcido proximal no **polo urinário**, a passagem pela qual o ultrafiltrado do plasma flui para dentro do túbulo contorcido proximal. O polo oposto, o local de entrada e saída das arteríolas glomerulares aferente e eferente, é chamado **polo vascular**.

O **glomérulo** compreende três componentes celulares (Figura 14.7):
1. Os **podócitos**, a camada visceral da cápsula de Bowman.
2. As **células endoteliais** fenestradas, **revestindo os capilares glomerulares**.
3. As **células mesangiais**, embebidas na **matriz mesangial**. O **mesângio** designa o complexo combinado de células mesangiais e matriz mesangial.

Barreira de filtração glomerular

Os podócitos são células pós-mitóticas derivadas de mesênquima. Eles são células polarizadas e seus corpos celulares, que contêm núcleo, projetam-se para dentro do espaço urinário glomerular. Processos primários longos, que surgem do corpo celular, ramificam-se e dão origem a terminações múltiplas, chamadas

Figura 14.4 Túbulo urinífero.

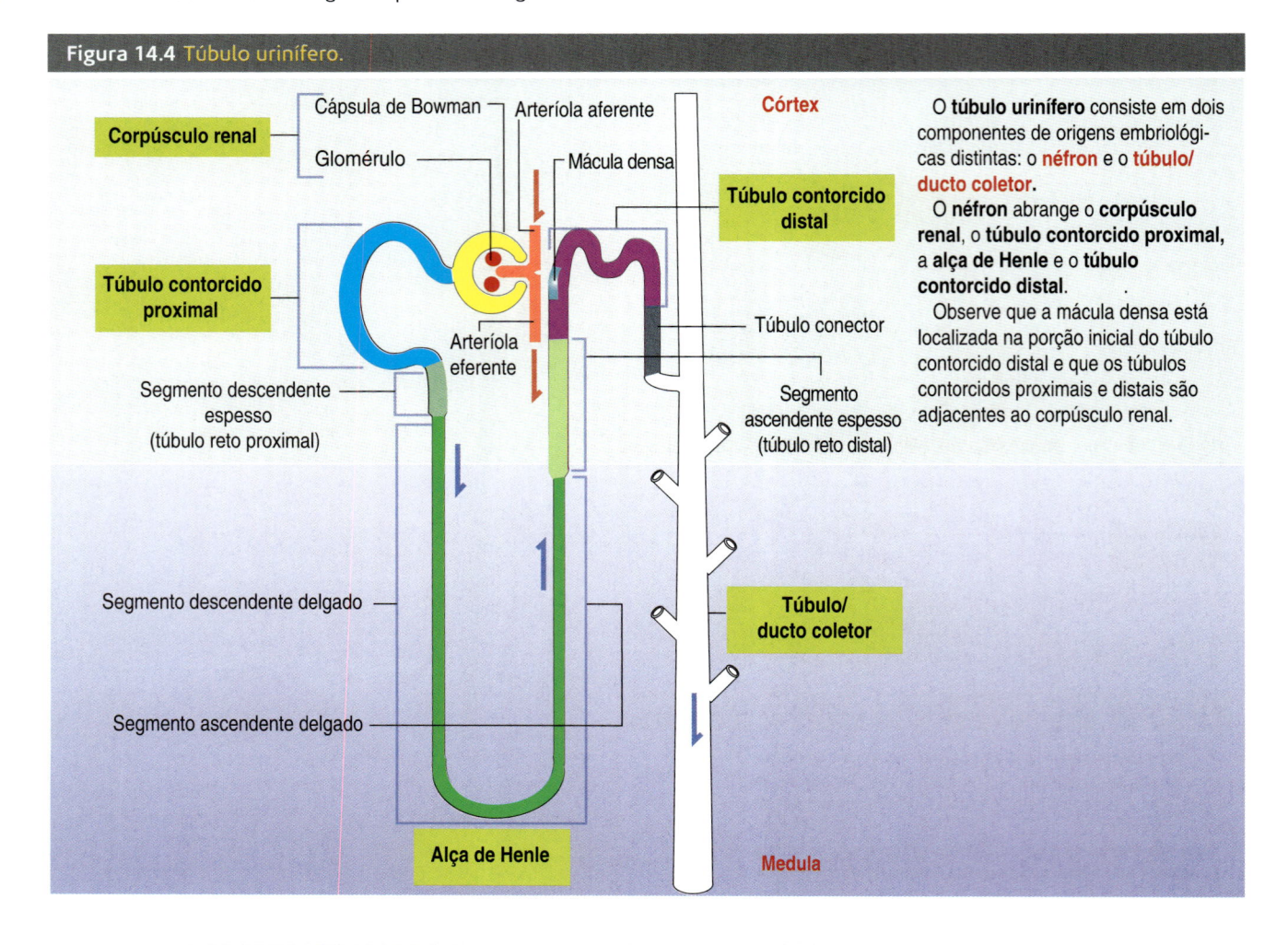

O **túbulo urinífero** consiste em dois componentes de origens embriológicas distintas: o **néfron** e o **túbulo/ducto coletor**.

O **néfron** abrange o **corpúsculo renal**, o **túbulo contorcido proximal**, a **alça de Henle** e o **túbulo contorcido distal**.

Observe que a mácula densa está localizada na porção inicial do túbulo contorcido distal e que os túbulos contorcidos proximais e distais são adjacentes ao corpúsculo renal.

processos **podocitários** (processos secundários) ou **pedicelos**. Os pedicelos rodeiam e se prendem à superfície do capilar glomerular, exceto na interface das células endoteliais com a matriz mesangial (ver Figura 14.6).

Os podócitos e as células endoteliais fenestradas produzem, cada um deles, uma lâmina basal que, quando combinada, forma a **membrana basal glomerular** (**MBG**), um membro da **barreira de filtração glomerular**. Os principais componentes da MBG são colágeno tipo IV, laminina, fibronectina e proteoglicanos contendo heparan sulfato.

Os **pedicelos**, derivados do mesmo podócito ou de podócitos adjacentes, interdigitam-se cobrindo a MBG.

Os pedicelos são separados uns dos outros por lacunas chamadas **fendas de filtração**. Essas fendas são preenchidas por um material membranoso, o **diafragma da fenda de filtração** (Figura 14.8). Esse diafragma da fenda de filtração é a principal barreira por tamanho contra o escape de proteínas.

Os pedicelos estão presos à lâmina basal por meio de distroglicanos e de **integrina** $\alpha_3\beta_1$. A lesão dos podócitos causa a separação dos pedicelos da MBG, uma condição conhecida como **apagamento dos processos podocitários**.

O diafragma da fenda de filtração dos podócitos consiste em moléculas de nefrina que interagem de modo homofílico e com as proteínas transmembranares relacionadas com a nefrina **Neph1** e **Neph2** (não apresentadas na Figura 14.8). A **nefrina** está ancorada a feixes de filamentos de actina (que formam o cerne do pedicelo) que interagem com as proteínas **podocina** e com a proteína associada a CD2 (**CD2AP**).

Os dímeros de nefrina criam uma estrutura que retarda a passagem de moléculas que atravessam as fenestrações endoteliais e a MBG. A **síndrome nefrótica congênita** é causada por mutação no gene *nefrina* que leva a ausência ou mau funcionamento do diafragma de filtração da fenda do podócito (Boxe 14.A).

Além dos componentes da barreira de filtração glomerular, outros fatores que controlam a passagem de moléculas no ultrafiltrado de plasma são o **tamanho molecular** e a **carga elétrica**. Moléculas com um tamanho inferior a 3,5 nm e positivamente carregadas ou neutras são filtradas mais prontamente. A albumina (3,6 nm e aniônica) é pouco filtrada.

PATOLOGIA DA MBG

As **células endoteliais fenestradas** dos capilares glomerulares são cobertas pela MBG, à qual os processos podocitários se prendem (ver Figura 14.8).

Figura 14.5 Néfrons corticais e justamedulares.

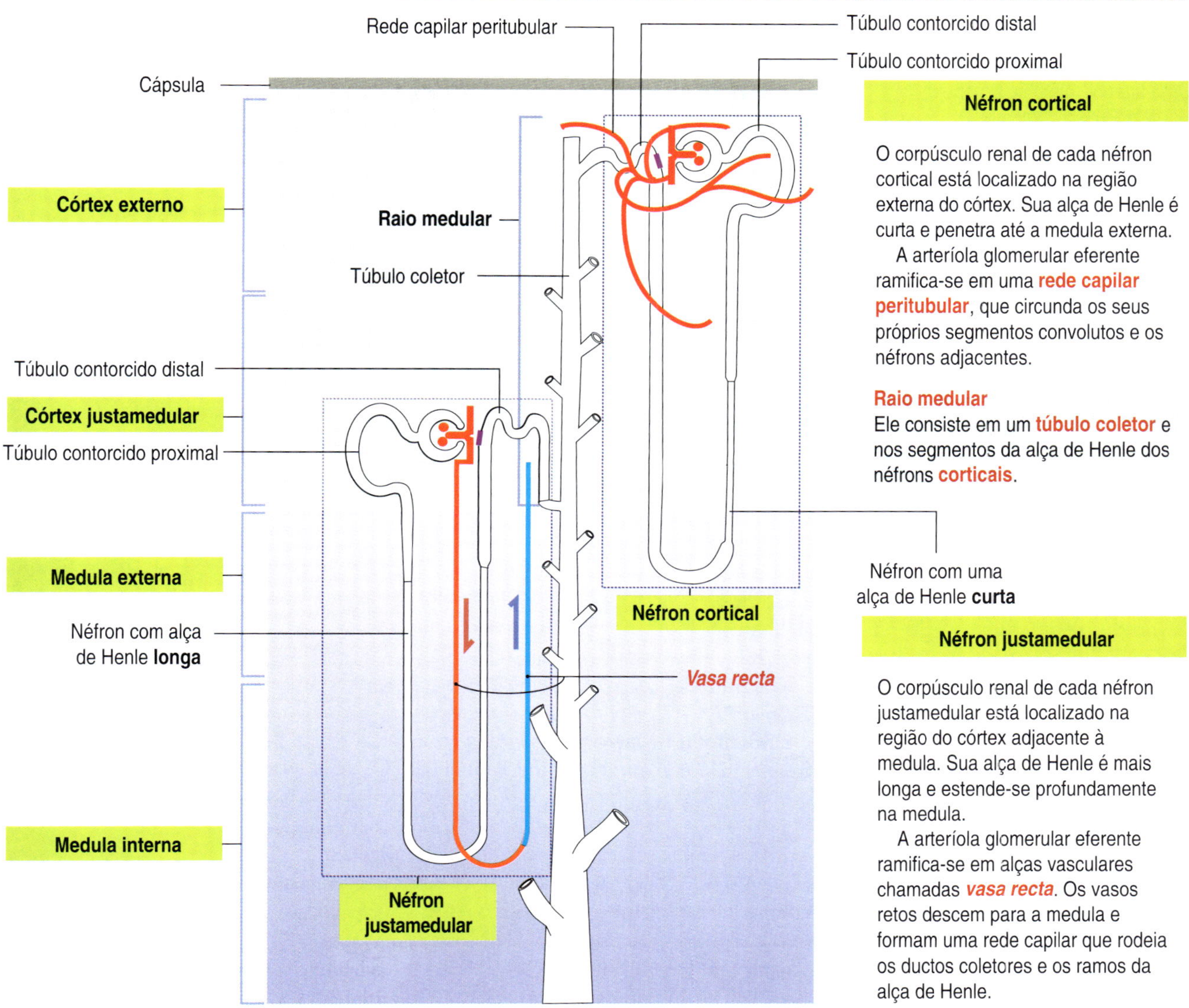

Rede capilar peritubular

Cápsula

Córtex externo

Raio medular

Túbulo coletor

Túbulo contorcido distal

Córtex justamedular

Túbulo contorcido proximal

Medula externa

Néfron com alça de Henle **longa**

Medula interna

Néfron justamedular

Túbulo contorcido distal

Túbulo contorcido proximal

Néfron cortical

O corpúsculo renal de cada néfron cortical está localizado na região externa do córtex. Sua alça de Henle é curta e penetra até a medula externa.

A arteríola glomerular eferente ramifica-se em uma **rede capilar peritubular**, que circunda os seus próprios segmentos convolutos e os néfrons adjacentes.

Raio medular

Ele consiste em um **túbulo coletor** e nos segmentos da alça de Henle dos néfrons **corticais**.

Néfron cortical

Néfron com uma alça de Henle **curta**

Vasa recta

Néfron justamedular

O corpúsculo renal de cada néfron justamedular está localizado na região do córtex adjacente à medula. Sua alça de Henle é mais longa e estende-se profundamente na medula.

A arteríola glomerular eferente ramifica-se em alças vasculares chamadas *vasa recta*. Os vasos retos descem para a medula e formam uma rede capilar que rodeia os ductos coletores e os ramos da alça de Henle.

Os podócitos produzem o **fator de crescimento endotelial glomerular** para estimular o desenvolvimento do endotélio e a manutenção de suas fenestrações.

O endotélio é permeável à água, ureia, glicose e pequenas proteínas. A superfície das células endoteliais é coberta com proteoglicanos polianiônicos de carga negativa que bloqueiam a passagem de grandes proteínas aniônicas.

A MBG contém **colágeno tipo IV**, **fibronectina**, **laminina** e **heparan sulfato** como principais proteínas. O colágeno tipo IV da MBG consiste em três cadeias α: $\alpha3$, $\alpha4$ e $\alpha5$, formando uma hélice tripla.

A maioria das outras lâminas basais contém cadeias $\alpha1$ e $\alpha2$ e cadeias $\alpha5$ e $\alpha6$. Uma rede corretamente montada, flexível e não fibrilar, que inclui também laminina 11, é fundamental para manter a integridade da MBG e sua função de permeabilidade.

Colágenos tipo IV estão envolvidos diretamente na patogenia de três doenças renais:

1. **Síndrome de Goodpasture**, uma doença autoimune que consiste em glomerulonefrite progressiva e hemorragia pulmonar, causada pela ligação de autoanticorpos anti-$\alpha3$ à lâmina basal glomerular e dos alvéolos pulmonares.

2. **Síndrome de Alport**, uma nefropatia hereditária progressiva, caracterizada por adelgaçamento, espessamento e divisão irregulares da MBG. A síndrome de Alport é transmitida por um traço **recessivo ligado ao X**, é predominante em **homens** e envolve mutações do gene *cadeia $\alpha5$*.

Os pacientes com síndrome de Alport, frequentemente associada a perda auditiva (função defeituosa da estria vascular da cóclea) e sintomas oculares (defeito na cápsula do cristalino), apresentam **hematúria** (sangue na urina) e **glomerulonefrite**

Figura 14.6 Corpúsculo renal.

Fibras nervosas simpáticas atingem a arteríola aferente e inervam as células justaglomerulares.

Um aumento da atividade simpática estimula a secreção de renina.

A **mácula densa** é uma região epitelial distinta situada na junção entre o ramo espesso ascendente e o túbulo contorcido distal (TCD). A mácula densa está voltada para a área triangular formada pelas arteríolas aferente e eferente do mesmo néfron. As células da mácula densa estão em contato com as **células mesangiais extraglomerulares**.

Componentes do aparelho justaglomerular

1. Mácula densa
2. Células mesangiais extraglomerulares
3. Células justaglomerulares
4. Arteríola aferente
5. Arteríola eferente

3 Células justaglomerulares (células musculares lisas modificadas)

Fibra nervosa simpática

1 Mácula densa

4 Arteríola aferente

2 Células mesangiais extraglomerulares

5 Arteríola eferente

4 Arteríola aferente

2 Células mesangiais extraglomerulares

1 Mácula densa

5 Arteríola eferente

TCD

TCP

TCP

Pedicelo ou processo podocitário

Membrana basal glomerular, **MBG**

Célula parietal

Espaço urinário

Polo urinário

Célula mesangial

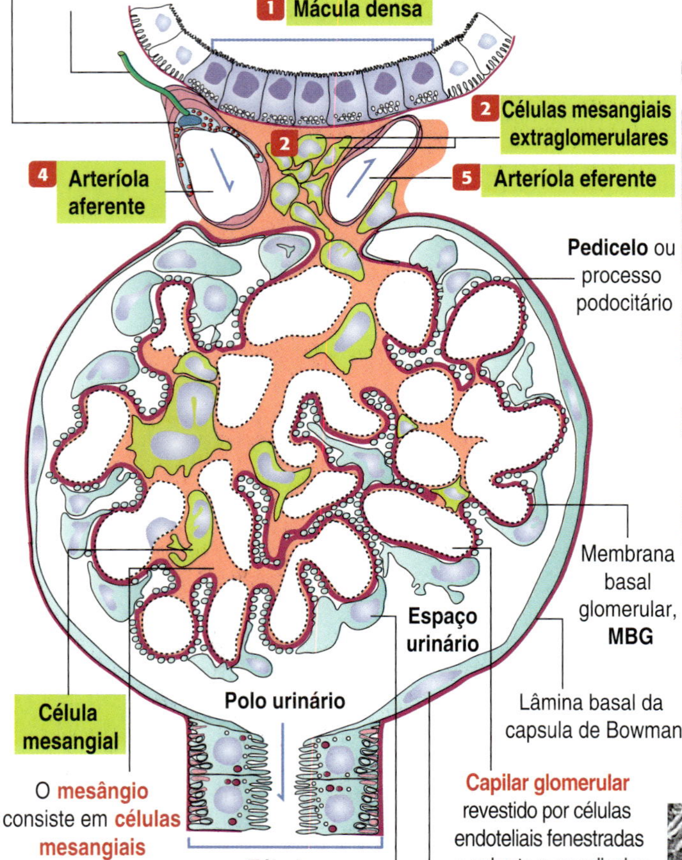

O **mesângio** consiste em **células mesangiais** embebidas na **matriz mesangial**

Túbulo contorcido proximal (TCP)

Células epiteliais pavimentosas cobrem a **camada parietal** da **cápsula de Bowman**.

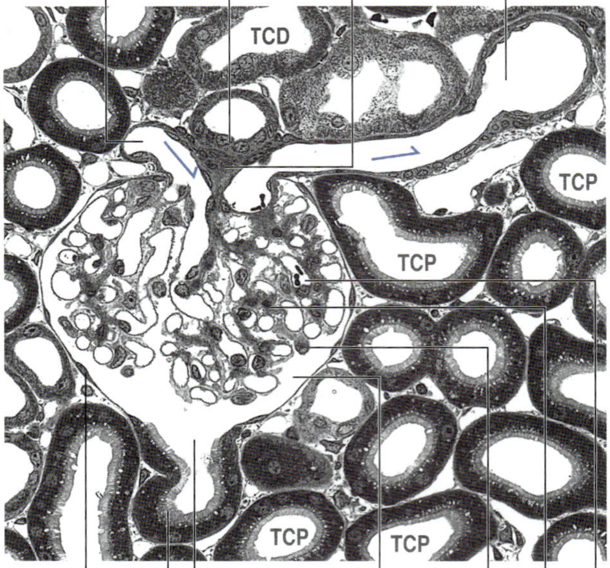

Lâmina basal da capsula de Bowman

Capilar glomerular revestido por células endoteliais fenestradas e coberto por pedicelos

Os **podócitos** sempre se projetam para dentro do espaço urinário. Os podócitos são componentes da **camada visceral** da **cápsula de Bowman**.

TCP

TCP

TCP **Polo urinário** **Espaço urinário** Célula mesangial

Podócito Capilar

Pedicelo Fenda de filtração Corpo celular de um podócito

Prolongamento celular primário

Micrografia cortesia de Wilhelm Kriz, Heidelberg, Alemanha.

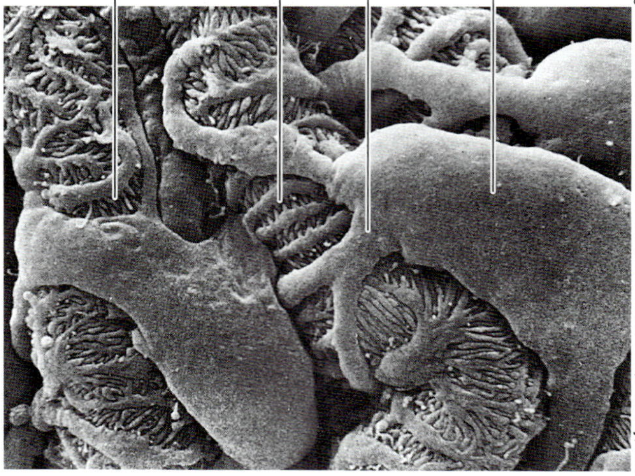

Micrografia eletrônica de varredura cortesia de Richard G. Kessel, Iowa City, Iowa.

Figura 14.7 Componentes do corpúsculo renal (microscopia óptica e eletrônica).

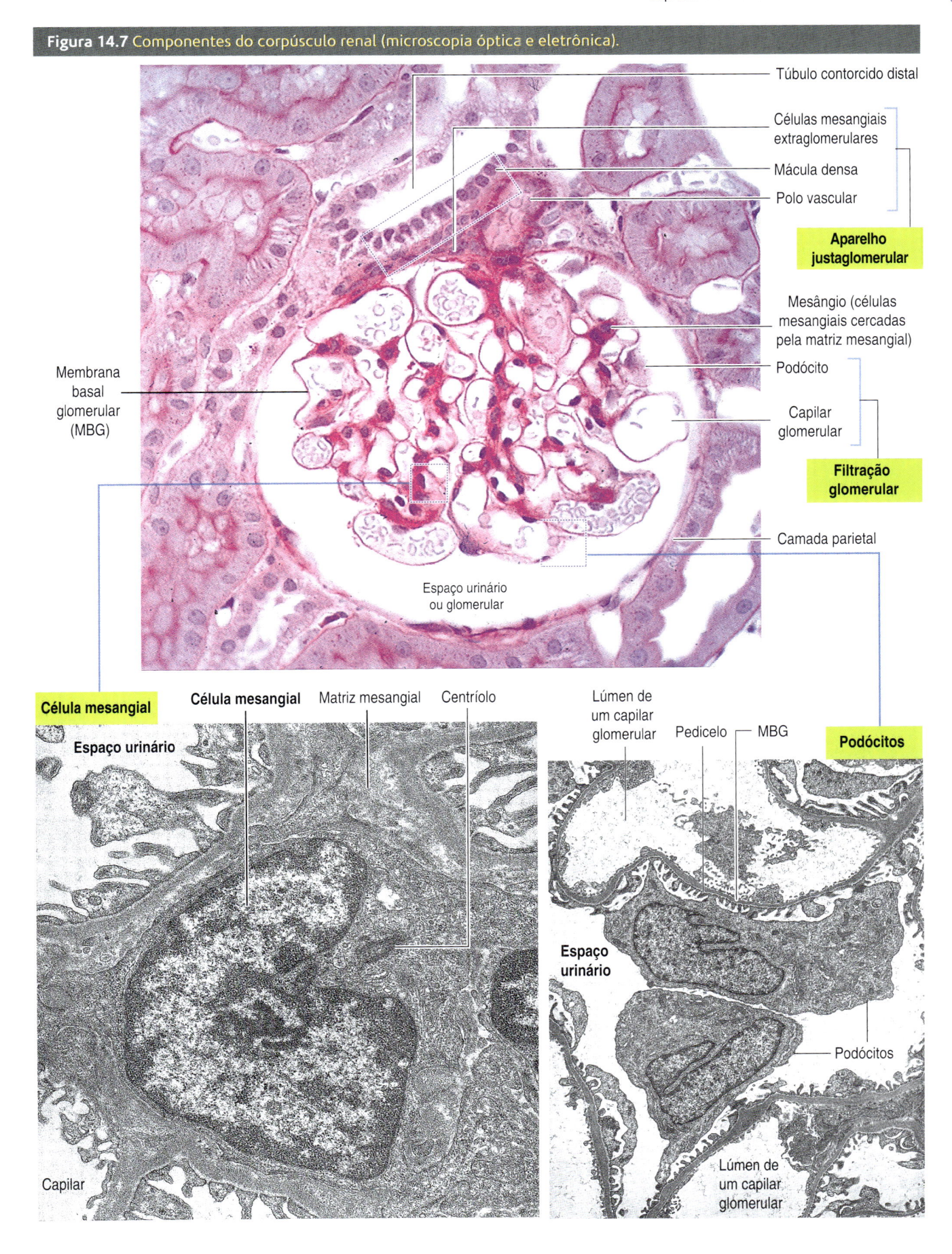

Túbulo contorcido distal

Células mesangiais extraglomerulares

Mácula densa

Polo vascular

Aparelho justaglomerular

Mesângio (células mesangiais cercadas pela matriz mesangial)

Podócito

Capilar glomerular

Filtração glomerular

Camada parietal

Membrana basal glomerular (MBG)

Espaço urinário ou glomerular

Célula mesangial

Espaço urinário

Capilar

Célula mesangial Matriz mesangial Centríolo

Lúmen de um capilar glomerular Pedicelo MBG

Podócitos

Espaço urinário

Podócitos

Lúmen de um capilar glomerular

Figura 14.8 Barreira de filtração glomerular.

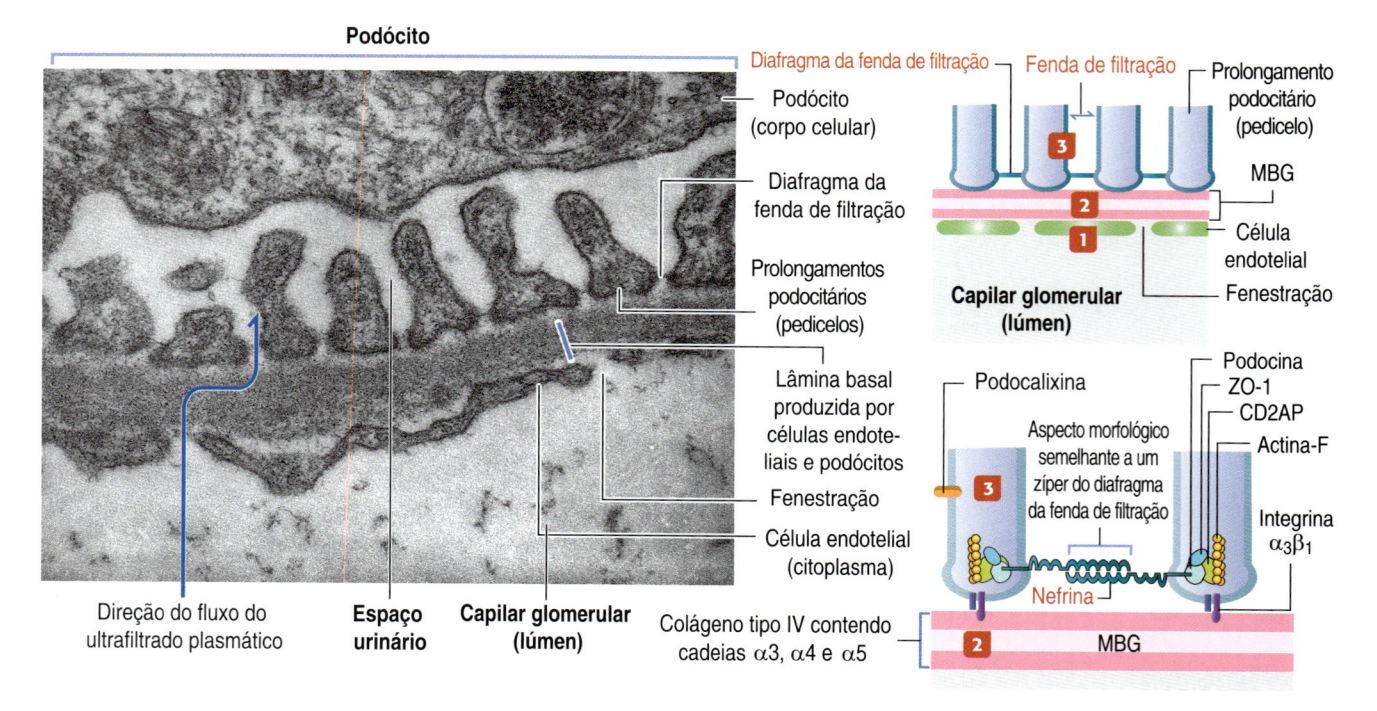

Podócitos

Os podócitos são células epiteliais localizadas na camada visceral da cápsula de Bowman. Eles exibem prolongamentos podocitários primário e secundário que envolvem os capilares glomerulares fenestrados envoltos por uma lâmina basal glomerular dupla (chamada **membrana basal glomerular, MBG**). A MBG é produzida por podócitos e células endoteliais capilares. Os prolongamentos podocitários secundários interdigitantes (pedicelos), estabilizados por um diafragma da fenda de filtração, organizam, no local de anexação da MBG, um complexo conjunto de elementos de adesão celular e do citoesqueleto. Essa montagem macromolecular proporciona flexibilidade aos podócitos e integridade da MBG. Defeitos no local do pedicelo-MBG podem determinar extravasamento grave de proteína que causa **síndromes nefróticas**.

Componentes da barreira de filtração

1 O endotélio dos capilares glomerulares é fenestrado e permeável a água, sódio, ureia, glicose e pequenas proteínas. As células endoteliais são cobertas por glicoproteínas carregadas negativamente (heparan sulfato), o que retarda a filtração de proteínas aniônicas grandes.

2 A **MBG** consiste em colágeno de tipo IV, laminina β2, fibronectina e proteoglicanos ricos em glicosaminoglicano heparan sulfato, o que também retarda a filtração de proteínas aniônicas. As mutações no gene que codifica laminina β2 (*LAMβ2*) causam **síndrome de Pierson**, uma síndrome nefrótica congênita associada a defeitos oculares e neurológicos. Mutações do gene *colágeno IV* causam **síndrome de Alport**, um grupo de anomalias hereditárias da MBG que determinam proteinúria e **doença renal terminal (DRT)**.

3 Os **pedicelos** são prolongamentos celulares interdigitantes dos podócitos que revestem a MBG e são cobertos por uma camada glicoproteica carregada negativamente (**podocalixina**). O espaço entre pedicelos adjacentes é chamado **fenda de filtração**. Um **diafragma da fenda de filtração** une pedicelos adjacentes. O pedicelo é ancorado na lâmina basal por integrina α3β1.

O diafragma consiste em **nefrina**, uma molécula de adesão celular da superfamília de imunoglobulinas, ancorada a filamentos de actina presentes no interior do pedicelo por meio das proteínas **CD2AP**, *zonula occludens-1* (ZO-1) e **podocina**. Uma mutação no gene que codifica a nefrina causa **síndrome nefrótica congênita**, caracterizada por proteinúria maciça (perda de albumina na urina) e edema.

progressiva, que leva à insuficiência renal (**doença renal terminal, DRT**).

A membrana de filtração glomerular anormal possibilita a passagem de hemácias e proteínas.

3. **Hematúria familiar benigna** é causada por mutação hereditária dominante do gene *cadeia α4*. Essa condição não causa insuficiência renal como observado na DRT.

Boxe 14.A Lesão renal aguda.

- A lesão renal aguda é definida por aumento repentino na concentração de creatinina no soro e diminuição do débito urinário. É causada por glomerulonefrite, doença vascular renal, azotemia pré-renal (nível anormalmente alto de produtos residuais de nitrogenados no sangue), necrose tubular aguda e nefrite intersticial aguda

- O revestimento epitelial do TCP perde a borda em escova e o tecido conjuntivo do espaço intertubular é infiltrado por células inflamatórias (linfócitos e macrófagos). Os fibroblastos ativados produzem colágeno, causando fibrose intersticial. O dano tubulointersticial e a lesão endotelial afetam a função celular renal e aumentam o risco de desenvolvimento de doenças cardiovasculares

- Um episódio de lesão renal aguda pode progredir para doença renal crônica subsequente, independentemente da causa da lesão renal aguda, e do risco de DRT e mortalidade resultante de complicações de doença cardiovascular.

Mesângio

O mesângio (do grego *mesos*, meio; *angeion*, vaso) é uma estrutura **intraglomerular** interposta aos capilares glomerulares.

Ele consiste em dois componentes:
1. A **célula mesangial**.
2. A **matriz mesangial**.

Além disso, as células mesangiais agregam-se fora do glomérulo (**células mesangiais extraglomerulares**; Figura 14.9; ver Figuras 14.6 e 14.7) em um espaço delimitado pela mácula densa e pelas arteríolas aferente e eferente (Figura 14.10).

As células mesangiais intraglomerulares são contínuas às células mesangiais extraglomerulares.

Figura 14.9 Aparelho justaglomerular.

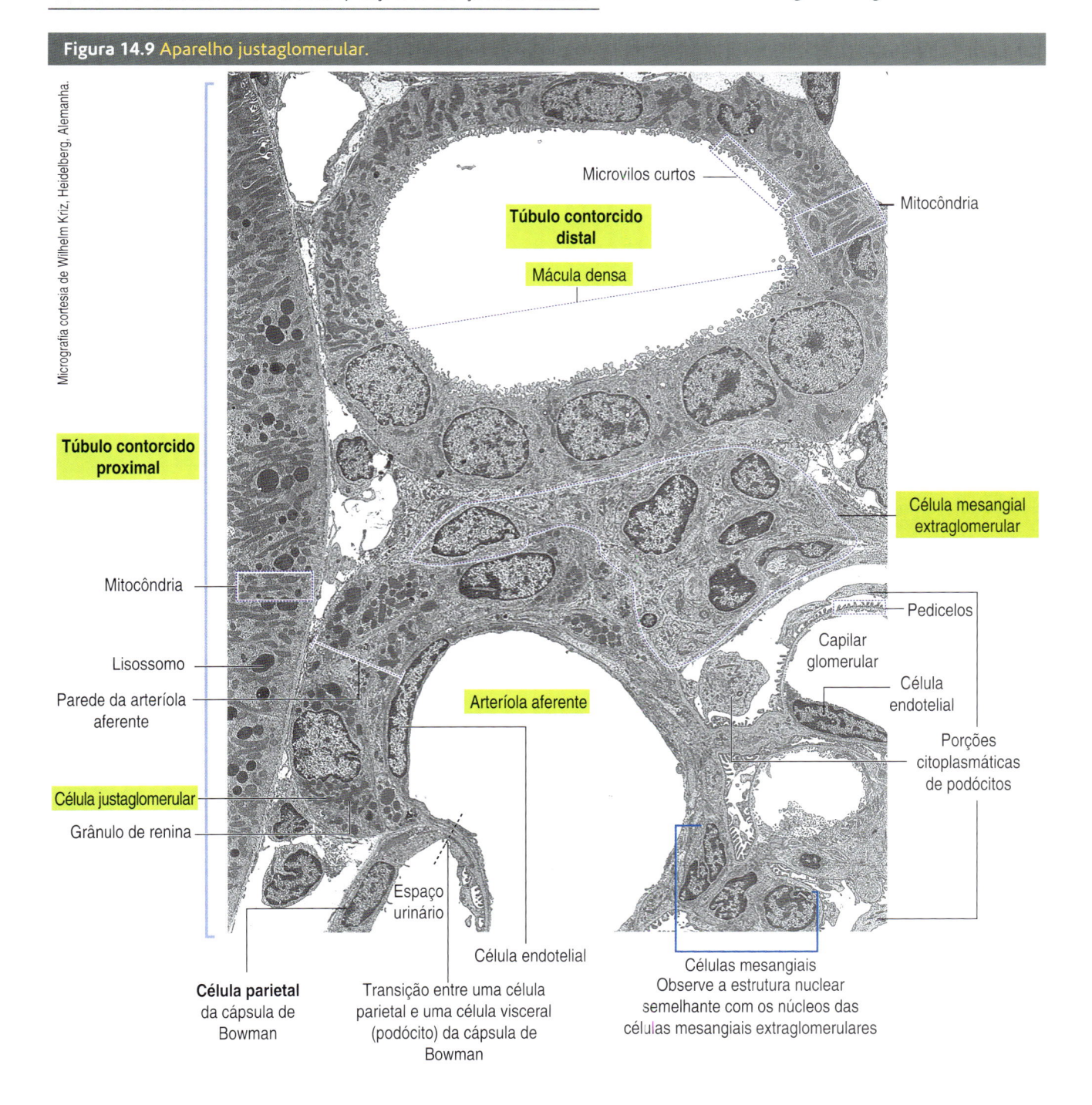

Micrografia cortesia de Wilhelm Kriz, Heidelberg, Alemanha.

Microvilos curtos

Mitocôndria

Túbulo contorcido distal

Mácula densa

Túbulo contorcido proximal

Célula mesangial extraglomerular

Mitocôndria

Lisossomo

Pedicelos

Capilar glomerular

Célula endotelial

Parede da arteríola aferente

Arteríola aferente

Porções citoplasmáticas de podócitos

Célula justaglomerular

Grânulo de renina

Espaço urinário

Célula endotelial

Célula parietal da cápsula de Bowman

Transição entre uma célula parietal e uma célula visceral (podócito) da cápsula de Bowman

Células mesangiais
Observe a estrutura nuclear semelhante com os núcleos das células mesangiais extraglomerulares

Figura 14.10 Funções das células mesangiais e organização do mesângio.

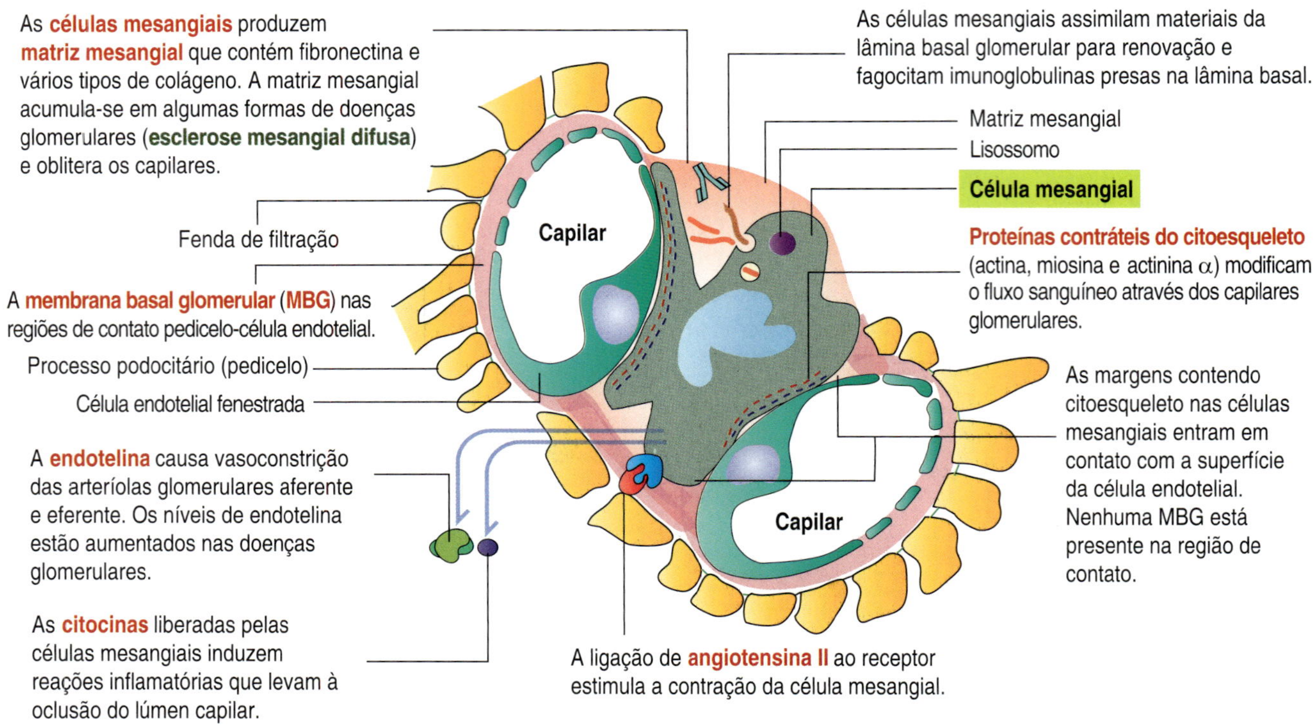

As **células mesangiais** produzem **matriz mesangial** que contém fibronectina e vários tipos de colágeno. A matriz mesangial acumula-se em algumas formas de doenças glomerulares (**esclerose mesangial difusa**) e oblitera os capilares.

Fenda de filtração

A **membrana basal glomerular** (**MBG**) nas regiões de contato pedicelo-célula endotelial.

Processo podocitário (pedicelo)

Célula endotelial fenestrada

A **endotelina** causa vasoconstrição das arteríolas glomerulares aferente e eferente. Os níveis de endotelina estão aumentados nas doenças glomerulares.

As **citocinas** liberadas pelas células mesangiais induzem reações inflamatórias que levam à oclusão do lúmen capilar.

As células mesangiais assimilam materiais da lâmina basal glomerular para renovação e fagocitam imunoglobulinas presas na lâmina basal.

Matriz mesangial
Lisossomo
Célula mesangial

Proteínas contráteis do citoesqueleto (actina, miosina e actinina α) modificam o fluxo sanguíneo através dos capilares glomerulares.

As margens contendo citoesqueleto nas células mesangiais entram em contato com a superfície da célula endotelial. Nenhuma MBG está presente na região de contato.

Capilar

Capilar

A ligação de **angiotensina II** ao receptor estimula a contração da célula mesangial.

As células mesangiais são **pericitos** especializados com características de células musculares lisas e de macrófagos.

As células mesangiais são **contráteis** e **fagocíticas** e capazes de **proliferação**. Sintetizam a matriz mesangial, que contém fibronectina e **vários tipos de colágeno** (tipos IV, V e VI). As células mesangiais secretam **substâncias biologicamente ativas** (prostaglandinas e endotelinas).

As **endotelinas** induzem a constrição das arteríolas glomerulares aferente e eferente.

As células mesangiais participam indiretamente do processo de filtração glomerular ao:
1. **Fornecer suporte mecânico para os capilares glomerulares**.
2. **Controlar a renovação do material da MBG** por sua atividade fagocítica.
3. **Regular o fluxo sanguíneo** por sua atividade contrátil.
4. **Secretar prostaglandinas e endotelinas**.
5. **Responder à angiotensina II**.

O complexo formado entre a célula mesangial-matriz mesangial está em contato direto com células endoteliais. Note que a MBG não está no mesmo local que o mesângio (ver Figura 14.10). Em vez disso, as margens citoplasmáticas das células mesangiais, que contêm proteínas contráteis do citoesqueleto, estão intimamente associadas à superfície das células endoteliais.

As moléculas de imunoglobulina e do sistema complemento, incapazes de atravessar a barreira de filtração, permanecem na matriz mesangial. O acúmulo de complexos de imunoglobulina na matriz induz a produção de citocinas pelas células mesangiais, o que desencadeia uma resposta imune que leva à eventual oclusão dos capilares glomerulares.

LESÃO DO PODÓCITO

As doenças glomerulares podem ser causadas pela lesão de podócitos de origem **congênita**, **hereditária** ou **adquirida**. As doenças glomerulares adquiridas podem ser de origem imune e não imune.

A **síndrome nefrótica congênita** é um exemplo de uma causa congênita de lesão nos podócitos (ver Figura 14.8). Causas hereditárias de lesão dos podócitos incluem mutações em genes que expressam proteínas específicas de podócitos (tais como podocina e subunidade β1 de integrina). O aspecto mais característico é a perda de pedicelos interdigitantes em contato com a MBG, uma condição conhecida como **apagamento dos processos podocitários** (Figura 14.11).

A maioria das doenças glomerulares causadas por lesão dos podócitos é adquirida. O dano ao glomérulo pode ser iniciado por mecanismos imunológicos. **Anticorpos contra componentes glomerulares** (podócitos, células mesangiais e MBG) e **complexos anticorpo-complemento que circulam no sangue** de pacientes com doenças autoimunes sistêmicas podem causar **glomerulonefrite membranoproliferativa** (ver Figura 14.11) e **nefropatia por imunoglobulina A** (**doença de Berger**).

Figura 14.11 Lesão nos podócitos e patologia do mesângio.

1 **Anticorpos contra a membrana basal glomerular** (**anti-MBG**) têm como alvo uma cadeia α do colágeno tipo IV. Imunoglobulinas anti-MBG ligam-se por toda a extensão da MBG, criando um **padrão linear visível por imunofluorescência**.

Depósitos maciços de imunoglobulinas anti-MBG causam nefrite, caracterizada por lesão glomerular grave que evolui progressivamente para insuficiência renal.

4 Anticorpos contra podócitos causam desprendimento dos pedicelos. Esse desprendimento é observado na **síndrome nefrótica** congênita causada por mutação no gene que codifica a **nefrina**, uma proteína da fenda de filtração.

Os camundongos com deficiência na integrina $\alpha_3\beta_1$ não conseguem formar prolongamentos podocitários e os podócitos mostram-se achatados e dissociados da MBG.

Prolongamento podocitário (pedicelo)

Membrana basal glomerular (MBG)

Fenda de filtração

Capilar

Célula mesangial

Capilar

Pedicelo desprendido (**apagamento do prolongamento podocitário**)

2 Os complexos antígeno-imunoglobulina ficam presos no mesângio. As imunoglobulinas interagem com moléculas do sistema complemento e as células mesangiais são danificadas (**mesangiólise**).

3 Os complexos antígeno-imunoglobulina circulantes (p. ex., no **lúpus eritematoso sistêmico**) podem depositar-se entre o endotélio e a MBG (**depósitos subendoteliais**) e no mesângio (**depósitos granulares**). Nesse estágio, os pacientes manifestam hematúria branda ou proteinúria.

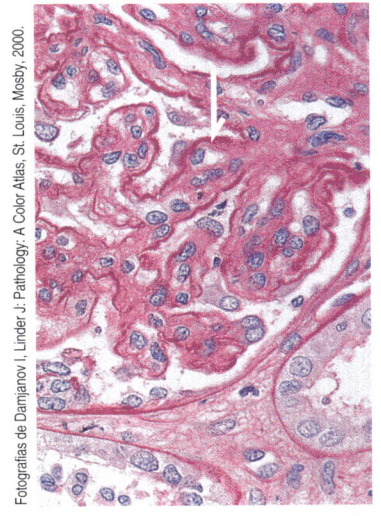

Fotografias de Damjanov I, Linder J: Pathology: A Color Atlas. St. Louis, Mosby, 2000.

Glomerulonefrite membranoproliferativa causada pela deposição de imunoglobulinas e proteínas do sistema complemento na matriz mesangial e na MBG. Observe o aumento da espessura da MBG (seta).

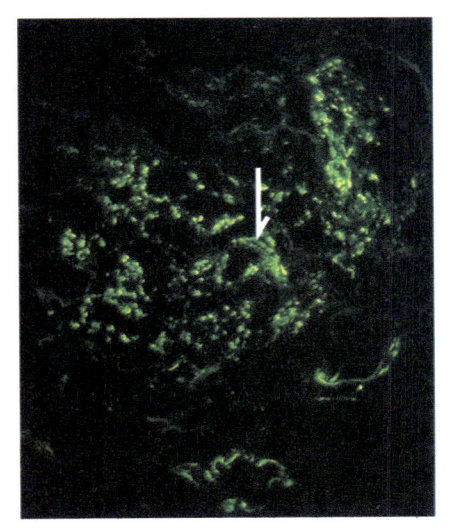

A marcação por imunofluorescência apresenta um **padrão granular** (seta) de proteínas do sistema complemento depositadas na matriz mesangial.

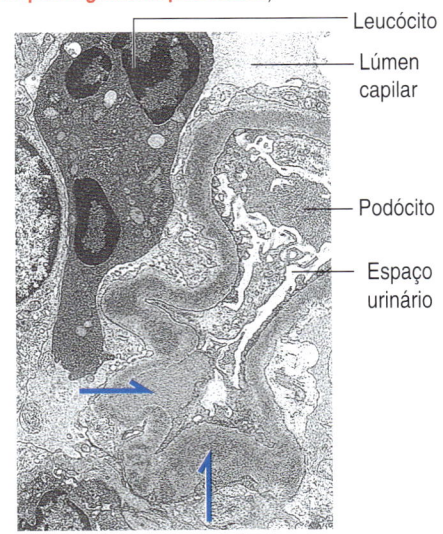

Leucócito

Lúmen capilar

Podócito

Espaço urinário

A microscopia eletrônica exibe depósitos densos de proteínas ao longo da MBG (setas).

Os complexos antígeno-anticorpo não são imunologicamente direcionados a componentes glomerulares. Eles ficam retidos no glomérulo por causa das propriedades da barreira de filtração glomerular. Um fator agravante é que os complexos antígeno-anticorpo retidos promovem locais de ligação para proteínas do sistema complemento, que também contribuem para a lesão glomerular (Capítulo 10, *Sistema Imunológico e Linfático*, para uma revisão da cascata do complemento).

Mencionamos que os autoanticorpos podem ter como alvo cadeias específicas de colágeno tipo IV, um componente da barreira de filtração glomerular. Além disso, o depósito de proteínas do sistema complemento na matriz mesangial produz um **padrão granular** (ver Figura 14.11).

O lúpus eritematoso sistêmico e infecções bacterianas (por estreptococos) e virais (pelo vírus da hepatite B) geram complexos antígeno-anticorpo que circulam no sangue e que são retidos na barreira de filtração glomerular.

Os complexos imunológicos podem depositar-se entre as células endoteliais dos capilares glomerulares e a lâmina basal (**depósitos subendoteliais**, ver Figura 14.11). Os depósitos também podem ser observados no mesângio e menos frequentemente entre a lâmina basal e os processos podocitários.

Os complexos imunológicos produzidos após a infecção bacteriana podem causar a proliferação de células glomerulares (células endoteliais e mesangiais) e atrair neutrófilos e monócitos. Essa condição, conhecida como **glomerulonefrite proliferativa aguda**, é observada em crianças e é geralmente reversível com tratamento. Essa doença é mais grave em adultos: pode evoluir para uma **glomerulonefrite rapidamente progressiva (crescêntica)** (Figura 14.12).

Uma característica típica da glomerulonefrite crescêntica é a presença de restos de células glomerulares e de fibrina, o que causa lesão glomerular grave. Proliferação de células parietais da cápsula de Bowman e a migração de neutrófilos e linfócitos para o espaço de Bowman são observados. Tanto os acúmulos celulares quanto os depósitos de fibrina comprimem os capilares glomerulares (Conhecimento básico 14.A).

Aparelho justaglomerular

O aparelho justaglomerular é uma estrutura endócrina bem definida que consiste em:
1. **Mácula densa**, uma região especial da porção inicial do túbulo contorcido distal (ver Figuras 14.6, 14.7 e 14.9).
2. **Células mesangiais extraglomerulares**, um espaço delimitado pela mácula densa e pelas arteríolas glomerulares aferente e eferente (ver Figura 14.9).
3. **Células produtoras de renina (células justaglomerulares)** da arteríola glomerular aferente (ver Figuras 14.7 e 14.9) e, em menor extensão, da arteríola glomerular eferente.

A mácula densa é sensível a mudanças na concentração de NaCl e afeta a liberação de renina pelas células justaglomerulares. A renina é secretada quando a concentração de NaCl no filtrado diminui. As células mesangiais extraglomerulares (também chamadas **células lacis**) estão conectadas umas às outras e às células justaglomerulares por junções comunicantes.

O aparelho justaglomerular é um dos componentes do **mecanismo de retroalimentação tubuloglomerular (*feedback*)** envolvido na autorregulação do **fluxo sanguíneo renal** e da **filtração glomerular**.

O outro componente são as **fibras nervosas simpáticas** (adrenérgicas) que inervam as células justaglomerulares.

A secreção de renina é acentuada por **norepinefrina** e **dopamina**, ambas secretadas pelas fibras nervosas adrenérgicas. A norepinefrina liga-se aos receptores α_1-adrenérgicos na arteríola glomerular aferente,

causando vasoconstrição. Não há inervação parassimpática.

Voltaremos ao mecanismo de retroalimentação tubuloglomerular quando discutirmos o mecanismo regulador renina-angiotensina.

Túbulo contorcido proximal

Células epiteliais cúbicas, mantidas unidas por **junções oclusivas** apicais, revestem o túbulo contorcido proximal (TCP) e têm características estruturais apropriadas para a reabsorção. Elas apresentam as seguintes características (ver Figura 14.12):
1. Um domínio apical com uma **borda em escova** bem-desenvolvida composta de **microvilos**.
2. Um domínio basolateral com **invaginações** e **interdigitações** extensas da membrana plasmática.
3. Mitocôndrias longas localizadas entre as pregas da membrana plasmática, que fornecem trifosfato de adenosina (ATP) para o transporte ativo de íons mediado por uma **bomba ativada por Na⁺,K⁺-ATPase**.
4. **Tubulovesículas** e **lisossomos** apicais, que proporcionam um mecanismo para a endocitose e quebra de proteínas pequenas em aminoácidos. O movimento de **glicose** e de Na⁺ através da membrana plasmática é mediado por uma **proteína transportadora tipo simporte**.

O ultrafiltrado do plasma no espaço urinário glomerular é transportado por meio de mecanismos **ativos** e **passivos** ao longo do TCP, onde cerca de 70% de água, glicose, Na⁺, Cl⁻, K⁺ e de outros solutos filtrados são reabsorvidos. A força motriz para a reabsorção de água é o gradiente eletroquímico produzido pela reabsorção de sódio e glicose através do **cotransportador de sódio-glicose 2 (SGLT-2)**.

Por causa da maior permeabilidade do TCP à água, ela passa por osmose através das junções oclusivas (**via paracelular**) em direção ao espaço intercelular lateral. Um aumento da pressão hidrostática no compartimento intercelular força os líquidos e solutos a se moverem para dentro da rede capilar.

As células epiteliais que revestem o TCP estão envolvidas na produção de **calcitriol**, a forma ativa da vitamina D. No Capítulo 19, *Sistema Endócrino*, discutimos detalhes do metabolismo da vitamina D e da absorção de cálcio. O **fator de crescimento de fibroblastos 23** inibe a reabsorção de fosfato no TCP (Boxe 14.B).

A **síndrome de Fanconi** é uma doença renal hereditária (primária) ou adquirida (secundária) na qual os TCP não conseguem reabsorver aminoácidos e glicose. Consequentemente, essas substâncias são excretadas na urina. A causa é um metabolismo energético defeituoso das células, resultante de níveis mitocondriais de ATP diminuídos ou de atividade anormal da bomba Na⁺,K⁺-ATPase. **Aminoacidúria**, uma quantidade anormal de aminoácidos na urina, é a característica proeminente da síndrome de Fanconi.

Figura 14.12 Túbulo contorcido proximal (TCP).

Túbulo contorcido proximal (TCP)

O TCP reabsorve cerca de 70% da água filtrada e a maior parte dos solutos. O gradiente osmótico estabelecido pela glicose e pelo NaCl reabsorvidos é a força motriz para a reabsorção de água através das junções oclusivas e das células epiteliais do TCP. A **aquaporina 1** (AQP-1) é uma proteína canal encontrada nos domínios apical e basolateral da membrana plasmática das células epiteliais que revestem o TCP. Também está presente no segmento descendente fino da alça de Henle. Está envolvida no transporte de água.

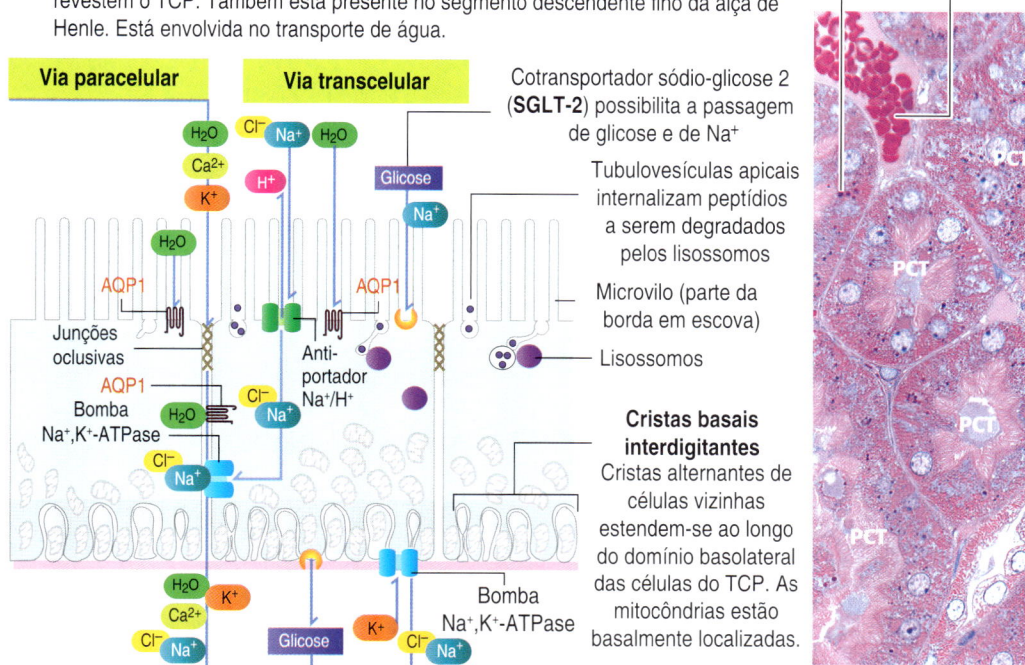

Vaso sanguíneo da rede capilar peritubular

Mitocôndrias de localização basal

Lisossomos

Túbulo coletor

Via paracelular

Via transcelular

Cotransportador sódio-glicose 2 (**SGLT-2**) possibilita a passagem de glicose e de Na⁺

Tubulovesículas apicais internalizam peptídios a serem degradados pelos lisossomos

Microvilo (parte da borda em escova)

Lisossomos

Junções oclusivas

Anti-portador Na⁺/H⁺

AQP1

Bomba Na⁺,K⁺-ATPase

Cristas basais interdigitantes
Cristas alternantes de células vizinhas estendem-se ao longo do domínio basolateral das células do TCP. As mitocôndrias estão basalmente localizadas.

Bomba Na⁺,K⁺-ATPase

Glicose

Vaso sanguíneo

Um antiportador de Na⁺/H⁺ conduz Na⁺ para dentro da célula e bombeia H⁺ para o líquido tubular.

Lisossomos   Microvilos   Tubulovesículas apicais   Núcleo

TCP

Lúmen

Núcleo   Lisossomo   Microvilos (borda em escova)   Mitocôndria   Vaso sanguíneo com endotélio fenestrado   Cristas basais interdigitantes   Lâmina basal   Mitocôndrias

Tubulovesículas apicais

Conhecimento básico 14.A Patologia do corpúsculo renal: glomerulonefrite.

Glomerulonefrite difusa proliferativa aguda

A deposição de complexos imunes na **membrana basal glomerular** (**MBG**), resultantes de uma infecção por bactérias, vírus ou protozoários, estimula a **proliferação de células endoteliais e mesangiais**. Na presença de proteínas do sistema complemento, os neutrófilos acumulam-se no lúmen dos capilares, os quais ficam ocluídos.

Uma síndrome nefrítica – caracterizada por hematúria, oligúria, hipertensão e edema – é diagnosticada. As crianças são predominantemente acometidas.

A síndrome nefrítica é **reversível**: os complexos imunes são removidos da MBG, as células endoteliais são descartadas e a população de células mesangiais proliferativas retorna ao normal. A função renal é restabelecida.

Glomerulonefrite rapidamente progressiva (crescêntica)

A proliferação das células epiteliais da cápsula de Bowman e a infiltração de macrófagos produzem massa em formato de lua crescente na maioria dos glomérulos. O crescente aumenta e comprime os capilares glomerulares, que são deslocados e param de funcionar. Essa condição evolui rapidamente para insuficiência renal.

O acúmulo de fibrina e de outras proteínas séricas e a necrose dos capilares glomerulares estimulam o processo proliferativo.

A glomerulonefrite rapidamente progressiva é um processo imunomediado e é detectada em várias condições, tais como a **síndrome de Goodpasture** (causada por anticorpos que se ligam ao domínio 7S do colágeno de tipo IV da MBG), o **lúpus eritematoso sistêmico**, ou a glomerulonefrite de causa desconhecida (**idiopática**).

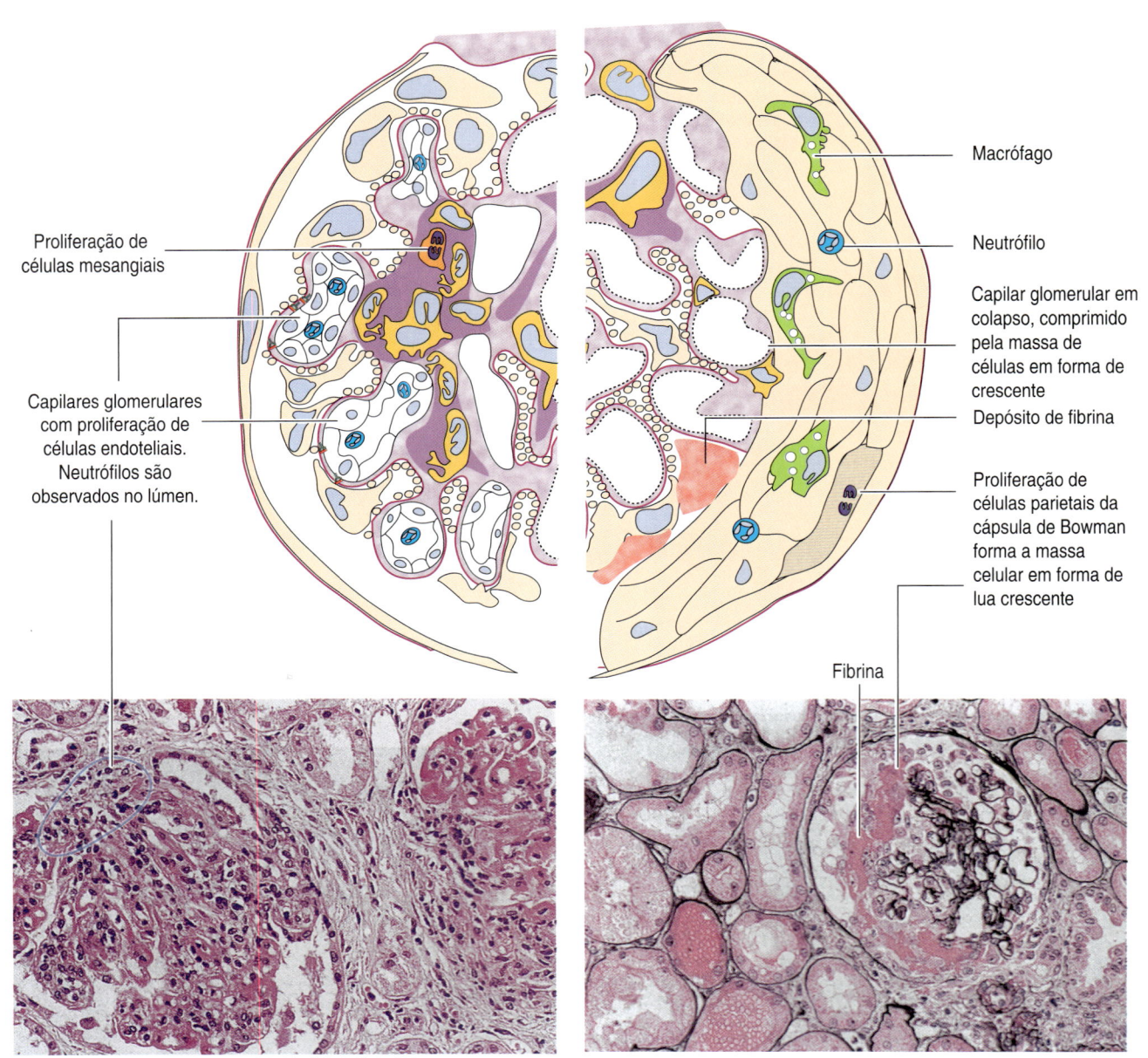

Proliferação de células mesangiais

Capilares glomerulares com proliferação de células endoteliais. Neutrófilos são observados no lúmen.

Macrófago

Neutrófilo

Capilar glomerular em colapso, comprimido pela massa de células em forma de crescente

Depósito de fibrina

Proliferação de células parietais da cápsula de Bowman forma a massa celular em forma de lua crescente

Fibrina

Fotografias de Damjanov I, Linder J: Pathology: A Color Atlas, St. Louis, Mosby, 2000.

Boxe 14.B Fator de crescimento de fibroblastos (FGF) 23, metabolismo dos rins e do fosfato.

- A família de FGF em humanos é composta de 22 membros com papéis no desenvolvimento embrionário, organogênese e metabolismo. Um de seus membros, FGF23, é uma proteína derivada de osteócitos que reduz os níveis séricos de fosfato ao atuar nos rins para aumentar a excreção de fosfato. Além disso, FGF23 diminui os níveis circulantes de vitamina D ativa por meio da inibição de 1-α-hidroxilase renal, a enzima responsável pela conversão do 1,25-di-hidroxicolecalciferol em sua forma ativa. Nas glândulas paratireoides, o FGF23 inibe a secreção do hormônio da paratireoide. Consequentemente, as ações fosfatúricas desencadeadas pelo FGF23 recebem contribuição da diminuição dos níveis circulantes de PTH e vitamina D ativa

- FGF23, uma glicoproteína de 32 kDa, liga-se ao receptor de FGF (FGFR), uma tirosinoquinase que interage com o correceptor klotho. Klotho (130 kDa) foi originalmente identificado como uma proteína antienvelhecimento. Camundongos com ausência de klotho desenvolvem características fenotípicas associadas ao envelhecimento prematuro

- Após a ligação do FGF23, os FGFR, na presença de klotho, formam dímeros, autofosforilam-se mutuamente em resíduos de tirosina específicos e iniciam ações de sinalização a jusante transduzidas pelos adaptadores citoplasmáticos, a fosfolipase Cγ (PLCγ) e substrato do receptor de FGF 2α (FRS2α). Como indicado no Capítulo 3, *Sinalização Celular | Biologia Celular | Patologia*, PLCγ catalisa a produção de diacilglicerol e inositol 1,4,5-trifosfato (IP3) que aumenta os níveis de cálcio citoplasmático.

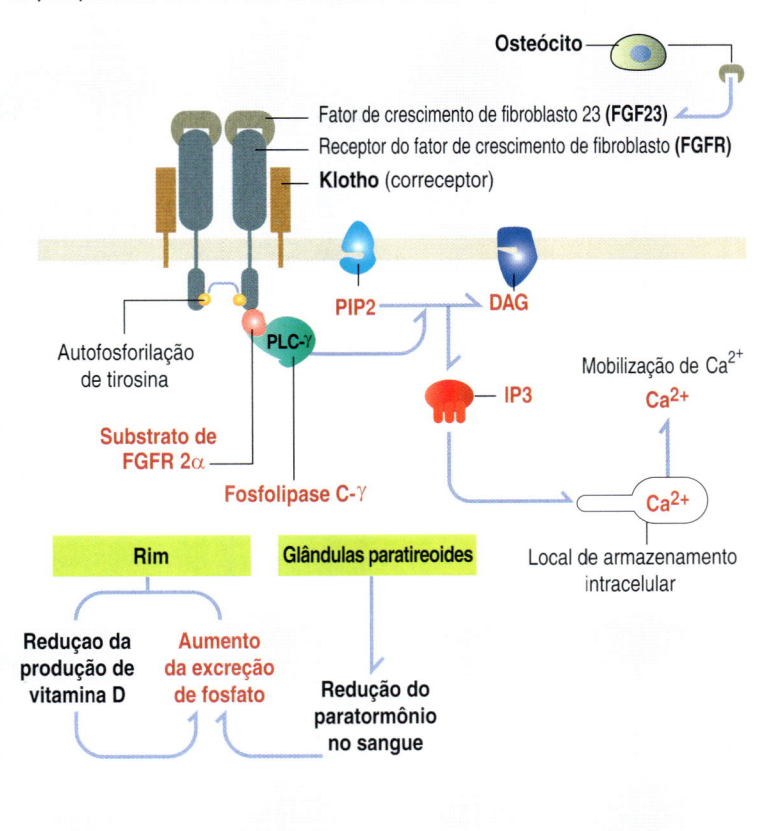

Alça de Henle

A alça de Henle consiste em um **ramo descendente** e em um **ramo ascendente**. Cada ramo é formado por um **segmento espesso** e por um **segmento delgado** (Figura 14.13).

O segmento espesso descendente (túbulo reto proximal) é uma continuação do TCP. O segmento espesso ascendente (túbulo reto distal) é contínuo ao túbulo contorcido distal.

O comprimento dos segmentos finos varia nos néfrons corticais e justamedulares. Assim como o TCP, **o segmento fino descendente apresenta canais de aquaporina 1 e é altamente permeável à água. O segmento fino ascendente é impermeável à água, mas reabsorve sais**. O sal se move para dentro do interstício da medula; a água é transportada em direção à medula externa e ao córtex justamedular, de onde retorna para a circulação sanguínea sistêmica.

A alça de Henle reabsorve cerca de 15% da água filtrada e de 25% de NaCl, K⁺, Ca⁺² e HCO₃⁻ filtrados. Assim como no TCP, uma **bomba Na⁺,K⁺-ATPase** no ramo ascendente é um elemento essencial na reabsorção de sais. A inibição dessa bomba por **diuréticos**, tais como a **furosemida**, impede a reabsorção de NaCl e aumenta a excreção urinária, tanto de NaCl como de água, por meio da redução da osmolalidade do líquido intersticial na medula.

Os segmentos espessos dos ramos da alça são revestidos por um epitélio cúbico baixo em transição com o revestimento epitelial dos túbulos contorcidos.

As células epiteliais nesse segmento sintetizam a **glicoproteína urinária de Tamm-Horsfall** (também conhecida como **uromodulina**), a proteína mais abundantemente presente na urina. A uromodulina evita que bactérias interajam com a superfície celular epitelial induzindo-as a formar agregados, facilitando, assim, sua remoção na urina. Os segmentos finos são revestidos por um epitélio simples pavimentoso (Figura 14.14; ver Figura 14.13).

Túbulo contorcido distal

O revestimento de células epiteliais cúbicas do túbulo contorcido distal (TCD) tem as seguintes características (Figura 14.15; ver Figura 14.9):

1. As **células cúbicas são mais baixas** do que aquelas do TCP e **não apresentam uma borda em escova proeminente**.

2. Assim como no TCP, a membrana plasmática do domínio basolateral é invaginada e aloja mitocôndrias.

3. As células da **mácula densa** exibem **polaridade invertida**: o núcleo ocupa uma posição apical e o domínio basal se volta para as células justaglomerulares e para as células mesangiais extraglomerulares

Figura 14.13 Região medular dos rins.

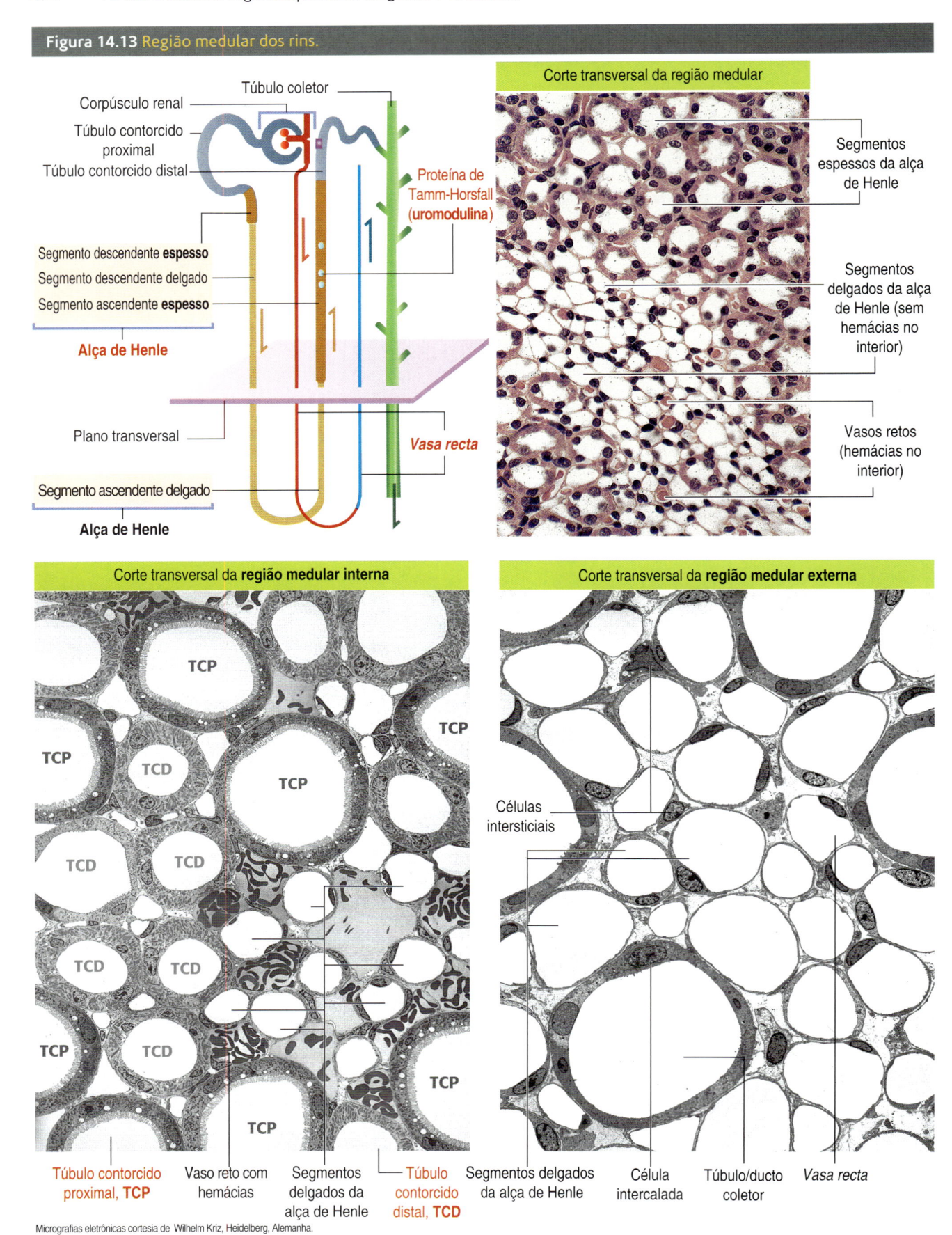

Micrografias eletrônicas cortesia de Wilhelm Kriz, Heidelberg, Alemanha.

Figura 14.14 Região medular dos rins.

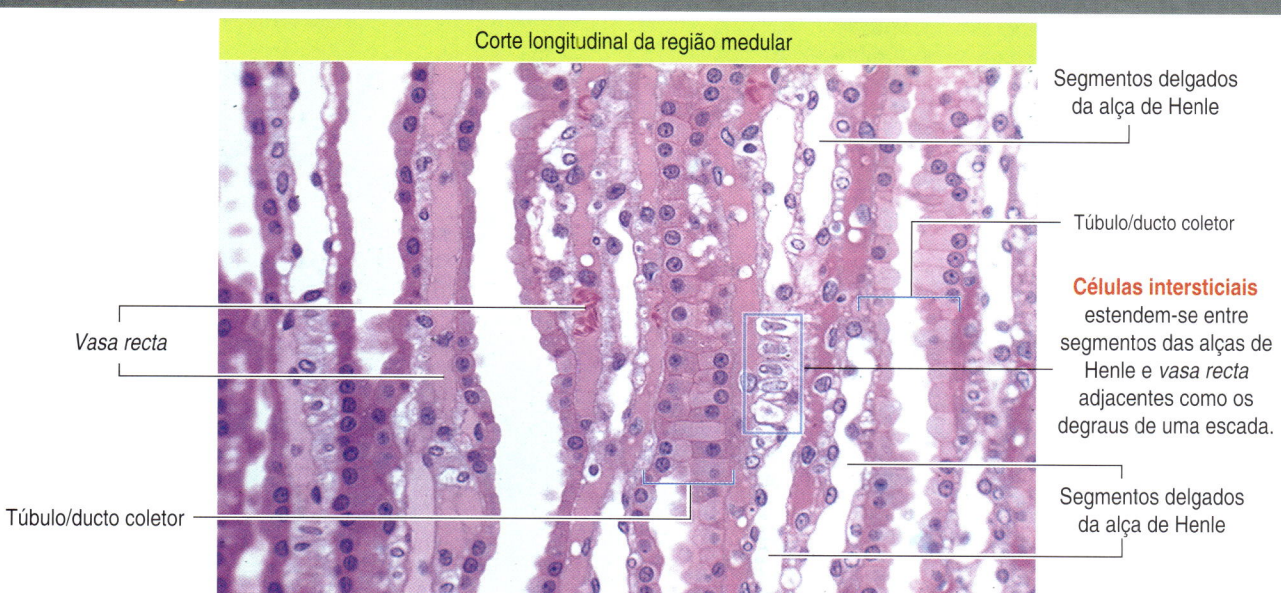

Corte longitudinal da região medular

Segmentos delgados da alça de Henle

Túbulo/ducto coletor

Células intersticiais estendem-se entre segmentos das alças de Henle e *vasa recta* adjacentes como os degraus de uma escada.

Segmentos delgados da alça de Henle

Vasa recta

Túbulo/ducto coletor

(ver Figura 14.7). A mácula densa, localizada na junção do segmento espesso ascendente da alça de Henle com o TCD, é sensível a mudanças na concentração de Na⁺ do líquido tubular.

O TCD e o ducto coletor reabsorvem aproximadamente 7% do NaCl filtrado. A **porção distal** do TCD e os **ductos coletores** são permeáveis à água na presença do **hormônio antidiurético** (HAD ou vasopressina).

NaCl entra na célula pelo domínio apical e deixa a célula por uma **bomba Na⁺,K⁺-ATPase** (ver Figura 14.15). A reabsorção de NaCl é reduzida por **diuréticos tiazídicos** que inibem o mecanismo de transporte do domínio apical (discutido a seguir).

A diluição ativa do líquido tubular iniciada nos segmentos ascendentes da alça de Henle continua no TCD. Como o segmento ascendente da alça de Henle é o principal local em que a água e os solutos são separados, a excreção tanto de uma urina diluída quanto de uma urina concentrada requer a função normal desse segmento da alça de Henle.

Túbulo/ducto coletor

O TCD está ligado ao túbulo coletor por um **túbulo conector**. O túbulo conector e o túbulo coletor (chamado *ducto* conforme ele aumenta de diâmetro) são revestidos por um epitélio cúbico composto de dois tipos de células (Figura 14.16):

1. **Células principais**.
2. **Células intercaladas**.

As células principais apresentam um **cílio primário** apical e um domínio basolateral com número moderado de invaginações e de mitocôndrias. Na presença de HAD, a água entra a partir do lúmen pela **aquaporina 2**.

As células intercaladas contam com microvilos apicais, mitocôndrias abundantes e secretam H⁺ ou HCO₃⁻. As células intercaladas são reguladoras importantes do equilíbrio acidobásico e são consideradas impermeáveis à água.

O cílio primário das células principais é um **mecanorreceptor** de fluxo e de volume de líquido. A membrana plasmática ciliar contém as proteínas associadas à membrana **policistina-1** e **policistina-2**. A policistina-1 é considerada como uma proteína adesiva de célula-célula e célula-matriz extracelular. A policistina-2 atua como um canal permeável a Ca⁺².

Uma mutação do gene *PKD1*, que codifica policistina-1, ou de *PKD2*, que codifica policistina-2, resulta na **doença renal policística autossômica dominante** (**DRPAD**). Uma perda completa de expressão do gene *PKD1* ou do gene *PKD2* resulta na formação de cistos renais maciços derivados de ductos coletores dilatados. A hipertensão sanguínea e a insuficiência renal progressiva após a terceira década de vida são típicas em pacientes com DRPAD. A diálise renal e o transplante renal podem prolongar o tempo de vida dos pacientes (ver Figuras 14.4 e 14.13).

Interstício renal

Na Figura 14.14, destacamos a presença de pilhas verticais de **fibroblastos residentes**, que se estendem das alças de Henle aos vasos retos adjacentes e agrupam-se como os degraus de uma escada. As **células dendríticas**, células migratórias do sistema imune, também são observadas no interstício renal.

Há duas populações de células intersticiais:

1. **Fibroblastos corticais renais**.
2. **Fibroblastos medulares renais**.

Os fibroblastos corticais predominam no córtex justamedular e produzem **eritropoetina**. Eritropoetina

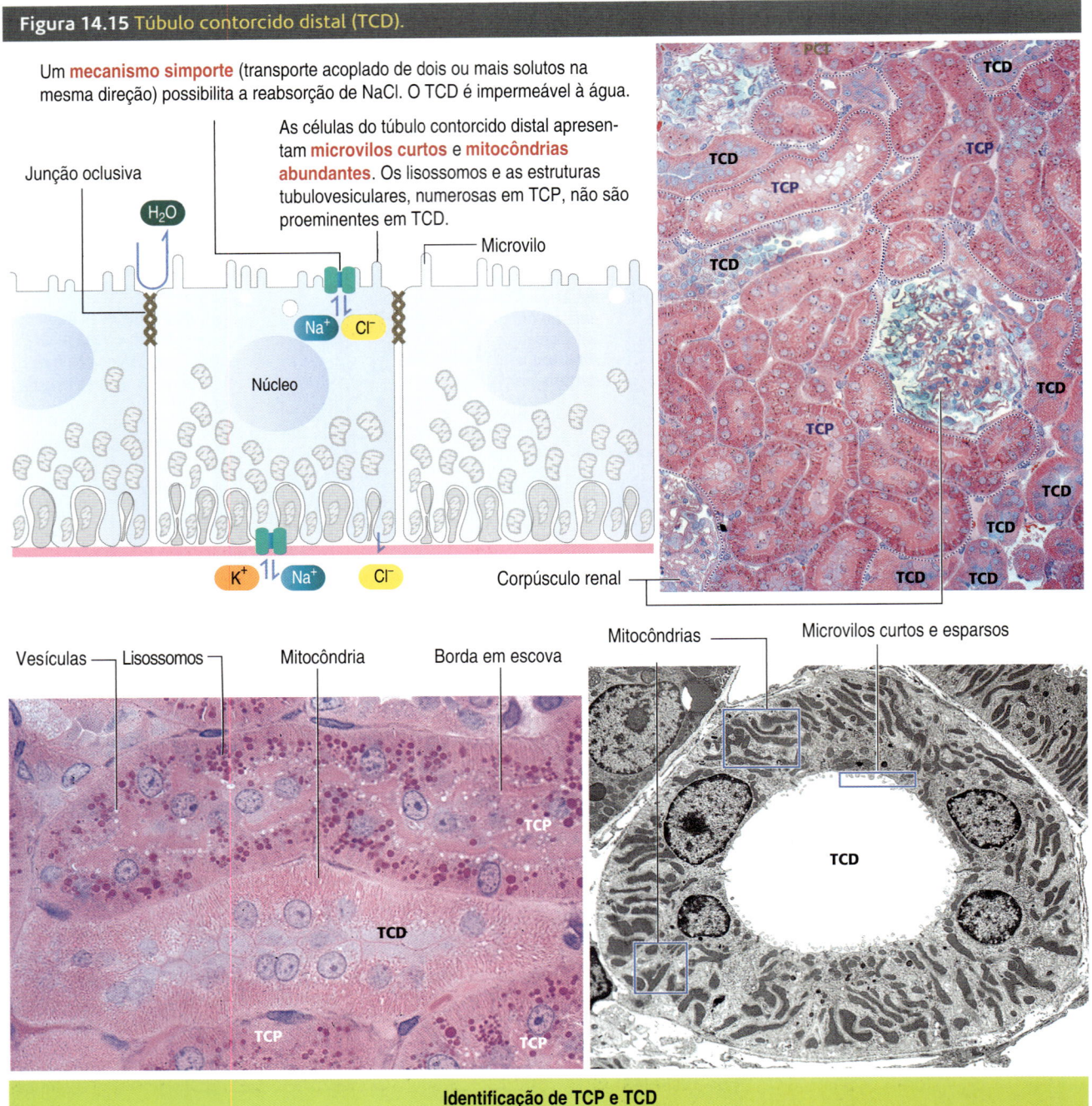

Figura 14.15 Túbulo contorcido distal (TCD).

Um **mecanismo simporte** (transporte acoplado de dois ou mais solutos na mesma direção) possibilita a reabsorção de NaCl. O TCD é impermeável à água.

As células do túbulo contorcido distal apresentam **microvilos curtos** e **mitocôndrias abundantes**. Os lisossomos e as estruturas tubulovesiculares, numerosas em TCP, não são proeminentes em TCD.

Junção oclusiva

H_2O

Microvilo

Na^+ Cl^-

Núcleo

K^+ Na^+ Cl^-

Corpúsculo renal

Vesículas — Lisossomos   Mitocôndria   Borda em escova

TCP

TCD

TCP   TCP

Mitocôndrias   Microvilos curtos e esparsos

TCD

Identificação de TCP e TCD

A identificação de túbulos contorcidos proximais (TCP) e de TCD é facilitada pelos seguintes parâmetros:
(1) Ambos são adjacentes aos corpúsculos renais.
(2) Os TCP contêm células com **lisossomos** abundantes (corados fortemente em ambas as imagens de microscopia óptica).

(3) O **domínio apical** de TCP apresenta uma **borda em escova** (**microvilos**) e **vesículas** proeminentes. Por outro lado, o domínio apical de TCD tem microvilos e vesículas esparsas.
(4) As células que revestem os TCP e os TCD contêm muitas **mitocôndrias**. Micrografia eletrônica cortesia de Wilhelm Kriz, Heidelberg, Alemanha.

sintética é utilizada no tratamento de anemia resultante de insuficiência renal crônica ou de quimioterapia contra câncer. Discutimos no Capítulo 6, *Sangue e Hemocitopoese*, o mecanismo pelo qual a eritropoetina estimula a produção de hemácias.

Os fibroblastos medulares, situados dentro da medula interna, são dispostos em uma forma semelhante a uma escada e contêm gotículas de lipídios

no citoplasma. Eles produzem glicosaminoglicanos e prostaglandina E2 vasoativa que podem regular o fluxo sanguíneo papilar.

Células dendríticas ativadas, que expressam os antígenos principais de histocompatibilidade de classe II, e células inflamatórias (macrófagos e linfócitos) participam da **nefrite intersticial** (doença tubulointersticial) causada por fármacos nefrotóxicos (como metais

Figura 14.16 Túbulo/ducto coletor.

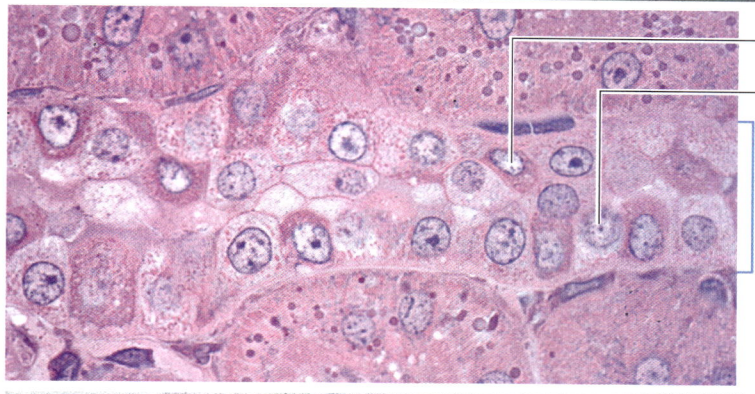

Célula intercalada

Célula principal

Túbulo coletor

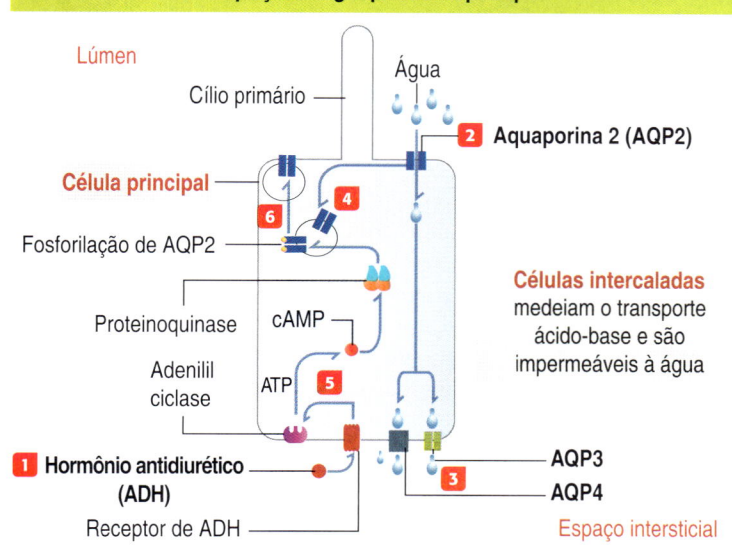

Lúmen — Mitocôndrias pouco abundantes no citoplasma basal

Célula principal

Mitocôndrias abundantes em todo o citoplasma

Célula intercalada

Captação de água pela célula principal

Lúmen

Cílio primário

Água

2 Aquaporina 2 (AQP2)

Célula principal

4

6

Fosforilação de AQP2

Proteinoquinase

cAMP

Adenilil ciclase

ATP

5

Células intercaladas medeiam o transporte ácido-base e são impermeáveis à água

1 Hormônio antidiurético (ADH)

Receptor de ADH

3

AQP3

AQP4

Espaço intersticial

1 Quando **ADH** se liga ao seu receptor, a água entra na célula principal a partir do lúmen através de **AQP2** (**2**) e sai para o espaço intersticial através de AQP3 e AQP4 (**3**). AQP2 é inibida pela internalização (**4**).

A regulação de AQP2 pelo ADH é mediada por um mecanismo dependente de cAMP (**5**), levando à ativação por fosforilação de AQP2 internalizada e sua redistribuição

O complexo policistina-1/policistina-2 está presente no **cílio primário** das células principais do túbulo coletor. O cílio primário é um mecanossensor.

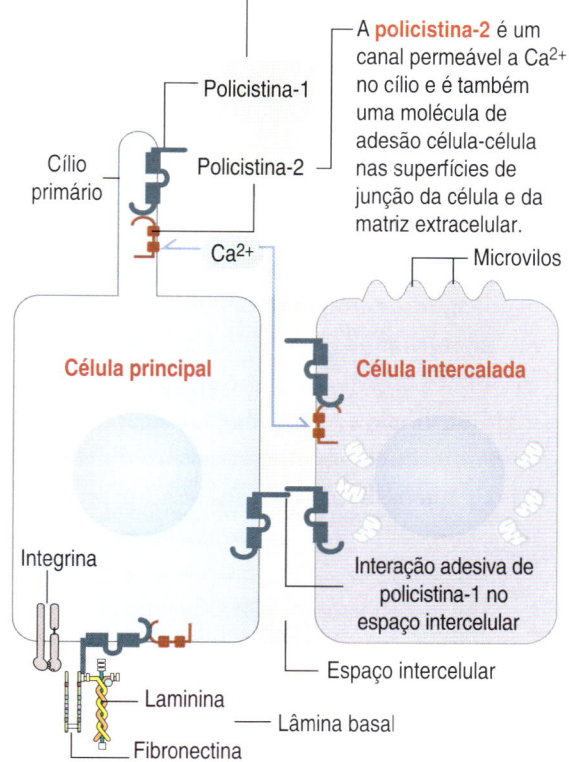

A **policistina-2** é um canal permeável a Ca^{2+} no cílio e é também uma molécula de adesão célula-célula nas superfícies de junção da célula e da matriz extracelular.

Policistina-1

Policistina-2

Cílio primário

Ca^{2+}

Célula principal

Célula intercalada

Microvilos

Integrina

Interação adesiva de policistina-1 no espaço intercelular

Espaço intercelular

Laminina

Lâmina basal

Fibronectina

Doença renal policística autossômica dominante

A **doença renal policística autossômica dominante** (**DRPAD**) resulta de mutações em um de dois genes: *PKD1* e *PKD2*, que codificam as proteínas policistina-1 e policistina-2, as quais ocorrem predominantemente no cílio de células principais que revestem os túbulos coletores.

A **policistina-1** é um receptor de membrana que interage com proteínas, carboidratos e lipídios. A **policistina-2** atua como um canal permeável a Ca^{2+}.

Mutações no gene *PKD1* respondem por 85 a 90% dos casos de mutações para DRPAD; as mutações do gene *PKD2* respondem por 10% dos casos. Uma perda completa da expressão do gene *PKD1* ou do gene *PKD2* resulta em um grande aumento de ambos os rins provocado por cistos. Esses cistos são derivados da dilatação dos túbulos coletores e permanecem conectados ao néfron de origem. Os segmentos dos néfrons também demonstram dilatações císticas.

Hipertensão e insuficiência renal são manifestações clínicas.

pesados ou hipersensibilidade à penicilina) ou por um mecanismo imunológico (p. ex., lúpus eritematoso).

Vias excretoras de urina

A urina liberada nas aberturas dos ductos papilares flui a partir dos cálices e da pelve para os ureteres e entra na bexiga urinária.

Ondas peristálticas, que se propagam a partir dos cálices e ao longo do ureter, empurram a urina em direção à bexiga.

As paredes do ureter e da bexiga urinária contêm **pregas** (rugas). Conforme a bexiga se enche de urina, as pregas achatam-se e o volume da bexiga aumenta com elevação mínima da pressão intravesical.

Os cálices renais, a pelve, o ureter e a bexiga urinária são revestidos pelo **urotélio** – epitélio pseudoestratificado com uma configuração de transição em resposta à distensão e à contração. O urotélio é composto de células basais, células intermediárias e células superficiais com formato de cúpula, todas elas estabelecendo contato com a lâmina basal. O epitélio e a lâmina própria fibroelástica subjacente são cercados por **camadas longitudinais e helicoidais combinadas de fibras musculares lisas**.

Na bexiga, uma mistura de células musculares lisas dispostas aleatoriamente forma o **músculo detrusor** sincicial. No colo da bexiga urinária, as fibras musculares formam um esfíncter funcional interno com três camadas (longitudinal interna, circular média e longitudinal externa).

A **micção**, processo de esvaziamento da bexiga urinária, envolve o reflexo da micção, um reflexo automático da medula espinal, e a estimulação do músculo detrusor por fibras parassimpáticas para contrair.

A **nefrolitíase** é uma condição em que cálculos renais, compostos de sais de cálcio, ácido úrico ou acetato de magnésio-amônio, formam-se por cristalização quando a urina fica concentrada.

Quando o ureter é bloqueado por um cálculo, a contração da musculatura lisa gera dor intensa nos flancos.

A **uretra masculina** mede 20 cm e consiste em três segmentos. Ao deixar a bexiga urinária, a **uretra prostática**, revestida por epitélio de transição, atravessa a próstata, prossegue como um segmento curto chamado **uretra membranosa** e termina como a **uretra peniana**, que é envolvida pelo corpo esponjoso do pênis (ver Figura 21.12, no Capítulo 21, *Transporte e Maturação dos Espermatozoides*). Tanto a uretra membranosa quanto a uretra peniana são revestidas por epitélio pseudoestratificado ou estratificado colunar.

A **uretra feminina** mede 4 cm e sua mucosa com micropregas longitudinais é revestida por um epitélio pseudoestratificado colunar a estratificado pavimentoso que se torna um epitélio estratificado pavimentoso moderadamente queratinizado próximo do meato uretral. A lâmina própria contém fibras elásticas e um plexo venoso. Uma **camada interna de músculo liso** e uma **camada externa de músculo estriado** (contínuas ao esfíncter interno) estão presentes na parede. Detalhes adicionais da estrutura das uretras masculina e feminina podem ser encontrados nos Capítulos 21, *Transporte e Maturação dos Espermatozoides*, e 22, *Foliculogênese e Ciclo Menstrual*, respectivamente (Figura 14.17).

Regulação da absorção de água e de NaCl

Vários hormônios e fatores regulam a absorção de água e de NaCl (ver Boxe 14.C para uma revisão da terminologia relacionada com a **osmorregulação**):

1. A **angiotensina II** estimula a reabsorção de NaCl e de água no TCP. Uma diminuição do volume de líquido extracelular ativa o sistema renina-angiotensina-aldosterona e aumenta a concentração de angiotensina II no plasma.

2. A **aldosterona**, sintetizada pelas células da zona glomerulosa do córtex suprarrenal, estimula a reabsorção de NaCl no segmento ascendente da alça de Henle, no TCD e no túbulo coletor. Um aumento da concentração plasmática de angiotensina II e de K^+ estimula a secreção de aldosterona.

3. O **peptídio natriurético atrial**, um peptídio de 28 aminoácidos secretado pelos cardiomiócitos atriais (ver Figura 12.3; Capítulo 12, *Sistema Cardiovascular*), tem duas funções principais: aumentar a excreção urinária de NaCl e de água e inibir a reabsorção de NaCl.

   O **reflexo atriorrenal** procura acentuar a excreção de sódio e de água ao detectar uma distensão do átrio esquerdo, o que resulta em redução da secreção de renina e de aldosterona.

4. **Hormônio antidiurético (HAD)**, ou **vasopressina**, é o hormônio mais importante na regulação do equilíbrio hídrico. O HAD é um peptídio pequeno (com nove aminoácidos de comprimento) sintetizado por células neuroendócrinas localizadas no interior dos **núcleos supraóptico** e **paraventricular** do **hipotálamo**.

   Quando o volume de líquido extracelular diminui (hipovolemia), o HAD aumenta a permeabilidade do túbulo coletor à água, intensificando, desse modo, a reabsorção de água. Quando o HAD não está presente, o túbulo coletor é impermeável à água. O HAD tem pouco efeito sobre a excreção urinária de NaCl.

   O **diabetes insípido** é um distúrbio associado a uma produção baixa de HAD (**diabetes insípido central**) ou a uma incapacidade dos rins em responder ao HAD circulante (**diabetes insípido nefrogênico**). Na ausência de HAD, a água não pode ser reabsorvida de modo normal para corrigir a **hiperosmolalidade**, e ocorrem **hipernatremia** (níveis altos de Na^+ no plasma), **poliúria** (volume de urina e frequência de micção excessivos) e **polidipsia** (sede e aumento da ingesta de água).

   No **diabetes melito**, a concentração de glicose no plasma está anormalmente elevada. A glicose ultrapassa a capacidade de reabsorção do TCP, e os níveis de glicose intratubular aumentam. Atuando como

Figura 14.17 Bexiga urinária e ureter.

Bexiga urinária

A **mucosa** da bexiga urinária apresenta pregas e é revestida pelo urotélio. O tecido conjuntivo fibroelástico da lâmina própria estende-se para dentro das pregas.

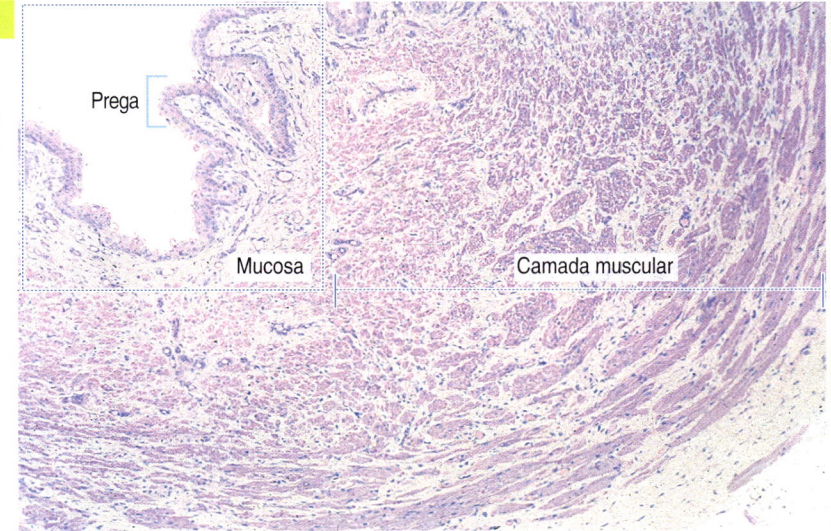

Prega

Mucosa

Camada muscular

Urotélio de uma **bexiga urinária vazia**

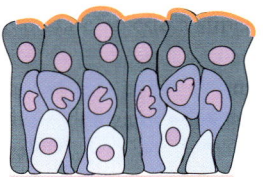

Urotélio de uma **bexiga urinária preenchida com urina**

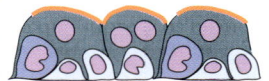

A **camada muscular da bexiga** contém muitos feixes de células musculares lisas dispostas irregularmente como camadas longitudinais externas e internas e como uma camada circular média.

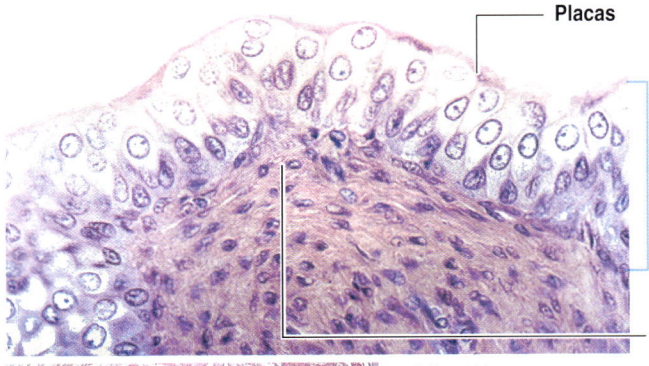

Placas

Urotélio

A natureza transicional do urotélio é determinada pela sua habilidade de esticar e de contrair quando a urina está ou não presente na bexiga urinária.

As **placas apicais** geram domínios espessos e capazes de se ajustar às mudanças significativas da área de superfície.

Tecido conjuntivo fibroelástico

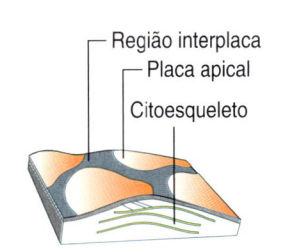

Região interplaca
Placa apical
Citoesqueleto

As placas são formadas pela agregação de proteínas intramembranares hexagonais, chamadas **uroplaquinas**, nas quais as proteínas do citoesqueleto se ancoram do lado citoplasmático.

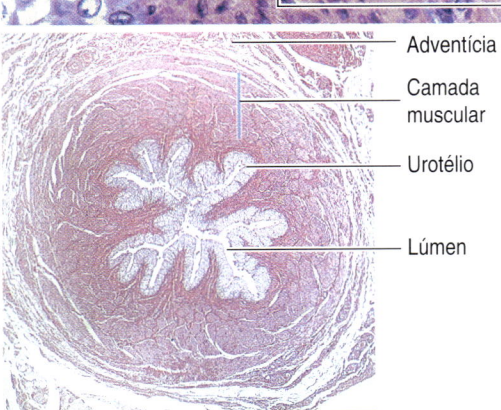

Adventícia

Camada muscular

Urotélio

Lúmen

Ureter

A mucosa do ureter é revestida pelo urotélio. A mucosa é circundada por uma lâmina própria fibroelástica e por uma camada muscular, com duas a três camadas helicoidais de músculo liso. O ureter é circundado por uma camada adventícia que contém tecido conjuntivo frouxo e tecido adiposo.

O urotélio da bexiga é protegido pelo revestimento de uroplaquina, receptores similares a *Toll* e peptídios antimicrobianos (**AMPs**) catelicidina, β-defensina e outros. Células sentinelas residentes (mastócitos, macrófagos Ly6C⁻ e células *natural killers*) sob a lâmina basal podem secretar citocinas para recrutar células imunes (tais como neutrófilos e macrófagos Ly6C⁺) da corrente sanguínea.

No lúmen, os complexos UPEC-uromodulina ligam-se a receptores similares a *Toll* para desencadear uma resposta defensiva.

As bactérias derivam da região anal e alcançam o trato urinário através da região perineal.

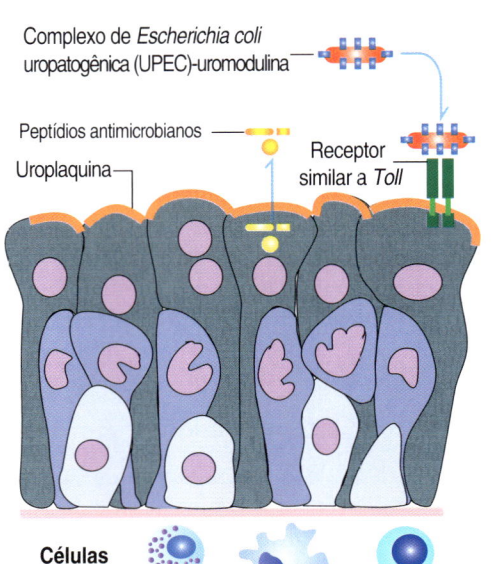

Complexo de *Escherichia coli* uropatogênica (UPEC)-uromodulina

Peptídios antimicrobianos

Uroplaquina

Receptor similar a *Toll*

Células sentinelas residentes — Mastócito — Macrófago LY6C⁻ — Célula *natural killer*

Boxe 14.C Osmorregulação.

- A osmolalidade é a concentração de solutos nos líquidos corporais. Alterações da osmolalidade dependem do ganho ou perda de água ou da perda ou ganho de osmólitos (p. ex., glicose, ureia e sais). A osmolalidade plasmática é mantida em níveis normais pela excreção de excesso de água, pela recuperação de água perdida ou pela normalização dos níveis de solutos no corpo

- A molaridade e a molalidade referem-se à concentração de um soluto em uma solução. As unidades da molaridade são mol de solutos/ℓ de solução. As unidades da molalidade são mol de solutos/kg de solvente. A osmolalidade e a osmolaridade representam o número de moles de partículas de soluto em uma solução (p. ex., Na^+ e Cl^- separadamente) em vez de moles do composto em solução (p. ex., NaCl)

- Osmose é a difusão passiva de água (o solvente) através de uma membrana a partir de uma área de concentração baixa de solutos para uma área de concentração alta de solutos. O equilíbrio osmótico é alcançado quando a concentração de solutos é igual em ambos os lados de uma membrana e o influxo de água cessa. A osmose depende do número de partículas livres dissolvidas sem distinção entre espécies moleculares diferentes (p. ex., Na^+ e Cl^-)

- Pressão osmótica é um indicador de quanta água um compartimento atrairá para si por meio de osmose. A osmolaridade e a osmolalidade dos compartimentos de ambos os lados de uma membrana determinam a pressão osmótica de um compartimento

- As bombas e os canais da membrana plasmática asseguram que os solutos não estejam distribuídos igualmente em ambos os lados de uma membrana como ocorre com a água. Se os solutos se distribuíssem igualmente, um gradiente de concentração não existiria para orientar a osmose

- Osmólitos efetivos. Um soluto como a ureia não é um osmólito efetivo porque ele não cria uma pressão osmótica. Solutos como Na^+, K^+ e Cl^- são osmólitos efetivos. As bombas e os canais mantêm Na^+ fora das células e K^+ no interior das células como osmólitos efetivos

- Aquaporinas. A permeabilidade das células à água é facilitada pelos canais de água da membrana plasmática chamados aquaporinas. Tecidos diferentes apresentam quantidades variáveis de aquaporinas e as células podem ser mais ou menos permeáveis à água do que outras. O hormônio antidiurético determina a inserção de aquaporinas no ducto coletor, aumentando sua permeabilidade à água (ver Figura 14.16).

---

um osmólito efetivo, a glicose intratubular dificulta a reabsorção de água mesmo na presença de HAD.

A **diurese osmótica** é responsável por **glicosúria** (presença de glicose na urina), poliúria e polidipsia no paciente diabético. Nenhuma glicosúria é observada em pacientes com diabetes insípido.

Sistema renina-angiotensina (SRA)

O SRA, um componente significativo do **sistema de retroalimentação tubuloglomerular** (*feedback*), é essencial para a manutenção da pressão arterial sistêmica quando há redução da volemia vascular. A redução da volemia vascular resulta em diminuição da taxa de filtração glomerular e da quantidade de NaCl filtrado.

Uma redução de NaCl filtrado é detectada pela mácula densa, que desencadeia o sistema SRA, o qual envolve a secreção de renina e a produção de angiotensina II, um vasoconstritor potente.

O **sistema de retroalimentação tubuloglomerular** consiste em:

1. Um **componente glomerular**: as **células justaglomerulares** predominam na parede de células musculares da arteríola glomerular aferente, mas também estão presentes em menor número na arteríola glomerular eferente. As células justaglomerulares sintetizam, armazenam e liberam a **renina**. A ativação de fibras nervosas simpáticas resulta no aumento de secreção da renina.

2. Um **componente tubular**: a **mácula densa** medeia a secreção de renina após detectar o teor de NaCl na urina que chega do segmento espesso ascendente da alça de Henle. Quando a distribuição de NaCl para a mácula densa diminui, a secreção de renina é acentuada. Por outro lado, quando NaCl aumenta, a secreção de renina diminui.

O **SRA** compreende os seguintes componentes:

1. **Angiotensinogênio (AGT)**, uma proteína que circula pelo plasma e que é produzida pelo fígado.

2. **Renina**, uma enzima proteolítica produzida pelas **células justaglomerulares**. A renina converte **angiotensinogênio** em **angiotensina I (ANG I)**, um decapeptídio sem função fisiológica conhecida.

3. A **enzima conversora de angiotensina (ECA)**, derivada das **células endoteliais** pulmonares, converte **angiotensina I** no octapeptídio **angiotensina II (ANG II)**.

A ANG II tem várias funções importantes:

1. Ela estimula a secreção de aldosterona pelo córtex suprarrenal.

2. Ela causa vasoconstrição, o que, por sua vez, aumenta a pressão sanguínea. A ANG II se liga ao **receptor de ANG II de tipo 1 (AT1R)**. Os bloqueadores do receptor de ANG II (**BRA**) são amplamente utilizados na clínica para regular pressão sanguínea elevada.

3. Ela acentua a reabsorção de NaCl pelo TCP do néfron.

4. Ela estimula a liberação de HAD.

A **aldosterona** atua principalmente sobre as **células principais do túbulo coletor** e secundariamente sobre o segmento espesso ascendente da alça de Henle, aumentando a entrada de NaCl através da membrana apical.

Como ocorre com todos os hormônios esteroides, a aldosterona entra na célula e se liga a um receptor citosólico. O complexo receptor-aldosterona é translocado para o núcleo e estimula a atividade gênica necessária para a reabsorção de NaCl.

Um SRA ativado é um fator de risco importante para doença renal e cardiovascular. Os **inibidores de SRA (inibidores de renina, de ECA e BRA)** são amplamente utilizados na clínica. O SRA está também intimamente associado a doenças metabólicas. Foi demonstrado que os inibidores de SRA previnem o início do diabetes melito tipo 2 em populações de alto risco (Conhecimento básico 14.B).

Conhecimento básico 14.B Sistema renina-angiotensina (SRA).

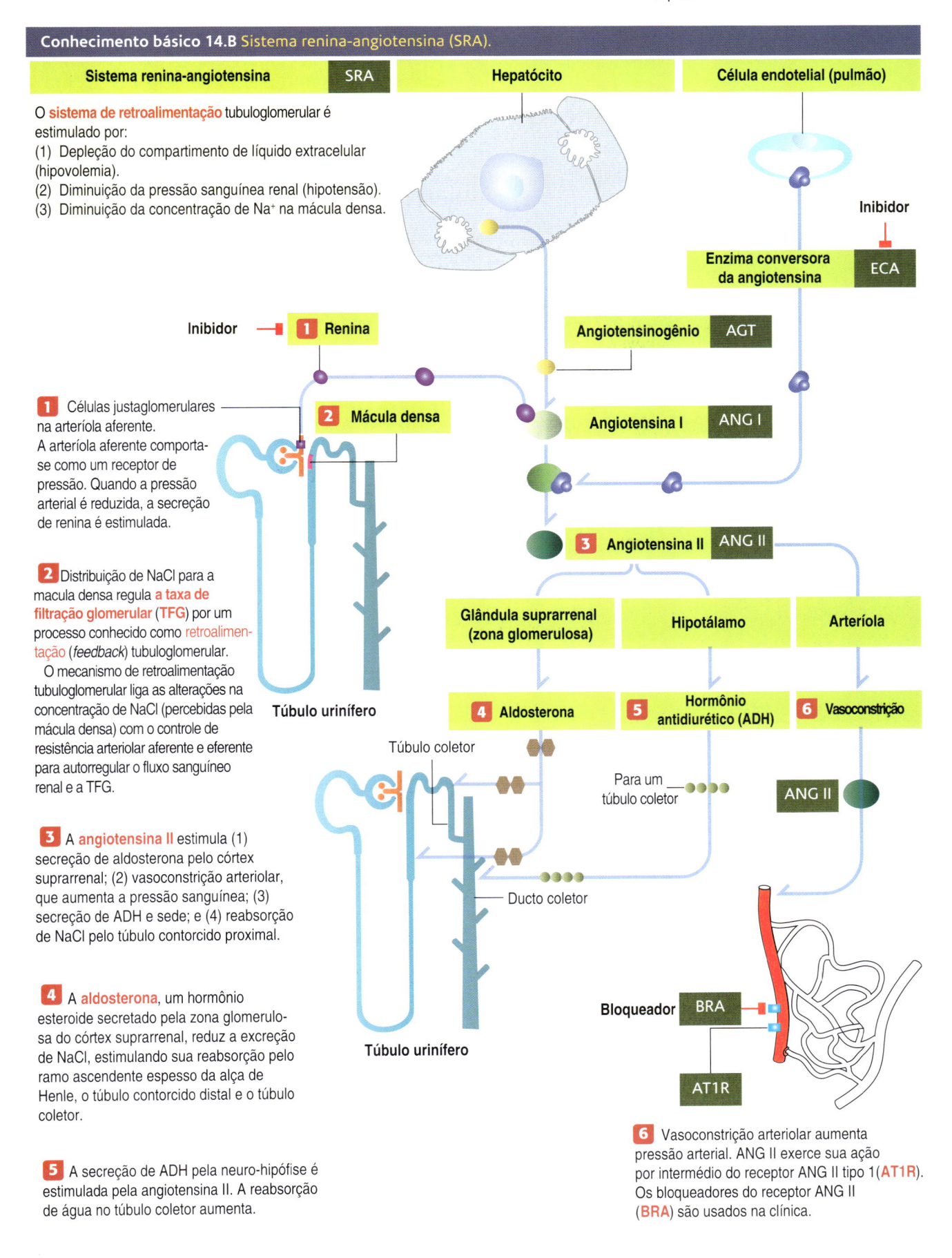

Sistema renina-angiotensina — SRA

O **sistema de retroalimentação** tubuloglomerular é estimulado por:
(1) Depleção do compartimento de líquido extracelular (hipovolemia).
(2) Diminuição da pressão sanguínea renal (hipotensão).
(3) Diminuição da concentração de Na^+ na mácula densa.

Hepatócito

Célula endotelial (pulmão)

Inibidor

Enzima conversora da angiotensina — ECA

Inibidor — **1** **Renina**

Angiotensinogênio — AGT

2 **Mácula densa**

Angiotensina I — ANG I

1 Células justaglomerulares na arteríola aferente. A arteríola aferente comporta-se como um receptor de pressão. Quando a pressão arterial é reduzida, a secreção de renina é estimulada.

3 **Angiotensina II** — ANG II

2 Distribuição de NaCl para a macula densa regula **a taxa de filtração glomerular** (**TFG**) por um processo conhecido como retroalimentação (*feedback*) tubuloglomerular.
O mecanismo de retroalimentação tubuloglomerular liga as alterações na concentração de NaCl (percebidas pela mácula densa) com o controle de resistência arteriolar aferente e eferente para autorregular o fluxo sanguíneo renal e a TFG.

Túbulo urinífero

Glândula suprarrenal (zona glomerulosa)

Hipotálamo

Arteríola

4 **Aldosterona**

5 **Hormônio antidiurético (ADH)**

6 Vasoconstrição

Túbulo coletor

Para um túbulo coletor

ANG II

3 A **angiotensina II** estimula (1) secreção de aldosterona pelo córtex suprarrenal; (2) vasoconstrição arteriolar, que aumenta a pressão sanguínea; (3) secreção de ADH e sede; e (4) reabsorção de NaCl pelo túbulo contorcido proximal.

Ducto coletor

4 A **aldosterona**, um hormônio esteroide secretado pela zona glomerulosa do córtex suprarrenal, reduz a excreção de NaCl, estimulando sua reabsorção pelo ramo ascendente espesso da alça de Henle, o túbulo contorcido distal e o túbulo coletor.

Bloqueador — BRA

Túbulo urinífero

AT1R

5 A secreção de ADH pela neuro-hipófise é estimulada pela angiotensina II. A reabsorção de água no túbulo coletor aumenta.

6 Vasoconstrição arteriolar aumenta pressão arterial. ANG II exerce sua ação por intermédio do receptor ANG II tipo 1(**AT1R**). Os bloqueadores do receptor ANG II (**BRA**) são usados na clínica.

Multiplicador e trocador contracorrente

Os rins regulam o equilíbrio hídrico e são o local mais importante para a liberação de água do corpo. A água é também perdida a partir da pele e do trato respiratório pela evaporação e a partir do trato gastrintestinal (água fecal e diarreia).

A excreção de água pelos rins ocorre independentemente de outras substâncias, como Na^+, Cl^-, K^+, H^+ e ureia. Os rins excretam urina **concentrada** (hiperosmótica) ou **diluída** (hiposmótica).

O **HAD** regula o volume e a osmolalidade da urina sem modificar a excreção de outros solutos. A principal ação do HAD é aumentar a permeabilidade dos túbulos coletores à água. Uma ação adicional é aumentar a permeabilidade dos ductos coletores na região medular à **ureia**.

A Figura 14.18 resume os passos essenciais para a formação e para a excreção da urina. Brevemente:
1. O líquido que entra na alça de Henle a partir dos túbulos contorcidos proximais é **isosmótico** em relação ao plasma.

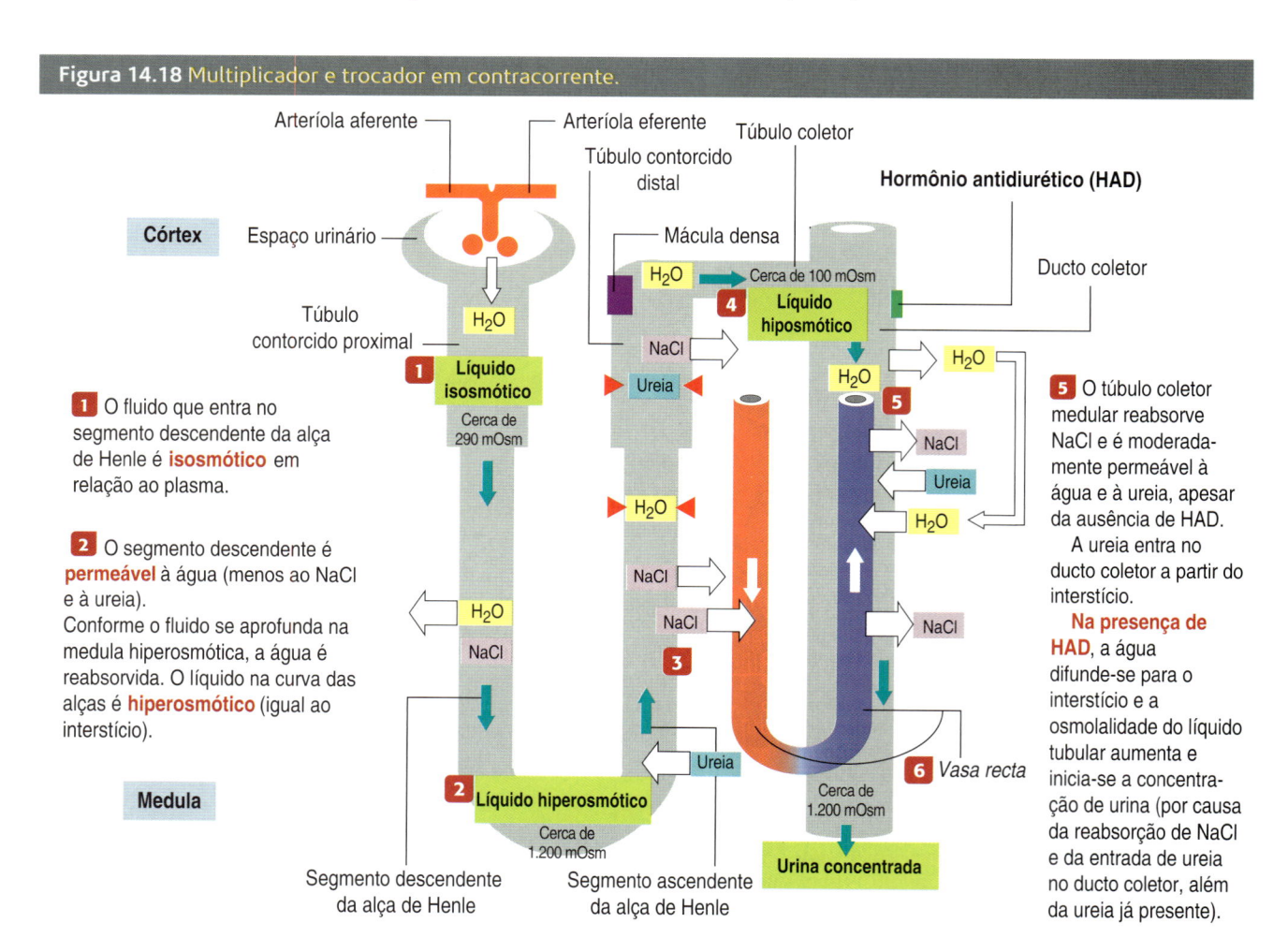

Figura 14.18 Multiplicador e trocador em contracorrente.

1 O fluido que entra no segmento descendente da alça de Henle é **isosmótico** em relação ao plasma.

2 O segmento descendente é **permeável** à água (menos ao NaCl e à ureia).
Conforme o fluido se aprofunda na medula hiperosmótica, a água é reabsorvida. O líquido na curva das alças é **hiperosmótico** (igual ao interstício).

5 O túbulo coletor medular reabsorve NaCl e é moderadamente permeável à água e à ureia, apesar da ausência de HAD.
A ureia entra no ducto coletor a partir do interstício.
Na presença de HAD, a água difunde-se para o interstício e a osmolalidade do líquido tubular aumenta e inicia-se a concentração de urina (por causa da reabsorção de NaCl e da entrada de ureia no ducto coletor, além da ureia já presente).

3 O segmento ascendente é **impermeável** à água, mas é permeável ao NaCl e à ureia.
O NaCl é reabsorvido passivamente (a concentração luminal de NaCl é maior que a concentração intersticial de NaCl) e a ureia difunde-se para o líquido tubular (a concentração de ureia no lúmen é menor que no interstício).
Ocorre diluição do líquido tubular e a urina torna-se gradualmente **hiposmótica** em relação ao plasma.
Observe que o NaCl e a ureia (e outros solutos) do líquido intersticial fornecem a força motriz para a reabsorção.
A ureia é produzida no fígado como um produto do metabolismo de proteínas e entra no néfron pela filtração glomerular.

4 O túbulo contorcido distal e parte do túbulo coletor reabsorvem NaCl (sob a influência da **aldosterona**), mas são impermeáveis à ureia.
Na ausência de HAD, o ducto coletor é impermeável à água (NaCl é reabsorvido sem água) e a osmolalidade é reduzida. O líquido que entra nos ductos coletores é **hiposmótico em relação ao plasma**.

6 Os **vasos retos** são uma rede capilar que remove, de modo dependente de fluxo, o excesso de água e de solutos adicionado continuamente no interstício pelos segmentos do néfron.

2. O **segmento descendente da alça de Henle** é **altamente permeável à água e, em menor extensão, a NaCl**. Conforme o líquido desce em direção ao interstício hiperosmótico, água e NaCl se equilibram com o meio e o líquido tubular torna-se **hiperosmótico**.

3. Quando o líquido atinge a **curva da alça**, sua composição é **hiperosmótica**.

4. O **ramo ascendente da alça de Henle** é **impermeável à água**. O NaCl do lúmen, cuja concentração é maior que no interstício, é reabsorvido e entra na porção descendente (arterial) dos vasos retos. Portanto, o líquido que deixa esse segmento tubular é **hiposmótico**. Esse segmento do néfron é chamado **segmento diluidor**.

5. O túbulo contorcido distal e as porções corticais do túbulo coletor reabsorvem NaCl. Na **ausência** de HAD, a permeabilidade da água é baixa. Na **presença** de HAD, a água se difunde para fora do túbulo coletor em direção ao interstício e entra no segmento ascendente (venoso) dos vasos retos. O processo de concentração urinária é iniciado.

6. As **regiões medulares** do túbulo coletor reabsorvem ureia. Uma pequena quantidade de água é reabsorvida e a urina é concentrada.

Uma função relevante da alça de Henle é produzir e manter um gradiente osmótico intersticial que aumenta a partir do córtex renal (cerca de 290 mOsm/kg) até a ponta da medula (cerca de 1.200 mOsm/kg).

O mecanismo pelo qual a alça de Henle gera o gradiente osmótico medular hipertônico é conhecido como **multiplicação contracorrente**.

Essa denominação é baseada:

1. No **fluxo de líquido em direções opostas** (**fluxo contracorrente**) dentro dos dois ramos paralelos da alça de Henle.

2. Nas **diferenças de permeabilidade** de sódio e de água nos segmentos descendente e ascendente.

3. Na **reabsorção ativa de sódio** no segmento espesso ascendente.

Note que:

1. O líquido flui **para dentro da medula** no segmento descendente e **para fora da medula** no segmento ascendente.

2. O fluxo em contracorrente dentro dos segmentos descendente e ascendente da alça de Henle "multiplica" o gradiente osmótico entre o líquido tubular nos segmentos descendente e ascendente.

3. Um **interstício hiperosmótico** é gerado pela reabsorção de NaCl no **segmento ascendente** da alça de Henle.

Essa é uma etapa importante para que o túbulo urinífero excrete urina hiperosmótica em relação ao plasma.

4. A concentração de NaCl aumenta progressivamente conforme se aprofunda na medula. A maior concentração de NaCl ocorre na altura da papila. Esse **gradiente medular** resulta do acúmulo de NaCl reabsorvido pelo processo de multiplicação em contracorrente.

5. Os **vasos retos** transportam nutrientes e oxigênio para os túbulos uriníferos. Eles também removem o excesso de água e de solutos, adicionados continuamente pelo processo de multiplicação em contracorrente. Um aumento do fluxo sanguíneo pelos vasos retos dissipa o gradiente medular.

Mecanismo de ação de diuréticos

A principal função dos diuréticos é aumentar a excreção de Na^+ ao inibir a reabsorção de Na^+ pelo néfron. Por esse mecanismo, a excreção de Na^+ leva consigo água, a qual é eliminada na urina.

O efeito dos diuréticos depende do volume do compartimento de **líquido extracelular** (**CLE**) e do **volume circulante efetivo** (**VCE**). Se o VCE diminui, a **taxa de filtração glomerular** (**TFG**) diminui, a carga de Na^+ filtrado é reduzida e a reabsorção de Na^+ pelo TCP aumenta.

Com esses eventos em mente, é possível perceber que a ação dos diuréticos que atuam sobre o TCD pode ser comprometida pela presença de concentrações menores de Na^+ quando o VCE é reduzido.

A Figura 14.19 traz um resumo do mecanismo de ação dos diuréticos osmóticos, inibidores da anidrase carbônica, diuréticos de alça e diuréticos tiazídicos.

Observe que:

Os **diuréticos osmóticos** inibem a reabsorção de água e de solutos no TCP e no ramo delgado descendente da alça de Henle.

Os **inibidores da anidrase carbônica** inibem a reabsorção de Na^+, HCO_3^- e de água no TCP.

Os **diuréticos de alça** inibem a reabsorção de NaCl no ramo espesso ascendente da alça de Henle. Cerca de 25% da carga filtrada de Na^+ podem ser excretados pela ação de diuréticos de alça.

Os **diuréticos tiazídicos** inibem a reabsorção de NaCl no TCD.

Figura 14.19 Diuréticos: mecanismo de ação.

Os diuréticos são fármacos que aumentam o débito urinário (**diurese**) atuando em proteínas de transporte da membrana específicas. O efeito comum dos diuréticos é a inibição da reabsorção de Na^+ pelo néfron, o que leva a um aumento da excreção de Na^+ (**natriurese**).

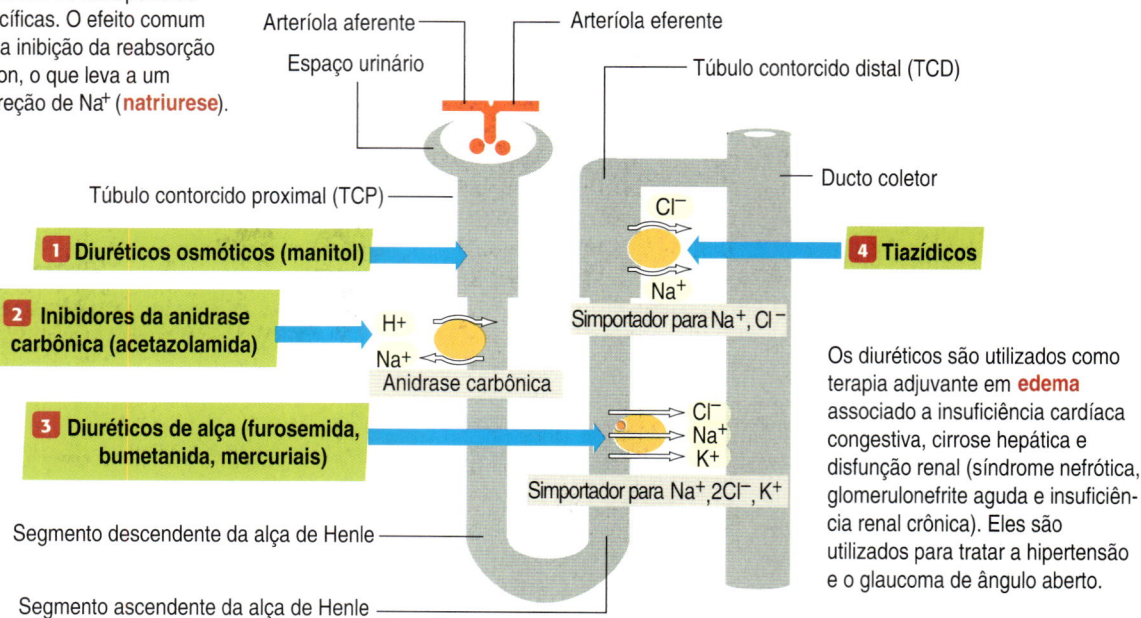

Os diuréticos são utilizados como terapia adjuvante em **edema** associado a insuficiência cardíaca congestiva, cirrose hepática e disfunção renal (síndrome nefrótica, glomerulonefrite aguda e insuficiência renal crônica). Eles são utilizados para tratar a hipertensão e o glaucoma de ângulo aberto.

① Diuréticos osmóticos (manitol)

A diurese osmótica afeta o transporte de água através das células epiteliais que revestem o **TCP e o segmento delgado descendente da alça de Henle**. Os diuréticos osmóticos entram no néfron pela filtração glomerular e geram um gradiente de pressão osmótica.

Os diuréticos osmóticos não inibem uma proteína de transporte específica da membrana. Quando a ureia e a glicose estão presentes em concentrações anormalmente altas (diabetes melito ou doenças renais), elas podem se comportar como diuréticos osmóticos.

② Inibidores da anidrase carbônica (acetazolamida)

Os inibidores de ácido carbônico reduzem a reabsorção de Na^+ por seus efeitos sobre a anidrase carbônica, presente principalmente no TCP. O antiportador Na^+,H^+ na membrana apical das células do TCP depende de H^+ para a troca por Na^+.

H^+ é secretado no líquido tubular onde se combina com o HCO_3^- filtrado, formando H_2CO_3. Esse H_2CO_3 é hidrolisado em CO_2 e H_2O pela anidrase carbônica localizada na membrana apical do TCP para facilitar a reabsorção de CO_2 e H_2O. Os inibidores de anidrase carbônica reduzem a reabsorção de HCO_3^-. Pelo fato de a quantidade de H^+ secretada depender do Na^+, a inibição da anidrase carbônica causa uma diminuição da reabsorção de Na^+, H_2O e HCO_3^-, o que leva à natriurese.

③ Diuréticos de alça (furosemida, bumetanida, mercuriais)

Os **diuréticos da alça são os diuréticos mais potentes** disponíveis para inibir a reabsorção de Na^+ pelo **segmento espesso ascendente da alça de Henle** por bloquearem o simportador de Na^+, $2Cl^-$ e K^+ localizado na membrana apical das células epiteliais.

Os diuréticos de alça também perturbam o processo de multiplicação em contracorrente (a habilidade de diluir ou concentrar a urina).

④ Tiazídicos (clorotiazida)

Os diuréticos tiazídicos inibem a reabsorção de Na^+ na **porção inicial do TCD** por bloquearem o simportador de Na^+ e Cl^- presente na membrana apical das células. Pelo fato de a água não poder atravessar essa porção do néfron e por esta ser a região da diluição urinária, os tiazídicos reduzem a habilidade de diluir a urina por inibirem a reabsorção de NaCl.

Mapeamento de conceitos e conceitos essenciais: sistema urinário.

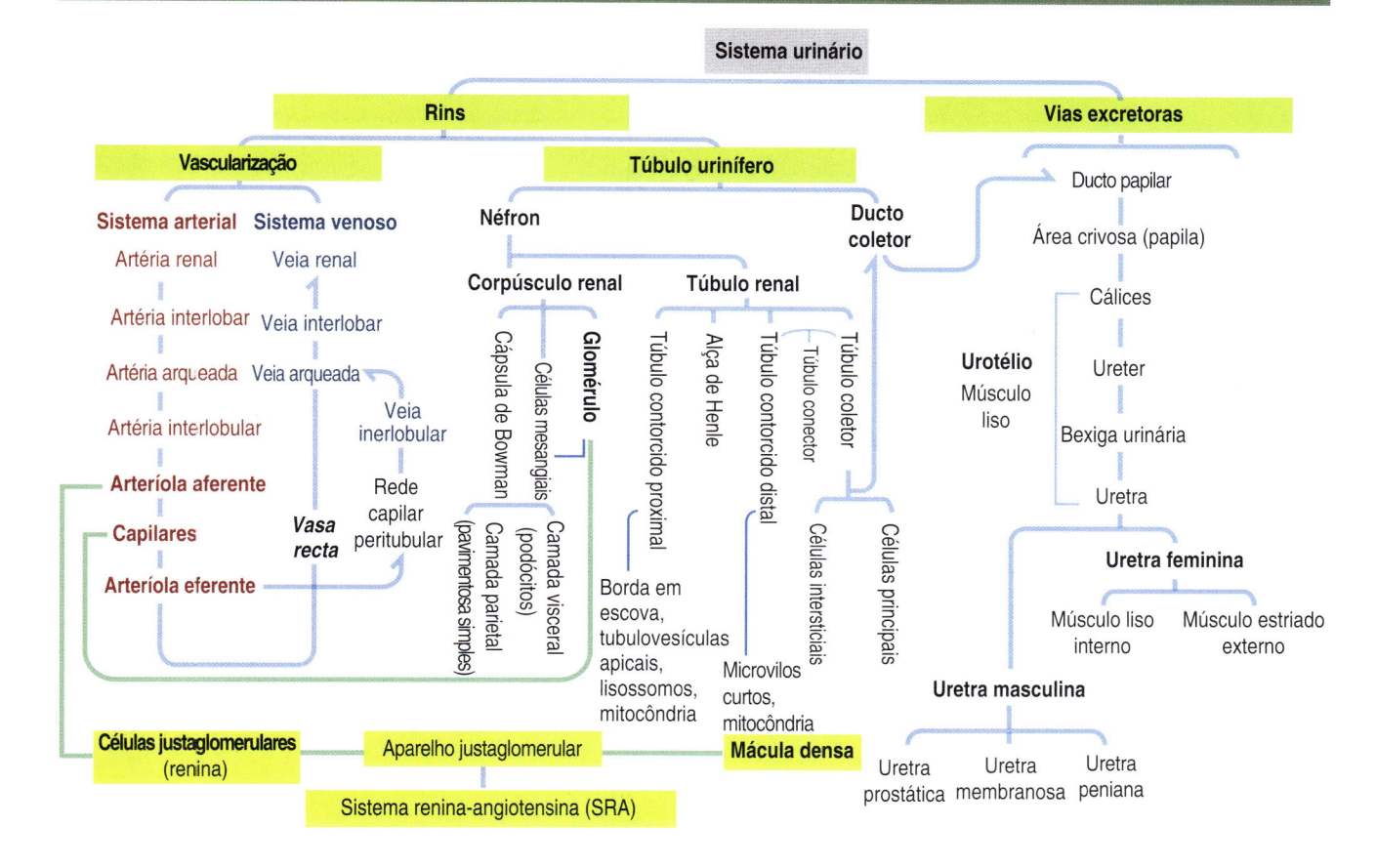

- Funções do **sistema urinário**:

   (1) **Filtração do sangue e excreção dos produtos residuais do metabolismo** (das proteínas, ureia; dos ácidos nucleicos, ácido úrico; dos músculos, creatinina; do metabolismo da hemoglobina, urobilina, que dá cor à urina).

   (2) **Regulação do equilíbrio de fosfato, hídrico e eletrolítico. FGF23 (fator de crescimento de fibroblastos 23)** é uma proteína derivada de osteócitos que reduz os níveis séricos de fosfato atuando nos rins para aumentar a excreção de fosfato. FGF23 inibe a secreção de paratormônio (PTH), um regulador do cálcio.

   (3) **Regulação da pressão arterial**, ao manter o volume de sangue e produzir renina, um iniciador-chave da cascata de angiotensina-aldosterona.

   (4) **Regulação da eritropoese**, por meio da eritropoetina, produzida pelas células intersticiais renais. Doenças renais crônicas estão associadas com anemia por causa de uma diminuição da produção da eritropoetina.

   (5) **Produção de vitamina D ativa.** FGF23 diminui os níveis circulantes de vitamina D ativa por meio da inibição de 1-α-hidroxilase renal, a enzima responsável pela conversão de 25-hidroxivitamina D em sua forma ativa. Consequentemente, as ações fosfatúricas desencadeadas pelo FGF23 são causadas por uma redução dos níveis circulantes de PTH e vitamina D ativa

- Cada rim consiste em um córtex e uma medula.

   O **córtex** é subdividido em córtex externo e córtex justamedular.

   A **medula** é subdividida em medula externa e medula interna

- **A organização do sistema vascular renal é essencial para a compreensão da estrutura e da função dos rins**.

   Após entrar nos rins, a artéria renal divide-se em artérias interlobares, que correm através das colunas renais ao longo

das laterais das pirâmides renais. Na junção corticomedular, as artérias interlobares mudam de uma direção vertical para uma horizontal, formando as artérias arqueadas. Ramificações verticais das artérias arqueadas entram no córtex renal e tornam-se artérias interlobulares. Vamos agora definir os limites de um lobo renal e de um lóbulo renal.

Um **lobo renal** é uma estrutura corticomedular combinada: ela tem um formato triangular, a pirâmide medular, formada pelas regiões medulares externa e interna. O triângulo é coberto pelo córtex correspondente.

A base do triangulo é a cápsula renal; o ápice do triângulo é a papila; os limites laterais são as colunas renais (de Bertin), o local onde as artérias interlobares residem. Um cálice menor coleta a urina que goteja da área crivosa (área perfurada) de cada papila. A área crivosa é o local de abertura de múltiplos ductos papilares.

Um **lóbulo renal** reside no córtex. Ele é definido como a parte do córtex entre duas artérias interlobulares adjacentes. O eixo do lóbulo é ocupado por um raio medular (de Ferrein), que consiste em um único ducto coletor (de Bellini) que recebe o líquido dos néfrons intralobulares correspondentes. Como podemos ver, os lóbulos renais são subcomponentes dos lobos renais

- Continuemos nossa discussão sobre o sistema vascular renal. Cada uma das várias artérias interlobulares verticais que entram no córtex forma as arteríolas aferentes. Cada arteríola aferente forma um capilar glomerular que continua não como uma vênula, mas sim com uma arteríola eferente. Essa disposição arteriolar-capilar-arteriolar é chamada sistema porta-arterial ou glomerular.

   Um último e importante ponto: as arteríolas eferentes glomerulares dão origem a duas redes vasculares distintas:

   (1) Uma rede capilar peritubular, derivada das arteríolas eferentes dos néfrons corticais.

(2) Os *vasa recta* (vasos retos), derivados das arteríolas eferentes dos néfrons justamedulares.

Os *vasa recta* consistem em um componente arteriolar-capilar descendente e um componente capilar-venoso ascendente, que correm ao lado dos ramos descendente e ascendente das alças de Henle, respectivamente. Essa disposição vascular-tubular paralela é essencial para entendermos o mecanismo de troca e multiplicador contracorrente para a formação da urina

- O **túbulo urinífero** consiste em dois componentes com origens embriológicas distintas:
    (1) O **néfron**.
    (2) O **túbulo/ducto coletor**.
    O néfron compreende dois componentes:
    (i) O corpúsculo renal.
    (ii) O túbulo renal

- O **corpúsculo renal** (de Malpighi) é formado pela **cápsula de Bowman** que envolve os capilares glomerulares (o glomérulo).

    A **cápsula de Bowman** tem duas camadas:
    (1) Uma camada parietal, um epitélio simples pavimentoso sustentado por membrana basal.
    (2) uma camada visceral, anexada à parede dos capilares glomerulares. A camada visceral consiste em células epiteliais, os podócitos.

    O espaço entre as camadas parietal e visceral da cápsula de Bowman é o espaço urinário ou espaço de Bowman.

    O espaço urinário é contínuo ao lúmen do TCP, o segmento inicial do túbulo renal. O polo urinário define o local de conexão entre o espaço urinário e o TCP.

    No polo urinário, o epitélio simples pavimentoso da camada parietal da cápsula de Bowman torna-se simples cúbico com microvilos apicais (borda em escova). Esse é o revestimento do TCP.

    O glomérulo compreende três componentes:
    (1) Os capilares glomerulares, revestidos por células endoteliais fenestradas.
    (2) O mesângio, que consiste em células mesangiais que produzem a matriz mesangial.
    (3) Os podócitos, células com processos citoplasmáticos primários que dão origem a inúmeros pés delgados, chamados processos podocitários secundários ou pedicelos. Os pedicelos envolvem os capilares do glomérulo.
    Note que "corpúsculo renal" e "glomérulo" não são sinônimos: um corpúsculo renal inclui a cápsula de Bowman e o glomérulo. O termo "glomérulo" não inclui a cápsula de Bowman.

    As células mesangiais estão envolvidas em matriz extracelular depositada entre os capilares glomerulares. Agregados de células mesangiais podem ser observados fora do glomérulo (células mesangiais extraglomerulares).

    As células mesangiais são células semelhantes a pericitos com propriedades contráteis e fagocíticas.

    As células mesangiais participam indiretamente da filtração glomerular por fornecer sustentação mecânica para os capilares glomerulares, reciclar componentes da lâmina basal glomerular e secretar substâncias vasoativas (prostaglandinas e endotelinas)

- Um entendimento da estrutura da **barreira de filtração glomerular** é essencial para compreender as características clínicas das síndromes com proteinúria.

    A barreira de filtração apresenta três componentes:
    (1) As células endoteliais fenestradas dos capilares glomerulares.
    (2) A lâmina basal glomerular dupla, produzida pelas células endoteliais e pelos podócitos. Ela é conhecida como membrana basal glomerular (MBG).
    (3) Os pedicelos dos podócitos, incluindo um diafragma da fenda de filtração entre os pedicelos interdigitantes dos podócitos

- O **diafragma de fenda de filtração do podócito** tem um papel relevante na filtração glomerular. Defeitos em alguns de seus componentes proteicos levam a **síndromes proteinúricas hereditárias**.

    Os componentes proteicos do diafragma de fenda de filtração estão ligados à actina F intracelular presente nos pedicelos ancorados à lâmina basal glomerular dupla.

    O segmento C-terminal intracelular da proteína **nefrina** está ligado à actina F pelas proteínas podocina, ZO-1 e CD2AP. O segmento N-terminal extracelular da nefrina interage com outra molécula de nefrina (interação homofílica) que se estende de um pedicelo adjacente formando o arcabouço do diafragma da fenda.

    O gene *nefrina* está mutado na **síndrome nefrótica congênita**. As crianças acometidas manifestam forte proteinúria e edema.

    A lesão nos podócitos com origem congênita, hereditária ou adquirida pode causar doenças glomerulares. As doenças glomerulares adquiridas podem ser de origem imune e não imune.

    A síndrome nefrótica congênita é um exemplo de uma causa hereditária de lesão aos podócitos.

    As causas hereditárias de lesão nos podócitos incluem mutações nos genes que expressam proteínas específicas de podócitos (como podocina e subunidade β1 de integrina). O aspecto mais típico é o **apagamento dos processos podocitários**, a perda dos pedicelos interdigitantes que fazem contato com a MBG.

    A maioria das doenças glomerulares causadas por lesão dos podócitos é adquirida, iniciada por mecanismos imunológicos (como depósitos de anticorpos contra componentes glomerulares). São exemplos a **glomerulonefrite membranoproliferativa** e a **nefropatia por imunoglobulina A** (doença de Berger)

- A MBG contém colágeno tipo IV, uma molécula envolvida diretamente na patogenia de três doenças renais:
    (1) A **síndrome de Goodpasture**, uma doença autoimune que consiste em glomerulonefrite progressiva e hemorragia pulmonar, causada por autoanticorpos anti-α3 direcionados à lâmina basal glomerular e alveolar.
    (2) A **síndrome de Alport**, uma nefropatia hereditária recessiva ligada ao X, predominante em homens e que envolve mutações do gene da *cadeia* α5.

    A síndrome de Alport está associada a surdez e a sintomas oculares, hematúria e glomerulonefrite progressiva que leva à insuficiência renal (**doença renal terminal, DRT**).
    (3) **Hematúria familiar benigna**, causada por mutação de herança dominante do gene da *cadeia* α4, a qual não leva à insuficiência renal como observado na DRT

- A **glomerulonefrite** é definida como um processo inflamatório do corpúsculo renal. Os complexos antígeno-anticorpo que circulam no sangue presos na barreira de filtração glomerular contribuem para a lesão glomerular.

    Os complexos antígeno-anticorpo são produzidos por doenças autoimunes (**lúpus eritematoso sistêmico**) ou por infecções bacterianas e virais (estreptococos e vírus da hepatite B).

    A **glomerulonefrite proliferativa aguda** observada nas crianças é reversível. Ela é causada pela proliferação de células endoteliais e mesangiais na presença de neutrófilos.

    A **glomerulonefrite rapidamente progressiva (crescêntica)** consiste na proliferação de células parietais da cápsula de Bowman e na infiltração de macrófagos que criam massa em formato de lua crescente dentro do glomérulo. Essa forma de glomerulonefrite é observada na síndrome de Goodpasture

- O **aparelho justaglomerular** compreende:
    (1) A **mácula densa**, um sensor de Na⁺ presente na porção inicial do TCD.

(2) As **células mesangiais extraglomerulares**, um coxim de sustentação da mácula densa localizado no polo vascular do corpúsculo renal.

(3) As **células justaglomerulares produtoras de renina**, células musculares lisas modificadas da parede da arteríola aferente.

O aparelho justaglomerular é um dos componentes do mecanismo de retroalimentação tubuloglomerular que participa da autorregulação do fluxo sanguíneo renal e da filtração glomerular

- O **túbulo renal** consiste em:
    (1) Túbulo contorcido proximal (TCP).
    (2) Alça de Henle.
    (3) Túbulo contorcido distal (TCD), o qual drena para o túbulo coletor.

O **túbulo coletor** pode ser encontrado no córtex (túbulos coletores corticais), a medula externa (túbulo coletor medular externo) e a medula interna (túbulo coletor medular interno).

Dependendo da distribuição dos corpúsculos renais, os néfrons podem ser **néfrons corticais** (com alças de Henle curtas) ou **néfrons justamedulares** (com alças de Henle longas)

- O **TCP**, uma continuação do espaço urinário (ou espaço capsular de Bowman), é o principal componente de reabsorção do néfron.

O TCP é revestido por um epitélio simples cúbico com microvilos apicais (borda em escova) bem desenvolvidos e com tubulovesículas e lisossomos envolvidos na endocitose de peptídios e na sua quebra em aminoácidos.

O domínio basolateral exibe invaginações e interdigitações da membrana plasmática que alojam muitas mitocôndrias. As mitocôndrias fornecem trifosfato de adenosina (ATP) para o transporte iônico ativo mediado por uma bomba Na^+,K^+-ATPase.

Uma via de transporte paracelular (através das junções oclusivas) mobiliza água, por osmose, para o espaço intercelular lateral. Uma via de transporte transcelular está envolvida na reabsorção de solutos tais como NaCl, peptídios e glicose. Um cotransportador de sódio-glicose 2 (SGTL-2) possibilita a passagem simultânea de Na^+ e glicose.

A **síndrome de Fanconi** é uma doença renal hereditária (primária) ou adquirida (secundária) na qual os aminoácidos e a glicose não são reabsorvidos e são encontrados na urina. A causa parece ser um defeito no metabolismo energético celular que diminui os níveis de ATP pelo comprometimento da atividade da bomba Na^+,K^+-ATPase

- A **alça de Henle** compreende um ramo descendente e um ramo ascendente. Cada ramo é formado por um segmento espesso, revestido por epitélio simples cúbico e por um segmento fino, revestido por epitélio simples pavimentoso.

O segmento espesso descendente é uma continuação do túbulo contorcido proximal. O segmento espesso ascendente é contínuo ao túbulo contorcido distal.

O segmento fino em formato de U constitui a maior parte da alça dos néfrons justamedulares que se situam profundamente na medula. Lembre-se de que a alça de Henle de néfrons corticais penetra até a medula externa

- O **TCD** é revestido por um epitélio simples cúbico com uma borda em escova apical menos desenvolvida quando comparada com o epitélio de revestimento do TCP. As tubulovesículas e os lisossomos são menos numerosos. O domínio basolateral é invaginado e as mitocôndrias são abundantes nesse local.

Uma estrutura distintiva é a **mácula densa**, um grupo de células localizadas na junção do segmento espesso ascendente da alça de Henle com o TCD. A mácula densa está voltada para as células mesangiais

extraglomerulares e é parte do aparelho justaglomerular. É importante relembrar, para propósitos de identificação histológica, que tanto TCP quanto TCD são adjacentes ao corpúsculo renal. Primeiramente encontre um corpúsculo renal e depois defina os cortes tubulares adjacentes como correspondentes a TCP ou TCD

- Os **túbulos coletores**, também chamados ductos, estão presentes nos **raios medulares** corticais. Lembre-se de que um raio medular é o eixo de um lóbulo renal, e que um lóbulo renal é uma estrutura cortical delimitada por artérias interlobulares adjacentes, que são ramificações da artéria arqueada.

Os raios medulares corticais juntam-se a outros para formar ductos papilares maiores na papila renal. Os ductos coletores papilares abrem-se na superfície da papila, formando uma área crivosa perfurada.

O epitélio de revestimento de um túbulo coletor é simples cúbico. O contorno das células epiteliais é muito nítido.

O epitélio consiste em dois tipos celulares:
    (1) **Células principais**, células claras com um cílio primário apical imóvel.
    (2) **Células intercaladas**, células escuras com microvilos apicais e muitas mitocôndrias.

As células principais respondem ao hormônio antidiurético (ADH) ou vasopressina, um regulador de aquaporina 2. O cílio primário imóvel apical das células principais é um mecanossensor que recebe sinais dos componentes dos líquidos no lúmen tubular.

A curvatura ciliar por fluxo de líquido ou por estímulo mecânico induz a liberação de Ca^{2+} dos locais de armazenamento intracelulares.

A membrana plasmática dos cílios contém o complexo proteico policistina-1/policistina-2. A policistina-2 atua como um canal permeável a Ca^{2+}.

A **doença renal policística autossômica dominante (DRPAD)** resulta de mutações em um de dois genes: *PKD1*, que codifica policistina-1, ou *PKD2*, que codifica policistina-2. O aumento cístico extenso em ambos os rins resulta de perda completa da expressão do gene *PKD1* ou *PKD2*. Observa-se hipertensão arterial em pacientes com DRPAD antes de uma insuficiência renal progressiva. A diálise renal e o transplante renal são os tratamentos indicados

- **Células intersticiais renais**, principalmente fibroblastos e células dendríticas, podem ser encontradas no córtex e na medula renal.

Há duas populações de células intersticiais:
    (1) Fibroblastos corticais renais.
    (2) Fibroblastos medulares renais.

Os fibroblastos corticais predominam no córtex justamedular e produzem **eritropoetina**.

A eritropoetina sintética é utilizada no tratamento de anemia resultante de insuficiência renal crônica ou de quimioterapia contra câncer.

Os fibroblastos medulares estão dispostos em uma forma semelhante a uma escada e contêm gotículas de lipídios no citoplasma. Eles produzem glicosaminoglicanos e a prostaglandina E2 vasoativa que pode regular o fluxo sanguíneo papilar.

Células dendríticas ativadas, que expressam os antígenos principais de histocompatibilidade de classe II, e células inflamatórias (macrófagos e linfócitos) participam da **nefrite intersticial (doença tubulointersticial)** causada por substâncias nefrotóxicas (como metais pesados ou hipersensibilidade à penicilina) ou por um mecanismo imunológico (p. ex., lúpus eritematoso)

- As **vias excretoras da urina** incluem:
    (1) Os **cálices renais** e a **pelve renal**.
    (2) Os **ureteres**.
    (3) A **bexiga urinária**, revestida por um epitélio de transição (urotélio) sustentado por uma lâmina própria.

A mucosa urinária é cercada por camadas de músculo liso dispostas em espiral e longitudinalmente.

O urotélio da bexiga é protegido pelo revestimento de uroplaquina, receptores similares a *Toll* e peptídios antimicrobianos (AMP), como a catelicidina, β-defensina e outros.

Em caso de infecção, as **células sentinela residentes** na lâmina própria (mastócitos, macrófagos Ly6C⁻ e células *natural killer*) podem secretar citocinas para recrutar células imunológicas da corrente sanguínea (como neutrófilos e macrófagos Ly6C⁺).

No lúmen, os receptores similares a *Toll* do urotélio capturam o complexo *Escherichia coli* uropatogênica-uromodulina (UPEC; do inglês, *uropathogenic Escherichia coli–uromodulin complex*) e desencadeiam uma resposta defensiva. As bactérias derivam da região anal e atingem o trato urinário por intermédio da região perineal.

(4) A **uretra masculina** consiste em três segmentos: uretra prostática (revestida por epitélio de transição), uretra membranosa e uretra peniana (ambas revestidas por epitélio pseudoestratificado a estratificado colunar). A uretra peniana é envolvida pelo corpo esponjoso.

A **uretra feminina** é revestida sequencialmente por um epitélio pseudoestratificado colunar a estratificado pavimentoso e até epitélio estratificado pavimentoso pouco queratinizado. A parede da uretra feminina consiste em uma camada interna de músculo liso cercada por uma camada externa de músculo estriado

- O **sistema renina-angiotensina** (SRA) é essencial para a manutenção da pressão arterial sistêmica quando há uma redução da volemia ou pressão sanguínea.

O sistema é disparado por um mecanismo de retroalimentação tubuloglomerular que se origina no aparelho justaglomerular:

(1) O componente tubular é a mácula densa, que é sensível a Na⁺.

(2) O componente glomerular é composto de células justaglomerulares produtoras de renina.

Os objetivos imediatos do mecanismo de retroalimentação tubuloglomerular são a regulação da taxa de filtração glomerular ao controlar a resistência das arteríolas aferente e eferente.

Lembre-se da disposição porta-arterial glomerular já discutida e da liberação de renina pelas células justaglomerulares para produzir angiotensina II.

Os passos principais que levam à produção de angiotensina II e as suas atividades são:

(1) A renina converte angiotensinogênio (AGT, produzido em hepatócitos) em angiotensina I (ANG I).

(2) A enzima conversora de angiotensina (ECA, produzida pelas células endoteliais pulmonares e renais) converte angiotensina I em angiotensina II (ANG II).

(3) A angiotensina II tem várias funções importantes:

(i) Ela estimula a secreção de aldosterona pelo córtex suprarrenal (zona glomerulosa).

(ii) Ela causa vasoconstrição, o que, por sua vez, aumenta a pressão sanguínea. ANG II se liga ao receptor de ANG II de tipo 1 (AT1R). Os bloqueadores do receptor de ANG II (BRA) são amplamente utilizados na clínica para regular pressão sanguínea elevada.

(iii) Ela acentua a reabsorção de NaCl pelo TCP do néfron.

(iv) Ela estimula a liberação de HAD.

Um SRA desregulado é um fator de risco importante para doença cardiovascular e renal. Os inibidores de SRA (inibidores de renina, de ECA e os BRA) são amplamente utilizados na clínica.

(v) A alça de Henle cria um gradiente osmótico que faz com que a água flua para fora do túbulo coletor em direção ao tecido intersticial circundante

- A **multiplicação contracorrente** na alça de Henle mantém a concentração de solutos alta na medula renal.

A multiplicação contracorrente ocorre porque:

(1) O segmento delgado descendente da alça de Henle é permeável à água, mas tem baixa permeabilidade ao sal.

(2) O segmento delgado ascendente é permeável ao sal, mas não à água.

(3) O segmento espesso ascendente reabsorve sal por transporte ativo e é impermeável à água.

Como se pode ver, a multiplicação em contracorrente resulta em concentração crescente de sal no interstício medular conforme se desce pelo segmento da alça de Henle.

Quando o HAD aumenta a permeabilidade à água do ducto coletor, a água pode fluir a favor do gradiente osmótico para dentro do interstício medular salgado. A água e um pouco de sal precisam encontrar seu caminho de volta para a corrente sanguínea a partir do interstício salgado a fim de reduzir a osmolalidade plasmática

- A disposição paralela dos vasos retos com a alça de Henle em U possibilita a absorção de solutos e de água por **troca em contracorrente**:

(1) O segmento descendente arterial dos vasos retos absorve um pouco de sal.

(2) O segmento ascendente venoso dos vasos retos reabsorve água.

Dessa maneira, a multiplicação contracorrente dependente da alça de Henle não acumula sal e água indefinidamente no interstício com a ajuda da troca contracorrente dependente dos vasos retos

- Os **diuréticos** são fármacos que aumentam o débito urinário (**diurese**) ao atuar sobre proteínas de transporte específicas presentes na membrana plasmática. A inibição da reabsorção de Na⁺ pelo néfron leva a um aumento da excreção de Na⁺ (**natriurese**) e de água.

Há diferentes tipos de diuréticos:

(1) Os **diuréticos osmóticos** inibem a reabsorção de água e de solutos no TCP e no ramo fino descendente da alça de Henle.

(2) Os **inibidores de anidrase carbônica** impedem a reabsorção de Na⁺, HCO_3^- e de água no TCP.

(3) Os **diuréticos de alça** inibem a reabsorção de NaCl no segmento espesso ascendente da alça de Henle. Cerca de 25% da carga filtrada de Na⁺ podem ser excretados pela ação de diuréticos de alça.

(4) Os **diuréticos tiazídicos** inibem a reabsorção de NaCl no TCD.

Os diuréticos são utilizados como terapia adjuvante em edema associado a insuficiência cardíaca congestiva, cirrose hepática e disfunção renal (síndrome nefrótica, glomerulonefrite aguda e insuficiência renal crônica). Eles também são utilizados para tratar a hipertensão e o glaucoma de ângulo aberto.

Parte 4
Sistemas Orgânicos | Sistema Alimentar

Capítulo 15
Parte Alta do Sistema Digestório

Deglutição, digestão e absorção ocorrem no sistema digestório ou tubo alimentar, um conduto muscular oco de 7 a 10 metros de comprimento. O processo digestivo converte o material alimentar em uma forma solúvel de fácil absorção pelo intestino delgado. A eliminação de resíduos insolúveis e outros materiais é função do intestino grosso. Histologicamente, o tubo digestório apresenta quatro camadas principais: (1) uma camada mucosa, interna, que circunda o lúmen, (2) uma camada submucosa, (3) uma camada muscular externa e (4) uma camada serosa e/ou adventícia. A camada mucosa interna apresenta variações significativas ao longo do tubo digestório. Ela é subdividida em três componentes: (1) uma camada epitelial; (2) uma lâmina própria de tecido conjuntivo e (3) uma muscular da mucosa de músculo liso. Este capítulo aborda as características histológicas da cavidade oral, esôfago e estômago, enfatizando os mecanismos que afetam a função desses segmentos do sistema digestório.

TUBO DIGESTÓRIO

Boca (cavidade oral)

A cavidade oral é a entrada do tubo digestório. Ingestão, digestão parcial e lubrificação do alimento, ou bolo alimentar, são as principais funções da boca e das glândulas salivares associadas. Estudaremos as glândulas salivares no Capítulo 17, *Glândulas Digestórias*.

A boca, ou cavidade oral, inclui os lábios, bochechas, dentes, gengiva, língua, úvula e palato. As diversas regiões da cavidade oral são revestidas por três tipos de mucosa com variações estruturais:

1. **Mucosa de revestimento** (lábios, bochechas, superfície ventral da língua, palato mole, assoalho da boca e mucosa alveolar).
2. **Mucosa mastigatória** (gengiva e palato duro).
3. **Mucosa especializada** (superfície dorsal da língua).

Existem três locais de transição da mucosa oral:

1. A **junção mucocutânea** (entre a pele e a mucosa dos lábios).
2. A **junção mucogengival**, entre a gengiva e a mucosa alveolar. A junção, chamada **sulco gengival**, apresenta alterações no epitélio e na lâmina própria. A mucosa da gengiva é revestida por epitélio estratificado pavimentoso queratinizado sustentado por feixes de colágeno ancorados no periósteo. A mucosa alveolar consiste em um epitélio não queratinizado espesso sustentado por uma lâmina própria frouxa com fibras elásticas.
3. A **junção dentogengival** (entre a mucosa da gengiva e o esmalte dos dentes). É um ponto de vedação que previne doenças periodontais.

Excetuando-se os dentes, a boca é revestida por um epitélio estratificado pavimentoso, com uma submucosa, que consiste em tecido conjuntivo frouxo, vasos sanguíneos e nervos, presentes apenas em determinadas regiões (bochechas, lábios e uma parte do palato duro). O epitélio oral inclui agregados de tecido linfoide. Eles representam a barreira primária contra patógenos.

Em algumas regiões, como a gengiva e partes do palato duro, a mucosa oral está firmemente ligada ao periósteo do osso subjacente. Esse arranjo é chamado **mucoperiósteo**. A mucosa oral não apresenta muscular da mucosa.

Lábios

Os **lábios** são formados por três regiões (Figura 15.1):

1. **Região cutânea**.
2. **Região vermelha**.
3. **Região da mucosa oral**.

A região cutânea é coberta por uma pele fina com papilas dérmicas altas (epitélio estratificado pavimentoso queratinizado com folículos pilosos e glândulas sebáceas e sudoríparas). A região vermelha é revestida por um epitélio estratificado pavimentoso sustentado por tecido conjuntivo contendo vasos sanguíneos responsáveis pela cor vermelha dessa região.

Não existem glândulas salivares na mucosa da região vermelha. Essa região fica ressecada e rachada no frio. Uma borda vermelha bem demarcada separa a pele da região vermelha labial.

A região da mucosa oral, que é contínua à mucosa das bochechas e gengiva, apresenta glândulas salivares pequenas.

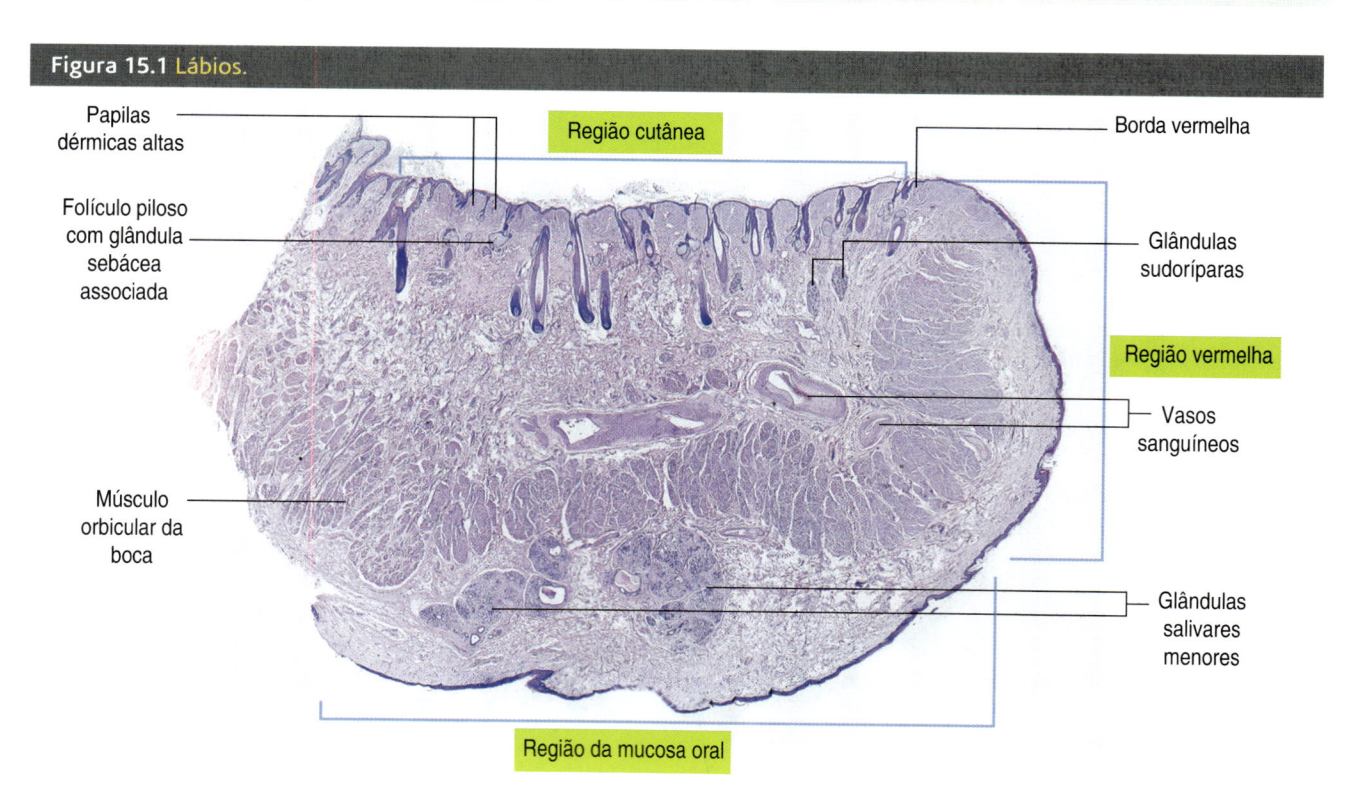

Figura 15.1 Lábios.

- Papilas dérmicas altas
- Folículo piloso com glândula sebácea associada
- Músculo orbicular da boca
- Região cutânea
- Borda vermelha
- Glândulas sudoríparas
- Região vermelha
- Vasos sanguíneos
- Glândulas salivares menores
- Região da mucosa oral

O epitélio estratificado pavimentoso que cobre a superfície interna dos lábios e bochechas não é queratinizado e é sustentado por uma lâmina própria densa (mucosa de revestimento), além de uma submucosa, intimamente ligada aos músculos esqueléticos subjacentes por fibras de tecido conjuntivo.

Gengiva, palato duro e palato mole

A mucosa mastigatória reveste o palato duro e as gengivas, resistindo à abrasão durante a mastigação do alimento. A **gengiva** é semelhante à região vermelha dos lábios, exceto em sua borda livre, onde se observa uma queratinização significativa. Sua lâmina própria está firmemente ligada ao periósteo dos processos alveolares do osso maxilar e do osso mandibular e ao ligamento periodontal. A gengiva não tem submucosa ou glândulas.

O **palato duro** é revestido por um epitélio estratificado pavimentoso queratinizado semelhante ao das bordas livres da gengiva. A submucosa está presente na linha média, mas ausente na área adjacente à gengiva. As fibras colágenas presentes na submucosa ligam a mucosa ao periósteo do palato duro, possibilitando que a mucosa tenha resistência contra forças de cisalhamento e de compressão. Áreas de tecido adiposo e glandular amortecem a mucosa, protegendo nervos e vasos sanguíneos do palato duro.

O **palato mole** e a úvula são revestidos por um epitélio estratificado pavimentoso não queratinizado que se estende até a orofaringe, onde se torna contínuo ao epitélio pseudoestratificado colunar ciliado do trato respiratório superior. A submucosa é frouxa e contém glândulas mucosas e serosas em abundância. Fibras musculares esqueléticas estão presentes no palato mole e na úvula.

Língua

Os dois terços anteriores da língua são formados por massa central de músculo esquelético orientado em três direções: longitudinal, transversal e oblíqua. O terço posterior apresenta agregados de tecido linfático, as tonsilas linguais.

A superfície dorsal da língua é coberta por mucosa especializada que consiste em epitélio estratificado pavimentoso, não queratinizado sustentado por uma lâmina própria associada à musculatura central da língua.

Glândulas serosas e mucosas estendem-se sobre a lâmina própria e o músculo. Seus ductos abrem-se em criptas e sulcos das tonsilas linguais e das **papilas circunvaladas**, respectivamente.

A superfície dorsal da língua contém numerosas projeções de mucosa chamadas **papilas linguais** (Figura 15.2). Cada papila lingual é formada por uma parte central de tecido conjuntivo altamente vascularizado recoberta por uma camada de epitélio estratificado pavimentoso.

De acordo com seu formato, as papilas linguais podem ser divididas em quatro tipos:
1. **Papilas filiformes** (estreitas e cônicas), as mais abundantes.
2. **Papilas fungiformes** (semelhante a cogumelos).
3. **Papilas circunvaladas** (semelhantes a uma parede).
4. **Papilas foliáceas** (semelhantes a uma folha), rudimentares nos seres humanos, mas bem desenvolvidas em coelhos e macacos.

Botões gustativos são encontrados em todas as papilas linguais, exceto nas papilas filiformes.

Os botões gustativos são estruturas em forma de barril inseridos no epitélio estratificado da língua, palato e epiglote. Cada botão gustativo, dependendo do tipo e da localização, consiste em 50 a 150 células quimiossensoriais, chamadas **células receptoras gustativas**, que se estendem desde a base do botão gustativo até o poro gustativo. A porção basal das células receptoras gustativas entra em contato com um terminal nervoso aferente derivado de neurônios nos gânglios sensoriais dos nervos facial, glossofaríngeo e vago.

O tempo de vida das células receptoras gustativas é de 10 a 14 dias. As quatro sensações gustativas clássicas são **doce**, **azedo**, **amargo** e **salgado**. A quinta sensação gustativa é **umami** (gosto acentuado pelo glutamato monossódico).

As papilas circunvaladas estão localizadas na porção posterior da língua, alinhadas na frente do sulco terminal. Elas ocupam um recesso na mucosa e, portanto, estão cercadas por um sulco ou vala redondo. **Glândulas serosas**, ou **glândulas de von Ebner**, presentes no tecido conjuntivo, em contato com o músculo subjacente, estão associadas às papilas circunvaladas. Os ductos das glândulas de von Ebner abrem-se para o assoalho do sulco circular.

As laterais das papilas circunvaladas e a parede de interface do sulco contêm vários botões gustativos.

Tipos e funções das células receptoras gustativas

Um **botão gustativo** consiste em três tipos de células:
1. **Células receptoras gustativas tipo I** representam cerca de 50% do total de células do botão gustativo. Elas têm uma função de suporte semelhante ao glial.
2. **Células receptoras gustativas tipo II** (cerca de 33% da população de botões gustativos) têm receptores quimiossensoriais para açúcares, aminoácidos e/ou gustantes amargos. Elas expressam receptores gustativos acoplados à proteína G do tipo 1 (T1R) ou T2R. Os receptores de subtipos T1R1, T1R2 e T1R3 são coexpressados nas células do botão gustativo.

   As células de tipo II não têm vesículas sinápticas e comunicam-se com células de tipo III por meio de receptores para trifosfato de adenosina (ATP), serotonina e GABA (ácido γ-aminobutírico).
3. **Células receptoras gustativas tipo III**, o tipo de célula menos numeroso, não expressam receptores gustativos acoplados à proteína G, mas podem detectar o sabor azedo por meio de um mecanismo independente de T1R/T2R. As células de tipo III têm regiões sinápticas que contêm vesículas sinápticas.

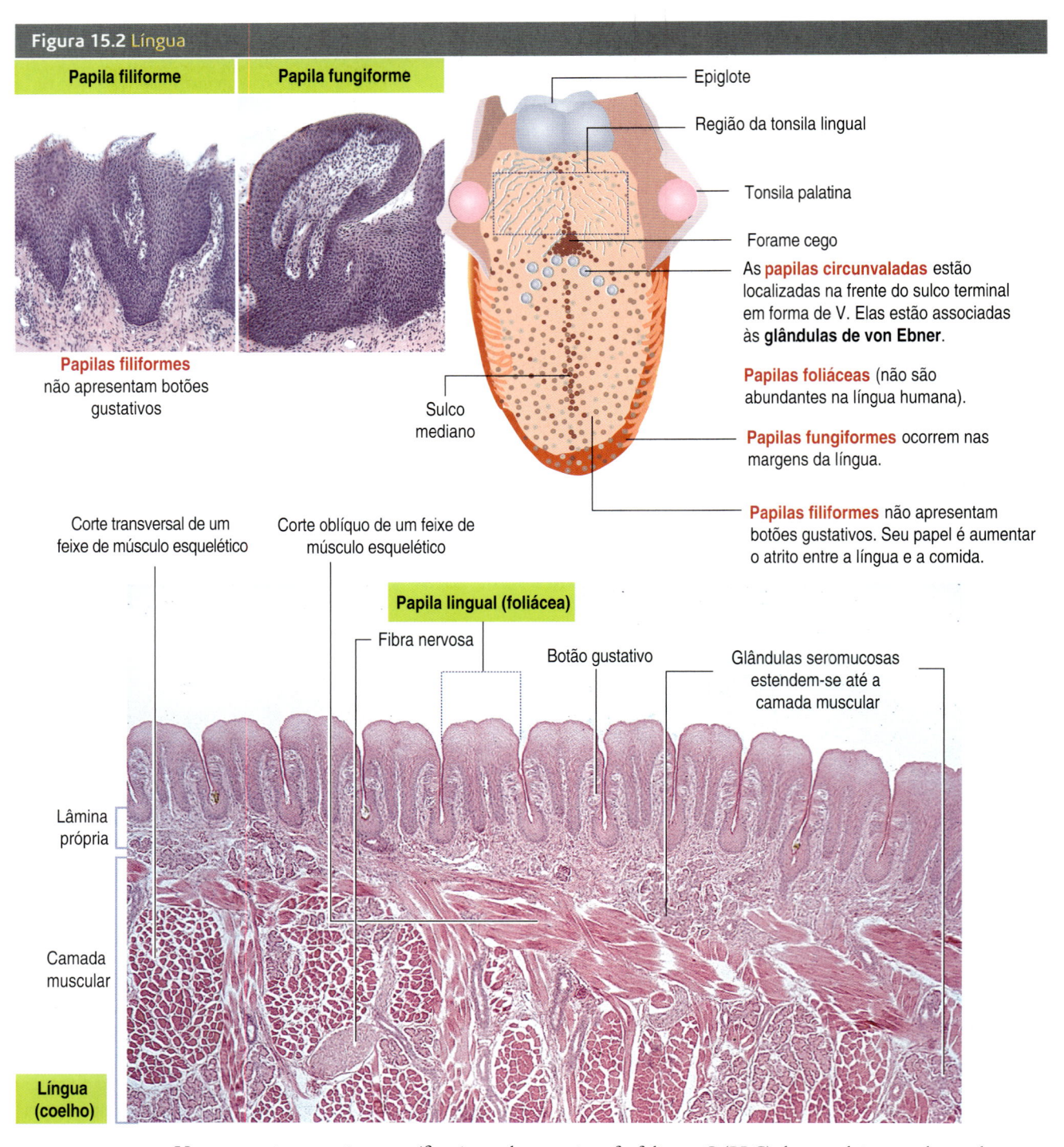

Figura 15.2 Língua

Papila filiforme

Papila fungiforme

Epiglote

Região da tonsila lingual

Tonsila palatina

Forame cego

As **papilas circunvaladas** estão localizadas na frente do sulco terminal em forma de V. Elas estão associadas às **glândulas de von Ebner**.

Papilas foliáceas (não são abundantes na língua humana).

Papilas fungiformes ocorrem nas margens da língua.

Papilas filiformes não apresentam botões gustativos. Seu papel é aumentar o atrito entre a língua e a comida.

Papilas filiformes não apresentam botões gustativos

Sulco mediano

Corte transversal de um feixe de músculo esquelético

Corte oblíquo de um feixe de músculo esquelético

Papila lingual (foliácea)

Fibra nervosa

Botão gustativo

Glândulas seromucosas estendem-se até a camada muscular

Lâmina própria

Camada muscular

Língua (coelho)

Uma sensação gustativa específica é gerada por células receptoras gustativas específicas. O nervo facial conduz as cinco sensações gustativas; o nervo glossofaríngeo conduz as sensações de doce e amargo.

Quando um gustante doce se difunde através do poro gustativo de um botão gustativo, ele interage com T1R presentes nas microvilosidades apicais das células receptoras gustativas. Receptores gustativos podem formar heterodímeros (T1R2 + T1R3) ou homodímeros (T1R3 + T1R3).

T1Rs estão ligados ao complexo de subunidades α, β e γ da proteína G, chamado **gustaducina**. A ligação da subunidade α do complexo da proteína G à

fosfolipase C (PLC) desencadeia a produção de segundos mensageiros – trifosfato de inositol (IP3) e diacilglicerol (DAG) – que ativam canais de íons nas células receptoras gustativas.

Um influxo de Na^+ nas células gustativas despolariza as células receptoras gustativas. Um aumento no Ca^{2+} intracelular, liberado de locais de armazenamento intracelular, desencadeia a liberação de ATP no espaço extracelular e de neurotransmissores nas sinapses das terminações nervosas aferentes dos nervos gustativos.

Resumindo, as células receptoras gustativas podem detectar e discriminar os gostos doce, amargo ou umami pela despolarização celular, sinalização do

Ca^{2+} e Na^+ dependente de gustaducina, além de liberação de ATP e de neurotransmissores.

O gosto salgado de Na^+ é detectado por meio do influxo direto de Na^+ através dos canais iônicos para despolarizar a membrana plasmática.

Algumas células receptoras gustativas respondem apenas a uma das sensações gustativas básicas. Outras são sensíveis a mais de uma substância gustante (Figura 15.3).

Dente

No ser humano adulto, a dentição é formada por 32 dentes permanentes. Os 16 dentes superiores estão inseridos nos processos alveolares da maxila. Os 16 dentes inferiores estão inseridos em processos alveolares semelhantes da mandíbula.

A dentição permanente é precedida por um conjunto de 20 dentes decíduos, também chamados dentes de leite ou dentes infantis. Os dentes decíduos aparecem por volta dos 6 meses de idade e todo o conjunto está presente dos 6 aos 8 anos. Os dentes decíduos são substituídos entre 10 e 12 anos de idade pelos 32 dentes permanentes. Esse processo de substituição termina por volta dos 18 anos de idade.

Cada um dos vários tipos de dentes tem forma e função distintas: os incisivos são especializados em cortar; os caninos, em perfurar e segurar; e os molares, em triturar.

Cada dente é formado por uma coroa e uma ou várias raízes (Figura 15.4). A coroa é coberta por camadas altamente calcificadas de esmalte e dentina. A superfície externa da raiz é coberta por outro tecido calcificado chamado cemento.

A dentina forma a maior parte do dente e contém uma câmara central preenchida com tecido macio, a polpa.

A câmara pulpar se abre no forame apical para o processo alveolar ósseo através do canal radicular. Vasos sanguíneos, nervos e vasos linfáticos entram e saem da câmara da polpa através do forame apical. As fibras nervosas mielinizadas correm ao longo dos vasos sanguíneos.

Desenvolvimento do dente

O ectoderma, a crista neural craniana e o mesênquima contribuem para o desenvolvimento do dente. Os ameloblastos são derivados do ectoderma. Os odontoblastos são derivados da crista neural craniana. Os cementócitos derivam do mesênquima.

Moléculas de sinalização secretadas, como ativina βA, fator de crescimento do fibroblasto e proteínas morfogenéticas ósseas, são mediadoras da interação do epitélio dentário com o mesênquima durante a morfogênese dentária.

Uma descrição passo a passo das etapas relevantes no desenvolvimento dentário pode ser encontrada na Figura 15.5. A sequência das etapas inclui:

1. **Estágio de botão**, em que células neurodérmicas induzem a proliferação de **células do placódio** ectodérmico sobrejacente e formação do broto epitelial dentário.

2. **Estágio de capuz inicial**, definido pela proliferação de células do broto epitelial do dente que invaginam para o mesoderma subjacente formando o capuz inicial.

3. **Estágio de capuz tardio**, caracterizado por células da extremidade em crescimento do broto dentário, formando uma estrutura semelhante a um capuz. O broto epitelial do dente é agora revestido por **epitélio dentário externo** e **interno**. Observe que o broto do futuro **dente permanente** desenvolve-se a partir da lâmina dentária, que liga o capuz em desenvolvimento ao epitélio ectodérmico sobrejacente. Um evento importante é o surgimento do **nó de esmalte**, uma indicação de que o desenvolvimento do dente começou.

4. Durante o **estágio de campânula**, as células mais externas da papila dentária primitiva, próximas do local do nó do esmalte, diferenciam-se em **odontoblastos** produtores de dentina. Uma única camada de **ameloblastos** secretores de esmalte desenvolve-se a partir do epitélio dentário interno do nó de esmalte.

O esmalte, produzido pelos ameloblastos, move-se **para baixo** e a dentina move-se **para cima**. Os odontoblastos produzem **pré-dentina** não mineralizada, que mais tarde calcifica, formando a **dentina**. A papila dentária primitiva torna-se a **polpa dentária**.

5. A **erupção do dente** marca a conclusão do desenvolvimento dentário. É importante enfatizar que os ameloblastos do dente erupcionado desaparecem e o esmalte não pode mais ser reposto.

Polpa dentária

A polpa dentária jovem consiste em vasos sanguíneos, nervos e vasos linfáticos cercados de fibroblastos e matriz extracelular com aspecto mesenquimal.

Os vasos sanguíneos (arteríolas) ramificam-se em uma rede capilar que, junto com os nervos, formam um feixe neurovascular abaixo do domínio celular basal dos odontoblastos, em uma zona livre de células (zona de Weil) da polpa dentária.

Uma inflamação da polpa causa edema e dor. Como não há espaço para edema na cavidade pulpar, o suprimento sanguíneo é suprimido por compressão, levando rapidamente à morte das células da polpa.

Cálculos pulpares são depósitos calcificados, únicos ou múltiplos, encontrados na polpa dentária, próximo ao orifício da câmara pulpar ou dentro dos canais radiculares. Os cálculos pulpares reduzem o número de células na polpa dentária e interferem no alargamento do canal durante o tratamento endodôntico.

Periodonto

O periodonto suporta e cerca o dente. Ele é formado por:
1. **Cemento**.
2. **Ligamento periodontal**.
3. **Osso alveolar** ou **alvéolo**.

Figura 15.3 Botões gustativos.

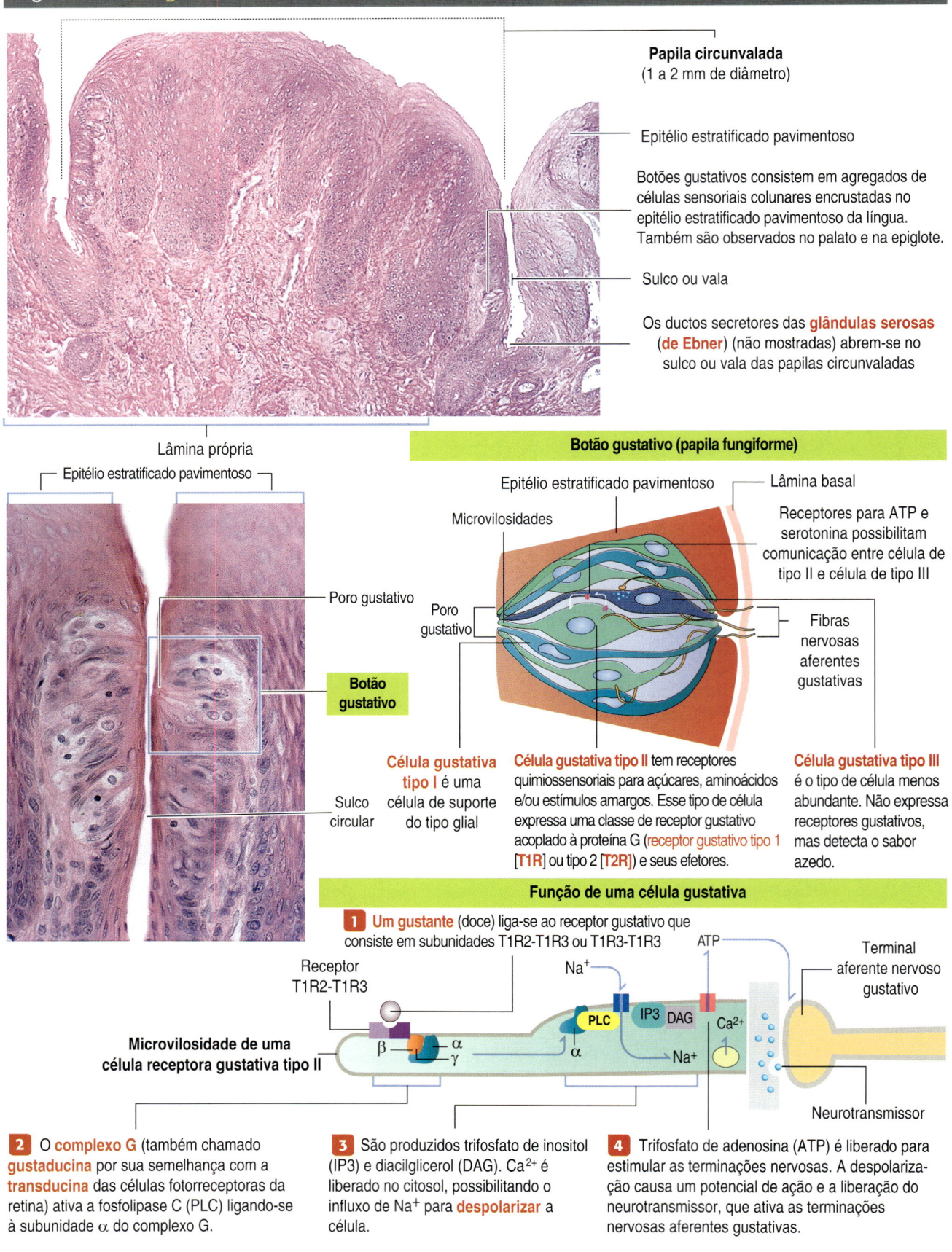

Papila circunvalada
(1 a 2 mm de diâmetro)

Epitélio estratificado pavimentoso

Botões gustativos consistem em agregados de células sensoriais colunares encrustadas no epitélio estratificado pavimentoso da língua. Também são observados no palato e na epiglote.

Sulco ou vala

Os ductos secretores das **glândulas serosas (de Ebner)** (não mostradas) abrem-se no sulco ou vala das papilas circunvaladas

Lâmina própria

Epitélio estratificado pavimentoso

Poro gustativo

Botão gustativo

Sulco circular

Botão gustativo (papila fungiforme)

Epitélio estratificado pavimentoso

Microvilosidades

Poro gustativo

Lâmina basal

Receptores para ATP e serotonina possibilitam comunicação entre célula de tipo II e célula de tipo III

Fibras nervosas aferentes gustativas

Célula gustativa tipo I é uma célula de suporte do tipo glial

Célula gustativa tipo II tem receptores quimiossensoriais para açúcares, aminoácidos e/ou estímulos amargos. Esse tipo de célula expressa uma classe de receptor gustativo acoplado à proteína G (receptor gustativo tipo 1 [T1R] ou tipo 2 [T2R]) e seus efetores.

Célula gustativa tipo III é o tipo de célula menos abundante. Não expressa receptores gustativos, mas detecta o sabor azedo.

Função de uma célula gustativa

1 **Um gustante** (doce) liga-se ao receptor gustativo que consiste em subunidades T1R2-T1R3 ou T1R3-T1R3

Receptor T1R2-T1R3

ATP

Na⁺

Terminal aferente nervoso gustativo

Microvilosidade de uma célula receptora gustativa tipo II

β α γ α

PLC IP3 DAG

Ca^{2+}

Na⁺

Neurotransmissor

2 O **complexo G** (também chamado **gustaducina** por sua semelhança com a **transducina** das células fotorreceptoras da retina) ativa a fosfolipase C (PLC) ligando-se à subunidade α do complexo G.

3 São produzidos trifosfato de inositol (IP3) e diacilglicerol (DAG). Ca^{2+} é liberado no citosol, possibilitando o influxo de Na⁺ para **despolarizar** a célula.

4 Trifosfato de adenosina (ATP) é liberado para estimular as terminações nervosas. A despolarização causa um potencial de ação e a liberação do neurotransmissor, que ativa as terminações nervosas aferentes gustativas.

Figura 15.4 Estrutura de um dente.

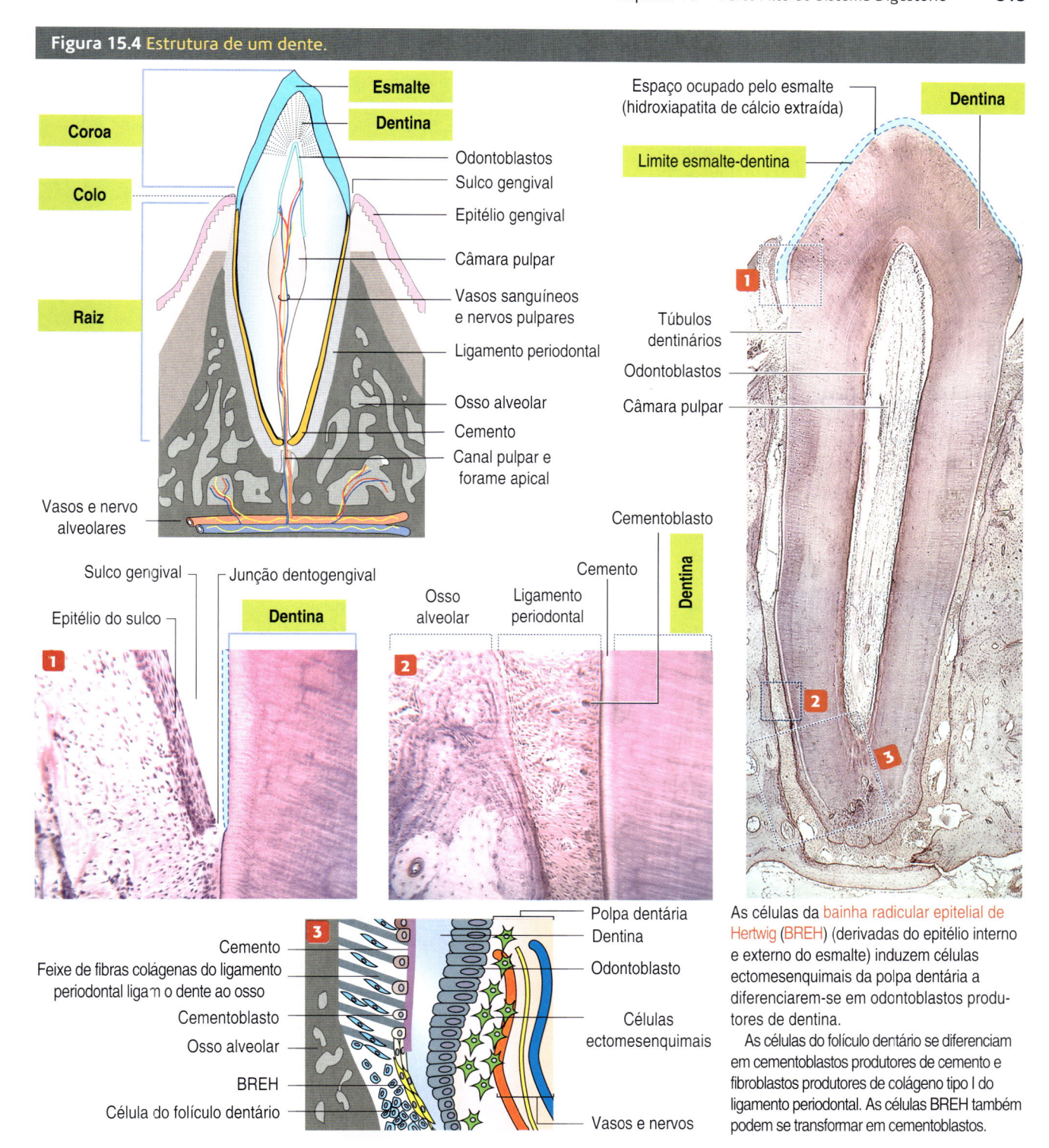

As células da bainha radicular epitelial de Hertwig (BREH) (derivadas do epitélio interno e externo do esmalte) induzem células ectomesenquimais da polpa dentária a diferenciarem-se em odontoblastos produtores de dentina.

As células do folículo dentário se diferenciam em cementoblastos produtores de cemento e fibroblastos produtores de colágeno tipo I do ligamento periodontal. As células BREH também podem se transformar em cementoblastos.

4. O **epitélio do sulco** gengival, parte da gengiva que fica voltada para o dente.

O cemento é um tecido mineralizado, avascularizado, semelhante ao osso que cobre a superfície externa da raiz. Da mesma maneira que o osso, o cemento é formado por fibrilas colágenas calcificadas e células semelhantes a osteócitos que ficaram aprisionadas, chamadas **cementócitos**.

Observe que o dente apresenta três componentes mineralizados: **esmalte**, **dentina** e **cemento**.

O cemento encontra o esmalte na junção cemento-esmalte e separa a coroa da raiz na região do colo do dente.

A camada mais externa do cemento não é calcificada e é produzida pelos cementoblastos em contato com o ligamento periodontal, um ligamento suspensor vascularizado e rico em colágeno e fibroblastos, que mantém o dente nos alvéolos do osso alveolar (ver Figura 15.4). A resistência das fibras do ligamento periodontal confere certa mobilidade aos dentes e forte fixação ao osso, ambos úteis no tratamento ortodôntico.

Figura 15.5 Desenvolvimento de um dente.

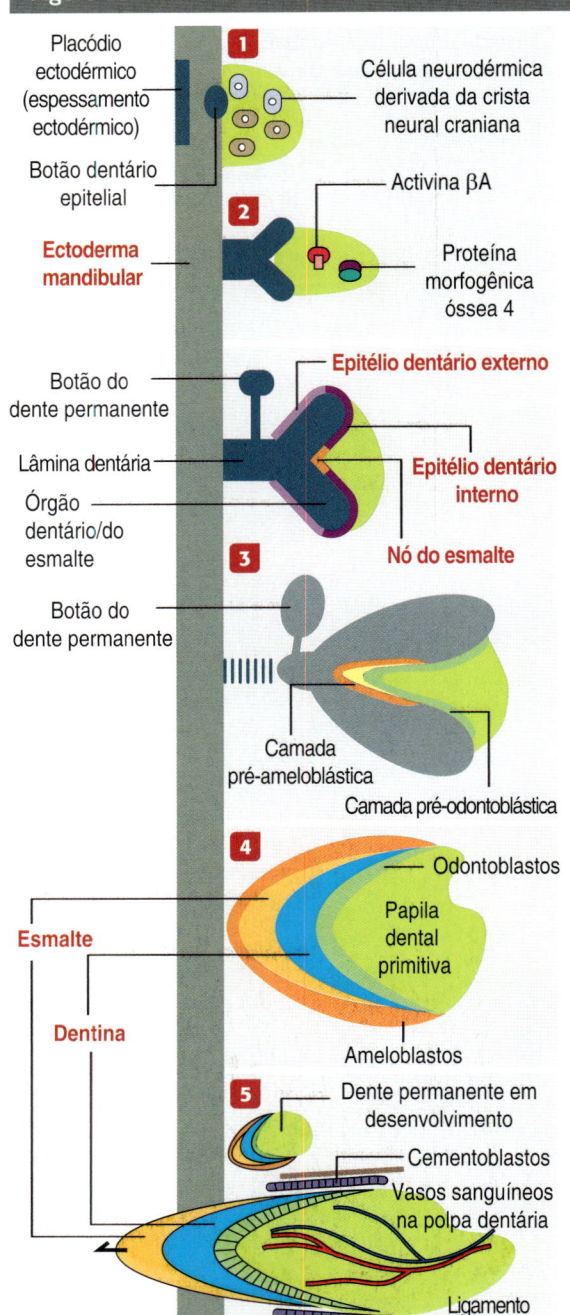

Placódio ectodérmico (espessamento ectodérmico)

Botão dentário epitelial

Ectoderma mandibular

Activina βA

Proteína morfogênica óssea 4

Célula neurodérmica derivada da crista neural craniana

Botão do dente permanente

Lâmina dentária

Órgão dentário/do esmalte

Epitélio dentário externo

Epitélio dentário interno

Nó do esmalte

Botão do dente permanente

Camada pré-ameloblástica

Camada pré-odontoblástica

Odontoblastos

Papila dental primitiva

Esmalte

Dentina

Ameloblastos

Dente permanente em desenvolvimento

Cementoblastos
Vasos sanguíneos na polpa dentária

Ligamento periodontal

1 Estágio de broto

Células neurodérmicas induzem as células do placódio ectodérmico a proliferar e formar o broto dentário epitelial. Existem 20 brotos, um para cada um dos dentes decíduos.

2 Estágio de capuz inicial

Células do broto epitelial do dente proliferam e se invaginam para o mesoderma subjacente formando o capuz inicial.

3 Estágio de capuz tardio

A **lâmina dentária** conecta as células que crescem para baixo com o epitélio ectodérmico.

As células da terminação do broto dentário em crescimento formam uma estrutura semelhante a um capuz. O broto dentário é revestido por um **epitélio dentário externo** e **interno**.

O broto do dente permanente desenvolve-se a partir da lâmina própria, permanecendo latente. **O nó do esmalte** sinaliza o desenvolvimento do dente.

4 Estágio de campânula

No local do **nó do esmalte**, as células da parte mais externa da papila dentária primitiva diferenciam-se em **odontoblastos** produtores de dentina. Uma única camada de **ameloblastos** produtores de esmalte desenvolve-se a partir do epitélio dentário interno na região do nó do esmalte.

5 Erupção dentária

O saco dentário dá origem a:
1. **Cementoblastos**, que secretam o cemento.
2. Células que formam o **ligamento periodontal** que mantém o dente no alvéolo.

A activina βA e a proteína morfogenética óssea 4, produzidas pelo mesênquima, induzem a formação do capuz inicial.

O fator de crescimento do fibroblasto 4 e as proteínas morfogenéticas ósseas 2, 4 e 7, produzidas pelo broto epitelial do dente, regulam o formato do dente.

O **esmalte**, produzido pelos ameloblastos, move-se para baixo e a dentina move-se para fora. Odontoblastos produzem a **pré-dentina** não mineralizada que depois se calcifica formando a dentina. A papila dentária primitiva torna-se a **polpa dentária**.

O desenvolvimento do dente prossegue em três estágios morfológicos: **broto**, **capuz** e **campânula**. O primórdio é chamado **órgão dentário** ou do **esmalte**.

A primeira indicação do desenvolvimento dentário ocorre no dia 11 da embriogênese. A formação de **espessamentos ectodérmicos** (**placódios ectodérmicos**) (espessamento local do epitélio oral do primeiro arco branquial) marca o local inicial do desenvolvimento do dente. Células da crista neural e mesenquimais, que formam o **ectomesênquima**, apresentam potencial odontogênico.

Os primeiros genes a se expressarem no epitélio oral codificam os **fatores de transcrição Lhx-6** e **Lhx-7** (genes do domínio *homeobox*-Lim). A expressão de vários genes no ectomesênquima marca o local do início do dente.

Displasias ectodérmicas, que afetam o desenvolvimento dos espessamentos ectodérmicos, causam a ausência de vários dentes (**oligodontia**) e dentes pequenos e deformados.

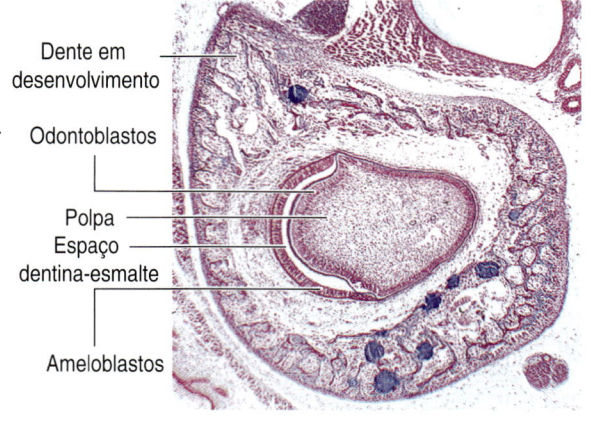

Dente em desenvolvimento

Odontoblastos

Polpa
Espaço dentina-esmalte

Ameloblastos

Odontoblastos

Os odontoblastos diferenciam-se a partir de células mesenquimais da papila dentária sob controle do epitélio dentário interno. A papila dentária torna-se a polpa do dente.

Uma camada de odontoblastos está presente na periferia da polpa dentária no dente do adulto. Odontoblastos são células secretoras ativas que sintetizam e secretam colágeno tipo I e material não colagenoso, que são os componentes orgânicos da dentina.

O odontoblasto assemelha-se a uma célula de tipo epitelial colunar localizada no lado interno da dentina, na cavidade pulpar (Figura 15.6).

O domínio apical da célula está localizado no interior da **pré-dentina**, uma camada não mineralizada de material semelhante à dentina. O domínio apical projeta um processo celular alongado principal que é contido no sistema canalicular imediatamente acima dos complexos juncionais que ligam odontoblastos adjacentes.

São encontrados na região apical do odontoblasto um retículo endoplasmático rugoso bem desenvolvido, o complexo de Golgi, assim como grânulos de secreção.

Os grânulos de secreção contêm **pró-colágeno**. Quando o pró-colágeno é liberado do odontoblasto, é processado enzimaticamente em **tropocolágeno,** que se agrega em **fibrilas de colágeno tipo I**.

A pré-dentina é a camada de dentina adjacente ao corpo celular e prolongamentos dos odontoblastos. A pré-dentina não é mineralizada e consiste, principalmente, em fibrilas de colágeno que serão cobertas (mineralizadas) por cristais de hidroxiapatita na região da dentina. Uma frente de mineralização de demarcação separa a pré-dentina da dentina.

A **dentina** consiste em 20% de material orgânico, principalmente colágeno tipo I; 70% de material inorgânico, principalmente cristais de hidroxiapatita e fluorapatita e 10% de água.

A **displasia dentinária coronal** (conhecida também como displasia dentinária tipo II) é um defeito hereditário autossômico raro, caracterizado pelo desenvolvimento anormal da dentina, raízes extremamente curtas (dentes sem raiz) e câmaras pulpares obliteradas.

Ameloblastos

Os ameloblastos são células produtoras de esmalte presentes apenas durante o desenvolvimento do dente. Eles não se apresentam depois da erupção do dente.

O ameloblasto é uma célula colunar polarizada com mitocôndrias e um núcleo presente na sua região basal (ver Figura 15.6). A região supranuclear contém inúmeras cisternas de retículo endoplasmático rugoso e complexo de Golgi.

Além dos complexos juncionais apicais que unem ameloblastos contíguos, o domínio apical de cada ameloblasto apresenta uma extensão celular ampla, o **processo de Tomes**, próximo à matriz calcificada do esmalte.

Os processos de Tomes estão completamente desenvolvidos durante o estágio secretor dos ameloblastos. Eles apresentam grânulos secretores em abundância contendo glicoproteínas que regulam a nucleação de cristais de apatita carbonatada, crescimento e organização do esmalte.

O exame por microscopia eletrônica mostra que as unidades básicas formadoras da matriz do esmalte são **prismas do esmalte** (ou bastões do esmalte), ondulados e delgados, separados por uma **região interprismática** com uma estrutura semelhante à dos prismas de esmalte, mas com seus cristais orientados para outra direção. Cada prisma é recoberto por uma camada fina de matriz orgânica, chamada **bainha do prisma**.

O esmalte é a substância mais dura do corpo. Cerca de 95% do esmalte são compostos por cristais de hidroxiapatita (hidroxiapatita carbonatada); menos de 5% correspondem a proteína e água.

O alto teor mineral é responsável pela extrema dureza do esmalte, uma propriedade que possibilita que ele suporte forças mecânicas durante a mastigação. A camada subjacente de dentina é mais resiliente e protege a integridade estrutural do esmalte.

O esmalte recém-secretado tem alto teor de proteínas (cerca de 30%), cuja concentração é reduzida a 1% durante a mineralização do esmalte.

A matriz extracelular do esmalte em desenvolvimento (amelogênese) contém duas classes de proteínas: **amelogenina** (90%) e **não amelogeninas** (10%), incluindo **enamelina** e **ameloblastina**.

A amelogenina (25 kDa) é o principal componente, exclusivo do esmalte em desenvolvimento. Ela controla a calcificação do esmalte.

A enamelina e ameloblastina são componentes menores. Um fragmento proteolítico de 32 kDa da enamelina (186 kDa) apresenta uma grande afinidade para adsorver cristais de esmalte. A ameloblastina (70 kDa) tem propriedades de ligação ao cálcio.

As cáries dentárias desenvolvem-se quando a camada de sustentação da dentina é destruída e as hidroxiapatitas do esmalte dissolvem.

A **amelogênese imperfeita** é uma doença hereditária ligada ao cromossomo X que afeta a síntese de amelogenina necessária para a formação do esmalte dentário; o esmalte afetado não apresenta dureza, espessura e cor normais. A amelogênese imperfeita autossômica dominante é causada por mutação do gene *enamelina*.

LESÕES NÃO NEOPLÁSICAS E NEOPLÁSICAS DA MUCOSA ORAL

As **lesões não neoplásicas** da mucosa oral incluem:
1. **Hiperplasia fibroepitelial reativa** que se segue à lesão traumática ou irritação da gengiva e do palato causada pelas dentaduras.

Figura 15.6 Odontoblastos e ameloblastos.

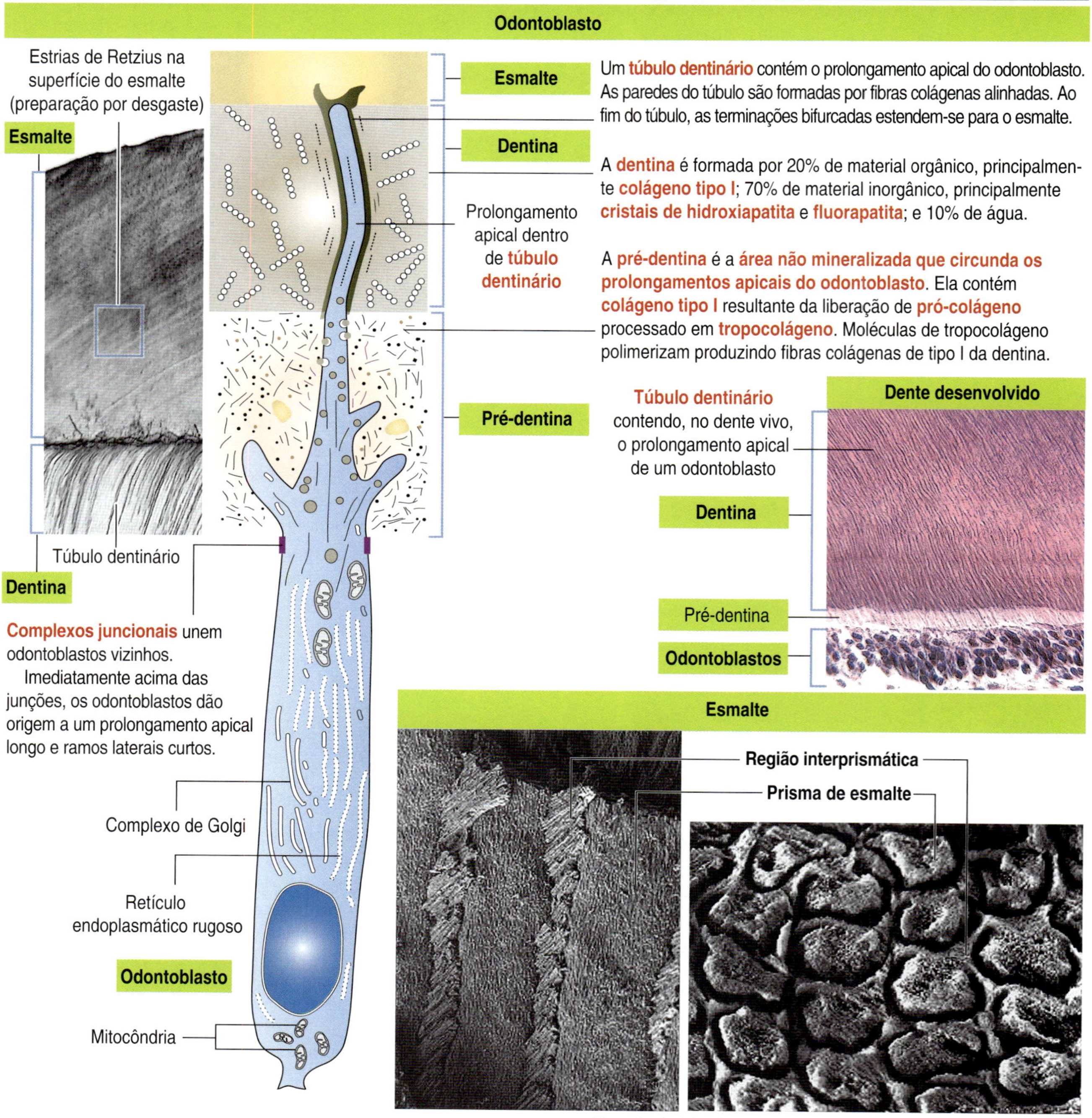

Odontoblasto

Estrias de Retzius na superfície do esmalte (preparação por desgaste)

Esmalte

Esmalte

Dentina

Prolongamento apical dentro de **túbulo dentinário**

Pré-dentina

Túbulo dentinário

Dentina

Complexos juncionais unem odontoblastos vizinhos. Imediatamente acima das junções, os odontoblastos dão origem a um prolongamento apical longo e ramos laterais curtos.

Complexo de Golgi

Retículo endoplasmático rugoso

Odontoblasto

Mitocôndria

Um **túbulo dentinário** contém o prolongamento apical do odontoblasto. As paredes do túbulo são formadas por fibras colágenas alinhadas. Ao fim do túbulo, as terminações bifurcadas estendem-se para o esmalte.

A **dentina** é formada por 20% de material orgânico, principalmente **colágeno tipo I**; 70% de material inorgânico, principalmente **cristais de hidroxiapatita** e **fluorapatita**; e 10% de água.

A **pré-dentina** é a **área não mineralizada que circunda os prolongamentos apicais do odontoblasto**. Ela contém **colágeno tipo I** resultante da liberação de **pró-colágeno** processado em **tropocolágeno**. Moléculas de tropocolágeno polimerizam produzindo fibras colágenas de tipo I da dentina.

Túbulo dentinário contendo, no dente vivo, o prolongamento apical de um odontoblasto

Dente desenvolvido

Dentina

Pré-dentina

Odontoblastos

Esmalte

Região interprismática

Prisma de esmalte

Micrografias eletrônicas de varredura de Nanci A: Oral Histology, 7th edition, St. Louis, Mosby, 2008.

2. A **infecção pelo herpes-vírus simples** pode causar ulceração da gengiva e palato. Lesões papilares verrucosas da mucosa oral são observadas nas infecções pelo papilomavírus humano.

3. A **leucoplasia pilosa (papilar)** nas margens laterais da língua que ocorre em pacientes HIV-positivos e em indivíduos com condições que causam imunossupressão, com a infecção oportunista pelo vírus Epstein-Barr. É caracterizada pela **coilocitose** (halo perinuclear) nas células do estrato espinhoso do epitélio estratificado pavimentoso e inclusões intranucleares virais.

As **lesões neoplásicas** da mucosa oral incluem:

1. O **carcinoma de células escamosas** (carcinoma espinocelular) representa a lesão maligna oral predominante observada em adultos, com localizações predominantes na lateral da língua e no assoalho da boca. Carcinoma de células escamosas geralmente começa como uma displasia, carcinoma *in situ* ou uma leucoplasia verrucosa proliferativa (mancha ou placa branca que não sai ao esfregar).

2. Os **melanomas orais** geralmente estão localizados no palato e gengiva, podendo ser *in situ* ou múltiplas lesões invasivas com bordas irregulares e

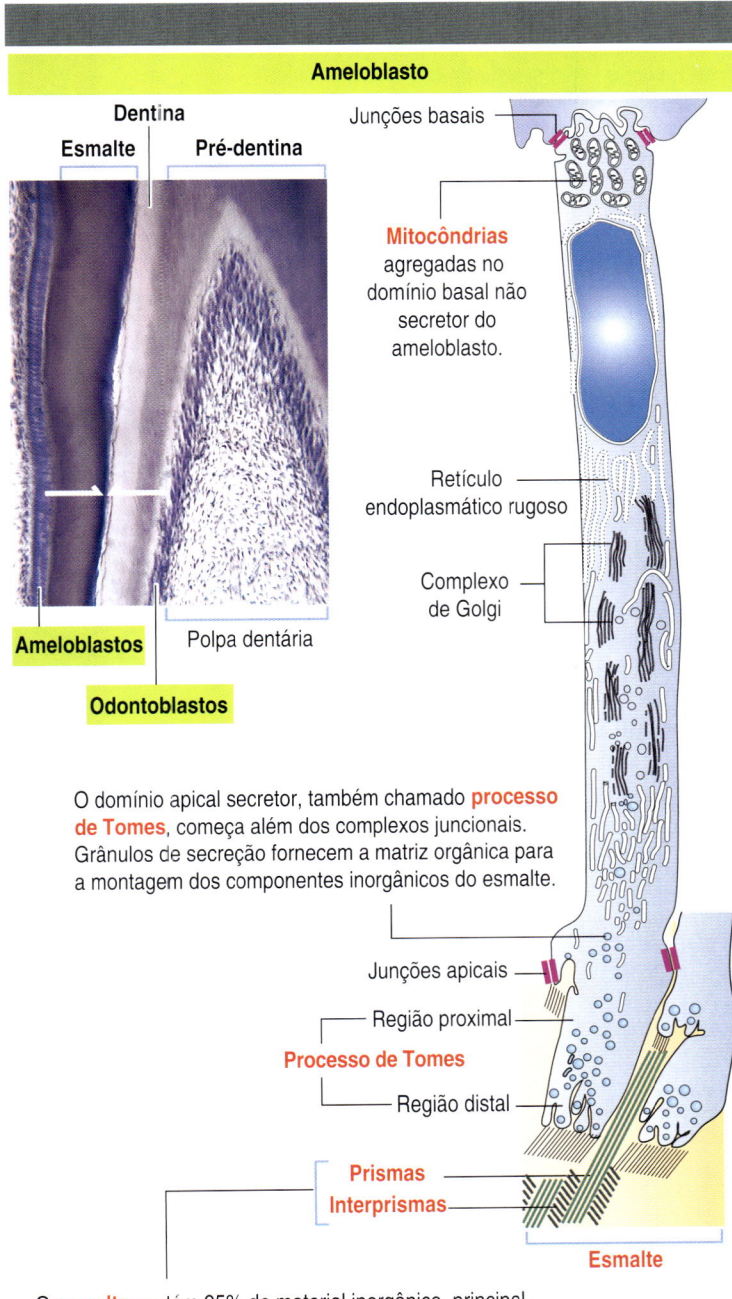

Ameloblasto

Dentina — Junções basais

Esmalte — Pré-dentina

Mitocôndrias agregadas no domínio basal não secretor do ameloblasto.

Retículo endoplasmático rugoso

Complexo de Golgi

Ameloblastos — Polpa dentária

Odontoblastos

O domínio apical secretor, também chamado **processo de Tomes**, começa além dos complexos juncionais. Grânulos de secreção fornecem a matriz orgânica para a montagem dos componentes inorgânicos do esmalte.

Junções apicais

Região proximal

Processo de Tomes

Região distal

Prismas

Interprismas

Esmalte

O **esmalte** contém 95% de material inorgânico, principalmente cristais de hidroxiapatita, e 5% de material orgânico. O esmalte consiste em: 1. Pilhas verticais de **prisma de esmalte**. 2. **Regiões interprismáticas** entre os prismas.

ulceradas. A maioria dos melanomas é detectada em um estágio avançado.

3. **Linfomas não Hodgkin** são observados no tecido linfoide associado à mucosa (anel de Waldeyer) em pacientes com infecção pelo HIV. O vírus Epstein-Barr é frequentemente detectado nas lesões.

4. O **sarcoma de Kaposi** é observado no palato e gengiva na forma de lesões maculares ou nodulares associadas à localização cutânea. A lesão consiste na proliferação das células endoteliais dos vasos sanguíneos. Os espaços vasculares são revestidos por células alongadas que expressam o antígeno CD34 e que apresentam uma atipia nuclear moderada. Existe uma correlação clínica com a infecção pelo HIV.

5. Os **tumores neurais** incluem o **schwannoma**, um tumor encapsulado contendo células de Schwann; **neurofibromas** únicos ou múltiplos, que também são formados pelas células de Schwann, mas não limitados por uma cápsula; e **neuroma traumático**, geralmente presente na língua.

Organização geral do tubo digestório

Estudamos cada segmento do tubo digestório ou alimentar separadamente, mas é importante discutir, inicialmente, a organização geral do tubo para entender as diferenças regionais e o conceito de que cada segmento não funciona como uma unidade independente.

Começaremos pelas características histológicas gerais que indicam que, exceto pela cavidade oral, o tubo digestório apresenta uma organização histológica uniforme.

Entretanto, essa organização tem características distintas e variações estruturais significativas que refletem atividades funcionais específicas.

Depois da cavidade oral, o tubo digestório é diferenciado em quatro órgãos principais: esôfago, estômago, intestino delgado e intestino grosso. Cada um desses quatro órgãos é formado por quatro camadas concêntricas (Figura 15.7):

1. A **mucosa**, voltada para o lúmen.
2. A **submucosa**.
3. A **muscular**.
4. A **adventícia** ou **serosa**.

A mucosa apresenta três componentes:

1. Um **epitélio de revestimento**.
2. Uma **lâmina própria** subjacente, que consiste em um tecido conjuntivo frouxo vascularizado.
3. Uma fina camada de músculo liso, a **muscular da mucosa**.

Nódulos linfáticos e células imunocompetentes espalhadas (linfócitos, plasmócitos e macrófagos) estão presentes na lâmina própria. A lâmina própria dos intestinos delgado e grosso é um local relevante das respostas imunológicas.

O epitélio de revestimento se invagina formando **glândulas**, que se estendem para a **lâmina própria** como **glândulas da mucosa** ou até a **submucosa** como **glândulas da submucosa**.

Além disso, **ductos** transportam as secreções do fígado e pâncreas até a parede do tubo digestório (duodeno) em direção ao seu lúmen.

No estômago e no intestino delgado, as camadas mucosa e submucosa estendem-se até o lúmen como dobras, chamadas **rugas** e **pregas**, respectivamente.

Em outros locais, a mucosa sozinha se estende para o lúmen como projeções semelhantes a dedos, ou **vilosidades**. As **glândulas da mucosa aumentam a capacidade secretora**, enquanto as **vilosidades aumentam a capacidade absortiva do tubo digestório**.

Figura 15.7 Organização geral do tubo digestório.

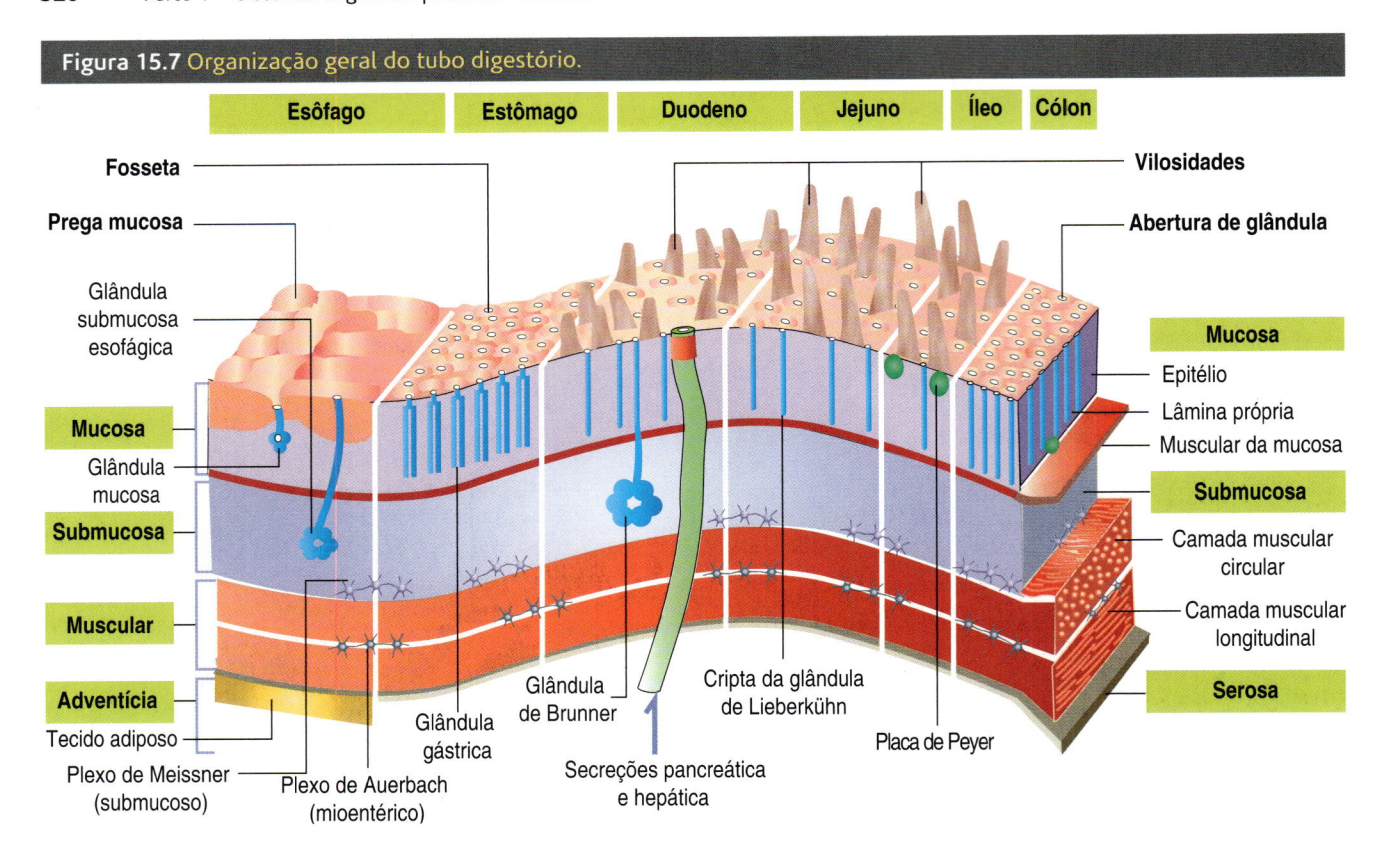

As glândulas estão presentes apenas na submucosa do esôfago e duodeno.

Como já se pode observar, a **mucosa** apresenta variações significativas entre os segmentos do trato digestório.

A submucosa consiste em um tecido conjuntivo denso não modelado com grandes vasos sanguíneos, vasos linfáticos e nervos que se ramificam para a mucosa e muscular.

A **muscular** contém duas camadas de músculo liso: fibras musculares lisas da camada interna estão dispostas em torno do lúmen (camada circular); as fibras da camada externa estão dispostas ao longo do tubo (camada longitudinal).

A contração das fibras musculares lisas da camada circular reduz o lúmen; a contração das fibras da camada longitudinal reduz o comprimento do tubo. Fibras musculares esqueléticas estão presentes na porção superior do esôfago e no esfíncter anal.

A camada **adventícia** do tubo digestório é formada por tecido conjuntivo frouxo. Quando o tubo digestório é suspenso pelo mesentério ou prega peritoneal, a adventícia é coberta por um **mesotélio** (**epitélio simples pavimentoso**), formando a **serosa**, ou membrana serosa. O esôfago, circundado pelo tecido adiposo do mediastino, é uma exceção.

Microvasculatura do estômago

Continuamos nossa discussão analisando em detalhes a **microvasculatura do estômago** (Figura 15.8) devido a sua importância na **doença de úlcera péptica** (**DUP**) e nas **úlceras por estresse** do estômago (Boxe 15.A).

Vasos sanguíneos e linfáticos e nervos chegam à parede do tubo digestório através do mesentério ou dos tecidos que o cercam. Após entrar na parede do estômago, as artérias organizam três redes arteriais:

1. O **plexo subseroso**.
2. O **plexo intramuscular**.
3. O **plexo submucoso**.

Alguns ramos dos plexos vasculares correm longitudinalmente na muscular e na submucosa; outros ramos estendem-se perpendicularmente para a mucosa e a muscular.

Na mucosa, as **arteríolas** derivadas do plexo submucoso suprem um leito de **capilares fenestrados** em torno das glândulas gástricas, apresentando anastomoses laterais entre si.

A natureza fenestrada dos capilares facilita o fornecimento de bicarbonato para proteger as células epiteliais superficiais contra dano pelo ácido clorídrico.

Vênulas coletoras descem da mucosa até a submucosa como veias, saem do tubo digestório através do mesentério, drenando para a veia esplênica e a veia mesentérica superior.

As veias mesentéricas drenam para a veia porta, que leva ao fígado.

Sistema nervoso entérico (SNE)

O tubo digestório é inervado pelo **sistema nervoso autônomo** (**SNA**).

Figura 15.8 Microcirculação gástrica.

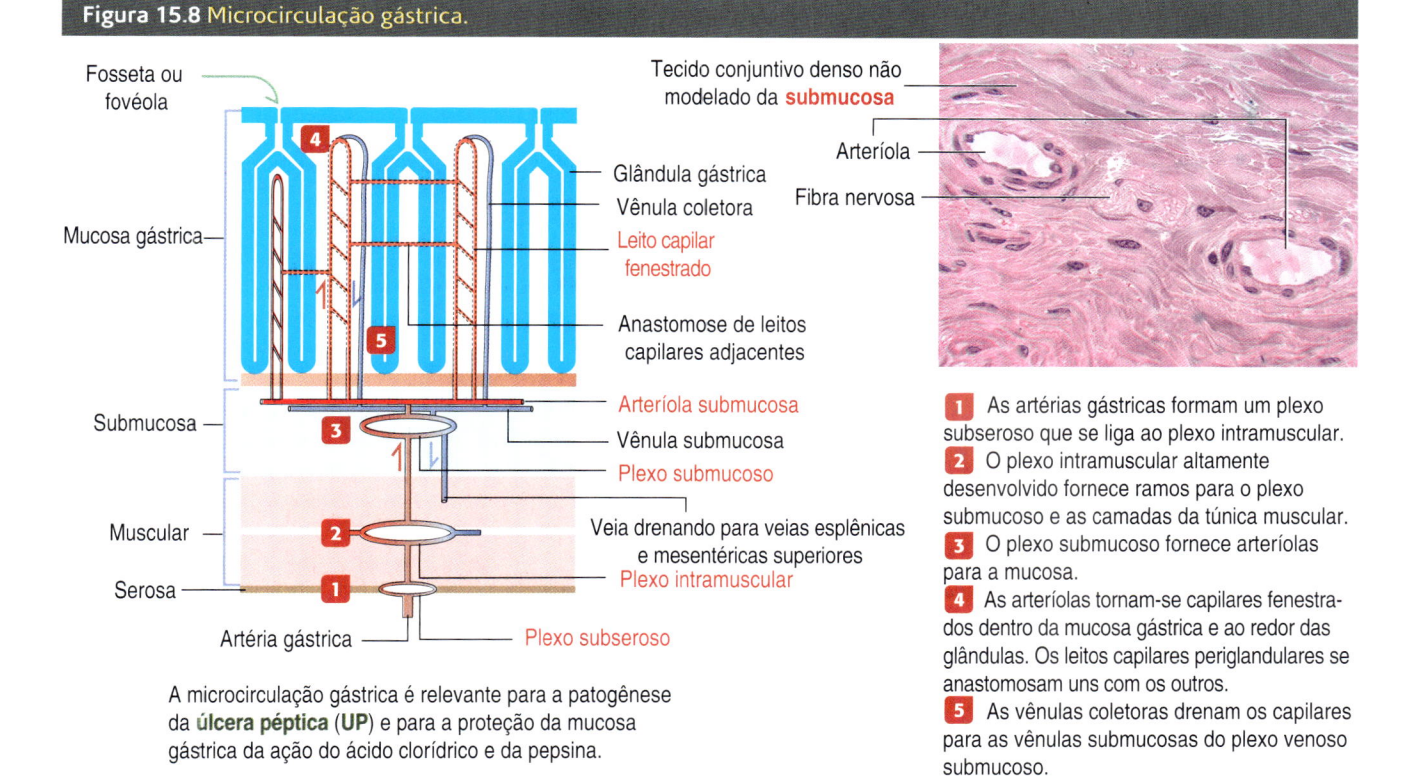

1 As artérias gástricas formam um plexo subseroso que se liga ao plexo intramuscular.
2 O plexo intramuscular altamente desenvolvido fornece ramos para o plexo submucoso e as camadas da túnica muscular.
3 O plexo submucoso fornece arteríolas para a mucosa.
4 As arteríolas tornam-se capilares fenestrados dentro da mucosa gástrica e ao redor das glândulas. Os leitos capilares periglandulares se anastomosam uns com os outros.
5 As vênulas coletoras drenam os capilares para as vênulas submucosas do plexo venoso submucoso.

A microcirculação gástrica é relevante para a patogênese da **úlcera péptica** (**UP**) e para a proteção da mucosa gástrica da ação do ácido clorídrico e da pepsina.

O SNA é formado por um **componente extrínseco** (inervação simpática e parassimpática) e um **componente intrínseco,** o **sistema nervoso entérico** (**SNE**) (Figura 15.9). As fibras nervosas **simpáticas** originam-se na medula espinal torácica e lombar. As fibras nervosas **parassimpáticas** originam-se no núcleo motor dorsal vagal do bulbo. As fibras **sensoriais viscerais** originam-se dos gânglios da raiz dorsal espinal.

O SNE é grande e complexo, e exclusivamente projetado para controlar as funções gastrintestinais independentemente do sistema nervoso central.

O **SNE** é representado por dois circuitos neuronais distintos interligados, formados por neurônios sensoriais e motores conectados por interneurônios (ver Figura 15.9):

1. O **plexo submucoso de Meissner**, presente na **submucosa**.
2. O **plexo mioentérico de Auerbach**, localizado **entre as camadas circular interna e longitudinal externa da túnica muscular**.

Os neurônios e interneurônios dos plexos dão origem a axônios que se ramificam, formando as redes conectadas ao SNA simpático e parassimpático extrínseco.

Os plexos de Auerbach e Meissner recebem **axônios pré-ganglionares** dos **neurônios parassimpáticos** e **axônios pós-ganglionares** dos **neurônios simpáticos**. O SNE possibilita que o tubo digestório responda a estímulos locais e a sinais provenientes dos nervos extrínsecos do SNA.

As redes extrínseca e intrínseca (entérica) integradas regulam e controlam as seguintes funções:

1. **Contrações peristálticas da camada muscular e movimentos da muscular da mucosa**.
2. **Atividades secretoras das glândulas da mucosa e submucosa**.

O estímulo das **fibras nervosas parassimpáticas pré-ganglionares** (**terminações colinérgicas**) da camada muscular causa um **aumento da motilidade**, assim como da atividade secretora glandular. O estímulo das **fibras nervosas simpáticas pós-ganglionares**

Boxe 15.A Úlcera péptica (UP).

- A microcirculação desempenha um papel importante na proteção da integridade da mucosa gástrica. A falha nesse mecanismo protetor, incluindo a secreção de muco e bicarbonato, possibilita a ação destrutiva do ácido clorídrico e da pepsina e infecção por *Helicobacter pylori,* levando a úlcera péptica (UP)

- A úlcera péptica é caracterizada por perda parcial ou total da superfície da mucosa do estômago ou duodeno, ou de ambos. O controle do pH intragástrico com inibidores da bomba de prótons é a base do tratamento

- Um rico suprimento sanguíneo para a mucosa gástrica apresenta um significado considerável na compreensão do sangramento associado às úlceras de estresse. Úlceras de estresse são erosões superficiais da mucosa gástrica observadas após traumatismo ou doença grave e após o uso prolongado de anti-inflamatórios não esteroides e corticosteroides. Na maioria dos casos, as úlceras de estresse são detectadas apenas quando causam sangramento grave e dor localizada.

Figura 15.9 Sistema nervoso entérico.

Sistema nervoso entérico (SNE)

Núcleo — **Neurônio** — Axônios   **Células musculares lisas**

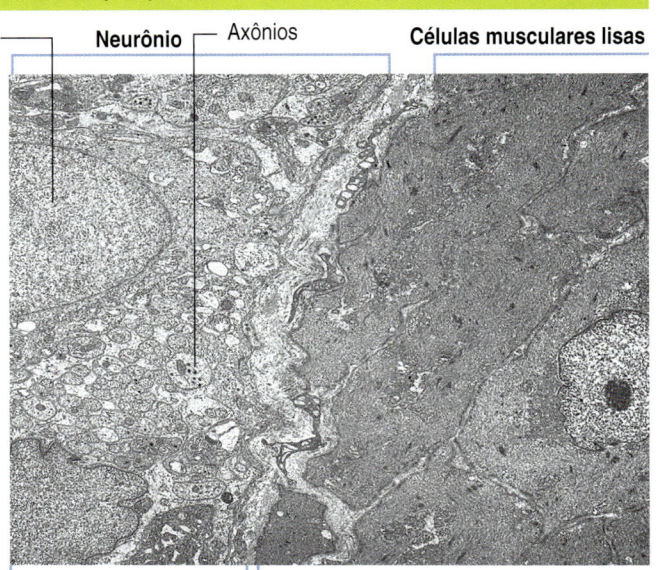

Plexo mioentérico de Auerbach | Camada muscular interna (circular). Células musculares lisas adjacentes são eletricamente acopladas e contraem sincronicamente quando estimuladas

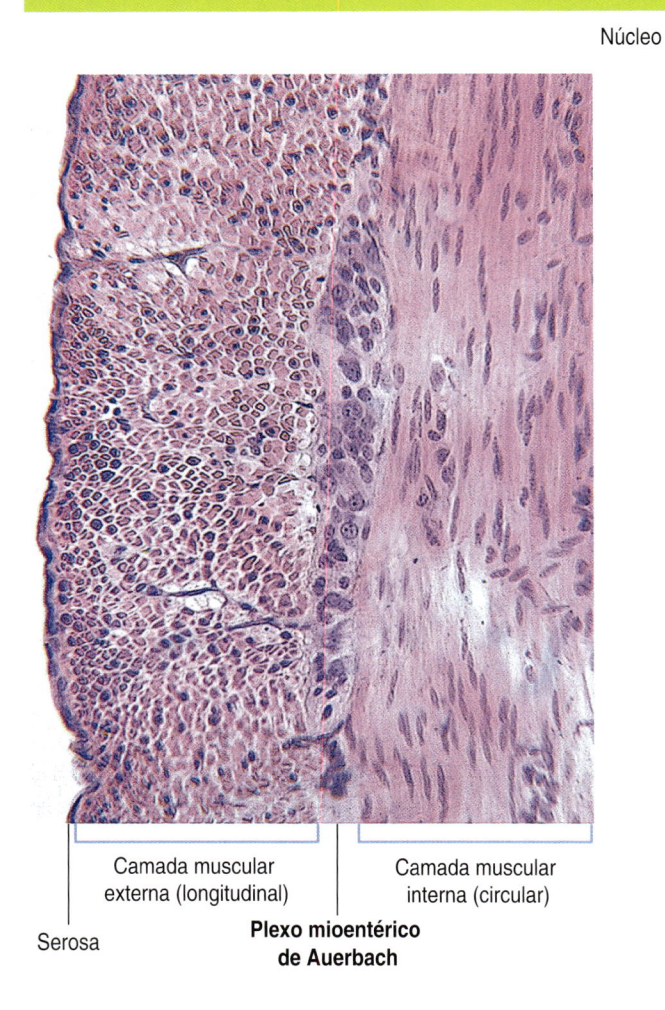

Camada muscular externa (longitudinal) | Camada muscular interna (circular)

Serosa

Plexo mioentérico de Auerbach

O SNE é representado no tubo alimentar por duas redes neuronais distintas e interconectadas: o **plexo mioentérico de Auerbach** (localizado entre as camadas musculares, circular e longitudinal, que inerva as fibras musculares) e o **plexo submucoso de Meissner** (encontrado na submucosa, próximo da camada muscular interna e inervando as glândulas secretoras).

Os dois plexos estão ligados por axônios e consistem em neurônios sensoriais e motores conectados por interneurônios. Embora funcionem independentemente do sistema nervoso central (SNC), são regulados por fibras pré-ganglionares de neurônios parassimpáticos dos nervos vago e pélvico e fibras pós-ganglionares dos neurônios simpáticos da medula espinal e gânglios pré-vertebrais (ver anteriormente as relações SNE-simpático-parassimpático-visceral).

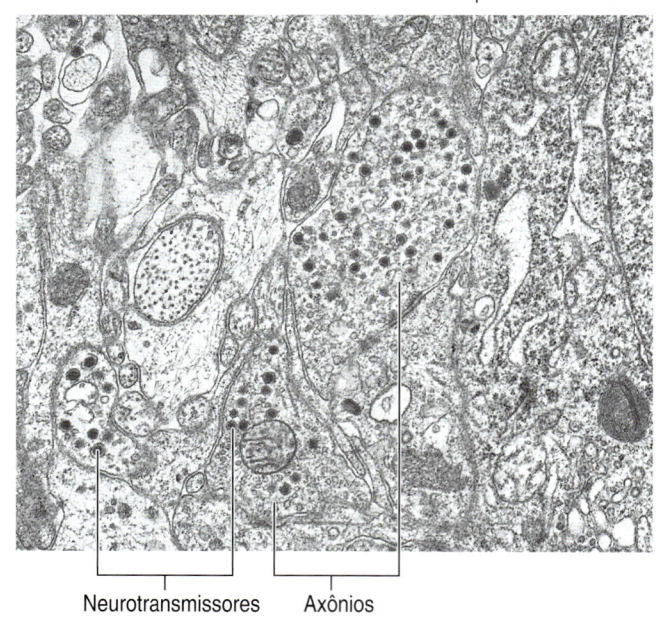

Neurotransmissores   Axônios

Alguns dos neurotransmissores químicos encontrados nos nervos entéricos incluem a **acetilcolina** (excitatória); os dois principais neurotransmissores inibidores, o **óxido nítrico** e o **peptídio intestinal vasoativo** (**PIV**); e as **taquicininas** (como a substância P). A **serotonina** e a **somatostatina** são produtos dos interneurônios.

(**terminações adrenérgicas**) nas células musculares lisas causa **redução da motilidade**.

Esôfago

O esôfago é um tubo muscular que liga a faringe ao estômago. Ele passa pelo tórax, cruza o diafragma e entra no estômago.

Quando o hiato esofágico no diafragma não fecha inteiramente durante o desenvolvimento, uma **hérnia de hiato** possibilita que uma parte do estômago se mova para a cavidade torácica. Na **hérnia hiatal deslizante**, o estômago projeta-se através do hiato diafragmático, normalmente ocupado pela parte inferior do esôfago.

As contrações da camada muscular impulsionam o alimento para baixo ao longo do esôfago em aproximadamente 2 segundos. Nessa velocidade, as mudanças na pressão e no volume dentro do tórax são mínimas. Não ocorre interrupção da respiração e da circulação cardiovascular.

A **mucosa** esofágica é formada por um **epitélio estratificado pavimentoso** que recobre a lâmina própria com numerosas papilas de tecido conjuntivo (Figura 15.10). A **muscular da mucosa** não está presente na porção superior do esôfago, mas se torna organizada próximo ao estômago. No esôfago não distendido, a mucosa e a submucosa formam **pregas longitudinais** que dão ao lúmen um contorno irregular.

Conforme o bolo alimentar desce pelo esôfago, as pregas desaparecem transitoriamente para depois serem restauradas pela retração das fibras elásticas da submucosa.

A **submucosa** contém uma rede de fibras colágenas e elásticas e diversos vasos sanguíneos pequenos.

Figura 15.10 Esôfago.

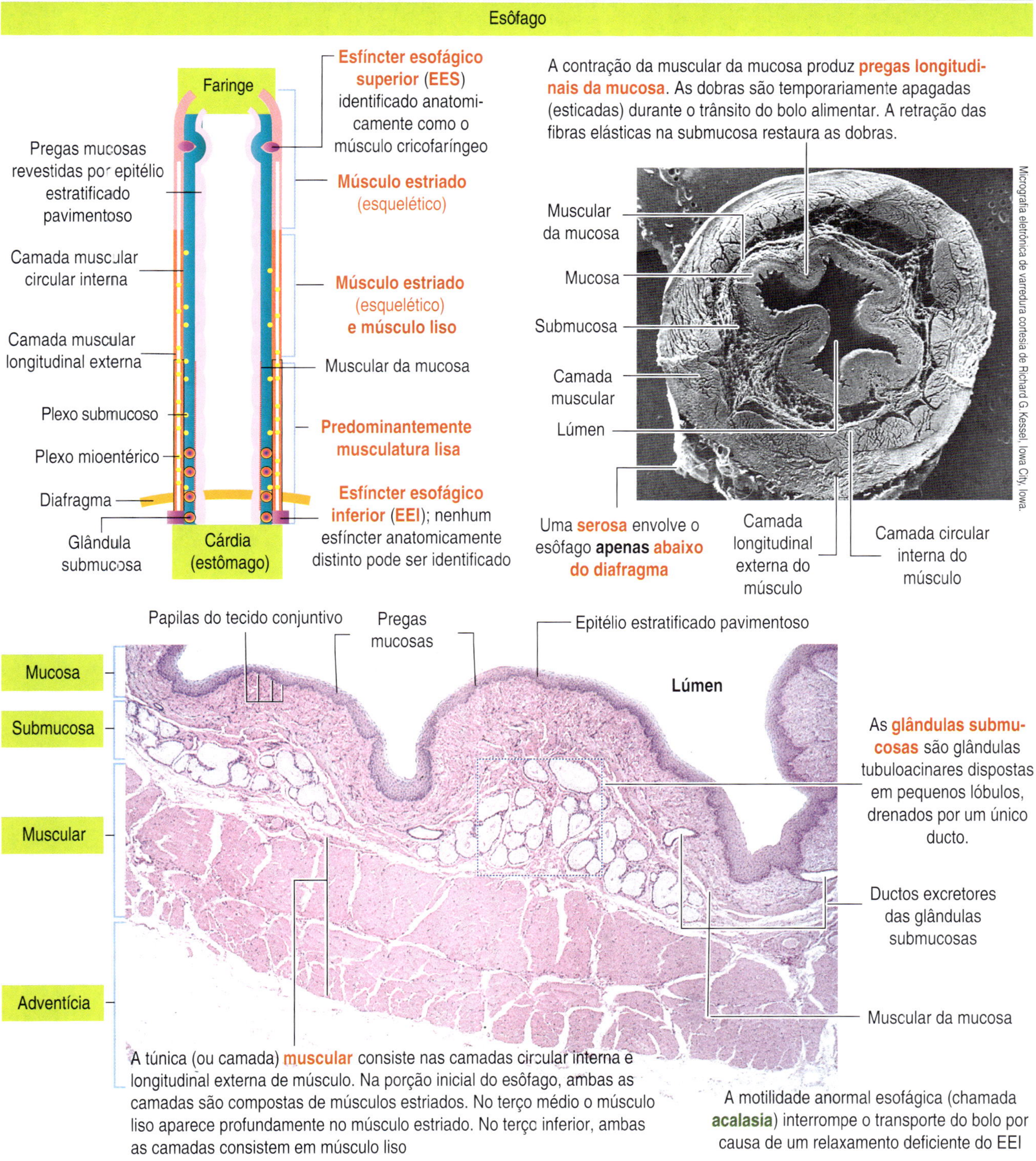

Esôfago

A contração da muscular da mucosa produz **pregas longitudinais da mucosa**. As dobras são temporariamente apagadas (esticadas) durante o trânsito do bolo alimentar. A retração das fibras elásticas na submucosa restaura as dobras.

Micrografia eletrônica de varredura cortesia de Richard G. Kessel, Iowa City, Iowa.

A túnica (ou camada) **muscular** consiste nas camadas circular interna e longitudinal externa de músculo. Na porção inicial do esôfago, ambas as camadas são compostas de músculos estriados. No terço médio o músculo liso aparece profundamente no músculo estriado. No terço inferior, ambas as camadas consistem em músculo liso

As **glândulas submucosas** são glândulas tubuloacinares dispostas em pequenos lóbulos, drenados por um único ducto.

A motilidade anormal esofágica (chamada **acalasia**) interrompe o transporte do bolo por causa de um relaxamento deficiente do EEI

Na terminação inferior do esôfago, os **plexos venosos submucosos** drenam tanto para o sistema venoso sistêmico como também para o sistema venoso porta.

Um aumento na pressão no sistema venoso porta, causado por doença hepática crônica, resulta na dilatação dos seios venosos submucosos, formando **varizes esofágicas**.

A ruptura das varizes ou ulceração da mucosa que as recobre pode produzir hemorragia para o esôfago e estômago, frequentemente causando vômito (**hematêmese**).

O esôfago contém **glândulas mucosas** e **submucosas**. Sua função é produzir continuamente uma fina camada de muco que lubrifica a superfície do epitélio.

As **glândulas tubulares da mucosa**, presentes na lâmina própria, são semelhantes às glândulas cárdicas do estômago e são chamadas **glândulas cárdicas esofágicas**.

As **glândulas tubuloacinares da submucosa**, localizadas na submucosa imediatamente abaixo da muscular da mucosa, são organizadas em pequenos lóbulos, drenados por um único ducto.

Os ácinos são revestidos por dois tipos de células secretoras: **mucosas** e **serosas**, esta última com grânulos secretores que contêm lisozima.

A composição das camadas circunferencial (ou circular) interna e longitudinal externa da **camada muscular** apresenta **variações dependentes do segmento**.

No **terço superior** do esôfago, ambas as camadas são compostas de **músculo estriado**.

No **terço médio, podem ser observadas fibras musculares lisas na porção mais profunda do músculo estriado**. No **terço inferior**, as duas camadas da muscular contêm **células musculares lisas**.

O esôfago apresenta **dois esfíncteres**:
1. O **esfíncter esofágico superior** (**EES**), ou **esfíncter cricofaríngeo**, definido anatomicamente.
2. O **esfíncter esofágico inferior** (**EEI**), ou **esfíncter gastresofágico**, definido funcionalmente.

O **EES** participa do início da deglutição. O **EEI previne o refluxo do conteúdo gástrico para o esôfago** (Boxe 15.B).

Os movimentos envolvidos na deglutição são coordenados pelos nervos dos troncos simpáticos cervical e torácico, formando plexos na submucosa e entre as camadas interna e externa da camada muscular.

Boxe 15.B Refluxo gastresofágico (RGE).

- O epitélio estratificado pavimentoso de revestimento do esôfago na zona de transformação epitelial pode ser substituído na porção inferior por um epitélio colunar, pouco resistente, semelhante ao do estômago. Esse processo, conhecido como esôfago de Barrett ou metaplasia, pode dar origem a uma ulceração esofágica, estenose e adenocarcinoma. O refluxo gastresofágico (RGE) causa inflamação ou ulceração crônica e dificuldade de deglutição (disfagia)

- O RGE e a úlcera péptica na porção intratorácica do estômago e parte inferior do esôfago levam à dificuldade de deglutição e à sensação de ter um nódulo na garganta. Essa condição, comumente observada em pacientes de atendimento familiar, acomete mulheres jovens e de meia-idade em particular.

Estômago

O estômago estende-se do esôfago até o duodeno. O epitélio do esôfago muda de estratificado pavimentoso para simples colunar na **junção gastresofágica**.

A muscular da mucosa do esôfago é contínua à do estômago. Entretanto, a submucosa não apresenta uma linha de demarcação clara e as glândulas gástricas da parte cárdica do estômago podem se estender sob o epitélio estratificado pavimentoso e entrar em contato com as glândulas cárdicas esofágicas.

Reconhecem-se quatro regiões anatômicas no estômago (Figura 15.11):
1. **Cárdia**, uma zona com 2 a 3 cm de largura que cerca a abertura esofágica.
2. **Fundo**, projetando-se para a esquerda da abertura do esôfago.
3. **Corpo**, uma região central extensa.
4. **Antro pilórico** (do grego, *pyloros*, porteiro), que termina no orifício gastroduodenal.

A parede do estômago consiste em:
1. Mucosa, que abriga as glândulas cárdicas, gástricas e pilóricas.
2. Submucosa, separada da mucosa pela muscular da mucosa.
3. Muscular contendo músculo liso.
4. Serosa.

O estômago vazio apresenta pregas, ou **rugas**, na mucosa gástrica, cobertas por **fossetas ou fovéolas gástricas** (ou criptas) (ver Figura 15.11). A **mucosa** contém tecido conjuntivo frouxo, chamado **lâmina própria**, circundando as glândulas cárdicas, gástricas e pilóricas.

As glândulas da **região da cárdia** são **tubulares**, com uma **extremidade em espiral** e uma **abertura contínua às fossetas gástricas**. Um epitélio que secreta muco reveste as glândulas cárdicas. Uma **barreira de mucosa gástrica**, produzida pelas **células mucosas superficiais**, protege a superfície da mucosa gástrica. As células mucosas da superfície gástrica contêm grânulos apicais positivos para o ácido periódico-Schiff (PAS) e estão interligadas por junções de oclusão apicais.

As **glândulas fúndicas e do corpo** (chamadas **glândulas gástricas**) têm uma organização complexa e propriedades funcionais que discutiremos em detalhes adiante.

As **glândulas pilóricas** diferem das glândulas cárdicas e gástricas da seguinte maneira:
1. As fossetas, ou fovéolas, gástricas são mais profundas e estendem-se até a metade da mucosa.
2. As glândulas pilóricas apresentam um lúmen maior e são altamente ramificadas. O tipo de célula epitelial predominante na glândula pilórica é uma célula secretora de muco semelhante às células mucosas do colo das glândulas gástricas. A célula secreta muco e grânulos contendo **lisozima**, uma enzima lítica para as bactérias.

Células enteroendócrinas, especialmente as **células G secretoras de gastrina**, são abundantes na região

Figura 15.11 Estômago.

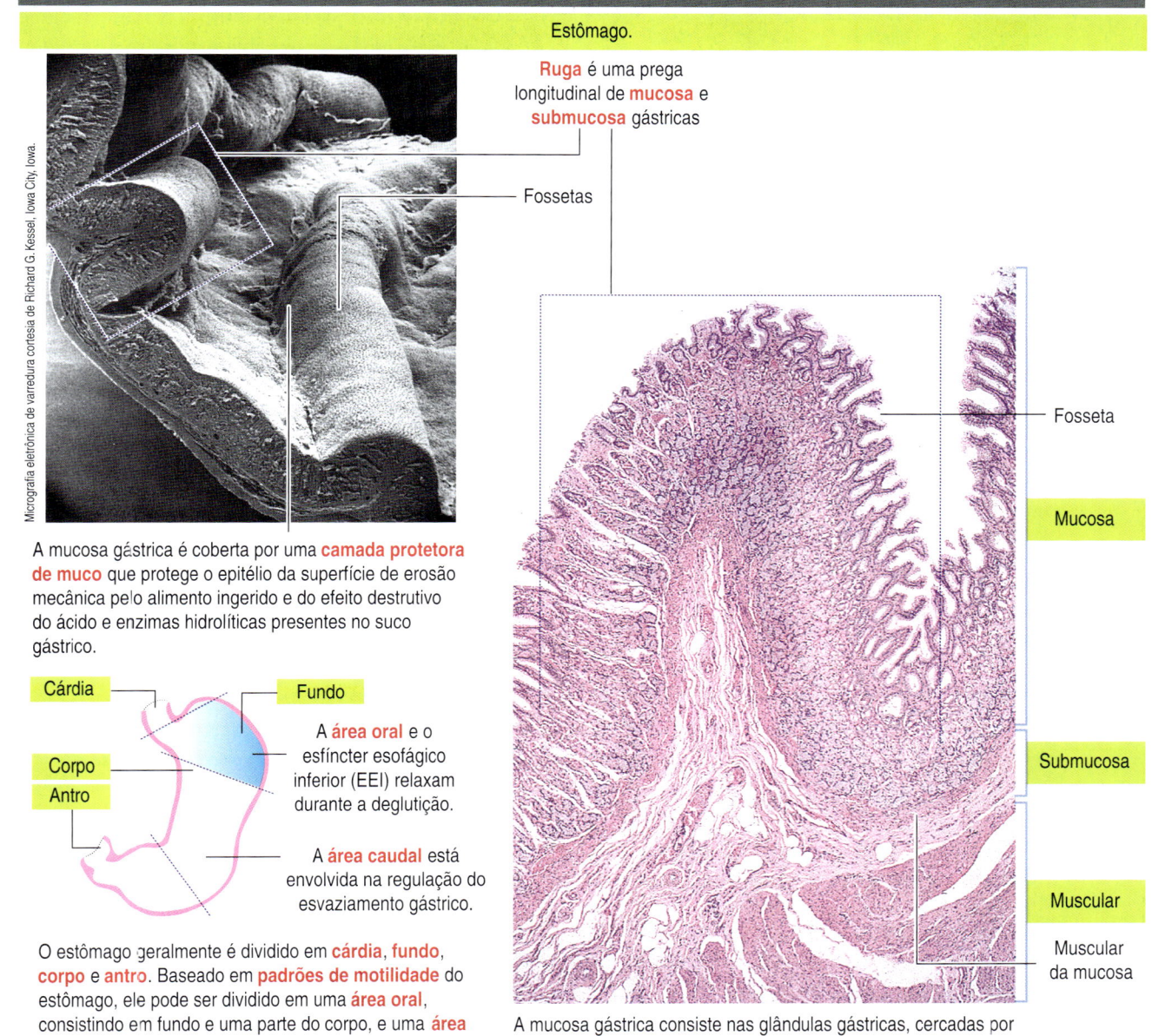

Estômago.

Ruga é uma prega longitudinal de **mucosa** e **submucosa** gástricas

Fossetas

Fosseta

Mucosa

Submucosa

Muscular

Muscular da mucosa

Micrografia eletrônica de varredura cortesia de Richard G. Kessel, Iowa City, Iowa.

A mucosa gástrica é coberta por uma **camada protetora de muco** que protege o epitélio da superfície de erosão mecânica pelo alimento ingerido e do efeito destrutivo do ácido e enzimas hidrolíticas presentes no suco gástrico.

Cárdia

Fundo

A **área oral** e o esfíncter esofágico inferior (EEI) relaxam durante a deglutição.

Corpo

Antro

A **área caudal** está envolvida na regulação do esvaziamento gástrico.

O estômago geralmente é dividido em **cárdia**, **fundo**, **corpo** e **antro**. Baseado em **padrões de motilidade** do estômago, ele pode ser dividido em uma **área oral**, consistindo em fundo e uma parte do corpo, e uma **área caudal**, formada pela porção distal do corpo e o antro.

A mucosa gástrica consiste nas glândulas gástricas, cercadas por uma lâmina própria que contém capilares e a muscular da mucosa.

do antro pilórico. A lâmina própria apresenta nódulos linfoides.

A lâmina própria da mucosa contém fibras reticulares e colágenas; as fibras elásticas são raras. Os componentes celulares da lâmina própria incluem fibroblastos, linfócitos, mastócitos, eosinófilos e alguns plasmócitos. A muscular da mucosa pode projetar feixes delgados de células musculares na mucosa para facilitar a liberação de secreções a partir das glândulas gástricas.

A **submucosa** consiste em tecido conjuntivo denso não modelado no qual são abundantes fibras colágenas e elásticas.

Como vimos anteriormente, a microvascularização da mucosa e submucosa do estômago é formada por numerosas arteríolas, plexos venosos e vasos linfáticos.

Há também a presença de corpos celulares e fibras nervosas do **plexo submucoso de Meissner**.

A **camada muscular** (ou **muscular externa**) do estômago é formada por três camadas mal definidas de músculo liso orientado nas direções circular, oblíqua e longitudinal. No nível do antro pilórico distal, a camada circular de músculo se espessa formando o **esfíncter pilórico** anular.

A contração da camada muscular está sob controle dos plexos de nervos autônomos localizados entre as camadas musculares (plexo mioentérico de Auerbach).

A **função do estômago é homogeneizar e processar quimicamente o alimento semissólido deglutido**. As contrações da parede muscular do estômago, o ácido e enzimas secretadas pela mucosa gástrica contribuem para essa função. Depois que o alimento é transformado em um líquido espesso, ele é liberado gradualmente no duodeno.

Com base nas funções de motilidade, o estômago pode ser dividido em duas regiões principais:

1. A **porção oral**, formada pelo fundo e parte do corpo.
2. A **porção caudal**, compreendendo a região distal do corpo e o antro.

Durante a deglutição, a região oral do estômago e o EEI relaxam para acomodar o material ingerido. O tônus da muscular da mucosa ajusta-se ao volume do órgão sem aumentar a pressão no lúmen.

A contração da porção caudal do estômago mistura e impulsiona o conteúdo gástrico para a junção gastroduodenal. A maior parte do conteúdo sólido é impulsionada de volta (**retropropulsão**) para o corpo principal do estômago devido ao fechamento do antro distal. Líquidos são esvaziados mais rapidamente.

A retropropulsão determina a mistura e a dissociação mecânica de partículas sólidas. Quando o suco gástrico é esvaziado no duodeno, ondas peristálticas da porção oral para a caudal do estômago impulsionam o conteúdo coordenadamente com o relaxamento do esfíncter pilórico.

A **serosa** é formada por um tecido conjuntivo frouxo e vasos sanguíneos do plexo subseroso.

Região da cárdia do estômago

As glândulas da região da cárdia são **tubulares** com uma **extremidade enovelada** e uma **abertura contínua às fossetas gástricas**. Um epitélio secretor de muco, com características semelhantes às do esôfago, reveste as glândulas cárdicas (Figura 15.12).

Observe que há uma transição do revestimento epitelial estratificado pavimentoso do esôfago para um epitélio simples secretor de muco da região da cárdia do estômago.

Essa transição abrupta é chamada **zona de transformação epitelial**.

Região fundo-corpo do estômago

As glândulas gástricas das regiões do fundo e do corpo são as que mais contribuem com o suco gástrico. Cerca de 15 milhões de glândulas gástricas abrem-se em 3,5 milhões de fossetas gástricas. De duas a sete glândulas gástricas abrem-se em uma única fosseta ou fovéola gástrica.

Uma glândula gástrica consiste em três regiões:

1. A **fosseta**, ou **fovéola**, revestida por células mucosas superficiais.
2. O **colo**, contendo células mucosas do colo, células-tronco mitoticamente ativas e algumas células parietais.
3. O **corpo**, que representa o maior comprimento da glândula. As porções superior e inferior do corpo

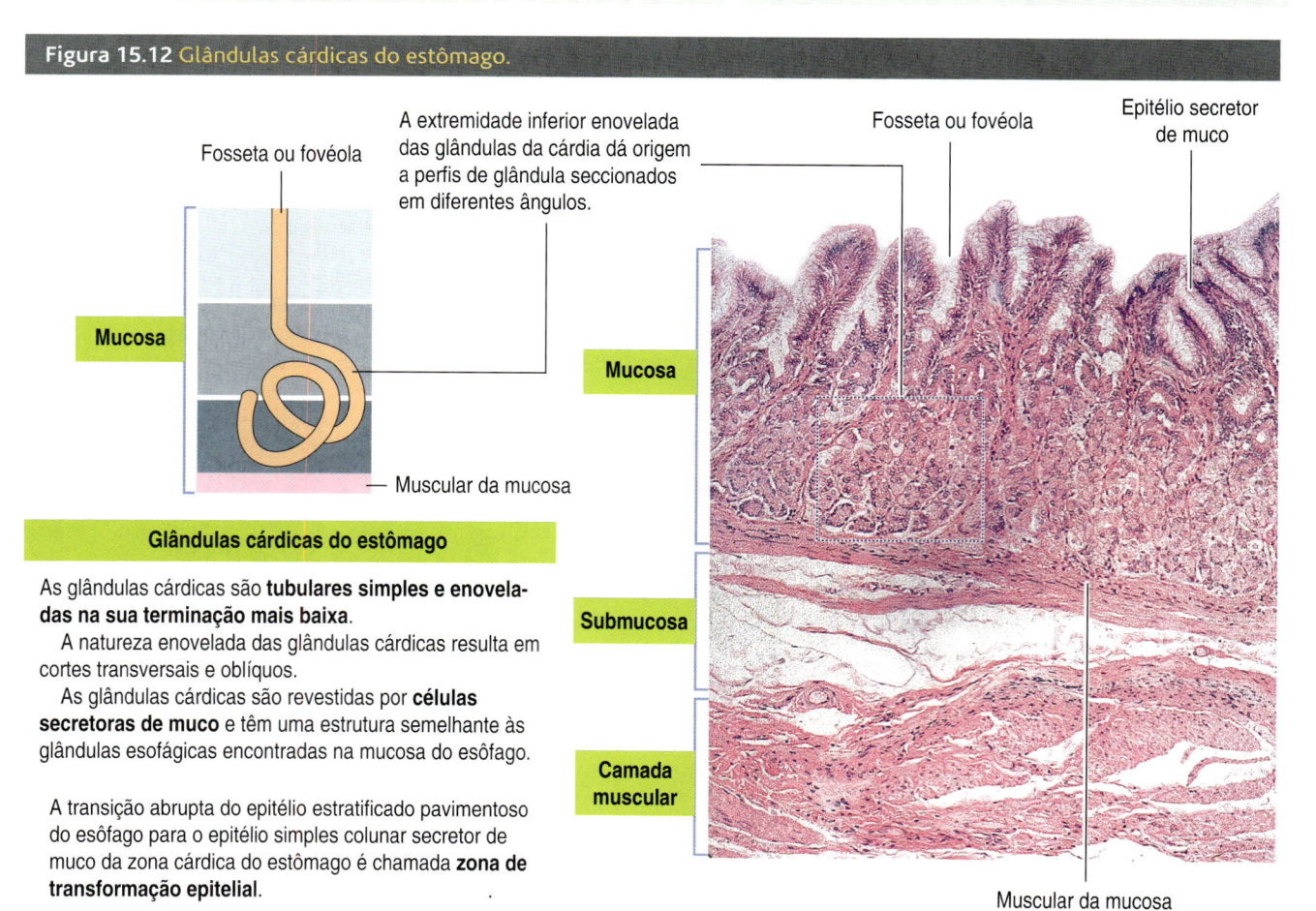

Figura 15.12 Glândulas cárdicas do estômago.

Fosseta ou fovéola

A extremidade inferior enovelada das glândulas da cárdia dá origem a perfis de glândula seccionados em diferentes ângulos.

Fosseta ou fovéola

Epitélio secretor de muco

Mucosa

Muscular da mucosa

Mucosa

Submucosa

Camada muscular

Muscular da mucosa

Glândulas cárdicas do estômago

As glândulas cárdicas são **tubulares simples e enoveladas na sua terminação mais baixa**.

A natureza enovelada das glândulas cárdicas resulta em cortes transversais e oblíquos.

As glândulas cárdicas são revestidas por **células secretoras de muco** e têm uma estrutura semelhante às glândulas esofágicas encontradas na mucosa do esôfago.

A transição abrupta do epitélio estratificado pavimentoso do esôfago para o epitélio simples colunar secretor de muco da zona cárdica do estômago é chamada **zona de transformação epitelial**.

contêm células diferentes revestindo a glândula gástrica.

As glândulas gástricas apresentam cinco tipos diferentes de células (Figuras 15.13 e 15.14):

1. **Células mucosas**, incluindo as células mucosas superficiais e as células mucosas do colo.
2. **Células principais**, também chamadas células pépticas.
3. **Células parietais**, também chamadas células oxínticas.
4. **Células-tronco**.
5. **Células gastroenteroendócrinas,** chamadas células enterocromafins devido à afinidade de coloração pelos sais do ácido crômico. Nós as discutiremos mais adiante neste capítulo.

A porção superior do corpo principal da glândula gástrica contém células parietais em abundância. As células principais e as células gastroenteroendócrinas predominam na porção inferior.

A mucosa gástrica da região do fundo-corpo apresenta duas classes de células produtoras de muco:

1. As **células mucosas da superfície**, que revestem as fossetas.
2. As **células mucosas do colo**, localizadas na abertura da glândula gástrica para a fosseta.

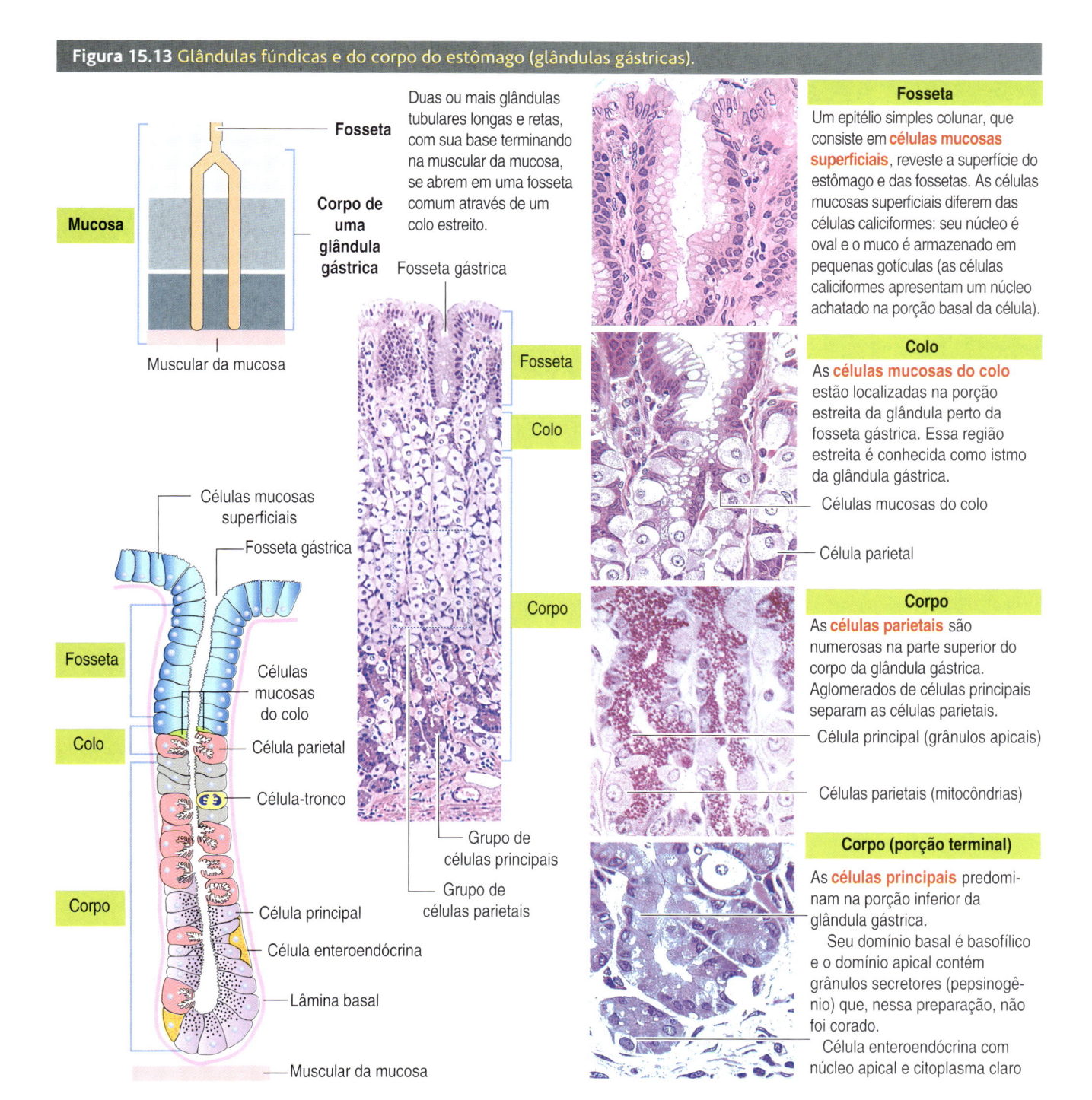

Figura 15.13 Glândulas fúndicas e do corpo do estômago (glândulas gástricas).

Figura 15.14 Glândulas fúndicas e do corpo do estômago (glândulas gástricas).

Lâmina própria   Células mucosas superficiais seccionadas em diferentes ângulos

Células mucosas superficiais

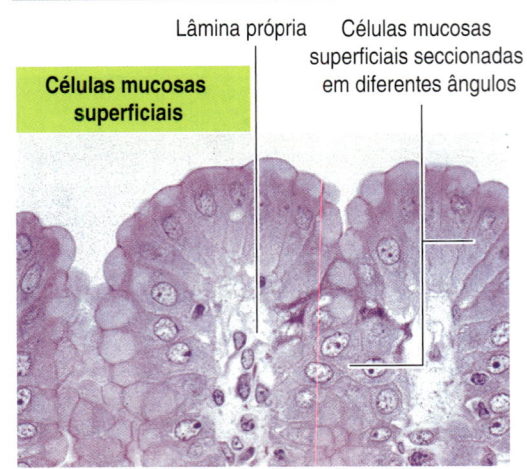

Grânulos apicais de muco   Mitocôndrias   Células mucosas superficiais

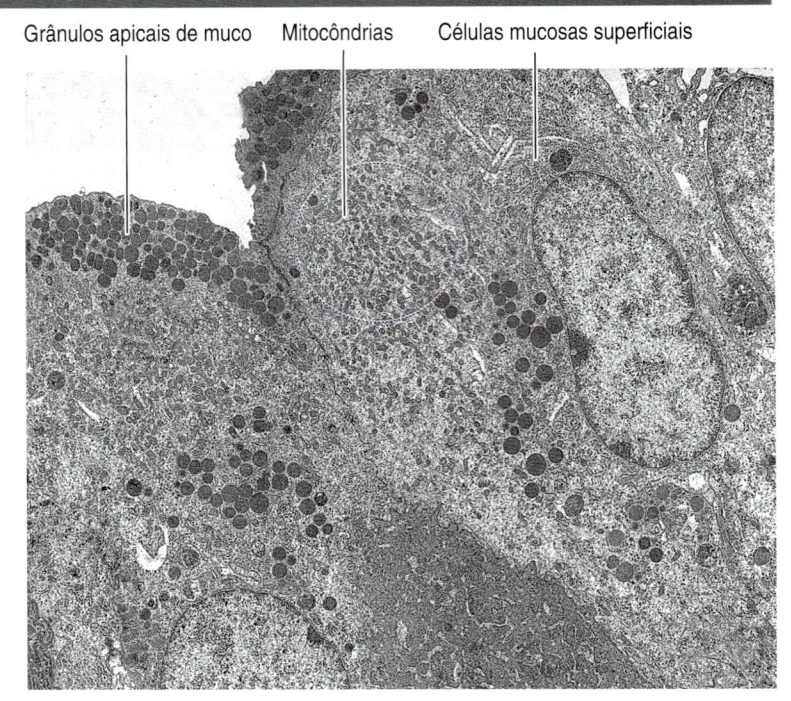

As células mucosas superficiais têm **grânulos apicais** contendo glicoproteínas (mucinas). As mucinas se combinam com a água na superfície da mucosa gástrica para formar um **gel protetor**. Além disso, **mitocôndrias** abundantes, juntamente com **anidrase carbônica**, contribuem para a formação de íons bicarbonato para aumentar o pH do gel protetor.

Células mucosas do colo   Fosseta gástrica

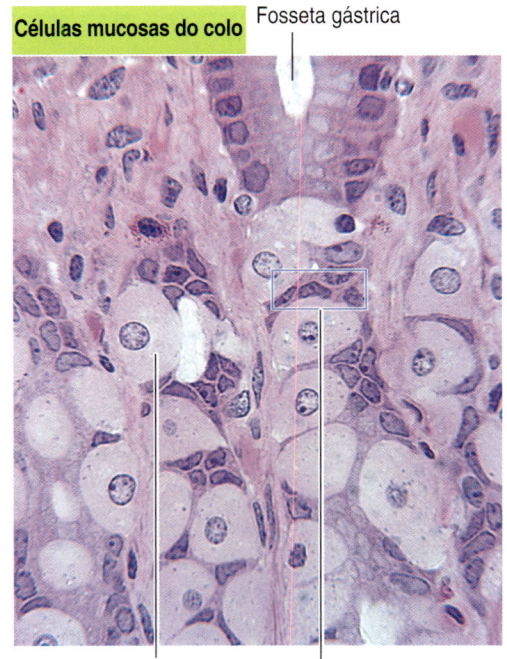

Células parietais   Células mucosas do colo

Lâmina própria   Células mucosas do colo   Célula parietal

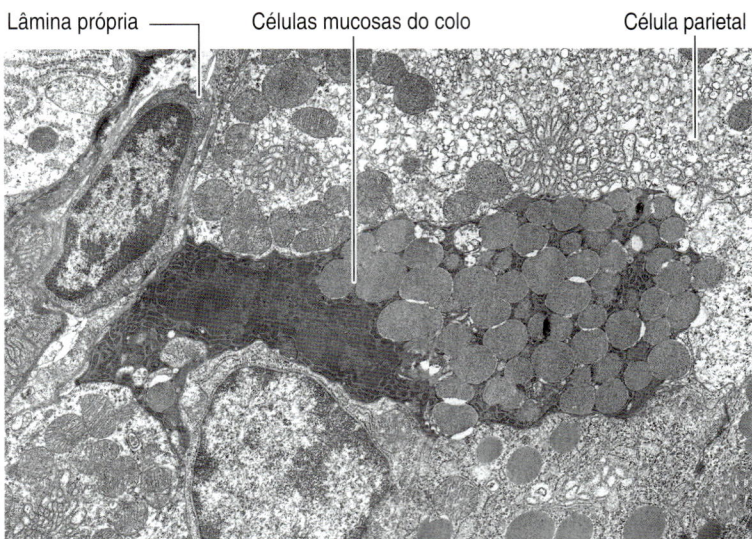

A estimulação do nervo vago e a acetilcolina aumentam a secreção de muco solúvel pelas células do colo, localizadas onde a glândula se abre para a fosseta.

De modo semelhante às mucinas produzidas pelas células mucosas superficiais, o muco solúvel se mistura com o quimo gástrico para lubrificar as superfícies glandular e mucosa.

Ambas as células produzem mucinas, glicoproteínas com massa molecular elevada. Uma camada de muco, contendo 95% de água e 5% de mucinas, forma um gel insolúvel que se liga à superfície da mucosa gástrica, formando uma barreira mucosa protetora de 100 μm de espessura. Essa cobertura de muco protetor aprisiona íons bicarbonato e neutraliza o microambiente adjacente à região apical das células mucosas da superfície para um pH alcalino.

Os íons Na^+, K^+ e Cl^- fazem parte da barreira protetora de muco. Pacientes com vômitos crônicos (Boxe 15.C) ou que são submetidos à aspiração contínua do suco gástrico requerem reposição intravenosa de NaCl, dextrose e K^+ para evitar acidose metabólica hipopotassêmica.

Células principais e células parietais

As **células principais** predominam no terço inferior da glândula gástrica. Elas não estão **presentes nas glândulas cárdicas e raramente são encontradas no antro pilórico**.

As células principais apresentam semelhança estrutural com as células zimogênicas do pâncreas exócrino:

a região basal do citoplasma contém um retículo endoplasmático rugoso extenso. Grânulos secretores contendo pepsinogênio (**grânulos de zimogênio**) são observados na região apical da célula (Figura 15.15).

O **pepsinogênio**, uma proenzima armazenada nos grânulos de zimogênio, é liberado no lúmen da glândula e convertido no ambiente ácido do estômago em **pepsina**, uma enzima proteolítica capaz de digerir a maioria das proteínas. A exocitose do pepsinogênio é rápida, sendo estimulada pela alimentação (após o jejum).

As **células parietais** predominam próximo ao colo e no segmento superior da glândula gástrica, estando ligadas às células principais por complexos juncionais.

As células parietais produzem o **ácido clorídrico** do suco gástrico e o **fator intrínseco**, uma glicoproteína que se liga à vitamina B_{12} (**Boxe 15.D**).

As células parietais apresentam três características distintas:

1. **Mitocôndrias em abundância**, que ocupam cerca de 40% do volume celular, fornecendo o trifosfato de adenosina (ATP) necessário para bombear **íons H^+** para o lúmen do canalículo secretor.
2. Um **canalículo secretor ou intracelular**, formado pela invaginação da superfície apical da célula e contínuo ao lúmen da glândula gástrica, a qual é revestida por inúmeras microvilosidades.
3. Um **sistema tubulovesicular** rico em ATPase dependente de H^+ e K^+, distribuído ao longo do canalículo secretor durante o estado de repouso da célula parietal.

Após o estímulo, o sistema tubulovesicular fundese com a membrana do canalículo secretor e inúmeras microvilosidades projetam-se para o espaço canalicular.

A fusão com a membrana aumenta a quantidade de H^+,K^+-ATPase e expande o canalículo secretor. A H^+,K^+-ATPase representa cerca de 80% do teor proteico da membrana plasmática das microvilosidades (ver Figura 15.15).

Secreção de ácido clorídrico

As células parietais produzem uma secreção ácida (pH 0,9 a 2,0) rica em ácido clorídrico, com uma concentração de íons H^+ um milhão de vezes maior do que a do sangue. A liberação de íons H^+ e Cl^- pelas células parietais envolve a fusão da membrana do sistema tubulovesicular com o canalículo secretor (Figura 15.16).

A **acetilcolina** (ligada ao **receptor muscarínico** [M_3]), o mediador do sistema nervoso parassimpático (nervo vago) e o peptídio gastrina, produzido pelas células enteroendócrinas do antro pilórico, estimulam as células parietais a secretarem HCl.

A acetilcolina também estimula a liberação de gastrina. A histamina potencializa os efeitos da acetilcolina e gastrina na secreção da célula parietal após a ligação ao receptor de histamina H_2. A histamina é produzida pelas células semelhantes às células enterocromafins (ECL; do inglês, *enterochromaffin-like*) na lâmina própria cercando as glândulas gástricas. A cimetidina é um antagonista do receptor H_2 que inibe a secreção de ácido dependente de histamina.

A ATPase dependente de H^+ e K^+ facilita a troca de H^+ e K^+. Cl^- e Na^+ (derivados da dissociação do NaCl) são transportados ativamente para o lúmen do canalículo secretor, levando à produção de HCl. K^+ e Na^+ são reciclados de volta para a célula por bombas separadas, uma vez que o H^+ tenha tomado seu lugar.

O omeprazol, com afinidade de ligação pela ATPase dependente de H^+ e K^+, desativa a secreção ácida, sendo um agente eficaz no tratamento das úlceras pépticas.

A água entra na célula por osmose, devido à secreção de íons no canalículo e dissocia-se em íons H^+ e hidroxila (HO^-). O dióxido de carbono, que entra na célula vindo do sangue ou formado durante o metabolismo celular, combina-se com o HO^- formando ácido carbônico sob a influência da anidrase carbônica. O ácido carbônico dissocia-se em íons bicarbonato (HCO_3^-) e hidrogênio. O HCO_3^- difunde-se da célula para o sangue, sendo o responsável pelo aumento do pH do plasma sanguíneo durante a digestão.

INFECÇÃO PELO *HELICOBACTER PYLORI*

O suco gástrico é a combinação de duas secreções separadas:

1. Uma secreção protetora de gel mucoso alcalino produzido pelas células mucosas superficiais e células mucosas do colo das glândulas gástricas (Figura 15.17).
2. HCl e pepsina, duas secreções potencialmente agressivas das células parietais e principais.

A secreção protetora é constitutiva; está sempre presente. A secreção agressiva é facultativa, pois os níveis de ácido clorídrico e pepsina aumentam acima dos níveis basais depois da ingestão de alimentos. A cobertura de muco gástrico viscoso, altamente glicosilado, produzido pelas células mucosas superficiais e células mucosas do colo, mantém um pH neutro na superfície das células do estômago.

Além disso, as células mucosas da superfície, ricas em mitocôndrias, produzem HCO_3^- que se difunde para o gel mucoso da superfície. Lembre-se da importância

Figura 15.15 Células principais e células parietais (glândulas gástricas).

Célula principal

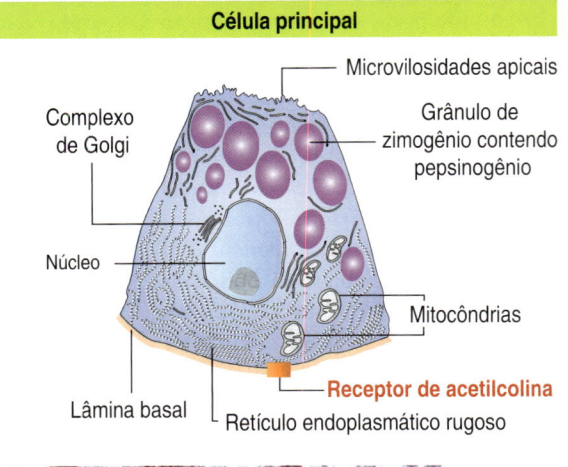

- Microvilosidades apicais
- Complexo de Golgi
- Grânulo de zimogênio contendo pepsinogênio
- Núcleo
- Mitocôndrias
- Receptor de acetilcolina
- Lâmina basal
- Retículo endoplasmático rugoso

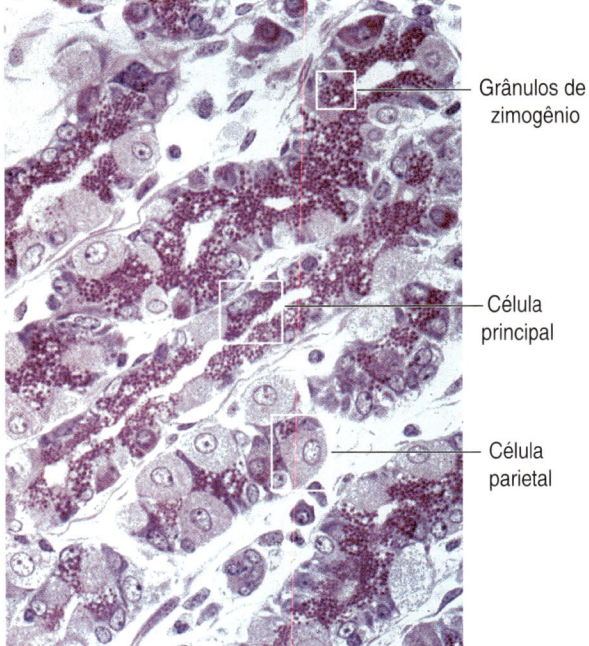

- Grânulos de zimogênio
- Célula principal
- Célula parietal

Célula parietal

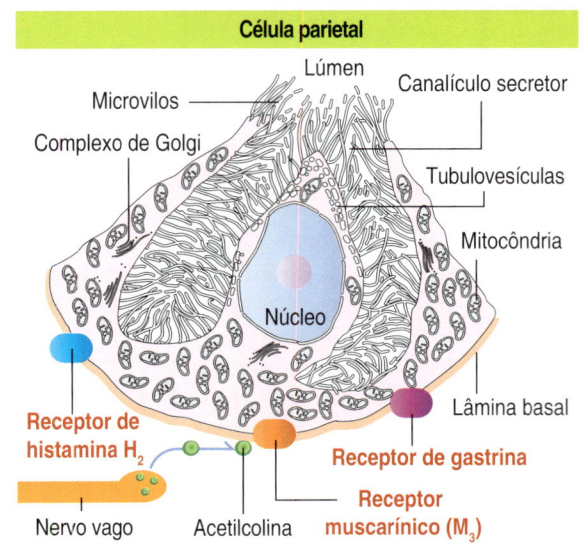

- Lúmen
- Microvilos
- Canalículo secretor
- Complexo de Golgi
- Tubulovesículas
- Mitocôndria
- Núcleo
- Lâmina basal
- Receptor de histamina H$_2$
- Receptor de gastrina
- Nervo vago
- Acetilcolina
- Receptor muscarínico (M$_3$)

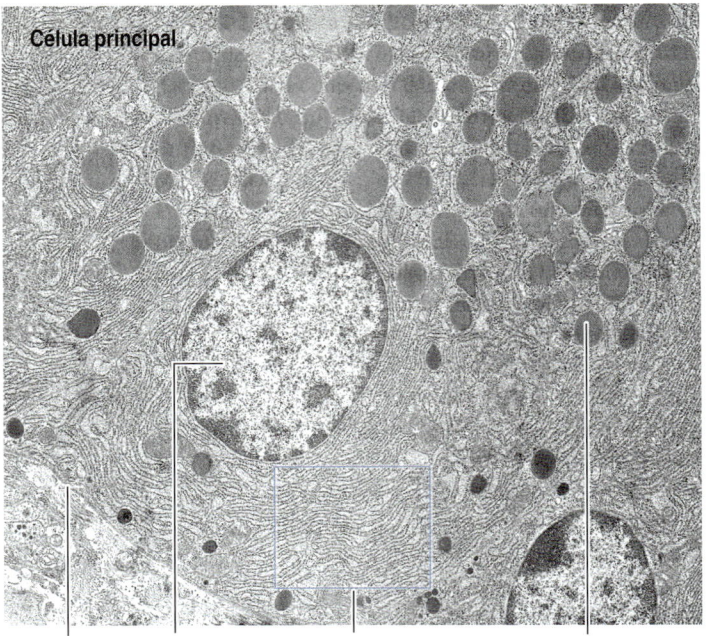

Célula principal

Lâmina basal   Núcleo   Retículo endoplasmático rugoso   Grânulo de zimogênio

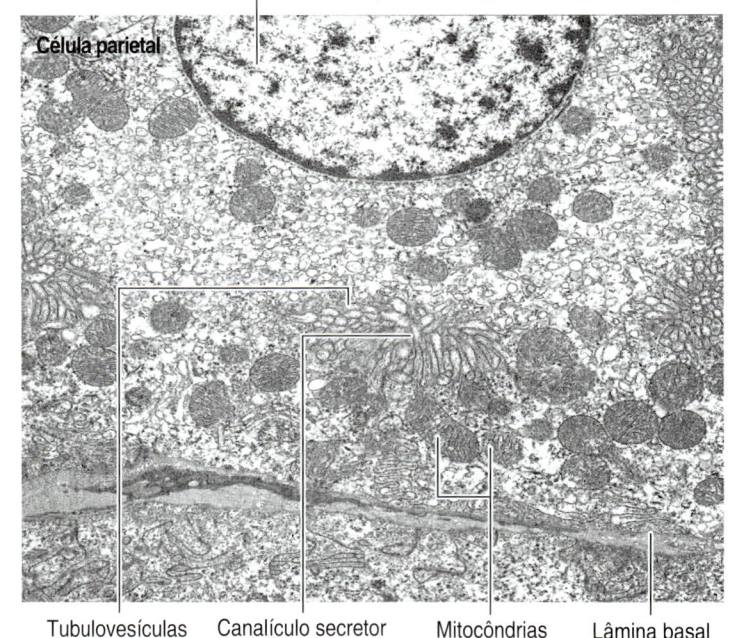

Célula parietal

Tubulovesículas   Canalículo secretor   Mitocôndrias   Lâmina basal

As glândulas gástricas da região do fundo-corpo contêm dois tipos principais de células:

1. **Células pépticas** ou principais, que produzem e secretam **pepsinogênio** (42,5 kDa), um precursor da enzima proteolítica pepsina (35 kDa) produzido no suco gástrico quando o pH está abaixo de 5,0. A pepsina pode catalisar a formação de pepsina adicional a partir do pepsinogênio. A **acetilcolina** estimula a secreção de pepsinogênio.

2. As **células parietais** ou **oxínticas**, que secretam **ácido clorídrico** e o **fator intrínseco** em seres humanos (em algumas espécies, as células principais secretam fator intrínseco). O citoplasma das células parietais exibe inúmeras **tubulovesículas** e um **canalículo secretor** contínuo com o lúmen da glândula gástrica.

Após estimulação, as tubulovesículas fundem-se com a membrana plasmática do canalículo secretor. A **anidrase carbônica** e a **H$^+$, K$^+$-ATPase** estão localizadas nas microvilosidades, projetando-se no lúmen do canalículo secretor.

Boxe 15.D Gastrite autoimune.

- A gastrite autoimune é causada por autoanticorpos contra a ATPase dependente de H+ e K+, um antígeno da célula parietal e fator intrínseco. A destruição de células parietais causa redução no teor de ácido clorídrico no suco gástrico (acloridria) e a ausência da síntese de fator intrínseco

- No estômago, a vitamina B_{12} liga-se ao fator intrínseco da proteína de ligação transportadora. No intestino delgado, o complexo vitamina B_{12} fator intrínseco liga-se ao receptor do fator intrínseco na superfície dos enterócitos, no íleo, sendo transportado para o fígado por meio da circulação portal

- A deficiência de vitamina B_{12} altera a formação de hemácias na medula óssea, levando a uma condição conhecida como anemia perniciosa. Esta é caracterizada por hemácias macrocíticas (anemia megaloblástica) e neutrófilos grandes e hipersegmentados no sangue periférico (Capítulo 6, *Sangue e Hemocitopoese*).

Figura 15.16 Secreção de ácido clorídrico pelas células parietais.

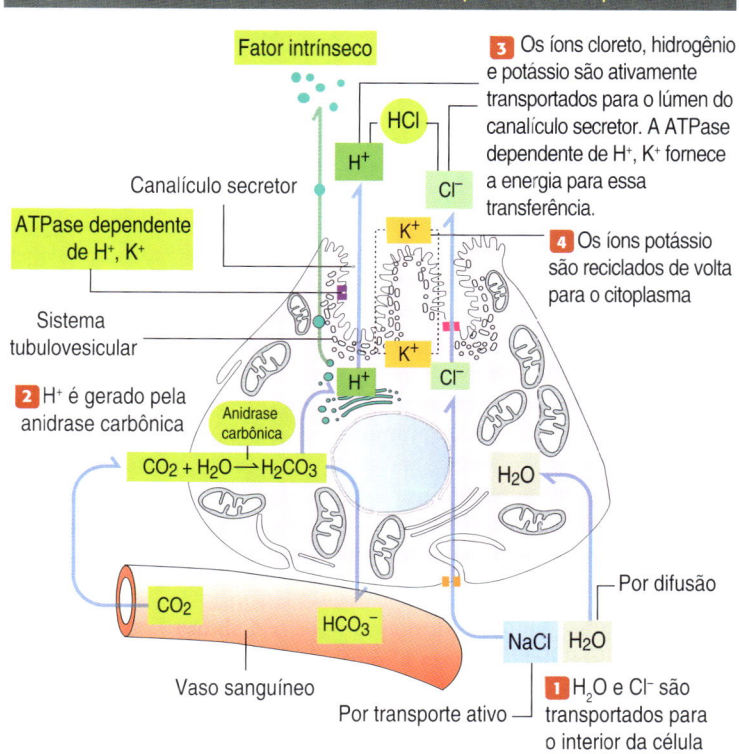

Figura 15.17 Cobertura de muco protetor da mucosa gástrica.

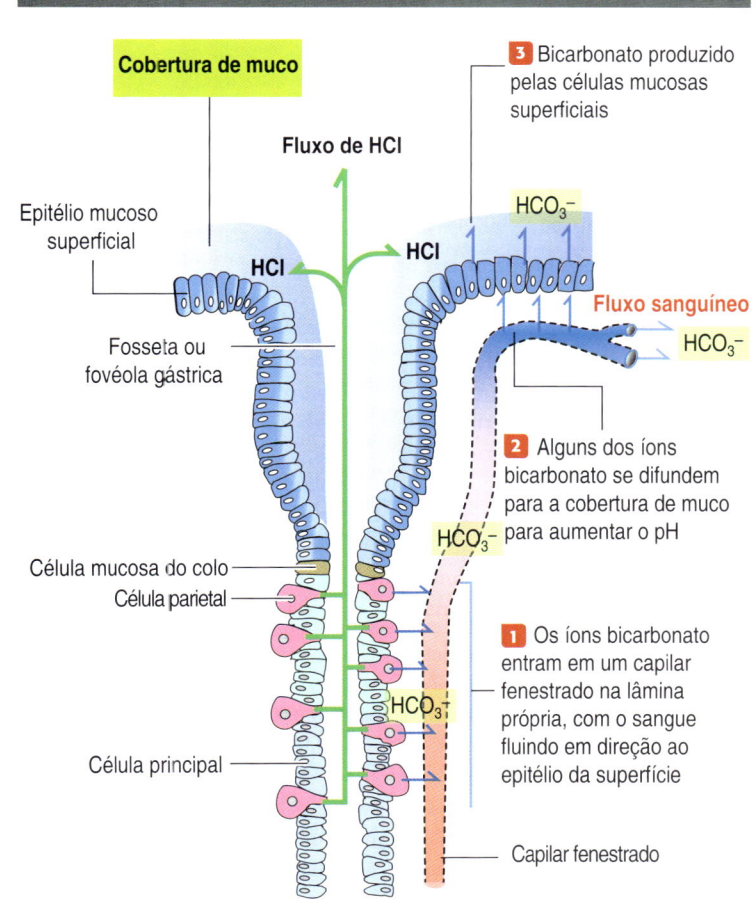

clínica, durante o vômito crônico, do Na+, K+ e Cl- presentes na barreira mucosa protetora e suco gástrico (ver a seção sobre as funções das glândulas gástricas).

Íons HCO_3^-, produzidos pelas células parietais, entram nos capilares fenestrados da lâmina própria. Alguns dos íons HCO_3^- difundem para o muco protetor, neutralizando o pH baixo criado pelo teor de HCl do lúmen gástrico na vizinhança das células mucosas da superfície (ver Figura 15.17).

No entanto, o muco que reveste o epitélio gástrico, especialmente no antro pilórico, é o local onde reside a bactéria flagelada *Helicobacter pylori*, a despeito do ambiente hostil. O *H. pylori* sobrevive e replica-se no lúmen gástrico (Conhecimento básico 15.A). Sua presença está associada a úlceras pépticas e adenocarcinoma gástrico.

Três fases definem a patogenia do *H. pylori*:

1. Uma **fase ativa**, na qual a bactéria móvel aumenta o pH gástrico produzindo amônia por meio da ação da urease.
2. Uma **fase estacionária**, que consiste na ligação da bactéria a receptores contendo fucose na superfície das células mucosas superficiais na região pilórica. A ligação do *H. pylori* resulta na produção de proteases citotóxicas que garantem à bactéria um suprimento de nutrientes das células mucosas superficiais e que atraem leucócitos. A produção de amônia e as proteases citotóxicas correlacionam-se com o desenvolvimento de úlceras pépticas na mucosa pilórica.

Conhecimento básico 15.A *Helicobacter pylori*, inflamação gástrica crônica e úlceras.

Ciclo de infecção por *Helicobacter pylori*

1 A amônia produzida pelo *H. pylori* diminui a acidez do suco gástrico, possibilitando a viabilidade bacteriana.

NH_3

Adesina

Cobertura de muco

Receptor contendo fucose

Epitélio mucoso superficial

2

Liberação de proteases citotóxicas

Leucócitos

3

Vaso sanguíneo

5 Sangramento

4 IL-8

Proteína contendo ácido siálico na cobertura de muco

Lâmina própria

4 Leucócitos atraídos quimicamente liberam interleucina-8 (IL-8), e o revestimento de células epiteliais, já lesionado pelas proteases citotóxicas liberadas pelo *H. pylori*, é então destruído.

5 Uma ulceração da mucosa gástrica com sangramento e inflamação local na lâmina própria desenvolve-se quando as células do epitélio da superfície são destruídas pelo *H. pylori*.

1 Fase ativa

Durante a fase ativa, o *H. pylori* no antro pilórico é altamente móvel por um curto período de tempo. Cerca de seis flagelos são responsáveis pela sua motilidade. Durante esse tempo, o *H. pylori* diminui a acidez produzindo **amônia** (NH_3) por meio da ação da enzima **urease**.

2 Fase estacionária

O *H. pylori* entra no muco protetor, produz adesinas, moléculas de **adesão** com afinidade de ligação por **receptores contendo fucose**, e se liga às superfícies apicais das células epiteliais mucosas que contêm locais de ligação com fucose. A ligação celular possibilita que o *H. pylori* aderente obtenha nutrientes das células epiteliais que mais tarde morrem.

3 Fase de colonização

O *H. pylori* bem nutrido desprende-se da superfície apical das células de superfície secretoras de muco, replica-se dentro do muco protetor e se liga a **proteínas do muco que contêm ácido siálico**. A bactéria entra novamente na fase ativa (motilidade e produção de NH_3) e reinicia seu ciclo de vida.

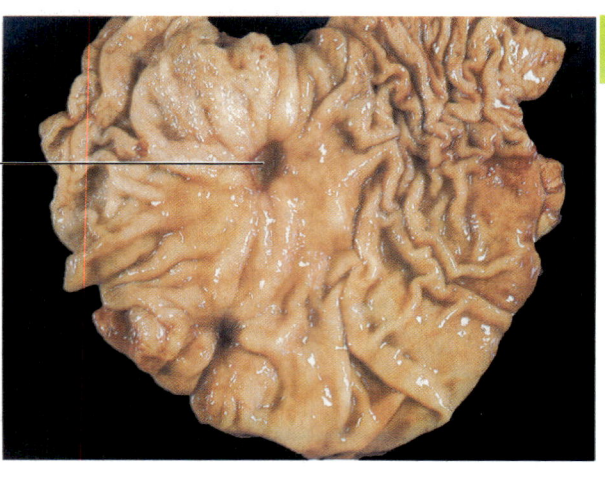

Úlcera péptica crônica do estômago. Uma gastrectomia parcial foi realizada devido a um vaso que sangrava na base da úlcera, causando hematêmese.

Regeneração das células epiteliais da mucosa gástrica

Células-tronco são células mitoticamente ativas presentes adjacentes à região do colo da glândula gástrica, sendo responsáveis pela renovação contínua da mucosa gástrica. Células-filhas derivadas da célula-tronco migram para cima para substituir as células mucosas superficiais, ou para baixo para se diferenciarem em células parietais, células principais e células gastroenteroendócrinas.

As células mucosas da superfície duram aproximadamente 3 dias; as células parietais vivem mais de 190 dias.

Fotografia de Cooke RA, Stewart B. Anatomical Pathology.
2. ed. Edinburgh: Churchill Livingstone, 1995

3. Durante a **fase de colonização**, o *H. pylori* desprende-se dos receptores contendo fucose no epitélio mucoso superficial, aumenta em número por meio da replicação na cobertura de muco e permanece ligado a glicoproteínas que contêm ácido siálico.

Apesar do *turnover* rápido das células gástricas secretoras de muco, o *H. pylori* evita ser eliminado com as células epiteliais mortas por meio da produção de urease e a presença de alta motilidade.

Cerca de 20% da população apresenta infecção pelo *H. pylori* aos 20 anos de idade. A incidência da infecção aumenta para cerca de 60% aos 60 anos.

A maioria dos indivíduos infectados não apresenta sintomas clínicos. **Dor de estômago persistente**, intensa e súbita (que é aliviada com alimentação e antiácidos), **hematêmese** (vômito contendo sangue) ou **melena** (fezes escuras como o alcatrão) são sintomas clínicos em alguns pacientes. Um aumento das evidências da origem infecciosa na úlcera péptica e na gastrite crônica levou à implementação da antibioticoterapia para todos os pacientes com úlcera infectados com o *H. pylori*.

Exames de sangue para detectar anticorpos contra o *H. pylori* e testes respiratórios da ureia são métodos diagnósticos úteis. O tratamento geralmente consiste em uma combinação de antibióticos, supressores da ATPase dependente de H$^+$ e K$^+$ e protetores estomacais.

Mais recentemente, direcionou-se a atenção para as adesinas e receptores que contêm fucose como alvos potenciais da ação farmacológica. O objetivo é evitar a ligação de bactérias patogênicas sem interferir na flora bacteriana endógena por meio do uso de antibióticos.

Células gastroenteroendócrinas

As células gastroenteroendócrinas, juntamente com o revestimento epitelial, o sistema nervoso entérico e o sistema imunológico regulam a fisiologia do trato gastrintestinal na saúde e na doença.

Os hormônios peptídicos derivam das células gastroenteroendócrinas e **mediadores neuroendócrinos** produzidos por neurônios. Os hormônios peptídicos são sintetizados pelas células gastroenteroendócrinas espalhadas por toda a mucosa do estômago através do cólon. A população dessas células é tão grande que o segmento gastrintestinal é considerado o **maior órgão endócrino do corpo**.

As células gastroenteroendócrinas são membros do **sistema APUD** (do inglês, *amine precursor uptake and decarboxylation*), assim chamado devido à **capacidade de captar e descarboxilar precursores de amina** dos aminoácidos.

Como nem todas as células acumulam precursores de amina, a designação APUD foi substituída por **SNED** (para **sistema neuroendócrino difuso**).

Mediadores neuroendócrinos são liberados de terminações nervosas. A **acetilcolina** é liberada pelas terminações dos nervos colinérgicos pós-ganglionares. O **peptídio liberador de gastrina** é liberado por neurônios pós-sinápticos ativados pelo estímulo do nervo vago.

Os hormônios peptídicos produzidos pelas células endócrinas gastrintestinais apresentam as seguintes funções gerais:
1. Regulação da água, metabolismo eletrolítico e secreção de enzimas.
2. Regulação da motilidade gastrintestinal e crescimento da mucosa.
3. Estímulo da liberação de outros hormônios peptídicos.

Consideramos seis hormônios peptídicos gastrintestinais principais: **secretina**, **gastrina**, **colecistoquinina** (**CCK**), **peptídio insulinotrópico dependente de glicose** (**GIP**), **motilina** e **grelina**.

A **secretina** foi o primeiro hormônio peptídico a ser descoberto (em 1902). A secretina é liberada por células das **glândulas duodenais de Lieberkühn** quando o conteúdo gástrico entra no duodeno.

A secretina estimula a **liberação de bicarbonato** e **líquido pancreático e duodenal (glândulas de Brunner) para controlar a secreção ácida gástrica** (efeito antiácido) e regular o pH do conteúdo duodenal.

A secretina, associada à CCK, estimula o crescimento do pâncreas exócrino. Além disso, a **secretina** (e a acetilcolina) **estimula as células principais a secretar pepsinogênio** e **inibe** a liberação de **gastrina** para reduzir a secreção de HCl no estômago.

A **gastrina** é produzida pelas **células G** localizadas no antro pilórico. São descritas três formas de gastrina: **gastrina pequena**, ou **G$_{17}$** (que contém 17 aminoácidos), **gastrina grande** ou **G$_{34}$** (que contém 34 aminoácidos) e **minigastrina** ou **G$_{14}$** (que contém 14 aminoácidos). As células G produzem primariamente G$_{17}$.

A mucosa duodenal dos seres humanos contém células G que produzem primariamente G$_{34}$. O mediador neuroendócrino **peptídio liberador de gastrina** regula a liberação de gastrina. A **somatostatina**, produzida pelas **células D** adjacentes, inibe a liberação de gastrina (Figura 15.18).

A principal função da gastrina é estimular a produção de HCl pelas células parietais. O pH gástrico baixo inibe ainda mais a secreção de gastrina. A gastrina também pode ativar a CCK para estimular a contração da vesícula biliar. **Ela tem um efeito trófico na mucosa** dos intestinos delgado e grosso e da região fúndica do estômago (Boxe 15.E).

A gastrina estimula o crescimento das **células ECL** do estômago. A hipersecreção continuada de gastrina resulta em hiperplasia das células ECL. Essas células produzem histamina pela descarboxilação de histidina. A histamina liga-se ao **receptor H$_2$** nas **células parietais** para **potencializar os efeitos da gastrina e da acetilcolina sobre a secreção de HCl**. Fármacos que bloqueiam o receptor

Figura 15.18 Célula G (antro pilórico).

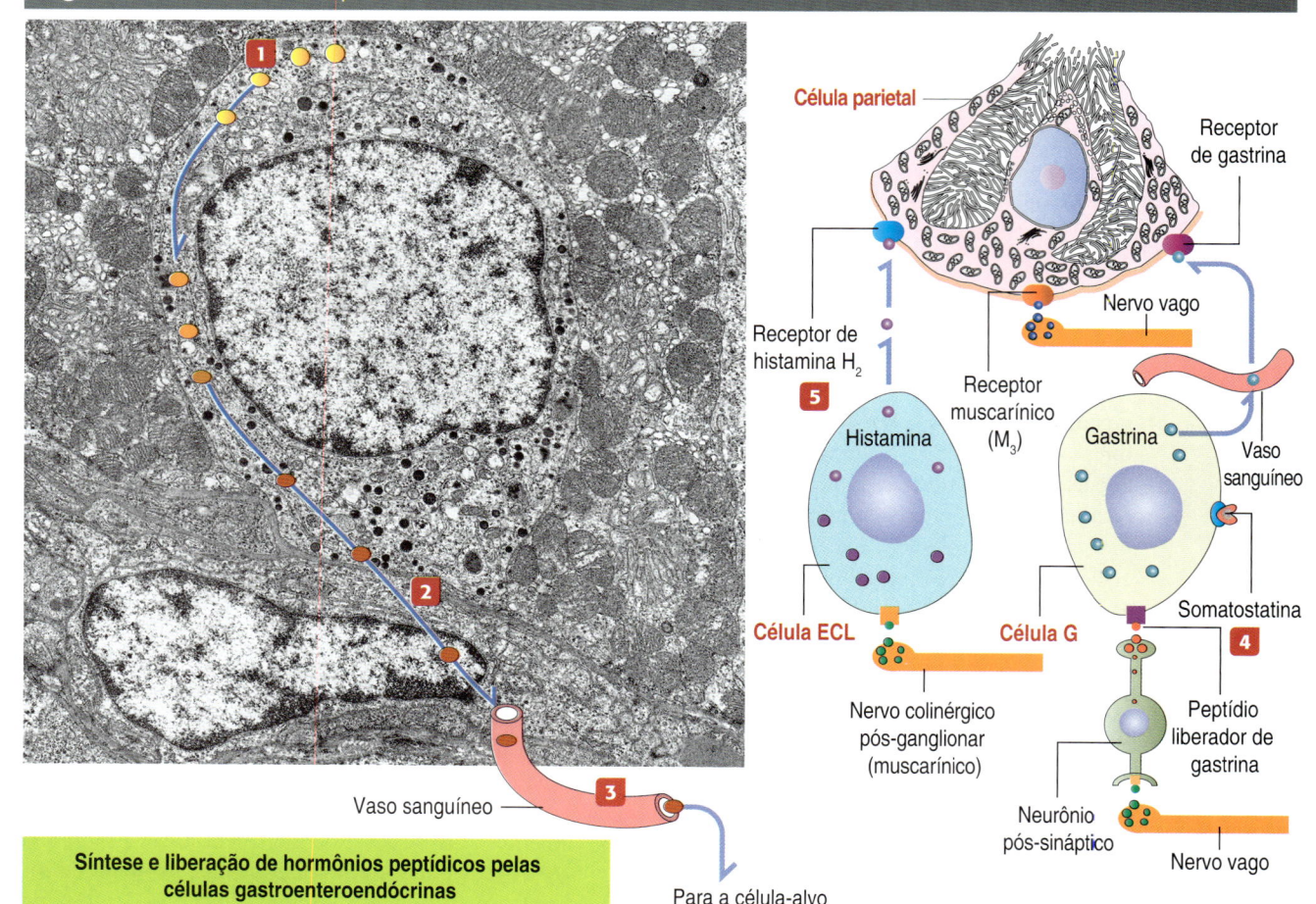

Síntese e liberação de hormônios peptídicos pelas células gastroenteroendócrinas

1 Os aminoácidos lipossolúveis entram em uma célula gastroenteroendócrina e são descarboxilados para formar aminas. As aminas são parte dos hormônios polipeptídicos que podem estimular ou inibir a função das células-alvo.

2 Um hormônio polipeptídico é liberado da célula gastroenteroendócrina para a lâmina própria circunjacente e alcança os capilares sanguíneos.

3 Os peptídios transportados pelo sangue se ligam às células-alvo para estimular ou inibir sua função celular.

Para a célula-alvo

4 O estímulo vagal do antro pilórico causa a liberação de **peptídio liberador de gastrina** dos neurônios pós-sinápticos que estimulam diretamente a liberação de gastrina das células G presentes no antro. A somatostatina liberada pelas **células D** (não mostradas) adjacentes inibe a liberação de gastrina.

5 A **histamina**, liberada por **células semelhantes a entero-cromafins** (ECL) na lâmina própria em resposta à acetilcolina liberada pelas fibras pós-ganglionares, liga-se ao **receptor H₂** nas células parietais.

A histamina potencializa o efeito da acetilcolina e gastrina na secreção de ácido clorídrico pelas células parietais.

Boxe 15.E Síndrome de Zollinger-Ellison.

- Pacientes com tumores secretores de gastrina (gastrinomas ou síndrome de Zollinger-Ellison) apresentam hiperplasia de células parietais, hipertrofia da mucosa da região fúndica do estômago e secreção ácida elevada independente da alimentação. A secreção de gastrina não é regulada pelo mecanismo de *feedback* pelo baixo pH gástrico

- O gastrinoma é um tumor raro do pâncreas e duodeno que causa hipersecreção ectópica de gastrina, resultando na hipersecreção de HCl pelas células parietais, levando ao desenvolvimento de úlcera péptica grave. Esse tumor é mais comum nos homens do que em mulheres, cuja idade de início está entre 40 e 55 anos

- As complicações do gastrinoma incluem úlcera gástrica fulminante, diarreia (devido aos efeitos inibidores do excesso de gastrina sobre a reabsorção de água e sódio pelo intestino delgado), esteatorreia (causada pela inativação da lipase pancreática no duodeno devido ao baixo pH) e hipopotassemia.

H₂ da histamina (como a cimetidina e a ranitidina) são inibidores eficazes da secreção ácida.

A **CCK** é produzida no duodeno. Ela estimula a **contração da vesícula biliar** e o **relaxamento do esfíncter de Oddi** quando o quimo, rico em proteínas e gordura, entra no duodeno.

O **peptídio insulinotrópico dependente de glicose** (**GIP**; do inglês, *glucose-dependent insulinotropic peptide*), anteriormente chamado **peptídio inibidor gástrico**, é produzido no duodeno. O GIP estimula a liberação de insulina quando a glicose é detectada no intestino delgado.

A **motilina** é liberada ciclicamente (a cada 90 minutos) pela porção superior do intestino delgado durante o jejum, estimulando a motilidade gastrintestinal. Um **mecanismo de controle neural** regula a liberação de motilina.

A **grelina** é produzida no estômago (fundo). Ela se liga a seu receptor presente nas **células secretoras de hormônio do crescimento da adeno-hipófise**, e estimula a secreção de hormônio do crescimento.

Os níveis plasmáticos de grelina aumentam durante o jejum, desencadeando a sensação de fome por meio de sua atuação nos centros hipotalâmicos de alimentação.

Os níveis plasmáticos de grelina estão elevados em pacientes com a **síndrome de Prader-Willi** (causada por *imprinting* genômico anormal; ver seção sobre epigenética no Capítulo 20, *Espermatogênese*). Hipotonia grave e dificuldades de alimentação no início da infância, seguidas de obesidade e apetite incontrolável, hipogonadismo e infertilidade são típicos da síndrome de Prader-Willi.

Região pilórica do estômago

As glândulas pilóricas diferem das glândulas cárdicas e gástricas nas seguintes camadas:

1. As fossetas, ou fovéolas, gástricas são mais profundas e se estendem até a metade da mucosa.

2. As glândulas pilóricas apresentam um lúmen maior e são altamente ramificadas.

O tipo celular epitelial predominante da glândula pilórica é uma célula secretora de muco que se assemelha às células mucosas do colo das glândulas gástricas.

A maior parte da célula contém muco de secreção grande e pálido, e grânulos contendo **lisozima**, uma enzima lítica para as bactérias. Ocasionalmente, células parietais podem ser encontradas nas glândulas pilóricas.

Células enteroendócrinas, especialmente as **células G secretoras de gastrina**, são abundantes na região do antro do piloro. Nódulos linfoides ou linfócitos dispersos e plasmócitos podem ser observados na lâmina própria.

Ao contrário da abertura cárdica do estômago, o piloro tem um músculo circular proeminente que forma um **esfíncter**. O esfíncter separa o conteúdo de ácido-pepsina do estômago do ambiente duodenal alcalino que contém secreções pancreáticas e bile (Figura 15.19).

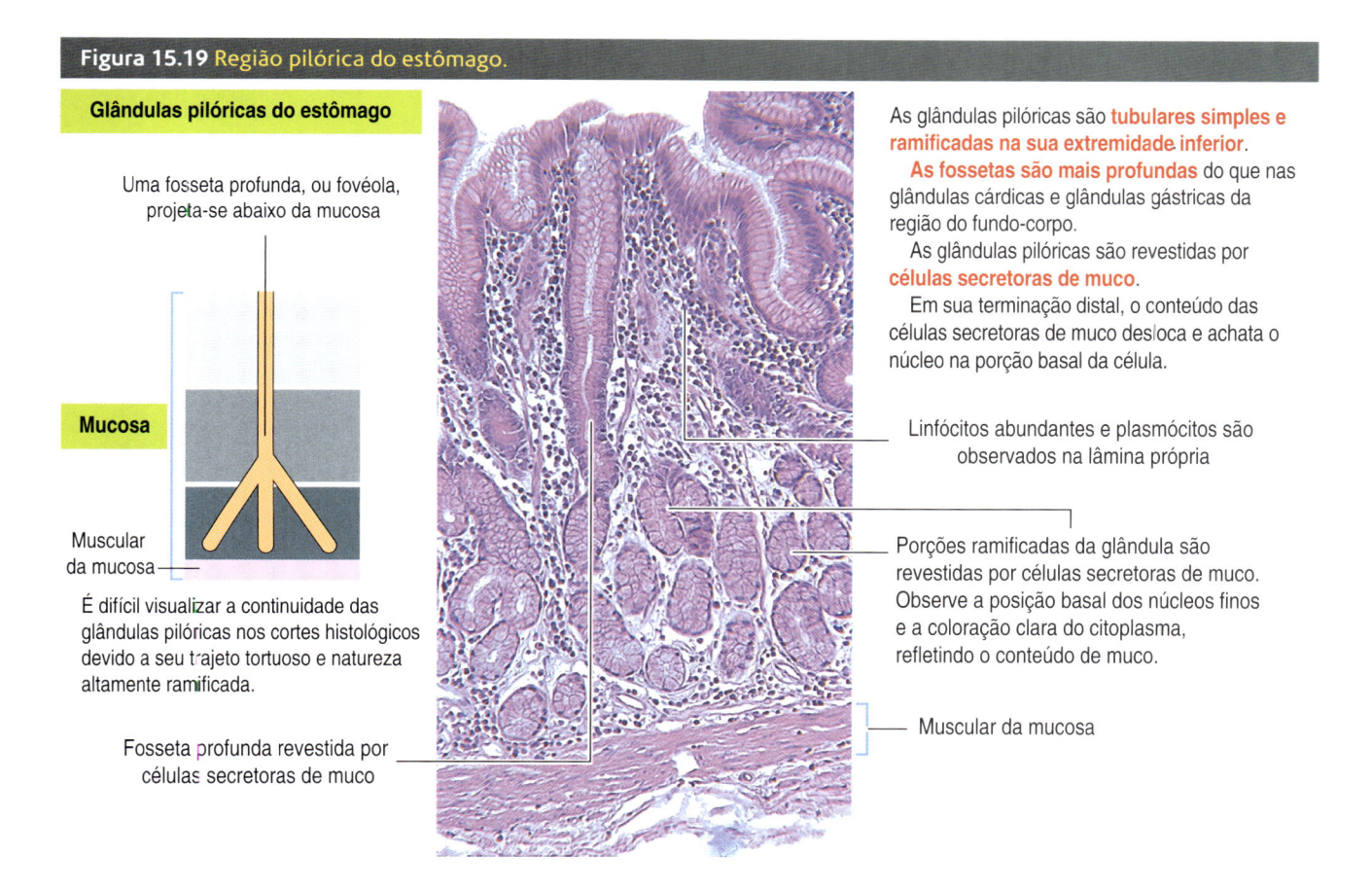

Figura 15.19 Região pilórica do estômago.

Glândulas pilóricas do estômago

Uma fosseta profunda, ou fovéola, projeta-se abaixo da mucosa

Mucosa

Muscular da mucosa

É difícil visualizar a continuidade das glândulas pilóricas nos cortes histológicos devido a seu trajeto tortuoso e natureza altamente ramificada.

Fosseta profunda revestida por células secretoras de muco

As glândulas pilóricas são **tubulares simples e ramificadas na sua extremidade inferior**.
As fossetas são mais profundas do que nas glândulas cárdicas e glândulas gástricas da região do fundo-corpo.
As glândulas pilóricas são revestidas por **células secretoras de muco**.
Em sua terminação distal, o conteúdo das células secretoras de muco desloca e achata o núcleo na porção basal da célula.

Linfócitos abundantes e plasmócitos são observados na lâmina própria

Porções ramificadas da glândula são revestidas por células secretoras de muco. Observe a posição basal dos núcleos finos e a coloração clara do citoplasma, refletindo o conteúdo de muco.

Muscular da mucosa

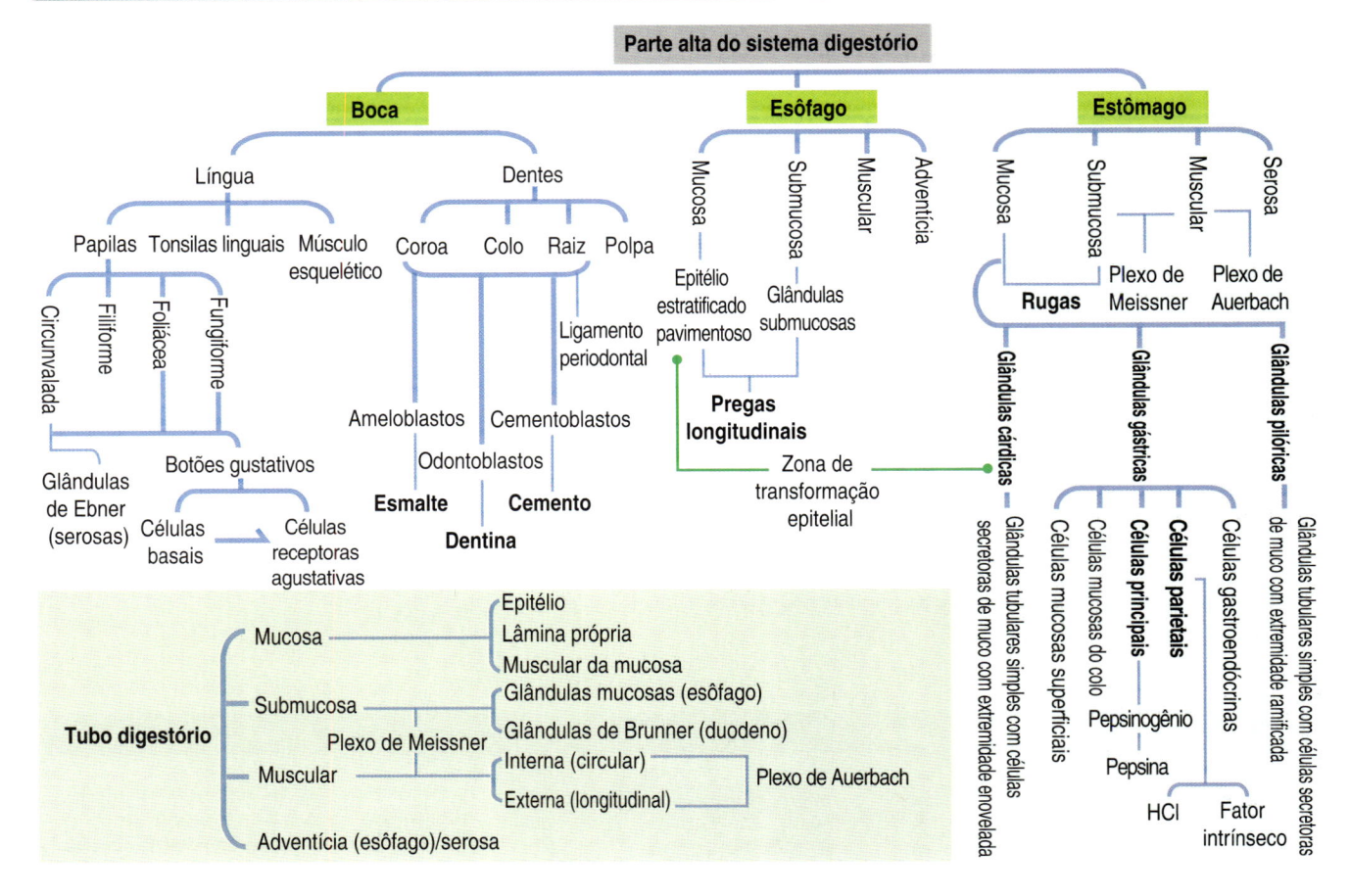

- **Boca ou cavidade oral**. A boca é a porta de entrada do tubo digestório. Suas funções incluem ingestão, digestão parcial e lubrificação do alimento ou bolo alimentar.

  A boca inclui os lábios, bochechas, dentes, gengiva, língua, úvula e palatos duro e mole.

  A cavidade oral é revestida por três tipos de mucosa com variações estruturais:

  (1) **Mucosa de revestimento** (lábios, bochechas, superfície ventral da língua, palato mole, assoalho da boca e mucosa alveolar).

  (2) **Mucosa mastigatória** (gengiva e palato duro).

  (3) **Mucosa especializada** (superfície dorsal da língua).

  Existem três locais de transição da mucosa oral:

  (i) A **junção mucocutânea** (entre a pele e a mucosa dos lábios).

  (ii) A **junção mucogengival** (entre a gengiva e a mucosa alveolar).

  (iii) A **junção dentogengival** (entre a mucosa da gengiva e o esmalte dos dentes), um local de vedação que previne doenças periodontais.

  Os **lábios** consistem em três regiões:

  (1) A **região cutânea** (pele fina; epitélio estratificado pavimentoso queratinizado com folículos pilosos e glândulas sebáceas e sudoríparas).

  (2) A **região vermelha** (revestida por epitélio estratificado pavimentoso sustentado por um tecido conjuntivo altamente vascularizado e músculos esqueléticos). Glândulas salivares não estão presentes na mucosa da região vermelha.

  (3) A **região de mucosa** oral, contínua à mucosa das bochechas e gengiva.

  O revestimento epitelial da **gengiva** é semelhante ao da região vermelha dos lábios. A lâmina própria liga-se ao periósteo dos processos alveolares do maxilar e da mandíbula. Submucosa ou glândulas não são observadas.

  O **palato duro** é revestido por um epitélio estratificado pavimentoso queratinizado. Fibras colágenas na submucosa ligam a mucosa ao periósteo do palato duro.

  O **palato mole** e a **úvula** são revestidos por um epitélio estratificado pavimentoso não queratinizado que se estende até a orofaringe

- **Língua**. A superfície dorsal da língua é coberta por um epitélio estratificado pavimentoso não queratinizado apoiado por uma lâmina própria associada ao cerne de músculo esquelético. O terço posterior apresenta agregação de tecido linfático, as **tonsilas linguais**.

  A superfície dorsal da língua contém **papilas linguais**. Existem quatro tipos de papilas linguais:

  (1) **Papilas filiformes**, as mais abundantes; o único tipo de papila sem botão gustativo.

  (2) **Papilas fungiformes**.

  (3) **Papilas circunvaladas** (com **botões gustativos**; associadas às glândulas serosas ou glândulas de von Ebner).

  (4) **Papilas foliáceas** (pouco desenvolvidas nos seres humanos).

  Glândulas serosas e mucosas estendem-se através da lâmina própria e músculo. Seus ductos abrem-se para as **criptas** e **sulcos** das tonsilas linguais e papilas circunvaladas, respectivamente.

  Botões gustativos consistem em **células receptoras gustativas de tipos I, II e III**.

  Os **gustantes** (doce, azedo, amargo, salgado e umami) entram através do **poro gustativo** e ligam-se aos receptores gustativos (**receptores do tipo 1**, designados **T1Rs**) presentes nas microvilosidades apicais das células receptoras de gosto.

T1Rs são ligados ao complexo de subunidades α, β e γ da proteína G (chamada gustaducina). A ligação da subunidade α do complexo da proteína G à fosfolipase C (PLC) desencadeia a produção de segundos mensageiros (trifosfato de inositol, IP3 e diacilglicerol, DAG) que ativa canais iônicos nas células receptoras gustativas.

O influxo de Na⁺ nas células receptoras gustativas causa a despolarização dessas células. Um aumento do Ca²⁺ intracelular, liberado de locais de armazenamento intracelular, desencadeia a liberação de trifosfato de adenosina (ATP) para o espaço extracelular e de neurotransmissores nas sinapses com terminais nervosos dos nervos aferentes gustativos

- **Dente**. É formado por coroa, colo e raiz única ou múltipla.
Esmalte e dentina são partes da coroa. A superfície externa da raiz é coberta pelo cemento. O cemento está associado ao ligamento periodontal, firmemente ligado ao osso alveolar. Uma câmara central, a polpa, abre-se no forame apical, o local por onde os vasos sanguíneos, nervos e vasos linfáticos entram e saem da câmara pulpar

- **Desenvolvimento do dente**. O ectoderma (**ameloblastos**), crista neural craniana (**odontoblastos**) e o mesênquima (**cementócitos**) contribuem para o desenvolvimento do dente.
Os estágios de desenvolvimento do dente incluem:
(1) **Estágio de broto**: Células epiteliais ectodérmicas proliferam e formam o broto epitelial do dente.
(2) **Estágio de capuz inicial**: Células do broto epitelial do dente proliferam e invaginam para o mesoderma subjacente.
(3) **Estágio de capuz tardio**: As células da extremidade em crescimento do broto dentário formam uma estrutura semelhante a um capuz. O broto epitelial do dente é revestido por um epitélio dentário externo e interno. O broto do dente permanente desenvolve-se a partir da lâmina dentária e permanece latente. O nó de esmalte sinaliza o desenvolvimento do dente.
(4) **Estágio de campânula**: No local do nó de esmalte, as células localizadas na parte mais externa da papila dentária diferenciam-se em odontoblastos produtores de dentina. Uma única camada de ameloblastos secretores de esmalte desenvolve-se na parte interna do epitélio dentário do nó de esmalte.
(5) **Erupção do dente**: O saco dentário dá origem aos cementoblastos, que secretam uma camada de cemento, e células que formam o ligamento periodontal, que fixa o dente ao seu osso alveolar ou alvéolo

- **Odontoblastos** estão presentes na periferia da polpa. Eles produzem a **pré-dentina** (material não mineralizado que cerca os processos apicais do odontoblasto) e **dentina** (que consiste em 20% do material orgânico, primariamente colágeno do tipo I; 70% de material inorgânico e 10% de água).
A dentina mineralizada (cristais de hidroxiapatita e fluorapatita) forma os **túbulos dentinários** que contêm os prolongamentos apicais dos odontoblastos.
Ameloblastos, presentes apenas no dente em desenvolvimento, estão voltados para a dentina e secretam o esmalte. Sua região apical, o **processo de Tomes**, é cercada pelo esmalte, a substância mais dura encontrada no corpo (95% de cristais de hidroxiapatita e um conteúdo proteico que diminui progressivamente durante a mineralização).
O esmalte consiste em **prismas do esmalte** (ou bastões do esmalte) separados por uma região interprismática. A matriz extracelular do esmalte em desenvolvimento (amelogênese) contém duas classes de proteínas: amelogenina (90%) e não amelogeninas (10%), incluindo enamelina e ameloblastina.
A amelogênese imperfeita é uma doença hereditária ligada ao cromossomo X que afeta a síntese de amelogenina necessária para a formação do esmalte do dente; o esmalte afetado não atinge sua espessura, dureza e cor normais. A amelogênese imperfeita autossômica dominante é causada por mutação no gene *enamelina*

- As **lesões não neoplásicas e neoplásicas** da mucosa oral incluem:
(1) **Hiperplasia fibroepitelial reativa** resulta de lesão traumática ou irritação da gengiva e do palato causada por dentadura.
(2) **Infecções virais**: A infecção pelo herpes-vírus simples pode causar ulceração de gengiva e palato. Lesões papilares verrucosas da mucosa oral são observadas na infecção pelo papilomavírus humano.
(3) **Leucoplasia pilosa (papilar)** nas margens laterais da língua ocorrem em pacientes HIV-positivos e em indivíduos com condições imunossupressoras como a infecção oportunista pelo vírus Epstein-Barr.
(4) O **carcinoma de células escamosas** (carcinoma espinocelular) representa a condição maligna oral predominante observada em adultos, cujas localizações preferenciais incluem a lateral da língua e o assoalho da boca.
(5) Os **melanomas orais** geralmente estão localizados no palato e gengiva, podendo ser *in situ* ou múltiplas lesões invasivas com bordas irregulares e ulceradas.
(6) **Linfomas não Hodgkin** são observados no tecido linfoide associado à mucosa (anel de Waldeyer) em pacientes com infecção pelo HIV.
(7) O **sarcoma de Kaposi** é observado no palato e gengiva na forma de lesões nodulares ou maculares associadas à localização cutânea. A lesão consiste na proliferação de células endoteliais dos vasos sanguíneos.
(8) Os **tumores neurais** incluem o **schwannoma**, um tumor encapsulado contendo células de Schwann

- **Organização geral do tubo digestório** (esôfago, estômago, intestino delgado e intestino grosso).
Os órgãos do tubo digestório têm quatro camadas concêntricas:
(1) **Mucosa** (epitélio, lâmina própria e muscular da mucosa).
(2) **Submucosa**.
(3) **Muscular** (camada circular interna; camada longitudinal externa).
(4) **Adventícia** ou serosa.
Lembre-se das seguintes distinções:
(i) A mucosa do esôfago apresenta **pregas**.
(ii) A mucosa do estômago tem glândulas gástricas com aberturas em **fossetas** ou **fovéolas**.
(iii) A mucosa do intestino delgado (duodeno, jejuno e íleo) apresenta evaginações (vilosidades) com formato e comprimento específicos para o segmento e invaginações chamadas criptas ou glândulas de Lieberkühn.
(iv) A mucosa do intestino grosso apresenta glândulas tubulares com **aberturas**

- O tubo digestório é inervado pelo **sistema nervoso entérico (SNE)**, parte do sistema nervoso autônomo, consistindo em um componente extrínseco (inervação parassimpática e simpática) e componentes intrínsecos: o **plexo submucoso de Meissner** e o **plexo mioentérico de Auerbach**.
Com base em padrões de motilidade, o estômago pode ser dividido em uma **região oral** (composta de fundo e uma parte do corpo, que relaxam durante a deglutição) e uma **região caudal** (composta de região distal do corpo e antro, que estão envolvidos na regulação do esvaziamento gástrico)

- **Esôfago**. O esôfago é um tubo muscular revestido por mucosa de epitélio estratificado pavimentoso.
A mucosa e a submucosa formam pregas longitudinais. Glândulas mucosas e submucosas lubrificam a superfície do epitélio esofágico. A camada muscular apresenta variações dependentes do segmento: a região proximal é formada por músculo esquelético; a região média

apresenta uma combinação de músculo esquelético e músculo liso e a região distal apresenta predominantemente músculo liso. Contrações da muscular impulsionam o alimento no esôfago para o estômago em cerca de dois segundos.

Um **esfíncter esofágico superior** ([EES]; músculo cricofaríngeo), anatômico, está envolvido no início da deglutição; um **esfíncter esofágico inferior** (EEI), funcional, previne o refluxo de suco gástrico para o esôfago.

Na junção gastresofágica (**zona de transformação**), o epitélio esofágico muda de estratificado pavimentoso para simples colunar.

Refluxo gastresofágico (RGE). O suco gástrico pode produzir uma reação inflamatória (**esofagite de refluxo**) ou ulceração e dificuldade de deglutição (**disfagia**). Na junção gastresofágica, o refluxo persistente substitui o epitélio estratificado pavimentoso do esôfago por um epitélio colunar menos resistente.

A **hérnia de hiato**, causada por uma deficiência no fechamento do diafragma durante o desenvolvimento, possibilita que uma porção do estômago se mova para a cavidade torácica. Uma porção do estômago pode deslizar através do hiato diafragmático, causando uma **hérnia hiatal por deslizamento**

- **Estômago**. A função do estômago é homogeneizar e processar quimicamente o alimento semissólido ingerido.

   O estômago é dividido em:
   (1) **Cárdia**.
   (2) **Fundo**.
   (3) **Corpo**.
   (4) **Antro pilórico**.

   As glândulas da região da cárdia são tubulares com uma extremidade enovelada. No fundo e no corpo, as glândulas gástricas são tubulares ramificadas simples. No antro pilórico, as glândulas apresentam uma fosseta profunda, sendo tubulares ramificadas simples.

   As características típicas do estômago incluem:
   (1) A **ruga**, uma prega da mucosa e submucosa gástrica.
   (2) Uma **cobertura de mucosa gástrica**

- A **glândula gástrica** (presente no fundo e no corpo) apresenta uma fosseta, um colo e um corpo.

   Os tipos celulares encontrados nas glândulas gástricas (fundo-corpo do estômago) incluem:

   (1) As **células mucosas superficiais**, encontradas nas fossetas ou fovéolas. Elas apresentam grânulos secretores apicais com glicoproteínas (mucinas) que, quando combinadas com água na superfície da mucosa gástrica, formam um **gel protetor**.

   As mitocôndrias são abundantes. Junto com a anidrase carbônica, as células mucosas da superfície produzem íons bicarbonato para aumentar o pH do gel protetor.

   A **doença de Ménétrier** está associada à **hiperplasia das células mucosas superficiais**, induzida pelo fator de crescimento transformante α (TGF-α). O seu diagnóstico é estabelecido por endoscopia (presença de pregas gástricas grandes) e biopsia demonstrando hiperplasia significativa das criptas gástricas nas pregas, atrofia glandular e redução no número de células parietais.

   (2) As **células mucosas do colo**, que estão localizadas na junção da fosseta com o corpo, secretam muco, que é parte da cobertura protetora da mucosa gástrica.

   (3) As **células principais** que secretam **pepsinogênio**, um precursor da enzima proteolítica **pepsina**. A pepsina é produzida no suco gástrico quando o pH está abaixo de 5,0.

   (4) As **células parietais** são observadas na porção superior do corpo da glândula e produzem:

- **HCl** depois do estímulo da **acetilcolina** (ligada ao **receptor muscarínico M$_3$**), **gastrina** e **histamina** (ligada ao **receptor de histamina H$_2$**)

- **Fator intrínseco**.

   O citoplasma das células parietais apresenta inúmeras **mitocôndrias**, **tubulovesículas** e um **canalículo secretor** contínuo ao lúmen da glândula gástrica.

   Após o estímulo, as tubulovesículas fundem-se com a membrana plasmática do canalículo secretor. **Anidrase carbônica** e H$^+$,K$^+$-ATPase estão localizadas nas microvilosidades que se projetam no lúmen do canalículo secretor.

   Autoanticorpos contra a ATPase dependente de H$^+$ e K$^+$ e fator intrínseco causam **gastrite autoimune**. A destruição das células parietais reduz o HCl no suco gástrico (**acloridria**) e fator intrínseco (necessário para o transporte e absorção de **vitamina B$_{12}$** pelos enterócitos do íleo).

   A deficiência de vitamina B$_{12}$ causa **anemia perniciosa**, caracterizada pela redução na produção de hemácias e liberação de hemácias grandes (**anemia megaloblástica**) na circulação sanguínea.

   Os outros dois tipos de células são as **células-tronco** (células precursoras de todas as células glandulares) e **células gastroenteroendócrinas** (células enterocromafins)

- A infecção pelo *Helicobacter pylori* afeta a integridade da camada protetora de muco do estômago, possibilitando a ação agressiva de pepsina e HCl e de proteases citotóxicas derivadas do *H. pylori* na mucosa gástrica desprotegida.

   Os estágios da infecção pelo *H. pylori* incluem:

   (1) **Fase ativa**. O *H. pylori* é altamente móvel, impulsionado por cerca de seis flagelos. Durante esse período, ele reduz a acidez por meio da produção de amônia (NH$_3$) pela ação da enzima urease.

   (2) **Fase estacionária**. O *H. pylori* entra no muco protetor, produz adesinas que se ligam à superfície apical das células epiteliais mucosas da superfície contendo locais de ligação com a fucose. A ligação às células possibilita que o *H. pylori* aderente obtenha nutrientes das células epiteliais, que sofrem necrose.

   (3) **Fase de colonização**. O *H. pylori* bem nutrido desprende-se das células mucosas superficiais, produtoras de muco, replica-se no muco protetor e liga-se às proteínas do muco que contêm ácido siálico. As bactérias entram novamente na fase ativa (motilidade e produção de NH$_3$), reiniciando seu ciclo de vida.

   Gastrite e **úlcera péptica** desenvolvem-se como consequência da infecção pelo *H. pylori*. **Hematêmese** (vômito contendo sangue) ou **melena** (fezes pretas como o alcatrão) são achados típicos em pacientes com úlceras gástricas que sangram

- **Células gastroenteroendócrinas**, presentes na mucosa do estômago ao cólon, sintetizam hormônios peptídicos que regulam diversas funções do sistema digestório e glândulas associadas.

   Originalmente, as células gastroenteroendócrinas (chamadas células enterocromafins) eram consideradas membros do sistema APUD devido à propriedade de captação do precursor amino e descarboxilação de aminoácidos.

   A designação sistema neuroendócrino difuso (SNED) substituiu a designação APUD, pois nem todas as células acumulam precursores amino.

   A **secretina** é produzida pelas células das glândulas duodenais de Lieberkühn quando o conteúdo gástrico entra no duodeno. Ela estimula a produção de bicarbonato pancreático e da glândula de Brunner para regular o pH duodenal, tamponando a secreção de ácido gástrico.

   A **gastrina** estimula a produção de HCl pelas células parietais. É produzida pelas células G das glândulas do antro pilórico. A liberação de gastrina é regulada pelo peptídio liberador de gastrina, um mediador neuroendócrino. A somatostatina, produzida pelas células D (adjacentes às células G), inibe a liberação de gastrina. O pH gástrico baixo inibe mais secreção de gastrina.

A produção excessiva de gastrina é uma característica da **síndrome de Zollinger-Ellison** (hiperplasia de células parietais).

Um **gastrinoma**, um tumor que produz gastrina, do antro pilórico ou do pâncreas, causa hiperplasia de células parietais, resultando na produção excessiva de HCl, levando ao desenvolvimento de múltiplas úlceras gástricas e duodenais. O baixo pH gástrico não inibe a secreção de gastrina derivada de um gastrinoma.

A **colecistoquinina** (CCK) estimula a contração da vesícula biliar e relaxa o esfíncter de Oddi.

O **peptídio insulinotrópico dependente de glicose** (GIP), produzido no duodeno, estimula a liberação de insulina (efeito insulinotrópico) quando glicose é detectada no intestino delgado.

A **motilina** é liberada clinicamente da porção superior do intestino delgado durante o jejum, estimulando a motilidade gastrintestinal.

A **grelina** é produzida no estômago (fundo). Ela estimula a secreção do hormônio do crescimento. Os níveis plasmáticos de grelina aumentam durante o jejum, desencadeando a fome por atuar nos centros de alimentação do hipotálamo. Os níveis plasmáticos de grelina aumentam durante o jejum, desencadeando fome por atuar nos centros hipotalâmicos de alimentação.

Os níveis plasmáticos de grelina são altos em pacientes com a **síndrome de Prader-Willi**. Hipotonia grave e dificuldades de alimentação no início da infância, seguidas de obesidade e apetite incontrolável, são características da síndrome de Prader-Willi.

As **glândulas pilóricas** diferem das glândulas cárdicas e gástricas da seguinte maneira:

(1) As fossetas, ou fovéolas, gástricas são mais profundas e estendem-se até a metade da mucosa.

(2) As glândulas pilóricas apresentam um lúmen maior e são altamente ramificadas.

O tipo celular predominante na glândula pilórica é uma célula secretora de muco que lembra as células mucosas do colo das glândulas gástricas.

A maior parte da célula contém muco secretor grande e pálido e grânulos secretores que contêm lisozima, uma enzima lítica para as bactérias.

As células enteroendócrinas, especialmente as células G secretoras de gastrina, são abundantes na região do antro pilórico.

Capítulo 16
Parte Baixa do Sistema Digestório

As principais funções do intestino delgado são (1) continuar no duodeno o processo digestório iniciado no estômago e (2) absorver o alimento digerido após a ação de enzimas produzidas na mucosa intestinal e do pâncreas, junto com a bile emulsificante produzida no fígado, possibilitar a captação absorção de componentes de proteínas, carboidratos e lipídios. As bactérias, um componente da microbiota, residem preferencialmente nos intestinos e mantêm uma relação funcional normal com o tecido linfoide associado ao tubo digestório (GALT) na prevenção contra a agressão de patógenos. Este capítulo descreve as principais características histológicas e de autorrenovação da célula epitelial dos principais segmentos do intestino delgado e do intestino grosso, detalhes dos vários mecanismos de defesa da mucosa intestinal, as consequências clínicas e patológicas de uma quebra na barreira imunológica e aspectos relevantes da tumorigênese colorretal.

INTESTINO DELGADO

O intestino delgado mede de 4 a 7 m e é dividido em três segmentos sequenciais:

1. **Duodeno**.
2. **Jejuno**.
3. **Íleo**.

O duodeno mede cerca de 25 cm de comprimento, é predominantemente retroperitoneal e está ao redor da cabeça do pâncreas. Na extremidade distal, o duodeno é contínuo com o jejuno, um segmento intestinal com motilidade e suspenso pelo mesentério. O íleo é a continuação do jejuno.

A parede do intestino delgado é formada por quatro camadas (Figuras 16.1 a 16.3):

1. A **mucosa**.
2. A **submucosa**.
3. A **muscular**.
4. A **serosa** ou **peritônio**.

Como veremos adiante, diferenças histológicas são observadas na mucosa e submucosa das três porções do intestino delgado. Em contrapartida, a camada muscular externa e a camada serosa são semelhantes.

Peritônio

O peritônio é uma membrana serosa que consiste em um estroma de tecido conjuntivo (que contém fibras elásticas, vasos sanguíneos e linfáticos e nervos) revestido por células mesoteliais. O **peritônio parietal** reveste a parede abdominal e envolve os órgãos abdominais tornando-se o **peritônio visceral**.

O **mesentério** é uma camada de tecido conjuntivo frouxo (tecido conjuntivo areolar) revestido pelo peritônio. Discutimos a histologia do mesentério no Capítulo 4, *Tecido Conjuntivo*.

O mesentério fixa os órgãos abdominais na parede abdominal posterior e serve como um conduto de vasos sanguíneos e linfáticos e nervos para esses órgãos.

Os vasos sanguíneos são componentes do plexo subseroso (ver Figura 16.3).

Durante a digestão, os vasos linfáticos que se originam nas paredes do intestino delgado, transportam um líquido rico em gordura emulsificada ou **quilo**. No mesentério, inúmeros linfonodos e tecido adiposo são visualizados.

O mesentério pode ser curto (para fixar determinadas vísceras na parede abdominal) ou longo para possibilitar a motilidade visceral. Como dito no Capítulo 15, *Parte Alta do Sistema Digestório*, o esôfago não apresenta serosa. O duodeno e os cólons ascendente e descendente fixam-se na cavidade abdominal pela **adventícia**, um tecido conjuntivo frouxo contínuo com o estroma circundante da parede abdominal.

Os **omentos** e os **ligamentos viscerais** contam com uma estrutura semelhante à do mesentério. O **omento maior** contém uma quantidade considerável de tecido adiposo.

Parede intestinal

A parede intestinal apresenta um aumento na superfície total da mucosa que reflete a função absortiva do intestino delgado.

Quatro graus de pregueamento ampliam a área da superfície de absorção da mucosa (ver Figura 16.2):

1. As **pregas circulares** (dobras circulares; também conhecidas como **válvulas de Kerkring**).
2. Os **vilos intestinais**.
3. As **glândulas intestinais**.
4. As **microvilosidades** na superfície apical das células intestinais (**enterócitos**) do epitélio de revestimento.

Uma **prega circular** é uma dobra permanente da **mucosa** e da **submucosa** circundando o lúmen intestinal.

As pregas circulares aparecem cerca de 5 cm distais à saída pilórica do estômago, tornam-se distintas na junção do duodeno com o jejuno e diminuem de tamanho progressivamente até desaparecerem na metade do íleo.

Os **vilos intestinais** são **evaginações** digitiformes da **mucosa**, cobrindo totalmente a superfície do intestino delgado. O comprimento dos vilos depende do grau de distensão da parede intestinal e da contração das fibras musculares lisas na região central do vilo intestinal.

As **criptas de Lieberkühn**, ou **glândulas intestinais**, são **glândulas tubulares simples** que aumentam a área da superfície intestinal. Cerca de seis criptas de **invaginação**, estendendo-se profundamente na mucosa e terminando na muscular da mucosa, circundam um vilo intestinal.

A **muscular da mucosa** é o limite entre a mucosa e a submucosa (ver Figura 16.3).

A **muscular** é formada por uma camada circular interna de tecido muscular liso e por uma camada longitudinal externa de tecido muscular liso. A muscular é

Figura 16.1 Intestino delgado.

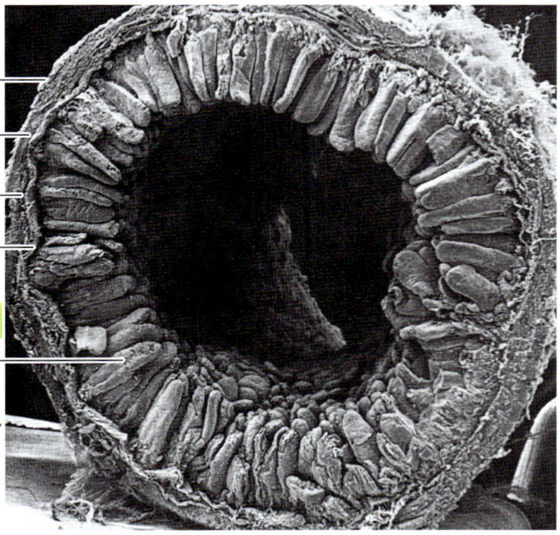

Serosa

Muscular

Submucosa

Muscular da mucosa

Vilos

Os vilos são pregas da mucosa que se projetam para o lúmen. Os vilos aumentam a superfície de absorção da mucosa.

Micrografia eletrônica de varredura cortesia de Richard G. Kessel, Iowa City, Iowa.

Figura 16.2 Pregas circulares, vilos intestinais, glândulas intestinais e microvilosidades.

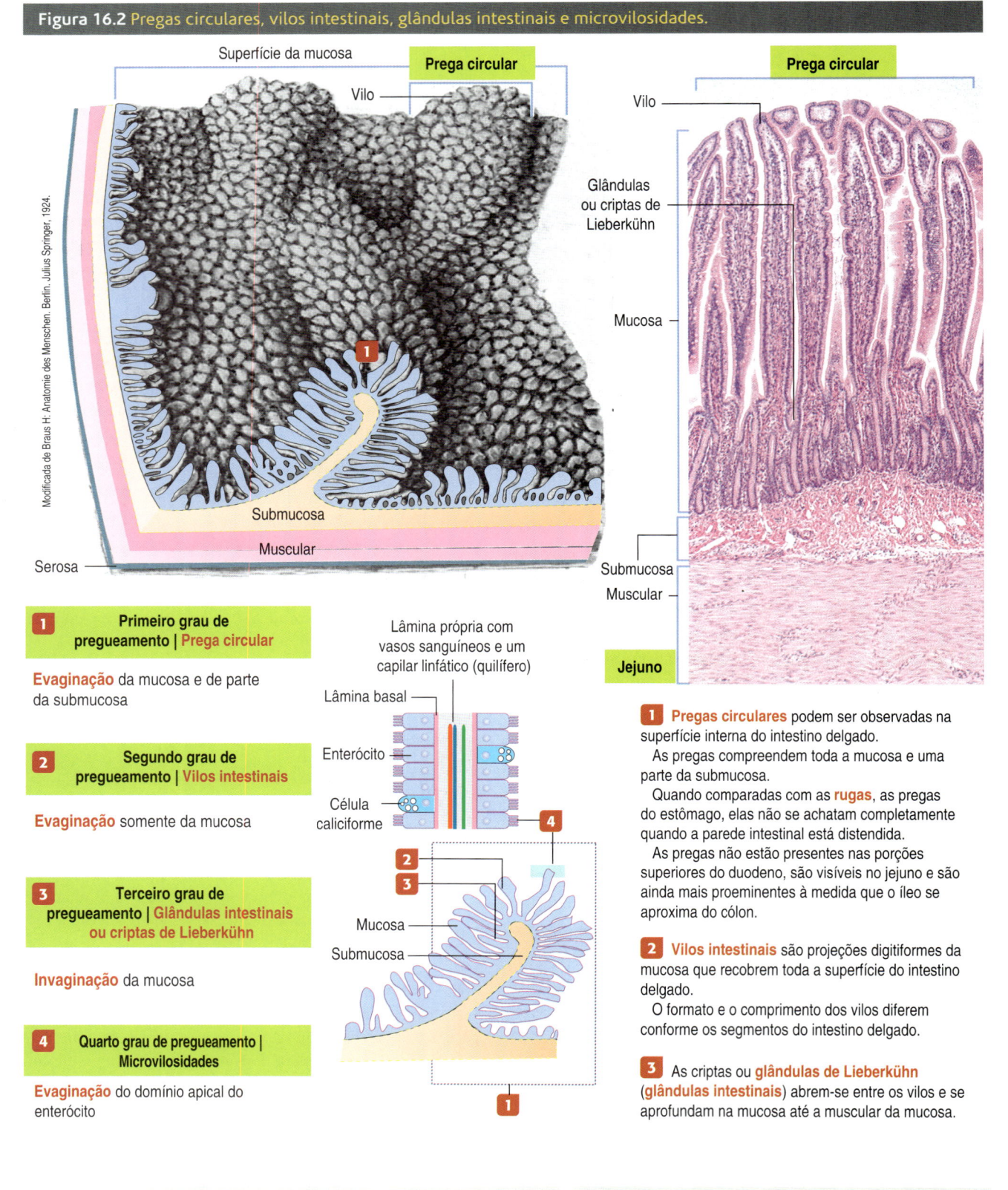

Modificada de Braus H: Anatomie des Menschen. Berlin, Julius Springer, 1924.

Superfície da mucosa

Prega circular

Vilo

Serosa

Submucosa

Muscular

Prega circular

Vilo

Glândulas ou criptas de Lieberkühn

Mucosa

Submucosa

Muscular

Jejuno

Lâmina própria com vasos sanguíneos e um capilar linfático (quilífero)

Lâmina basal

Enterócito

Célula caliciforme

Mucosa

Submucosa

1 Primeiro grau de pregueamento | Prega circular

Evaginação da mucosa e de parte da submucosa

2 Segundo grau de pregueamento | Vilos intestinais

Evaginação somente da mucosa

3 Terceiro grau de pregueamento | Glândulas intestinais ou criptas de Lieberkühn

Invaginação da mucosa

4 Quarto grau de pregueamento | Microvilosidades

Evaginação do domínio apical do enterócito

1 **Pregas circulares** podem ser observadas na superfície interna do intestino delgado.

As pregas compreendem toda a mucosa e uma parte da submucosa.

Quando comparadas com as **rugas**, as pregas do estômago, elas não se achatam completamente quando a parede intestinal está distendida.

As pregas não estão presentes nas porções superiores do duodeno, são visíveis no jejuno e são ainda mais proeminentes à medida que o íleo se aproxima do cólon.

2 **Vilos intestinais** são projeções digitiformes da mucosa que recobrem toda a superfície do intestino delgado.

O formato e o comprimento dos vilos diferem conforme os segmentos do intestino delgado.

3 As criptas ou **glândulas de Lieberkühn** (**glândulas intestinais**) abrem-se entre os vilos e se aprofundam na mucosa até a muscular da mucosa.

responsável pela **segmentação** e **movimento peristáltico** do conteúdo do intestino delgado (Figura 16.4).

O **peritônio visceral** recobre uma fina camada de tecido conjuntivo frouxo, a camada serosa que é revestida por um epitélio simples pavimentoso, ou **mesotélio**. O **peritônio parietal** recobre a superfície interna da parede abdominal.

Microcirculação do intestino delgado

Uma diferença da microcirculação do estômago (comparar com a Figura 15.8, no Capítulo 15, *Parte Alta do Sistema Digestório*) é que a **submucosa intestinal constitui o principal local de distribuição do fluxo sanguíneo e do fluxo linfático** (ver Figura 16.3).

Figura 16.3 Suprimento sanguíneo, linfático e nervoso do intestino delgado.

1 O sistema microvascular dos vilos deriva de dois sistemas arteriolares. Um sistema supre a extremidade do vilo (**plexo capilar do vilo**). O segundo sistema forma o **plexo capilar pericriptal**. Ambos drenam para **vênulas da submucosa**.

2 Um único **capilar linfático central** em fundo cego, chamado **quilífero** (ou **lácteo**) está localizado no centro ou lâmina própria de cada vilo. O quilífero é o início de um vaso linfático, que, logo acima da muscular da mucosa, forma um plexo linfático que se ramifica ao redor de um nódulo linfoide na submucosa.

Os vasos linfáticos eferentes do nódulo linfoide anastomosam-se com o quilífero e saem do tubo digestório juntamente com os vasos sanguíneos.

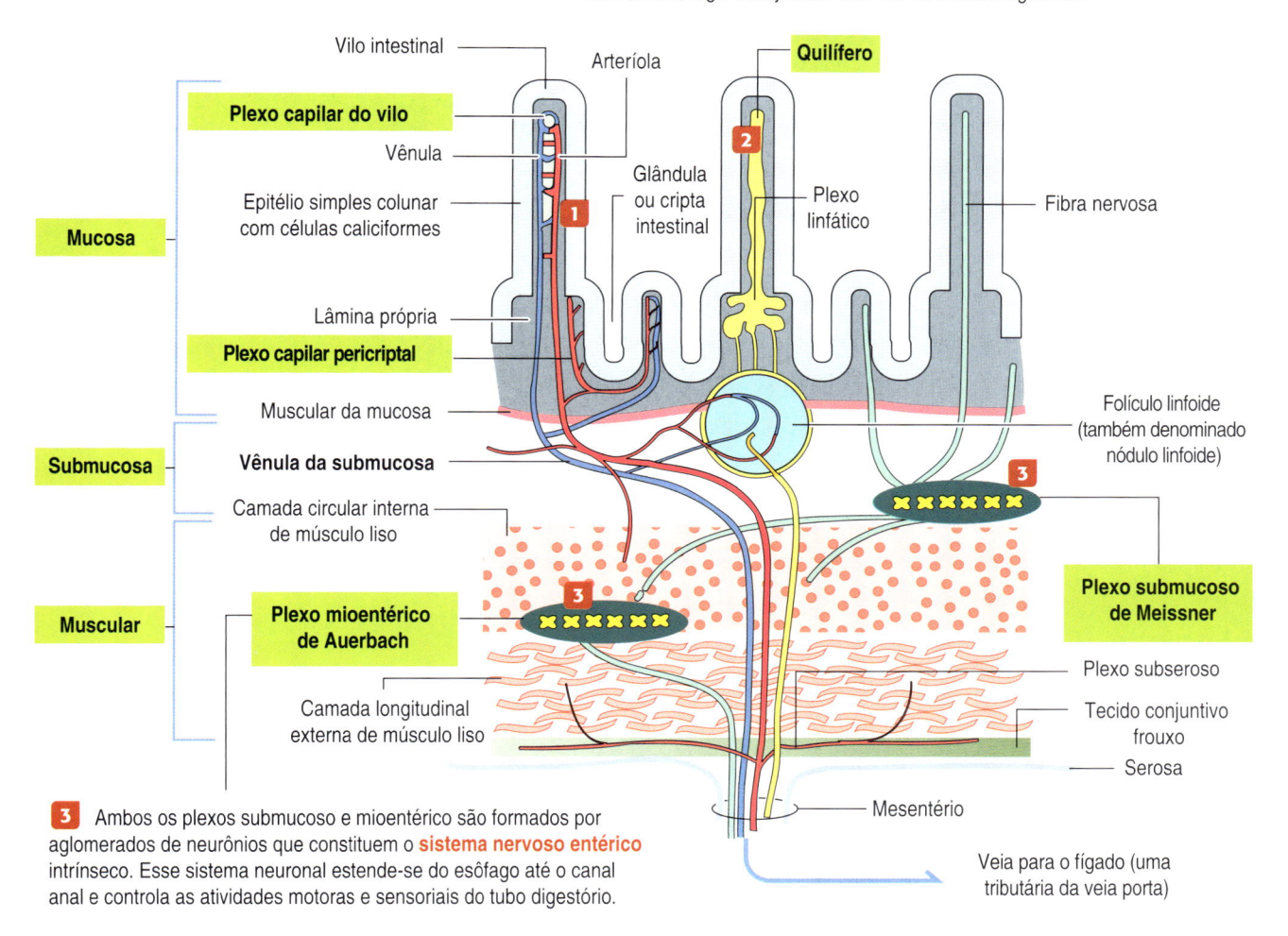

3 Ambos os plexos submucoso e mioentérico são formados por aglomerados de neurônios que constituem o **sistema nervoso entérico** intrínseco. Esse sistema neuronal estende-se do esôfago até o canal anal e controla as atividades motoras e sensoriais do tubo digestório.

Ramos do plexo submucoso suprem os capilares da muscular e da mucosa intestinal. As arteríolas derivadas do **plexo submucoso** penetram a mucosa do intestino delgado e dão origem a dois plexos de capilares:

1. O **plexo capilar viloso**, que supre os vilos intestinais e a porção superior das criptas de Lieberkühn.
2. O **plexo capilar pericriptal** supre a metade inferior das criptas de Lieberkühn.

Um único **capilar linfático central** em fundo cego, o **quilífero** (ou **lácteo**), está presente no centro ou na lâmina própria de um vilo intestinal.

O quilífero (lácteo) é um vaso linfático inicial que, logo acima da muscular da mucosa, forma um **plexo linfático** cujos ramos se dispõem ao redor de um nódulo linfoide na mucosa e submucosa. Os vasos linfáticos eferentes dos nódulos linfoides se anastomosam com o quilífero e saem do tubo digestório através do mesentério juntamente com os vasos sanguíneos.

Inervação e motilidade do intestino delgado

A **motilidade** do intestino delgado é controlada pelo sistema nervoso autônomo. O sistema nervoso autônomo intrínseco do intestino delgado, formado pelo **plexo de Meissner** e pelo **plexo mioentérico de Auerbach**, é semelhante ao do estômago (ver Figuras 15.7 e 15.8 no Capítulo 15, *Parte Alta do Sistema Digestório*).

Os neurônios dos plexos recebem **estímulos intrínsecos da mucosa e da parede muscular** do intestino delgado e **estímulos extrínsecos do sistema nervoso central** por intermédio de **troncos nervosos simpáticos e parassimpáticos** (nervo vago).

A contração da muscular é coordenada para atingir dois objetivos (ver Figura 16.4):

1. **Misturar e movimentar o conteúdo do interior de um segmento intestinal**. Isto acontece quando

Figura 16.4 Motilidade intestinal: padrões de contração muscular.

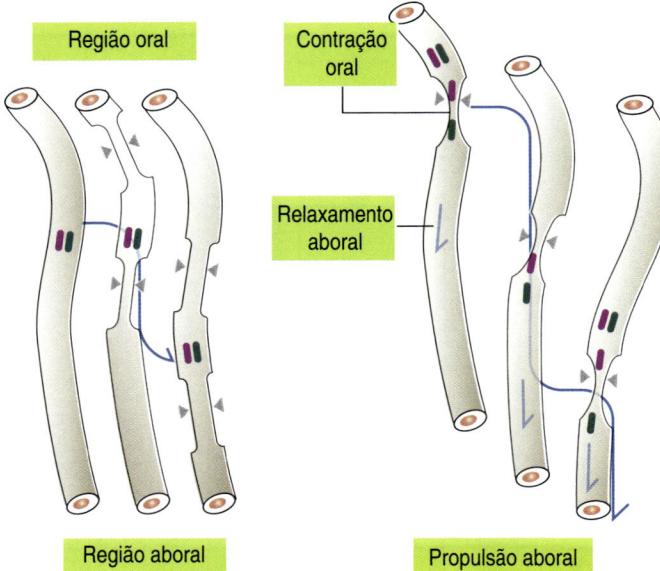

Segmentação	Peristalse
Os conteúdos intestinais são misturados ▬ dentro de um segmento intestinal. Isto ocorre quando a contração (▶◀) acima **não é coordenada** com o relaxamento abaixo.	Os conteúdos avançam ▬ ▬ ao longo do intestino quando a contração proximal é **coordenada** com o relaxamento abaixo.

Região oral

Contração oral

Relaxamento aboral

Região aboral

Propulsão aboral

a atividade de contração da muscular não é coordenada e o intestino torna-se temporariamente dividido em segmentos. Esse processo é conhecido como **segmentação**.

2. **Impulsionar o conteúdo intestinal** quando há uma contração proximal (**oral**) coordenada com um relaxamento distal (**aboral**).

Quando contração e relaxamento coordenados ocorrem sequencialmente, o conteúdo intestinal é impulsionado na **direção aboral**. Esse processo é conhecido como **peristalse** (ou peristaltismo) (do grego, *peri*, ao redor; *stalsis*, constrição).

Diferenças histológicas entre o duodeno, o jejuno e o íleo

Cada uma das três porções anatômicas do intestino delgado, o duodeno, o jejuno e o íleo, **apresenta características distintas que possibilitam o reconhecimento dessas regiões ao microscópio óptico** (Figura 16.5).

O **duodeno** estende-se da região pilórica do estômago até a junção com o jejuno e tem as seguintes características:

1. Conta com as **glândulas duodenais (de Brunner) na submucosa**. As glândulas de Brunner são **glândulas mucosas tubuloacinares** que produzem uma **secreção alcalina** (pH 8,8 a 9,3) que neutraliza o quimo ácido proveniente do estômago.

2. Os **vilos intestinais são largos e curtos** (em formato de folha).

3. O duodeno é envolto por uma serosa incompleta e por uma adventícia extensa em vez de uma serosa.

4. O duodeno recebe bile e o suco pancreático transportados pelo ducto biliar comum e ducto pancreático, respectivamente. O **esfíncter de Oddi** está localizado na porção ampular terminal dos dois ductos convergentes.

5. A base das criptas de Lieberkühn pode conter **células de Paneth**.

O **jejuno** tem as seguintes características:

1. Apresenta vilos intestinais digitiformes e longos, e um **vaso lácteo bem-desenvolvido no centro do vilo**.

2. O jejuno **não contém glândulas de Brunner** na submucosa.

3. A lâmina própria pode conter placas de Peyer, embora não sejam predominantes no jejuno. As placas de Peyer são características típicas do íleo.

4. As **células de Paneth** são encontradas na base das criptas de Lieberkühn.

O **íleo** apresenta uma característica marcante: **placas de Peyer**, folículos linfoides (também chamados **nódulos**) localizados na mucosa e em parte da submucosa. A ausência de glândulas de Brunner e a presença de vilos digitiformes mais curtos, em comparação com o jejuno, são características adicionais do íleo. Assim como no jejuno, as **células de Paneth** são encontradas na base das criptas de Lieberkühn.

Vilos e glândulas intestinais

A mucosa intestinal, incluindo vilos circundados pelas criptas de Lieberkühn, é revestida por **epitélio simples colunar** contendo cinco tipos celulares principais:

1. **Enterócitos ou células absortivas**.
2. **Células caliciformes**.
3. **Células enteroendócrinas**.
4. **Células de Paneth**.
5. **Células tufo**.
6. **Células-tronco intestinais (CTIs)**.

As células enteroendócrinas, células de Paneth e as CTIs são encontradas nas criptas de Lieberkühn. A discussão sobre as células de Paneth será feita dentro do contexto dos mecanismos de proteção do intestino delgado (Figura 16.6).

Enterócitos: células absortivas

O **enterócito** ou **célula absortiva intestinal** contém um domínio apical com uma **borda em escova** (também chamada **borda estriada**) proeminente, que termina em uma região, chamada **trama terminal**, a qual contém filamentos transversais do citoesqueleto.

A borda em escova de cada célula absortiva contém cerca de 3.000 **microvilosidades** densamente agrupadas, que aumentam a área da superfície luminal em 30 vezes.

Figura 16.5 Diferenças histológicas: duodeno, jejuno e íleo.

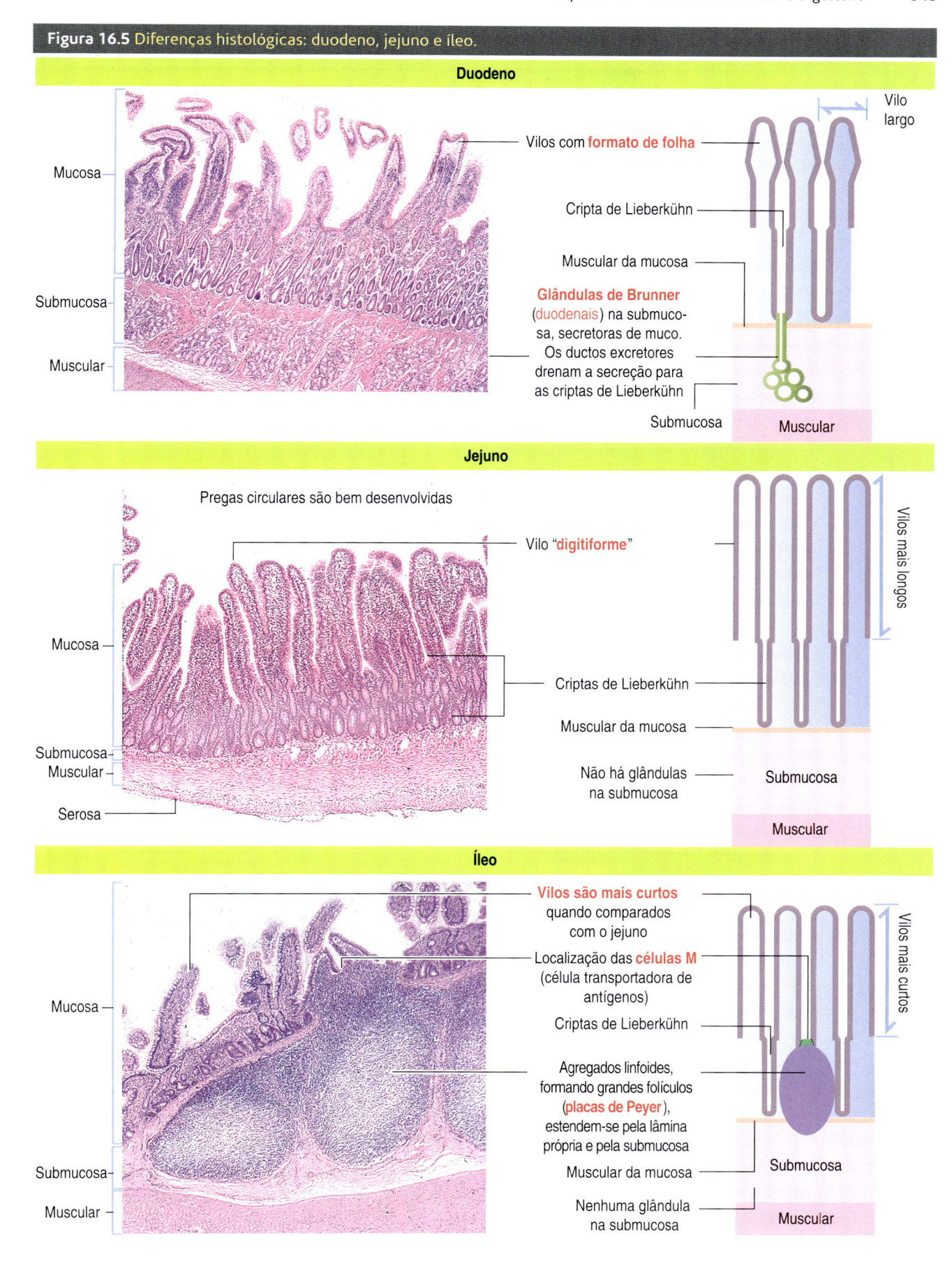

Duodeno

Mucosa

Submucosa

Muscular

Vilos com **formato de folha**

Vilo largo

Cripta de Lieberkühn

Muscular da mucosa

Glândulas de Brunner (duodenais) na submucosa, secretoras de muco. Os ductos excretores drenam a secreção para as criptas de Lieberkühn

Submucosa

Muscular

Jejuno

Pregas circulares são bem desenvolvidas

Mucosa

Submucosa
Muscular

Serosa

Vilo "**digitiforme**"

Criptas de Lieberkühn

Muscular da mucosa

Não há glândulas na submucosa

Vilos mais longos

Submucosa

Muscular

Íleo

Mucosa

Submucosa

Muscular

Vilos são mais curtos quando comparados com o jejuno

Localização das **células M** (célula transportadora de antígenos)

Criptas de Lieberkühn

Agregados linfoides, formando grandes folículos (**placas de Peyer**), estendem-se pela lâmina própria e pela submucosa

Muscular da mucosa

Nenhuma glândula na submucosa

Vilos mais curtos

Submucosa

Muscular

Figura 16.6 Células epiteliais dos vilos e das glândulas Lieberkühn.

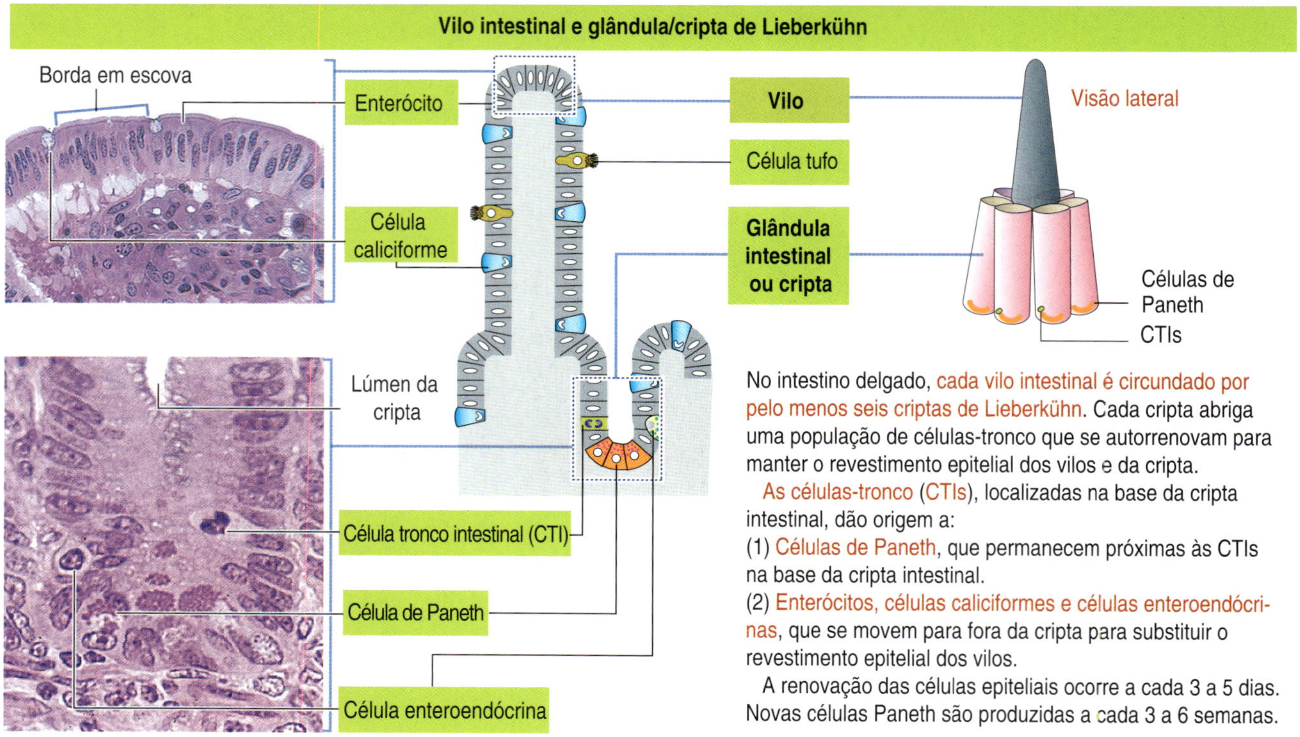

Vilo intestinal e glândula/cripta de Lieberkühn

No intestino delgado, cada vilo intestinal é circundado por pelo menos seis criptas de Lieberkühn. Cada cripta abriga uma população de células-tronco que se autorrenovam para manter o revestimento epitelial dos vilos e da cripta.

As células-tronco (CTIs), localizadas na base da cripta intestinal, dão origem a:

(1) Células de Paneth, que permanecem próximas às CTIs na base da cripta intestinal.

(2) Enterócitos, células caliciformes e células enteroendócrinas, que se movem para fora da cripta para substituir o revestimento epitelial dos vilos.

A renovação das células epiteliais ocorre a cada 3 a 5 dias. Novas células Paneth são produzidas a cada 3 a 6 semanas.

O comprimento de uma microvilosidade varia de 0,5 a 1 μm. O eixo de uma microvilosidade contém um feixe de 20 a 40 **filamentos de actina** paralelos, interligados por ligações cruzadas de **fimbrina e vilina**.

O feixe central de actina está ancorado na membrana plasmática pela **formina** (proteína do capuz), **miosina I**, e pela **calmodulina**, uma proteína de ligação de cálcio. Cada feixe de actina projeta-se para a porção apical da célula como uma **radícula**, a qual apresenta ligações cruzadas feitas por uma **isoforma intestinal da espectrina** a uma radícula adjacente.

A porção final da radícula prende-se a **filamentos intermediários contendo citoqueratinas**. A espectrina e as citoqueratinas formam a **trama terminal**.

A trama terminal é responsável pela manutenção da posição vertical e pelo formato da microvilosidade, e pela ancoragem das radículas de actina.

Uma **cobertura superficial**, ou **glicocálice**, formada por glicoproteínas como componentes integrais da membrana plasmática, recobre cada microvilosidade (Figura 16.7).

Tráfego de açúcares e peptídios

As **microvilosidades,** que formam a **borda em escova**, contêm enzimas intramembranosas, como a **lactase**, a **maltase** e a **sacarase**.

Portanto, a borda estriada não apenas aumenta a superfície de absorção dos enterócitos, mas também é o local onde as enzimas então envolvidas com a digestão final de carboidratos e proteínas.

A fragmentação final de oligopeptídios, iniciada pela ação de pepsina gástrica, continua com a ação da tripsina pancreática, da quimiotripsina, da elastase e das carboxipeptidases A e B.

A **enteroquinase** e a **aminopeptidase**, localizadas nas microvilosidades, degradam os oligopeptídios em dipeptídios, tripeptídios e aminoácidos antes de entrarem nos enterócitos através de **canais iônicos** simportadores (cotransportadores) juntamente com Na$^+$.

As **peptidases citoplasmáticas** degradam dipeptídios e tripeptídios em aminoácidos, os quais em seguida se difundem ou são transportados para o sangue por um processo mediado por carreadores através da membrana basolateral.

Em relação à absorção de açúcares, os oligossacarídeos reduzem os carboidratos a monossacarídeos, que podem ser transportados para o enterócito por **proteínas carreadoras**.

A glicose e a galactose cruzam a membrana apical com a ajuda de um **cotransportador sódico de glicose/galactose** (**SGLT-1**). Na$^+$,K$^+$-ATPase aciona SGLT-1. A frutose, derivada da quebra da sacarose, entra e sai do enterócito por **difusão passiva**.

Um **defeito genético na lactase** impede a absorção de leite rico em lactose, causando diarreia (**intolerância a lactose**). Bactérias intestinais convertem a lactose em ácido láctico, metano e H$_2$ gasoso, causando uma diarreia osmótica devido à retenção de água no lúmen intestinal. O **teste do H$_2$ expirado** é positivo em indivíduos com deficiência da lactase. O H$_2$ entra na circulação sanguínea e é expelido pelos pulmões.

Resumindo, em se tratando de carboidratos, eles só são absorvidos na forma de monossacarídeos. Um processo dividido em duas etapas possibilita a

Figura 16.7 Células epiteliais do vilo: células caliciformes e enterócitos.

Célula caliciforme

Célula caliciforme

Células caliciformes não possuem microvilosidades. O teor de muco é liberado no lúmen.

Espaços intercelulares entre enterócitos adjacentes

Borda em escova

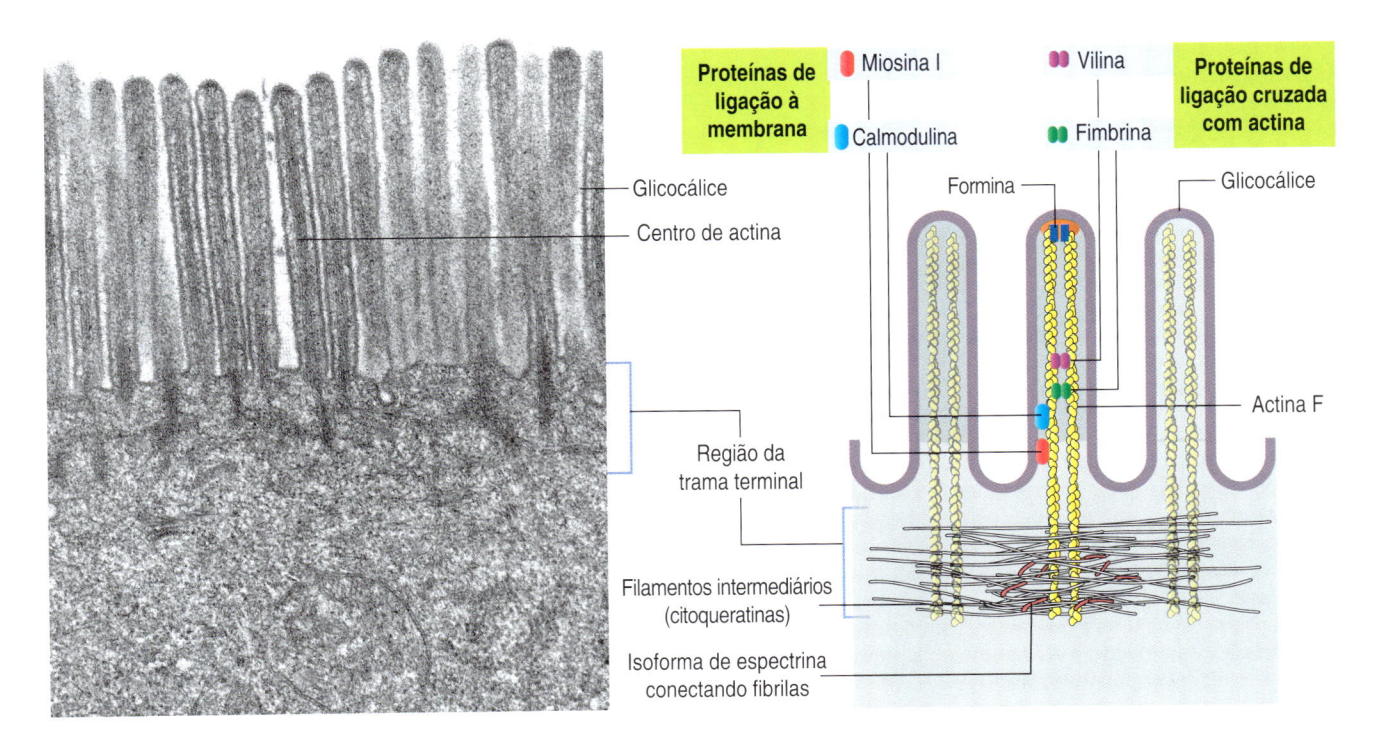

Glicocálice

Centro de actina

Proteínas de ligação à membrana

■ Miosina I

■ Calmodulina

■■ Vilina

■■ Fimbrina

Proteínas de ligação cruzada com actina

Formina

Glicocálice

Actina F

Região da trama terminal

Filamentos intermediários (citoqueratinas)

Isoforma de espectrina conectando fibrilas

absorção de glicose e galactose: transporte ativo através da membrana apical do enterócito envolvendo SGLT-1, seguido pelo transporte através da membrana basolateral por difusão facilitada (Figura 16.8).

Tráfego de lipídios e colesterol

A **absorção de lipídios** envolve a quebra enzimática dos lipídios provenientes da alimentação em **ácidos graxos** e **monoglicerídeos**, os quais podem se difundir através da membrana plasmática das microvilosidades e da membrana plasmática apical do enterócito. Os detalhes do **processo de absorção de lipídios** estão descritos na Figura 16.9.

Agora será abordado o manejo do colesterol pelo enterócito. O **colesterol** é um componente estrutural essencial das membranas celulares. O colesterol corporal é proveniente de duas fontes: da alimentação e da síntese a partir de acetil-CoA através da via do mevalonato.

O colesterol proveniente da alimentação é inicialmente transportado do intestino para o fígado e então distribuído para todo o corpo. O colesterol recém-sintetizado sai do retículo endoplasmático liso por um mecanismo de transporte não vesicular, desviando da via de transporte retículo endoplasmático-Golgi e então é rapidamente direcionado para a membrana plasmática. Nós discutimos o transporte do colesterol mitocondrial no Capítulo 19, *Sistema Endócrino*, dentro do contexto da estereoidogênese no córtex da suprarrenal.

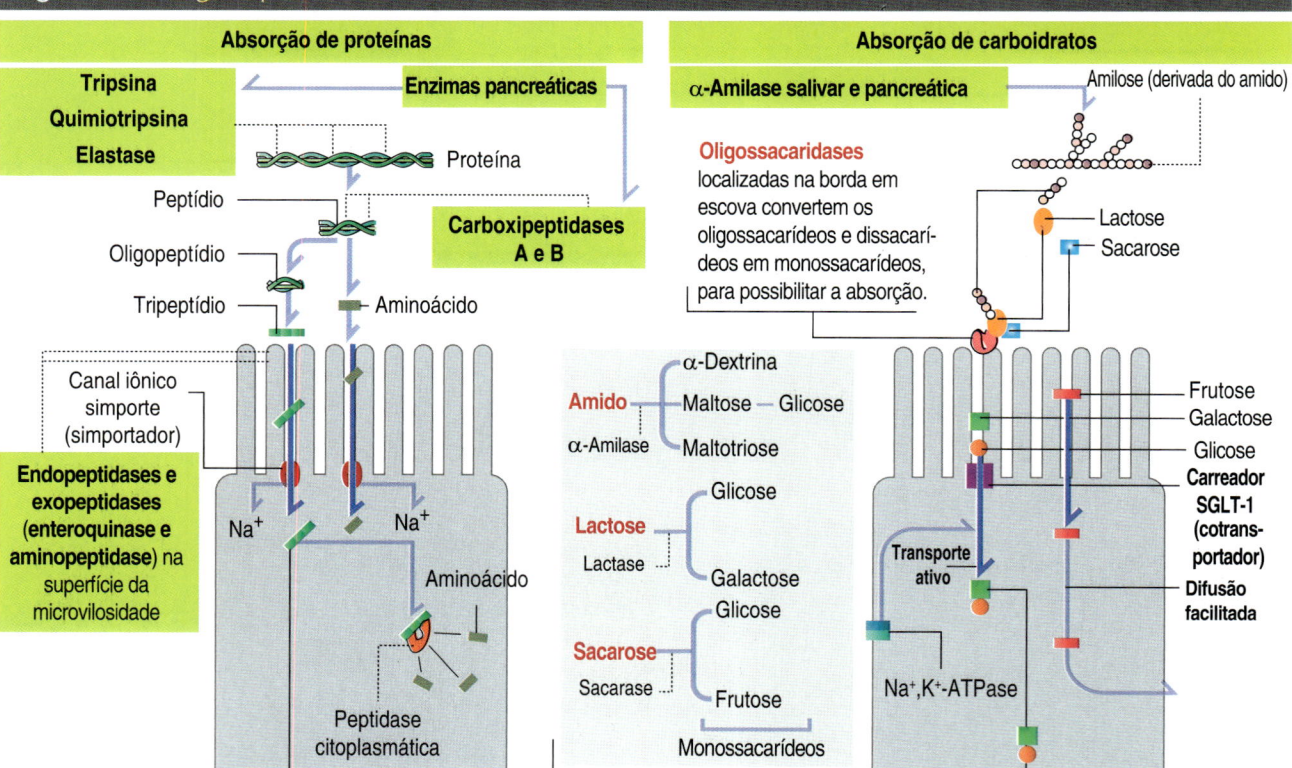

Figura 16.8 Tráfego de proteínas e carboidratos nos enterócitos.

A absorção de aminoácidos e dipeptídios e tripeptídios ocorre através de canais iônicos tipo simporte junto com Na⁺. O transporte é ativo.

A digestão de proteínas começa no **estômago** na presença da pepsina, derivada do precursor pepsinogênio secretado pelas células principais. A atividade da pepsina cessa no meio alcalino do duodeno. As **proteases pancreáticas**, endopeptidases e exopeptidases, continuam a proteólise.

O **tripsinogênio** é ativado em tripsina pela enteroquinase localizada nas **microvilosidades**. A tripsina ativa, por sua vez, ativa a maior parte do tripsinogênio.

O quimiotripsinogênio e a proelastase são ativados em quimiotripsina e elastase, respectivamente. As carboxipeptidases A e B originam-se nos precursores pró-carboxipeptidases A e B.

A tripsina desempenha um papel importante na ativação e na inativação das proenzimas pancreáticas. Os tripeptídios no citosol são digeridos em aminoácidos pelas peptidases citoplasmáticas.

A glicose e a galactose entram no enterócito usando um sistema carreador Na⁺-dependente (**cotransportador de sódio-glicose/galactose-1 [SGLT-1]**) para glicose e galactose. O transporte é **ativo** (promovido pela Na⁺,K⁺-ATPase). A frutose entra e sai do enterócito por **difusão facilitada**.

O **amido**, a **sacarose**, a **lactose** e a **maltose** são os principais carboidratos dos alimentos. O amido consiste em amilose (um polímero de glicose) e amilopectina (um polissacarídeo vegetal). A **sacarose** é um dissacarídeo de glicose e frutose. A **lactose** é um dissacarídeo de galactose e glicose. A **maltose** é um dímero de glicose. A α-**amilase** salivar inicia a digestão do amido na boca. A α-amilase pancreática completa a digestão do amido no intestino delgado. Outros açúcares da dieta são hidrolisados pelas **oligossacaridases** (sacarase, lactase, isomaltase) presentes na membrana plasmática das microvilosidades.

A **celulose não é digerida no intestino delgado** de seres humanos porque não há presença da celulase. A celulose representa a porção de fibras não digeridas da alimentação.

Figura 16.9 Tráfego de lipídios nos enterócitos.

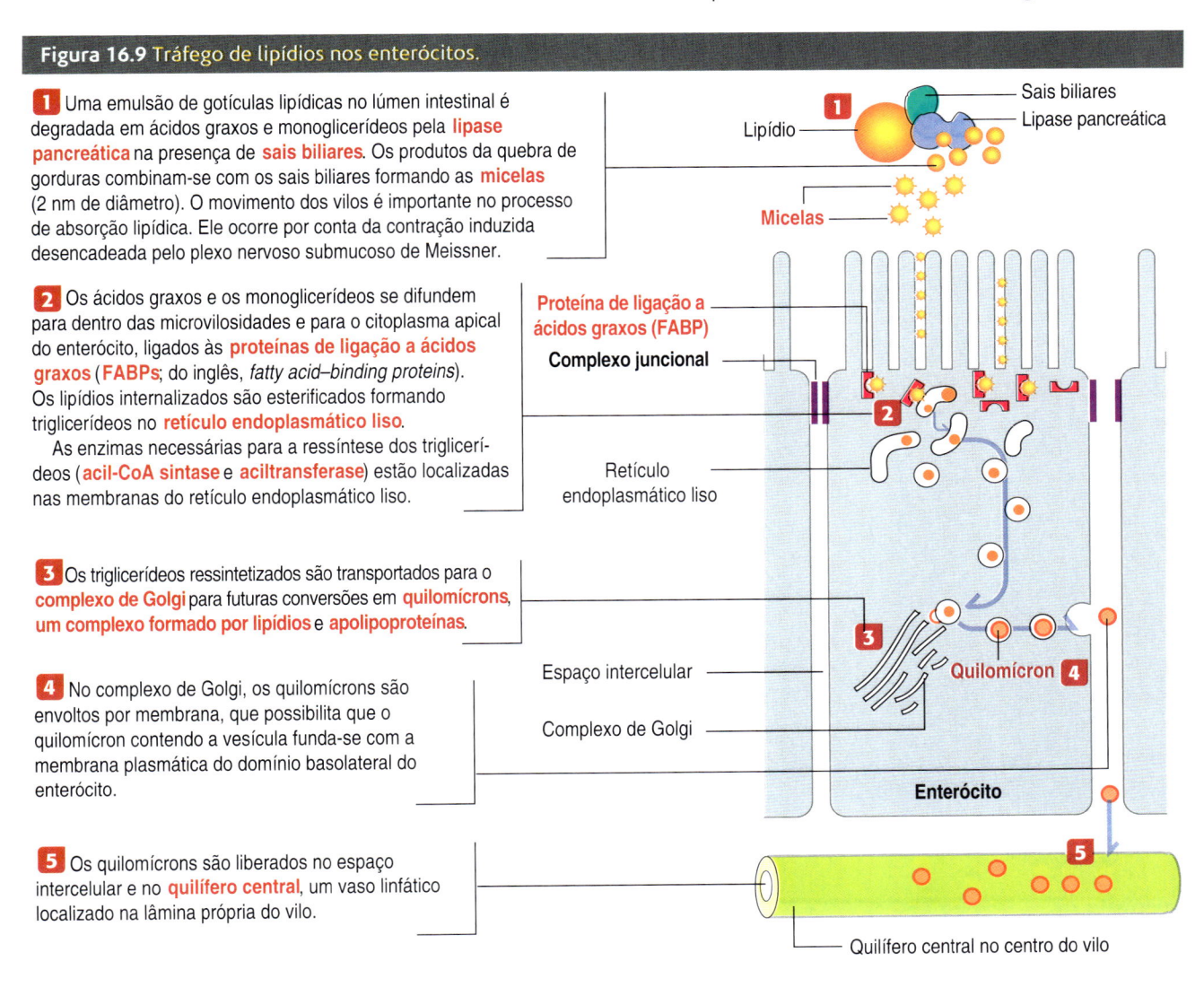

1 Uma emulsão de gotículas lipídicas no lúmen intestinal é degradada em ácidos graxos e monoglicerídeos pela **lipase pancreática** na presença de **sais biliares**. Os produtos da quebra de gorduras combinam-se com os sais biliares formando as **micelas** (2 nm de diâmetro). O movimento dos vilos é importante no processo de absorção lipídica. Ele ocorre por conta da contração induzida desencadeada pelo plexo nervoso submucoso de Meissner.

2 Os ácidos graxos e os monoglicerídeos se difundem para dentro das microvilosidades e para o citoplasma apical do enterócito, ligados às **proteínas de ligação a ácidos graxos** (**FABPs**; do inglês, *fatty acid–binding proteins*). Os lipídios internalizados são esterificados formando triglicerídeos no **retículo endoplasmático liso**.

As enzimas necessárias para a ressíntese dos triglicerídeos (**acil-CoA sintase** e **aciltransferase**) estão localizadas nas membranas do retículo endoplasmático liso.

3 Os triglicerídeos ressintetizados são transportados para o **complexo de Golgi** para futuras conversões em **quilomícrons**, **um complexo formado por lipídios** e **apolipoproteínas**.

4 No complexo de Golgi, os quilomícrons são envoltos por membrana, que possibilita que o quilomícron contendo a vesícula funda-se com a membrana plasmática do domínio basolateral do enterócito.

5 Os quilomícrons são liberados no espaço intercelular e no **quilífero central**, um vaso linfático localizado na lâmina própria do vilo.

Os enterócitos e os hepatócitos armazenam o colesterol, juntamente com os triglicerídeos, na forma de **lipoproteínas** (quilomícrons). Os **quilomícrons** consistem em triglicerídeos (85%), fosfolipídios (9%), colesterol (4%) e proteínas (2%, incluindo a apolipoproteína APOB48).

O colesterol é secretado pelo fígado na bile na sua própria forma ou como ácidos biliares, sendo liberados no intestino delgado. O colesterol e os sais biliares podem ser reabsorvidos e devolvidos ao fígado por meio do ciclo êntero-hepático, ou são excretados nas fezes.

A Figura 16.10 ilustra as principais etapas da **passagem do colesterol** pelo enterócito. Assim como na absorção de lipídios provenientes da alimentação, o colesterol é solubilizado no lúmen intestinal em micelas pela ação dos ácidos biliares para facilitar a passagem através da barreira de difusão do enterócito.

Observe na Figura 16.10 que os transportadores heterodiméricos **ABCG5/ABCG8** (cassete de ligação de ATP, ABC) no domínio apical do enterócito exportam **de volta** ao lúmen intestinal o colesterol previamente absorvido, um processo que facilita a eliminação de colesterol do corpo. Mutações nos genes *ABCG5* ou *ABCG8* causam **sitosterolemia**, uma doença autossômica recessiva na qual o colesterol e esteróis vegetais se acumulam na circulação sanguínea, levando a doenças cardiovasculares precoces.

Em contraste, a proteína **NPC1L1** (*Niemann-Pick C1-like-1*), também localizada no domínio apical, possibilita a absorção de colesterol esterificado pela **ACAT2** (a acil-CoA colesterol aciltransferase isoforma 2).

O colesterol esterificado torna-se parte das **partículas de quilomícrons**, produzido no retículo endoplasmático liso na presença da **apolipoproteína APOB48**, triglicerídeos e **MTP** (proteína de transferência de triglicerídeos microssomal). A MTP transfere os ésteres de colesterol do retículo endoplasmático liso para apolipoproteínas APOB48 recém-formadas.

Este novo quilomícron produzido sai do retículo endoplasmático liso em **vesículas proteicas revestidas por COPII**. As vesículas são liberadas através do complexo de Golgi pelo domínio basolateral do enterócito, alcançando um capilar linfático na lâmina própria do vilo intestinal.

O conhecimento das vias de transporte do colesterol ajuda a entender a sua regulação em pacientes

Figura 16.10 Tráfego do colesterol nos enterócitos.

2 **NPC1L1 (proteína similar a Niemann-Pick C1)** facilita a absorção do colesterol.
Os inibidores da NPC1L1 impedem a absorção de colesterol.

3 O transportador heterodimérico **ABCG5/ABCG8** participa da transferência do colesterol para o lúmen intestinal para ele ser eliminado do corpo

1 O colesterol passa por solubilização micelar pelos sais biliares

4 **ACAT2 (Acil-CoA colesterol aciltransferase)** esterifica o colesterol absorvido que é movido para o retículo endoplasmático liso

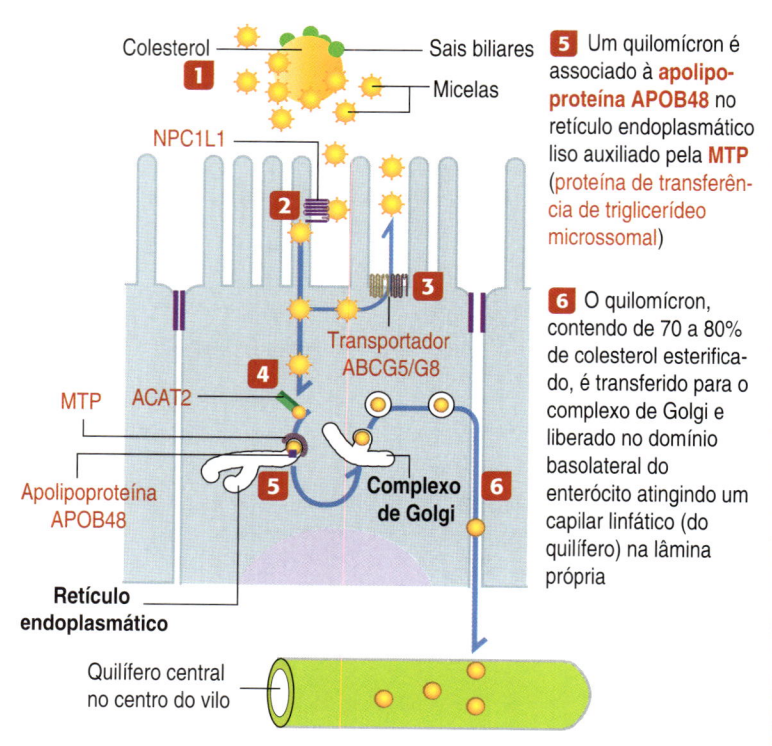

5 Um quilomícron é associado à **apolipoproteína APOB48** no retículo endoplasmático liso auxiliado pela **MTP** (proteína de transferência de triglicerídeo microssomal)

6 O quilomícron, contendo de 70 a 80% de colesterol esterificado, é transferido para o complexo de Golgi e liberado no domínio basolateral do enterócito atingindo um capilar linfático (do quilífero) na lâmina própria

com doenças cardiovasculares ateroscleróticas. Por exemplo, ACAT2 como alvo de modulação farmacológica pode diminuir a esterificação do colesterol. Na verdade, cerca de 70 a 80% do colesterol que entra no sistema linfático são esterificados.

Células caliciformes

As células caliciformes são células colunares produtoras de muco, distribuídas entre os enterócitos do epitélio intestinal.

As células caliciformes contêm dois domínios citoplasmáticos:

1. Um **domínio apical**, com formato de um cálice contendo grandes grânulos de muco cujo conteúdo é liberado na superfície do epitélio.
2. Um **domínio basal** estreito que adere à membrana basal. O domínio basal abriga o núcleo, o retículo endoplasmático rugoso e o complexo de Golgi, que transporta o muco.

O **complexo de Golgi**, que adiciona grupos de oligossacarídeos ao muco, é proeminente e se situa acima do núcleo basal.

O produto secretado pelas células caliciformes contém **glicoproteínas** (80% de carboidratos e 20% de proteínas) e é liberado por **exocitose**.

Na superfície do epitélio **o muco hidrata-se formando uma cobertura protetora semelhante a um gel, para proteger o epitélio contra a abrasão mecânica e a invasão bacteriana**, pois apresenta alta concentração de proteínas antimicrobianas específicas, como defensinas e catelicidinas.

Células enteroendócrinas

Além da função digestória, o trato gastrintestinal é a maior glândula endócrina difusa do corpo.

Assim como no estômago (Capítulo 15, *Parte Alta do Sistema Digestório*), as células enteroendócrinas secretam hormônios peptídicos que controlam várias funções do sistema gastrintestinal.

A localização e a função das células secretoras de **gastrina**, de **secretina** e de **colecistoquinina** estão resumidas na Figura 16.11.

Células tufo

Células tufo, uma pequena população de células epiteliais intestinais (cerca de 0,4%), têm forma de "vidro de perfume" (formato cilíndrico com estreitamentos nas porções apical e basal), com um tufo de microvilosidades que se estende até o lúmen intestinal.

Aglomerados de vesículas são observados na base do tufo de microvilosidades.

As células tufo, que expressam o gene *double cortin-like kinase 1* (Dclk1), são responsáveis por iniciar respostas à infecção parasitária, aumentando em número, estimulando uma expansão da população de células caliciformes e estimulando a produção de **interleucina 25** por uma célula epitelial intestinal não identificada.

Após um período de 7 dias da infecção, a resposta imune anti-helmíntica, iniciada por células tufo, resulta na expulsão do parasito (ver Figura 16.6).

Células-tronco intestinais (CTIs)

As **CTIs** são encontradas em um **nicho de células-tronco**, na base das glândulas intestinais, próximos das células de Paneth.

As CTIs são identificadas pelo marcador proteico **Lgr5** (para receptor acoplado à **proteína G contendo repetições ricas em leucina 5,** do inglês, *leucine-rich repeat-containing G protein coupled receptor 5*). Elas dão origem a células precursoras que se diferenciam em células caliciformes secretoras, células de Paneth, células M, células enteroendócrinas, células tufos e enterócitos absortivos que revestem o epitélio intestinal.

As CTIs são capazes de se renovar por um longo tempo, contanto que permaneçam no nicho de células-tronco da cripta, muito próximas das células dendríticas, chamadas **telócitos**. Os telócitos estão presentes na lâmina própria adjacente às criptas. Eles secretam **proteína Wnt**, um regulador parácrino principal de CTIs (ver Figura 16.6).

Figura 16.11 Funções de gastrina, secretina e colecistoquinina na digestão.

Célula de gastrina (antro pilórico)

1 Ela estimula a secreção do **ácido clorídrico** pelas células parietais.

2 A gastrina também estimula a **motilidade gástrica** e o **crescimento das células da mucosa**.

3 Ela estimula a secreção da **insulina** pelas células B das ilhotas pancreáticas.

Células de secretina (duodeno)

4 Ela estimula a secreção de **bicarbonato** pelo ducto pancreático.

5 Ela aumenta a secreção de **insulina** pelas células B das ilhotas pancreáticas

Células de colecistoquinina (duodeno)

6 Ela estimula a **liberação da bile** da vesícula biliar e a secreção das **enzimas pancreáticas**

7 Ela desacelera o esvaziamento gástrico atuando no **esfíncter pilórico**.

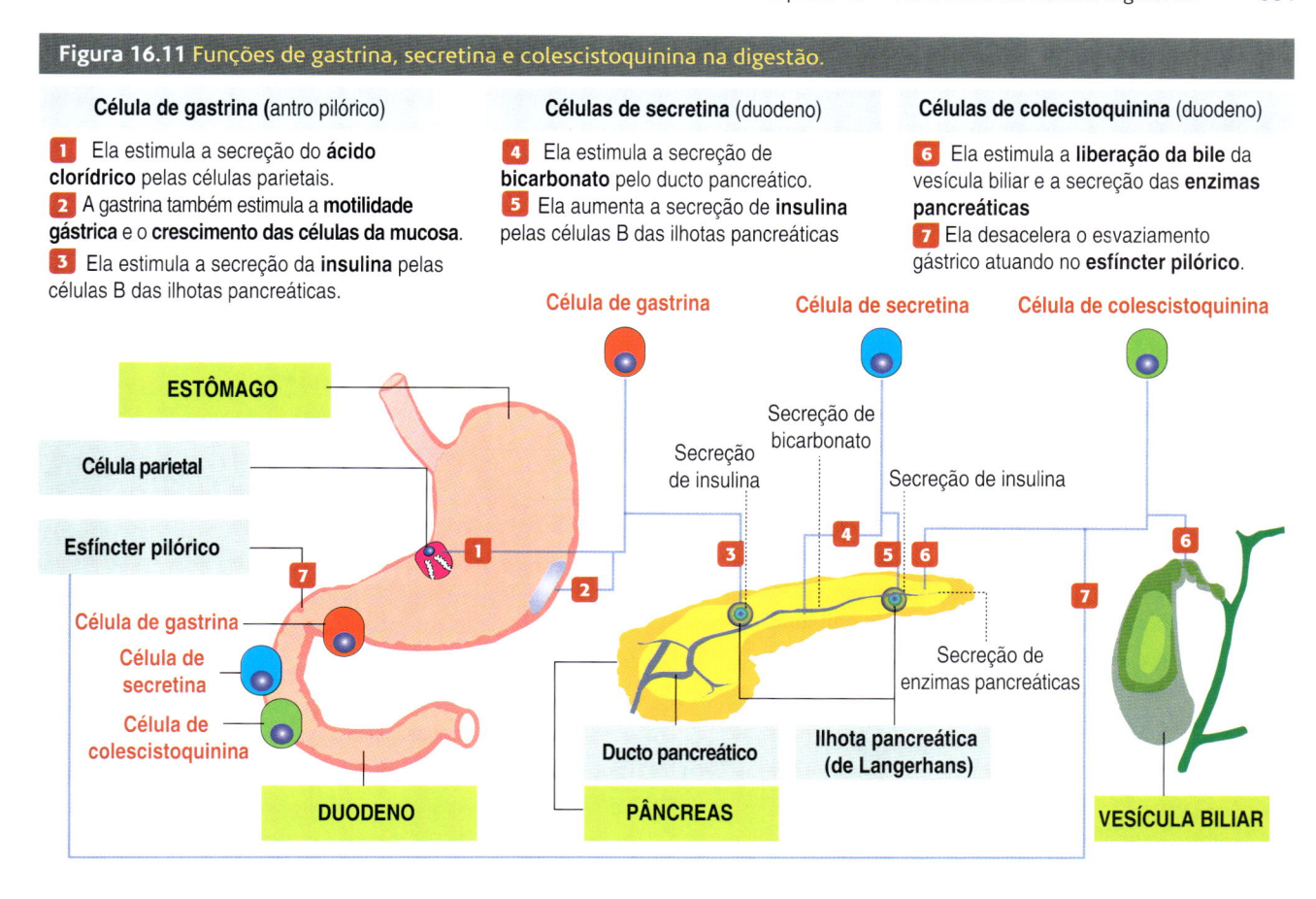

Proteção do intestino delgado

A grande superfície do trato gastrintestinal, cerca de 200 m² em humanos, é vulnerável a microrganismos residentes, chamados **microbiota**, e microrganismos e antígenos alimentares potencialmente prejudiciais.

A microbiota inclui bactérias, archaea, fungos, parasitos e vírus que residem no lúmen e na superfície da mucosa do intestino. Discutimos no Capítulo 15, *Parte Alta do Sistema Digestório*, o papel da camada de muco na proteção da superfície gástrica durante a infecção por *Helicobacter pylori*.

No intestino delgado e no intestino grosso as **células caliciformes** secretam glicoproteínas de mucinas agrupadas em uma camada viscosa semelhante a um gel, limitando o contato direto entre as bactérias e os enterócitos.

Quando há, nessa camada, ausência de um de seus componentes, a glicoproteína mucina 2 (MIC2), ocorre inflamação intestinal espontânea.

Vários mecanismos defensivos atuam no tubo alimentar para restringir a invasão tecidual por patógenos e evitar reações potencialmente nocivas que poderiam danificar o tecido intestinal.

Os mecanismos de defesa incluem:

1. A **barreira de junções oclusivas intestinais** apicais que unem os enterócitos. Essa barreira contra patógenos é monitorada por células imunocompetentes localizadas na **lâmina própria** subjacente.

2. As **placas de Peyer** e as **células M** associadas são consideradas **sensores imunológicos** do intestino delgado.

3. A **imunoglobulina A (IgA) polimérica**, um produto de secreção dos **plasmócitos** localizados na lâmina própria. As moléculas de IgA chegam ao lúmen intestinal por meio do mecanismo de **transcitose.**

4. As **células de Paneth,** cujas secreções bacteriostáticas de proteínas antimicrobianas controlam a microbiota residente do intestino delgado.

Além disso, é importante lembrar da capacidade de defesa da acidez do **suco gástrico** que inativa microrganismos ingeridos e da motilidade intestinal propulsora (**peristalse**), que impede a colonização bacteriana.

Barreira de permeabilidade intestinal

As junções oclusivas intestinais ligam enterócitos adjacentes e formam uma barreira impermeável à maioria dos solutos hidrofílicos na ausência de um transportador específico.

As junções oclusivas estabelecem uma separação entre o conteúdo do lúmen intestinal e a função imunológica da mucosa que ocorre na lâmina própria. Os plasmócitos, os linfócitos, os eosinófilos, os mastócitos e os macrófagos estão na lâmina própria intestinal.

A **claudina** e a **ocludina** são duas proteínas transmembrana da junção oclusiva que regulam a permeabilidade de solutos da via transcelular. O fluxo de proteínas provenientes da alimentação e lipopolissacarídeos bacterianos através de junções oclusivas deficientes podem aumentar na presença do **ligante do**

fator de necrose tumoral e da interferona-γ, duas citocinas pró-inflamatórias que afetam a integridade da junção oclusiva.

Muitas doenças associadas com uma disfunção do epitélio intestinal, incluindo **doença intestinal inflamatória** e **isquemia intestinal**, estão associadas a um aumento dos níveis de ligante do fator de necrose tumoral.

Um defeito mínimo na barreira intestinal de junções oclusivas pode possibilitar que antígenos provenientes da alimentação e produtos bacterianos atravessem o epitélio e entrem na lâmina própria. Os antígenos podem se ligar ao **receptor similar a *Toll*** (**TLR**; do inglês, *Toll-like receptor*) na superfície das células dendríticas. Discutimos sobre TLR no Capítulo 10, *Sistema Imunológico e Linfático*.

As células dendríticas migram para um nódulo linfático mesentérico local e o antígeno é apresentado para linfócitos T indiferenciadas por meio do complexo de histocompatibilidade principal, determinando a diferenciação deles em linfócitos T auxiliares 1 (T_H1) e 2 (T_H2), que retornam para a lâmina própria.

Os linfócitos T_H1 produzem as citocinas pró-inflamatórias ligantes do fator de necrose tumoral e interferona-γ. Os linfócitos T_H2, ao secretar **interleucina 10,** regulam negativamente a atividade pró-inflamatória dos linfócitos T_H1. Se a resposta à ativação das células imunológicas da mucosa prosseguir sem controle, as citocinas pró-inflamatórias continuarão aumentando a passagem de substâncias através da barreira formada pelas junções oclusivas, uma condição que leva a doença inflamatória intestinal crônica (Figura 16.12).

Placas de Peyer

As **placas de Peyer**, o principal componente do **tecido linfoide associado ao intestino** (**GALT**; do inglês, *gut associated lymphoid tissue*), são folículos linfoides encontrados predominantemente na mucosa intestinal e em parte da submucosa intestinal do **íleo** (Boxe 16.A e Figuras 16.13 e 16.14).

O GALT participa da captura de antígenos e da exposição deles para células apresentadoras de antígenos. Portanto, essas estruturas desempenham funções importantes associadas a inflamação ou imunotolerância.

A microbiota está envolvida no desenvolvimento e maturação normais dos GALT. Durante a vida fetal células indutoras de tecido linfoide estimulam o desenvolvimento das placas de Peyer na ausência de microbiota.

As placas de Peyer são formadas por células capazes de capturar e transportar antígenos e bactérias do lúmen intestinal para células apresentadoras de antígenos, levando a uma tolerância imunológica ou a uma reação inflamatória contra os patógenos.

As placas de Peyer são consideradas sensores **imunológicos do intestino delgado**. No intestino grosso os **folículos linfoides isolados (FLI)** são equivalentes

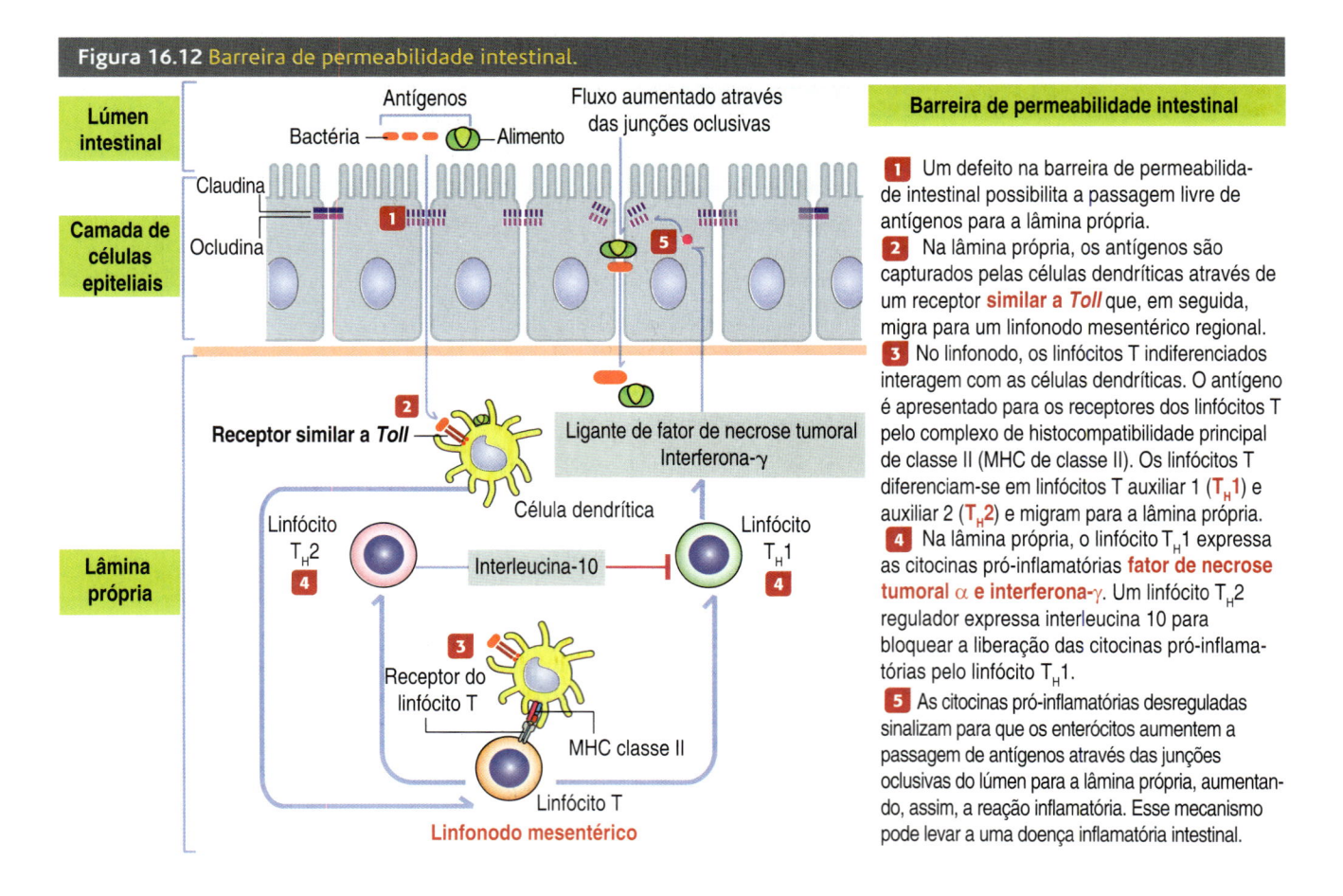

Figura 16.12 Barreira de permeabilidade intestinal.

Lúmen intestinal

Camada de células epiteliais

Claudina
Ocludina

Antígenos
Bactéria — Alimento
Fluxo aumentado através das junções oclusivas

Lâmina própria

Receptor similar a *Toll*

Ligante de fator de necrose tumoral
Interferona-γ

Célula dendrítica

Linfócito T_H2 Interleucina-10   Linfócito T_H1

Receptor do linfócito T

MHC classe II

Linfócito T

Linfonodo mesentérico

Barreira de permeabilidade intestinal

1 Um defeito na barreira de permeabilidade intestinal possibilita a passagem livre de antígenos para a lâmina própria.

2 Na lâmina própria, os antígenos são capturados pelas células dendríticas através de um receptor **similar a *Toll*** que, em seguida, migra para um linfonodo mesentérico regional.

3 No linfonodo, os linfócitos T indiferenciados interagem com as células dendríticas. O antígeno é apresentado para os receptores dos linfócitos T pelo complexo de histocompatibilidade principal de classe II (MHC de classe II). Os linfócitos T diferenciam-se em linfócitos T auxiliar 1 (T_H1) e auxiliar 2 (T_H2) e migram para a lâmina própria.

4 Na lâmina própria, o linfócito T_H1 expressa as citocinas pró-inflamatórias **fator de necrose tumoral α e interferona-γ**. Um linfócito T_H2 regulador expressa interleucina 10 para bloquear a liberação das citocinas pró-inflamatórias pelo linfócito T_H1.

5 As citocinas pró-inflamatórias desreguladas sinalizam para que os enterócitos aumentem a passagem de antígenos através das junções oclusivas do lúmen para a lâmina própria, aumentando, assim, a reação inflamatória. Esse mecanismo pode levar a uma doença inflamatória intestinal.

Boxe 16.A Desenvolvimento das placas de Peyer.

- Células hematopoéticas agrupam-se no intestino delgado para formar os primórdios das placas de Peyer. Um subgrupo de células hematopoéticas expressa um receptor tirosinoquinase (RET), que também é essencial para o desenvolvimento do sistema nervoso entérico (plexo submucoso de Meissner e plexo mioentérico de Auerbach)

- O proto-oncogene *Ret* codifica RET, que é expresso em tecidos e tumores derivados da crista neural e do neuroectoderma

- O ligante de RET artemina (ARTN), um membro da família de fatores neurotróficos derivados de células gliais (GDNF), regula o desenvolvimento do sistema linfoide e do sistema nervoso entérico. Contudo, em camundongos com mutação no gene *Ret* ocorre falha no desenvolvimento das placas de Peyer **independentemente** do desenvolvimento do sistema nervoso entérico

- Conforme será discutido adiante neste capítulo, uma deficiência na via de sinalização Ret/ligante é a causa da aganglionose colônica distal (doença de Hirschsprung). Essa via de sinalização também é importante para a formação do sistema de placas de Peyer hematopoético entérico.

Figura 16.13 Placa de Peyer: um componente do tecido linfoide associado ao tubo digestório (GALT).

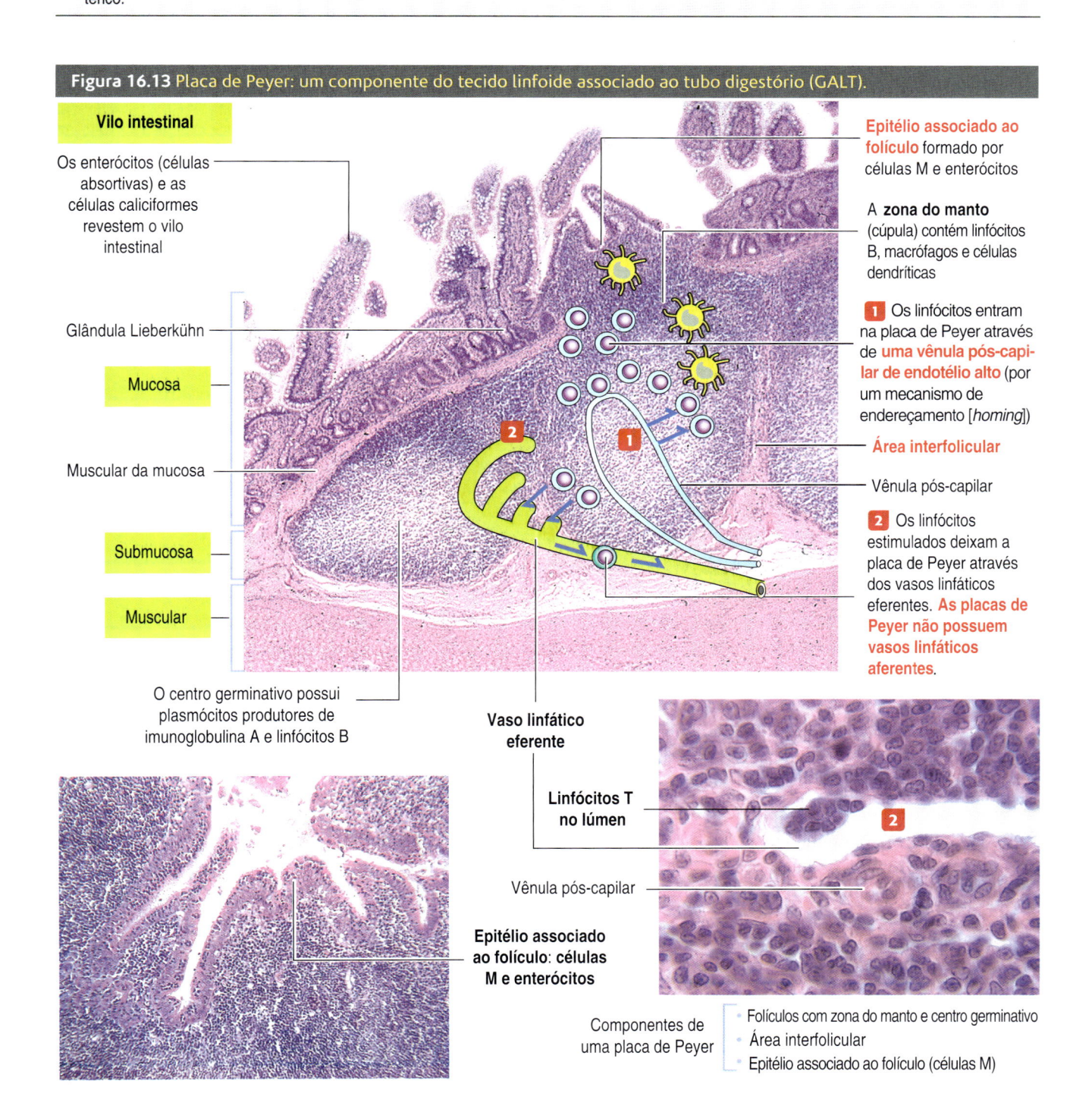

Vilo intestinal

Os enterócitos (células absortivas) e as células caliciformes revestem o vilo intestinal

Glândula Lieberkühn

Mucosa

Muscular da mucosa

Submucosa

Muscular

O centro germinativo possui plasmócitos produtores de imunoglobulina A e linfócitos B

Epitélio associado ao folículo formado por células M e enterócitos

A **zona do manto** (cúpula) contém linfócitos B, macrófagos e células dendríticas

1 Os linfócitos entram na placa de Peyer através de **uma vênula pós-capilar de endotélio alto** (por um mecanismo de endereçamento [*homing*])

Área interfolicular

Vênula pós-capilar

2 Os linfócitos estimulados deixam a placa de Peyer através dos vasos linfáticos eferentes. **As placas de Peyer não possuem vasos linfáticos aferentes.**

Vaso linfático eferente

Linfócitos T no lúmen

Vênula pós-capilar

Epitélio associado ao folículo: células M e enterócitos

Componentes de uma placa de Peyer:
- Folículos com zona do manto e centro germinativo
- Área interfolicular
- Epitélio associado ao folículo (células M)

Figura 16.14 Placa de Peyer: vigilância celular imunológica do trato intestinal.

Enterócito

Um antígeno se liga a um **receptor similar a *Toll* (TLR)** na superfície do enterócito e o **fator de ativação de linfócitos B (BAF)** é produzido para estimular a secreção de IgA pelos plasmócitos

Célula M

As células M expressam receptores de IgA e glicoproteínas de superfície celular envolvidas na captura e absorção de **microbiota ligada a IgA2**

Epitélio associado ao folículo (EAF)

Uma camada de células M exibe células nucleadas, provavelmente representando os linfócitos B dentro das vesículas intercelulares, com receptores de imunoglobulinas (Ig) de superfície com afinidade de ligação por antígenos.

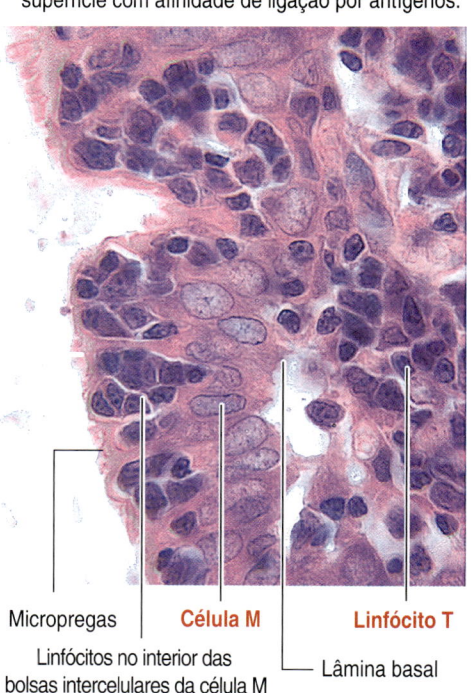

Micropregas — Célula M — Linfócito T

Linfócitos no interior das bolsas intercelulares da célula M — Lâmina basal

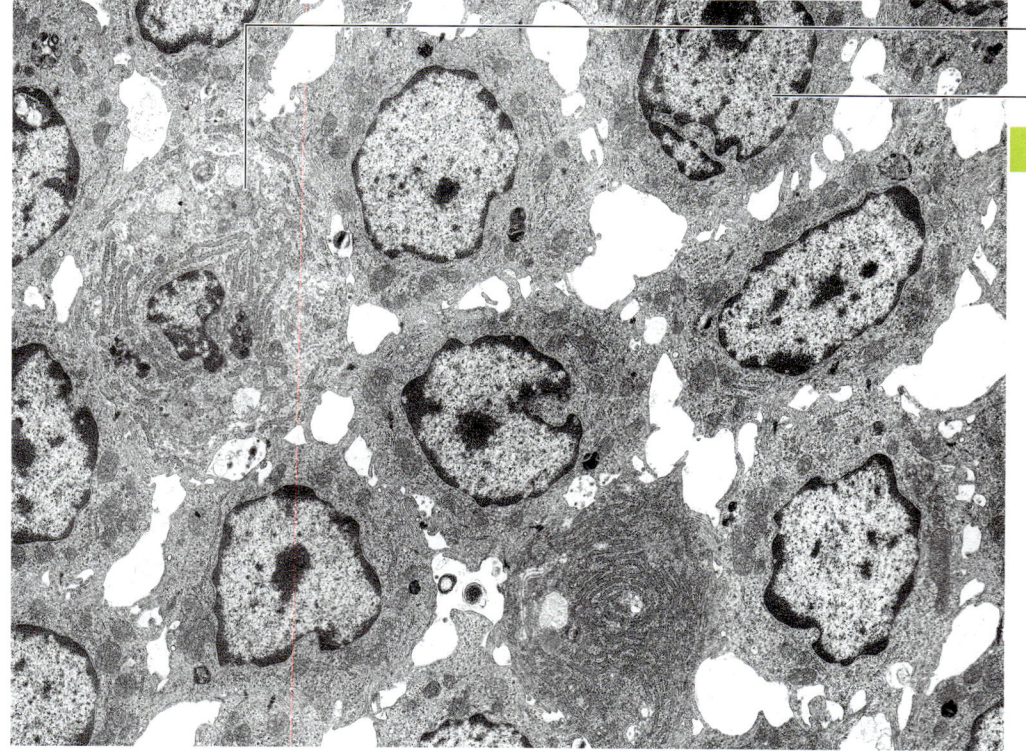

Plasmócito

Linfócito T

Células M

1 As células M e as **células dendríticas** identificam e capturam os antígenos no lúmen intestinal.

2 Os antígenos são transportados até os linfócitos localizados nas vesículas intercelulares das células M.

3 O antígeno, ligado a um receptor de Ig na superfície do linfócito, é transferido para uma célula dendrítica.

4 A célula dendrítica interage com os linfócitos T que ativam as respostas imunológicas adaptativas. As células dendríticas migram para os linfonodos mesentéricos locais e iniciam respostas imunológicas.

às placas de Peyer, e requerem TLR e **domínio de ligação da oligomerização de nucleotídio 2** (**NOD2**; do inglês, *nucleotide-binding oligomerization domain containing 2*) para serem ativados. Os TLRs são sensores **extracelulares** e os NODs são sensores **citoplasmáticos**. Retornaremos ao NOD2 na discussão sobre a ação bacteriostática das células de Paneth.

Uma placa de Peyer conta com três componentes:
1. O **epitélio associado aos folículos (EAF)**, formado por **células M** e **enterócitos**.
2. Os **folículos linfoides**, cada um com um centro germinativo e uma cúpula subepitelial (zona do manto).
3. A **área interfolicular**, com vasos sanguíneos e vasos linfáticos eferentes conectando as placas de Peyer aos nódulos linfáticos mesentéricos.

Nos folículos linfoides são observadas **vênulas de endotélio alto** que possibilitam a imigração de linfócitos. Os linfócitos ativados deixam a placa de Peyer através de vasos linfáticos.

Epitélio associado ao folículo (EAF)

Os principais componentes do EAF são as **células M** e as **células dendríticas**:
1. As **células M** formam uma camada de células especializadas de enterócitos que captam antígenos e substituem a borda em escova com **micropregas** curtas (por isso o nome célula M). As células M diferenciam-se a partir de enterócitos quando eles são estimulados pela linfotoxina ligada à membrana (LTα1β2), presente em linfócitos B locais.

As células M formam **compartimentos intraepiteliais**, onde reside uma subpopulação de linfócitos B intraepiteliais que expressam **receptores IgA**, possibilitando a captura e a fagocitose de bactérias ligadas aos anticorpos IgA.

As células M transportam e apresentam os antígenos para os linfócitos B imunocompetentes residentes nos compartimentos intraepiteliais.

A população de células M aumenta rapidamente na presença de uma bactéria patogênica no lúmen intestinal (p. ex., *Salmonella typhimurium*). Quando enfrentam a *Salmonella*, as micropregas das células M tornam-se grandes ondulações e, dentro de 30 a 60 minutos, as células M sofrem necrose e a população celular diminui. O **poliovírus**, o patógeno da poliomielite, utiliza a placa de Peyer para se multiplicar.
2. As **células dendríticas** estendem os prolongamentos citoplasmáticos entre as junções oclusivas de enterócitos adjacentes.

Os **folículos linfoides** apresentam **centro germinativo** contendo linfócitos B IgA-positivos, linfócitos T CD4⁺, células apresentadoras de antígenos e células dendríticas foliculares. Alguns plasmócitos também são visualizados nas placas de Peyer. A **cúpula subepitelial** (zona do manto) contém linfócitos B, linfócitos T, macrófagos e células dendríticas.

Os antígenos no lúmen intestinal ativam TLRs expressos pelos enterócitos. A interação TLR-antígeno estimula a produção do **fator ativador de linfócito B** (**BAF**; do inglês, *B cell–activating factor*) e citocinas que estimulam a produção de imunoglobulina (Ig) A por plasmócitos localizados na lâmina própria e na placa de Peyer.

Os antígenos intestinais ligados aos receptores de imunoglobulinas na superfície dos linfócitos B interagem com as **células apresentadoras de antígenos** localizadas na cúpula subepitelial (manto). Os antígenos são apresentados às **células dendríticas foliculares** e aos linfócitos T CD4⁺ para o início da reação imunológica.

Em **resumo**, os componentes celulares das placas de Peyer são capazes de transportar microrganismos e antígenos luminais, e produzir uma resposta induzindo tolerância imunológica ou resposta de defesa imunológica sistêmica. Um exemplo da deficiência funcional das placas de Peyer é a **doença de Crohn**, uma doença intestinal inflamatória caracterizada por episódios de inflamação recidivante ou crônica (ver Figura 16.14).

IgA polimérica

Os **plasmócitos** secretam **IgA polimérica** no lúmen intestinal, no epitélio respiratório, na glândula mamária lactante e nas glândulas salivares. A maioria dos plasmócitos está localizada na **lâmina própria** dos vilos intestinais, junto com **linfócitos, eosinófilos, mastócitos** e **macrófagos.**

As moléculas de IgA poliméricas secretadas pelos plasmócitos são transportadas da lâmina própria para o lúmen intestinal pelo **mecanismo de transcitose** seguindo as seguintes etapas:
1. A **IgA polimérica** é secretada como um dímero unido por um peptídio chamado **cadeia J**.
2. A IgA polimérica liga-se a um receptor específico denominado **receptor de imunoglobulina polimérica (pIgR)**, disponível na superfície basal dos enterócitos. O pIgR apresenta um **componente secretor** associado.
3. O **complexo formado pelo componente IgA-pIgR-componente secretor é internalizado e transportado através da célula até a superfície apical** da célula epitelial.
4. Na superfície apical, o complexo é clivado enzimaticamente e o complexo IgA-componente secretor é liberado no lúmen intestinal como **IgA secretora** (**SIgA**) (também chamada IgA secretada). O componente secretor protege a IgA dimérica da degradação proteolítica.
5. A IgA associa-se a bactérias e antígenos solúveis, impedindo um efeito danoso direto nas células intestinais e a passagem deles para a lâmina própria.

Como os plasmócitos são induzidos a produzir a IgA polimérica?

Quando o receptor TLR dos enterócitos é ativado pela microbiota, eles secretam o **fator ativador de linfócitos (BAF)** e o **ligante indutor de proliferação (APRIL)**.

Na lâmina própria, BAF e APRIL induzem a diferenciação de linfócitos B em plasmócitos produtores de IgA.

Além disso, a microbiota, por intermédio da **linfoproteína estromal tímica** (**TSLP**; do inglês, *thymic stromal lymphoprotein*), estimula os enterócitos a se associarem com as **células dendríticas** na lâmina própria, fazendo-as secretar BAF e APRIL e induzir a diferenciação de linfócitos B em plasmócitos.

Finalmente, a IgA regula a composição e o funcionamento da microbiota intestinal, influenciando a **expressão gênica bacteriana**. Por meio desse mecanismo, a IgA mantém uma relação saudável entre o hospedeiro e a microbiota.

Em nossa discussão sobre as placas de Peyer, indicamos que as células M expressam receptores de IgA, possibilitando a captura de bactérias associadas a IgA. Sendo assim, a SIgA luminal não apenas imobiliza a bactéria como também a redireciona para as células M, onde será internalizada e degradada (Figura 16.15).

Células de Paneth

As **células de Paneth** estão presentes na base das criptas de Lieberkühn (bem próximas das CTIs; Boxe 16.B; Figuras 16.16 e 16.17) e têm um tempo de vida de cerca de 3 a 6 meses, em contraste com a rápida renovação dos enterócitos.

É preciso lembrar que os enterócitos na ponta dos vilos são expostos a um ambiente luminal intestinal hostil e regeneram-se a cada 3 a 5 dias para compensar a alta taxa de morte celular.

As células de Paneth, em forma de pirâmide, têm um domínio basal que abriga o retículo endoplasmático rugoso. As regiões apicais apresentam inúmeros grânulos proteicos que representam um arranjo diverso das **proteínas antimicrobianas** (**AMPs**), uma indicação de diversidade microbiana e ameaças iminentes. Os enterócitos também produzem AMPs.

Proteínas antimicrobianas intestinais (AMP)

A maioria das AMPs inativa ou mata bactérias diretamente por degradação enzimática da parede bacteriana ou por ruptura da membrana interna bacteriana. Um grupo de AMPs priva as bactérias de metais pesados essenciais como o ferro.

As AMPs produzidas pelas células de Paneth e pelos enterócitos ficam retidas na **camada de muco**

Figura 16.15 IgA polimérica: vigilância imunológica do trato intestinal.

1 O **receptor similar a *Toll*** (**TLR**) dos enterócitos é ativado pela microbiota. Os enterócitos secretam o **fator de ativação de linfócitos B** (**BAF**) **e um fator indutor de proliferação** (**APRIL**). **2** Na lâmina própria o BAF e o APRIL induzem a diferenciação dos linfócitos B em plasmócitos produtores de IgA. **3** As células dendríticas também podem secretar o BAF e o APRIL quando são estimuladas pela **linfoproteína estromal tímica** (**TSLP**) produzida por enterócitos, os quais foram ativados por antígenos da microbiota.

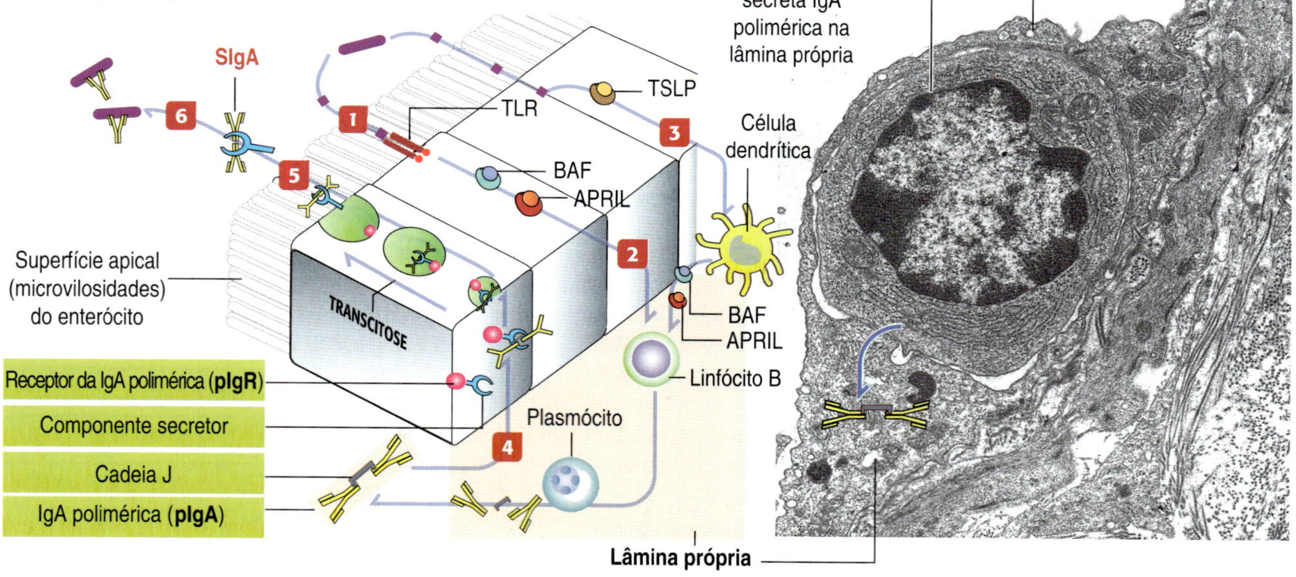

4 A **pIgA**, um dímero de IgA ligado por uma cadeia J, liga-se ao **pIgR** na superfície basal de um enterócito. Um componente secretor é parte do pIgR.

5 O complexo proteína secretora-pIgA-pIgR é transportado por **transcitose** para o domínio apical do enterócito.

6 O complexo proteína secretora-pIgA-pIgR é exposto na superfície apical da célula. No lúmen, o componente secretor é clivado do seu ponto de ancoragem transmembrana. O complexo componente secretor-IgA **SIgA** é liberado no lúmen intestinal. As IgAs ligam-se às bactérias que então são apresentadas às células M (ver Figura 16.14).

Boxe 16.B Células-tronco intestinais-Lgr5⁺ são reguladas pelos telócitos-FoxL1⁺ localizados na lâmina própria.

- Como discutido no Capítulo 3, *Sinalização celular | Biologia Celular | Patologia*, um nicho de células-tronco é um ambiente local que fornece sinalização molecular e suporte físico à replicação de células-tronco e sua diferenciação em células funcionais. As células-tronco intestinais (CTIs), responsáveis pelo abastecimento contínuo do epitélio intestinal durante a homeostase e após a lesões, estão localizadas em nichos de células-tronco alojados na base das criptas ou glândulas de Lieberkühn

- CTIs, que expressam o receptor acoplado à proteína G contendo repetições ricas em leucina 5 (Lgr5), replicam e geram **células precursoras** que se diferenciam em **células de Paneth** e **células enteroendócrinas** (encontradas próximo à base das criptas), bem como em **células caliciformes**, **células M**, **células tufo** e **enterócitos absortivos** (localizados mais próximo do lúmen intestinal). A sinalização Wnt é o principal promotor da proliferação de CTIs

- Um subgrupo de células dendríticas derivadas do mesênquima na lâmina própria, chamadas telócitos, é justaposto às criptas ou glândulas de Lieberkühn.

  Telócitos, identificados pela expressão do fator de transcrição *forkhead box* II (Foxl1) do tipo *winged-helix*, são a fonte de sinalização Wnt que regula o nicho de CTI. O bloqueio de proteínas Wnt derivadas de telócitos e presumivelmente outras moléculas de sinalização resulta em uma interrupção da proliferação de CTI e consequente perda de renovação celular epitelial

- O circuito parácrino telócitos-CTIs está emergindo como uma alternativa terapêutica na regeneração epitelial intestinal em condições como a doença de Crohn.

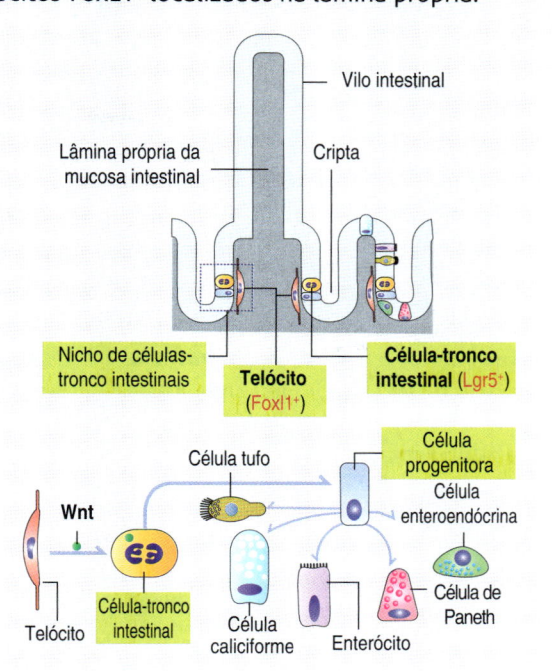

Figura 16.16 Células de Paneth: imunidade antimicrobiana adaptativa.

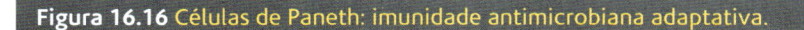

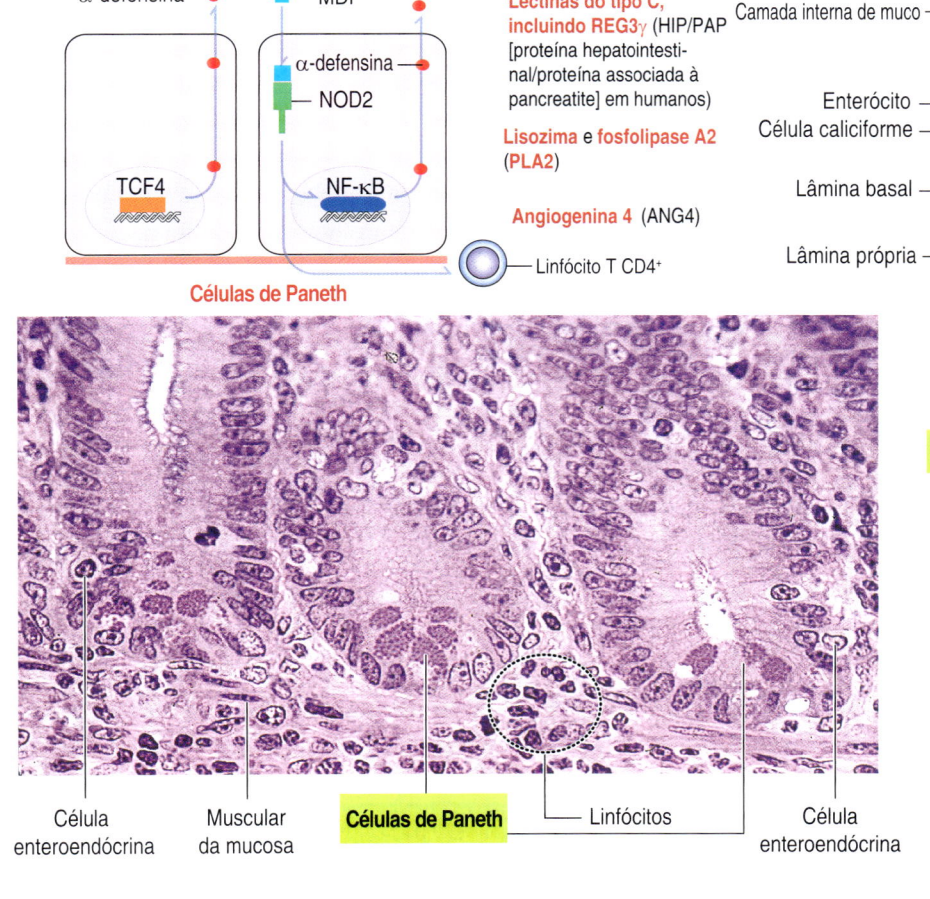

Proteínas antimicrobianas (AMPs)

Independente da microbiota — Dependente da microbiota

α-defensina — MDP

α-defensina — NOD2

TCF4 — NF-κB

Linfócito T CD4⁺

Células de Paneth

Defensinas (α-defensina 5 [DEFA5] e α-defensina 6 [DEFA6] em humanos)

Lectinas do tipo C, incluindo REG3γ (HIP/PAP [proteína hepatointestinal/proteína associada à pancreatite] em humanos)

Lisozima e **fosfolipase A2** (**PLA2**)

Angiogenina 4 (ANG4)

Lúmen intestinal

REG3γ/HIP/PAP — Microbiota

Cobertura de glicoproteína mucosa

Camada externa de muco — Camada interna de muco

Receptor similar a Toll — MYD88

Enterócito — Célula caliciforme

Lâmina basal

Lâmina própria

O **receptor similar a *Toll*** nos enterócitos regula a expressão de AMP lectina do tipo C – REG3γ/HIP/PAP por meio do adaptador **MYD88**.

Célula enteroendócrina — Muscular da mucosa — **Células de Paneth** — Linfócitos — Célula enteroendócrina

Camada de muco intestinal

No intestino, as **células caliciformes** secretam uma cobertura de glicoproteína mucina que consiste em camadas estratificadas externas e internas. A cobertura é depositada sobre a superfície do epitélio intestinal.

Os microrganismos são predominantes na camada externa de muco, enquanto a camada interna de muco, resistente à penetração de microrganismo, contém proteínas antimicrobianas secretadas pelas células de Paneth e pelos enterócitos.

Figura 16.17 Nicho de células-tronco intestinais na cripta de Lieberkühn.

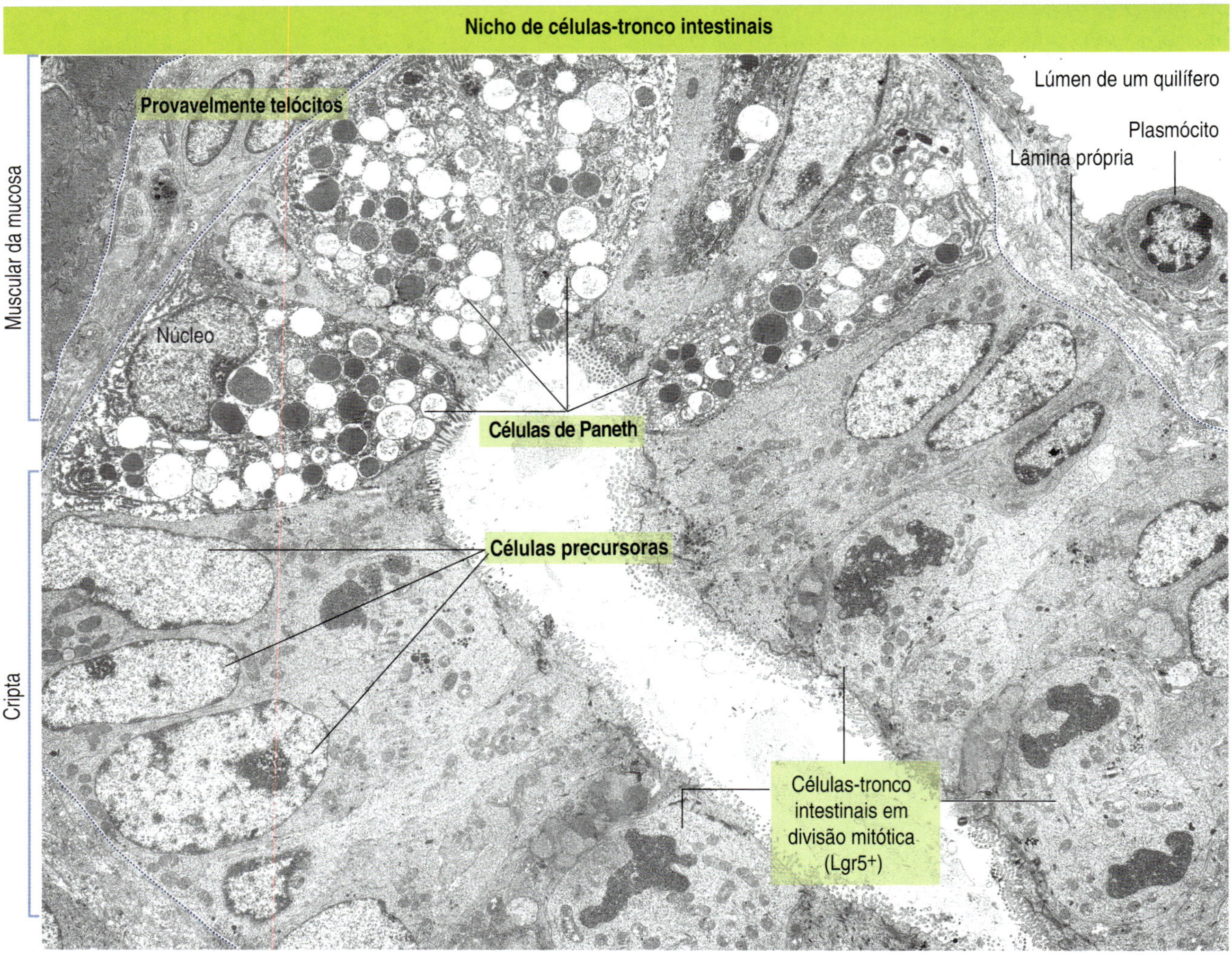

Nicho de células-tronco intestinais

Provavelmente telócitos

Muscular da mucosa

Núcleo

Células de Paneth

Células precursoras

Cripta

Lúmen de um quilífero

Plasmócito

Lâmina própria

Células-tronco intestinais em divisão mitótica (Lgr5+)

intestinal produzida pelas células caliciformes. Assim, a camada de muco protege a mucosa intestinal por dois mecanismos:

1. Criando uma barreira que impede o acesso direto das bactérias presentes no lúmen ao epitélio.
2. Concentrando AMPs próximo à superfície dos enterócitos. As AMPs são quase totalmente ausentes no conteúdo do lúmen intestinal.

As células de Paneth produzem várias AMPs.

1. **Defensinas** (α-defensina 5 [DEFA5] e α-defensina 6 [DEFA6] em seres humanos).
2. Lectinas tipo C, incluindo a proteína regeneradora 3γ derivada da ilhota (**REG3γ**), também conhecida como proteína hepatointestinal/proteína associada à pancreatite (**HIP/PAP**).
3. **Lisozima** e **fosfolipase A2 (PLA2)**.
4. **Angiogenina 4** (ANG4).

As α-defensinas (2 a 3 kDa) agem sobre bactérias gram-positivas e gram-negativas, fungos, vírus e protozoários formando poros de defensina e provocando a ruptura da membrana. Os poros provocam um inchaço e a ruptura da membrana, possibilitando

a entrada de água no patógeno. As defensinas também podem ser quimiotáticas para os linfócitos T CD4+, linfócitos T CD8+, monócitos e macrófagos, além de modular uma resposta inflamatória. As defensinas aumentam o recrutamento de células dendríticas para o local da infecção e facilitam a captação de antígenos, formando os complexos antígeno-defensina.

Assim como todas as lectinas tipo C, o domínio de reconhecimento de carboidrato da **REG3γ/HIP/PAP** (15 kDa) liga-se à cadeia de glicanos do peptidoglicano presente na parede celular de bactérias gram-positivas, causando a ruptura da parede. Os peptidoglicanos estão presentes em bactérias, mas não em células humanas. É importante recordar que as selectinas, um membro do grupo das moléculas de adesão celular Ca+-dependentes, pertencem à família das lectinas tipo C que apresentam domínios de reconhecimento de carboidratos.

As **lisozimas** são enzimas proteolíticas que clivam as ligações glicosídicas que mantêm a integridade dos peptidoglicanos da parede celular. As **PLA2** matam as bactérias hidrolisando os fosfolipídios da membrana bacteriana.

As células de Paneth secretam **ANG4**, uma RNAse com propriedades bactericidas.

É importante enfatizar que a expressão e o funcionamento das AMPs são altamente regulados pela presença ou ausência da microbiota.

Na presença de microrganismos:

1. Nos enterócitos o **TLR** controla a expressão de REG3γ/HIP/PAP por intermédio da proteína de resposta primária da diferenciação mieloide 88 (**MYD88**) como molécula adaptadora da sinalização de TLR.

2. O **NOD2** citoplasmático, expresso pelas células de Paneth, controla a expressão de α-defensinas quando se liga ao fragmento peptídico do peptidoglicano internalizado (dipeptídio muramil, MDP), e ativa a transcrição do fator NF-κB (ver Figura 16.16).

Assim, é importante destacar que o NOD2 está em uma posição estratégica para contribuir com a tolerância imunogênica no que diz respeito à microbiota quando se deparar com o MDP: o NOD2 também pode limitar o desenvolvimento de uma resposta imunológica iniciada por linfócitos CD4+. Entretanto, as α-defensinas podem ser expressas independentemente da microbiota pela ativação do fator de transcrição TCF4.

As defensinas são produzidas continuamente ou em resposta a derivados microbianos ou citocinas pró-inflamatórias (p. ex., ligante TNF).

Como mencionado na discussão sobre a barreira intestinal formada por junções de oclusão, o ligante TNF é uma citocina pró-inflamatória produzida em resposta a diversos agentes infecciosos e lesão tecidual.

Sendo assim, enterócitos e células de Paneth produzem um grupo diversificado de AMPs que destroem ou inibem o crescimento de microrganismos patogênicos que podem provocar doenças intestinais inflamatórias.

DOENÇAS INTESTINAIS INFLAMATÓRIAS

A doenças intestinais inflamatórias incluem a **colite ulcerativa** e a **doença de Crohn**. Ambas são clinicamente caracterizadas por diarreia, dor e recidivas periódicas.

A colite ulcerativa afeta a mucosa do intestino grosso, enquanto a doença de Crohn acomete qualquer segmento do trato intestinal.

A **doença de Crohn** é um processo inflamatório crônico que atinge o íleo terminal, mas também pode ser observada no intestino grosso. Células inflamatórias (neutrófilos, linfócitos e macrófagos) produzem citocinas que causam lesões na mucosa intestinal (Figura 16.18).

A alteração inicial da mucosa intestinal caracteriza-se pela infiltração de **neutrófilos nas criptas de Lieberkühn.**

Esse processo resulta na destruição das glândulas devido à formação de **abscessos na cripta** e pela progressiva **atrofia** e **ulceração** da mucosa.

O processo inflamatório crônico infiltra na submucosa e na túnica muscular. O acúmulo abundante de linfócitos forma grandes agregados celulares, ou **granulomas**, uma característica típica da doença de Crohn.

As principais complicações da doença são a **oclusão do lúmen intestinal pela fibrose** e a **formação de fístulas** em outros segmentos do intestino delgado, e **perfurações intestinais**. Os segmentos afetados pela doença de Crohn são separados por trechos normais de segmentos intestinais.

A causa da doença de Crohn é desconhecida. Existem evidências que sugerem que a doença surgiria de um descontrole na interação de microrganismos com o epitélio intestinal que envolve NOD2.

Os pacientes com doença inflamatória intestinal contam com um número aumentado de bactérias associadas à superfície celular epitelial, sugerindo uma falha nos mecanismos que restringem o contato entre microrganismos e epitélio.

Um fator adicional é a resposta imunológica reativa da mucosa intestinal determinada por uma troca de sinalização anormal com as bactérias residentes (microbiota).

Em indivíduos geneticamente suscetíveis, a doença intestinal inflamatória ocorre quando o sistema imunológico da mucosa considera a microbiota presente em indivíduos normais e saudáveis como patogênica e desencadeia uma resposta imunológica.

As citocinas produzidas pelos linfócitos T auxiliares dentro da mucosa intestinal provocam uma resposta pró-inflamatória que caracteriza a doença inflamatória intestinal. Na doença de Crohn, os **linfócitos T auxiliares tipo 1** (linfócito T_H1) produzem o ligante TNF e interferona-γ. Como o ligante TNF é uma citocina pró-inflamatória, anticorpos contra essa citocina estão sendo administrados em pacientes com a doença de Crohn para atenuar a atividade pró-inflamatória.

SÍNDROMES DE MÁ ABSORÇÃO

As síndromes de má absorção são caracterizadas por um déficit na absorção de gorduras, proteínas, carboidratos, sais e água pela mucosa do intestino delgado.

As síndromes da má absorção podem ser causadas por:

1. **Digestão anormal de gorduras e proteínas** pelas doenças pancreáticas (pancreatite ou fibrose cística) ou **ausência de solubilização das gorduras devido à secreção biliar deficiente** (doença hepática ou obstrução do fluxo da bile para o duodeno).

2. **Anomalias enzimáticas na borda em escova** em que dissacaridases e peptidases não conseguem hidrolisar carboidratos (intolerância à lactose) e proteínas, respectivamente.

3. Um **defeito no transporte transepitelial pelos enterócitos**.

As síndromes da má absorção acometem muitos sistemas orgânicos. A **anemia** ocorre quando a vitamina B_{12}, o ferro e outros cofatores não são absorvidos. Quando proteínas, cálcio e a vitamina D não são absorvidos ocorrem distúrbios no sistema musculoesquelético. Um sintoma típico das síndromes da má absorção é a **diarreia**.

Figura 16.18 Doença de Crohn.

Doença de Crohn

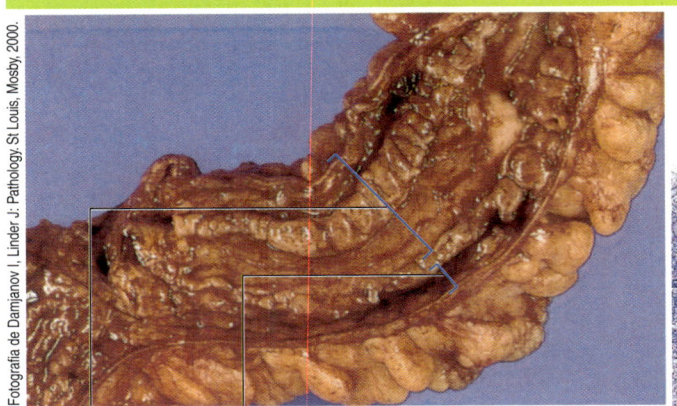

Parede espessa   Lúmen estreito

Fotografia de Damjanov I, Linder J: Pathology. St Louis, Mosby, 2000.

Glândulas de Lieberkühn

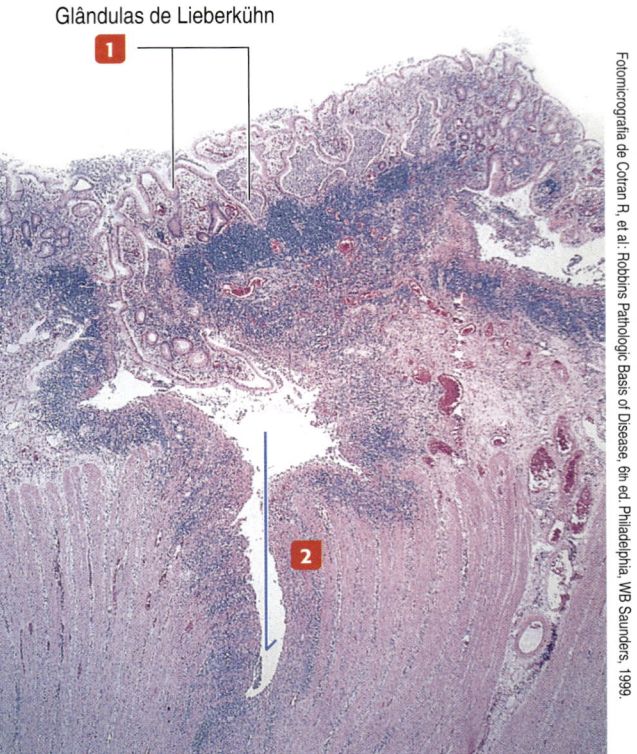

Fotomicrografia de Cotran R, et al.: Robbins Pathologic Basis of Disease, 6th ed. Philadelphia, WB Saunders, 1999.

Pacientes com **NOD2** defeituoso (domínio de ligação da oligomerização de nucleotídio 2) possuem uma **baixa expressão de α-defensinas** pelas células de Paneth e inflamação intestinal grave. Os baixos níveis de proteínas α-defensina possibilitam o aumento da associação de microrganismos à célula epitelial e podem contribuir com a **doença de Crohn**, uma **doença intestinal inflamatória** crônica.

1 As glândulas intestinais são invadidas por células inflamatórias. Esse processo resulta em oclusão e atrofia da glândula intestinal.

2 Os granulomas crônicos invadem e destroem a muscular, a qual é substituída por tecido conjuntivo.

INTESTINO GROSSO

O intestino grosso é formado por vários segmentos sucessivos (Figura 16.19):

1. O **ceco**, do qual se projeta o **apêndice**.
2. Os **cólons ascendente, transverso** e **descendente**.
3. O **cólon sigmoide**.
4. O **reto**.
5. O **ânus**.

As pregas circulares e os vilos intestinais não podem ser encontrados além da valva ileocecal. Em vez disso, a mucosa do cólon apresenta inúmeras aberturas das **glândulas tubulares** ou **criptas de Lieberkühn**.

Assim como no intestino delgado, as camadas de tecido do intestino grosso são: **mucosa** (epitélio, lâmina própria e muscular da mucosa), **submucosa**, **muscular** e **serosa**.

O revestimento epitelial simples colunar da mucosa deriva da população de células-tronco intestinais autorrenováveis. Estimuladas por um **gradiente de concentração de proteína Wnt ao longo do eixo da glândula tubular**, as células-tronco intestinais dão origem a todos os tipos de células que revestem a glândula tubular (ver Boxe 16.B).

Por que isso é importante?

A sequência convencional adenoma-carcinoma é comumente iniciada pela ativação da sinalização de Wnt no epitélio por meio de mutações em polipose adenomatosa do cólon (APC) ou em β-catenina (ver adiante, Tumorigênese colorretal).

Os tipos de células das glândulas tubulares são os seguintes (Figura 16.20):

1. **Enterócitos absortivos**, com microvilosidades apicais curtas e **células caliciformes**.

   Os **enterócitos** participam do **transporte de íons e água**. Todas as regiões do cólon absorvem íons Na⁺ e Cl⁻ e esse processo é facilitado pelos canais da membrana plasmática e regulado por mineralocorticoides. A aldosterona aumenta o número de canais de Na⁺ facilitando, assim, a absorção de Na⁺. Os íons Na⁺ que entram nos enterócitos absortivos deixam o enterócito através das bombas de Na⁺. As **células caliciformes** secretam muco que lubrifica a superfície da mucosa e também serve como uma barreira protetora.

2. **Células enteroendócrinas** que acumulam seus produtos secretores nos grânulos citoplasmáticos e liberam-nos por exocitose na membrana basolateral sob estimulação mecânica, química ou neural.

3. **Células-tronco** apresentam-se na base da cripta, definida como **nicho de células-tronco.** As células da progênie de células-tronco saem do nicho, inicialmente como células proliferativas antes de diferenciarem gradualmente em células especializadas pós-mitóticas (enterócitos e células caliciformes).

   É preciso lembrar que enterócitos diferenciados e células caliciformes são descamadas no lúmen em

Figura 16.19 Intestino grosso.

Intestino grosso

As camadas da parede do intestino grosso são as mesmas do intestino delgado: mucosa, submucosa, muscular e serosa.

A principal função da mucosa é a absorção de água, sódio, vitaminas e minerais. O transporte de sódio é ativo (dependente de energia), levando consigo água, ao longo de um gradiente osmótico. Como resultado, o quimo líquido que entra no cólon é concentrado em fezes semissólidas. O potássio e o bicarbonato são secretados no lúmen do cólon.

A capacidade absortiva do cólon favorece a captura de muitas substâncias, incluindo sedativos, anestésicos e esteroides. Essa propriedade é de considerável importância terapêutica quando a medicação não pode ser administrada por via oral (p. ex., na ocorrência de vômitos).

As glândulas tubulares ou criptas de Lieberkühn são perpendiculares em relação ao eixo mais longo do cólon, são mais profundas do que as do intestino delgado e possuem maior quantidade de células caliciformes.

Mucosa do intestino grosso

A mucosa do intestino grosso não contém **pregas ou vilos** e contém **glândulas tubulares de Lieberkühn**. As glândulas tubulares intestinais são mais longas do que no intestino delgado (0,4 a 0,6 mm). Quatro tipos celulares estão presentes no epitélio de revestimento e nas glândulas tubulares:

(1) Enterócitos absortivos colunares simples com microvilosidades apicais (borda em escova ou estriada)

(2) Células caliciformes predominantes

(3) Células-tronco intestinais (CTIs) na base das glândulas tubulares de Lieberkühn. As CTIs dão origem aos enterócitos absortivos, às células caliciformes e às células enteroendócrinas.

(4) Células enteroendócrinas.

Folículos linfoides isolados (FLI) podem ser observados na lâmina própria, logo abaixo da muscular da mucosa, estendendo-se até a submucosa.

Fascículos da camada longitudinal externa agrupam-se em três faixas espaçadas chamadas **tênias do cólon**. A camada circular interna é fina.

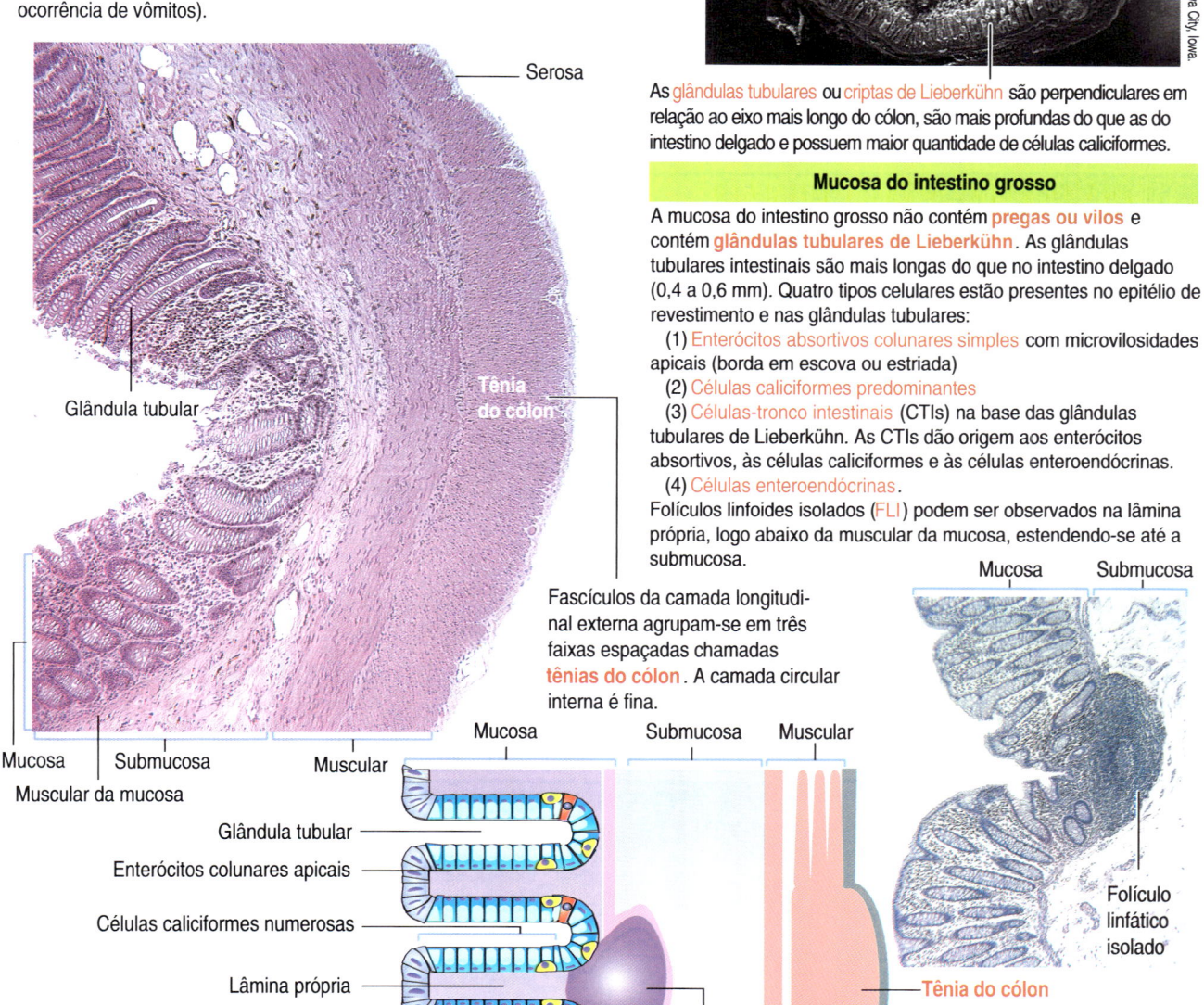

Micrografia eletrônica de varredura cortesia de Richard G. Kessel, Iowa City, Iowa.

Mucosa
Submucosa
Muscular
Serosa

Serosa

Glândula tubular

Tênia do cólon

Mucosa — Submucosa — Muscular
Muscular da mucosa

Glândula tubular
Enterócitos colunares apicais
Células caliciformes numerosas
Lâmina própria
Célula enteroendócrina
Célula-tronco intestinal
Muscular da mucosa

Mucosa — Submucosa — Muscular

Folículo linfático isolado

Mucosa — Submucosa

Folículo linfático isolado

Tênia do cólon

Apêndice epiploico é um agregado dos adipócitos circundado pela serosa

Serosa

Figura 16.20 Tipos celulares nas glândulas do intestino grosso.

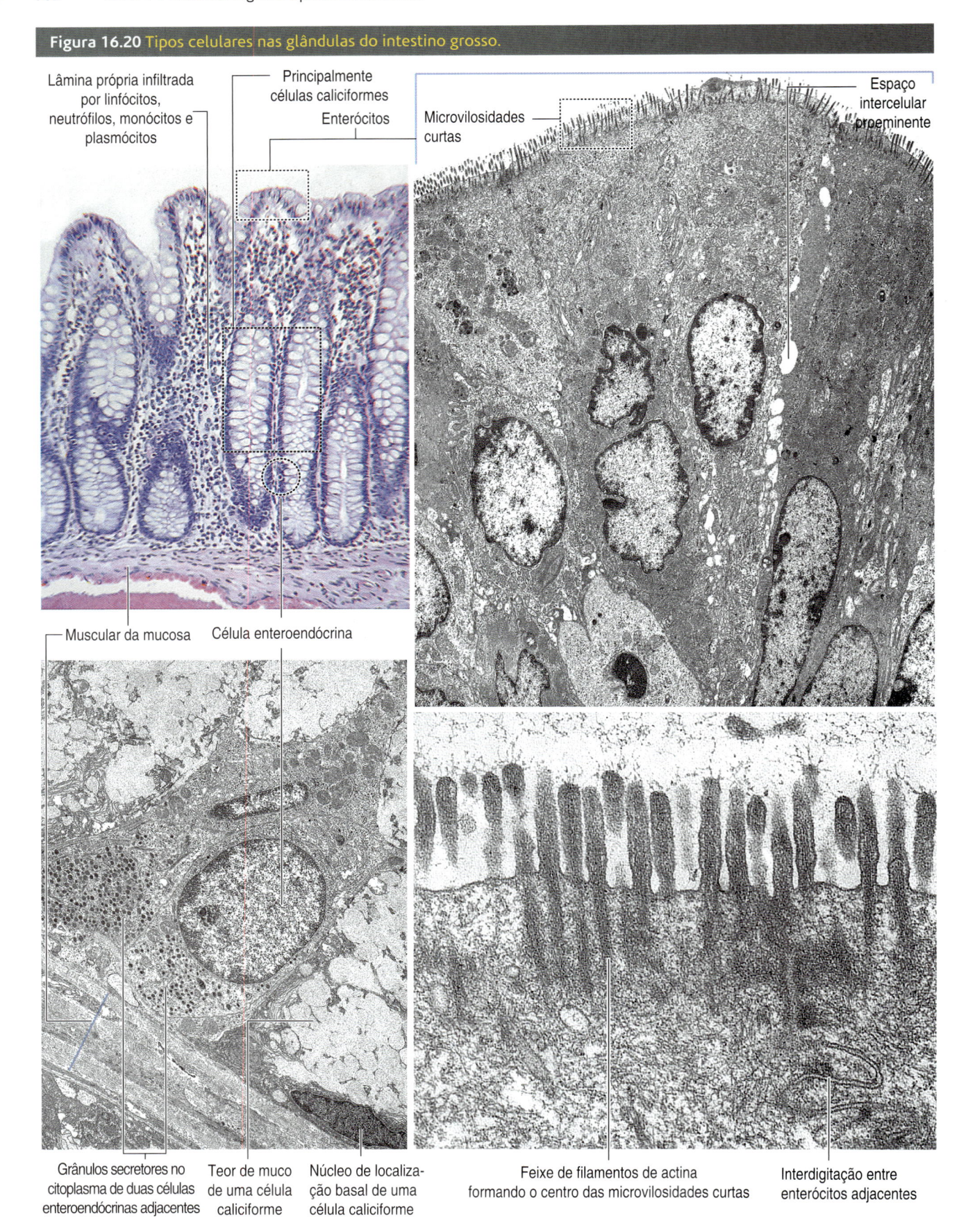

Lâmina própria infiltrada por linfócitos, neutrófilos, monócitos e plasmócitos

Principalmente células caliciformes

Enterócitos

Microvilosidades curtas

Espaço intercelular proeminente

Muscular da mucosa

Célula enteroendócrina

Grânulos secretores no citoplasma de duas células enteroendócrinas adjacentes

Teor de muco de uma célula caliciforme

Núcleo de localização basal de uma célula caliciforme

Feixe de filamentos de actina formando o centro das microvilosidades curtas

Interdigitação entre enterócitos adjacentes

5 dias. Como consequência dessa rápida renovação celular, a progênie da célula-tronco na base das glândulas tubulares foi considerada a célula de origem do câncer colorretal.

Um último ponto: as células de Paneth podem ser observadas no ceco, mas não nos outros segmentos do intestino grosso.

As glândulas tubulares são circundadas por uma **lâmina própria**. **Folículos linfoides isolados** (**FLI**) na mucosa penetram a submucosa. Há presença de **muscular da mucosa**. Diferentemente das placas de Peyer, os FLI não estão associados a células M.

A **muscular** apresenta uma característica específica: os feixes da camada longitudinal externa fundem-se, formando as **tênias do cólon**.

As tênias do cólon consistem em três faixas orientadas longitudinalmente, cada uma com 1 cm de largura. A contração das tênias do cólon e da camada circular interna leva o cólon a formar saculações, chamadas **haustrações**. A **serosa** contém sacos de tecido adiposo dispersos, os **apêndices epiploicos** que, juntamente com as haustrações, são típicos do cólon.

Apêndice

O **apêndice** é um divertículo do ceco e conta com camadas semelhantes às do intestino grosso (Figura 16.21).

Os aspectos estruturais típicos do apêndice são o **tecido linfoide**, representado por múltiplos folículos

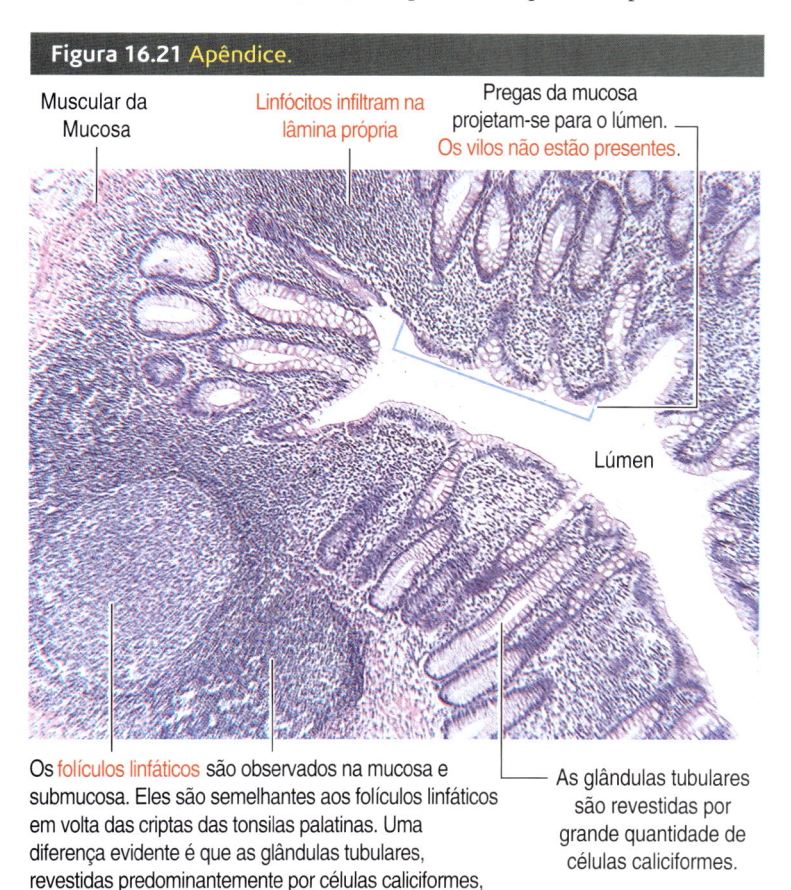

Figura 16.21 Apêndice.

Muscular da Mucosa

Linfócitos infiltram na lâmina própria

Pregas da mucosa projetam-se para o lúmen. Os vilos não estão presentes.

Lúmen

Os folículos linfáticos são observados na mucosa e submucosa. Eles são semelhantes aos folículos linfáticos em volta das criptas das tonsilas palatinas. Uma diferença evidente é que as glândulas tubulares, revestidas predominantemente por células caliciformes, não são observadas nas tonsilas. Na verdade, as tonsilas são cobertas por epitélio estratificado pavimentoso oral.

As glândulas tubulares são revestidas por grande quantidade de células caliciformes.

linfáticos e os **linfócitos**, que se infiltram na lâmina própria. Os folículos linfáticos estendem-se até a mucosa e submucosa e interrompem a continuidade da muscular da mucosa.

A submucosa contém adipócitos e tecido conjuntivo denso não modelado. As camadas circulares internas da muscular são bem desenvolvidas, em contraste com a camada longitudinal externa, que é recoberta pela serosa.

Reto

O **reto**, a porção terminal do sistema digestório, é uma continuação do cólon sigmoide e consiste em duas partes (Figura 16.22):
1. A **parte superior** ou **reto propriamente dito**.
2. A **parte inferior** ou **canal anal**.

A mucosa é mais espessa, com veias proeminentes, e as criptas de Lieberkühn são mais longas (0,7 mm) do que as do intestino delgado e são revestidas predominantemente pelas células caliciformes. No nível do canal anal as criptas desaparecem gradualmente e a serosa é substituída pela adventícia.

Uma característica típica da mucosa do canal anal são oito a dez **colunas anais** longitudinais. A base das colunas anais é **linha pectinada**. As colunas anais são conectadas em suas bases por **válvulas**, correspondendo a pregas transversais da mucosa. Pequenas bolsas, denominadas **seios anais**, ou criptas, são encontradas atrás das válvulas. As **glândulas mucosas anais** abrem-se em cada seio.

As válvulas e os seios impedem o escape do conteúdo anal. Quando o canal anal está distendido com fezes, as colunas, os seios e as válvulas achatam-se e o muco é liberado pelos seios para lubrificar a passagem das fezes.

Após a linha pectinada, o epitélio simples colunar da mucosa retal é substituído por um **epitélio estratificado pavimentoso**. Essa **área de transformação epitelial** tem importância clínica na patologia.

O **adenocarcinoma colorretal** (semelhante a glândula) origina-se acima da área de transformação; o **carcinoma epidermoide** (semelhante a epiderme) origina-se abaixo da área de transformação (canal anal).

No nível do ânus, **a camada circular interna de músculo liso torna-se mais espessa para formar o esfíncter anal interno**.

A camada longitudinal externa de músculo liso estende-se por cima do esfíncter e se fixa ao tecido conjuntivo. Abaixo dessa área, a mucosa é formada por um epitélio estratificado pavimentoso com algumas glândulas sebáceas e sudoríparas na submucosa (**glândulas circumanais** semelhantes às glândulas sudoríparas axilares).

O **esfíncter anal externo** é formado por **tecido muscular esquelético** e localiza-se dentro do músculo levantador do ânus, que também tem função de esfíncter.

DOENÇA DE HIRSCHSPRUNG

No Capítulo 8, *Tecido Nervoso*, foi discutido que durante a formação do tubo neural, as células da crista

Figura 16.22 Reto, canal anal e ânus.

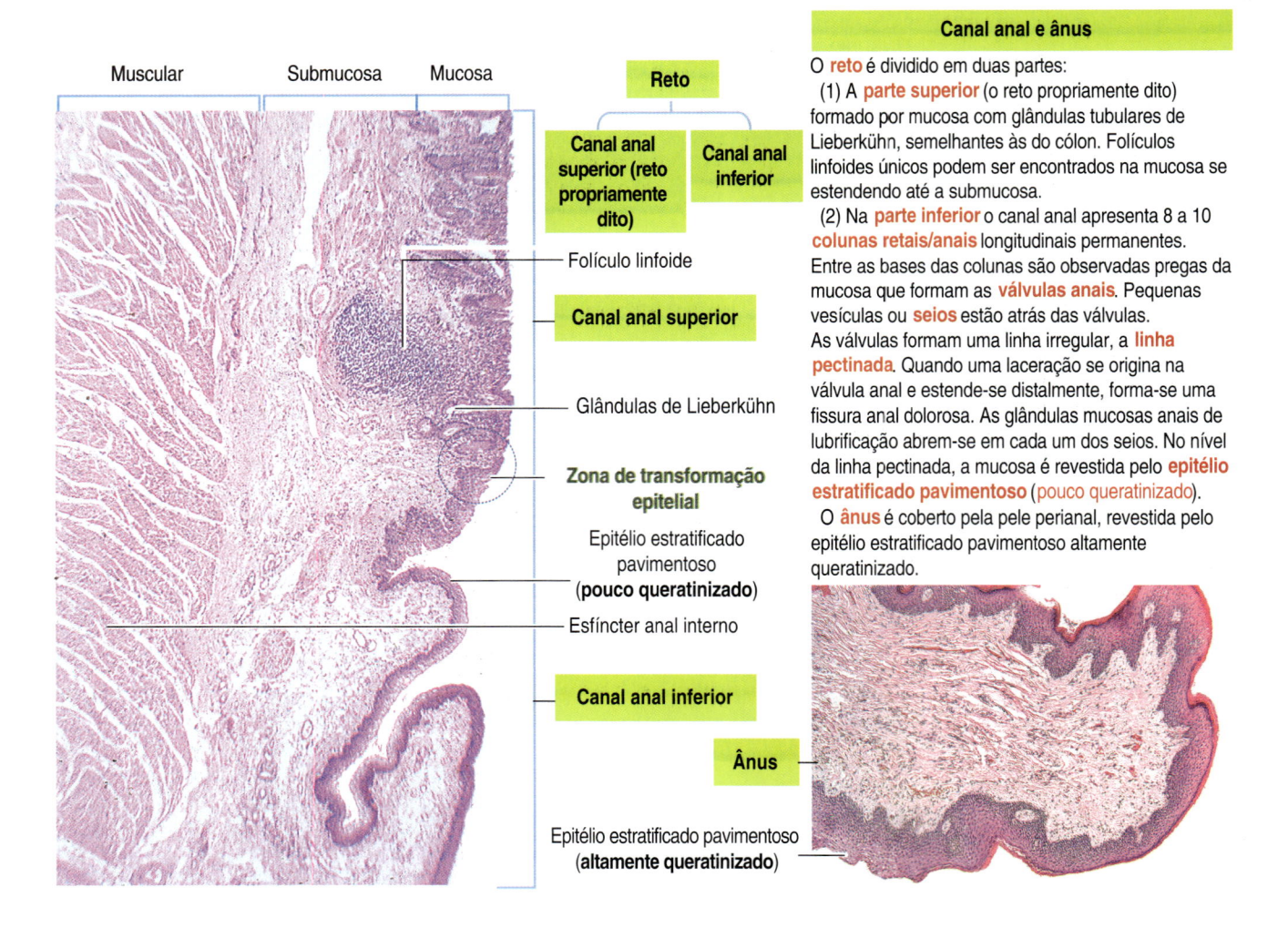

Muscular
- Camada muscular longitudinal externa
- Camada muscular circular interna

Reto

Canal anal superior

Colunas e válvulas retais/anais

Glândulas de Lieberkühn

Zona de transformação epitelial

Epitélio estratificado pavimentoso (pouco queratinizado) abaixo da linha pectinada

Epitélio estratificado pavimentoso (altamente queratinizado)

Seio

Válvula   Linha pectinada

Canal anal inferior

Orifício anal

Folículo linfoide

Músculo levantador do ânus

Gordura

Plexo hemorroidário interno

Esfíncter anal interno (um espessamento da camada circular interna da muscular)

Esfíncter anal externo (músculo esquelético)

Plexo hemorroidário externo

As veias que conectam os plexos hemorroidários interno e externo podem ficar dilatadas e formar elevações na mucosa (**hemorroidas**). Pode ocorrer sangramento durante a defecação.

Muscular   Submucosa   Mucosa

Reto

Canal anal superior (reto propriamente dito)   **Canal anal inferior**

Folículo linfoide

Canal anal superior

Glândulas de Lieberkühn

Zona de transformação epitelial

Epitélio estratificado pavimentoso (**pouco queratinizado**)

Esfíncter anal interno

Canal anal inferior

Ânus

Epitélio estratificado pavimentoso (**altamente queratinizado**)

Canal anal e ânus

O **reto** é dividido em duas partes:

(1) A **parte superior** (o reto propriamente dito) formado por mucosa com glândulas tubulares de Lieberkühn, semelhantes às do cólon. Folículos linfoides únicos podem ser encontrados na mucosa se estendendo até a submucosa.

(2) Na **parte inferior** o canal anal apresenta 8 a 10 **colunas retais/anais** longitudinais permanentes. Entre as bases das colunas são observadas pregas da mucosa que formam as **válvulas anais**. Pequenas vesículas ou **seios** estão atrás das válvulas. As válvulas formam uma linha irregular, a **linha pectinada**. Quando uma laceração se origina na válvula anal e estende-se distalmente, forma-se uma fissura anal dolorosa. As glândulas mucosas anais de lubrificação abrem-se em cada um dos seios. No nível da linha pectinada, a mucosa é revestida pelo **epitélio estratificado pavimentoso** (pouco queratinizado).

O **ânus** é coberto pela pele perianal, revestida pelo epitélio estratificado pavimentoso altamente queratinizado.

neural migram do neuroepitélio ao longo de vias definidas para tecidos, onde elas se diferenciam em vários tipos celulares. Um dos destinos das células da crista neural é o tubo digestório, onde dão origem ao **sistema nervoso entérico** (**SNE**). O SNE controla e coordena parcialmente os movimentos normais do tubo digestório que facilitam a digestão e o transporte do conteúdo intestinal.

O intestino grosso, assim como o restante do tubo digestório, é inervado pelo sistema nervoso entérico, recebendo impulsos nervosos de nervos extrínsecos simpáticos e parassimpáticos e dos receptores dentro do intestino grosso.

O trânsito do conteúdo do intestino delgado para o intestino grosso é intermitente e regulado por um esfíncter na junção ileocecal: quando o esfíncter relaxa, as contrações ileais empurram o conteúdo para o intestino grosso.

Contrações segmentares na direção oral para aboral movem o conteúdo intestinal por curtas distâncias. O conteúdo passa de um estado líquido para um estado semissólido quando ele alcança os cólons descendente e sigmoide. O reto, em geral, permanece vazio.

A contração do esfíncter anal interno fecha o canal anal e, quando há o relaxamento, como parte do **reflexo retoesfinctérico** estimulado pela distensão do reto, ocorre a defecação.

O trânsito lento através do cólon leva à **constipação intestinal** grave. Observa-se uma forma anormal de constipação intestinal na **doença de Hirschsprung (megacólon congênito)** causada pela **ausência do SNE em um segmento distal do cólon** (Figura 16.23).

Essa condição, chamada **aganglionose**, resulta de uma **interrupção na migração de células da crista neural**, as precursoras das células ganglionares intramurais dos plexos de Meissner e Auerbach. A aganglionose é causada por mutações do gene *RET* que codifica um receptor do tipo tirosinoquinase.

A via de sinalização RET é importante para:
1. A formação das placas de Peyer (ver Boxe 16.A).

2. A migração das células da crista neural para as regiões do intestino grosso.
3. A diferenciação das células da crista neural em neurônios do sistema nervoso entérico.

O segmento aganglionar permanentemente contraído não possibilita a entrada do conteúdo. Um aumento no tônus muscular do segmento oral resulta na dilatação dele, gerando, assim, um megacólon ou um megarreto.

Essa doença é aparente logo após o nascimento quando o abdome do recém-nascido distende e pouco mecônio é eliminado.

O diagnóstico é confirmado por meio de biopsia da mucosa e da submucosa do reto, que mostra feixes nervosos espessos e irregulares, detecção por imunohistoquímica de grande quantidade de acetilcolinesterase e ausência de células ganglionares.

A remoção cirúrgica do segmento do cólon acometido é o tratamento de escolha, porém a disfunção intestinal pode persistir mesmo após a cirurgia.

TUMORIGÊNESE COLORRETAL

Os tumores colorretais desenvolvem-se a partir de um **pólipo**, a massa tumoral que se projeta para o lúmen do intestino. Alguns pólipos não são neoplásicos e são relativamente comuns em pessoas com 60 anos ou mais. Os pólipos podem aparecer em grande número (100 ou mais) nas **síndromes da polipose familiar**, assim como na **polipose adenomatosa familiar (PAF)** e na **síndrome de Peutz-Jeghers**.

A PAF é determinada por mutações autossômicas dominantes, em particular no **gene *APC* (*polipose adenomatosa do cólon*)**. Os pacientes com PAF desenvolvem muitos pólipos no cólon ainda na adolescência, que aumentam em número durante a vida, até se tornarem cancerosos.

Mutações no gene *APC* foram detectadas em 85% dos casos de tumores do cólon, indicando que, assim como acontece com o gene do retinoblastoma (*Rb*), a herança genética também é importante no desenvolvimento de formas esporádicas de câncer.

Figura 16.23 Doença de Hirschsprung (megacólon congênito).

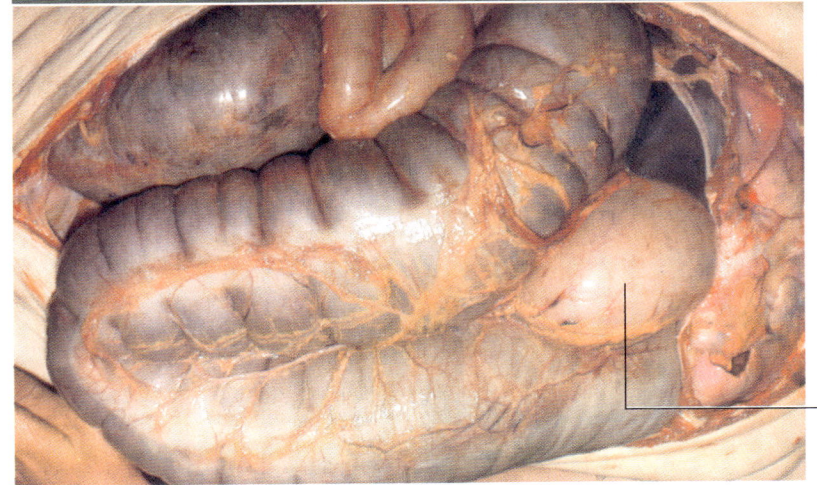

Defeitos na migração e desenvolvimento das células da crista neural: doença de Hirschsprung

A doença de Hirschsprung (megacólon congênito ou aganglionose colônica) é causada por mutações no gene *RET* (**receptor tirosinoquinase**) que prejudica a migração e a diferenciação das células da crista neural em neurônios do sistema nervoso entérico.

A aganglionose pode ser resultado de defeitos na migração, proliferação, diferenciação e sobrevivência da população precursora de células da crista neural.

Megacólon

De Cooke RA, Stewart B: Anatomical Pathology. 2nd edition, Edinburgh, Churchill Livingstone, 1995.

O gene *APC* codifica a **proteína APC** com afinidade de ligação pela β-**catenina**, uma molécula associada a um complexo de cateninas ligado à E-caderina (discutido no Capítulo 1, *Epitélio | Biologia Celular*) e a um coativador transcricional.

Indivíduos com **tumores desmoides**, um tumor benigno de tecido conjuntivo, também possuem mutações no gene *APC*, assim como indivíduos com a **síndrome de Turcot**, caracterizada pela associação de câncer colorretal com meduloblastoma, um tumor no encéfalo. O gene *APC* está localizado no braço longo (q) do cromossomo 5.

Quando a β-catenina não faz parte do complexo de cateninas:

1. A β-catenina citoplasmática livre pode ser fosforilada pela glicogênio-sintase-quinase 3β (GSK3β) (montada em conjunto com APC, axina e caseína-quinase Iα, CKIα) sendo marcada para degradação proteassômica.

A β-catenina fosforilada é reconhecida pelo **complexo ubiquitino-ligase**, que catalisa a adesão das cadeias de poliubiquitina à β-catenina fosforilada.

Os conjugados de poliubiquitinas de β-catenina são rapidamente degradados pelo **proteassomo 26S**.

2. Alternativamente, a β-catenina citoplasmática livre pode entrar no núcleo e interagir com fatores de transcrição **TCF (fator do linfócito T)** e **LEF (fator intensificador linfoide)** para estimular a transcrição dos genes-alvo.

Uma mutação no gene *APC* leva à produção de uma proteína não funcional incapaz de interagir com a β-catenina e de iniciar seu descarte quando não for mais necessária. Essencialmente, o *APC* se comporta como um gene supressor de tumor.

O gene *APC* também é um importante regulador da **via Wnt**, um sistema de sinalização expresso durante o desenvolvimento inicial e embriogênese (Capítulo 3, *Sinalização Celular | Biologia Celular | Patologia*).

As proteínas Wnt podem inativar a GSK3β, impedindo a fosforilação da β-catenina, anulando, assim, sua destruição pelo proteossomo 26S. Consequentemente, um excesso de β-catenina desloca-se para o núcleo celular, afetando a transcrição gênica.

Uma via de β-catenina defeituosa pode levar a uma expressão excessiva do **fator de transcrição associado à microftalmia (MIFT**; do inglês, *microphthalmia-associated transcription factor*). O papel do MITF na sobrevivência e proliferação das células do melanoma foi discutido no Capítulo 11, *Sistema Tegumentar*.

O **câncer de cólon hereditário não polipoide** (**HNPCC**; **síndrome de Lynch**; Boxe 16.C) é uma forma hereditária do câncer colorretal causada pela mutação nos genes de *reparo de erros de pareamento* (*MMR*; do inglês, *mismatch repair*) envolvidos no reparo de defeitos do DNA.

O reparo deficiente de erros de pareamento do DNA resulta em tumores com instabilidade de microssatélites. Esse defeito é caracterizado por numerosas inserções e deleções nas regiões de codificação que levam a mutações com deslocamento de quadro de leitura (*frameshift*).

A análise da mutação nos genes *MMR* (incluindo os genes *MLH1, MSH2, MSH6, PMS2* e *EpCAM*) pelo teste de rastreamento de **instabilidade de microssatélites** (**MIS**) utilizando amostra tecidual de tumor do cólon removida por colonoscopia ou cirurgia é realizada quando há evidências de defeito no reparo de DNA.

Observe que nem todos os indivíduos que apresentam essa mutação desenvolvem tumores cancerosos. Os defeitos no mecanismo de reparo do DNA aumentam a frequência de mutações somáticas que levam a transformações malignas.

O HNPCC é um exemplo de uma síndrome cancerígena causada por **mutações de proteínas do reparo de DNA**. Pacientes com a síndrome de HNPCC não apresentam grande número de pólipos no cólon típico da síndrome da polipose familiar, mas frequentemente um pequeno número de pólipos ocorre entre os que apresentam o gene (Conhecimento básico 16.A).

Boxe 16.C Síndrome de Lynch.

- O câncer colorretal ocorre em uma idade mais jovem (45 a 60 anos) entre os pacientes com síndrome de Lynch do que entre os pacientes com câncer colorretal esporádico (69 anos de idade)

- Formas variantes da síndrome de Lynch são a síndrome de Muir-Torre (caracterizada por adenomas sebáceos e ceratoacantomas da pele) e a síndrome de Turcot (que inclui glioblastoma)

- A confirmação do diagnóstico requer a detecção de mutação na linha germinativa em um gene MMR ou na molécula de adesão de células epiteliais (EpCAM)

- A síndrome de Lynch é caracterizada por predominância de câncer no lado direito do cólon. Os tumores são pouco diferenciados e são infiltrados por linfócitos, representando uma resposta aos neoantígenos. Os neoantígenos são gerados por hipermutações causadas por mutações nos genes de reparo de erros de pareamento de DNA

- (genes DNA *mismatch repair* – MMR), envolvidas no reparo deficiente de defeitos de DNA

- Neoantígenos, exclusivos do tumor, são exibidos nas principais moléculas do complexo de histocompatibilidade classe I na superfície das células tumorais e provocam uma resposta imune representada pelos linfócitos T que se infiltram no tumor. As células tumorais também promovem um aumento na expressão do ligante de morte celular programada 1 (PDL1) para neutralizar o receptor de morte celular programada 1 (PD1) nos linfócitos T CD8+ para escapar da vigilância imunológica (ver Capítulo 10, *Sistema Imunológico e Linfático*, para uma discussão sobre o bloqueio do ponto de verificação imune, a base da imunoterapia do câncer)

- Inibidores do ponto de verificação imune (anticorpos para PD1 e PDL1) podem produzir respostas efetivas em pacientes com síndrome de Lynch que tenham câncer colorretal metastático.

Conhecimento básico 16.A APC (polipose adenomatosa do cólon) e câncer de cólon.

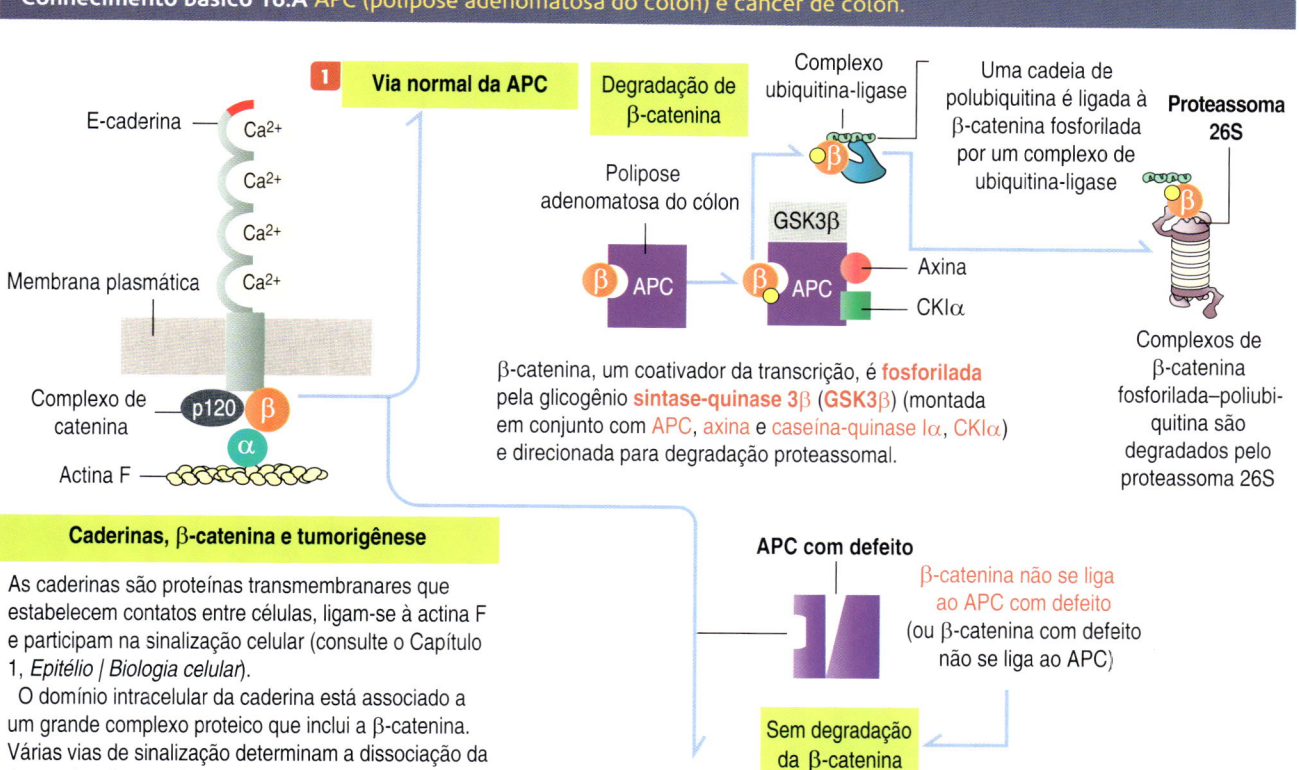

1 Via normal da APC

E-caderina — Ca^{2+}

Membrana plasmática — Ca^{2+} Ca^{2+} Ca^{2+}

Complexo de catenina — p120 β

α

Actina F

Degradação de β-catenina

Polipose adenomatosa do cólon

GSK3β

β APC

β APC — Axina — CKIα

β-catenina, um coativador da transcrição, é **fosforilada** pela glicogênio **sintase-quinase 3**β (**GSK3**β) (montada em conjunto com APC, axina e caseína-quinase Iα, CKIα) e direcionada para degradação proteassomal.

Complexo ubiquitina-ligase

Uma cadeia de polubiquitina é ligada à β-catenina fosforilada por um complexo de ubiquitina-ligase

Proteassoma 26S

Complexos de β-catenina fosforilada–poliubiquitina são degradados pelo proteassoma 26S

Caderinas, β-catenina e tumorigênese

As caderinas são proteínas transmembranares que estabelecem contatos entre células, ligam-se à actina F e participam na sinalização celular (consulte o Capítulo 1, *Epitélio | Biologia celular*).

O domínio intracelular da caderina está associado a um grande complexo proteico que inclui a β-catenina. Várias vias de sinalização determinam a dissociação da β-catenina do complexo de adesão celular e regulam a transcrição nuclear.

A quinase GSK3β fosforila a β-catenina ligada a APC e tem como alvo sua destruição pelo proteassoma 26S.

Mutações inativadoras nos genes *APC* ou *β-catenina* afetam a degradação da β-catenina. Consequentemente, o excesso de β-catenina, ligado a TCF e LEF, induz a expressão de proteínas, levando à tumorigênese.

APC com defeito

β-catenina não se liga ao APC com defeito (ou β-catenina com defeito não se liga ao APC)

Sem degradação da β-catenina

2 Via de APC anormal

β-catenina **não fosforilada** acumula-se na célula

β β β β

Excesso de β-catenina citoplasmática entra no núcleo, onde se associa aos fatores de transcrição TCF e LEF, para regular a transcrição dos genes-alvo

Envelope nuclear

β

β — Fator do linfócito T (TCF)

— Fator intensificador linfoide (LEF)

DNA

Transcrição de RNA — **Tumorigênese colorretal**

Glândulas mucosas do cólon com displasia

Adenocarcinoma

Polipose múltipla no cólon indica alto risco de desenvolver câncer

Glândulas mucosas normais do cólon

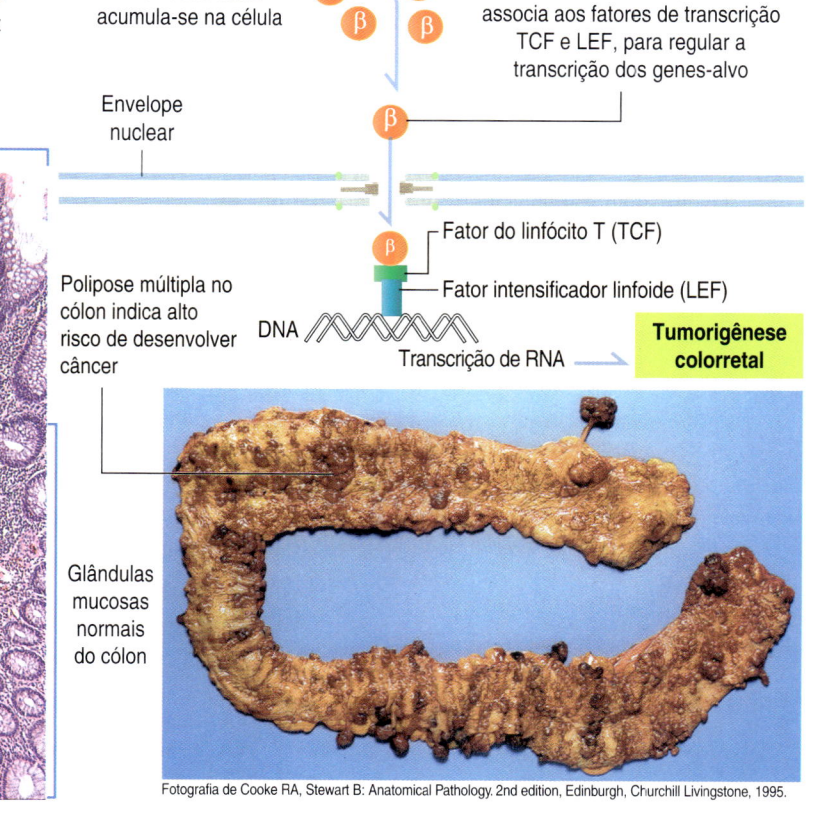

Fotografia de Cooke RA, Stewart B: Anatomical Pathology. 2nd edition, Edinburgh, Churchill Livingstone, 1995.

Mapeamento de conceitos e conceitos essenciais: parte baixa do sistema digestório.

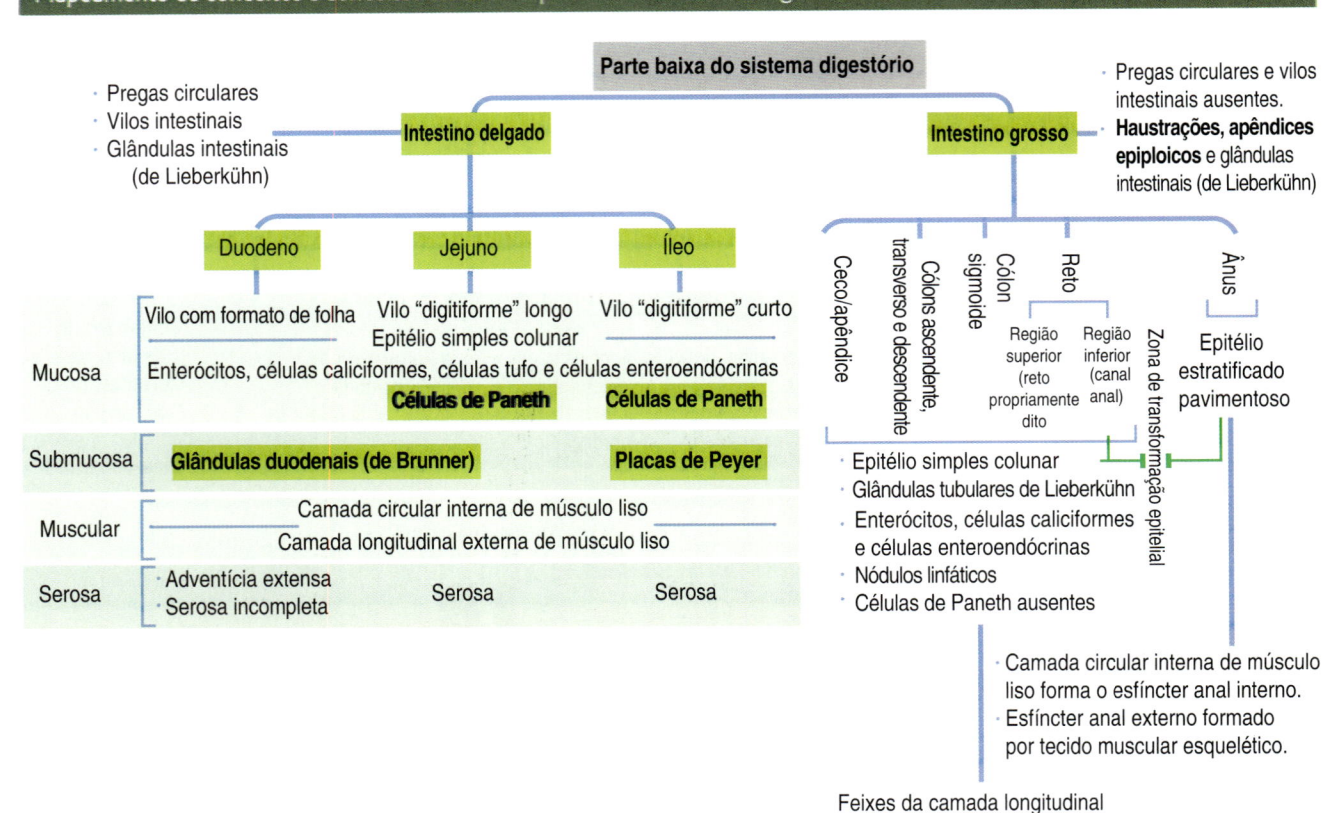

- Intestino delgado. As principais funções do intestino delgado são continuar no duodeno o processo digestivo iniciado no estômago e absorver os nutrientes após a quebra enzimática dos alimentos.

   A **parede intestinal** é organizada de maneira que possa desempenhar funções absortivas e impulsionar o conteúdo intestinal para o próximo segmento do intestino delgado.

   Existem quatro níveis de pregueamento para ampliar a superfície de absorção intestinal:

   (1) As **pregas circulares**, dobras ou evaginações permanentes da mucosa e de parte da submucosa.

   (2) Os vilos intestinais, **projeções** digitiformes somente da mucosa; característica típica do intestino delgado.

   (3) As **glândulas ou criptas de Lieberkühn**, cerca de seis **invaginações** da mucosa que circundam um vilo intestinal, estendendo-se até a muscular da mucosa.

   (4) As **microvilosidades**, diferenciação apical do enterócito, a célula absortiva do intestino delgado.

   A **muscular da mucosa** é um componente da mucosa. Juntamente com o epitélio de revestimento dos vilos e glândulas intestinais, e o tecido conjuntivo da lâmina própria, a muscular da mucosa é o limite entre a mucosa e a submucosa.

   A **muscular** é formada por fibras de músculo liso circulares internas e fibras de músculo liso longitudinais externas. É responsável por misturar o conteúdo intestinal e pelos **movimentos peristálticos** de uma direção proximal (oral) para uma distal (aboral).

   O **peritônio** reveste a camada de tecido conjuntivo frouxo adjacente à muscular

- O **peritônio** é membrana serosa formada por um estroma de tecido conjuntivo (contendo fibras elásticas, vasos sanguíneos e linfáticos e nervos) revestido por **células mesoteliais**.

   O **peritônio parietal** reveste a parede abdominal e recobre as vísceras abdominais como o **peritônio visceral**.

   O **mesentério** é uma camada de tecido conjuntivo frouxo (tecido conjuntivo aerolar) coberta pelo peritônio.

   O mesentério fixa as vísceras abdominais à parede abdominal posterior e serve como um conduto para os vasos sanguíneos e linfáticos e de nervos a esses órgãos. Os vasos sanguíneos fazem parte do plexo subseroso. Durante a digestão os vasos linfáticos que se originam nas paredes do intestino delgado transportam um líquido rico em gordura emulsificada, ou **quilo**.

   O esôfago não possui serosa. O duodeno e os cólons ascendente e descendente fixam-se na cavidade abdominal pela **adventícia**, uma camada contínua de tecido conjuntivo frouxo com o estroma circundante da parede.

   Os **omentos** e os **ligamentos viscerais** possuem uma estrutura semelhante à do mesentério. O omento maior possui uma quantidade considerável de tecido adiposo

- A **parede intestinal** é ricamente suprida por vasos sanguíneos, linfáticos e nervos. O suprimento nervoso é derivado do **plexo submucoso de Meissner** e do **plexo mioentérico de Auerbach**, ambos componentes do sistema nervoso autônomo.

   Um **vaso linfático central** (**quilífero ou lácteo**) está presente na lâmina própria do vilo intestinal. Um **plexo capilar viloso** irriga o vilo intestinal; um **plexo capilar pericriptal** irriga as glândulas de Lieberkühn

- Os três principais segmentos do intestino delgado são:
   (1) O **duodeno**.
   (2) O **jejuno**.
   (3) O **íleo**.

Destaque importante para:

- O **duodeno** contém glândulas duodenais (glândulas de Brunner) localizadas na submucosa e os vilos são largos e curtos (em forma de folha)

- O **jejuno** apresenta vilos longos (digitiformes), cada um com um quilífero proeminente. Não há glândulas de Brunner na submucosa

- O **íleo** apresenta vilos digitiformes mais curtos. Outra característica importante desse segmento é a **placa de Peyer**

- As **células de Paneth** estão na base das glândulas intestinais (glândulas de Lieberkühn) do jejuno e do íleo

- Os **vilos intestinais** e as **glândulas intestinais** são revestidos pelo **epitélio simples colunar**. Os componentes celulares do epitélio intestinal são os seguintes:

  (1) **Enterócitos absortivos**, células colunares com microvilosidades, a borda em escova. As microvilosidades são revestidas pelo **glicocálice**, que consiste em glicoproteínas que representam enzimas envolvidas no processo digestório: absorção de proteínas, carboidratos e lipídios.

  (2) **Células caliciformes**, células secretoras de muco que formam uma camada protetora de gel que protege o epitélio de abrasão mecânica e invasão por bactérias.

  (3) **Células de Paneth** (revisadas adiante).

  (4) **Células enteroendócrinas**, que produzem gastrina, secretina e colecistoquinina. A distribuição e a função das células gastroendócrinas estão resumidas nos Conceitos essenciais do Capítulo 15, *Parte Alta do Sistema Digestório*.

  (5) **Células tufo**, um tipo de célula que aumenta em número em resposta à infecção parasitária intestinal.

  (6) **Células-tronco intestinais** (CTIs) residem em um nicho na base das criptas, próximas às células de Paneth.

  As CTIs, identificadas pela proteína de marcação Lgr5 (receptor acoplado à proteína G contendo repetição rica em leucina), dão origem às **células precursoras**, que podem se diferenciar em células caliciformes, células de Paneth, células M, células enteroendócrinas e enterócitos absortivos. As CTIs são células autorrenováveis duradouras que residem nos nichos de células-tronco localizados na base das criptas

- A **sinalização de Wnt** é o principal promotor da proliferação de CTIs. Um subgrupo de células dendríticas derivadas do mesênquima, chamados **telócitos**, está localizado na lâmina própria justaposto às criptas ou glândulas de Lieberkühn.

  Os telócitos, identificados pela expressão do fator de transcrição *forkhead box ll* (*Foxl1*) do tipo *winged-helix*, são a fonte de sinalização de Wnt, que regula o nicho de CTIs. O bloqueio das proteínas Wnt derivadas de telócitos e presumivelmente outras moléculas de sinalização resulta em interrupção da proliferação de CTIs e consequente suspensão da renovação celular epitelial intestinal

- Os enterócitos estão envolvidos na absorção de proteínas, carboidratos, lipídios, colesterol, cálcio e outras substâncias.

  Absorção de proteínas e carboidratos: as enzimas proteolíticas pancreáticas quebram as proteínas em peptídios e aminoácidos. Uma vez absorvidos, os peptídios são quebrados pela peptidase citoplasmática em aminoácidos.

  A amilase salivar e pancreática e enzimas (oligossacaridases) localizadas na membrana plasmática dos vilos intestinais convertem açúcares em monossacarídeos (galactose e glicose).

  Os monossacarídeos são transportados dentro do enterócito por um sistema transportador dependente de Na$^+$, o transportador-1 de glicose (SGLT-1), controlado pela Na$^+$,K$^+$-ATPase.

  Absorção de lipídios. Os lipídios são emulsificados no lúmen intestinal pela ação dos sais biliares e da lipase pancreática formando micelas (ácidos graxos e monoglicerídeos). As micelas se difundem para o citoplasma do enterócito associadas à proteína de ligação de ácidos graxos e são esterificadas em triglicerídeos no retículo endoplasmático liso. Os triglicerídeos são transportados para o complexo de Golgi e convertidos em quilomícrons (complexo lipídio-apolipoproteína). Os quilomícrons são liberados no espaço intercelular dos enterócitos e de lá são absorvidos pelos quilíferos.

  Absorção de colesterol. Assim como na absorção de lipídios da alimentação, o colesterol é solubilizado no lúmen intestinal em micelas pela ação dos ácidos biliares para facilitar o movimento das micelas através da barreira de difusão dos enterócitos.

  É importante lembrar de duas vias de transporte de colesterol: a via de absorção e a via de eliminação.

  (1) A proteína NPC L1 (*Niemann-Pick C1-like-1*), também localizada no domínio apical, facilita a **absorção** do colesterol esterificado pela ACAT2 (Acil-CoA colesterol aciltransferase isoforma 2). O colesterol esterificado torna-se parte das partículas de quilomícrons, agrupadas no retículo endoplasmático liso.

  (2) Os transportadores heterodiméricos ABCG5/ABCG8 (transportadores da superfamília ABC) no domínio apical dos enterócitos exportam o colesterol absorvido de volta ao lúmen intestinal. Essa etapa facilita a eliminação do colesterol do corpo. Mutações nos genes do *ABCG5* ou *ABCG8* provocam a **sitosterolemia**, uma doença autossômica recessiva na qual o colesterol se acumula na circulação, levando a doenças vasculares prematuras.

  As **síndromes da má absorção** podem ser causadas pela digestão anormal de gorduras e proteínas devido à doença pancreática (pancreatite e fibrose cística), ou pela ausência de solubilização de gorduras por causa de secreção insuficiente de bile (doença hepática ou obstrução do fluxo biliar para o duodeno). Anomalias nas enzimas da borda em escova dificultam a absorção de proteínas e carboidratos (intolerância à lactose). Um mecanismo de transporte anormal através dos enterócitos também pode causar as síndromes da má absorção.

  A **anemia** pode ocorrer quando o **complexo vitamina B$_{12}$ – fator intrínseco**, ferro e outros cofatores não são absorvidos. Quando proteínas, cálcio e vitamina D não são absorvidos podem ocorrer **alterações funcionais no sistema musculoesquelético**

- O intestino delgado é protegido da **microbiota**. O que é microbiota intestinal? É uma coleção de bactérias, archaea, vírus, fungos e parasitos, que residem no lúmen intestinal e na superfície da mucosa intestinal.

  O epitélio intestinal forma uma barreira defensiva entre o hospedeiro e sua microbiota. Os componentes da barreira defensiva incluem:

  (1) Uma **barreira intestinal formada por junções oclusivas** ligando enterócitos adjacentes. Claudina e ocludina são duas proteínas transmembrana da junção oclusiva que regulam a permeabilidade de soluto da via transcelular. Um defeito nessa barreira de junção oclusiva pode possibilitar que produtos bacterianos ou antígenos da dieta atravessem o epitélio e entrem na lâmina própria.

  (2) As **placas de Peyer** participam da vigilância celular e do processamento de antígenos. As placas de Peyer são capazes de transportar antígenos e microrganismos do lúmen e responder a eles induzindo tolerância imunológica ou uma resposta de defesa do sistema imunológico.

  Um exemplo da deficiência funcional das placas de Peyer é a **doença de Crohn**, uma doença intestinal inflamatória caracterizada por inflamação crônica ou recorrente.

As placas de Peyer possuem três componentes principais:

(i) O **epitélio associado ao folículo (EAF)**, formado por células M e enterócitos.

(ii) Os **folículos linfoides**, sendo que cada um apresenta um centro germinativo e a cúpula subepitelial (zona do manto).

(iii) A **área interfolicular** com vasos sanguíneos e vasos linfáticos eferentes.

Os principais componentes da EAF são as **células M** e as **células dendríticas**.

As **células M** são enterócitos especializados que, em vez da borda em escova, possuem micropregas (por isso o nome célula M) e absorvem antígenos. As células M formam bolsos intraepiteliais onde residem subpopulações de linfócitos B intraepiteliais que expressam receptores de IgA que possibilitam a captura e fagocitose de bactérias associadas à IgA.

As **células dendríticas** estendem prolongamentos citoplasmáticos entre as junções oclusivas ligando os enterócitos para monitorar os antígenos.

(3) A **IgA polimérica**, produzida pelos plasmócitos da lâmina própria dos vilos intestinais, neutraliza antígenos. Ela é transportada para o lúmen intestinal através dos enterócitos por um mecanismo denominado transcitose.

(i) A IgA polimérica liga-se a um receptor específico, chamado **receptor de imunoglobulina polimérica (pIgR)**, disponível na superfície basal dos enterócitos.

(ii) O pIgR possui um componente secretor associado. O complexo formado pelo componente secretor-pIgR-IgA polimérica é internalizado e transportado por transcitose pela célula até a superfície apical do enterócito.

(iii) Na superfície apical, o complexo é clivado enzimaticamente e o complexo componente secretor-IgA polimérica é eliminado no lúmen intestinal como IgA secretora (SIgA).

(iv) A IgA se associa a bactérias e antígenos solúveis impedindo uma lesão direta nas células intestinais e penetração na lâmina própria.

Os plasmócitos são induzidos a produzir a IgA polimérica quando o **receptor similar a Toll (TLR)** dos enterócitos é ativado pela microbiota.

(v) Os enterócitos secretam o fator de ativação de linfócitos B (BAF) e o ligante indutor de proliferação (APRIL).

(vi) Na lâmina própria BAF e APRIL induzem a diferenciação de linfócitos B em plasmócitos produtores de IgA.

(vii) Além disso, a microbiota estimula os enterócitos por intermédio da linfoproteína estromal tímica (TSLP), que induzem as células dendríticas da lâmina própria a secretarem BAF e APRIL, levando à diferenciação de linfócitos B em plasmócitos.

(4) **Proteínas antimicrobianas** (AMPs), produtos das **células de Paneth** e enterócitos, inativam os patógenos microbianos aprisionando-os na camada de muco intestinal produzida pelas células caliciformes.

Portanto, a camada de muco protege a mucosa intestinal por dois mecanismos:

(i) Criando uma barreira, o que restringe o acesso direto de bactérias do lúmen ao epitélio.

(ii) Concentrando as AMPs na superfície dos enterócitos. As AMPs são praticamente ausentes no conteúdo do lúmen intestinal.

A maioria das AMP inativa ou mata as bactérias diretamente por degradação enzimática da parede bacteriana ou por rompimento da membrana interna bacteriana.

As **células de Paneth** produzem várias AMP:

(1) Defensinas (α-defensina 5 [DEFA5] e α-defensina 6 [DEFA6] em humanos).

(2) Lectinas tipo C, incluindo a proteína regeneradora 3γ derivada da ilhota (REG3γ), também conhecida como proteína hepatointestinal/proteína associada a pancreatite (HIP/PAP).

(3) Lisozima e fosfolipase A2 (PLA2).

(4) Angiogenina 4 (ANG4).

A expressão e o funcionamento das AMPs são altamente regulados pela presença ou ausência da microbiota.

Na presença de microrganismos:

(i) O TLR nos enterócitos controla a expressão de REG3γ/HIP/PAP por intermédio da proteína de resposta primária da diferenciação mieloide 88 (MYD88) como molécula adaptadora da sinalização de TLR.

(ii) O NOD2 citoplasmático (domínio de ligação da oligomerização de nucleotídio 2), expresso pelas células de Paneth, controla a expressão de α-defensinas quando se liga a um fragmento de peptidoglicano internalizado (dipeptídio muramil, MDP) e ativa o fator de transcrição NF-κB.

(iii) O NOD2 também pode restringir o desenvolvimento de uma resposta imunológica iniciada por linfócitos T CD4+, contribuindo, assim, para uma tolerância imunogênica adquirida à microbiota.

(5) **Células tufo**, identificadas pela expressão de *double cortin-like kinase 1* (DCLK1), representam menor proporção das células epiteliais do intestino delgado, detectando a microbiota e desencadeando uma resposta imune a parasitos intestinais

- Um defeito no sistema protetor é a explicação para as **doenças intestinais inflamatórias**, incluindo a **colite ulcerativa** (intestino grosso) e a **doença de Crohn** (envolvendo a porção terminal do íleo mas também observada no intestino grosso)

- O **intestino grosso** consiste em:
    (1) **Ceco** e **apêndice** associado.
    (2) **Cólons ascendente, transverso** e **descendente**.
    (3) **Cólon sigmoide**.
    (4) **Reto**.
    (5) **Ânus**.
    As pregas circulares e os vilos intestinais não são observados além da válvula ileocecal.

As camadas de tecido do intestino grosso são: **mucosa** (incluindo o epitélio de revestimento, a lâmina própria e a muscular da mucosa), **submucosa, muscular** e **serosa.**

A mucosa do intestino grosso é revestida pelo epitélio simples colunar formado por **enterócitos** e **grande quantidade de células caliciformes.**

Os enterócitos possuem microvilosidades apicais curtas. Uma função importante dos enterócitos do intestino grosso é o transporte de íons e água. Os produtos secretados pelas células caliciformes lubrificam a superfície da mucosa.

Outros componentes celulares das glândulas tubulares, ou glândulas de Lieberkühn, são **células enteroendócrinas** e **células-tronco intestinais** (CTI). As células de Paneth estão ausentes (elas podem estar presentes no ceco).

Lembre-se de que as CTIs estão localizadas no **nicho de células-tronco**, na base das glândulas tubulares. As células-tronco proliferativas saem do nicho e se diferenciam em enterócitos pós-mitóticos, células caliciformes e células enteroendócrinas.

A função da população de CTIs é controlada pelo **gradiente da proteína Wnt** ao longo do eixo vertical da glândula tubular intestinal. Lembre-se de que a sequência adenoma-carcinoma é comumente iniciada pela ativação da sinalização de Wnt no epitélio.

O intestino grosso possui três características típicas:

(1) As **tênias do cólon**, formadas pela fusão de feixes da camada muscular lisa externa.

(2) As **haustrações**, estruturas saculares periódicas formadas pela contração das tênias do cólon e a camada muscular lisa circular interna.

(3) Os **apêndices epiploicos**, agregados de tecido adiposo revestidos pela serosa (peritônio)

- O **apêndice** é um divertículo do ceco. Nódulos ou folículos linfoides proeminentes são observados na mucosa e na submucosa. As células M não estão presentes.

  O **reto**, a porção terminal do intestino grosso e a continuação do cólon sigmoide, consiste em duas regiões:

  (1) A região superior ou reto propriamente dito.

  (2) A região inferior ou canal anal, que se estende da junção anorretal até o ânus.

  A mucosa do reto possui glândulas longas de Lieberkühn; as glândulas desaparecem no nível do canal anal.

  As **colunas anais** estão presentes no canal anal. As colunas anais estão conectadas em sua base por meio de **válvulas**, que correspondem a pregas transversais da mucosa. Pequenos compartimentos, chamados seios anais ou criptas, são encontrados atrás das válvulas. As criptas glandulares atrás das válvulas secretam muco lubrificante. Uma laceração originária nas válvulas anais e que se estenda distalmente provoca as dolorosas **fissuras anais**.

  A base das colunas anais forma a **linha pectinada**. Além da linha pectinada, o epitélio simples colunar da mucosa retal é substituído pelo epitélio estratificado pavimentoso (**área de transformação epitelial**) e a camada circular interna de músculo liso se torna mais espessa, formando o **esfíncter anal interno**.

  Após essa região, a mucosa anal é revestida pelo epitélio estratificado pavimentoso queratinizado e a submucosa contém glândulas sudoríparas e sebáceas (glândulas circum-anais). O **esfíncter anal externo**, formado por músculo esquelético, está presente

- A **doença de Hirschsprung** (**megacólon congênito**) é causada por um defeito na migração e na diferenciação das células da crista neural que dão origem aos neurônios do sistema nervoso entérico.

  Essa condição, denominada **aganglionose**, é causada por mutação no gene *RET* que codifica um receptor de tirosinoquinase. A sinalização RET é necessária para a migração das células da crista neural para as porções mais distais do intestino grosso e a diferenciação delas em células ganglionares dos plexos submucoso e mioentérico do sistema nervoso entérico. A passagem de conteúdo mais lentamente pelo cólon leva a obstipação grave, resultado da ausência do sistema nervoso entérico no segmento distal do cólon.

  O diagnóstico é confirmado pela biopsia da mucosa e da submucosa do reto que apresenta feixes nervosos espessos e irregulares, grande quantidade de acetilcolinesterase (detectada por imuno-histoquímica) e ausência de células ganglionares.

  A remoção cirúrgica do segmento acometido do cólon é o tratamento de escolha, mas a disfunção intestinal pode persistir após a cirurgia

- **Tumores colorretais** desenvolvem-se a partir de um **pólipo**. Alguns pólipos não são neoplásicos e são relativamente comuns em indivíduos com 60 anos ou mais.

  Os pólipos podem estar presentes em grande quantidade (100 ou mais) na síndrome da polipose familiar como a **polipose adenomatosa familiar (PAF)** e a **síndrome de Peutz-Jeghers**.

  A PAF é causada por mutação dominante autossômica, em particular no gene *APC* (*polipose adenomatosa do cólon*). Os pacientes com PAF desenvolvem múltiplos pólipos no cólon ainda na adolescência, que aumentam em número durante a vida e depois tornam-se cancerosos.

  O gene *APC* codifica a proteína APC com afinidade de ligação com a β-catenina, uma molécula associada com o complexo catenina ligado à E-caderina e também a um coativador transcricional.

  Quando β-catenina não é parte do complexo catenina:

  (1) A β-catenina citoplasmática livre pode ser fosforilada pela glicogênio-sintase-quinase 3β (GSK3β) (coassociada a proteínas APC, axina e caseína-quinase Iα, CKIα) sendo marcada para degradação pelo proteassomo.

  (2) Alternativamente, a β-catenina citoplasmática pode entrar no núcleo e interagir com os fatores de transcrição TCF (fator do linfócito T) e LEF (fator intensificador linfoide) para estimular a transcrição dos genes-alvo.

  (3) A mutação no gene *APC* resulta em uma proteína não funcional incapaz de interagir com a β-catenina e iniciar a eliminação dela quando não for mais necessária.

  (4) Um excesso de β-catenina no núcleo celular afeta a transcrição gênica e inicia a tumorigênese

- **O câncer de cólon hereditário não polipoide** (**HNPCC**; **síndrome de Lynch**) é uma forma hereditária de câncer colorretal causada por mutações nos genes de reparo de erros de pareamento (*MMR*) envolvidos no reparo de defeitos do DNA. A análise de mutação nos genes *MMR* (incluindo *MLH1*, *MSH2*, *MSH6*, *PMS2* e *EpCAM*), pelo teste de rastreamento de instabilidade de microssatélites (MIS), usando tecido tumoral do cólon é realizada quando há evidências de defeito no reparo de DNA no tumor.

Capítulo 17
Glândulas Digestórias

As glândulas digestórias têm as funções de lubrificação, proteção, digestão e absorção mediadas por seus produtos de secreção. As três principais glândulas digestórias são: (1) as glândulas salivares principais (glândulas parótidas, submandibulares e sublinguais), associadas à cavidade oral por meio de ductos excretores independentes; (2) o pâncreas exócrino, que secreta seu produto enzimático e aquoso alcalino no duodeno; e (3) o fígado, uma glândula endócrina e exócrina com acesso extenso à circulação sanguínea e que libera a bile no duodeno. Neste capítulo serão descritas a estrutura e as funções das glândulas salivares, do pâncreas exócrino e do fígado. Os aspectos moleculares da glândula parótida, do pâncreas e do fígado são apresentados para enfatizar a participação de estruturas e de tipos celulares específicos nas condições clínicas patológicas mais frequentes.

ESTRUTURA DE UMA GLÂNDULA SALIVAR

Iniciamos nossa discussão analisando a organização geral e o funcionamento de uma glândula salivar, em particular dos ductos ramificados (Boxe 17.A). Uma discussão inicial em relação às características gerais das glândulas ramificadas ou compostas está no Capítulo 2, *Glândulas Epiteliais | Biologia Celular*.

Uma glândula salivar é envolvida por uma **cápsula** de tecido conjuntivo, da qual se originam partições ou **septos** que se estendem para o interior da glândula, criando divisões grandes, os **lobos**. Um **septo interlobar** ramifica-se formando **septos interlobulares**, que subdividem os lobos em vários **lóbulos**. A quantidade de tecido conjuntivo diminui do septo interlobar para os septos interlobulares, sendo grandemente reduzida dentro de cada lóbulo.

Os septos produzem condutos adequados para os principais ramos de um ducto estenderem-se do interior da glândula até seu exterior, como também para vasos sanguíneos e nervos alcançarem o interior de uma glândula.

As características histológicas básicas de uma glândula salivar são as **unidades secretoras**, os **ácinos** e os **ductos excretores**. Começamos com os ductos excretores dentro de um lóbulo (Figura 17.1):

1. Um **ducto intercalar**, revestido pelo **epitélio simples pavimentoso a cúbico baixo**, é o menor ducto a conectar um ácino a um ducto estriado (Figura 17.2) e o diâmetro dele é menor do que um ácino. Os ductos intercalares são os mais longos na glândula parótida.
2. Um **ducto estriado** é revestido por **células epiteliais cúbicas a colunares** com **invaginações basais** contendo muitas **mitocôndrias**. O ducto estriado é bastante desenvolvido na glândula submandibular. Os ductos intercalar e estriado são pouco desenvolvidos na glândula sublingual.
3. Vários ductos estriados deixam o lóbulo e conectam-se com um **ducto interlobular**. Um ducto interlobular é inicialmente revestido por um **epitélio**

cúbico a colunar e torna-se **pseudoestratificado colunar**. Os ductos interlobulares estão localizados nos **septos interlobulares**.

4. Vários ductos interlobulares convergem e formam um **ducto lobar** localizado nos **septos interlobares**. Os ductos lobares são revestidos pelo **epitélio estratificado colunar**, um dos poucos locais do corpo com esse tipo de epitélio.
5. Vários ductos lobares, revestidos pelo **epitélio estratificado pavimentoso**, unem-se ao **ducto principal** que drena toda a glândula salivar próximo a sua abertura na cavidade oral.

As **glândulas parótida, submandibular (ou submaxilar) e sublingual** são classificadas como **glândulas tubuloalveolares compostas**.

Saliva

A saliva, cuja produção totaliza em torno de meio litro por dia, contém proteínas, glicoproteínas (muco), íons, água e imunoglobulina A polimérica (pIgA) associada ao componente secretor (SIgA).

A glândula submandibular produz cerca de 70% da saliva. A glândula parótida contribui com 25% e secreta uma saliva rica em amilase. A produção da saliva é controlada pelo sistema nervoso autônomo. Sob estimulação, o sistema parassimpático induz a secreção de saliva aquosa; o sistema simpático estimula a liberação de saliva rica em proteínas (Figura 17.3).

O muco e a água presentes na saliva **lubrificam** a mucosa da língua, da bochecha e dos lábios durante a fala e a deglutição, dissolvem o alimento para o bom funcionamento dos corpúsculos gustativos e umedecem o alimento para facilitar a deglutição.

A função **protetora** da saliva depende da função antibacteriana de três componentes:

1. **Lisozima**, que ataca a parede bacteriana.
2. **Lactoferrina**, que captura o ferro necessário para o crescimento bacteriano (quelante).
3. **SIgA**, que neutraliza bactérias e vírus.

A função **digestiva** da saliva baseia-se na ação da:

1. **Amilase** (ptialina), que inicia a digestão de carboidratos (amido) na cavidade oral.
2. **Lipase lingual**, que participa da hidrólise de lipídios da dieta.

Glândula parótida

A glândula parótida é a maior glândula salivar, é **tubuloalveolar ramificada** envolvida por uma cápsula de tecido conjuntivo com **septos**, representando um componente do **estroma**, o tecido de sustentação da glândula. Algumas células adiposas são frequentemente encontradas no estroma (Figura 17.4).

Os septos dividem a glândula em lobos e lóbulos. Os septos também fornecem sustentação para vasos sanguíneos, vasos linfáticos e nervos que chegam até os **ácinos**, os principais componentes do **parênquima**, o componente funcional da glândula.

Os ácinos são envolvidos por tecido conjuntivo reticular, por uma rede de capilares, por plasmócitos

---

Boxe 17.A Classificação das glândulas exócrinas.

- Dependendo da estrutura do ducto excretor, as glândulas podem ser divididas em simples (ducto não ramificado) e ramificadas ou compostas (ductos ramificados)

- De acordo com a estrutura das unidades secretoras, as glândulas podem ser classificadas como tubulares ou alveolares (acinosas)

- Considerando o produto de secreção, as glândulas são serosas quando secretam um fluido aquoso e as glândulas são mucosas quando a secreção é espessa e rica em glicoproteínas

- Levando-se em conta o mecanismo de secreção, as glândulas podem ser merócrinas quando a secreção é liberada por exocitose (p. ex., o pâncreas). Nas glândulas holócrinas, (p. ex., as glândulas sebáceas da pele), a célula inteira é o produto de secreção. Uma glândula apócrina (p. ex., a glândula mamária) libera a secreção juntamente com uma pequena parte do citoplasma apical da célula secretora.

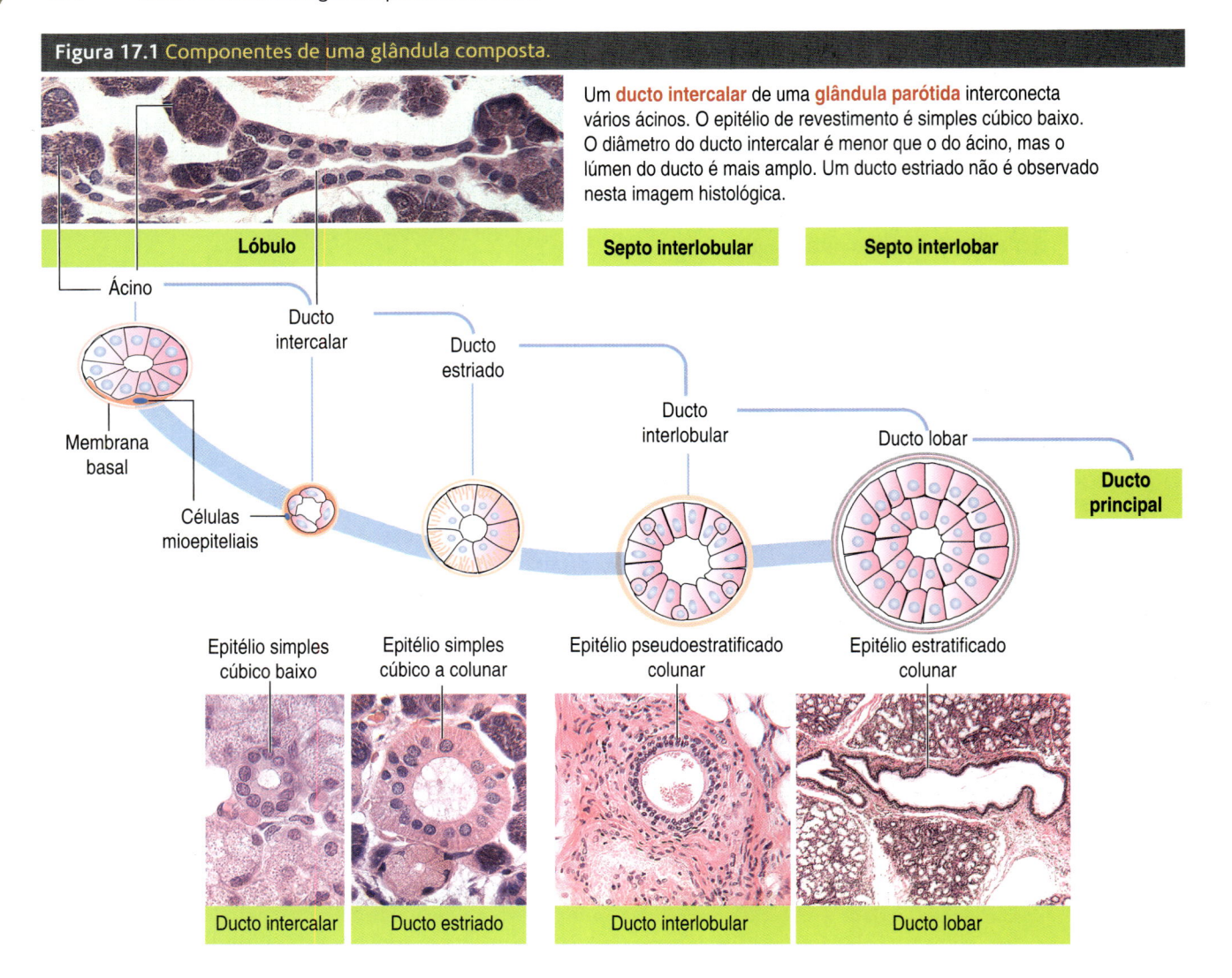

Figura 17.1 Componentes de uma glândula composta.

Um **ducto intercalar** de uma **glândula parótida** interconecta vários ácinos. O epitélio de revestimento é simples cúbico baixo. O diâmetro do ducto intercalar é menor que o do ácino, mas o lúmen do ducto é mais amplo. Um ducto estriado não é observado nesta imagem histológica.

e linfócitos. Os ácinos consistem principalmente em **células secretoras serosas** e, por isso, são classificados como **ácinos serosos**.

Cada ácino seroso é revestido por células piramidais com núcleos de localização basal. Assim como as células produtoras de proteínas, um proeminente sistema de retículo endoplasmático rugoso ocupa a região basal da célula. Grânulos secretores são visualizados na região apical.

Os lumens dos ácinos coletam os produtos secretados, que são transportados por **longos ductos intercalares até os ductos estriados, que são menos abundantes** (Figura 17.5).

O produto secretado de um ácino seroso é modificado pela secreção do ducto estriado e, em seguida, transportado pelos ductos interlobulares e ductos lobares para cavidade oral por meio do ducto excretor principal (ducto parotídeo ou **ducto de Stensen**). Ver Boxe 17.B para condições patológicas.

Glândula submandibular (submaxilar)

A glândula submandibular é uma glândula tubuloalveolar ramificada envolvida por uma cápsula de tecido conjuntivo. Os septos derivados da cápsula dividem o parênquima da glândula em lobos e lóbulos (ver Figura 17.4).

Apesar de tanto as células serosas quanto as células mucosas estarem presentes nas unidades secretoras, as **células serosas são predominantes**. Os ácinos contendo células mucosas são envolvidos por **semiluas serosas**.

Os ductos intercalares são mais curtos e os ductos estriados são mais longos do que na glândula parótida. Geralmente não são observados adipócitos na glândula submandibular. O ducto excretor principal da glândula submandibular (**ducto de Wharton**) abre-se próximo ao frênulo da língua.

Glândula sublingual

Em contraste com as glândulas parótida e submandibular que são envoltas por uma cápsula de tecido conjuntivo denso, a glândula sublingual não apresenta uma cápsula bem definida. Entretanto, os septos de tecido conjuntivo dividem o parênquima glandular em pequenos lobos (ver Figura 17.4).

A glândula sublingual é uma **glândula tubulo-alveolar** ramificada **com células serosas e células**

Figura 17.2 Organização das glândulas salivares e do pâncreas.

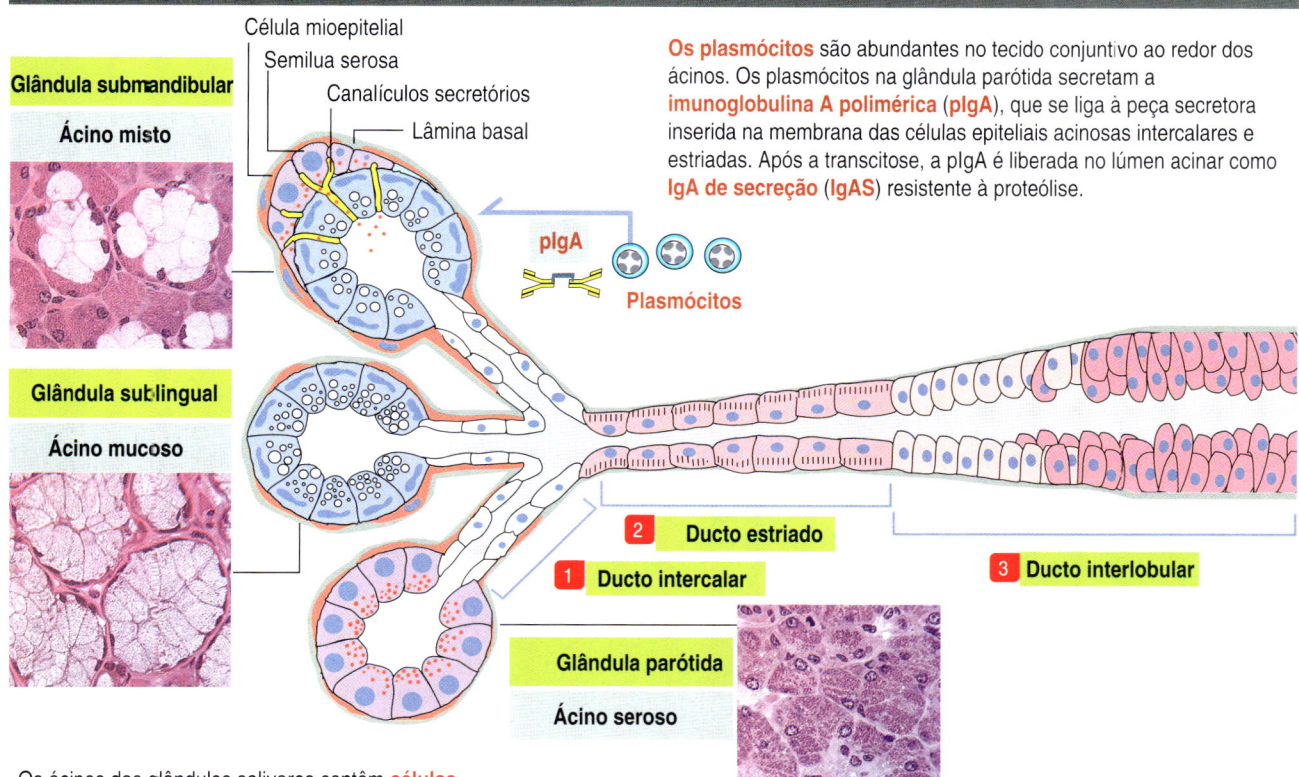

Os ácinos das glândulas salivares contêm **células serosas** e **células mucosas**. A **glândula parótida** consiste somente em ácinos serosos, já as **glândulas salivares mistas**, **submandibular** e **sublingual** contam com os dois tipos celulares. Na glândula submandibular as células serosas são predominantes. Na glândula sublingual as células mucosas são mais abundantes.

As células serosas e mucosas podem coexistir no mesmo ácino. As células serosas estão localizadas no fundo do ácino, formando uma estrutura crescente (**semilua serosa**) que envolve as células mucosas localizadas próximas à abertura do ácino no ducto intercalar.

Em ácinos mistos, extensões do lúmen acinar projetam-se profundamente entre as células serosas formando **canalículos secretores intercelulares** que transportam as secreções serosas.

A superfície externa do ácino é envolvida por **células mioepiteliais** contráteis, como se fosse uma cesta. As células mioepiteliais e o ácino são envolvidos por uma lâmina basal.

1 A secreção do ácino entra no ducto intercalar, revestido pelo epitélio simples cúbico baixo. As células mioepiteliais estão associadas aos ácinos e aos ductos intercalares.

Os ductos intercalares são mais longos na glândula parótida. Vários ductos intercalares unem-se formando o **ducto estriado**. Os ductos intercalares e os ductos estriados são encontrados dentro de um lóbulo.

2 O próximo segmento é o **ducto estriado**, revestido por células cúbicas a cilíndricas com estriações basais criadas por **mitocôndrias** alinhadas verticalmente a invaginações profundas da membrana plasmática basal. **Esse epitélio está envolvido no transporte de água e de íons**. Os ductos estriados são bem desenvolvidos nas glândulas salivares, submandibular e parótida.

3 Seguindo o ducto estriado está o **ducto interlobular**, revestido inicialmente pelo epitélio colunar e depois pelo epitélio pseudoestratificado. Os **ductos interlobulares** estão localizados no **septo interlobular**.

Vários ductos interlobulares drenam para um **ducto lobar** mais amplo localizado no **septo interlobar**. Tecido conjuntivo, vasos e nervos são observados no septo.

Ácino pancreático

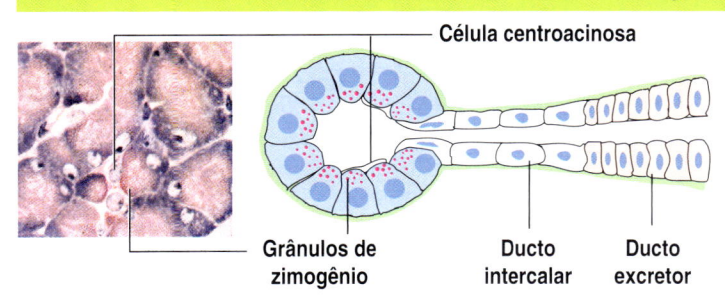

No **pâncreas exócrino, somente os ácinos serosos estão presentes**.

Uma característica típica do ácino pancreático é a presença das **células centroacinosas** epiteliais de aspecto pavimentoso a cúbico.

As células centroacinosas pavimentosas estão inseridas em um lado do lúmen acinar. As células centroacinosas e as células do ducto estriado secretam HCO_3^-, Na^+ e água. O domínio apical livre do ácino seroso libera grânulos de zimogênio entre os intervalos da camada de células centroacinosas.

Os ductos estriados e as células mioepiteliais não são observados no pâncreas exócrino.

Figura 17.3 Aspectos funcionais de uma glândula salivar.

1 As **células acinosas** bombeiam ativamente Na⁺ e Cl⁻ para o lúmen acinar e permitem a livre passagem de água proveniente dos capilares ao redor. Isto resulta na formação de uma saliva primária isotônica. As **células mucosas** liberam mucinas. As **células serosas** secretam várias proteínas, incluindo as proteínas ricas em prolina (que são modificadas no ducto estriado pela enzima calicreína), enzimas (amilase, peroxidase, lisozima), lactoferrina, cistatinas (proteínas ricas em cisteína) e histatinas (proteínas ricas em histidina).

2 No **ducto estriado** Na⁺ e Cl⁻ são reabsorvidos e a saliva torna-se hipotônica. A **calicreína**, uma serinoprotease secretada pelas células epiteliais do ducto estriado, processa as proteínas ricas em prolina e cistatinas na saliva. Além disso, os plasmócitos secretam a **imunoglobulina A polimérica (pIgA)**, que alcança o lúmen do ácino e do ducto estriado por transcitose. A saliva final contém um complexo de proteínas com atividade antimicrobiana e com função digestiva (amilase). O **bicarbonato**, o principal agente tampão da saliva, é produzido no **ducto estriado**.

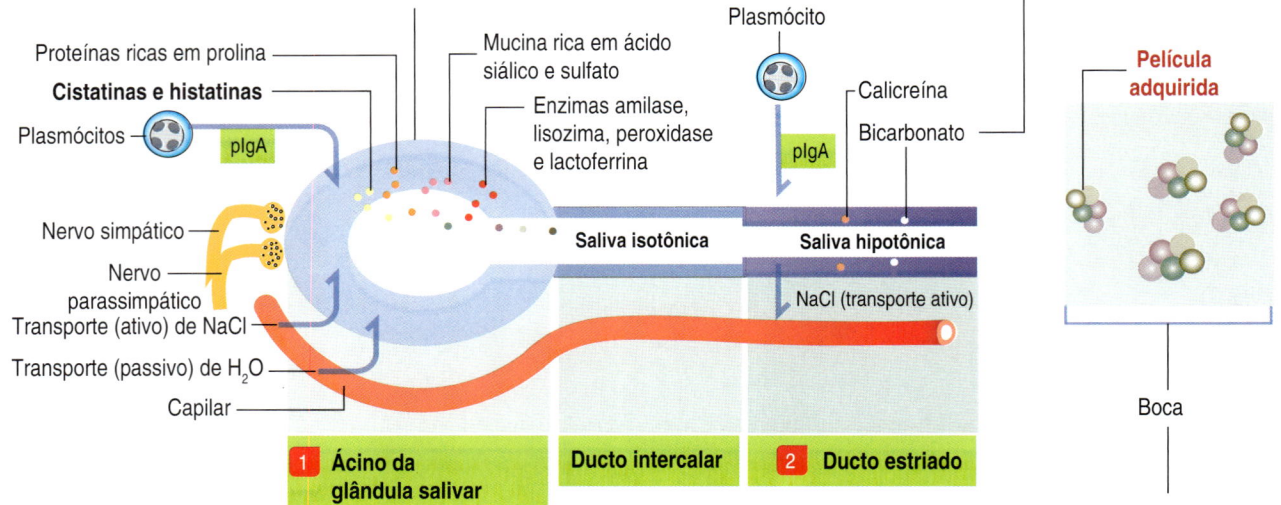

Na boca, as proteínas da saliva formam filmes protetores nos dentes chamados **películas**. A função das películas é servir de barreira contra ácidos, reter a umidade e regular a aderência e a atividade de bactérias e leveduras na cavidade oral. A histatina inibe o crescimento de *Candida albicans*. A **disfunção das glândulas salivares** causa cáries nos dentes, infecções por leveduras e inflamação da mucosa oral.

mucosas, embora a maior parte das unidades secretoras contenha células mucosas. **Os ductos intercalares e os ductos estriados são pouco desenvolvidos**. Em geral, cada lobo conta com seu próprio ducto excretor que se abre embaixo da língua.

Pâncreas exócrino

O pâncreas é uma **glândula exócrina e endócrina** combinada. O componente endócrino é a **ilhota de Langerhans** (ou pancreática) e representa cerca de 2% do volume do pâncreas.

A principal função do pâncreas endócrino é a **regulação do metabolismo de glicose** por intermédio de hormônios secretados na corrente sanguínea (ver discussão sobre ilhotas pancreáticas no Capítulo 19, *Sistema Endócrino*).

O pâncreas exócrino é uma **glândula tubuloacinar ramificada** organizada em quatro componentes anatômicos.

1. Uma **cabeça**, localizada na concavidade da segunda e terceira partes do duodeno.
2. Um **colo,** em contato com a veia porta.
3. Um **corpo**, localizado anteriormente à aorta.
4. Uma **cauda**, que termina próximo ao hilo esplênico.

O pâncreas fica próximo à parede abdominal posterior no abdome superior, e, por isso, fica protegido de traumatismos graves.

O fornecimento sanguíneo provém de vasos derivados da artéria celíaca, da artéria mesentérica superior e da artéria esplênica. A drenagem venosa flui para o sistema venoso porta e para a veia esplênica. A inervação eferente ocorre através dos nervos vago e esplâncnico.

O pâncreas apresenta estruturas semelhantes às glândulas salivares:
1. É envolvido por tecido conjuntivo, mas não tem uma cápsula propriamente dita.
2. Os lóbulos são separados por septos de tecido conjuntivo por onde passam vasos sanguíneos e linfáticos, nervos e os ductos excretores.

A unidade histológica funcional do pâncreas exócrino é o **ácino** (Figuras 17.6 a 17.8). O lúmen do ácino é o início do sistema de ductos secretores-excretores e apresenta as **células centroacinosas que são exclusivas do pâncreas**. As células centroacinosas são contínuas com o **epitélio cúbico baixo** que reveste o **ducto intercalar**. As células centroacinosas e o epitélio de revestimento do ducto intercalar secretam HCO₃⁻, Na⁺ e água. A secreção de HCO₃⁻ é mantida pelo regulador de condutância transmembrana em fibrose cística (CFTR) que também fornece Cl⁻.

Os ductos intercalares fundem-se formando os ductos intralobulares. Os ductos intralobulares fundem-se

Figura 17.4 Características histológicas das glândulas salivares maiores.

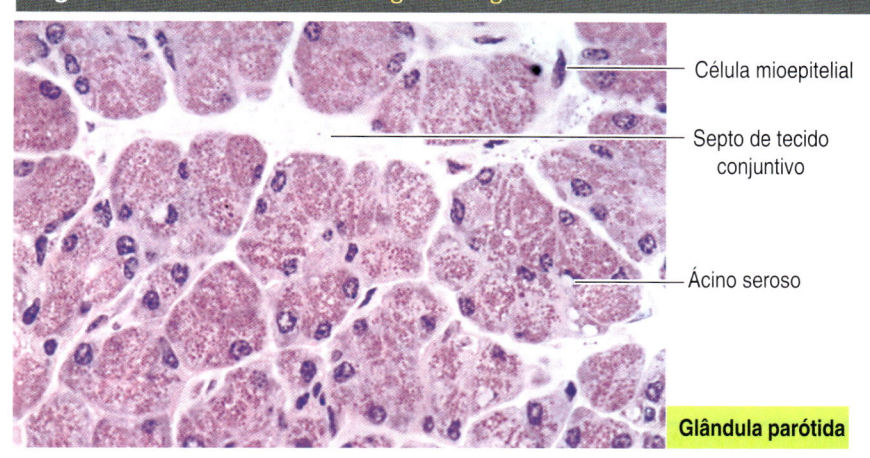

— Célula mioepitelial

— Septo de tecido conjuntivo

— Ácino seroso

Glândula parótida

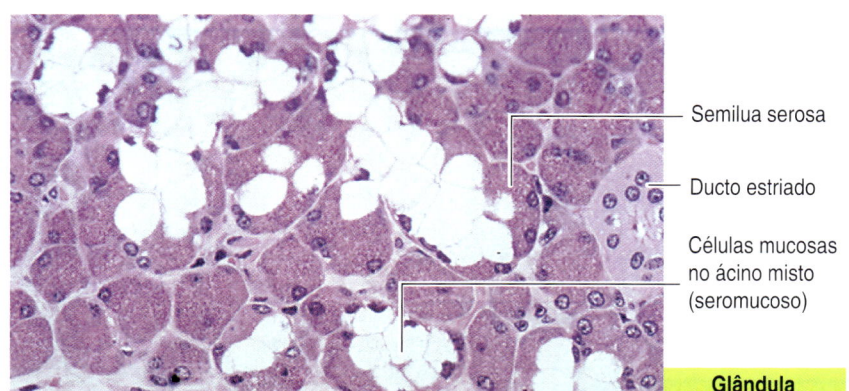

— Semilua serosa

— Ducto estriado

Células mucosas no ácino misto (seromucoso)

Glândula submandibular

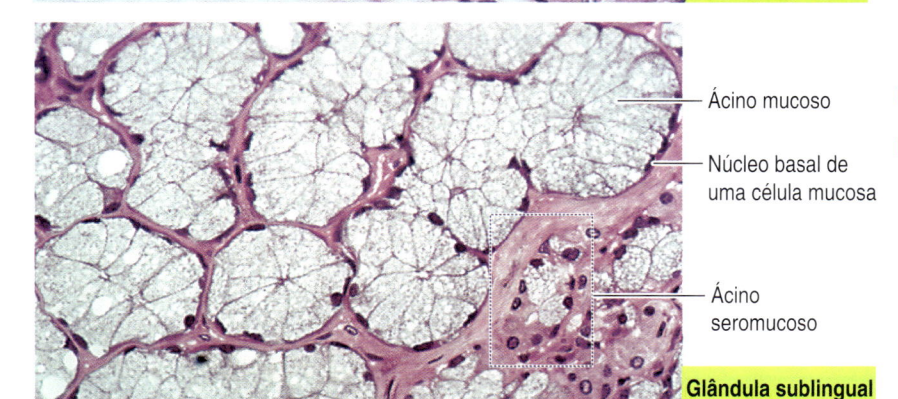

— Ácino mucoso

— Núcleo basal de uma célula mucosa

— Ácino seromucoso

Glândula sublingual

A **glândula parótida** é formada por ácinos contendo exclusivamente células serosas com núcleo basal e citoplasma apical com grânulos secretores. Os grânulos são ricos em proteínas, incluindo **proteínas ricas em prolina**, **enzimas** (amilase, peroxidase e lisozima) e proteínas com atividade antimicrobiana (**cistatinas** e **histatinas**). Apesar de não estar visível na imagem, a **glândula parótida tem os ductos intercalares mais longos**.

O tecido conjuntivo e vasos sanguíneos (não observados na imagem) envolvem os ácinos serosos.

As **células mioepiteliais** podem ser visualizadas na periferia de cada ácino.

As **glândulas submandibulares** são glândulas mistas tubuloacinosas seroras e mucosas. Os **ácinos mistos serosos e seromucosos são facilmente encontrados**. Os **ácinos mucosos puros são incomuns na glândula submandibular**. Os ductos estriados com dobras basais, contendo mitocôndrias, são observados dentro do lóbulo juntamente com ductos intercalares (não observados aqui). As células mucosas secretam mucinas altamente glicosiladas ricas em ácido siálico e sulfato que lubrificam a superfície de tecidos duros, formando uma fina camada protetora chamada **película**.

Esse filme modula a fixação de bactérias na superfície oral e forma complexos com outras proteínas presentes na saliva.

As **glândulas sublinguais** são glândulas mistas tubuloacinosas serosas e mucosas com predomínio de células mucosas. Alguns ácinos seromucosos são observados. **Os ductos intercalares e estriados são pouco desenvolvidos**. As células mucosas assemelham-se às células caliciformes do epitélio intestinal. O núcleo é achatado contra a membrana plasmática basal. A região apical das células mucosas é ocupada por vesículas secretoras (não coradas) cheias de mucina. Os limites das células são nítidos. As células mucosas secretam mucinas altamente glicosiladas que contribuem para a formação da película protetora (película adquirida ou dentária).

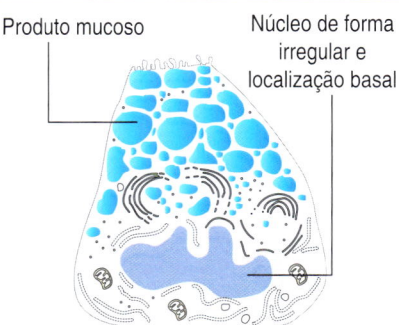

Célula acinosa serosa

Aparelho de Golgi

— Grânulos de secreção

Retículo endoplasmático rugoso

Célula acinosa mucosa

Produto mucoso

Núcleo de forma irregular e localização basal

Célula do ducto estriado

Vesículas contendo calicreína

Invaginações basais com mitocôndrias

Figura 17.5 Estrutura de um ácino misto e seu ducto estriado.

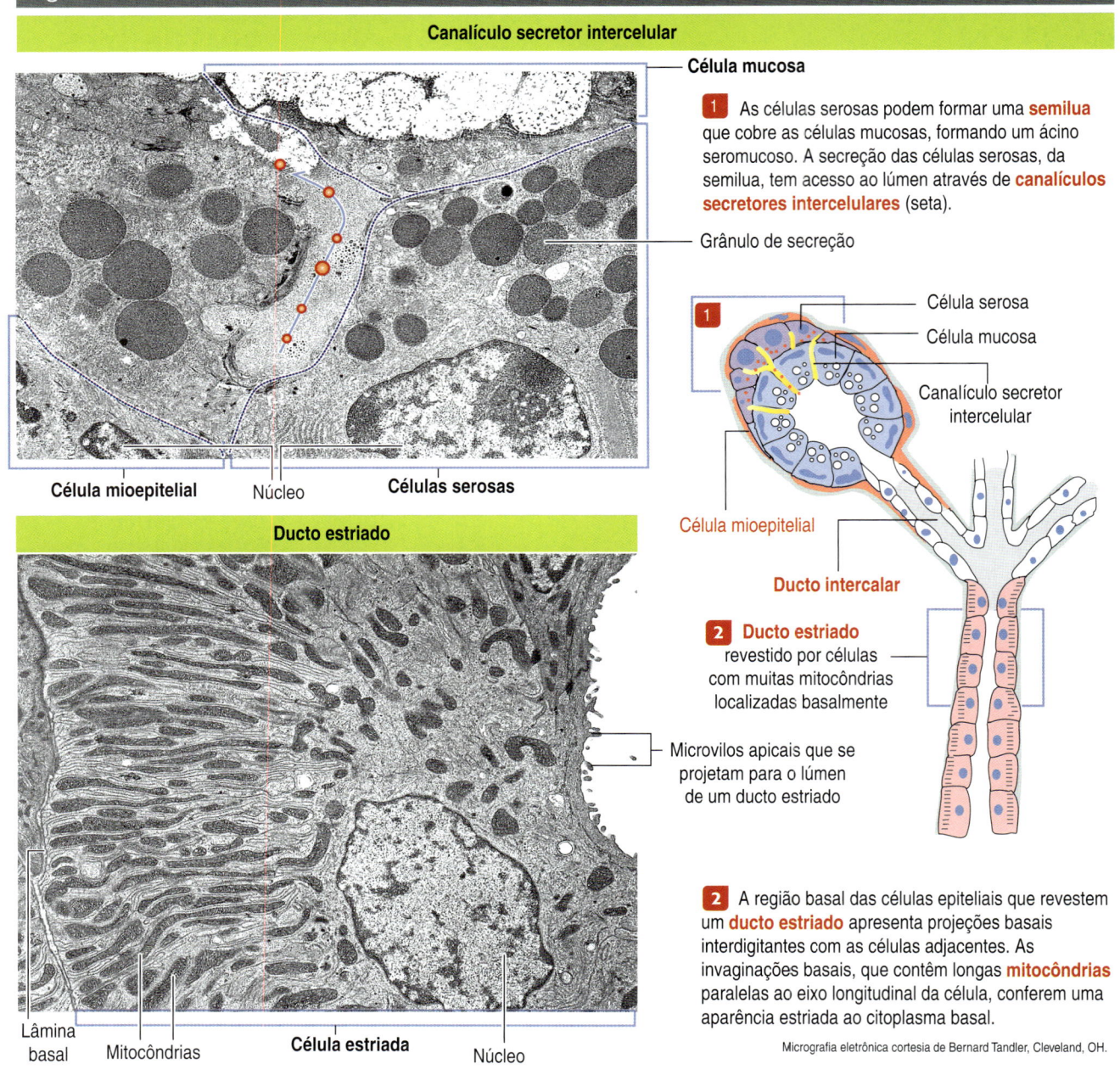

Canalículo secretor intercelular

Célula mucosa

1 As células serosas podem formar uma **semilua** que cobre as células mucosas, formando um ácino seromucoso. A secreção das células serosas, da semilua, tem acesso ao lúmen através de **canalículos secretores intercelulares** (seta).

Grânulo de secreção

Célula serosa
Célula mucosa
Canalículo secretor intercelular
Célula mioepitelial

Ducto intercalar

2 **Ducto estriado** revestido por células com muitas mitocôndrias localizadas basalmente

Microvilos apicais que se projetam para o lúmen de um ducto estriado

Célula mioepitelial   **Núcleo**   **Células serosas**

Ducto estriado

Lâmina basal   Mitocôndrias   **Célula estriada**   Núcleo

2 A região basal das células epiteliais que revestem um **ducto estriado** apresenta projeções basais interdigitantes com as células adjacentes. As invaginações basais, que contêm longas **mitocôndrias** paralelas ao eixo longitudinal da célula, conferem uma aparência estriada ao citoplasma basal.

Micrografia eletrônica cortesia de Bernard Tandler, Cleveland, OH.

Boxe 17.B Glândula parótida: caxumba, raiva, autoimunidade e tumores.

- Além da sua importância na produção de saliva, a glândula parótida é o principal alvo do vírus da caxumba e do vírus da raiva transmitidos pela saliva contaminada. O vírus da caxumba provoca inchaço passageiro da glândula parótida e confere imunidade. Duas complicações da caxumba são a orquite viral e a meningite. A orquite bilateral causada pela caxumba pode provocar esterilidade

- A síndrome de Sjögren é uma doença autoimune sistêmica que acomete principalmente mulheres. Duas formas da síndrome são caracterizadas: (1) Síndrome de Sjögren primária, definida por uma redução significativa ou cessação da produção e secreção de saliva pelas glândulas parótidas e de lágrimas. (2) Síndrome de Sjögren secundária, caracterizada por boca seca e olho seco associados a doença autoimune de tecido conjuntivo (artrite reumatoide, lúpus eritematoso sistêmico ou esclerodermia)

- A glândula parótida é o local mais frequente de tumor misto benigno de glândulas salivares de crescimento lento (adenoma pleomórfico). Ele consiste em áreas mixocondroides com epitélio ductal e células mioepiteliais semelhantes ao mesênquima. A remoção cirúrgica é complicada pela necessidade de proteger o nervo facial que passa ao longo da glândula parótida. A enucleação de tumores mistos resulta em uma alta taxa de recorrência multifocal

- O tumor de Warthin (cistoadenoma papilar linfomatoso), o segundo tumor benigno de glândula salivar mais comum, ocorre na glândula parótida com alto risco de incidência em fumantes. O estroma do tumor consiste em um arranjo papilar de centros de tecido linfoide cercados por células escamosas, mucosas e sebáceas. Esse tumor pode desenvolver-se a partir de linfonodos intraparotídeos ou periparotídeos.

Figura 17.6 Pâncreas exócrino.

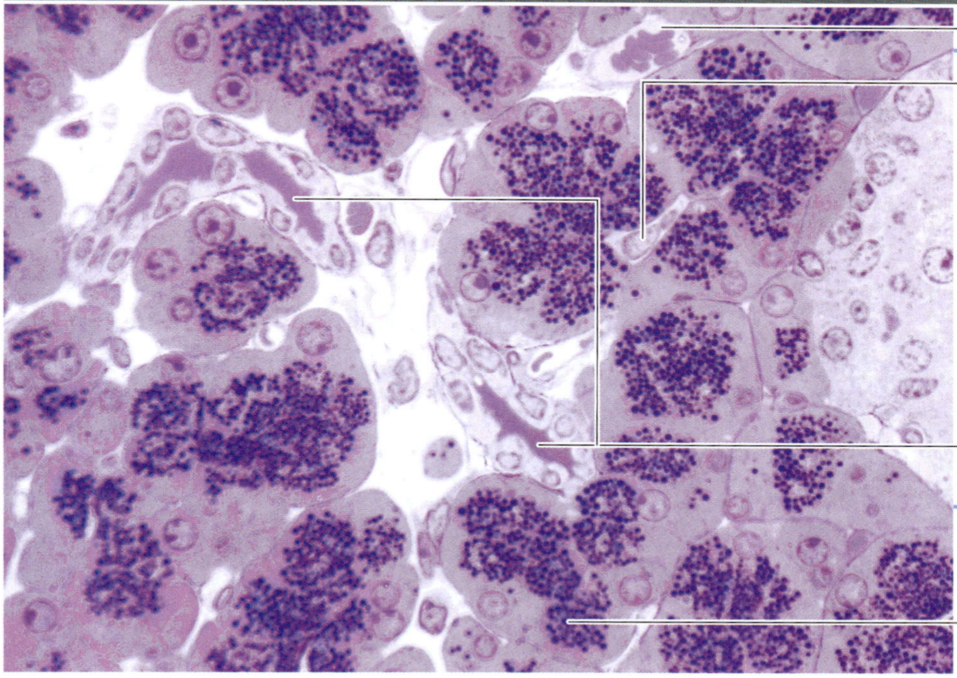

Capilar

Célula centroacinosa
É reconhecida pela localização no centro do ácino pancreático e pelo citoplasma pálido.

Ilhota de Langerhans (ou pancreática)
Esse componente endócrino do pâncreas é envolvido por ácinos serosos

Ducto intercalar
É a continuação das células centroacinosas para dentro do estroma de tecido conjuntivo.

Grânulos de zimogênio
Estão presentes na porção apical das células acinosas pancreáticas.

formando os ductos interlobulares, que drenam para o ducto pancreático principal. O **ducto pancreático principal** (**ducto de Wirsung**) percorre o pâncreas da cauda ao corpo retilineamente coletando as secreções das tributárias ductais. Ele desvia para baixo e chega à cabeça do pâncreas e drena diretamente no duodeno na **ampola de Vater**, logo depois de se unir com o **ducto biliar comum** (ducto colédoco). Um **esfíncter circular** de músculo liso (**esfíncter de Oddi**) é observado onde o ducto pancreático comum e o biliar atravessam a parede do duodeno.

O **pâncreas exócrino não apresenta ductos estriados e células mioepiteliais**. Os ductos intercalares convergem formando os **ductos interlobulares** revestidos por **epitélio colunar** com poucas células caliciformes e ocasionalmente algumas células enteroendócrinas.

TUMORES PANCREÁTICOS

A relação anatômica entre o ducto pancreático e o ducto biliar tem importância clínica nos tumores pancreáticos localizados na **região da cabeça do pâncreas**, porque a compressão do ducto colédoco causa **icterícia obstrutiva**.

O **adenocarcinoma ductal pancreático** (**ACDP**) é o tumor maligno primário mais comum do pâncreas. O ACDP surge na **cabeça do pâncreas**. As massas tumorais obstruem e dilatam os ductos biliar comum distal e pancreático.

A maioria dos tumores ACDP abriga mutações oncogênicas no gene K-*ras*, que não pode ser alvo de fármacos.

Um subtipo escamoso de ACDP mais agressivo envolve mutações do gene *KDM6A* encontrado no cromossomo X. No sexo masculino, a mutação do gene *KDM6A* coexiste com uma mutação de um gene relacionado no cromossomo Y, *UTY*. Ambas as mutações estão associadas ao subtipo escamoso de ACDP.

KDM6A é uma histona desmetilase que modifica sequências de DNA regulador altamente expressas na ACDP. Essencialmente, KDM6A exerce um papel de supressor tumoral, uma possibilidade que fornece uma estratégia terapêutica promissora para o subtipo escamoso de ACDP.

A associação estreita do pâncreas com alguns vasos sanguíneos grandes, a extensa e difusa drenagem abdominal para linfonodos e a disseminação frequente das células tumorais para o fígado por meio da veia porta são fatores que contribuem para a ineficácia da remoção cirúrgica dos tumores de pâncreas.

Os **tumores císticos de pâncreas** não são neoplásicos. Essa categoria inclui os **cistoadenomas serosos** (com cistos contendo líquido claro) e **cistoadenomas mucinosos** (cistos preenchidos por produto mucoide). Um cistoadenoma mucinoso não tratado evolui para um tumor infiltrante (**cistoadenocarcinoma mucinoso**).

Os **tumores endócrinos** do pâncreas são menos comuns e podem ser detectados como massas pancreáticas isoladas ou um componente da **síndrome neoplásica endócrina múltipla tipo 1** (**MEN1**; do inglês, *multiple endocrine neoplasia syndrome type 1*).

A MEN1 é uma síndrome de câncer endócrino hereditário autossômico dominante caracterizada primeiramente por tumores nas glândulas paratireoides, nas células enteroendócrinas gástricas e na adeno-hipófise. Esse tipo de tumor não apresenta a ativação do gene K-*ras* ou a inativação do gene *p53*.

Figura 17.7 Ácino pancreático.

Célula acinosa pancreática

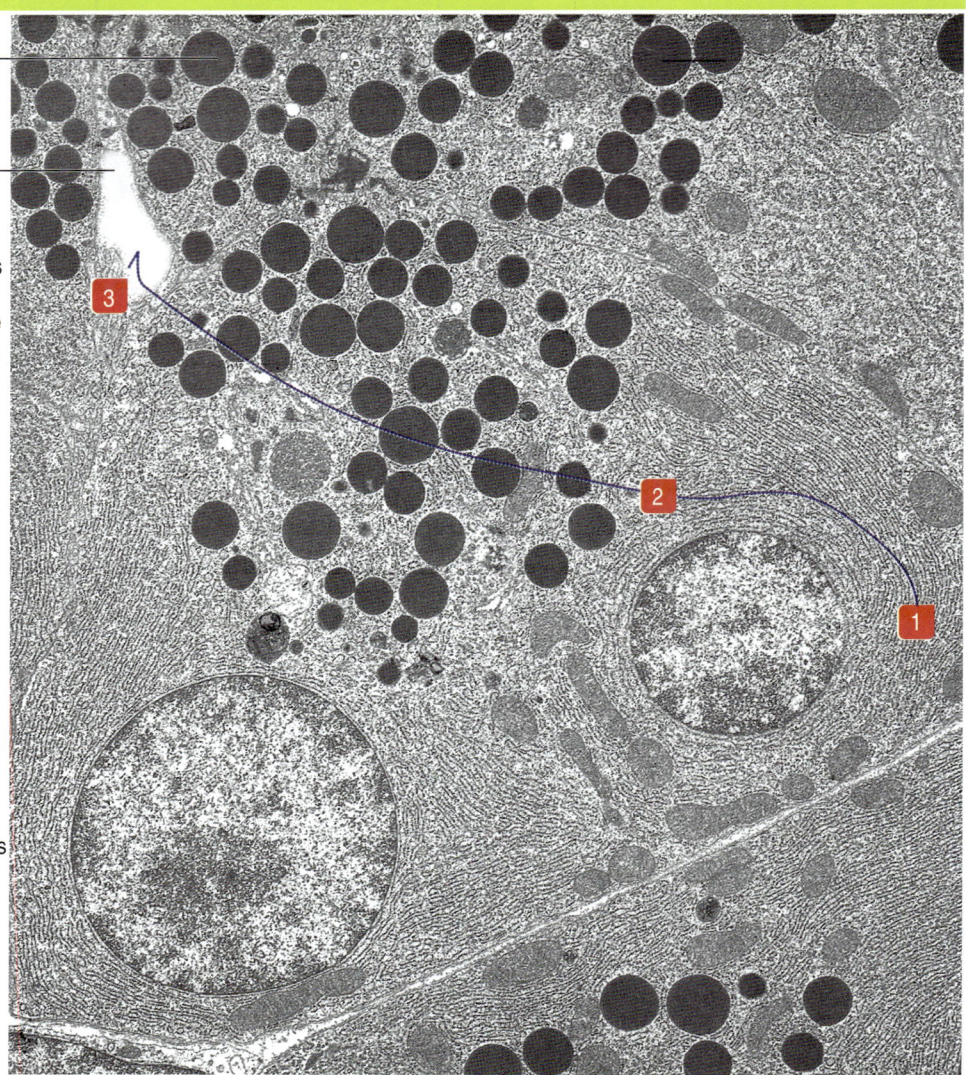

Grânulo de zimogênio

Lúmen do ácino

As proenzimas inativas são sintetizadas no **1** **retículo endoplasmático rugoso** das células acinosas pancreáticas e transferidas para o **2** **complexo de Golgi**, onde são concentradas em vesículas para formar **3** **grânulos de zimogênio**. Cada grânulo de zimogênio contém várias enzimas pancreáticas, cuja concentração relativa depende de mudanças na dieta.

A secreção das enzimas pancreáticas é controlada por peptídios secretados pelas células enteroendócrinas presentes no duodeno e também por hormônios peptídicos sintetizados no pâncreas endócrino (**ilhotas pancreáticas**).

As células acinosas podem regenerar após pancreatite aguda. A morte da célula acinosa é caracterizada por degranulação e transformação em células semelhantes a células do ducto, um processo conhecido como **metaplasia acinar a ductal** (MAD).

Após o desaparecimento da inflamação, as células acinosas regeneram-se e rediferenciam-se de volta para o tipo acinar estrutural e funcional normal.

Suprimento sanguíneo duplo: sistemas vasculares acinar e insuloacinar

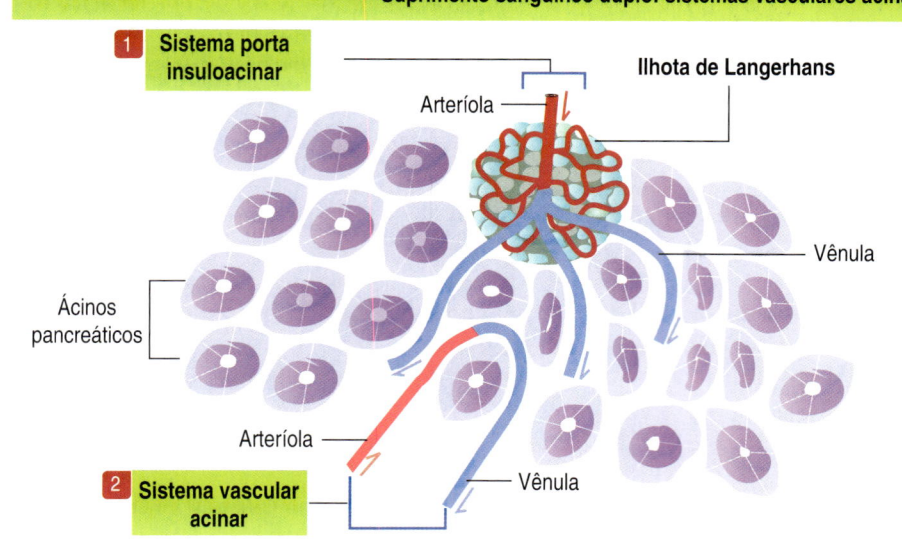

1 **Sistema porta insuloacinar**

Arteríola

Ilhota de Langerhans

Vênula

Ácinos pancreáticos

Arteríola

Vênula

2 **Sistema vascular acinar**

1 Cada ilhota pancreática é vascularizada por arteríolas aferentes formando uma rede de capilares revestida por células endoteliais fenestradas. Essa rede é chamada **sistema porta insuloacinar**.

As vênulas que deixam a ilhota de Langerhans fornecem sangue para os ácinos pancreáticos adjacentes à ilhota. Esse sistema vascular possibilita uma ação local de hormônios produzidos na ilhota no pâncreas exócrino.

2 Um sistema arterial independente, o **sistema vascular acinar**, vasculariza o ácino pancreático.

Figura 17.8 Ácino pancreático.

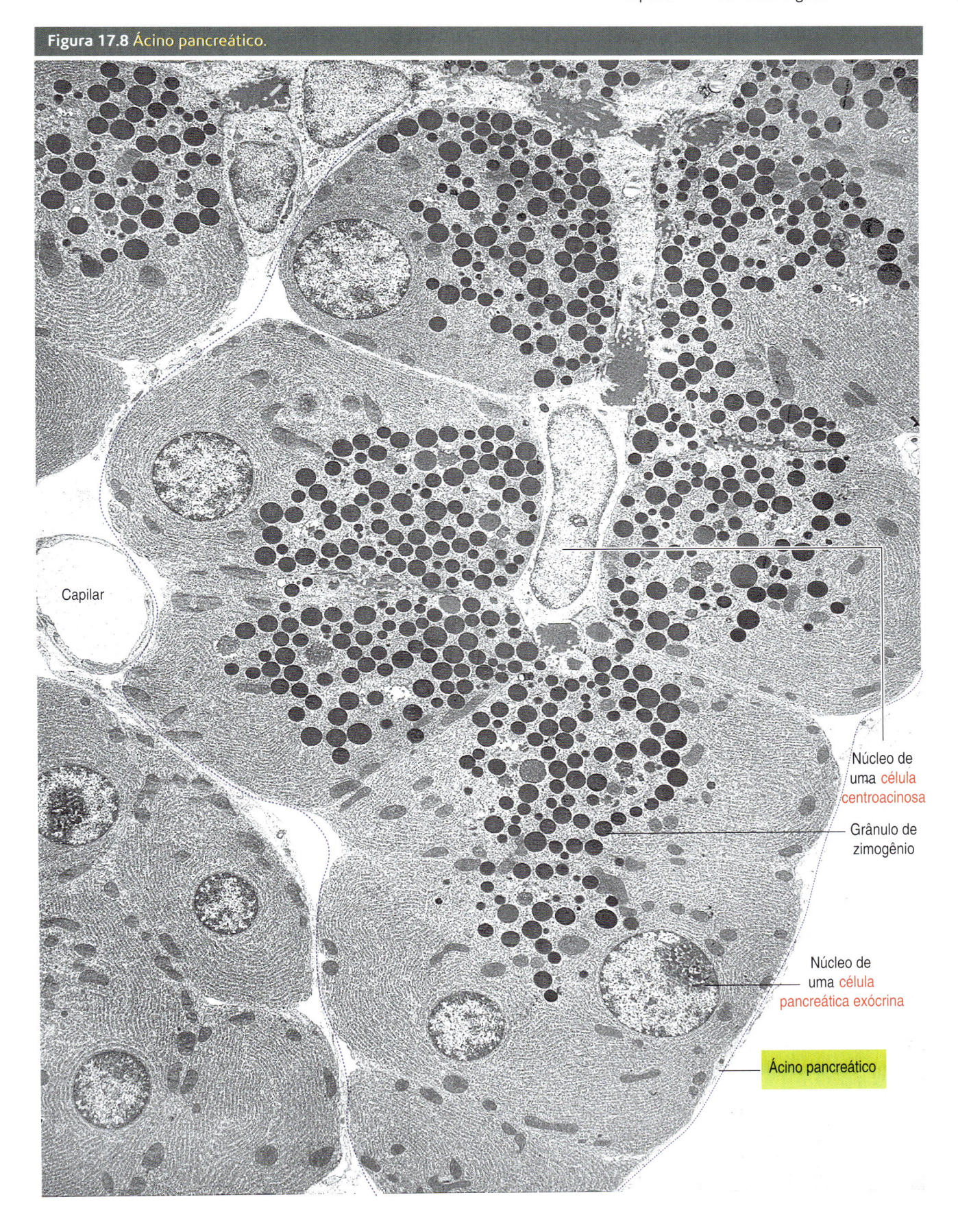

Capilar

Núcleo de uma célula centroacinosa

Grânulo de zimogênio

Núcleo de uma célula pancreática exócrina

Ácino pancreático

Os **tumores endócrinos** de pâncreas podem ser bem diferenciados (com evidências estruturais de função endócrina) ou moderadamente diferenciados. **Gastrinomas, insulinomas e glucagonomas** são exemplos de tumores endócrinos que apresentam grânulos secretores citoplasmáticos. Esses tumores pertencem à categoria de **tumores de funcionamento sindrômico** (associados a uma síndrome). Por exemplo, os gastrinomas geram a **síndrome de Zollinger-Ellison**, que, como você se lembra da nossa discussão no Capítulo 15, *Parte Alta do Sistema Digestório*, é caracterizada por múltiplas úlceras pépticas causadas pela estimulação contínua da produção de HCl pelas células parietais do estômago.

Funções do ácino pancreático

O ácino pancreático é revestido pelas células piramidais unidas por complexos juncionais apicais, que impedem o refluxo dos produtos secretados do ducto para os espaços intercelulares.

O domínio basal de uma célula pancreática acinar está associado a uma lâmina basal e contém o núcleo e o retículo endoplasmático rugoso bem desenvolvido. O domínio apical apresenta muitos **grânulos de zimogênio** e o complexo de Golgi (ver Figura 17.7).

A concentração de cerca de 20 enzimas pancreáticas diferentes nos grânulos de zimogênio varia de acordo com a alimentação. Por exemplo, um aumento na síntese de **proteases** está associado a uma **dieta rica em proteínas**. Já uma **alimentação rica em carboidratos** resulta na síntese seletiva de **amilases** e na diminuição da síntese de proteases. A expressão gênica da amilase é regulada pela insulina, um fato que evidencia a importância do **sistema porta insuloacinar**.

A administração de fármacos colinérgicos ou de hormônios gastrintestinais colescistoquinina (CCK) e secretina aumenta o fluxo de suco pancreático (cerca de 1,5 a 3,0 ℓ por dia) (Figura 17.9).

O hormônio polipeptídico **colescistoquinina**, produzido pelas células enteroendócrinas da mucosa duodenal, liga-se a receptores específicos das **células acinosas** e **estimula a liberação do zimogênio**.

A **secretina** é liberada quando o quimo ácido entra no duodeno. A secretina é produzida no duodeno, liga-se a receptores na superfície das **células centroacinosas** e das **células dos ductos intercalares** e **estimula a liberação de água, HCO_3^- e Na^+, por meio de um cotransportador de HCO_3^--Na^+** para o ducto pancreático.

Os íons HCO_3^- e a secreção alcalina das glândulas de Brunner, localizadas na submucosa do duodeno, neutralizam a acidez do quimo gástrico no lúmen do duodeno e ativam as enzimas digestivas pancreáticas.

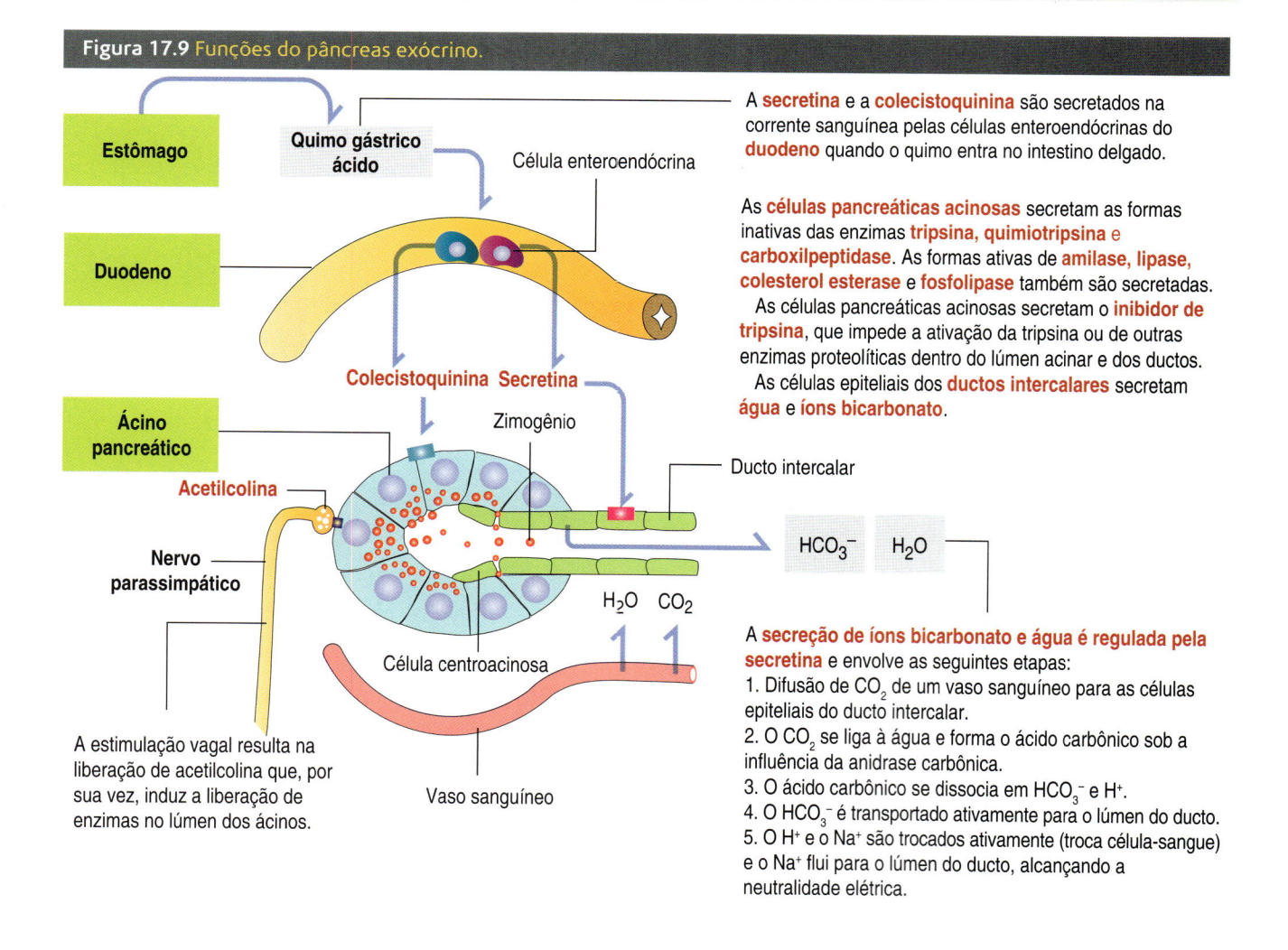

Figura 17.9 Funções do pâncreas exócrino.

A **secretina** e a **colecistoquinina** são secretados na corrente sanguínea pelas células enteroendócrinas do **duodeno** quando o quimo entra no intestino delgado.

As **células pancreáticas acinosas** secretam as formas inativas das enzimas **tripsina, quimiotripsina** e **carboxilpeptidase**. As formas ativas de **amilase, lipase, colesterol esterase** e **fosfolipase** também são secretadas.

As células pancreáticas acinosas secretam o **inibidor de tripsina**, que impede a ativação da tripsina ou de outras enzimas proteolíticas dentro do lúmen acinar e dos ductos.

As células epiteliais dos **ductos intercalares** secretam **água** e **íons bicarbonato**.

A **secreção de íons bicarbonato e água é regulada pela secretina** e envolve as seguintes etapas:
1. Difusão de CO_2 de um vaso sanguíneo para as células epiteliais do ducto intercalar.
2. O CO_2 se liga à água e forma o ácido carbônico sob a influência da anidrase carbônica.
3. O ácido carbônico se dissocia em HCO_3^- e H^+.
4. O HCO_3^- é transportado ativamente para o lúmen do ducto.
5. O H^+ e o Na^+ são trocados ativamente (troca célula-sangue) e o Na^+ flui para o lúmen do ducto, alcançando a neutralidade elétrica.

PANCREATITE E FIBROSE CÍSTICA

Os grânulos de zimogênio contêm **proenzimas inativas** que são ativadas dentro do ambiente duodenal. Uma ativação prematura das enzimas pancreáticas, principalmente do **tripsinogênio** em **tripsina**, e a inativação do **inibidor de tripsina** (fortemente ligado ao sítio ativo de tripsina), resulta na autodigestão da glândula pancreática seguida da liberação de enzimas no interstício.

Essa condição, conhecida por ocorrer na **pancreatite aguda**, geralmente acontece após um traumatismo, refeições pesadas ou ingestão excessiva de álcool ou após doença do trato biliar.

Os sintomas clínicos da pancreatite aguda são dor abdominal grave, náuseas e vômitos. Uma elevação sérica rápida de amilase e lipase (dentro de 24 a 72 horas) é característica diagnóstica típica. A estrutura e função normais do pâncreas exócrino são normalizadas quando a causa da pancreatite é removida. Entretanto, a pancreatite aguda pode levar a complicações como a **formação de abscessos e cistos**.

A **pancreatite crônica** é caracterizada por fibrose e por destruição parcial ou total do tecido pancreático. O alcoolismo é a principal causa da pancreatite crônica, levando à perda permanente das funções endócrina e exócrina do pâncreas.

A **fibrose cística** é uma doença autossômica recessiva hereditária que afeta a função dos tecidos secretores de muco dos sistemas respiratório (Capítulo 13, *Sistema Respiratório*), intestinal e reprodutor; das glândulas sudoríparas da pele (Capítulo 11, *Sistema Tegumentar*); e do **pâncreas exócrino** em crianças e adultos jovens.

Um muco espesso e pegajoso obstrui as passagens dos ductos das vias respiratórias, os ductos biliar e pancreático, seguido de infecções bacterianas e lesão de tecidos funcionais. Alguns bebês afetados apresentam **íleo meconial**, um bloqueio do intestino que ocorre logo após o nascimento.

Muitos pacientes (85%) apresentam **pancreatite crônica** caracterizada pela perda dos ácinos pancreáticos e pela dilatação dos ductos excretores pancreáticos que se tornam cistos envolvidos por uma fibrose extensa (por isso a designação **fibrose cística do pâncreas**).

A secreção pancreática exócrina insuficiente provoca a má absorção de gorduras e proteínas evidenciada por fezes volumosas e gordurosas (**esteatorreia**).

A falta do transporte de íons Cl^- através do epitélio está associada a um distúrbio na secreção de íons Na^+ e água.

Um defeito genético na proteína canal de cloro, **CFTR**, é responsável pela fibrose cística.

A doença é detectada pela presença de altas concentrações de NaCl no suor. As crianças com fibrose cística ficam com a "pele salgada" após suarem muito.

FÍGADO

O fígado, a maior glândula do corpo humano, é composto de quatro **lobos** pouco definidos. O fígado é envolvido por uma **cápsula** de fibras colágenas e fibras elásticas (**cápsula de Glisson**) e é revestido pelo peritônio (Figura 17.10).

O fígado recebe sangue de dois vasos sanguíneos:
1. A **veia porta** (75 a 80% do volume de sangue aferente) transporta sangue do trato digestório, do baço e do pâncreas.
2. A **artéria hepática,** um ramo do tronco celíaco, fornece de 20 a 25% do sangue oxigenado para o fígado pelas vias da **artéria interlobar** e pela via da **artéria interlobular** antes de chegar ao **espaço porta**.

O sangue dos ramos da veia porta e da artéria hepática mistura-se nos **sinusoides** dos **lóbulos hepáticos**, como discutiremos detalhadamente adiante.

O sangue sinusoidal converge na **veia ou vênula central** do lóbulo hepático.

As veias centrais convergem para formar as **veias sublobulares**, e o sangue retorna para a **veia cava inferior**, seguindo o caminho das **veias coletoras** e **veias hepáticas**.

Os **ductos biliares hepáticos direito** e **esquerdo** deixam o fígado e fundem-se formando o **ducto hepático**. O ducto hepático torna-se **ducto comum** logo após originar o **ducto cístico**, um tubo fino que conecta o ducto colédoco com a **vesícula biliar**.

Organização do lóbulo hepático

A unidade estrutural e funcional do fígado é o **lóbulo hepático,** que consiste em **placas de hepatócitos** anastomosadas, delimitando os **espaços sinusoidais** sanguíneos (Figura 17.11).

Uma **vênula central** (ou veia central) no centro do lóbulo hepático recebe o sangue dos sinusoides, transportando uma mistura de sangue fornecido pelos ramos da veia porta e da artéria hepática.

Os ramos da artéria hepática e da veia porta, juntamente com um ducto biliar, formam a **tríade portal** clássica encontrada no espaço porta ao redor do lóbulo hepático em forma de hexágono (Figura 17.12).

A bile produzida pelos hepatócitos é secretada em espaços intercelulares estreitos, os **canalículos biliares**, localizados entre as superfícies contíguas de hepatócitos adjacentes. **A bile flui na direção oposta do fluxo sanguíneo**. A bile flui do **canalículo biliar** para os **dúctulos biliares periportais** (**colangíolos** ou **canais de Hering**), e então para os **ductos biliares** (ou dúctulos) do espaço porta após atravessarem a **placa hepática** na periferia do lóbulo hepático. Os dúctulos biliares convergem em **ductos biliares intra-hepáticos**.

Conceitos do lóbulo hepático

Existem três interpretações conceituais da arquitetura do lóbulo hepático:
1. O **conceito clássico** de um **lóbulo hepático**, baseado nos parâmetros estruturais.
2. O **conceito do lóbulo portal**, baseado no caminho de drenagem da bile de lóbulos adjacentes em direção ao mesmo ducto biliar.

Figura 17.10 Entrada e saída de vasos sanguíneos e ductos do fígado e correlações clínicas.

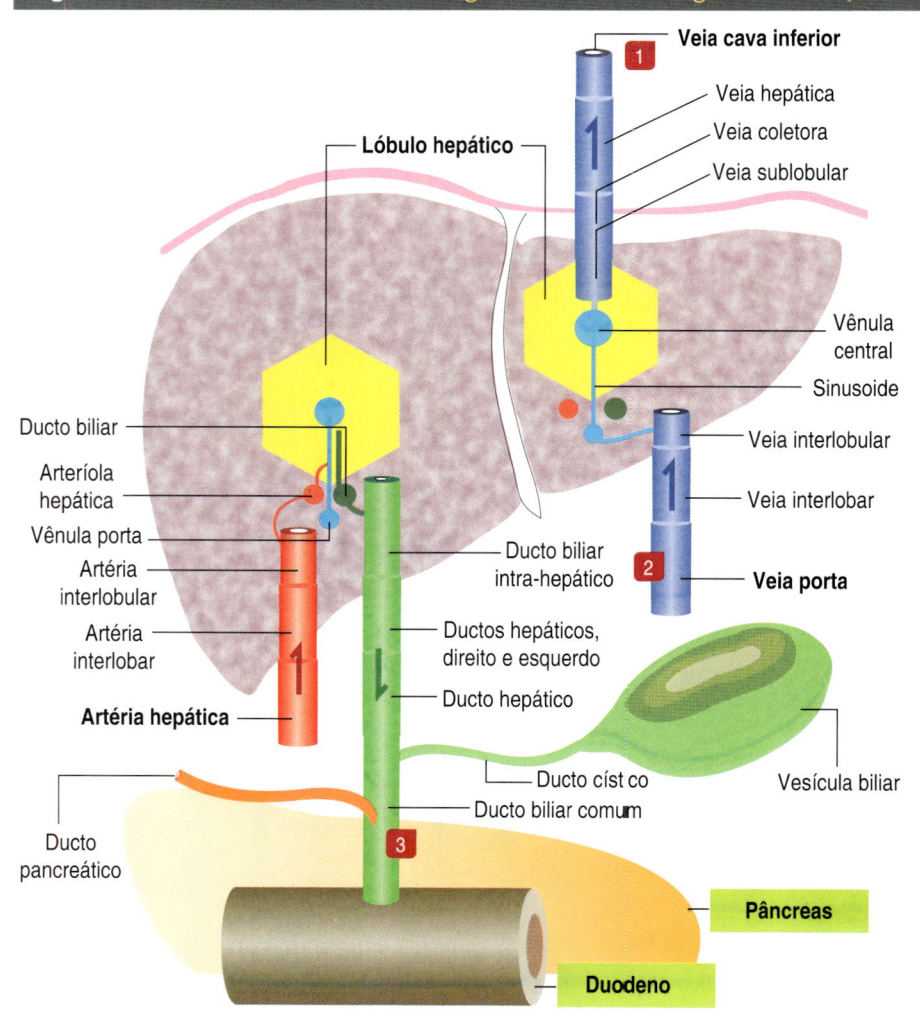

1 Insuficiência cardíaca congestiva

As válvulas estão ausentes na veia cava inferior e nas veias hepáticas.

Um aumento da pressão venosa central (como na insuficiência cardíaca congestiva) causa um aumento de tamanho do fígado devido à grande quantidade de sangue.

2 Hipertensão portal

Uma obstrução no fluxo sanguíneo do fígado durante a **cirrose**, aliada a uma falha na produção de proteínas plasmáticas pelos hepatócitos, em particular a albumina, resulta em **hipertensão portal**.

A hipertensão portal aumenta a pressão hidrostática na veia porta e em seus ramos intra-hepáticos, e o líquido se acumula na cavidade peritoneal (**ascite**). A perda de líquido é agravada pela redução na pressão oncótica plasmática, devido a uma redução na albumina plasmática.

A cirrose pode se desenvolver após a hepatite crônica ou por doenças hepáticas alcoólicas.

3 Carcinoma de pâncreas

Um carcinoma da cabeça do pâncreas (60% dos tumores pancreáticos) obstrui por compressão o fluxo de bile na região da ampola.

3. O **conceito de ácino hepático**, baseado na distribuição gradiente de oxigênio pelos sinusoides venosos de lóbulos adjacentes.

O **lóbulo hepático clássico** é normalmente descrito como uma estrutura poliédrica, geralmente retratada como um hexágono com uma vênula central para onde os sinusoides hepáticos convergem. Componentes da **tríade portal**, ramos da veia porta e artéria hepática, bem como um ducto biliar, geralmente são encontrados nos ângulos do hexágono.

Essa organização geométrica é pouco definida em seres humanos porque o tecido conjuntivo perilobular limitante não é abundante.

Entretanto, o reconhecimento dos componentes da tríade portal auxilia na determinação das margens de um lóbulo hepático humano.

No **lóbulo portal**, a tríade portal é o componente central, drenando a bile do parênquima hepático ao redor.

As considerações funcionais modificaram a visão clássica e o conceito de **ácino hepático** ganhou importância na fisiopatologia.

No ácino hepático, **as margens são determinadas por um ramo terminal da artéria hepática**. O fluxo de sangue arterial dentro do sinusoide venoso cria gradientes de oxigênio e nutrientes classificado como **zonas I, II** e **III**.

A zona I é a mais rica em oxigênio e nutrientes. A zona III, mais próxima da veia central, é pobre em oxigênio. A zona II tem níveis intermediários de oxigênio e nutrientes.

Embora as alterações patológicas do fígado sejam geralmente descritas em relação ao lóbulo clássico, o conceito de ácino hepático é importante para o entendimento dos padrões de regeneração hepática, atividade metabólica hepática e o desenvolvimento da cirrose (ver Figura 17.12).

Hepatócito

O hepatócito é a célula funcional **exócrina** e **endócrina** do lóbulo hepático. Os hepatócitos formam **placas** anastomosadas, **com a espessura de uma única célula,** delimitando os espaços sinusoidais (Figura 17.13).

O **espaço de Disse** perissinusoidal separa as placas de hepatócitos do espaço sinusoidal sanguíneo.

Os componentes da tríade portal, envoltos por tecido conjuntivo, estão separados do lóbulo hepático pela

Figura 17.11 Espaço porta e ductos biliares.

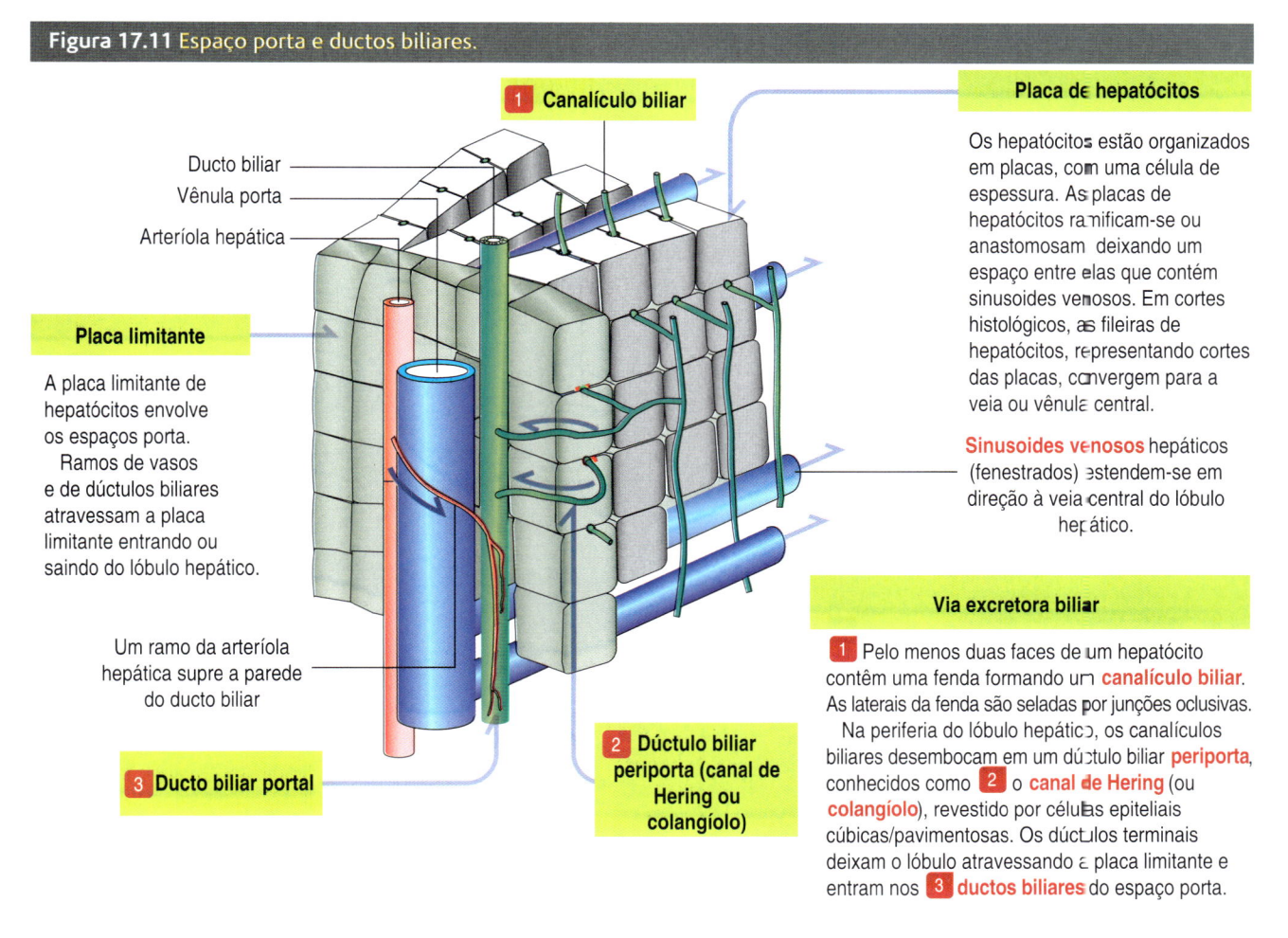

1 Canalículo biliar

Ducto biliar
Vênula porta
Arteríola hepática

Placa limitante

A placa limitante de hepatócitos envolve os espaços porta.
Ramos de vasos e de dúctulos biliares atravessam a placa limitante entrando ou saindo do lóbulo hepático.

Um ramo da arteríola hepática supre a parede do ducto biliar

3 Ducto biliar portal

2 Dúctulo biliar periporta (canal de Hering ou colangíolo)

Placa de hepatócitos

Os hepatócitos estão organizados em placas, com uma célula de espessura. As placas de hepatócitos ramificam-se ou anastomosam deixando um espaço entre elas que contém sinusoides venosos. Em cortes histológicos, as fileiras de hepatócitos, representando cortes das placas, convergem para a veia ou vênula central.

Sinusoides venosos hepáticos (fenestrados) estendem-se em direção à veia central do lóbulo hepático.

Via excretora biliar

1 Pelo menos duas faces de um hepatócito contêm uma fenda formando um **canalículo biliar**. As laterais da fenda são seladas por junções oclusivas.
Na periferia do lóbulo hepático, os canalículos biliares desembocam em um dúctulo biliar **periporta**, conhecidos como **2** o **canal de Hering** (ou **colangíolo**), revestido por células epiteliais cúbicas/pavimentosas. Os dúctulos terminais deixam o lóbulo atravessando a placa limitante e entram nos **3 ductos biliares** do espaço porta.

placa limitante de hepatócitos (ver Figura 17.11). O sangue proveniente da veia porta e da artéria hepática flui pelos sinusoides e é drenado pela veia central.

A bile flui dos hepatócitos para um ducto biliar no espaço porta. A linfa flui do espaço de Disse para um vaso linfático também no espaço porta (ver Figura 17.13).

Um hepatócito conta com dois domínios celulares:
1. Um **domínio basolateral** (Figuras 17.14 a 17.17).
2. Um **domínio apical** (ver Figura 17.17).

As **junções comunicantes** nas superfícies laterais de hepatócitos adjacentes possibilitam um acoplamento funcional intercelular.

O **domínio basolateral** contém muitas **microvilosidades** e está **voltado para o espaço de Disse**. O excesso de líquido no espaço de Disse é coletado no **espaço de Mall**, localizado na periferia do lóbulo hepático. Os vasos linfáticos que penetram a placa limitante drenam o líquido do espaço de Mall. O domínio basolateral participa da **absorção de substâncias sanguíneas** e da **secreção de proteínas plasmáticas** (como **albumina, fibrinogênio, protrombina e fatores de coagulação V, VII e IX**). Observe que os hepatócitos sintetizam várias proteínas plasmáticas necessárias para a coagulação sanguínea (Capítulo 6, *Sangue e Hemocitopoese*). Os distúrbios da coagulação sanguínea estão associados com doenças hepáticas.

O **domínio apical** delimita o **canalículo biliar**, uma depressão revestida por microvilos e selada nas laterais por **junções oclusivas** para impedir vazamentos de **bile**, o produto exócrino do hepatócito.

O hepatócito contém **retículo endoplasmático rugoso**, que participa da síntese das proteínas plasmáticas, e um **retículo endoplasmático liso** altamente desenvolvido, associado à síntese de **glicogênio, lipídios** e com os **mecanismos de destoxificação**.

As **enzimas** inseridas na membrana do **retículo endoplasmático liso** participam das seguintes **funções:**
1. A síntese de colesterol e sais biliares.
2. A conjugação da bilirrubina, de esteroides e de fármacos com o ácido glicurônico (gerando glicuronídeos).
3. A quebra de glicogênio em glicose.
4. A esterificação de ácidos graxos livres em triglicerídeos.
5. A remoção do iodo dos hormônios tireoidianos tri-iodotironina (T_3) e tiroxina (T_4).
6. A **destoxificação de substâncias lipossolúveis** como o **fenobarbital**, durante a qual o retículo endoplasmático liso está significativamente desenvolvido.

O **complexo de Golgi** contribui com a glicosilação das proteínas de secreção e o direcionamento das enzimas lisossomais.

Os **lisossomos** degradam as glicoproteínas plasmáticas envelhecidas internalizadas no domínio basolateral por um

Figura 17.12 Classificação do lóbulo hepático.

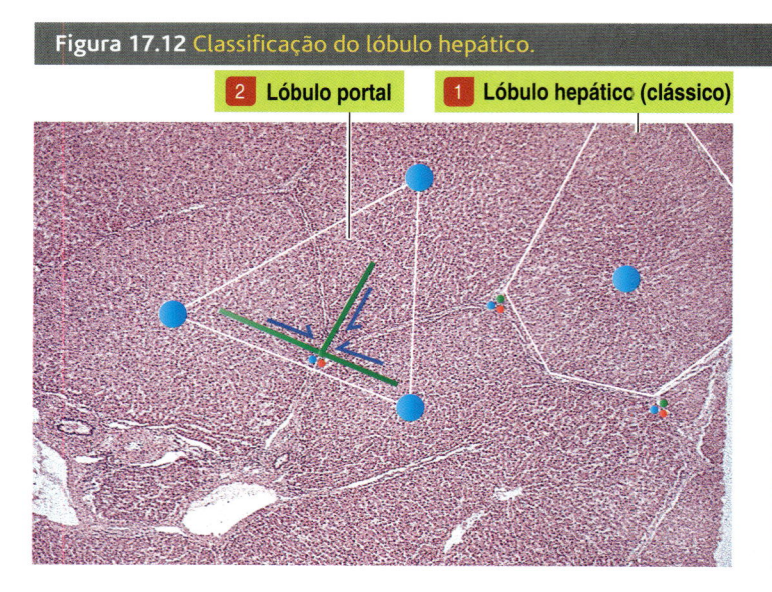

2 Lóbulo portal **1 Lóbulo hepático (clássico)** **Tríade portal**

Ramos da veia porta — Ducto biliar — Um ramo da artéria hepática

1 Lóbulo hepático (clássico)

O lóbulo hexagonal clássico contém uma vênula central e componentes da tríade portal nos vértices do lóbulo.

3 Ácino hepático

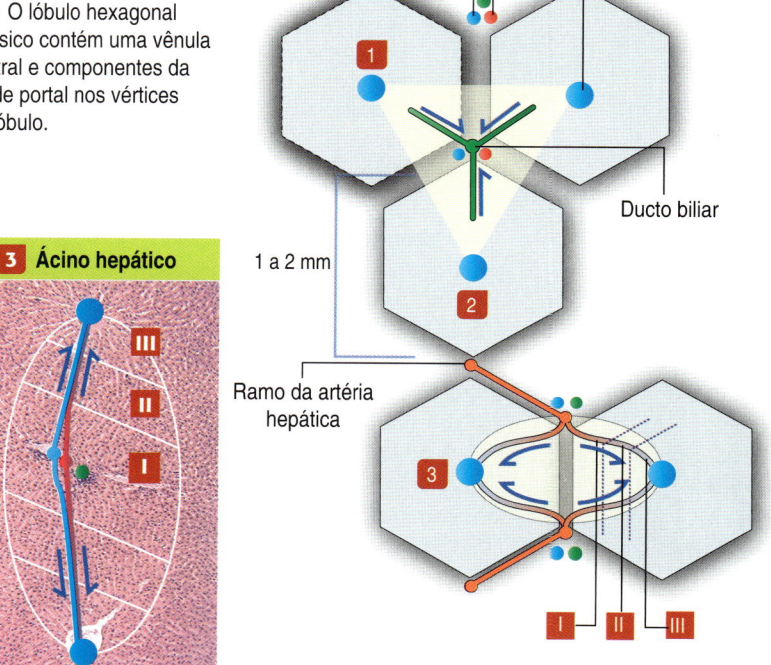

Ducto biliar
Ramo da veia porta ——— Ramo da artéria hepática
Vênula central

1 a 2 mm

Ramo da artéria hepática

Ducto biliar

2 Lóbulo portal

Um lóbulo portal inclui porções daqueles lóbulos cujos canalículos biliares drenam para o mesmo ducto biliar.

Os limites de um lóbulo portal são as veias centrais de três lóbulos clássicos. O centro do lóbulo portal é o ducto biliar que coleta a bile de todos os canalículos biliares.

3 Ácino hepático

As três zonas de um ácino hepático são definidas pelo tecido hepático que recebe sangue de um ramo da artéria hepática, conduzindo o sangue para as veias centrais opostas. **A direção do fluxo arterial determina um gradiente metabólico do espaço periporta próximo à tríade portal (zona I) até a zona de drenagem (zona III).**

I Na **zona I** (**periporta**), os hepatócitos sintetizam ativamente glicogênio e proteínas plasmáticas. A concentração de oxigênio nos sinusoides é alta.

II Zona II é uma região intermediária

III Zona III (**zona de drenagem venosa central**) é a região onde a concentração de oxigênio é mais pobre. A zona III participa da destoxificação. Os hepatócitos são suscetíveis a lesões causadas por hipoxia.

receptor hepático de membrana para lectinas, **receptor de assialoglicoproteínas**, com afinidade de ligação pela galactose terminal após a remoção do ácido siálico.

Os lisossomos nos hepatócitos armazenam o ferro, que pode existir como **ferritina solúvel** ou **hemossiderina insolúvel**, o produto da degradação da ferritina (Boxe 17.C).

Peroxissomos

Os peroxissomos são **organelas delimitadas por membrana** com um alto teor de **oxidases** e **catalases** para a β-oxidação dos ácidos graxos e a produção e a quebra do **peróxido de hidrogênio** (ver Figura 17.15).

Como o peróxido de hidrogênio é um metabólito tóxico, a enzima **catalase** degrada esse produto em

Figura 17.13 Arquitetura do lóbulo hepático.

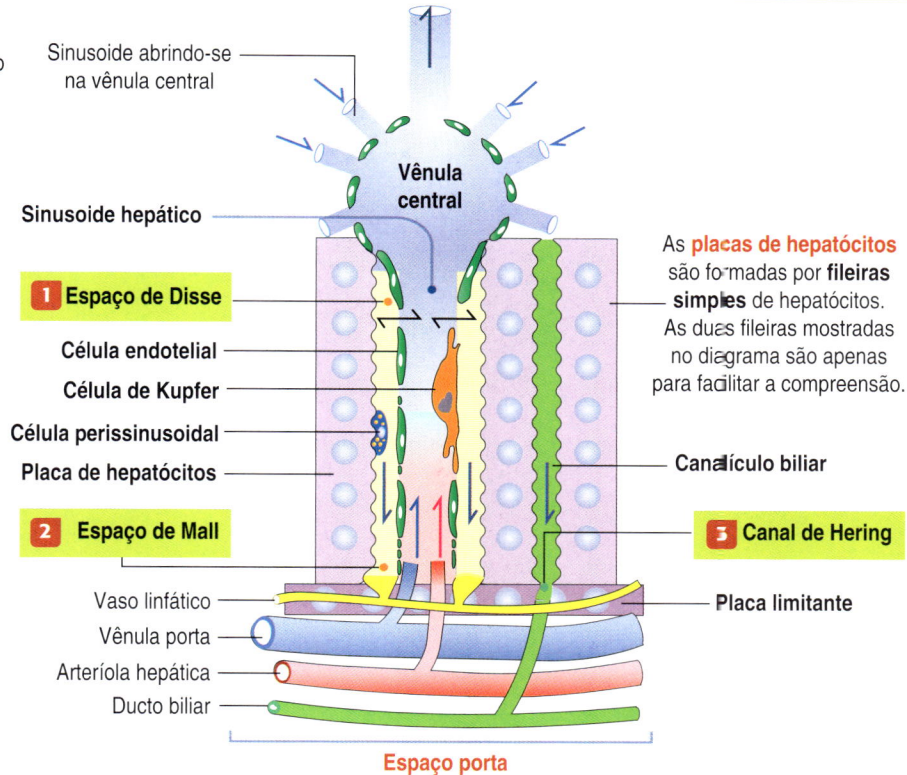

Lóbulo hepático

1 O **espaço perissinusoidal de Disse** separa o domínio basolateral do hepatócito da circulação sanguínea no sinusoide hepático.

O espaço de Disse contém fibras colágenas dos tipos I, III e IV. A absorção e a secreção de proteínas ocorrem em todo o estreito espaço de Disse (com 0,2 a 0,5 μm de largura).

2 O **espaço de Mall**, encontrado na periferia do lóbulo hepático, é contínuo com o espaço de Disse. O espaço de Mall é drenado pelos vasos linfáticos que perfuram a **placa limitante**.

Os vasos linfáticos estão ao redor de vasos sanguíneos e dos ductos biliares no espaço porta.

3 O **canal de Hering** (ou **colangíolo**) é a porção terminal da rede de canalículos biliares observados nas superfícies dos hepatócitos.

Os canais de Hering estão localizados na periferia dos lóbulos hepáticos (região periporta), são revestidos por um epitélio simples pavimentoso a cúbico e conectam-se com os ductulos biliares nos espaços porta após perfurar a placa limitante.

Sinusoide abrindo-se na vênula central

Sinusoide hepático

1 Espaço de Disse

Célula endotelial

Célula de Kupfer

Célula perissinusoidal

Placa de hepatócitos

2 Espaço de Mall

Vaso linfático

Vênula porta

Arteríola hepática

Ducto biliar

Vênula central

As **placas de hepatócitos** são formadas por **fileiras simples** de hepatócitos. As duas fileiras mostradas no diagrama são apenas para facilitar a compreensão.

Canalículo biliar

3 Canal de Hering

Placa limitante

Espaço porta

O tecido conjuntivo do **espaço porta** fornece sustentação para a **tríade portal** formada por ramos da **artéria hepática** (arteríola), da **veia porta** (vênula) e do **ducto biliar** (dúctulo). Além disso, vasos linfáticos e fibras nervosas estão presentes no espaço porta (também chamado canal portal ou trato portal).

Observe que o fluxo de sangue e o fluxo de bile, e de linfa, têm direções opostas.

---

oxigênio e **água**. Esse evento catalítico ocorre nos hepatócitos e nas células dos rins.

Os peroxissomos são derivados de pré-pero-xissomos preexistentes que brotam do retículo endoplasmático ou por divisão de peroxissomos preexistentes. Em seguida, a organela importa proteínas da matriz peroxissomal do citosol, direcionadas para peroxissomos por sinais peptídicos para peroxissomos (PTS; do inglês, *peroxisomal targeting signal*). Os peroxissomos contêm **peroxinas**, proteínas envolvidas na biogênese do peroxissomo. Algumas peroxinas são defeituosas e associadas a distúrbios na biogênese dos peroxissomos, incluindo a **síndrome de Zellweger**.

A biogênese dos peroxissomos e sua participação em doenças hereditárias estão apresentadas no Capítulo 2, *Glândulas Epiteliais | Biologia Celular*.

Células perissinusoidais

As **células perissinusoidais (de Ito;** também chamadas **células estreladas hepáticas)** são encontradas no espaço de Disse, em proximidade com os sinusoides hepáticos (Figura 17.18).

Essas células são de origem mesenquimal, contêm gordura e estão envolvidas:

1. No armazenamento e na liberação de retinoides.
2. Na produção e na renovação da matriz extracelular.
3. Na regulação do fluxo sanguíneo nos sinusoides.

As células perissinusoidais de Ito permanecem quiescentes, um estado não proliferativo, mas podem proliferar quando ativadas pelas células de Kupffer e hepatócitos. A ativação ocorre após **hepatectomia parcial** (Boxe 17.D), lesões hepáticas focais e em diferentes condições que levam à fibrose.

CÉLULAS PERISSINUSOIDAIS E DOENÇA HEPÁTICA CRÔNICA

Em condições patológicas, as células perissinusoidais tornam-se **miofibroblastos** e contribuem para a fibrogênese[1] durante a doença hepática crônica, produzindo colágenos do tipo I e do tipo III e proteínas de matriz extracelular. A fibrogênese compromete a regeneração.

---

[1] N.R.T.: Formação de fibrose, um tecido de reparo.

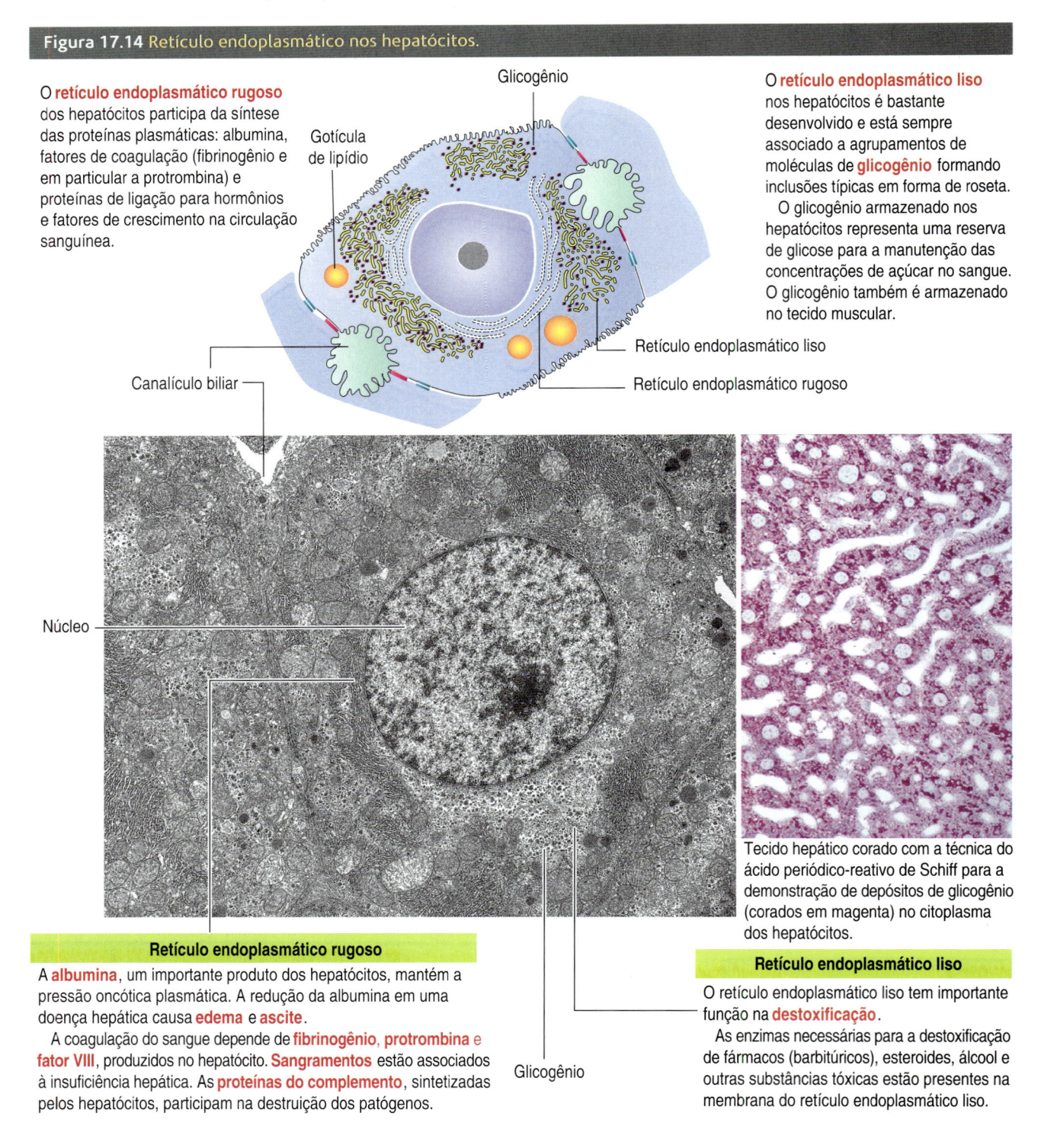

Figura 17.14 Retículo endoplasmático nos hepatócitos.

O **retículo endoplasmático rugoso** dos hepatócitos participa da síntese das proteínas plasmáticas: albumina, fatores de coagulação (fibrinogênio e em particular a protrombina) e proteínas de ligação para hormônios e fatores de crescimento na circulação sanguínea.

Glicogênio

Gotícula de lipídio

O **retículo endoplasmático liso** nos hepatócitos é bastante desenvolvido e está sempre associado a agrupamentos de moléculas de **glicogênio** formando inclusões típicas em forma de roseta.

O glicogênio armazenado nos hepatócitos representa uma reserva de glicose para a manutenção das concentrações de açúcar no sangue. O glicogênio também é armazenado no tecido muscular.

Retículo endoplasmático liso

Retículo endoplasmático rugoso

Canalículo biliar

Núcleo

Tecido hepático corado com a técnica do ácido periódico-reativo de Schiff para a demonstração de depósitos de glicogênio (corados em magenta) no citoplasma dos hepatócitos.

Retículo endoplasmático rugoso

A **albumina**, um importante produto dos hepatócitos, mantém a pressão oncótica plasmática. A redução da albumina em uma doença hepática causa **edema** e **ascite**.

A coagulação do sangue depende de **fibrinogênio, protrombina** e **fator VIII**, produzidos no hepatócito. **Sangramentos** estão associados à insuficiência hepática. As **proteínas do complemento**, sintetizadas pelos hepatócitos, participam na destruição dos patógenos.

Retículo endoplasmático liso

O retículo endoplasmático liso tem importante função na **destoxificação**.

As enzimas necessárias para a destoxificação de fármacos (barbitúricos), esteroides, álcool e outras substâncias tóxicas estão presentes na membrana do retículo endoplasmático liso.

Glicogênio

Uma vez ativados, os miofibroblastos secretam o **fator de crescimento transformante β (TGF-β)** para estimular, por meio de um mecanismo autócrino, a própria atividade e promover a **transição epitelio-mesenquimal do tipo 2** (**EMT**; do inglês, *epithelial-mesenchymal transition*) dos hepatócitos. A **EMT compreende a mudança das características de célula epitelial para o fenótipo mesenquimal ou semelhante a um fibroblasto**. Ela envolve a supressão da expressão do gene de E-caderina para desfazer a adesão entre as células e a ativação das vias de sinalização celular Wnt e outras que não estão ativas em hepatócitos normais.

No Capítulo 3, *Sinalização Celular | Biologia Celular | Patologia*, destacamos três tipos de EMT:

1. EMT tipo 1 ocorre durante o desenvolvimento embrionário.
2. EMT tipo 2 ocorre durante o reparo de lesão tecidual e inflamação. A fibrogênese hepática é um exemplo de EMT tipo 2. Ela necessita de fibroblastos e células mesenquimais para reparar as hepatites, crônica e aguda.
3. EMT tipo 3 ocorre em câncer e metástase. Uma possível progressão de cirrose para um câncer hepatocelular ocorre quando o **antígeno hepatite Bx**

Figura 17.15 Os domínios apical e basolateral dos hepatócitos.

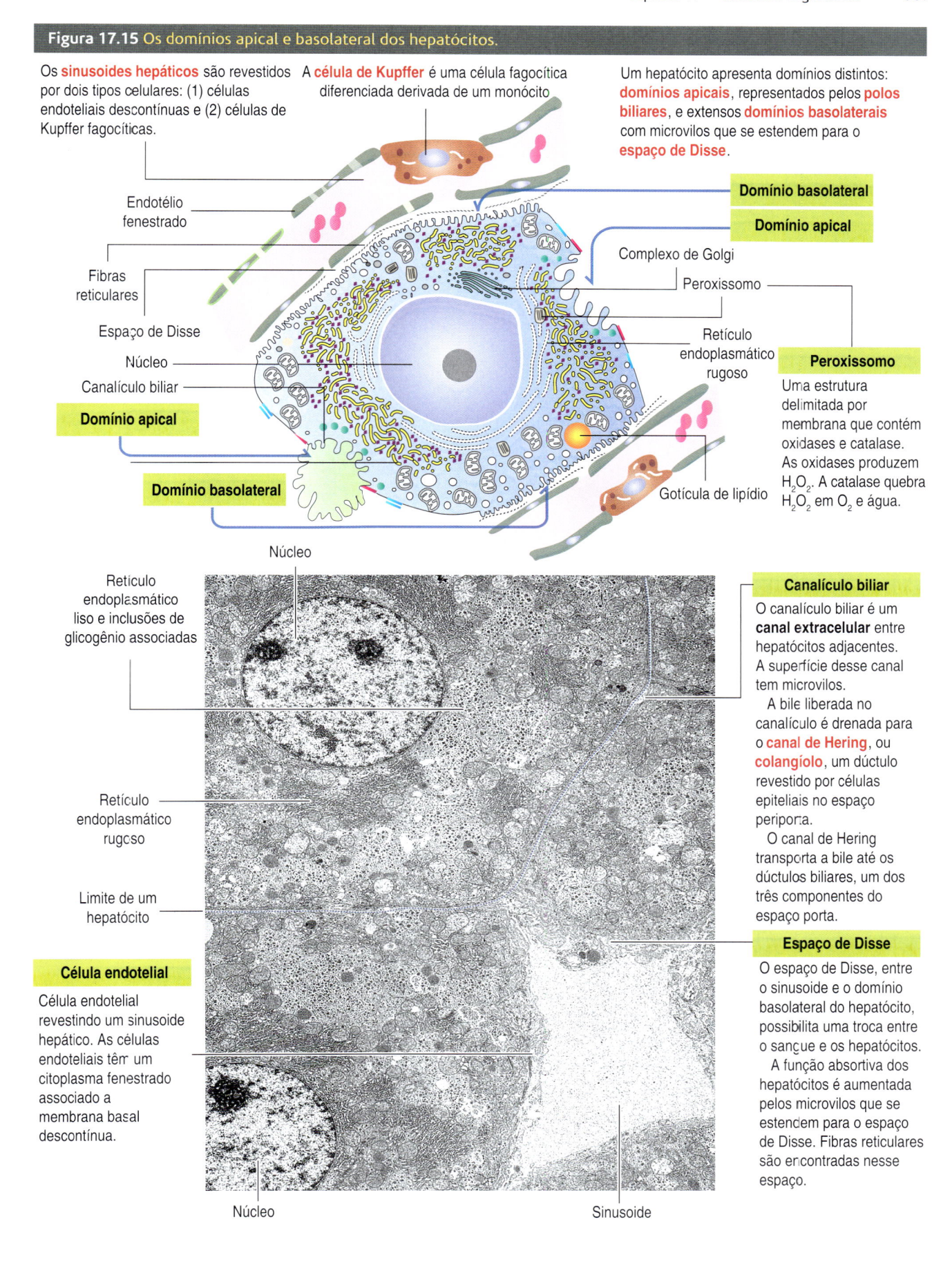

Os **sinusoides hepáticos** são revestidos por dois tipos celulares: (1) células endoteliais descontínuas e (2) células de Kupffer fagocíticas.

A **célula de Kupffer** é uma célula fagocítica diferenciada derivada de um monócito

Um hepatócito apresenta domínios distintos: **domínios apicais**, representados pelos **polos biliares**, e extensos **domínios basolaterais** com microvilos que se estendem para o **espaço de Disse**.

Endotélio fenestrado

Fibras reticulares

Espaço de Disse

Núcleo

Canalículo biliar

Domínio apical

Domínio basolateral

Domínio basolateral

Domínio apical

Complexo de Golgi

Peroxissomo

Retículo endoplasmático rugoso

Gotícula de lipídio

Peroxissomo

Uma estrutura delimitada por membrana que contém oxidases e catalase. As oxidases produzem H_2O_2. A catalase quebra H_2O_2 em O_2 e água.

Núcleo

Retículo endoplasmático liso e inclusões de glicogênio associadas

Retículo endoplasmático rugoso

Limite de um hepatócito

Célula endotelial

Célula endotelial revestindo um sinusoide hepático. As células endoteliais têm um citoplasma fenestrado associado a membrana basal descontínua.

Canalículo biliar

O canalículo biliar é um **canal extracelular** entre hepatócitos adjacentes. A superfície desse canal tem microvilos.

A bile liberada no canalículo é drenada para o **canal de Hering**, ou **colangíolo**, um dúctulo revestido por células epiteliais no espaço periporta.

O canal de Hering transporta a bile até os dúctulos biliares, um dos três componentes do espaço porta.

Espaço de Disse

O espaço de Disse, entre o sinusoide e o domínio basolateral do hepatócito, possibilita uma troca entre o sangue e os hepatócitos.

A função absortiva dos hepatócitos é aumentada pelos microvilos que se estendem para o espaço de Disse. Fibras reticulares são encontradas nesse espaço.

Núcleo

Sinusoide

Figura 17.16 Sinusoides hepáticos e canalículos biliares.

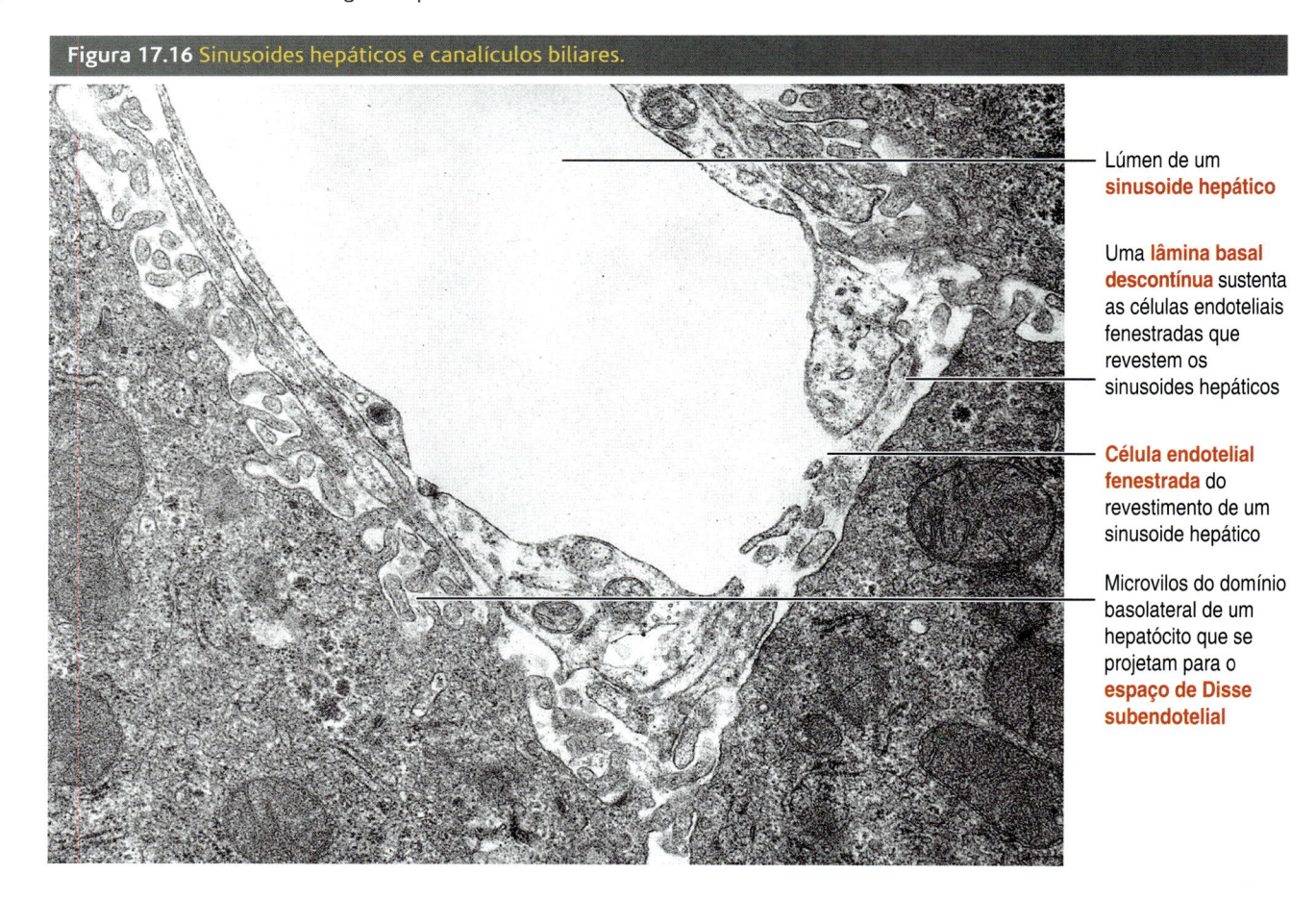

Lúmen de um **sinusoide hepático**

Uma **lâmina basal descontínua** sustenta as células endoteliais fenestradas que revestem os sinusoides hepáticos

Célula endotelial fenestrada do revestimento de um sinusoide hepático

Microvilos do domínio basolateral de um hepatócito que se projetam para o **espaço de Disse subendotelial**

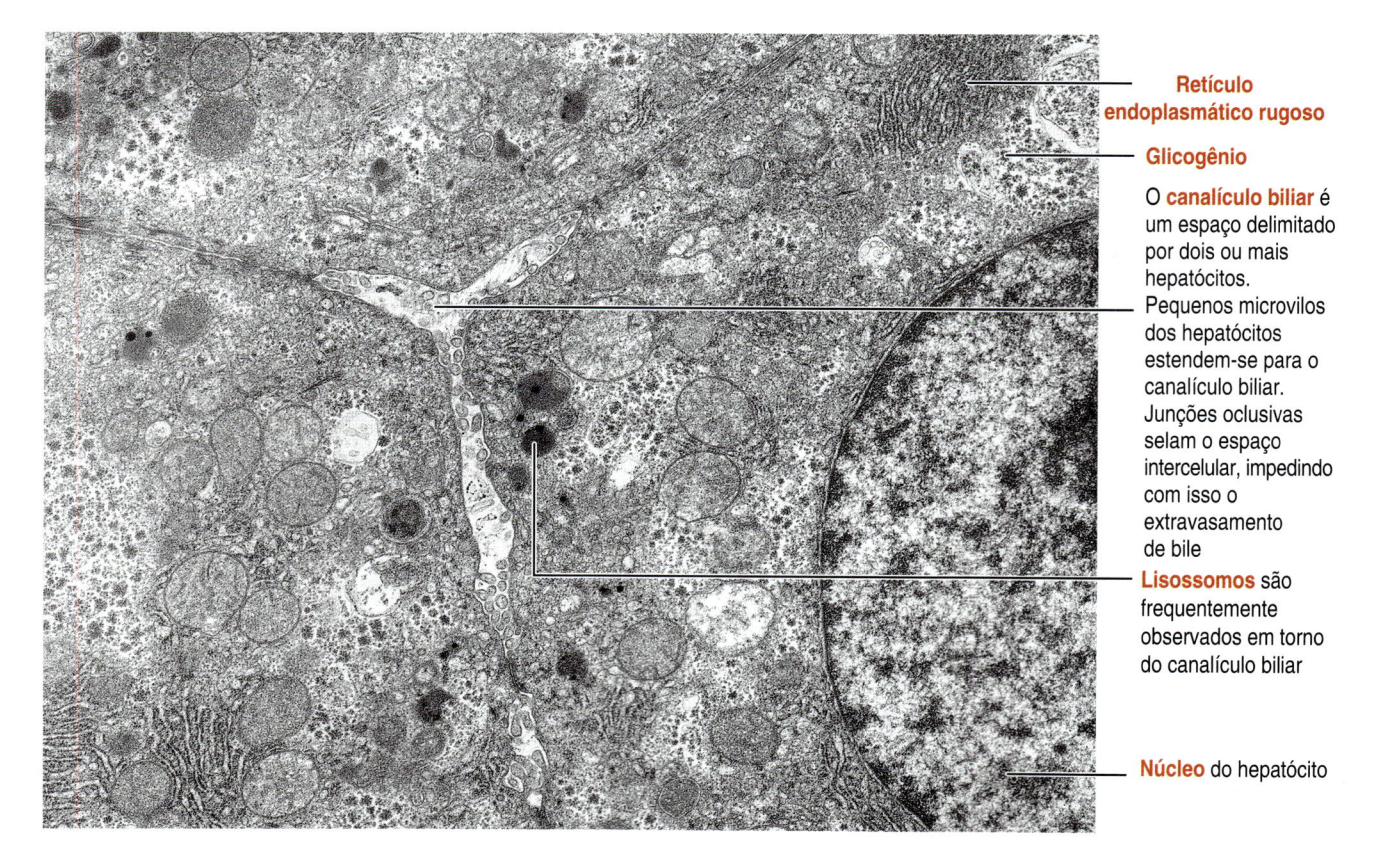

Retículo endoplasmático rugoso

Glicogênio

O **canalículo biliar** é um espaço delimitado por dois ou mais hepatócitos. Pequenos microvilos dos hepatócitos estendem-se para o canalículo biliar. Junções oclusivas selam o espaço intercelular, impedindo com isso o extravasamento de bile

Lisossomos são frequentemente observados em torno do canalículo biliar

Núcleo do hepatócito

Figura 17.17 Canalículo biliar e a polaridade do hepatócito.

Microvilos de um canalículo biliar   Canalículo biliar

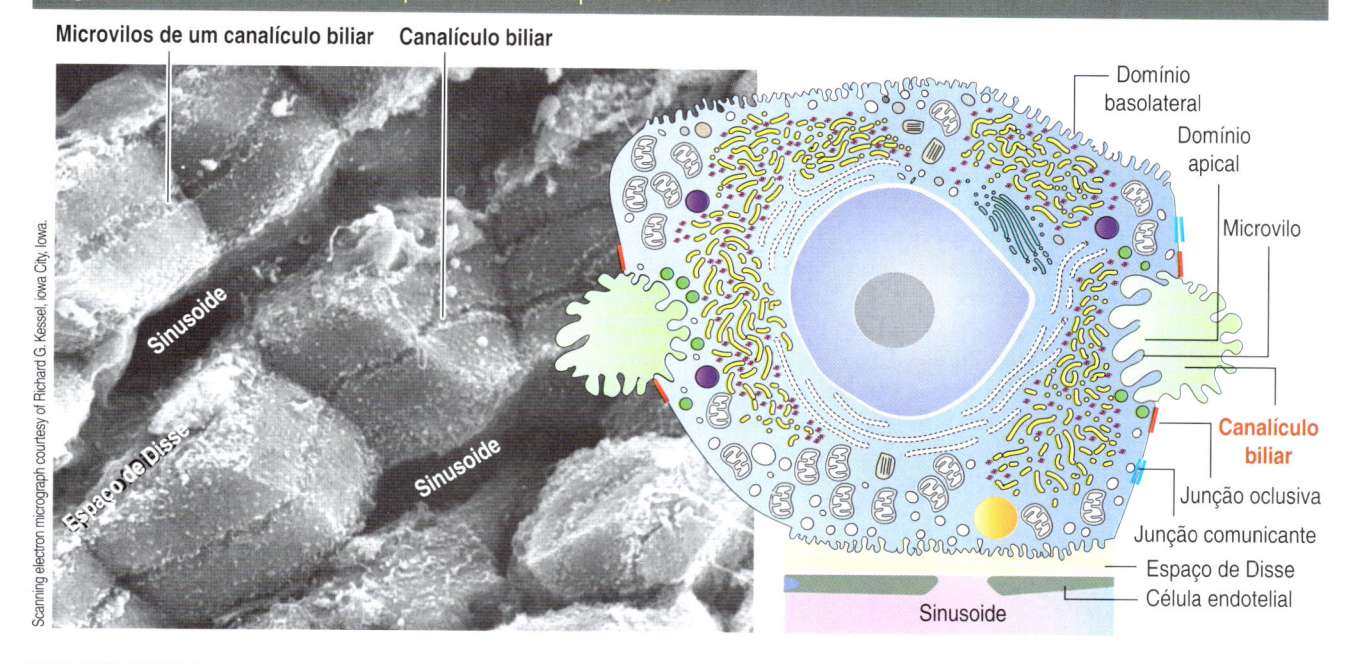

O **canalículo biliar** é um canal extracelular entre hepatócitos adjacentes. A superfície desse canal apresenta **microvilos** dos hepatócitos.

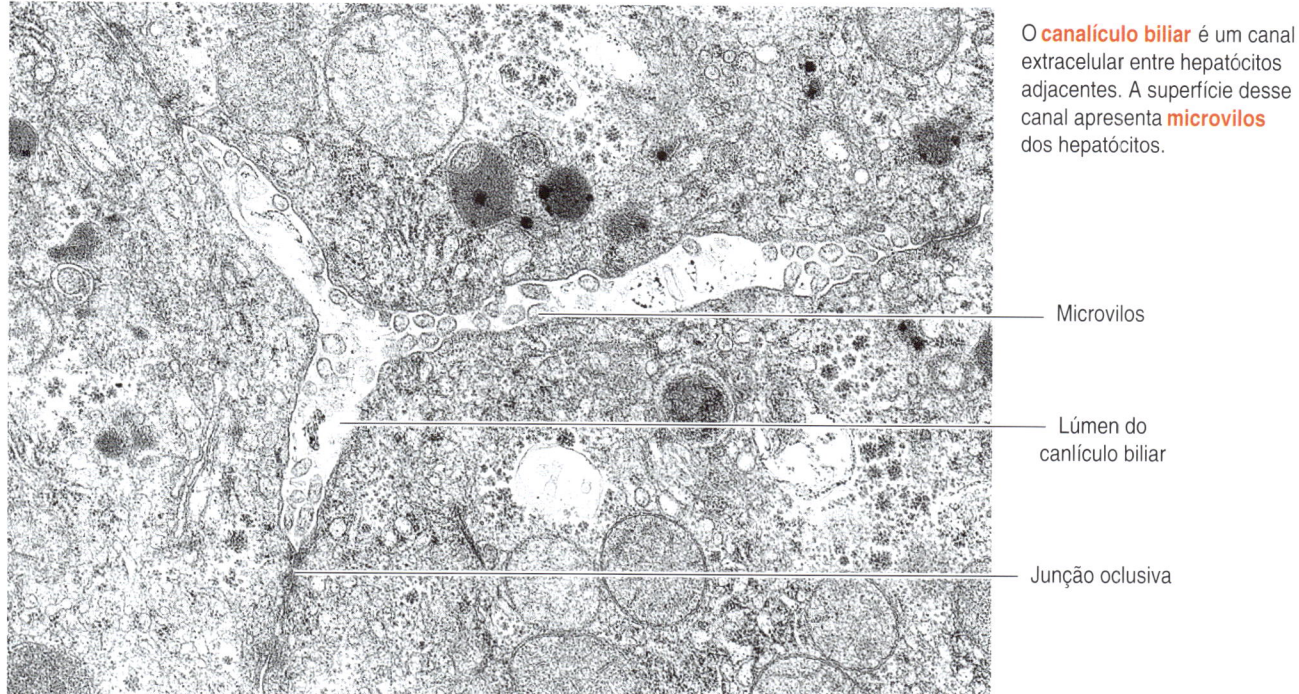

Boxe 17.C Distúrbios hepáticos de sobrecarga de ferro.

- Doenças hepáticas graves podem resultar do acúmulo excessivo de ferro e cobre. A hemocromatose hereditária é um exemplo de uma doença caracterizada pelo aumento da absorção de ferro e seu acúmulo nos lisossomos dos hepatócitos. A cirrose e o câncer hepático são complicações da hemocromatose. Discutimos os distúrbios de sobrecarga de ferro em detalhes no Capítulo 6, *Sangue e Hemocitopoese*

- A doença de Wilson (degeneração hepatolenticular) é um distúrbio hereditário no metabolismo do cobre, no qual depósitos excessivos de cobre nos lisossomos do fígado e cérebro produzem hepatite crônica e cirrose.

(**HBx**), uma proteína reguladora do vírus da hepatite B, estimula **células-tronco cancerígenas** na patogênese do câncer hepatocelular.

As células-tronco cancerígenas expressam **genes associados à pluripotencialidade**, como *Nanog, Oct4, Myc, Sox2* e *Klf4* (*Krüpel-like factor 4*). Devemos lembrar que a pluripotencialidade é um padrão de expressão gênica típico de diferentes células-tronco não observado em células comuns, não células-tronco.

O depósito de colágeno e outros componentes da matriz extracelular aumenta, levando a uma fibrose no fígado, uma característica típica da **cirrose**.

Um aumento na deposição de fibras colágenas na matriz extracelular que existe dentro do espaço de Disse é seguido por **perda de fenestrações e de espaços entre células endoteliais dos sinusoides**. Conforme o processo fibrótico avança, os miofibroblastos contraem o lúmen dos sinusoides e aumentam a resistência vascular. **Um aumento na resistência ao fluxo do sangue venoso portal nos sinusoides hepáticos leva à hipertensão portal na cirrose.**

Em resumo, os hepatócitos apresentam capacidade regenerativa em resposta à lesão e os macrófagos secretam metaloproteinases da matriz que degradam o tecido cicatricial e aumentam a proliferação de hepatócitos. No entanto, a matriz extracelular hepática controla as respostas regenerativas dos hepatócitos. Em lesões hepáticas crônicas, a fibrose progressiva inibe a regeneração hepática (ver Figura 17.18).

ALCOOLISMO E FÍGADO GORDUROSO (ESTEATO-HEPATITE ALCOÓLICA)

Após a absorção no estômago, a maior parte do etanol é transportada para o fígado, onde é metabolizado nos hepatócitos em **acetaldeído** e **acetato**. O etanol é oxidado principalmente pela **álcool desidrogenase**, uma enzima dependente de NADH (forma reduzida da nicotinamida adenina dinucleotídio). Esse mecanismo é conhecido como a **via da álcool desidrogenase (ADH)**. Uma via metabólica adicional é o **sistema de oxidação microsomal do etanol (MEOS)**, presente no retículo endoplasmático liso.

O consumo prolongado de etanol provoca **esteatose hepática** (um processo reversível se o consumo de álcool for interrompido), **esteato-hepatite** (esteatose hepática acompanhada de uma reação inflamatória), **cirrose** (proliferação de colágeno ou fibrose) e **carcinoma hepatocelular** (transformação maligna dos hepatócitos).

A produção do **ligante do fator de necrose tumoral (TNFL)** é um dos eventos iniciais da lesão hepática. O TNFL deflagra a produção de outras citocinas. O TNFL, considerado uma **citocina pró-inflamatória**, recruta células inflamatórias que causam a lesão hepática e estimulam as **células perissinusoidais de Ito** a produzirem as fibras de colágeno tipo I (um processo conhecido como **fibrogênese**) como uma resposta de cicatrização.

A lesão nos hepatócitos resulta em morte celular programada, ou apoptose, causada pela inativação das caspases (Capítulo 3, *Sinalização Celular | Biologia Celular | Patologia*). O TNFL participa de vários processos inflamatórios, tais como nas articulações (Capítulo 5, *Osteogênese*) e no extravasamento de células inflamatórias (Capítulo 10, *Sistema Imunológico e Linfático*).

O **etanol**, os **vírus** ou **toxinas** induzem as **células de Kupffer** a sintetizarem o TNFL, assim como o **fator de crescimento transformante β (TGF-β)** e a **interleucina 6**.

O TGF-β estimula a produção de colágenos tipo

I e tipo III pelas células perissinusoidais, as quais aumentam em número. Os TNFL atuam nos ductos biliares, interferindo no fluxo da bile (**colestase**) (Figura 17.19).

HEPATITE CRÔNICA E CIRROSE

A hepatite é uma condição inflamatória do fígado determinada, predominantemente, por infecção viral, mas também pode ter origem bacteriana (proveniente do intestino ou do sangue) ou parasitária (amebíase e esquistossomose) (ver Figura 17.18).

A hepatite viral pode ser causada pelos **vírus hepatotrópicos**, em particular os **vírus da hepatite A (HAV), B (HBV) e C (HCV)**, os mais comuns. Cada tipo de vírus pertence a grupos diferentes.

O HAV causa hepatite aguda que raramente se torna crônica. As infecções por HAV são provocadas por disseminação por meio da ingestão de água ou alimentos contaminados.

A infecção por HBV pode ocorrer por contato sexual e transfusão sanguínea ou soro, ou por meio do compartilhamento de agulhas por usuários de drogas. Cerca de 10% dos indivíduos infectados desenvolvem hepatite crônica.

A infecção por HCV é causada em 90% dos casos por transfusão sanguínea e em cerca de 50 a 70% dos indivíduos afetados evolui para hepatite crônica. O tratamento contra o HCV baseia-se na administração oral de um combinado de **agentes antivirais de ação direta**.

Outros tipos de hepatites virais incluem os vírus dos tipos D, E e G. A imunidade determinada por um tipo de vírus não protege contra a infecção causada por outros vírus.

Os pacientes com as formas crônicas da hepatite viral, que duram mais de 6 meses, podem transmitir a infecção para outros indivíduos por meio do sangue ou fluidos corporais, e a infecção pode evoluir ao longo do tempo para cirrose ou levar ao desenvolvimento do câncer hepatocelular (câncer de fígado).

As manifestações clínicas típicas da **hepatite aguda** são perda de apetite, náuseas, vômito e icterícia.

As anormalidades bioquímicas incluem:

1. Uma elevação no nível sérico das **aminotransferases hepáticas** (**aspartato aminotransferase**, AST e a **alanina aminotransferase**, ALT), resultado da liberação de enzimas na corrente sanguínea após a lesão de hepatócitos.
2. **Anticorpos virais** são detectados no sangue dentro de algumas semanas de infecção.

Os aspectos histopatológicos da **hepatite aguda** são lesão (necrose) e apoptose de hepatócitos, além do acúmulo de bile dentro dos hepatócitos. Células inflamatórias, como neutrófilos, linfócitos e macrófagos, são observadas nos sinusoides ao redor da vênula central (zona III do ácino hepático) e dos espaços porta.

A **hepatite crônica** é definida por fibrose, necrose de hepatócitos e atividade inflamatória de linfócitos.

O rompimento da placa limitante (zona I do ácino

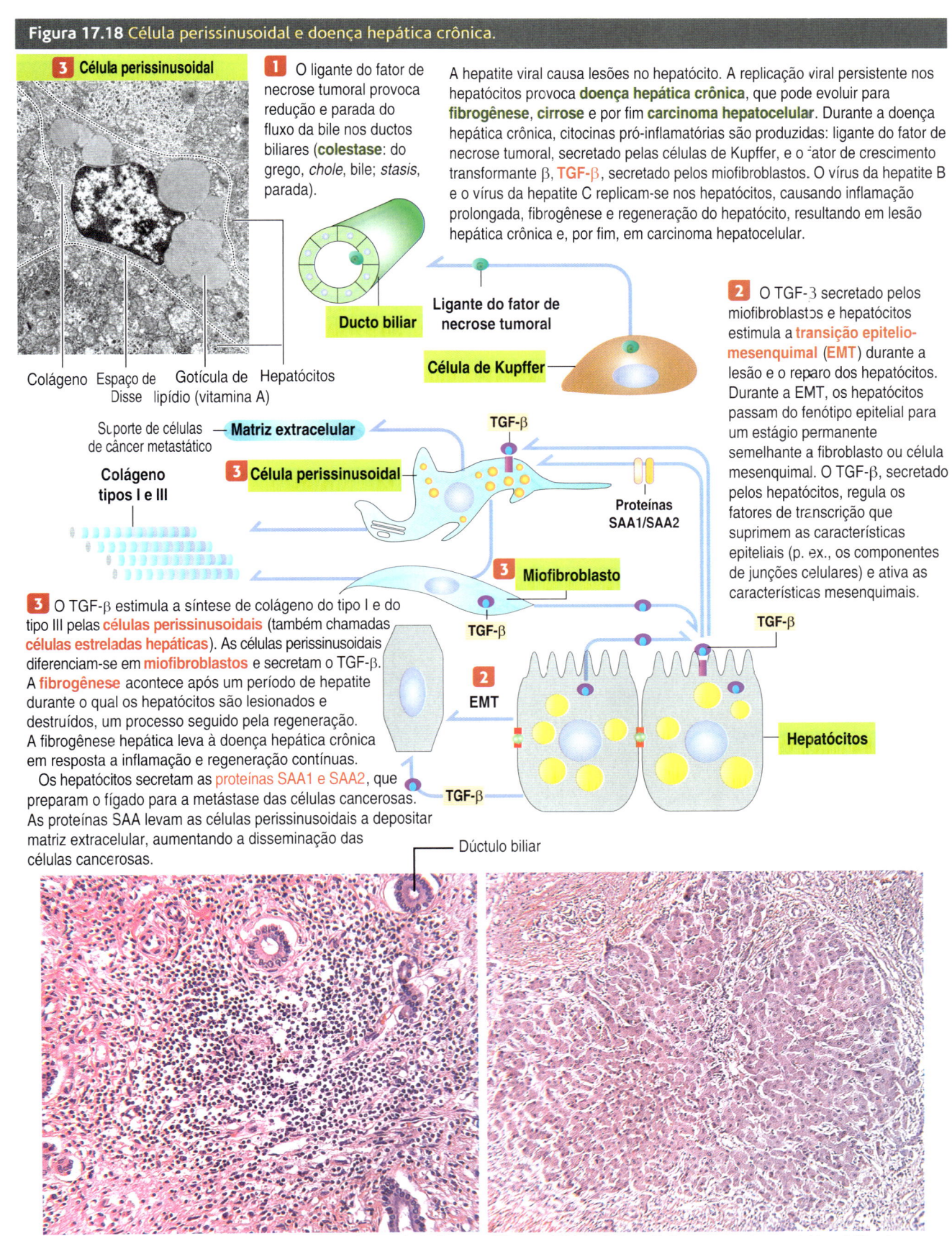

Figura 17.18 Célula perissinusoidal e doença hepática crônica.

3 **Célula perissinusoidal**

1 O ligante do fator de necrose tumoral provoca redução e parada do fluxo da bile nos ductos biliares (**colestase**: do grego, *chole*, bile; *stasis*, parada).

A hepatite viral causa lesões no hepatócito. A replicação viral persistente nos hepatócitos provoca **doença hepática crônica**, que pode evoluir para **fibrogênese**, **cirrose** e por fim **carcinoma hepatocelular**. Durante a doença hepática crônica, citocinas pró-inflamatórias são produzidas: ligante do fator de necrose tumoral, secretado pelas células de Kupffer, e o fator de crescimento transformante β, **TGF-β**, secretado pelos miofibroblastos. O vírus da hepatite B e o vírus da hepatite C replicam-se nos hepatócitos, causando inflamação prolongada, fibrogênese e regeneração do hepatócito, resultando em lesão hepática crônica e, por fim, em carcinoma hepatocelular.

Ducto biliar

Ligante do fator de necrose tumoral

Célula de Kupffer

Colágeno Espaço de Gotícula de Hepatócitos
Disse lipídio (vitamina A)

Suporte de células de câncer metastático — **Matriz extracelular**

Colágeno tipos I e III

3 **Célula perissinusoidal**

TGF-β

Proteínas SAA1/SAA2

3 **Miofibroblasto**

TGF-β

2 EMT

TGF-β

2 O TGF-β secretado pelos miofibroblastos e hepatócitos estimula a **transição epitelio-mesenquimal** (**EMT**) durante a lesão e o reparo dos hepatócitos. Durante a EMT, os hepatócitos passam do fenótipo epitelial para um estágio permanente semelhante a fibroblasto ou célula mesenquimal. O TGF-β, secretado pelos hepatócitos, regula os fatores de transcrição que suprimem as características epiteliais (p. ex., os componentes de junções celulares) e ativa as características mesenquimais.

TGF-β

Hepatócitos

3 O TGF-β estimula a síntese de colágeno do tipo I e do tipo III pelas **células perissinusoidais** (também chamadas **células estreladas hepáticas**). As células perissinusoidais diferenciam-se em **miofibroblastos** e secretam o TGF-β. A **fibrogênese** acontece após um período de hepatite durante o qual os hepatócitos são lesionados e destruídos, um processo seguido pela regeneração. A fibrogênese hepática leva à doença hepática crônica em resposta a inflamação e regeneração contínuas.

Os hepatócitos secretam as proteínas SAA1 e SAA2, que preparam o fígado para a metástase das células cancerosas. As proteínas SAA levam as células perissinusoidais a depositar matriz extracelular, aumentando a disseminação das células cancerosas.

Dúctulo biliar

Doença hepática crônica. Fibrose e células inflamatórias, principalmente linfócitos e macrófagos, estão presentes no espaço porta desestruturado.

Cirrose. Nódulo de hepatócito regenerado, envolvido e infiltrado por tecido conjuntivo contendo material de colágenos e matriz extracelular.

Boxe 17.D Regeneração hepática.

- O fígado apresenta excelente potencial regenerativo após necrose **aguda** causada por infecção viral ou toxinas. Entretanto, o fígado sofre fibrose após lesão **crônica**

- Depois de uma extensa hepatectomia (em torno de 70%), os hepatócitos humanos saem do estado quiescente e iniciam a sequência do ciclo celular para regenerar a massa hepática original em até 6 a 8 semanas

- As fases iniciais do processo regenerativo envolvem as células perissinusoidais, os macrófagos e as células endoteliais que revestem os sinusoides hepáticos. As células endoteliais sintetizam o receptor 2 do fator de crescimento endotelial vascular (VEGFR2), o passo inicial de uma programação molecular que leva à produção do fator de crescimento de hepatócitos (HGF; do inglês, *hepatocyte growth factor*), estimulando a proliferação dos hepatócitos

- Durante uma **lesão hepática prolongada** (como na hepatite viral crônica ou ingestão excessiva de álcool), as células perissinusoidais transformam-se em miofibroblastos e contribuem para a fibrogênese depositando matriz extracelular. A fibrogênese perturba o potencial regenerativo dos hepatócitos e das células epiteliais biliares até o ponto de comprometer a regeneração hepática. As estruturas vasculares tornam-se anormais, feixes de colágeno envolvem os hepatócitos e há desenvolvimento de cirrose.

Figura 17.19 Metabolismo do etanol nos hepatócitos.

Via álcool desidrogenase (ADH)

Sistema de oxidação microssomal do etanol (MEOS)

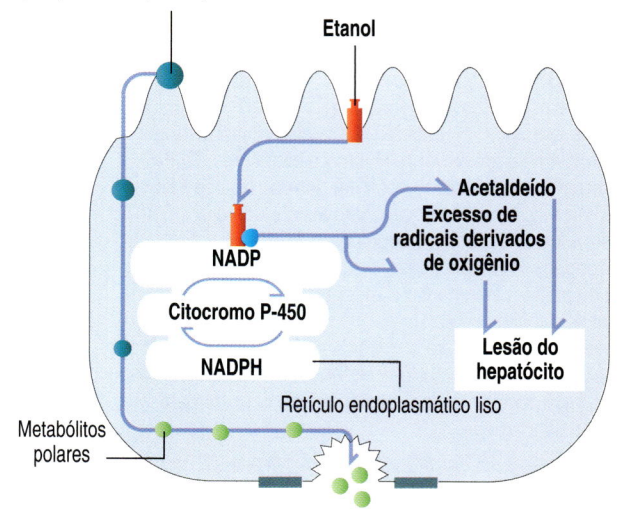

O ADH é a principal via. O **álcool é oxidado em acetaldeído** no citoplasma e o **acetaldeído é convertido em acetato** na mitocôndria.

Um excesso de H⁺ e acetaldeído causa danos na mitocôndria, ruptura dos microtúbulos e alterações proteicas que podem induzir respostas autoimunes, provocando lesão no hepatócito.

A via da MEOS é importante durante a **ingestão crônica de álcool**. Em contraste com a via ADH que produz acetaldeído e H⁺ em excesso, **a via MEOS produz acetaldeído e um excesso de radicais derivados de oxigênio**.

O oxigênio reativo produz lesão nos hepatócitos por causar a peroxidação de lipídios, o que resulta em lesão da membrana plasmática. Além disso, uma via MEOS altamente estimulada afeta a atividade de destoxificação do hepatócito, que necessita de citocromo P-450 para a oxidação de vários fármacos, toxinas, vitaminas A e D e carcinógenos em potencial. O acúmulo desses produtos é frequentemente tóxico.

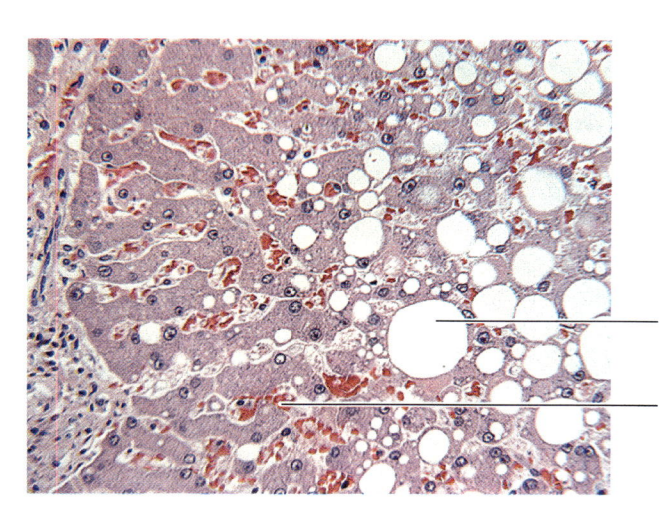

Grandes depósitos de lipídios no citoplasma de hepatócitos são observados no **fígado gorduroso** (**esteatose**) após um longo período de ingestão de álcool.

Sinusoide

hepático), a progressão da fibrose para os espaços porta, a regeneração nodular dos hepatócitos e a proliferação dos dúctulos biliares (proliferação colangiolar) são indicações de uma evolução para cirrose.

Metabolismo da bilirrubina

A bilirrubina é o produto do catabolismo do grupo heme da hemoglobina. Cerca de 85% dela se originam de hemácias envelhecidas destruídas, principalmente no baço, pelos macrófagos.

A bilirrubina é liberada na circulação, onde se liga à albumina e é transportada para o fígado. Ao **contrário da bilirrubina ligada à albumina, a bilirrubina livre é tóxica para o cérebro**.

Relembre nossa discussão sobre a **eritroblastose fetal** (Capítulo 6, *Sangue e Hemocitopoese*), uma doença hemolítica induzida por anticorpos no recémnascido, causada pela incompatibilidade dos grupos sanguíneos entre a mãe e o feto. O processo hemolítico resulta em hiperbilirrubinemia causada pela elevação da quantidade de **bilirrubina livre**, levando a uma lesão irreversível no sistema nervoso central (*kernicterus* ou encefalopatia bilirrubínica).

Quando a bilirrubina conjugada com a albumina alcança os sinusoides hepáticos, o **complexo bilirrubina-albumina** dissocia-se, e a bilirrubina, após se ligar a um receptor de membrana plasmática, é transportada através da membrana plasmática dos hepatócitos.

Dentro do hepatócito, a bilirrubina se liga à **ligandina**, uma proteína que impede o refluxo de bilirrubina para a circulação. O **complexo bilirrubina-ligandina** é transportado para o retículo endoplasmático liso, no qual a **bilirrubina é conjugada com o ácido glicurônico** pelo sistema difosfato de uridina (**UDP**)-glicuroniltranferase.

Essa reação resulta na formação de um **diglicuronato de bilirrubina hidrossolúvel**, que se difunde pelo citosol até o canalículo biliar, onde é secretado na bile.

No intestino delgado, a bilirrubina conjugada da bile permanece intacta até chegar à porção distal do intestino delgado e cólon, no qual a **bilirrubina livre é gerada pela flora bacteriana intestinal**.

A bilirrubina não conjugada é então reduzida a **urobilinogênio**. A maior parte do urobilinogênio é excretada nas fezes. Uma pequena parte retorna ao fígado após a absorção por um processo conhecido como **circulação biliar êntero-hepática**. Uma pequena fração é excretada na urina (Conhecimento básico 17.A).

Vesícula biliar

As principais funções da vesícula biliar são **armazenamento, concentração e liberação da bile**. A bile diluída proveniente dos ductos hepáticos é transportada pelo ducto cístico para a vesícula biliar. Após a concentração, a bile é liberada no ducto biliar comum.

A parede da vesícula biliar é formada por uma **mucosa**, uma **muscular** e uma **adventícia**. A porção da vesícula biliar que não está voltada para o fígado é revestida pelo peritônio.

A mucosa apresenta múltiplas **pregas** revestidas pelo **epitélio simples colunar** e é sustentada por uma lâmina própria que contém um **plexo vascular linfático**.

A mucosa, com o tempo, forma fendas profundas conhecidas como **seios de Rokitansky-Aschoff**. Na **região do colo** da vesícula biliar, a lâmina própria apresenta **glândulas tubuloacinosas**. A **vesícula biliar não tem muscular da mucosa nem submucosa**. A **muscular** é formada por feixes de músculo liso associados a fibras de colágeno e fibras elásticas (Figura 17.20).

HIPERBILIRRUBINEMIA

Várias doenças ocorrem quando se interrompe uma ou mais etapas metabólicas do processo de formação da bilirrubina. Uma característica típica dessas doenças é a **hiperbilirrubinemia**, um aumento na concentração de bilirrubina no sangue (mais de 0,1 mg/mℓ) (ver Conhecimento básico 17.A).

A **síndrome de Gilbert** é o erro inato mais comum do metabolismo, que causa hiperbilirrubinemia moderada. Os níveis elevados de bilirrubina não conjugada, sem nenhuma consequência mais séria à saúde, são detectados na corrente sanguínea. A causa para isso é a atividade reduzida da enzima **glicuroniltransferase**, que conjuga a bilirrubina.

Um defeito hereditário no sistema **UDP-glicuroniltransferase**, conhecido como **doença de Crigler-Najjar**, provoca uma falha na conjugação da bilirrubina nos hepatócitos. O diglicuronato de bilirrubina conjugada está ausente na bile. Lactentes com essa doença desenvolvem **encefalopatia bilirrubínica**.

A **síndrome de Dubin-Johnson** é uma doença familiar causada por um **defeito no transporte de bilirrubina conjugada para o canalículo biliar**. Além do transporte da bilirrubina conjugada, existe um defeito generalizado no transporte e na excreção de ânions orgânicos nesses pacientes (ver Conhecimento básico 17.A).

Mecanismo de secreção de bile

A **bile** é uma mistura complexa de substâncias orgânicas e inorgânicas produzidas pelos hepatócitos e transportada pelos canalículos biliares, um canal extracelular entre hepatócitos adjacentes. É preciso enfatizar novamente que o canalículo biliar define o **domínio apical** dos hepatócitos. O **domínio basolateral** está voltado para o espaço sinusoidal. As **junções oclusivas** entre os hepatócitos adjacentes vedam o compartimento biliar.

Os principais componentes orgânicos da bile são ácidos biliares conjugados (chamados sais biliares), derivados de *N*-acil-amidados com glicina e taurina de ácidos biliares derivados de colesterol.

Conhecimento básico 17.A Metabolismo da bilirrubina.

2 Sangue

No sangue, a bilirrubina forma um complexo com a albumina. O **complexo bilirrubina-albumina** é muito grande para ser excretado na urina. O complexo é hidrossolúvel e pode penetrar no cérebro, causando graves distúrbios neurológicos (*kernicterus* ou encefalopatia bilirrubínica) na doença hemolítica do recém-nascido (**eritroblastose fetal**).

1 Macrófago (baço)

O **grupo heme** é convertido em biliverdina pela hemeoxigenase. A **biliverdina**, por sua vez, é reduzida em bilirrubina pela **biliverdina redutase**.

A **bilirrubina não conjugada** é liberada do macrófago e alcança a corrente sanguínea. A produção excessiva de bilirrubina não conjugada, resultante da destruição excessiva de hemácias, causa **icterícia**.

Grupo heme

Hemácia

Biliverdina

1 Macrófago no baço

Bilirrubina

3 Hepatócito

A bilirrubina lipossolúvel desprende-se do transportador de albumina, entra no hepatócito e liga-se à **ligandina**, uma proteína carreadora intracelular. O **complexo bilirrubina-ligandina** chega ao retículo endoplasmático liso e a **bilirrubina livre** é liberada no citosol por ação enzimática.

Complexo bilirrubina-albumina — Albumina

2

Albumina —

Sinusoide hepático (fígado)

Espaço de Disse

Hepatócito

Retículo endoplasmático liso

3 Ligandina

Complexo bilirrubina-ligandina

4 Glicuronídio de bilirrubina (bilirrubina conjugada)

Bilirrubina livre

4 Hepatócito

O ácido glicurônico é ligado à bilirrubina livre pela **glicuronil-transferase**, formando **bilirrubina conjugada** (glicuronídeo de bilirrubina). A bilirrubina conjugada é liberada no canalículo biliar e para o sistema biliar extra-hepático. A excreção deficiente da bilirrubina causa **icterícia colestática**.

Canalículo biliar

5

5 Intestino

No intestino, os glicuronídeos da bilirrubina são clivados e as bactérias convertem a bilirrubina em **urobilinogênios**, que são, em seguida, excretados na urina (como **urobilina**), eliminados nas fezes ou retornam ao fígado. Em torno de 20% dos urobilinogênios são reabsorvidos no íleo e no cólon.

Intestino

Urobilinogênio

Bilirrubina conjugada e não conjugada na icterícia

Um aumento nos níveis plasmáticos de **bilirrubina não conjugada** indica a produção excessiva de bilirrubina (p. ex., na anemia hemolítica e na síndrome de Gilbert).

Um aumento nos níveis plasmáticos de **bilirrubina conjugada** indica um distúrbio além do sistema enzimático conjugado hepático (p. ex., obstrução do trato biliar).

A bile conta com cinco funções principais:
1. Excreta **colesterol, fosfolipídios, sais biliares, bilirrubina conjugada** e **eletrólitos**.
2. Contribui para a absorção de gordura no lúmen intestinal (Capítulo 16, *Parte Baixa do Sistema Digestório*).
3. Transporta **IgA** polimérica para a mucosa intestinal pela circulação êntero-hepática.
4. Excreta produtos metabólicos de fármacos e metais pesados processados nos hepatócitos.
5. Inibe o crescimento de bactérias no intestino delgado por meio da ação dos ácidos biliares conjugados.

O transporte da bile e de outras substâncias orgânicas dos hepatócitos para o lúmen do canalículo biliar é um processo mediado pelo trifosfato de adenosina (ATP) (Figura 17.21).

Quatro transportadores dependentes de ATP, localizados na membrana plasmática dos canalículos biliares, participam do mecanismo de transporte de componentes da bile.
1. Transportador **de resistência a múltiplos medicamentos do tipo 1** (**MDR1**; do inglês, *multidrug resistance 1*), o qual mobiliza o colesterol através da membrana plasmática.

Figura 17.20 Vesícula biliar.

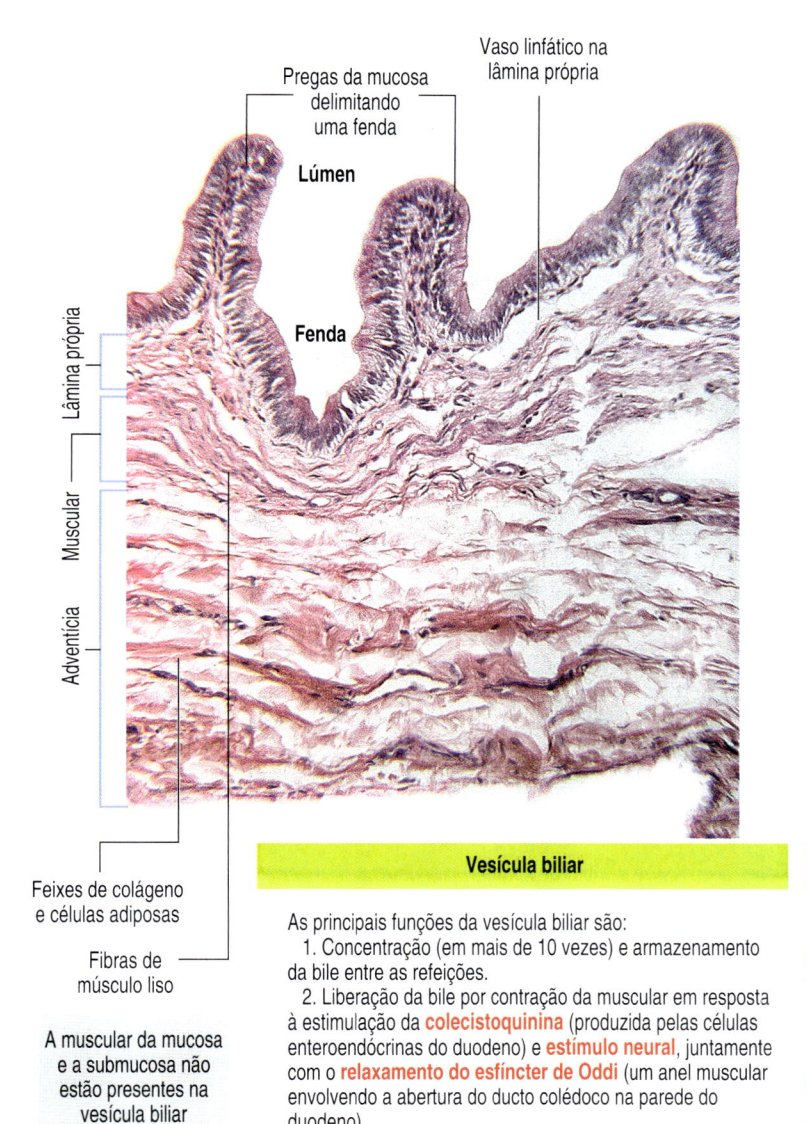

Pregas da mucosa delimitando uma fenda

Vaso linfático na lâmina própria

Lúmen

Fenda

Lâmina própria

Muscular

Adventícia

Feixes de colágeno e células adiposas

Fibras de músculo liso

A muscular da mucosa e a submucosa não estão presentes na vesícula biliar

Transporte intercelular de água

Epitélio simples colunar com microvilos irregulares e curtos. Núcleos localizados na região basal das células

Lúmen

Lâmina própria

Feixe de músculo liso da muscular

Vesícula biliar

As principais funções da vesícula biliar são:
1. Concentração (em mais de 10 vezes) e armazenamento da bile entre as refeições.
2. Liberação da bile por contração da muscular em resposta à estimulação da colecistoquinina (produzida pelas células enteroendócrinas do duodeno) e estímulo neural, juntamente com o relaxamento do esfíncter de Oddi (um anel muscular envolvendo a abertura do ducto colédoco na parede do duodeno).
3. Regulação da pressão hidrostática dentro do trato biliar.

Colestase

A **colestase** é caracterizada pela deficiência na formação e excreção da bile no nível dos hepatócitos (**colestase intra-hepática**) ou devido a um distúrbio estrutural (**tumor no pâncreas ou no trato biliar**, colangiocarcinoma) ou mecânico (**colelitíase**, causada por cálculos biliares) da excreção da bile (**colestase extra-hepática**).
Clinicamente, a colestase é detectada (1) pela presença de bilirrubina e ácidos biliares no sangue, secretados na bile sob condições normais; (2) pela elevação dos níveis sorológicos de fosfatase alcalina (uma enzima associada com a membrana plasmática do canalículo biliar) e (3) pelo exame radiológico (muitos cálculos biliares são radiopacos e detectáveis em uma radiografia).

2. Transportador **de resistência a múltiplos medicamentos do tipo 2 (MDR2)**, o qual transporta fosfolipídios.
3. **Transportador multiespecífico de ânions orgânicos** (**MOAT**; do inglês, *multispecific organic anion transporter*), que exporta glicuronídeos de bilirrubina e conjugados de glutationa.
4. **Transportador de ácidos biliares (TAB)**, que transporta os sais biliares.

Esses transportadores dependentes de ATP pertencem à família de **transportadores ABC** caracterizados por domínios de ligação de ATP altamente conservados, ou cassetes de ligação de ATP (do inglês, *ATP-binding cassettes*). O primeiro transportador ABC foi descoberto como um produto do gene

mdr (para resistência a múltiplos fármacos). O gene *mdr* é altamente expresso em células cancerígenas e o produto codificado, o transportador MDR, bombeia os fármacos para fora das células, tornando as células cancerígenas resistentes ao tratamento com agentes quimioterápicos.

A secreção de ácidos biliares gera um gradiente osmótico necessário ao fluxo osmótico da água para dentro do canalículo biliar. Além disso, um **trocador iônico** possibilita a passagem de íons HCO_3^- e Cl^-.

Finalmente, enzimas hidrolíticas associadas à membrana plasmática (**ectoenzimas**) do canalículo biliar e do ducto biliar produzem produtos da quebra de aminoácidos e nucleosídios, os quais são reabsorvidos pelas células epiteliais dos ductos.

Figura 17.21 Transporte da bile para o canalículo biliar.

Junções oclusivas relativamente permeáveis possibilitam a passagem de água e íons sódio

H_2O, Na^+

Hepatócito

Transporte dos componentes da bile

Junções oclusivas

Canalículo biliar

Transportadores dependentes de ATP

Transportador de resistência a múltiplos medicamentos do tipo 1 (MDR1)

ATP — **MDR1** — Colesterol — ADP

HCO_3^- Cl^-

Trocador iônico

Detecção histoquímica da **atividade da ATPase** define os limites do canalículo biliar

Transportador de resistência a múltiplos medicamentos do tipo 2 (MDR2)

ATP — **MDR2** — Fosfolipídios — ADP

Transportador multiespecífico de ânions orgânicos (MOAT)

ATP — **MOAT** — Conjugados de glutationa — ADP

Ectoenzimas hidrolíticas (nucleotidase, peptidase, ATPase)

Transportador de ácidos biliares (TAB)

ATP — **TAB** — Sais biliares — ADP

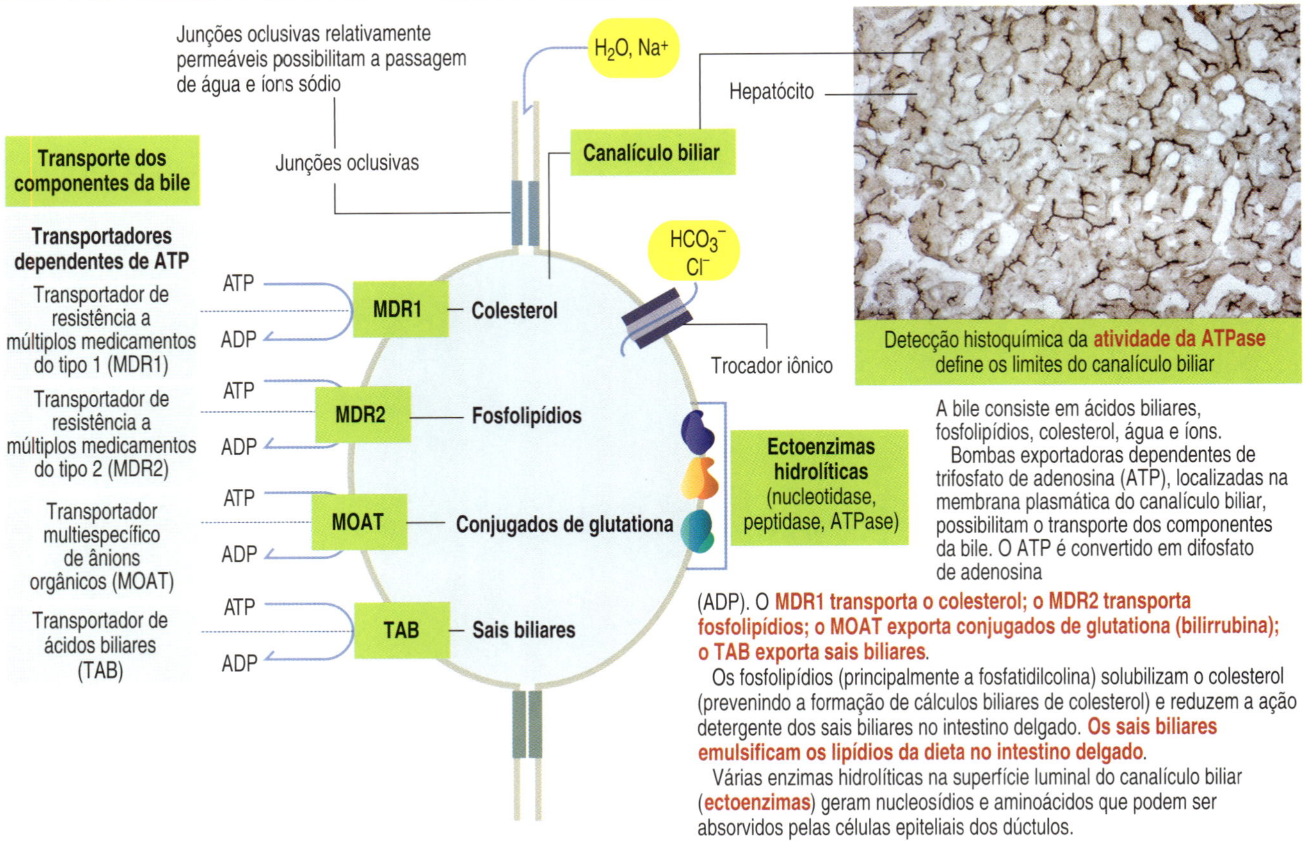

A bile consiste em ácidos biliares, fosfolipídios, colesterol, água e íons.
Bombas exportadoras dependentes de trifosfato de adenosina (ATP), localizadas na membrana plasmática do canalículo biliar, possibilitam o transporte dos componentes da bile. O ATP é convertido em difosfato de adenosina

(ADP). O **MDR1 transporta o colesterol; o MDR2 transporta fosfolipídios; o MOAT exporta conjugados de glutationa (bilirrubina); o TAB exporta sais biliares**.
Os fosfolipídios (principalmente a fosfatidilcolina) solubilizam o colesterol (prevenindo a formação de cálculos biliares de colesterol) e reduzem a ação detergente dos sais biliares no intestino delgado. **Os sais biliares emulsificam os lipídios da dieta no intestino delgado**.
Várias enzimas hidrolíticas na superfície luminal do canalículo biliar (**ectoenzimas**) geram nucleosídios e aminoácidos que podem ser absorvidos pelas células epiteliais dos dúctulos.

Preparação cortesia de Tibor Barka, Nova York.

Um defeito genético no MDR2 causa necrose focal dos hepatócitos, proliferação de ductos biliares e uma reação inflamatória nos espaços porta. Níveis muito baixos de fosfolipídios são detectados na bile de mutantes MDR2.

Composição da bile

O fígado humano produz cerca de 600 mℓ de bile por dia. A bile é constituída de **componentes orgânicos** (tais como os **ácidos biliares**, os componentes predominantes; **fosfolipídios**, principalmente lecitinas; **colesterol**; e **pigmentos biliares, bilirrubina**) e **componentes inorgânicos** (principalmente **íons** Na^+ e Cl^-).

Os ácidos biliares (ácido cólico, ácido quenodesoxicólico, ácido desoxicólico e ácido litocólico) são sintetizados pelos hepatócitos. Os ácidos cólico e quenodesoxicólico são sintetizados a partir do colesterol como um precursor e são chamados **ácidos biliares primários**. Os ácidos desoxicólico e litocólico são chamados **ácidos biliares secundários** porque são produzidos no lúmen intestinal pela ação de bactérias intestinais sobre os ácidos biliares primários.

A via de síntese do ácido biliar é o principal mecanismo de eliminação de colesterol do corpo. As **micelas** são formadas pela agregação de moléculas de ácido biliar conjugadas com taurina ou glicina. O colesterol se localiza dentro das micelas. Os pigmentos biliares não fazem parte das micelas.

A bile secretada pelo fígado é armazenada na vesícula biliar e liberada no duodeno durante uma refeição para facilitar a quebra e absorção de gorduras (Capítulo 16, *Parte Baixa do Sistema Digestório*).

Cerca de 90% dos ácidos biliares, primário e secundário, são absorvidos do lúmen intestinal pelos enterócitos e transportados de volta para o fígado através da veia porta. Esse processo é conhecido como **circulação êntero-hepática**.

A absorção de ácidos biliares pelos enterócitos é mediada por uma proteína transportadora dependente de Na^+ na membrana plasmática apical e é liberada através da membrana basolateral por um trocador iônico independente de Na^+.

A bilirrubina não é absorvida no intestino, ela é reduzida para **urobilinogênio** por bactérias da porção distal do intestino delgado e cólon.

O urobilinogênio é parcialmente secretado nas fezes, parte retorna ao fígado pela veia porta e uma pequena fração é excretada na urina como **urobilina**, a forma oxidada do urobilinogênio.

Os ácidos biliares estabelecem um gradiente osmótico que mobiliza água e eletrólitos para o canalículo biliar. Os íons HCO_3^-, secretados pelas células epiteliais de revestimento dos ductos biliares, são adicionados à bile, que se torna alcalina quando os íons Na^+

e Cl⁻ e água são absorvidos. A **secretina** aumenta o transporte ativo de HCO_3^- para a bile.

O fluxo da bile para o duodeno depende:

1. Da pressão de secreção gerada pela secreção ativa da bile pelos hepatócitos.
2. Da resistência do fluxo no ducto biliar e no **esfíncter de Oddi**.

O esfíncter de Oddi é um espessamento da camada muscular circular do ducto biliar na junção com o duodeno. Durante o jejum, o esfíncter de Oddi é fechado e a bile flui para a vesícula biliar.

A habilidade da vesícula biliar em concentrar a bile de 5 a 20 vezes compensa a sua limitada capacidade de armazenamento (20 a 50 mℓ de líquido) e a produção contínua de bile pelo fígado.

A secreção da bile durante a digestão do alimento é iniciada pela contração da camada muscular da vesícula biliar, induzida pela **colecistoquinina** em resposta aos lipídios presentes no lúmen intestinal, e ajudada pela atividade muscular do ducto colédoco, do esfíncter de Oddi e do duodeno.

A colecistoquinina estimula o relaxamento do esfíncter de Oddi, possibilitando que a bile entre no duodeno. Note que a **colecistoquinina apresenta efeitos antagônicos:** ela estimula a **contração muscular da vesícula biliar** e induz o **relaxamento muscular do esfíncter de Oddi**.

Condições que afetam a secreção da bile

Como a secreção da bile envolve os hepatócitos, os ductos biliares, a vesícula biliar e o intestino, qualquer perturbação ao longo desse processo pode resultar em uma condição patológica. Por exemplo, a destruição de hepatócitos por infecção viral (**hepatite viral**) e por toxinas pode determinar uma diminuição na produção de bile, assim como um aumento na bilirrubina no sangue (**icterícia**).

A obstrução das passagens por **cálculos biliares, doenças do trato biliar** (tais como **colangite esclerosante primária**) ou **tumores** (p. ex., **colangiocarcinoma**) pode bloquear o fluxo da bile, provocando refluxo da bile para o fígado e, em seguida, para a circulação sistêmica.

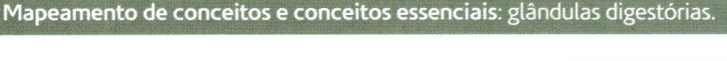

Mapeamento de conceitos e conceitos essenciais: glândulas digestórias.

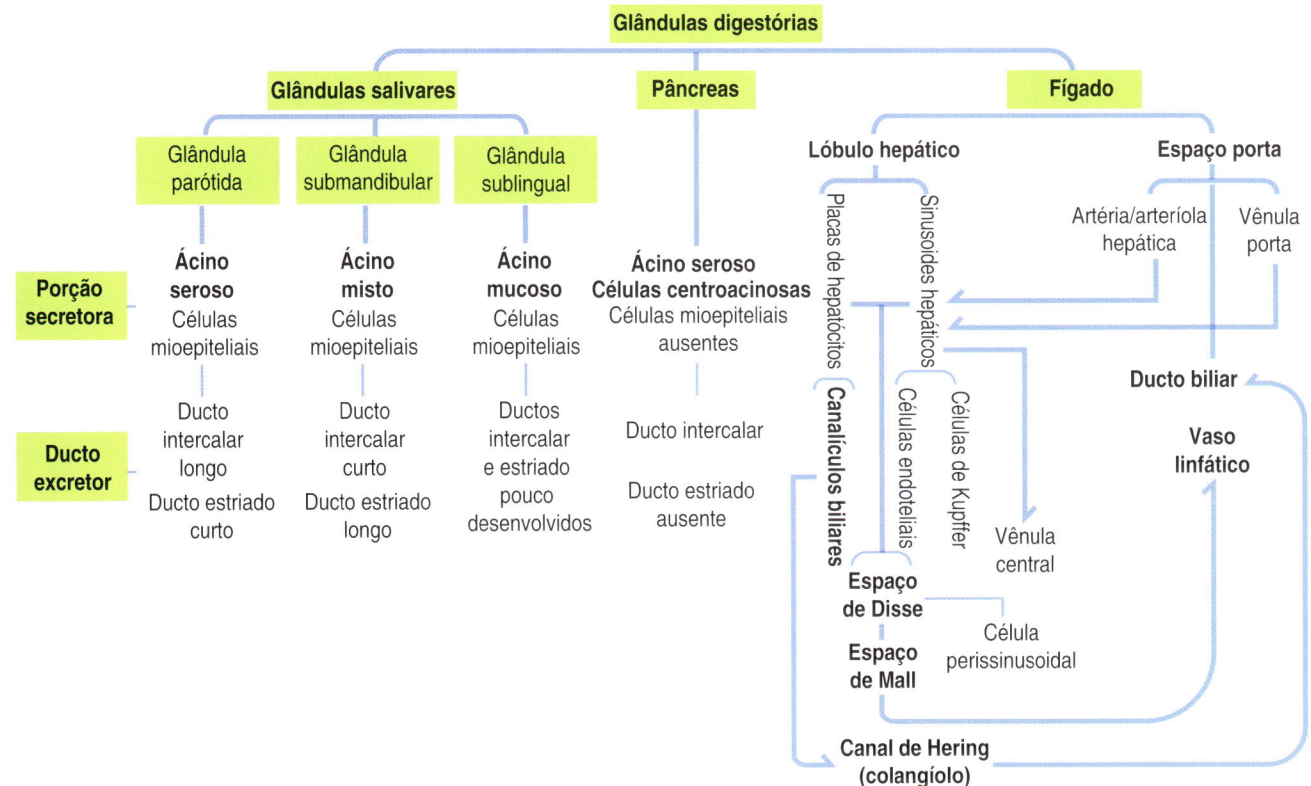

- As três principais glândulas digestórias são:
  (1) As glândulas salivares: as **glândulas parótida, sub-mandibular, sublingual.**
  (2) O **pâncreas exócrino.**
  (3) O **fígado**

- As **glândulas salivares** são formadas por ductos ramificados e porções secretoras, os **ácinos**, que produzem **secreção mucosa, serosa** ou **mista.** Elas são classificadas como glândulas tubuloacinosas compostas.
  Cada ácino é drenado na seguinte sequência:
  (1) **Ducto intercalar** revestido por um epitélio simples pavimentoso a cúbico baixo. Um ducto intercalar liga um ácino a um ducto estriado.
  (2) **Ducto estriado** revestido por um epitélio simples cúbico a colunar com grande quantidade de mitocôndrias basais. O ducto estriado é bem-desenvolvido na glândula submandibular.
  Os ductos intercalar e estriado são observados dentro de um lóbulo. Na verdade, eles pertencem à categoria dos ductos intralobulares.
  Os ductos estriados convergem em **ductos interlobulares** encontrados entre os lóbulos nos **septos interlobulares.** Eles são revestidos pelo epitélio pseudoestratificado colunar.
  Os ductos interlobulares fundem-se com os **ductos lobares** localizados no **septo interlobar.** Eles são revestidos pelo epitélio estratificado colunar.
  Os ductos lobares juntam-se ao **ducto principal**, que apresenta o epitélio estratificado pavimentoso próximo a abertura na cavidade oral.
  Septos de tecido conjuntivo fornecem suporte ao sistema de ductos ramificados. Vasos sanguíneos, vasos linfáticos e nervos são encontrados nos septos ao longo dos ductos.
  A **saliva** é o principal produto das glândulas salivares, ela contém proteínas, glicoproteínas, íons, água e a imunoglobulina A. As glândulas submandibulares produzem 70% da saliva, as glândulas parótidas contribuem com 25%. As proteínas da saliva formam uma película protetora nos dentes (chamada película adquirida, ou dentária).
  Os principais produtos da saliva são:
  (1) **Lisozima**, que ataca a parede bacteriana.
  (2) **Lactoferrina**, que quela o ferro necessário para o crescimento bacteriano.
  (3) **SIgA**, que neutraliza bactérias e vírus.
  A função digestiva da saliva baseia-se na:
  (1) **Amilase** (ptialina), que inicia a digestão de carboidratos (amido) na cavidade oral.
  (2) **Lipase lingual**, que participa da hidrólise de lipídios.
  A **glândula parótida** consiste em ácinos serosos envolvidos por **células mioepiteliais. A glândula parótida tem ductos intercalares mais longos.**
  A **glândula submandibular (submaxilar)** apresenta ácinos seromucosos mistos e serosos, também circundados por células mioepiteliais. As células serosas formam **semiluas** que envolvem as células mucosas dos ácinos seromucosos. A secreção das células serosas é transportada para o lúmen acinar através de canalículos secretores intercelulares.
  A **glândula sublingual** apresenta predominantemente ácinos mucosos; alguns ácinos seromucosos podem ser encontrados. Também conta com células mioepiteliais. Os ductos intercalares e estriados são pouco desenvolvidos

- Os dois tumores benignos mais frequentes de glândula parótida são:
  (1) O tumor misto da glândula salivar de crescimento lento (**adenoma pleomórfico**). Esse tumor consiste em zonas mixocondroides com células epiteliais ductais e mioepiteliais semelhantes às mesenquimais. A remoção cirúrgica dele é complicada pois é necessário proteger o nervo facial que passa ao longo da glândula parótida.

A enucleação de tumores mistos resulta em alta taxa de reincidência multifocal.
  (2) O **tumor de Warthin** (cistoadenoma papilar linfomatoso). Esse tumor ocorre na glândula parótida com alto risco de incidência em fumantes. O estroma do tumor consiste em um arranjo papilar com centros de tecido linfoide cercados por células epiteliais escamosas, mucosas e sebáceas. O tumor de Warthin pode se desenvolver a partir de linfonodos intraparotídeos ou periparotídeos

- **Pâncreas exócrino.** O pâncreas é uma combinação de glândula tubuloacinar ramificada exócrina e glândula endócrina (ilhota de Langerhans, ou pancreática). O pâncreas é envolvido por uma camada de tecido conjuntivo, mas não é propriamente uma cápsula. Os lóbulos são separados por partições de tecido conjuntivo.
  O ácino pancreático contém células secretoras serosas e **células centroacinosas**, exclusivas do pâncreas. O ducto intercalar, revestido pelo epitélio simples cúbico baixo, drena o ácino.
  Os ductos estriados e as células mioepiteliais não estão presentes no pâncreas exócrino.
  Os ductos intercalares convergem para formar os ductos interlobulares revestidos pelo epitélio simples colunar.
  A **secretina** e a **colecistoquinina** regulam o funcionamento do ácino pancreático e do ducto intercalar. A colecistoquinina e a acetilcolina estimulam a liberação da forma inativa da tripsina, da quimiotripsina e das carboxilpeptidases produzidas pelas células acinosas pancreáticas. A lipase, amilase, a colesterol esterase e a fosfolipase também são secretadas. A secretina estimula a secreção de água, sódio e íons bicarbonato pelas células centroacinosas e pelas células epiteliais do ducto intercalar

- A **pancreatite aguda** é resultado da autodigestão do tecido pancreático pela ativação prematura das enzimas pancreáticas, em particular a tripsina.
  Essa condição em geral ocorre após um traumatismo, alimentação pesada, ingestão excessiva de álcool ou doença do trato biliar. Os sintomas da pancreatite aguda são dor abdominal intensa, náuseas e vômitos.
  Elevações rápidas da amilase e da lipase no soro (dentro de 24 a 72 h) são características diagnósticas típicas. A pancreatite aguda pode dar origem a complicações, como **formação de abscessos** e **cistos.**
  A **pancreatite crônica** é caracterizada por fibrose e destruição parcial ou total do tecido pancreático. O alcoolismo é a principal causa da pancreatite crônica, levando a uma perda permanente das funções exócrina e endócrina do pâncreas.
  A **fibrose cística** é uma doença hereditária que afeta os tecidos secretores de muco dos sistemas respiratório, digestório, reprodutor e integumentar. A pancreatite crônica na fibrose cística é caracterizada por destruição dos ácinos, dilatação dos ductos excretores pancreáticos e fibrose extensa (aumento do tecido conjuntivo). Como já se sabe, um defeito genético na proteína reguladora de condutância transmembrana da fibrose cística (CFTR) impede o transporte de íons cloro. O muco torna-se espesso e propenso a infecções bacterianas

- **Carcinoma de pâncreas.** A relação anatômica entre o ducto pancreático e o ducto biliar tem importância clínica no carcinoma de pâncreas localizado na região da cabeça, porque a compressão do ducto biliar provoca **icterícia obstrutiva.**
  O **adenocarcinoma ductal pancreático (ACDP)** é o tumor maligno de pâncreas primário mais comum. Massas tumorais obstruem e dilatam o ducto pancreático e a região distal do ducto biliar comum. Hiperplasia e carcinoma *in situ* do epitélio de revestimento dos ductos são as alterações precursoras do adenocarcinoma ductal infiltrante.

A maioria dos tumores de ACDP abriga mutações oncogênicas no gene K-*ras*, que não pode ser alvo de fármacos. Um subtipo escamoso de ACDP mais agressivo envolve mutações do gene *KDM6A* encontrado no cromossomo X. No sexo masculino, a mutação do gene *KDM6A* coexiste com uma mutação do gene relacionado no cromossomo Y, UTY. Ambas as mutações estão associadas ao subtipo escamoso de ACDP.

A estreita associação do pâncreas com grandes vasos sanguíneos, a drenagem abdominal extensa e difusa para linfonodos e a frequente disseminação de células carcinogênicas para o fígado através da veia porta são fatores que contribuem para a ineficiência da remoção cirúrgica de tumores pancreáticos

- **Tumores císticos do pâncreas.** Essa categoria inclui cistoadenomas serosos (com cistos contendo um fluido claro) e cistoadenomas mucosos (com cistos preenchidos por produto mucoso). Os cistoadenomas mucinosos não tratados evoluem para um tumor infiltrante (cistoadenocarcinoma mucoso).

  Gastrinomas, insulinomas e glucagonomas são exemplos de tumores endócrinos que apresentam grânulos secretores citoplasmáticos. Esses tumores pertencem à categoria de **tumores de funcionamento sindrômico** (associados a uma síndrome). Por exemplo, como já foi visto, os gastrinomas provocam a **síndrome de Zollinger-Ellison** caracterizada por úlceras pépticas múltiplas causadas pela contínua estimulação da produção de HCl, pela gastrina, das células parietais do estômago

- **Fígado.** O fígado consiste em lóbulos pouco definidos envolvidos por uma cápsula de fibras colágenas e fibras elásticas (cápsula de Glisson).

  A vascularização sanguínea é realizada por dois vasos:
  (1) A **veia porta** fornece de 75 a 80% do volume de sangue desoxigenado aferente proveniente do trato digestório, baço e pâncreas.
  (2) A **artéria hepática** fornece de 20 a 25% do sangue oxigenado.

  O sangue da veia porta e da artéria hepática **mistura-se** nos **sinusoides hepáticos** dos **lóbulos hepáticos**. O sangue sinusoidal converge para a **vênula** (ou veia) **central** e é drenado, sequencialmente, pela veia sublobular, veia coletora e veia hepática para a veia cava inferior.

  A **bile**, o produto exócrino do fígado, é coletada pelo ducto biliar intra-hepático, e drenada pelos ductos hepáticos direito e esquerdo. A bile é armazenada na vesícula biliar e é liberada na segunda parte descendente do duodeno através do ducto biliar comum.

  O **lóbulo hepático** é a unidade estrutural e funcional do fígado. O lóbulo hepático consiste em placas anastomosadas de hepatócitos que limitam os **espaços sinusoides** sanguíneos revestidos por **células endoteliais** e **células de Kupffer**.

  O **espaço de Disse** fica entre o espaço sinusoidal e os hepatócitos. As **células perissinusoidais de Ito** (o local de armazenamento de retinoides) estão no espaço de Disse. Uma vênula (ou veia) central coleta o sangue sinusoidal.

  Os **ramos da veia porta e da artéria hepática**, junto com um **ducto biliar**, formam a **tríade portal**, encontrada no tecido conjuntivo ao redor do lóbulo hepático.

  Uma **placa limitante** de hepatócitos é o limite entre o parênquima de hepatócitos e o estroma de tecido conjuntivo.

  A **bile**, produzida por hepatócitos, flui na direção oposta à do sangue. A bile é transportada pelos **canalículos biliares** para o **canal de Hering** (ou colangíolo) e então para o ducto biliar no espaço da tríade porta

- O lóbulo hepático pode ser conceituado como:
  (1) O **lóbulo hepático clássico** (descrito anteriormente).
  (2) O **lóbulo portal**, baseado no caminho de drenagem da bile; a **tríade portal** é o centro do lóbulo portal.

(3) O **ácino hepático**, baseado nas zonas de gradiente de distribuição do sangue desoxigenado-oxigenado ao longo dos espaços sinusoidais

- O hepatócito é a célula exócrina e endócrina do fígado. O hepatócito tem um **domínio basolateral** com muitos microvilos que se estendem até o espaço de Disse. O excesso de líquido no espaço de Disse, que não é absorvido pelos hepatócitos, é drenado pela circulação linfática através do **espaço de Mall** localizado adjacente à placa limitante.

  O domínio basolateral participa da absorção de substâncias provenientes do sangue (p. ex., bilirrubina, hormônios peptídicos e esteroides, vitamina B_{12}, e substâncias para serem destoxificadas), e da secreção de proteínas plasmáticas (p. ex., albumina, fibrinogênio, protrombina, fatores de coagulação e proteínas do sistema complemento). O **domínio apical** margeia o **canalículo biliar**, uma depressão revestida por microvilos e vedada por junções oclusivas.

  Os hepatócitos têm retículo endoplasmático liso (REL) associado a inclusões de glicogênio. As funções do REL incluem:
  (1) A síntese de colesterol e sais biliares
  (2) A conjugação glicurônica de bilirrubina, esteroides e fármacos.
  (3) A quebra do glicogênio em glicose.
  (4) A destoxificação de fármacos lipossolúveis (p. ex., fenobarbital)
  O retículo endoplasmático rugoso (RER) e o complexo de Golgi participam da síntese e da glicosilação das proteínas de secreção indicadas anteriormente. Os peroxissomos são proeminentes nos hepatócitos

- As doenças hepáticas graves podem ser resultado do armazenamento excessivo de ferro e cobre.

  A **hemocromatose hereditária** é um exemplo de doença caracterizada pelo aumento da absorção de ferro e o seu acúmulo nos lisossomos dos hepatócitos. A cirrose e o câncer de fígado são complicações da hemocromatose.

  A **doença de Wilson** (degeneração hepatolenticular) é uma doença hereditária do metabolismo do cobre em que o depósito excessivo de cobre nos lisossomos das células do fígado e do cérebro produz hepatite crônica e cirrose

- **Alcoolismo e esteatose hepática.** Os hepatócitos participam do metabolismo do etanol. O consumo de etanol por um longo período causa a esteatose hepática, um processo reversível se a ingestão de álcool for interrompida. Se o consumo continuar, a lesão aos hepatócitos pode levar a **cirrose** (proliferação das fibras colágenas na fibrose hepática) e carcinoma hepatocelular (transformação maligna dos hepatócitos).

  O etanol pode ser metabolizado pela **via da álcool desidrogenase (ADH)** e pelo **sistema de oxidação microssomal de etanol (MEOS**; do inglês, *microsomal ethanol-oxidizing pathway)*.

  Na **via ADH**, o etanol é oxidado em acetaldeído no citoplasma e o acetaldeído é convertido em acetato na mitocôndria. O excesso de acetaldeído e prótons pode lesionar o hepatócito.

  Na **via MEOS**, o etanol metabolizado no REL produz acetaldeído e excesso de radicais derivados do oxigênio (em vez de prótons). Ambos podem lesionar o hepatócito

- As **células perissinusoidais de Ito** estão no espaço de Disse, próximas ao sinusoide hepático.

  Essas células:
  (1) Armazenam e liberam retinoides.
  (2) Produzem e reciclam componentes da matriz extracelular.
  (3) Regulam o fluxo sanguíneo nos sinusoides
  As células perissinusoidais permanecem um estado quiescente, não proliferativo, mas podem proliferar

quando ativadas pelas células de Kupffer e pelos hepatócitos. A ativação ocorre após hepatectomia parcial, lesões hepáticas focais e em diferentes condições que levam a fibrose

- Em condições patológicas, como a **doença hepática crônica e cirrose**, as células perissinusoidais tornam-se miofibroblastos e contribuem para a fibrogênese durante a doença hepática crônica, produzindo colágenos dos tipos I e III e proteínas da matriz extracelular.

  Uma vez ativados, os miofibroblastos secretam o fator de crescimento transformante β (TGF-β) para estimular, por meio de um mecanismo autócrino, sua própria atividade promovendo a **transição epiteliomesenquimal do tipo 2 (EMT)** dos hepatócitos.

  Vamos rever os principais aspectos da EMT:

  (1) A **EMT do tipo 1** ocorre durante o desenvolvimento embrionário.

  (2) A **EMT do tipo 2** acontece durante o reparo de lesão tecidual e a inflamação. A fibrogênese hepática é um exemplo da EMT do tipo 2. Ela necessita de fibroblastos e células mesenquimais para reparar a hepatite crônica e a aguda.

  (3) A **EMT do tipo 3** ocorre em casos de câncer e metástase. Uma possível evolução da cirrose para câncer hepatocelular ocorre quando o antígeno da hepatite Bx (HBx), uma proteína reguladora do vírus da hepatite B, estimula as células-tronco cancerígenas na patogênese no câncer hepatocelular

- **Hepatite crônica e cirrose**. A hepatite é uma condição inflamatória do fígado determinada principalmente por infecção viral, mas também bacteriana (de origem intestinal ou hematogênica) e parasitária (amebíase e esquistossomose).

  A hepatite viral pode ser causada por vírus hepatotrópicos, em particular os **vírus da hepatite A (HAV)**, da **hepatite B (HBV)** e da **hepatite C (HCV)**, os mais comuns.

  (1) O **HAV** provoca hepatite aguda que raramente se torna crônica. As infecções por HAV são causadas por disseminação por meio da ingestão de água ou alimento contaminados.

  (2) A infecção por **HBV** pode ser determinada pelo contato sexual, durante a transfusão de sangue ou soro, ou pelo compartilhamento de agulhas por usuários de drogas. Cerca de 10% dos indivíduos infectados desenvolvem hepatite crônica.

  (3) A infecção por **HCV** é causada em cerca de 90% dos casos por transfusão sanguínea e cerca de 50 a 70% dos indivíduos infectados desenvolvem a hepatite crônica. A terapia para a infecção por HCV baseia-se na administração oral de um combinado de agentes antivirais de ação direta.

  Outros tipos de vírus da hepatite são o D, o E e o G. A imunidade determinada por um tipo de vírus não protege contra infecção causada por outro tipo de vírus.

  Os sintomas clínicos típicos da hepatite aguda são a perda de apetite, náuseas, vômitos e icterícia

- As anormalidades bioquímicas da hepatite aguda incluem:

  (1) Uma elevação dos níveis séricos das **aminotransferases hepáticas (aspartato aminotransferase, AST, e alanina aminotransferase, ALT)**, resultante da liberação de enzimas de hepatócitos lesionados na corrente sanguínea.

  (2) Anticorpos virais detectados no sangue em algumas semanas de infecção.

  Os aspectos histopatológicos da **hepatite aguda** são hepatócitos lesionados (necrose) e apoptose, além de

acúmulo de bile dentro dos hepatócitos. Células inflamatórias, incluindo neutrófilos, linfócitos e macrófagos, são observadas nos sinusoides ao redor da vênula central (zona III do ácino hepático) e espaços porta.

A **hepatite crônica** é definida pela ocorrência de fibrose, juntamente com necrose de hepatócitos e atividade inflamatória de linfócitos. A ruptura da placa limitante (zona I do ácino hepático), a progressão da fibrose para os espaços porta, a regeneração nodular dos hepatócitos e a proliferação de dúctulos biliares (proliferação colangiolar) são indicações de uma possível evolução para cirrose

- **Metabolismo da bilirrubina**. A bilirrubina é o produto do catabolismo do grupo heme:

  (1) Cerca de 85% da bilirrubina originam-se de hemácias senescentes destruídas no baço pelos macrófagos.

  (2) Os macrófagos convertem o grupo heme em **biliverdina**, que é transformada em **bilirrubina não conjugada** e liberada na corrente sanguínea.

  (3) Na corrente sanguínea, a bilirrubina forma um complexo com a albumina.

  (4) Quando o **complexo bilirrubina-albumina** alcança os sinusoides hepáticos, a albumina se solta e a bilirrubina é internalizada pelos hepatócitos.

  (5) A bilirrubina liga-se à **ligandina** no citosol do hepatócito e é transportada ao retículo endoplasmático liso que libera a bilirrubina livre que se torna conjugada com ácido glicurônico.

  (6) O **glicuronídeo de bilirrubina** é liberado no canalículo biliar e transportado até o intestino delgado. O glicuronídeo separa-se da bilirrubina no intestino delgado e a bilirrubina é convertida pelas bactérias intestinais em **urobilinogênio**, que é excretado. A **urobilina** é eliminada na urina

- A **vesícula biliar** é o local de armazenamento, concentração e liberação de bile. A parede da vesícula biliar consiste em mucosa com dobras e fendas profundas, revestida pelo epitélio simples colunar. Não há muscular da mucosa ou submucosa. A muscular (músculo liso) e a adventícia podem ser observadas. Os vasos linfáticos são abundantes na lâmina própria da vesícula biliar. Os vasos sanguíneos são predominantes na adventícia

- A **bile** é uma mistura de substâncias orgânicas e inorgânicas produzidas pelos hepatócitos. A bile participa da excreção de colesterol, fosfolipídios, sais biliares, bilirrubina conjugada e eletrólitos.

  A absorção de gorduras no lúmen intestinal depende da ação emulsificante de gordura dos sais biliares. A bile transporta IgA para a mucosa intestinal (circulação êntero-hepática) e inibe o crescimento bacteriano no intestino delgado.

  A **secreção da bile** no canalículo biliar é um processo mediado por trifosfato de adenosina (ATP) envolvendo os transportadores de resistência a múltiplos medicamentos dos tipos 1 e 2 (MDR1 e MDR2; do inglês, *multidrug resistance*), o transportador multiespecífico de ânions orgânicos (MOAT) e o transportador de ácidos biliares (TAB).

  A **hiperbilirrubinemia**, um aumento da concentração de bilirrubina circulante na corrente sanguínea, pode ocorrer quando ela não pode ser conjugada no hepatócito (**doença de Crigler-Najjar**). Lactentes com essa doença desenvolvem a **encefalopatia bilirrubínica**.

  Um defeito no transporte da bilirrubina conjugada para o canalículo biliar é a causa da **síndrome de Dubin-Johnson**. A **síndrome de Gilbert** é um erro inato comum do metabolismo que causa hiperbilirrubinemia moderada sem manifestações clínicas significativas.

Capítulo 18
Sistema Neuroendócrino

O sistema neuroendócrino integra as funções do sistema nervoso e do sistema endócrino, com vistas à regulação de vários processos fisiológicos. Uma estrutura fundamental do sistema neuroendócrino é o hipotálamo, em que os neurônios, atuando como células neurossecretoras, liberam neuropeptídios na corrente sanguínea até a hipófise adjacente. Por meio desse mecanismo, os neurônios no hipotálamo podem comunicar-se coletivamente com seus órgãos e tecidos alvos e receber informações por meio de alças de retroalimentação (*feedback*). Além disso, o hipotálamo regula as atividades dos sistemas nervosos simpático e parassimpático, incluindo as respostas cardiovasculares e o metabolismo da glicose e do cálcio. Este capítulo aborda a estrutura e a função da hipófise e da glândula pineal. Ambas são glândulas endócrinas situadas atrás da barreira hematencefálica, mas seus produtos de secreção são liberados fora da barreira hematencefálica de modo cíclico, pulsátil ou rítmico.

HIPÓFISE

A hipófise (do grego *hypo*, sob; e *physis*, crescimento), também conhecida como **glândula pituitária**, é constituída por dois tecidos embriologicamente distintos (Figura 18.1):

1. A **adeno-hipófise**, uma porção **epitelial glandular**.
2. A **neuro-hipófise**, uma porção **neural**.

A **adeno-hipófise** tem três partes ou subdivisões:

1. A **parte distal** (***pars distalis***), ou **lobo anterior**, é a parte principal da glândula.
2. A **parte tuberal** (***pars tuberalis***) envolve, como um colar parcial ou completo, a haste ou processo infundibular, que é um componente neural. Juntos, compõem o pedículo hipofisário.
3. A **parte intermediária** (***pars intermedia***), ou lobo intermediário, é rudimentar no adulto. É uma cunha fina que separa a *pars distalis* da neuro-hipófise.

A **neuro-hipófise** tem duas subdivisões:

1. A **parte nervosa** (***pars nervosa***), ou lobo neural, o principal componente da neuro-hipófise.
2. O **infundíbulo** que, por sua vez, tem dois componentes: o **processo infundibular**, a haste de conexão que forma, juntamente com a *pars tuberalis*, o pedículo hipofisário; e a **eminência mediana**, uma extensão do hipotálamo em forma de funil.

Origem embriológica da hipófise

A adeno-hipófise e a neuro-hipófise têm origens embriológicas distintas. A adeno-hipófise deriva de uma evaginação, chamada **bolsa de Rathke**, que surge a partir do revestimento ectodérmico da futura cavidade oral, estendendo-se para cima, rumo à neuro-hipófise em desenvolvimento.

À medida que a bolsa de Rathke desenvolve-se, um **crescimento descendente infundibular do assoalho do diencéfalo** torna-se firmemente aposto à bolsa e torna-se a neuro-hipófise. O pedículo conectado à bolsa de Rathke desaparece, mas o pedículo de ligação da neuro-hipófise permanece como o núcleo da haste, ou pedículo infundibular (Figura 18.2).

A bolsa de Rathke desenvolve-se em três regiões distintas:

1. As células da superfície anterior da bolsa dão origem à *pars distalis*, a maior parte da glândula.
2. As células da superfície posterior invadem o processo infundibular.
3. As extensões superiores da bolsa envolvem a haste infundibular, formando a *pars tuberalis*.

Circulação porta hipotalâmico-hipofisária

O hipotálamo e a hipófise formam uma rede neuroendócrina integrada de vasos sanguíneos conhecida como **sistema hipotálamo-hipofisário**. Sua função principal é uma troca hormonal exigida para uma comunicação rápida entre o hipotálamo e a hipófise. A troca hormonal é facilitada pela **estrutura fenestrada dos capilares** no sistema hipotálamo-hipofisário (Figura 18.3).

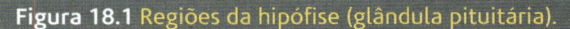

Figura 18.1 Regiões da hipófise (glândula pituitária).

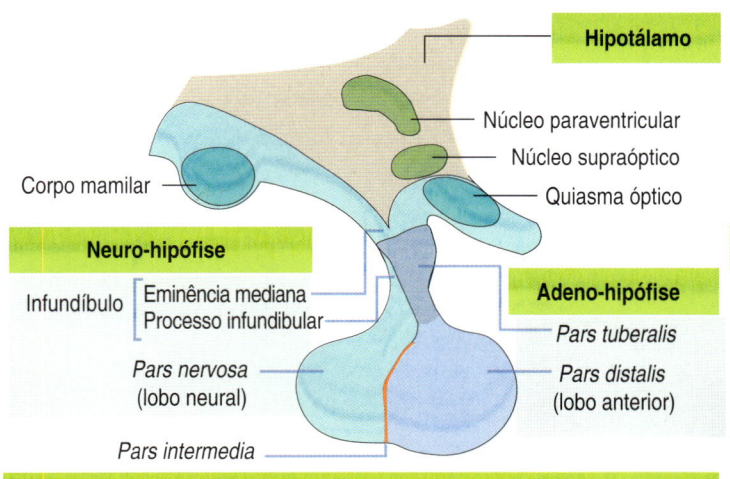

O **hipotálamo** é dividido pelo terceiro ventrículo em duas metades simétricas. Rostralmente, é limitado pelo **quiasma óptico**, caudalmente pelos **corpos mamilares**, lateralmente pelos **tratos ópticos** e dorsolateralmente pelo **tálamo**.

A *pars intermedia*, um rudimento da bolsa de Rathke, é constituída por pequenos folículos que contêm coloides e células epiteliais dispersas.

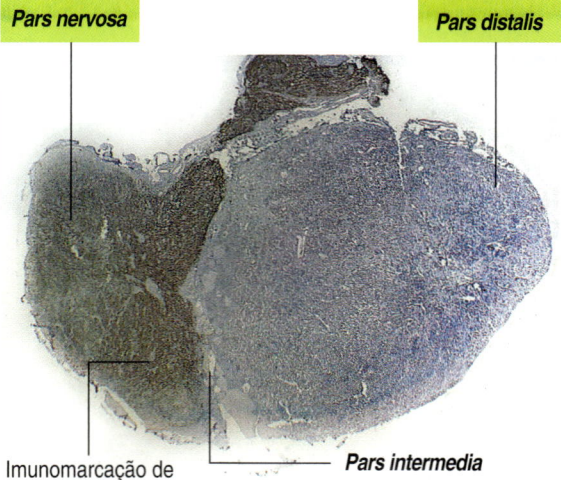

Imunomarcação de neurofilamentos nos axônios

Principais subdivisões da hipófise

A **adeno-hipófise** apresenta três subdivisões principais: (1) a *pars distalis*, ou **lobo anterior**, que é o principal componente epitelial glandular; (2) a *pars tuberalis*, um tecido não secretor, semelhante a um colar, que envolve o infundíbulo da neuro-hipófise; e (3) a *pars intermedia*, uma cunha estreita que forma uma capa em torno da *pars nervosa* (lobo neural).

A **neuro-hipófise** tem duas partes: a *pars nervosa*, ou lobo neural, e o **infundíbulo**. O infundíbulo é formado por duas estruturas: (1) a **eminência mediana**, uma extensão do hipotálamo em forma de funil; e (2) o processo infundibular.

Painel de imuno-histoquímica de Martín-Lacave I, Garcia-Caballero T: Atlas of Immunohistochemistry. Madri, Espanha. Ed. Díaz de Santos, 2012.

Figura 18.2 Desenvolvimento da hipófise.

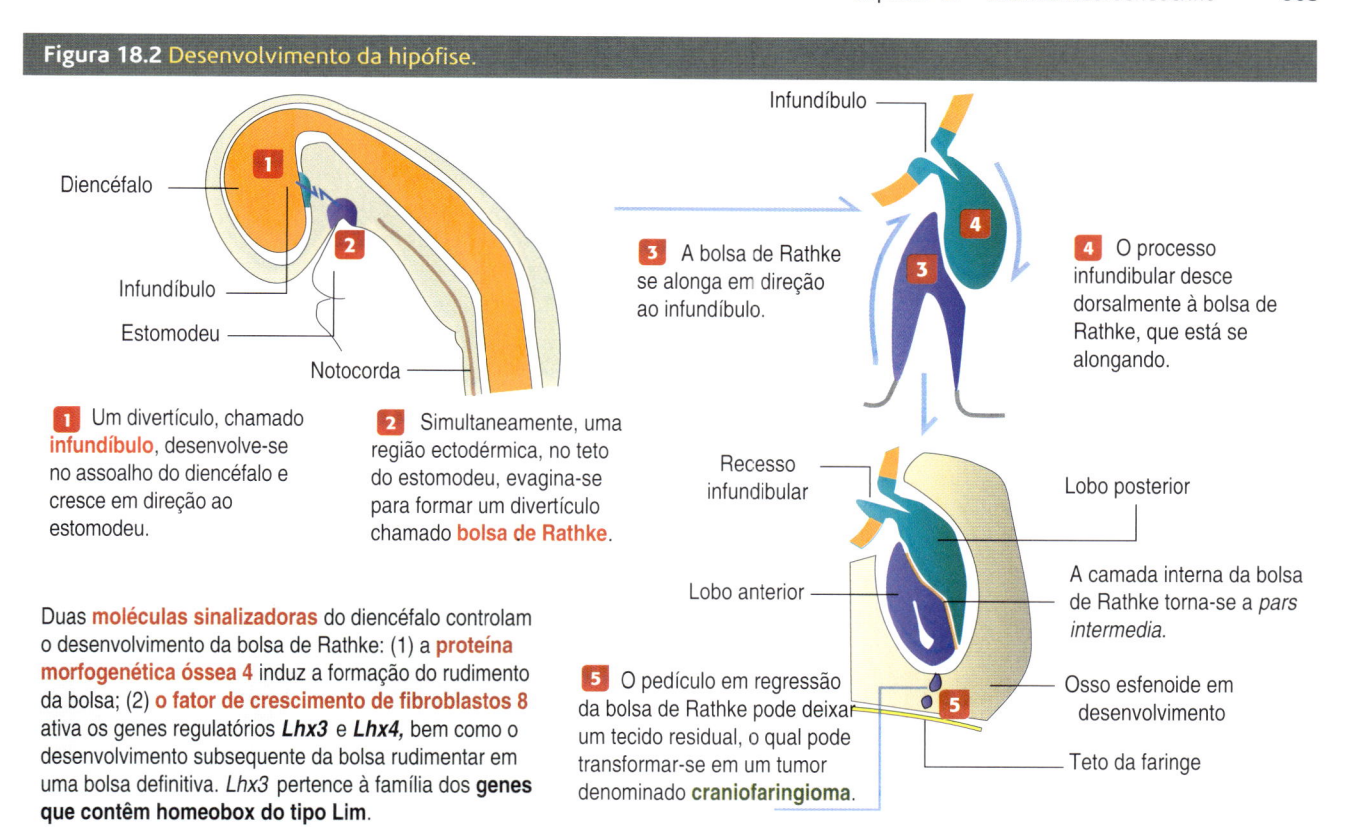

1 Um divertículo, chamado **infundíbulo**, desenvolve-se no assoalho do diencéfalo e cresce em direção ao estomodeu.

2 Simultaneamente, uma região ectodérmica, no teto do estomodeu, evagina-se para formar um divertículo chamado **bolsa de Rathke**.

3 A bolsa de Rathke se alonga em direção ao infundíbulo.

4 O processo infundibular desce dorsalmente à bolsa de Rathke, que está se alongando.

5 O pedículo em regressão da bolsa de Rathke pode deixar um tecido residual, o qual pode transformar-se em um tumor denominado **craniofaringioma**.

A camada interna da bolsa de Rathke torna-se a *pars intermedia*.

Duas **moléculas sinalizadoras** do diencéfalo controlam o desenvolvimento da bolsa de Rathke: (1) a **proteína morfogenética óssea 4** induz a formação do rudimento da bolsa; (2) **o fator de crescimento de fibroblastos 8** ativa os genes regulatórios *Lhx3* e *Lhx4,* bem como o desenvolvimento subsequente da bolsa rudimentar em uma bolsa definitiva. *Lhx3* pertence à família dos **genes que contêm homeobox do tipo Lim**.

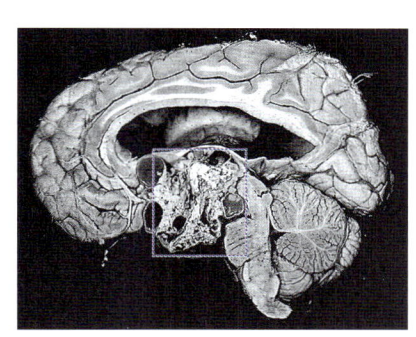

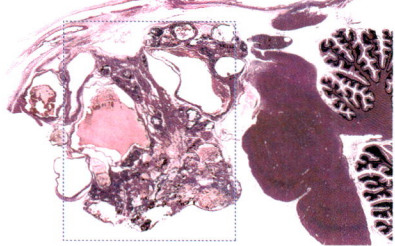

Craniofaringiomas são tumores epiteliais derivados dos remanescentes do pedículo da bolsa de Rathke. Eles apresentam algumas semelhanças histológicas com os tumores odontogênicos. Existem dois subtipos de craniofaringiomas: (1) **craniofaringioma** adamantinomatoso, comum em crianças; e (2) **craniofaringioma papilar**, frequente em adultos.

Craniofaringioma adamantinomatoso em um menino de 11 anos. É constituído por cistos revestidos por células epiteliais escamosas e áreas necróticas.

Fotografias de Burger PC, Scheithauer BW, Vogel FS. Surgical pathology of the nervous system and its coverings. 4.ed. Philadelphia: Churchill Livingstone, 2002.

O sistema hipotálamo-hipofisário tem dois componentes:

1. O **sistema hipotalâmico adeno-hipofisário**, que conecta o hipotálamo à adeno-hipófise.
2. O **sistema hipotalâmico neuro-hipofisário**, que conecta o hipotálamo à hipófise posterior.

O **hipotálamo**, que corresponde ao assoalho do diencéfalo e forma parte das paredes do terceiro ventrículo, consiste em pelo menos 12 agrupamentos de neurônios, chamados **núcleos**, e alguns deles secretam hormônios.

As células neurossecretoras do hipotálamo exercem efeitos **positivos** e **negativos** sobre a hipófise por meio de neuropeptídios (chamados **hormônios** ou **fatores de liberação ou inibição**), têm um **tempo de resposta muito curto** (frações de segundos) em relação aos neurotransmissores e enviam **axônios** para a neuro-hipófise. Em contrapartida, os efeitos dos hormônios derivados das células epiteliais

da adeno-hipófise apresentam um tempo de resposta mais longo (minutos ou horas), e podem persistir por 1 dia ou até 1 mês.

Um par de **artérias hipofisárias superiores**, derivadas das artérias carótidas internas, penetram na eminência mediana e na parte superior da haste infundibular, formando o **primeiro plexo capilar sinusoidal** (**plexo capilar primário**). O plexo capilar primário recebe os produtos das células neurossecretoras agrupadas nos **núcleos hipotalâmicos hipofisiotróficos** do hipotálamo.

Os capilares que derivam do plexo capilar primário projetam-se em direção à parte inferior do infundíbulo e da *pars tuberalis*, formando as **veias porta**. Os capilares que se originam das veias porta formam o **plexo capilar secundário** que supre a adeno-hipófise e recebe secreções das células secretoras da adeno-hipófise.

Observe que a maior parte dos ramos arteriais penetra na hipófise dividindo-se em capilares para troca

Figura 18.3 Suprimento sanguíneo para a hipófise.

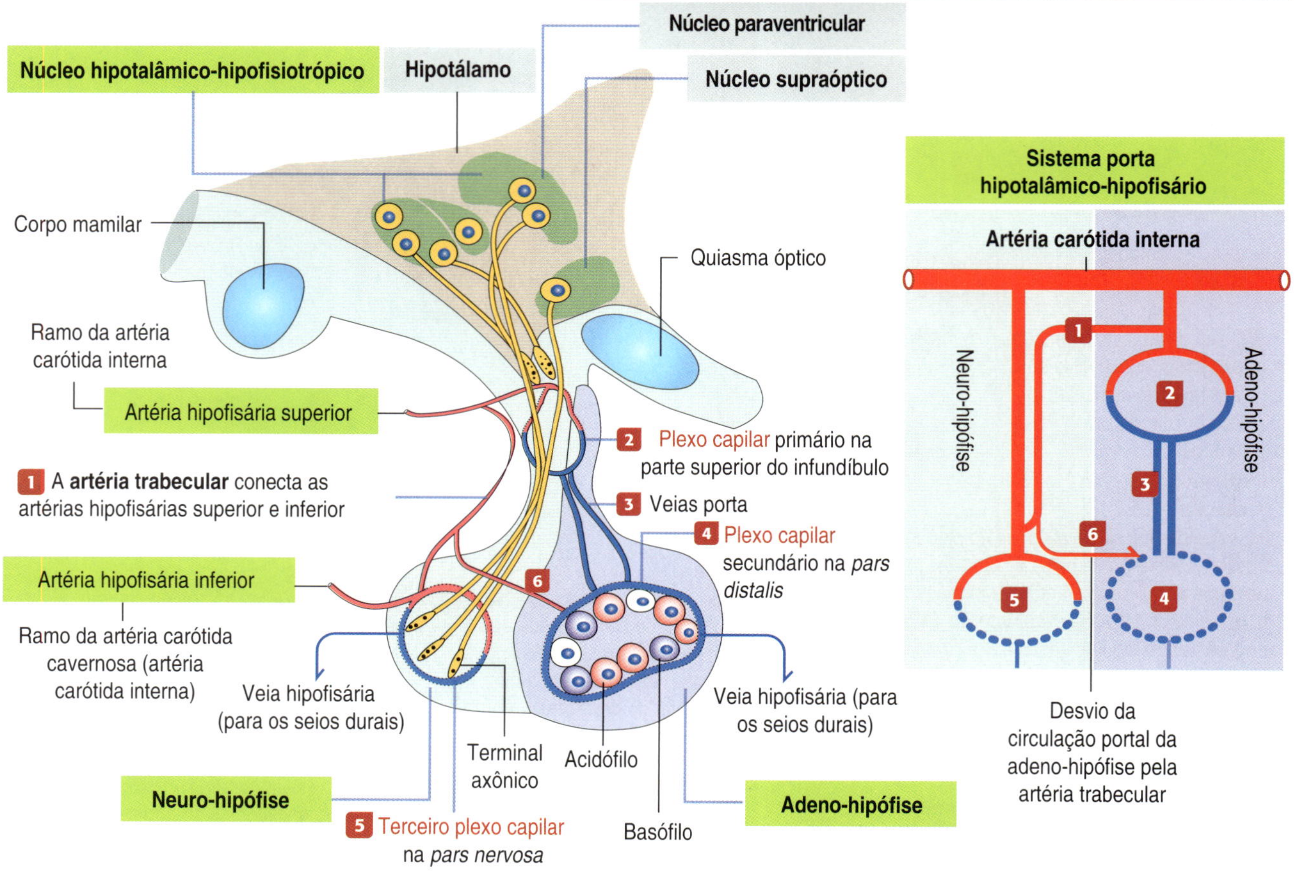

A artéria hipofisária superior forma um **plexo capilar primário** no infundíbulo (formado pela eminência mediana e a haste infundibular). O plexo capilar primário recebe os hormônios liberadores e inibidores provenientes dos **núcleos hipotálamo-hipofisiotrópicos** neuroendócrinos.

O plexo capilar primário é drenado pelas **veias porta**.

As veias porta fornecem o suprimento sanguíneo para o **plexo capilar secundário**, ao qual as células acidófilas e basófilas estão associadas.

Por esse mecanismo, os peptídios hipotalâmicos liberadores e inibidores atuam diretamente sobre as células da *pars distalis* (hipófise anterior), regulando a função endócrina.

Os plexos capilares primário e secundário ligados às veias porta formam o **sistema porta hipotalâmico-hipofisário**.

A **artéria hipofisária inferior** supre a *pars nervosa*, formando um terceiro plexo capilar que coleta a vasopressina (hormônio antidiurético) e a ocitocina, produzidas pelas células neuroendócrinas dos núcleos supraóptico e paraventricular, respectivamente.

As artérias hipofisárias superior e inferior estão conectadas pela **artéria trabecular**, cujos capilares se desviam da circulação porta da adeno-hipófise (ver **6**).

---

hormonal rápida. **Não há suprimento sanguíneo arterial direto para a adeno-hipófise.**

O sistema porta hipotalâmico-hipofisário possibilita:

1. O transporte de neuropeptídios hipotalâmicos de liberação e inibição a partir do plexo capilar primário até as células epiteliais secretoras de hormônios da adeno-hipófise.
2. A liberação dos hormônios secretados pela adeno-hipófise no plexo capilar secundário e para a circulação geral.
3. A integração funcional do hipotálamo com a adeno-hipófise é proporcionada pelas **veias porta.**

Um **terceiro plexo capilar**, derivado das artérias hipofisárias inferiores, supre a neuro-hipófise. Esse terceiro plexo capilar coleta as secreções das células neurossecretoras do hipotálamo. Os produtos secretados (vasopressina, também chamado hormônio antidiurético, e ocitocina) são transportados ao longo dos axônios até a neuro-hipófise.

Histologia da *pars distalis* (lobo anterior)

A *pars distalis* é formada por três componentes:
1. Cordões de **células epiteliais**.
2. **Estroma de tecido conjuntivo** de suporte escasso.
3. **Capilares fenestrados** (ou **sinusoides**), que são partes do plexo capilar secundário.

Não há barreira hematencefálica na adeno-hipófise.

As células epiteliais são dispostas em cordões que envolvem os capilares fenestrados que conduzem o sangue com origem no hipotálamo. Os hormônios secretados difundem para a rede de capilares, que drenam para as veias hipofisárias e, a partir delas, para os seios venosos durais.

Há três tipos distintos de célula endócrina na adeno-hipófise (Figura 18.4):

1. **Acidófilas** (células com afinidade por um corante ácido), que são predominantes nas laterais da glândula.
2. **Basófilas** (células que têm afinidade por um corante básico e que são positivas para a coloração ácido periódico-Schiff – PAS), que são predominantes no centro da glândula.
3. **Cromófobas** (células sem coloração citoplasmática).

As acidófilas secretam dois principais **hormônios peptídicos**: o **hormônio de crescimento** e a **prolactina**.

Os basófilos secretam **hormônios glicoproteicos**: o **hormônio foliculoestimulante** (**FSH**) e o **hormônio luteinizante** (**LH**), ambos gonadotropinas; o **hormônio tireoestimulante** (**TSH**), ou tireotropina e o **hormônio adrenocorticotrófico** (**ACTH**), ou corticotropina. Os cromófobos incluem células que tiveram seu conteúdo hormonal liberado e perderam a afinidade típica de coloração das células acidófilas e basófilas.

A identificação precisa das células secretoras da adeno-hipófise é feita por **imuno-histoquímica**, que demonstra seu conteúdo hormonal com a utilização de anticorpos específicos (Figura 18.5).

Figura 18.4 Identificação das células basófilas, acidófilas e cromófobas na adeno-hipófise.

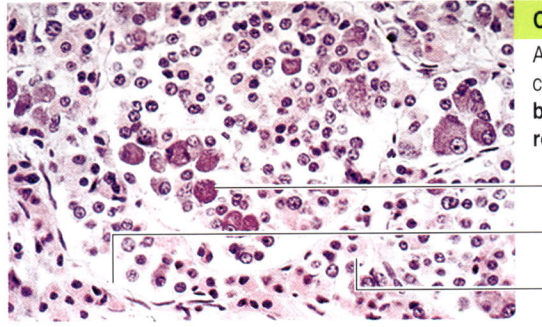

Coloração por hematoxilina-eosina (H&E)

A hipófise anterior é constituída de agrupamentos de células epiteliais adjacentes aos capilares fenestrados. Com a hematoxilina e a eosina (H&E), o citoplasma dos **basófilos** cora em **azul-púrpura (glicoproteínas)**, enquanto os **acidófilos** coram em **rosa-claro (proteínas)**. As células cromófobas exibem citoplasma rosa muito claro.

— Basófilo

— Capilar fenestrado

— Acidófilo

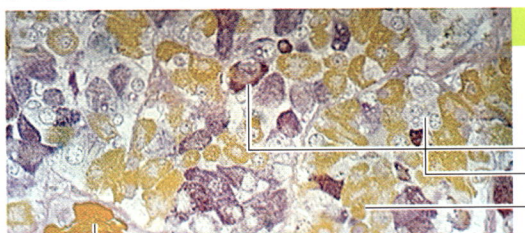

Coloração por uma técnica tricrômica (azul de anilina, orange G e azocarmim)

Com a coloração tricrômica, o citoplasma dos **basófilos** cora em **azul-púrpura**, enquanto os **acidófilos**, em **laranja**. As células **cromófobas** coram-se **em azul-claro**. Os eritrócitos no lúmen dos capilares coram-se fortemente em **laranja**.

— Basófilo
— Cromófobo
— Acidófilo
— Eritrócitos

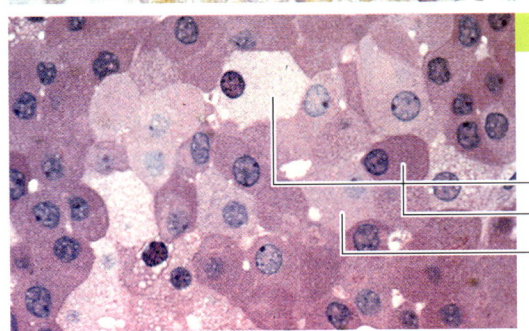

Corte em resina corado com fucsina básica e hematoxilina

A forma poligonal das células epiteliais da hipófise anterior está bem definida nessa preparação. O citoplasma dos **basófilos** cora em **rosa-escuro**, os **acidófilos** em **rosa-claro** e as **células cromófobas não se coram**.

— Cromófobo
— Basófilo
— Acidófilo

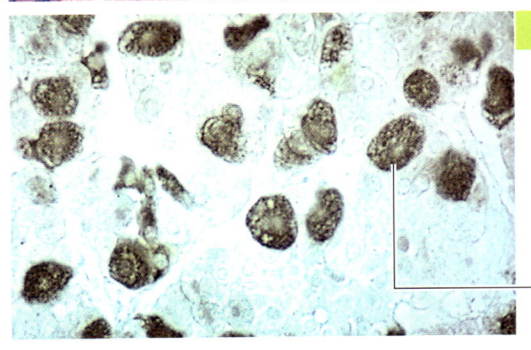

Imuno-histoquímica (imunoperoxidase)

Nesta micrografia, um anticorpo para a cadeia β do hormônio foliculoestimulante (FSH) foi usado para identificar os gonadótropos da hipófise anterior.

O uso de anticorpos específicos para hormônios produzidos na hipófise anterior tem possibilitado: (1) a precisa identificação de todas as células produtoras de hormônios da hipófise anterior; (2) a identificação dos **adenomas** produtores de hormônios; e (3) a elucidação das vias de retroalimentação *(feedback)* positivas e negativas que regulam a secreção dos hormônios hipofisários.

— Células secretoras de FSH (classificadas como basófilos pela coloração H&E)

Figura 18.5 Relações vasculares e ultraestrutura da adeno-hipófise.

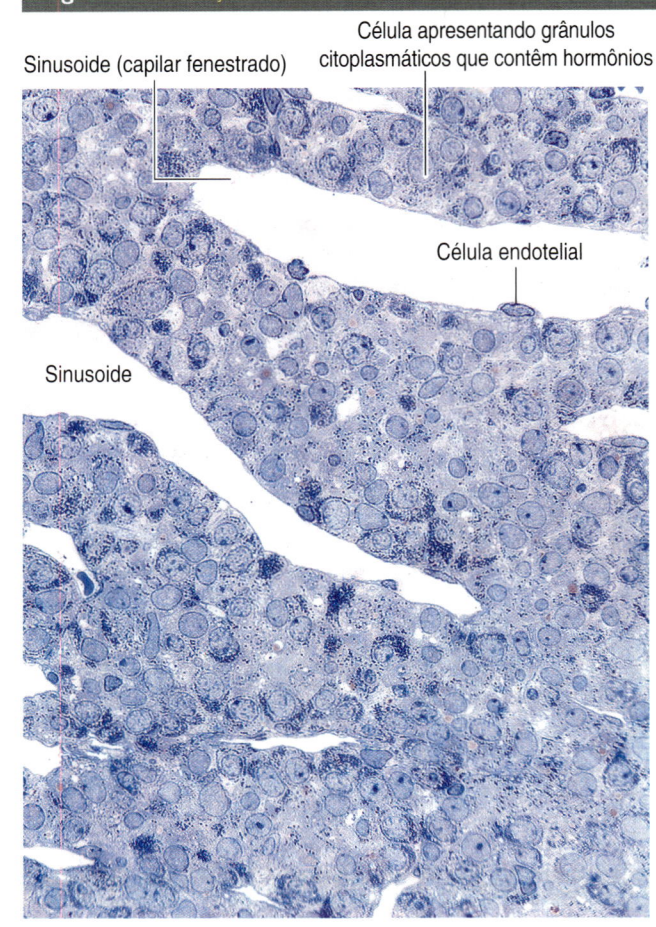

Sinusoide (capilar fenestrado)

Célula apresentando grânulos citoplasmáticos que contêm hormônios

Célula endotelial

Sinusoide

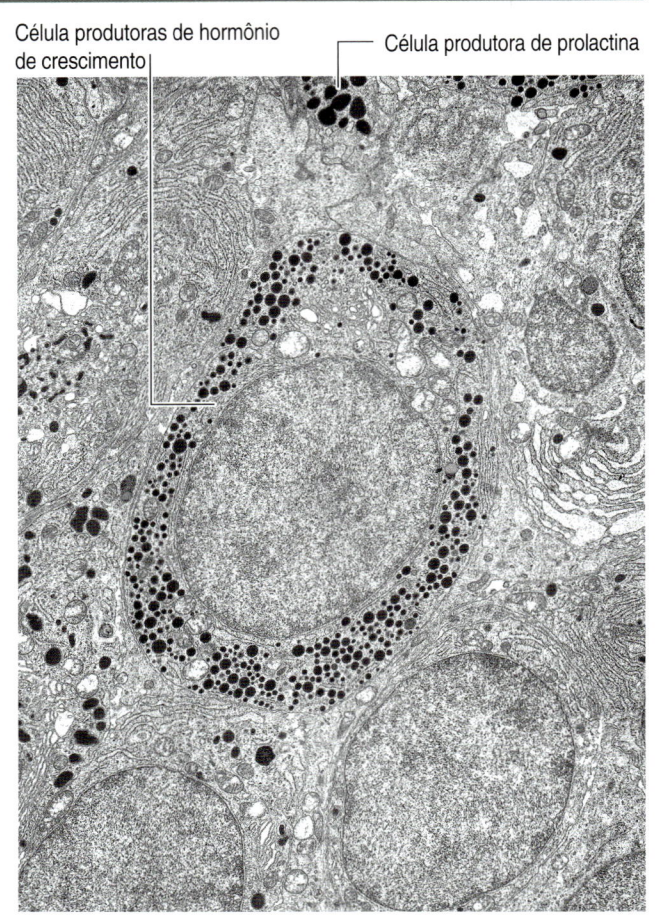

Célula produtoras de hormônio de crescimento

Célula produtora de prolactina

Microscopia óptica (corte em resina)
As células da *pars distalis* são envolvidas por sinusoides (capilares fenestrados) que recebem os hormônios secretados. Os hormônios, então, são transportados na circulação sanguínea de modo a regular a função das células-alvo.

Microscopia eletrônica
A microscopia eletrônica se constitui em um instrumento poderoso para examinar **tamanho**, **distribuição**, **conteúdo** e **modo de síntese** e **secreção** de vários hormônios armazenados em grânulos secretores no citoplasma das células endócrinas da adeno-hipófise.

Hormônios secretados pelas células acidófilas: hormônio de crescimento e prolactina

As células acidófilas secretam o **hormônio de crescimento (GH)**, também chamado **somatotropina**. Essas células acidófilas, denominadas **somatotropos**, representam uma grande proporção (40 a 50%) da população de células da adeno-hipófise. As células secretoras de prolactina, ou **lactotropos**, representam 15 a 20% da população de células da adeno-hipófise.

Hormônio de crescimento

O hormônio de crescimento é um peptídio com 191 aminoácidos (22 kDa), com as seguintes características (Figura 18.6):

1. O hormônio de crescimento apresenta homologia estrutural com a prolactina e com o lactogênio placentário humano. Há alguma sobreposição na atividade desses três hormônios.

2. Esse hormônio é liberado na circulação sanguínea na forma de **pulsos**, ao longo do período de 24 horas de sono e vigília, com o **pico de secreção ocorrendo nas duas primeiras horas do sono**.

3. Apesar do nome, o hormônio de crescimento não induz diretamente o crescimento; de fato, ele atua estimulando a produção de um **fator de crescimento semelhante à insulina tipo 1** (IGF-1; do inglês, *insulin-like growth factor-1*) nos hepatócitos, também conhecido como **somatomedina C**. O receptor celular para o IGF-1 é semelhante àquele da insulina (formado por dímeros de duas glicoproteínas com domínios integrais citoplasmáticos para as proteínas tirosinoquinase).

4. A liberação do hormônio do crescimento é regulada por dois neuropeptídios.

Um efeito **estimulador** é determinado pelo **hormônio liberador do hormônio de crescimento** (GHRH; do inglês, *growth hormone-releasing hormone*), um peptídio de 44 aminoácidos. O efeito **inibitório** é produzido pela **somatostatina** (um peptídio

Figura 18.6 Hormônio de crescimento.

O hormônio de crescimento induz o crescimento por meio do **fator de crescimento semelhante à insulina 1** (IGF-1), produzido pelos hepatócitos.

O GHRH estimula a liberação do hormônio de crescimento pelos acidófilos.

A **somatostatina e os níveis elevados de glicose plasmática** inibem a liberação do hormônio de crescimento.

O IGF-1 estimula o crescimento dos ossos longos, estimulando a hipertrofia dos condrócitos nas **placas epifisárias**.

O excesso de hormônio de crescimento causa **gigantismo nas crianças** e **acromegalia nos adultos**. Na maioria dos casos, um **adenoma** da hipófise anterior é o responsável pela hipersecreção do hormônio de crescimento.

Uma mutação no gene que codifica a proteína de interação com o receptor de hidrocarboneto arílico predispõe à formação de adenoma.

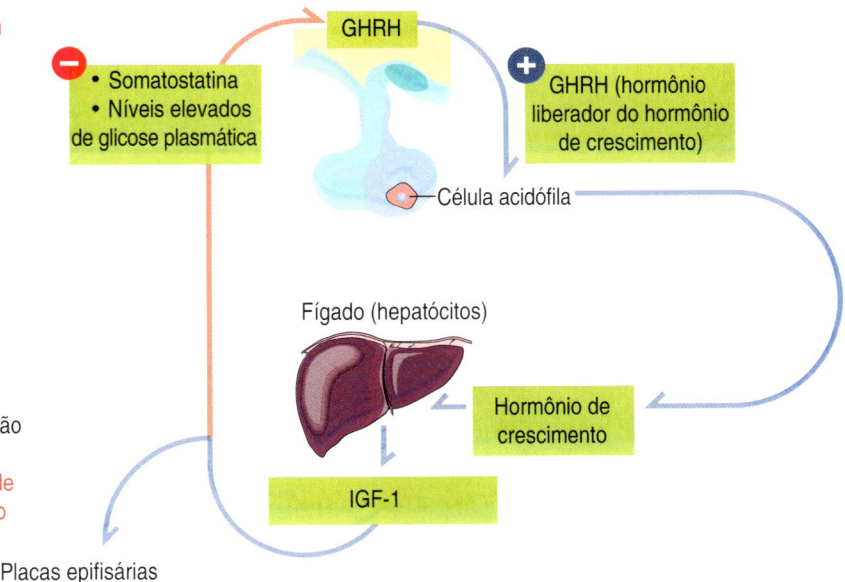

de 14 aminoácidos) e por **níveis plasmáticos de glicose elevados**. Tanto o GHRH como a somatostatina são hormônios do hipotálamo. A somatostatina também é produzida pelas ilhotas de Langerhans (no pâncreas).

O IGF-1 (7,5 kDa) estimula o crescimento geral dos ossos e dos tecidos moles. Nas crianças, o IGF-1 estimula o crescimento dos ossos longos nas placas epifisárias. Os médicos medem o IGF-1 no sangue para determinar a função do hormônio de crescimento. **Uma queda nos níveis séricos de IGF-1 estimula a liberação do hormônio de crescimento**.

As células-alvo do IGF-1 secretam várias **proteases** e **proteínas de ligação ao IGF-1**. As proteases podem regular a distribuição e a ação do IGF-1 nas células-alvo, por meio da redução da disponibilidade das proteínas de ligação ao IGF-1.

GIGANTISMO (EM CRIANÇAS) E ACROMEGALIA (EM ADULTOS)

A secreção **excessiva** do hormônio de crescimento pode ocorrer na presença de um tumor benigno chamado **adenoma**.

Quando o tumor secretor do hormônio de crescimento ocorre durante a infância e a puberdade, em idades em que as placas epifisárias ainda estão ativas, observa-se o **gigantismo**. Se houver secreção excessiva do hormônio de crescimento no adulto, quando as placas epifisárias já se consolidaram, desenvolve-se **acromegalia** (do grego: *akron*, terminação ou extremidade; *megas*, grande). Na acromegalia, as mãos, os

pés, a mandíbula e os tecidos moles tornam-se aumentados. Os ossos longos não crescem em comprimento, mas as cartilagens (nariz e orelhas) e os ossos membranosos (mandíbula e porção superior do crânio [calvária]) continuam a crescer, conduzindo a deformidades grosseiras.

Um adenoma secretor do hormônio de crescimento não apresenta padrão secretório pulsátil típico. Nas crianças, a **redução** da secreção do hormônio de crescimento resulta em baixa estatura (**nanismo**).

Prolactina

A prolactina é uma proteína de cadeia única com 199 aminoácidos (22 kDa). A prolactina, o hormônio de crescimento e o lactogênio placentário humano apresentam certa homologia em suas sequências de aminoácidos e sobreposição de atividade (Figura 18.7).

A ação predominante da prolactina consiste em estimular o início e a manutenção da **lactação**. A lactação envolve o seguinte:

1. A **mamogênese**, que é o crescimento e o desenvolvimento da glândula mamária, é estimulada principalmente pelo estrógeno e a progesterona, em coordenação com a prolactina e o lactogênio placentário humano.

2. A **lactogênese**, que é o início da lactação, é desencadeada pela prolactina que atua sobre a glândula mamária já desenvolvida, pelas ações do estrógeno e da progesterona. A lactação é inibida durante a gravidez pelos níveis elevados de estrógeno e progesterona, os quais declinam no parto. Tanto os

Figura 18.7 Prolactina.

A prolactina estimula a lactação após o parto.

A secreção de prolactina pelos **acidófilos** é regulada principalmente por inibição, e não por estimulação.

A **dopamina** é o principal inibidor da secreção de prolactina.

A **sucção durante a lactação** é o principal estímulo para a secreção de prolactina.

Um adenoma secretor de prolactina da hipófise anterior provoca **hiperprolactinemia**, que, por sua vez, é responsável pela **galactorreia** (secreção de leite não puerperal).

A hiperprolactinemia conduz à **infertilidade** reversível nos sexos feminino e masculino.

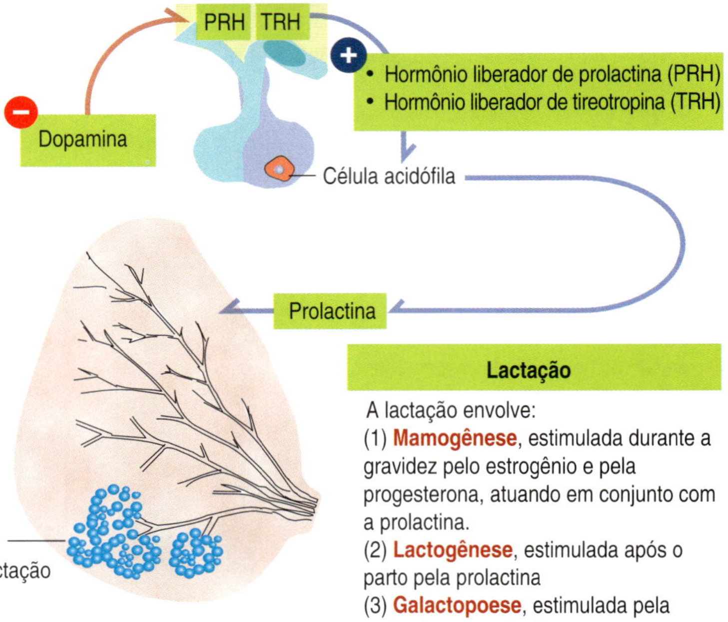

• Hormônio liberador de prolactina (PRH)
• Hormônio liberador de tireotropina (TRH)

Célula acidófila

Prolactina

Glândula mamária em lactação

Lactação

A lactação envolve:
(1) **Mamogênese**, estimulada durante a gravidez pelo estrogênio e pela progesterona, atuando em conjunto com a prolactina.
(2) **Lactogênese**, estimulada após o parto pela prolactina
(3) **Galactopoese**, estimulada pela prolactina e a ocitocina.

antagonistas do estradiol quanto da prolactina são usados clinicamente para interromper a lactação.

3. A **galactopoese**, que é a manutenção da produção de leite, requer tanto a prolactina como a ocitocina.

Os efeitos da prolactina, do lactogênio placentário e dos esteroides sobre o desenvolvimento da glândula mamária lactante são discutidos no Capítulo 23, *Fertilização, Placentação e Lactação*.

Ao contrário de outros hormônios da adeno-hipófise, **a secreção de prolactina é regulada principalmente por inibição, e não por estimulação**.

O principal inibidor é a **dopamina**. A secreção de dopamina é estimulada pela prolactina para inibir sua própria secreção.

O **hormônio liberador de prolactina** (PRH; do inglês, *prolactin-releasing hormone*) e o **hormônio liberador de tireotropina** (TRH; do inglês, *thyrotropin-releasing hormone*) exercem efeito **estimulador** sobre a liberação de prolactina.

A prolactina é liberada pelos **acidófilos** de modo pulsátil, coincidindo e seguindo cada período de aleitamento. **Os picos intermitentes de prolactina estimulam a síntese do leite.**

HIPERPROLACTINEMIA

Um tumor secretor de prolactina, chamado **prolactinoma,** apresenta produção excessiva de prolactina. O excesso de prolactina no sangue (**hiperprolactinemia**) altera o eixo hipotálamo-hipófise-gonadal, levando a uma deficiência em gonadotropina (chamada **hipogonadismo**). O principal efeito é o nível reduzido de estrogênio nas mulheres e de testosterona nos homens. Essa condição resulta em redução da densidade óssea e aumento do risco de **osteoporose**.

A hipersecreção de prolactina pode estar associada a **infertilidade** causada por ausência de **ovulação** e **oligomenorreia** (períodos menstruais irregulares) ou **amenorreia** (sangramento uterino disfuncional).

Também se observa diminuição da fertilidade e da libido no sexo masculino. Esses efeitos antifertilidade são encontrados em ambos os sexos e, em geral, são reversíveis. A **galactorreia** (secreção de leite não puerperal) é um problema que se observa na hiperprolactinemia e que também pode acometer o sexo masculino.

Hormônios secretados pelas células basófilas: gonadotropinas, TSH e ACTH

As gonadotropinas (FSH e LH) e o TSH apresentam aspectos em comum:

1. São glicoproteínas (por isso a coloração PAS-positiva dos basófilos).
2. Consistem em **duas cadeias**. A cadeia α é uma glicoproteína comum a FSH, LH e TSH, mas a cadeia β é específica para cada hormônio. Portanto, **a cadeia β confere especificidade ao hormônio**.

O ACTH deriva da proteína precursora **pró-opiomelanocortina** (**POMC**). FSH, LH e ACTH são secretados de modo **pulsátil**.

Gonadotropinas: hormônio foliculoestimulante e hormônio luteinizante

Os gonadótropos (células secretoras de gonadotropinas) secretam **FSH e LH**. Os gonadótropos constituem aproximadamente 10% da população total de células da adeno-hipófise.

A liberação de gonadotropinas é estimulada pelo **hormônio liberador de gonadotropina** (**GnRH;**

também chamado **hormônio liberador do hormô-nio luteinizante [LHRH]**), um decapeptídio produzido no **núcleo arqueado** do hipotálamo. O GnRH é secretado para a vasculatura portal em pulsos com intervalos de 60 a 90 minutos. **Um único basófilo pode sintetizar e liberar tanto FSH quanto LH** de modo pulsátil (Figura 18.8).

Na mulher, o **FSH** estimula o desenvolvimento dos folículos ovarianos por meio de um processo chamado **foliculogênese**. No homem, o FSH atua nas **células de Sertoli** nos testículos estimulando a aromatização dos estrógenos a partir dos andrógenos e a produção de uma **proteína de ligação a andrógenos** (ABP; do inglês, *androgen-binding protein*), com afinidade de ligação com a testosterona.

Na mulher, o **LH** estimula a **esteroidogênese** no folículo ovariano e no corpo lúteo. No homem, o LH controla a taxa de síntese de **testosterona** pelas **células de Leydig** nos testículos. No homem, a função do FSH e do LH é analisada no Capítulo 20, *Espermatogênese*.

A liberação dos hormônios FSH e GnRH é **inibida** por:

1. **Inibina**, uma proteína **heterodimérica** formada por cadeias α- e β-peptídicas, secretada pelas células-alvo do homem e da mulher (células de Sertoli e células granulosas, e células da adeno-hipófise).
2. **Estradiol**.

A liberação de FSH tanto no homem quanto na mulher é **aumentada** por uma proteína homodimérica chamada **ativina**, secretada pelas células de Sertoli e pelas células granulosas. Essa proteína consiste em duas cadeias β. Conhece-se pouco a respeito do controle da dimerização entre αβ (inibina) e ββ (ativina).

A **síndrome de Kallmann** se caracteriza por **ausência** ou **atraso da puberdade** e **anosmia** (comprometimento do olfato). Essa síndrome é determinada por mutações nos genes que codificam as proteínas responsáveis pela sobrevivência e a migração dos neurônios secretores de GnRH para a núcleo arqueado hipotalâmico e dos neurônios olfatórios para o bulbo olfatório.

Essa condição afeta a produção de FSH e LH, duas gonadotropinas que regulam o desenvolvimento sexual do homem e da mulher na puberdade. Clinicamente, é definida como **hipogonadismo hipogonadotrófico** (**HH**).

No Capítulo 20, *Espermatogênese*, e no Capítulo 22, *Foliculogênese e Ciclo Menstrual*, discutimos as funções do FSH e do LH na espermatogênese, na função da célula de Leydig, na foliculogênese e na luteogênese. Aspectos moleculares adicionais da síndrome de Kallmann são discutidos no Capítulo 22.

INFERTILIDADE

A secreção de FSH e de LH pode ser reduzida quando há secreção deficiente de GnRH, causada por anorexia ou por um tumor da hipófise, que podem destruir os gonadótropos e levar a uma redução da secreção de FSH e LH.

É possível observar redução na fertilidade e na função reprodutiva do homem e da mulher. As mulheres podem apresentar distúrbios menstruais. Nos homens, quando a secreção de GnRH é deficiente, observam-se testículos pequenos e infertilidade (condição clínica de **hipogonadismo hipogonadotrófico**).

A castração (**ovariectomia** na mulher e **orquiectomia** no homem) provoca um **aumento** significativo

---

Figura 18.8 Gonadotropinas (FSH e LH).

Os neurônios do **núcleo arqueado** do hipotálamo secretam **GnRH** (hormônio liberador de gonadotropina). O GnRH é secretado em pulsos, em intervalos de 60 a 90 minutos, e estimula a secreção pulsátil de **gonadotropinas** pelos gonadótropos basófilicos.

Na mulher, o FSH estimula as **células granulosas** de alguns dos folículos ovarianos a se proliferar e secretar **estradiol**, **inibina** e **ativina**. O LH estimula a secreção de progesterona pelo **corpo lúteo**.

No homem, o FSH estimula as **células de Sertoli** no epitélio seminífero (síntese de **inibina**, **ativina** e da **proteína de ligação a andrógenos**). O LH estimula a produção de **testosterona** pelas **células de Leydig**. A ausência de LH e FSH nos homens e nas mulheres leva à **infertilidade**.

A **síndrome de Kallmann** caracteriza-se por **ausência** ou **atraso na puberdade** e **anosmia** (deficiência ou perda do olfato). Clinicamente, é definida como **hipogonadismo hipogonadotrófico** (**HH**). Mutações gênicas previnem a migração dos neurônios secretórios de GnRH para o núcleo arqueado hipotalâmico e dos neurônios olfatórios para o bulbo olfatório.

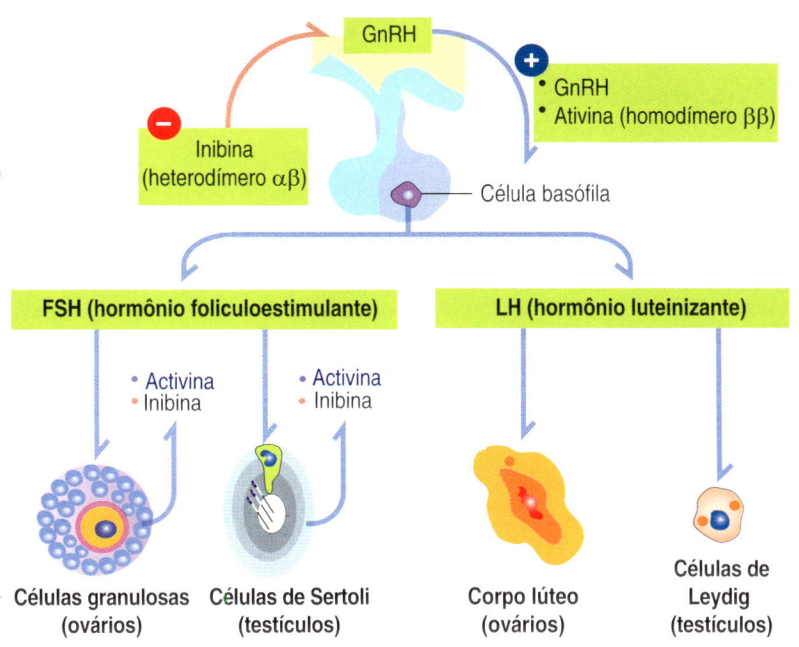

da síntese de FSH e LH como resultado da **perda da inibição por retroalimentação** (*feedback*). As células gonadotrópicas hiperfuncionais são grandes e vacuolizadas, chamadas **células de castração**.

Hormônio tireoestimulante (tireotropina)

As células tireotrópicas (tireótropos) representam cerca de 5% da população total das células da adeno-hipófise.

O TSH é o hormônio regulador da **função da tireoide** e do **crescimento**. O mecanismo de ação do TSH sobre a função das células da tireoide é discutido na seção que aborda a glândula tireoide, no Capítulo 19.

O **hormônio liberador de tireotropina** (**TRH**), um peptídio com três aminoácidos produzido no hipotálamo, **estimula** a síntese e a liberação de TSH pelos **basófilos**. O TRH também estimula a liberação de prolactina. A liberação de TSH é **inibida** por concentrações elevadas dos hormônios da tireoide, tri-iodotironina (T_3) e tiroxina (T_4) (Figura 18.9).

HIPOTIREOIDISMO

Uma deficiência na secreção de TSH (como ocorre em casos raros de hipoplasia congênita da hipófise) conduz ao **hipotireoidismo**, caracterizado pela redução do metabolismo celular, da temperatura, da taxa metabólica basal e por letargia mental. Também se observa hipotireoidismo no distúrbio autoimune da **doença de Hashimoto**. O hipotireoidismo também pode resultar de uma doença na glândula tireoide ou de uma deficiência de iodo na dieta. Discutiremos o **hipertireoidismo** na seção sobre glândula tireoide, no Capítulo 19, *Sistema Endócrino*, ao descrever a **doença de Graves**.

Hormônio adrenocorticotrófico

O ACTH, ou **corticotropina**, é uma proteína de **cadeia única**, com 39 aminoácidos de comprimento (4,5 kDa) e com um tempo curto de circulação (7 a 12 minutos).

Sua principal ação é **estimular o crescimento** e a **síntese de esteroides** nas zonas fasciculada e reticulada do **córtex suprarrenal** (Figura 18.10). A zona glomerulosa do córtex suprarrenal está sob o controle da angiotensina II (seção sobre a Glândula suprarrenal do Capítulo 19, *Sistema Endócrino*).

Os efeitos do ACTH sobre o córtex suprarrenal são mediados pelo monofosfato de adenosina cíclico (cAMP). O ACTH também atua além da glândula suprarrenal aumentando a pigmentação da pele e a lipólise.

O ACTH deriva de um precursor glicosilado grande, com 31 kDa, chamado **pró-opiomelanocortina** (POMC), o qual é clivado na adeno-hipófise. Os produtos da POMC são os seguintes (Figura 18.11):

1. Um **peptídio *N*-terminal** com função desconhecida, o **ACTH** e o **hormônio β-lipotrópico** (β-**LPH**). Esses três derivados da POMC são secretados pela adeno-hipófise.
2. Os produtos da clivagem do β-**LPH**, o γ-**LPH** e a β-**endorfina**, são liberados na circulação. O β-LPH e o hormônio γ-lipotrópico (γ-LPH) têm **ação lipolítica**, mas, em humanos, não se conhece seu exato papel na mobilização das gorduras.
3. O γ-LPH contém a sequência de aminoácidos do **hormônio β-melanócito-estimulante** (β-MSH, que não é secretado em humanos). A β-endorfina contém a sequência da **metionina encefalina** (met-enk). Não há evidência de que a β-endorfina seja clivada na hipófise para formar met-enk.
4. O ACTH é clivado em hormônio α-melanócito-estimulante (α-MSH) e o **peptídio intermediário semelhante à corticotropina** (CLIP; do inglês, *corticotropin-like intermediate peptide*).

Os hormônios α-MSH e CLIP, encontrados em espécies cuja hipófise apresenta *pars intermedia*

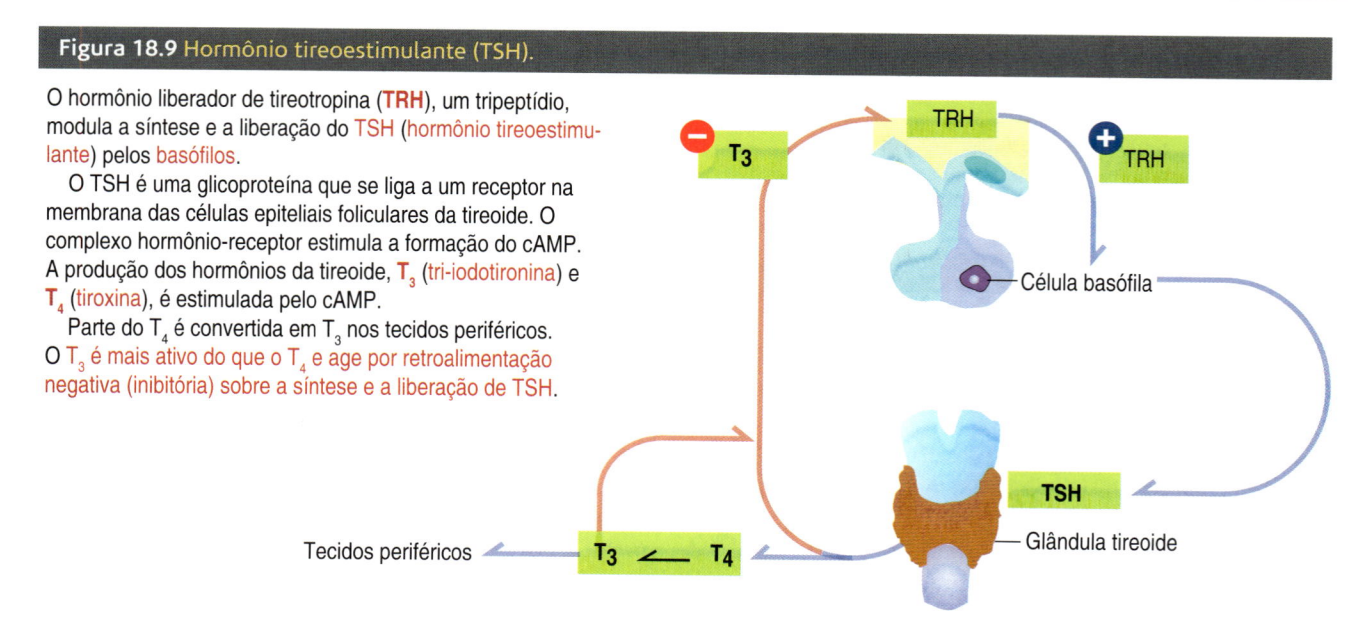

Figura 18.9 Hormônio tireoestimulante (TSH).

O hormônio liberador de tireotropina (**TRH**), um tripeptídio, modula a síntese e a liberação do TSH (hormônio tireoestimulante) pelos basófilos.

O TSH é uma glicoproteína que se liga a um receptor na membrana das células epiteliais foliculares da tireoide. O complexo hormônio-receptor estimula a formação do cAMP. A produção dos hormônios da tireoide, T_3 (tri-iodotironina) e T_4 (tiroxina), é estimulada pelo cAMP.

Parte do T_4 é convertida em T_3 nos tecidos periféricos. O T_3 é mais ativo do que o T_4 e age por retroalimentação negativa (inibitória) sobre a síntese e a liberação de TSH.

Figura 18.10 Hormônio adrenocorticotrófico (ACTH).

O ACTH controla predominantemente a função de duas regiões do córtex suprarrenal (**zona fasciculada** e **zona reticulada**). A zona glomerulosa é regulada pela **angiotensina II**, derivada do processamento da proteína hepática angiotensinogênio pela ação proteolítica da renina (nos rins) e da enzima conversora (nos pulmões).

O **ACTH estimula a síntese de cortisol** (um glicocorticoide) e dos andrógenos. O cortisol e outros esteroides são metabolizados no fígado. Níveis baixos de cortisol plasmático, estresse e vasopressina (hormônio antidiurético [ADH]) estimulam a secreção de ACTH pelos basófilos por meio da estimulação da liberação de CRH (retroalimentação positiva). O **cortisol é o fator regulador dominante**.

O **ACTH acentua a pigmentação da pele**. O escurecimento da pele que ocorre na **doença de Addison** e na **doença de Cushing** não é determinado pelo hormônio melanócito-estimulante (MSH), que, em geral, não está presente no plasma humano.

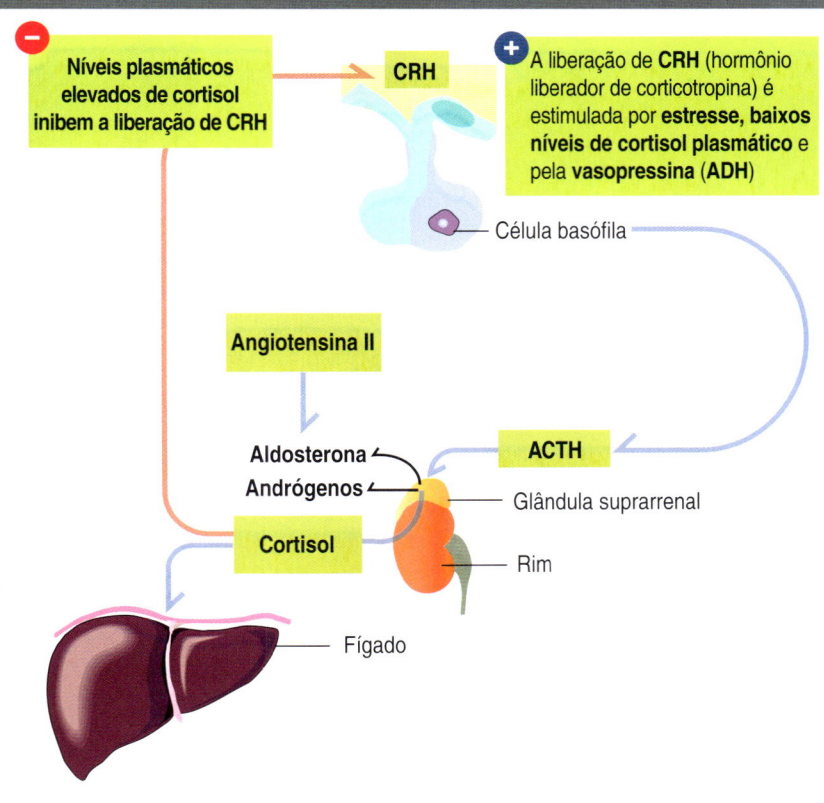

Figura 18.11 Processamento do pró-opiomelanocortina (POMC).

Os neurônios localizados na subdivisão parvocelular dorsomedial do núcleo paraventricular (NPV) do hipotálamo sintetizam hormônio liberador de corticotropina (CRH). O CRH estimula a expressão do gene *POMC* em basófilos na adeno-hipófise.

No entanto, encéfalo, hipotálamo, fígado, rins e tecidos gastrintestinais e reprodutivos também expressam o gene *POMC*. A função de POMC expresso por tecidos não hipofisários é incerta.

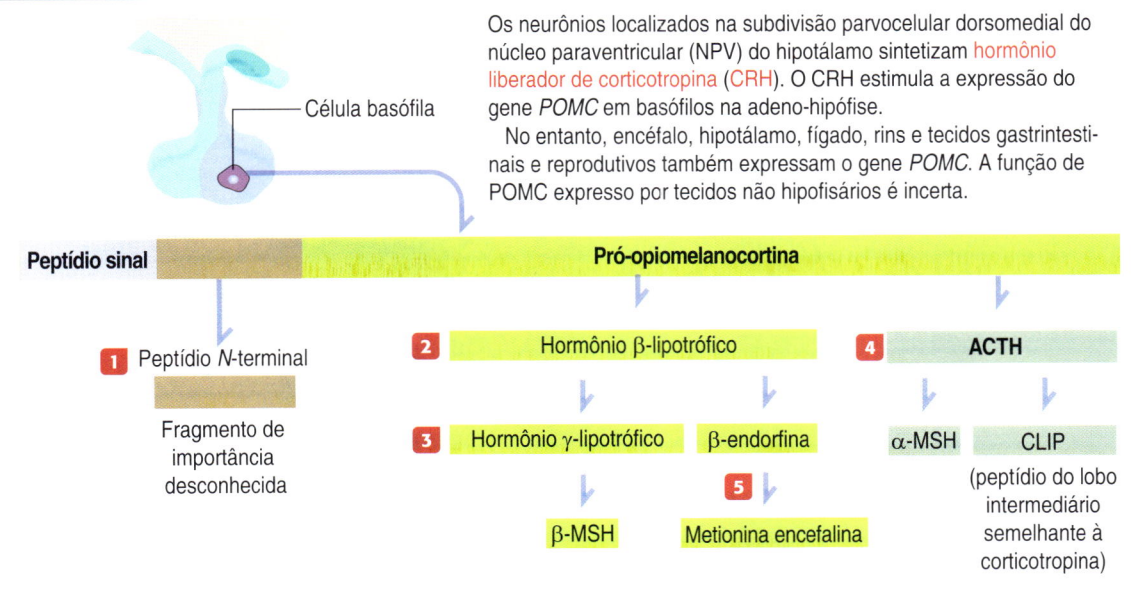

1 O peptídio *N*-terminal, o hormônio adrenocorticotrófico (ACTH) e o hormônio β-lipotrófico (β-LPH) são produzidos na adeno-hipófise.

2 Produtos de clivagem do β-LPH, γ-LPH e β-endorfina são liberados na circulação e podem ter papel funcional em humanos. O β-LPH e o γ-LPH são hormônios lipolíticos, e seu papel na mobilização de gorduras em humanos não é conhecido.

3 γ-LPH dá origem ao hormônio β-melanócito-estimulante (β-MSH). A β-endorfina contém as sequências da metionina encefalina (met-enk).

4 O ACTH é clivado em hormônio α-melanócito-estimulante (α-MSH) e CLIP apenas naquelas espécies que apresentam uma *pars intermedia* proeminente. O α-MSH e o β-MSH determinam a dispersão dos grânulos de melanina nos melanóforos em peixes, répteis e anfíbios, de modo a escurecer a pele. A hipófise humana não apresenta uma *pars intermedia* proeminente (exceto durante o desenvolvimento fetal), e não ocorre o processamento de ACTH para α-MSH e CLIP (função desconhecida).

5 Não há evidências de que a β-endorfina seja clivada na hipófise para formar a metionina encefalina. O β-MSH não é secretado em humanos.

proeminente, provocam a dispersão dos grânulos de melanina nos melanóforos e o escurecimento da pele de vários peixes, anfíbios e répteis.

A liberação de ACTH é controlada da seguinte maneira:

1. Um efeito estimulador determinado pelo **hormônio liberador de corticotropina** (CRH) proveniente do hipotálamo (ver Figura 18.11). O CRH está colocalizado com o **hormônio antidiurético** (ADH) nos núcleos paraventriculares (próxima seção, Neuro-hipófise).

   O ADH e a angiotensina II potencializam o efeito do CRH na liberação de ACTH.

2. Um efeito **inibitório** causado pelos altos níveis de **cortisol** plasmáticos, seja por impedir a liberação de CRH, seja por bloquear a liberação de ACTH a partir das **células** secretoras **corticotrópicas** basófilas (células secretoras de ACTH).

   O ACTH é secretado de modo circadiano (picos matinais, seguidos por um lento declínio subsequente ao longo do dia).

DOENÇA DE CUSHING

Um **adenoma** secretor de ACTH na hipófise provoca a **doença de Cushing**. Essa doença caracteriza-se por aumento da produção de cortisol pela zona fasciculada do córtex suprarrenal (ver seção sobre glândula suprarrenal no Capítulo 19, *Sistema Endócrino*), obesidade, osteoporose e perda de massa muscular. Uma **redução** da secreção de ACTH resulta em secreção diminuída de cortisol e em hipoglicemia.

A perda de ACTH reduz a secreção de andrógenos pela suprarrenal. Nas mulheres, a deficiência dos andrógenos conduz à perda de pelos pubianos e axilares. Esse efeito não é observado nos homens porque há compensação pela secreção testicular de andrógenos.

NEURO-HIPÓFISE

Histologia da neuro-hipófise

É importante lembrar que a neuro-hipófise consiste em três partes que são essenciais para a realização de suas funções neuroendócrinas:

1. Neurônios neurossecretores do **núcleo supraóptico** (**NSO**) e **núcleo paraventricular** (**NPV**) do hipotálamo.
2. **Trato supraóptico-hipofisário**, construído por axônios amielínicos que se projetam dos neurônios do NSO e NPV.
3. O lobo posterior da hipófise, composto predominantemente de tecido neural e derivado do prosencéfalo durante o desenvolvimento.

A partir de uma perspectiva histológica, os seguintes componentes contribuem para o funcionamento ideal das três partes listadas anteriormente (Figuras 18.12 e 18.13):

1. **Axônios amielínicos**, derivados dos grandes **neurônios magnocelulares** (do latim *magnus*, grande) do NSO e NPV. Além disso, o NPV contém **neurônios parvocelulares** (do latim *parvus*, pequeno) menores que projetam para a eminência mediana e também para o prosencéfalo, tronco encefálico e medula espinal.

   Os axônios amielínicos apresentam características marcantes como os segmentos protuberantes intermitentes, chamados **corpos de Herring**, e seus terminais adjacentes aos capilares sanguíneos. Os corpos de Herring e os axônios terminais contêm o **complexo hormônio-neurofisina**, o produto de secreção neuroendócrino produzido pelos neurônios do NSO e NPV.

   A **arginina vasopressina** (**VP**), também chamada **hormônio antidiurético** (**ADH**), e a **ocitocina**, são dois hormônios peptídicos sintetizados por esses neurônios.

   Os genes que codificam VP/ADH e ocitocina estão dispostos no cromossomo 20p13, em um arranjo sequencial em sentidos opostos, separados por um segmento de DNA de 12 kb.

   De onde vem a neurofisina?

   Cada gene, que codifica VP/ADH ou ocitocina, tem três éxons. Os três éxons codificam o precursor polipeptídico grande com uma estrutura modular: um peptídio sinal aminoterminal; um peptídio de VP/ADH ou ocitocina, um peptídio de posição intermediária específico de cada hormônio chamado **neurofisina** (NPI para ocitocina e NPII para VP/ADH); e **copeptina**, um peptídio carboxi-terminal (ver Figura 18.13).

   O precursor de polipeptídio grande é inserido em vesículas no corpo celular dos neurônios magnocelulares e processado na forma madura, seja de VP/ADH ou ocitocina, enquanto a vesícula trafega ao longo do axônio. O precursor polipeptídico grande é clivado por **endopeptidases** em um complexo que consiste em hormônio maduro e **neurofisina** associada. A neurofisina não tem uma ação biológica aparente além da de servir como um transportador de hormônio durante o transporte axonal.

   Como se pode ver, a forma madura de VP/ADH-NPII ou ocitocina-NPI é, na verdade, um complexo hormônio-neurofisina integrado.

2. **Pituícitos**, que se assemelham aos astrócitos, fornecem suporte para os axônios amielínicos. Os **pituícitos** são células gliais semelhantes aos astrócitos com **proteínas gliais fibrilares ácidas** abundantes, uma proteína da classe dos filamentos intermediários e poucas **gotículas de lipídios** no citoplasma.

   Os processos citoplasmáticos dos pituícitos fazem o seguinte:

   (i) Envolvem os axônios amielínicos derivados dos neurônios neuroendócrinos do NSO e NPV.

   (ii) Estendem processos citoplasmáticos entre os terminais axônicos e a lâmina basal que envolve os capilares fenestrados.

   (iii) Retraem os processos citoplasmáticos para possibilitar a liberação no sangue de grânulos secretores armazenados nos terminais axônicos (Figura 18.14).

Figura 18.12 Neuro-hipófise.

Os **hormônios antidiurético** (ou **arginina vasopressina**) e **ocitocina** são sintetizados nos neurônios dos núcleos supraóptico e paraventricular, respectivamente.

Os hormônios são transportados ao longo dos axônios que formam o **trato hipotalâmico-hipofisário**, junto com a proteína carregadora **neurofisina**, e são liberados nos terminais axônicos. Os hormônios entram nos **capilares fenestrados** derivados da artéria hipofisária inferior.

Núcleo paraventricular (principalmente **ocitocina**)

Área hipotalâmica

Núcleo supraóptico (principalmente **hormônio antidiurético**)

Infundíbulo

Eminência mediana

Processo infundibular

Pars nervosa (lobo neural)

Trato hipotalâmico-hipofisário

Neuro-hipófise

Terminação axônica

Adeno-hipófise

Artéria hipofisária inferior

A neuro-hipófise é formada por células da neuróglia de suporte, os **pituícitos**, cujos processos citoplasmáticos envolvem as **fibras nervosas amielínicas** que têm origem nos neurônios dos núcleos paraventricular e supraóptico. É possível observar uma grande quantidade de capilares.

O hormônio antidiurético e a ocitocina acumulam-se temporariamente nas dilatações dos axônios, formando os **corpos de Herring** (não visualizados nestas micrografias).

Capilar

Pituícitos

Fibras nervosas

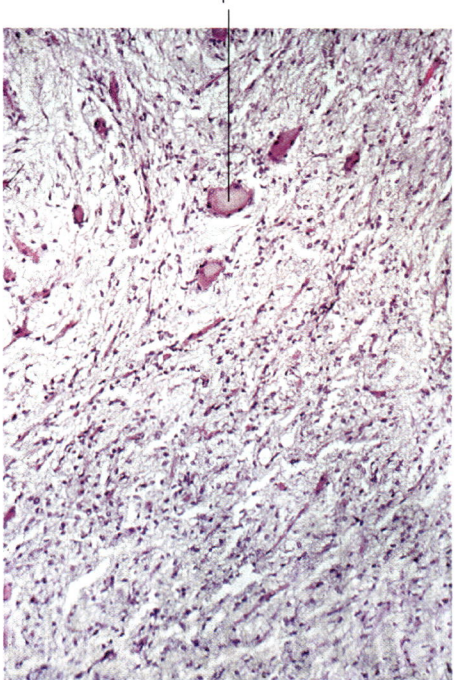

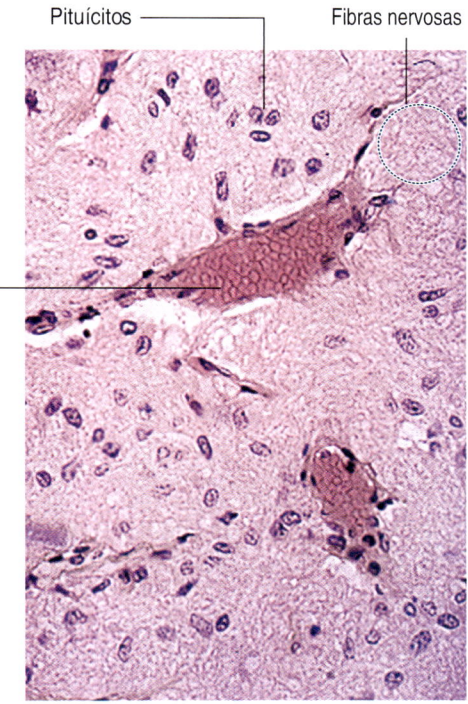

O conteúdo dos grânulos secretores é liberado quando os canais de Ca²⁺ dependentes de voltagem nesses terminais axônicos abrem-se.

Após o influxo transitório de Ca²⁺, os grânulos secretores fundem-se com a membrana do axônio terminal e o complexo hormônio-neurofisina é liberado.

A neurofisina transportadora não serve para outra função. Os hormônios liberados circulam no sangue desacoplados da neurofisina e têm uma meia-vida de 5 minutos.

3. Os **capilares fenestrados** derivam de ramos da artéria hipofisária inferior. Anteriormente neste capítulo, mencionamos que a neuro-hipófise recebe um suprimento de sangue arterial da artéria hipofisária inferior e da artéria trabecular, um ramo da artéria hipofisária superior. As artérias hipofisárias superior e inferior derivam da artéria carótida interna.

Função da VP/ADH e ocitocina

Aprendemos no Capítulo 14, *Sistema Urinário*, que a VP/ADH é o principal regulador endócrino de excreção renal de água. Ele facilita as respostas fisiológicas para manter o equilíbrio eletrolítico, o volume plasmático e a osmolalidade plasmática. O principal efeito fisiológico de VP/ADH é a regulação de reabsorção de água no segmento distal do néfron, uma função que possibilita aos rins concentrar e diluir urina. Como pode se lembrar, VP/ADH estimula a expressão de uma proteína de canal de água específica, a **aquaporina (AQP)**, em células intersticiais que revestem o ducto coletor. As AQPs nos rins são tão importantes que 7 das 13 AQPs diferentes são encontradas nos rins (AQP 1-4 e AQP 6-8) (Figura 18.15).

Um aumento da pressão osmótica no sangue circulante ou volume de sangue reduzido desencadeia a

Figura 18.13 Estrutura e função da célula neuroendócrina.

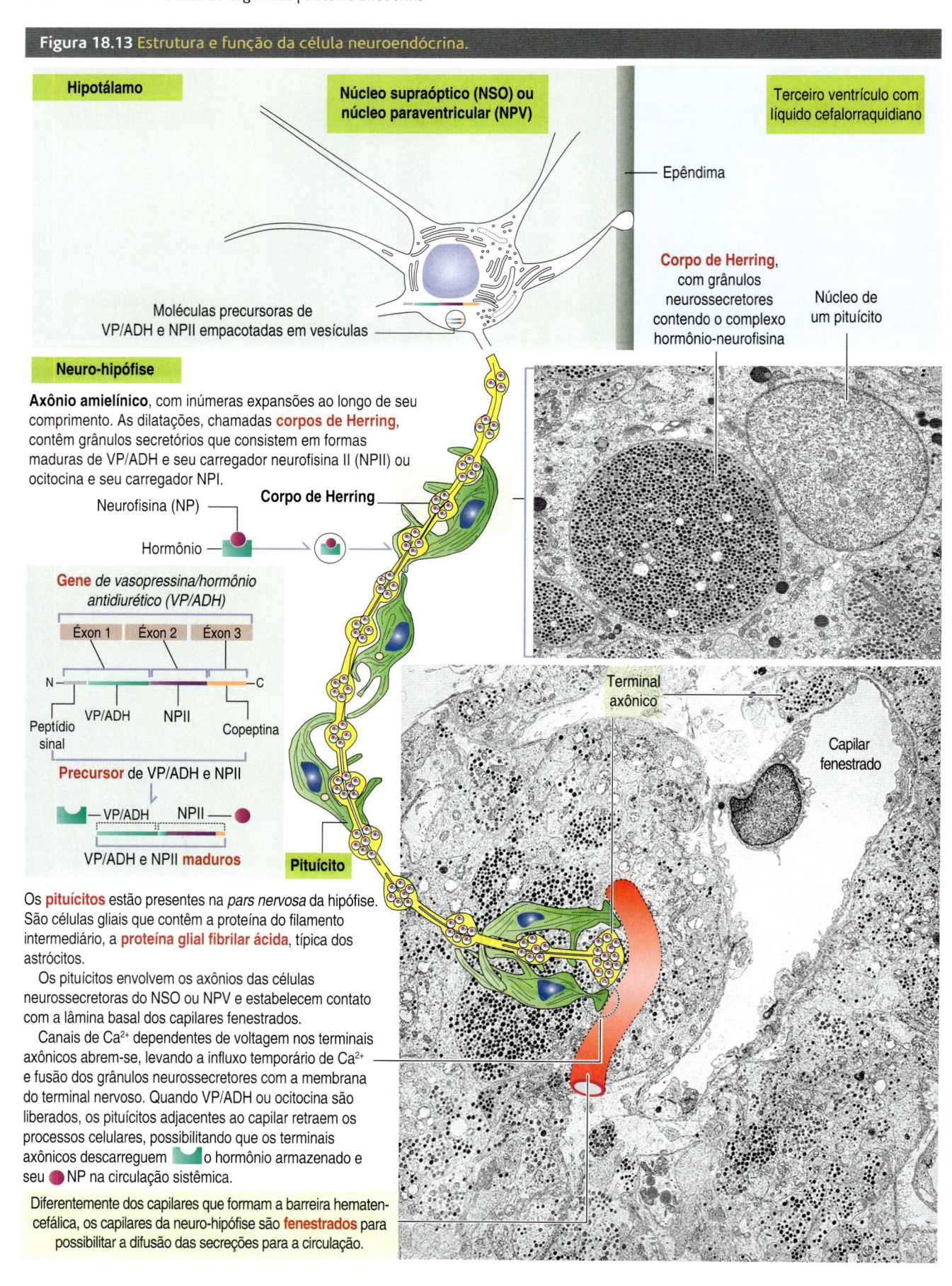

Hipotálamo

Núcleo supraóptico (NSO) ou núcleo paraventricular (NPV)

Terceiro ventrículo com líquido cefalorraquidiano

Epêndima

Moléculas precursoras de VP/ADH e NPII empacotadas em vesículas

Corpo de Herring, com grânulos neurossecretores contendo o complexo hormônio-neurofisina

Núcleo de um pituícito

Neuro-hipófise

Axônio amielínico, com inúmeras expansões ao longo de seu comprimento. As dilatações, chamadas **corpos de Herring**, contêm grânulos secretórios que consistem em formas maduras de VP/ADH e seu carregador neurofisina II (NPII) ou ocitocina e seu carregador NPI.

Neurofisina (NP)

Corpo de Herring

Hormônio

Gene de vasopressina/hormônio antidiurético (VP/ADH)

| Éxon 1 | Éxon 2 | Éxon 3 |

N — C

Peptídio sinal

VP/ADH NPII

Copeptina

Precursor de VP/ADH e NPII

VP/ADH NPII

VP/ADH e NPII **maduros**

Pituícito

Os **pituícitos** estão presentes na *pars nervosa* da hipófise. São células gliais que contêm a proteína do filamento intermediário, a **proteína glial fibrilar ácida**, típica dos astrócitos.

Os pituícitos envolvem os axônios das células neurossecretoras do NSO ou NPV e estabelecem contato com a lâmina basal dos capilares fenestrados.

Canais de Ca^{2+} dependentes de voltagem nos terminais axônicos abrem-se, levando a influxo temporário de Ca^{2+} e fusão dos grânulos neurossecretores com a membrana do terminal nervoso. Quando VP/ADH ou ocitocina são liberados, os pituícitos adjacentes ao capilar retraem os processos celulares, possibilitando que os terminais axônicos descarreguem o hormônio armazenado e seu NP na circulação sistêmica.

Diferentemente dos capilares que formam a barreira hematencefálica, os capilares da neuro-hipófise são **fenestrados** para possibilitar a difusão das secreções para a circulação.

Terminal axônico

Capilar fenestrado

Figura 18.14 Terminais axônicos e pituícitos envolvendo os capilares fenestrados.

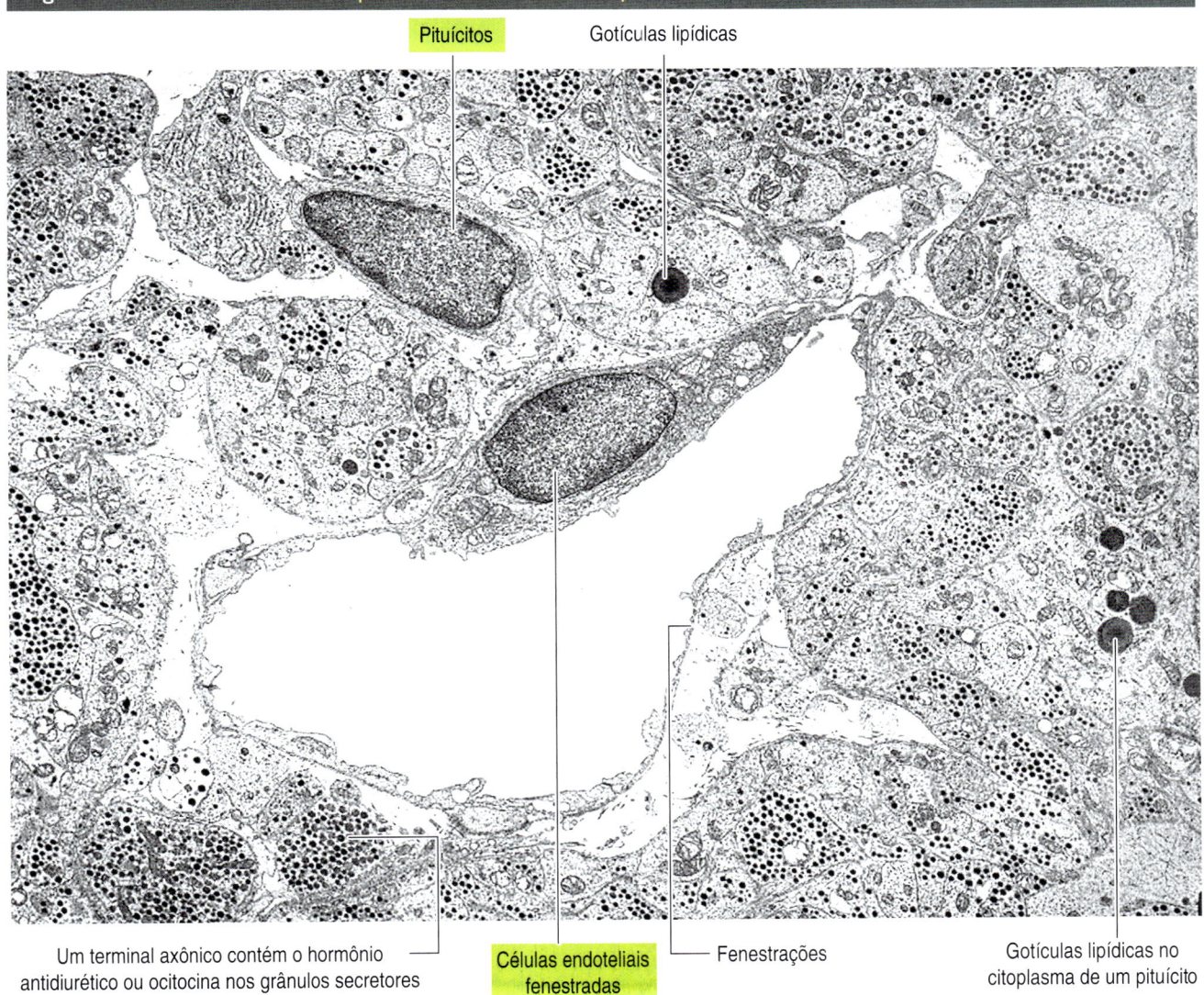

Pituícitos Gotículas lipídicas

Um terminal axônico contém o hormônio antidiurético ou ocitocina nos grânulos secretores

Células endoteliais fenestradas

Fenestrações

Gotículas lipídicas no citoplasma de um pituícito

liberação de VP/ADH. A retenção de água reduz a osmolalidade plasmática, que atua nos osmorreceptores hipotalâmicos suprimindo a secreção de VP/ADH.

VP/ADH é um **vasoconstritor potente em altas doses**. Essa é a base para seu nome alternativo, vasopressina.

A ocitocina está envolvida na função reprodutiva. Como discutido no Capítulo 23, *Fertilização, Placentação e Lactação*, a ocitocina regula a lactação, o parto e o comportamento reprodutivo. A estimulação dos aferentes sensoriais vagais no mamilo das glândulas mamárias pelo ato de sucção resulta em um reflexo que estimula os neurônios magnocelulares no NSO e NPV no hipotálamo liberando pulsos de ocitocina.

A ocitocina estimula a contração das células mioepiteliais que circundam os ácinos secretores e ductos lactíferos das glândulas mamárias, facilitando a ejeção do leite (ou **saída do leite**) durante a lactação.

A ocitocina aumenta a responsividade uterina durante o parto (início e progressão do trabalho de parto), com ajuda de prostaglandinas.

Além do NSO e NPV, o hipotálamo tem núcleos adicionais, os **núcleos hipotalâmicos hipofisiotrópicos**, com neurônios que produzem hormônios liberadores e inibidores, que são liberados nos capilares fenestrados do plexo primário da neuro-hipófise (ver anteriormente, Suprimento sanguíneo para a hipófise).

Embora as células neuroendócrinas do NSO e NPV estejam localizadas **atrás da área da barreira hematencefálica**, seus produtos são transportados para os terminais axônicos e liberados nos capilares fenestrados **fora da barreira hematencefálica** nos capilares fenestrados.

DIABETES INSÍPIDO HIPOTALÂMICO

O **diabetes insípido hipotalâmico** (**DIH**; também conhecido como **diabetes insípido neurogênico**) ocorre quando a secreção de ADH é reduzida ou ausente. A destruição ou perda da função de mais de 80% dos neurônios magnocelulares é responsável pelo DIH. Os pacientes com DIH apresentam níveis de VP/ADH indetectáveis durante estresse hiperosmolar progressivo.

Figura 18.15 Vasopressina/hormônio antidiurético e ocitocina.

Os hormônios **arginina vasopressina** (**VP**) e **ocitocina** apresentam estruturas moleculares semelhantes. Ambos têm nove aminoácidos arranjados como anéis, formados pela ligação entre duas moléculas de cisteína (pontes dissulfeto) e uma cadeia lateral curta.

A estrutura dos dois hormônios difere somente nos aminoácidos 3 e 8. Existem duas formas de VP: a **arginina vasopressina**, que apresenta a arginina na posição 8 (mostrada); a **lisina vasopressina**, que apresenta uma lisina na posição 8 (não mostrada).

VP/hormônio antidiurético (**ADH**) aumenta a **permeabilidade à água dos ductos coletores** e também apresenta ação **vasoconstritora arteriolar** (e, portanto, o nome alternativo de **vasopressina**). A ação do hormônio antidiurético é mediada pelo **cAMP**, que estimula os canais de **aquaporina**, aumentando a passagem de água. Consequentemente, o fluxo urinário diminui.

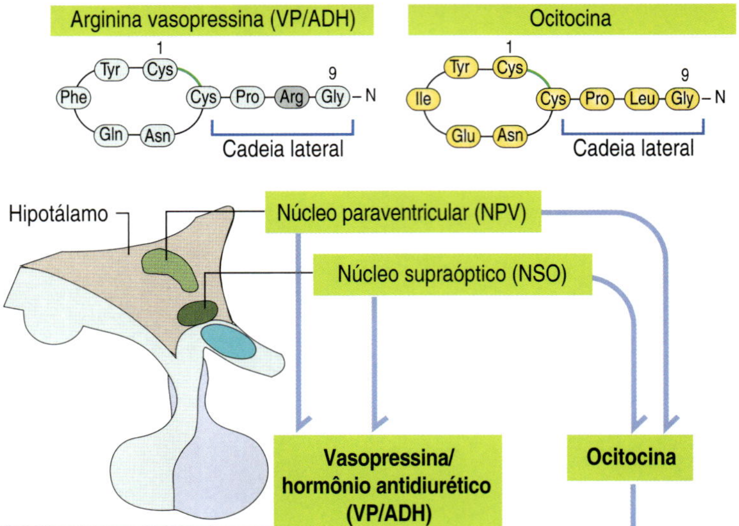

A **ocitocina** atua sobre a **contração uterina** e a **saída do leite durante o aleitamento**.

Os estrógenos aumentam a resposta do miométrio para ocitocina; a progesterona diminui a resposta.

Durante a lactação, a liberação de ocitocina é mediada por um reflexo neuro-humoral induzido pela sucção. A sucção ativa os receptores sensoriais no mamilo e na aréola. As fibras sensoriais estão conectadas aos neurônios hipotalâmicos que produzem ocitocina. Quando o estímulo chega, há um potencial de ação transmitido pelos axônios dos neurônios paraventriculares, que, estendendo-se para a *pars nervosa*, provoca a liberação de ocitocina no sangue.

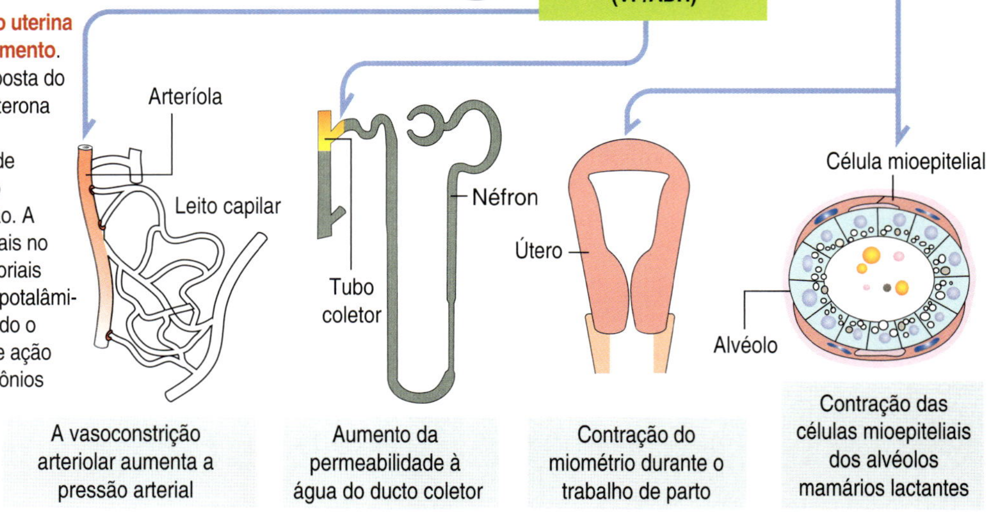

A vasoconstrição arteriolar aumenta a pressão arterial

Aumento da permeabilidade à água do ducto coletor

Contração do miométrio durante o trabalho de parto

Contração das células mioepiteliais dos alvéolos mamários lactantes

---

A **poliúria** é um achado clínico comum. Pacientes com diabetes insípido podem eliminar até 20 ℓ de urina no intervalo de 24 horas. A maioria dos pacientes pode manter o equilíbrio hídrico por meio de **polidipsia** (sede excessiva e ingestão de água).

O DIH é causado por um traumatismo craniano, por tumor cerebral invasivo que danifica o sistema hipotálamo-hipofisário, ou pela destruição autoimune dos neurônios que secretam vasopressina.

O **diabetes insípido nefrogênico** (**DIN**) ocorre em determinadas doenças crônicas renais **não responsivas** à vasopressina ou como resultado de defeitos genéticos nos receptores renais para a VP/ADH, como o DIN familiar recessivo ligado ao X. O DIN secundário à toxicidade por lítio é caracterizado por expressão desregulada de AQP2. A toxicidade do lítio pode persistir após suspensão da droga e pode ser irreversível.

GLÂNDULA PINEAL

A glândula pineal, ou **epífise**, é um órgão endócrino formado por células com uma função neurossecretora.

Situa-se no centro do encéfalo, atrás do terceiro ventrículo, e está conectada ao encéfalo por um pedículo.

Não há conexões neurais diretas da glândula pineal com o encéfalo. Em vez disso, as **fibras nervosas simpáticas pós-ganglionares derivadas dos gânglios cervicais superiores** suprem glândula pineal.

As fibras pré-ganglionares para o gânglio cervical superior derivam da coluna lateral da medula espinal. A função da glândula pineal é regulada por **nervos simpáticos**.

Em síntese, a glândula pineal dos mamíferos é um **transdutor neuroendócrino** de informação fótica enviada pela retina.

Desenvolvimento da glândula pineal

A glândula pineal desenvolve-se a partir de evaginações saculares, que surgem do teto do diencéfalo posterior na linha média do terceiro ventrículo (Figura 18.16).

Diverticulação e dobramento contínuos resultam em massa parenquimatosa sólida de **cordões** e **agrupamentos de pinealócitos** e **células intersticiais**

Figura 18.16 Desenvolvimento da glândula pineal.

1 Um divertículo dorsal – uma evaginação do diencéfalo – dá início à formação da glândula pineal na 10ª semana de desenvolvimento.

2 A parede da evaginação vesicular torna-se espessa. O lúmen é ocluído, exceto na base da evaginação, em que o **recesso pineal** persiste e comunica-se com o terceiro ventrículo no adulto.

3 A glândula pineal torna-se uma estrutura compacta com dois tipos celulares derivados das células neuroepiteliais primordiais: (1) **pinealócitos**; e (2) **células intersticiais semelhantes à glia**. As meninges envolvem e invadem a glândula pineal em desenvolvimento, formando os septos de tecido conjuntivo.

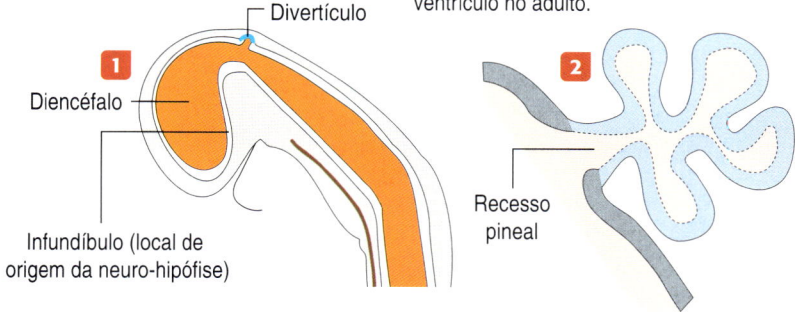

Divertículo

Diencéfalo

Infundíbulo (local de origem da neuro-hipófise)

Recesso pineal

Septo de tecido conjuntivo

Meninges

Vaso sanguíneo

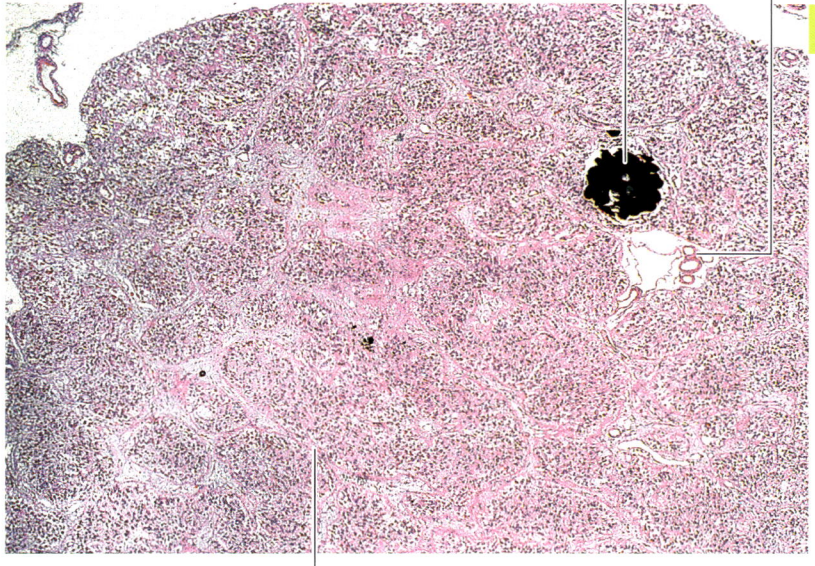

Corpora arenacea

Vaso sanguíneo

A glândula pineal

A glândula pineal (assim chamada por ter semelhança com uma pinha) é composta por **pinealócitos secretores** de melatonina arranjados em cordões sólidos envolvidos por processos derivados das **células semelhantes à glia**. Os processos celulares dos pinealócitos envolvem os vasos sanguíneos.

Um aspecto histológico típico da glândula pineal é a presença de depósitos de cálcio, chamados *corpora arenacea* (areia cerebral), encontrados no espaço extracelular.

A aferência neural para a glândula pineal provém das **fibras nervosas simpáticas pós-ganglionares**, que derivam do **gânglio cervical superior**.

Arranjo semelhante a lobular dos pinealócitos

Septo de tecido conjuntivo, extensão da cápsula pineal derivada da pia-máter

Agregados de *corpora arenacea* encontrados no espaço intersticial

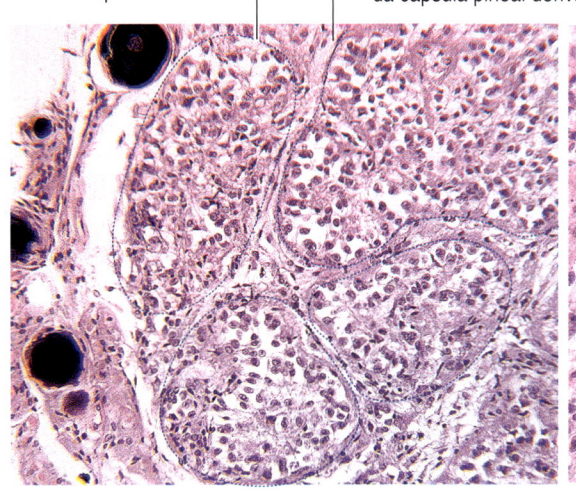

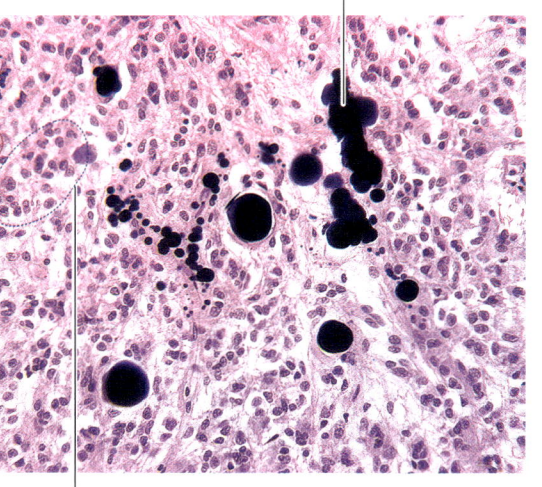

Os núcleos pequenos e condensados correspondem às **células intersticiais do tipo glial**

Núcleos grandes e não condensados correspondem aos **pinealócitos**

semelhantes à glia, sustentadas por um tecido conjuntivo derivado das meninges (pia-máter) que transporta vasos sanguíneos e nervos para a glândula pineal.

Histologia da glândula pineal

Em peixes e anfíbios, a glândula pineal é um órgão **fotorreceptor** neurossensorial. Em répteis e aves, a função fotossensorial foi substituída pela função secretora. Em mamíferos, a glândula pineal tem função secretora neurotransmissora (ver Figura 18.16).

A glândula pineal é altamente vascularizada, constituída por dois tipos celulares:
1. **Pinealócitos**.
2. **Células intersticiais semelhantes à glia**.

Os **pinealócitos** são células secretoras neuroepiteliais organizadas em cordões e agrupamentos sobre uma lâmina basal. Os cordões e agrupamentos são circundados por tecido conjuntivo, vasos sanguíneos revestidos por células endoteliais fenestradas e nervos (Figura 18.17).

Os pinealócitos não apresentam axônios; eles contam com dois ou mais processos celulares que terminam em expansões bulbosas. Um desses processos termina próximo a um capilar. O citoplasma contém **mitocôndrias abundantes** e **várias fitas sinápticas distribuídas aleatoriamente**. Em contrapartida, **fitas sinápticas únicas** podem ser observadas na **terminação sináptica** das células sensoriais da **retina** (ver Figura 9.18) e da **orelha interna** (ver Figura 9.28) no Capítulo 9, *Órgãos Sensoriais | Visão e Audição*.

Os pinealócitos podem ser identificados por meio do uso de anticorpos para a **sinaptofisina**, um marcador glicoproteico da membrana celular de células neurossecretoras, assim como de tumores que se originam dessas células.

Células intersticiais são encontradas entre os pinealócitos. As células intersticiais semelhantes à glia, identificadas pela presença da **proteína glial fibrilar ácida** (**GFAP**) no citoplasma, e o tecido conjuntivo fornecem suporte estromal aos pinealócitos funcionais.

A principal inervação da glândula pineal é simpática, originária do gânglio cervical superior.

A entrada neural (*input*) para a glândula pineal (transdutor) é a **norepinefrina** e a saída é a **melatonina** (*output*). Existe uma variação dia-noite na norepinefrina pineal, com valores mais altos à noite.

A função dos pinealócitos é regulada por **receptores beta-adrenérgicos**. A atividade metabólica dos pinealócitos é inibida por antagonistas beta-adrenérgicos.

Um aspecto importante da glândula pineal é a presença de **áreas de calcificação** definidas, chamadas *corpora arenacea* (**areia cerebral** ou corpos arenáceos).

Os pinealócitos secretam uma matriz extracelular em que são depositados cristais de hidroxiapatita ou apatita carbonatada. Eles desenvolvem-se na primeira infância, aumentam com a idade e são radiologicamente visíveis após a segunda década de vida.

A calcificação não exerce influência sobre a função da glândula pineal. **A glândula pineal calcificada é um marcador radiográfico importante da linha média do encéfalo**.

Pinealócitos secretam melatonina

A **melatonina** é a principal substância biologicamente ativa secretada pela glândula pineal. A síntese e a liberação de melatonina são estimuladas pela escuridão e inibidas pela luminosidade. A secreção de melatonina está relacionada com a extensão da noite: quanto mais longa a noite, mais longa a duração da secreção de melatonina na maioria das espécies.

Durante o período diurno, as células fotorreceptoras da retina são hiperpolarizadas e a liberação de norepinefrina é inibida. Consequentemente, o sistema retino-hipotalâmico-pineal está em repouso e pouca melatonina é secretada.

Quando se inicia a escuridão, os fotorreceptores liberam norepinefrina, que ativa os receptores $\alpha 1$ e $\beta 1$-adrenérgicos nos pinealócitos, aumentando a síntese da melatonina.

A melatonina é rapidamente metabolizada, principalmente no fígado, formando 6-hidroximelatonina pela hidroxilação e, após conjugação com o ácido sulfúrico ou glicurônico, é excretada na urina.

A luz exerce dois efeitos sobre a melatonina:
1. O ciclo circadiano noite-dia modifica o ritmo de secreção da melatonina.
2. Pulsos luminosos rápidos, com intensidade e duração suficientes, podem suprimir rapidamente a produção de melatonina.

A melatonina é sintetizada a partir do **triptofano** e imediatamente secretada. A maior parte da atividade sintética ocorre durante a fase escura. O neurotransmissor **serotonina** é um precursor de melatonina (Figura 18.18). A serotonina é acetilada e, em seguida, metilada, para produzir melatonina. A serotonina *N*-acetiltransferase é a enzima determinante da velocidade da síntese de melatonina. Na verdade, a exposição à luz ou a administração de bloqueadores beta-adrenérgicos provocam rápida redução na serotonina *N*-acetiltransferase, com o consequente declínio na síntese de melatonina.

Durante a noite, com escuridão total, o teor de melatonina da glândula pineal é o mais alto.

A **melatonina** é liberada por difusão passiva na circulação sanguínea:
1. **Para atuar no hipotálamo e na hipófise e, em muitas espécies, para inibir a secreção de gonadotropinas e do hormônio de crescimento**.
2. Para induzir **sono**. A melatonina integra os fotoperíodos e modula os ritmos circadianos. Uma hipótese ainda não comprovada é de que a melatonina contribui para a sonolência quando as luzes são apagadas.

Dois receptores celulares de superfície acoplados à proteína G, denominados **Mel1A** e **Mel1B**, são expressos diferencialmente em tecidos distintos e respondem pelos diversos efeitos biológicos da melatonina.

Figura 18.17 Estrutura do pinealócito.

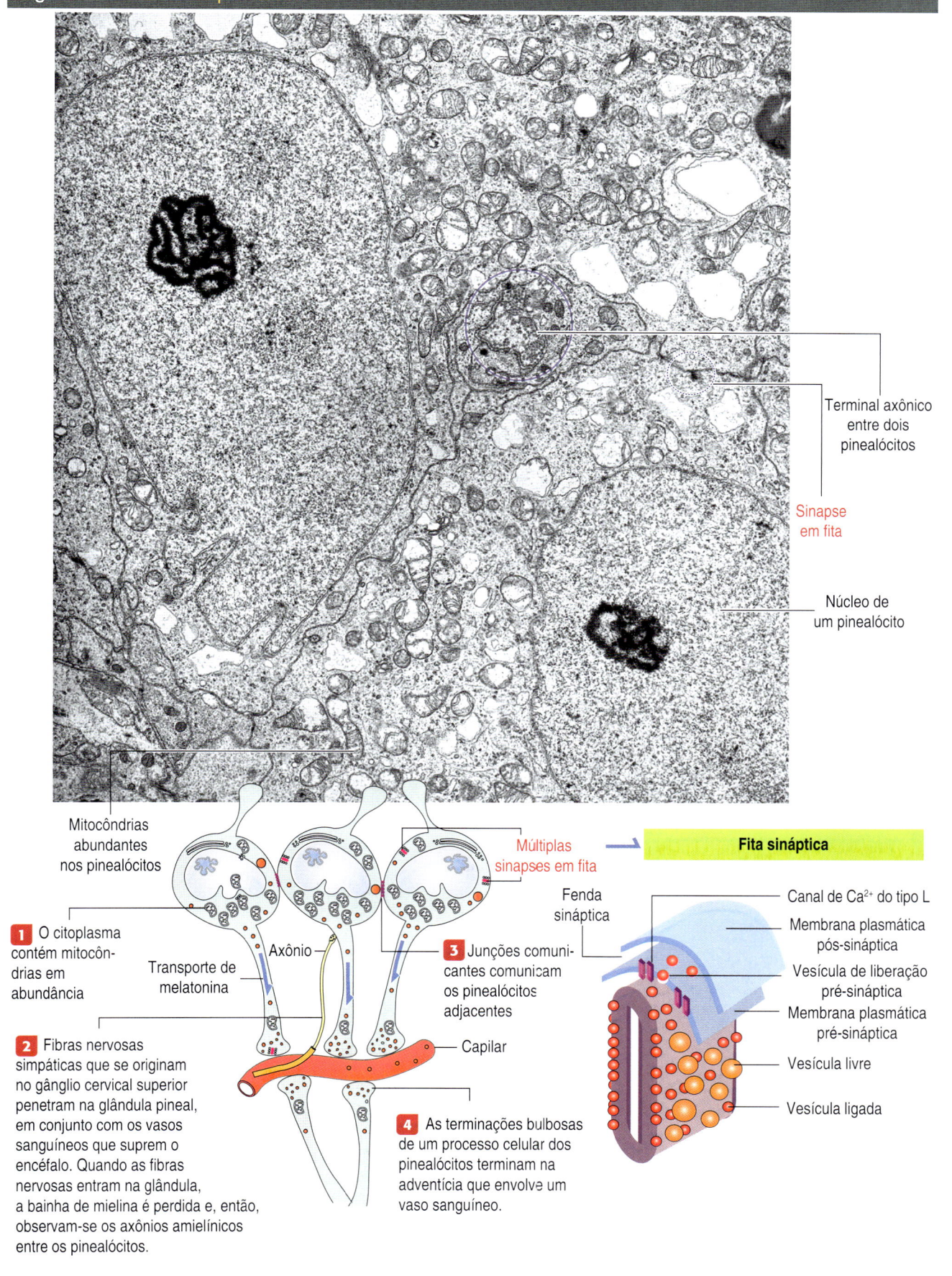

Terminal axônico entre dois pinealócitos

Sinapse em fita

Núcleo de um pinealócito

Mitocôndrias abundantes nos pinealócitos

Múltiplas sinapses em fita

Fita sináptica

Fenda sináptica

1 O citoplasma contém mitocôndrias em abundância

Axônio

Transporte de melatonina

3 Junções comunicantes comunicam os pinealócitos adjacentes

Canal de Ca^{2+} do tipo L

Membrana plasmática pós-sináptica

Vesícula de liberação pré-sináptica

Membrana plasmática pré-sináptica

2 Fibras nervosas simpáticas que se originam no gânglio cervical superior penetram na glândula pineal, em conjunto com os vasos sanguíneos que suprem o encéfalo. Quando as fibras nervosas entram na glândula, a bainha de mielina é perdida e, então, observam-se os axônios amielínicos entre os pinealócitos.

Capilar

4 As terminações bulbosas de um processo celular dos pinealócitos terminam na adventícia que envolve um vaso sanguíneo.

Vesícula livre

Vesícula ligada

A luz é um regulador dos ritmos circadianos

O ritmo circadiano de secreção de melatonina tem origem endógena; os sinais originam-se no núcleo supraquiasmático.

Um relógio biológico circadiano de 24 horas (do latim *circa*, em torno de; *dies*, dia) regula os padrões de sono e vigília, e está relacionado com o ciclo periódico escuro-claro ou sono-vigília.

Observe que a glândula pineal de mamíferos é um transdutor neuroendócrino que processa informações provenientes da **retina**.

A retina tem duas funções:

1. A **detecção da luz para a formação de imagens**, transformando a energia dos fótons em sinais elétricos, como discutido no Capítulo 9, *Órgãos Sensoriais | Visão e Audição*.
2. Funções visuais **não relacionadas com a formação de imagem** (NIF; do inglês, *non-image-forming*) necessárias para ajustar o relógio circadiano interno à vigília e ao sono. A função visual NIF envolve um subgrupo de células ganglionares da retina.

O **trato retino-hipotalâmico** (ver Figura 18.18) conduz a informação luminosa para o **núcleo supraquiasmático** hipotalâmico (**NSQ**), o marca-passo circadiano central ou "relógio mestre" em mamíferos.

Esse é o passo inicial na regulação da síntese e da secreção de melatonina através de uma via polissináptica.

O **NSQ** fica adjacente ao quiasma óptico e contém uma rede de neurônios de cerca de 20.000 neurônios que operam como um **marca-passo endógeno que regula o ritmo circadiano**. O ritmo do NSQ é sincronizado em 24 horas principalmente pelo ciclo luz-escuro que atua através da retina e a projeção retino-hipotalâmica para o NSQ.

Os neurônios do NSQ são auxiliados por astrócitos adjacentes no mecanismo de manutenção do tempo do relógio circadiano. Na verdade, os astrócitos rítmicos podem gerar um relógio circadiano funcional que pode controlar os ritmos comportamentais.

Como o ritmo circadiano funciona dentro do NSQ?

Uma **alça de retroalimentação negativa transcrição-translação** (**TTNL**; do inglês, *transcription-translation negative feedback loop*) neuronal, consistindo em fatores de transcrição CLOCK e BMAL1, regulando a expressão de genes repressores: genes *Period Per1, Per2* e *Per3*, e os genes *Criptocromo Cry1* e *Cry2*. A cada dia, os genes *Per* e *Cry* são expressos ritmicamente dentro do NSQ. Uma perda do gene *Bmal1* em subgrupos de neurônios do NSQ resultam em períodos prolongados e ritmos circadianos instáveis. Em outras palavras, o TTNL foi rompido, perturbando a função do cronômetro mestre.

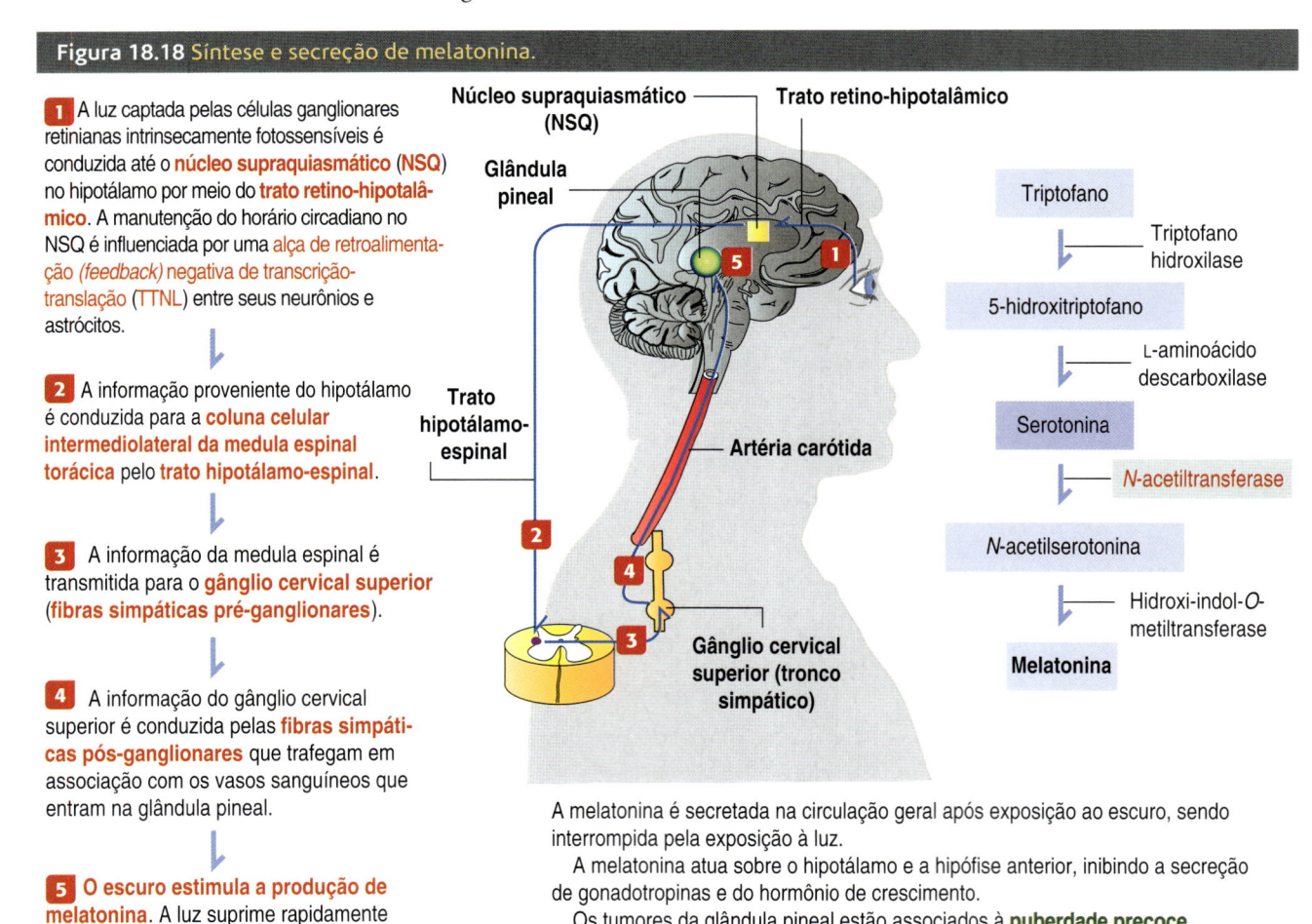

Figura 18.18 Síntese e secreção de melatonina.

1 A luz captada pelas células ganglionares retinianas intrinsecamente fotossensíveis é conduzida até o **núcleo supraquiasmático** (**NSQ**) no hipotálamo por meio do **trato retino-hipotalâmico**. A manutenção do horário circadiano no NSQ é influenciada por uma alça de retroalimentação *(feedback)* negativa de transcrição-translação (TTNL) entre seus neurônios e astrócitos.

2 A informação proveniente do hipotálamo é conduzida para a **coluna celular intermediolateral da medula espinal torácica** pelo **trato hipotálamo-espinal**.

3 A informação da medula espinal é transmitida para o **gânglio cervical superior** (**fibras simpáticas pré-ganglionares**).

4 A informação do gânglio cervical superior é conduzida pelas **fibras simpáticas pós-ganglionares** que trafegam em associação com os vasos sanguíneos que entram na glândula pineal.

5 **O escuro estimula a produção de melatonina**. A luz suprime rapidamente a produção de melatonina.

Núcleo supraquiasmático (NSQ) — Trato retino-hipotalâmico
Glândula pineal
Trato hipotálamo-espinal
Artéria carótida
Gânglio cervical superior (tronco simpático)

Triptofano
→ Triptofano hidroxilase
5-hidroxitriptofano
→ L-aminoácido descarboxilase
Serotonina
→ *N*-acetiltransferase
N-acetilserotonina
→ Hidroxi-indol-*O*-metiltransferase
Melatonina

A melatonina é secretada na circulação geral após exposição ao escuro, sendo interrompida pela exposição à luz.

A melatonina atua sobre o hipotálamo e a hipófise anterior, inibindo a secreção de gonadotropinas e do hormônio de crescimento.

Os tumores da glândula pineal estão associados à **puberdade precoce**.

Sob condições neuronais arrítmicas o relógio circadiano pode ser restaurado dentro dos neurônios do NSQ sem cronometragem pela liberação periódica de **glutamato** pelos **astrócitos**. Esse evento sugere que os relógios circadianos endógenos funcionais nos astrócitos dentro do NSQ sejam suficientes para gerar um comportamento rítmico.

Os neurônios, que apresentam os receptores Mel1A e Mel1B da melatonina, são **osciladores circadianos** conectados às **células ganglionares** especializadas da retina **produtoras de melanopsina**. As células com funções visuais **NIF** são chamadas **células ganglionares retinianas intrinsecamente fotossensíveis (ipRGCs)**. As ipRGCs funcionam como **detectores de luminosidade**, ajustando os osciladores circadianos.

Há algumas evidências de que o NSQ envia sinais para os marca-passos circadianos de outras regiões do corpo por meio das proteínas, como o **fator de crescimento transformante** α e **proquineticina 2**.

Quando o NSQ é transplantado para um receptor com o núcleo supraquiasmático danificado, exibe as propriedades do marca-passo circadiano do doador, e não aquelas do hospedeiro.

Isso indica que as ipRGCs e o NSQ, além da função de marca-passo circadiano, projetam para várias regiões encefálicas, a fim de comandar os ritmos envolvidos na indução do sono ou de influenciar o humor.

Pacientes com depressão relatam alterações do sono algumas semanas antes do reaparecimento dos sintomas de depressão.

O **transtorno afetivo sazonal** (**TAS**) é um tipo de depressão relacionada com os dias mais curtos dos meses de inverno. O TAS tem sido observado em pacientes com transtornos bipolares, caracterizados por alterações significativas de humor que se alternam entre períodos de mania e de depressão.

O *jet lag*, uma condição associada a fadiga, insônia e desorientação que é vivenciada por pessoas que viajam através de fusos horários, é provocado por um distúrbio temporário dos ritmos circadianos, devido a mudança ou dissociação entre os ciclos de claro-escuro e de sono-vigília.

A ressincronização do relógio circadiano, causada por uma ausência temporária de alinhamento entre o ritmo circadiano e a hora local, envolve exposição programada à luz e/ou administração de melatonina. Em seu conjunto, essas observações indicam que a sincronização do sistema circadiano sincronizado representa grande impacto na saúde mental.

PINEALOMAS

Os tumores da glândula pineal, chamados **pinealomas**, provocam sintomas de compressão, invadem as estruturas locais ou disseminam além do local do tumor. Os sintomas mais comuns de pinealomas são secundários a **hidrocefalia** (cefaleia, vômitos e sonolência), juntamente com problemas visuais, diabetes insípido e anomalias reprodutivas.

Cerca de 10% das lesões da glândula pineal são essencialmente benignas, incluindo os **cistos da pineal**.

Outros 10% dos tumores são relativamente benignos, incluindo os **gliomas de baixo grau**. Os demais 80% de neoplasias da região pineal são lesões heterogêneas altamente malignas. Elas incluem **tumores das células germinativas (germinoma pineal)**, o **carcinoma embrionário**, **teratomas**, **pineoblastoma maligno** (originados nas células parenquimatosas pineais) e **gliomas** (o estroma de suporte da glia).

Os tumores de células germinativas derivam das células germinativas primordiais (PGC), que têm origem no endoderma do saco vitelino e migram para as cristas gonadais do embrião. Uma ausência de involução normal das PGC em qualquer local migratório ectópico pode evoluir para um germinoma (Capítulo 21, *Transporte e Maturação dos Espermatozoides*).

A imagem por ressonância magnética (RM) fornece detalhes anatômicos e do tumor (cístico, calcificado, extensão para os ventrículos laterais ou região suprasselar). Os germinomas respondem bem à radioterapia, enquanto cirurgia primária é mais o tratamento de escolha em outros tipos de tumores.

A extensão e a natureza do tumor podem ser avaliadas pela citologia liquórica (para determinar a presença de células malignas) e a determinação da α-**fetoproteína** (AFP) (um marcador de tumor de células germinativas), e determinação da gonadotropina coriônica humana (**hCG**) (um marcador de tumores de células germinativas; ver adiante). O exame oftalmológico e a RM são necessários para se determinar a extensão regional do tumor.

Tumores da pineal em crianças são frequentemente associados a desenvolvimento puberal anormal. A **puberdade precoce** ou o início tardio da maturação sexual é observado em 10% dos pacientes do sexo masculino com tumores pineais. A puberdade precoce é caracterizada pelo início de secreção de androgênio e espermatogênese em meninos antes dos 9 a 10 anos de idade e o início da secreção de estrogênio e atividade ovariana cíclica nas meninas antes dos 8 anos de idade. **A precocidade nos meninos é causada pela produção de hCG pelos tumores de células germinativas e teratomas da glândula pineal**. A alta produção de testosterona pelas células de Leydig nos testículos é atribuída aos níveis elevados de hormônio luteinizante, estimulada pela produção ectópica de **hCG**.

Os pinealomas provocam um distúrbio de motilidade ocular conhecido como **síndrome de Parinaud**. Os distúrbios de motilidade ocular incluem paralisia do olhar para cima (nenhum dos olhos move-se completamente para cima ou para baixo), olhar fixo em uma direção com pouco movimento aleatório, ausência de reflexo pupilar à luz, paralisia de convergência (perda de convergência ao focar em um objeto próximo) e marcha de base ampla (aumento da largura da passada). A retração bilateral da pálpebra (**sinal de Collier**) é uma característica neuro-oftálmica adicional. AVC, hemorragia, traumatismo, hidrocefalia e esclerose múltipla também podem determinar os aspectos clínicos da síndrome de Parinaud.

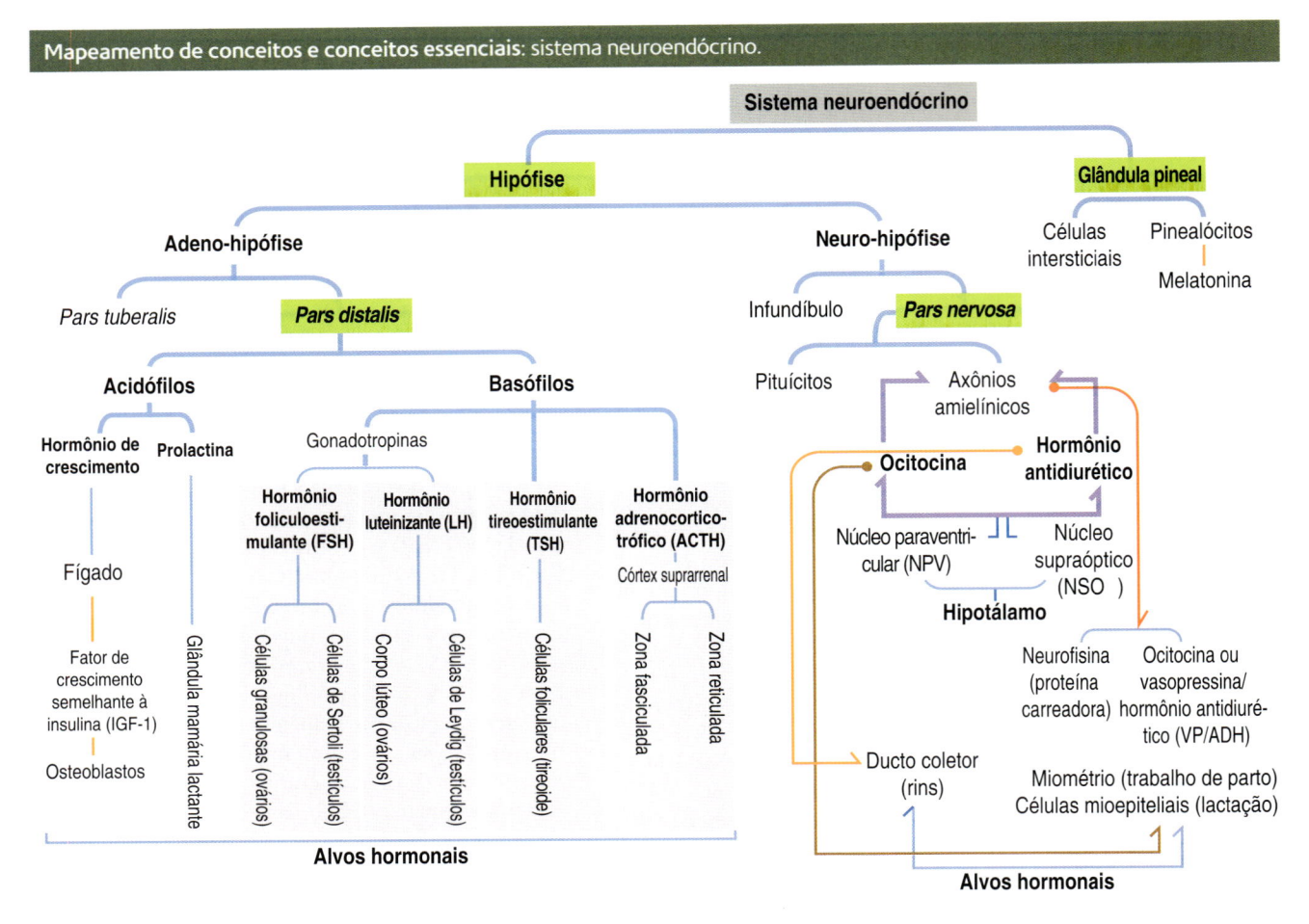

- **Organização geral do sistema neuroendócrino.** O hipotálamo e a hipófise (glândula pituitária ou hipofisária) formam um sistema integrado conhecido como **sistema hipotálamo-hipofisário**, que apresenta dois componentes:

    (1) O **sistema hipotalâmico adeno-hipofisário** (que conecta o hipotálamo com a adeno-hipófise).

    (2) O **sistema hipotalâmico neuro-hipofisário** (que conecta o hipotálamo com a neuro-hipófise)

- **Aspectos funcionais do sistema neuroendócrino.** O hipotálamo contém agrupamentos de neurônios chamados **núcleos.** Alguns neurônios atuam como células neuroendócrinas, exercendo efeitos positivos e negativos sobre os dois componentes da hipófise. Esses efeitos são mediados por hormônios ou fatores liberadores e inibidores.

    O transporte de moléculas sinalizadoras é mediado pela **circulação porta hipotalâmico-hipofisária**, que consiste em:

    (1) Um **plexo capilar primário** na parte inferior do hipotálamo.

    (2) O plexo capilar primário está conectado pelas veias porta a um **plexo capilar secundário**, situado no lobo anterior da hipófise.

    (3) Um **terceiro plexo capilar** supre a neuro-hipófise.

    O plexo capilar primário é suprido pela artéria hipofisária superior; o terceiro plexo capilar é suprido pela artéria hipofisária inferior. Ambas as artérias estão conectadas pela artéria trabecular. Não há conexão entre os plexos capilares secundário e terciário. A veia hipofisária drena o segundo e o terceiro plexos capilares para os seios venosos durais

- A **hipófise** consiste em duas partes embriologicamente distintas:

    (1) A **adeno-hipófise**, ou **componente glandular**, derivada da **bolsa de Rathke**, uma evaginação do teto da futura cavidade oral.

    (2) A **neuro-hipófise**, ou **componente neural**, um crescimento descendente infundibular a partir do assoalho do diencéfalo.

    A **adeno-hipófise** apresenta três subdivisões:

    (1) A *pars distalis* (lobo anterior).

    (2) A *pars tuberalis*, que envolve a haste ou pedículo infundibular neural.

    (3) A *pars intermedia* (lobo intermediário rudimentar).

    A **neuro-hipófise** tem duas subdivisões:

    (1) A *pars nervosa*.

    (2) A **eminência mediana**.

    A adeno-hipófise contém três componentes:

    (1) Cordões celulares epiteliais.

    (2) Estroma de tecido conjuntivo.

    (3) Capilares fenestrados (sinusoides) do plexo capilar secundário.

    Existem três populações de células distintas:

    (1) As **células acidófilas**, que coram com corante ácido.

    (2) As **células basófilas**, que coram com corante básico.

    (3) As **células cromófobas**, que não apresentam coloração citoplasmática.

    As células acidófilas secretam hormônios peptídicos (hormônio de crescimento e prolactina); as células basófilas secretam hormônios glicoproteicos (gonadotropinas FSH e LH, TSH e ACTH). As células cromófobas são aquelas cujo conteúdo hormonal citoplasmático foi depletado

- **Hormônio de crescimento** (também chamado somatotropina). É secretado em um padrão pulsátil, ocorrendo o pico de secreção durante as primeiras 2 horas de sono. O hormônio de crescimento age por meio do fator de crescimento semelhante à insulina 1 (IGF-1), produzido nos hepatócitos após estimulação pelo hormônio de crescimento

    A liberação do hormônio de crescimento é estimulada pelo hormônio liberador do hormônio de crescimento, produzido no hipotálamo e por altas concentrações plasmáticas de IGF-1. A inibição da liberação do hormônio de crescimento é mediada pela somatostatina (também produzida no hipotálamo e nas Ilhotas de Langerhans no pâncreas) e por altas concentrações plasmáticas de glicose.

O **gigantismo** durante a infância e a puberdade é causado pela secreção excessiva do hormônio de crescimento (em geral, produzido por um tumor benigno da hipófise chamado **adenoma**). Observa-se **acromegalia** (crescimento exagerado das mãos, pés, mandíbula e tecidos moles) nos adultos que apresentam produção do hormônio de crescimento elevada

- A **prolactina** tem uma função principal: estimular o início e a manutenção da lactação após o parto. A lactação envolve:

  (1) **Mamogênese**, que é o crescimento e o desenvolvimento das glândulas mamárias.

  (2) **Lactogênese**, que é o início da produção de leite durante a lactação.

  (3) **Galactopoese**, que é a manutenção da produção de leite.

  A função secundária consiste em facilitar a ação esteroidogênica do LH nas células de Leydig pela regulação positiva da expressão do receptor para o hormônio luteinizante (LH). A secreção pulsátil de prolactina é regulada principalmente por um mecanismo inibitório, e não por estimulação. O principal inibidor é a dopamina.

  O hormônio liberador de prolactina e o hormônio liberador de tireotropina, que têm origem no hipotálamo, estimulam a liberação de prolactina.

  A secreção excessiva de prolactina (**hiperprolactinemia**) por um tumor benigno da hipófise em ambos os sexos provoca deficiência de gonadotropinas. Nas mulheres, a hiperprolactinemia está associada a **infertilidade**, **anovulação** e **oligomenorreia** ou **amenorreia** (sangramento uterino desregulado). Nos homens, observa-se redução da fertilidade e da libido. A galactorreia (secreção de leite não puerperal) causada pela hiperprolactinemia é comum em ambos os sexos

- **Gonadotropinas**: **FSH** e **LH**. A liberação de gonadotropinas é estimulada pelo hormônio liberador de gonadotropinas (GnRH; também chamado hormônio liberador do hormônio luteinizante ou LHRH). O GnRH é secretado em pulsos, com intervalos de 60 a 90 minutos. Uma única célula basófila pode produzir tanto FSH como LH.

  Nas **mulheres**, o **FSH** estimula a foliculogênese (o desenvolvimento dos folículos ovarianos).

  Nos **homens**, o **FSH** tem como alvo as células de Sertoli nos testículos, que convertem testosterona em estrogênio (pela aromatização) e produzem a proteína de ligação a andrógenos (ABP).

  Nas **mulheres**, o **LH** estimula a esteroidogênese nos folículos ovarianos e no corpo lúteo. Nos **homens**, o **LH** controla a produção de testosterona pelas células de Leydig.

  A liberação de FSH e GnRH é inibida pela **inibina** (um heterodímero αβ), produzida pelas células-alvo (células foliculares e células de Sertoli) e pelo estradiol. A liberação de FSH é aumentada pela **ativina** (um homodímero ββ).

  Uma queda na secreção de GnRH, causada por **anorexia nervosa**, um tumor da hipófise ou uma condição conhecida como **hipogonadismo hipogonadotrófico (HH)**, pode abolir a secreção de FSH e LH. A castração (ovariectomia ou orquidectomia) provoca aumento significativo na síntese de FSH e LH, bem como a vacuolização das células secretoras de gonadotropinas (células de castração).

  A **síndrome de Kallmann** caracteriza-se por atraso ou ausência de puberdade e anosmia (diminuição ou perda do olfato). É determinada por mutações em genes cujas proteínas codificadas são responsáveis pela migração dos neurônios secretores de GnRH para o núcleo arqueado hipotálamico e dos neurônios olfatórios para o bulbo olfatório

- O **hormônio estimulante da tireoide (TSH; ou tireotropina)** regula a função da tireoide. O hormônio liberador de tireotropina estimula a liberação de TSH (e prolactina). Os hormônios tireoidianos **tri-iodotironina** (T_3) e **tiroxina** (T_4) inibem a liberação de TSH.

  O **hipotireoidismo**, caracterizado pela redução do metabolismo celular e da temperatura, é causado por deficiência na secreção de TSH e pela doença autoimune conhecida como **doença de Hashimoto**. Em geral, o **hipertireoidismo** é determinado por um autoanticorpo contra os receptores de TSH nas células foliculares da tireoide (**doença de Graves**)

- O **hormônio adrenocorticotrófico (ACTH; ou corticotropina)** estimula o crescimento e a síntese de esteroides na zona fasciculada e na zona reticulada do córtex suprarrenal.

  O ACTH deriva de um precursor grande, que é a **pró-opiomelanocortina (POMC)**, processada na hipófise anterior.

  O hormônio liberador de corticotropina (CRH), derivado dos neurônios neuroendócrinos do núcleo paraventricular, que também produzem hormônio antidiurético (ADH), estimula a liberação de ACTH. Esse efeito estimulador do CRH é potencializado pelo ADH e pela angiotensina II (AngII). Os níveis elevados de cortisol impedem a liberação de CRH ou ACTH.

  A **doença de Cushing**, causada por um adenoma da hipófise que produz ACTH, resulta na produção elevada de cortisol pelas células da zona fasciculada do córtex suprarrenal, osteoporose, obesidade e perda de massa muscular

- **Neuro-hipófise**. A neuro-hipófise é formada por três componentes histológicos:

  (1) **Pituícitos**, células semelhantes a astrócitos, que contêm proteína glial fibrilar ácida, um filamento intermediário, e que dão suporte aos axônios.

  (2) **Axônios amielínicos**, derivados das células neuroendócrinas dos núcleos paraventricular e supraóptico hipotalâmicos, e que formam o trato hipotalâmico-hipofisário.

  (3) **Capilares fenestrados**.

  Os axônios exibem segmentos protuberantes intermitentes, denominados de **corpos de Herring**, que contêm grânulos de secreção neuroendócrinos.

  Cada grânulo tem dois componentes: a proteína carregadora **neurofisina** e um hormônio associado – **arginina vasopressina (VP)**, também chamado **hormônio antidiurético (ADH)** ou **ocitocina**. VP/ADH e ocitocina são sintetizados por neurônios magnocelulares do núcleo supraóptico (NSO) e núcleo paraventricular (NPV) localizado no hipotálamo.

  Cada gene, que codifica VP/ADH ou ocitocina, tem três éxons que codificam um precursor polipeptídico grande que inclui o peptídio de VP/ADH ou ocitocina e **neurofisina** (NPII para VP/ADH e NPI para ocitocina).

  Os complexos VP/ADH-NPII e ocitocina-NPI são armazenados em locais semelhantes a protuberâncias, chamados **corpos de Herring**, ao longo dos axônios amielínicos e **terminais axonais**. Os conteúdos dos grânulos secretores são liberados do terminal axônico para os capilares fenestrados.

  O principal efeito fisiológico de VP/ADH é a regulação da reabsorção de água no segmento distal do néfron. Essa função possibilita aos rins concentrar e diluir urina. VP/ADH é um vasoconstritor potente em altas doses. Essa é a base para seu nome alternativo, vasopressina.

  O ocitocina participa da contração do músculo liso uterino durante o trabalho de parto e das células mioepiteliais no alvéolo mamário lactante, facilitando a ejeção do leite. O ADH regula a excreção de água pelos rins e, em altas concentrações, é também um potente vasoconstritor

- O **diabetes insípido hipotalâmico (DIH)** ocorre quando a secreção de ADH está reduzida. É causado por traumatismo craniano grave, por tumor cerebral invasivo que destrua o eixo hipotalâmico-hipofisário ou pela destruição autoimune dos neurônios que produzem ADH. A poliúria é um achado clínico comum.

O **diabetes insípido nefrogênico** ocorre em determinadas doenças renais crônicas que não são responsivas ao ADH

- **Glândula pineal**. A glândula pineal é um órgão endócrino composto de células
  com função neurossecretora e sem conexão nervosa direta com o encéfalo.

  A glândula pineal é inervada pelas fibras nervosas simpáticas pós-ganglionares, derivadas do gânglio cervical superior (GCS). As fibras pré-ganglionares que se projetam para o GCS provêm da coluna lateral da medula espinal.

  A glândula pineal desenvolve-se a partir de uma evaginação sacular do teto do diencéfalo posterior na linha média do terceiro ventrículo. Contém células chamadas **pinealócitos**, arranjadas em cordões e agrupamentos e **células intersticiais** de suporte semelhantes à glia.

  O pinealócito exibe extensões citoplasmáticas com **terminações bulbares**. Esses processos celulares terminam nas proximidades de um capilar. Os pinealócitos contêm **mitocôndrias em abundância** e terminais axônicos com **múltiplas sinapses em fita**.

  Lembremo-nos de que se observam locais de sinapses em fita nos fotorreceptores da retina e nas células ciliadas da orelha interna. Um aspecto importante da glândula pineal é a presença de depósitos calcificados, denominados *corpora arenacea* ("areia cerebral")

- **Aspectos funcionais da glândula pineal**. A glândula pineal pode ser considerada um transdutor neuroendócrino que coleta informações enviadas pela retina.

  Durante o período de exposição à luz, as células fotorreceptoras da retina são hiperpolarizadas e a liberação de norepinefrina é inibida. Consequentemente, nesse período, o sistema retino-hipotalâmico-pineal está em repouso e pouca melatonina é secretada.

  Quando se inicia o período de escuridão, os fotorreceptores liberam norepinefrina, que ativa os receptores α1 e β1-adrenérgicos nos pinealócitos, aumentando a síntese de melatonina.

  A entrada neural (*input*) na glândula pineal (transdutor) é a **norepinefrina** e a saída é a **melatonina** (*output*). A função dos pinealócitos é regulada pelos receptores beta-adrenérgicos. A atividade metabólica dos pinealócitos é inibida por antagonistas beta-adrenérgicos.

  A melatonina é sintetizada a partir do triptofano e, imediatamente, secretada na circulação sanguínea. O neurotransmissor serotonina é um precursor da melatonina. A serotonina é acetilada e, em seguida, metilada, produzindo melatonina.

  A serotonina *N*-acetiltransferase é a enzima limitante da velocidade de síntese de melatonina. Na verdade, a exposição à luz ou a administração de bloqueadores beta-adrenérgicos induzem rapidamente a redução da *N*-acetiltransferase e, em consequência, a redução da síntese de melatonina.

  O **trato retino-hipotalâmico** conduz os sinais luminosos da retina, em particular das células ganglionares que produzem melanopsina, funcionando como detectores de luminosidade, para o **núcleo supraquiasmático hipotalâmico (NSQ)**, considerado o relógio circadiano. Os neurônios do NSQ que contêm os receptores para melatonina Mel1A e Mel1B são osciladores circadianos conectados às células ganglionares especializadas da retina que produzem melanopsina.

  Os passos seguintes estão envolvidos:

  (1) Os sinais do NSQ são conduzidos para a coluna celular intermediolateral da medula espinal torácica pelo **trato hipotalâmico-espinal**.

  (2) Os sinais da medula espinal são transmitidos para o gânglio cervical superior pelas fibras simpáticas pré-ganglionares.

  (3) Os sinais do **gânglio cervical superior** são conduzidos pelas fibras simpáticas pós-ganglionares que

trafegam em associação com os vasos sanguíneos que penetram na glândula pineal. Como já mencionado, a aferência neural para a glândula pineal é a **norepinefrina**, e o hormônio liberado é a **melatonina**.

Lembremo-nos de que os fotorreceptores da retina representam o ponto de partida das aferências neurais para os pinealócitos.

A **retina** apresenta duas funções:

(1) **Detecção de luz para a formação de imagens** por meio da transformação de energia fotônica em sinais elétricos, como discutido no Capítulo 9, *Órgãos Sensoriais | Visão e Audição*.

(2) **Funções visuais não formadoras de imagens (NIF)** necessárias para ajustar o relógio circadiano aos períodos de luz e sono. A função visual NIF envolve um subgrupo de células ganglionares da retina produtoras de melanopsina, como ressaltado anteriormente. Essas células, com funções visuais NIF, são chamadas **células ganglionares retinianas intrinsecamente fotossensíveis (ipRGCs)**. As ipRGCs funcionam como detectores de luminosidade, reajustando os osciladores circadianos

- Duas condições clínicas relacionadas com a função da pineal são importantes:

  (1) **Transtorno afetivo sazonal (TAS)** é um tipo de depressão relacionada com os dias mais curtos dos meses de inverno.

  Tem-se observado TAS em pacientes com transtornos bipolares, caracterizados por alternâncias no humor entre os períodos de mania e os de depressão.

  Isso indica que as ipRGCs e os NSQ, além da função de marca-passo circadiano, projetam-se para muitas regiões encefálicas que comandam os ritmos envolvidos na indução do sono ou que influenciam o humor.

  (2) O *jet lag*, um transtorno do sono associado a fadiga, insônia, desempenho físico diminuído e desorientação, experimentado por muitos viajantes, é causado pela ausência temporária de alinhamento entre os ritmos circadianos e a hora local. A exposição adequadamente programada à luz e/ou a administração de melatonina são estratégias empregadas no tratamento do *jet lag*

- **Pinealomas** são tumores da glândula pineal. Cerca de 10% das lesões da glândula pineal são essencialmente benignas, incluindo os **cistos da pineal**. Outros 10% dos tumores são relativamente benignos, incluindo os **gliomas de baixo grau**.

  Os demais 80% das neoplasias da região pineal são lesões altamente malignas. Essas incluem **tumores das células germinativas (germinoma pineal)**, o **carcinoma embrionário** e o **pineoblastoma maligno**.

  Os tumores de células germinativas da glândula pineal estão associados à **puberdade precoce**. A puberdade precoce é caracterizada pelo início de secreção de androgênio e espermatogênese em meninos antes dos 9 ou 10 anos de idade e o início da secreção de estrogênio e atividade ovariana cíclica em meninas antes dos 8 anos de idade. A precocidade em meninos é causada pela produção ectópica de gonadotropina coriônica humana (hCG) por tumores de células germinativas e teratomas da glândula pineal.

  A alta produção de testosterona pelas **células de Leydig** nos testículos é atribuída aos níveis elevados de hormônio luteinizante (LH), estimulada pela produção ectópica de β-hCG.

  Os pinealomas causam distúrbio de motilidade ocular conhecido como **síndrome de Parinaud**. Os distúrbios de motilidade ocular incluem paralisia do olhar para cima (nenhum dos olhos se move completamente para cima ou para baixo), olhar fixo em uma direção com pouco movimento aleatório, ausência de reflexo pupilar à luz, paralisia de convergência (perda de convergência quando foca em objeto próximo), e marcha de base ampla (aumento da largura da passada). A retração bilateral da pálpebra (**sinal de Collier**) é uma característica neuro-oftálmica adicional.

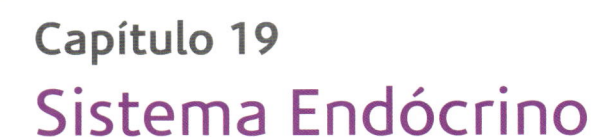

Capítulo 19
Sistema Endócrino

O sistema endócrino é constituído por um grupo de células individuais e de glândulas que produzem e secretam hormônios peptídicos e esteroides na corrente sanguínea para modular muitas funções do corpo. Várias glândulas endócrinas, como a glândula tireoide e as glândulas suprarrenais, são reguladas pelo sistema hipotalâmico-hipofisário. Outras, como as glândulas paratireoides, respondem a variações nos níveis sanguíneos de cálcio; e a principal função das ilhotas pancreáticas de Langerhans é controlar os níveis de açúcar no sangue. Além disso, há uma imensa população de células endócrinas individuais, distribuídas por diversos tecidos do corpo, independentes do sistema hipotalâmico-hipofisário e que têm um papel funcional e patológico significativo. Uma dessas células é a célula C, situada na glândula tireoide e cujo produto de secreção, a calcitonina, contrabalança a função reguladora do cálcio das glândulas paratireoides. A célula-alvo das glândulas paratireoides é o osteoblasto, enquanto a célula C tem como alvo os osteoclastos. Este capítulo descreve a estrutura e a função da glândula tireoide, das glândulas suprarrenais, das glândulas paratireoides, das células C e das ilhotas de Langerhans, proporcionando alguns esclarecimentos quanto às condições clínicas e patológicas.

GLÂNDULA TIREOIDE

Desenvolvimento da glândula tireoide

A glândula tireoide (do grego *thyreos*, escudo; *eidos*, forma) desenvolve-se como uma projeção **endodérmica** descendente mediana na base da língua. Uma estrutura transitória, o **ducto tireoglosso**, liga a glândula em desenvolvimento a seu ponto de origem, o **forame cego**, na parte posterior da língua.

O ducto tireoglosso desaparece totalmente, deixando a glândula tireoide desenvolver-se como uma glândula sem ducto. Em geral, remanescentes do tecido do ducto tireoglosso podem dar origem a **cistos** na área ventral do pescoço que se assemelham a nódulos. Nas crianças, a retirada cirúrgica de um cisto tireoglosso em expansão pode ser necessária para aliviar problemas respiratórios e de deglutição, bem como para prevenir infecções e até mesmo transformação maligna na idade adulta.

Durante todo o primeiro trimestre da gravidez, o **hormônio tireoidiano materno** é transferido através da placenta para o feto. Níveis elevados de hormônios da tireoide são encontrados no córtex cerebral fetal entre a 12ª e a 20ª semana.

Por volta da 22ª semana, a glândula tireoide fetal passa a responder ao **hormônio tireoestimulante (TSH)**, produzindo **hormônio tireoidiano endógeno** para estimular o desenvolvimento perinatal do cérebro.

A ausência congênita da glândula tireoide gera danos neurológicos irreversíveis ao lactente (**cretinismo**). Em adultos, a disfunção da tireoide correlaciona-se com transtornos neurológicos e do comportamento.

Organização histológica da glândula tireoide

A glândula tireoide consiste em dois lobos unidos por uma faixa estreita de tecido designada **istmo**.

A glândula tireoide está localizada abaixo da laringe, e os lobos estão sobre as laterais da traqueia. A laringe constitui um marco importante para se localizar a glândula tireoide. Lembre-se de que os **nervos laríngeos recorrentes** estão estreitamente relacionados com a glândula, uma relação anatômica importante nos casos em que um procedimento cirúrgico de tireoidectomia é necessário.

A glândula tireoide está circundada por uma cápsula de tecido conjuntivo. Dois pares de glândulas paratireoides, designados como glândulas paratireoides superiores e inferiores, estão localizados nos lobos laterais da glândula tireoide.

Cada lobo da glândula tireoide consiste em numerosos **folículos**. O **folículo tireoidiano**, ou ácino, é a unidade estrutural e funcional da glândula.

Um folículo da tireoide é composto de uma camada única de células epiteliais cúbicas, o **epitélio folicular** (Figuras 19.1 e 19.2), envolvendo um lúmen central que contém uma substância **coloide**. O coloide é rico em **tireoglobulina**, uma glicoproteína iodada que produz reação positiva ao ácido periódico-Schiff (PAS).

O epitélio folicular também contém cerca de 10% de **células parafoliculares** dispersas, também chamadas **células C**. Derivadas da **crista neural**, as células C contêm pequenos **grânulos** citoplasmáticos que representam o hormônio armazenado **calcitonina** (daí a designação de células C).

Quando a glândula tireoide se encontra **hipoativa**, como na **deficiência de iodo na dieta**, o folículo está aumentado pelo coloide. Como não há nenhuma produção de **tri-iodotironina (T_3)** ou de **tiroxina (T_4)** para exercer retroalimentação negativa, a síntese e a secreção de TSH aumentam. O TSH estimula o crescimento e a vascularização da glândula tireoide. Em consequência, a glândula aumenta de tamanho.

Quando a glândula tireoide está **ativa**, o epitélio folicular é colunar e é possível observar **gotículas de coloide** no interior das células, bem como grandes pseudópodes apicais e microvilosidades (ver Figura 19.2).

O epitélio da tireoide é circundado por uma lâmina basal e por fibras reticulares. Uma rede de fibras nervosas vasomotoras e simpáticas e de vasos sanguíneos, incluindo capilares fenestrados, pode ser observada no tecido conjuntivo, entre os folículos da tireoide.

Função da glândula tireoide

Em contraste com outros órgãos endócrinos, que têm a capacidade de armazenamento limitada, a produção dos hormônios da tireoide depende do armazenamento folicular do pró-hormônio tireoglobulina no coloide.

Uma característica típica do epitélio folicular da tireoide é sua capacidade de concentrar iodeto a partir do sangue e de sintetizar os hormônios T_3 e T_4.

A síntese e a secreção de hormônios da tireoide envolvem duas fases (Figura 19.3):
1. Uma **fase exócrina**.
2. Uma **fase endócrina**.

Conforme discutido no Capítulo 3, *Sinalização Celular | Biologia Celular | Patologia*, ambas as fases são reguladas pelo TSH, por um mecanismo que inclui a ligação a receptores e a produção de monofosfato de adenosina cíclico (cAMP).

A **fase exócrina** (ver Figura 19.3) consiste em:
1. Captação de **iodeto** inorgânico do sangue, estimulada pelo TSH.
2. Síntese de **tireoglobulina**.
3. Incorporação de **iodo** a resíduos tirosil da tireoglobulina pela **tireoperoxidase**.

A captação de iodeto requer uma bomba de iodeto impulsionada por trifosfato de adenosina (ATP), presente na membrana plasmática basal das células foliculares. Esse sistema de transporte ativo é designado como **captação ativa de iodeto (ou armadilha de iodeto)**. O iodeto intracelular difunde rapidamente contra gradientes de concentração e elétricos, e acaba por ir parar no coloide. Ânions, como o **perclorato** (ClO_4^-), são utilizados clinicamente como **inibidores competitivos da bomba de iodeto**, bloqueando a captação de iodeto pelas células foliculares da tireoide.

Figura 19.1 Histologia da glândula tireoide.

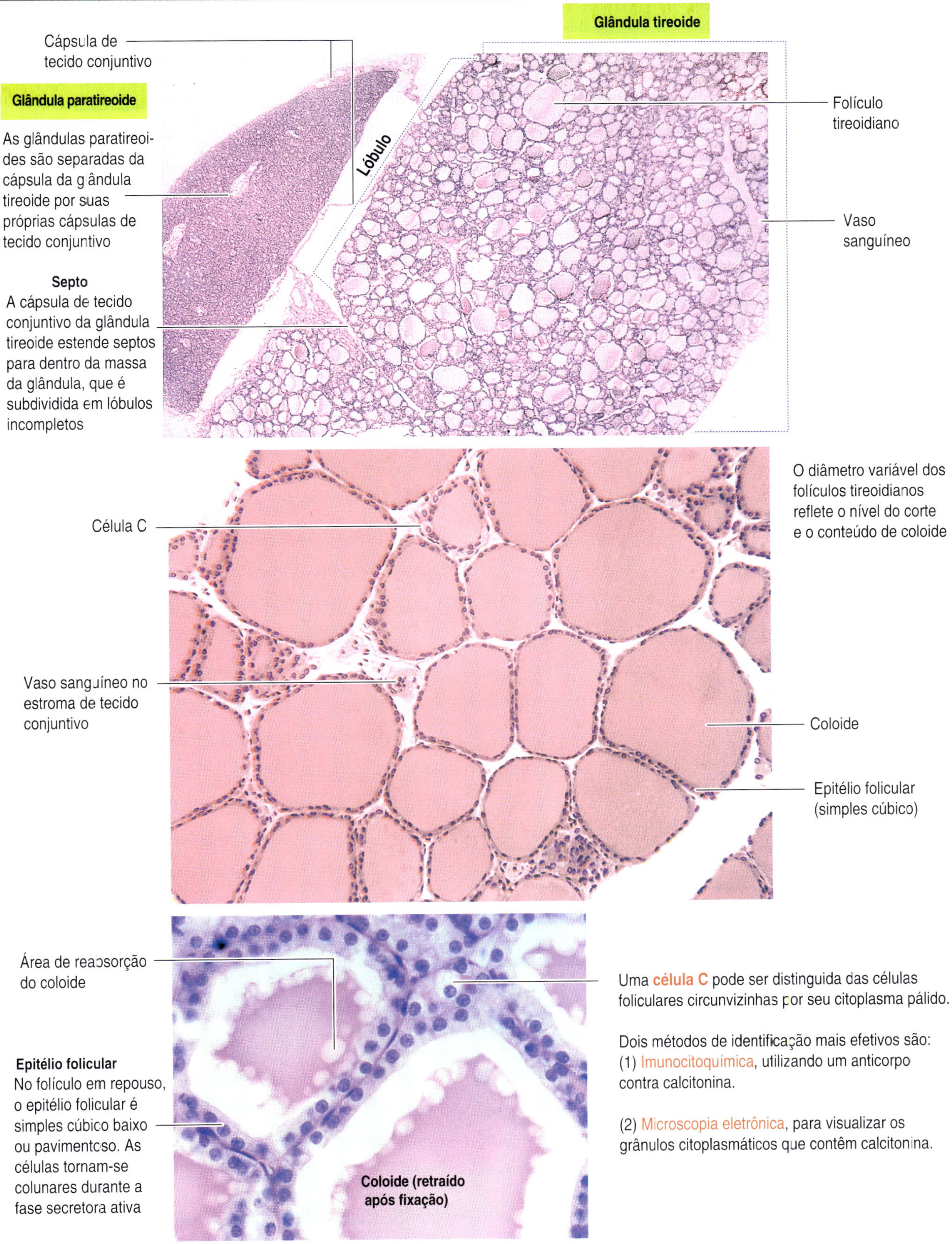

Glândula tireoide

Cápsula de tecido conjuntivo

Glândula paratireoide

As glândulas paratireoides são separadas da cápsula da glândula tireoide por suas próprias cápsulas de tecido conjuntivo

Lóbulo

Septo

A cápsula de tecido conjuntivo da glândula tireoide estende septos para dentro da massa da glândula, que é subdividida em lóbulos incompletos

Folículo tireoidiano

Vaso sanguíneo

Célula C

O diâmetro variável dos folículos tireoidianos reflete o nível do corte e o conteúdo de coloide

Vaso sanguíneo no estroma de tecido conjuntivo

Coloide

Epitélio folicular (simples cúbico)

Área de reabsorção do coloide

Uma **célula C** pode ser distinguida das células foliculares circunvizinhas por seu citoplasma pálido.

Dois métodos de identificação mais efetivos são: (1) Imunocitoquímica, utilizando um anticorpo contra calcitonina.

(2) Microscopia eletrônica, para visualizar os grânulos citoplasmáticos que contêm calcitonina.

Epitélio folicular

No folículo em repouso, o epitélio folicular é simples cúbico baixo ou pavimentoso. As células tornam-se colunares durante a fase secretora ativa

Coloide (retraído após fixação)

Figura 19.2 Estrutura das células foliculares da tireoide.

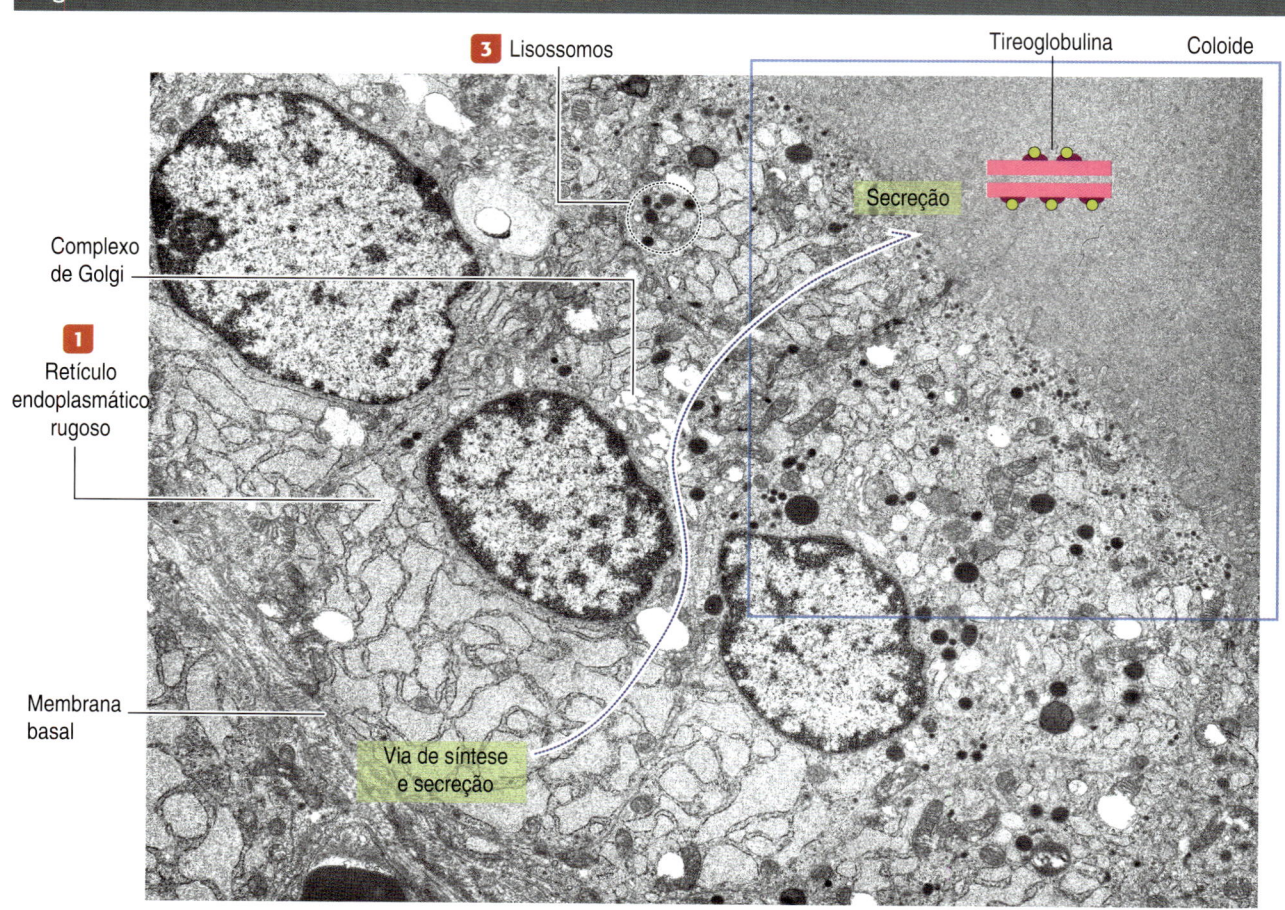

Síntese e captação de tireoglobulina

1 A síntese de tireoglobulina, o precursor da tri-iodotironina (T_3) e da tiroxina (T_4), tem início no retículo endoplasmático rugoso (RER). As cisternas do RER são distendidas pelo precursor recém-sintetizado, e as regiões citoplasmáticas são reduzidas a áreas muito estreitas. As moléculas de tireoglobulina são glicosiladas no complexo de Golgi.

2 À microscopia óptica, a atividade de síntese da tireoglobulina pode ser visualizada no citoplasma das células foliculares como espaços vesiculares opticamente claros.

3 O domínio apical das células foliculares apresenta **lisossomos abundantes**, envolvidos no processamento do pró-hormônio tireoglobulina em hormônios da tireoide.

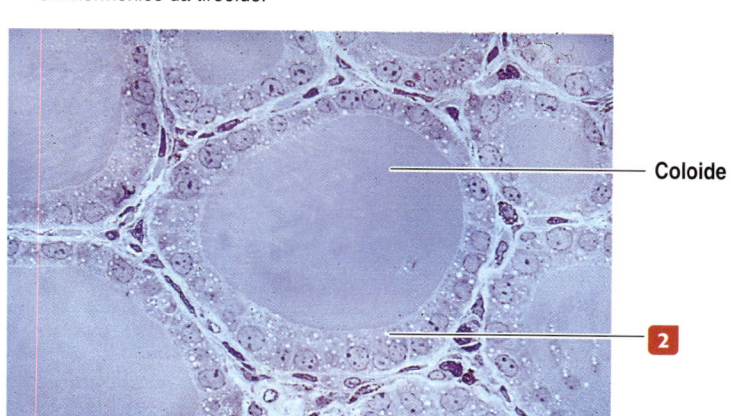

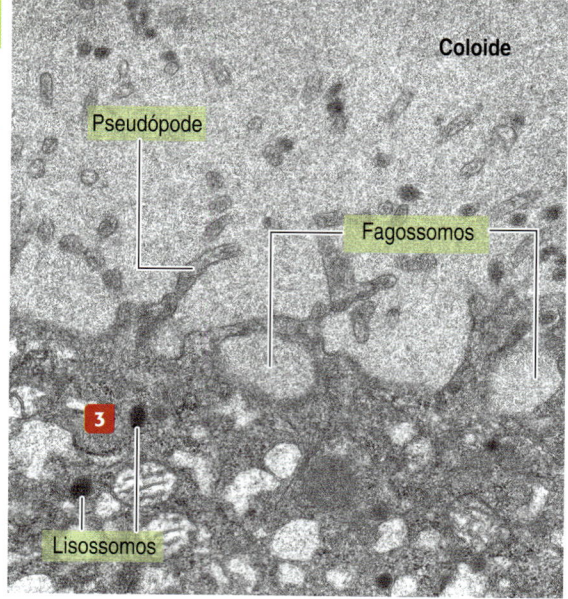

Os pseudópodes estendem-se a partir do domínio apical das células foliculares da tireoide e, após envolverem uma parte do coloide (tireoglobulina), organizam um fagossomo intracelular. Os lisossomos fundem-se ao fagossomo e desencadeiam a decomposição proteolítica da tireoglobulina, ao mesmo tempo que se deslocam para o domínio basal da célula folicular.

Figura 19.3 Síntese e secreção dos hormônios da tireoide T₃ e T₄.

Síntese e captação da tireoglobulina

4 Na **membrana plasmática apical**, a **tireoperoxidase** é ativada e converte **iodeto** em **iodo**. Dois átomos de iodo são ligados a cada resíduo tirosil. A iodação ocorre no lúmen do folículo tireoidiano.

Após o processamento proteolítico, um peptídio de monoiodotirosina combina-se com di-iodotirosina para formar T_3 (tri-iodotironina). Duas di-iodotirosinas combinam-se formando a T_4 (tiroxina). Uma molécula de tireoglobulina iodada produz quatro moléculas de T_3 e de T_4.

PTU **Propiltiouracila** e **MMI** **metil mercaptoimidazol** inibem a iodação dos resíduos de tirosina da tireoglobulina mediada pela tireoperoxidase.

5 Uma gotícula no coloide do folículo da tireoide contendo tireoglobulina iodada é endocitada por uma extensão de pseudópode do domínio apical de uma célula epitelial folicular.

A **gotícula intracelular de coloide**, guiada pelos componentes do citoesqueleto, funde-se com um **lisossomo**. As moléculas de T_3 e de T_4 são liberadas pela ação proteolítica das enzimas lisossômicas.

PTU **Propiltiouracila** pode bloquear a conversão de T_4 a T_3 nos tecidos periféricos (fígado).

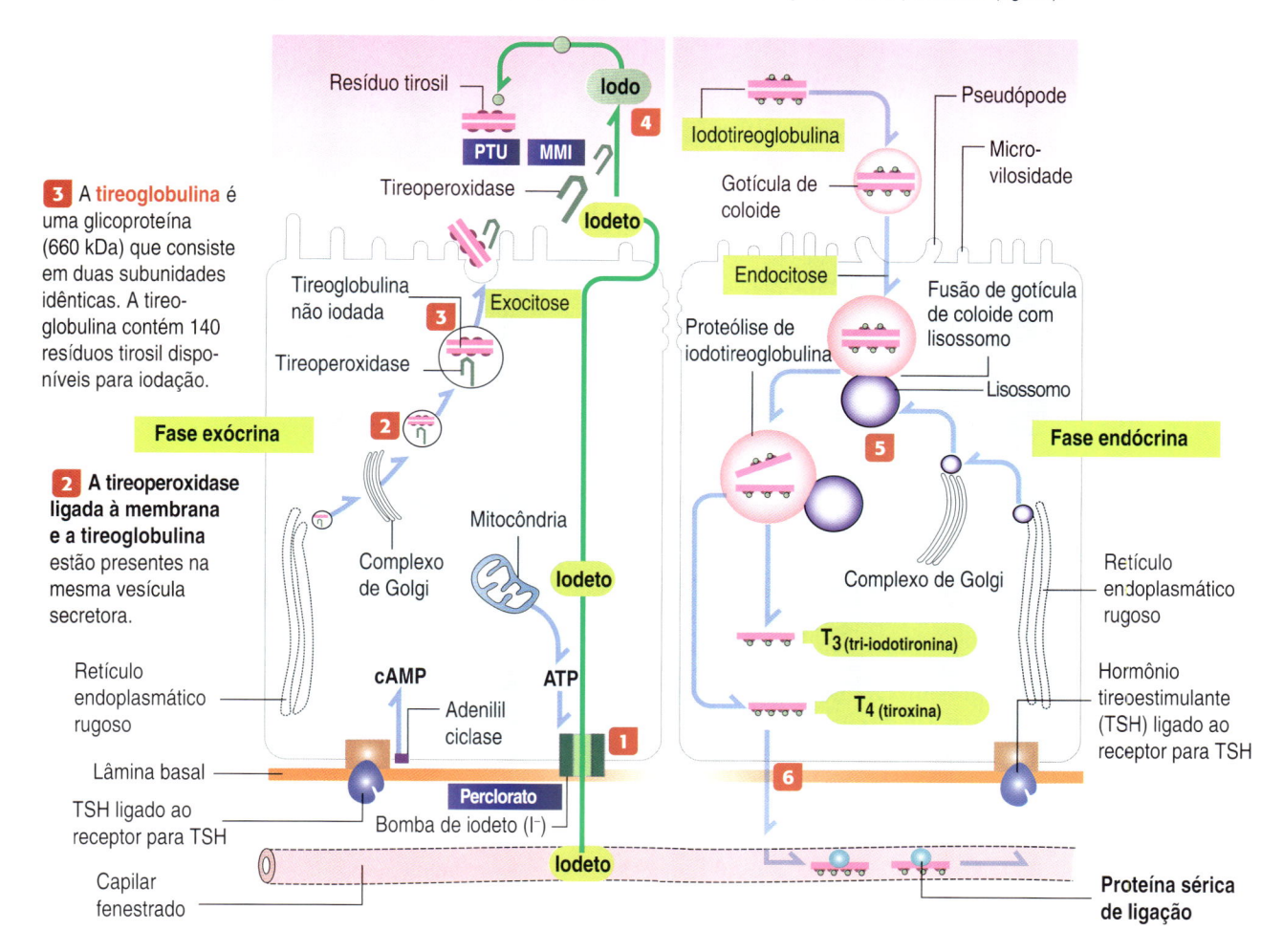

3 A **tireoglobulina** é uma glicoproteína (660 kDa) que consiste em duas subunidades idênticas. A tireoglobulina contém 140 resíduos tirosil disponíveis para iodação.

2 A **tireoperoxidase ligada à membrana e a tireoglobulina** estão presentes na mesma vesícula secretora.

1 A **bomba de iodo (I⁻)** concentra iodeto na célula folicular da tireoide de vinte até cem vezes acima dos níveis séricos. Uma ATPase dependente de Na⁺, K⁺ e o trifosfato de adenosina (ATP) fornecem a energia necessária para o transporte do iodo.

A atividade das células foliculares da tireoide pode ser determinada pela medida da **captação de iodo radioativo (CIRA)**. A tireoidectomia por radiação pode ser realizada pelo uso de quantidades maiores de iodo radioativo nos casos de hiperfunção da tireoide. A bomba de iodeto também pode ser inibida por **perclorato**, um ânion competitivo.

6 T_3 e T_4 são liberadas pela célula através da lâmina basal do folículo da tireoide para um **capilar fenestrado**, associando-se a **proteínas séricas de ligação. Desiodases com especificidade tecidual** expressas nos tecidos periféricos podem aumentar a concentração local de T_3 a partir da T_4 circulante.

T_3 tem meia-vida mais curta (18 horas) que T_4 (5 a 7 dias). A T_3 é de duas a dez vezes mais ativo que T_4. A ação do hormônio da tireoide é mediada predominantemente por **receptores para o hormônio da tireoide (THR)**, que são codificados pelos genes para o receptor do hormônio da tireoide α (*THRA*) e para o receptor do hormônio da tireoide β (TRHB).

O retículo endoplasmático rugoso e o complexo de Golgi são locais envolvidos na síntese e na glicosilação da **tireoglobulina**, uma glicoproteína de 660 kDa composta de duas subunidades idênticas. A tireoglobulina é armazenada em vesículas secretoras e liberada por exocitose no lúmen coloidal. Contém em torno de 140 resíduos de tirosina disponíveis para iodação.

A enzima responsável pela iodação da tireoglobulina, a **tireoperoxidase**, é uma glicoproteína que contém o grupo heme, ancorada na membrana da mesma vesícula secretora que contém tireoglobulina.

Após a exocitose, a tireoperoxidase é exposta na superfície luminal do epitélio folicular da tireoide.

Ativada durante a exocitose, a tireoperoxidase **oxida iodeto em iodo no coloide**; o iodo, então, é transferido para resíduos tirosil aceptores da tireoglobulina.

A atividade da tireoperoxidase e o processo de iodação podem ser inibidos por **propiltiouracila (PTU)** e por **metil mercaptoimidazol (MMI)**. Esses fármacos antitireoidianos interferem na síntese de hormônios da tireoide em glândulas hiperativas.

A **fase endócrina** tem início pela endocitose estimulada pelo TSH da tireoglobulina iodada para o interior da célula folicular (ver Figura 19.3):

1. As **gotículas de coloide** são englobadas por **pseudópodes** apicais e internalizadas, tornando-se, então, vesículas contendo coloide.
2. Componentes do citoesqueleto guiam as gotículas de coloide aos lisossomos, que se fundem às gotículas de coloide.
3. **As enzimas lisossômicas degradam a iodotireoglobulina e liberam T_3, a forma ativa do hormônio, T_4** e outros produtos intermediários. As iodotirosinas, os aminoácidos e os açúcares são reciclados na célula.
4. Os hormônios da tireoide são liberados através da lâmina basal do epitélio folicular da tireoide e têm acesso às **proteínas transportadoras séricas** no interior dos capilares fenestrados.

T_3 **tem meia-vida mais curta** (18 horas), **é mais potente** e **é menos abundante que T_4**. A meia-vida de T_4 é de 5 a 7 dias, e T_4 representa em torno de 90% dos hormônios tireoidianos secretados.

As **desiodases** específicas dos tecidos aumentam as concentrações locais de T_3 a partir da T_4 circulante. Há três desiodases:

1. **Desiodase 1**, encontrada principalmente no fígado.
2. **Desiodase 2** é expressa apenas em astrócitos e tanicitos, células derivadas da glia, localizados no hipotálamo.
3. **Desiodase 3** é expressa de maneira seletiva nos neurônios. A desiodase 3 também pode inativar T_4 e T_3 a T_3 e T_2 por desiodação do anel interno. A inativação serve para regular negativamente as concentrações locais de hormônio da tireoide e proteger os neurônios em relação a níveis excessivos do hormônio da tireoide.

No sistema nervoso central, os hormônios da tireoide atravessam as barreiras hematencefálicas utilizando proteínas transportadores de células do plexo coroide e por meio de lacunas entre os pés terminais dos astrócitos, que falham em cobrir completamente os capilares cerebrais.

O local primário de ação de T_3 e, em menor escala, de T_4, é o **núcleo celular**. T_3 liga-se ao receptor para o hormônio da tireoide ligado a uma região específica do DNA, designada como **elemento responsivo ao hormônio da tireoide (TRE)**, induzindo ou reprimindo a transcrição de genes específicos.

Nos cardiomiócitos, o hormônio da tireoide regula a expressão de genes que codificam **fosfolambano** (Figura 19.4), bem como receptores beta-adrenérgicos e Ca^{2+}-ATPase.

DOENÇA DE GRAVES E HIPOTIREOIDISMO

A doença de Graves, um distúrbio autoimune predominante nas mulheres, é causada por um anticorpo que atua como agonista no receptor para TSH (ver Figura 19.4). A ligação de autoanticorpos aos receptores para TSH resulta na síntese desregulada do hormônio da tireoide.

O **adenoma tóxico** e o **bócio multinodular** (Boxe 19.A) também provocam a síntese desregulada do hormônio da tireoide, mas esse efeito é desencadeado por uma **mutação no gene do *receptor de TSH*,** o que acarreta uma ativação constitutiva.

A remissão espontânea ocorre em aproximadamente 30% dos pacientes que apresentam doença de Graves, porém não nos pacientes portadores de adenoma tóxico e de bócio multinodular. Um adenoma não tóxico não se associa a uma produção elevada de hormônio da tireoide.

Na doença de Graves, as células foliculares da tireoide apresentam hipertrofia e hiperplasia. A secreção de uma grande quantidade de hormônios da tireoide na circulação sanguínea é desregulada. O nível sérico de TSH é suprimido e os níveis séricos de T_4 e de T_3 estão elevados.

O aumento da glândula tireoide (**bócio**), olhos salientes (**exoftalmia**); **taquicardia, pele quente e tremores finos dos dedos** são características clínicas típicas da doença de Graves.

O adenoma tóxico e o bócio multinodular não se associam à exoftalmia.

A partir de uma perspectiva funcional, o **excesso de hormônios da tireoide aumenta o metabolismo basal, a frequência cardíaca e o consumo de oxigênio e de nutrientes.** Uma **condição de metabolismo elevado** aumenta o apetite. A **produção aumentada de calor corporal**, determinada pelo alto consumo de oxigênio, faz com que os pacientes se sintam quentes. A taquicardia é uma das consequências das ações do hormônio da tireoide no coração.

A **frequência cardíaca aumentada** é causada pela suprarregulação dos **receptores β1 adrenérgicos** em cardiomiócitos no nó sinoatrial, estimulados pelos hormônios da tireoide. O **aumento da contratilidade do músculo cardíaco** e do **débito cardíaco** é

Figura 19.4 Doença de Graves.

Doença de Graves: Patogenia

A produção excessiva de hormônio da tireoide é causada pela ativação dos receptores para o hormônio tireoestimulante (TSHRs) por uma resposta autoimune (anticorpos produzidos contra o TSHR).

As células inflamatórias no estroma da glândula tireoide produzem citocinas (interleucina 1, fator de necrose tumoral-α e interferona-γ) que estimulam as células da tireoide a produzir citocinas, reforçando, assim, o processo autoimune da tireoide. O efeito imunossupressor dos fármacos antitireoidianos reduz a produção de citocinas, levando à sua remissão em alguns pacientes.

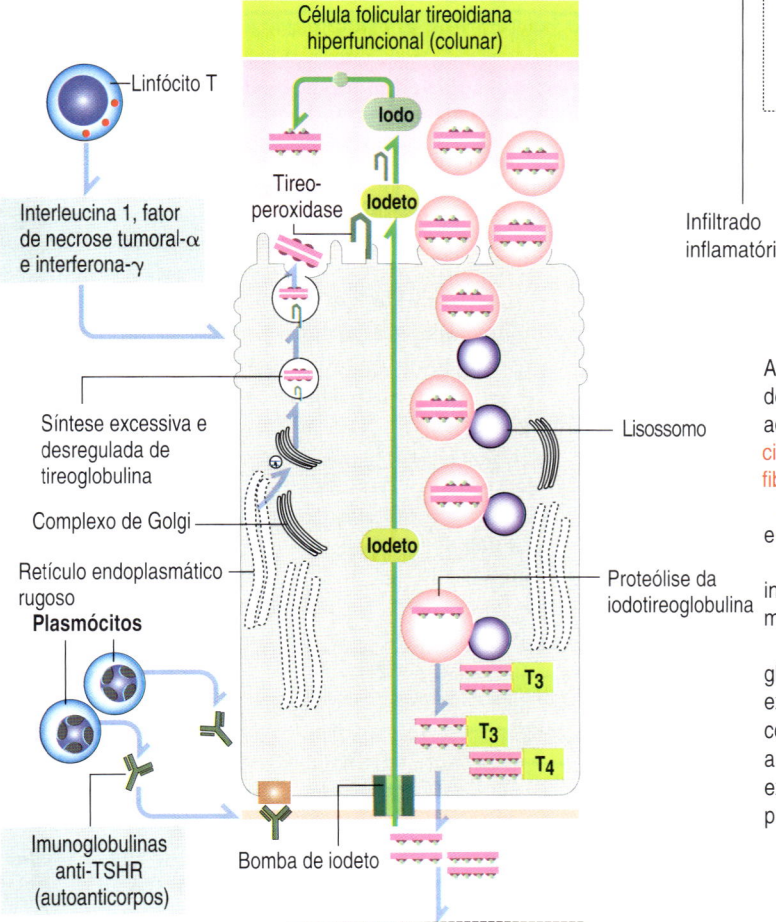

Doença de Graves: Exoftalmia

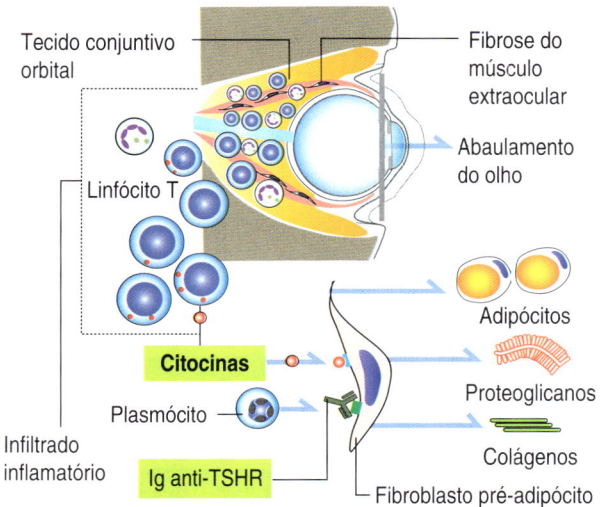

A **oftalmopatia de Graves** se caracteriza pela inflamação dos músculos extraoculares e pelo aumento do tecido adiposo e conectivo orbital. Imunoglobulinas anti-TSHR circulantes ligam-se ao receptor específico expresso por fibroblastos no tecido retrobulbar.

Duas características da doença de Graves são **exoftalmia** e **manifestações cardíacas** (palpitações e taquicardia).

A exoftalmia resulta da presença de um infiltrado inflamatório (linfócitos T, macrófagos e neutrófilos) nos músculos extraoculares e no tecido orbital.

As citocinas, produzidas pelos linfócitos T, e as imunoglobulinas (Ig) anti-TSHR, produzidas pelos plasmócitos extraoculares, estimulam os fibroblastos orbitais a produzir colágenos e proteoglicanos. As imunoglobulinas estimulam a diferenciação de fibroblastos em adipócitos. A produção excessiva de gordura e a natureza higroscópica dos proteoglicanos contribuem para a ocorrência da exoftalmia.

Doença de Graves: Contratilidade miocárdica

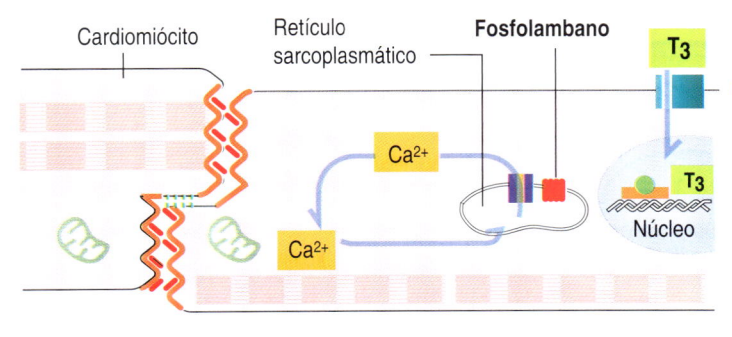

A **tri-iodotironina (T_3)** penetra no núcleo de um cardiomiócito, liga-se a seus receptores nucleares e, em seguida, ao elemento responsivo ao hormônio da tireoide em genes-alvo.

A T_3 estimula a **fosfolambano**, uma proteína envolvida na liberação e na captação de Ca^{2+} pelo retículo sarcoplasmático.

Essa etapa é criticamente importante para a contração sistólica e o relaxamento diastólico. A fosforilação regula a atividade de fosfolambano. A função diastólica aumentada em pacientes portadores de hipertireoidismo está relacionada com o papel de fosfolambano na contratilidade do músculo cardíaco mediada pelo hormônio da tireoide.

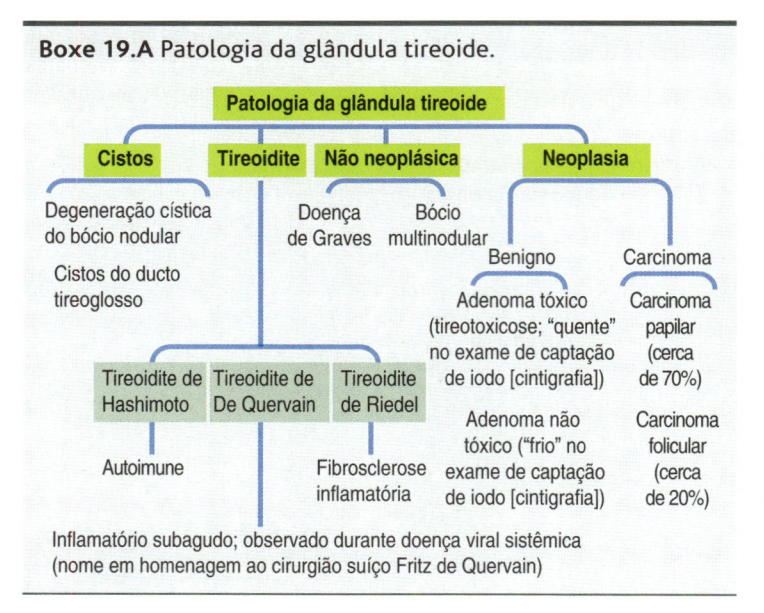

Boxe 19.A Patologia da glândula tireoide.

Inflamatório subagudo; observado durante doença viral sistêmica (nome em homenagem ao cirurgião suíço Fritz de Quervain)

desencadeado pela suprarregulação dos receptores β1 adrenérgicos no músculo cardíaco ventricular. O transporte ativo de Ca^{2+} para o lúmen do retículo sarcoplasmático dos cardiomiócitos é controlado por **fosfolambano**, cuja atividade é regulada por hormônios da tireoide.

Em resumo, os pacientes portadores da doença de Graves apresentam os sintomas clássicos da **tireotoxicose**. A tireotoxicose é a consequência de um excesso de hormônios da tireoide no organismo.

Como são tratados os pacientes com doença de Graves?

O objetivo do tratamento é neutralizar os efeitos do hormônio da tireoide reduzindo sua síntese e suas ações.

1. A síntese de hormônio da tireoide pode ser inibida com fármacos (ver Figura 19.3).
2. Pode-se administrar iodo radioativo oralmente, como uma dose única de iodeto de sódio marcado com ^{131}I ($Na^{131}I$), em forma líquida ou em cápsula. As emissões de raios β do radionuclídeo levam à necrose dos tecidos, acarretando redução funcional ou inativação das células foliculares da tireoide no decorrer de 6 a 18 semanas, quando a função da tireoide é normalizada (**eutireoidismo**: caracterizado por níveis séricos normais de hormônio da tireoide).
3. O **propranolol**, um antagonista beta-adrenérgico, pode bloquear os receptores β1 adrenérgicos e controlar a taquicardia. Esse tratamento também contrabalança o aumento no débito cardíaco e na pressão arterial, assim como a termogênese elevada ocasionada pelo estado hiperadrenérgico.

A cirurgia se faz necessária em pacientes que apresentam adenoma tóxico e bócio multinodular tóxico.

Em adultos, o hipotireoidismo é, em geral, causado por uma patologia da tireoide. Observam-se **diminuição** do **metabolismo basal, hipotermia** e **intolerância ao frio**. A diminuição da sudorese e a vasoconstrição cutânea tornam a pele seca e fria.

Os indivíduos acometidos tendem a se sentir frio em uma sala aquecida.

O hipotireoidismo em adultos manifesta-se por pele áspera e com aparência inchada, devido ao acúmulo de proteoglicanos e à retenção de líquido na derme cutânea (**mixedema**). O débito cardíaco diminui, e a frequência do pulso fica mais lenta. À exceção dos distúrbios do desenvolvimento, a maioria dos sintomas é revertida ao se corrigir o transtorno da tireoide.

Conforme já referido, a necessidade do hormônio da tireoide para o desenvolvimento é mais evidente no **sistema nervoso central**, no qual uma deficiência grave do hormônio da tireoide no período fetal e no período neonatal resulta em **cretinismo**, um transtorno caracterizado por **deficiência mental**, **surdez** e **ataxia**. Essas condições são irreversíveis se não forem tratadas logo após o nascimento.

A **tireoidite de Hashimoto**, também designada como **tireoidite linfocítica crônica** ou **tireoidite autoimune** (ver Boxe 19.A), é uma doença associada ao **hipotireoidismo** e ao **acúmulo de linfócitos no estroma da glândula tireoide**. A tireoidite de Hashimoto é causada por autoanticorpos que têm como alvo a **tireoperoxidase** e a **tireoglobulina** (anticorpos antiperoxidase tireoidiana [anti-TPO] e antitireoglobulina [anti-TG]). A destruição progressiva dos folículos da tireoide leva a uma diminuição na função da glândula tireoide. O nível de T_4 no sangue é inferior ao normal, enquanto o nível de TSH fica acima do normal. A glândula tireoide aumenta de tamanho (bócio). Os pacientes são tratados com T_4 sintético (levotiroxina). Outras condições inflamatórias da glândula tireoide incluem **tireoidite de de Quervain** e **tireoidite de Riedel**.

Finalmente, o **carcinoma papilar** é o tumor maligno da glândula tireoide mais frequente. Esse tumor é localmente invasivo e dissemina para os linfonodos cervicais. O **carcinoma folicular** é o segundo mais frequente tumor da glândula tireoide (ver Boxe 19.A). Esse é um tumor de crescimento lento que, em geral, dissemina para os ossos pela via hematógena.

Regulação do cálcio

O Ca^{2+} é encontrado dentro e fora das células, é um componente importante do esqueleto, e é necessário para a contração muscular, para a coagulação sanguínea e para a transmissão de impulsos nervosos e atividades enzimáticas. O Ca^{2+} é um mediador essencial da sinalização celular (p. ex., por meio da **calmodulina ligante de cálcio**).

A homeostase do Ca^{2+} é regulada por:
1. **Hormônio paratireóideo ou paratormônio (PTH)**, secretado pelas glândulas paratireoides. O PTH atua sobre os **ossos** e os **rins, elevando os níveis de Ca^{2+} no sangue**.
2. **Calcitonina**, produzida pelas células C situadas na glândula tireoide, **reduz os níveis de Ca^{2+} no sangue**.
3. **Vitamina D** (calcitriol, ou 1,25-di-hidroxicolecalciferol), que intensifica a captação de Ca^{2+} pelo

intestino delgado estimulando a síntese da proteína de ligação de Ca^{2+} **calbindina** pelas células epiteliais do intestino (enterócitos). Esses dois últimos aspectos são discutidos mais adiante neste capítulo.

O elemento-chave no monitoramento dos níveis extracelulares de Ca^{2+} é o **receptor sensor de Ca^{2+}** (**CaSR**) extracelular, das células principais da paratireoide.

GLÂNDULAS PARATIREOIDES

Desenvolvimento das glândulas paratireoides

As quatro glândulas paratireoides têm origem na terceira e na quarta bolsas branquiais. A terceira bolsa branquial diferencia-se em glândulas paratireoides inferiores e timo. A quarta bolsa branquial desenvolve-se em glândulas paratireoides superiores e no corpo ultimobranquial (Figura 19.5).

As glândulas paratireoides situam-se nas regiões posterolaterais da glândula tireoide, entre a cápsula da tireoide e o tecido conjuntivo cervical circundante. A coloração amarela das glândulas paratireoides contendo tecido adiposo pode ser confundida com o tecido adiposo circunvizinho. A remoção cirúrgica acidental das glândulas paratireoides durante uma cirurgia da tireoide (tireoidectomia) causa tetania, caracterizada por espasmos dos músculos torácicos e laríngeos, o que leva a asfixia e morte.

Histologia das glândulas paratireoides

O parênquima das glândulas paratireoides consiste em duas populações celulares supridas por capilares sinusoide (ver Figura 19.5):

1. A **célula principal,** a mais numerosa.
2. A **célula oxífila** ou **acidófila**.

Essas células estão dispostas em cordões ou em aglomerados semelhantes a folículos.

As **células principais** apresentam glicogênio e grânulos secretores com PTH. O PTH é um peptídio de 84 aminoácidos derivado de um grande precursor de 115 aminoácidos (**pré-pró-PTH**).

Esse precursor dá origem ao **pró-PTH** (90 aminoácidos), que é processado em **PTH** por uma enzima proteolítica no complexo de Golgi.

O PTH é armazenado em **grânulos de secreção**. O magnésio é essencial para a secreção do PTH. O PTH é secretado no sangue e tem meia-vida de cerca de cinco minutos. Os níveis séricos de Ca^{2+} normalmente são, em média, de **9,5 mg/dℓ**.

As **células oxífilas** ou **acidófilas** apresentam mitocôndrias em abundância, que conferem a coloração rosa-avermelhada típica a essa célula. As células oxífilas podem representar células principais em transição.

Transdução de sinais mediada por CaSR

Um **dímero de CaSR** está presente na membrana plasmática das células principais. Um **aumento** dos níveis séricos de Ca^{2+} (**hipercalcemia**) **causa** ligação do Ca^{2+} ao CaSR, seguido de ativação dependente de Gq/11 da fosfolipase C (PLC) e a produção de diacilglicerol (DAG) e inositol 1,4,5-trifosfato (IP_3) a partir de fosfatidilinositol 4,5-bifosfato ligado à membrana (PIP_2) (Capítulo 3, *Sinalização Celular | Biologia Celular | Patologia*).

O aumento dos níveis intracelulares de IP_3 facilita a liberação de Ca^{2+} a partir de locais de armazenamento intracelular, evitando assim a liberação do PTH contido nos grânulos secretores (ver Figura 19.5). Assim, a concentração sérica de Ca^{2+} diminui.

Quando a concentração sérica de Ca^{2+} diminui (**hipocalcemia**), o CaSR não é ativado e a secreção do PTH é **estimulada**, causando um aumento do Ca^{2+} sérico.

Observe que o CaSR regula a secreção de PTH de maneira inversa: aumentos de Ca^{2+} levam à supressão da liberação de PTH mediada por CaSR, enquanto uma redução do Ca^{2+} libera essa supressão promovendo a secreção de PTH.

A secreção de PTH medida por CaSR leva a: (1) ativação do **receptor do hormônio da paratireoide 1** (PTH1R) no osso e rins, aumentando a reabsorção óssea mediada por osteoclastos; (2) reabsorção de Ca^{2+} no segmento ascendente espesso da alça de Henle; (3) excreção de fosfato no túbulo contorcido proximal; e (4) síntese de calcitriol (vitamina D ativa) pelo túbulo contorcido proximal, que aumenta a absorção intestinal de Ca^{2+} (ver seção "Vitamina D", mais adiante).

Funções do hormônio paratireóideo

O CaSR é expresso nas glândulas paratireoides, rins, osso e glândulas mamárias. O PTH regula o equilíbrio do Ca^{2+} e do PO_4^{3-} no sangue ao atuar sobre dois locais principais:

1. No **tecido ósseo**, o PTH estimula a **reabsorção do osso mineralizado por osteoclastos** e a liberação de Ca^{2+} no sangue.
2. Nos **túbulos uriníferos**, o PTH ativa a **produção de vitamina D ativa** (**calcitriol**), por estimular a atividade da **1α-hidroxilase**. Por sua vez, a vitamina D **estimula a reabsorção intestinal de Ca^{2+}**. Como se pode ver, o PTH regula **indiretamente** os níveis de Ca^{2+}, por induzir a síntese de uma enzima envolvida na produção do metabólito ativo da vitamina D nos rins.

   Quando os níveis de Ca^{2+} estão baixos, o PTH restabelece a homeostase atuando sobre os **osteoblastos**, de modo a induzir a osteoclastogênese. Como já discutido, o PTH liga-se a um PTH1R na superfície celular do osteoblasto, regulando a síntese de proteínas essenciais à diferenciação e à função dos osteoclastos (rever Osteoclastogênese no Capítulo 4, *Tecido Conjuntivo*).
3. Durante a **lactação**, as glândulas mamárias atuam como um órgão calcitrópico. Elas secretam o peptídio relacionado com PTH (PTHrP; do inglês, *PTH-related peptide*) para mobilizar Ca^{2+} do osso.

   Também é preciso manter em mente que **FGF23** (**fator de crescimento de fibroblasto 23**), uma proteína derivada do osteócito, reduz os níveis de fosfato sérico atuando nos rins para aumentar a excreção de fosfato. Além disso, FGF23 diminui os níveis

Figura 19.5 Estrutura e função da glândula paratireoide.

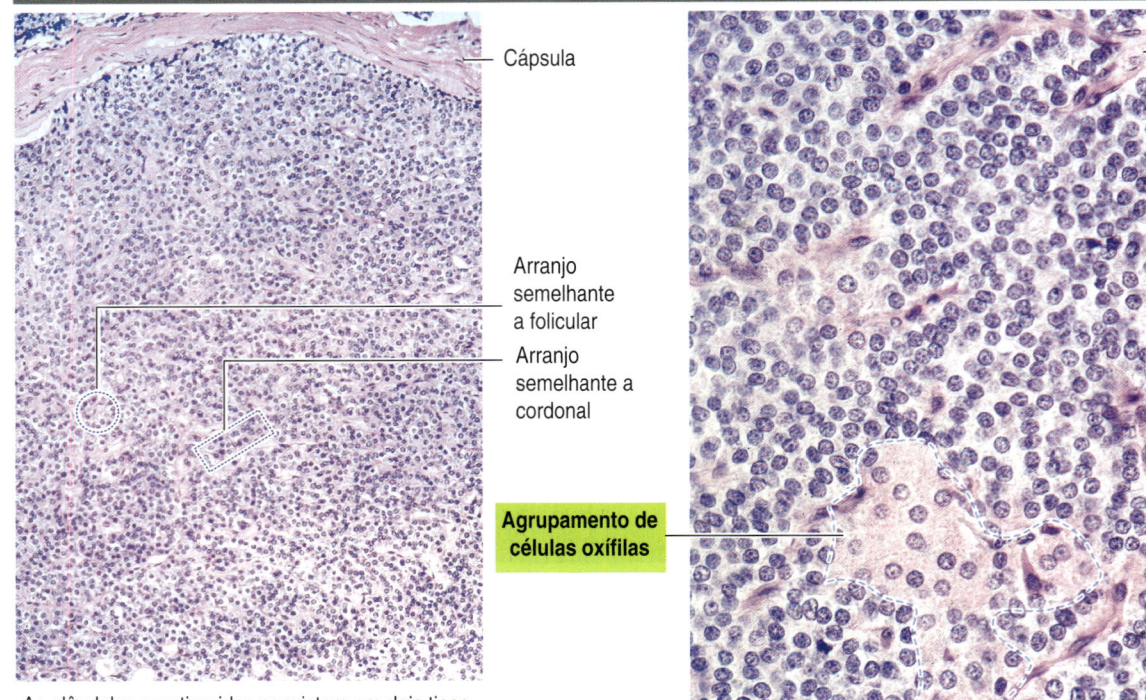

As glândulas paratireoides consistem em dois tipos celulares: (1) **células principais**, que secretam hormônio paratireóideo (PTH), e (2) **células oxífilas**, ricas em mitocôndrias, provavelmente representando uma forma de transição das células principais. As células se dispõem em um arranjo **semelhante a um cordão**, mas um arranjo do **tipo folicular** também pode ser observado.

As **células oxífilas** aparecem após a puberdade, e seu número aumenta com a idade. Elas apresentam **mitocôndrias** abundantes, que dão a esse tipo celular uma coloração acidófila nas preparações por hematoxilina-eosina. O retículo endoplasmático rugoso e o complexo de Golgi não são proeminentes. As células oxífilas não secretam PTH.

O **receptor sensor de Ca²⁺ (CaSR)** é um dímero receptor, com sete domínios transmembrânicos, acoplado à proteína Gq/11, presente na membrana plasmática da célula principal da paratireoide. A ligação de Ca²⁺ a CaSR leva à ativação dependente de Gq/11 de fosfolipase C (PLC) e à produção de diacilglicerol (DAG) e inositol 1,4,5-trifosfato (IP$_3$) a partir de fosfati-dilinositol 4,5-bifosfato (PIP$_2$) ligado à membrana. O aumento dos níveis de IP$_3$ intracelular facilita a liberação de Ca²⁺ dos locais de armazenamento intracelular. Esses eventos de sinalização causam uma **redução** da secreção de PTH.

Uma **redução** nos níveis séricos de cálcio **ativa** o CaSR e **aumenta a secreção de PTH**. O PTH aumenta a reabsorção de Ca²⁺ do osso, promove reabsorção urinária de Ca²⁺ e aumenta a expressão da enzima renal 1α-hidroxilase produzindo calcitriol.

As mutações de perda de função e ganho de função do CaSR levam a hipercalcemia hipocalciúrica familiar tipo 1 (HHF1) e hipocalcemia autossômica dominante tipo 1 (ADH1), respectivamente.

circulantes de calcitriol inibindo 1α-hidroxilase (Boxe 14.B no Capítulo 14, *Sistema Urinário*). Um ponto que não pode ser esquecido é que os rins e as glândulas paratireoides desempenham um papel essencial na homeostase de Ca^{2+} e PO_4^{3-}.

DISFUNÇÃO DAS GLÂNDULAS PARATIREOIDES

O **hiperparatireoidismo** é causado por um tumor benigno funcional da glândula (**adenoma**). O aumento anormal na secreção do PTH causa:

1. **Hipercalcemia** e **fosfatúria** (excreção urinária aumentada de ânions PO_4^{3-}).
2. **Hipercalciúria** (excreção urinária aumentada de Ca^{2+}), levando à formação de **cálculos renais** nos cálices dos rins. Quando os cálculos descem para os ureteres, há dores intensas, causadas pela contração espasmódica do músculo liso, **hematúria** (sangue na urina) e infecções do trato renal (**pielonefrite**).
3. **Hipercalcemia, consequência da desmineralização óssea.** A extensa reabsorção óssea resulta na formação de cistos.

O **hipoparatireoidismo** é visto durante a **remoção inadvertida ou a ocorrência de danos irreversíveis (ruptura do suprimento sanguíneo) das glândulas paratireoides durante uma cirurgia da glândula tireoide**. A ocorrência de hipoparatireoidismo depende da experiência do cirurgião e da extensão da ressecção da tireoide, determinada por uma doença tireoidiana subjacente.

Dentro de 24 a 48 horas da remoção cirúrgica das glândulas paratireoides, a hipocalcemia conduz a uma excitabilidade aumentada do tecido nervoso, incluindo **parestesias** (sensação de formigamento e agulhadas), cãibras, contrações e espasmos musculares.

Ocorrem ataques de **laringospasmo**, **broncospasmo**, **tetania** e **convulsões**. Esses sintomas graves exigem terapia com cálcio intravenoso seguida de infusões contínuas para chegar a níveis sanguíneos seguros de Ca^{2+} ionizado.

Os **sintomas neuromusculares** causados pela baixa concentração de Ca^{2+} aguda podem ser clinicamente testados:

1. O **sinal de Chvostek** positivo consiste na contração dos músculos faciais ao se percutir o nervo facial.
2. O **sinal de Trousseau** provoca um espasmo carpopedal (contração dos músculos das mãos e dos pés) ao se aplicar um manguito de pressão arterial insuflado.

A administração de vitamina D e de suplementos de cálcio e magnésio ou de PTH 1-34 sintético, 2 vezes/dia, corrige essas alterações.

MUTAÇÕES DE CaSR E Gq/11

Mutações inativadoras do **CaSR são responsáveis** pela **hipercalcemia hipocalciúrica familiar tipo 1** (**HHF1**) e por **hiperparatireoidismo neonatal grave** (**HPTNG**).

Os indivíduos heterozigotos portadores de HHF1 têm uma cópia defeituosa do gene *CaSR*. Devido ao arranjo dimérico do CaSR, a cópia intacta pode resgatar a função da cópia com mutações.

Duas cópias defeituosas (condição homozigótica) detectadas em um recém-nascido provocam HPTNG, que se associa à hipercalcemia grave, à desmineralização óssea e a múltiplas fraturas. O HPTNG requer a paratireoidectomia imediata logo ao início da vida, a fim de se evitar um desfecho fatal.

Uma mutação ativadora do CaSR, a **hipocalcemia autossômica dominante tipo 1 (ADH1)**, leva a glândula paratireoide a supor que o nível sérico de Ca^{2+} esteja elevado quando isso não está ocorrendo.

Essa condição determina a redução dos níveis séricos de Ca^{2+} e de PTH. Além disso, o CaSR também pode ser alvo da autoimunidade, determinada por autoanticorpos contra o receptor, que podem ativar o CaSR ou inativá-lo (causando uma síndrome semelhante à HHF1). Uma mutação de perda de função do gene que codifica a proteína Gq/11 a jusante dá origem à HHF2. Em contraste, uma mutação de ganho de função do gene que codifica Gq/11 causa ADH2.

Fármacos **calcimiméticos** sintéticos, que se ligam ao CaSR, reduzem as elevações patológicas do PTH. Os fármacos bloqueadores do CaSR, designadas como **calcioliticas**, podem ser úteis para o tratamento da osteoporose.

Células C (folículos da tireoide)

As células C têm origem nas **células da crista neural** e estão associadas aos folículos da tireoide. As células C constituem aproximadamente 0,1% da massa do tecido da tireoide. Elas podem estar presentes dentro ou fora do folículo da tireoide, mas não estão em contato com o coloide.

As células C produzem **calcitonina**, codificada por um gene localizado no braço curto do cromossomo 11 (Figura 19.6). A calcitonina é um peptídio de 32 aminoácidos derivado de um precursor de 136 aminoácidos. É armazenada nos grânulos secretores.

A função principal da calcitonina é **antagonizar os efeitos do PTH. A calcitonina suprime a mobilização do cálcio a partir dos ossos pelos osteoclastos** desencadeada por um aumento da cAMP. A secreção de calcitonina é estimulada por um **aumento** dos níveis sanguíneos de cálcio (hipercalcemia).

O gene da calcitonina também é expresso em outros tecidos (hipotálamo e gânglio do trigêmeo), dando origem a um **peptídio relacionado ao gene da calcitonina (CGRP)**, que consiste em 37 aminoácidos. O CGRP tem propriedades neurotransmissoras e vasodilatadoras. A liberação de CGRP a partir do gânglio trigeminal é aumentada durante o ataque agudo de **enxaqueca**.

Vitamina D (calcitriol)

A vitamina D inicia sua síntese na **pele** pela conversão do 7-deidrocolesterol em **colecalciferol** após a exposição à luz ultravioleta.

Figura 19.6 Síntese e mecanismo de ação da calcitonina.

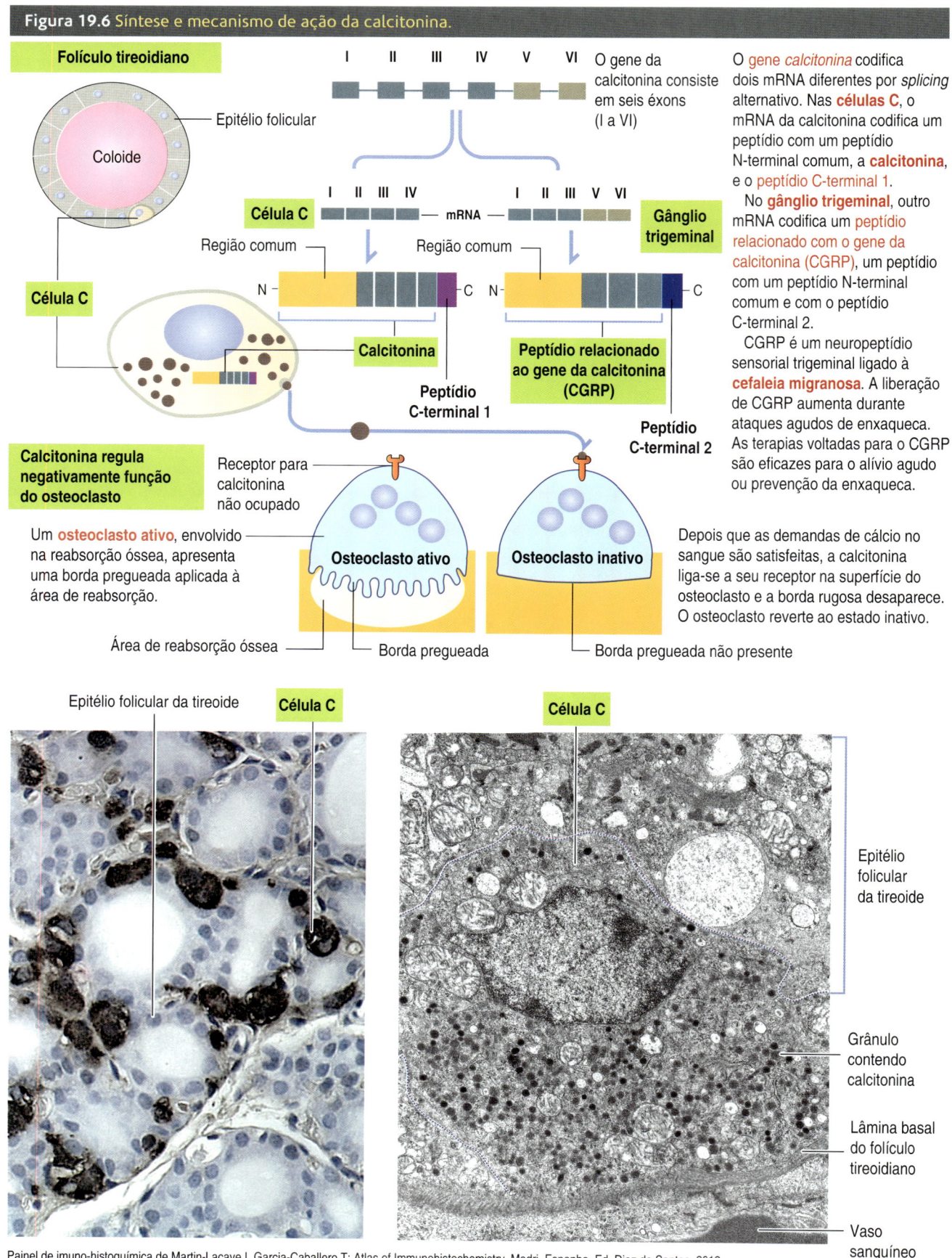

Folículo tireoidiano

Epitélio folicular

Coloide

Célula C

I II III IV V VI

O gene da calcitonina consiste em seis éxons (I a VI)

Célula C

I II III IV — mRNA — I II III V VI

Gânglio trigeminal

Região comum

Região comum

N—　　　—C　N—　　　—C

Calcitonina

Peptídio C-terminal 1

Peptídio relacionado ao gene da calcitonina (CGRP)

Peptídio C-terminal 2

O *gene calcitonina* codifica dois mRNA diferentes por *splicing* alternativo. Nas **células C**, o mRNA da calcitonina codifica um peptídio com um peptídio N-terminal comum, a **calcitonina**, e o peptídio C-terminal 1.

No **gânglio trigeminal**, outro mRNA codifica um peptídio relacionado com o gene da calcitonina (CGRP), um peptídio com um peptídio N-terminal comum e com o peptídio C-terminal 2.

CGRP é um neuropeptídio sensorial trigeminal ligado à **cefaleia migranosa**. A liberação de CGRP aumenta durante ataques agudos de enxaqueca. As terapias voltadas para o CGRP são eficazes para o alívio agudo ou prevenção da enxaqueca.

Calcitonina regula negativamente função do osteoclasto

Receptor para calcitonina não ocupado

Um **osteoclasto ativo**, envolvido na reabsorção óssea, apresenta uma borda pregueada aplicada à área de reabsorção.

Osteoclasto ativo

Osteoclasto inativo

Depois que as demandas de cálcio no sangue são satisfeitas, a calcitonina liga-se a seu receptor na superfície do osteoclasto e a borda rugosa desaparece. O osteoclasto reverte ao estado inativo.

Área de reabsorção óssea

Borda pregueada

Borda pregueada não presente

Epitélio folicular da tireoide

Célula C

Célula C

Epitélio folicular da tireoide

Grânulo contendo calcitonina

Lâmina basal do folículo tireoidiano

Vaso sanguíneo

Painel de imuno-histoquímica de Martin-Lacave I, Garcia-Caballero T: Atlas of Immunohistochemistry. Madri, Espanha, Ed. Diaz de Santos, 2012.

O colecalciferol é, então, absorvido pela circulação sanguínea e transportado até o **fígado**, onde é convertido em **25-hidroxicolecalciferol** pela adição de um grupo hidroxila à cadeia lateral.

Dois eventos podem ocorrer no **néfron**:

1. **Níveis baixos de cálcio** e hipofosfatemia podem fazer com que o PTH estimule a atividade enzimática da **1α-hidroxilase** mitocondrial, de modo a adicionar outro grupo hidroxila ao 25-hidroxicolecalciferol para formar **1,25-di-hidroxicolecalciferol** (**calcitriol**), a forma ativa da vitamina D (Boxe 19.B).

2. **Níveis elevados de Ca^{2+}** podem estimular a atividade enzimática da **24-hidroxilase** a converter 25-hidroxicolecalciferol em 24,25-di-hidroxicolecalciferol, biologicamente inativo.

O calcitriol (forma ativa) e o 24,25-di-hidroxicolecalciferol (forma inativa) circulam no sangue ligados a uma **proteína de ligação da vitamina D**.

A principal função da vitamina D é estimular a absorção de Ca^{2+}pela mucosa intestinal.

No intestino delgado, o Ca^{2+} é absorvido por:

1. **Absorção transcelular** (**mecanismo ativo**) no duodeno. O processo de absorção ativo que envolve a importação de Ca^{2+} por enterócitos por meio de **canais não sensíveis à voltagem.** A proteína transportadora **calbindina** auxilia no transporte de Ca^{2+} através da célula. O Ca^{2+} é liberado da célula por um mecanismo mediado pela Ca^{2+}- ATPase.

2. **Absorção paracelular** (**mecanismo passivo**) no jejuno e no íleo, através de junções de oclusão para os espaços intercelulares e para o sangue. Uma pequena fração (em torno de 10%) da absorção de Ca^{2+} ocorre no intestino grosso, por mecanismos ativos e passivos. Como todos os esteroides, a vitamina D é transportada até o **núcleo** da célula intestinal para induzir a síntese de uma proteína de ligação de cálcio, a calbindina (Figura 19.7).

GLÂNDULAS SUPRARRENAIS (ADRENAIS)

Desenvolvimento da glândula suprarrenal

As glândulas suprarrenais desenvolvem-se a partir de dois tecidos embrionários distintos:

1. O **ectoderma (células da crista neural)**.
2. O **mesoderma**.

Durante a sexta até a sétima semana do desenvolvimento embrionário:

1. As células do epitélio celômico agregam-se de cada lado, entre as gônadas em desenvolvimento e o mesentério dorsal, formando o **córtex suprarrenal fetal**. Dois fatores de transcrição evitam **hipoplasia suprarrenal**: SF1 (para fator esteroicogênico 1) e DAX1 (para reversão sexual sensível à dose, região essencial de hipoplasia suprarrenal no cromossomo X, gene 1)

2. A medula origina-se de células da crista neural que migram dos gânglios simpáticos adjacentes para a região medial do córtex fetal. Agrupamentos pequenos de células cromafins sintetizam cromogranina A e tirosina hidroxilase.

3. Uma camada de células mesodérmicas circunda o córtex fetal e forma o **precursor do córtex suprarrenal adulto**.

4. Células mesenquimais circundam cada glândula suprarrenal em desenvolvimento e se diferenciam em fibroblastos que formam a fáscia perirrenal e a cápsula. Nessa ocasião, desenvolve-se uma vasculatura sanguínea extensa a partir dos ramos supridos pela aorta descendente. A vasculatura suprarrenal é essencial para o crescimento do órgão e para receber e distribuir produtos hormonais.

Ao nascimento, as glândulas suprarrenais são relativamente 20 vezes maiores do que em adultos. Estão presentes as zonas glomerulosa e fasciculada. Elas produzem corticosteroides bem como precursores de androgênios e estrogênios, sob o controle do hormônio adrenocorticotrófico (ACTH) secretado pela adeno-hipófise fetal. A zona reticular não se encontra evidente. Pequenas quantidades de epinefrina são produzidas pela medula suprarrenal.

Por volta do terceiro mês após o nascimento, o córtex fetal derivado do epitélio celômico regride e, até o primeiro ano de vida, desaparece. O precursor do córtex suprarrenal derivado do mesoderma, que consiste na zona glomerulosa e zona fasciculada, permanece como o córtex definitivo. A zona reticular desenvolve-se ao fim do terceiro ano.

É possível encontrar um tecido adrenocortical ou medular ectópico retroperitonealmente, em posição inferior aos rins, ao longo da aorta e na pelve. Um agregado de células cromafins ectópicas, chamado **paragânglio**, pode ser um local de crescimento de tumor (**feocromocitoma**).

Funções do córtex suprarrenal fetal

No estágio inicial da gestação, o córtex suprarrenal fetal sintetiza grandes quantidades do andrógeno **deidroepiandrosterona**. A placenta usa esse precursor para a síntese de estrogênio. O regulador primário do desenvolvimento e função do córtex suprarrenal fetal é o ACTH. O córtex suprarrenal fetal tem a capacidade de produzir esteroides no início da gestação.

Boxe 19.B Raquitismo e osteomalacia.

- Em crianças, uma deficiência de vitamina D causa raquitismo. Nos adultos, a condição clínica correspondente é a osteomalacia. A calcificação do osteoide da matriz óssea é deficiente em ambas as condições

- No **raquitismo**, a remodelação óssea é defeituosa. As extremidades dos ossos apresentam tumefação (rosário raquítico nas articulações costocondrais) e a má calcificação dos ossos longos causa flexão (pernas arqueadas ou joelhos em genuvalgo)

- Na **osteomalacia**, dor, fraturas ósseas parciais e fraquezas musculares são típicas no adulto

- A insuficiência renal crônica ou um distúrbio congênito, resultando na falta de 1α-hidroxilase, também pode causar raquitismo ou osteomalacia.

Figura 19.7 Mecanismos reguladores do cálcio.

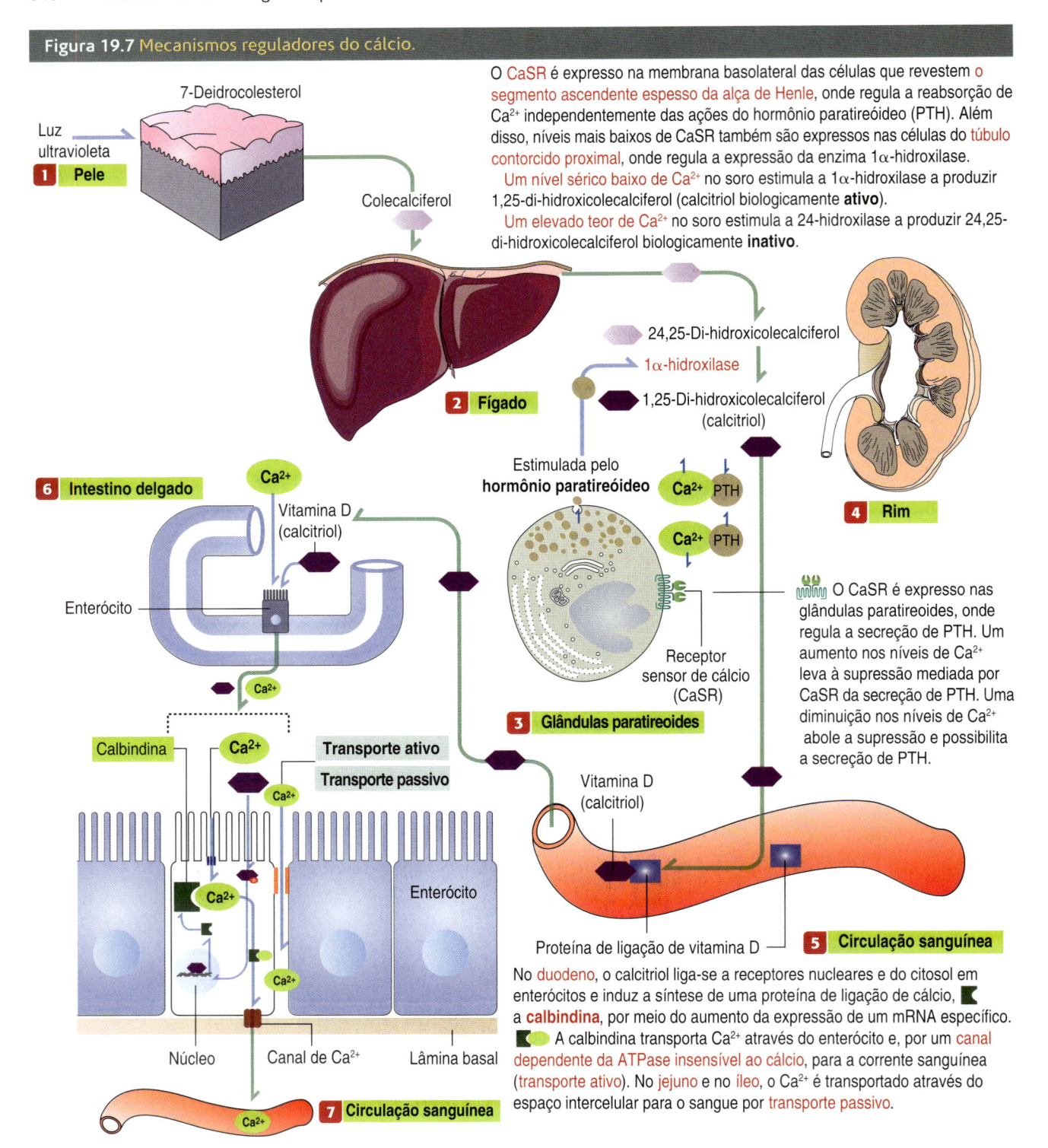

O CaSR é expresso na membrana basolateral das células que revestem o segmento ascendente espesso da alça de Henle, onde regula a reabsorção de Ca^{2+} independentemente das ações do hormônio paratireóideo (PTH). Além disso, níveis mais baixos de CaSR também são expressos nas células do túbulo contorcido proximal, onde regula a expressão da enzima 1α-hidroxilase.

Um nível sérico baixo de Ca^{2+} no soro estimula a 1α-hidroxilase a produzir 1,25-di-hidroxicolecalciferol (calcitriol biologicamente **ativo**).

Um elevado teor de Ca^{2+} no soro estimula a 24-hidroxilase a produzir 24,25-di-hidroxicolecalciferol biologicamente **inativo**.

O CaSR é expresso nas glândulas paratireoides, onde regula a secreção de PTH. Um aumento nos níveis de Ca^{2+} leva à supressão mediada por CaSR da secreção de PTH. Uma diminuição nos níveis de Ca^{2+} abole a supressão e possibilita a secreção de PTH.

No duodeno, o calcitriol liga-se a receptores nucleares e do citosol em enterócitos e induz a síntese de uma proteína de ligação de cálcio, a **calbindina**, por meio do aumento da expressão de um mRNA específico. A calbindina transporta Ca^{2+} através do enterócito e, por um canal dependente da ATPase insensível ao cálcio, para a corrente sanguínea (transporte ativo). No jejuno e no íleo, o Ca^{2+} é transportado através do espaço intercelular para o sangue por transporte passivo.

Os glicocorticoides, seja de origem materna ou sintetizados a partir da progesterona placentária pelo feto, são essenciais para a produção de surfactante pelas células alveolares tipo II após o oitavo mês de vida fetal.

A interação do córtex suprarrenal fetal com a placenta constitui a **unidade fetoplacentária** (Capítulo 23, *Fertilização, Placentação e Lactação*). A função da unidade fetoplacentária é essencial para a maturação fetal e sobrevivência perinatal.

Histologia do córtex suprarrenal fetal

As glândulas suprarrenais (ou adrenais, do latim *ad*, próximo; *ren*, rim) estão associadas aos polos superiores de cada rim. Cada glândula consiste em um córtex externo amarelado (80 a 90% da glândula) e de uma medula interna avermelhada (10 a 20% da glândula).

Cada glândula suprarrenal está circundada pelo tecido adiposo perirrenal e é envolvida pela fáscia renal. Uma cápsula delgada de tecido conjuntivo separa cada glândula do rim a ela associado. Um **plexo arterial**, derivado de três artérias suprarrenais, está situado na cápsula da glândula suprarrenal. Mais adiante discutiremos o significado da vasculatura suprarrenal.

Cada glândula suprarrenal tem um **córtex** e uma **medula**.

O **córtex suprarrenal** é composto de três zonas concêntricas:

1. A **camada mais externa do córtex é a zona glomerulosa**, imediatamente abaixo da cápsula (Figura 19.8).
2. A **camada média do córtex** é a **zona fasciculada** (Figuras 19.8 e 19.9).
3. A **camada mais interna** do córtex, **adjacente à medula suprarrenal**, é a **zona reticular** (Figura 19.10; ver Figura 19.8).

Zona glomerulosa

A **zona glomerulosa** (do latim *glomus*, bola) apresenta as seguintes características (ver Figura 19.8):

1. Situa-se sob a cápsula.
2. Constitui de 10 a 15% do córtex.
3. Suas células agregam-se em um arranjo semelhante a um glomérulo e têm uma **quantidade moderada de gotículas lipídicas** no citoplasma.
4. Não apresenta a enzima **17α-hidroxilase** (**CYP17**) e, em consequência disso, não pode produzir cortisol nem esteroides sexuais (Figura 19.11).

A zona glomerulosa é primariamente **dependente de angiotensina II** (**ANG II**); não é dependente de ACTH. A ANG II estimula o crescimento da zona glomerulosa e a síntese do mineralocorticoide **aldosterona** (Figuras 19.11 e 19.12).

A ANG II é um octapeptídio derivado da conversão do **decapeptídio angiotensina I** (**ANG I**) na circulação pulmonar pela **enzima conversora de angiotensina** (**ECA**).

A aldosterona tem meia-vida de 20 a 30 minutos e atua diretamente sobre o túbulo contorcido distal e o túbulo coletor, nos quais aumenta a reabsorção de Na^+ e de água (em consequência da reabsorção de Na^+), bem como a excreção de K^+ e de H^+ (Capítulo 14, *Sistema Urinário*).

Durante sua ação, a aldosterona liga-se a **proteínas receptoras intracelulares** para ativar os fatores de transcrição que intensificam a expressão de genes específicos.

As células sensíveis à aldosterona não respondem ao glicocorticoide cortisol, porque o cortisol é convertido em **cortisona** no fígado pela enzima 11β-hidroxiesteroide desidrogenase. A cortisona não se liga ao receptor para aldosterona.

Zona fasciculada

A **zona fasciculada** (do latim *fascis*, feixe) constitui 75% do córtex. É composta de células cuboides, com as características estruturais de células produtoras de esteroides, dispostas em cordões longitudinais

separados por **capilares fenestrados,** ou **sinusoides**, corticais (ver Figuras 19.8 e 19.9).

O citoplasma das células da zona fasciculada apresenta três componentes que caracterizam sua função esteroidogênica:

1. O colesterol, precursor do hormônio esteroide, está armazenado em **gotículas lipídicas** abundantes. Quando os lipídios são extraídos durante a preparação histológica ou não são corados pelo protocolo padrão de hematoxilina-eosina (HE), as células da zona fasciculada apresentam aparência espumosa e são chamadas **espongiócitos**.
2. **Mitocôndrias com cristas tubulares** contendo enzimas esteroidogênicas.
3. Um **retículo endoplasmático liso bem desenvolvido**, também com enzimas envolvidas na síntese de hormônios esteroides.

As células da zona fasciculada são estimuladas pelo ACTH. Na presença de **17α-hidroxilase** (**CYP17**), as células da zona fasciculada produzem glicocorticoides, principalmente **cortisol** (ver Figuras 19.11 e 19.12). O cortisol não é armazenado nas células, e uma nova síntese, estimulada pelo ACTH, é necessária para se obter aumento do cortisol na circulação sanguínea. O cortisol é convertido em cortisona nos hepatócitos.

O cortisol tem dois efeitos principais:

1. **Um efeito metabólico**: os efeitos do cortisol são opostos aos da insulina. No fígado, o cortisol estimula a gliconeogênese aumentando a concentração sanguínea de glicose. Lembre-se desse conceito, pois ele será útil para a compreensão das oscilações dos níveis sanguíneos de glicose em pacientes diabéticos.
2. **Um efeito anti-inflamatório**: o cortisol suprime as respostas teciduais a lesões e diminui a imunidade celular e humoral.

Zona reticular

A **zona reticular** (do latim *rete*, rede) constitui 5 a 10% do córtex. As células da zona reticular formam uma rede anastomosada de cordões celulares curtos e separados por capilares fenestrados.

As células dessa zona são acidófilas, devido à existência de **lisossomos** abundantes, **grânulos de lipofuscina** grandes e **menos gotículas lipídicas** (ver Figuras 19.8 e 19.10).

As células da zona fasciculada são estimuladas pelo ACTH e produzem hormônios sexuais. Os andrógenos predominantemente produzidos pelo córtex da glândula suprarrenal (ver Figuras 19.11 e 19.12) são a **deidroepiandrosterona** (DHEA) e a **androstenediona**.

Embora sejam andrógenos fracos, DHEA e androstenediona podem ser convertidos em testosterona e até mesmo em estrogênio nos tecidos periféricos. É interessante notar que o hormônio feminino estradiol deriva do hormônio masculino testosterona, e que a testosterona tem como precursor o hormônio feminino progesterona.

A glândula suprarrenal é a principal fonte de andrógenos em mulheres; esses andrógenos estimulam

Figura 19.8 Organização histológica da glândula suprarrenal.

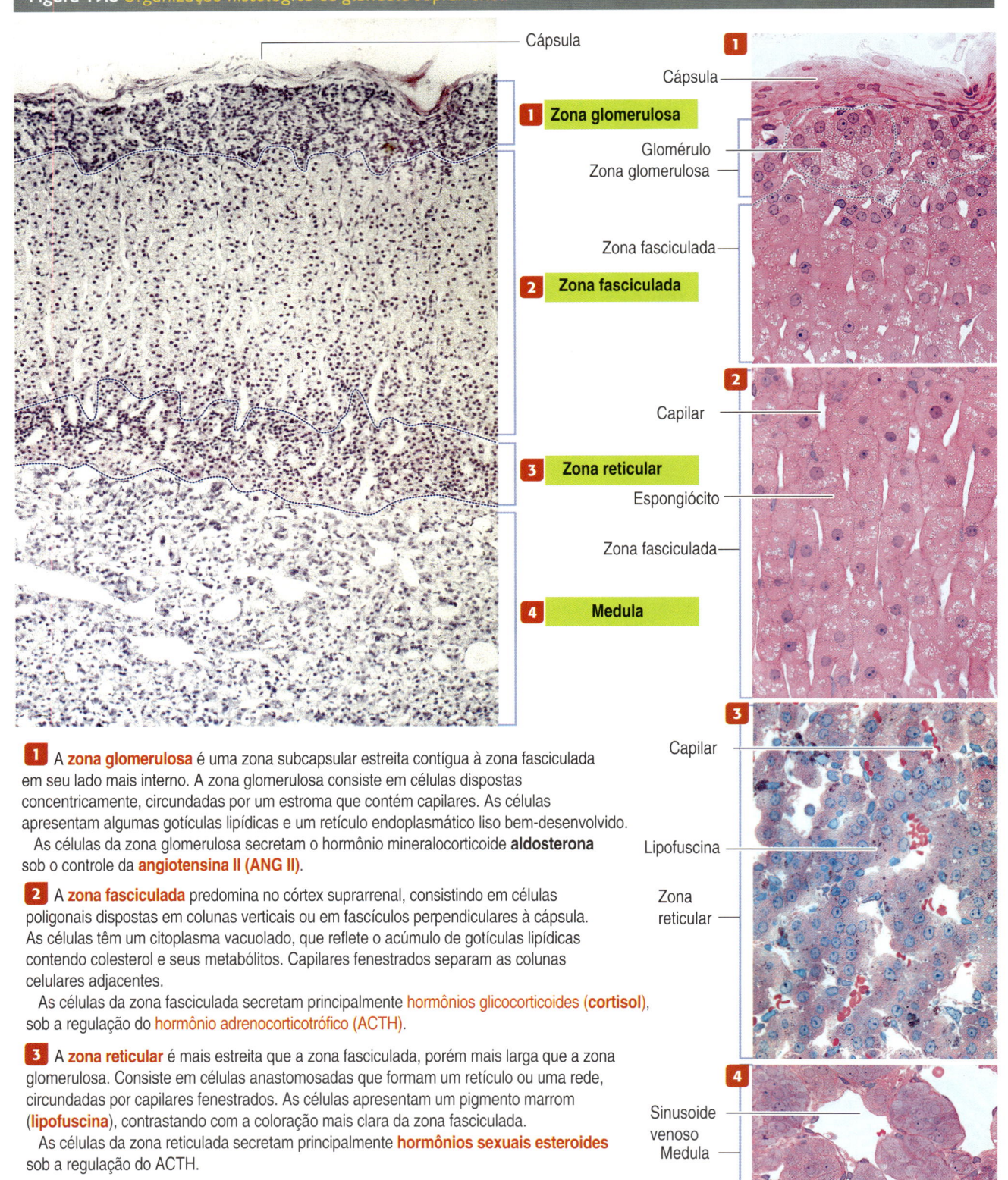

1 A **zona glomerulosa** é uma zona subcapsular estreita contígua à zona fasciculada em seu lado mais interno. A zona glomerulosa consiste em células dispostas concentricamente, circundadas por um estroma que contém capilares. As células apresentam algumas gotículas lipídicas e um retículo endoplasmático liso bem-desenvolvido.

As células da zona glomerulosa secretam o hormônio mineralocorticoide **aldosterona** sob o controle da **angiotensina II (ANG II)**.

2 A **zona fasciculada** predomina no córtex suprarrenal, consistindo em células poligonais dispostas em colunas verticais ou em fascículos perpendiculares à cápsula. As células têm um citoplasma vacuolado, que reflete o acúmulo de gotículas lipídicas contendo colesterol e seus metabólitos. Capilares fenestrados separam as colunas celulares adjacentes.

As células da zona fasciculada secretam principalmente hormônios glicocorticoides (**cortisol**), sob a regulação do hormônio adrenocorticotrófico (ACTH).

3 A **zona reticular** é mais estreita que a zona fasciculada, porém mais larga que a zona glomerulosa. Consiste em células anastomosadas que formam um retículo ou uma rede, circundadas por capilares fenestrados. As células apresentam um pigmento marrom (**lipofuscina**), contrastando com a coloração mais clara da zona fasciculada.

As células da zona reticulada secretam principalmente **hormônios sexuais esteroides** sob a regulação do ACTH.

4 A **medula suprarrenal** consiste em duas populações celulares circundadas por **sinusoides venosos**: as células secretoras de epinefrina/adrenalina (80%) e as células secretoras de norepinefrina/noradrenalina (20%). Epinefrina e norepinefrina são **catecolaminas**. As catecolaminas da medula produzem um tom marrom quando expostas ao ar ou à substância oxidante dicromato de potássio (**reação cromafim**).

Figura 19.9 Células produtoras de esteroide do córtex suprarrenal (zona fasciculada).

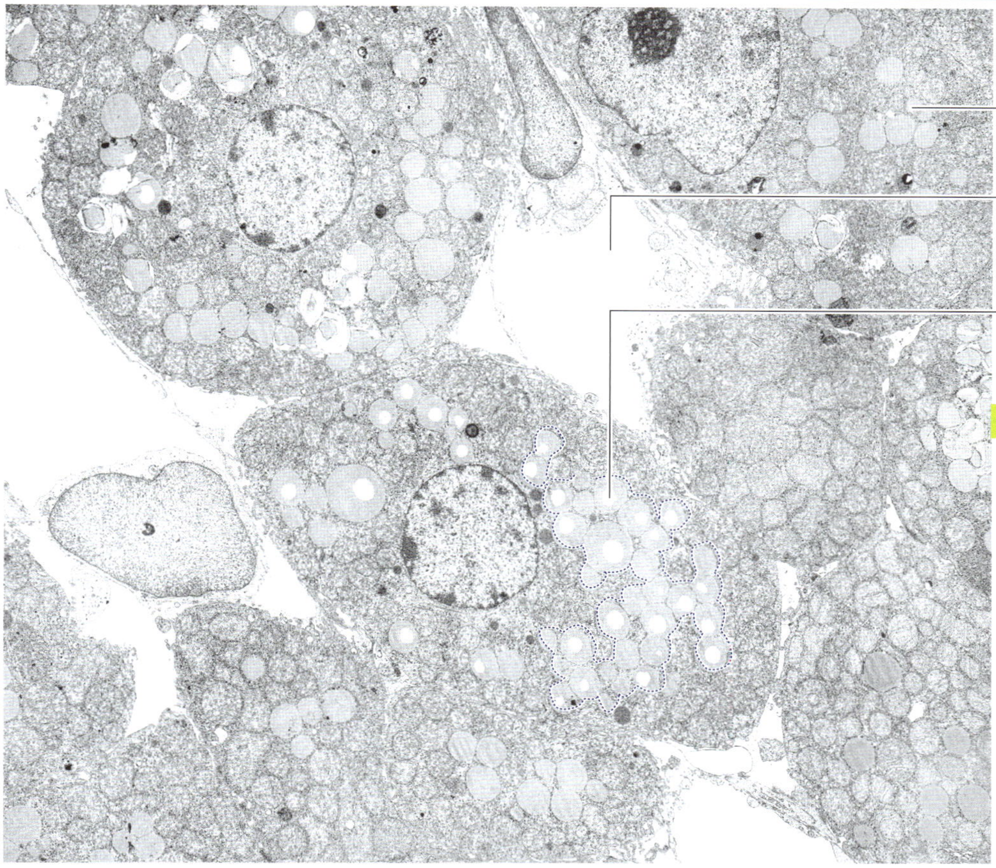

Espongiócito da zona fasciculada

Capilar fenestrado

Aglomerado de gotículas lipídicas

Espongiócitos

A ultraestrutura das células da zona fasciculada e sua relação estreita com os capilares revestidos por **células endoteliais fenestradas** demonstram sua participação na síntese dos hormônios esteroides liberados no sistema vascular sanguíneo. Assim como as células produtoras de esteroides da teca interna e do corpo lúteo dos ovários e as células de Leydig do testículo, as células da zona fasciculada apresentam três características estruturais representativas da esteroidogênese: (1) **gotículas lipídicas** contendo colesterol; (2) **mitocôndrias contendo cristas tubulares** alojando as enzimas envolvidas na esteroidogênese; e (3) um **retículo endoplasmático liso**, também contendo enzimas associadas à membrana e envolvidas na produção de esteroides.

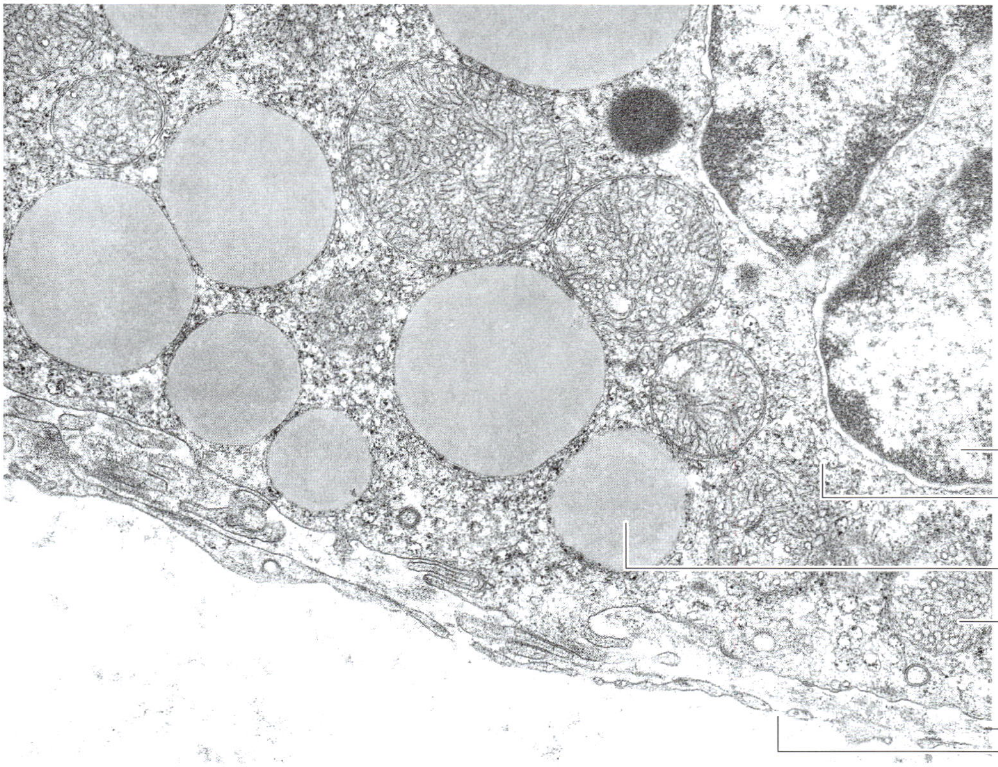

Núcleo

Retículo endoplasmático liso

Gotícula lipídica

Mitocôndria com cristas tubulares

Lâmina basal

Célula endotelial fenestrada

Figura 19.10 Células produtoras de esteroides do córtex suprarrenal (zona reticular).

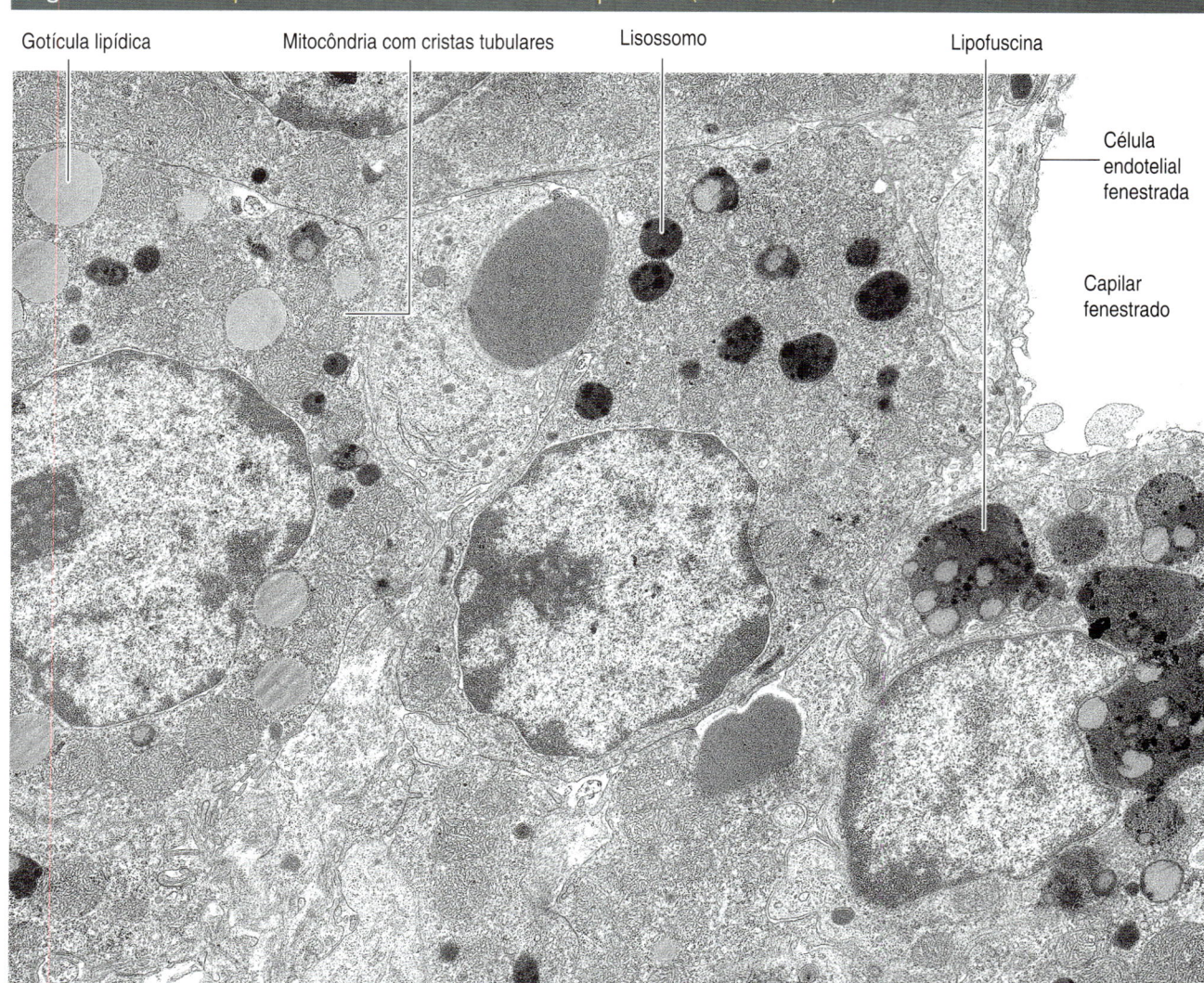

Gotícula lipídica   Mitocôndria com cristas tubulares   Lisossomo   Lipofuscina

Célula endotelial fenestrada

Capilar fenestrado

As células da **zona reticular** são menores que as células da zona glomerulosa e da zona fasciculada, contendo menos gotículas lipídicas e menos mitocôndrias. Todavia, as mitocôndrias ainda apresentam as cristas tubulares características.

Uma característica estrutural não proeminente nas células das outras zonas corticais é a presença de **lisossomos** e de depósitos de **lipofuscina**. A lipofuscina é um remanescente do metabolismo oxidativo lipídico, refletindo a degradação no córtex suprarrenal.

A zona reticular apresenta outras características relevantes:

(1) Recebe sangue enriquecido em esteroides da zona glomerulosa (mineralocorticoides) e da zona fasciculada (principalmente cortisol).

(2) Situa-se bem próxima das células produtoras de catecolaminas da medula suprarrenal.

(3) Em resposta à estimulação pelo hormônio adrenocorticotrófico (ACTH), as células da **zona reticular e da zona fasciculada produzem andrógenos** (deidroepiandrosterona e androstenediona). **As células da zona reticular sintetizam sulfato de deidroepiandrosterona**.

Síndrome adrenogenital

Embora sejam andrógenos fracos, deidroepiandrosterona, androstenediona e sulfato de deidroepiandrosterona podem ser convertidos fora do córtex suprarrenal em andrógenos mais potentes e em estrógenos.

Essa propriedade de conversão de andrógenos apresenta significância clínica em condições patológicas como a **síndrome adrenogenital**.

A produção excessiva de andrógenos na síndrome adreno-genital em mulheres leva à **masculinização** (desenvolvimento anormal dos pelos sexuais, **hirsutismo** e aumento do clitóris).

Em homens, os andrógenos suprarrenais não substituem os andrógenos testiculares produzidos pelas células de Leydig. Nas mulheres, os andrógenos suprarrenais são responsáveis pelo crescimento dos pelos axilares e pubianos.

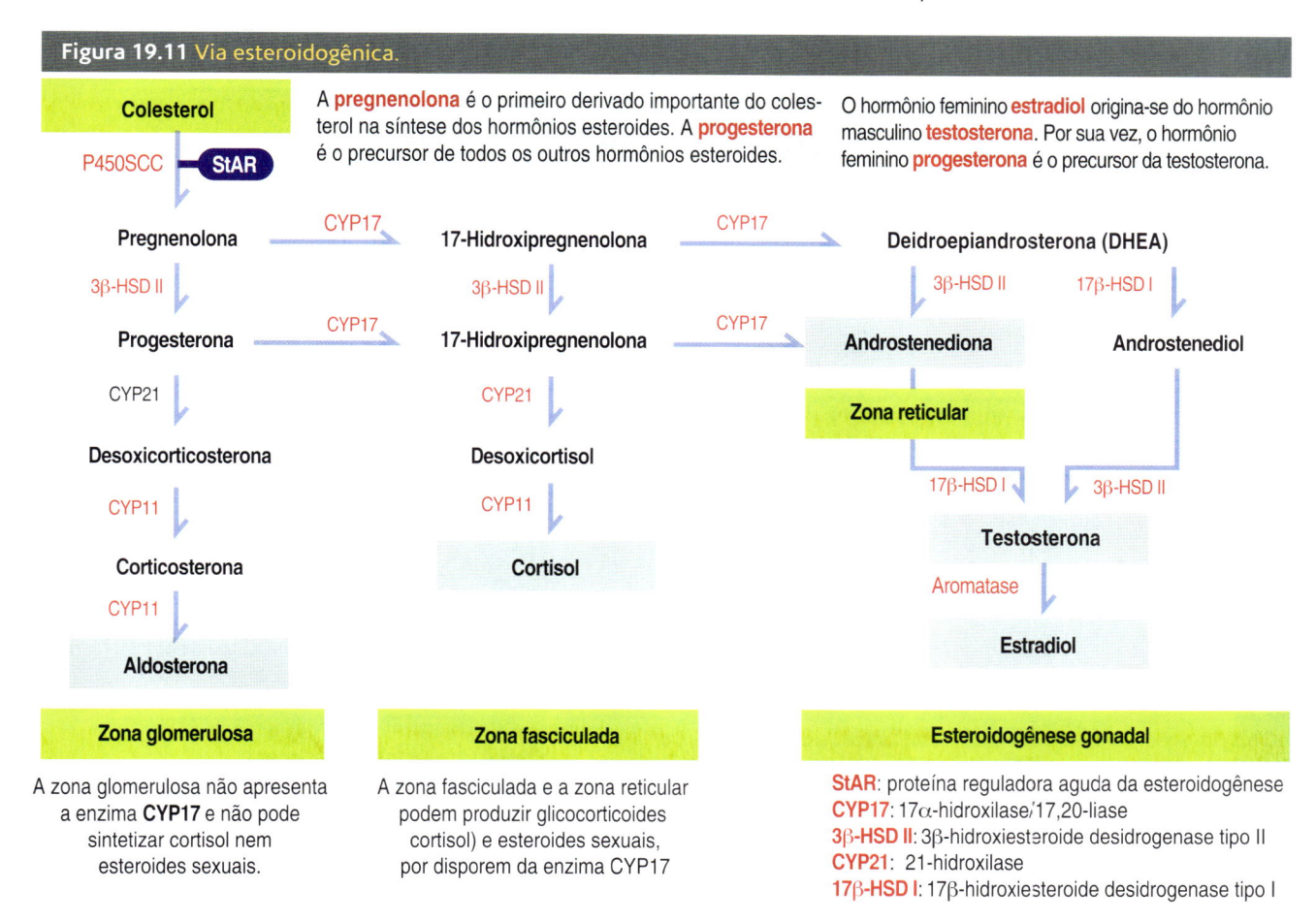

Figura 19.11 Via esteroidogênica.

A **pregnenolona** é o primeiro derivado importante do colesterol na síntese dos hormônios esteroides. A **progesterona** é o precursor de todos os outros hormônios esteroides.

O hormônio feminino **estradiol** origina-se do hormônio masculino **testosterona**. Por sua vez, o hormônio feminino **progesterona** é o precursor da testosterona.

Zona glomerulosa
A zona glomerulosa não apresenta a enzima **CYP17** e não pode sintetizar cortisol nem esteroides sexuais.

Zona fasciculada
A zona fasciculada e a zona reticular podem produzir glicocorticoides cortisol) e esteroides sexuais, por disporem da enzima CYP17

Esteroidogênese gonadal
StAR: proteína reguladora aguda da esteroidogênese
CYP17: 17α-hidroxilase/17,20-liase
3β-HSD II: 3β-hidroxiesteroide desidrogenase tipo II
CYP21: 21-hidroxilase
17β-HSD I: 17β-hidroxiesteroide desidrogenase tipo I

o crescimento dos pelos pubianos e axilares durante a puberdade.

DISFUNÇÃO DO CÓRTEX SUPRARRENAL

Zona glomerulosa: um tumor localizado na zona glomerulosa pode causar secreção excessiva de aldosterona. Essa condição rara é designada de **hiperaldosteronismo primário**, ou **síndrome de Conn**. Uma causa mais comum de hiperaldosteronismo é o aumento da secreção de renina (**hiperaldosteronismo secundário**).

Zona fasciculada: na *doença* de Cushing, ocorre aumento da produção de aldosterona, cortisol e androgênios suprarrenais, secundariamente à produção de ACTH. Essa doença é causada por um **tumor produtor de ACTH da hipófise anterior**.

O **adenoma adrenocortical**, um tumor funcional do córtex suprarrenal, também pode resultar em produção excessiva de cortisol, assim como de aldosterona e de androgênios suprarrenais.

Essa condição clínica é descrita como *síndrome de Cushing* (em oposição à *doença* de Cushing). Os sintomas da síndrome de Cushing refletem as múltiplas ações do excesso de glicocorticoides, especialmente sobre o metabolismo dos carboidratos. Os efeitos do cortisol são opostos àqueles da insulina.

Zona reticular: em comparação às gônadas, a zona reticular secreta uma quantidade não significativa de hormônios sexuais. A hipersecreção de hormônios sexuais, porém, se torna significativa nos casos em que um adenoma adrenocortical está associado a virilização ou à feminização.

Uma **destruição grave** da glândula suprarrenal por sepse meningocócica em lactentes é a causa da **síndrome de Waterhouse-Friderichsen** (ou **adrenalite hemorrágica**), que produz insuficiência adrenocortical.

A **destruição crônica** do córtex suprarrenal por um processo autoimune ou por tuberculose acarreta a **doença de Addison** clássica.

Na doença de Addison, a secreção de ACTH aumenta devido à deficiência de cortisol. O ACTH pode levar ao aumento na pigmentação da pele, especialmente nas dobras cutâneas e nas gengivas. A perda de mineralocorticoides conduz à hipotensão e a um choque circulatório.

A perda de cortisol diminui as respostas vasopressoras a catecolaminas e acaba por conduzir a uma redução da resistência periférica, contribuindo, assim, para a hipotensão. A deficiência de cortisol causa fraqueza muscular (astenia).

Medula suprarrenal

A medula suprarrenal contém **células cromafins**, assim designadas por causa de sua capacidade de adquirir **coloração marrom-acinzentada** ao serem expostas a uma solução aquosa de **dicromato de potássio**. A reação deve-se à **oxidação das catecolaminas** por sais de cromo produzindo um pigmento marrom.

Figura 19.12 Síntese de esteroides no córtex suprarrenal.

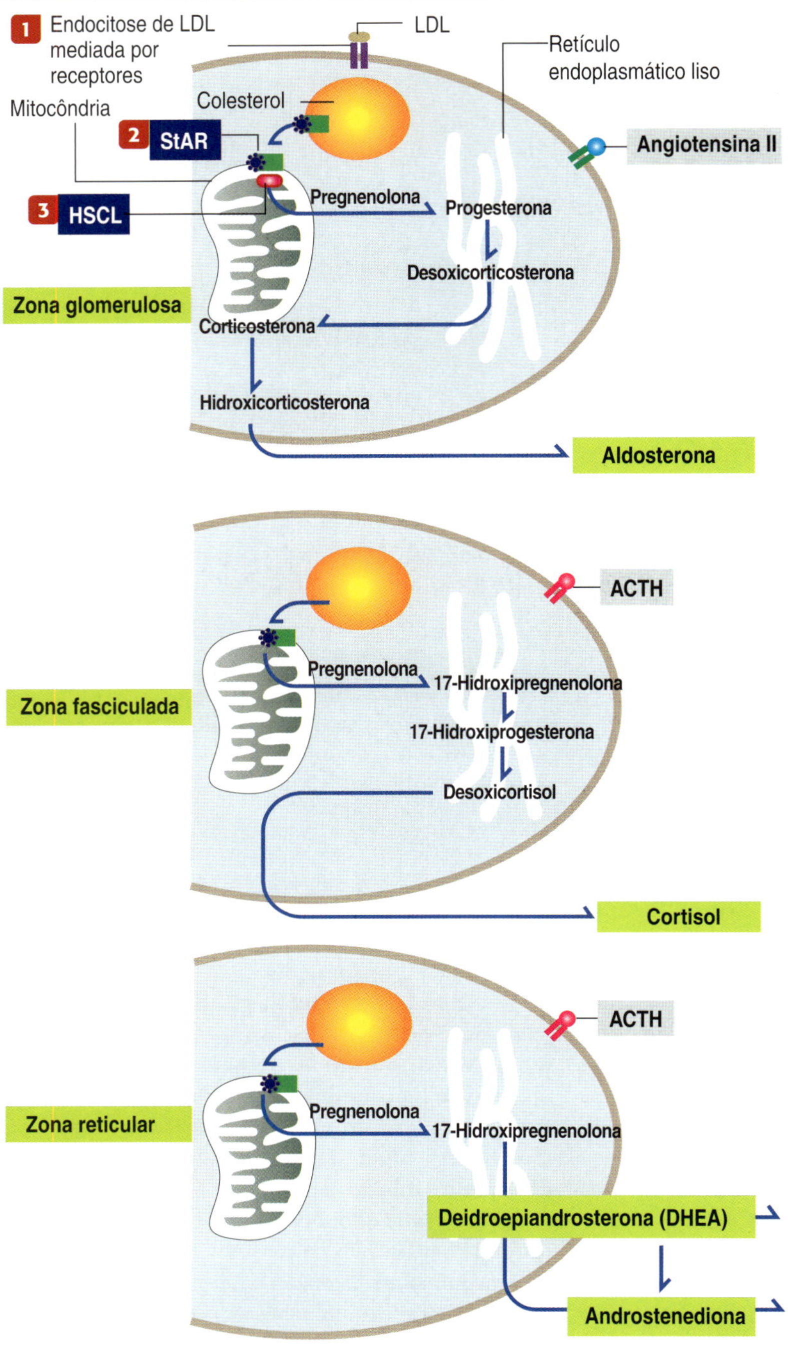

1 Endocitose de LDL mediada por receptores

Mitocôndria

Colesterol

2 StAR

3 HSCL

Zona glomerulosa

LDL

Retículo endoplasmático liso

Angiotensina II

Pregnenolona → Progesterona

Desoxicorticosterona

Corticosterona

Hidroxicorticosterona

Aldosterona

Zona fasciculada

ACTH

Pregnenolona → 17-Hidroxipregnenolona

17-Hidroxiprogesterona

Desoxicortisol

Cortisol

Zona reticular

ACTH

Pregnenolona → 17-Hidroxipregnenolona

Deidroepiandrosterona (DHEA)

Androstenediona

1 A maior parte do **colesterol**, precursor para a biossíntese de todos os hormônios esteroides, tem origem nas **lipoproteínas de baixa densidade (LDL)** circulantes. O colesterol é esterificado pela acilCoA-colesterol aciltransferase para ser armazenado em gotículas lipídicas no citoplasma.

O colesterol é modificado por uma série de reações de hidroxilação. Enzimas localizadas nas mitocôndrias e no retículo endoplasmático liso participam das reações. Os substratos são levados das mitocôndrias para o retículo endoplasmático liso e daí de volta às mitocôndrias durante a esteroidogênese.

Proteína reguladora aguda da esteroidogênese (StAR)

2 A **proteína reguladora aguda da esteroidogênese** (✱ **StAR**) é uma proteína de transferência do colesterol. A StAR regula a síntese dos esteroides por meio do **transporte de colesterol pela membrana mitocondrial externa para a membrana mitocondrial interna**, onde se situa o citocromo **P450SCC**, a enzima limitadora da velocidade de reação da esteroidogênese.

3 Uma mutação no gene que codifica ✱ StAR ou ⬤ P450SCC é detectada em indivíduos que apresentam síntese defeituosa de esteroides suprarrenais e gonadais (**hiperplasia suprarrenal congênita lipoide, HSCL**).

Hiperplasia suprarrenal congênita (HSC)

A **HSC** decorre de defeitos enzimáticos genéticos na síntese de cortisol. Todavia, o córtex suprarrenal responde ao hormônio adrenocorticotrófico (ACTH) e, portanto, há desenvolvimento de hiperplasia cortical (Boxe 19.C).

Em muitos pacientes (90%), a HSC é causada por um defeito inato na 21-hidroxilase (CYP21), a enzima que converte 17-hidroxiprogesterona em desoxicorticosterona. Em vez disso, o precursor é convertido em andrógenos. Há carência de aldosterona e há desenvolvimento de hipoaldosteronismo (com hipotensão e baixo nível plasmático de Na^+). Os andrógenos circulantes encontram-se elevados e observa-se virilização em crianças do sexo feminino.

As células cromafins (ver Figura 19.8) são neurônios **pós-ganglionares simpáticos modificados**, sem processos pós-ganglionares, derivados da **crista neural** e formando cordões epitelioides circundados por **capilares fenestrados**. Além disso, comumente observa-se, na medula suprarrenal, um pequeno número de **células ganglionares simpáticas** (Figura 19.13).

O citoplasma das células cromafins contém **grânulos densos** delimitados por membrana, que consistem, em parte, de proteínas da matriz, denominadas **cromograninas**, e uma classe de **catecolamina**, seja **epinefrina**, ou **norepinefrina** (adrenalina ou noradrenalina). Alguns grânulos contêm tanto epinefrina como norepinefrina. Também há uma secreção mínima de **dopamina**, mas não se conhece o papel da dopamina suprarrenal. As catecolaminas são secretadas no sangue, e não em uma sinapse, como nos terminais pós-ganglionares. A medula suprarrenal é inervada por **fibras pré-ganglionares simpáticas (nervo esplâncnico),** que liberam **acetilcolina** e o **neurotransmissor PACAP** (do inglês, *pituitary adenylate cyclase-activating polypeptide*, polipeptídio ativador de adenilato ciclase hipofisário).

Boxe 19.C Hiperplasia suprarrenal congênita.

- A **hiperplasia suprarrenal congênita lipoide** é uma condição hereditária familiar em que uma mutação no gene que codifica a **proteína reguladora aguda esteroidogênica (StAR)** ou citocromo P450SCC causa uma deficiência na esteroidogênese adrenocortical e gonadal

- A StAR regula a síntese de esteroides transportando o colesterol através da membrana mitocondrial externa para a membrana mitocondrial interna. O citocromo P450SCC é a enzima limitadora da velocidade de esteroidogênese localizada na membrana mitocondrial interna. Uma deficiência esteroidogênica aumenta a secreção de ACTH, levando à hiperplasia suprarrenal

- **Hiperplasia suprarrenal** é observada em indivíduos com deficiência da enzima **21-hidroxilase** que não pode produzir cortisol ou mineralocorticoides. Esses indivíduos são hipotensos devido à dificuldade em reter sal e manter o volume extracelular

- Uma deficiência na enzima **11-hidroxilase** (CYP11) resulta na síntese e no acúmulo do mineralocorticoide desoxicorticosterona (DOC). Pacientes com essa deficiência retêm sal e água e tornam-se hipertensos

- Ver Figura 19.11 para os papéis da 21-hidroxilase (CYP21) e 11-hidroxilase (CYP11) na síntese de cortisol e mineralocorticoides.

Há dois tipos distintos de células cromafins. Cerca de **80% das células produzem epinefrina** e **20% sintetizam norepinefrina**. Essas duas populações celulares podem ser distinguidas ao microscópio eletrônico pela morfologia dos grânulos delimitados por membrana:

1. A norepinefrina é armazenada em grânulos com um **cerne excêntrico** (não mostrados).
2. Os grânulos que contêm epinefrina são menores e ocupam a **região central** (ver Figura 19.13).

Observe uma diferença importante nas células do córtex suprarrenal: **as células do córtex suprarrenal não armazenam seus hormônios esteroides em grânulos**.

As catecolaminas são sintetizadas a partir da **tirosina** em **DOPA** (3,4-di-hidroxifenilalanina) na presença da **tirosina hidroxilase**.

A DOPA é convertida em **dopamina** pela **DOPA decarboxilase**. A dopamina é transportada para os grânulos existentes e convertida em seu interior em **norepinefrina** pela **dopamina β-hidroxilase**.

A **membrana dos grânulos** contém as enzimas necessárias à síntese de catecolaminas e bombas movidas por ATP para o transporte de substratos.

Uma vez sintetizada, a norepinefrina sai dos grânulos **entrando no citosol**, onde é convertida em epinefrina em uma reação estimulada pela enzima **feniletanolamina *N*-metiltransferase** (**PNMT**). A síntese de PNMT é induzida por **glicocorticoides** transportados do córtex para a medula pelo sistema capilar adrenocortical. Ao se completar a etapa de conversão em epinefrina, esta **é levada de volta ao grânulo envolto por membrana** para armazenamento.

A degradação das catecolaminas na presença das enzimas **monoaminaoxidase** (**MAO**) e **catecol *O*-metiltransferase** (**COMT**) produz os principais produtos de degradação, o **ácido vanilmandélico** (**VMA**) e a **metanefrina**, que são eliminados na urina (Boxe 19.D). O VMA e a metanefrina urinários são empregados clinicamente para se determinar o nível de produção de catecolaminas em um paciente.

Suprimento sanguíneo à glândula suprarrenal

Assim como todos os órgãos endócrinos, as glândulas suprarrenais são altamente vascularizadas. O sangue arterial provém de três fontes distintas:

1. A **artéria frênica inferior**, que dá origem à **artéria suprarrenal superior**.
2. A **aorta**, a partir da qual se ramifica a **artéria suprarrenal média**.
3. A **artéria renal**, que dá origem à **artéria suprarrenal inferior**.

Todas as três artérias suprarrenais penetram na cápsula da glândula suprarrenal e formam um **plexo arterial**. Três conjuntos de ramos emergem do plexo:

1. O primeiro conjunto supre a **cápsula**.
2. O segundo conjunto penetra no córtex, formando os **capilares fenestrados retos** (também chamados **sinusoides**), percolando entre a zona glomerulosa e a fasciculada e formando uma rede capilar na zona reticular antes de passar para a medula.
3. O terceiro gera as **artérias medulares** que seguem ao longo do córtex e, **sem se ramificar**, **suprem de sangue unicamente a medula**.

Essa distribuição dos vasos sanguíneos resulta em:

1. **Duplo suprimento sanguíneo à medula suprarrenal**.
2. O **transporte de cortisol à medula**, necessário para a síntese de PNMT, necessário para a conversão de norepinefrina em epinefrina.
3. O **suprimento direto de sangue à medula suprarrenal**, envolvida nas respostas rápidas ao estresse.
   Não há nem veias nem vasos linfáticos no córtex suprarrenal.

O córtex e a medula da suprarrenal são drenados pela **veia central**, presente na medula suprarrenal (Figura 19.14).

PÂNCREAS ENDÓCRINO
Desenvolvimento do pâncreas

Em torno da 4ª semana, duas evaginações do revestimento endodérmico do duodeno desenvolvem-se como o pâncreas ventral e o dorsal, cada um deles com seu próprio ducto. O pâncreas ventral forma a cabeça do pâncreas e associa-se ao ducto biliar comum. O pâncreas dorsal forma a cabeça, o corpo e a cauda do pâncreas. Por volta da 12ª semana, os ácinos pancreáticos desenvolvem-se a partir dos ductos. O pâncreas endócrino desenvolve-se simultaneamente ao pâncreas exócrino. As células endócrinas são observadas originalmente ao longo da base dos ácinos exócrinos em diferenciação, em torno da 12ª até a 16ª semana.

Ilhotas de Langerhans

O pâncreas tem duas partes:

1. O **pâncreas exócrino**, que consiste em ácinos envolvidos na síntese e na secreção de várias enzimas

Figura 19.13 Medula suprarrenal: síntese de catecolaminas.

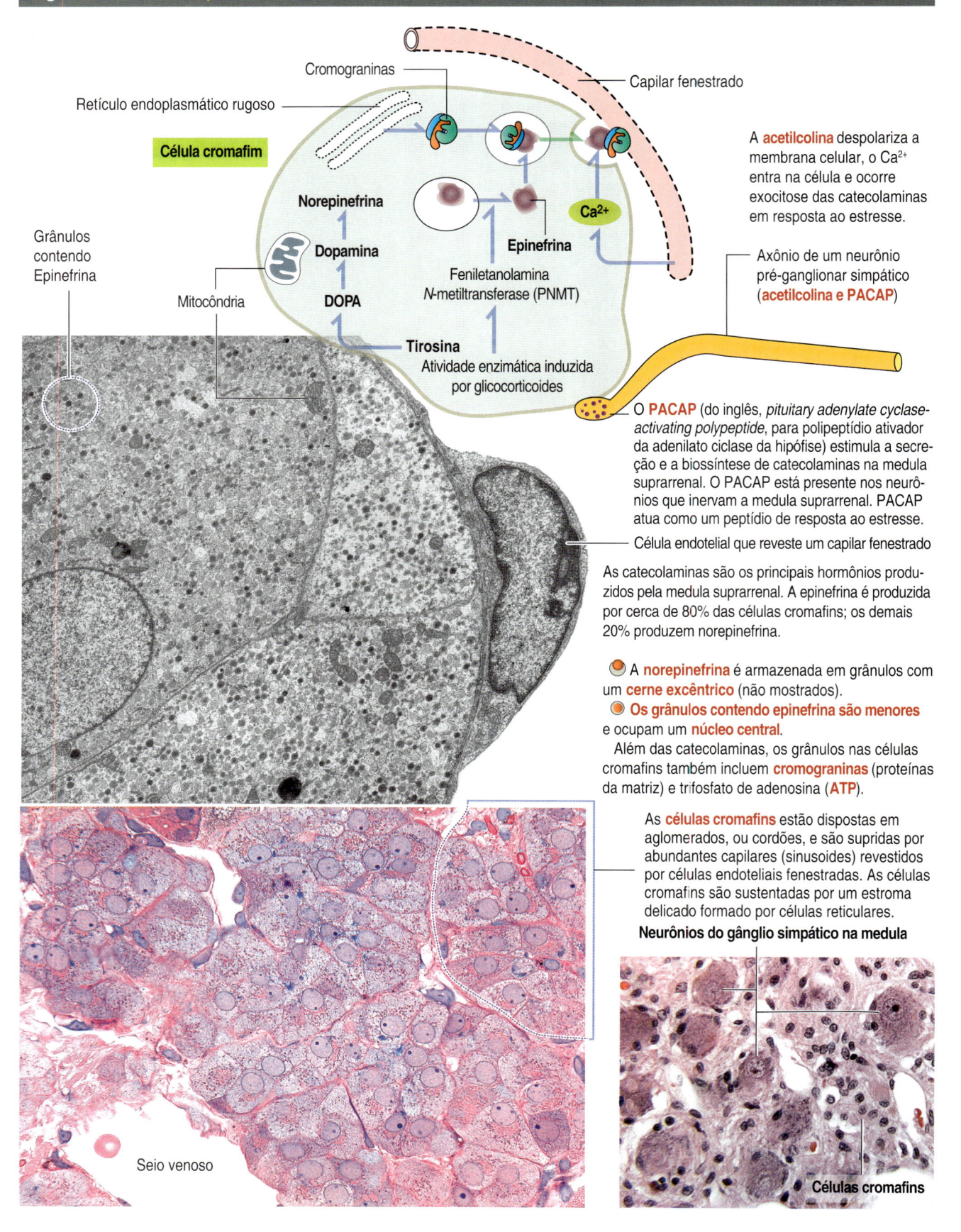

Cromograninas

Retículo endoplasmático rugoso

Capilar fenestrado

Célula cromafim

Norepinefrina

A **acetilcolina** despolariza a membrana celular, o Ca^{2+} entra na célula e ocorre exocitose das catecolaminas em resposta ao estresse.

Grânulos contendo Epinefrina

Dopamina

Mitocôndria

DOPA

Epinefrina

Feniletanolamina *N*-metiltransferase (PNMT)

Ca^{2+}

Axônio de um neurônio pré-ganglionar simpático (**acetilcolina e PACAP**)

Tirosina

Atividade enzimática induzida por glicocorticoides

O **PACAP** (do inglês, *pituitary adenylate cyclase-activating polypeptide*, para polipeptídio ativador da adenilato ciclase da hipófise) estimula a secreção e a biossíntese de catecolaminas na medula suprarrenal. O PACAP está presente nos neurônios que inervam a medula suprarrenal. PACAP atua como um peptídio de resposta ao estresse.

Célula endotelial que reveste um capilar fenestrado

As catecolaminas são os principais hormônios produzidos pela medula suprarrenal. A epinefrina é produzida por cerca de 80% das células cromafins; os demais 20% produzem norepinefrina.

🔴 A **norepinefrina** é armazenada em grânulos com um **cerne excêntrico** (não mostrados).

🟠 **Os grânulos contendo epinefrina são menores** e ocupam um **núcleo central**.

Além das catecolaminas, os grânulos nas células cromafins também incluem **cromograninas** (proteínas da matriz) e trifosfato de adenosina (**ATP**).

As **células cromafins** estão dispostas em aglomerados, ou cordões, e são supridas por abundantes capilares (sinusoides) revestidos por células endoteliais fenestradas. As células cromafins são sustentadas por um estroma delicado formado por células reticulares.

Neurônios do gânglio simpático na medula

Seio venoso

Células cromafins

digestivas, transportadas até o duodeno por um sistema de ductos (Capítulo 17, *Glândulas Digestivas*).

2. O **pâncreas endócrino** (2% da massa pancreática), formado pelas **ilhotas de Langerhans** espalhadas por toda a extensão do pâncreas.

Cada ilhota de Langerhans é formada por dois componentes:

1. Um **componente vascular**, o **sistema porta insuloacinar** (Figura 19.15), que consiste em uma arteríola aferente que dá origem a uma rede capilar revestida por células endoteliais fenestradas.

Boxe 19.D Feocromocitoma.

- Um feocromocitoma suprarrenal (ou paraganglioma medular suprarrenal) é uma neoplasia rara que tem origem nas células cromafins

- O feocromocitoma causa quadros prolongados ou episódicos de hipertensão, taquicardia e tremores. A aparência macroscópica de um feocromocitoma é de massa hemorrágica. Microscopicamente, o tumor apresenta agrupamentos celulares e/ou padrão trabecular circundado por rede capilar sinusoidal abundante. As cromograninas são marcadores do feocromocitoma

- Quando os feocromocitomas estão associados a outros tumores endócrinos, são um componente da síndrome de neoplasia endócrina múltipla (MEN). A presença de grandes quantidades de VMA na urina apresenta relevância diagnóstica.

Vênulas provenientes das ilhotas de Langerhans suprem de sangue os ácinos pancreáticos adjacentes. Esse sistema porta possibilita a ação local de hormônios insulares sobre o pâncreas exócrino.

Um sistema vascular independente, o **sistema vascular acinar**, supre de sangue diretamente os ácinos pancreáticos exócrinos.

2. **Cordões anastomosados de células endócrinas**, células A (células α), células B (células β), células D (células δ) e células F, cada uma secretando um único hormônio (Figura 19.16).

As **células A** (**células α**) produzem **glucagon**, as **células B** sintetizam **insulina**, as **células D** secretam **gastrina** e **somatostatina** e as **células F** produzem o **polipeptídio pancreático**.

Os tipos celulares nas ilhotas de Langerhans podem ser identificados por:

1. **Imunocitoquímica (imuno-histoquímica)**, utilizando-se anticorpos específicos para cada produto celular.
2. **Microscopia eletrônica**, para se distinguirem o tamanho e a estrutura dos grânulos de secreção.
3. **Distribuição das células** na ilhota. As células B têm localização central (distribuição nuclear) e estão circundadas por outras células (distribuição em manto).

Figura 19.14 Suprimento sanguíneo à glândula suprarrenal.

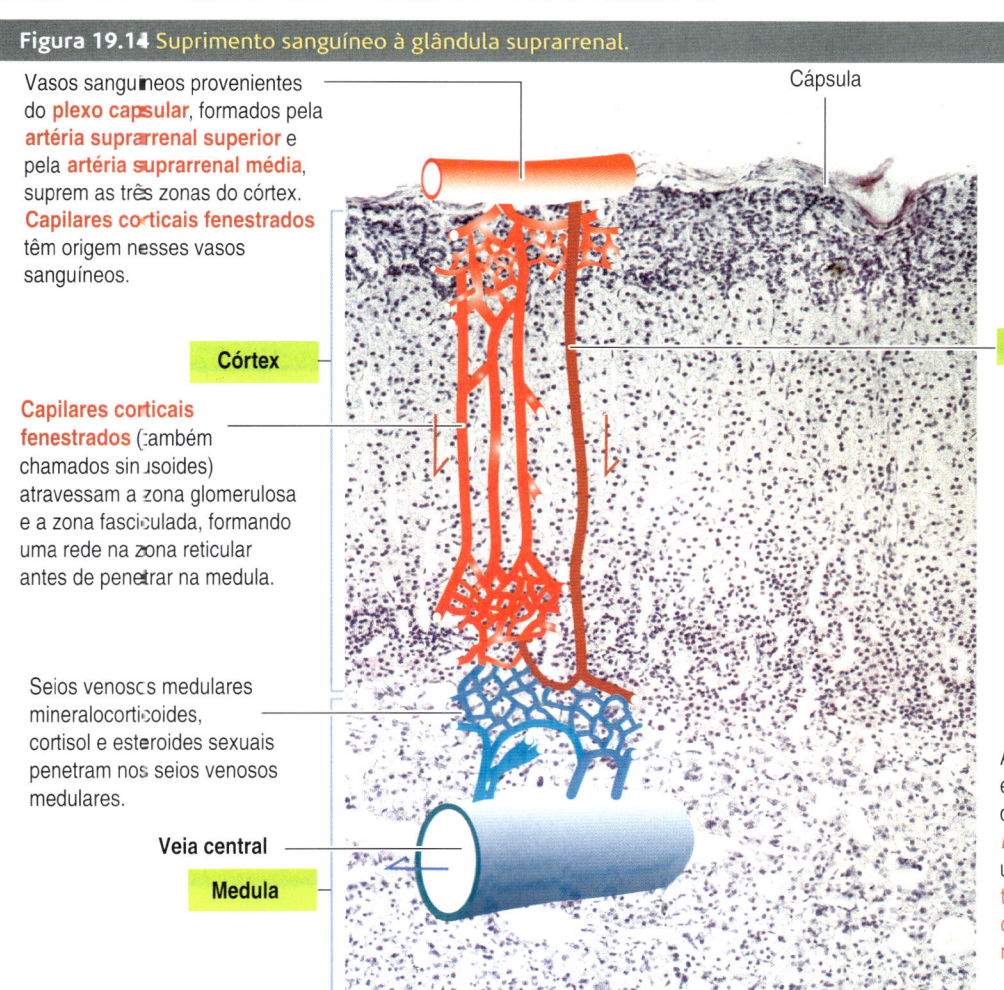

Vasos sanguíneos provenientes do **plexo capsular**, formados pela **artéria suprarrenal superior** e pela **artéria suprarrenal média**, suprem as três zonas do córtex. **Capilares corticais fenestrados** têm origem nesses vasos sanguíneos.

Cápsula

A **artéria medular**, originária da **artéria suprarrenal inferior**, penetra no córtex em uma trabécula de tecido conjuntivo e supre de sangue diretamente a medula suprarrenal.

Córtex

Artéria medular

Capilares corticais fenestrados (também chamados sinusoides) atravessam a zona glomerulosa e a zona fasciculada, formando uma rede na zona reticular antes de penetrar na medula.

A **artéria medular contorna o córtex sem se ramificar**. Na medula, a artéria une-se a ramos dos capilares corticais e forma os seios **venosos medulares**. Portanto, **a medula tem dois suprimentos sanguíneos**: um proveniente dos capilares corticais e outro da artéria medular.

Seios venosos medulares mineralocorticoides, cortisol e esteroides sexuais penetram nos seios venosos medulares.

A conversão da norepinefrina em epinefrina por células cromafins depende da **feniletanolamina *N*-metiltransferase (PNMT)**, uma enzima ativada pelo cortisol transportado pelos capilares corticais até os seios venosos medulares.

Veia central

Medula

Figura 19.15 Suprimento sanguíneo às ilhotas de Langerhans.

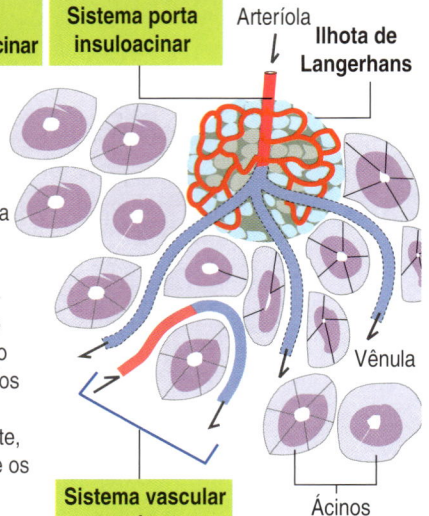

Duplo suprimento sanguíneo:
sistema vascular acinar e insuloacinar

Sistema porta insuloacinar

Arteríola

Ilhota de Langerhans

Cada ilhota de Langerhans é suprida por arteríolas aferentes, formando uma rede de capilares revestidos por células endoteliais fenestradas. Essa rede é chamada **sistema porta insuloacinar**.

Vênulas que saem da ilhota suprem de sangue os ácinos pancreáticos em torno da ilhota. Esse sistema vascular possibilita a ação local sobre o pâncreas exócrino dos hormônios produzidos na ilhota.

Um sistema arterial independente, o **sistema vascular acinar**, supre os ácinos pancreáticos.

Vênula

Sistema vascular acinar

Ácinos pancreáticos

Peptídios produzidos pelas células das ilhotas de Langerhans

As **células A** (células α) produzem **glucagon**, um peptídio de **29** aminoácidos (3,5 kDa). O glucagon é derivado de um grande precursor, o **pré-pró-glucagon**, codificado por um gene presente no cromossomo 2.

Cerca de 30 a 40% do glucagon no sangue são produzidos pelo pâncreas; o restante provém do trato gastrintestinal (enteroglucagon). O glucagon circulante, de origem pancreática e gastrintestinal, é transportado até o fígado e aproximadamente 80% são degradados antes de chegar à circulação sistêmica.

O glucagon armazenado em grânulos é liberado por exocitose quando há **redução** dos níveis plasmáticos de **glicose**. O glucagon aumenta os níveis sanguíneos de glicose ao estimular a **glicogenólise hepática**. As ações do glucagon são antagonistas às da insulina.

As **células B** (células β) **produzem** insulina, um polipeptídio de 6 kDa (Figura 19.17). A insulina deriva de um grande precursor de cadeia única, a **pré-proinsulina**, codificada por um gene localizado no braço curto do cromossomo 11. O grande precursor dá origem à **proinsulina** que consiste em **peptídio C** que ligando duas cadeias, as cadeias A e B.

O **aumento da glicemia estimula a liberação tanto de insulina e peptídio C armazenados nos grânulos secretores**. A remoção do peptídio C por proteases específicas resulta na separação das cadeias A e B.

As **células D** (δ) produzem **gastrina** (ver a discussão sobre as células enteroendócrinas no Capítulo 15, *Parte Alta do Sistema Digestório*) e **somatostatina**.

A **somatostatina** é um peptídio de 14 aminoácidos idêntico à somatostatina produzida no hipotálamo. A somatostatina **inibe a liberação de insulina e de glucagon** de maneira parácrina.

A somatostatina também **inibe** a secreção de HCl pelas células parietais do estômago fúndico, a liberação de gastrina pelas células enteroendócrinas, a secreção de bicarbonato e de enzimas pelo pâncreas e a contração da vesícula biliar.

O **polipeptídio pancreático** é um peptídio de 36 aminoácidos que **inibe a secreção de somatostatina**. O polipeptídio pancreático também inibe a secreção de enzimas pancreáticas e bloqueia a secreção de bile, por inibir a contração da vesícula biliar.

Entrada na célula e destino da insulina

O fígado é acessível a concentrações mais altas de insulina do que outras células responsivas à insulina como as células adiposas e as fibras musculares.

Dois eventos fisiológicos ocorrem nos hepatócitos:

1. **Ação hepática da insulina**, que consiste na supressão de **gliconeogênese** e **glicogenólise**. Essas ações garantem que parte da glicose proveniente da dieta está armazenada nos hepatócitos e é liberada entre as refeições ou quando ocorrem demandas metabólicas.
2. **Depuração de insulina**. Aproximadamente 50% da insulina que chega ao fígado pela veia porta são degradados durante a primeira rodada de depuração. A insulina nos sinusoides hepáticos é internalizada para degradação após a ligação ao receptor de insulina, que forma um complexo com CEACAM1 (do inglês, *carcinoma embryonic antigen-related cell adhesion molecule 1*, molécula de adesão celular relacionada com o antígeno embrionário do carcinoma 1). Antes da internalização, a enzima de degradação de insulina (**EDI**) já se liga à insulina para iniciar sua degradação. Após a internalização, EDI adicional presente nos endossomos dos hepatócitos continua o processo de degradação, que é completado pelos lisossomos.

Dentro dos endossomos, a insulina parcialmente degradada se dissocia de seu receptor. O receptor de insulina é reciclado de volta à membrana plasmática. A insulina não degradada, cerca de 25%, pode entrar novamente em circulação.

Uma segunda rodada de depuração da insulina ocorre quando a insulina retorna através da artéria hepática e alcança os sinusoides hepáticos para degradação nos hepatócitos.

A insulina não é detectada na circulação 30 minutos após sua liberação das células B pancreáticas. Sua meia-vida em circulação é de aproximadamente 6 minutos. Além da primeira e da segunda depuração ao passar pelo fígado, a insulina circulante é internalizada e degradada nos túbulos contorcidos dos néfrons nos rins (Figura 19.18).

Entrada na célula e destino da glicose

A principal ação da insulina nos tecidos periféricos é a regulação do metabolismo da glicose. O objetivo é armazenar glicose e triglicerídeos para satisfazer as necessidades energéticas de um tecido, como tecido muscular ou adiposo.

Dois mecanismos possibilitam a entrada de glicose nas células:

Figura 19.16 Ilhota de Langerhans.

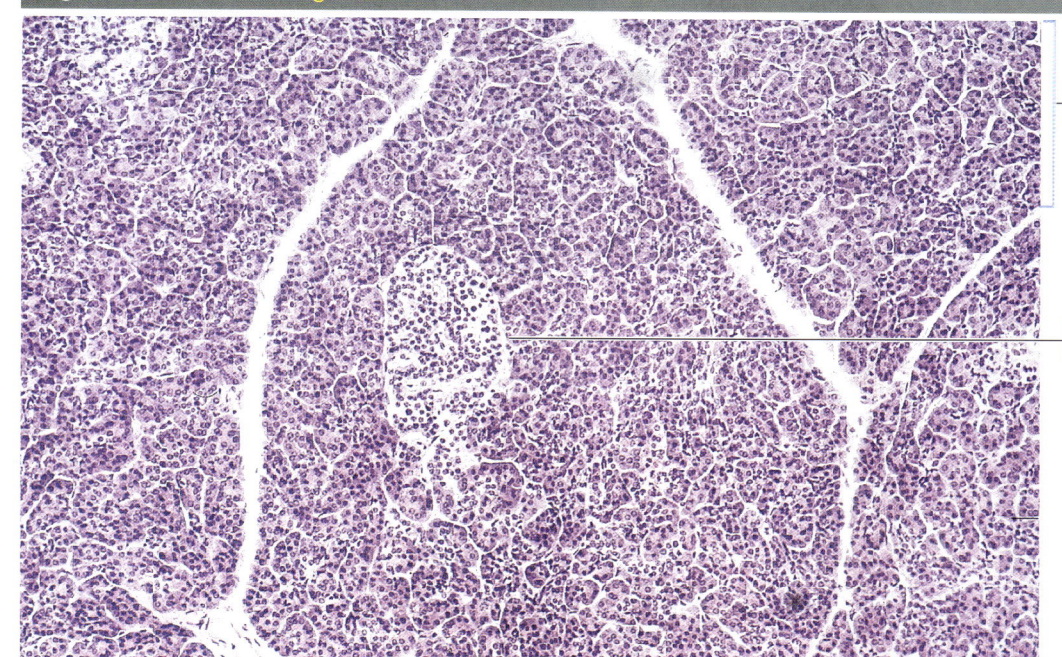

Pâncreas exócrino

Formado pelos ácinos secretores de proteínas com grânulos de zimogênio de localização apical

Ilhota de Langerhans

Cada ilhota consiste em 2 mil a 3 mil células circundadas por uma rede de capilares fenestrados e sustentadas por fibras reticulares. Aproximadamente um milhão de ilhotas de Langerhans estão espalhadas por todo o pâncreas.

Ilhotas de Langerhans

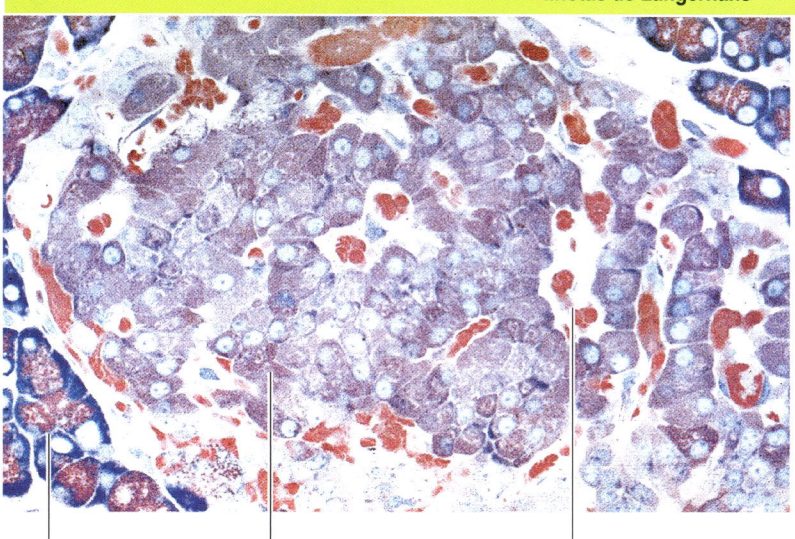

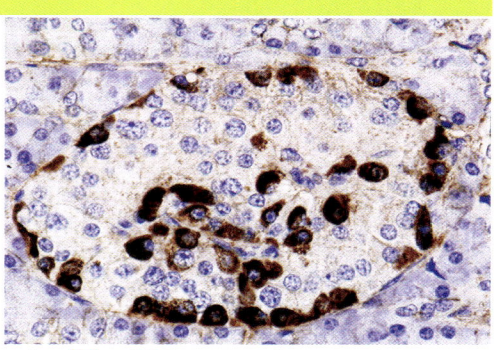

As **células A (α)** secretam glucagon e situam-se na periferia da ilhota

Pâncreas exócrino

Células endócrinas formando cordões

Espaços vasculares (sinusoides)

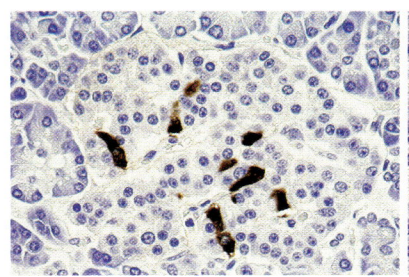

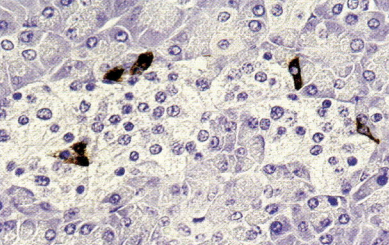

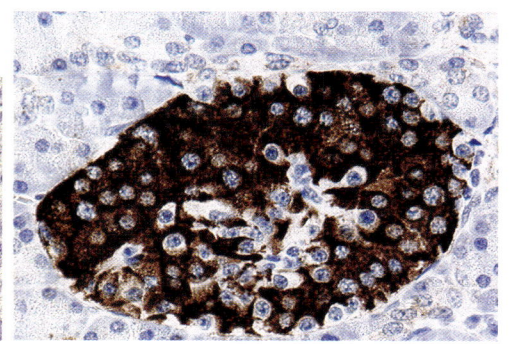

As **células D (δ)** produzem **gastrina** e **somatostatina** (mostradas).

As **células F** secretam o **polipeptídio pancreático**.

As **células B (β)**, o tipo celular predominante, secretam **insulina** e são encontradas na parte central da ilhota.

Painéis imuno-histoquímicos de Martin-Lacave I, Garcia-Caballero T: Atlas of Immunohistochemistry. Madri, Espanha: Ed. Díaz de Santos, 2012.

Figura 19.17 Ultraestrutura e síntese e secreção de insulina por células B.

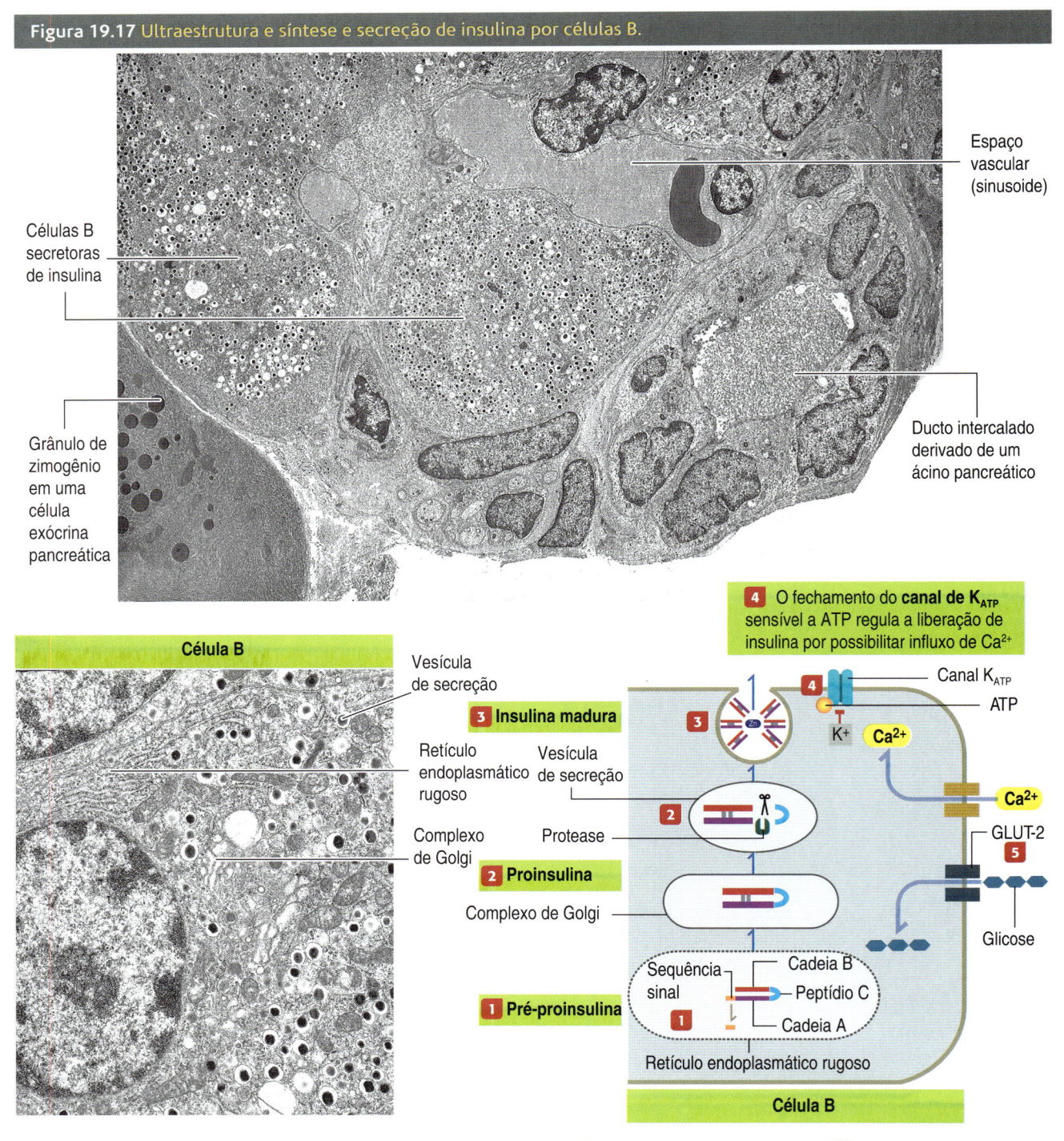

Espaço
vascular
(sinusoide)

Células B
secretoras
de insulina

Ducto intercalado
derivado de um
ácino pancreático

Grânulo de
zimogênio
em uma
célula
exócrina
pancreática

Célula B

Vesícula
de secreção

3 Insulina madura

Retículo
endoplasmático
rugoso

Vesícula
de secreção

Complexo
de Golgi

Protease

2 Proinsulina

Complexo de Golgi

Sequência
sinal

Cadeia B

Peptídio C

1 Pré-proinsulina

Cadeia A

Retículo endoplasmático rugoso

4 O fechamento do **canal de K$_{ATP}$** sensível a ATP regula a liberação de insulina por possibilitar influxo de Ca^{2+}

Canal K$_{ATP}$

ATP

K$^+$ Ca^{2+}

Ca^{2+}

GLUT-2

5

Glicose

Célula B

1 A **pré-proinsulina** é sintetizada no retículo endoplasmático rugoso e a sequência sinal é removida. É produzida a proinsulina.

2 A **proinsulina** é transferida para o complexo de Golgi. A proinsulina consiste em um peptídio conector (C) ligado a cadeias A e B, que se mantêm unidas por ligações de dissulfeto.

A **proinsulina** é englobada por uma vesícula secretora que contém uma protease específica.

Na vesícula secretora, a protease libera o peptídio C das cadeias A e B a ele ligadas.

3 Na presença de zinco, hexâmero de insulina madura produz um cristaloide denso.

4 O fechamento do canal de potássio sensível a ATP (**K$_{ATP}$**) possibilita influxo de Ca^{2+} por despolarização da membrana plasmática após o acúmulo de K$^+$ no citosol. O influxo de Ca^{2+} provoca exocitose da vesícula secretora e liberação de insulina na corrente sanguínea.

5 A glicose entra na célula B através da **proteína transportadora de glicose-2 (GLUT-2) independente de insulina** e desencadeia a imediata liberação de insulina.

O trifosfato de adenosina (ATP) do metabolismo da glicose fecha o canal K$_{ATP}$, provocando acúmulo intracelular de K$^+$.

1. Captação **independente de insulina**, mediada pela **proteína transportadora de glicose-2** (**GLUT**-2).
2. Captação **dependente de insulina** facilitada pela **proteína transportadora de glicose-4** (**GLUT**-4).

A entrada de glicose na célula é facilitada pelo transporte transmembrana de glicose através de GLUT-2 ou GLUT-4, pela formação de glicogênio nos hepatócitos bem como nas células do músculo esquelético e cardíaco e pela conversão de glicose em triglicerídeos nas células adiposas.

Uma quantidade excessiva de glicose circulante no sangue é observada quando os hepatócitos, músculo esquelético e adipócitos falha na captação da glicose devido à redução da massa ou função das células B insulares e/ou aumento da resistência à insulina.

Como a captação insulinodependente de glicose funciona?

A insulina inicia seu efeito logo após a ligação à subunidade α de seu receptor.

O **receptor para insulina** consiste em duas subunidades, α e β. O domínio intracelular da **subunidade β** tem **atividade de tirosinoquinase**, ocasionando a autofosforilação e desencadeando várias respostas intracelulares. Uma dessas respostas é a **translocação da proteína transportadora GLUT-4** do complexo de Golgi para a membrana plasmática, a fim de facilitar a captação de glicose.

A translocação de GLUT-4 ocorre alguns minutos após a ligação da insulina ao seu receptor. Na verdade, a translocação de GLUT-4 não requer a internalização da insulina. GLUT-4 reside na membrana de vesículas prontas para fundir com a membrana plasmática por meio do complexo SNARE descrito no Capítulo 2, *Glândulas Epiteliais | Biologia Celular* (Figura 19.19).

DIABETES MELITO

Quando os níveis sanguíneos de glicose aumentam em uma pessoa normal, a liberação imediata de insulina assegura o retorno aos níveis normais dentro de uma hora.

Em um indivíduo diabético, os níveis sanguíneos de glicose aumentados (**hiperglicemia**) permanecem elevados por um período prolongado.

O **teste da hemoglobina glicada**, também designado como teste da **hemoglobina A1c** (**HbA1c**), fornece uma média das medidas da glicemia por um período de 6 a 12 semanas.

Quando os níveis sanguíneos de glicose estão elevados, o açúcar combina com a hemoglobina, que se torna glicada (revestida). Os limites de variação do teste da HbA1c em indivíduos normais ficam entre 4 e 5,6%. Os indivíduos com diabetes devem ter um nível de HbA1c abaixo de 6,5%.

A hiperglicemia pode resultar do seguinte:

1. **Carência de insulina**, causada por danos autoimunes às células B insulares (**diabetes melito tipo 1, DM1**) (Figura 19.20; Boxe 19.E).

Em camundongos, o dano celular é iniciado por fragmentos de peptídios de insulina que entram na corrente sanguínea. Os fragmentos do peptídio de insulina derivam de grânulos antigos do armazenamento de insulina degradados pelos lisossomos. Os fragmentos degradados de insulina são liberados, juntamente com a insulina, no momento em que a glicose entra nas células B insulares através do GLUT-4.

Nos linfonodos, fragmentos do peptídio da insulina ligam-se ao alelo de classe II do principal complexo de histocompatibilidade que codifica I-Ag7 em uma célula apresentadora de antígeno.

Em seguida, uma célula T CD4⁺, que responde a autoantígenos (e deve ter sido eliminada no timo

---

Figura 19.18 Captação e destino da insulina em um hepatócito.

Mecanismo de eliminação da insulina em um hepatócito

1 Os hepatócitos regulam a quantidade de insulina circulante por um processo chamado depuração da insulina.

A insulina, distribuída por sinusoides hepáticos, liga-se à **enzima degradadora de insulina (EDI)** e o processo de degradação da insulina é desencadeado.

4 Após a internalização, a EDI adicional (presente nos endossomos) determina a dissociação da insulina parcialmente degradada do complexo CEACAM1-IR. Insulina adicional é degradada por lisossomos.

5 O RI é reciclado de volta à membrana plasmática dos hepatócitos.

6 A insulina não degradada sai do fígado através da **veia hepática** para a circulação arterial para atingir o músculo esquelético, o tecido adiposo e outros tecidos. A insulina retorna ao fígado através da **artéria hepática** para uma segunda rodada de depuração.

2 O complexo insulina-EDI liga-se ao receptor de insulina (**RI**) dos hepatócitos.

O RI forma um complexo com **CEACAM1** (molécula de adesão celular 1 relacionada ao antígeno embrionário de carcinoma – *carcinoma embryonic antigen-related cell adhesion molecule 1*). O CEACAM1 facilita a internalização da insulina.

3 As principais ações da insulina nos hepatócitos são para suprimir a **gliconeogênese** e a **glicogenólise**.

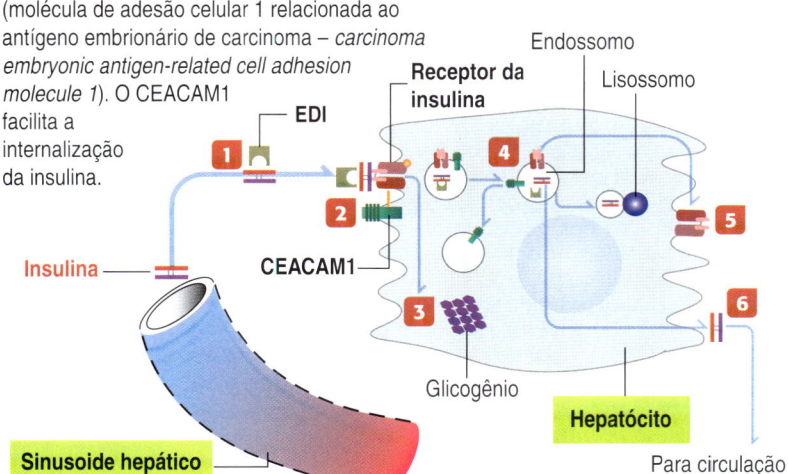

Figura 19.19 Captação e destino de glicose em uma célula adiposa.

Mecanismo de ação da insulina na célula adiposa

1 A insulina se liga à subunidade α do receptor para insulina e ativa a autofosforilação (**Tir-P**) da subunidade α adjacente (uma tirosinoquinase).

2 A ativação de um receptor para insulina estimula a síntese de DNA, a síntese de proteínas e a translocação da **proteína transportadora de glicose-4 (GLUT-4)** dependente de insulina do complexo de Golgi para a membrana plasmática.

3 A translocação de GLUT-4 facilita a captação celular de glicose.

4 Este mecanismo demonstra que, nos indivíduos diabéticos, a carência de insulina diminui a **utilização de glicose** nas células-alvo.

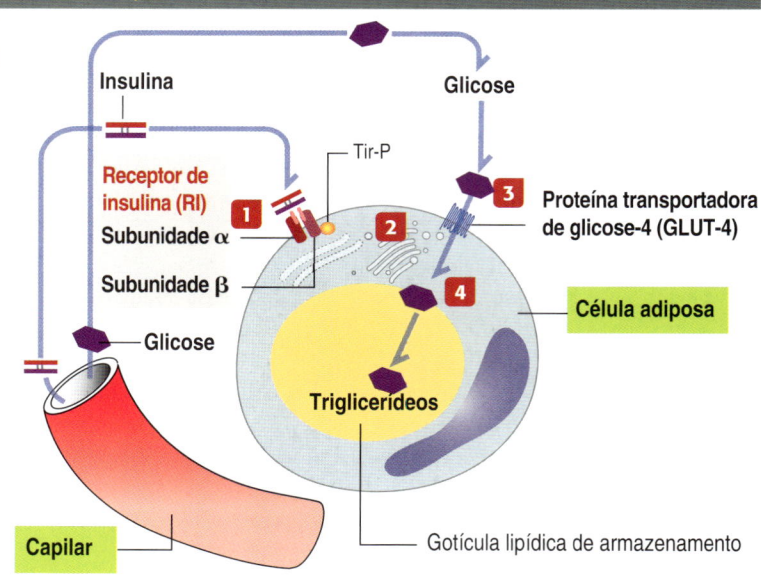

durante a maturação), reconhece por meio de seu receptor de célula T o fragmento de peptídio de insulina ligado ao receptor I-Ag-7. As células T CD4⁺ iniciam a ativação das células T CD8⁺, que atacam células B insulares para destruição e causam DM1.

Insulinite com infiltração de linfócitos é típica dos estágios iniciais de DM1. Esse tipo de diabetes, também designado como **diabetes juvenil**, representa cerca de 90% dos casos e frequentemente ocorre antes dos 25 anos (entre 10 e 14 anos). Todavia, o DM1 pode ocorrer em qualquer idade.

2. **Secreção insuficiente de insulina** relativa aos níveis de glicose e **resistência dos tecidos-alvo periféricos à insulina** (**diabetes melito tipo 2, DM2**) (ver Figura 19.20).

3. **A associação entre o armazenamento lipídico excessivo sob a forma de obesidade e a resistência à insulina**.

Figura 19.20 Formas clínicas de diabetes melito.

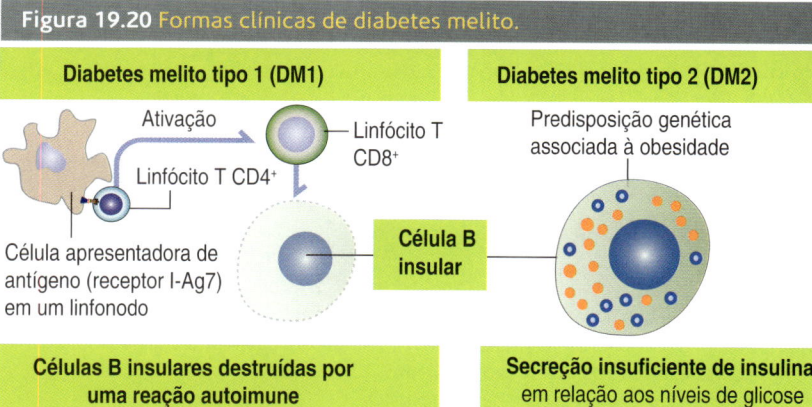

Diabetes melito tipo 1 (DM1)

Diabetes melito tipo 2 (DM2)

Predisposição genética associada à obesidade

Resistência à insulina nos tecidos-alvo periféricos

Redução do número de receptores para insulina

Sinalização pós-receptor deficiente

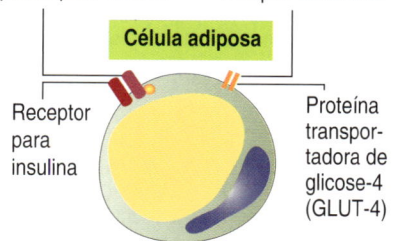

Células B insulares destruídas por uma reação autoimune

Os indivíduos portadores de DM1 necessitam de insulina exógena para manter a vida, porque não há produção pancreática de insulina. As células B pancreáticas são lesionadas pela ação das citocinas produzidas por **células T CD8⁺**.

Em um **linfonodo** (camundongo), os fragmentos peptídicos de insulina liberados na corrente sanguínea se ligam ao alelo do complexo principal de histocompatibilidade II que codifica I-Ag7 na superfície das **células apresentadoras de antígeno**.

As células T CD4⁺ reconhecem o fragmento peptídico de insulina ligado ao receptor I-Ag7. Normalmente, os timócitos que reconhecem autoantígenos são eliminados à medida que amadurecem no timo. Então, as células T CD4⁺ iniciam a ativação das células T CD8⁺, levando à destruição das células B insulares.

Secreção insuficiente de insulina em relação aos níveis de glicose

Os indivíduos portadores de DM2 têm secreção e ação deficientes de insulina, duas condições que acarretam:

(1) **Hiperglicemia** devido ao distúrbio da captação de glicose e à produção desregulada de glicose nos hepatócitos.

(2) **Dislipidemia**, homeostase alterada dos ácidos graxos, triglicerídeos e lipoproteínas.

Aumento nos níveis circulantes de glicose e de lipídios podem afetar ainda mais a secreção e a ação da insulina.

Mecanismos de resistência à insulina

A prevalência do DM2 está aumentada em paralelo com o aumento da incidência de obesidade na maioria dos países desenvolvidos.

A resistência à insulina no DM2 contribui para o aumento da produção de glicose no fígado e a redução da captação de glicose no músculo e tecido adiposo.

A capacidade das células adiposas de armazenar lipídios em excesso está saturada na obesidade e na resposta a dietas ricas em gordura. Os lipídios são redistribuídos aos músculos esqueléticos, ao coração e ao fígado, contribuindo, assim, para a resistência à insulina.

Boxe 19.E Via Nrf2-Keap1 e diabetes.

- Além da destruição autoimune de células B insulares, um importante fator de contribuição para a morte das células B inclui dano mitocondrial mediado pelo estresse oxidativo. A via Nrf2-Keap1 sobrepõe o estresse oxidativo regulando genes destoxificantes e antioxidantes

- O fator de transcrição Nrf2 (fator 2 relacionado com o NF-E2 p45) e seu principal repressor Keap1 (proteína 1 associada à ECH semelhante a Kelch do adaptador de ligase E3), mantêm a homeostase redox e metabólica. Sob condições não estressadas, o Keap1, uma ligase de ubiquitina E3, tem como alvo Nrf2 para rápida degradação proteassomal. O Nrf2 tem meia-vida muito curta, de cerca de 15 a 40 min

- Sob estresse redox, o Nrf2 desprende-se do Keap1, transloca-se para o núcleo celular e induz a expressão de genes que contêm ARE. Os genes contendo ARE (elemento de resposta antioxidante) expressam proteínas citoprotetoras, incluindo proteínas antioxidantes e destoxificantes. O Nrf2 regula a expressão de quatro genes responsáveis por reações antioxidantes: glicose 6-fosfato desidrogenase, 6-fosfogliconato desidrogenase, enzima málica 1 e isocitrato desidrogenase. Essas quatro enzimas estão envolvidas na produção de NADPH, um cofator que desencadeia reações antioxidantes

- Quando as células B insulares sintetizam insulina em resposta à hiperglicemia, o estresse oxidativo reativo resultante (ROS) pode causar danos às células, levando ao DM2. A ativação do Nrf2 protege as células B insulares dos níveis patológicos de ROS e do aumento do risco de DM2.

A ausência de resposta à insulina por parte das células-alvo pode ser causada por:

1. Redução do número de receptores de insulina disponíveis nas células-alvo.
2. Uma deficiência na sinalização dos pós-receptores (p. ex., a translocação de **GLUT-4** do complexo de Golgi para a membrana plasmática, a fim de facilitar a captação de glicose). Esse último tipo de defeito é o mais frequente (80%), sendo observado em adultos.

O **diabetes melito gestacional**, uma complicação da gravidez associada à intolerância a glicose durante a gravidez, é outro fator de risco que leva a DM2 em mulheres expostas e sua progênie. A hiperglicemia intrauterina representa um grande risco para a progênie.

Em geral, os sintomas e as consequências do DM1 e DM2 são semelhantes. Os três sintomas típicos são **polifagia** (aumento do apetite), **poliúria** (aumento da frequência da micção e do volume urinário) e **polidipsia** (sensação de sede e aumento da ingestão de líquido).

As complicações do diabetes (Figura 19.21) foram tradicionalmente classificadas no seguinte:

1. **Complicações macrovasculares** (doença cardiovascular, incluindo infarto do miocárdio).
2. **Complicações microvasculares**, que acometem o rim (**glomerulosclerose**, **arteriosclerose** e **pielonefrite**), a retina (**retinopatia**, **catarata** ou **glaucoma**) e o sistema nervoso (**infartos cerebrais** e **hemorragia**). Uma complicação tardia do diabetes melito é a **gangrena** causada por obstrução do vaso sanguíneo após arteriosclerose vascular.

Após a ingestão de carboidratos, a glicose é depositada no músculo esquelético e hepatócitos como glicogênio e nas células adiposas como triglicerídeos. Nesses órgãos, a resposta defeituosa à insulina leva à hiperglicemia em jejum.

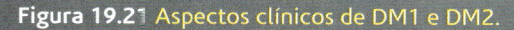

Figura 19.21 Aspectos clínicos de DM1 e DM2.

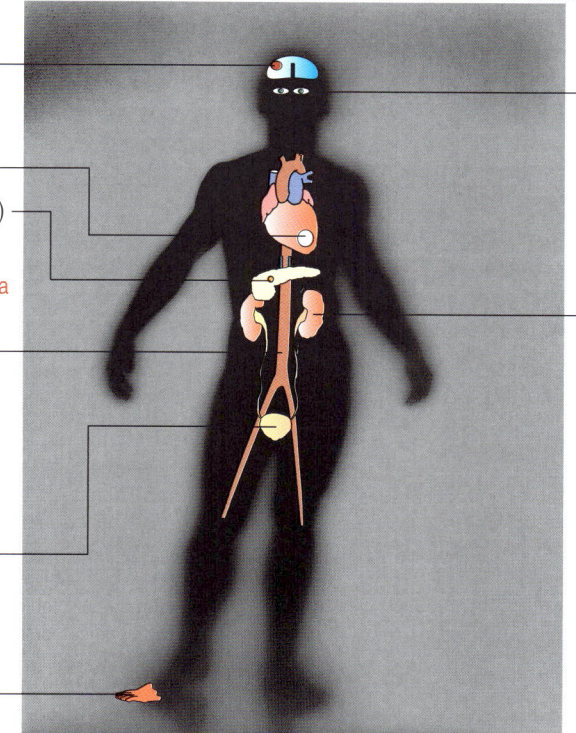

Infartos e hemorragias cerebrais

Infarto do miocárdio

Perda de células B (ilhotas de Langerhans)

Um alvo importante do diabetes é o sistema vascular. A **aterosclerose** da aorta e dos vasos sanguíneos de tamanhos grande e médio causa infartos do miocárdio e do encéfalo, além de gangrena dos membros inferiores. A **arteriolosclerose** (espessamento da parede das arteríolas) está associada à hipertensão.

Neuropatia da bexiga urinária (bexiga neurogênica) (alteração do sistema nervoso autônomo)

Gangrena causada pela obstrução de vasos sanguíneos, resultante de arteriosclerose vascular

As complicações oculares do diabetes podem causar cegueira total. Com frequência, observam-se danos à retina (**retinopatia**), opacidade do cristalino (**catarata**) ou **glaucoma** (comprometimento da drenagem do humor aquoso).

Glomerulosclerose, arteriosclerose e pielonefrite são doenças renais frequentemente observadas em pacientes diabéticos. O dano mais significativo aos rins é o **espessamento difuso da lâmina basal dos capilares glomerulares e a proliferação de células mesangiais**.

Essa alteração glomerular é chamada **lesão de Kimmelstiel-Wilson**.

Mapeamento de conceitos e conceitos essenciais: sistema endócrino.

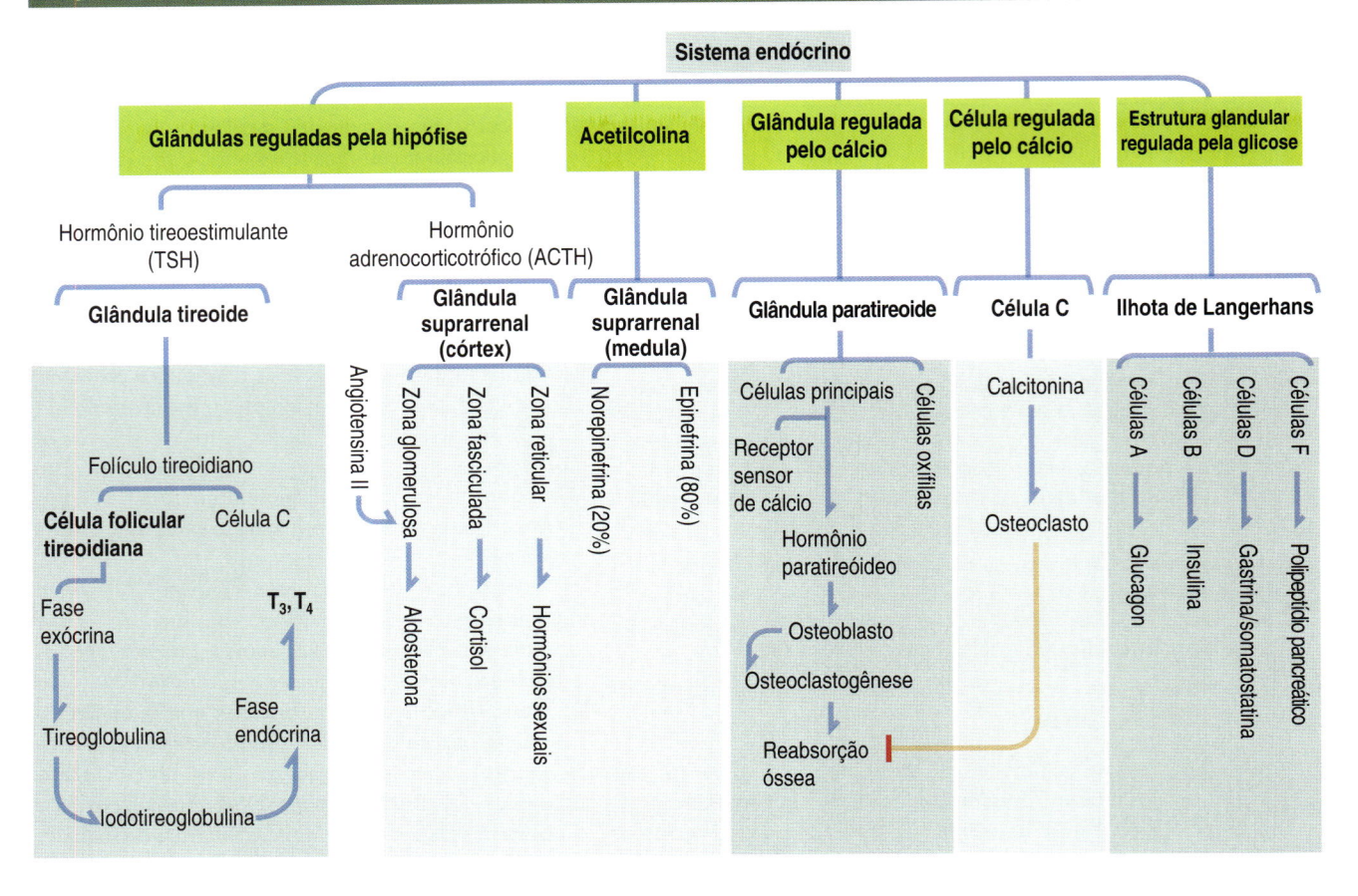

- **Glândula tireoide**. A glândula tireoide desenvolve-se a partir de uma projeção endodérmica inferior na base da língua, conectada ao ducto tireoglosso. Estão presentes na glândula tireoide células C derivadas da crista neural.

  A glândula tireoide consiste em **folículos tireoidianos** revestidos por um epitélio cuboidal simples, cuja altura varia de acordo com a atividade funcional. O lúmen contém uma substância coloide rica em **tireoglobulina**, precursora dos hormônios da tireoide **tri-iodotironina** (T$_3$) e **tiroxina** (T$_4$). A principal função dos hormônios da tireoide é a regulação do metabolismo basal do corpo.

  A síntese e a secreção de hormônios da tireoide envolvem duas fases:
  (1) Uma **fase excretora**.
  (2) Uma **fase endócrina**.

  Ambas as fases podem ocorrer na mesma célula da tireoide e são reguladas pelo **hormônio tireoestimulante (TSH)**, produzido por células basófilas na adeno-hipófise.

  A **fase exócrina** consiste na síntese e secreção de tireoglobulina no lúmen contendo coloide e na captação de iodeto inorgânico do sangue por uma bomba de iodeto dependente de ATP. A enzima **tireoperoxidase**, presente na membrana da vesícula secretora, que, igualmente, contém tireoglobulina, converte o iodeto em iodo. Os átomos de iodo fixam-se a resíduos tirosil na tireoglobulina, que se torna **iodotireoglobulina**.

  A **fase endócrina** consiste na recaptação e no processamento da iodotireoglobulina. As gotículas de coloide contendo iodotireoglobulina são englobadas por pseudópodes e internalizadas, tornando-se vesículas que contêm coloide. Os lisossomos fundem-se às vesículas internalizadas e a iodotireoglobulina é processada, liberando T$_3$ e T$_4$ na corrente sanguínea através do domínio basal da célula da tireoide. T$_3$ e T$_4$ são carregadas no sangue por proteínas transportadoras séricas. Os hormônios da

tireoide penetram no núcleo celular da célula-alvo e ligam-se ao elemento responsivo ao hormônio da tireoide (TRE), ativando a expressão de genes específicos

- A **doença de Graves** é uma doença autoimune que causa hiperfunção da glândula tireoide (**hipertireoidismo**). Autoanticorpos contra o receptor para TSH estimulam a função desregulada da glândula tireoide. Os pacientes apresentam aumento de volume da glândula tireoide (**bócio**), olhos salientes (**exoftalmia**) e frequência cardíaca acelerada (**taquicardia**).

  A **tireoidite de Hashimoto** é uma doença autoimune associada à hipofunção da glândula tireoide (**hipotireoidismo**). É causada por autoanticorpos à tireoide peroxidase (anti-TPO) e à tireoglobulina (anti-TG).

  Outras condições inflamatórias da glândula tireoide incluem a **tireoidite de de Quervain** (um processo inflamatório subagudo observado durante doenças virais sistêmicas) e a **tireoidite de Riedel** (fibrosclerose inflamatória).

  O **carcinoma papilar** é o tumor maligno mais frequente da glândula tireoide. Esse tumor é localmente invasivo e se dissemina para os linfonodos cervicais. O **carcinoma folicular** é o segundo mais frequente tumor da glândula tireoide. Trata-se de um tumor de crescimento lento que, em geral, dissemina-se para os ossos pela via hematógena

- **Regulação do Ca^{2+}**. A manutenção dos níveis de Ca^{2+} no sangue é regulada por
  (1) **Hormônio paratireóideo** ou **paratormônio (PTH)**.
  (2) **Calcitonina**.
  (3) **Vitamina D**.
  Glândulas paratireoides. As quatro glândulas paratireoides originam-se da terceira e da quarta bolsas branquiais. A glândula paratireoide consiste em duas populações celulares, dispostas em cordões ou em aglomerados:

(1) **Células principais**, que produzem o hormônio paratireóideo.

(2) **Células oxífilas**, presumivelmente uma célula principal de transição

- O Ca^{2+} é necessário para as diversas funções biológicas, incluindo mineralização da matriz óssea, função neuronal e neuromuscular e coagulação sanguínea.

A concentração de Ca^{2+} no sangue circulante é firmemente regulada pelo **receptor sensor de Ca^{2+}** (**CaSR**) na membrana plasmática das células principais nas glândulas paratireoides.

O CaSR detecta os níveis extracelulares de Ca^{2+} e modula a secreção de PTH. CaSR ativa uma via de sinalização a jusante acoplando-se a uma proteína G, como a Gq/11. Por meio da proteína Gq/11, a CaSR ativa fosfolipase C (PLC) para converter fosfatidilinositol 4,5-bifosfato (PIP_2) em diacilglicerol (DAG) e inositol 1,4,5-trifosfato (IP_3). IP_3, por sua vez, possibilita o influxo citoplasmático de Ca^{2+} dos locais de armazenamento intracelular (retículo endoplasmático), suprimindo, assim, a liberação de PTH.

Lembre-se de que um aumento de Ca^{2+} extracelular leva a supressão mediada por CaSR de liberação de PTH, enquanto uma redução do Ca^{2+} abole essa supressão, promovendo a secreção de PTH.

CaSR é expresso nas glândulas paratireoides, rins, osso e glândulas mamárias. Os rins e o intestino delgado transportam Ca^{2+} entre espaço extracelular e o ambiente externo. As células do túbulo urinífero estimulam a reabsorção de Ca^{2+} e ativam a produção de vitamina D (calcitriol). O PTH e o calcitriol medeiam interações das glândulas paratireoides com órgãos-alvo, como osso, rim e intestinos.

Os ossos são o principal reservatório de Ca^{2+} e contribuem, pela ação dos osteoclastos, para a homeostase de Ca^{2+}. O hormônio da paratireoide induz a produção de proteínas nos osteoblastos, que estimulam a **osteoclastogênese**. As proteínas produzidas pelos osteoblastos e envolvidas na osteoclastogênese são fator de estimulação de colônias dos macrófagos, RANKL e osteoprotegerina.

Durante a lactação, as glândulas mamárias secretam peptídio relacionado com PTH (PTHrP) para mobilizar Ca^{2+} do osso

- O **hiperparatireoidismo** é causado por um **adenoma** (tumor benigno) da glândula paratireoide. A secreção excessiva do PTH provoca **hipercalcemia**, **fosfatúria** e **hipercalciúria**. As complicações incluem a formação de **cálculos renais** e de **cistos ósseos**, causados pela remoção excessiva de osso mineralizado.

As mutações de perda de função dos genes que codificam CaSR causam distúrbios hipercalcêmicos como **hipercalcemia hipocalciúrica benigna familiar** (**HHF1**) e **hiperparatireoidismo neonatal grave** (**HPTNG**).

As mutações de perda de função do gene que codifica a proteína de sinalização Gq/11 a jusante originam **FHH2**. Em contrapartida, as mutações de ganho de função dos genes que codificam CaSR e Gq/11 causam **hipocalcemia autossômica dominante tipo 1** (**ADH1**) e **tipo 2** (**ADH2**), respectivamente.

As **células C**, presentes no revestimento dos folículos da tireoide ou do espaço interfolicular, produzem a calcitonina, que antagoniza os efeitos do hormônio paratireóideo.

Vitamina D. O colecalciferol é formado na pele a partir do 7-deidrocolesterol. Antes de chegar à sua forma ativa, o colecalciferol passa por duas etapas de hidroxilação, a primeira no fígado (25-hidroxicolecalciferol) e a segunda nos rins (1,25-di-hidroxicolecalciferol ou 24,25-di-hidroxicolecalciferol).

Níveis baixos de Ca^{2+} estimulam a 1α-hidroxilase a converter 25-hidroxicolecalciferol em 1,25-di-hidroxicolecalciferol (calcitriol), a forma ativa da vitamina D. A função principal do calcitriol é estimular a absorção de cálcio pela mucosa intestinal.

O calcitriol é transportado pela corrente sanguínea até o intestino delgado, ligado à proteína de ligação da vitamina D. No duodeno, o calcitriol é captado pelos enterócitos, que são estimulados pela vitamina D a produzir calbindina, uma proteína de ligação de cálcio.

O cálcio é absorvido no duodeno por absorção transcelular, um processo ativo que requer calbindina (para o transporte transcelular) e um canal não sensível à voltagem controlado pela cálcio-ATPase (para a exportação à corrente sanguínea). O cálcio é absorvido no jejuno e no íleo por um mecanismo de absorção paracelular passiva.

A deficiência de vitamina D em crianças provoca **raquitismo**. Em adultos, essa deficiência causa **osteomalacia**

- **Glândula suprarrenal**. As glândulas suprarrenais desenvolvem-se a partir de dois tecidos embriológicos distintos:

(1) O **ectoderma** (**células da crista neural**).

(2) O **mesoderma**.

As células do epitélio celômico se agregam de cada lado, entre as gônadas em desenvolvimento e o mesentério dorsal, formando o córtex suprarrenal fetal.

A medula origina-se de células da crista neural que migram dos gânglios simpáticos adjacentes para a região medial do córtex fetal.

Uma camada de células mesodérmicas circunda o córtex fetal e forma o precursor do córtex suprarrenal adulto.

Células mesenquimais circundam cada uma das glândulas suprarrenais em desenvolvimento e diferenciam-se em fibroblastos, formando a fáscia perirrenal e a cápsula.

Ao nascimento, as glândulas suprarrenais são relativamente 20 vezes maiores do que no adulto. Estão presentes a zona glomerulosa e a zona fasciculada. A zona reticular não é evidente.

A partir do terceiro mês após o nascimento, o córtex fetal, com origem no epitélio celômico, regride e desaparece até o primeiro ano de vida. O precursor do córtex suprarrenal derivado da mesoderme, que consiste na zona glomerulosa e na zona fasciculada, permanece como córtex definitivo. A zona reticular desenvolve-se ao fim do terceiro ano.

No estágio inicial da gestação, o córtex suprarrenal fetal sintetiza deidroepiandrosterona, um precursor da síntese de estrogênio pela placenta. A ausência de atividade da 3β-hidroxiesteroide desidrogenase impede a síntese de progesterona, glicocorticoides e androstenediona.

A interação do córtex suprarrenal fetal com a placenta constitui a **unidade fetoplacentária**.

Os glicocorticoides, seja de origem materna ou sintetizados a partir da progesterona placentária do feto, são essenciais para a produção de **surfactante por células alveolares tipo II** após o oitavo mês de vida fetal.

O **córtex suprarrenal** consiste em três zonas:

(1) A mais externa, a **zona glomerulosa** subcapsular, que produz o mineralocorticoide **aldosterona**.

(2) A camada média da **zona fasciculada**, que produz glicocorticoides, principalmente o **cortisol**.

(3) A camada mais interna da **zona reticular**, que sintetiza os andrógenos DHEA e androstenediona.

A função da zona glomerulosa é controlada pela **angiotensina II** (**ANG II**) e as funções da zona fasciculada e da zona reticular são reguladas pelo hormônio adrenocorticotrófico (**ACTH**).

As características estruturais significativas das células produtoras de esteroides são **gotículas lipídicas** (que contêm colesterol), **mitocôndrias contendo cristas tubulares** (que abrigam as enzimas envolvidas na esteroidogênese) e as **cisternas de retículo endoplasmático liso** (que também contêm enzimas associadas à membrana envolvidas na produção de esteroides)

- A **hiperplasia suprarrenal congênita** decorre de um defeito genético enzimático na síntese de **cortisol**. O córtex suprarrenal ainda responde ao ACTH, fazendo com que ele aumente de tamanho (hiperplasia suprarrenal).

A **hiperplasia suprarrenal lipoide congênita** é causada pela mutação do gene que codifica a **proteína reguladora aguda da esteroidogênese (StAR**; do inglês, *steroidogenic acute regulatory protein*), uma proteína que transporta colesterol através da membrana mitocondrial externa. A síntese de esteroides suprarrenais e gonadais é afetada.

O **hiperaldosteronismo primário**, ou **síndrome de Conn**, é causado por um tumor na zona glomerulosa que produz aldosterona em excesso.

A *doença* de Cushing é causada por um tumor produtor de ACTH da adeno-hipófise, acarretando a produção aumentada de esteroides corticais. A *síndrome de Cushing* é causada por um tumor funcional do córtex suprarrenal, resultando na produção excessiva de aldosterona, glicocorticoides e androgênios.

A **síndrome de Waterhouse-Friderichsen**, observada em lactentes, consiste na destruição aguda da glândula suprarrenal por sepse *meningocócica*.

A **doença de Addison** é a destruição crônica do córtex suprarrenal por um processo autoimune ou pela tuberculose

- A **medula suprarrenal** consiste em duas populações de células produtoras de catecolaminas que são, na verdade, neurônios pós-ganglionares simpáticos modificados:
   (1) **Células produtoras de epinefrina** (80%)
   (2) **Células produtoras de norepinefrina** (20%)
   A norepinefrina é armazenada em grânulos com cerne excêntrico denso; os grânulos contendo epinefrina são menores e ocupam uma região central de densidade menor que os grânulos que contêm epinefrina.
   A síntese de catecolaminas inclui as seguintes etapas:
   (i) A tirosina é convertida em DOPA.
   (ii) A DOPA é convertida em dopamina, que se modifica para norepinefrina, armazenada em uma vesícula sob a forma de um grânulo excêntrico.
   (iii) A norepinefrina sai do grânulo, passa ao citosol e torna-se epinefrina sob a influência da feniletanolamina *N*-metiltransferase (PNMT).
   (iv) A síntese da PNMT é estimulada por glicocorticoides que chegam à medula suprarrenal a partir da zona fasciculada.
   (v) A epinefrina penetra em uma vesícula e forma um complexo com cromograninas, sendo liberada em capilares fenestrados após a estimulação por um axônio colinérgico de um neurônio pré-ganglionar simpático na presença de cálcio.
   Em contraste com a medula suprarrenal, as células do córtex suprarrenal não armazenam hormônios esteroides em grânulos. O ácido vanililmandélico e a metanefrina são produtos metabólicos das catecolaminas. São usados clinicamente para determinar o nível de produção de catecolaminas.
   Um **feocromocitoma suprarrenal** (ou paraganglioma medular suprarrenal) é uma neoplasia rara que tem origem nas células cromafins. O feocromocitoma causa hipertensão, taquicardia e tremores prolongados ou episódicos. A aparência macroscópica de um feocromocitoma é aquela de massa hemorrágica. Microscopicamente, o tumor apresenta agrupamentos celulares e/ou arranjo celular trabecular circundado por rede capilar sinusoidal abundante. As cromograninas são marcadores do feocromocitoma

- A medula suprarrenal apresenta **duplo suprimento sanguíneo**:

(1) **Vasos sanguíneos provenientes do plexo capsular suprem as três zonas do córtex**. Capilares fenestrados (denominados sinusoides) percolam entre as células da zona glomerulosa e da zona fasciculada e formam uma rede capilar na zona reticular antes de penetrar na medula.

Os seios medulares coletam aldosterona, cortisol e esteroides sexuais, que são drenados pela veia central da medula.

(2) A **artéria medular** (originária da artéria suprarrenal inferior) penetra no córtex e supre de sangue unicamente a medula, sem se ramificar no córtex suprarrenal.

Não há nem veias nem vasos linfáticos no córtex suprarrenal

- **Pâncreas endócrino.** O pâncreas tem duas partes:
   (1) O **pâncreas exócrino**, que consiste em ácinos envolvidos na produção de enzimas transportadas até o duodeno.
   (2) O **pâncreas endócrino** ou **ilhotas de Langerhans**.
   As ilhotas de Langerhans têm dois componentes:
   (i) As células endócrinas A (células α), B (células β), D (células δ) e células F, cada uma secretando um hormônio peptídico.
   (ii) Um componente vascular, o sistema porta insuloacinar, que possibilita a ação local dos hormônios insulares sobre o pâncreas exócrino.
   As **células A** secretam **glucagon** (que aumenta os níveis sanguíneos de glicose).
   As **células B** secretam **insulina** (que aumenta o transporte de glicose para o interior das células, como os hepatócitos e as células musculares esqueléticas e cardíacas).
   As **células D** secretam **gastrina** (que estimula a produção de HCl por células parietais no estômago) e **somatostatina** (que inibe a liberação de insulina e de glucagon, bem como a secreção de HCl pelas células parietais).
   As **células F** produzem o **polipeptídio pancreático** (que inibe a secreção de somatostatina e de enzimas pancreáticas)

- O **diabetes melito** é clinicamente caracterizado por **polifagia**, **poliúria** e **polidipsia**.
   O **teste da hemoglobina glicada**, também designado como teste da **hemoglobina A1c (HbA1c)**, proporciona a média das medidas da glicemia em um período de 6 a 12 semanas. Quando os níveis de glicemia estão elevados, o açúcar se combina à hemoglobina, que, então, se torna glicada (revestida).
   O valor de referência de HbA1c é de 4,0 a 6,5% em indivíduos normais. Os indivíduos diabéticos devem apresentar HbA1c menor que 6,5%.
   O **diabetes melito tipo 1** (**DM1**, também conhecido como diabetes juvenil) é determinado por autoimunidade, infecções virais e/ou toxinas químicas que afetam as células B produtoras de insulina. Há carência de insulina no DM1.
   O **diabetes melito tipo 2** (**DM2**) é causado por predisposição genética. Os níveis de insulina são insuficientes em comparação aos níveis de glicose. Além disso, há diminuição da capacidade de resposta dos tecidos à insulina (**resistência à insulina**).
   As complicações do diabetes melito foram tradicionalmente classificadas em:
   (1) **Complicações macrovasculares** (doença cardiovascular, incluindo infarto do miocárdio).
   (2) **Complicações microvasculares** que acometem o rim (**glomerulosclerose**, **arteriosclerose** e **pielonefrite**), a retina (**retinopatia**, **catarata** ou **glaucoma**) e o sistema nervoso (**infartos cerebrais** e **hemorragia**).
   Uma complicação tardia do diabetes melito é a **gangrena** causada por obstrução do vaso sanguíneo após arteriosclerose vascular.

Capítulo 20

Espermatogênese

O sistema reprodutor masculino é responsável pela (1) contínua produção, nutrição e armazenamento temporário de gametas masculinos haploides (espermatozoides) e (2) pela síntese e secreção de hormônios sexuais masculinos (andrógenos).

O sistema reprodutor masculino é formado (1) pelos testículos, órgãos que produzem espermatozoides e sintetizam e secretam andrógenos, (2) pelo epidídimo, ducto deferente (*vas deferens*), ducto ejaculatório e um segmento da uretra masculina, que formam o sistema do ducto de saída, responsáveis pelo transporte de espermatozoides para a área externa; (3) pelas glândulas acessórias, representadas pelas vesículas seminais, a glândula prostática e as glândulas bulbouretrais de Cowper, cujas secreções constituem a maior parte do sêmen e fornecem os nutrientes para os espermatozoides ejaculados e (4) pelo pênis, órgão copulador formado por tecido erétil.

Os testículos, epidídimo e a parte inicial do ducto deferente estão localizados na bolsa escrotal, uma bolsa coberta de pele que envolve a cavidade revestida pelo mesotélio, a túnica vaginal. Este capítulo concentra-se nos aspectos estruturais, moleculares e funcionais do desenvolvimento dos espermatozoides, as condições patológicas relacionadas com a infertilidade masculina, a impressão genômica (*genomic imprinting*) e os tumores testiculares.

TESTÍCULOS

Os testículos são órgãos pares localizados na bolsa escrotal, fora da cavidade abdominal. Essa localização permite que os testículos fiquem a uma temperatura 2°C a 3°C abaixo da temperatura corporal. A temperatura entre 34°C e 35°C é essencial para a **espermatogênese** normal.

A superfície posterior dos testículos adultos está associada ao epidídimo. Ambos, testículos e epidídimos, ficam suspensos na bolsa escrotal pelo **cordão espermático**, que contém o **ducto deferente**, a **artéria espermática** e os **plexos linfático** e **venoso**.

Cada testículo é envolto pela **túnica albugínea** que, posteriormente, torna-se espessa formando o **mediastino testicular**, onde está localizada a **rede testicular** (Figura 20.1). Os septos fibrosos do mediastino projetam-se em direção à massa testicular e dividem o tecido em 250 a 300 **lóbulos**. Cada lóbulo contém um a quatro **túbulos seminíferos**.

Cada túbulo seminífero tem cerca de 150 μm de diâmetro e 80 cm de comprimento; tem um formato em U e as duas extremidades abertas na **rede testicular**. A rede testicular coleta os produtos do **epitélio seminífero** (espermatozoide testicular, proteínas de secreção, líquidos e íons).

O túbulo seminífero (Figura 20.2) é formado por um lúmen central revestido por um epitélio seminífero especializado que contém **duas populações distintas de células**:

1. As **células de Sertoli somáticas**;
2. As **células espermatogênicas** (espermatogônias, espermatócitos e espermátides).

O epitélio seminífero é circundado por uma **membrana basal** e uma parede formada por **fibras colágenas**, **fibroblastos** e **células mioides contráteis**. As células mioides são responsáveis pela **atividade contrátil rítmica** que impulsiona os **espermatozoides imóveis** em direção à rede testicular. Os espermatozoides adquirem motilidade progressiva após sua passagem pelo ducto epididimário.

O espaço entre os túbulos seminíferos é ocupado por uma grande quantidade de vasos sanguíneos (arteríolas, capilares e vênulas) e agregados de **células de Leydig** produtoras de andrógenos. Canais linfáticos, próximos às células de Leydig, envolvem os túbulos seminíferos (ver Figura 20.2).

Epitélio seminífero

O epitélio seminífero pode ser classificado como um epitélio estratificado com características bastante peculiares, que não são encontradas em nenhum outro epitélio estratificado do corpo.

Nesse epitélio estratificado, as células de Sertoli somáticas colunares interagem com espermatogônias que se dividem mitoticamente, espermatócitos que se dividem meioticamente e uma população haploide de espermátides em um processo de diferenciação denominado **espermiogênese**.

Figura 20.1 Testículos, epidídimo e ducto deferente.

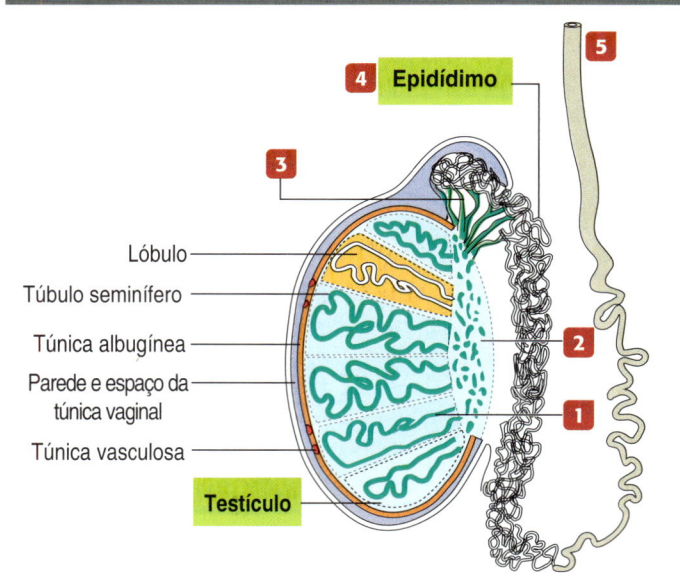
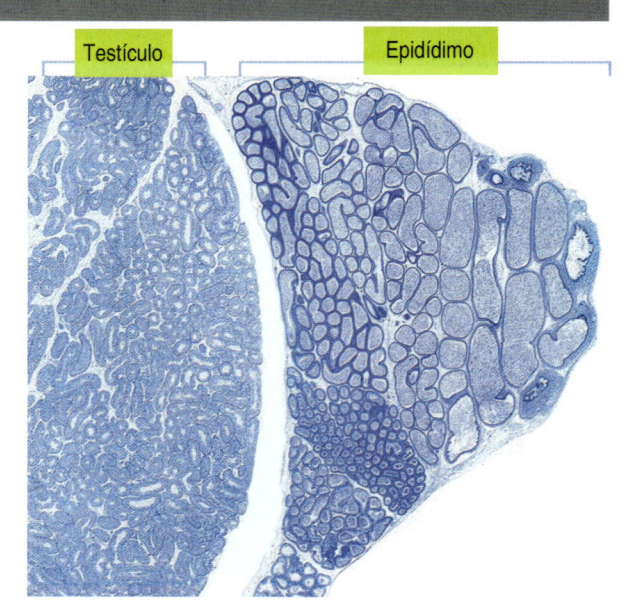

1 **Túbulos retos**, ligam o túbulo seminífero à rede testicular.

2 **Rede testicular**, uma rede de espaços contidos no tecido conjuntivo do mediastino.

3 **Ductos eferentes**. Cerca de 12 a 20 ductos eferentes enovelados têm origem na rede testicular.

4 **Epidídimo**. Os ductos eferentes tornam-se confluentes com um único ducto do epidídimo altamente espiralado. Observe a variação no diâmetro do ducto espiralado contendo espermatozoides no lúmen.

5 **Ducto deferente** *(vas deferens)*, um tubo muscular contínuo ao ducto do epidídimo. Contrações peristálticas da parede muscular lisa movimentam os espermatozoides ao longo do ducto.

Figura 20.2 Organização dos túbulos seminíferos e espaço intertubular.

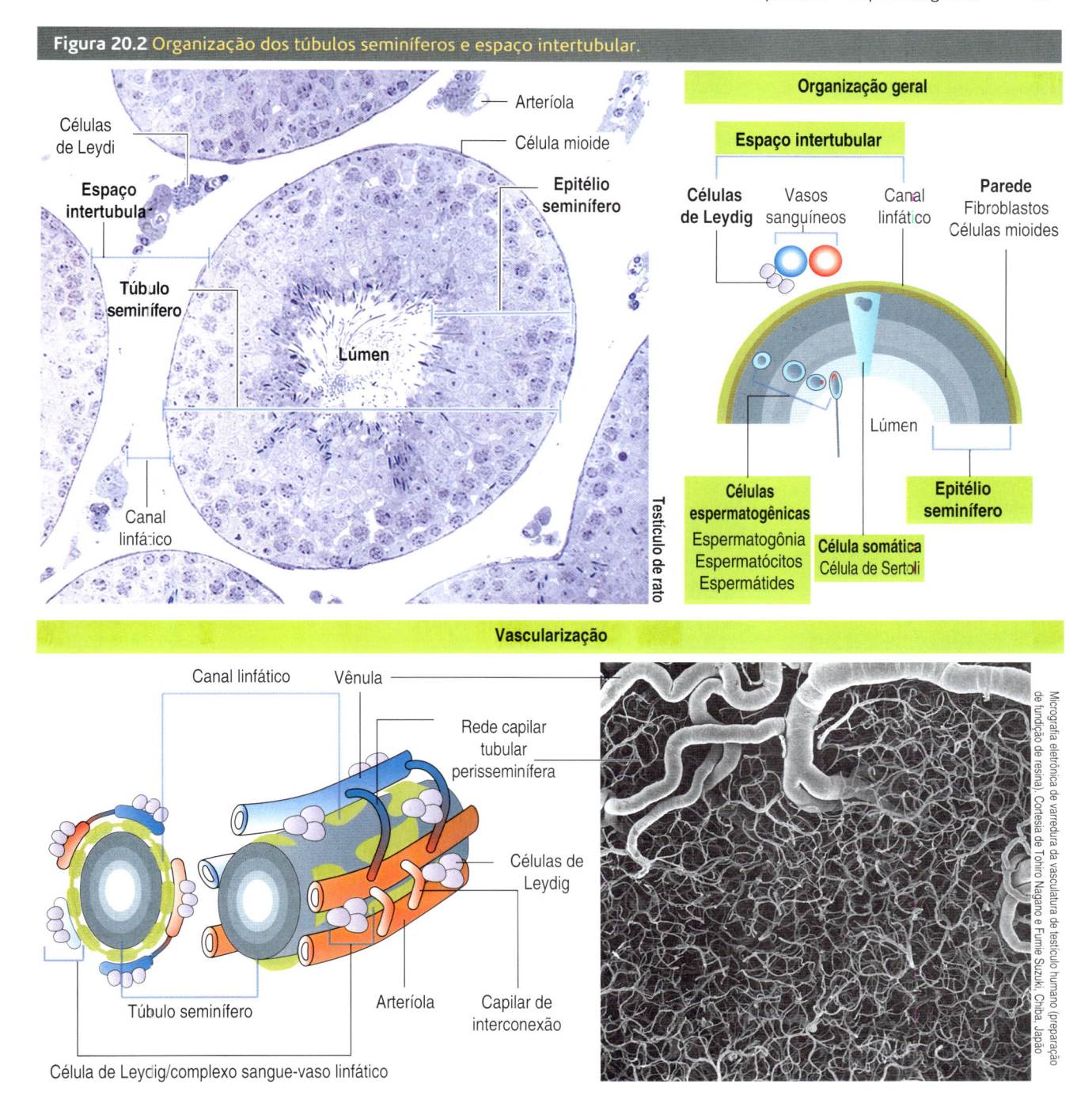

A Figura 20.3 ilustra vários cortes transversais dos túbulos seminíferos. Observe que o arranjo aleatório dos túbulos seminíferos em cada lóbulo produz diferentes perfis geométricos.

Uma visão mais detalhada do epitélio seminífero pode ser encontrada na Figura 20.4. Diferentes localizações e tipos estruturais de núcleos podem ser analisados:

1. Os núcleos das **espermatogônias** e das **células de Sertoli** estão intimamente associados à parede dos túbulos seminíferos.
2. Os **espermatócitos primários** se sobrepõem à população de células espermatogoniais. Seus núcleos

são maiores, e aglomerados de cromatina representam os cromossomos meióticos.
3. Nas proximidades do lúmen, estão as **espermátides iniciais**, com um núcleo redondo e claro, e as **espermátides terminais**, com núcleos condensados e de forma cilíndrica.

Uma micrografia eletrônica (Figura 20.5) mostra a lâmina basal e os componentes fibrilares da parede do túbulo seminífero e as características nucleares de duas células de Sertoli, espermatogônia e espermatócitos primários. Observe como os processos citoplasmáticos da célula de Sertoli estendem-se entre as células espermatogênicas.

Figura 20.3 Histologia dos testículos.

Aglomerados de **células de Leydig** estão presentes no espaço intertubular. As células de Leydig estão em estreito contato com os vasos sanguíneos e os canais linfáticos. O principal produto das células de Leydig é a **testosterona**.

A **parede do túbulo seminífero** consiste em **células mioides peritubulares** separadas do epitélio seminífero por uma membrana basal.

O **lúmen de um túbulo seminífero** exibe as extremidades livres das caudas das espermátides em desenvolvimento. Líquido e proteínas de secreção das células de Sertoli também são encontrados no lúmen.

A **coloração do ácido periódico–Schiff** detecta glicoproteínas no acrossomo em desenvolvimento das espermátides adjacentes ao lúmen do túbulo seminífero.

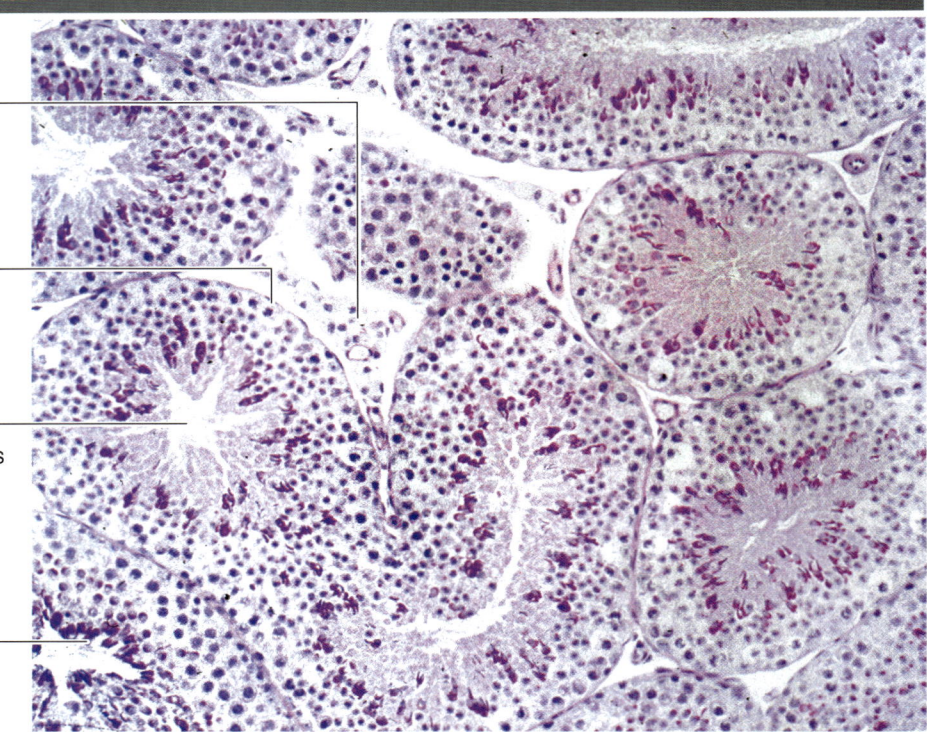

Embora se observem variações na composição celular do epitélio seminífero que refletem tanto a sincronia quanto a sobreposição das progênies de células espermatogênicas durante seu desenvolvimento, as células de Sertoli são componentes somáticos permanentes do epitélio.

Células de Sertoli:
1. Mantêm estreita relação com as espermatogônias, os espermatócitos primários e secundários e as espermátides.
2. São pós-mitóticas no testículo adulto.

A próxima etapa consiste em compreender o motivo pelo qual a progênie da célula espermatogênica ocupa um espaço específico no epitélio seminífero.

Compartimentos basal e adluminal

As células de Sertoli são células colunares que se estendem da lâmina basal ao lúmen do túbulo seminífero (ver Figuras 20.2 e 20.5). Essas células atuam como **células de ligação** entre o espaço intertubular e o lúmen do túbulo seminífero, e como **células "nutrizes"**, conferindo suporte à sobrevivência das células espermatogênicas.

As membranas plasmáticas apical e lateral das células de Sertoli têm contornos irregulares; que fornecem **nichos** e **criptas** para abrigar as células espermatogênicas em desenvolvimento (Figura 20.6).

Em seu domínio **basolateral**, as células de Sertoli formam **junções oclusivas** com as células de Sertoli adjacentes. A maioria dos epitélios tem junções oclusivas no domínio apical. Portanto, a presença de junções oclusivas no domínio basolateral das células de Sertoli representa uma exceção à regra.

Se você considerar que moléculas e líquidos em um epitélio-padrão seguem a direção de transporte apical para basal, a direção de transporte nos túbulos seminíferos é reversa: de basal para apical. Na verdade, a fonte de líquido e nutrientes não fica no espaço luminal, mas no espaço entre os túbulos seminíferos.

As junções oclusivas basolaterais entre células de Sertoli subdividem o epitélio seminífero em:
1. **Compartimento basal**.
2. **Compartimento adluminal** (ver Figura 20.4).

A população celular de espermatogônias é acomodada em **nichos** dentro do compartimento basal. Essa localização promove amplo acesso aos nutrientes e às moléculas de sinalização derivadas dos vasos no espaço entre os túbulos seminíferos.

As junções oclusivas entre as células de Sertoli são componentes da chamada **barreira hematotesticular**. Essa barreira protege os espermatócitos e as espermátides em desenvolvimento, situados no compartimento adluminal, de reações autoimunes e genotóxicas.

Progênie da célula espermatogênica

As células de Sertoli somáticas representam a população de células **estáveis** do túbulo seminífero. As progênies das células espermatogênicas – espermatogônia, espermatócitos e espermátides – são **transitórias**.

O Conhecimento básico 20.A ilustra os aspectos relevantes da sequência de células espermatogênicas em mamíferos.
1. Na puberdade, uma **espermatogônia-tronco** (SSC; do inglês, *spermatogonial stem cell*), derivada de uma célula germinativa primordial (CGP) no testículo fetal, divide-se por mitose gerando duas células-filhas. **Uma célula-filha inicia uma**

Figura 20.4 Distribuição das células e vasos nos testículos.

Camada dupla de espermatócitos primários (estágio de paquíteno da prófase I da meiose) no **compartimento adluminal**, logo acima das junções oclusivas entre as células de Sertoli

Espermátides iniciais (fase de capuz), no **compartimento adluminal**, rotacionaram e a região acromossômica aponta para o compartimento basal

Espermátides terminais (fase de maturação) exibem núcleos alongados e condensados

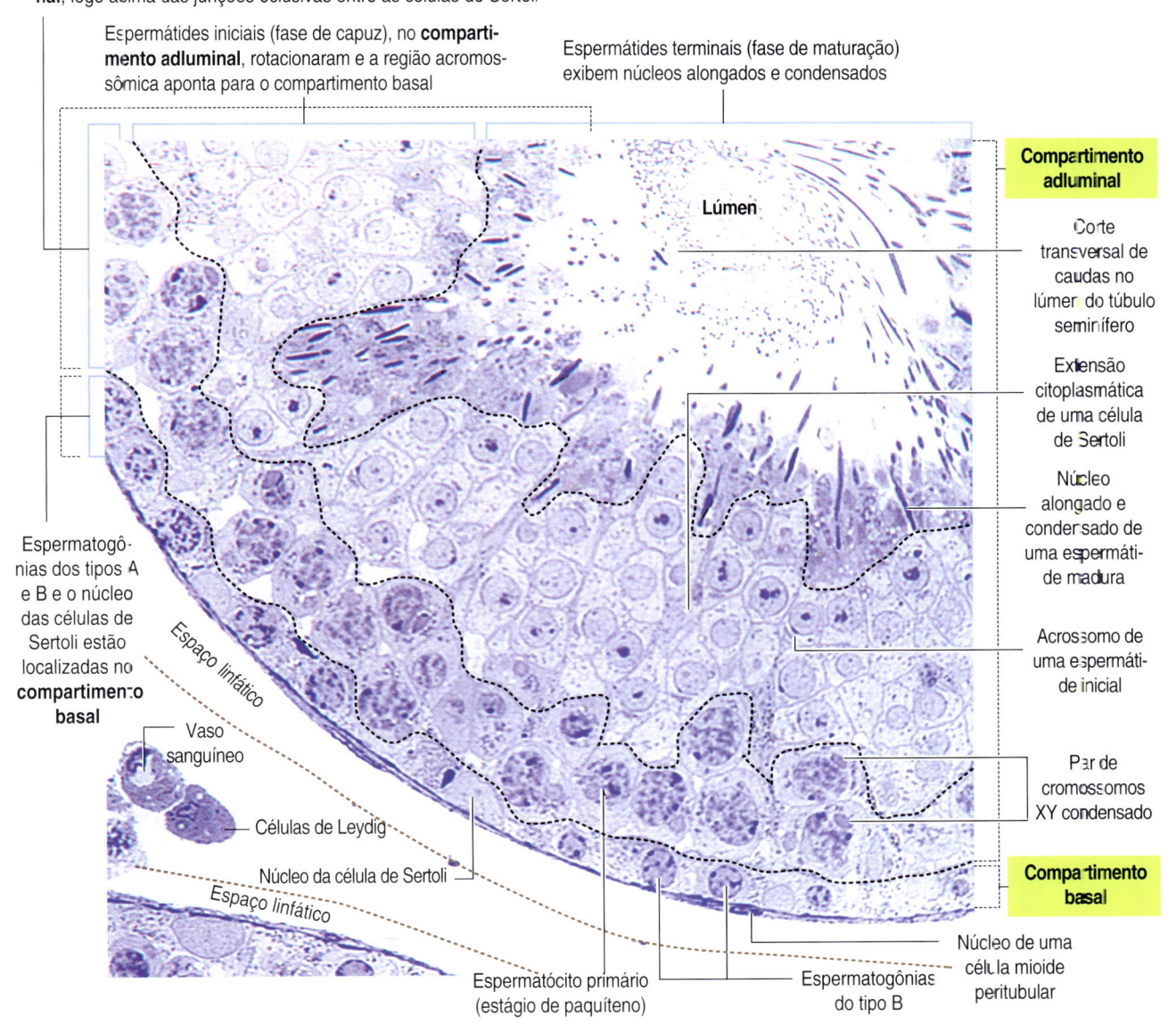

Lúmen

Compartimento adluminal

Corte transversal de caudas no lúmen do túbulo seminífero

Extensão citoplasmática de uma célula de Sertoli

Núcleo alongado e condensado de uma espermátide madura

Acrossomo de uma espermátide inicial

Espermatogônias dos tipos A e B e o núcleo das células de Sertoli estão localizadas no **compartimento basal**

Espaço linfático

Vaso sanguíneo

Células de Leydig

Núcleo da célula de Sertoli

Espaço linfático

Par de cromossomos XY condensado

Compartimento basal

Núcleo de uma célula mioide peritubular

Espermatócito primário (estágio de paquíteno)

Espermatogônias do tipo B

sequência celular espermatogênica. A outra célula torna-se uma SSC com capacidade de autorrenovação e apta a iniciar outra sequência celular espermatogênica.

Vimos no Capítulo 3, *Sinalização Celular | Biologia Celular | Patologia*, que as células-tronco são capazes de autorrenovação e dão origem a outra célula-tronco e a uma célula que entra na via de diferenciação terminal. Essa mesma regra pode ser aplicada às SSCs.

2. Após a divisão celular, todas as **células espermatogênicas permanecem interconectadas através de pontes intercelulares**, devido à citocinese incompleta.

3. As espermatogônias, os espermatócitos e as espermátides completam sua sequência de proliferação e diferenciação de maneira temporalmente coordenada.

Cada grupo de células espermatogênicas prolifera e diferencia-se de maneira sincronizada.

4. Periodicamente, após a puberdade, as SSCs dão origem a progênies de células espermatogênicas para assegurar a produção contínua de espermatozoides.

Adiante, estudaremos como as séries de células espermatogênicas sobrepõem-se ao longo de um segmento de túbulo seminífero e geram combinações distintas de grupos de células espermatogênicas chamadas **associações celulares**.

Agora, que você tomou conhecimento dos aspectos básicos da organização de um testículo de mamífero e dos aspectos gerais de uma progênie celular espermatogênica, a próxima etapa é compreender as

Figura 20.5 Distribuição das células no epitélio seminífero (humano).

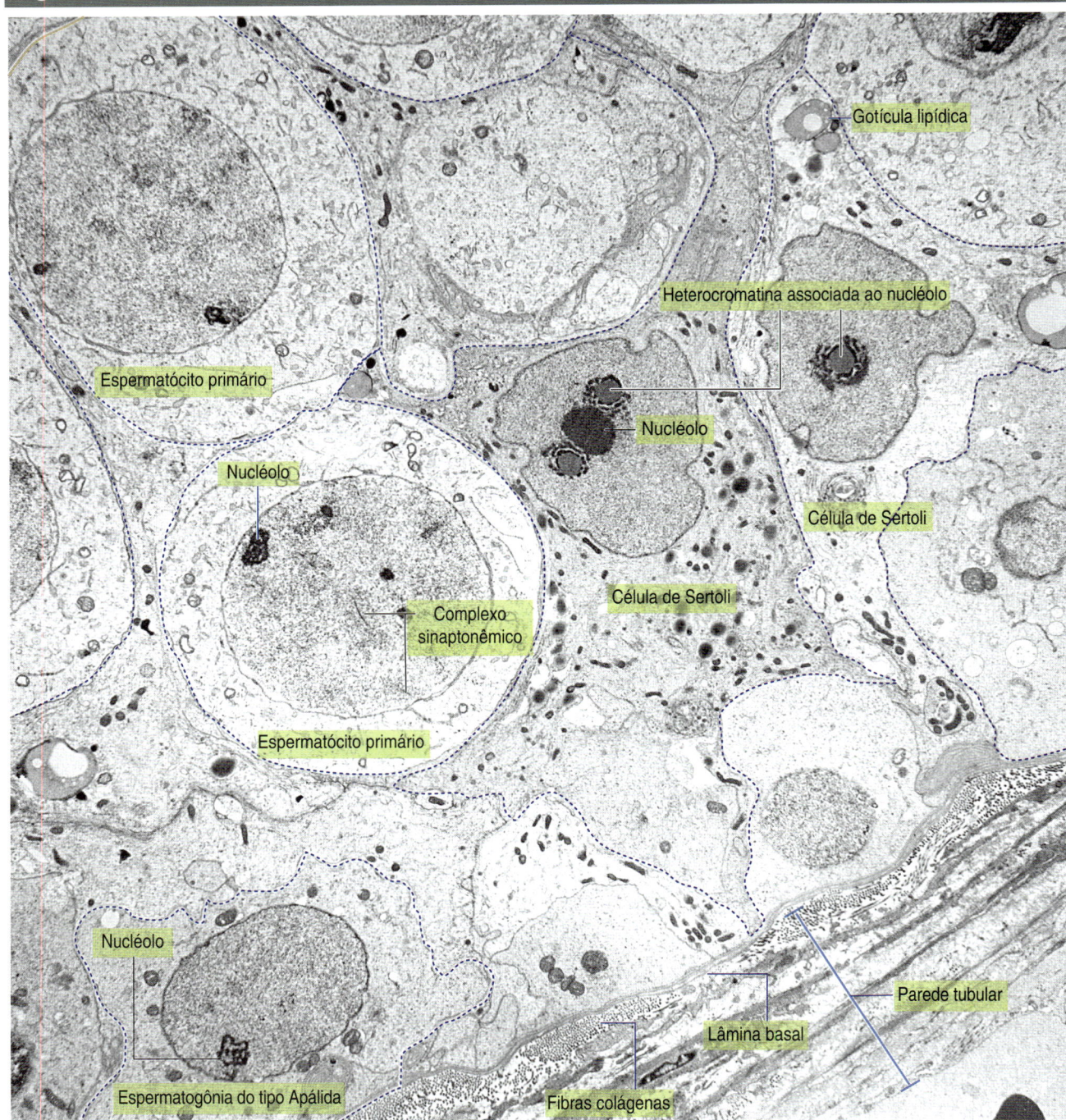

As **células de Sertoli** estendem-se, como uma ponte, da lâmina basal até o lúmen do epitélio seminífero. Os processos citoplasmáticos envolvem as células espermatogênicas adjacentes. O **núcleo com formato irregular** tem um nucléolo proeminente e massas de heterocromatina associadas. Nos testículos humanos, o núcleo da célula de Sertoli fica longe da lâmina basal, mas seu citoplasma está em contato com a lâmina basal. **Gotículas lipídicas** e a proteína do filamento intermediário vimentina (não mostrada) estão presentes no citoplasma.

As **espermatogônias** ficam em contato com a lâmina basal. Nos testículos humanos, as espermatogônias do tipo A incluem dois subtipos com base em sua aparência nuclear: (1) **espermatogônia do tipo A pálida** (A pálida) e (2) **espermatogônia do tipo A escura** (A escura), não mostrada).

Os **espermatócitos** estão localizados acima da barreira hematotesticular, formada pelas junções oclusivas entre as células de Sertoli. A maioria dos **espermatócitos** é do tipo espermatócito primário. Eles são reconhecidos por três características específicas (dependendo do estágio da prófase I meiótica: (1) massa de cromatina condensada que corresponde ao par cromossômico XY (ver Figura 20.4); (2) massas nucleolares originadas em vários bivalentes autossômicos e (3) cortes do complexo sinaptonêmico que conecta os cromossomos homólogos.

A **parede tubular** é espessa e é composta de três a cinco camadas de células mioides, fibroblastos e fibras colágenas e elásticas adjacentes.

Figura 20.6 Compartimentos do epitélio seminífero.

As **células de Sertoli** estendem-se da parede do túbulo seminífero ao lúmen e têm contato célula-célula com todas as células espermatogênicas em proliferação e diferenciação.

As **junções oclusivas basais** entre as células de Sertoli adjacentes formam a **barreira hematotesticular**. A barreira impede que proteínas, incluindo anticorpos e agentes tóxicos, atinjam as células espermatogênicas em desenvolvimento. Na direção oposta, a barreira impede que proteínas específicas presentes nas células espermatogênicas em desenvolvimento vazem para a circulação sanguínea e deflagrem uma resposta imunológica.

As junções oclusivas dividem o epitélio seminífero em um **compartimento basal** abaixo das junções e um compartimento adluminal acima das junções. As espermatogônias localizam-se no compartimento basal e os espermatócitos e espermátides ocupam o compartimento adluminal. O citoplasma das células de Sertoli forma nichos no compartimento basal, envolvendo as espermatogônias, e no compartimento adluminal, circundando os espermatócitos e as espermátides iniciais. Perto do lúmen do túbulo seminífero, as células de Sertoli formam criptas, onde as espermátides tardias estão inseridas.

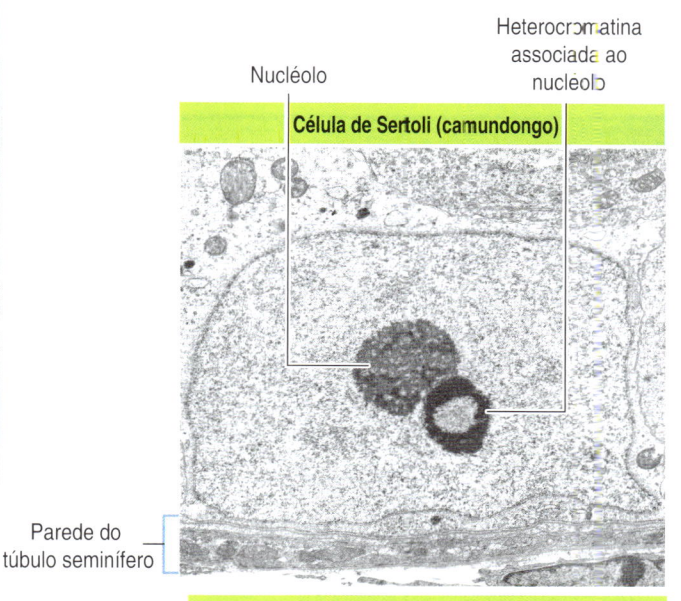

Lúmen do túbulo seminífero

Espermát de tardia
Espermát de inicial
Cripta
Compartimento adluminal
Nicho
Junção oclusiva basal
Compartimento basal
Espermatogônia do tipo A
Espermatócito
Espermatogônia do tipo B
Célula de Sertoli
Parede do túbulo seminífero

Nucléolo
Heterocromatina associada ao nucléolo
Célula de Sertoli (camundongo)
Parede do túbulo seminífero

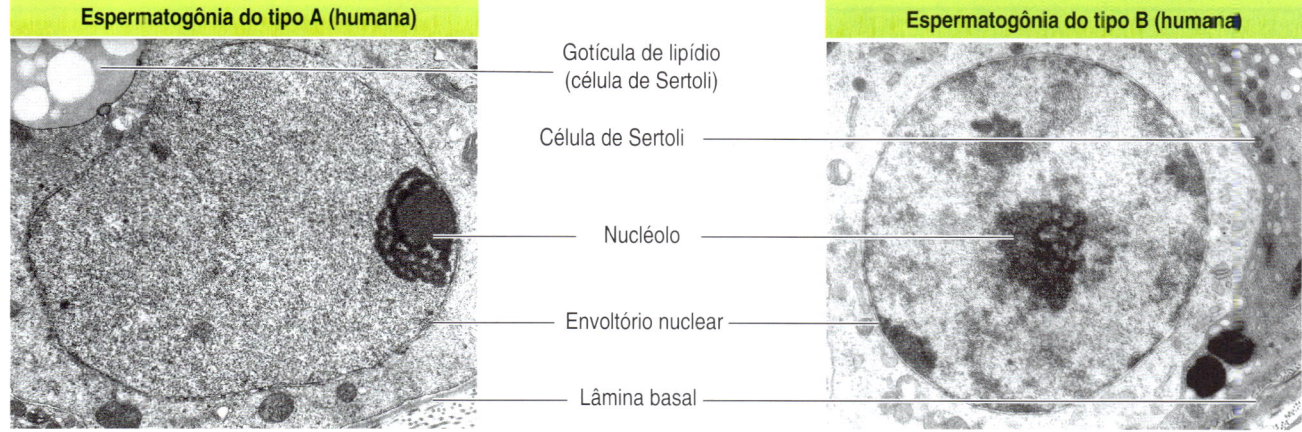

Espermatogônia do tipo A (humana)
Espermatogônia do tipo B (humana)

Gotícula de lipídio (célula de Sertoli)
Célula de Sertoli
Nucléolo
Envoltório nuclear
Lâmina basal

características de diferentes tipos de células espermatogênicas distribuídas no epitélio seminífero em relação às células de Sertoli.

Células de Sertoli

As células de Sertoli são o tipo celular predominante do epitélio seminífero até a **puberdade**. Após a puberdade, representam cerca de 10% das células que revestem os túbulos seminíferos. As células de Sertoli são **pós-mitóticas após a puberdade**. Não ocorre nenhuma divisão celular mitótica nos testículos adultos. Em homens idosos, quando a população de células espermatogênicas

diminui, as células de Sertoli tornam-se novamente o principal componente do epitélio.

Membros da progênie de espermatogônias interconectadas por pontes intercelulares, completam o ciclo de amplificação mitótica, deslocam-se do compartimento basal para o compartimento adluminal e dão início ao ciclo meiótico como espermatócitos primários. As **junções oclusivas entre as células de Sertoli** abrem e fecham para possibilitar a migração maciça das células interconectadas.

O **citoesqueleto das células de Sertoli** (microtúbulos, filamentos de actina e o filamento intermediário

Conhecimento básico 20.A Progênie de células espermatogênicas

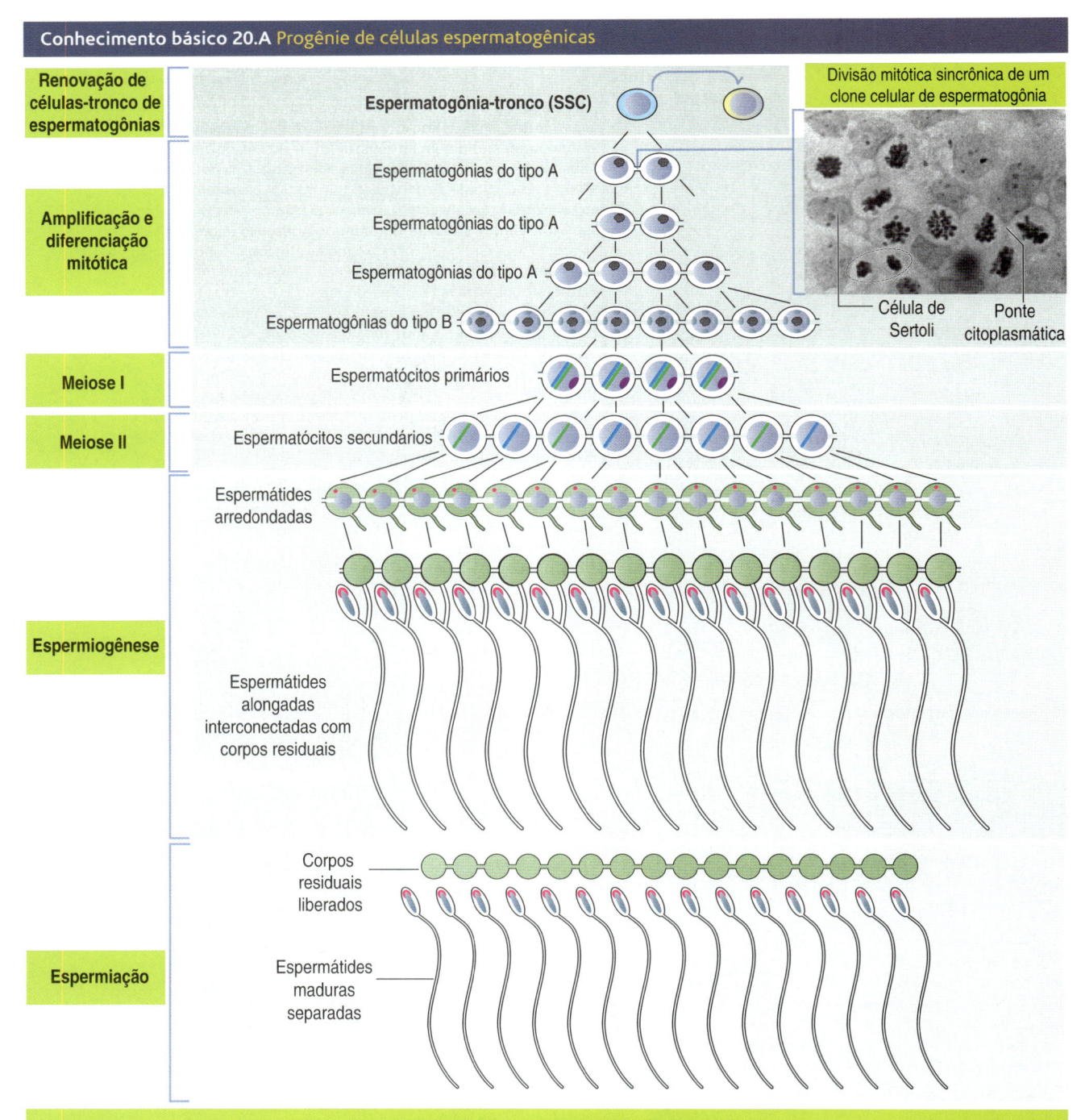

Renovação de células-tronco de espermatogônias

Espermatogônia-tronco (SSC)

Divisão mitótica sincrônica de um clone celular de espermatogônia

Amplificação e diferenciação mitótica

Espermatogônias do tipo A

Espermatogônias do tipo A

Espermatogônias do tipo A

Espermatogônias do tipo B

Célula de Sertoli   Ponte citoplasmática

Meiose I   Espermatócitos primários

Meiose II   Espermatócitos secundários

Espermátides arredondadas

Espermiogênese

Espermátides alongadas interconectadas com corpos residuais

Corpos residuais liberados

Espermiação   Espermátides maduras separadas

Sequência de célula espermatogênica

A espermatogênese tem início na puberdade, quando **as espermatogônias-tronco (SSC) derivadas das células germinativas primordiais (CGPs)** sofrem divisão mitótica para produzir duas células-filhas. Uma célula-filha permanece como SSC; a outra inicia um ciclo de amplificação mitótica e diferenciação que dá origem a espermatogônias do tipo A e do tipo B, morfologicamente distintas.

As espermatogônias do tipo B completam a fase S (síntese de DNA) de seu ciclo celular e avançam para a fase G_2. Em vez de sofrerem divisão celular mitótica, dirigem-se ao compartimento adluminal e dão início à meiose I.

Um aspecto característico da espermatogênese é a **citocinese incompleta**. As células permanecem unidas umas às outras por **pontes citoplasmáticas**, uma condição que persiste até o término da espermatogênese.

Outro aspecto típico da espermatogênese é a **sincronismo do ciclo celular** (ver imagem ampliada mostrando 8 metáfases e uma telófase [oval] de um clone de espermatogônia). Todas as espermatogônias e espermatócitos iniciam, progridem e completam uma sequência de diferenciação quase que de maneira coordenada.

A união entre as células termina quando as espermátides maduras são liberadas, no fim da espermiogênese, pelo processo de **espermiação**. **Corpos residuais**, ligados pelas pontes citoplasmáticas, separam-se das espermátides e são fagocitados pelas células de Sertoli. As espermátides maduras tornam-se células isoladas transportadas até a rede testicular.

vimentina) facilita o deslocamento das células espermatogênicas em diferenciação para longe da periferia do túbulo seminífero e para perto do lúmen.

Como as células de Sertoli podem ser identificadas em uma preparação histológica?

O parâmetro mais útil para identificação é o **núcleo da célula de Sertoli**. Os processos citoplasmáticos de uma célula de Sertoli são tortuosos e de difícil identificação com um microscópio óptico. O **núcleo** da célula de Sertoli localiza-se na base da célula, próximo à lâmina basal. Ele exibe **endentações** e um **nucléolo grande** com **massas de heterocromatina** associadas (ver Figura 20.6).

O citoplasma contém retículo endoplasmático liso e rugoso, mitocôndrias, lisossomos, gotículas lipídicas, um extenso complexo de Golgi e um rico citoesqueleto.

As **funções** das células de Sertoli são:

1. Sustentar, proteger e nutrir as células espermatogênicas em desenvolvimento.
2. Eliminar, por meio de **fagocitose**, as partes celulares em excesso, denominadas **corpos residuais,** descartadas pelas espermátides no fim da **espermiogênese**.
3. Facilitar a liberação de espermátides maduras para o lúmen do túbulo seminífero por contração mediada por actina, processo chamado **espermiação**.
4. Secretar um líquido rico em proteínas, lactato e íons no lúmen do túbulo seminífero.

As células de Sertoli respondem à estimulação por **hormônio foliculoestimulante (FSH**; do inglês, *follicle-stimulating hormone*) e expressam **receptores de andrógenos**. Os andrógenos que atuam por meio das células de Sertoli estimulam a espermatogênese por um mecanismo ainda desconhecido (Boxe 20.A). O FSH regula a síntese e a secreção da **proteína de ligação a andrógenos (ABP**; do inglês, *androgen-binding protein*).

A ABP é uma proteína de secreção com alta afinidade de ligação aos andrógenos **testosterona** e **dihidrotestosterona**. O complexo androgênio-ABP, cuja função atualmente é desconhecida, é transportado aos segmentos proximais do epidídimo.

Voltaremos a esse aspecto adiante neste capítulo e no Capítulo 21, *Transporte e Maturação dos Espermatozoides*.

Observe que, embora tanto a ABP quanto o receptor de androgênio tenham afinidade de ligação pelos andrógenos, são proteínas distintas. A ABP é uma **proteína de secreção**, enquanto o receptor de androgenos é uma proteína citoplasmática e nuclear com atividade de ligação ao DNA.

As células de Sertoli secretam subunidades proteicas de **inibina** e **ativina** (subunidades α e β) para regular a secreção de FSH:

1. A inibina (um **heterodímero** αβ) exerce uma **retroalimentação negativa** na liberação do fator liberador de gonadotrofinas e do FSH pelo hipotálamo e pela hipófise anterior.
2. A ativina (um **homodímero** αα ou ββ) exerce **retroalimentação positiva** na liberação de FSH (Capítulo 18, *Sistema Neuroendócrino*).

As células de Sertoli também secretam proteínas reguladoras necessárias à diferenciação das espermatogônias (discutido adiante).

A **síndrome de células de Sertoli** (**SCOS**; do inglês, *Sertoli cell-only syndrome*) é uma condição clínica definida por **aplasia germinativa** (ausência de células espermatogênicas nos túbulos seminíferos). Os túbulos seminíferos são revestidos somente por células de Sertoli. A SCOS pode ser determinada por fatores congênitos (incluindo anormalidades no cromossomo Y) ou adquiridos (Boxe 20.B).

Espermatogônias

As espermatogônias são células espermatogênicas diploides que residem em um ambiente único, ou **nicho**, **em contato direto com a lâmina basal**, no compartimento basal associado às células de Sertoli. Estão situadas abaixo das junções oclusivas entre as células de Sertoli e, portanto, **fora** da barreira hematotesticular.

É possível observar dois tipos morfológicos principais de espermatogônias:

1. **Espermatogônias do tipo A** exibem um núcleo eucromático oval e um nucléolo anexo ao envoltório nuclear (ver Figura 20.6). Observam-se subclasses de espermatogônias do tipo A nos testículos humanos (com um núcleo escuro, chamada **espermatogônia do tipo A escura**, e outra em com um núcleo mais claro, chamada **espermatogônia do tipo A pálida**).
2. **Espermatogônias do tipo B** têm um núcleo arredondado, massas de heterocromatina anexas ao envoltório nuclear e um nucléolo central (ver Figura 20.4).

Boxe 20.A Andrógenos e espermatogênese.

- A testosterona, produzida nos testículos pelas células de Leydig em resposta à estimulação pelo hormônio luteinizante (LH), é liberada no sangue periférico e nos canais linfáticos que envolvem os túbulos seminíferos e difunde-se no epitélio seminífero. As concentrações de testosterona nos testículos são cerca de 25 a 125 vezes maiores do que no soro. Somente um terço da testosterona liga-se à proteína de ligação a andrógenos (ABP), um produto de secreção das células de Sertoli

- Os efeitos da testosterona são mediados pelo **receptor de andrógenos** (**AR**) localizado no citosol e no núcleo das células de Sertoli. O AR também está presente nas células mioides peritubulares contráteis e nas células musculares lisas vasculares. Ainda não se observou nenhum AR funcional nas células espermatogênicas

- Em humanos, o AR nas células de Sertoli é detectado aos 5 meses de idade, e a expressão do gene *AR* nas células de Sertoli é cíclica (dependente dos estágios do ciclo espermatogênico; descrito adiante neste capítulo)

- A testosterona é necessária para: (1) a manutenção da barreira hematotesticular; (2) a progressão e o término da meiose; (3) a aderência das espermátides às células de Sertoli; e (4) a liberação das espermátides maduras (espermiação). Os detalhes moleculares e celulares de alguns desses eventos regulados pela testosterona ainda precisam ser caracterizados.

Boxe 20.B Síndrome de células de Sertoli somente (SCOS).

- A **síndrome de células de Sertoli** (**SCOS**; do inglês, *Sertoli cell-only syndrome*) também é conhecida como aplasia de células germinativas ou síndrome de Del Castillo. A SCOS caracteriza-se pela presença somente de células de Sertoli. As células espermatogênicas estão ausentes. As células de Leydig exibem cristais de Reinke no citoplasma

- A SCOS está associada à **azoospermia** permanente e irreversível (não há produção de espermatozoides). O diagnóstico baseia-se em achados da biopsia testicular

- A SCOS pode ser congênita ou adquirida. Os **fatores congênitos** incluem a incapacidade das células germinativas primordiais (CGPs) em migrar para as cristas gonadais durante o desenvolvimento embrionário, criptorquidia, anormalidades do cromossomo Y (microdeleções na região Yq11 do cromossomo Y que codifica o **AZF, fator de azoospermia**) e deficiência em gonadotrofinas (hormônio foliculoestimulante e hormônio luteinizante). Os **fatores adquiridos** responsáveis pela perda das células espermatogênicas são radioterapia, quimioterapia e traumatismo grave.

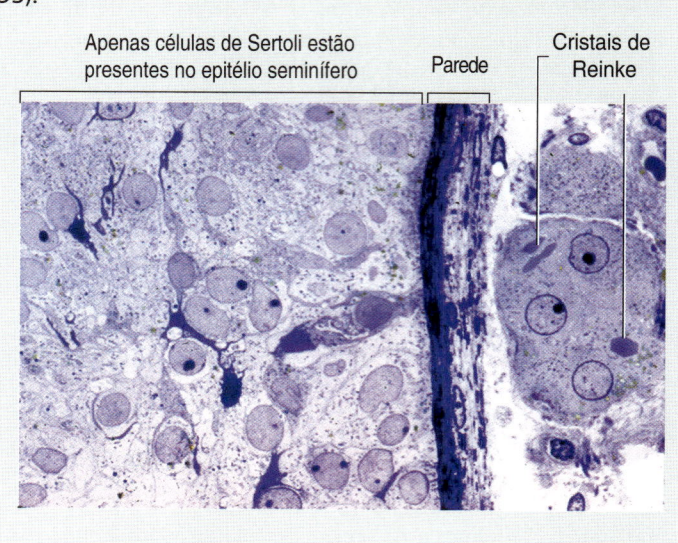

Apenas células de Sertoli estão presentes no epitélio seminífero — Parede — Cristais de Reinke

Regulação da função celular da espermatogônia

Estimuladas pelo hormônio foliculoestimulante (FSH), as células de Sertoli secretam **GDNF** (do inglês, *glial cell line–derived neurotrophic fator*; fator neurotrófico derivado de linhagem celular glial), que estimula a renovação e a diferenciação das SSCs. O GDNF liga-se ao receptor α1 da família GDNF (GFRα1).

Há um equilíbrio entre a renovação e a diferenciação das espermatogônias. A manutenção desse equilíbrio determina um equilíbrio de entrada-saída entre o número de SSCs que estão sendo produzidas (entrada) e o número de espermatozoides que estão sendo liberados (saída).

O fator de transcrição **Plzf**) (do inglês, *promyelocytic leukemia zinc finger*; proteína com dedos de zinco da leucemia promielocítica) inibe a autorrenovação das SSCs por meio do bloqueio da expressão do gene que codifica o **receptor c-kit da proteína tirosino-quinase**.

Quando as SSCs estão prontas para iniciar seu processo de autorrenovação, o **ácido retinoico** regula negativamente o fator de transcrição Plzf, e isso faz com que a expressão do receptor c-kit seja **desbloqueada**. Por consequência, esse receptor c-kit torna-se disponível para a **ligação ao fator de célula-tronco**. Esse fator é ligado à membrana plasmática das células de Sertoli.

Há dois mecanismos de regulação das SSCs:

1. Um **mecanismo de regulação parácrina** exercido pelo **complexo GDNF-GFRα1-RET** e pelo **complexo receptor c-kit fator de célula-tronco.** Através desse mecanismo, as células de Sertoli regulam a autorrenovação e a diferenciação das SSCs.

2. Um **mecanismo de autorregulação**, mediado pela **interação do ácido retinoico com o Plzf**, que modula a expressão do gene do c-kit. Esse mecanismo determina se as SSCs sofrerão autorrenovação.

As SSCs têm implicações importantes para a fertilidade masculina. As SSCs são relativamente quiescentes e, portanto, mostram-se mais resistentes à radiação e à quimioterapia do câncer. As espermatogônias que se dividem mitoticamente, os espermatócitos que se dividem meioticamente e as espermátides em diferenciação são sensíveis à radiação e à quimioterapia do câncer. Após o término da radioterapia ou da quimioterapia do câncer, as SSCs podem restabelecer o ciclo espermatogênico do desenvolvimento. As células de Sertoli pós-mitóticas são altamente resistentes a essas terapias.

Nos humanos, a incapacidade de as espermatogônias sofrerem diferenciação resulta na transformação neoplásica em carcinoma *in situ* que, no adulto, leva ao **carcinoma de células germinativas do testículo** (Figura 20.7).

Espermatócitos

As espermatogônias do tipo B entram em prófase mitótica **imediatamente após o término da última fase S (síntese de DNA) e a fase G2 de seu ciclo celular**. Essa é a última rodada da principal síntese de DNA durante a vida das células espermatogênicas. Os espermatócitos primários iniciam a prófase I meiótica com **o dobro da quantidade de DNA por célula.**

A espermatogônia B, que se torna espermatócito primário, tem um valor de DNA de 4C, sendo 1C igual a 1,5 pg de DNA por célula. E cada um de seus cromossomos consiste em **duas cromátides idênticas.**

Como um espermatócito reduz um valor inicial de DNA 4C e duas cromátides por cromossomo no fim da meiose?

Os espermatócitos iniciam **duas divisões celulares meióticas sucessivas** logo após entrarem no **compartimento adluminal** do epitélio seminífero, logo acima das junções oclusivas entre as células de Sertoli. Portanto, a meiose ocorre **dentro** da barreira hematotesticular.

Figura 20.7 Regulação da função celular da espermatogônia.

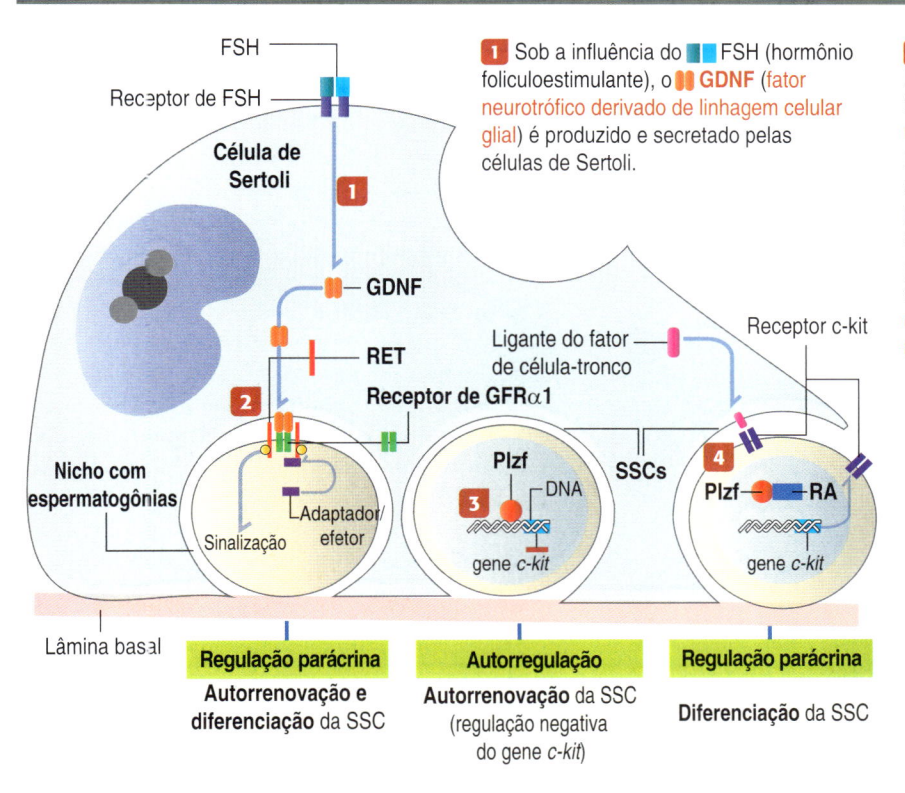

1 Sob a influência do ▪▪FSH (hormônio foliculoestimulante), o ▪▪ **GDNF** (fator neurotrófico derivado de linhagem celular glial) é produzido e secretado pelas células de Sertoli.

2 O ▪GDNF derivado da célula de Sertoli liga-se ao ▪receptor de GFRα1 nas SSCs, formando um complexo binário que se liga ao ▪ receptor tirosinoquinase adjacente, o **RET**. A ligação do GDNF induz a fosforilação de tirosinas dos domínios intracelulares do RET para possibilitar a ligação de proteínas adaptadoras/efetoras. O **evento de regulação parácrina** iniciado pelas células de Sertoli deflagra uma cascata de sinalização que faz com que as células-tronco espermatogoniais (SSC) entrem em processos de **autorrenovação** e de **diferenciação**.

3 Em contraste, há um evento de **autorregulação** nas SSCs. Esse evento é mediado pelo ● fator de transcrição Plzf (proteína com dedos de zinco da leucemia promielocítica) para manter estável o estoque de SSCs. O Plzf reprime o gene do receptor tirosinoquinase ***c-kit*** para impedir que as SSCs deem início ao processo de diferenciação.

4 ▪▪O **ácido retinoico** (RA) regula negativamente o fator de transcrição Plzf para possibilitar a expressão do gene do receptor *c-kit*. Então, o ▪fator de célula-tronco derivado das células de Sertoli liga-se ao ▪▪ receptor *c-kit* para deflagrar a diferenciação das SSCs.

Regulação parácrina — **Autorrenovação e diferenciação** da SSC

Autorregulação — **Autorrenovação** da SSC (regulação negativa do gene *c-kit*)

Regulação parácrina — **Diferenciação** da SSC

Um espermatócito primário sofre a primeira divisão meiótica (ou **divisão reducional**) produzindo dois **espermatócitos secundários** (Figura 20.8). Apenas uma quantidade pequena de síntese de DNA ocorre para reparar rupturas durante o *crossing over* genético.

Os espermatócitos secundários passam rapidamente pela segunda divisão meiótica (ou **divisão equacional**). Cada espermatócito secundário dá origem a duas espermátides, que se diferenciam em espermatozoides sem sofrer divisões celulares subsequentes.

No fim da primeira divisão meiótica, o conteúdo original 4C de DNA de um espermatócito primário está reduzido a 2C em um espermatócito secundário e cada cromossomo consiste em duas cromátides.

Ao fim da segunda divisão meiótica, o conteúdo 2C de DNA está reduzido a 1C; as duas cromátides separam-se, tornando-se cromossomos. As espermátides resultantes são as espermátides haploides com um conjunto de cromossomos. Agora, as espermátides estão prontas para iniciar um processo complexo de diferenciação, denominado **espermiogênese,** para se tornarem espermatozoides.

Como a primeira divisão meiótica é um processo longo (dias) e a segunda divisão meiótica é muito curta (minutos), os espermatócitos primários são as células mais abundantes observadas no epitélio seminífero.

Consulte a Figura 20.8 para revisar os destaques do processo meiótico dos gametas masculino e feminino.

Observe que, no sexo feminino, um **ovócito primário** (com um conteúdo de DNA 4C) completa a primeira divisão meiótica na **ovulação** produzindo um **ovócito secundário** (conteúdo de DNA 1C) e um **segundo corpo polar** é gerado.

Quando a fertilização ocorre, o ovócito secundário completa a segunda divisão meiótica para atingir o estado haploide (conteúdo DNA 1C) e um **segundo corpo polar** é gerado.

Tenha em mente que a meiose feminina começa no ovário durante o desenvolvimento fetal (Capítulo 23, *Fertilização, Placentação e Lactação*). Em contrapartida, a meiose masculina inicia-se na puberdade.

Meiose

A meiose concentra-se nos eventos cromossômicos e no estabelecimento de condições adequadas para a determinação sexual.

A seguir, os principais objetivos da meiose:
1. Os cromossomos homólogos emparelham e trocam segmentos por um processo conhecido como ***crossing over*** genético ou **recombinação**. A recombinação de genes é fundamental para a diversidade genética de uma espécie.
2. Os produtos da meiose são quatro espermátides haploides com apenas um conjunto de cromossomos. Quando os cromossomos do óvulo e do espermatozoide haploides combinam-se na fertilização, o embrião recupera o número diploide normal.
3. O homem tem um cromossomo X e um Y. No fim da meiose, metade das espermátides recebe um cromossomo X e metade recebe um cromossomo Y. O cromossomo Y carrega um gene chamado ***SRY*** (do inglês, *sex-determining region of the*

Figura 20.8 Meiose nos sexos masculino e feminino.

Meiose no sexo masculino

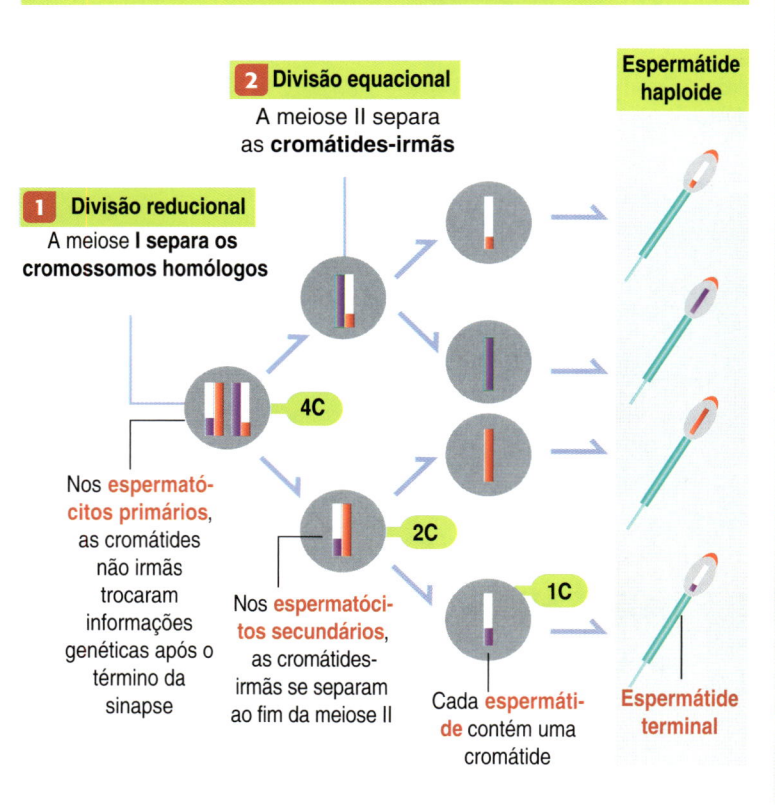

2 Divisão equacional
A meiose II separa
as **cromátides-irmãs**

Espermátide haploide

1 Divisão reducional
A meiose **I separa os cromossomos homólogos**

4C

Nos **espermató-citos primários**, as cromátides não irmãs trocaram informações genéticas após o término da sinapse

Nos **espermatóci-tos secundários**, as cromátides-irmãs se separam ao fim da meiose II

2C

1C

Cada **espermáti-de** contém uma cromátide

Espermátide terminal

Y chromosome; **região determinante do sexo do cromossomo Y**).

Durante o desenvolvimento fetal, o gene *SRY*, que codifica um fator de transcrição, determina que o tecido gonadal fetal torne-se um testículo (Capítulo 21, *Transporte e Maturação dos Espermatozoides*). Na ausência de um cromossomo Y, o feto desenvolve-se como mulher.

As mulheres têm dois cromossomos X. Após a conclusão da meiose, todos os óvulos recebem um ou outro cromossomo X.

A primeira divisão mitótica caracteriza-se por uma **longa prófase**, que dura cerca de dez dias. Uma cadeia coordenada de ventos na prófase I meiótica estendida resulta em **pareamento** e **sinapse** (do grego *syn*, juntos; *hapto,* conectar) de cromossomos homólogos, criando **cromossomos bivalentes**. Cada bivalente consiste em quatro cromátides, duas **cromáti-des-irmãs** para cada membro da estrutura bivalente. Se contarmos o número de cromátides por bivalente, teremos um **tétrades** (do grego *tetras,* o número quatro). A recombinação genética ocorre entre as cromátides não irmãs de cada bivalente. Os cromossomos X e Y normalmente sofrem *crossover* em uma de suas extremidades pareadas; o gene *SRY* está presente na extremidade oposta não emparelhada (Conhecimento básico 20.B).

Durante a anáfase I meiótica, o número de cromossomos é **reduzido** pela metade, quando os **cromossomos homólogos** se separam, **cada um composto de**

Meiose no sexo feminino

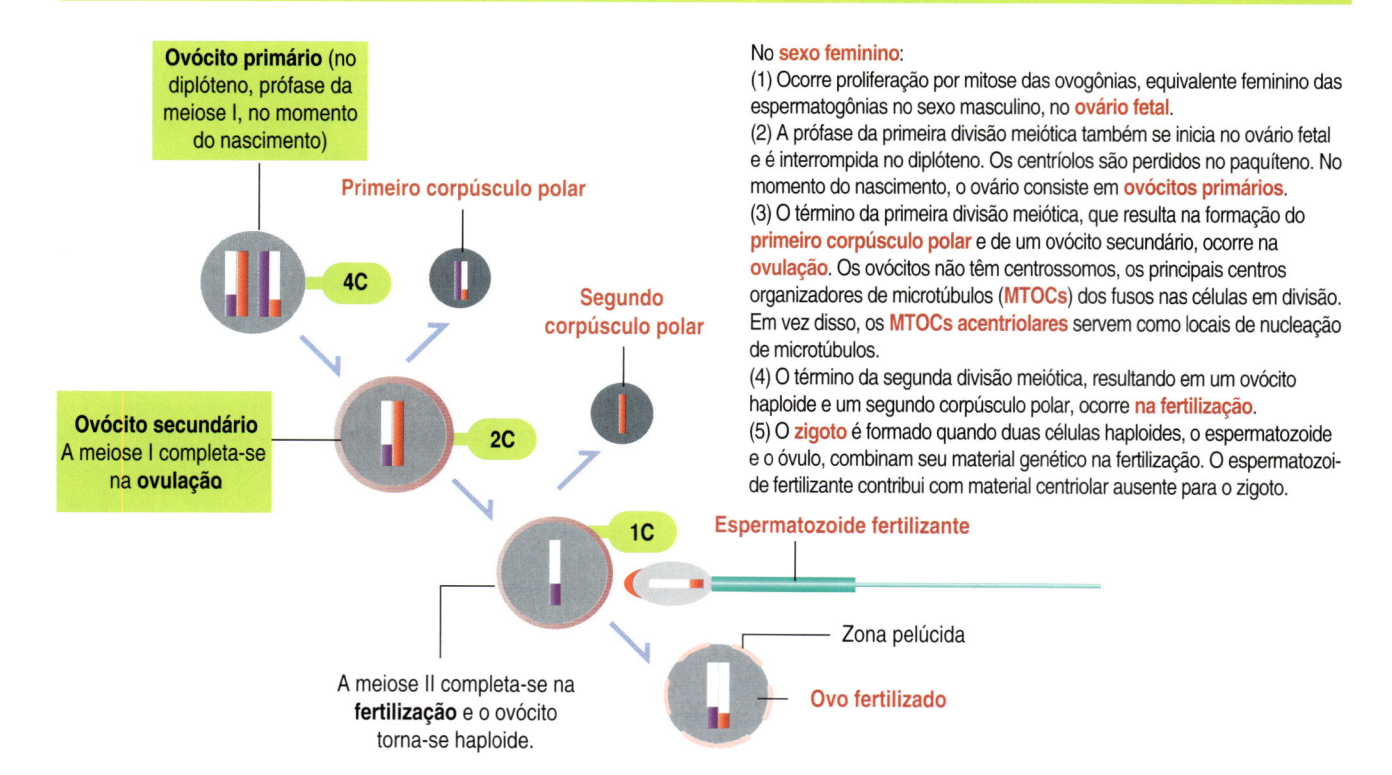

Ovócito primário (no diplóteno, prófase da meiose I, no momento do nascimento)

Primeiro corpúsculo polar

4C

Segundo corpúsculo polar

Ovócito secundário
A meiose I completa-se na **ovulação**

2C

1C

Espermatozoide fertilizante

Zona pelúcida

Ovo fertilizado

A meiose II completa-se na **fertilização** e o ovócito torna-se haploide.

No **sexo feminino**:
(1) Ocorre proliferação por mitose das ovogônias, equivalente feminino das espermatogônias no sexo masculino, no **ovário fetal**.
(2) A prófase da primeira divisão meiótica também se inicia no ovário fetal e é interrompida no diplóteno. Os centríolos são perdidos no paquíteno. No momento do nascimento, o ovário consiste em **ovócitos primários**.
(3) O término da primeira divisão meiótica, que resulta na formação do **primeiro corpúsculo polar** e de um ovócito secundário, ocorre na **ovulação**. Os ovócitos não têm centrossomos, os principais centros organizadores de microtúbulos (**MTOCs**) dos fusos nas células em divisão. Em vez disso, os **MTOCs acentriolares** servem como locais de nucleação de microtúbulos.
(4) O término da segunda divisão meiótica, resultando em um ovócito haploide e um segundo corpúsculo polar, ocorre **na fertilização**.
(5) O **zigoto** é formado quando duas células haploides, o espermatozoide e o óvulo, combinam seu material genético na fertilização. O espermatozoide fertilizante contribui com material centriolar ausente para o zigoto.

Conhecimento básico 20.B Meiose I: prófase I (de leptóteno a paquíteno)

A Leptóteno

Cada cromossomo homólogo consiste em duas **cromátides-irmãs**.
Os cromossomos ligam-se à membrana interna do envoltório nuclear.

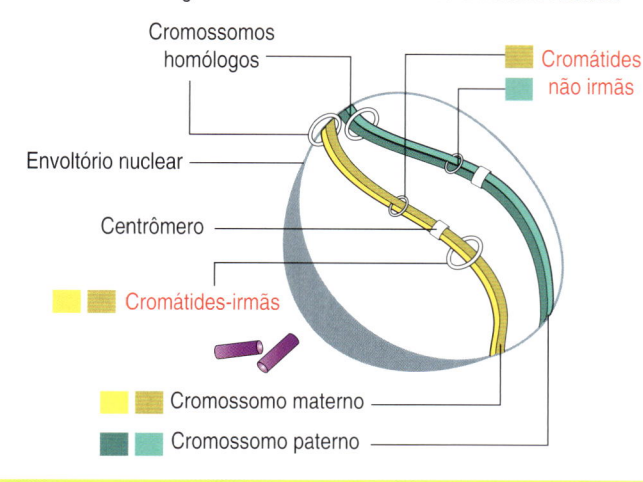

Cromossomos homólogos
Cromátides não irmãs
Envoltório nuclear
Centrômero
Cromátides-irmãs
Cromossomo materno
Cromossomo paterno

B Zigóteno

A sinapse e o pareamento dos cromossomos homólogos tem início.
Forma-se um complexo sinaptonêmico em sítios aleatórios entre os cromossomos homólogos.

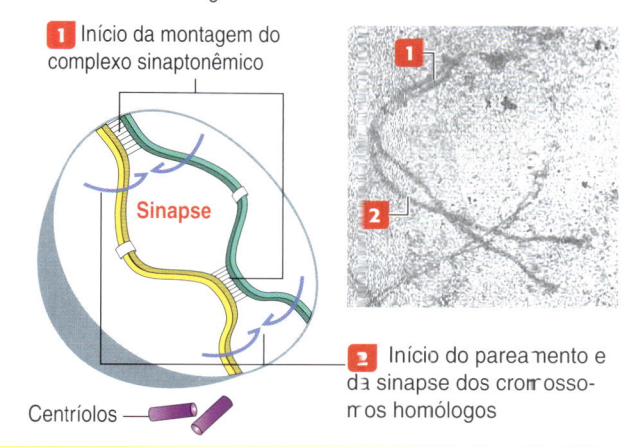

1 Início da montagem do complexo sinaptonêmico

Sinapse

2 Início do pareamento e da sinapse dos cromossomos homólogos

Centríolos

C Paquíteno

Quando cada cromossomo homólogo torna-se inteiramente ligado por um complexo sinaptonêmico, o pareamento e a sinapse estão completos. A **coesina** estabiliza a associação entre as cromátides-irmãs. Segmentos homólogos de DNA paterno e materno ficam em paralelo entre si e, então, tem início o processo de ***crossing over*** entre as cromátides não irmãs.

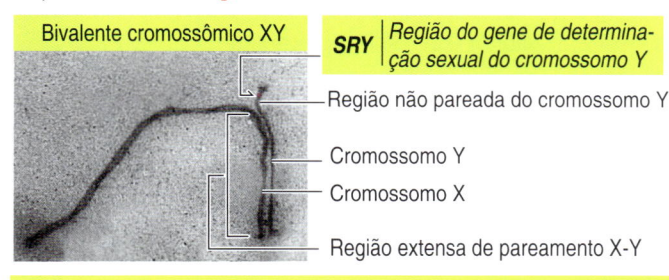

Bivalente cromossômico XY

SRY | *Região do gene de determinação sexual do cromossomo Y*

Região não pareada do cromossomo Y
Cromossomo Y
Cromossomo X
Região extensa de pareamento X-Y

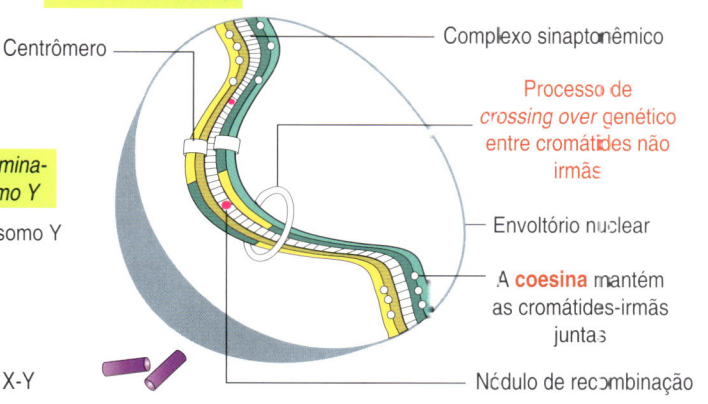

Bivalente autossômico

Centrômero
Complexo sinaptonêmico
Processo de *crossing over* genético entre cromátides não irmãs
Envoltório nuclear
A **coesina** mantém as cromátides-irmãs juntas
Nódulo de recombinação

Complexo sinaptonêmico

Nódulo de recombinação
Cromatina
Elemento central
Pareamento de extremidade a extremidade (seta) do bivalente cromossômico XY

Bivalente autossômico

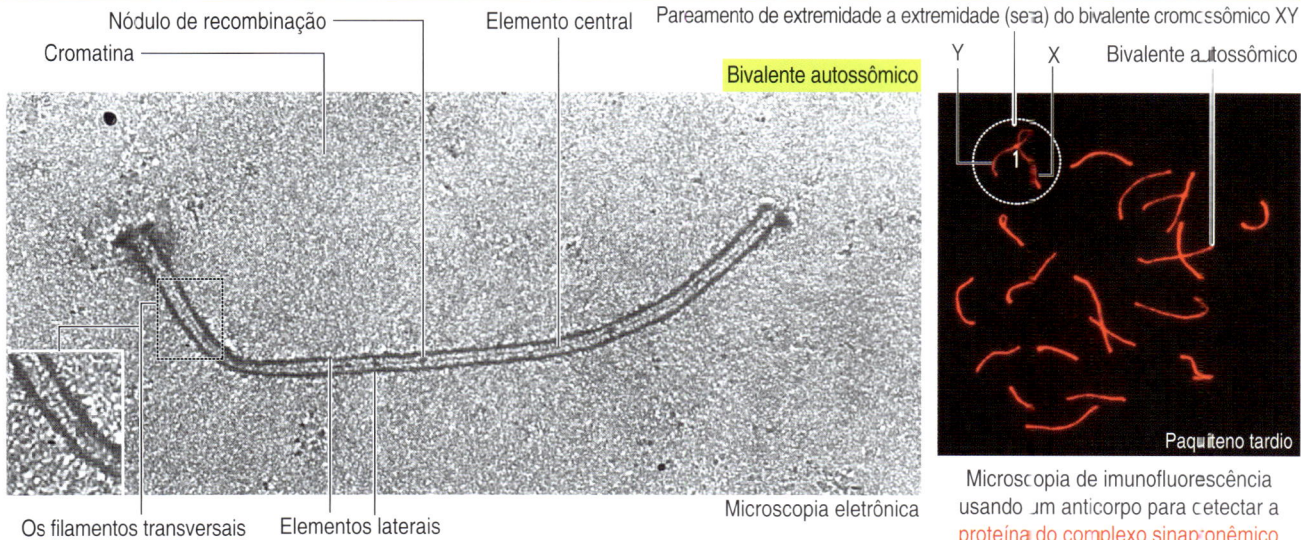

Os filamentos transversais ligam os elementos laterais
Elementos laterais
Microscopia eletrônica

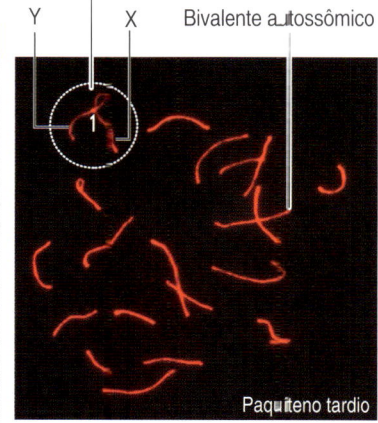

Y   X   Bivalente autossômico

Paquíteno tardio

Microscopia de imunofluorescência usando um anticorpo para detectar a **proteína do complexo sinaptonêmico** (**SCP3**) no complexo sinaptonêmico.

cromátides-irmãs. A meiose I é uma **divisão redu-cional**.

Durante a meiose II, as **cromátides-irmãs segre-gam**, seguindo um mecanismo semelhante observado na mitose. A meiose II é uma **divisão equacional**.

Eventos precisos do ciclo celular, envolvendo com-plexos de proteinoquinases dependentes de ciclina-ci-clina (complexos ciclinas-CDKs), são necessários para o particionamento adequado do material genético du-rante a meiose I e II.

Vamos examinar os detalhes da prófase da meiose I de longa duração.

Os **subestágios da prófase** I da meiose são os se-guintes (ver Conhecimento básico 20.B e 20.C):

1. **Leptóteno:** cromatina condensa formando cro-mossomos visíveis semelhantes a fios. O envelope nuclear permanece íntegro.
2. **Zigóteno:** cromossomos alinham-se formando pares homólogos (bivalentes ou tétrades). A sinapse é iniciada quando o pareamento homologo ocorre. O complexo sinaptonêmico inicia sua montagem (Conhecimento básico 20.D).
3. **Paquíteno:** cromátides não irmãs do cromosso-mo homólogo que sofreu sinapse troca partes ou segmentos (***crossing over***) quando o pareamento cromossômico e a sinapse estão completos.

A recombinação genética tem início **com a quebra da fita dupla (DSBs**; do inglês, *double-strand breaks*) do DNA, que ocorre em locais cromossômicos preci-sos. Os eventos de *crossing over* ao longo de qualquer par cromossômico ocorrem em distâncias regulares de 300 nm a 30 µm. Essa distribuição com espaçamento regular, conhecida como **interferência do *crossover***, envolve a atividade catalítica da **topoisomerase II (TopoII)**, uma enzima que quebra e depois refaz a fita dupla de DNA. O fenômeno da interferência significa que o *crossover* em um determinado local cromossô-mico evita que outro *crossover* ocorra muito próximo dele.

Um **quiasma** (do grego *chiasma*, duas linhas de cruzamento; plural *chiasmata*) é formado onde ocor-reu o cruzamento. Por causa da recombinação genéti-ca, cada bivalente agora é diferente dos cromossomos parentais, mas a quantidade de material genético é a mesma.

4. **Diplóteno:** o complexo sinaptonêmico começa a desmontar e os cromossomos pareados começam a se separar, ou a se **desunir**).
5. **Diacinese:** a condensação dos cromossomos pros-segue à medida que os cromossomos encurtam. Cromossomos homólogos separam-se ainda mais, no entanto seguem ligados pelos **quiasmas (*chias-mata*)**. Os quiasmas movem-se em direção às ex-tremidades dos cromossomos por um processo chamado **terminalização.** O fuso meiótico começa a se formar. O envoltório nuclear se desmonta. Mi-crotúbulos anexam-se aos cromossomos no local do cinetócoro.

Após a prófase I meiótica prolongada, e depois da conclusão da metáfase I, anáfase I e telófase I, os **cromossomos homólogos, cada um consistindo em duas cromátides,** são separados nas células-filhas, os **espermatócitos secundários**.

Durante a breve **segunda divisão meiótica** (prófa-se II, metáfase II, anáfase II e telófase II), as **cromáti-des-irmãs de cada cromossomo são liberadas,** como na mitose, e são distribuídas para as **espermátides ha-ploides**. Lembre-se de que não ocorre nenhuma fase S antes da meiose II; o DNA já replicou antes de a meiose I ser iniciada (ver Figura 20.8).

Erros durante a meiose I e II influenciam nos de-feitos de desenvolvimento e nas causas de infertilida-de. Uma revisão dos Conceitos Básicos da Genética Clínica no Capítulo 1, *Epitélio | Biologia Celular*, é recomendada para reforçar a compreensão do concei-to básico das anormalidades genéticas.

Espermátides

As espermátides haploides situam-se no **comparti-mento adluminal**, bem próximo ao lúmen do túbulo seminífero (ver Figura 20.6). Há dois tipos estruturais principais de espermátides:

1. **Espermátides arredondadas ou iniciais**, abriga-das em **nichos** no citoplasma das células de Sertoli.
2. **Espermátides alongadas ou terminais**, abrigadas nas **criptas,** reentrâncias profundas do citoplasma apical das células de Sertoli.

As espermátides entram em um processo celular altamente diferenciado, chamado **espermiogênese** (Figura 20.9). **A espermiogênese é a última etapa da espermatogênese.**

As espermátides maduras são liberadas no lúmen do túbulo seminífero por um processo denominado **espermiação**. A espermiação envolve forças contráteis geradas por aros que contêm feixes de actina F na re-gião ectoplasmática apical das células de Sertoli, que envolve a cabeça de uma espermátide madura.

As espermátides são células altamente polarizadas. Sua polaridade é determinada pela posição oposta do **acrossomo** e do **aparelho de acoplamento cabeça-cauda (HTCA**; do inglês, ***head-tail coupling appa-ratus***), em relação ao núcleo.

Quatro eventos principais caracterizam a esper-miogênese (ver Figuras 20.9 e 20.10):

1. Desenvolvimento do **acrossomo**.
2. Desenvolvimento da **manchete**.
3. Desenvolvimento da **cauda**.
4. **Formação** e **condensação** do **núcleo** da espermátide.

Cada um desses quatro eventos representa uma con-tribuição importante para a fertilidade masculina e para a compreensão das causas da infertilidade masculina.

1. **Desenvolvimento do acrossomo**. O acrossomo contém **enzimas hidrolíticas** liberadas na fertili-zação pelo mecanismo denominado **reação acros-sômica** (discutido em detalhes no Capítulo 23, *Fertilização, Placentação e Lactação*).

Conhecimento básico 20.C Meiose I: prófase I (de diplóteno a diacinese)

D Diplóteno

A disjunção dos cromossomos homólogos ocorre após o término do processo de *crossing over*. Os cromossomos permanecem conectados por um ou mais **quiasmas** (*chiasmata*) ou pontos de cruzamento. Ocorre terminalização do quiasma. O par cromossômico X-Y sofre completa disjunção. Os centríolos duplicam-se como preparação para a organização do fuso meiótico.

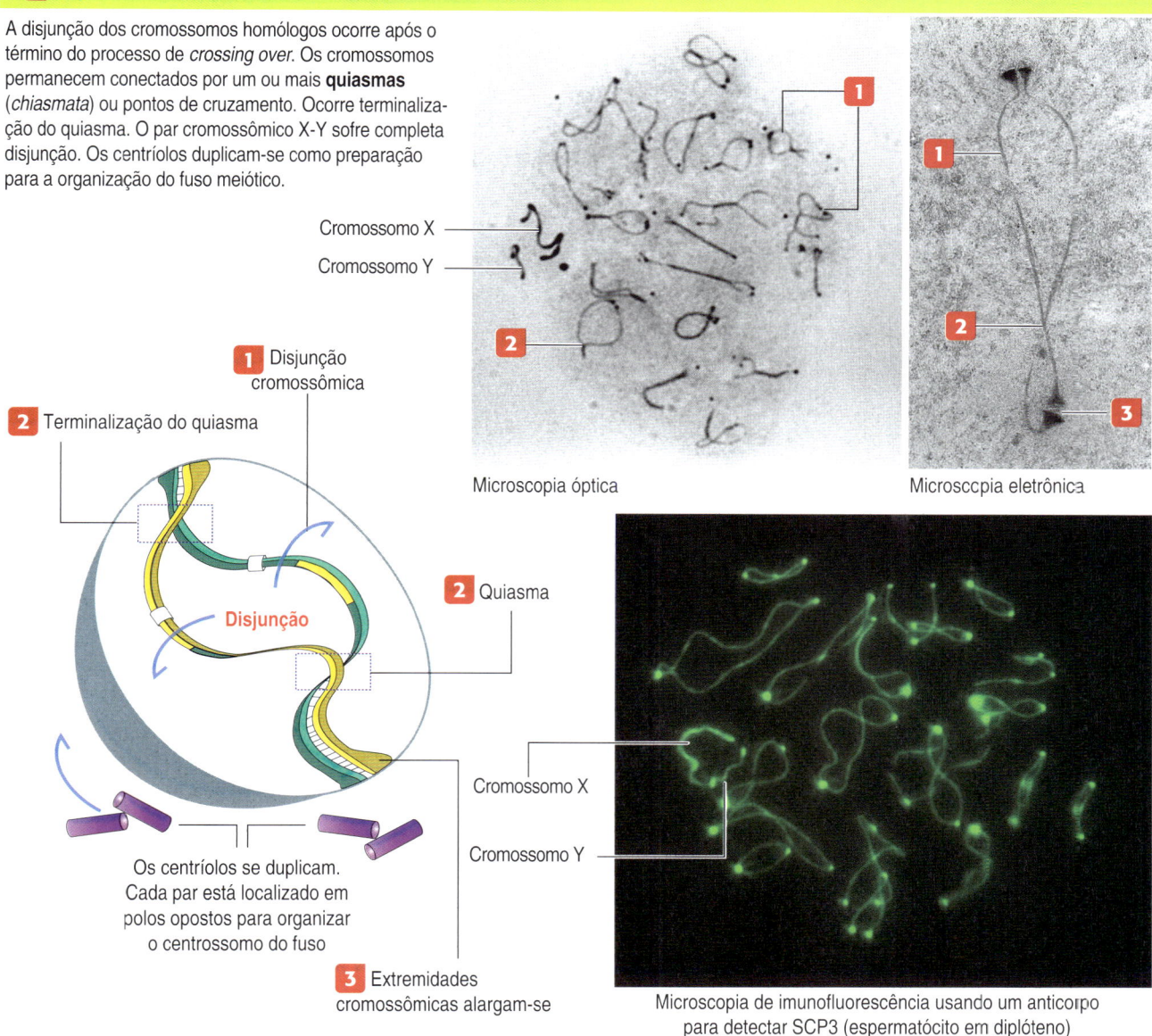

Cromossomo X

Cromossomo Y

1 Disjunção cromossômica

2 Terminalização do quiasma

Disjunção

2 Quiasma

Microscopia óptica

Microsccpia eletrônica

Os centríolos se duplicam. Cada par está localizado em polos opostos para organizar o centrossomo do fuso

Cromossomo X

Cromossomo Y

3 Extremidades cromossômicas alargam-se

Microscopia de imunofluorescência usando um anticorpo para detectar SCP3 (espermatócito em diplóteno)

E Diacinese

Os cromossomos se desconectam do envoltório nuclear, que está sendo desmontado, encurtam e aumentam de espessura. O complexo sinaptonêmico desfaz-se, mas uma peça curta permanece na região do quiasma. O envoltório nuclear inicia sua desmontagem. Um fuso de microtúbulo começa a desenvolver-se.

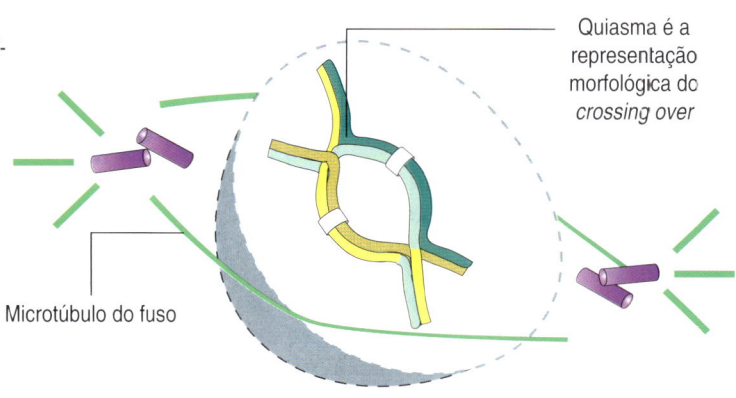

Quiasma é a representação morfológica do *crossing over*

Microtúbulo do fuso

Conhecimento básico 20.D Organização molecular do complexo sinaptonêmico.

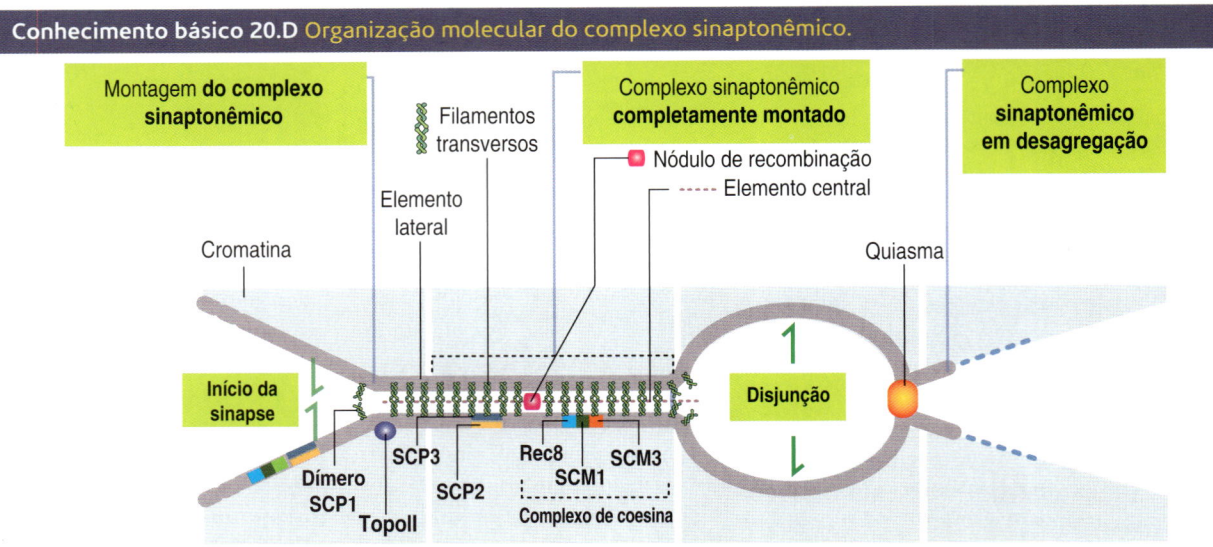

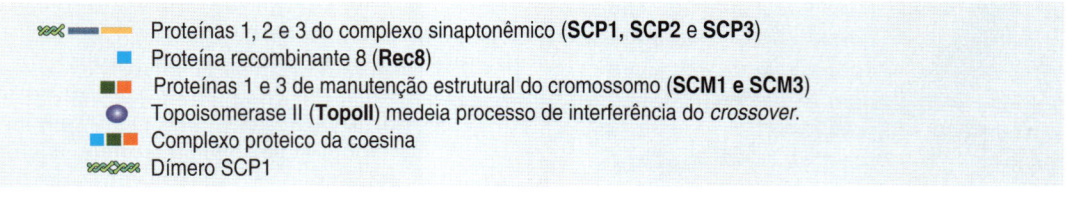

A função do complexo sinaptonêmico é facilitar a **sinapse** dos cromossomos homólogos, estabilizando seu alinhamento longitudinal e pareamento.

As cromátides-irmãs são mantidas em contato próximo pelo **complexo proteico de coesina**. A distância de separação entre os cromossomos homólogos que sofreram sinapses é de 100 nm.

Um complexo sinaptonêmico consiste em **dois elementos laterais** (estreitamente associados a alças cromossômicas da cromatina) e um elemento central. Os **elementos laterais** são formados pelo **complexo proteico da coesina** (proteínas Rec8, SCM1 e SCM3) e SCP2 e SCP3 (**SCP** significa proteína do complexo sinaptonêmico).

Os elementos laterais são interligados por **dímeros SCP1** fibrosos transversais, cujas regiões globulares terminais sobrepõem-se no centro do complexo sinaptonêmico para formar **o elemento central**.

Nódulos de recombinação estão presentes ao longo do complexo sinaptonêmico durante o paquíteno. Eles representam locais onde a recombinação genética (chamada **troca recíproca**) ocorrerá entre cromátides não irmãs.

O desenvolvimento do acrossomo consiste em quatro fases sequenciais:

1. **Fase de Golgi.**
2. **Fase de capuz.**
3. **Fase acrossômica.**
4. **Fase de maturação.**

Durante a **fase de Golgi**, **vesículas pró-acrossômicas** contendo **hialuronidase, proacrosina** e outras enzimas hidrolíticas são transportadas do Golgi ao **acroplaxoma** (Boxe 20.C e Conhecimento básico 20.E). As vesículas são transportadas ao longo de microtúbulos e microfilamentos de actina, usando proteínas motoras (cinesinas e miosina Va, respectivamente).

Durante a **fase de capuz** (ver Figura 20.9B), as vesículas pró-acrossômicas derivadas do complexo de Golgi continuam fundindo-se à bolsa acrossômica que aumenta progressivamente. A bolsa inicia sua descida caudal paralelamente ao alongamento do núcleo da espermátide. Além disso, a espermátide gira, apontando o acrossomo em direção à parede do túbulo seminífero (Figura 20.11). A rotação possibilita a extensão da cauda em desenvolvimento, sem perturbação, em direção ao lúmen do epitélio seminífero.

Durante as **fases acrossômica** e **de maturação** (ver Figura 20.9C e 20.9D), a forma do complexo acrossomo-acroplaxoma ajusta-se ao diâmetro da cabeça da espermátide, que está se alongando.

2. **Desenvolvimento da manchete**. Logo após o início do desenvolvimento do acrossomo, desenvolve-se uma manchete transitória, formada principalmente por microtúbulos, na porção caudal do complexo acrossomo-acroplaxoma (Figura 20.9C e Conhecimento básico 20.E).

A manchete consiste em um **anel perinuclear**, localizado imediatamente abaixo do anel marginal do acroplaxoma. Os microtúbulos estão inseridos no anel perinuclear.

3. **Desenvolvimento da cauda.** O par de centríolos migra da região do Golgi para o polo oposto do núcleo da espermátide, para dar início ao desenvolvimento da futura cauda do espermatozoide (Figura 20.10B, 20.10C e 20.10D). O **axonema** da cauda do espermatozoide desenvolve-se a partir do **centríolo distal**. O **centríolo proximal** e a **matriz pericentriolar** originam o HTCA, que conecta a cabeça à cauda do espermatozoide.

Figura 20.9 Visão geral das etapas sequenciais da espermiogênese.

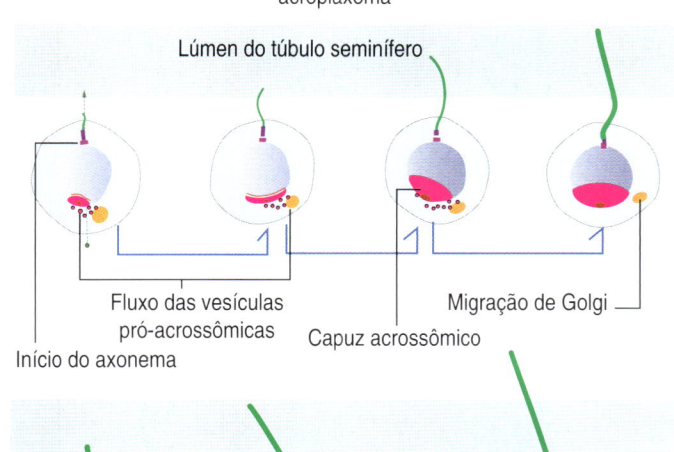

Lúmen do túbulo seminífero

Aparelho de Golgi   Vesícula pró-acrossômica   HTCA

Vesícula acrossômica anexada ao acroplaxoma

A Fase de Golgi

As espermátides haploides redondas, resultado da segunda divisão meiótica, transformam-se em espermátides maduras por um processo chamado espermiogênese, que ocorre em cerca de 20 dias.

Quatro fases consecutivas ajudam a definir os aspectos estruturais da espermiogênese: fase de Golgi, fase de capuz, fase acrossômica e fase de maturação.

Durante a **fase de Golgi**, as vesículas pró-acrossômicas, derivadas do aparelho de Golgi, formam a vesícula acrossômica ligada ao acroplaxoma em um polo do núcleo da espermátide redonda.

Um par centriolar ancora no polo oposto do núcleo.

Então, o núcleo gira e o par centriolar (a estrutura de origem do aparelho de acoplamento cabeça-cauda, **HTCA**) começa a desenvolver a cauda espermática que se estende sem perturbações no lúmen do túbulo seminífero. Lembre-se de que as espermátides redondas são alojadas nos nichos das células de Sertoli e que os membros das progênies de espermátides são ligados entre si por **pontes citoplasmáticas** (não mostradas).

Lúmen do túbulo seminífero

B Fase do capuz

Durante a **fase de capuz**, o fluxo contínuo de vesículas proacrossômicas continua aumentando a vesícula acrossômica (que se torna um saco), formando um capuz nuclear. O axonema da cauda futura aumenta de comprimento.

À medida que o desenvolvimento do acrossomo aproxima-se de sua conclusão, o Golgi afasta-se em direção ao polo oposto da espermátide.

Fluxo das vesículas pró-acrossômicas   Migração de Golgi

Capuz acrossômico

Início do axonema

C Fase acrossômica

Três eventos definem a **fase do acrossomo**
(1) A migração do Golgi, afastando-se do acrossomo.
(2) O desenvolvimento da **manchete** transitória.
(3) O início do alongamento do núcleo em condensação da espermátide, acompanhado pela descida caudal do saco do acrossomo anexado ao acroplaxoma.

Início da montagem da manchete   Descida do recesso caudal do saco acrossômico   Alongamento nuclear e condensação   Migração do complexo de Golgi

D Fase de maturação

A espermiogênese termina durante a **fase de maturação**. A condensação nuclear e o alongamento são concluídos, a manchete se desmonta e a maior parte do citoplasma é eliminada como **corpos residuais**.

A separação dos corpos residuais libera as espermátides de seus anexos citoplasmáticos intercelulares.

A espermiação, a liberação para o lúmen de espermátides maduras a partir das **criptas** de células de Sertoli, se correlaciona com a fagocitose, realizada pelas células de Sertoli, dos corpos residuais descartados pelas espermátides.

Manchete atinge seu comprimento máximo   Manchete começa a desmontar-se   Formação do corpo residual   Condensação nuclear completa e substituição das histonas somáticas por protaminas

Figura 20.10 Espermiogênese.

A Fase de Golgi

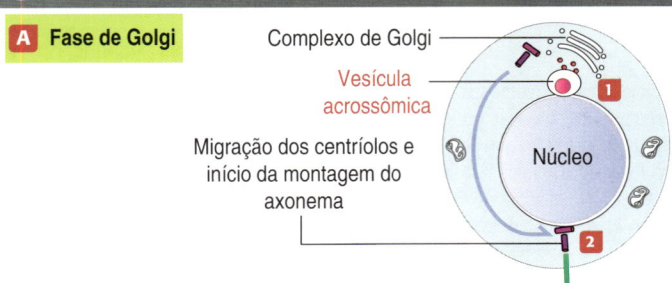

Complexo de Golgi

Vesícula acrossômica

Núcleo

Migração dos centríolos e início da montagem do axonema

1 As enzimas hidrolíticas são direcionadas do complexo de Golgi para a **vesícula acrossômica**. As vesículas derivadas do Golgi são transportadas por proteínas motoras ao longo dos microtúbulos e dos microfilamentos de actina F e fundem-se à vesícula acrossômica para formar o saco acrossômico.
2 O **par de centríolos** migra da região do Golgi para o polo oposto. O **axonema** começa a ser montado a partir do centríolo distal. O centríolo proximal e a matriz pericentriolar formarão o **aparelho de acoplamento cabeça-cauda** (**HTCA**).

B Fase de capuz

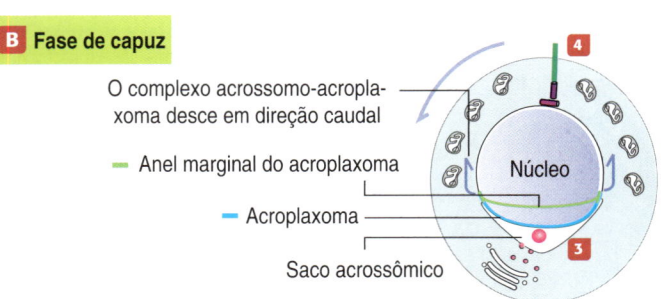

O complexo acrossomo-acroplaxoma desce em direção caudal

— Anel marginal do acroplaxoma

Núcleo

— Acroplaxoma

Saco acrossômico

3 O saco acrossômico forma um **capuz** fixado ao envoltório nuclear através do **acroplaxoma** (uma placa do citoesqueleto). O complexo capuz acrossômico-acroplaxoma inicia sua descida caudal ao longo do núcleo em alongamento.
4 O axonema prossegue em seu crescimento. A espermátide sofre uma rotação, o acrossomo fica apontado para a lâmina basal e o axonema em desenvolvimento estende-se livremente para o lúmen do túbulo seminífero.

C Fase acrossômica

Microscopia imunofluorescente

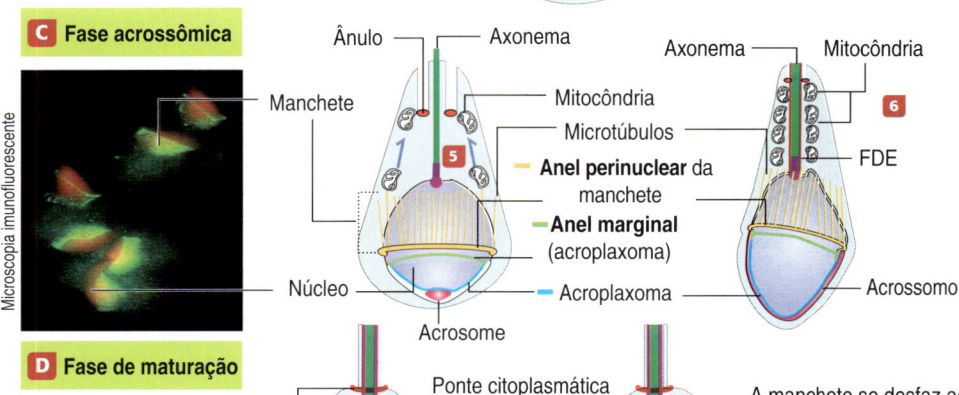

Ânulo — Axonema

Manchete

Mitocôndria

Microtúbulos

Anel perinuclear da manchete

Anel marginal (acroplaxoma)

Núcleo

Acroplaxoma

Acrosome

Axonema — Mitocôndria

FDE

Acrossomo

5 O acrossomo prossegue em sua descida anexado ao acroplaxoma. Há formação da **manchete** contendo microtúbulos com seu **anel perinuclear** caudal ao **anel marginal do acroplaxoma**. As **mitocôndrias** começam a alinhar-se ao longo do axonema em formação, até o **ânulo**.

6 Ocorre a formação das **fibras densas externas** (**FDE**), que se alinham ao longo do axonema.

D Fase de maturação

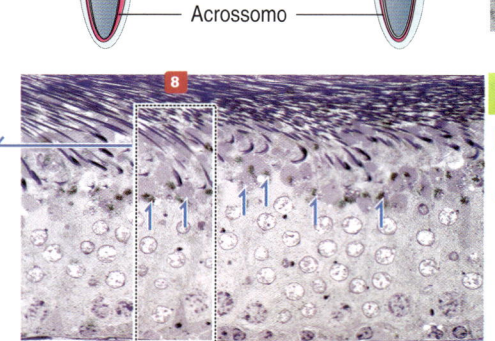

Ponte citoplasmática

Ânulo

Corpos residuais

Corpos residuaisl

HTCA

Núcleo condensado

Acrossomo

Célula de Sertoli

A manchete se desfaz ao término do alongamento do núcleo.
7 Ocorre condensação da cromatina; as histonas somáticas são substituídas pelas protaminas, e a cromatina muda do tipo nucleossômico para o tipo liso.

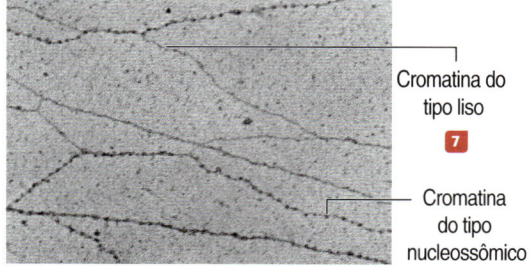

Cromatina do tipo liso

7

Cromatina do tipo nucleossômico

Espermiação

8 Os **corpos residuais** (*setas*), previamente conectados às espermátides, separam-se das espermátides maduras na **espermiação**. Corpos residuais são fagocitados pelas células de Sertoli. A **espermiação** consiste na liberação de espermátides maduras separadas das criptas apicais no citoplasma da célula de Sertoli no lúmen dos túbulos seminíferos. A liberação é deflagrada por um mecanismo contrátil dependente do citoesqueleto da célula de Sertoli.

Boxe 20.C Acroplaxoma.

- O **acroplaxoma** (do grego *akros*, parte mais alta; *platys*, plano; *soma, corpo*) é uma placa que contém actina-citoqueratina ancorada ao envoltório nuclear das espermátides. Um complexo de proteínas **LINC** (do inglês, *linker of nucleoskeleton and cytoskeleton*, ligante do nucleoesqueleto e do citoesqueleto) ancora o complexo acroplaxoma-acrossomo no envoltório nuclear

- **Vesículas pró-acrossômicas,** derivadas do complexo de Golgi, conectam-se e encaixam-se no acroplaxoma e acabam por fundirem-se formando primeiro a **vesícula acrossômica** e depois o **saco acrossômico**

- Conforme o acrossomo adquire uma forma semelhante a um capuz, seu recesso descendente permanece firmemente ancorado ao envoltório nuclear por intermédio do anel marginal do acroplaxoma

- Mutações nos genes que codificam duas proteínas de fusão pró-acrossômica, a **Hrb** e a **GOCP** (do inglês, *Golgi-associated PDZ and coiled-coil motif-containing protein,* proteína que contém as estruturas de super-hélice e PDZ associadas ao Golgi), perturbam o desenvolvimento do acrossomo. A falta do acrossomo resulta em espermatozoides com cabeças arredondadas (fenômeno denominado **globozoospermia**) e **infertilidade masculina.**

O HTCA suporta o estresse mecânico do forte movimento ondulatório da cauda do espermatozoide durante a motilidade espermática. A **decapitação do espermatozoide,** uma das causas de infertilidade masculina, ocorre quando a posição do HTCA é aberrante ou sua inserção à cabeça é defeituosa.

4. **Condensação nuclear.** Ocorre condensação nuclear quando histonas somáticas são substituídas por **protaminas ricas em arginina e lisina** (ver Figura 20.10).

Após a substituição das histonas somáticas pelas protaminas, os nucleossomos desaparecem e fibras lisas de cromatina associam-se lado a lado. Essas alterações determinam a inativação do genoma da espermátide.

Não há transcrição significativa de DNA para RNA após a fase de maturação da espermátide, quando seu núcleo se torna completamente condensado.

Modelagem de espermátides em espermatozoides férteis

A forma alongada da cabeça do espermatozoide é essencial para a fertilização. Anormalidades no formato da cabeça do espermatozoide são causas de infertilidade masculina.

Como a cabeça do espermatozoide toma sua forma?

Os anéis justapostos do acroplaxoma e da manchete, que envolvem a **região caudal** do núcleo da espermátide, reduzem seu diâmetro em paralelo com o alongamento nuclear. A **região apical** da célula, que **contém** o núcleo da espermátide alongado, é circundada por vários **aros de actina F** de células de Sertoli adjacentes. Do ponto de vista mecânico, é provável que as forças de compressão exógenas exercidas pelos aros de actina F da célula de Sertoli, combinadas com a redução do diâmetro do acroplaxoma e dos anéis da

manchete, contribuam para o alongamento gradual da cabeça da espermátide (ver Conhecimento básico 20.E; Figura 20.10).

Proteínas motoras estão associadas aos microtúbulos e à actina F da manchete. Um mecanismo de **transporte intramanchete** (TIM) fornece blocos de construção necessários para a montagem do HTCA e dos componentes da cauda em desenvolvimento (Boxe 20.D). O TIM compartilha semelhanças estruturais e funcionais com o **transporte intraflagelar** (**TIF**), um mecanismo envolvido na ciliogênese e flagelogênese (Capítulo 1, *Epitélio | Biologia Celular*).

A manchete se desmonta quando o alongamento e a condensação do núcleo da espermátide e o desenvolvimento da cauda estão quase completos.

Finalização da espermiogênese

No fim da fase de maturação da espermátide:

1. As **mitocôndrias** completam seu alinhamento ao longo do segmento proximal do axonema em desenvolvimento e são envolvidas por fibras densas externas (ver Figura 20.10C).
2. O **núcleo** torna-se totalmente alongado, e sua cromatina, totalmente condensada.
3. A **manchete** migra caudalmente e se desmonta.
4. O **corpo residual** descarta da espermátide madura o complexo de Golgi e um excesso de citoplasma. Corpos residuais liberados são fagocitados pelas células de Sertoli na **espermiação.**

A **espermiação** consiste na liberação das espermátides maduras únicas para o lúmen do túbulo seminífero (ver Figura 20.10D). As pontes intercelulares, que ligam os membros da progênie espermatídica, são incorporadas ao **corpo residual.** Como resultado, as espermátides maduras que estão ligadas separam-se umas das outras.

As espermátides maduras são, na verdade, espermatozoides imóveis no momento de sua liberação no lúmen do túbulo seminífero. São propelidas ao ducto epididimário, onde passam por um processo de **maturação** que resulta na **aquisição da motilidade progressiva** que leva à capacidade de fertilização.

Estrutura do espermatozoide

O espermatozoide maduro tem dois componentes: a **cabeça** e a **cauda.** O **HTCA** liga a cabeça à cauda. Uma membrana plasmática envolve as regiões da cabeça e da cauda do espermatozoide (Figura 20.12).

A **cabeça** é formada por um **núcleo** alongado, condensado, achatado e parcialmente coberto pelo **acrossomo.**

O acrossomo cobre a metade anterior do núcleo e contém **enzimas hidrolíticas** (proteases, fosfatase ácida, hialuronidase e neuraminidase, entre outras), geralmente encontradas nos lisossomos.

O acroplaxoma ancora o acrossomo ao envoltório nuclear.

A **cauda** é subdividida em três segmentos
1. **Peça intermediária.**

Conhecimento básico 20.E Manchete e acroplaxoma.

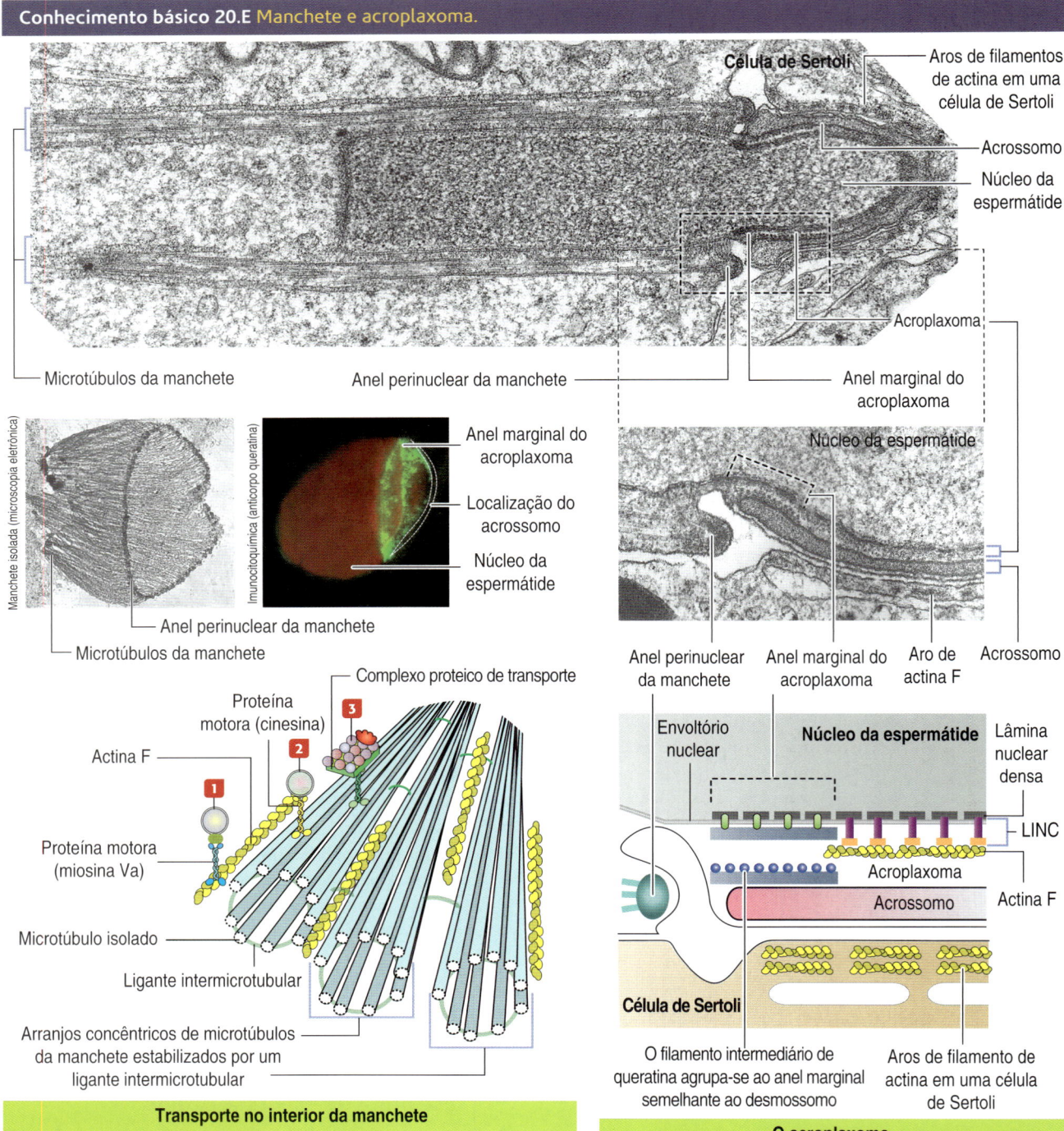

Transporte no interior da manchete

O transporte no interior da manchete consiste na mobilização de cargas (vesículas ou complexos proteicos de transporte) ao longo dos filamentos de actina F (presentes na manchete) **1** e dos microtúbulos **2** mediada por proteínas motoras (miosina Va, dineína e cinesinas citoplasmáticas). Os motores moleculares transportam proteínas associadas ao complexo proteico de transporte **3** ao longo dos microtúbulos.

No Capítulo 1, Epitélio | *Biologia Celular,* discutimos o envolvimento dos microtúbulos no tráfego intracelular tanto de cargas vesiculares quanto de cargas não vesiculares. Os exemplos são o **transporte através do axonema** (incluindo o **transporte ciliar** e o **transporte intraflagelar**, **TIF**), o **transporte axonal** e o **transporte no interior da manchete** (**TIM**). O TIF foi inicialmente descrito na alga verde biflagelada *Chlamydomonas.* **Defeitos no TIF e TIM resultam em desenvolvimento anormal da cauda dos espermatozoides.**

O acroplaxoma

O acroplaxoma é uma placa do citoesqueleto contendo actina F e queratina, com um **anel marginal** semelhante ao desmossomo que contém filamentos intermediários de queratina. O anel ancora o recesso descendente do acrossomo ao envoltório nuclear da espermátide.

Durante o desenvolvimento do acrossomo, as vesículas pró-acrossômicas derivadas de Golgi são transportadas para o acroplaxoma, onde se acoplam e se fundem para formar o acrossomo. Um complexo LINC (para ligante de nucleoesqueleto e citoesqueleto) ancora a lâmina nuclear densa da espermátide ao acroplaxoma. Os **aros de actina F** da célula de Sertoli abrangem a região do acrossomo-acroplaxoma da cabeça da espermátide em alongamento.

Figura 20.11 Espermiogênese.

Envoltório nuclear

Núcleo

Anel marginal semelhante ao desmossomo do acroplaxoma

Saco acrossômico (recesso descendente)

Acroplaxoma

Grânulo acrossômico

Acrossomo

Rotação do complexo acrossomo-núcleo-cauda da espermátide

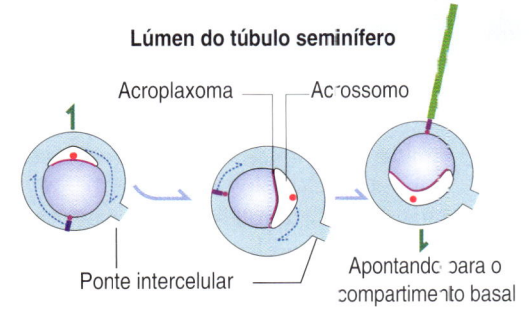

Lúmen do túbulo seminífero

Acroplaxoma — Acrossomo

Ponte intercelular — Apontando para o compartimento basal

Na fase de capuz da espermiogênese, o complexo acrossomo-núcleo-cauda sofre uma rotação. No fim da rotação, o acrossomo aponta em direção ao compartimento basal, e a cauda em formação estende-se livremente em direção ao lúmen do túbulo seminífero.

Testículo humano (transição de fase de capuz para acrossômica). As setas indicam o recesso descendente do acrossomo fixado ao anel marginal semelhante ao desmossomo do acroplaxoma

Espermátides maduras têm seus núcleos estendidos e condensados, cada um deles associado a um **acrossomo alongado positivo para o ácido periódico–Schiff** (**PAS**) (todos eles apontando para baixo).

Na fase de capuz, as espermátides iniciais têm núcleos redondos a alongados associados aos **acrossomos PAS-positivos em forma de capuz**. Observe que alguns dos acrossomos estão apontando para a parede tubular (setas); outros estão sofrendo rotação. Como discutido anteriormente neste capítulo, a forma do acrossomo fornece um marco para a definição de associações celulares espermatogênicas distintas no epitélio seminífero.

As espermatogônias e a região nuclear das células de Sertoli estão localizadas ao longo da parede tubular (no compartimento basal abaixo das junções oclusivas entre as células de Sertoli).

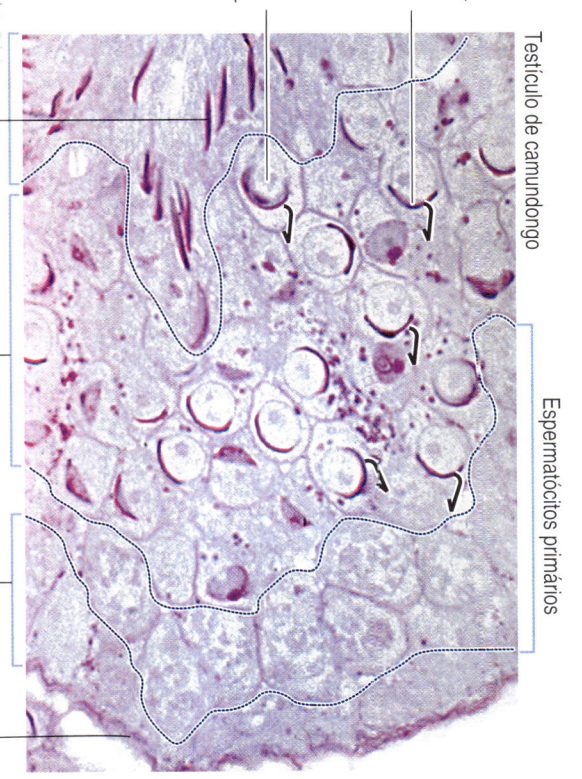

Núcleo da espermátide — Acrossomo PAS-positivo em forma de capuz

Testículo de camundongo

Espermatócitos primários

Reação PAS-positiva dos componentes da parede do túbulo seminífero

2. **Peça principal**.

3. **Peça terminal**.

O **HTCA**, que liga a cabeça à cauda, é formada por um **par de centríolos e proteínas associadas**. O **centríolo distal** dá origem ao **axonema**, enquanto derivados do centríolo proximal participam da ancoragem do HTCA ao envoltório nuclear.

A **peça intermediária** da cauda é formada por:

A. Uma **bainha mitocondrial** disposta de maneira helicoidal.

B. O **axonema**.

C. **Nove colunas longitudinais**, chamadas **fibras densas externas** (**FDE**), que circundam o axonema e projetam-se ao longo da cauda a partir do HTCA até a peça principal.

O limite inferior da peça intermediária é marcado pela terminação da bainha helicoidal mitocondrial no **ânulo**, um anel cortical que contém a proteína **septina 4.**

A septina 4 é um membro da família das septinas, proteínas do citoesqueleto distintas dos microfilamentos, microtúbulos e filamentos intermediários. As septinas são GTPases que formam estruturas corticais

Boxe 20.D Transporte no interior da manchete.

- A manchete é uma estrutura microtubular transitória que ocupa posição perinuclear durante o alongamento e a condensação do núcleo da espermátide. Os microtúbulos são o principal componente da manchete. São formados pela polimerização de dímeros de tubulina com modificações pós-traducionais (como acetilação). Os microfilamentos de actina F, alinhados ao longo dos microtúbulos, estão presentes em menor extensão

- As moléculas envolvidas no **transporte entre o núcleo e o citoplasma** (tais como a Ran GTPase [Capítulo 1, *Epitélio | Biologia Celular*], o proteassomo 26S e motores moleculares baseados em microtúbulos e actina F) estão presentes na manchete

- As moléculas direcionadas à construção do aparelho de acoplamento cabeça-cauda da espermátide (HTCA) e a cauda em desenvolvimento derivada são mobilizadas ao longo dos microtúbulos da manchete pela proteína motora dineína e proteínas efetoras associadas (como a dinectina e Hook1). A TIM parece essencial para a distribuição da carga durante a espermiogênese

- TIM tem semelhanças estruturais e funcionais com a via de transporte intraflagelar (TIF), com a qual faz interface durante a espermiogênese

- **Camundongos mutantes Tg737** apresentam um defeito no gene que expressa **IFT88**, um componente do maquinário da TIF. A TIF88 está presente na manchete dos camundongos normais. A expressão defeituosa do TIF88 em mutantes Tg737 resulta em ciliogênese brônquica anormal e desenvolvimento abortivo da cauda dos espermatozoides.

Figura 20.12 Estrutura do espermatozoide.

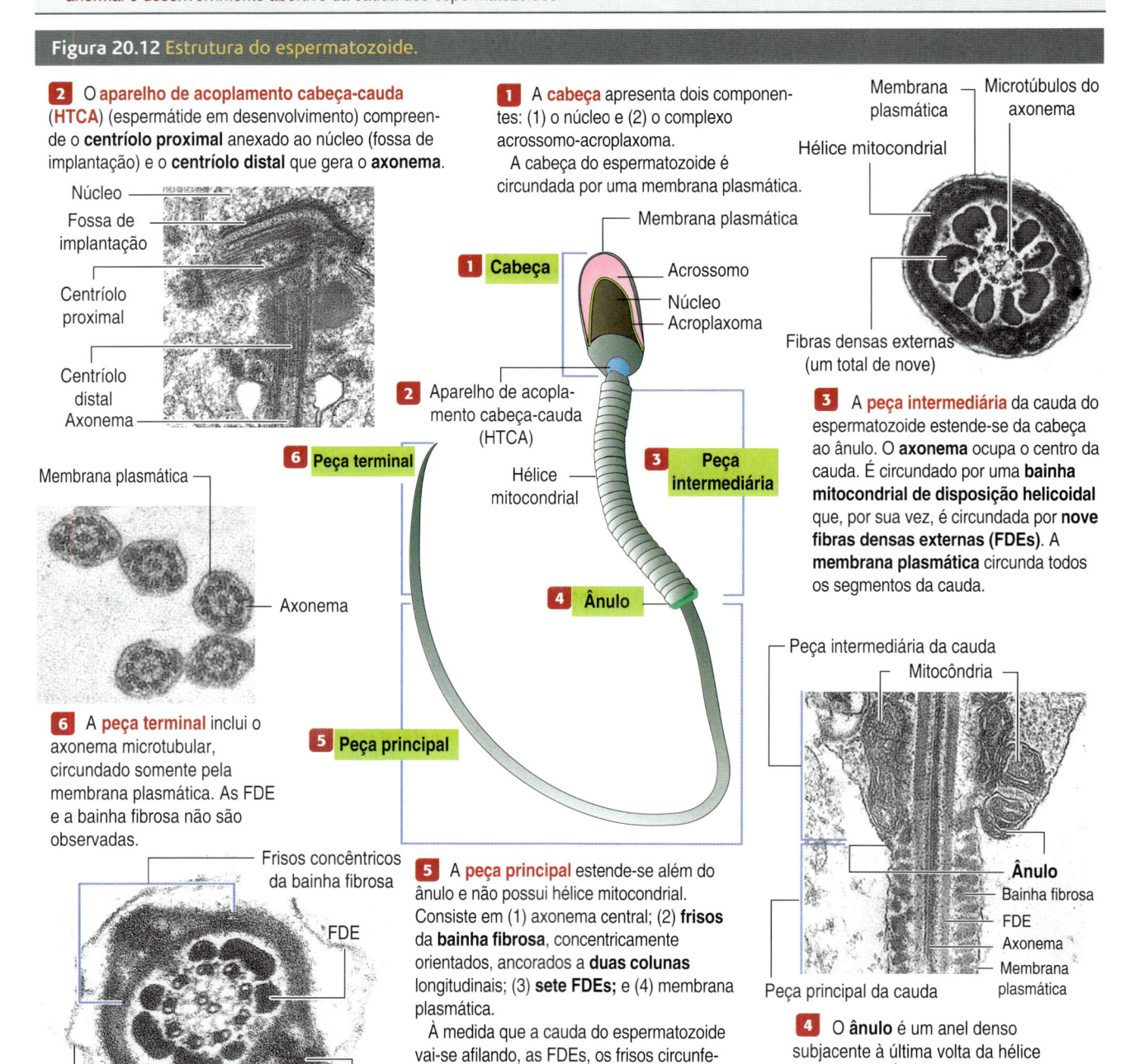

2 O aparelho de acoplamento cabeça-cauda (HTCA) (espermátide em desenvolvimento) compreende o **centríolo proximal** anexado ao núcleo (fossa de implantação) e o **centríolo distal** que gera o **axonema**.

Núcleo
Fossa de implantação
Centríolo proximal
Centríolo distal
Axonema

Membrana plasmática
Axonema

6 A **peça terminal** inclui o axonema microtubular, circundado somente pela membrana plasmática. As FDE e a bainha fibrosa não são observadas.

Frisos concêntricos da bainha fibrosa
FDE
Coluna longitudinal da bainha fibrosa
Membrana plasmática

1 A **cabeça** apresenta dois componentes: (1) o núcleo e (2) o complexo acrossomo-acroplaxoma.
A cabeça do espermatozoide é circundada por uma membrana plasmática.

Membrana plasmática
1 Cabeça
Acrossomo
Núcleo
Acroplaxoma

2 Aparelho de acoplamento cabeça-cauda (HTCA)
Hélice mitocondrial

6 Peça terminal

3 Peça intermediária

4 Ânulo

5 Peça principal

5 A **peça principal** estende-se além do ânulo e não possui hélice mitocondrial. Consiste em (1) axonema central; (2) **frisos da bainha fibrosa**, concentricamente orientados, ancorados a **duas colunas** longitudinais; (3) **sete FDEs;** e (4) membrana plasmática.
À medida que a cauda do espermatozoide vai-se afilando, as FDEs, os frisos circunferenciais e as colunas longitudinais tornam-se mais finas e desaparecem a uma curta distância da extremidade (a peça terminal da cauda).

Membrana plasmática — Microtúbulos do axonema
Hélice mitocondrial
Fibras densas externas (um total de nove)

3 A **peça intermediária** da cauda do espermatozoide estende-se da cabeça ao ânulo. O **axonema** ocupa o centro da cauda. É circundado por uma **bainha mitocondrial de disposição helicoidal** que, por sua vez, é circundada por **nove fibras densas externas (FDEs)**. A **membrana plasmática** circunda todos os segmentos da cauda.

Peça intermediária da cauda
Mitocôndria

Ânulo
Bainha fibrosa
FDE
Axonema
Membrana plasmática
Peça principal da cauda

4 O **ânulo** é um anel denso subjacente à última volta da hélice mitocondrial. É o local onde a peça intermediária transforma-se em peça principal. A **septina 4** é um componente do ânulo.

semelhantes a um espartilho. Camundongos-machos mutantes para a septina 4 são estéreis devido à imobilidade espermática (uma condição conhecida como **astenospermia** [Boxe 20.E]). O espermatozoide perde o anel cortical na região do ânulo, e o transporte intraflagelar de proteínas de carga mediado por cinesina, necessário ao desenvolvimento da cauda do espermatozoide, o qual para no ânulo.

A **peça principal** vai do ânulo até a peça terminal. É o segmento mais longo da cauda. Consiste em um axonema central, circundado por **sete FDE** (em vez de nove, como na peça intermediária) e uma **bainha fibrosa**. Nos cílios, não se observam FDE.

A bainha fibrosa é formada por **fibras concêntricas** que projetam a partir de **colunas longitudinais** equidistantes. As FDE e a bainha fibrosa servem como suporte rígido durante o deslizamento dos microtúbulos e o dobramento da cauda durante a **motilidade progressiva** do espermatozoide.

A **peça terminal** é um segmento muito curto da cauda em que apenas o axonema está presente por causa da terminação precoce das FDE e da bainha fibrosa.

CONDIÇÕES QUE AFETAM A FERTILIDADE MASCULINA

Temperatura

Uma temperatura de 35°C é essencial para a espermatogênese. Essa temperatura é atingida na bolsa escrotal pelo **plexo pampiniforme** das veias que circundam a artéria espermática, funcionando como um **trocador de calor em contracorrente** para dissipar o calor.

Quando a temperatura está abaixo de 35°C, a contração do **músculo cremaster** no cordão espermático e do **músculo dartos** na bolsa escrotal carrega os testículos para perto da parede corporal, a fim de aumentar a temperatura.

Criptorquidia

Na criptorquidia (uma variante de **testículo não descido**), um ou ambos os testículos não conseguem alcançar a bolsa escrotal durante o desenvolvimento, permanecendo na cavidade abdominal ou no canal inguinal.

Sob tais condições, a temperatura corporal normal (37°C a 38°C) inibe a espermatogênese e, se essa condição for bilateral e não for corrigida, ocorre esterilidade.

A descida testicular fetal e neonatal é controlada pelos hormônios produzidos nos testículos, o hormônio **semelhante à insulina 3 (INSL3)** e os **andrógenos**, que regulam o desenvolvimento do **gubernáculo**, um ligamento que conecta cada complexo testículo-epidídimo à futura bolsa escrotal.

O gubernáculo é formado por um esqueleto de células mesenquimais circundado por músculo estriado inervado pelo nervo genitofemoral. O INSL3 liga-se ao receptor da família de peptídios semelhantes à insulina/relaxina 2 (**RXFP2**) nas células musculares esqueléticas do gubernáculo. O INSL3 parece deflagrar uma via de sinalização neuromuscular que leva à produção de proteínas neurotróficas musculares necessárias à finalização da descida dos testículos.

A alta incidência de **tumores testiculares** está associada aos testículos criptorquídicos não tratados. A criptorquidia é uma condição assintomática detectada por exame físico da bolsa escrotal após o nascimento e antes da puberdade. O tratamento hormonal (administração de gonadotrofina coriônica humana) pode induzir a descida testicular. Se esse tratamento falhar, a realização de uma **cirurgia** é a próxima etapa, quando, então, os testículos são fixados à parede da bolsa escrotal (um processo denominado **orquidopexia**).

Hérnia inguinal, cistos e hidrocele

Você pode se lembrar, da Embriologia, que a descida dos testículos à bolsa escrotal envolve:

1. O **gubernáculo**, ligamento que se origina no complexo testículo-epidídimo e que se insere na intumescência genital, a futura bolsa escrotal.

Boxe 20.E Espermograma.

- A análise microscópica de amostras de **sêmen** explora as três principais características dos espermatozoides: **concentração**, **morfologia** e **motilidade**.
  A concentração normal de espermatozoides é cerca de 20 a 40 milhões de espermatozoides por mililitro de sêmen. Os espermatozoides normais devem exibir uma cabeça oval regular conectada a uma cauda longa e afilada. Os espermatozoides anormais têm cabeças com formatos atípicos (cabeças redondas, cabeças semelhantes a um alfinete, cabeças grandes ou cabeças duplas) e caudas curtas ou ausentes. A morfologia é um preditor valioso para os procedimentos de fertilização *in vitro* (FIV)

- Uma causa frequente de infertilidade masculina é a baixa concentração de espermatozoides (abaixo de 15 milhões de espermatozoides por mililitro de sêmen). Essa condição é chamada **oligospermia** (ou oligozoospermia). Um volume reduzido de sêmen (abaixo de 2,0 mℓ a 1,5 mℓ) é chamado **hipospermia** (ou hipozoospermia). Volumes de sêmen entre 2,0 mℓ e 6,5 mℓ são normais

- A baixa motilidade espermática é chamada **astenospermia** (ou astenozoospermia) (do grego *astheneia*, fraqueza)

- Baixas concentrações de espermatozoides geralmente coexistem com baixa motilidade espermática. Essa condição é chamada **oligoastenospermia** (ou oligoastenozoospermia)

- A presença de espermatozoides com morfologia anormal no sêmen é chamada **teratospermia** (ou teratozoospermia) (do grego *teras*, monstro)

- A ausência de espermatozoides no sêmen é chamada **aspermia** (ou azoospermia)

- A presença de espermatozoides mortos no sêmen é denominada **necrospermia** (ou necrozoospermia)

- De acordo com os critérios descritos pela Organização Mundial da Saúde (OMS) em 2010, a motilidade espermática é classificada em **Grau a**: os espermatozoides têm motilidade progressiva linear rápida; **Grau b**: os espermatozoides têm motilidade progressiva lenta ou motilidade não linear lenta (linha curva ou torta); **Grau c**: os espermatozoides não têm motilidade progressiva, ou seja, movimentam suas caudas, mas não avançam progressivamente; e **Grau d**: os espermatozoides são imóveis. Os espermatozoides classificados como de Grau c ou d são considerados de baixa qualidade e associados à infertilidade masculina.

2. Uma evaginação do peritônio, o **processo vaginal**, que facilita o deslizamento dos testículos descendentes através do canal inguinal.

Entre 7 e 12 semanas, o gubernáculo encurta e arrasta os testículos, o ducto deferente e os vasos sanguíneos em direção à bolsa escrotal, pelo mecanismo anteriormente descrito.

Durante o primeiro ano de vida, a parte superior do processo vaginal se fecha e abandona o **ligamento peritoniovaginal**. A parte inferior, então, torna-se a **túnica vaginal**, que consiste em uma camada parietal e outra visceral. Ocorrerá **hérnia inguinal congênita** se o processo vaginal for grande o suficiente e não se fechar.

Se o espaço que não se fechou acima do testículo for estreito, pode haver acúmulo de líquido, em vez de inserção de uma alça intestinal, formando um **cisto de cordão espermático**. Se houver acúmulo de líquido entre as camadas parietal e visceral da túnica vaginal, forma-se uma **hidrocele testicular**.

Quimioterapia para o câncer

Pacientes jovens do sexo masculino tratados com fármacos antitumorais podem tornar-se temporariamente aspermatogênicos, pois a mitose das espermatogônias e a meiose dos espermatócitos podem ser afetadas. Porém, as **espermatogônias-tronco em estado de latência**, que não estão envolvidas na síntese de DNA e na divisão celular, podem repovoar o epitélio seminífero quando a quimioterapia anticâncer for descontinuada.

Mais adiante, discutiremos o tempo e a dinâmica da espermatogênese, conceitos que possibilitam ao médico determinar o prazo de recuperação da espermatogênese após o término da quimioterapia anticâncer.

Orquite viral

A **caxumba** é uma infecção viral sistêmica com incidência de 20 a 30% de **orquite aguda** unilateral ou bilateral (edema abrupto e infiltração de linfócitos no espaço entre os túbulos seminíferos) nos homens póspúberes. Em geral, não se espera a ocorrência de alterações na função espermatogênica após uma orquite causada por caxumba. O **vírus Coxsackie B** é outro patógeno que causa orquite viral.

Torção no cordão espermático

A torção do cordão espermático pode romper o suprimento de sangue arterial e a drenagem de sangue venoso dos testículos. Essa condição, que em geral pode surgir até a adolescência e acometer um lado, é causada por um trauma físico ou por testículos anormalmente móveis dentro da túnica vaginal. Se a torção não for imediatamente tratada (nas primeiras seis horas), ocorrem infarto hemorrágico e necrose de todo o testículo.

Varicocele

Essa afecção é causada pela dilatação anormal das veias do cordão espermático (varicosidades no plexo pampiniforme), em virtude de estagnação prolongada do sangue. Uma das consequências da varicocele é a diminuição na produção de espermatozoides (**oligospermia**). Lembre-se de que as veias no cordão espermático desempenham importante papel na manutenção da temperatura testicular em 35°C, pelo mecanismo de troca de calor em contracorrente com a artéria espermática.

Células de Leydig

Agregados de células de Leydig estão presentes no espaço entre os túbulos seminíferos, nas proximidades dos vasos sanguíneos e dos canais ou sinusoides linfáticos (Figura 20.13).

Como muitas células que produzem esteroides, as células de Leydig contêm **gotículas lipídicas, mitocôndrias com cristas tubulares características** e um **retículo endoplasmático liso** bem desenvolvido.

Nos testículos humanos, o citoplasma das células de Leydig contêm **cristais de Reinke,** inclusões de proteínas em um arranjo geométrico, que se torna mais aparente com a idade.

Após a puberdade e sob a estimulação do **hormônio luteinizante (LH)**, por um mecanismo mediado pelo monofosfato de adenosina cíclica (cAMP), as células de Leydig produzem **testosterona**, que pode ser convertida em **di-hidrotestosterona** pela enzima **5α-redutase**. Cerca de 95% da testosterona encontrada no soro (associada à **globulina de ligação a hormônios sexuais [SHBG**; do inglês, *sex hormone–binding globulin*] e outras proteínas) é sintetizada pelas células de Leydig; a testosterona remanescente é produzida pelo córtex suprarrenal (zona fasciculada).

A testosterona também pode ser aromatizada para estrógenos em muitos tecidos, em particular no tecido adiposo. A ABP produzida pelas células de Sertoli após estimulação por FSH mantém a concentração de testosterona elevada na vizinhança das células espermatogênicas em desenvolvimento.

Proteína reguladora aguda esteroidogênica (StAR)

As **células de Leydig fetais** são ativas em relação à produção de esteroides entre 8 e 18 semanas de gestação. Com 18 semanas de gestação, a população de células de Leydig predomina nos testículos. Nesse momento, os andrógenos produzidos pelas células de Leydig fetais são cruciais para o desenvolvimento do sistema genital masculino (ver desenvolvimento dos testículos no Capítulo 21, *Transporte e Maturação dos Espermatozoides*).

No recém-nascido, a esteroidogênese testicular alcança níveis elevados 2 a 3 meses após o parto e, em seguida, esses níveis diminuem. As concentrações de andrógenos permanecem baixas até a puberdade, quando um aumento no LH ativa a síntese de androgênio.

O **LH e a prolactina regulam a função das células de Leydig**. A prolactina regula a expressão do gene do receptor de LH. O LH é responsável pela produção de testosterona.

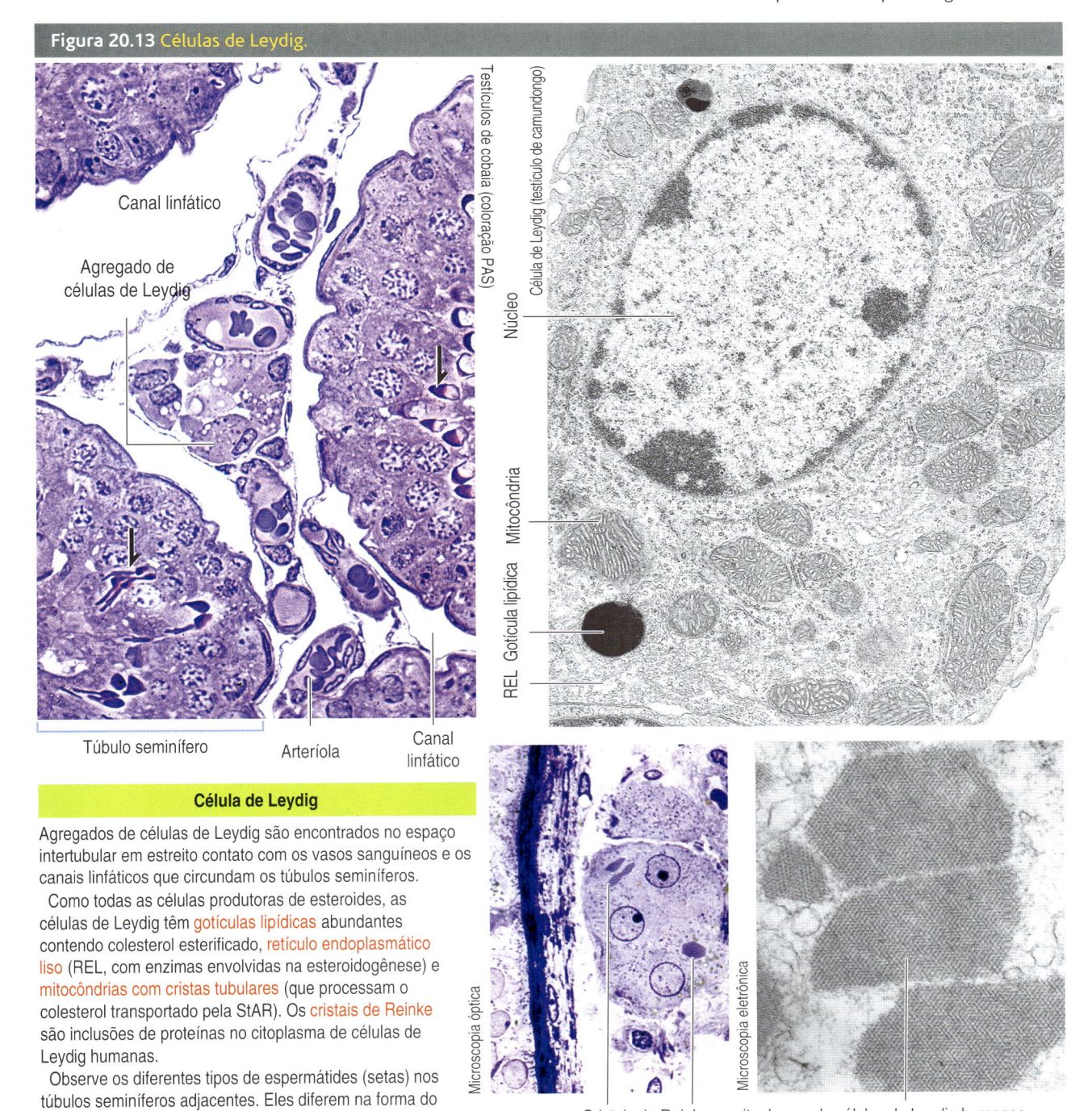

Figura 20.13 Células de Leydig.

Canal linfático

Agregado de
células de Leydig

Túbulo seminífero

Arteríola

Canal
linfático

Testículos de cobaia (coloração PAS)

Célula de Leydig (testículo de camundongo)

Núcleo

Mitocôndria

Gotícula lipídica

REL

Microscopia óptica

Microscopia eletrônica

Cristais de Reinke no citoplasma de células de Leydig humanas

Célula de Leydig

Agregados de células de Leydig são encontrados no espaço intertubular em estreito contato com os vasos sanguíneos e os canais linfáticos que circundam os túbulos seminíferos.

Como todas as células produtoras de esteroides, as células de Leydig têm gotículas lipídicas abundantes contendo colesterol esterificado, retículo endoplasmático liso (REL, com enzimas envolvidas na esteroidogênese) e mitocôndrias com cristas tubulares (que processam o colesterol transportado pela StAR). Os cristais de Reinke são inclusões de proteínas no citoplasma de células de Leydig humanas.

Observe os diferentes tipos de espermátides (setas) nos túbulos seminíferos adjacentes. Eles diferem na forma do núcleo e acrossomo corado com PAS associado. Esse é um exemplo de **associações celulares** diferentes.

A **hiperprolactinemia** inibe a função reprodutiva masculina pela diminuição da secreção de gonadotropinas e de sua ação nos testículos. O excesso de prolactina pode reduzir a produção de andrógenos pelas células de Leydig, diminuir a espermatogênese e causar disfunção erétil e infertilidade.

Durante a síntese de testosterona, o **colesterol** plasmático entra na célula, é esterificado pela **acetil coenzima A** (acetil CoA) e armazenado no citoplasma como gotículas lipídicas. Os **ácidos graxos** são processados em colesterol no retículo endoplasmático liso (Capítulo 19, *Sistema Endócrino*, para discussão detalhada da Esteroidogênese).

O colesterol é transportado das gotículas lipídicas para as mitocôndrias pela **proteína reguladora aguda esteroidogênica** (**StAR**) (sintetizada no citosol pelos polirribossomos) e a pregnenolona é produzida.

Uma mutação no gene que codifica StAR é detectada em indivíduos com **hiperplasia suprarrenal congênita lipoide**, causada pela síntese defeituosa de esteroides suprarrenais e gonadais.

As enzimas no retículo endoplasmático liso convertem a pregnenolona em progesterona e, em seguida, em testosterona. Outros dois andrógenos menos potentes produzidos pelas células de Leydig são a **deidroepiandrosterona** (**DHEA**) e a **androstenediona**.

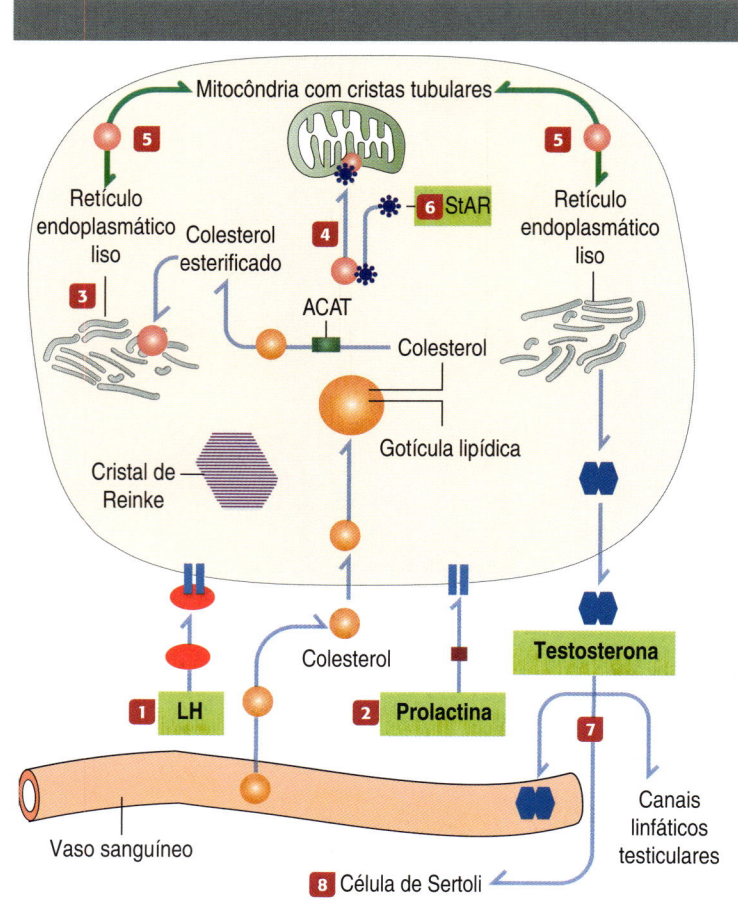

A função das células de Leydig é regulada pelo **hormônio luteinizante** (**LH**) e a **prolactina**, dois hormônios da adeno-hipófise. **1** O LH estimula a produção de **testosterona**. **2** A prolactina induz a expressão do receptor de LH.

Como todas as células produtoras de esteroides, as células de Leydig contêm gotículas lipídicas abundantes (colesterol), mitocôndrias com cristas tubulares e um retículo endoplasmático liso (REL) bem desenvolvido. O colesterol é esterificado pela acil coenzima A:colesterol aciltransferase (ACAT), transferido para o **3** REL e **4** mitocôndrias, onde é modificado por uma série de enzimas. O substrato move-se durante a esteroidogênese de **5** REL para a mitocôndria e daí para o REL. No fim da sequência da esteroidogênese, a testosterona é liberada.
6 A **StAR** (proteína reguladora aguda esteroidogênica) regula a síntese de esteroides por meio do **transporte de colesterol através da membrana mitocondrial externa para a membrana mitocondrial interna**. O citocromo P450SCC, a enzima limitadora da velocidade da esteroidogênese, está localizado na membrana mitocondrial interna.
7 **Testosterona** é liberada na circulação sanguínea e canais linfáticos testiculares. A testosterona liga-se ao receptor de andrógenos nas células de Sertoli e mantém a espermatogênese, a libido masculina e a função das glândulas acessórias masculinas (próstata e vesícula seminal).

Biorregulação da espermatogênese

Examine a Figura 20.14 para integrar os principais aspectos da regulação hormonal da espermatogênese.

Comece a revisão da regulação hormonal da espermatogênese com a compreensão de que o FSH, derivado da adeno-hipófise, e os andrógenos, produzidos nos testículos em resposta ao LH, são os principais fatores do desenvolvimento do espermatozoide (Boxe 20.F). A espermatogênese e a esteroidogênese coexistem em diferentes compartimentos testiculares: o epitélio seminífero e o espaço intertubular (ou interstício, onde residem as células de Leydig), respectivamente.

Há vários pontos a serem enfatizados:
1. As instruções para a regulação hormonal da espermatogênese vêm do **hormônio liberador de gonadotrofinas** (GnRH) no hipotálamo. As células de Sertoli modulam a eficácia das instruções de FSH por meio de inibina e ativina. A inibina exerce um *feedback* **negativo** sobre o **GnRH** e a liberação hipofisária do FSH. A ativina tem um efeito oposto.
2. A plasticidade estrutural dinâmica das células de Sertoli facilita a espermatogênese:

(i) As células de Sertoli auxiliam na translocação de progênies de espermatogônias do compartimento basal para o compartimento adluminal do epitélio seminífero.

(ii) As células de Sertoli fornecem criptas e nichos para sustentar o desenvolvimento de progênies de células espermatogênicas.

(iii) A capacidade fagocítica das células de Sertoli possibilita a remoção de células espermatogênicas apoptóticas e a captação de corpos residuais após o término da espermiação. O **ligante Fas**, expresso por espermatócitos e espermátides, podem ativar o mecanismo apoptótico necessário para o descarte de membros defeituosos que possam comprometer o destino de toda a progênie meiótica e pós-meiótica (Capítulo 3, *Sinalização celular | Biologia celular | Patologia*).

(iv) Junções de oclusão, interconectando células de Sertoli adjacentes, dividem o epitélio seminífero em compartimentos, criando a chamada "barreira hematotesticular". A barreira protege espermatócitos e espermátides de respostas imunes prejudiciais. A tolerância aos autoantígenos das células espermatogênicas sustenta o *status* privilegiado imunológico dos testículos.

(v) As células de Sertoli produzem e secretam proteínas que atuam em alvos locais e distantes. Estimuladas pelo FSH, as células de Sertoli secretam **GDNF** (para o fator neurotrófico derivado da linhagem celular glial), que estimula a renovação e a diferenciação espermatogoniais (ver Figura 20.7). Por esse mecanismo, as células de Sertoli mantêm um equilíbrio de entrada e saída entre o número de espermatogônias sendo produzidas (entrada) e o número de espermatozoides liberados (saída).

(vi) As células de Sertoli sintetizam e secretam **ABP** quando estimuladas pelo FSH. A ABP liga andrógenos (testosterona ou di-hidrotestosterona). O **complexo ABP-andrógeno** mantém altos níveis de andrógenos na proximidade das células espermatogênicas em desenvolvimento. Além disso, o complexo ABP-andrógeno, liberado no lúmen do túbulo seminífero, é transportado para o epidídimo, onde mantém alta concentração durante a maturação espermática.

(vii) Finalmente, as **células de Sertoli fetais** sintetizam e secretam **hormônio antimülleriano** (**AMH**). Conforme discutido no Capítulo 22, *Foliculogênese e Ciclo Menstrual*, o AMH induz a regressão dos ductos müllerianos (paramesonéfricos) no homem em desenvolvimento.

Figura 20.14 Regulação hormonal de função testicular.

Regulação hormonal da espermatogênese

1 O hormônio liberador das gonadotrofinas (GnRH) no hipotálamo estimula a secreção de FSH e LH por basófilos localizados na **2** adeno-hipófise. A prolactina é secretada pelos acidófilos.

3 O FSH liga-se a seu receptor nas células de Sertoli e estimula a síntese e a secreção da **4** proteína de ligação a andrógenos (ABP). Após a ligação à testosterona, o complexo ABP-testosterona é transportado para o epidídimo.

5 A prolactina (PL) estimula as células de Leydig a expressarem os receptores de LH. **6** O LH liga-se ao seu receptor para deflagrar a produção de testosterona. A testosterona segue três rotas de secreção: **7** para a circulação sanguínea **8** para os canais linfáticos que circundam os túbulos seminíferos e para **9** as células de Sertoli, onde a testosterona se liga ao receptor de andrógenos e ABP.

Há dois mecanismos de retroalimentação, que regulam a espermatogênese: (1) Após a estimulação por FSH, as células de Sertoli produzem **10** inibina, que regula negativamente a secreção de FSH. Quando as concentrações de FSH diminuem, as células de Sertoli secretam **11** ativina, que regula positivamente a secreção de FSH. (2) Quando as concentrações de **12** testosterona estão elevadas, a secreção de LH diminui.

Quando as concentrações de testosterona diminuem, o LH é liberado. O GnRH no hipotálamo modula os mecanismos de retroalimentação do FSH-inibina-ativina e o mecanismo de retroalimentação da testosterona e LH.

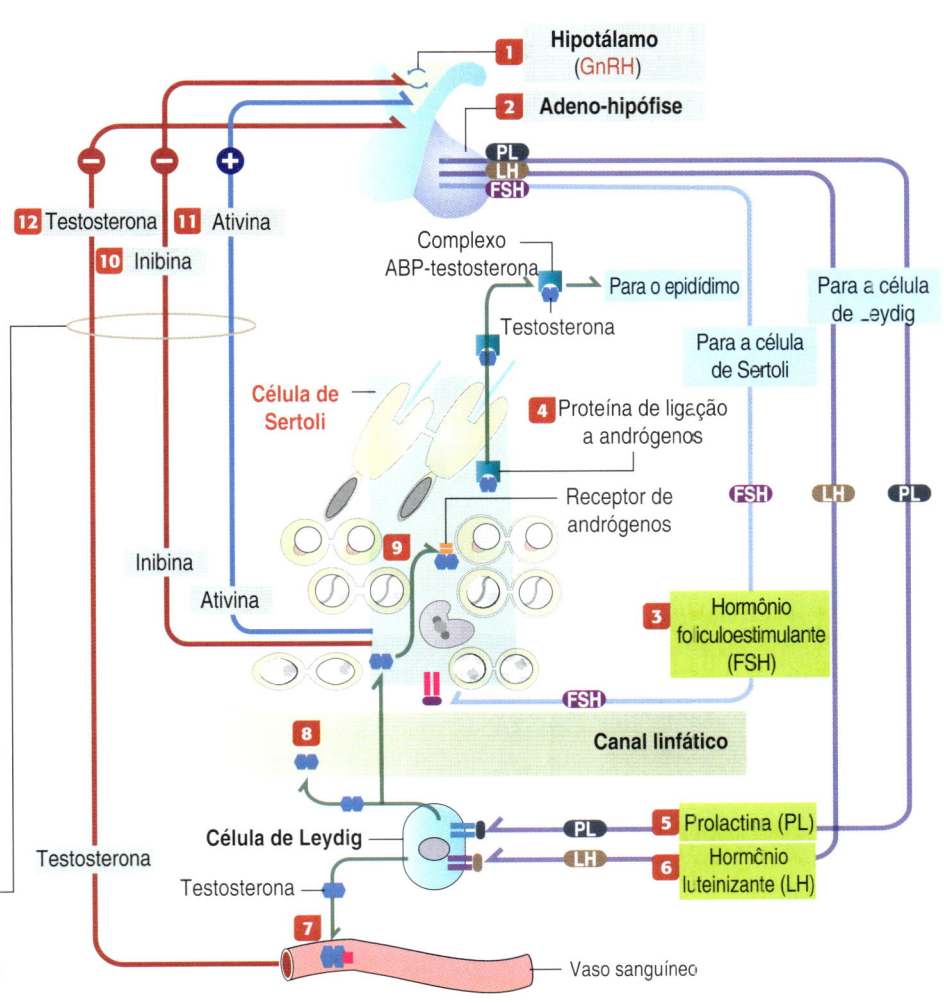

Proteínas reguladoras produzidas pelas células de Sertoli

As **inibinas** são dímeros que contêm a subunidade α e uma das duas subunidades β (βA ou βB). As **ativinas** não possuem a subunidade α, mas são formadas por duas subunidades β. Elas podem ser homodímeros (βAβA ou βBβB) ou heterodímeros (βAβB).

As inibinas e as ativinas são sintetizadas nos ovários, testículos, hipófise e, provavelmente, em outros tecidos.

As inibinas e as ativinas são membros da família de polipeptídios que incluem o fator de crescimento transformante β e o hormônio antimülleriano (AMH).

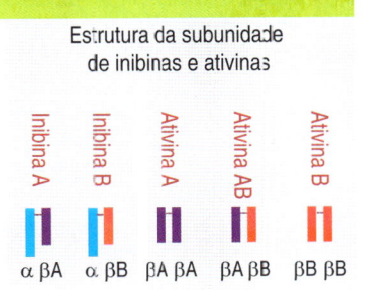

Estrutura da subunidade de inibinas e ativinas

Inibina A	Inibina B	Ativina A	Ativina AB	Ativina B
α βA	α βB	βA βA	βA βB	βB βB

Ciclo espermatogênico

Quando você examina alguns túbulos seminíferos sob o microscópio óptico, observa que o epitélio seminífero consiste em uma combinação variável de células espermatogênicas. As células espermatogênicas não se dispõem aleatoriamente; ao contrário, organizam-se em combinações bem definidas chamadas **associações celulares** (Figuras 20.15 e 20.16).

Por exemplo, em uma região particular do epitélio seminífero, as espermátides em diferenciação podem ser observadas com espermatogônias e espermatócitos, também envolvidas em seus respectivos estágios de desenvolvimento (ver Figuras 20.4 e 20.13).

Essas associações celulares, designadas por numerais romanos, são distintivas e sucedem uma à outra ao longo do comprimento de um túbulo seminífero. Essa sequência repete-se ciclicamente. Em outras palavras, após a conclusão de um **ciclo de associações celulares,** inicia-se um novo ciclo. Na verdade, um ciclo consiste em uma repetição de associações celulares,

rotuladas como I, II, III e assim por diante, até "I" aparecer novamente. Então, inicia-se um novo ciclo.

Como essas combinações de células espermatogênicas ocorrem? Vamos examinar um **exemplo hipotético** na Figura 20.17, em que um ciclo consiste em 6 associações celulares.

Observe que todas as gerações de células espermatogênicas se **sobrepõem** porque algumas células tronco espermatogoniais (SSC) originam, cada uma, uma nova progênie de célula espermatogênica em intervalos regulares ao longo do túbulo seminífero.

Observe também que uma nova progênie de células espermatogênicas coexiste com progênies espermatogênicas mais precoces e mais tardias. Portanto, as associações celulares representam a combinação de membros celulares das progênies espermatogênicas sobrepostas em um determinado ponto do túbulo seminífero.

Agora, precisamos discutir o que são o **ciclo espermatogênico** e a **onda espermatogênica.**

Um **ciclo espermatogênico** é definido **pelo tempo necessário para o reaparecimento do mesmo estágio, ou associação celular, dentro de um determinado**

> **Boxe 20.F** Ações da testosterona no sistema reprodutivo masculino.
>
> **No feto do sexo masculino**
> - A testosterona regula a diferenciação e a maturação das células de Sertoli durante o desenvolvimento testicular
> - A testosterona estimula o crescimento e o desenvolvimento da genitália masculina interna e externa.
>
> **No adulto do sexo masculino**
> - As células de Sertoli são as únicas células testiculares a expressar FSH e receptores de andrógenos. Pelo fato de as espermatogônias não apresentarem receptores de andrógenos, o efeito regulador sobre a progênie das espermatogônias é mediado indiretamente por testosterona e FSH, atuando de modo sinérgico na regulação das vias de sinalização da célula de Sertoli
> - Os andrógenos mantêm a função secretora das vesículas seminais e próstata e estimulam o desenvolvimento de pelos sexuais e a secreção das glândulas sebáceas (pele).

Figura 20.15 Ciclo espermatogênico: ciclos e ondas.

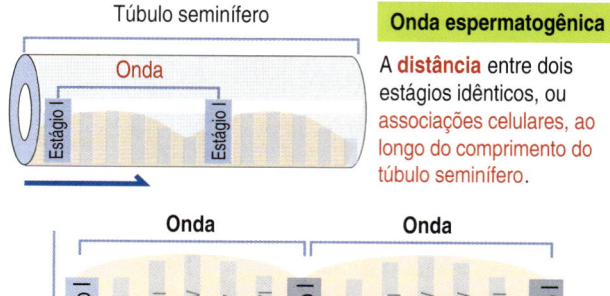

Ciclo espermatogênico

O **tempo** necessário para o reaparecimento do mesmo estágio, ou associação celular, dentro de um determinado segmento do túbulo seminífero.

Imagine que você é capaz de monitorar a progressão das associações celulares de um ciclo usando uma câmera deixada em um determinado local do túbulo seminífero.

Onda espermatogênica

A **distância** entre dois estágios idênticos, ou associações celulares, ao longo do comprimento do túbulo seminífero.

Figura 20.16 Arranjos diferentes das associações celulares nos túbulos seminíferos.

Disposição linear dos estágios em testículos de roedores

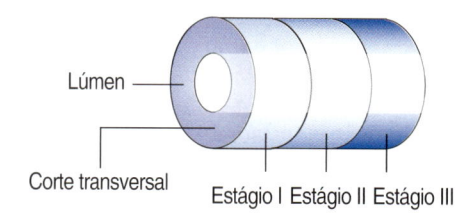

Em **roedores**, os estágios ou associações celulares são alinhados em um arranjo **linear** consecutivo. Um corte transversal de um túbulo seminífero exibe uma **única associação celular**.

Disposição helicoidal dos estágios em testículos humanos

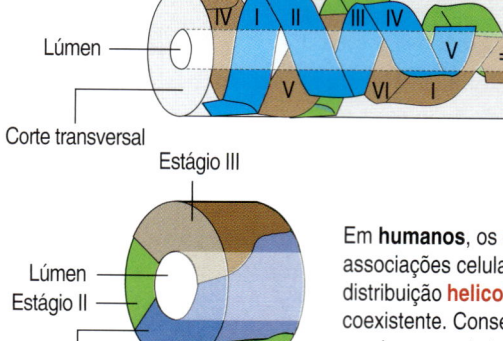

Em **humanos**, os estágios ou associações celulares exibem distribuição **helicoidal** coexistente. Consequentemente, um corte transversal exibe **mais de uma associação celular**.

Figura 20.17 Associações celulares e ciclo espermatogênico.

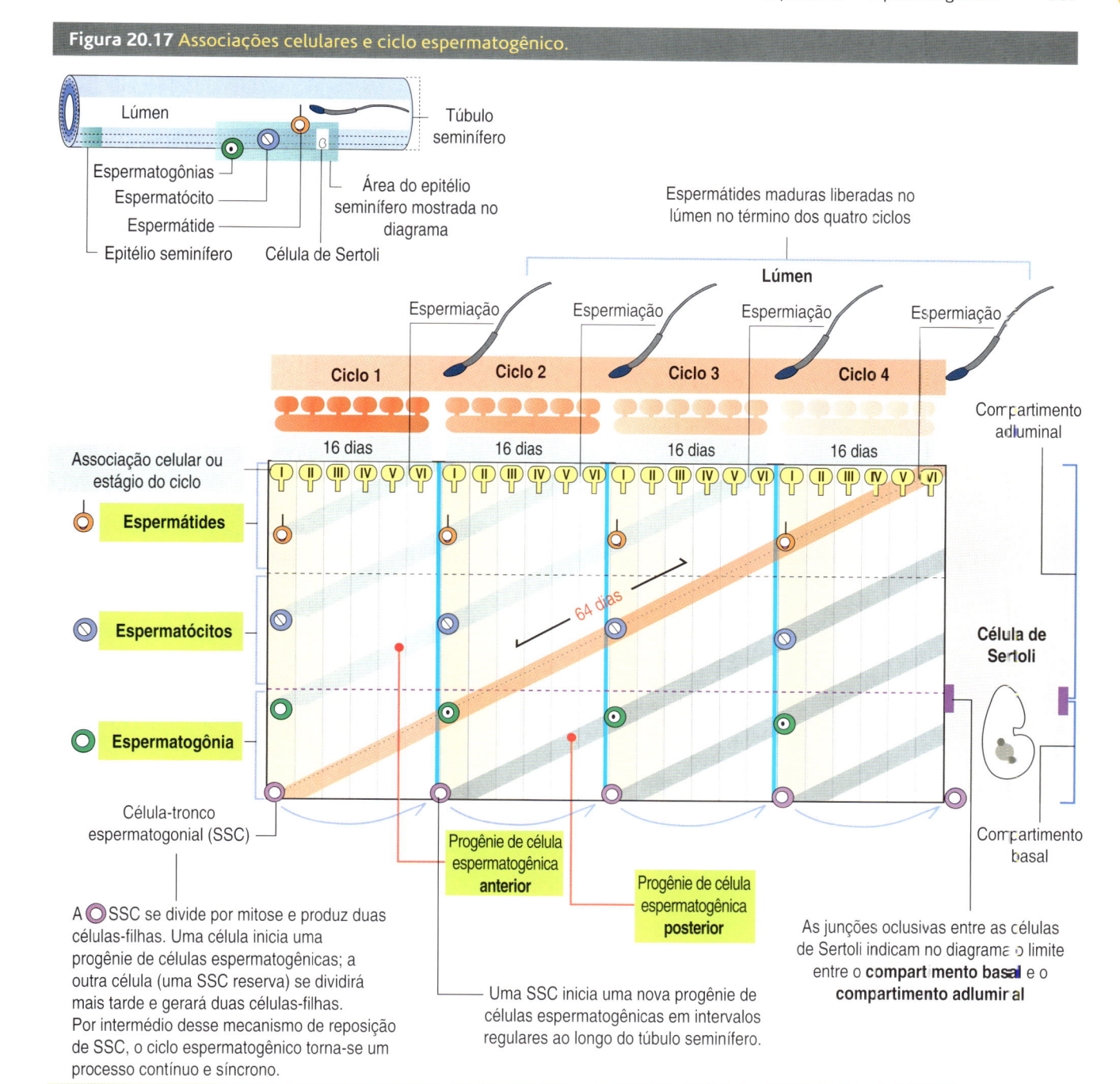

A ⬡SSC se divide por mitose e produz duas células-filhas. Uma célula inicia uma progênie de células espermatogênicas; a outra célula (uma SSC reserva) se dividirá mais tarde e gerará duas células-filhas. Por intermédio desse mecanismo de reposição de SSC, o ciclo espermatogênico torna-se um processo contínuo e síncrono.

Uma SSC inicia uma nova progênie de células espermatogênicas em intervalos regulares ao longo do túbulo seminífero.

As junções oclusivas entre as células de Sertoli indicam no diagrama o limite entre o **compartimento basal** e o **compartimento adluminal**

Associações celulares são estágios de um ciclo. A espermiação requer a conclusão de vários ciclos.

Como o desenvolvimento de cada progênie de célula espermatogênica (a partir de uma célula-tronco espermatogonial, **SSC**, e terminando na liberação de espermátides maduras) está em sincronia com as progênies anteriores e posteriores, uma série de diferentes associações celulares pode ser observada ao longo do túbulo seminífero.

Uma série de associações celulares ⬡ consecutivas constitui os estágios de um ciclo ⬡. O número de ciclos necessários para a conclusão de uma progênie das células espermatogênicas depende da espécie.

Observe o seguinte, no diagrama deste **exemplo hipotético**:

O ciclo 1 ⬡ consiste em associações celulares consecutivas marcadas de I a VI ⬡. Lembre-se, cada associação de células é uma etapa do ciclo.

O **ciclo 2** ⬡ começa quando o **estágio I** ⬡ reaparece e os estágios consecutivos ⬡ se seguem.

Os **ciclos 3** ⬡ **e 4** ⬡ são **repetições** dos **ciclos 1 e 2**. Nesse exemplo, um total de **quatro ciclos** deve ser concluído antes que as espermátides maduras, derivados da SSC inicial, possam ser liberadas no lúmen tubular seminífero. Observe que cada evento de espermiação representa a conclusão de uma progênie celular (indicada por barras ⬡).

No **ser humano**, cada ciclo dura 16 dias, e a progênie iniciada a partir de uma SSC deve passar por 4 ciclos (ou 64 dias) antes da liberação de espermátides maduras (espermiação).

segmento do túbulo seminífero (ver Figura 20.15, esquerda). O parâmetro é o **tempo**.

Uma onda espermatogênica é definida pela **distância entre dois estágios idênticos, ou associações celulares, ao longo do comprimento do túbulo seminífero** (ver Figura 20.15, direita). O parâmetro é o **espaço**.

Como determinamos um ciclo espermatogênico?

Ele pode ser realizado experimentalmente em animais de laboratório por injeção intratesticular de ^{3}H timidina. O ciclo espermatogênico é monitorado por autorradiografia em intervalos de tempo regulares para determinar a evolução das células espermatogênicas radiomarcadas em seu desenvolvimento. As progênies de espermatogônias mitóticas carregarão seu DNA radiomarcado na meiose I e II e espermiogênese.

Como determinamos uma onda espermatogênica?

Isolamos um túbulo seminífero, preparamos cortes histológicos cruzados em série ao longo do seu comprimento e determinamos com o microscópio que associações celulares estão presentes.

Após o exame de alguns cortes em série que cobrem uma distância de alguns poucos milímetros ou centímetros, determinamos **as associações celulares sucessivas (ou estágios de um ciclo) ao longo do comprimento do túbulo seminífero. A distância que separa dois estágios idênticos define o comprimento de uma onda espermatogênica.** Um túbulo seminífero pode exibir algumas ondas completas.

O **número de estágios** que constituem um ciclo espermatogênico e o **número de ciclos** necessário para a conclusão de uma progênie espermatogênica varia entre as espécies. O número de associações celulares ou estágios em um ciclo é constante para qualquer espécie (14 estágios no rato, **seis estágios no homem**, 12 no macaco).

Há, porém, nos testículos humanos uma situação estranha: as gerações de células espermatogênicas são organizadas de **forma helicoidal**, e não em uma sequência longitudinal como em roedores (ver Figura 20.16). Em consequência, um corte transversal de um túbulo seminífero exibirá três ou quatro associações em vez de uma única, como observado nos testículos de roedores.

Em nosso exemplo hipotético mostrado na Figura 20.17, cada um dos 4 ciclos consiste em 6 estágios consecutivos, que reaparecem repetidamente.

Há mais um ponto que não pode ser esquecido. Se concentramos nossa atenção em uma das progênies de célula espermatogênica, percebemos que são necessários **quatro ciclos** para que as SSCs possam concluir sua progênie celular espermatogênica e liberar espermátides maduras no lúmen tubular.

No homem, a **duração do ciclo é de 16 dias**. São necessários **quatro ciclos** (64 dias) para o desenvolvimento completo de uma progênie celular espermatogênica.

REPROGRAMAÇÃO EPIGENÉTICA

Já vimos que as histonas somáticas são removidas dos núcleos de espermátides e substituídas por protaminas ricas em arginina e lisina (ver Figura 20.10).

Essa alteração de histona para protamina resulta em:
1. Inativação transcricional (chamado **silenciamento gênico**).
2. Alterações na estrutura da cromatina de um tipo nucleossômico para um tipo liso de cromatina em espermátides terminais (ver Figura 20.10). Essa modificação estrutural possibilita a condensação da cromatina e protege o DNA contra degradação.

Alterações no DNA e nas histonas podem modificar a atividade gênica sem modificar a sequência de DNA. Essas modificações são chamadas **epigenéticas (contornando a genética convencional). Modificações epigenéticas afetam a expressão gênica sem alterar a sequência de DNA**. Como veremos adiante, **a metilação do DNA**, que consiste em grupos metil adicionados ao DNA, pode dar início a uma cascata de eventos que silenciam a transcrição do RNA.

Há importantes conceitos a serem lembrados:
1. Durante **a gametogênese** (espermatogênese e ovogênese), as **impressões genômicas[1] são diferencialmente apagadas para possibilitar a reprogramação epigenética** que deve ser transmitida para os embriões através dos gametas.

O DNA das espermátides maduras é altamente metilado (Figura 20.18) em comparação com a metilação mais modesta durante a ovogênese.
2. Imediatamente após a **fertilização**, ocorre desmetilação significativa do DNA do espermatozoide, seguida por uma extensa perda de metilação do DNA na maior parte do DNA genômico em embriões humanos (Figura 20.19).
3. Após a **implantação**, a metilação do DNA aumenta rapidamente quando as células embrionárias adquirem as características para diferenciação celular e tecidual.

Em resumo, a reprogramação durante a gametogênese é necessária para reajustar as impressões genômicas ou eliminar as modificações epigenéticas já adquiridas.

A remodelagem epigenética ocorre logo após fertilização e a **totipotência** é restaurada no zigoto. A totipotência, a capacidade de uma célula dividir e diferenciar em qualquer tipo celular de origem embrionária e extraembrionária, correlaciona-se com extensa desmetilação do DNA, remodelagem da cromatina e ativação transcricional substancial (ver Figura 20.19).

Quais são os mecanismos moleculares subjacentes que possibilitam que as células germinativas primordiais se tornem gonócitos que realizam gametogênese?

Próximo ao apagamento da impressão, um processo de reprogramação complexo envolve a regulação

---

[1]N.R.T.: *Genomic imprinting* é um fenômeno epigenético que resulta na inativação de genes de maneira dependente de sua origem alélica.

Figura 20.18 Reprogramação epigenética durante a espermatogênese.

Nos mamíferos, a gametogênese (espermatogênese e ovogênese) está sob o controle de mecanismos genéticos e epigenéticos. A epigenética consiste na reprogramação da expressão de genes específicos por dois mecanismos principais: metilação de DNA e modificação de histonas (acetilação, fosforilação, metilação e ubiquitinação).

Os principais objetivos consistem em apagar e reprogramar os padrões de metilação para reajustar as impressões genômicas ou eliminar as modificações epigenéticas adquiridas.

Perturbações na metilação do DNA e na modificação de histonas associadas a alelos específicos conduzem a processos anormais de desenvolvimento, incluindo a **síndrome de Prader-Willi** (caracterizada por hipotonia, angústia respiratória, obesidade, baixa estatura e deficiência mental moderada) e a **síndrome de Angelman** (deficiência mental grave, risadas impróprias excessivas, ausência de fala e hiperatividade). Ambas as síndromes têm um defeito epigenético causado pela ausência de metilação de vários alelos paternos.

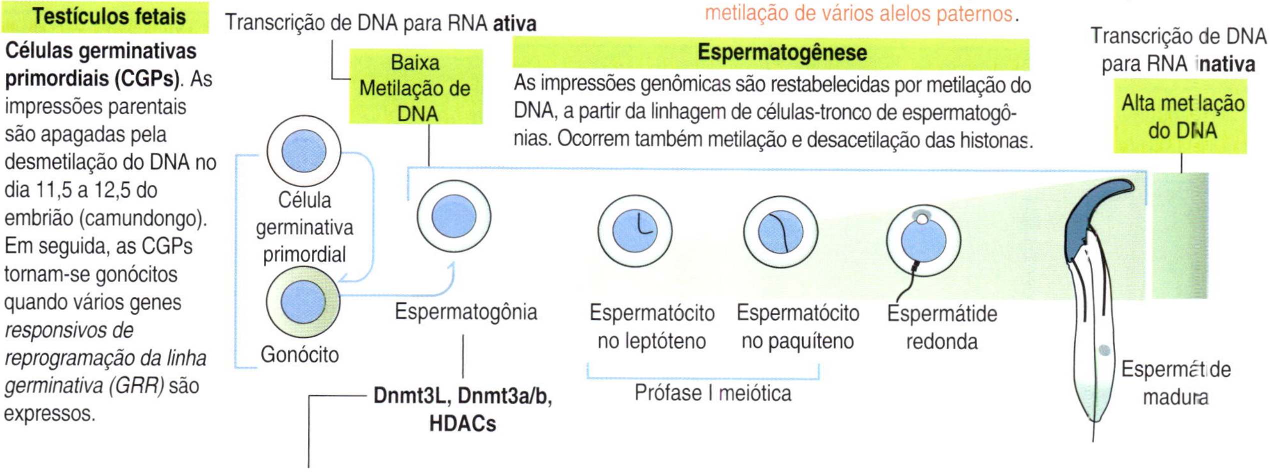

Testículos fetais

Células germinativas primordiais (CGPs). As impressões parentais são apagadas pela desmetilação do DNA no dia 11,5 a 12,5 do embrião (camundongo). Em seguida, as CGPs tornam-se gonócitos quando vários genes *responsivos de reprogramação da linha germinativa (GRR)* são expressos.

Transcrição de DNA para RNA **ativa**

Baixa Metilação de DNA

Célula germinativa primordial

Gonócito

Espermatogônia

Dnmt3L, Dnmt3a/b, HDACs

Espermatogênese

As impressões genômicas são restabelecidas por metilação do DNA, a partir da linhagem de células-tronco de espermatogônias. Ocorrem também metilação e desacetilação das histonas.

Espermatócito no leptóteno

Espermatócito no paquíteno

Prófase I meiótica

Espermátide redonda

Transcrição de DNA para RNA **inativa**

Alta metilação do DNA

Espermátide madura

As DNA metiltransferases Dnmt3a e Dnmt3b, em associação à Dnmt3L, estabelecem um padrão de metilação de DNA paterno a partir das espermatogônias. Além disso, a hipoacetilação e a desacetilação das histonas são controladas pelas histonas desacetilases (HDACs) e histonas metiltransferases.

Figura 20.19 Reprogramação epigenética após fertilização.

Remodelação extensa da cromatina e alterações transcricionais ocorrem sob o controle de genes de efeito materno (MEG) durante as divisões de clivagem celular.

Remodelagem epigenética após fertilização restaura totipotência ao zigoto. Após a depleção de RNA e proteínas maternas, a ativação do genoma embrionário ocorre como um aumento inicial discreto, seguido por um grande aumento na síntese de RNA. A cromatina paterna sofre uma grande remodelagem por causa das moléculas de protamina associadas à cromatina (aquisição de histonas).

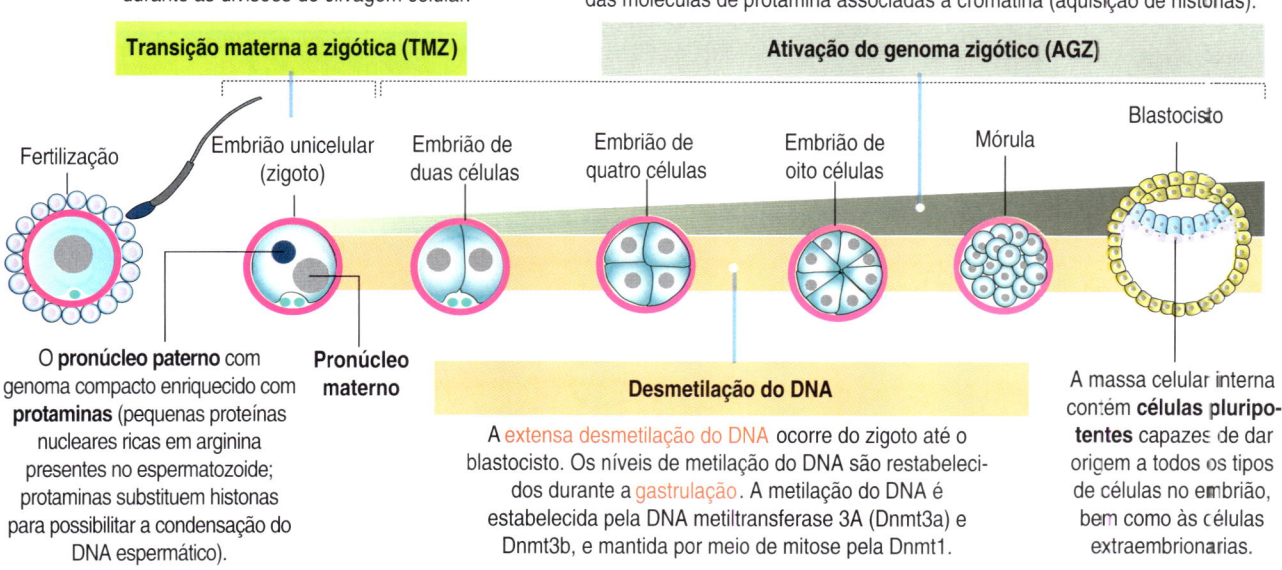

Transição materna a zigótica (TMZ)

Ativação do genoma zigótico (AGZ)

Fertilização

Embrião unicelular (zigoto)

Embrião de duas células

Embrião de quatro células

Embrião de oito células

Mórula

Blastocisto

O **pronúcleo paterno** com genoma compacto enriquecido com **protaminas** (pequenas proteínas nucleares ricas em arginina presentes no espermatozoide; protaminas substituem histonas para possibilitar a condensação do DNA espermático).

Pronúcleo materno

Desmetilação do DNA

A extensa desmetilação do DNA ocorre do zigoto até o blastocisto. Os níveis de metilação do DNA são restabelecidos durante a gastrulação. A metilação do DNA é estabelecida pela DNA metiltransferase 3A (Dnmt3a) e Dnmt3b, e mantida por meio de mitose pela Dnmt1.

A massa celular interna contém **células pluripotentes** capazes de dar origem a todos os tipos de células no embrião, bem como às células extraembrionárias.

positiva coordenada de vários **genes *responsivos a reprogramação da linha germinativa* (*GRR*;** do inglês, *germline reprogramming responsive)* e a remoção da metilação do DNA nas células germinativas primordiais (CGPs).

A reprogramação do gene *GRR* gonadal possibilita às CGPs tornarem-se gonócitos, uma etapa essencial para a progressão em direção à gametogênese. Na verdade, logo após a ativação dos genes *GRR*, gonócitos femininos começam a prófase meiótica, possibilitando assim a progressão para a ovogênese.

Há uma íntima relação entre a impressão genômica, a estrutura da cromatina e a metilação do DNA. Durante a gametogênese, a expressão diferencial dos **alelos** (do grego *allos*, outro) pode ser inibida nos gametas paternos e maternos.

Como já discutido, os genes vêm em pares, sendo uma cópia ou alelo herdado do pai e outro da mãe. Durante a espermatogênese e a ovogênese, uma cópia do gene marcado (*imprinted*) é seletivamente silenciada. Observam-se distúrbios de impressão genômica quando a cópia alternativa paterna ou materna (alelo) apresenta alterações (em sua regulação, quantidade de cópias ou mutações em sequências genômicas).

Os defeitos na impressão parental incluem (ver Figura 20.18):
1. **Síndrome de Prader-Willi**.
2. **Síndrome de Angelman**.

A síndrome de Prader-Willi caracteriza-se por hipotonia, dificuldade respiratória, obesidade, baixa estatura e deficiência mental leve.

Essa síndrome é causada pela deleção de um alelo paterno ou a retenção de duas cópias maternas.

A síndrome de Angelman inclui deficiência mental grave, risadas impróprias excessivas, ausência de fala e hiperatividade.

Em contraste à síndrome de Prader-Willi, o alelo materno é perdido ou duas cópias do alelo paterno são retidas. Embora existam os dois alelos disponíveis (um herdado de cada um dos pais), os indivíduos acometidos apresentam mutações em regiões do DNA que controlam a impressão genômica dos dois alelos.

Agora, de posse dessas informações, abordaremos os **aspectos moleculares** da reprogramação epigenética (Figura 20.20).

A epigenética concentra-se nas seguintes premissas básicas:
1. **Diferenças nos padrões de expressão gênica não são determinadas pelas alterações herdáveis na sequência de DNA.**
2. **A metilação no DNA ocorre em citosinas, em sequências dinucleotídicas de citosina e guanina: CpG, onde p denota o esqueleto de fosfato do DNA.**

Como C pareia com G nas fitas complementares do DNA, as ilhas de dinucleotídios CpG alinham-se em ambas as fitas e são metiladas no mesmo local. Isso significa que os padrões de metilação podem ser passados para as células-filhas quando as células se dividem, e isso garante a manutenção de sua identidade epigenética. Muitas ilhas de CpG apresentam-se nos sítios de início de transcrição e em promotores de genes ativos.
3. Ocorrem **modificações das histonas**, particularmente **desacetilação das histonas**.

A cromatina de um gene transcricionalmente ativo (eucromatina) tem histonas acetiladas e ilhas

---

Figura 20.20 Metilação do DNA e desacetilação da histona.

1 A cromatina transcricionalmente ativa consiste em fatores de transcrição e RNA polimerase ligadas à região promotora do gene. As histonas no centro nucleossômico são acetiladas.

2 O silenciamento transcricional tem início quando metiltransferases de DNA metilam ilhas de CpG no DNA. Proteínas de ligação ao DNA metilado (MBD), incluindo as histonas desacetilases, são recrutadas às ilhas de CpG metiladas. As histonas desacetilases deslocam-se para o centro das histonas e removem os grupos acetila das histonas.

3 A desacetilação de histonas possibilita a adição de grupos metila às histonas pelas histonas metiltransferases, enquanto a proteína da heterocromatina 1 (HP1) é recrutada para os sítios metilados das histonas.
A cromatina é condensada e a transcrição é cessada.

Observa-se uma mutação no gene ***Dnmt3b*** em pacientes com uma doença rara chamada **ICF** (síndrome da imunodeficiência, instabilidade centromérica e anomalias faciais).

Uma mutação no gene ***MeCP2***, que codifica uma das proteínas MBD, é a causa da síndrome de Rett em meninas (deficiência mental).

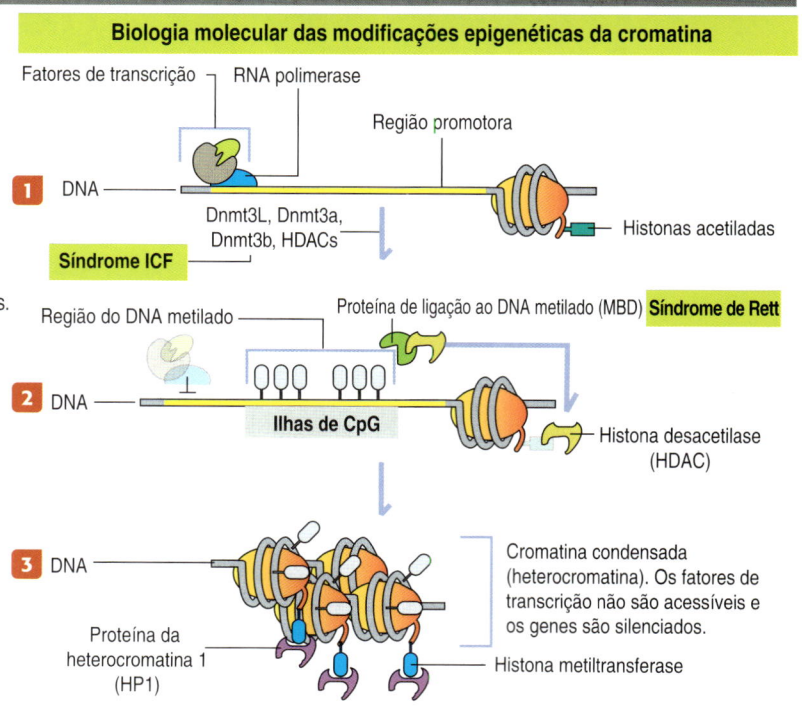

Biologia molecular das modificações epigenéticas da cromatina

de CpG não metiladas. Essa organização "aberta" da cromatina possibilita que fatores de transcrição e a RNA polimerase transcrevam o gene. A cromatina pode ser condensada (heterocromatina) tornando-se inativa para a transcrição.

Ocorrem dois eventos para realizar essa tarefa:
1. As DNA metiltransferases metilam as ilhas de CpG.
2. As histonas desacetilases removem os grupos acetila da cauda N-terminal das histonas nucleossômicas.

A metilação consiste na adição de um grupo metila a uma molécula biológica por metiltransferases. As **DNA metiltransferases** (Dnmt1, Dnmt3a e Dnmt3b, com a participação da Dnmt3L) adicionam grupos metila aos dinucleotídios CpG. As **histonas metiltransferases** adicionam grupos metila às histonas após terem sido desacetiladas pelas **histonas desacetilases**.

Como as histonas desacetilases sabem quando remover os grupos acetila das histonas?

As proteínas de ligação ao DNA metilado (MBD; do inglês, *methylated DNA-binding protein*) e as **histonas desacetilases** (que removem os grupos acetila) são recrutadas às ilhas de CpG quando essas tornam-se metiladas. A desacetilação das histonas é um pré-requisito para a metilação das histonas, evento que envolve **histona metiltransferase**, cujo alvo é a histona 3 (H3). A metilação da H3 resulta no recrutamento do efetor **proteína da heterocromatina 1** (HP1). A cromatina se condensa e a transcrição é inativada (cromatina "fechada").

O significado clínico da metilação do DNA e das histonas, acoplada à desacetilação das histonas, aponta para a reativação terapêutica dos genes supressores de tumor anormalmente silenciados.

Inibidores da metilação do DNA e das histonas desacetilases são agentes promissores no tratamento do câncer.

TUMORES TESTICULARES

Os tumores testiculares, umas das neoplasias malignas mais tratável de todas, são detectados em indivíduos na faixa etária de 30 a 40 anos. O tratamento desses pacientes é cada vez mais importante, especialmente com relação a sua sexualidade e fertilidade (Figura 20.21).

Dois fatores de risco significativos são a **criptorquidia** e a **disgenesia gonadal** (p. ex., síndrome de Klinefelter; ou a síndrome de resistência a andrógenos). O aumento na quantidade de cromossomos X é uma característica comum aos tumores das células germinativas testiculares.

Os tumores testiculares são classificados em três grupos principais:
1. **Seminomas**.
2. **Tumores de células germinativas testiculares (TCGTs)**.
3. **Tumores de células do cordão sexual**.

Os marcadores tumorais séricos são a α-**fetoproteína (AFP)**, a subunidade β da gonadotrofina coriônica humana (β-**hCG**) e a isoenzima lactato desidrogenase 1.

O **seminoma** acomete pacientes mais jovens e é o tumor testicular mais comum. Os seminomas são massas tumorais bem delimitadas, amareladas, lobuladas e confinadas aos testículos. Esses tumores são formados por nódulos circundados por células do tecido conjuntivo. As células tumorais são grandes e uniformes, com grandes núcleos e nucléolos proeminentes. Sinciciotrofoblastos podem ser encontrados nos seminomas testiculares. As concentrações séricas de β-hCG são moderadamente elevadas. O **seminoma espermatocítico** é considerado uma variante do seminoma. Esse tipo de tumor é observado em pacientes mais velhos. Histologicamente, esse tumor imita as células meióticas (espermatócitos).

Os **TCGTs** incluem **neoplasia intraepitelial testicular (NIT)**, **carcinoma embrionário**, **teratoma, coriocarcinoma** e **tumor do saco vitelino**.

A NIT (também chamada **neoplasia de células germinativas intratubulares**) é a fase inicial dos TCGTs invasivos. Os TCGTs desenvolvem-se em 70% dos casos de NIT após uma média de 7 anos. As células malignas semelhantes às células de um seminoma ficam confinadas nos túbulos seminíferos. As células tumorais são marcadas positivamente para a **fosfatase alcalina placentária (FAP)** e o **receptor c-kit** associadas à membrana. Como já discutido, a expressão do receptor c-kit ocorre em células germinativas primordiais (CGP) e nas espermatogônias em diferenciação.

Os TCGTs, como indicado anteriormente, correlacionam-se com todos os tipos de ganhos de cromossomo X. Na verdade, o gene *TGCT1*, localizado no braço longo do cromossomo (Xq27), aparece associado ao risco de TCGTs bilaterais, presumivelmente mediados pelo aumento da expressão de dois oncogenes ligados ao cromossomo X (*ARAF1*, gene que codifica uma proteína serina/treoninoquinase e *ELK1*, um fator de transcrição).

A infertilidade masculina está associada à NIT, uma observação clínica que deve ser levada em consideração durante o processo de diagnóstico diferencial em todos os homens jovens. Realiza-se orquiectomia radical geralmente por uma incisão inguinal. A cirurgia de preservação de órgão, quando a NIT tem tamanho reduzido, é uma alternativa à orquiectomia em pacientes que querem ter filhos.

Em alguns poucos pacientes, os tumores de células germinativas podem ter uma **localização extragonadal** (no retroperitônio ou no mediastino) além da NIT.

Deve-se lembrar que as células germinativas primordiais que não chegam às cristas gonadais durante a gonadogênese e que não são destruídas por apoptose podem gerar tumores de células germinativas.

Concentrações elevadas de AFP ou β-hCG correlacionam-se com tumores de células germinativas extragonadais, que, em geral, são confirmados por biopsia.

O **carcinoma embrionário** consiste em células epiteliais dispostas em cordões. As células tumorais exibem núcleos grandes com formato irregular e

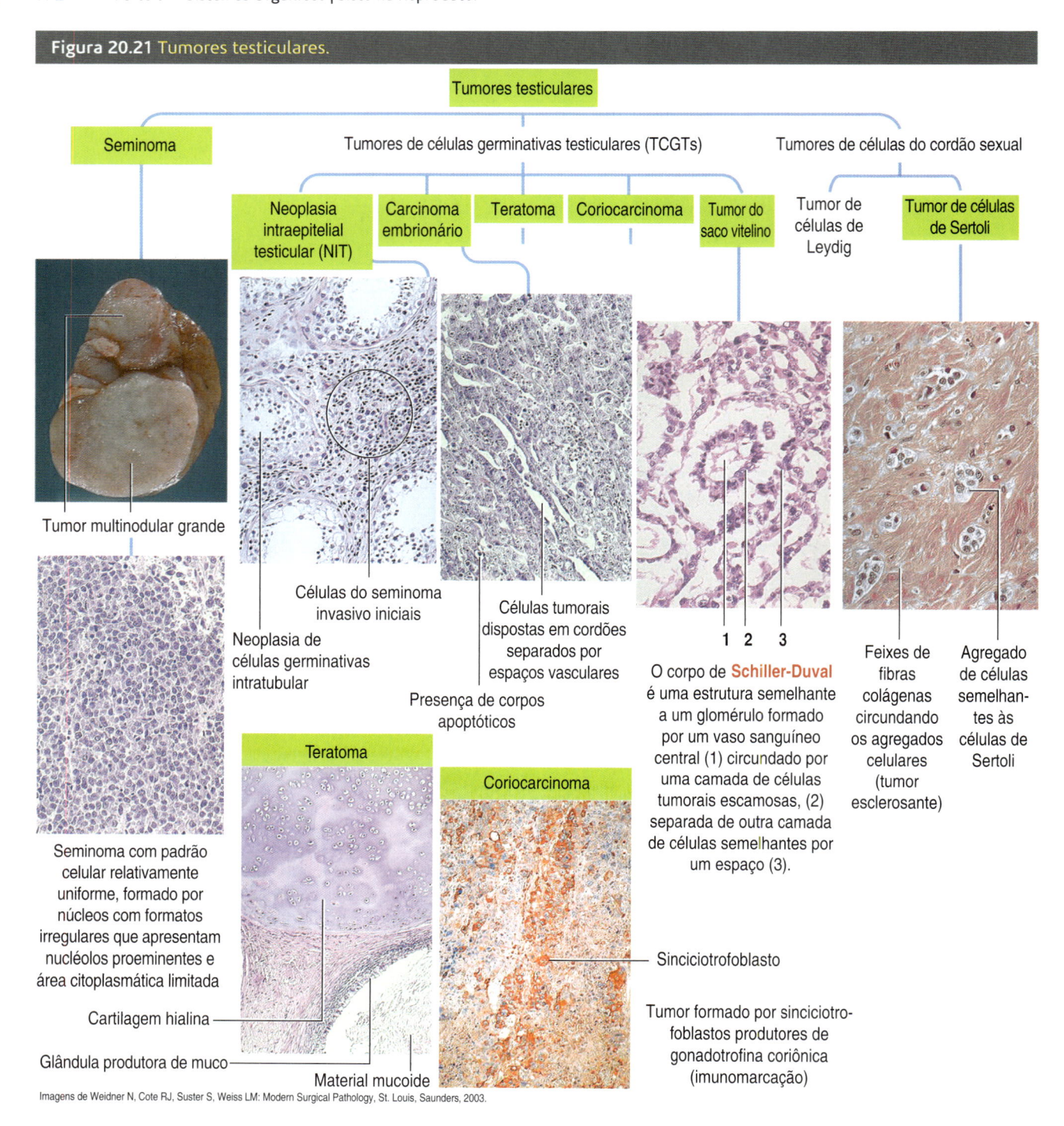

Figura 20.21 Tumores testiculares.

Imagens de Weidner N, Cote RJ, Suster S, Weiss LM: Modern Surgical Pathology, St. Louis, Saunders, 2003.

nucléolos notáveis. As células tumorais são positivas para PLAP e citoqueratina.

O **teratoma** é um tumor de células germinativas, benigno, derivado de uma combinação de tecidos dos três folhetos embrionários (ectoderme, mesoderme e endoderme).

Observam-se teratomas em pacientes pré-púberes e pós-púberes. O tumor consiste em cistos (contendo material mucoide e nódulos de cartilagem), tecido sólido (forma imatura) e teratomas transformados malignos.

O **coriocarcinoma** é um tumor maligno com células trofoblásticas encontrado em adolescentes. Ao contrário dos tumores de células germinativas, o coriocarcinoma apresenta metástase antes da descoberta de massa testicular. As concentrações séricas de β-hCG são significativamente elevadas, e a ginecomastia é frequente.

O **tumor do saco vitelino** é o tumor testicular mais comum da infância e pacientes jovens. Consiste em vasos sanguíneos circundados por células tumorais escamosas que organizam estruturas semelhantes a glomérulos conhecidas como **corpos de Schiller-Duval**.

Os **tumores de células do cordão sexual** incluem o **tumor de células de Leydig** e o **tumor de células de Sertoli**. O **tumor de células de Leydig**, o tumor de células do cordão sexual mais frequente, pode ser observado em qualquer idade. As células tumorais exibem um citoplasma vacuolado que representa a presença de gotículas lipídicas abundantes e cristais de Reinke ocasionais (uma característica das células de Leydig humanas, como já anteriormente discutido). As células tumorais coram positivamente para inibina. Em geral, os **tumores de células de Sertoli** são benignos e pequenos. As células tumorais são positivas para vimentina e citoqueratina. O seminoma típico pode mimetizar um tumor de células de Sertoli por causa de sua organização microtubular e da presença de células com núcleos claros e nucléolos conspícuos, como nas células de Sertoli.

Mapa conceitual e conceitos essenciais: espermatogênese

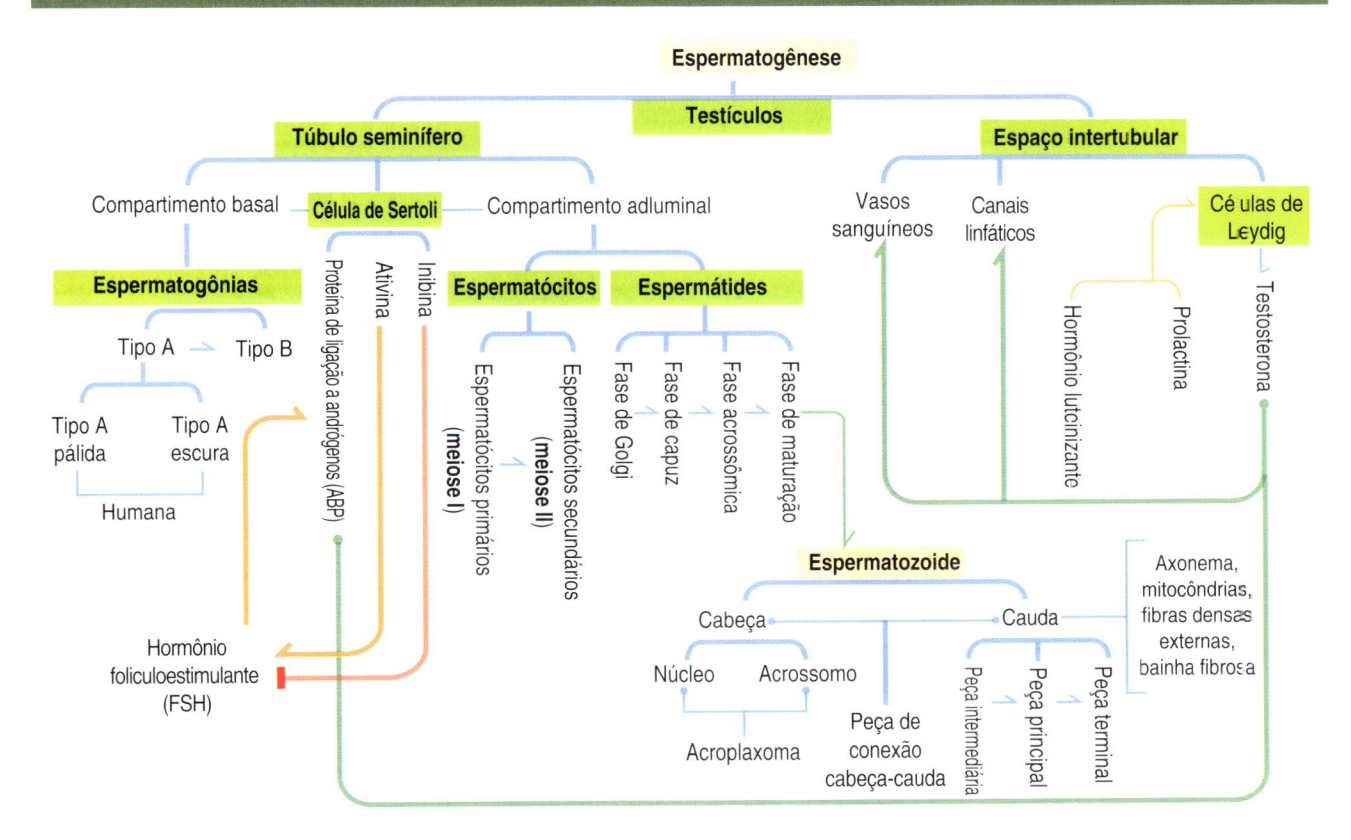

- O sistema genital masculino apresenta os seguintes componentes:
  (1) **Testículos**, o local de produção dos espermatozoides e andrógenos).
  (2) **Epidídimo**, local de maturação dos espermatozoides.
  (3) **Sistema de vias espermáticas** (**ductos deferentes, ductos ejaculatórios** e **uretra**).
  (4) **Glândulas acessórias** (**vesículas seminais, próstata** e **glândulas bulbouretrais de Cowper**).
  (5) **Pênis**, o órgão copulador

- Os **testículos** estão localizados na bolsa escrotal. Cada testículo é envolvido pela **túnica albugínea** (tecido conjuntivo denso) concentrada no **mediastino**, onde se situa a **rede testicular**. A rede de vasos sanguíneos sob a túnica albugínea é chamada **túnica vasculosa**. **Septos ou partições** derivados do mediastino dividem os testículos em 250 a 300 **lóbulos**. Cada lóbulo contém de um a quatro **túbulos seminíferos**

- Os **túbulos seminíferos** apresentam os seguintes componentes:
  (1) **Parede tubular seminífera**.
  (2) **Epitélio seminífero**.

A parede é formada por **fibroblastos** produtores de colágeno e **células mioides contráteis**. Uma **membrana basal**, formada por uma lâmina basal e uma lâmina reticular, separa a parede do epitélio seminífero.

As duas extremidades do túbulo seminífero se abrem na **rede testicular**, uma rede de canais que coletam os espermatozoides testiculares, as proteínas de secreção e o líquido produzido pelo epitélio seminífero.

O espaço entre os túbulos seminíferos é chamado **interstício intertubular**. Contém vasos sanguíneos, canais linfáticos e aglomerados de **células de Leydig** produtoras de andrógenos

- O **epitélio seminífero** consiste em:
  (1) **Células de Sertoli** somáticas.
  (2) **Células espermatogênicas**.
  A disposição celular estratificada das células espermatogênicas (**espermatogônias, espermatócitos primários e secundários e espermátides**) possibilita a classificação do epitélio seminífero em estratificado com características estruturais e funcionais não encontradas em outros epitélios estratificados. Por exemplo, uma população **permanente** de células pós-mitóticas, as células de Sertoli somáticas, que interage com as espermatogônias **transitórias**

que se dividem mitoticamente, espermatócitos que se dividem por meiose e espermátides haploides em diferenciação. O membro permanente do epitélio, a célula de Sertoli, mantém uma relação física e funcional com todos os membros transitórios, as células espermatogênicas

- A sequência espermatogênica dos mamíferos tem início na puberdade, a partir de espermatogônias-tronco (SSC) derivadas das células germinativas primordiais (CGPs) que colonizam as cristas gonadais durante o desenvolvimento.

   As SSCs dividem-se por mitose produzindo duas células-filhas. Uma célula-filha inicia um ciclo espermatogênico. A outra célula-filha, uma SSC reserva, retém a capacidade de autorrenovação para iniciar uma progênie celular espermatogênica separada.

   As SSCs reservas são resistentes à radiação e à quimioterapia do câncer. Essa é uma consideração importante sobre a fertilidade de pacientes jovens que são submetidos a esses tratamentos.

   Há duas características importantes a serem lembradas:
   (1) Todas as células espermatogênicas permanecem conectadas por pontes citoplasmáticas após a divisão celular.
   (2) Conjuntos de células espermatogênicas proliferam e se diferenciam de maneira sincronizada

- A célula de Sertoli é o tipo celular predominante no testículo pós-natal e que se divide mitoticamente. Após a puberdade, as células de Sertoli tornam-se pós-mitóticas.

   As células de Sertoli são células colunares que se estendem da parede do túbulo até o lúmen. São ligadas umas às outras por junções oclusivas localizadas no perímetro basal. As junções oclusivas, a base para a barreira hematotesticular, dividem o epitélio seminífero em um compartimento basal (que abriga as espermatogônias) e um compartimento adluminal (onde se localizam os espermatócitos e as espermátides).

   Em geral, os núcleos das células de Sertoli são encontrados próximos à parede do túbulo seminífero. O núcleo das células de Sertoli humanas tende a manter-se longe da parede. O núcleo tem um formato irregular com eucromatina e um nucléolo grande flanqueado por duas massas de heterocromatina.

   Após a puberdade, as funções das células de Sertoli são reguladas pelo hormônio foliculoestimulante (FSH). As células de Sertoli secretam inibina e ativina. O heterodímero αβ inibina exerce uma retroalimentação (feedback) negativa sobre o mecanismo de liberação de FSH. O homodímero αα ou ββ ativina tem uma ação de retroalimentação positiva na liberação de FSH. O FSH estimula a produção da proteína de ligação ao androgênio (ABP), uma proteína secretada pelas células de Sertoli.

   Nos testículos fetais, as células de Sertoli secretam o hormônio antimülleriano (AMH), uma glicoproteína que impede o desenvolvimento dos ductos de Müller (paramesonéfricos). As células de Sertoli são células fagocíticas, que fagocitam os corpos residuais deixados pelas espermátides maduras quando estes são liberados das criptas das células de Sertoli na espermiação

- As espermatogônias são células diploides. Derivam das SSCs progenitoras e dividem-se por mitose muitas vezes, mantendo-se conectadas pelas pontes citoplasmáticas. Elas mantêm contato direto com a parede do túbulo.

   Há dois tipos principais:
   (1) Espermatogônias do tipo A, com um núcleo eucromático oval e nucléolo excêntrico. Nos testículos humanos, as espermatogônias do tipo A podem ser subdivididas em duas categorias: tipo A pálido e tipo A escuro, com base nas características nucleares.
   (2) Espermatogônias do tipo B, com núcleos redondos exibindo grumos de cromatina próximos ao envoltório nuclear e um nucléolo central

- Os espermatócitos estão localizados no compartimento adluminal do epitélio seminífero. Dois tipos de espermatócitos são observados:
   (1) Espermatócitos primários, derivados das espermatogônias do tipo B e que se dividem por meiose (em vez de mitose) após a duplicação de seu conteúdo de DNA. Eles passam pelas etapas da meiose I.
   (2) Espermatócitos secundários, derivados da primeira divisão meiótica dos espermatócitos primários. Eles completam a meiose II.
   A meiose tem dois principais objetivos:
   (i) A troca de informações genéticas entre cromátides não irmãs (chamada troca recíproca) de cromossomos homólogos pareados. Os cromossomos homólogos pareiam e trocam segmentos por um processo conhecido como crossing over, ou recombinação. A recombinação dos genes é fundamental para a diversidade genética de uma espécie.
   (ii) A obtenção de um estado haploide no fim da meiose II. Os produtos da meiose são quatro espermátides haploides, cada uma com apenas um conjunto de cromossomos. Quando os cromossomos do óvulo e espermatozoide haploide se combinam na fertilização, o embrião recupera o número diploide normal.
   (iii) O homem tem um cromossomo X e um Y. No fim da meiose, metade das espermátides recebe um cromossomo X e metade recebe um cromossomo Y. O cromossomo Y carrega um gene chamado SRY (região determinante do sexo do cromossomo Y). Durante o desenvolvimento fetal, o gene SRY, que codifica um fator de transcrição, determina que o tecido gonadal fetal torne-se um testículo

- É importante lembrar-se de alguns pontos de referência ao comparar a ovogênese e a espermatogênese.

   No ovário fetal, as ovogônias, o equivalente feminino às espermatogônias no sexo masculino, dividem-se por mitose algumas vezes, entram em meiose I como ovócitos primários e não avançam além da última fase da prófase I da meiose até a puberdade. Os ovócitos primários, mas não as ovogônias, estão presentes no ovário no momento do nascimento.

   O término da meiose I de um ovócito primário, que ocorre antes da ovulação, produz um ovócito secundário e um rudimento celular denominado primeiro corpúsculo polar. Se o ovócito secundário for fertilizado, completa-se a meiose II e um segundo corpúsculo polar é produzido. O objetivo aqui é fazer com que o pronúcleo do ovócito secundário chegue a um estado haploide no momento em que o pronúcleo masculino haploide penetrar no ovócito

- A meiose consiste em duas etapas:
   (1) Meiose I, divisão reducional. Cada cromossomo homólogo consiste em duas cromátides-irmãs. Um cromossomo homólogo pareado e que sofreu sinapse é chamado bivalente. Se considerar que cada cromossomo do par tem duas cromátides, o bivalente é chamado tétrade.
   (2) Meiose II, divisão equacional. A meiose I é um evento prolongado (dias). Tem uma prófase longa. A meiose II é mais curta (minutos). Não é precedida por síntese de DNA.
   A prófase I da meiose consiste em subestágios bem definidos:
   (1) Leptóteno, em que cada cromossomo se torna visível como um fio fino; consiste em duas cromátides-irmãs.
   (2) Zigóteno, quando os cromossomos homólogos (autossomos e cromossomos sexuais) começam a parear lado a lado e estabelecer sinapses, estabilizadas por uma estrutura semelhante a um zíper, o complexo sinaptonêmico, que começa a se agrupar.
   (3) Paquíteno, o subestágio mais longo da prófase I da meiose, em que um complexo sinaptonêmico está completamente organizado. Ocorre crossing over entre

as cromátides não irmãs dos cromossomos pareados. Os pontos de troca genética entre as cromátides não irmãs são chamados quiasmas (*chiasmata*).

(4) **Diplóteno**, um subestágio em que ocorre **disjunção** (separação) dos cromossomos pareados, à medida que o complexo sinaptonêmico inicia o processo de desorganização (abertura do zíper).

(5) **Diacinese**, subestágio em que os cromossomos homólogos encurtam, continuam condensando e separam-se ainda mais. Os cromossomos homólogos ainda estão unidos pelos quiasmas. Os quiasmas (*chiasmata*) movem-se em direção às extremidades dos cromossomos por um processo chamado **terminalização**.

O complexo sinaptonêmico é uma estrutura semelhante a um laço que contém proteínas. Consiste em dois elementos laterais e um elemento central. Cada elemento lateral representa um remanescente do centro cromossômico axial de cada cromossomo pareado; contém um complexo da proteína coesina e das proteínas SCP3 e SCP2 (SCP significa, em inglês, *synaptonemal complex protein*, proteína do complexo sinaptonêmico)

- **Espermátides**. Há dois tipos morfológicos principais de espermátides:

(1) **Espermátides arredondadas** ou **iniciais**.
(2) **Espermátides alongadas** ou **terminais**.

As espermátides são **células haploides** derivadas da divisão dos espermatócitos secundários. Estão envolvidas em um processo denominado **espermiogênese, a última fase da espermatogênese**.

A **espermiogênese** consiste em quatro fases:

(i) **Fase de Golgi**: as vesículas pró-acrossômicas derivadas do aparelho de Golgi são transportadas por proteínas motoras (cinesinas e miosina Va) ao longo dos microtúbulos e da actina F até o acroplaxoma, onde se ligam e se fundem para formar a vesícula acrossômica. O centrossomo associado ao Golgi (um par de centríolos) dá início à sua migração para o polo nuclear oposto, a fim de desenvolver a cauda da espermátide.

(ii) **Fase de capuz**: a fusão gradual das vesículas pró-acrossômicas derivadas de Golgi transforma a vesícula acrossômica em um **saco acrossômico**. O saco acrossômico forma uma espécie de capuz sobre o núcleo da espermátide em alongamento e inicia, junto com o acroplaxoma, sua descida no sentido caudal.

O anel marginal do acroplaxoma tem uma estrutura semelhante ao desmossomo, que fixa o recesso do saco acrossômico descendente ao envoltório nuclear da espermátide. A manchete inicia seu desenvolvimento logo abaixo do anel marginal do acroplaxoma, por meio da montagem de um anel perinuclear, o local de inserção dos microtúbulos da manchete.

(iii) **Fase acrossômica**. A condensação e o alongamento nuclear das espermátides ocorrem à medida que a cromatina somática contendo nucleossomos é substituída por fibras lisas de cromatina. Histonas somáticas são substituídas pelas protaminas e a transcrição de RNA torna-se gradualmente inativa.

(iv) **Fase de maturação**. A manchete se desmancha à medida que as mitocôndrias migram e circundam o segmento proximal da cauda da espermátide em desenvolvimento.

Essas quatro fases descrevem a morfogênese do acrossomo e do núcleo da espermátide. Além disso, há alterações significativas na expressão gênica durante a espermiogênese. Defeitos na expressão gênica resultam no desenvolvimento anormal dos espermatozoides, uma condição conhecida como **teratozoospermia**, que afeta a fertilidade masculina.

Durante a espermiogênese, as espermátides passam por alterações estruturais e bioquímicas significativas na preparação da fertilização. Precisamos enfatizar o seguinte:

(1) O **acrossomo** é um saco formado por uma membrana acrossômica externa e uma membrana acrossômica interna, e contém enzimas hidrolíticas a serem liberadas após a reação acrossômica durante a fertilização.

A membrana acrossômica interna é ligada a uma placa do citoesqueleto subjacente chamada acroplaxoma. O acroplaxoma, que consiste em actina F e queratina 5, é ancorado ao envoltório nuclear do núcleo da espermátide.

(2) A **manchete** é uma estrutura microtubular transitória, posicionada caudalmente em relação ao complexo acrossomo-acroplaxoma. A manchete participa dos seguintes processos:

(i) **Transporte entre o núcleo e o citoplasma**, um importante evento durante a substituição das histonas somáticas pelas protaminas durante a condensação nuclear.

(ii) **Transporte no interior da manchete** de cargas necessárias ao desenvolvimento do aparelho de acoplamento cabeça-cauda e a futura cauda espermática.

(iii) Junto com o complexo acrossomo-acroplaxoma, a manchete desempenha papel relevante no **modelamento da cabeça da espermátide**. A estrutura e a função defeituosas do complexo acrossomo-acroplaxoma-manchete resulta em espermatozoides com cabeças de forma arredondada (**globospermia**), incapazes de fertilização do óvulo. A **decapitação**, uma separação anormal da cabeça do espermatozoide da cauda em seu local de inserção, representa uma forma subclínica de infertilidade masculina.

As espermátides desenvolvem uma cauda, uma estrutura que contém o axonema circundado, ao longo de segmentos específicos da cauda, pelas mitocôndrias, fibras densas externas e uma bainha fibrosa. A estrutura e a função corretas do espermatozoide levam à fertilização

- **Espermatozoides**. As espermátides maduras imóveis são liberadas no lúmen do túbulo seminífero e transportadas à rede testicular. O transporte depende do fluxo de líquido ao longo do lúmen dos túbulos seminíferos e da atividade contrátil das células mioides presentes na parede peritubular seminífera.

Os espermatozoides têm uma **cabeça** e uma **cauda** conectadas entre si na região do colo pelo **aparelho de acoplamento cabeça-cauda (HTCA)** derivado do centrossomo. Como descrito anteriormente, a cabeça contém o acrossomo e o núcleo condensado. O acroplaxoma, uma placa do citoesqueleto, liga o acrossomo ao envoltório nuclear.

A **cauda** é composta de três segmentos:

(1) A **peça intermediária** estende-se do HTCA até o ânulo. Abriga, a partir do centro até a periferia, o axonema, **nove fibras densas externas (FDE)** concentricamente dispostas e **mitocôndrias helicoidalmente dispostas**. As mitocôndrias fornecem trifosfato de adenosina (ATP) como fonte de energia para o deslizamento dos microtúbulos do axonema durante o batimento da cauda. O **ânulo**, contendo a proteína septina 4, representa uma região em forma de anel limitante entre a peça intermediária e a peça principal.

(2) A **peça principal** vai do ânulo até a peça terminal. Consiste no **axonema**, **sete** FDE concentricamente dispostas e a **bainha fibrosa**. A bainha fibrosa exibe duas colunas longitudinais (que substituem duas FDE) conectadas por um par de hastes concêntricas.

(3) A **peça terminal** consiste em um segmento curto da cauda do espermatozoide. Contém o axonema circundado pela membrana plasmática. FDE e bainha fibrosa não são observadas

- **Condições que afetam a fertilidade masculina**

Uma **temperatura** de 35°C é essencial para a espermatogênese. Essa temperatura é obtida na bolsa escrotal pelo plexo pampiniforme e pela artéria espermática que participam da troca de calor em contracorrente.

A **varicocele** (dilatação das veias do plexo pampiniforme) afeta a troca de calor e pode levar à diminuição da produção de espermatozoides.

A **torção no cordão espermático** é causada por um enrolamento do cordão espermático que interrompe o suprimento de sangue arterial e a drenagem de sangue venoso nos testículos. Em geral essa afecção é causada por traumatismo ou um testículo anormalmente móvel dentro da túnica vaginal.

A **criptorquidia** (ou testículo não descido) é a falha no desenvolvimento em que um ou ambos os testículos não conseguem chegar à bolsa escrotal. A descida testicular fetal e neonatal é controlada por hormônios produzidos pelos testículos, como o hormônio semelhante à insulina 3 (INSL3) e os andrógenos. Esses hormônios regulam o desenvolvimento do gubernáculo, um ligamento que conecta o complexo testículo-epidídimo à bolsa escrotal. O INSL3 liga-se ao receptor da família de peptídios semelhantes à insulina/relaxina 2 (RXFP2) no músculo esquelético do gubernáculo. Mutações no gene *INSL3* vêm sendo associadas à criptorquidia bilateral.

Orquite viral. A caxumba é uma infecção viral sistêmica com incidência de 20 a 30% de orquites agudas unilaterais ou bilaterais. É caracterizada por edema abrupto e infiltração de linfócitos do espaço entre os túbulos seminíferos em indivíduos do sexo masculino pós-púberes. O vírus Coxsackie B é outro patógeno das orquites virais.

- **Células de Leydig.** Observam-se agregados de células de Leydig no espaço intertubular associados a vasos sanguíneos e canais linfáticos. As células de Leydig produzem **testosterona** quando estimuladas pelo **hormônio luteinizante (LH)** e pela **prolactina**. Como em todas as células produtoras de esteroides (p. ex., no córtex suprarrenal e no corpo lúteo do ovário), o colesterol é esterificado pela acetil coenzima A:colesterol aciltransferase (ACAT) e armazenado na forma de gotículas lipídicas no citoplasma. O colesterol é transportado para as mitocôndrias pela proteína reguladora aguda esteroidogênica (StAR), a fim de produzir pregnenolona. As enzimas do retículo endoplasmático liso convertem a pregnenolona em progesterona e a progesterona em testosterona

- **Biorregulação da espermatogênese.** O FSH e o LH são reguladores da espermatogênese, como demonstrado pelo colapso da espermatogênese após hipofisectomia (remoção cirúrgica da hipófise). As atividades da célula de Sertoli são dependentes do FSH. A produção de testosterona pelas células de Leydig fica sob o controle do LH.

O **hormônio liberador de gonadotrofina humana (GnRH)** no hipotálamo é responsável por coordenar a liberação de FSH e LH, recebendo sinais de retroalimentação positivos ou negativos das células-alvo. Se as células de Sertoli determinam que o efeito estimulador do FSH é suficiente, ele repassa essa mensagem ao GnRH por meio da secreção de inibina. Se o FSH for necessário, o mensageiro é a ativina. A testosterona é o sinal de retroalimentação que o GnRH recebe das células de Leydig para regular a liberação de LH. **Revise a Figura 20.14 para integrar os vários aspectos da regulação hormonal da espermatogênese.**

A manutenção e progressão da espermatogênese depende também de outros fatores, que envolvem a função da célula de Sertoli.

Vamos nos concentrar nas funções mais relevantes:

(1) As células de Sertoli auxiliam na **translocação** de membros interconectados da progênie de espermatogônias através das junções de oclusão entre as células de Sertoli, do compartimento basal ao compartimento adluminal do epitélio seminífero.

(2) A capacidade **fagocítica** das células de Sertoli possibilita a remoção de células espermatogênicas apoptóticas e corpos residuais após o término da espermiação.

(3) O ligante Fas, expresso por espermatócitos e espermátides, pode ativar a maquinaria apoptótica para descartar membros defeituosos de uma progênie de célula espermatogênica.

(4) A compartimentalização do epitélio seminífero cria a chamada "**barreira hemotesticular**", que protege os espermatócitos e espermátides de respostas imunes prejudiciais.

(5) As células de Sertoli secretam **GDNF** (fator neurotrófico derivado da linhagem celular glial). O GDNF estimula a renovação e diferenciação espermatogoniais. Esse mecanismo possibilita que as células de Sertoli garantam uma liberação constante de espermatozoides, controlando o tempo para o início de uma nova progênie de células espermatogoniais.

(6) As células de Sertoli sintetizam e secretam a **proteína de ligação a andrógenos (ABP)**. O **complexo ABP-andrógenio** mantém altos níveis de andrógenos na proximidade das células espermatogênicas em desenvolvimento (ação local). Aumenta a concentração de andrógenos no epidídimo, auxiliando na maturação espermática (ação remota).

(7) As **células fetais de Sertoli** sintetizam e secretam o **hormônio antimülleriano (AMH)** para impedir o desenvolvimento dos ductos müllerianos (paramesonéfricos) embrionários em oviduto, útero e colo do útero

- **Sequência de desenvolvimento espermatogênico.** Alguns conceitos precisam ser revistos.

(1) Na puberdade, uma célula-tronco espermatogonial (SSC) dá origem, por mitose, a uma célula-filha que inicia uma progênie de células espermatogênicas; a outra célula-filha torna-se uma SSC reserva.

(2) Progênies espermatogênicas precoces e tardias coexistem no epitélio seminífero. Um corte histológico de um túbulo seminífero representa a coexistência de duas ou mais progênies iniciadas por SSC.

(3) A progressão da espermatogênese é um processo sincrônico coordenado pela existência das pontes citoplasmáticas que conectam grupos de espermatogônias, espermatócitos e espermátides. Como resultado da sincronia e das progênies espermatogênicas sobrepostas, uma série de combinações celulares, chamadas **associações celulares**, pode ser visualizada nos cortes dos túbulos seminíferos.

(4) Vamos nos certificar de que distinguimos a diferença entre **ciclo espermatogênico** e **onda espermatogênica**.

Um **ciclo espermatogênico** é definido como o *tempo* necessário para o reaparecimento do mesmo estágio, ou associação celular, **dentro de um determinado segmento do túbulo seminífero.**

Uma **onda espermatogênica** é definida como a distância (*espaço*) entre dois estágios idênticos, ou associações celulares, ao longo do comprimento do túbulo seminífero.

(5) A visualização de uma onda espermatogênica em testículos humanos não é tão distintiva quanto em roedores. A progressão das progênies celulares espermatogênicas em testículos humanos é **helicoidal**, e não **linear** como nos roedores

- **Epigenética** é o estudo de diferenças nos padrões de expressão gênica não determinados pelas alterações hereditárias na sequência de DNA. A base da epigenética é a metilação de ilhas de citosina-fosfoguanosina (CpG) observadas predominantemente em genes de transcrição ativa.

Durante a **espermatogênese** e a **ovogênese**, as impressões genéticas dos gametas são apagadas, possibilitando a reprogramação epigenética dos embriões.

A reprogramação consiste na expressão diferencial de alguns alelos nos gametas paternos e maternos. Um defeito na impressão parental pode dar origem à **síndrome de Prader-Willi** e à **síndrome de Angelman**.

Uma cópia de um gene impresso é silenciada durante a gametogênese. O DNA de espermátides maduras é altamente metilado, em comparação com um padrão mais modesto de metilação durante a oogênese. Imediatamente **após a fertilização**, há metilação significativa de DNA do espermatozoide, seguida por uma perda extensa de metilação de DNA da maior parte do DNA genômico em embriões humanos.

Após a implantação, a metilação do DNA aumenta rapidamente quando as células embrionárias adquirem as características de diferenciação celular e tecidual. A massa celular interna dos blastocistos, composta de células pluripotentes, apaga a memória epigenética antes da implantação. A remodelagem epigenética ocorre logo após a fertilização e totipotência é restaurada no zigoto. A totipotência envolve desmetilação extensa do DNA, remodelagem de cromatina e alterações transcricionais substanciais.

Durante o desenvolvimento de testículos e ovários, um processo complexo de reprogramação envolve a regulação positiva coordenada de vários genes *responsivos à reprogramação da linha germinativa (GRR)* e a remoção da metilação do DNA nas CGPs.

A reprogramação genética de *GRR* possibilita que as CGPs se tornem gonócitos, um passo essencial para a meiose e a geração de gametas masculinos e femininos.

Quando ocorre a metilação do DNA, com a participação das metiltransferases de DNA, os fatores de transcrição e a RNA polimerase não conseguem transcrever um gene "silenciado" pela metilação. As ilhas CpG metiladas recrutam proteínas de ligação ao DNA metiladas. Uma delas é a histona desacetilase.

Para ocorrer a transcrição, a cauda N-terminal de histonas deve ser acetilada. A desacetilação da histona possibilita às histona metiltransferases metilarem histona 3 e recrutarem proteína da heterocromatina 1 (HP1) para desencadear condensação de cromatina. Como já se sabe, a heterocromatina (cromatina condensada) é transcricionalmente inativa

- **Tumores testiculares**, uma das mais tratáveis de todas as neoplasias, são detectados em indivíduos na faixa etária de 30 a 40 anos. Dois fatores de risco significativos são **criptorquidia** e **disgenesia gonadal** (p. ex., **síndrome de Klinefelter** ou **síndrome de resistência a andrógenos**). O aumento do número de cromossomos X é uma característica comum dos tumores de células germinativas testiculares.

Os tumores testiculares são classificados em três grupos principais:

(1) **Seminomas**.

(2) **Tumores de células germinativas testiculares (TCGTs)**.

(3) **Tumores de células do cordão sexual**.

Os marcadores tumorais séricos são a α-fetoproteína (AFP), a subunidade β da gonadotrofina coriônica humana (β-hCG) e a isoenzima lactato desidrogenase 1.

O **seminoma** acomete pacientes jovens e é o tumor testicular mais comum. As concentrações séricas de β-hCG são moderadamente elevadas. O **seminoma espermatocítico** é considerado uma variante do seminoma. É observado em pacientes mais velhos.

Os **TCGTs** incluem **neoplasia intraepitelial testicular (NIT), carcinoma embrionário, teratoma, coriocarcinoma** e **tumor do saco vitelino**. A **NIT** (também chamada **neoplasia de células germinativas intratubulares**) é a fase inicial dos TCGTs invasivos. Os TCGTs desenvolvem-se em 70% dos casos de NIT, após uma média de 7 anos. As células tumorais são marcadas positivamente para as proteínas associadas à membrana fosfatase alcalina placentária (PLAP) e o receptor c-kit. Como já discutido, o receptor c-kit é expresso em CGPs e nas espermatogônias em diferenciação.

A infertilidade masculina está associada à NIT, uma observação clínica que deve ser levada em consideração no processo de diagnóstico diferencial em todos os homens jovens. Em geral, realiza-se orquiectomia radical por meio de uma incisão inguinal. A cirurgia em que os testículos são preservados é uma alternativa à orquiectomia em pacientes que querem ter filhos e quando a NIT apresenta tamanho reduzido.

Os TCGTs correlacionam-se com todos os tipos de ganhos de cromossomo X. na verdade, o gene *TGCT1*, localizado no braço longo (Xq27), aparece associado ao risco de TCGTs bilaterais presumivelmente por causa do aumento da expressão de dois oncogenes ligados ao cromossomo X (*ARAF1*), gene que codifica uma proteína serina/treoninoquinase e *ELK1*, gene que codifica um fator de transcrição.

Em alguns poucos pacientes, os tumores de células germinativas podem ter uma localização extragonadal (no retroperitônio ou no mediastino) além da N T. Deve-se lembrar que as CGP, que não chegam às cristas gonadais durante a gonadogênese e que não são destruídas por apoptose podem gerar tumores de células germinativas.

O **carcinoma embrionário** consiste em células epiteliais dispostas em cordões. As células tumorais exibem grandes núcleos com formato irregular e nucléolos evidentes. O **teratoma** é um tumor de células germinativas benigno derivado de uma combinação de tecidos de todos os três folhetos embrionários (ectoderme, mesoderme e endoderme). Observam-se teratomas em pacientes pré-púberes e pós-púberes.

O **coriocarcinoma** é um tumor maligno com células trofoblásticas encontrado em adolescentes. Ao contrário dos tumores de células germinativas, o coriocarcinoma apresenta metástase antes da descoberta de massa testicular. As concentrações séricas de β-hCG são significativamente elevadas e a ginecomastia é frequente.

O **tumor do saco vitelino** é o tumor testicular mais comum da infância e de pacientes jovens. O tumor consiste em vasos sanguíneos circundados por estruturas semelhantes a glomérulos contendo células tumorais escamosas, conhecidas como **corpos de Schiller-Duval**.

Os **tumores de células do cordão sexual** incluem o **tumor de células de Leydig** e o **tumor de células de Sertoli**. O tumor de células de Leydig, o tumor de células do cordão sexual mais frequente, pode ser observado em qualquer idade. Em geral, o tumor de células de Sertoli é benigno e pequeno. As células tumorais são positivas para vimentina e citoqueratina.

Capítulo 21
Transporte e Maturação dos Espermatozoides

Espermátides maduras liberadas dos túbulos seminíferos completam, como espermatozoides, um processo de maturação no ducto epididimário que consiste na aquisição de motilidade progressiva, essencial à subsequente fertilização. Secreções do ducto epididimário, combinadas principalmente com as secreções da próstata e das vesículas seminais, contribuem para a maturação e a viabilidade do gameta masculino. Este capítulo inicia revisando as principais etapas de desenvolvimento das gônadas e dos ductos de saída (eferentes). Esta revisão nos conduzirá a uma compreensão da histologia, da função e do significado clínico do caminho percorrido pelos gametas masculino e feminino no transcurso da fertilização.

DESENVOLVIMENTO DAS GÔNADAS

Um aspecto importante da formação das gônadas é a migração de precursores celulares dos gametas masculino e feminino do ectoderma primário para a parede do saco vitelino tornando-se **extraembrionários**.

A **proteína morfogenética óssea**, juntamente com as sinalizações no mesoderma extraembrionário e no endoderma visceral, especifica **células do epiblasto** pluripotentes para que possam dar origem às **células germinativas primordiais** (**CGP**). As CGPs surgem primeiro na linha primitiva e endoderma no embrião de 4 semanas.

A indução de células do epiblasto para as CGPs depende da regulação da transcrição mediada pela **BLIMP1** (do inglês, *B lymphocyte-induced maturation protein* 1, para proteína 1 de maturação induzida por linfócito B). Além disso, a **regulação negativa** do fator de transcrição OTX2 aumenta a eficiência da diferenciação das CGP. A BLIMP1 estimula a expressão do gene específico para CGP *Stella*. Esse gene *Stella* mantém o estado pluripotente das CGP migratórias ao reprimir a transcrição dos genes específicos para as células somáticas. Uma superexpressão de OTX2 e uma ausência de BLIMP1 impedem a diferenciação e a migração apropriadas das CGP.

Entre 4 e 6 semanas, em torno de 10 a 100 CGPs migram, por **movimentos ameboides**, do saco vitelino de volta para o embrião através da parede do tubo do reto. A partir daí, as CGPs migram para os lados direito e esquerdo das cristas gonadais através do mesentério dorsal. O início da migração das CGPs é regulado pela proteína de superfície celular **IFITM1** (do inglês, *interferon-induced transmembrane protein 1*, para proteína 1 transmembrana induzida por interferona). A ausência da proteína IFITM1 impede que as CGPs migrem para o endoderma. A expressão do gene *Stella* persiste durante a migração das CGPs para a crista genital.

Como as CGPs migram até as cristas gonadais? Há um sistema quimiotático que guia as CGPs para as cristas gonadais (Conhecimento básico 21.A):
1. **SDF1** (do inglês *stromal-derived factor 1*), é expresso nas cristas gonadais e no mesênquima circundante.
2. **A quimioxina CXCR4**, expressa pelas CGPs, é o receptor para SDF1.

Uma ausência de SDF1 ou CXCR4 faz com que muito poucas CGPs cheguem às cristas gonadais. Se houver uma expressão ectópica de SDF1, as CGPs migram para sítios ectópicos. As CGPs que não alcançam as cristas gonadais sofrem apoptose. Bax, um membro da família de proteína Bcl2, dá início à cascata apoptótica. No entanto, algumas PGCs evitam a apoptose e podem posteriormente dar origem a **tumores de células germinativas extragonadais**.

À medida que as CGPs migram, proliferam por divisão mitótica. As CGPs chegam às cristas gonadais por volta da 6ª semana e prosseguem com sua proliferação ao interagirem com as células somáticas para desenvolver as **gônadas indiferentes**.

Há pelo menos três fatores adicionais envolvidos na migração das CGPs:
1. A velocidade de migração e proliferação das CGPs depende da interação do **receptor c-kit, uma tirosino-quinase**, com seu ligante, o **fator de células-tronco** (ou **ligante c-kit**). O receptor c-kit é produzido pelas CGPs; o fator da célula-tronco é sintetizado pelas células somáticas ao longo da rota de migração.

Uma ausência do receptor c-kit ou de fatores de célula-tronco resulta em gônadas deficientes em CGPs porque elas migram a uma velocidade significativamente reduzida. Lembre-se de que a hemocitopoese e o desenvolvimento dos melanócitos e mastócitos dependem tanto do receptor c-kit quanto de seu ligante da célula-tronco.

2. A **E-caderina,**, expressa por CGPs, é necessária porque as CGPs migram para a porção caudal do intestino.
3. As CGPs expressam **integrina β1**, também necessária para a entrada nas cristas gonadais.

Cerca de 2.500 a 5.000 CGPs alojam-se no mesênquima e induzem as células do mesonefro e do epitélio celômico de revestimento a proliferar, formando um par de **cristas gonadais**. Cordões do epitélio celômico crescem em direção ao mesênquima da crista gonadal formando o **córtex externo** e a **medula interna** da gônada indiferenciada.

Desenvolvimento dos testículos

Até a sétima semana de desenvolvimento fetal, existe um tipo de gônada comum a ambos os sexos. Esse é o estágio "**indiferenciado**" do desenvolvimento gonadal.

Subsequentemente, **na mulher, o córtex desenvolve-se em ovário e a medula regride. No homem, por sua vez, o córtex regride e a medula forma o testículo**.

O desenvolvimento de cada medula em testículo é controlado por um fator de transcrição codificado pelo **gene da região determinante do sexo no cromossomo Y** (**SRY**). O gene SRY também é conhecido como **fator determinante testicular**.

O SRY regula positivamente a expressão de **Sox9** (do inglês, *sex determining*, determinante do sexo na região Y-box 9), outro fator de transcrição, cuja expressão, juntamente com o fator de crescimento de fibroblastos 9, estimula o desenvolvimento dos **cordões testiculares**, os precursores dos túbulos seminíferos. No Capítulo 4, *Tecido Conjuntivo*, aprendemos que Sox9 participa da condrogênese, possibilitando a diferenciação das células do pericôndrio em condrócitos. Portanto, Sox9 é importante para o desenvolvimento do sistema reprodutor masculino e do esqueleto.

No início do desenvolvimento testicular, ocorre a diferenciação da população de células de Sertoli, a qual é regulada pelo cromossomo Y. As células de Sertoli fetais, por sua vez, modulam a diferenciação das células de Leydig derivadas do mesênquima, que inicialmente proliferam sob a influência do **fator de crescimento semelhante à insulina 1 (IGF-I)**.

Conhecimento básico 21.A Migração das células germinativas primordiais do saco vitelino até as cristas gonadais.

Migração de célula germinativa primordial

1 Conversão de células do epiblasto para as células germinativas primordiais (CGPs). A proteína morfogenética óssea (BMP) e a sinalização do ectoderma extraembrionário e endoderma visceral especificam células pluripotentes do epiblasto para se tornarem CGPs. A regulação negativa da expressão do fator de transcrição OTX2 possibilita a especificação de CGP.

2 Especificação de CGPs. O repressor de transcrição BLIMP1 (proteína 1 de maturação induzida por linfócito B) possibilita a expressão do gene *Stella,* reprimindo genes das células somáticas.

3 Migração de CGPs para o endoderma. As CGPs são preparadas pela proteína de superfície celular IFITM1 (proteína 1 transmembrana induzida por interferona) para migrar para o endoderma.

4 Migração de CGPs para o intestino posterior. Forças atrativas exercidas por **SDF1** (fator 1 derivado do estroma), a quimiotaxina para **CXCR4** e deformações celulares transitórias das células do epitélio intestinal facilitam a migração das CGPs. O SDF1 é expresso nas cristas gonadais e mesênquima circundante; CXCR4 é expresso pelas CGPs.

5 Migração ectópica de CGPs. O movimento das CGPs para locais ectópicos, causado pela expressão aberrante de SDF1, pode dar origem a tumores de células germinativas extragonadais nos seres humanos.

6 **CGPs param a migração nas cristas gonadais.** Na chegada às cristas gonadais, as CGPs tornam-se gonócitos e associam-se a células somáticas, formando as gônadas.

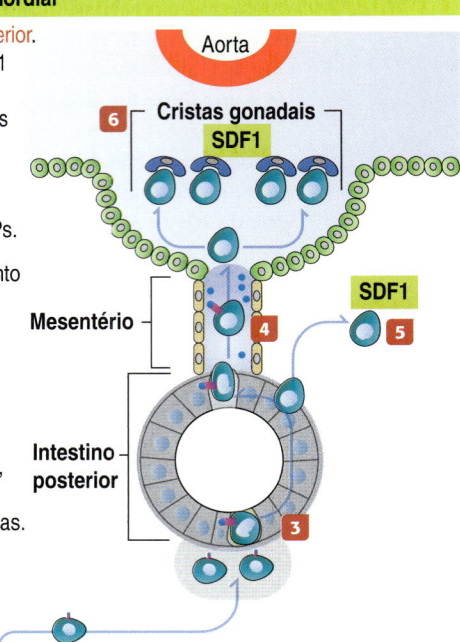

Aorta
Cristas gonadais
SDF1
Mesentério
Intestino posterior

Especificação de CGP

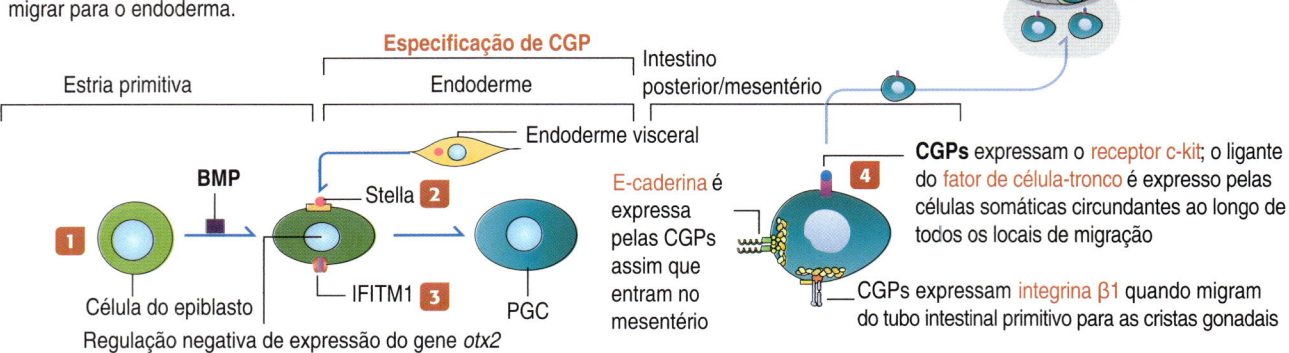

Estria primitiva — Endoderme — Intestino posterior/mesentério

Endoderme visceral

BMP

Stella **2**

1

Célula do epiblasto

IFITM1 **3**

PGC

Regulação negativa de expressão do gene *otx2*

E-caderina é expressa pelas CGPs assim que entram no mesentério

CGPs expressam o receptor c-kit; o ligante do fator de célula-tronco é expresso pelas células somáticas circundantes ao longo de todos os locais de migração

CGPs expressam integrina β1 quando migram do tubo intestinal primitivo para as cristas gonadais

Organização de cordões testiculares

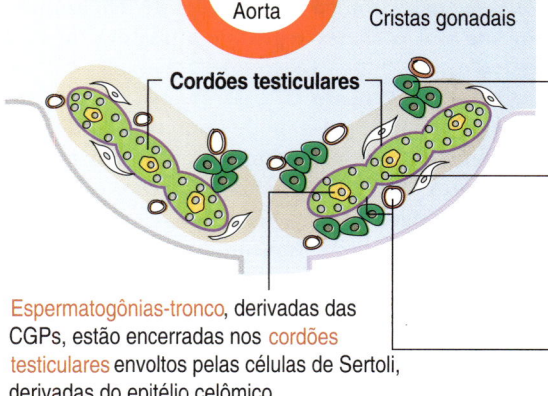

Aorta
Cristas gonadais
Cordões testiculares

Espermatogônias-tronco, derivadas das CGPs, estão encerradas nos cordões testiculares envoltos pelas células de Sertoli, derivadas do epitélio celômico

Células de Leydig fetais (derivadas de células mesonéfricas) produzem testosterona para estimular a diferenciação do ducto de Wolff

Células de Sertoli fetais (derivadas das cristas gonadais) produzem hormônio antimülleriano (AMH) para induzir regressão do ducto mülleriano

Células mioides pré-peritubulares e vasos sanguíneos desenvolvem-se a partir de células mesonéfricas

Gônada indiferente

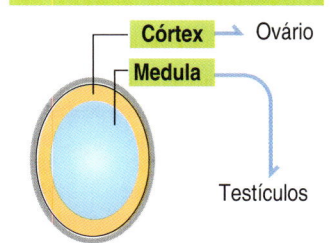

Córtex → Ovário
Medula → Testículos

A medula da gônada indiferenciada desenvolve-se em testículos sob a influência de uma proteína do grupo de alta mobilidade nuclear (HMG), codificada pelo gene da *região determinante do sexo do cromossomo Y* (*SRY*) e gene *Sox9* (para *região determinante do sexo de Y-box 9*).

Se a expressão de *SRY* estiver ausente ou for anormal, outras cascatas reguladoras levam ao desenvolvimento do ovário e de características fenotípicas femininas.

Cordão testicular

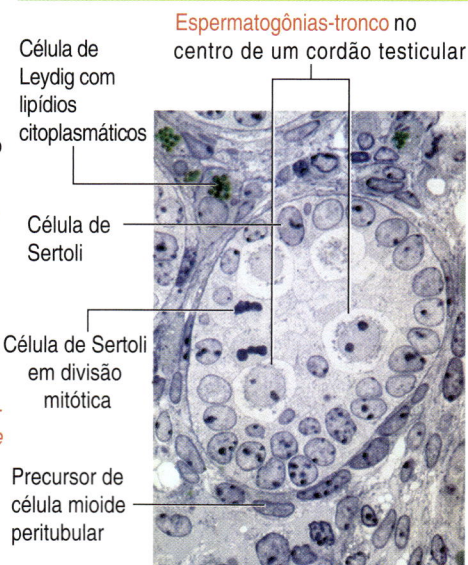

Espermatogônias-tronco no centro de um cordão testicular

Célula de Leydig com lipídios citoplasmáticos

Célula de Sertoli

Célula de Sertoli em divisão mitótica

Precursor de célula mioide peritubular

Os precursores fetais das células mioides peritubulares e vasculatura desenvolvem-se ao redor dos cordões testiculares.

As células de Leydig fetais produzem testosterona estimulada pelo **hormônio luteinizante** (**LH**) derivado da adeno-hipófise fetal. A síntese de testosterona cessa na vida pós-natal, retorna na puberdade e prossegue ao longo da vida adulta.

As **espermatogônias-tronco** (**SSCs**), derivadas de CGPs, são mitoticamente quiescentes e situam-se no centro dos cordões testiculares envoltos por células de Sertoli mitoticamente ativas. Perto da puberdade, as SSCs aproximam-se da futura parede tubular seminífera e dão início a seu **ciclo de amplificação mitótica**, que é o ponto de partida da espermatogênese.

Uma perda da função de Sox9 resulta em **disgenesia gonadal XY**, em que os pacientes apresentam estruturas gonadais subdesenvolvidas (estrias gonadais) e ausência de virilização (persistência das estruturas derivadas dos ductos de Müller). Já a mutação do gene *Sox9* causa **displasia campomélica**, que envolve anormalidades esqueléticas (ver Conhecimento básico 21.A e Figura 21.1).

Desenvolvimento da genitália interna

O testículo fetal é constituído por cordões testiculares ligados à rede testicular pelos túbulos retos. Os cordões são constituídos por **células de Sertoli**, derivadas do epitélio celômico e de SSCs. As **células de Leydig**, derivadas do mesênquima mesonéfrico, estão presentes entre os cordões testiculares.

As células de Sertoli fetais produzem o **hormônio antimülleriano** (**AMH**), que impede que os ductos de Müller (também denominados **ductos paramesonéfricos**) evoluam para o primórdio uterovaginal. Na ausência de AMH, os ductos de Müller persistem e tornam-se a genitália interna feminina.

Na oitava semana de gestação, as células de Leydig fetais produzem testosterona, que é regulada pela **gonadotrofina coriônica humana placentária** (**hCG**); a adeno-hipófise fetal não está secretando o LH.

A extremidade cefálica de cada um dos **ductos de Wolff** (também chamados **ductos mesonéfricos**) forma o epidídimo, o ducto deferente e o ducto ejaculatório. Um divertículo do ducto deferente forma as vesículas seminais.

A próstata e a uretra desenvolvem-se a partir do seio urogenital. A próstata tem origem dupla: seu epitélio glandular forma-se a partir de um crescimento do endoderma da uretra prostática; o estroma e o músculo liso derivam do mesoderma circundante.

Na ausência de androgênio, o ducto de Wolff regride, e a próstata não se desenvolve. Se houver níveis altos de androgênio no **feto feminino**, os ductos de Müller e de Wolff podem persistir (ver Figura 21.1; Boxe 21.A).

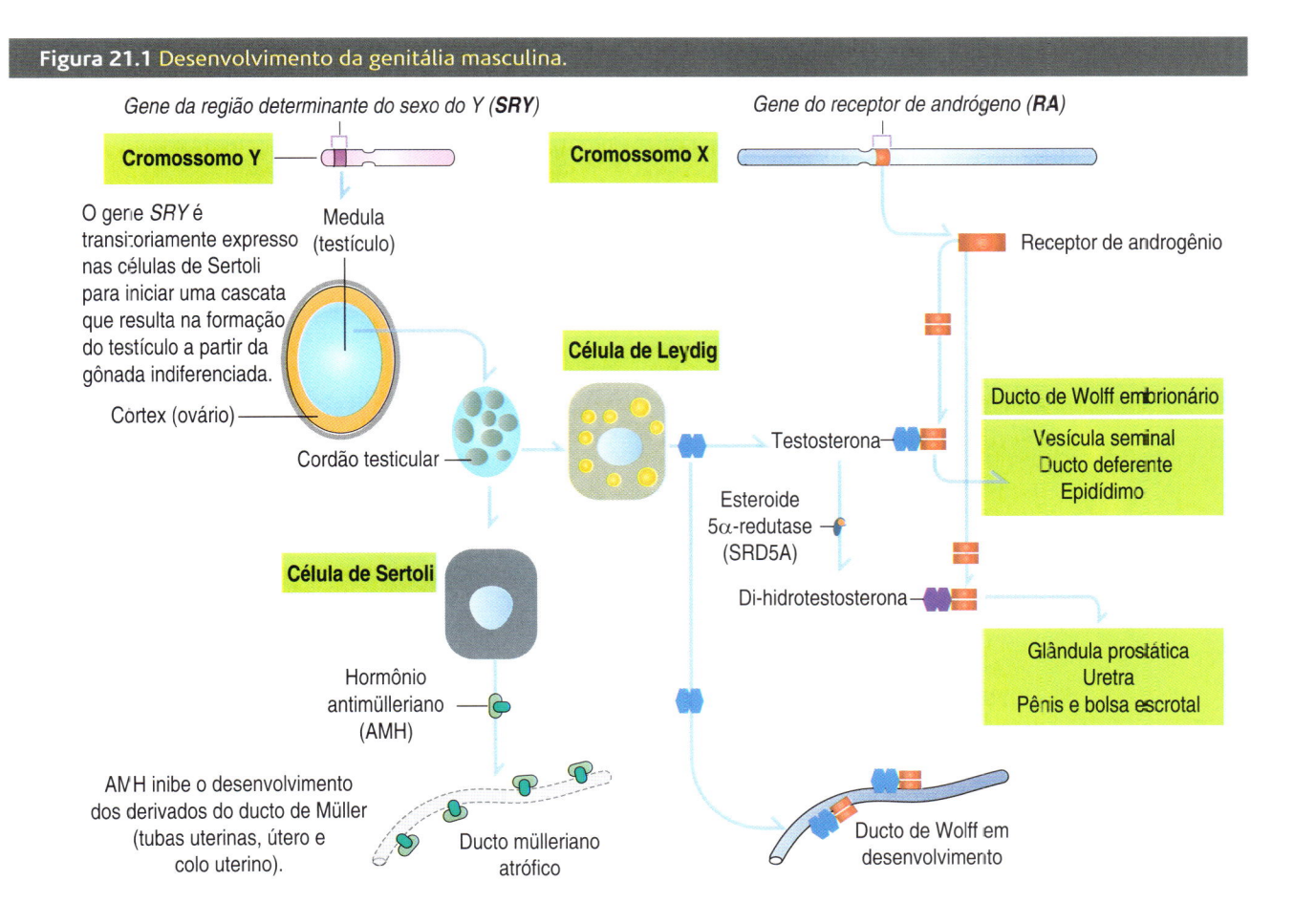

Figura 21.1 Desenvolvimento da genitália masculina.

Boxe 21.A Desenvolvimento da genitália interna.

- Quando o AMH, produzido pelas células de Sertoli, não está presente, os ductos de Müller desenvolvem-se em tubas uterinas (oviductos), útero, colo do útero e o terço superior da vagina

- Quando a testosterona, produzida pelas células de Leydig, está presente, os ductos de Wolff tornam-se epidídimo, ducto deferente, vesículas seminais e ductos ejaculatórios

- Quando a enzima esteroide 5-α redutase (SRD5A) está presente, a testosterona é convertida em di-hidrotestosterona (DHT). O hormônio DHT induz o desenvolvimento de tubérculo genital, prega genital, intumescências genitais e seio urogenital em pênis, bolsa escrotal e próstata

- Quando DHT não está presente, o tubérculo genital, as pregas genitais, as intumescências genitais e o seio urogenital tornam-se grandes lábios, pequenos lábios, clítoris e os dois terços inferiores da vagina.

Descida dos testículos

O **gubernáculo** forma-se no polo inferior dos testículos, atravessa obliquamente a parede abdominal e prende-se à intumescência genital, a futura bolsa escrotal.

Entre o terceiro e o sétimo mês de gravidez, o testículo permanece próximo do canal inguinal. No fim do nono mês, ou imediatamente após o nascimento, os testículos estão localizados no saco escrotal, após deslocarem-se ao longo do canal inguinal. O gubernáculo encurta, o processo vaginal se alonga e cada testículo é trazido para dentro do saco escrotal. À medida que o processo vaginal vai se alongando, retém fibras musculares dos músculos oblíquo interno e transverso abdominal, formando o músculo cremaster.

Para detalhes adicionais, ver Criptorquidismo (ou testículo não descido) no Capítulo 20, *Espermatogênese*.

SÍNDROME DE INSENSIBILIDADE A ANDRÓGENOS (SIA)

A síndrome da insensibilidade a andrógenos (**SIA**), ou síndrome da **feminização testicular** (**Tfm**), resulta de um defeito no gene que controla a expressão do **receptor de androgênio**. Esse gene localiza-se no cromossomo X.

Observam-se três fenótipos:

1. **Síndrome de insensibilidade a andrógenos completa** (**SIAC**), com genitália externa feminina.
2. **Síndrome de insensibilidade a andrógenos parcial** (**SIAP, síndrome de Reifenstein**), com genitália predominantemente feminina, predominantemente masculina ou ambígua.
3. **Síndrome de insensibilidade a andrógenos moderada** (**SIAM**), com genitália externa masculina. O processo de espermatogênese e/ou virilização puberal pode ser comprometido.

Embora o cariótipo seja 46,XY, uma deficiência na ação dos andrógenos resulta na ausência de desenvolvimento do ducto de Wolff e na regressão do ducto de Müller pois ocorre desenvolvimento dos testículos e há disponibilidade de AMH derivado das células de Sertoli.

Não há presença de **genitália interna** funcional nos pacientes com SIAC: os testículos permanecem no abdome (lembre-se de que os andrógenos estimulam a descida testicular). Durante o exame físico, é possível detectar uma hérnia inguinal com testículos. Os testículos podem ser removidos após a puberdade (para que se complete a feminização), por causa do risco de câncer testicular, exatamente como em caso de testículo não descido.

A **genitália externa** desenvolve-se como feminina, embora não haja presença de útero. Os indivíduos com SIAC completa têm lábios, clítoris e uma vagina curta (essas estruturas não derivam do ducto de Müller). Pelos pubianos e pelos axilares estão ausentes (o desenvolvimento de pelos nas áreas genitais depende de andrógenos). Os indivíduos com SIAP podem apresentar características físicas masculinas e femininas (ou seja, genitália ambígua).

Na puberdade, a produção de andrógenos e estradiol aumenta (o estradiol é formado da aromatização periférica dos andrógenos). Os andrógenos não inibem a secreção de LH (pois um defeito nos receptores de andrógenos evita inibição por retroalimentação de LH) e o nível plasmático dos andrógenos permanece elevado.

É possível diagnosticar SIA por ultrassonografia pélvica, dosagens hormonais e análise cromossômica.

DEFICIÊNCIA DE ESTEROIDE 5α-REDUTASE TIPO 2

Há três isoenzimas da enzima esteroide **5α-redutase** (**SRD5A**): **SRD5A1**, **SRD5A2** e **SRD5A3**. Um defeito na atividade da **SRD5A2** resulta em conversão diminuída da testosterona para di-hidrotestosterona (DHT) – um andrógeno mais potente – nos indivíduos que apresentam deficiência de SRD5A.

Indivíduos com mutações do gene *SRD5A2*, localizado no braço curto do cromossomo 2, são geneticamente masculinos. Os indivíduos acometidos têm genitália interna normal (cujo desenvolvimento a partir do ducto de Wolff depende de androgênio), mas genitália externa não masculinizada (cujo desenvolvimento depende da DHT). Em geral, são confundidos com meninas ao nascimento.

Embora a genitália externa possa ser feminina, a vagina consiste em apenas os dois terços inferiores de uma vagina normal, criando uma bolsa vaginal em fundo cego (ver Boxe 21.A). Como o AMH derivado da célula de Sertoli está presente e determina a regressão dos ductos de Müller, os indivíduos que apresentam deficiência de SRD5A2 são desprovidos de útero e oviductos.

Os indivíduos com deficiência de SRD5A2 são capazes de produzir espermatozoides, mas a fertilidade está comprometida por causa da ausência de desenvolvimento das vesículas seminais e próstata. Além disso, a deficiência de SRD5A2 está associada a risco aumentado de criptorquidia e câncer testicular.

A descoberta da deficiência de SRD5A2 congênita possibilitou a melhor compreensão de dois hormônios andrógenos, testosterona e DHT, na farmacoterapia de hiperplasia prostática benigna e câncer de próstata, como explicaremos mais adiante neste capítulo. O polimorfismo do gene *SRD5A2* (pela substituição de um único aminoácido) pode estar associado ao risco de desenvolvimento de câncer de próstata ou de apresentar uma forma agressiva do tumor.

VIA DE MATURAÇÃO DO ESPERMATOZOIDE

Após o transporte para **a rede testicular** através dos túbulos retos de conexão, as espermátides maduras (ou espermatozoides imaturos) entram nos dúctulos eferentes.

Os dúctulos eferentes, por sua vez, ligam a rede testicular ao segmento inicial do **ducto epididimário**, um ducto irregularmente enovelado que se estende até o **ducto deferente**.

Lembre-se de que o ducto epididimário e o ducto deferente desenvolvem-se a partir do ducto mesonéfrico (ducto de Wolff).

Os **túbulos retos** (do latim, *tubulus rectus;* plural *tubuli recti*) situam-se no mediastino do testículo. São revestidos por um **epitélio simples cúbico**, com características estruturais similares às das células de Sertoli, exceto pelo fato de que as junções de oclusão agora se encontram no **domínio apical**, e não no domínio basal. As células espermatogênicas não estão presentes (Figura 21.2).

Figura 21.2 Transporte de espermatozoide do túbulo seminífero para a rede testicular ao longo dos túbulos retos.

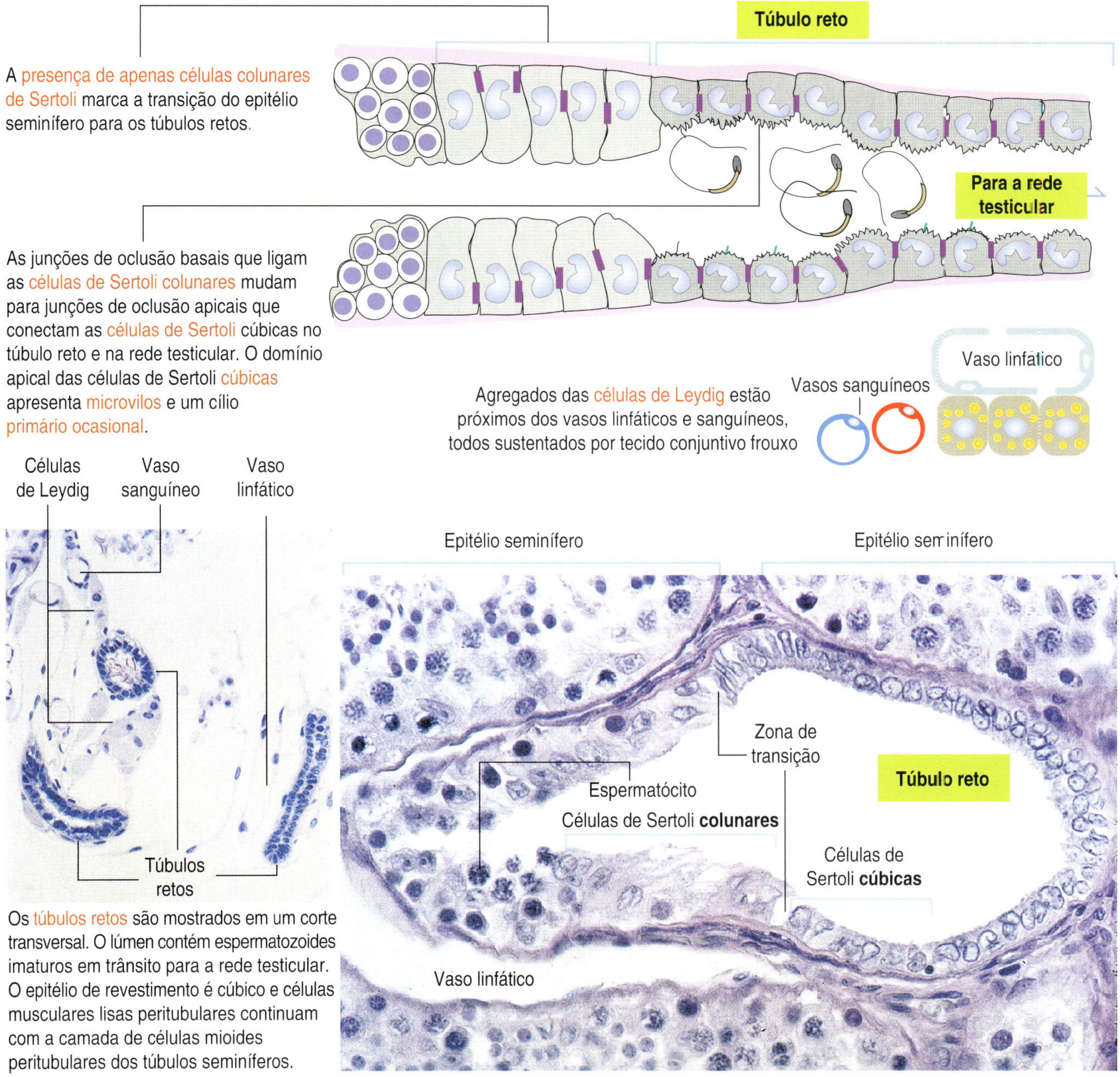

A presença de apenas células colunares de Sertoli marca a transição do epitélio seminífero para os túbulos retos.

As junções de oclusão basais que ligam as células de Sertoli colunares mudam para junções de oclusão apicais que conectam as células de Sertoli cúbicas no túbulo reto e na rede testicular. O domínio apical das células de Sertoli cúbicas apresenta microvilos e um cílio primário ocasional.

Agregados das células de Leydig estão próximos dos vasos linfáticos e sanguíneos, todos sustentados por tecido conjuntivo frouxo

Os túbulos retos são mostrados em um corte transversal. O lúmen contém espermatozoides imaturos em trânsito para a rede testicular. O epitélio de revestimento é cúbico e células musculares lisas peritubulares continuam com a camada de células mioides peritubulares dos túbulos seminíferos.

A **rede testicular** é composta de canais irregularmente anastomosados dentro do mediastino do testículo. Esses canais são revestidos por um **epitélio simples cúbico**. A parede, formada por fibroblastos e células musculares lisas, é envolto por canais linfáticos grandes e vasos sanguíneos associados a grandes aglomerados de células de Leydig.

Cerca de 12 a 20 **dúctulos eferentes** (do latim, *ductuli eferentes)* ligam a rede testicular ao ducto epididimário após penetrarem na túnica albugínea testicular (Figura 21.3). Cada dúctulo eferente é revestido por:

1. **Células colunares com microvilos/estereocílios**, que têm a função reabsorver líquido do lúmen.
2. **Células ciliadas**, que contribuem para o transporte dos **espermatozoides imóveis** em direção ao epidídimo.
3. **Células basais**, precursoras das células ciliadas e das células epiteliais não ciliadas.

O epitélio colunar pseudoestratificado tem um contorno pregueado típico que possibilita a identificação dos dúctulos eferentes.

Uma fina camada circular interna de **células musculares lisas** encontra-se abaixo do epitélio e sua lâmina basal.

A proteína ligante de andrógenos, produzida pelas células de Sertoli, liga-se à andrógenos. O complexo proteína-esteroide resultante está presente no lúmen da rede testicular e nos segmentos iniciais do epidídimo.

Consequentemente, a rede testicular contém uma maior concentração de andrógenos do que sangue arterial. Os andrógenos intraluminais parecem favorecer a função normal da cabeça do epidídimo.

Ductos epididimários

Os **epidídimos** (do grego *epi*, seguindo; e *didymos*, par) são túbulos altamente alongados e enovelados

Figura 21.3 Transporte dos espermatozoides e reabsorção de líquido no ducto eferente e epidídimo proximal.

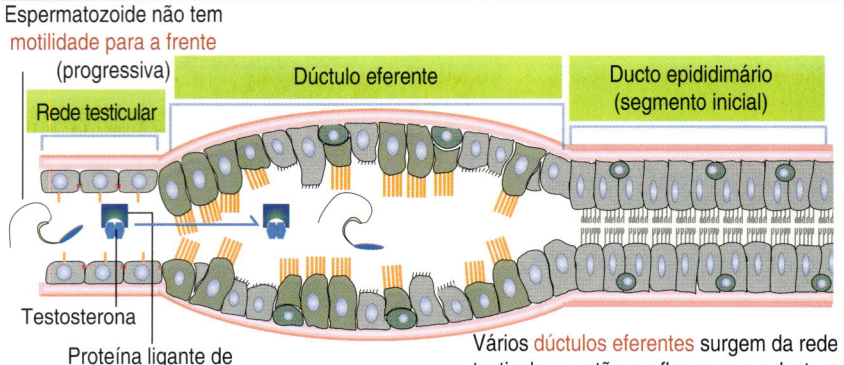
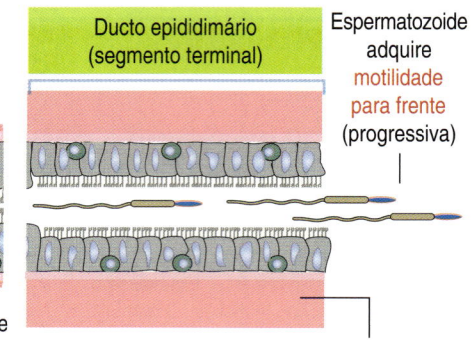

Espermatozoide não tem motilidade para a frente (progressiva)

Rede testicular

Dúctulo eferente

Ducto epididimário (segmento inicial)

Testosterona

Proteína ligante de andrógenos (ABP)

Ducto epididimário (segmento terminal)

Espermatozoide adquire motilidade para frente (progressiva)

A camada de músculo liso aumenta em espessura

Vários dúctulos eferentes surgem da rede testicular e então confluem com o ducto epididimário altamente enovelado. Os dúctulos eferentes são revestidos por um epitélio pseudoestratificado com contorno pregueado característico. O epitélio consiste em: (1) células principais com microvilos; (2) células ciliadas e (3) células basais. Os cílios, ao bater em direção ao ducto epididimário, impulsionam os espermatozoides que estão entrando.

O epitélio pseudoestratificado colunar epididimário consiste em dois tipos de célula predominantes: (1) células principais com estereocílios; e (2) células basais. Outros tipos de células que podem ser encontrados secundariamente são as células apicais e as células claras (não mostradas).

A **rede testicular** é revestida por um epitélio cúbico simples. A superfície apical das células epiteliais contém microvilos e um cílio simples.

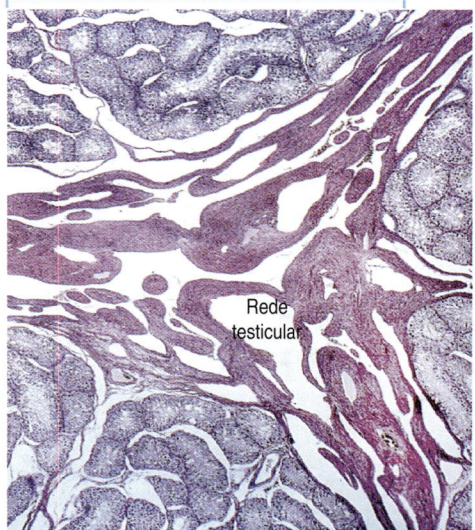

Túbulos seminíferos

Rede testicular

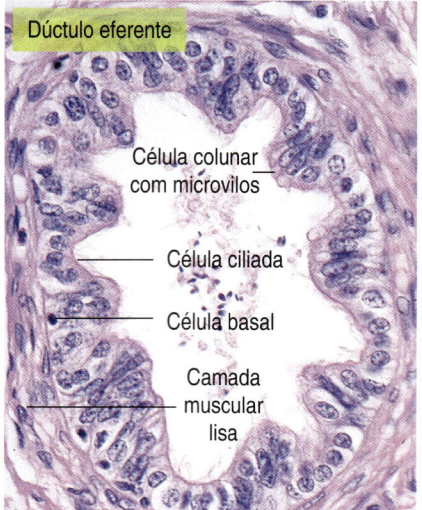

Dúctulo eferente

Célula colunar com microvilos

Célula ciliada

Célula basal

Camada muscular lisa

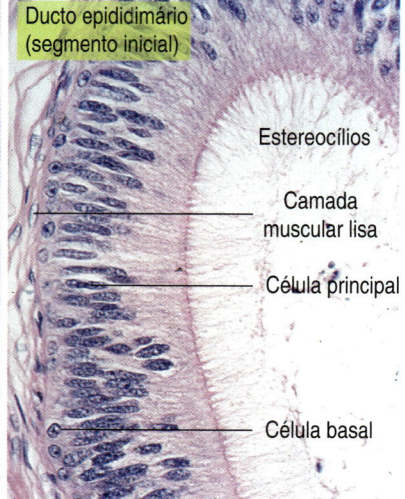

Ducto epididimário (segmento inicial)

Estereocílios

Camada muscular lisa

Célula principal

Célula basal

(com cerca de seis metros de comprimento no humano adulto), no qual os espermatozoides amadurecem (ver Figura 21.3).

A maturação dos espermatozoides consiste no ganho de **motilidade progressiva**, essencial para a **capacidade fecundante** dos espermatozoides. Os espermatozoides maduros são armazenados na porção terminal do ducto epididimário antes da ejaculação.

O ducto epididimário é classicamente subdividido em três segmentos principais (Figura 21.4):
1. **Cabeça** ou *caput*.
2. **Corpo** ou *corpus*.
3. **Cauda**.

O epitélio é **pseudoestratificado colunar**, com **estereocílios** longos e ramificados. O epitélio consiste em **dois tipos principais de células**:
1. As **células principais** colunares, que se estendem do lúmen à lâmina basal. O domínio apical dessas células apresenta **estereocílios ramificados/estereovilos** e um complexo de Golgi bem desenvolvido, lisossomos e vesículas (Figura 21.5).
2. As **células basais** associadas à lâmina basal. As células basais são consideradas os precursores indiferenciados das células principais.

Outros tipos de células são as **células apicais**, ricas em mitocôndrias e predominantes na cabeça do epidídimo,

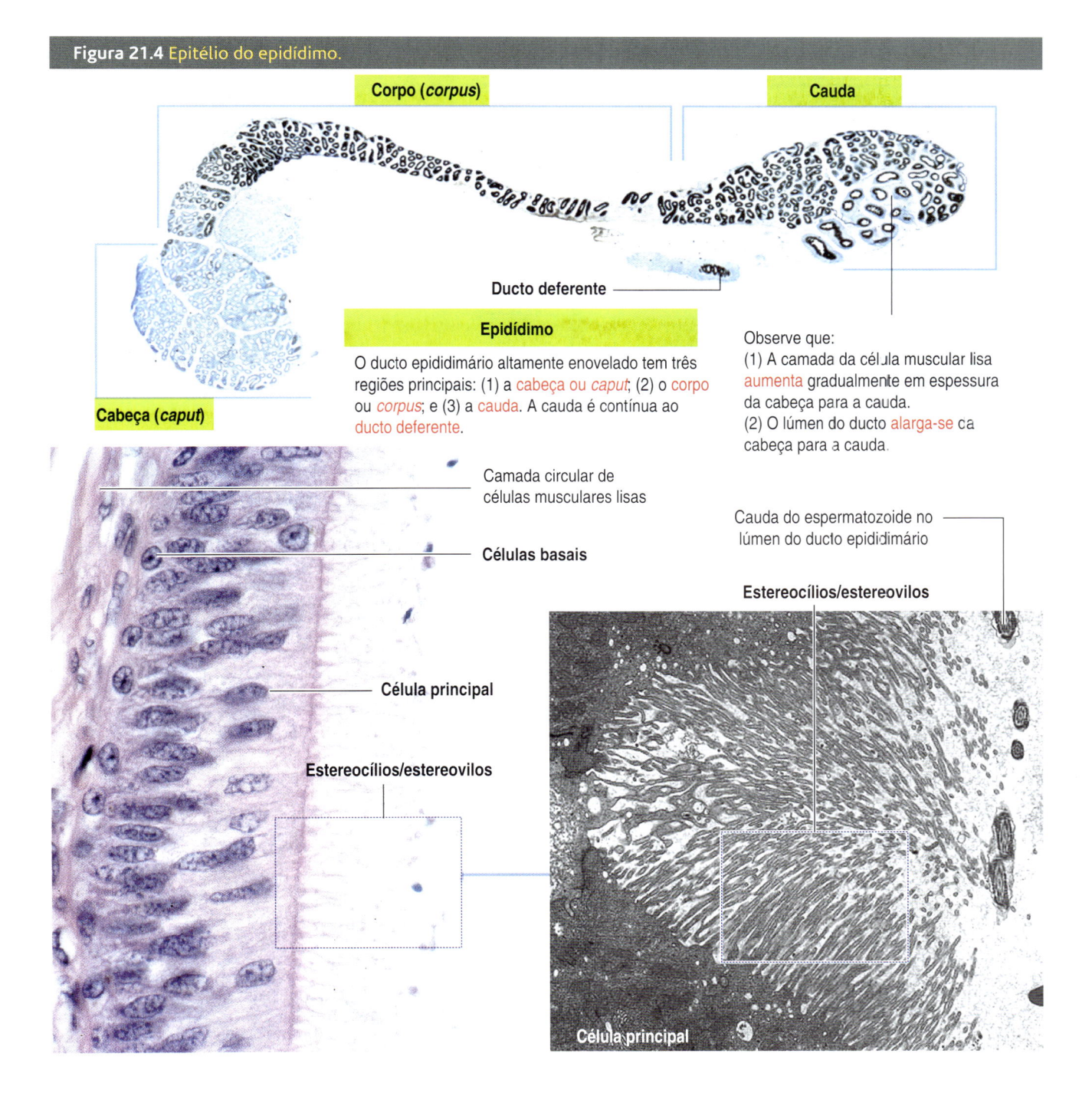

Figura 21.4 Epitélio do epidídimo.

Corpo (*corpus*)

Cauda

Ducto deferente

Epidídimo

Cabeça (*caput*)

O ducto epididimário altamente enovelado tem três regiões principais: (1) a cabeça ou *caput*; (2) o corpo ou *corpus*; e (3) a cauda. A cauda é contínua ao ducto deferente.

Observe que:
(1) A camada da célula muscular lisa aumenta gradualmente em espessura da cabeça para a cauda.
(2) O lúmen do ducto alarga-se ca cabeça para a cauda.

Camada circular de células musculares lisas

Células basais

Célula principal

Estereocílios/estereovilos

Cauda do espermatozoide no lúmen do ducto epididimário

Estereocílios/estereovilos

Célula principal

Figura 21.5 Epitélio do epidídimo.

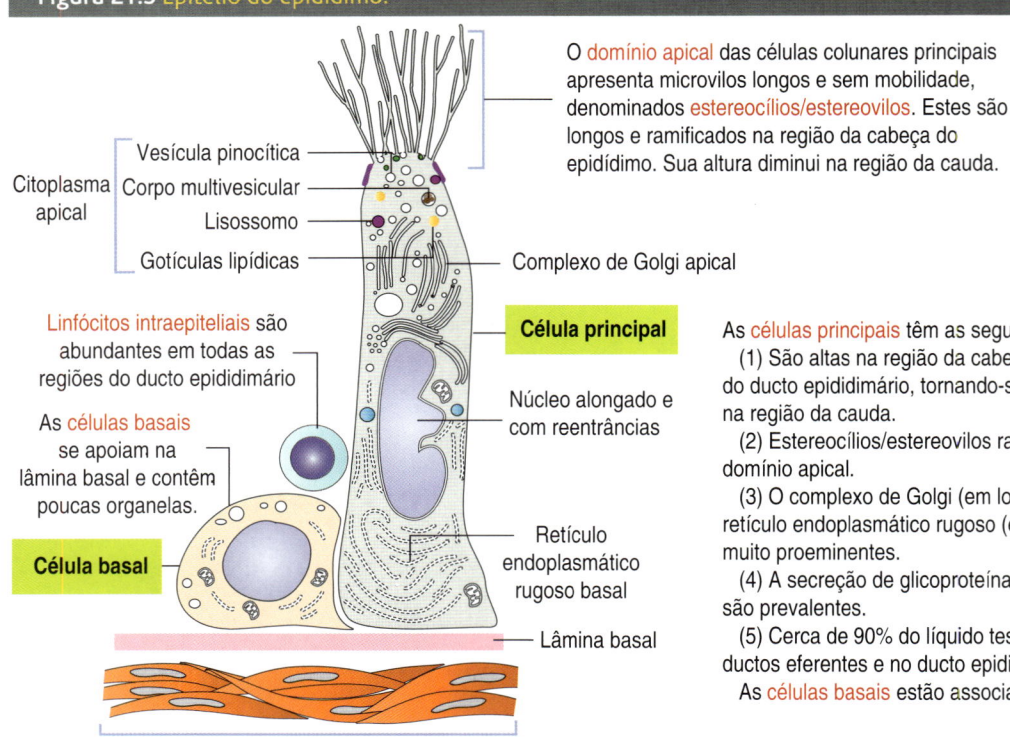

O **domínio apical** das células colunares principais apresenta microvilos longos e sem mobilidade, denominados **estereocílios/estereovilos**. Estes são longos e ramificados na região da cabeça do epidídimo. Sua altura diminui na região da cauda.

Citoplasma apical
Vesícula pinocítica
Corpo multivesicular
Lisossomo
Gotículas lipídicas
Complexo de Golgi apical

Linfócitos intraepiteliais são abundantes em todas as regiões do ducto epididimário

Célula principal

Núcleo alongado e com reentrâncias

As **células basais** se apoiam na lâmina basal e contêm poucas organelas.

Célula basal

Retículo endoplasmático rugoso basal

Lâmina basal

Camada circular de células musculares lisas

As **células principais** têm as seguintes características estruturais:

(1) São altas na região da cabeça e sua altura diminui ao longo do ducto epididimário, tornando-se colunares-baixas a cúbicas na região da cauda.

(2) Estereocílios/estereovilos ramificados originam-se no domínio apical.

(3) O complexo de Golgi (em localização supranuclear) e o retículo endoplasmático rugoso (em localização basal) são muito proeminentes.

(4) A secreção de glicoproteínas, endocitose e pinocitose são prevalentes.

(5) Cerca de 90% do líquido testicular são absorvidos nos ductos eferentes e no ducto epididimário pelas células principais.

As **células basais** estão associadas à lâmina basal.

e as **células claras**, predominantes na cauda do epidídimo. Os **linfócitos intraepiteliais** estão distribuídos em todo o epidídimo. Elas podem ser um componente importante da barreira imunológica epididimária.

A **altura do epitélio** varia em relação ao segmento do ducto epididimário. O epitélio é **mais alto na região da cabeça e mais baixo na região da cauda**. De maneira oposta, o lúmen do ducto do epidídimo é mais estreito na região da cabeça e mais largo na região da cauda.

Existem diferenças regionais na organização da **camada de células musculares lisas**, responsável pelas contrações peristálticas rítmicas que movem os espermatozoides ao longo do ducto epididimário (Boxe 21.B).

As porções iniciais do ducto epididimário são envoltas por uma camada circular de células musculares lisas. As porções terminais (corpo e cauda) apresentam aumento da espessura da camada circular interna do músculo liso e desenvolvimento de uma camada de célula muscular lisa longitudinal externa.

Ducto deferente, cordão espermático e ducto ejaculatório

O **ducto deferente** (*vas deferens*) é um tubo muscular de 45 cm de comprimento, com as seguintes características (Figura 21.6):

1. O epitélio de revestimento é **pseudoestratificado colunar com estereocílios/estereovilos,** semelhante àquele do epidídimo, e é sustentado por uma lâmina própria de tecido conjuntivo com fibras elásticas.
2. A camada muscular consiste em **subcamadas interna** e **externa** de músculo longitudinalmente orientado, separadas por uma **camada circular média**.
3. A camada externa consiste em tecido conjuntivo frouxo e células adiposas.

Além do ducto deferente, o **cordão espermático** contém os seguintes componentes (ver Figura 21.6):

1. O **músculo cremaster**.
2. **Artérias** (espermática, cremastérica e do ducto deferente).
3. **Veias do plexo pampiniforme**.
4. **Nervos** (ramo genital do nervo genitofemoral, nervo cremastérico e ramos simpáticos do plexo testicular).

Boxe 21.B Ducto epididimário.

- O epidídimo tem três funções principais:

- Transporte de espermatozoides por peristaltismo para a região de armazenamento, a cauda do epidídimo. O tempo de maturação epididimária dos espermatozoides é de 2 a 12 dias

- Armazenamento dos espermatozoides até a ejaculação

- Maturação dos espermatozoides. Os espermatozoides colhidos da região da cabeça do epidídimo são incapazes de fertilizar. A capacidade fecundante é adquirida desde o corpo até a cauda do epidídimo
  A maturação dos espermatozoides inclui:
  (1) Estabilização da cromatina condensada.
  (2) Alterações de carga de superfície na membrana plasmática.
  (3) Aquisição de novas proteínas de superfície pelos espermatozoides.
  (4) Aquisição de motilidade progressiva pelos espermatozoides.

- O desenvolvimento dos ductos epididimários, derivados do ducto de Wolff, requer expressão normal dos genes *Homeobox A10* (*Hoxa10*) e *Hoxa11*. Mutações nos genes que codificam as proteínas morfogenéticas ósseas (BMP) 4, BMP7 e BMP8 resultam na diferenciação defeituosa dos segmentos específicos do ducto epididimário.

Figura 21.6 Cordão espermático.

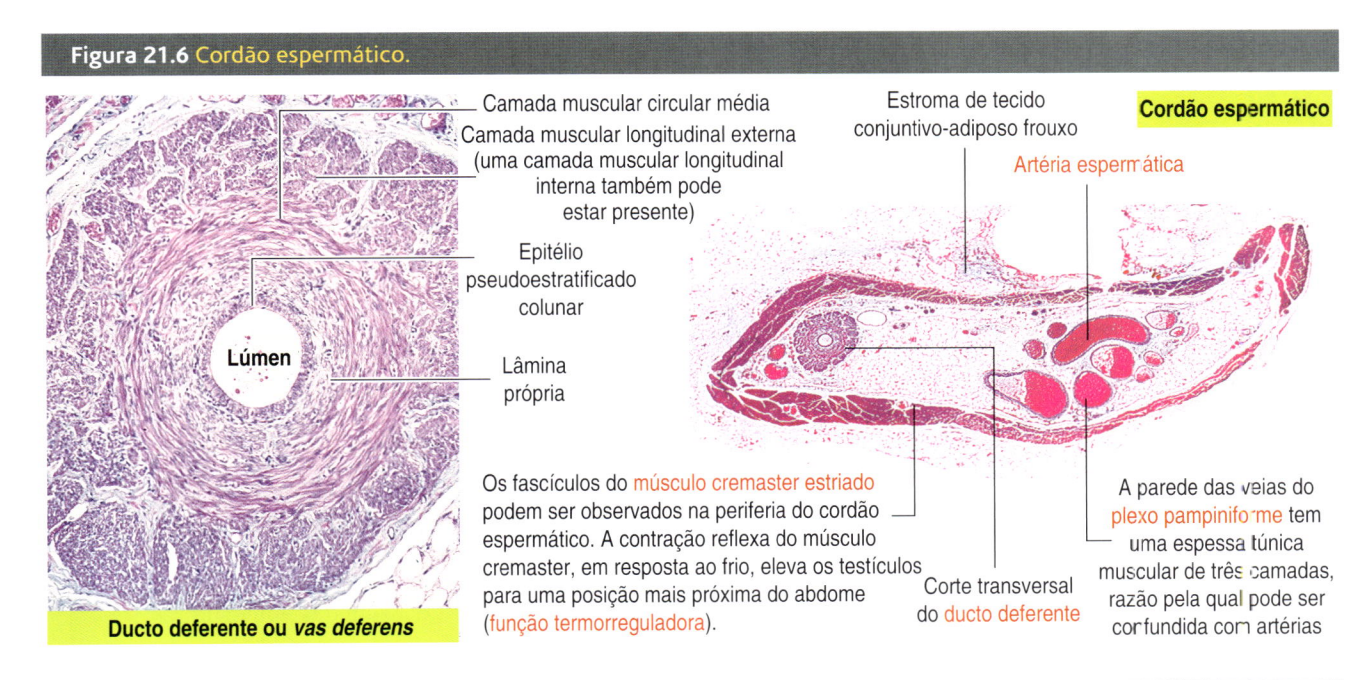

Camada muscular circular média
Camada muscular longitudinal externa
(uma camada muscular longitudinal
interna também pode
estar presente)

Epitélio
pseudoestratificado
colunar

Lúmen

Lâmina
própria

Estroma de tecido
conjuntivo-adiposo frouxo

Cordão espermático

Artéria espermática

Os fascículos do músculo cremaster estriado
podem ser observados na periferia do cordão
espermático. A contração reflexa do músculo
cremaster, em resposta ao frio, eleva os testículos
para uma posição mais próxima do abdome
(função termorreguladora).

Corte transversal
do ducto deferente

A parede das veias do
plexo pampiniforme tem
uma espessa túnica
muscular de três camadas,
razão pela qual pode ser
confundida com artérias

Ducto deferente ou *vas deferens*

Figura 21.7 Ductos ejaculatórios.

Os ductos das vesículas seminais penetram na cápsula da glândula prostática
e reúnem-se ao ducto deferente do mesmo lado, formando o ducto ejaculatório.
 O ducto ejaculatório se abre na parede posterior da uretra prostática.
A parede dos ductos ejaculatórios é pregueada e revestida por um epitélio
simples colunar envolto por tecido conjuntivo e feixes de músculo liso.

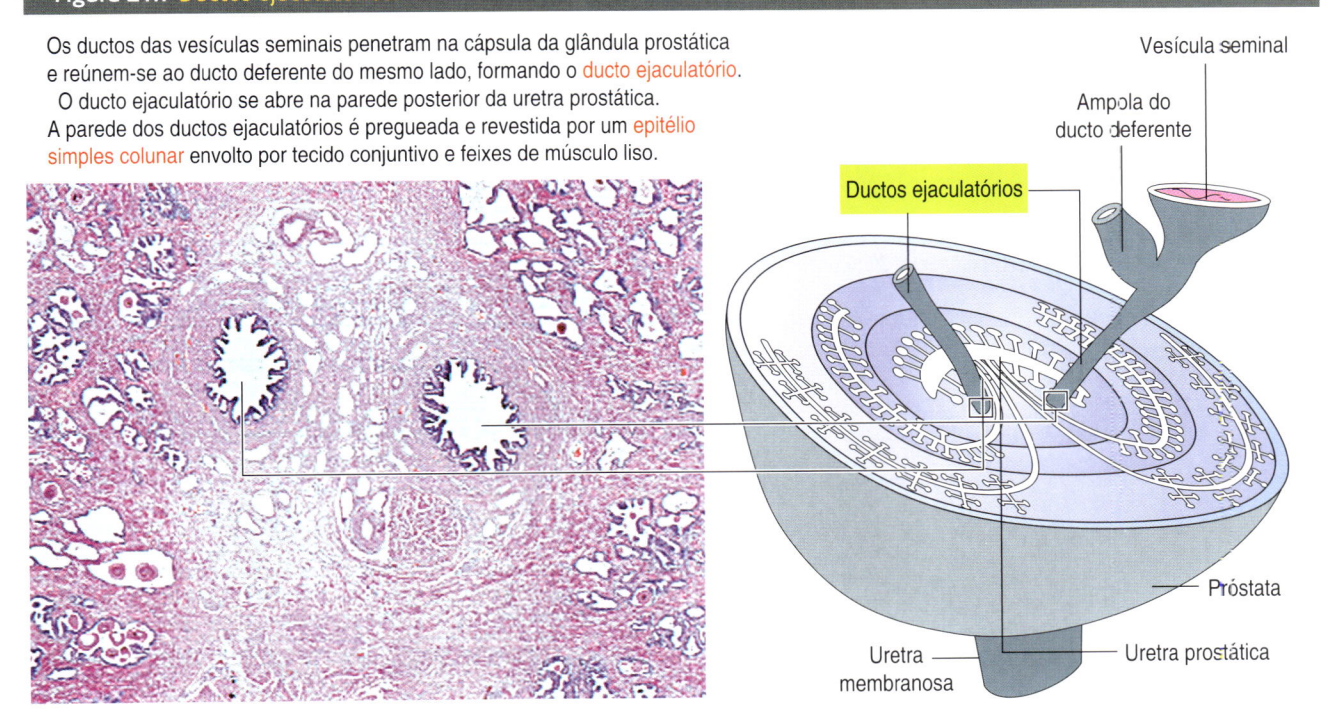

Vesícula seminal

Ampola do
ducto deferente

Ductos ejaculatórios

Próstata

Uretra
membranosa

Uretra prostática

Todas essas estruturas são envoltas pelo **tecido conjuntivo frouxo**.

A porção final dilatada do ducto deferente, chamada **ampola**, conduz diretamente à glândula prostática. A extremidade distal recebe os ductos da vesícula seminal, formando os **ductos ejaculatórios** (Figura 21.7) que atravessa a próstata lançando a secreção no interior da uretra prostática, no colículo seminal.

FATOR DE AZOOSPERMIA (AZF)

Estudamos que o gene *SRY*, localizado no cromossomo Y, codifica um fator de transcrição denominado proteína Y da região determinante do sexo responsável, juntamente com SOX9, pelo desenvolvimento dos testículos. Um feto que apresenta mutação no gene *SRY* desenvolve-se como um feto feminino, embora tenha um cromossomo Y.

O cromossomo Y também abriga uma região gênica do ***fator de azoospermia*** (***AZF***), um determinante da espermatogênese. Deleções na região do *AZF*, localizada no braço longo do cromossomo Y humano, estão envolvidas na infertilidade masculina.

Há três regiões gênicas de *AZF*: ***AZFa***, ***AZFb*** e ***AZFc***. Cada região AZF contém vários genes com uma função na espermatogênese.

Deleções da região *AZFa* são menos frequentes e respondem pela síndrome de células de Sertoli (SCOS; do inglês, *Sertoli cell-only syndrome*; Boxe 20.B no Capítulo 20, *Espermatogênese*).

Deleções da região *AZFb* estão associadas ao bloqueio meiótico (espermatócitos).

Deleções da região *AZFc* resultam na produção reduzida de espermatozoides (oligozoospermia) e podem ser transmitidas para a descendência. Homens com infertilidade decorrente de problema nas regiões gênicas do cromossomo Y apresentam testículos pequenos e baixa estatura.

A infertilidade decorrente de problemas nas regiões gênicas do cromossomo Y caracteriza-se por **azoospermia** (ausência de espermatozoides) e **oligozoospermia** (menos de 15 milhões de espermatozoides/mℓ de sêmen). A contagem normal de espermatozoides é de 20 a 40 milhões de espermatozoides/mℓ de sêmen.

Além das deleções na região de AZF do cromossomo Y, existem outras causas para a infertilidade masculina:

1. Obstrução do ducto ejaculatório.

2. Distúrbios relacionados com o regulador da condutância transmembrana na fibrose cística (CFTR), incluindo fibrose cística e ausência bilateral congênita do ducto deferente (devido a atrofia, fibrose e ausência das estruturas derivadas dos ductos de Wolff). Os homens acometidos apresentam azoospermia.
3. Orquite viral bilateral (decorrente de caxumba), epididimite e uretrite.
4. Quimioterapia ou exposição à radiação.
5. Síndrome de Klinefelter (XXY; ver Boxe 21.C).
6. Síndrome das Células de Sertoli (SCOS).

Glândulas genitais acessórias

As glândulas acessórias do sistema genital masculino incluem duas **vesículas seminais**, a **glândula prostática (próstata)**, duas **glândulas bulbouretrais** de Cowper e glândulas uretrais de Littré (estas últimas também presentes na uretra feminina).

As vesículas seminais e a próstata produzem a maior parte do líquido seminal (Boxe 21.D) e sua função é regulada pelos andrógenos (testosterona e DHT).

Vesículas seminais

As vesículas seminais são órgãos dependentes de andrógenos. Cada vesícula seminal é uma evaginação da parede da ampola de cada ducto deferente.

A vesícula seminal consiste em três componentes:
1. Uma **cápsula externa de tecido conjuntivo**.
2. Uma **camada média muscular lisa** (camadas circular interna e longitudinal externa).
3. Uma **mucosa interna altamente enovelada**, revestida por um **epitélio colunar que varia de simples colunar a pseudoestratificado colunar** (Figura 21.8).

As células epiteliais apresentam um complexo de Golgi grande com vesículas contendo os **grânulos secretores da vesícula seminal** (**SVS**) (com proteínas coagulantes). As vesículas seminais secretam um líquido viscoso, alcalino, rico em **frutose e prostaglandinas**. O líquido contribui com aproximadamente 75% do volume do ejaculado humano.

A frutose é a principal fonte de energia dos espermatozoides ejaculados. As vesículas seminais não armazenam espermatozoides. Elas se contraem durante a ejaculação e sua secreção contribui com o sêmen.

O ducto excretor de cada vesícula seminal, após se unir com a ampola do ducto deferente, penetra na próstata e forma o ducto ejaculatório (ver Boxe 21.D).

Glândula prostática (próstata)

A próstata é a maior glândula genital acessória envolta por uma cápsula. Consiste em 30 a 50 **glândulas tubuloalveolares** ramificadas que lançam seu conteúdo na **uretra prostática** por meio de ductos excretores longos. A uretra masculina tem quatro segmentos (ver Figura 21.8):
1. **Uretra pré-prostática**, um segmento curto (1 cm) envolto pelo esfíncter uretral interno (de células

---

Boxe 21.C Síndrome de Klinefelter.

- A **síndrome de Klinefelter** é observada em homens com um cromossomo sexual extra (47,XXY), como resultado da não disjunção cromossômica durante a meiose masculina ou feminina.
  Indivíduos com essa síndrome:
  (1) São fenotipicamente homens (presença do cromossomo Y).
  (2) Têm testículos pequenos e há presença de poucas células espermatogênicas.
  (3) Apresentam elevados níveis de hormônio foliculoestimulante (FSH), devido à função anormal das células de Sertoli (deficiência na produção de inibina).
  (4) Apresentam níveis baixos de testosterona (**hipogonadismo**), mas níveis altos de estradiol. O excesso de estradiol pode levar à feminização fenotípica, incluindo ginecomastia (aumento da glândula mamária)

- A síndrome de Klinefelter pode permanecer não diagnosticada até que o paciente consulte um médico em virtude de infertilidade. Análise cromossômica (cariotipagem), dosagens hormonais de testosterona e de estrogênio, além da contagem espermática no espermograma determinam a natureza da síndrome

- A síndrome de Klinefelter acentua o risco de tumor de células germinativas testiculares, câncer de mama, transtorno de déficit de atenção-hiperatividade (TDAH) e doenças autoimunes (como lúpus eritematoso sistêmico).

Boxe 21.D Líquido seminal (sêmen).

- O líquido seminal, ou sêmen, consiste na combinação de secreções alcalinas do epitélio do ducto epididimário e das glândulas acessórias (predominantemente, a próstata e as vesículas seminais). O ejaculado fresco coagula no prazo de um minuto na cavidade vaginal, neutralizando o conteúdo ácido vaginal. Proteases (fibrinolisina e fibrinogenase) presentes nas secreções da próstata alteram o ejaculado coagulado para um estado líquido após 15 a 20 min

- Algumas proteínas do líquido seminal revestem a membrana plasmática dos espermatozoides e fornecem nutrientes, como a frutose e o ativador da motilidade progressiva dos espermatozoides

- As vesículas seminais contribuem com cerca de 75% do volume do líquido seminal; cerca de 20 a 25% do volume provêm da glândula prostática.

musculares lisas) que, quando contraído, impede o fluxo retrógrado do sêmen para dentro da bexiga urinária durante a ejaculação.

2. **Uretra prostática** (Figura 21.9), um segmento de 3 a 4 cm de comprimento, embutido na glândula prostática. A uretra prostática é o local final dos ductos prostáticos que transportam as secreções glandulares e dos ductos ejaculatórios, carregando o sêmen e as secreções das vesículas seminais durante a ejaculação (ver Figura 21.7).

3. A **uretra membranosa**, um segmento que atravessa a bolsa perineal profunda e é envolta pelo músculo esquelético do esfíncter uretral externo.

4. A **uretra peniana**, envolta pelo tecido erétil (o corpo esponjoso) do pênis.

Lembre-se da distribuição segmentária da uretra masculina porque será útil durante a realização de **cateterismo uretral** para drenar a urina de pacientes incapazes de urinar.

A glândula prostática está histologicamente disposta em três zonas de importância clínica (ver Figura 21.9):

1. Uma **zona central**, com **glândulas mucosas periuretrais**.

2. Uma **zona de transição**, com **glândulas submucosas periuretrais**.

3. Uma **zona periférica**, que consiste em **glândulas ramificadas (compostas)**. Cerca de 70 a 80% dos cânceres de próstata têm origem na zona periférica.

As glândulas prostáticas são revestidas por **epitélio simples colunar** ou **pseudoestratificado colunar**.

O lúmen contém **concreções (corpos amiláceos)** ricos em glicoproteínas e, às vezes, um local de **deposição de cálcio** (Figura 21.10).

As células contêm retículo endoplasmático rugoso abundante e complexo de Golgi.

A próstata produz um líquido alcalino, rico em zinco, que neutraliza o conteúdo vaginal ácido, fornece nutrientes e transporta espermatozoides, além de liquefazer o sêmen.

Os produtos proteicos incluem **fosfatase ácida específica da próstata**, **antígeno prostático específico** (**PSA**, um marcador para a detecção precoce de câncer de próstata), **amilase** e **fibrinolisina**.

HIPERPLASIA PROSTÁTICA BENIGNA

A **hiperplasia prostática benigna** (**HPB**), uma condição que ocorre com o envelhecimento, é um aumento não canceroso da próstata. A HPB pode restringir o fluxo da urina através da uretra prostática (ver Figura 21.9).

Em homens idosos, as glândulas prostáticas periuretrais mucosas (zona central) e submucosas (zona de transição), além das células do estroma, sofrem **hiperplasia nodular**.

A hiperplasia nodular periuretral provoca:

1. Dificuldade na micção e obstrução urinária causada pela compressão parcial ou completa da uretra prostática, devido ao crescimento nodular.

2. Retenção de urina na bexiga ou incapacidade de esvaziamento completo da bexiga urinária. A possibilidade de infecção conduz à inflamação da bexiga urinária (**cistite**) e à infecção do trato urinário (**pielonefrite**). A retenção urinária aguda e persistente requer cateterização uretral de emergência.

A HPB é atribuída à **DHT**, um metabólito de testosterona. A DHT é convertida na próstata, a partir da testosterona circulante, pela ação da enzima SRD5A2 (esteroide 5α-redutase tipo 2). Essa enzima localiza-se, predominantemente, nas células estromais, o local predominante de conversão de androgênio. A participação de DHT na determinação de hiperplasia nodular periuretral é sustentada pelo uso clínico de **finasterida**, um inibidor de SRD5A que diminui os níveis de DHT da próstata, reduz o tamanho da próstata e alivia, em grande parte, os sintomas de HPB.

Há dois inibidores de SRD5A aprovados pela Food and Drug Administration (FDA): a **finasterida** inibe a isoenzima SRD5A2, diminuindo os níveis de DTH sérica em 70 a 90%, enquanto a **dutasterida** bloqueia as isoenzimas SRD5A1 e SRD5A2, reduzindo a DTH a níveis próximos de zero.

O **exame retal** (palpação da próstata através do reto) pode revelar uma próstata acentuadamente aumentada. Indicam-se **ultrassonografia transretal** e determinação dos níveis sanguíneos do **antígeno prostático específico** (**PSA**) para descartar o diagnóstico de câncer de próstata.

Receptor de androgênio

Consideramos agora em detalhes o mecanismo pelo qual as células estromais da próstata interagem com as células glandulares epiteliais da próstata.

A enzima esteroide **SRD5A2**, presente principalmente nas **células estromais** prostáticas, converte a testosterona em DHT. Como já debatido neste capítulo, a ausência congênita dessa enzima conduz à formação de uma glândula prostática vestigial. A castração em um homem provoca atrofia da glândula prostática.

Testosterona e DHT ligam-se aos **receptores de andrógenos** (**RA**). Vimos na SIA (síndrome de insensibilidade a andrógenos) que os RA desempenham importante papel no desenvolvimento da glândula prostática. Além disso, a atividade dos RA tem um papel importante nos diferentes estágios do câncer de próstata (Figura 21.11).

Em seu estado inativo, quando a testosterona ou a DHT não estão presentes, o RA forma um complexo com **proteínas de choque térmico** (HSPs; do inglês, *heat-shock proteins*), como a HSP90.

A testosterona, ligada à **globulina ligante de hormônios sexuais** (**SHBG**; do inglês, *sex hormone-binding globulin*), é transportada para a glândula prostática pela corrente sanguínea. A testosterona entra na célula estromal da próstata e é convertida em DHT. A DHT entra na célula epitelial da próstata, onde o RA inativo é ligado a HSPs. Na presença de DHT, o RA se desprende das HSPs e forma um dímero RA/RA, que se

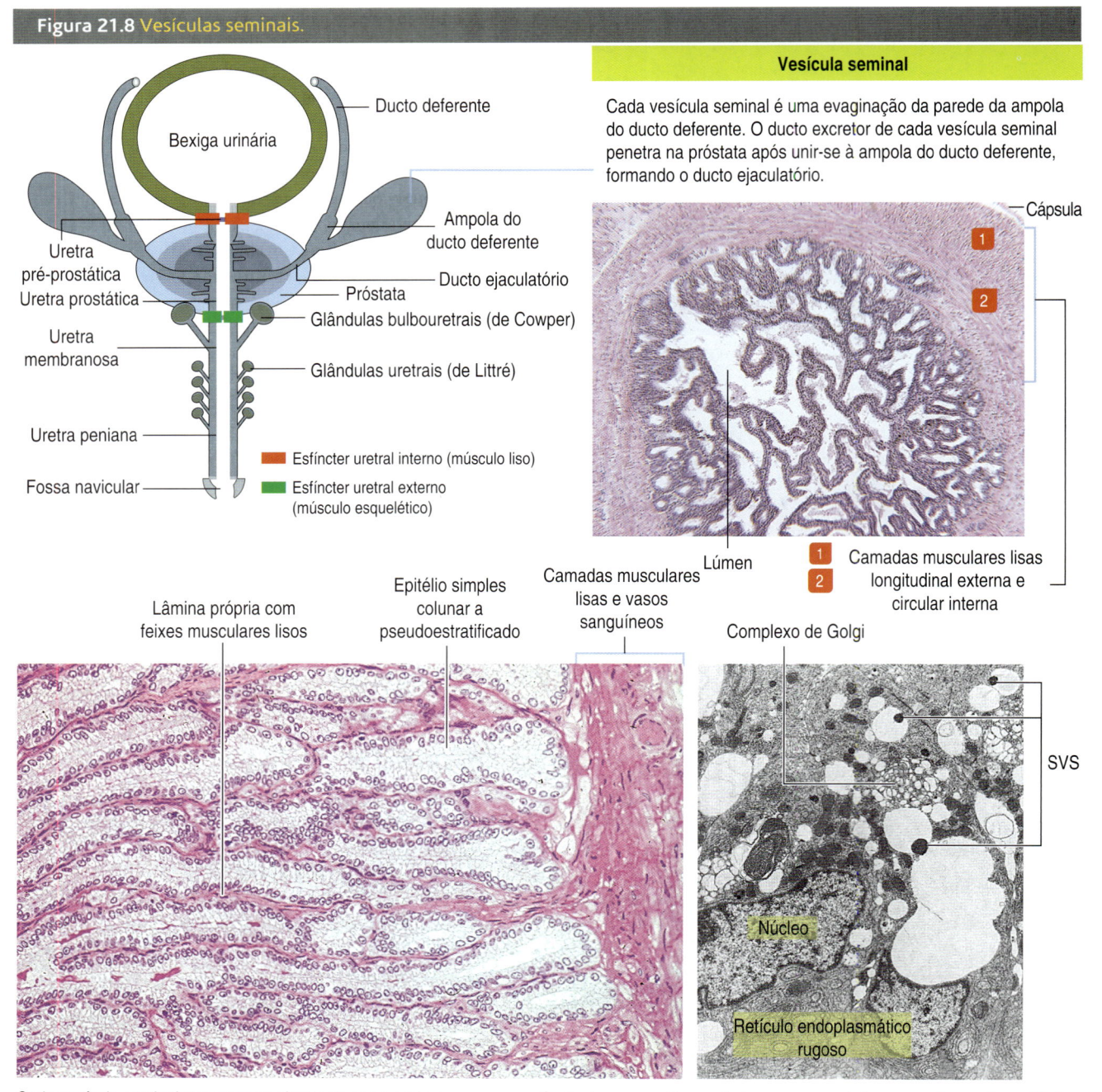

Figura 21.8 Vesículas seminais.

Ducto deferente

Bexiga urinária

Ampola do ducto deferente

Uretra pré-prostática

Uretra prostática

Ducto ejaculatório

Próstata

Glândulas bulbouretrais (de Cowper)

Uretra membranosa

Glândulas uretrais (de Littré)

Uretra peniana

Fossa navicular

Esfíncter uretral interno (músculo liso)

Esfíncter uretral externo (músculo esquelético)

Vesícula seminal

Cada vesícula seminal é uma evaginação da parede da ampola do ducto deferente. O ducto excretor de cada vesícula seminal penetra na próstata após unir-se à ampola do ducto deferente, formando o ducto ejaculatório.

Cápsula

Lúmen

1 Camadas musculares lisas
2 longitudinal externa e circular interna

Lâmina própria com feixes musculares lisos

Epitélio simples colunar a pseudoestratificado

Camadas musculares lisas e vasos sanguíneos

Complexo de Golgi

SVS

Núcleo

Retículo endoplasmático rugoso

Cada vesícula seminal tem mucosa altamente pregueada e ramificada com pregas epiteliais primárias que se ramificam em pregas secundárias e terciárias. As pregas epiteliais são sustentadas por tecido conjuntivo frouxo (lâmina própria da mucosa).

Em grande aumento, observamos que o epitélio é colunar, variando do simples ao pseudoestratificado. O citoplasma apical é vacuolado.

O citoplasma contém vesículas com as proteínas **secretoras da vesícula seminal (SVS)** (proteínas coagulantes), observadas como grânulos secretores densos, excentricamente localizados em vesículas grandes e claras. As vesículas seminais contribuem, em média, com 75% do volume do sêmen. Os espermatozoides não são armazenados nas vesículas seminais. A secreção também consiste em frutose e prostaglandinas.

liga à DHT. Em seguida, o complexo DHT-dímero RA transloca-se para o núcleo.

No núcleo, o RA, considerado um fator de transcrição, liga-se ao DNA e a outros fatores de transcrição, incluindo os membros da família ETS (E26), para induzir a expressão de fatores autócrinos e parácrinos, de sobrevivência e de crescimento, para atuar nas células epiteliais prostáticas e células estromais prostáticas.

Observe que a ligação de DHT desencadeia a dimerização de RA e sua translocação para o núcleo. Portanto, **o principal objetivo terapêutico consiste em impedir a ligação de andrógenos ao RA para bloquear a dimerização, a translocação nuclear e a eventual transcrição subsequente dos genes, que dependem da ativação do RA durante o desenvolvimento do câncer de próstata**.

Figura 21.9 Próstata.

Glândulas (zona de transição)

Glândulas (zona central)

O local de origem da hiperplasia prostática benigna (HPB)

Uretra prostática

Crista uretral

Zona central

Uretra prostática

Zona de transição

Ducto ejaculatório

Zona periférica

Estroma fibromuscular

Cápsula

Estroma fibromuscular

Zona periférica

O local de origem do carcinoma prostático

Dois marcadores bioquímicos são empregados no diagnóstico e no acompanhamento do tratamento de câncer de próstata: (1) fosfatase ácida prostática e (2) antígeno prostático específico (PSA).

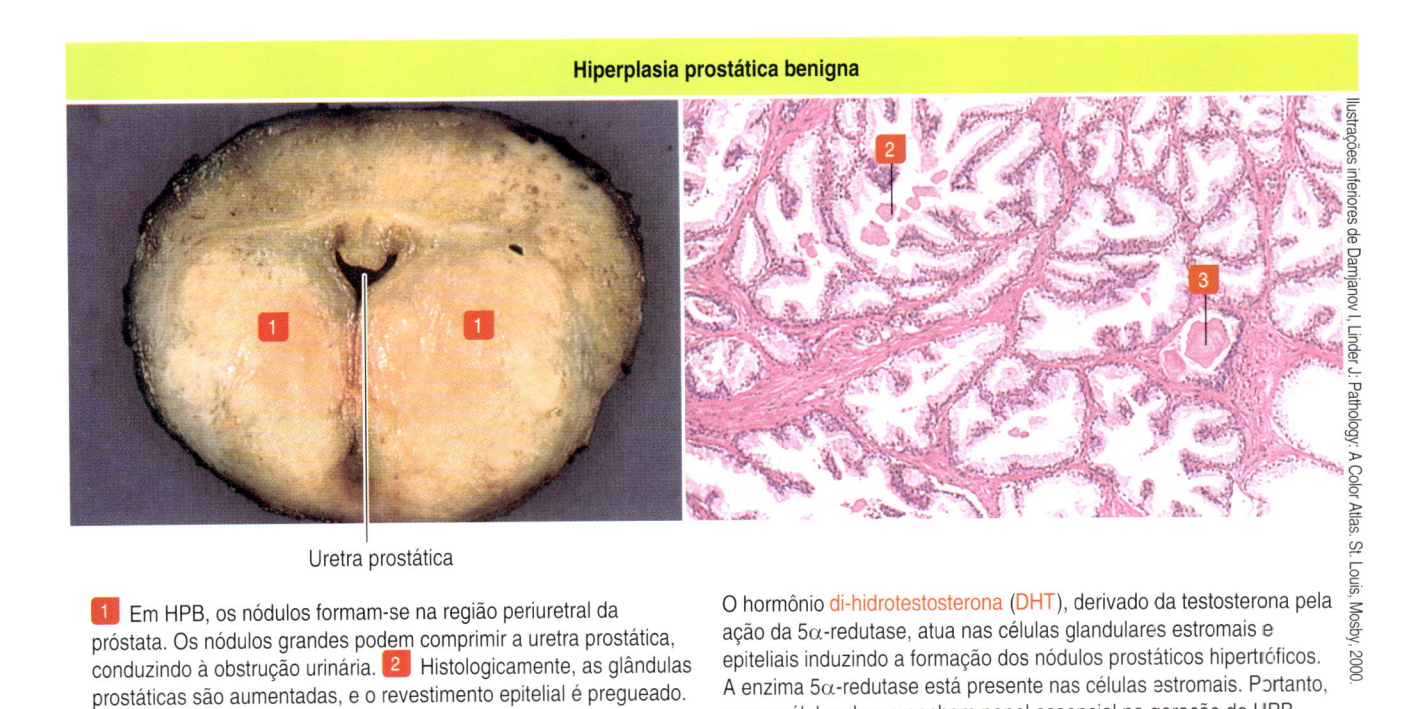

Hiperplasia prostática benigna

Uretra prostática

Ilustrações inferiores de Damjanov I, Linder J: Pathology: A Color Atlas. St. Louis, Mosby, 2000.

1 Em HPB, os nódulos formam-se na região periuretral da próstata. Os nódulos grandes podem comprimir a uretra prostática, conduzindo à obstrução urinária. **2** Histologicamente, as glândulas prostáticas são aumentadas, e o revestimento epitelial é pregueado. **3** Corpos amiláceos são observados no lúmen glandular.

O hormônio di-hidrotestosterona (DHT), derivado da testosterona pela ação da 5α-redutase, atua nas células glandulares estromais e epiteliais induzindo a formação dos nódulos prostáticos hipertróficos. A enzima 5α-redutase está presente nas células estromais. Portanto, essas células desempenham papel essencial na geração de HPB.

Figura 21.10 Próstata.

Próstata

A próstata é um órgão muscular e glandular. Consiste em três grupos de glândulas: (1) glândulas mucosas periuretrais (na zona central); (2) glândulas submucosas periuretrais, ligadas à uretra por ductos curtos (na zona de transição); e (3) glândulas prostáticas principais (na zona periférica). Cerca de 30 a 50 glândulas tubuloalveolares abrem-se diretamente na uretra prostática por meio de 15 a 30 ductos longos, terminando nas laterais da crista uretral.

O epitélio das glândulas prostáticas principais é simples colunar ou pseudoestratificado colunar e disposto em pregas apoiadas em uma lâmina própria. O lúmen pode conter corpos amiláceos, uma estrutura condensada rica em glicoproteínas e fragmentos celulares, com tendência a se calcificar nos homens mais velhos.

A secreção da próstata contém fibrinolisina, com função na liquefação do sêmen. Ácido cítrico, zinco, amilase, antígeno prostático específico e fosfatase ácida estão presentes em elevadas concentrações no líquido prostático secretado no sêmen.

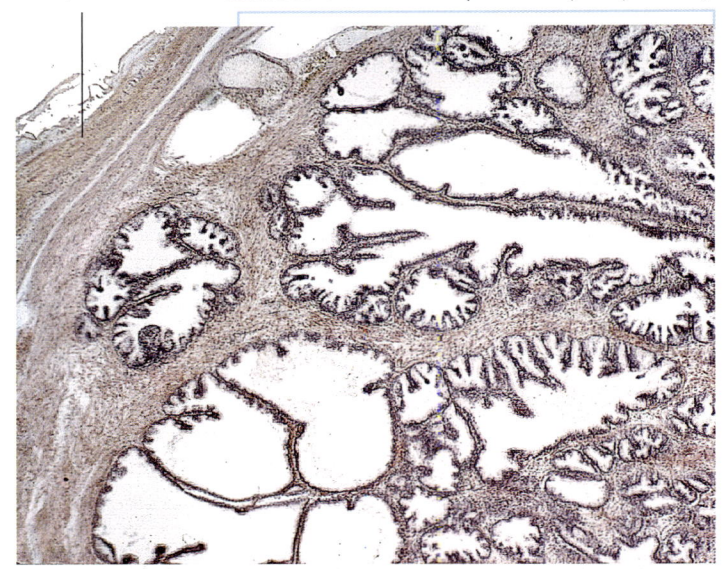

Cápsula   Glândulas tubuloalveolares prostáticas (zona periférica)

Exame de antígeno prostático específico

Embora o exame de toque retal (ETR) tenha sido o teste de triagem primário para câncer de próstata, um grande número de cânceres detectados por esse método está em estágio avançado. A dosagem sérica do antígeno prostático específico (PSA) foi introduzida no fim dos anos 1980, a fim de aumentar a detecção em estágio precoce do câncer de próstata, em comparação com ETR. Valores acima de 4 ng/mℓ, considerados anormais, estão associados a hiperplasia prostática benigna (HPB), prostatite ou cistite (falso-positivo). Um valor de PSA normal não descarta o diagnóstico de câncer de próstata (falso-negativo). Atualmente, os pacientes são informados acerca da evidência inconsistente da triagem com PSA.

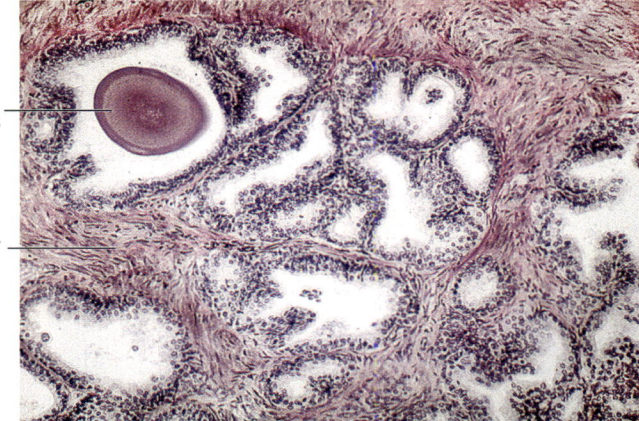

Corpos amiláceos

Estroma fibromuscular

Além da clássica sequência de ativação de RA após ligação à DHT, ocorrem outras alterações durante a progressão do câncer de próstata:

1. A **superexpressão de RA** é capaz de aumentar a atividade dos reguladores do ciclo celular, que podem tornar a proliferação celular refratária à terapia de privação de andrógenos (uma condição clínica denominada **câncer de próstata resistente à castração, CPRC**).

   Uma população de células supressoras derivadas de mieloides (MDSC; do inglês, *myeloid-derived suppressor cells*), incluindo neutrófilos e monócitos, pode ser vista na próstata de pacientes com CRPC. As células MDSC secretam interleucina 23 (IL-23) que, após a ligação ao receptor de IL-23 (IL-23R) nas células tumorais, desencadeia uma via na célula tumoral, levando a um aumento na expressão de RA. Um aumento na expressão de RA incrementa a via de expressão gênica dependente de andrógenos, resultando em ativação do crescimento do câncer de próstata.

2. **A expressão de variantes de RA** (geradas por *splicing* alternativo) pode se dar sem um domínio de ligação a andrógenos sem afetar o recrutamento de RA para o DNA. Esse evento pode induzir reprogramação genômica, conduzindo à regulação negativa dos repressores ou à maximização da expressão de correguladores de RA, incluindo os fatores de transcrição ETS.

3. **Mutações que mantêm a atividade de RA** por meio da conversão de respostas de fármacos antagonistas para respostas agonistas.

CÂNCER DE PRÓSTATA E GENES SUPRESSORES DE TUMOR

O câncer de próstata tem origem nas glândulas prostáticas principais da zona periférica, com localização mais distante da uretra.

Os sintomas urinários não estão presentes no estágio precoce e, com frequência, detecta-se o crescimento do tumor pelo toque retal, pela elevação dos níveis séricos de **PSA** ou por dor nas costas causada por **metástase** vertebral. A **biopsia** transperineal ou transretal confirmam o diagnóstico clínico.

Cirurgia (prostatectomia radical por cirurgia retropúbica ou perineal) e radioterapia (terapia de feixes

Figura 21.11 Receptor de andrógenos, o principal causador de câncer de próstata.

1 Como as células estromais prostáticas, mas não as células epiteliais prostáticas, contêm esteroide 5α-redutase 2 (SRD5A2), elas são a principal fonte de di-hidrotestosterona (DHT) para as células epiteliais prostáticas vizinhas. O hormônio DHT atua, de maneira parácrina, nas células epiteliais da próstata. As células epiteliais prostáticas contêm SRD5A3, que também pode converter a testosterona em DHT (não mostrada no diagrama).

Assim como as células epiteliais, as células estromais da próstata podem produzir fatores de crescimento com efeitos parácrino e autócrino (não mostrado).

2 O receptor de andrógenos (RA) inativo nas células epiteliais prostáticas está ligado às proteínas de choque térmico (principalmente HSP90). A DHT liga-se ao RA, que sofre dimerização após a dissociação das HSPs.

3 O complexo DHT-dímero RA transloca-se para o núcleo da célula epitelial prostática e associa-se a outros fatores de transcrição, incluindo os fatores indutores ETS, liga-se aos elementos de resposta ao androgênio no DNA e induz a produção de fatores de crescimento mitogênicos, estimulando a sobrevivência e o crescimento das células.

A terapia com inibidores de SRD5A reduz a produção de DHT, a síntese dos fatores de crescimento mitogênicos e diminui o tamanho da hiperplasia nodular e o grau de obstrução urinária.

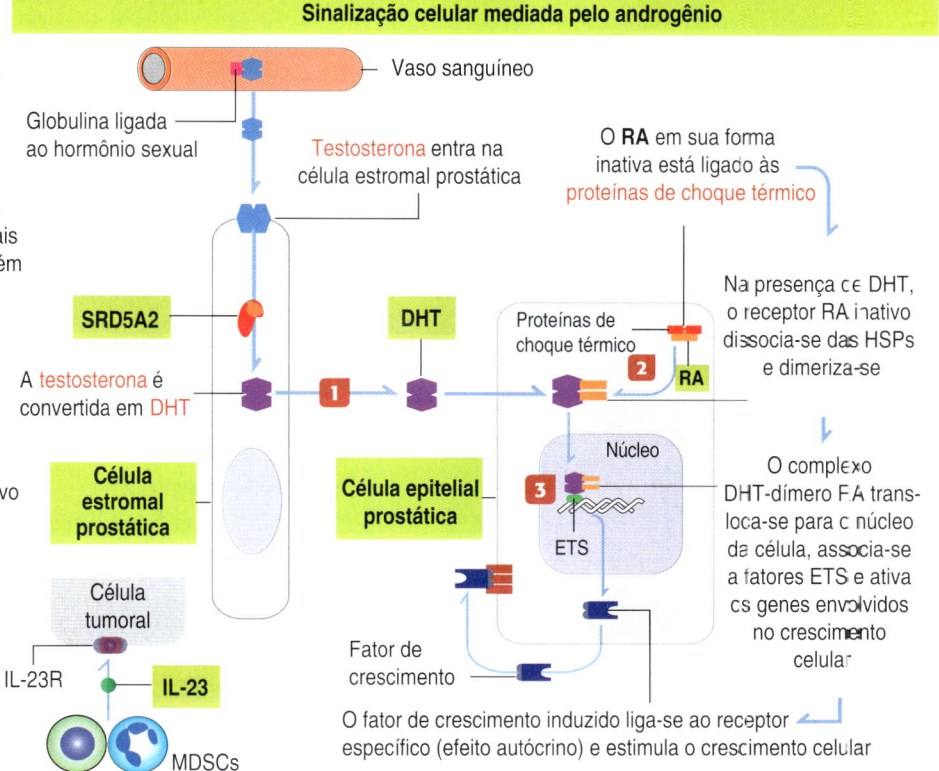

Sinalização celular mediada pelo androgênio

O câncer de próstata resistente à castração (CPRC) define uma condição clínica na qual a progressão do câncer de próstata ocorre apesar dos baixos níveis de androgênio. A terapia de privação de andrógenos pode levar à regressão do câncer de próstata porque as células cancerígenas morrem ou deixam de progredir na ausência de sinalização celular mediada por andrógenos. Entre os mecanismos subjacentes ao CPRC estão a superexpressão de RA e um aumento na expressão de SRD5A. Uma população de células supressoras derivadas de mieloides (MDSC), incluindo neutrófilos e monócitos que expressam as proteínas CD11b, CD33 e CD15, pode ser observada na próstata de pacientes com CPRC. As células MDSC secretam interleucina 23 (IL-23) que, após ligação ao receptor de IL-23 (IL-23R) nas células tumorais, desencadeia uma via na célula tumoral, levando a um **aumento na expressão de RA**. Um aumento na expressão de RA incrementa a via de expressão gênica dependente de androgênio, resultando em ativação do crescimento do câncer de próstata. O bloqueio farmacológico da IL-23 atrasa ou reverte experimentalmente o CPRC.

externos de radiação ou implante de sementes radioativas na próstata) são recomendadas quando o tumor for localizado, como determinado por técnicas de imagem computadorizada.

Dois genes supressores de tumor principais, *PTEN* (para homólogo de fosfatase e tensina) e *PML* (para proteína de leucemia promielocítica), protegem contra o câncer de próstata humano.

A perda parcial de *PTEN* está presente em 70% dos casos de câncer de próstata localizado. A perda completa de *PTEN*, por falta de ação da fosfatase no ciclo celular, está ligada ao **câncer de próstata metastático resistente à castração** (**CPRC**).

A perda de *PTEN* e *PML* é frequentemente observada nas formas mais agressivas de câncer de próstata humano associadas à metástase óssea.

A perda de PML leva à ativação da cascata de sinalização da proteinoquinase ativada por mitogênio Ras–Raf–MEK–ERK (MAPK). Para compreender a relevância da sinalização de MAPK na progressão do câncer, precisamos lembrar que as MAP-quinases são serino e treoninoquinases ativadas por fatores de crescimento e outras moléculas de sinalização (Capítulo 3, *Sinalização celular | Biologia celular | Patologia*).

Na verdade, estudos experimentais recentes em um modelo de camundongo descobriram que a **proteína de ligação a elementos reguladores de esterol** (**SREBP**) é um importante efetor de ativação de MAPK em dieta com alto teor de gordura, a jusante, que promove câncer de próstata metastático. O efeito pró-metastático é suprimido com a administração de fatostatina, um bloqueador da adipogênese.

Resta determinar se a SREBP ativa a cascata de sinalização MAPK nos tumores da próstata humana e se isso afeta a via de RA.

Uretra masculina e feminina

No **homem**, a uretra tem 20 cm de comprimento e, como já descrito, é composta de quatro segmentos: uretra pré-prostática, uretra prostática, uretra membranosa e uretra peniana ou esponjosa.

A uretra peniana recebe os ductos excretores da glândula bulbouretral (de Cowper) e as glândulas uretrais (de Littré).

As glândulas uretrais produzem uma secreção que contém glicosaminoglicanos, os quais protegem e lubrificam a superfície do epitélio uretral.

O epitélio da uretra prostática é de **transição (urotélio)**, alterando-se para epitélio pseudoestratificado colunar a estratificado colunar na uretra membranosa e peniana.

A **camada muscular** na uretra membranosa consiste em um esfíncter de músculo liso (involuntário) e um esfíncter de músculo estriado (voluntário) (ver Figura 21.8), com a função de controlar a passagem de urina ou sêmen.

Na **mulher**, a uretra tem 4 cm de comprimento e é revestida pelo **epitélio de transição**, que muda para um epitélio pseudoestratificado colunar e um epitélio estratificado pavimentoso não queratinizado nas proximidades do meato uretral.

A mucosa contém glândulas secretoras de muco. Uma camada interna de músculo liso é envolta pela camada circular de músculo estriado, que fecha a uretra quando há contração (Figura 21.12).

Pênis

O pênis tem três massas colunares e cilíndricas de **tecido erétil**: os **corpos cavernosos** direito e esquerdo e o **corpo esponjoso** ventral, atravessado pela uretra

---

Figura 21.12 Uretra feminina e masculina.

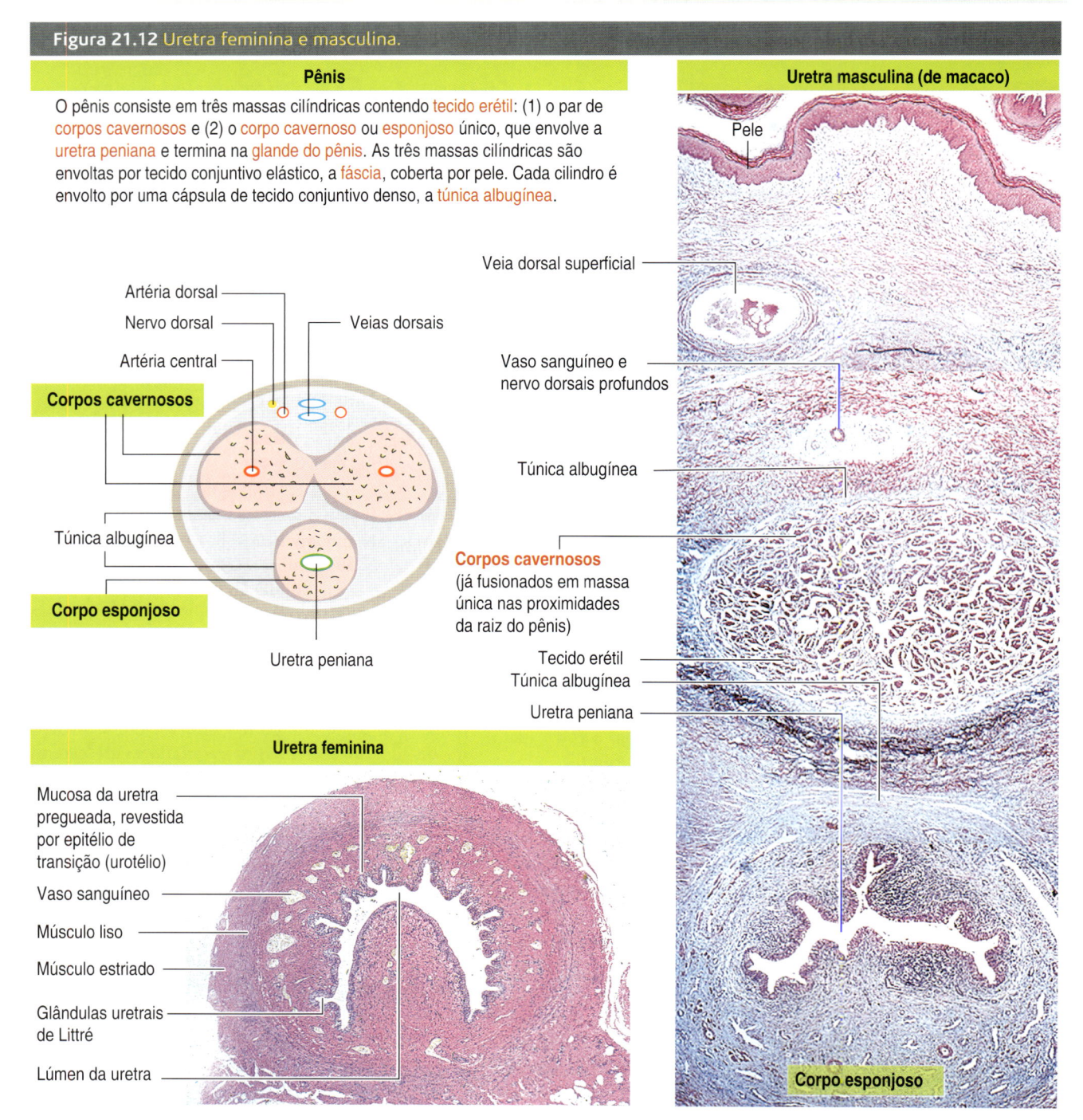

Pênis

O pênis consiste em três massas cilíndricas contendo tecido erétil: (1) o par de corpos cavernosos e (2) o corpo cavernoso ou esponjoso único, que envolve a uretra peniana e termina na glande do pênis. As três massas cilíndricas são envoltas por tecido conjuntivo elástico, a fáscia, coberta por pele. Cada cilindro é envolto por uma cápsula de tecido conjuntivo denso, a túnica albugínea.

Artéria dorsal
Nervo dorsal
Veias dorsais
Artéria central
Corpos cavernosos
Túnica albugínea
Corpo esponjoso
Uretra peniana

Uretra masculina (de macaco)

Pele
Veia dorsal superficial
Vaso sanguíneo e nervo dorsais profundos
Túnica albugínea
Corpos cavernosos (já fusionados em massa única nas proximidades da raiz do pênis)
Tecido erétil
Túnica albugínea
Uretra peniana

Corpo esponjoso

Uretra feminina

Mucosa da uretra pregueada, revestida por epitélio de transição (urotélio)
Vaso sanguíneo
Músculo liso
Músculo estriado
Glândulas uretrais de Littré
Lúmen da uretra

peniana. As três colunas convergem para formar o corpo do pênis. A extremidade distal do corpo esponjoso é a **glande do pênis**.

Os corpos cavernosos e o corpo esponjoso contêm espaços sanguíneos irregulares e comunicantes, ou sinusoides, supridos por uma artéria e drenados por canais venosos (ver Figura 21.12). Durante a ereção, o sangue arterial preenche os sinusoides, os quais aumentam de tamanho e comprimem os canais venosos de drenagem (Figura 21.13).

Dois compostos químicos controlam a ereção:
1. **Óxido nítrico**.
2. **Fosfodiesterase**.

O estímulo sexual, via córtex cerebral e hipotálamo e transportado ao longo da medula espinal para os nervos autônomos no pênis, faz com que ramos do **nervo dorsal**, o ponto final do nervo pudendo, produzam **óxido nítrico**.

As moléculas de óxido nítrico espalham-se rapidamente ao longo das **junções comunicantes** das **células musculares lisas**, circundando os sinusoides sanguíneos.

Dentro das células musculares lisas, as moléculas de óxido nítrico ativam a **guanilil ciclase** produzindo o **monofosfato de guanosina cíclico** (**GMPc**) a partir do **trifosfato de guanosina** (**GTP**).

O GMPc **relaxa a parede celular muscular lisa** que circunda os vasos, induzindo o **sequestro de Ca²⁺** dentro dos locais de armazenamento intracelular. **As concentrações diminuídas de Ca²⁺ determinam, então, o relaxamento das células musculares lisas, o que conduz a um acúmulo de sangue nos sinusoides, em virtude do fluxo rápido de sangue arterial a partir das artérias dorsais e cavernosas. Os sinusoides ingurgitados com sangue comprimem as veias pequenas drenando o sangue do pênis, tornando-o ereto** (Boxe 21.E).

A enzima **fosfodiesterase** (PDE) degrada o GMPc e encerra a ereção. Se os níveis de GMPc permanecerem elevados, quando a atividade de PDE é evitada, consequentemente o pênis permanece ereto.

Glândulas bulbouretrais

As glândulas bulbouretrais consistem em vários lóbulos contendo unidades secretoras tubuloalveolares e um ducto excretor principal revestido por epitélio estratificado colunar.

O epitélio de revestimento das unidades secretoras é colunar e secreta um produto mucoso.

A secreção, que contém grande quantidade de **galactose** e quantidade moderada de **ácido siálico**, é liberada na **uretra peniana**. Essa secreção tem **função de lubrificação** e precede a emissão do sêmen ao longo da uretra peniana.

Figura 21.13 Mecanismo da ereção peniana.

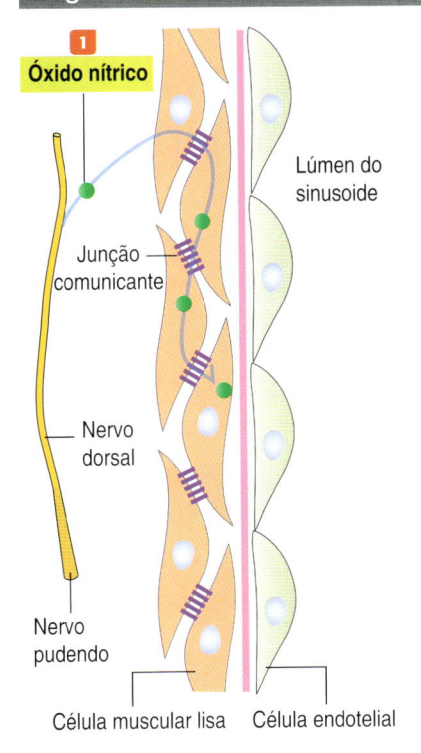

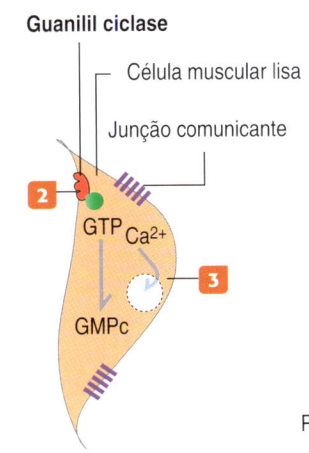

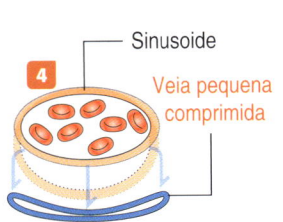

O acúmulo de sangue no lúmen do sinusoide, por causa do relaxamento muscular, comprime as veias pequenas, impedindo a drenagem dos sinusoides.

1 Os nervos produzem óxido nítrico (NO), que se difunde nas células musculares lisas que circundam os sinusoides sanguíneos do tecido peniano erétil. As moléculas de NO são então transportadas para as outras células musculares lisas ao longo das junções comunicantes.

2 As moléculas de NO ativam a guanilil ciclase, que converte trifosfato de guanosina (GTP) em monofosfato de guanosina cíclico (GMPc).

3 GMPc desencadeia o armazenamento de Ca²⁺ dentro da célula (sequestro). A baixa concentração de Ca²⁺ induz ao relaxamento de miosina e actina.

4 Um músculo liso relaxado pressiona as veias pequenas, drenando o sangue do pênis. O sangue acumula-se nos sinusoides e o pênis fica ereto. A enzima fosfodiesterase quebra o GMPc e encerra a ereção.

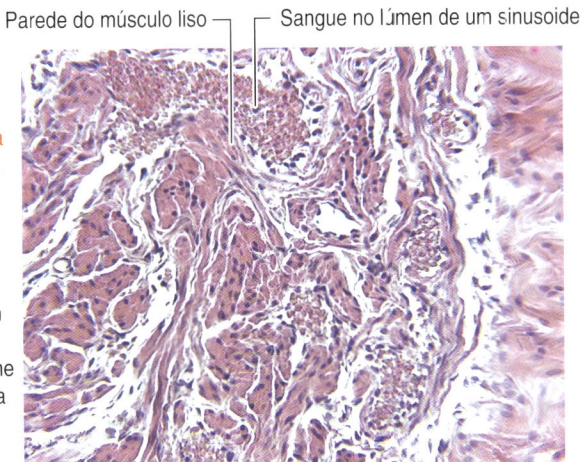

Parede do músculo liso — Sangue no lúmen de um sinusoide

Boxe 21.E Disfunção erétil.

- Alguns fatores que afetam a via nervosa córtex cerebral-hipotálamo-medula espinal-inervação autônoma e as doenças vasculares podem causar disfunção erétil. Lesões traumáticas na cabeça e na medula espinal, acidente vascular encefálico, doença de Parkinson e doenças sistêmicas, como diabetes e esclerose múltipla, reduzem a função nervosa e levam à disfunção erétil. Além disso, transtornos de ansiedade podem ser a causa primária da disfunção erétil

- A sildenafila foi originalmente testada como um tratamento para insuficiência cardíaca. No curso de experimentações clínicas, percebeu-se que um número significativo de pacientes estava tendo

- ereções após a administração do fármaco. Essa observação deu início a um estudo clínico independente para avaliar o efeito da sildenafila no tratamento da disfunção erétil

- No pênis, esse fármaco bloqueia uma fosfodiesterase específica encontrada nas células musculares lisas e, por esse mecanismo, inibe a degradação do GMPc. Níveis elevados de GMPc fazem com que o Ca^{2+} entre nas áreas de armazenamento da célula, induzindo as células musculares lisas perissinusoidais ao relaxamento. A sildenafila pode causar alguns efeitos colaterais dose-dependentes, como rubor facial, desconforto gastrintestinal, cefaleia e visão turva e em um tom azulado.

Mapeamento de conceitos e conceitos essenciais: transporte e maturação dos espermatozoides.

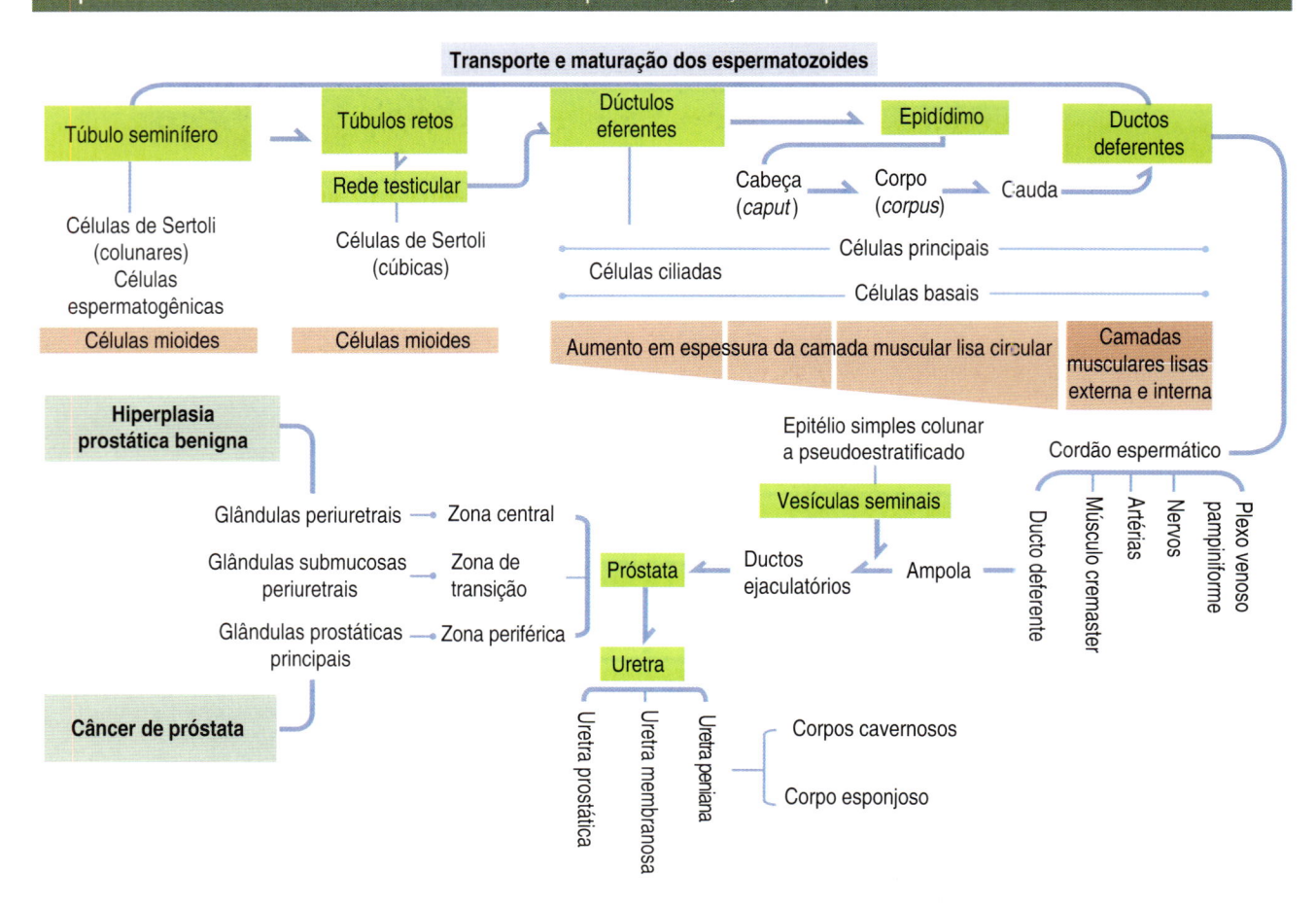

- As **células germinativas primordiais** (**CGPs**) têm origem extraembrionária.

  Precursores dos gametas masculino e feminino migram do ectoderma primário para a parede do saco vitelino, tornando-se extraembrionários. Eles aparecem primeiramente na parede do saco vitelino no embrião de 4 semanas.

  A **proteína morfogenética óssea** (derivada do mesoderma extraembrionário e endoderma visceral) e a **regulação negativa** da expressão do **fator de transcrição OTX2** especificam **células do epiblasto** pluripotentes a tornarem-se CGPs.

  BLIMP1 (proteína 1 de maturação induzida por linfócito B) estimula a expressão do gene específico para CGP

- **Stella**. A proteína do *Stella* reprime a transcrição dos genes específicos para as células somáticas de maneira que as CGPs possam desenvolver-se.

  Entre 4 e 6 semanas, as CGPs migram para as cristas gonadais por **translocação** do saco vitelino para o intestino posterior primitivo. O início da migração de CGPs é regulado pela proteína de superfície celular **IFITM1** (proteína 1 transmembrana induzida por interferona).

  A **migração** do intestino posterior primitivo para as cristas gonadais ao longo do mesentério é guiada por:

  (1) **SDF1** (fator 1 derivado de estroma), expresso nas cristas gonadais e no mesênquima circunvizinho.

  (2) Quimiocina **CXCR4**, expressa pelas CGPs.

Há pelo menos três fatores adicionais que participam da migração das CGPs:

(1) A velocidade de migração e de proliferação das CGPs depende da interação do **receptor c-kit**, uma tirosinoquinase, com seu ligante de membrana celular correspondente, o **fator de células-tronco** (ou ligante c-kit).

(2) A **E-caderina** é expressa pelas CGPs.

(3) As CGPs também expressam integrina β1, necessária para a entrada nas cristas gonadais.

As CGPs que não chegam às cristas gonadais sofrem apoptose. As CGPs que evitam apoptose podem, posteriormente, dar origem a tumores de células germinativas extragonadais.

As CGPs chegam às cristas gonadais por volta da 6ª semana e prosseguem com sua proliferação enquanto interagem com as células somáticas, a fim de desenvolver as gônadas indiferenciadas.

Nas cristas gonadais, as CGPs contendo os cromossomos XX ocupam o **córtex**, enquanto aquelas que contêm os cromossomos XY se situam na **medula**, a porção central das cristas gonadais.

Após 7 semanas, a gônada indiferenciada contém um córtex, que mais tarde evolui para ovário e uma medula, que posteriormente desenvolve-se em testículo

- O desenvolvimento do testículo é controlado pelo **fator determinante do testículo** (FDT), um fator de transcrição codificado pelo gene **SRY** (**região determinante do sexo do cromossomo Y**).

Os componentes iniciais do testículo fetal são os **cordões testiculares**. Um cordão testicular contém as **células de Sertoli** e as **espermatogônias-tronco** (SSC) derivadas de CGPs. As células de Leydig estão presentes entre os cordões testiculares.

As células de Sertoli fetais secretam o **hormônio antimülleriano** (**AMH**) que induz a regressão por apoptose do ducto de Müller (ducto paramesonéfrico).

As **células de Leydig**, estimuladas pela gonadotrofina coriônica humana (hCG), secretam **testosterona**. A testosterona é convertida em **di-hidrotestosterona** (**DHT**) pela enzima **esteroide 5α-redutase 2** (SRD5A2).

A testosterona estimula o ducto de Wolff (ducto mesonéfrico) a desenvolver o epidídimo, ducto deferente e vesícula seminal.

A DHT estimula o desenvolvimento da glândula prostática e da uretra a partir do seio urogenital. A testosterona e a DHT ligam-se ao receptor de andrógenos, codificado por um gene no cromossomo X

- A **síndrome de insensibilidade a andrógenos** (SIA, também denominada feminização testicular, Tfm) é causada por um defeito completo ou parcial na expressão do **receptor de andrógenos**. Observa-se uma falha no desenvolvimento do ducto de Wolff e na regressão do ducto de Müller. Os testículos permanecem no abdome e a genitália externa desenvolve-se como feminina. Os níveis séricos de andrógenos e de estradiol são elevados.

Observam-se três fenótipos de SIA:

(1) A **síndrome de insensibilidade a andrógenos completa** (SIAC), com genitália externa feminina. Os testículos permanecem no abdome e podem ser removidos depois da puberdade (para que a feminização se complete) por causa do risco de câncer testicular

(2) A **síndrome de insensibilidade a andrógenos parcial** (**SIAP, síndrome de Reifenstein**), com genitália predominantemente feminina ou masculina, ou genitália ambígua.

(3) A **síndrome de insensibilidade a andrógenos moderada** (**SIAM**), com genitália externa masculina. Espermatogênese e/ou virilização puberal podem estar comprometidas

- A **deficiência de enzima esteroide SRD5A2** conduz a menor conversão de testosterona em DHT. Indivíduos com mutações do gene **SRD5A2** são geneticamente masculinos.

Os indivíduos acometidos apresentam genitália interna normal (cujo desenvolvimento do ducto de Wolff depende de andrógenos, mas genitália externa não masculinizada (cujo desenvolvimento depende da DHT)

- Observa-se a **síndrome de Klinefelter** (47,XXY) em homens com um cromossomo X extra. Os indivíduos são fenotipicamente masculinos, apresentam testículos atrofiados e os níveis de testosterona no sangue são baixos, embora os de estradiol sejam altos. O excesso de estradiol provoca **ginecomastia**

- O cromossomo Y abriga a região gênica do **fator de azoospermia** (**AZF**), um determinante da espermatogênese. Deleções na região do AZF, localizada no braço longo do cromossomo Y humano, estão envolvidas na infertilidade masculina

- **Via de maturação dos espermatozoides.** Após deixar o túbulo seminífero, os espermatozoides imaturos (não móveis) seguem o seguinte trajeto sequencial

(1) **Túbulos retos** (tubuli recti): estruturas tubulares estreitas revestidas por um epitélio simples cúbico com microvilos e um cílio único. As junções de oclusão ocupam uma posição apical, em contraste com as junções de oclusão entre as células de Sertoli, que se situam na base.

(2) **Rede testicular**: uma rede de canais anastomosados revestidos por epitélio simples cúbico. A parede é composta de células mioides e fibroblastos.

(3) **Dúctulos eferentes**: conectam a rede testicular à região inicial do ducto epididimário. O revestimento epitelial consiste em **células principais** com microvilos (em vez de estereocílios) e **células ciliadas**, envolvidas no transporte de espermatozoides imóveis em direção ao epidídimo. Agrupamentos desses dois tipos celulares diferem em altura e conferem ao epitélio um **contorno pregueado** típico.

(4) **Epidídimo**: ducto altamente enovelado (cerca de 6 metros de comprimento) com três regiões anatômicas típicas:

(i) **Cabeça** ou caput.

(ii) **Corpo** ou corpus.

(iii) **Cauda**.

O epitélio de revestimento é pseudoestratificado colunar, com estereocílios/estereovilos.

A parede contém células musculares lisas. Os dois tipos mais importantes de células epiteliais são as **células colunares principais** com estereocílios/estereovilos apicais, e as **células basais**, associadas à lâmina basal. Com frequência, observam-se **linfócitos intraepiteliais**. A altura das células principais **diminui** na direção da região da cauda. Consequentemente, o lúmen torna-se progressivamente mais amplo. A espessura da parede muscular **aumenta** em direção à região da cauda do epidídimo.

(5) **Ducto deferente** (vas deferens): tubo muscular com comprimento de 45 cm. É observado no **cordão espermático**. É revestido por **epitélio pseudoestratificado colunar com estereocílios/estereovilos**. A camada de células musculares lisas consiste em uma **camada circular média envolta por camadas longitudinais internas e externas**.

Os componentes adicionais do cordão espermático incluem:

(i) **Músculo cremaster**, **artérias** (espermática, cremastérica e do ducto deferente).

(ii) Veias do **plexo pampiniforme** (importante na transferência de calor entre artéria espermática-plexo pampiniforme para manter a temperatura testicular 2°C a 3°C abaixo da temperatura corporal, para que ocorra a espermatogênese).

(iii) Nervos.

O ducto deferente termina em uma **ampola** dilatada que recebe o ducto da vesícula seminal, formando o **ducto ejaculatório**, que atravessa a glândula prostática

- **Glândulas genitais acessórias**. As glândulas acessórias do sistema reprodutivo masculino são as **vesículas seminais**, a **glândula prostática** e as **glândulas bulbouretrais de Cowper**.

  Cada **vesícula seminal** tem três componentes:
  (1) Uma cápsula externa de tecido conjuntivo.
  (2) Uma camada média de músculo liso.
  (3) Uma **mucosa** interna, **altamente pregueada e revestida por um epitélio colunar que vai de simples colunar a pseudoestratificado colunar**, apoiado em uma lâmina própria.

  Sob a influência dos andrógenos, o epitélio da vesícula seminal contribui com 70 a 85% de líquido alcalino para o ejaculado humano. O líquido contém proteínas coagulantes seminais, frutose e prostaglandinas

- A **glândula prostática (próstata)** é uma glândula tubuloalveolar ramificada (composta) e consiste em três zonas:
  (1) **Zona central**, com **glândulas mucosas periuretrais**.
  (2) **Zona de transição**, com **glândulas submucosas periuretrais**.
  (3) **Zona periférica**, com **glândulas tubuloalveolares ramificadas**, chamadas **glândulas principais**. As glândulas são revestidas por epitélio simples colunar a pseudoestratificado colunar. O lúmen contém **corpos amiláceos** ricos em glicoproteínas.

  O líquido alcalino produzido pela glândula prostática contém fosfatase ácida e **antígeno prostático específico** (**PSA**). Valores acima de **4 ng/mℓ**, considerados anormais, estão associados a hiperplasia prostática benigna, prostatite ou cistite (falso-positivo). Um valor normal de PSA não descarta câncer de próstata (falso-negativo)

  O aumento combinado das glândulas periuretrais mucosas e submucosas e do estroma circunvizinho contribui para a **hiperplasia prostática benigna** (**HPB**). A HPB é estimulada pelos fatores de crescimento com ação mitogênica, produzidos pelas células estromais e epiteliais glandulares, estimuladas por DHT. A testosterona é convertida em DHT pela enzima SRD5A2, presente principalmente nas células estromais prostáticas.

  A **hiperplasia nodular periuretral** produz:
  (1) Dificuldade na micção e obstrução urinária causadas pela compressão parcial ou completa da uretra prostática, devido ao crescimento nodular.
  (2) Retenção urinária na bexiga ou incapacidade de esvaziar a bexiga urinária por completo. A possibilidade de infecção conduz à inflamação da bexiga urinária (**cistite**) e à infecção do trato urinário (**pielonefrite**).

  Agentes de bloqueio da atividade de SRD5A2 e antiandrógenos são empregados no tratamento medicamentoso de HPB

- O **câncer de próstata** resulta da transformação maligna das glândulas prostáticas da zona periférica (glândulas principais). Os níveis de PSA estão elevados no sangue de pacientes com câncer de próstata.

  Revisão de como os andrógenos atuam na próstata:
  (1) Testosterona e DHT ligam-se aos **receptores de andrógenos** (**RA**).
  (2) Em seu estado inativo, **RA de citosol** forma um complexo com as **proteínas de choque térmico** (HSPs) no citoplasma quando testosterona ou DHT não estão presentes.
  (3) Sob a ligação de DHT, transportados pela circulação sanguínea e associados à **globulina de ligação do hormônio sexual** (SHBG), o RA separa-se das HSPs, formando um **dímero de RA**. O dímero de RA liga-se ao androgênio e o **complexo androgênio-dímero RA** transloca-se para o núcleo.

(4) No núcleo, o complexo DHT-dímero RA liga-se ao DNA e aos fatores de transcrição. A expressão de fatores de crescimento, de ação autócrina e parácrina, das células epiteliais e estromais prostáticas é induzida.

Dois **genes supressores de tumor** principais, **PTEN** (homólogo de fosfatase e tensina) e **PML** (proteína de leucemia promielocítica), protegem contra o câncer de próstata humano.

A perda parcial de *PTEN* está presente em 70% dos casos de câncer de próstata localizado. A perda completa de *PTEN*, por falta de ação da fosfatase no ciclo celular, está ligada ao **câncer de próstata metastático resistente à castração** (**CPRC**). Uma perda de *PTEN* e *PML* é frequentemente observada nas formas mais agressivas de câncer de próstata humano associadas à metástase óssea.

Uma população de **células supressoras derivadas de mieloides** (**MDSC**) pode ser observada na próstata de pacientes com CPRC. As células MDSC secretam **interleucina 23** (**IL-23**) que, após a ligação ao receptor de IL-23 (**IL-23R**) nas células tumorais, desencadeia uma via na célula tumoral que leva a um aumento na expressão de RA.

Um aumento na expressão de RA incrementa a via de expressão gênica dependente de andrógenos, resultando em ativação do crescimento do câncer de próstata. Como se pode observar, o bloqueio terapêutico de IL-23 ou seu receptor pode melhorar a condição dos pacientes com CPRC

- **Uretras masculina e feminina**. A **uretra masculina** tem 20 cm de comprimento e apresenta três segmentos:
  (1) A **uretra prostática**, cujo lúmen recebe o líquido transportado pelos ductos ejaculatórios e as secreções das glândulas prostáticas.
  (2) A **uretra membranosa**.
  (3) A **uretra peniana**, que recebe um líquido lubrificante das glândulas bulbouretrais.

  O epitélio da uretra prostática é de transição (urotélio), com variações regionais. Os esfíncteres do músculo liso e do músculo estriado estão presentes na uretra membranosa.

  A **uretra feminina** é mais curta (4 cm de comprimento) e revestida pelo epitélio de transição, também com variações regionais. A mucosa contém glândulas secretoras de muco. Observam-se camadas de células musculares lisas internamente e estriadas externamente

- **Glândulas bulbouretrais** secretam um muco lubrificantes na uretra peniana

- **Pênis**. O pênis consiste em três estruturas cilíndricas de tecido erétil: **um par de corpos cavernosos e um corpo esponjoso único**. As três estruturas cilíndricas convergem para formar o corpo do pênis. A extremidade distal do corpo esponjoso é a glande peniana. O tecido erétil contém espaços vasculares, denominados **sinusoides**, supridos por sangue arterial e drenados pelos canais venosos.

  Durante a **ereção**, o sangue arterial preenche os sinusoides, que comprimem os canais venosos adjacentes, impedindo a drenagem de sangue.

  O **óxido nítrico**, produzido por ramos do nervo dorsal, se espalha ao longo das junções comunicantes entre as células musculares lisas que envolvem os sinusoides. Dentro das células musculares lisas, o óxido nítrico ativa a **guanilil ciclase**, produzindo monofosfato de guanosina cíclico (**GMPc**) a partir de trifosfato de guanosina (**GTP**). O GMPc relaxa o músculo liso devido ao sequestro de cálcio nos sítios de armazenamento intracelulares e o sangue arterial acumula-se nos sinusoides distendidos e o pênis fica ereto. A enzima **fosfodiesterase** degrada o GMPc, encerrando, assim, a ereção. Em casos de **disfunção erétil**, a sildenafila, um inibidor da fosfodiesterase, é usado para impedir a degradação rápida de GMPc.

Capítulo 22

Foliculogênese e Ciclo Menstrual

O ciclo menstrual representa o *status* reprodutivo de uma mulher. Tem início com a menarca, na puberdade, e se encerra com a menopausa, cerca de 40 anos depois. Existem dois eventos coexistentes durante o ciclo menstrual: o ciclo ovariano e o ciclo uterino. Durante o ciclo ovariano, vários folículos ovarianos, cada qual com um ovócito primário, passam por um processo de crescimento (foliculogênese), em preparação para a ovulação nos oviductos ou tubas uterinas. Ao longo do ciclo uterino concomitante, o endométrio, o revestimento do útero, encontra-se em preparação para a implantação do embrião. Se não houver fecundação do ovócito ovulado, o endométrio é descamado, a menstruação ocorre, e inicia-se um novo ciclo menstrual. Este capítulo concentra-se nos aspectos estruturais e funcionais do ciclo ovariano e uterino, incluindo distúrbios hormonais específicos e condições patológicas do colo uterino.

SISTEMA REPRODUTOR FEMININO

Desenvolvimento do sistema reprodutor feminino

O sistema reprodutor desenvolve-se por meio da diferenciação dos ductos de Wolff (primórdio do trato reprodutor masculino) e dos ductos de Müller (primórdio do trato reprodutor feminino). O sistema reprodutor feminino é composto de **ovários**, **ductos** (**tubas uterinas**, **útero** e **vagina**) e **genitália externa** (**grandes e pequenos lábios** e **clitóris**).

O conhecimento da sequência de desenvolvimento desde o **estágio indiferenciado** até a fase completamente desenvolvida é útil para compreender as anomalias estruturais que podem ser clinicamente observadas. Os aspectos moleculares do desenvolvimento do ovário, dos ductos genitais femininos e da genitália externa são resumidos nas próximas seções.

Desenvolvimento do ovário

A diferenciação de um testículo ou de um ovário (Figura 22.1) a partir de uma gônada indiferenciada é um processo de desenvolvimento complexo, que envolve vários genes e hormônios (Conhecimento básico 22.A).

O gene **_Wnt4_** tem um papel importante na via de determinação ovariana e na diferenciação sexual. O _Wnt4_ é membro da família de proteínas **WNT** (do inglês, _wingless_) (ver Capítulo 3, _Sinalização Celular | Biologia Celular | Patologia_).

O **fator de determinação testicular** (**FDT**), codificado pelo gene _região determinante do sexo do gene do cromossomo Y (SRY)_, e o gene _região determinante do sexo do cromossomo Y-box 9 (Sox9)_, são os responsáveis pelo desenvolvimento das gônadas indiferenciadas em testículos. Como já assinalado, o _Sox9_ também participa do desenvolvimento do esqueleto (ver Condrogênese no Capítulo 4, _Tecido Conjuntivo_).

Como discutido no Capítulo 21, _Transporte e Maturação dos Espermatozoides_, a **região cortical** da gônada primitiva desenvolve-se em um ovário. Inicialmente, a região cortical da **gônada indiferenciada** contém os **cordões sexuais primários** (quinta semana de desenvolvimento).

Uma semana mais tarde, as células dos cordões celulares primários degeneram e são substituídas pelos **cordões sexuais secundários** que rodeiam as **ovogônias** individuais.

As ovogônias resultam da divisão mitótica das **células germinativas primordiais** migratórias que derivam do saco vitelino. As células germinativas primordiais contêm dois cromossomos X. Um defeito genético reconhecido em meninas pré-púberes e púberes com **síndrome de Turner** é a ausência de todo ou parte de um segundo cromossomo X (45,X) e também dos **corpúsculos de Barr** (Boxe 22.A).

No ovário fetal, as ovogônias entram na prófase I da meiose e tornam-se **ovócitos primários**. Os ovócitos primários têm a meiose interrompida após a conclusão do _crossing over_ (troca de informações genéticas entre cromátides não irmãs de cromossomos homólogos). A **parada da prófase I meiótica continua até a puberdade**, quando um ou mais folículos ovarianos são recrutados para continuar a foliculogênese.

Desenvolvimento dos ductos genitais femininos

Durante o desenvolvimento, as **extremidades cranianas dos ductos de Müller** (ductos paramesonéfricos) permanecem separadas para formar as **tubas uterinas**. As tubas uterinas abrem-se na cavidade celomática (a futura cavidade peritoneal). Os **segmentos caudais dos ductos de Müller** (ductos mesonéfricos) fundem-se para se tornar o **primórdio uterovaginal**, que virá a se tornar o **útero** e a **parte superior da vagina** (Boxe 22.B). Quando os ductos de Müller se fundem, os **ligamentos largos** do útero, derivados de duas pregas peritoneais, aproximam-se uns dos outros.

A **cloaca primitiva** é dividida pelo **septo urorretal** em duas regiões:
1. **Seio urogenital ventral**.
2. **Canal anorretal dorsal**.

O septo urorretal funde-se com a membrana cloacal (o futuro local do corpo perineal), a qual é dividida em **membrana anal dorsal** e **membrana urogenital ventral** maior. Na sétima semana, ocorre ruptura das membranas.

O contato do primórdio uterovaginal com o seio urogenital resulta na formação da **placa vaginal**. A **canalização da placa vaginal**, por sua vez, resulta no desenvolvimento das porções média e inferior da vagina:
1. A massa sólida de células da placa vaginal estende-se a partir do seio urogenital para o primórdio uterovaginal.
2. As células centrais da placa vaginal desaparecem formando o lúmen da vagina.

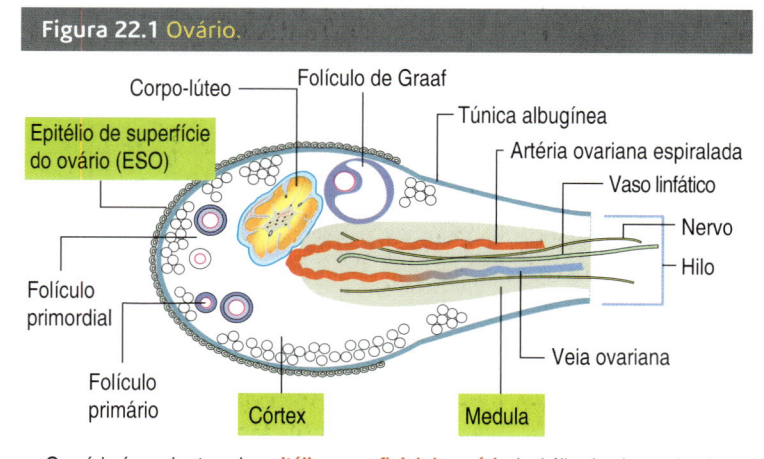

Figura 22.1 Ovário.

- Corpo-lúteo
- Folículo de Graaf
- Túnica albugínea
- Epitélio de superfície do ovário (ESO)
- Artéria ovariana espiralada
- Vaso linfático
- Nervo
- Hilo
- Folículo primordial
- Folículo primário
- Córtex
- Medula
- Veia ovariana

O ovário é recoberto pelo **epitélio superficial do ovário** (epitélio simples variando de cúbico a pavimentoso) e consiste em uma região externa, **córtex**, e uma central, a **medula**. A medula contém tecido conjuntivo que sustenta grandes vasos sanguíneos (**artéria ovariana espiralada e tortuosa e veia**), vasos linfáticos e nervos. O córtex possui agrupamentos de **folículos primordiais**. A **túnica albugínea**, uma fina camada de tecido conjuntivo, é observada na periferia do córtex.

Conhecimento básico 22.A Da gônada indiferenciada ao ovário e ao testículo.

Desenvolvimento dos ovários: ausência de fator de determinação testicular (FDT) e de AMH

20 semanas

Desenvolvimento de um ducto de Müller, que dará origem às tubas, ao útero e à porção superior da vagina

Ducto de Wolff atrófico

Rede ovariana (*rete ovarii*) em degeneração

Remanescentes dos cordões sexuais primários

Cordões sexuais secundários em torno das **ovogônias**, que resultam da divisão mitótica das células germinativas primordiais migratórias, ou em torno de **ovócitos primários**, derivados das ovogônias

Folículo primordial formado por um **ovócito primário** e cercado por células foliculares achatadas derivadas dos cordões sexuais secundários

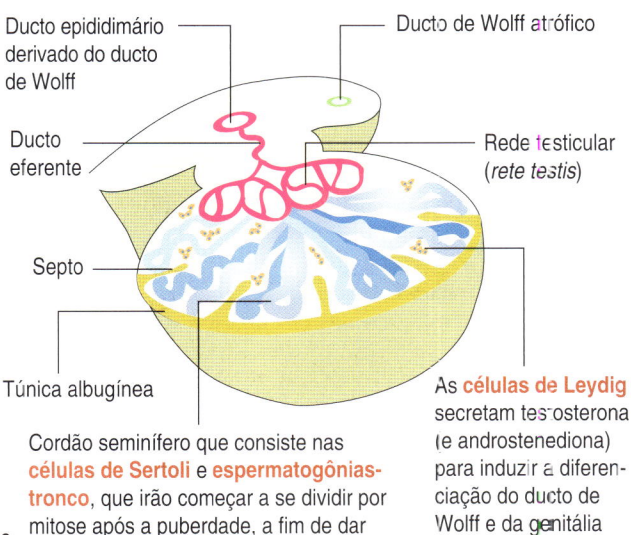

Desenvolvimento dos testículos: presença de FDT e de AMH

20 semanas

Ducto epididimário derivado do ducto de Wolff

Ducto de Wolff atrófico

Ducto eferente

Rede testicular (*rete testis*)

Septo

Túnica albugínea

Cordão seminífero que consiste nas **células de Sertoli** e **espermatogônias-tronco**, que irão começar a se dividir por mitose após a puberdade, a fim de dar origem às espermatogônias

As **células de Leydig** secretam testosterona (e androstenediona) para induzir a diferenciação do ducto de Wolff e da genitália externa

Regressão do ducto de Müller (homem)

Lúmen

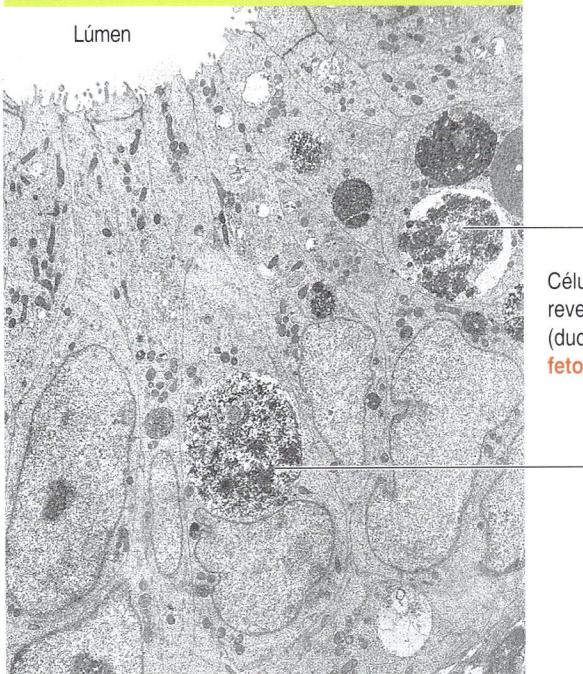

Ducto de Wolff em desenvolvimento (homem)

Lúmen

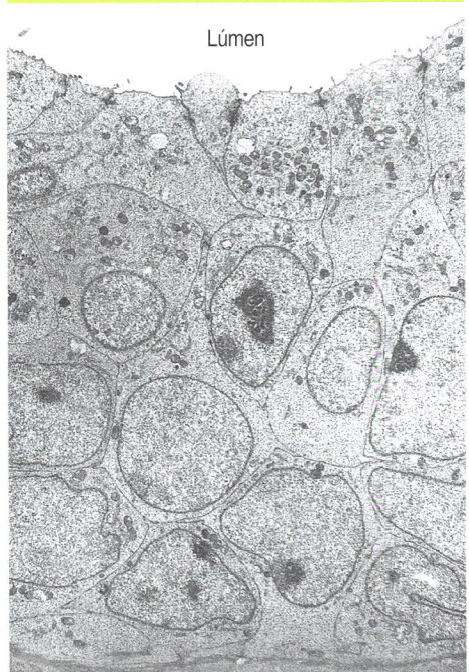

Células epiteliais apoptóticas no revestimento do ducto de Müller (ducto paramesonéfrico) de um **feto masculino**

Síndrome do ducto de Müller persistente

Em **mulheres**, os ductos de Müller (ductos paramesonéfricos) desenvolvem-se em tubas uterinas, útero e colo uterino e nos dois terços superiores da vagina. Os ductos de Wolff (ductos mesonéfricos) degeneram na ausência de andrógenos.

Em **homens**, os ductos de Müller sofrem regressão na presença do **hormônio antimülleriano (AMH)**, um membro da superfamília do **fator de crescimento transformante beta** produzido pelas células de Sertoli. As ações regressivas do AMH sobre o revestimento epitelial do ducto de Müller são indiretas; são mediadas pela ligação do AMH ao seu receptor AMHR2 que existe nas células mesenquimais circundantes.

A **síndrome do ducto de Müller persistente (SDMP)** em homens está associada a criptorquidismo (testículo não descido) ou **testículo ectópico** associado à **hérnia inguinal**. Mutações nos genes *AMH* e *AMHR2* são encontradas em indivíduos com SDMP (com presença de tubas, útero e colo, além da genitália externa masculina).

3. As células periféricas persistem e formam o epitélio vaginal.

O seio urogenital também dá origem à bexiga urinária, à uretra, às glândulas vestibulares e ao hímen.

Desenvolvimento da genitália externa

Na quarta semana, o **tubérculo genital,** ou **falo,** desenvolve-se na extremidade cranial da **membrana cloacal**. Em seguida, desenvolvem-se **intumescências labioescrotais** e **pregas urogenitais** em ambos os lados da membrana cloacal.

O tubérculo genital aumenta em ambos os sexos. Na ausência de andrógenos, a genitália externa é feminizada, e o **falo** se diferencia em **clitóris**. As **pregas urogenitais** formam os pequenos **lábios** e as **intumescências labioescrotais** diferenciam-se em **grandes lábios**.

Boxe 22.A Síndrome de Turner.

- O diagnóstico pré-natal da síndrome de Turner baseia-se no achado de edema fetal na ultrassonografia, níveis anormais de gonadotropina coriônica humana e α-fetoproteína durante os exames sorológicos maternos. Um feto 45, X geralmente é abortado espontaneamente

- Os achados físicos incluem linfedema congênito, baixa estatura e disgenesia gonadal. Os ovários são representados por estrias. Mãos e pés inchados ou pele nucal redundante são achados clínicos típicos

- Disgenesia gonadal é um achado típico da síndrome de Turner. A falha ovariana é caracterizada por produção reduzida ou ausente de estrógenos em associação com níveis elevados de gonadotropinas, resultando em uma falha em estabelecer desenvolvimento sexual secundário (por causa da ausência de estrógenos)

- Os pacientes requerem terapia de reposição hormonal para iniciar puberdade e completar o crescimento. Recomenda-se a administração de hormônio do crescimento recombinante quando houver evidências de falha no desenvolvimento. A terapia de reposição hormonal (estrógeno e progesterona) compensa a atrofia ovariana.

Boxe 22.B Desenvolvimento do ducto de Müller. Papel do hormônio antimülleriano na foliculogênese.

- Falha no desenvolvimento do ducto de Müller ocorre em pacientes do sexo feminino 46,XX com agenesia mülleriana (síndrome de Mayer-Rokitansky-Küster-Hauser). A agenesia mülleriana é caracterizada pela ausência de útero, colo do útero e parte superior da vagina. São observadas anormalidades renais, incluindo um rim pélvico ou, ainda mais grave, agenesia unilateral do rim. A inativação do gene Wnt4 foi implicada neste distúrbio. A proteína Wnt4 é secretada pelo epitélio do ducto de Müller. Wnt4 suprime a síntese de androgênio gonadal em mulheres, antagonizando o **fator esteroide 1 do receptor nuclear (SF-1)**, inibindo, assim, as enzimas esteroidogênicas

- O **hormônio antimülleriano (AMH)** é secretado pelas células da granulosa durante a foliculogênese inicial. A produção de AMH é maior nos estágios pré-antral e antral inicial de foliculogênese. Os níveis sanguíneos de AMH são considerados um marcador útil da reserva ovariana de folículos primordiais. Na verdade, o AMH inibe o início da foliculogênese de folículos primordiais. A concentração de AMH no sangue diminui com o aumento da idade, até se tornar indetectável cerca de cinco anos antes da menopausa, quando a reserva de folículos primordiais se esgota.

Ovários

Cada ovário é revestido por um **epitélio simples**, que varia de **pavimentoso a cúbico baixo** (chamado **epitélio da superfície do ovário**; Boxe 22.C), e por uma camada de tecido conjuntivo subjacente, a **túnica albugínea**.

Um **córtex** e uma **medula** sem demarcação distinta podem ser visualizados em um corte transversal. O córtex amplo contém tecido conjuntivo e **folículos primordiais** com **ovócitos primários** (no fim da prófase I da meiose). A **medula** consiste em tecido conjuntivo com células intersticiais, nervos, vasos linfáticos e vasos sanguíneos que entram no ovário pelo **hilo**.

As funções do ovário são:
1. Produção de gameta feminino.
2. Secreção de estrógenos e progesterona.
3. Regulação do crescimento pós-natal dos órgãos reprodutivos.
4. O desenvolvimento de características sexuais secundárias.

Ciclo ovariano

As três fases do ciclo ovariano são:
1. **Fase folicular (foliculogênese)**.
2. **Fase ovulatória (ovulação)**.
3. **Fase lútea (luteinização)**.

A **fase folicular** consiste no desenvolvimento sequencial de vários **folículos primordiais** em:
1. **Folículo primário (unilaminar)**.
2. **Folículo secundário (multilaminar)**.
3. **Folículo pré-antral**.
4. **Folículo antral**.
5. **Folículo pré-ovulatório (folículo de Graaf)**.

Durante o desenvolvimento dos folículos ovarianos, ocorrem as seguintes alterações estruturais:

Folículos primordiais. Cada folículo primordial, que mede cerca de 25 μm de diâmetro, é circundado por uma **camada simples pavimentosa de células granulosas (ou foliculares) que secretam hormônio antimülleriano (AMH)** (ver Boxe 22.B). Vários folículos primordiais são recrutados a cada ciclo para iniciar o processo de foliculogênese.

Folículos primários (unilaminares). Os folículos primordiais tornam-se primários quando a camada única de células granulosas pavimentosas se transforma em uma **camada simples cúbica** de células. Uma lâmina basal é observada entre a camada de células granulosas e o estroma do ovário. Ao mesmo tempo, tem início a formação da **zona pelúcida**, que separa gradualmente o ovócito primário das células granulosas.

Folículos secundários (multilaminares). Células granulosas proliferam em um **epitélio estratificado cúbico**. Uma camada celular ou **teca** (*theca folliculi*, do grego *theke*, caixa) circunda o folículo.

A teca começa a organizar-se em duas camadas distintas:
1. A **teca interna**, uma camada celular e vascularizada, próxima à lâmina basal, suportando as células granulosas do folículo.

- O **epitélio de superfície do ovário** (**ESO**) tem células-tronco **Lgr5⁺** (receptor acoplado à proteína G contendo repetições ricas em leucina 5), que reparam o dano celular causado no revestimento da superfície do ovário, após cada ovulação. Lgr5 é um marcador de células-tronco em muitos órgãos, incluindo as criptas de Lieberkühn, como discutimos no Capítulo 16, *Parte Baixa do Sistema Digestório*

- No ovário fetal, células do **ESO são as células progenitoras das células foliculares ou granulosas** e das **células estromais**, que constituem a parede dos folículos ovarianos em crescimento após o nascimento. Essa função persiste no ESO, no hilo do ovário e nas fímbrias tubárias

- A observação de células-tronco Lgr5⁺ no ESO, no hilo do ovário e nas fímbrias das tubas uterinas foi associada ao desenvolvimento de carcinomas serosos de ovário que se disseminam para todo o ovário e metastatizam de maneira extensa.

2. A **teca externa**, uma camada celular e fibrosa, contínua com o estroma do ovário.

Folículos pré-antrais. Pequenos espaços intercelulares, chamados **corpúsculos de Call-Exner**, desenvolvem-se entre as células granulosas. Esses espaços contêm **líquido folicular** (*liquor folliculi*). O líquido folicular é rico em proteínas e tem origem nos vasos sanguíneos da teca interna, alcançando o antro por um gradiente osmótico (Figura 22.2).

O AMH é secretado por células granulosas durante o início da foliculogênese. A produção de AMH é mais alta nos estágios pré-antral e antral inicial da foliculogênese. Os níveis sanguíneos de AMH são considerados um marcador clínico útil de reserva ovariana dos folículos primordiais.

Folículos antrais. Os corpúsculos de Call-Exner coalescem em um único espaço, denominado **antro**. Nessa fase, as células granulosas, estimuladas pelo FSH, sintetizam e secretam ativamente os estrógenos (Figura 22.3).

Folículo pré-ovulatório (folículo de Graaf). O antro alcança seu tamanho máximo. O líquido do antro segrega as células granulosas em três regiões específicas:

1. O *cumulus oophorous* ou **cúmulo oóforo,** um aglomerado de células granulosas que ancoram o ovócito primário na parede do folículo. O cúmulo oóforo impede que o ovócito primário flutue livremente no líquido do antro. É também o local de transporte dos nutrientes ao ovócito primário.

2. As **células granulosas murais**, que revestem a parede do folículo.

3. A **coroa radiada** (*corona radiata*), a camada de células granulosas firmemente ancoradas à zona pelúcida por processos celulares que penetram a zona pelúcida.

O folículo pré-ovulatório ou de Graaf atinge cerca de **20 mm** de diâmetro, em comparação com os **25 μm** de diâmetro de um folículo primordial.

A **teca externa** forma uma camada semelhante a uma cápsula de tecido conjuntivo contínua com o estroma do ovário. Em contraste, a **teca interna** é uma camada celular, bem vascularizada, adjacente à lâmina basal do folículo. Consiste em células alongadas com pequenas gotículas lipídicas no citoplasma, adquirindo as características das células secretoras de esteroides (ver Figura 22.3).

Em resumo, a foliculogênese ocorre em torno de um ovócito primário de localização central parado no fim da prófase I meiótica. Envolve aumento progressivo da população de células granulosas produtoras de estrógenos, a formação de um revestimento de zona pelúcida contendo glicoproteínas e o desenvolvimento da teca interna vascularizada e produtora de esteroides.

Uma lâmina basal separa as células da teca das células granulosas. A zona pelúcida separa o ovócito primário das células granulosas.

Após a formação do antro, as células granulosas são segregadas em duas populações:

1. As células granulosas agrupadas em torno da zona pelúcida que envolvem o ovócito primário. Essas células secretam um produto rico em ácido hialurônico, o que possibilita a captura do ovócito ovulado na tuba uterina.

2. As células granulosas murais, que revestem o perímetro externo do folículo. As células murais estão próximas das células da teca interna. Como será descrito adiante, essa relação espacial é responsável, em grande parte, pela produção de hormônios esteroides.

Interação célula granulosa-ovócito primário

A zona pelúcida é uma camada glicoproteica que separa a camada de células granulosas da coroa radiada do ovócito primário. É composta de três glicoproteínas da zona pelúcida (**ZP**): **ZP-1**, **ZP-2** e **ZP-3**.

A zona pelúcida é penetrada por processos citoplasmáticos finos das células granulosas da *corona radiata*, que entram em contato com as microvilosidades da membrana plasmática do ovócito primário. Esse mecanismo de comunicação célula-célula coordena o crescimento do ovócito primário, bem como sua progressão no ciclo celular.

A sinalização bidirecional entre célula granulosa e ovócito primário envolve (ver Conhecimento básico 22.B):

1. As **junções comunicantes** e as **junções aderentes** nos locais de contato entre célula granulosa e ovócito.

2. A transferência intercelular de membros específicos da família do **fator de crescimento transformante-β (TGF-β)**.

As **junções comunicantes** possibilitam a cooperação metabólica entre ovócito e as células granulosas, mediada pela transferência de nutrientes e substratos para o ovócito em crescimento. As junções comunicantes também são observadas entre as células granulosas.

A proteína **conexina 37** está presente nas junções comunicantes, conectando as células granulosas e o ovócito primário. A **conexina 43** é encontrada nas

Figura 22.2 Do folículo primordial ao folículo pré-antral.

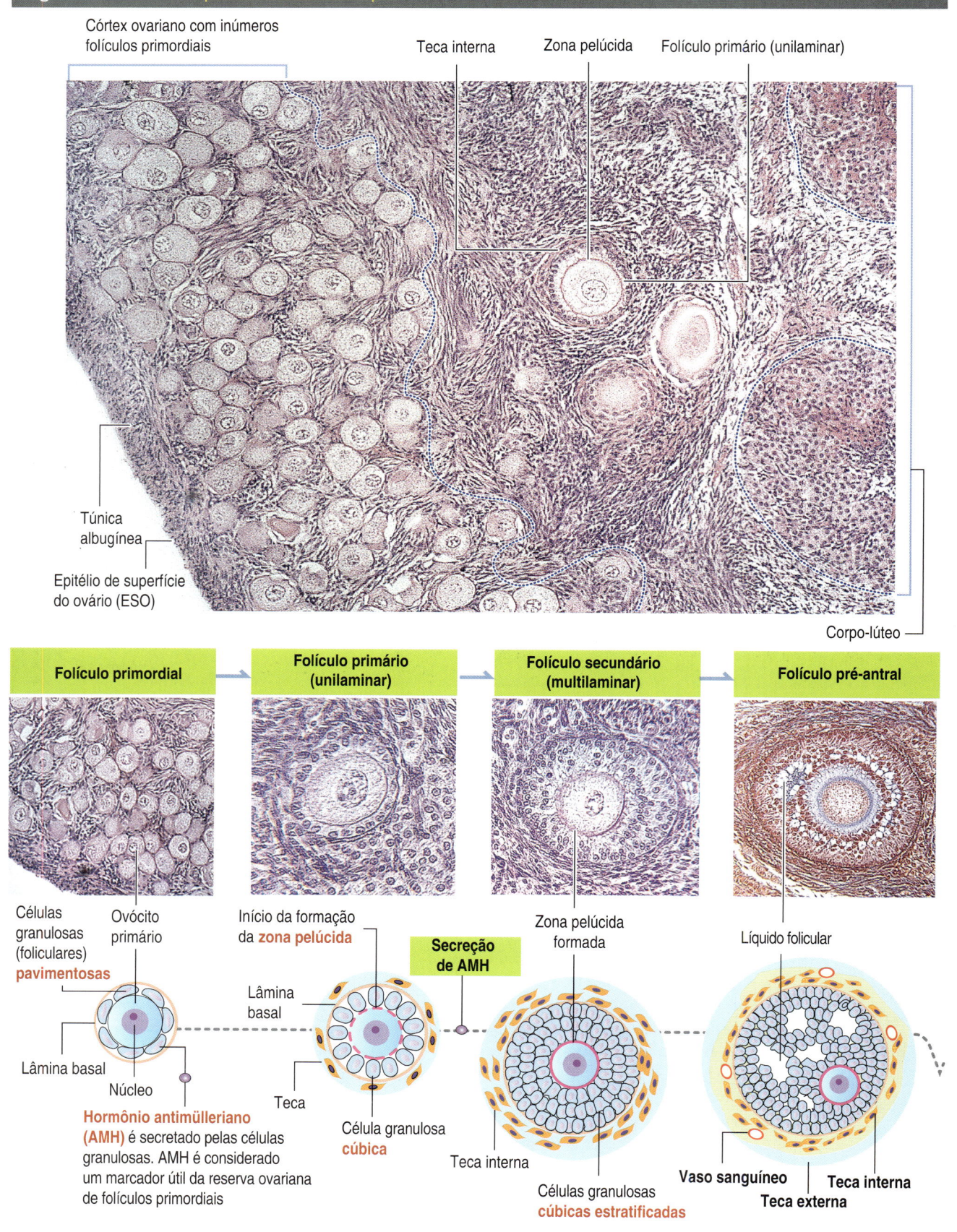

Córtex ovariano com inúmeros folículos primordiais

Teca interna

Zona pelúcida

Folículo primário (unilaminar)

Túnica albugínea

Epitélio de superfície do ovário (ESO)

Corpo-lúteo

Folículo primordial

Folículo primário (unilaminar)

Folículo secundário (multilaminar)

Folículo pré-antral

Células granulosas (foliculares) pavimentosas

Ovócito primário

Início da formação da zona pelúcida

Zona pelúcida formada

Líquido folicular

Lâmina basal

Lâmina basal

Secreção de AMH

Núcleo

Teca

Teca interna

Hormônio antimülleriano (AMH) é secretado pelas células granulosas. AMH é considerado um marcador útil da reserva ovariana de folículos primordiais

Célula granulosa cúbica

Células granulosas cúbicas estratificadas

Vaso sanguíneo

Teca interna

Teca externa

Figura 22.3 Do folículo antral à ovulação.

Folículo antral

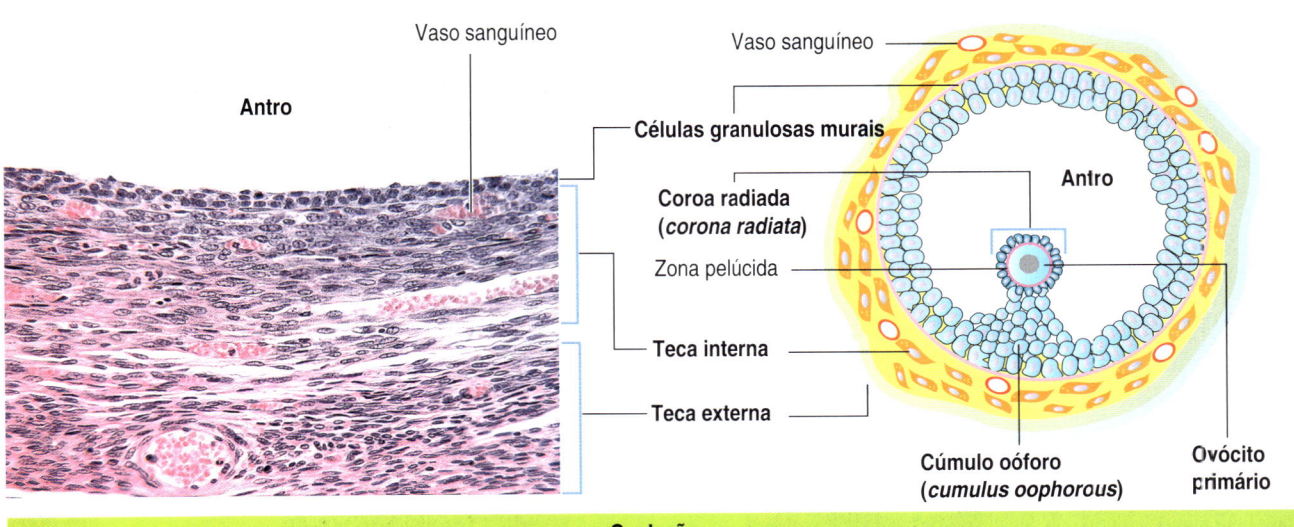

Formação inicial do antro. O líquido do antro (líquido folicular ou *liquor folliculi*) é rico em hialuronato, esteroides, fatores de crescimento e gonadotropinas

Lâmina basal

Teca interna com células produtoras de esteroides

Teca externa (células estromais contínuas ao tecido conjuntivo)

Antro

Vasos sanguíneos

Célula granulosa

Ovócito primário

Zona pelúcida

Vaso sanguíneo da teca interna

Pré-ovulatório (folículo de Graaf)

Vaso sanguíneo

Antro

Células granulosas murais

Coroa radiada (*corona radiata*)

Zona pelúcida

Teca interna

Teca externa

Vaso sanguíneo

Antro

Cúmulo oóforo (*cumulus oophorous*)

Ovócito primário

Ovulação

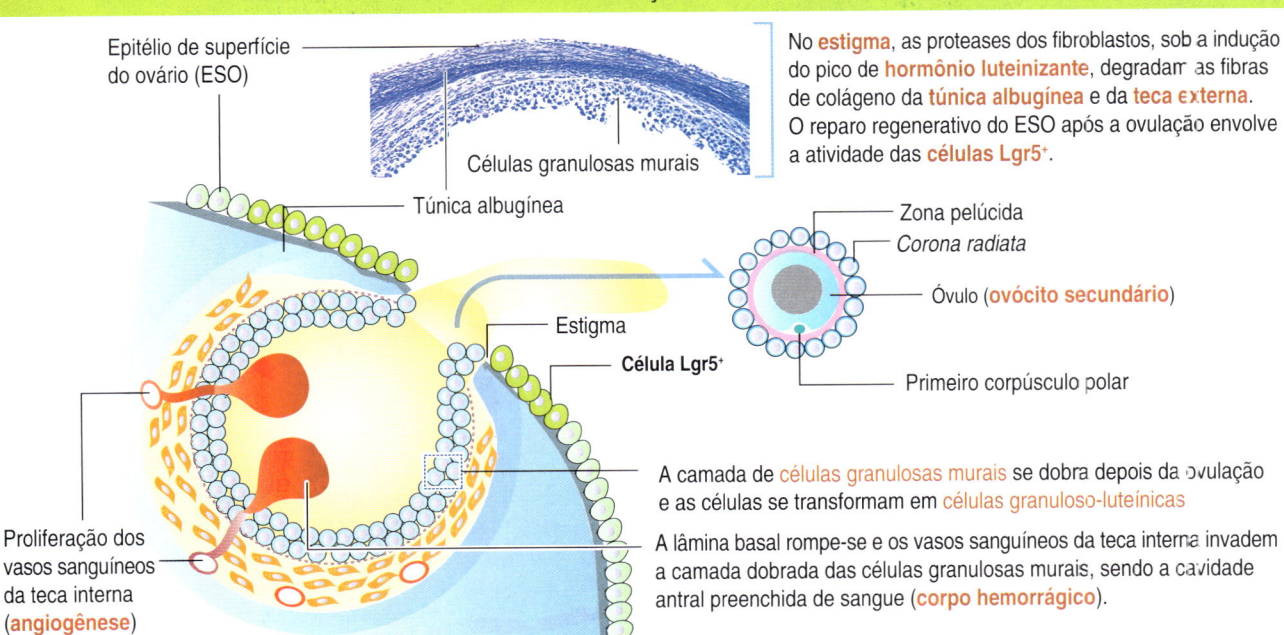

Epitélio de superfície do ovário (ESO)

Células granulosas murais

Túnica albugínea

Estigma

Célula Lgr5⁺

Proliferação dos vasos sanguíneos da teca interna (**angiogênese**)

No **estigma**, as proteases dos fibroblastos, sob a indução do pico de **hormônio luteinizante**, degradam as fibras de colágeno da **túnica albugínea** e da **teca externa**. O reparo regenerativo do ESO após a ovulação envolve a atividade das **células Lgr5⁺**.

Zona pelúcida

Corona radiata

Óvulo (**ovócito secundário**)

Primeiro corpúsculo polar

A camada de células granulosas murais se dobra depois da ovulação e as células se transformam em células granuloso-luteínicas

A lâmina basal rompe-se e os vasos sanguíneos da teca interna invadem a camada dobrada das células granulosas murais, sendo a cavidade antral preenchida de sangue (**corpo hemorrágico**).

Conhecimento básico 22.B Interação da célula granulosa com o ovócito primário.

Sinalização bidirecional entre célula granulosa e ovócito primário

1 Observa-se um defeito na progressão meiótica dos ovócitos primários na ausência da proteína **conexina 37** (codificada pelo gene *Gja4*) nas junções comunicantes, entre as células granulosas e o ovócito primário.

Junção comunicante entre uma célula granulosa e o ovócito (contém **conexina 37**)

Junção aderente entre uma célula granulosa e o ovócito

Fator de célula-tronco

2 O **fator de célula-tronco** (**ligante c-kit**), derivado das células granulosas, liga-se ao **receptor c-kit** na superfície do ovócito.
A ausência do ligante c-kit e do GDF-9 bloqueia o desenvolvimento folicular antes da formação de folículos secundários.

Junções comunicantes entre as células granulosas (contêm **conexina 43**)

Células granulosas da coroa radiada

Actina F

Ovócito primário

Receptor c-kit

2

Núcleo

Fator de crescimento e diferenciação 9 (GDF-9)

4

Proteína morfogenética óssea 15 (BMP-15)

3

3 Camundongos nocaute que não têm a **proteína de zona pelúcida 3 (ZP-3)** ou **ZP-2** apresentam defeitos no desenvolvimento dos folículos pré-antrais e antrais, na formação de cúmulos oóforos e na ovulação.

4 Os fatores **GDF-9** e **BMP-15**, derivados de ovócito, cooperam com as células granulosas para manter as necessidades metabólicas do ovócito primário e maximizar a fertilidade feminina. Os processos das células granulosas que atravessam a zona pelúcida não estão presentes quando há ausência de GDF-9 e FSH. Os fatores GDF-9 e BMP-15 são membros da superfamília do fator de crescimento transformante β.

Parada da prófase meiótica e progressão de um ovócito primário

5 **OMI** é uma proteína de célula granulosa com massa molecular pequena (1 a 2 kDa). OMI alcança o ovócito através das junções comunicantes. **OMI previne o término prematuro da prófase I meiótica no ovócito primário**.

O **grânulo cortical** contém **ovastacina**, uma protease que cliva ZP-2 proteoliticamente depois da fusão dos gametas

Polo cortical é uma região cortical semelhante a uma capa do ovócito sem microvilosidades. Essa região é rica em actina F e miosina II.

Zona pelúcida

5 Inibidor de maturação de ovócitos (**OMI**)

GVBD

6

Fator promotor de maturação (**MPF**)

Cdc2

Ciclina B

Ovócito primário

6 Pouco antes da ovulação, o ovócito ativa-se para induzir a conclusão da prófase meiótica.
O complexo ciclina B-Cdc2 constitui o **fator promotor de maturação (MPF)**. O MPF induz a ruptura do envelope nuclear (**rompimento da vesícula germinativa, GVBD**) antes da metáfase I. O MPF desencadeia a formação do ovócito secundário e a liberação do **primeiro corpúsculo polar**, que é retido no espaço perivitelino.

Espaço perivitelino

O ovócito primário supera a parada meiótica e conclui a meiose I em resposta a um pico de LH. Esse processo provoca o **GVBD**, o término da prófase I meiótica e a formação do fuso meiótico. Como resultado, o **primeiro corpúsculo polar** é formado e liberado para o **espaço perivitelino**. O ovócito secundário retém a maior parte do citoplasma,

e o primeiro corpúsculo polar degenera dentro de horas após sua formação.
A meiose II atinge metáfase e aguarda **fertilização** para a conclusão e extrusão do **segundo corpúsculo polar**. Em seguida, um estado haploide é atingido.

junções comunicantes que interligam as células granulosas. A falta da proteína conexina 37, codificada pelo gene *Gja4*, interrompe o desenvolvimento folicular e interfere na capacidade de o ovócito primário retomar a meiose I e as modificações epigenéticas essenciais ao desenvolvimento fetal. A falta da proteína conexina 43 perturba a foliculogênese na fase pré-antral.

Os **dois** membros **derivados de ovócitos** da família **TGF-β** são transferidos para as células granulosas:
1. **Fator de crescimento e diferenciação 9** (**GDF-9**; do inglês, *growth and differentiation factor-9*).
2. **Proteína morfogenética óssea 15** (**BMP-15**).

GDF-9 e BMP-15 funcionam de maneira cooperativa na regulação do metabolismo energético e na biossíntese de colesterol das células granulosas, aumentando, assim, a fertilidade feminina por meio do apoio às necessidades metabólicas do ovócito primário. O GDF-9 também é necessário à formação dos processos celulares das células granulosas que penetram na zona pelúcia e a atravessam para atingir o ovócito.

O **AMH**, a **inibina** e a **ativina** são membros **derivados da célula granulosa** da superfamília de TGF-β. Também estão envolvidos na regulação da função das células granulosas durante a foliculogênese.

O AMH controla a taxa com a qual os folículos primordiais tornam-se disponíveis para a foliculogênese. Como se sabe, o AMH é secretado no feto do sexo masculino por células de Sertoli, o equivalente às células granulosas, induzindo a regressão dos ductos de Müller.

O FSH estimula a proliferação e a secreção de estrógenos pelas células granulosas. A ativina aumenta a capacidade de resposta da célula granulosa ao FSH. A inibina regula negativamente a liberação de FSH, e promove a síntese de andrógenos pelas células de Leydig, estimulada pelo hormônio luteinizante (LH). Como discutiremos mais à frente, um precursor dos andrógenos é necessário para a produção de estrógenos pelas células granulosas.

Como se pode observar, os membros da superfamília TGF-β participam não só da sinalização bidirecional entre as células granulosas e o ovócito primário, mas também da regulação da foliculogênese pelo FSH.

Boxe 22.D Síndrome do ovário policístico.

- A **síndrome do ovário policístico (SOPC)** é um distúrbio endócrino e metabólico comum nas mulheres na pré-menopausa definido pelo excesso de andrógeno (hirsutismo e/ou hiperandrogenismo) e disfunção ovariana (anovulação crônica, amenorreia [ausência de menstruação], ovário policístico e infertilidade)

- Na verdade, a condição de ovário policístico é causada pelo acúmulo de folículos ovarianos em diferentes estágios da maturação e atresia folicular

- A etiologia da SOPC é amplamente desconhecida. O tratamento, direcionado para o excesso de andrógeno, resistência à insulina e anovulação, é permanente e voltado para os sintomas

- A SOPC está associada a adiposidade abdominal, resistência à insulina e obesidade. A adiposidade abdominal é causada pelo excesso de androgênio de origem ovariana ou do córtex suprarrenal ou por resistência à insulina e hiperinsulinismo (que resulta em glicemia alta).

O que impede o ovócito primário de concluir a prófase I meiótica durante a foliculogênese?

O **inibidor de maturação de ovócitos** (**OMI**; do inglês, *oocyte maturation inhibitor*) e o **fator de células-tronco** são **proteínas derivadas da célula granulosa, que cooperam para manter o ovócito primário em um estágio de prófase meiótica latente**.

O **OMI impede a retomada da meiose I** pelos ovócitos primários antes dos picos de FSH e LH na ovulação. O fator de células-tronco liga-se ao **receptor c-kit** do ovócito, estimulando o crescimento e a sobrevivência do ovócito. Como já dito, o receptor c-kit e seu ligante desempenham papel relevante na migração dos mastócitos (ver Capítulo 4, *Tecido Conjuntivo*) e das células germinativas primordiais para as cristas gonadais (ver Capítulo 21, *Transporte e Maturação dos Espermatozoides*).

Como o ovócito primário completa a meiose I antes da ovulação?

Imediatamente antes da ovulação, o ovócito produz o **complexo ciclina B-Cdc2** para autoinduzir a conclusão da prófase I meiótica. Esse complexo constitui o fator promotor de maturação (MPF), que desencadeia a **desagregação do envelope nuclear dos ovócitos**, um evento conhecido como **rompimento da vesícula germinativa** (**GVBD**; do inglês, *germinal vesicle breakdown*).

A ação do MPF conduz à formação do **ovócito secundário** e à liberação do **primeiro corpúsculo polar** na ovulação.

A **síndrome dos ovários policísticos** (**SOPC**) é uma condição clínica resultante da interrupção da foliculogênese, causada por um defeito no mecanismo de sinalização parácrina entre o ovócito e a célula granulosa.

A SOPC está associada a períodos menstruais infrequentes ou prolongados, excesso de crescimento dos pelos (**hirsutismo**), **acne** e **obesidade**. Os níveis de andrógeno no sangue estão elevados. Em adolescentes, a menstruação infrequente ou ausente pode levantar suspeita de SOPC (ver Boxe 22.D).

Interação da célula da teca interna com a célula granulosa

A lâmina basal separa as células granulosas das células da teca interna. Entretanto, um fluxo molecular significativo iniciado nas células da teca interna assegura a produção de estrógenos pelas células granulosas (Figura 22.4).

As células da teca interna secretam **androstenediona**, um precursor andrógeno que é **transferido através da lâmina basal para as células granulosas**, com a finalidade de produzir estradiol (Boxe 22.E). O andrógeno, então, é convertido em **estradiol** pela enzima aromatase.

As células granulosas não possuem as enzimas necessárias para a produção direta de estrógenos. Em consequência, **as células granulosas não podem produzir os precursores de esteroides durante a foliculogênese sem a ajuda das células da teca interna**.

Figura 22.4 Interação da célula da teca interna com a célula granulosa.

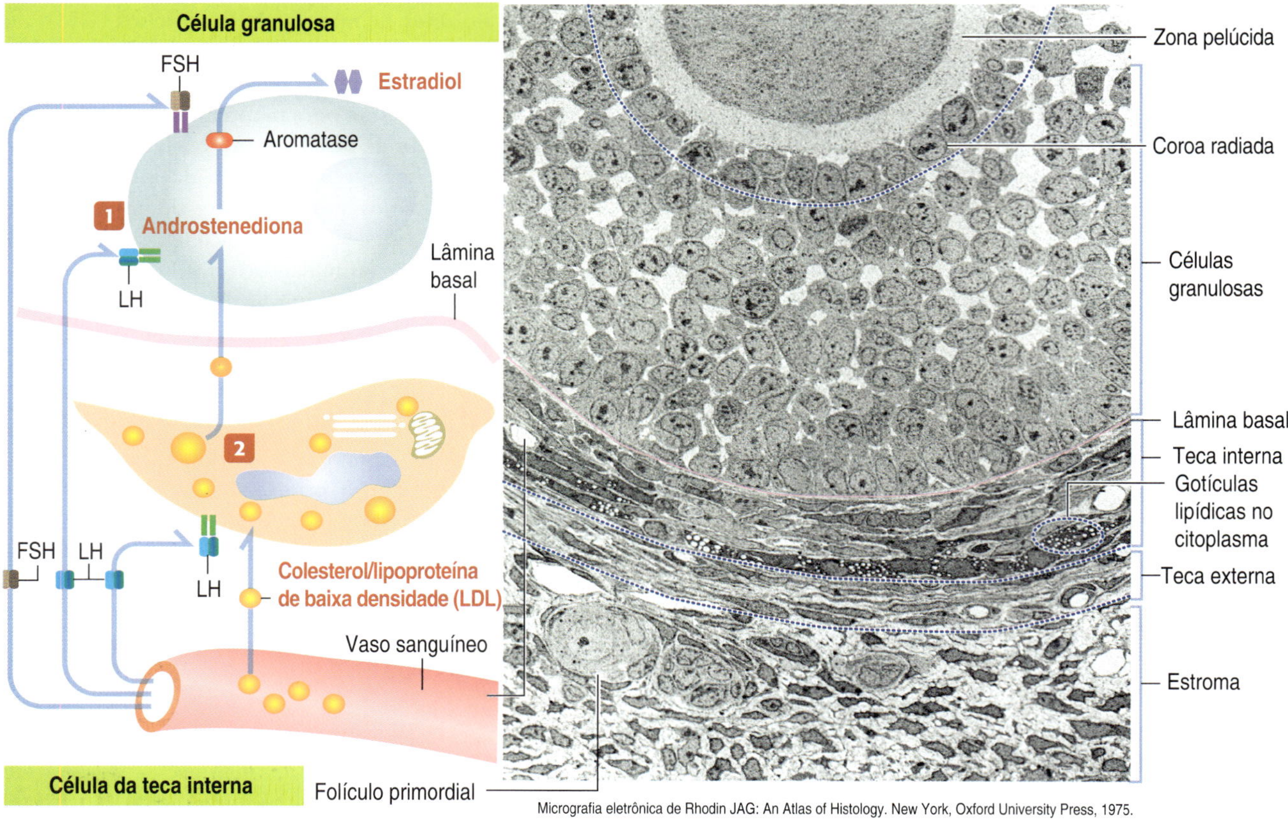

Micrografia eletrônica de Rhodin JAG: An Atlas of Histology. New York, Oxford University Press, 1975.

Sinergia funcional entre as células da teca interna e as células granulosas durante o início da foliculogênese

1 No folículo primário e no folículo secundário, as células granulosas têm receptores para o hormônio foliculoestimulante (FSH). No folículo de Graaf, receptores do hormônio luteinizante (LH) aparecem e coexistem com os receptores de FSH. **A aquisição de receptores de LH é essencial para a luteinização do folículo rompido após a ovulação**.

2 O estradiol é o principal esteroide produzido pelas células granulosas sob estimulação por FSH. No entanto, as **células granulosas dependem do fornecimento de androstenediona pelas células da teca interna reguladas pelo LH, a fim de produzir estradiol** (por aromatização do androgênio). As células granulosas não possuem as enzimas necessárias para produzir o precursor de estradiol.

Boxe 22.E Hormônios ovarianos.

- **Estradiol** (estradiol-17β) é o estrógeno ovariano mais abundante e mais potente, produzido principalmente por células granulosas e granuloso-luteínicas. Uma quantidade significativa de **estriol**, um estrógeno menos potente, é produzida no estrona no **fígado** durante a **gravidez**. A maior parte do **estrona**, o menos potente dos três estrógenos, predomina em **mulheres menopausadas** e é formado nos **tecidos periféricos** pela conversão de estradiol ou androstenediona

- A **progesterona**, um precursor dos andrógenos e estrógenos, é sintetizada pelas células foliculares e luteínicas

- Os **andrógenos** fracos (**deidroepiandrosterona** e **androstenediona**) são produzidos por células da teca interna

- Outros hormônios ovarianos são **inibina**, **ativina** e **relaxina**. A **relaxina**, produzida pelos ovários e pela placenta, induz o **relaxamento dos ligamentos pélvicos e dilata o colo do útero para facilitar o parto**.

Atresia ou degeneração folicular

Muitos folículos primários dão início ao processo de maturação, mas, em geral, apenas um completa seu desenvolvimento; o restante é degenerado por um processo chamado **atresia**. Atresia refere-se à falha para ovular de um folículo.

A apoptose é o mecanismo de atresia folicular. A apoptose assegura a regressão do folículo sem induzir uma resposta inflamatória.

Também se observa atresia no ovário fetal e após o nascimento. Os folículos podem tornar-se atrésicos em qualquer fase do desenvolvimento, mas a proporção de folículos que se tornam atrésicos aumenta com o tamanho do folículo (Boxe 22.F).

Os folículos atrésicos exibem material de membrana basal espesso e ondulado, conhecido como **membrana vítrea** (Figura 22.5). Regularmente, é possível observar uma zona pelúcida pregueada envolvendo um ovócito fragmentado apoptótico.

Boxe 22.F Atresia folicular.

- O desenvolvimento de folículos ovarianos e a produção de estrógeno são controlados pelos hormônios liberadores de gonadotropina (GnRH) responsáveis pela secreção de FSH e LH, bem como pelas secreções autócrinas e parácrinas das células granulosas

- Cerca de 7 milhões de ovócitos estão presentes nos ovários fetais no segundo semestre da gestação. Ocorre perda gradual de ovócitos e, ao nascimento, aproximadamente 400 mil ovócitos permanecem. Somente 400 folículos ovulam após a puberdade. Os demais folículos degeneram e são chamados folículos atrésicos

- A fase folicular começa com o desenvolvimento de 6 a 12 folículos primários. Esse desenvolvimento é dependente de FSH. Por volta do 6º dia do ciclo, um folículo predomina e os outros se tornam atrésicos.

Por que muitos folículos entram no processo de foliculogênese quando, em geral, apenas um ovula?

A atresia garante que apenas folículos viáveis, contendo ovócitos de melhor qualidade para a fertilização, estejam disponíveis durante todo o período reprodutivo.

Além disso, um grande número de folículos atrésicos retêm atividade esteroidogênica, contribuindo, portanto, para a função endócrina do ovário que prepara o endométrio para a implantação.

Do ponto de vista clínico, a atresia folicular correlaciona-se com a **falência ovariana prematura (FOP)** semelhante à menopausa e com a **SOPC** (ver Boxe 22.D), duas condições patológicas que conduzem à infertilidade.

Fase ovulatória

Na época da ovulação, o folículo maduro projeta-se a partir da superfície ovariana, formando o **estigma**.

A **atividade proteolítica** da teca externa e da túnica albugínea, estimulada por um **pico de LH**, facilita a ruptura do, agora maduro, folículo pré-ovulatório de Graaf.

O gameta liberado entra na tuba uterina, ou oviduto, estreitamente aposta à medida que completa a meiose I, e torna-se um ovócito secundário que ainda precisa terminar a meiose II para se tornar uma célula haploide.

Algumas horas antes da ovulação, ocorrem alterações na **camada de células granulosas murais** e na **teca interna em preparação para a luteinização**. As células Lgr5⁺ do epitélio de superfície do ovário (ESO) reparam os danos do local após a ruptura do folículo.

Fase lútea: luteinização e luteólise

Após a ovulação, a camada residual de células granulosas murais dobra-se e torna-se a parede do **corpo-lúteo**, uma importante glândula de secreção de hormônios.

A luteinização envolve (Figura 22.6):
1. **Desagregação da lâmina basal do folículo**.
2. **Invasão dos vasos sanguíneos** na parede do antro, agora vazio.

O sangue flui para o antigo espaço antral e coagula, formando um **corpo hemorrágico** transitório. O coágulo de fibrina, então, é penetrado por vasos sanguíneos recém-formados (**angiogênese**), fibroblastos e

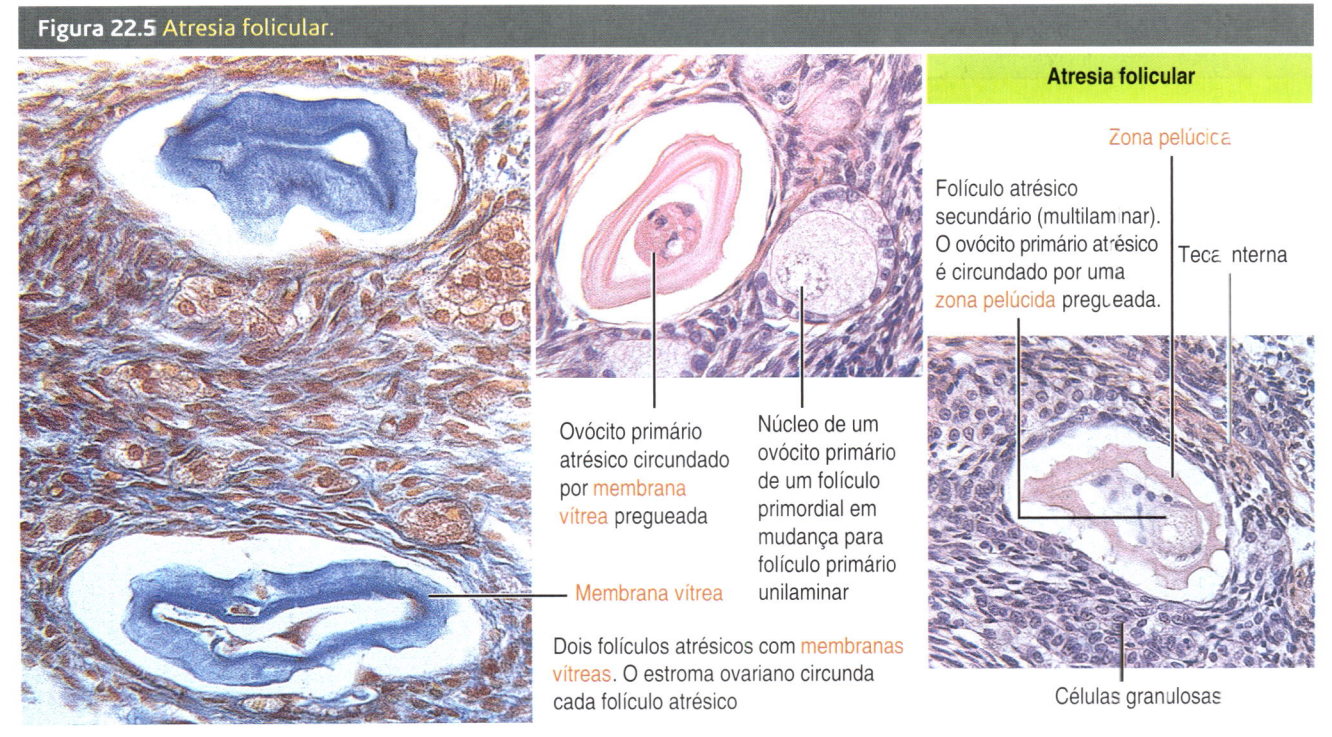

Figura 22.5 Atresia folicular.

Ovócito primário atrésico circundado por membrana vítrea preguada

Membrana vítrea

Dois folículos atrésicos com membranas vítreas. O estroma ovariano circunda cada folículo atrésico

Núcleo de um ovócito primário de um folículo primordial em mudança para folículo primário unilaminar

Atresia folicular

Zona pelúcica

Folículo atrésico secundário (multilaminar). O ovócito primário atrésico é circundado por uma zona pelúcida preguada.

Teca interna

Células granulosas

Uma mulher ovula cerca de quatrocentos ovócitos durante seus anos reprodutivos. Durante um ciclo de reprodução, um grupo de folículos inicia o processo de maturação.

No entanto, apenas um ou dois folículos completam a foliculogênese e, em seguida, são ovulados. Os outros são submetidos, em qualquer momento do desenvolvimento, a um processo degenerativo denominado atresia folicular.

Figura 22.6 Corpo-lúteo.

Formação do corpo-lúteo (luteinização)

Após a ovulação, a **membrana folicular** (também chamada camada de células granulosas murais) do folículo pré-ovulatório torna-se pregueada e é transformada em parte do **corpo-lúteo**. Um pico de hormônio luteinizante (LH) correlaciona-se com a luteinização.

A **luteinização** inclui o seguinte:

(1) O lúmen, previamente ocupado pelo antro folicular, é preenchido com fibrina, a qual, então, é substituída por tecido conjuntivo e novos vasos sanguíneos, que penetraram pela membrana basal.

(2) As células granulosas aumentam e as gotículas lipídicas acumulam-se no citoplasma. Tornam-se **células granuloso-luteínicas**.

(3) Os espaços entre as pregas da camada de células granulosas são penetrados por células da teca interna, vasos sanguíneos e tecido conjuntivo. As células da teca interna também aumentam e armazenam lipídios. São agora as **células teca-luteínicas**.

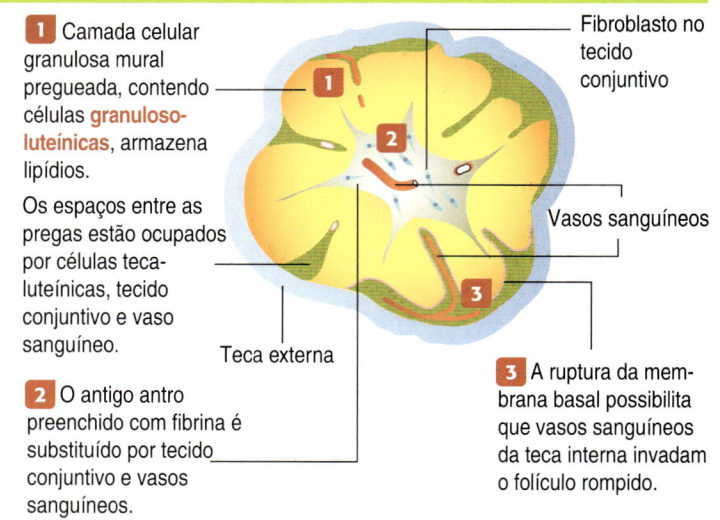

1 Camada celular granulosa mural pregueada, contendo células **granuloso-luteínicas**, armazena lipídios.

Os espaços entre as pregas estão ocupados por células teca-luteínicas, tecido conjuntivo e vaso sanguíneo.

2 O antigo antro preenchido com fibrina é substituído por tecido conjuntivo e vasos sanguíneos.

Fibroblasto no tecido conjuntivo

Vasos sanguíneos

Teca externa

3 A ruptura da membrana basal possibilita que vasos sanguíneos da teca interna invadam o folículo rompido.

Função do corpo-lúteo

A função do corpo-lúteo é regulada por duas gonadotropinas: FSH e LH.

O **hormônio foliculoestimulante (FSH)** estimula a produção de **progesterona** e **estradiol** pelas células granuloso-luteínicas.

O **LH** estimula a produção de progesterona e androstenediona pelas células da teca-luteínicas. A androstenediona é translocada para as células granuloso-luteínicas para aromatização em **estradiol**.

Durante a gravidez, **prolactina** e **lactogênios placentários** aumentam os efeitos do estradiol produzido pelas células granuloso-luteínicas, aumentando a expressão dos receptores de estrógenos.

O estradiol estimula as células granuloso-luteínicas a captar colesterol do sangue, o qual é armazenado em gotículas lipídicas e transportado para a mitocôndria para a síntese de progesterona.

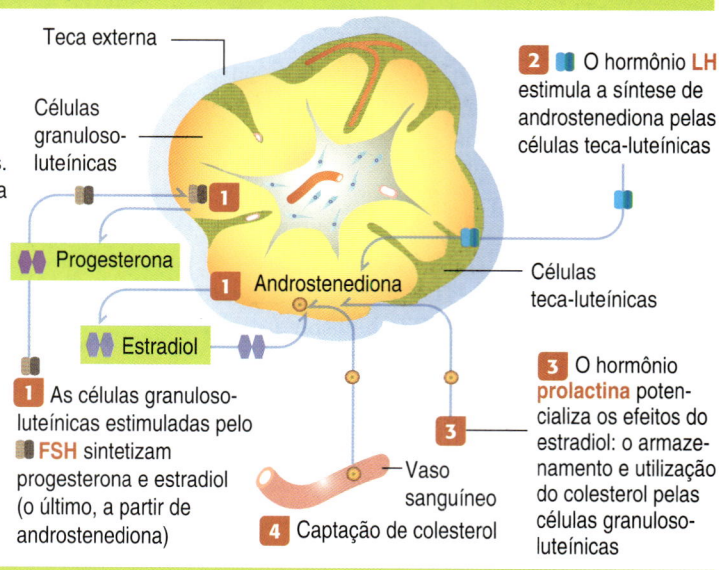

Teca externa

Células granuloso-luteínicas

Progesterona

Androstenediona

Estradiol

1 As células granuloso-luteínicas estimuladas pelo **FSH** sintetizam progesterona e estradiol (o último, a partir de androstenediona)

4 Captação de colesterol

Vaso sanguíneo

2 O hormônio **LH** estimula a síntese de androstenediona pelas células teca-luteínicas

Células teca-luteínicas

3 O hormônio **prolactina** potencializa os efeitos do estradiol: o armazenamento e utilização do colesterol pelas células granuloso-luteínicas

Regressão do corpo-lúteo (luteólise)

Se a fertilização não ocorrer, o corpo-lúteo sofre um processo de regressão chamado **luteólise**.

A luteólise envolve uma sequência de morte celular programada (apoptose). É desencadeada por **prostaglandina endometrial F2a**. Ocorrem os seguintes eventos:

(1) A **redução do fluxo de sangue** no corpo-lúteo provoca declínio no oxigênio (hipoxia).

(2) **Linfócitos T** atingem o corpo-lúteo e produzem **interferona-γ**, que, por sua vez, atua sobre o endotélio, possibilitando a chegada dos macrófagos.

(3) Os **macrófagos** produzem o **ligante do fator de necrose tumoral** e tem início a cascata apoptótica.

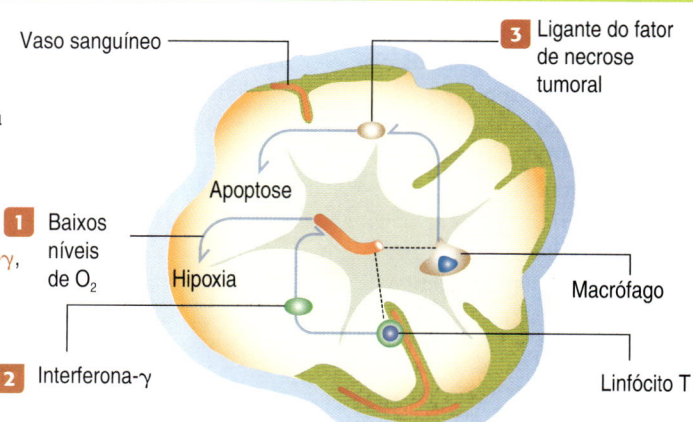

Vaso sanguíneo

Apoptose

1 Baixos níveis de O₂

Hipoxia

2 Interferona-γ

3 Ligante do fator de necrose tumoral

Macrófago

Linfócito T

fibras colágenas. Observe que a angiogênese é um processo fisiológico normal, que também ocorre durante cada ciclo menstrual no revestimento do útero.

3. **A transformação das células granulosas murais e das células da teca interna**. As células granulosas murais transformam-se em **células granuloso-luteínicas**, apresentando características típicas das células secretoras de esteroides (gotículas lipídicas, um retículo endoplasmático liso e bem desenvolvido, além de mitocôndrias com cristas tubulares) (Figura 22.7).

As células granuloso-luteínicas secretam **progesterona** e **estrógeno em resposta à estimulação de FSH e LH** (Figura 22.8). Os receptores para LH nas células granulosas são essenciais no processo de luteinização.

As células da teca interna transformam-se em **células teca-luteínicas**, que produzem **androstenediona** e **progesterona, em resposta à estimulação de LH**.

As **células granuloso-luteínicas ainda não possuem enzimas esteroidogênicas necessárias para a síntese completa do estradiol** (ver Boxe 22.E), embora possam sintetizar progesterona.

O corpo-lúteo continua crescendo e entra na fase de involução cerca de 14 dias após a ovulação, a menos que ocorra fertilização. Se houver fertilização, o corpo-lúteo continua aumentando e produzindo **estrogênio** e **progesterona** sob a ação estimuladora da **gonadotropina coriônica humana** (hCG; do inglês, *human chorionic gonadotropin*), sintetizada pelo **trofoblasto** do embrião implantado. Os efeitos do LH no corpo-lúteo são substituídos pelo hCG derivado da placenta.

A regressão do corpo-lúteo, a **luteólise**, conduz à formação do ***corpus albicans*** (Figura 22.9), resultante da substituição da massa de células lúteas em degeneração do corpo-lúteo pelo tecido conjuntivo estromal. Um *corpus albicans* residual permanece no ovário; diminui de tamanho, mas raramente desaparece.

Regulação hormonal do ciclo menstrual

Vamos revisar e integrar a regulação hormonal do ciclo menstrual (Figura 22.10).

O crescimento folicular é regulado por dois hormônios da adeno-hipófise, controlada pelo **GnRH**, produzido pelos neurônios do **núcleo arqueado** no hipotálamo:

1. O **FSH** estimula a foliculogênese e a ovulação, bem como a produção de estrogênio.
2. O **LH** estimula a secreção de progesterona pelo corpo-lúteo.

Os efeitos do FSH e do LH são mediados por um mecanismo dependente de cAMP (ver Capítulo 3, *Sinalização Celular | Biologia Celular | Patologia*).

Um pico de LH precede a ovulação. A secreção de LH contínua induz a **luteinização** da camada de células granulosas murais residuais e células da teca interna após a ovulação. O corpo-lúteo é formado.

O corpo-lúteo entra em colapso funcional e estrutural (luteólise) quando os níveis de FSH e LH diminuem, enquanto a concentração de progesterona e estrógeno ainda está elevada. Tenha em mente que a

ativina e a inibina, originadas nos folículos ovarianos, regulam as respostas gonadotrópicas do hipotálamo e da hipófise por um mecanismo de retroalimentação.

No início da menstruação, os níveis de estrógeno e progesterona são baixos; eles aumentam gradualmente no período pré-ovulatório. O estrógeno atinge seu nível máximo pouco antes do pico de LH que precede a ovulação.

Da mesma maneira que no padrão secretor de FSH e LH, a síntese de estrogênio FSH-dependente pelas células granulosas estimula a **proliferação das glândulas endometriais**. A síntese de progesterona LH-dependente pelo corpo-lúteo **dá início a atividade secretora das glândulas endometriais contínua**. Discutimos adiante, em detalhes, as mudanças da glândula endometrial durante o ciclo menstrual.

Oviduto, tuba uterina ou tuba uterina

A tuba uterina (Figura 22.11) é preparada para receber o ovócito recém-liberado circundado pela zona pelúcida e *corona radiata*. Ele é o local de fertilização e início da clivagem do **zigoto** (óvulo fertilizado). Cada tuba é dividida em **quatro regiões anatômicas**:

1. **O infundíbulo** proximal com fímbrias.
2. Uma **ampola** longa e de parede fina.
3. Um **istmo** curto e de parede espessa.
4. Uma porção **intramural**, que se abre no lúmen da cavidade uterina.

O infundíbulo possui inúmeras projeções digitiformes de tecido mucoso, denominadas **fímbrias**. A ampola e o istmo são revestidos por **pregas da mucosa**, que se projetam para dentro do lúmen da tuba. O istmo apresenta menos pregas da mucosa que a ampola.

A parede do tuba uterina é composta de três camadas:

1. Uma **camada mucosa** apoiada em uma **lâmina própria**, que consiste em tecido conjuntivo frouxo e algumas células do músculo liso espalhadas.
2. Uma **camada de músculo** liso.
3. Uma **camada serosa**.

O revestimento da mucosa consiste em um **epitélio simples colunar** com duas populações de células sob **controle hormonal**:

1. **Células ciliadas**, que crescem e produzem cílios (**ciliogênese**) enquanto a foliculogênese e a produção de estrógenos estão em andamento. Os estrógenos aumentam a taxa de batimento ciliar. Durante a luteólise, as células ciliadas perdem seus cílios, um processo conhecido por **deciliação**.
2. **Células secretoras não ciliadas** (chamadas *peg cells*), cuja atividade secretora também é estimulada pelos estrógenos. Em algumas espécies, as células não ciliadas têm microvilosidades apicais.

A **contração peristáltica** da parede muscular, com uma **camada interna circular-espiral** e **uma camada externa longitudinal,** e a atividade ciliar das células epiteliais de revestimento impulsionam o ovócito ou ovo fertilizado/embrião em direção ao útero.

Figura 22.7 Célula luteínica.

Células luteínicas

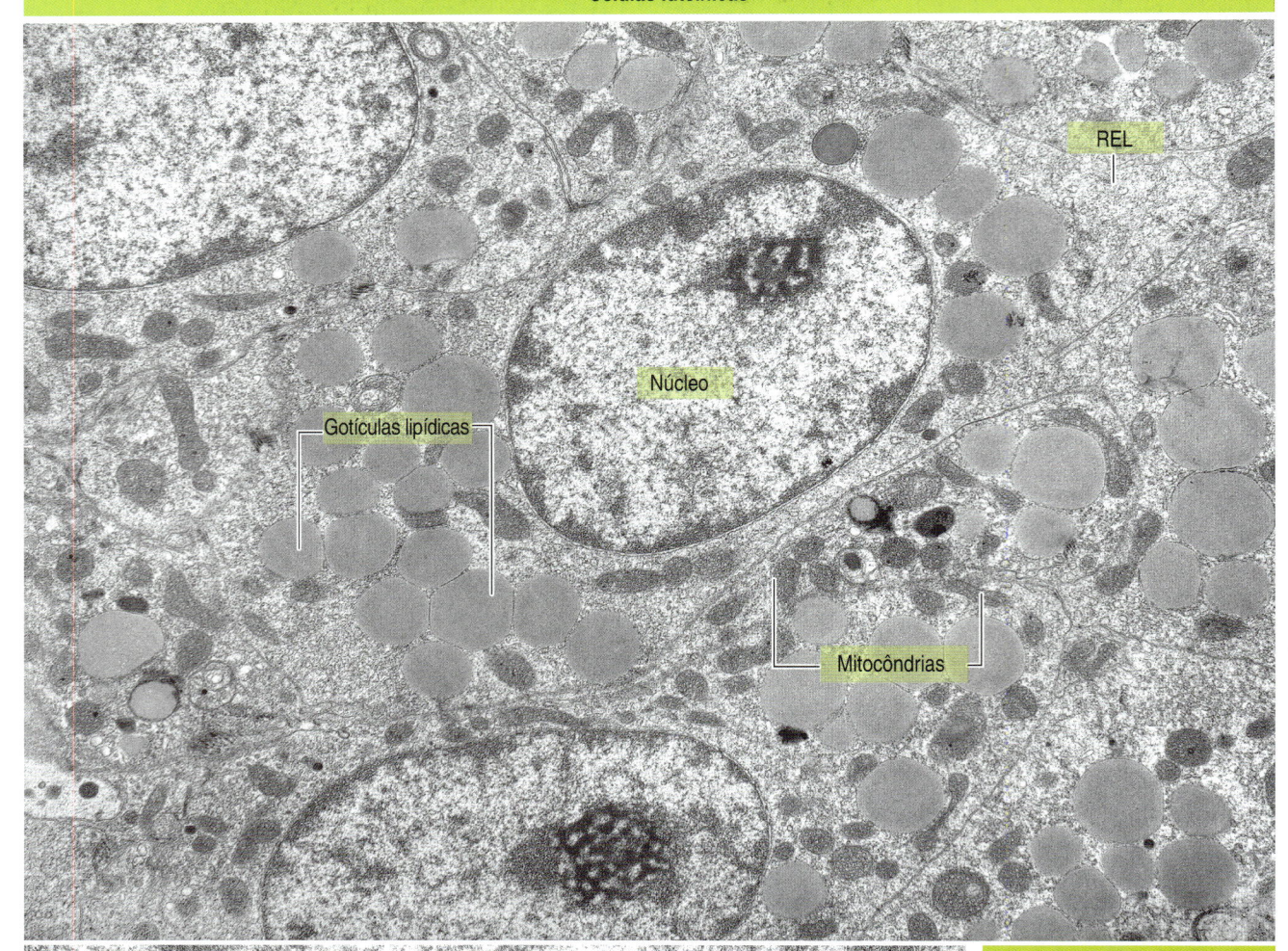

Corpo-lúteo

As células produtoras de esteroides do corpo-lúteo exibem três características típicas já observadas no córtex suprarrenal: (1) **gotículas lipídicas**; (2) **mitocôndrias com cristas tubulares**; (3) **abundante retículo endoplasmático liso (REL)**.

A participação desses três elementos na esteroidogênese foi ressaltada nas discussões sobre o córtex suprarrenal (ver Capítulo 19, *Sistema Endócrino*) e células de Leydig (ver Capítulo 20, *Espermatogênese*).

As cristas tubulares mitocondriais são mais proeminentes no córtex suprarrenal do que no corpo-lúteo.

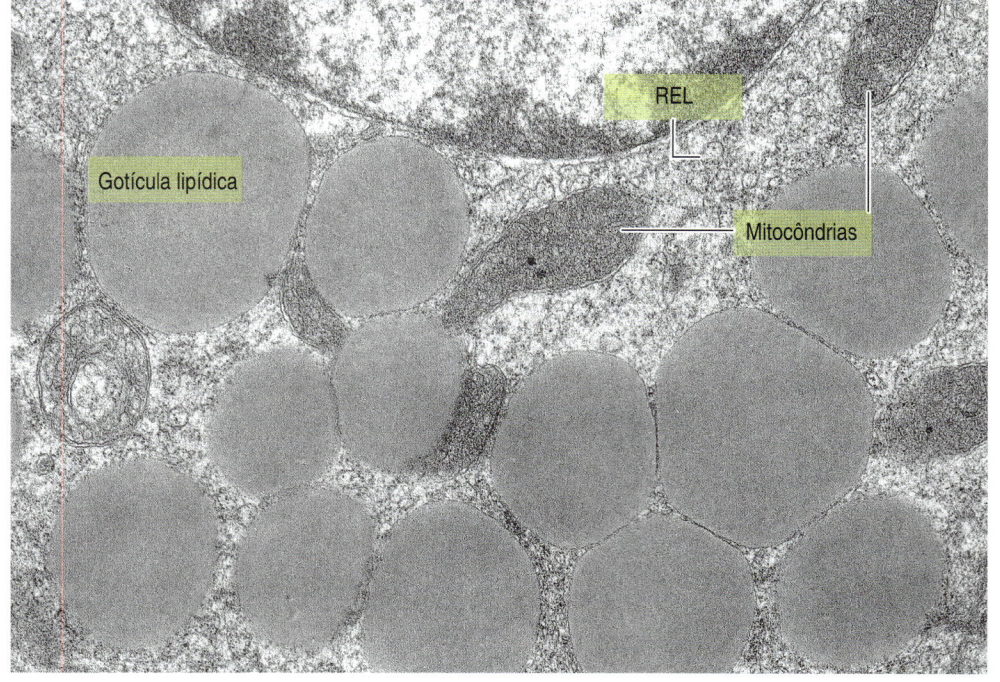

Figura 22.8 Cooperação celular entre células granuloso-luteínicas e teca-luteínicas.

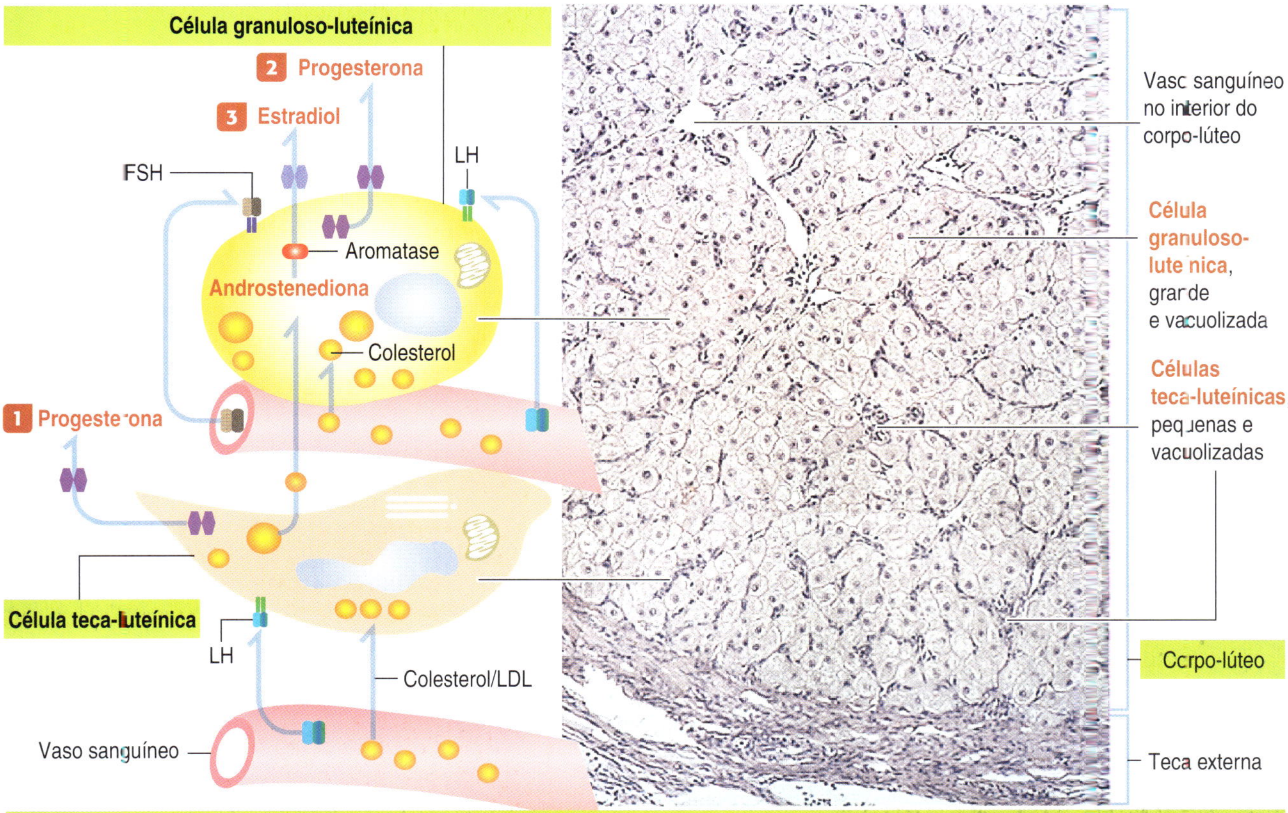

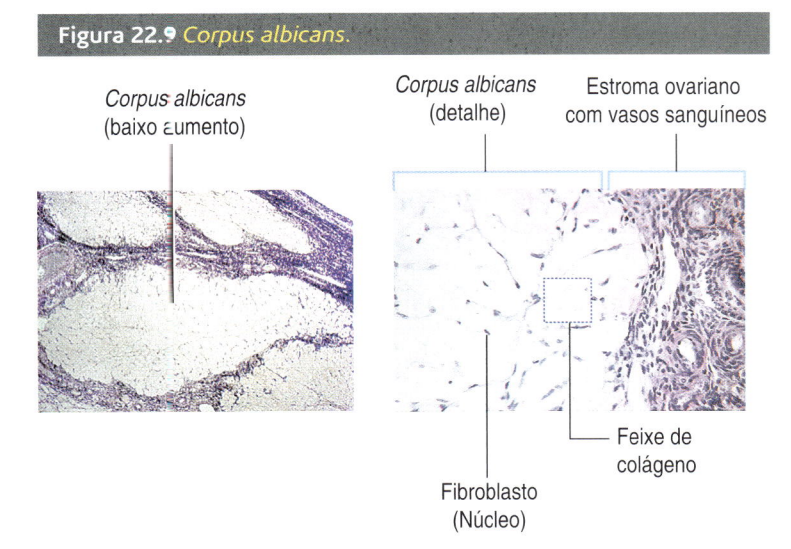

Célula granuloso-luteínica

2 Progesterona

3 Estradiol

FSH

LH

Aromatase

Androstenediona

Colesterol

1 Progesterona

Célula teca-luteínica

LH

Colesterol/LDL

Vaso sanguíneo

Vaso sanguíneo no interior do corpo-lúteo

Célula granuloso-luteínica, grande e vacuolizada

Células teca-luteínicas, pequenas e vacuolizadas

Corpo-lúteo

Teca externa

Cooperação funcional entre as células teca-luteínicas e granuloso-luteínicas

1 As células teca-luteínicas, estimuladas pelo hormônio luteinizante (LH), captam o colesterol ou a lipoproteína de baixa densidade (LDL), ou ambos, a partir de sangue.

O colesterol é utilizado para a esteroidogênese. O produto esteroide, androstenediona, é transportado para as células granuloso-luteínicas. As células teca-luteínicas produzem progesterona.

2 As células granuloso-luteínicas estão sob o controle tanto do hormônio foliculoestimulante (FSH) como do LH. Essas células podem armazenar colesterol captado a partir de sangue e utilizá-lo para a síntese de progesterona.

3 Além disso, as células granuloso-luteínicas utilizam androstenediona, entregue pelas células teca-luteínicas para produzir estradiol.

Figura 22.9 Corpus albicans.

Corpus albicans (baixo aumento)

Corpus albicans (detalhe)

Estroma ovariano com vasos sanguíneos

Feixe de colágeno

Fibroblasto (Núcleo)

Na ausência de fertilização, o corpo-lúteo involui e regride (luteólise). As células lúteas são fagocitadas por macrófagos e o antigo corpo-lúteo torna-se o *corpus albicans*, uma cicatriz de tecido fibroso branco contendo colágeno tipo I produzido por fibroblastos.

A superfície da tuba uterina é recoberta por **mesotélio** peritoneal. Grandes vasos sanguíneos são observados sob a serosa.

Útero

O útero é composto de dois segmentos anatômicos:
1. **Corpo**.
2. **Colo ou cérvice (cérvice)**.

A parede do corpo do útero é composta de três camadas:
1. **Endométrio** (Figura 22.12).
2. **Miométrio**.
3. **Adventícia ou serosa**.

O maior componente da parede é o miométrio, revestido por uma mucosa, o endométrio.

O miométrio tem três camadas de músculo liso, mal definidas. A camada central é espessa, com fibras musculares em arranjo circular e vasos sanguíneos abundantes, que dão o nome **estrato vascular** (*stratum vasculare*) a essa camada em particular. As camadas externa e interna contêm fibras musculares longitudinalmente ou obliquamente dispostas.

Figura 22.10 Ciclo ovariano.

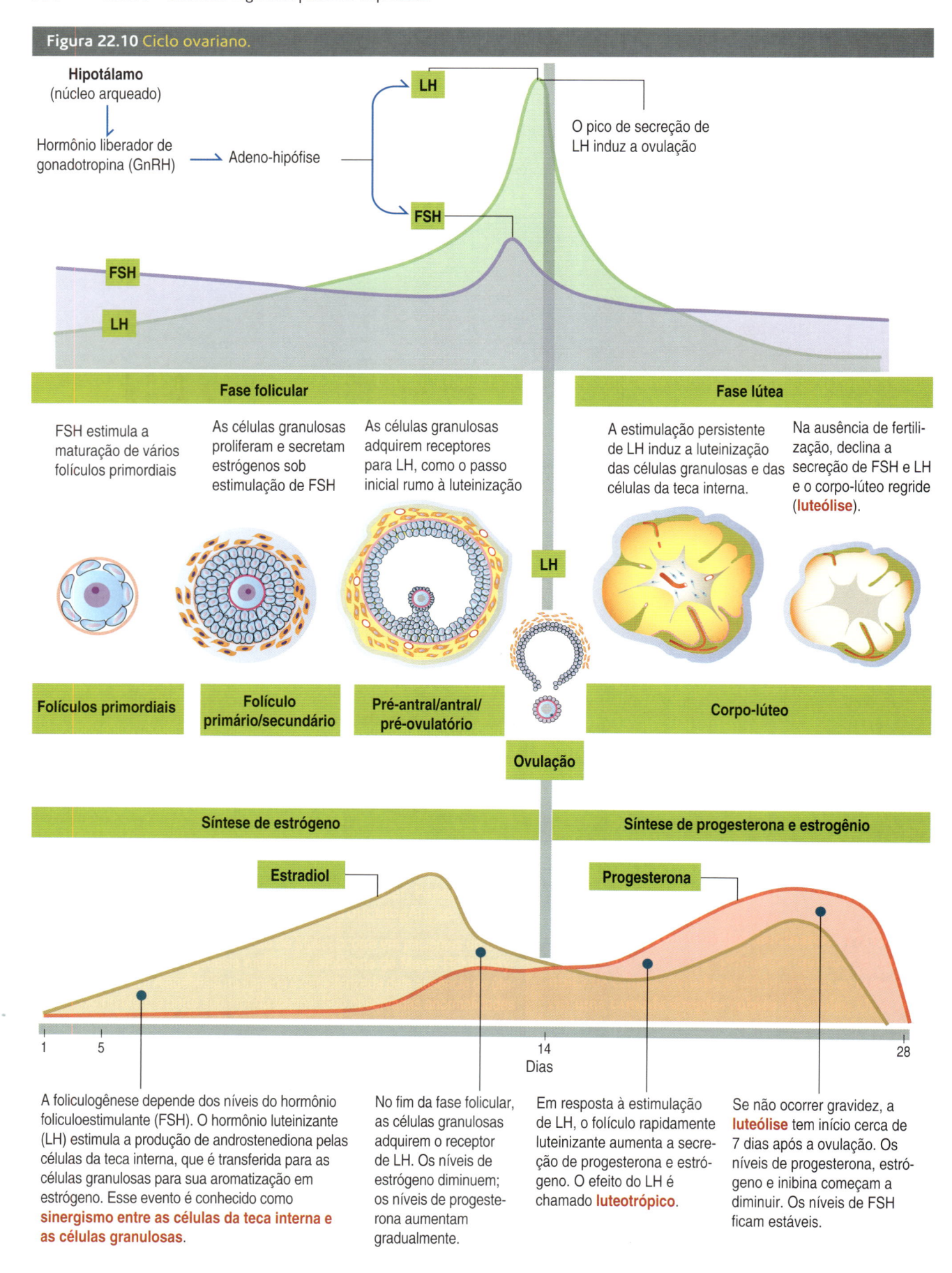

Figura 22.11 Tuba uterina.

3 No **istmo**, a camada de músculo é espessa e capaz de efetuar contrações rítmicas em direção ao útero. As contrações auxiliam no deslocamento do espermatozoide em direção ao ovo e o ovo fertilizado na direção do útero.

2 O lúmen da **ampola** é ocupado por pregas da mucosa que formam canais contorcidos. O deslocamento do óvulo através da ampola é lento. Esse é o local em que ocorre a fertilização. Um óvulo fertilizado pode implantar-se na mucosa da tuba uterina (**gravidez ectópica**). A progressão da gravidez é interrompida pela ruptura tubária, e é acompanhada por hemorragia interna.

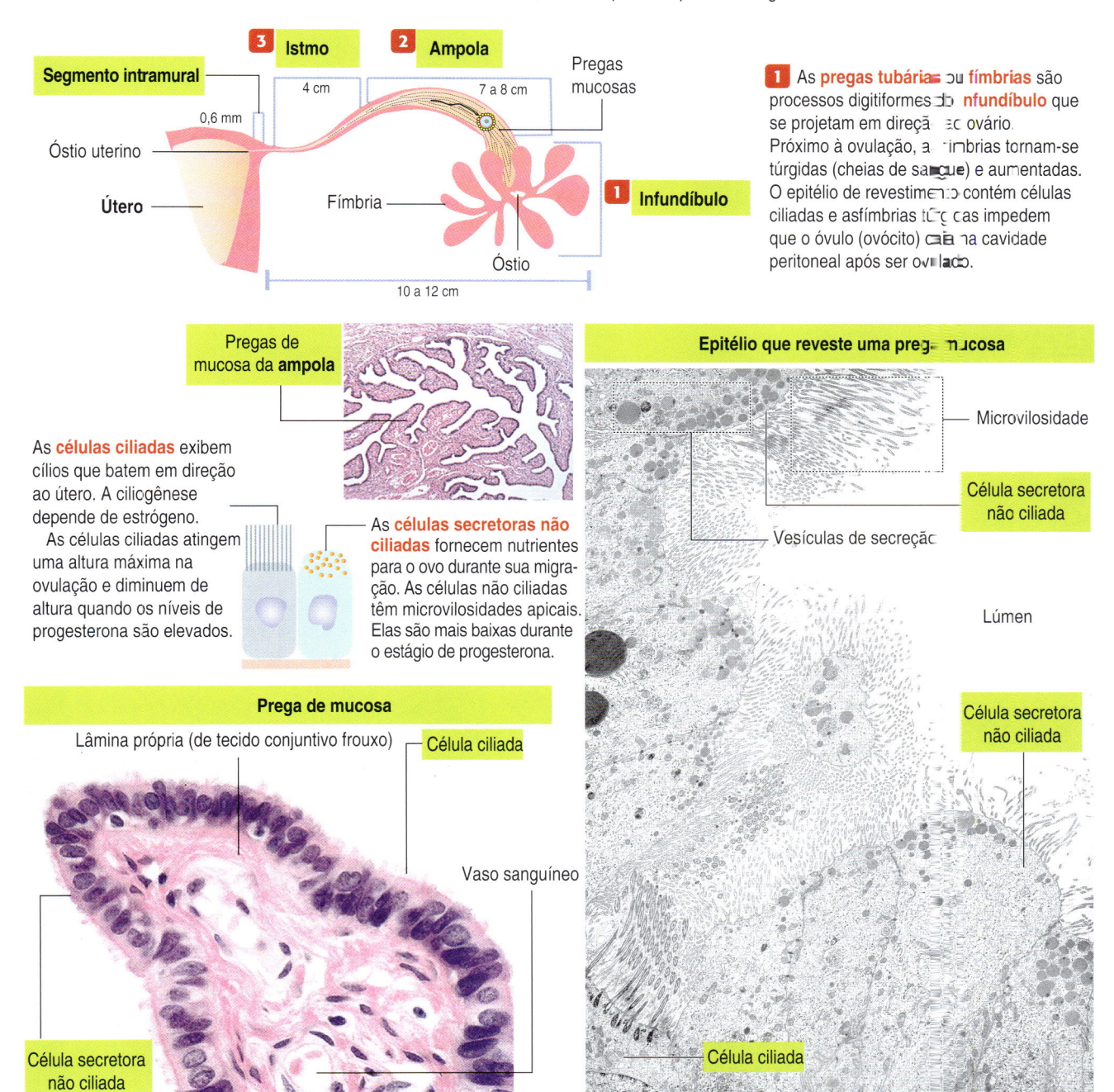

1 As **pregas tubárias** ou **fímbrias** são processos digitiformes do **infundíbulo** que se projetam em direção ao ovário. Próximo à ovulação, as fímbrias tornam-se túrgidas (cheias de sangue) e aumentadas. O epitélio de revestimento contém células ciliadas e asfímbrias túrgicas impedem que o óvulo (ovócito) caia na cavidade peritoneal após ser ovulado.

As **células ciliadas** exibem cílios que batem em direção ao útero. A cilicgênese depende de estrógeno.

As células ciliadas atingem uma altura máxima na ovulação e diminuem de altura quando os níveis de progesterona são elevados.

As **células secretoras não ciliadas** fornecem nutrientes para o ovo durante sua migração. As células não ciliadas têm microvilosidades apicais. Elas são mais baixas durante o estágio de progesterona.

Durante a gravidez, as fibras musculares lisas do miométrio aumentam de tamanho (**hipertrofia**) bem como em número (**hiperplasia**). A **inibição da contração do miométrio durante a gravidez** é controlada por **relaxina**, um hormônio peptídico produzido nos ovários e na placenta. **Durante o parto, a contração do miométrio** está sob o controle da **ocitocina**, um hormônio peptídico liberado pela neuro-hipófise.

O **endométrio** é composto de um **revestimento epitelial simples colunar**, associado a glândulas endometriais tubulares simples (podendo ser ramificadas) circundadas por uma **lâmina própria** específica, chamada **estroma endometrial**.

Figura 22.12 Glândulas endometriais.

Camada funcional

A **camada funcional** do endométrio
é a mais afetada:
1. Por alterações nos níveis sanguíneos
de estrógeno e progesterona.
2. Pelo fornecimento de sangue das
artérias espiraladas.
   Essa camada é parcial ou totalmente
perdida após a menstruação.

Camada basal

A **camada basal** não é afetada por
alterações nos níveis sanguíneos de
estrógeno e progesterona.
   O suprimento de sangue deriva das
artérias basais retas, e não das artérias
espiraladas.
   Essa camada não é perdida após a
menstruação. A camada funcional
regenera após a menstruação a partir
do limite entre as camadas basal
e funcional.

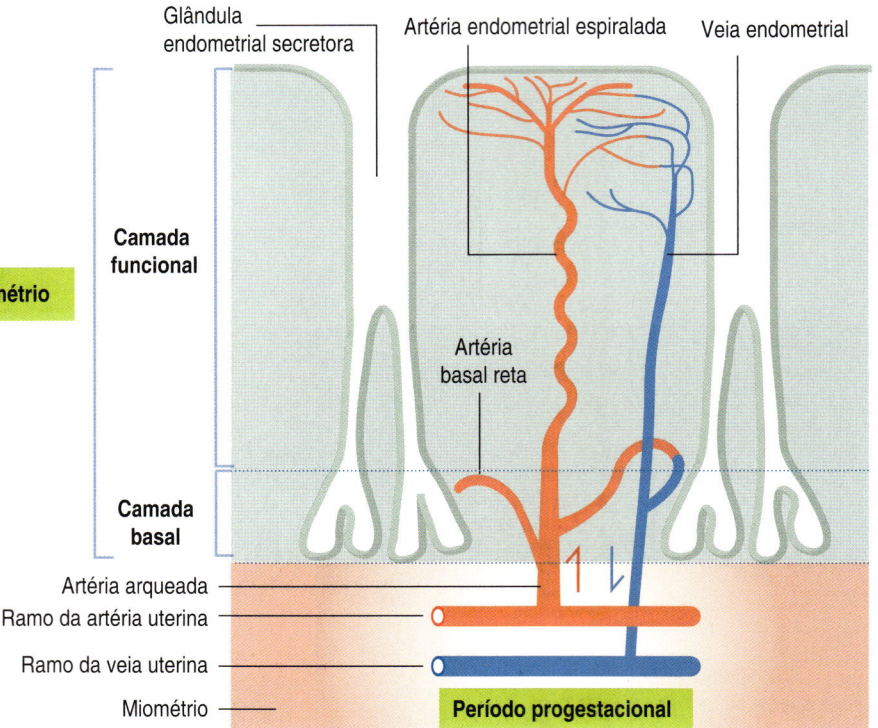

O endométrio é ciclicamente descamado, reparado, regenerado e remodelado em preparação para a implantação do embrião, sob controle de estrogênio e progesterona.

A função principal do endométrio é fornecer um local apropriado para a implantação de um embrião e o desenvolvimento de uma placenta altamente invasiva.

Funcionalmente, o endométrio é composto de duas camadas (ver Figura 22.12):
1. A **camada funcional** superficial, perdida durante a menstruação.
2. A **camada basal**, mantida como fonte de regeneração de uma nova camada funcional após a menstruação.

As **artérias arqueadas** irrigam o endométrio. Uma artéria arqueada tem dois segmentos (ver Figura 22.12):
1. Um **segmento reto**, que supre a **camada basal** do endométrio.
2. Um **segmento espiralado**, que supre a **camada funcional** do endométrio. O segmento espiralado estende-se à medida que o endométrio vai crescendo em espessura.

O ciclo menstrual (Figura 22.13) consiste em duas fases principais: a **fase proliferativa ou estrogênica**, seguida da **fase secretora ou progestacional**. A ovulação marca a transição entre as duas fases.

A partir de uma perspectiva estrutural, o ciclo menstrual consiste em quatro fases endometriais consecutivas: as **fases menstrual, proliferativa, secretora** e **isquêmica**. Essas quatro fases abrangem mudanças nas glândulas endometriais e no estroma endometrial de suporte.

A **fase menstrual** é a etapa inicial do ciclo menstrual. É definida pela descamação do revestimento endometrial

A **fase proliferativa** ou **estrogênica** consiste em três períodos consecutivos: os períodos **proliferativos inicial, médio** e **tardio**.

Durante esses três períodos proliferativos, a espessura do endométrio aumenta 0,5 a 1 mm como resultado da atividade estimuladora do **estrogênio** produzido pela maturação dos folículos ovarianos. As glândulas endometriais ramificam-se e crescem em comprimento. A atividade mitótica é detectada na lâmina própria e no epitélio glandular como resultado da proliferação endometrial.

Após o 14º dia, quando ocorre a ovulação, o endométrio dá início à sua **fase secretora** ou **progestacional**, que dura aproximadamente 13 dias. Durante essa fase secretora, o endométrio avança ao longo dos **períodos secretores médio e tardio**, resultando em um aumento adicional da espessura de 5 a 7 mm.

O contorno das glândulas endometriais torna-se irregular e espiralado. O epitélio de revestimento acumula **glicogênio** e secreções ricas em glicogênio. Há presença de glicoproteínas no lúmen glandular.

Os vasos sanguíneos paralelos às glândulas endometriais aumentam de comprimento; o estroma endometrial contém uma quantidade excessiva de líquido (edema) e **células do tipo decidual** são observadas.

A **decidualização** do estroma endometrial é o processo de diferenciação dos fibroblastos estromais endometriais em células secretoras do tipo epitelial (Figura 22.14). A decidualização ocorre sob influência

Figura 22.13 Ciclo endometrial.

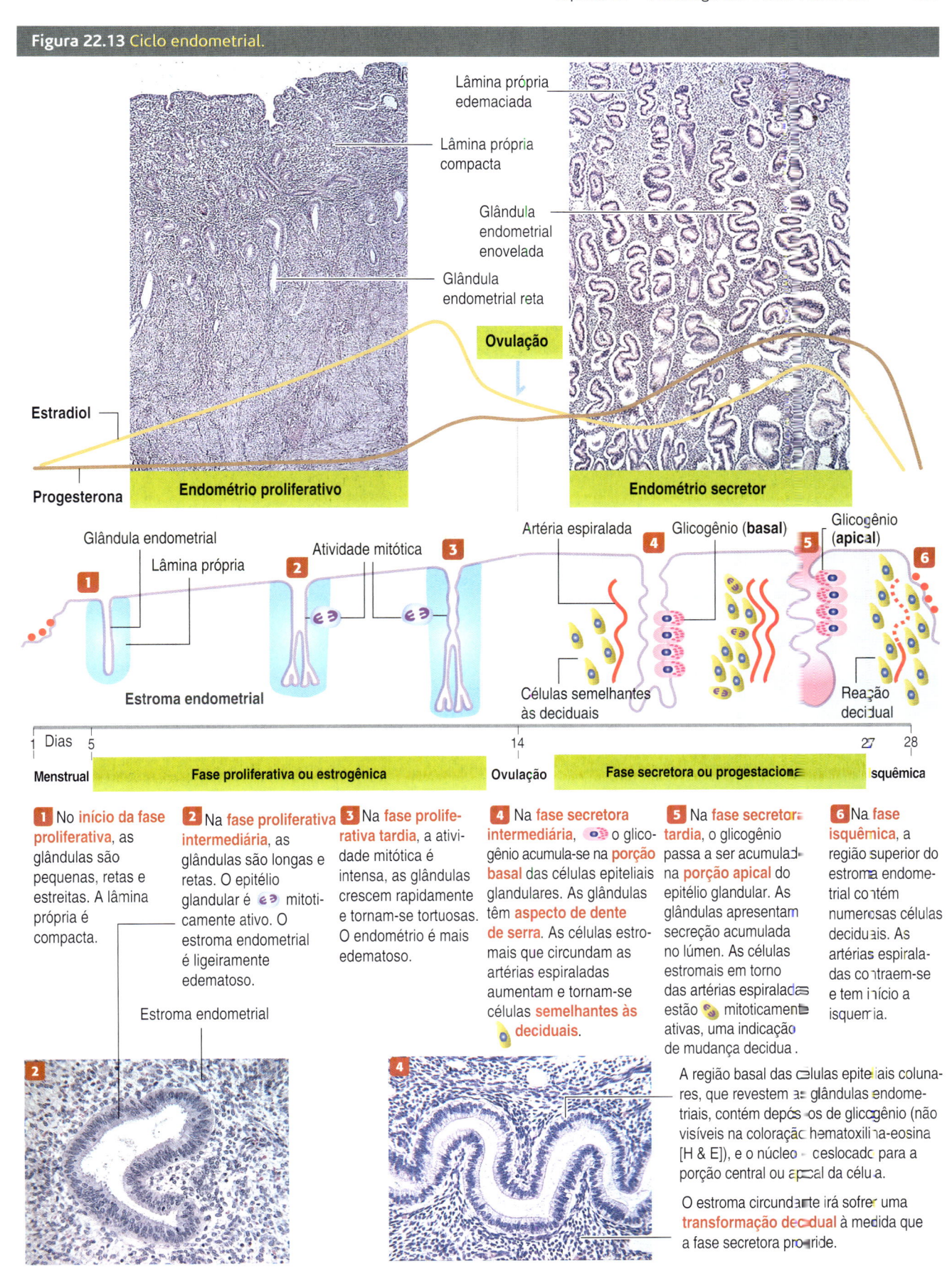

Lâmina própria edemaciada

Lâmina própria compacta

Glândula endometrial enovelada

Glândula endometrial reta

Ovulação

Estradiol

Progesterona

Endométrio proliferativo

Endométrio secretor

Glândula endometrial

Lâmina própria

Atividade mitótica

Artéria espiralada

Glicogênio (**basal**)

Glicogênio (**apical**)

1 **2** **3** **4** **5** **6**

Estroma endometrial

Células semelhantes às deciduais

Reação decidual

Dias 1 5 14 27 28

Menstrual | **Fase proliferativa ou estrogênica** | Ovulação | **Fase secretora ou progestacional** | Isquêmica

1 No **início da fase proliferativa**, as glândulas são pequenas, retas e estreitas. A lâmina própria é compacta.

Estroma endometrial

2 Na **fase proliferativa intermediária**, as glândulas são longas e retas. O epitélio glandular é mitoticamente ativo. O estroma endometrial é ligeiramente edematoso.

3 Na **fase proliferativa tardia**, a atividade mitótica é intensa, as glândulas crescem rapidamente e tornam-se tortuosas. O endométrio é mais edematoso.

4 Na **fase secretora intermediária**, o glicogênio acumula-se na **porção basal** das células epiteliais glandulares. As glândulas têm **aspecto de dente de serra**. As células estromais que circundam as artérias espiraladas aumentam e tornam-se células **semelhantes às deciduais**.

5 Na **fase secretora tardia**, o glicogênio passa a ser acumulado na **porção apical** do epitélio glandular. As glândulas apresentam secreção acumulada no lúmen. As células estromais em torno das artérias espiraladas estão mitoticamente ativas, uma indicação de mudança decidual.

6 Na **fase isquêmica**, a região superior do estroma endometrial contém numerosas células deciduais. As artérias espiraladas contraem-se e tem início a isquemia.

A região basal das células epiteliais colunares, que revestem as glândulas endometriais, contém depósitos de glicogênio (não visíveis na coloração hematoxilina-eosina [H & E]), e o núcleo é deslocado para a porção central ou apical da célula.

O estroma circundante irá sofrer uma **transformação decidual** à medida que a fase secretora progride.

Figura 22.14 Células deciduais.

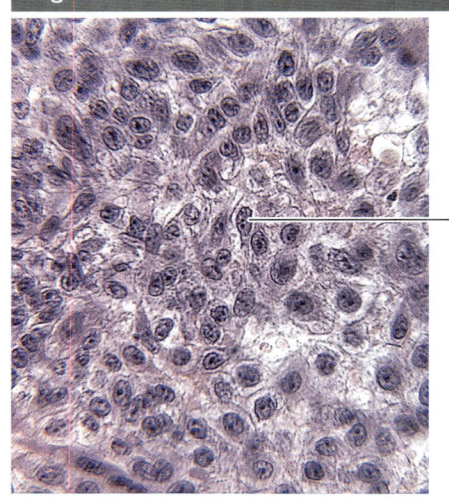

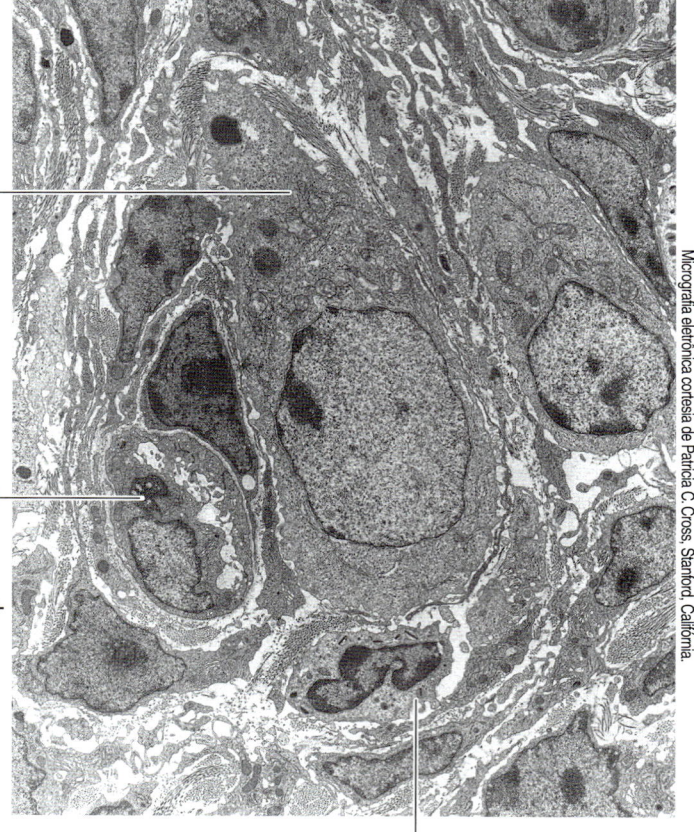

Micrografia eletrônica cortesia de Patricia C. Cross, Stanford, Califórnia.

Célula decidual

A **reação decidual** consiste na hipertrofia de células estromais endometriais. A implantação do ovo fertilizado depende de um endométrio preparado por estímulos hormonais (ver Capítulo 23, *Fertilização, Placentação e Lactação*), consistindo em glândulas endometriais secretoras circundadas por células deciduais. Além disso, níveis elevados de progesterona mantêm o miométrio relativamente quiescente.

Mudanças vasculares
Ocorre aumento da permeabilidade dos vasos sanguíneos endometriais e angiogênese em resposta à implantação do embrião.

Recrutamento de células inflamatórias
Linfócitos, macrófagos e eosinófilos são atraídos para o local de implantação.

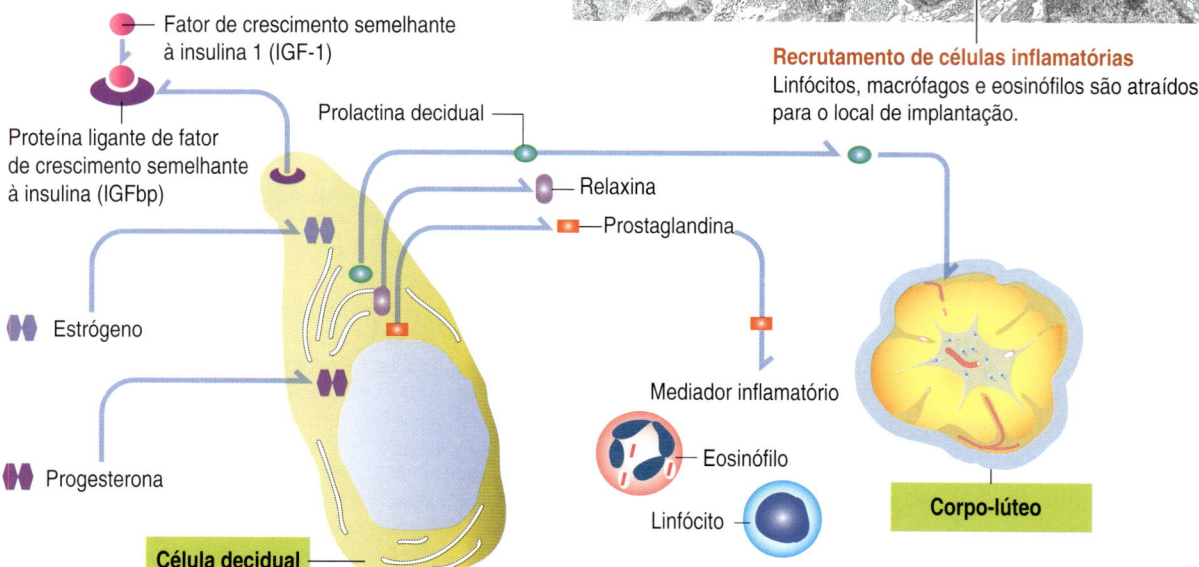

Fator de crescimento semelhante à insulina 1 (IGF-1)

Proteína ligante de fator de crescimento semelhante à insulina (IGFbp)

Prolactina decidual

Relaxina

Prostaglandina

Estrógeno

Progesterona

Mediador inflamatório

Eosinófilo

Linfócito

Célula decidual

Corpo-lúteo

(1) A **decidualização**, sob a influência de estrógeno e progesterona, leva à transformação do tipo epitelial dos fibroblastos estromais endometriais em células deciduais, em preparação para a implantação do embrião.
(2) Células deciduais **modulam a invasão trofoblástica, fornecem nutrientes para o embrião em desenvolvimento** e monitoram a qualidade do embrião para facilitar a rejeição materna dos embriões inviáveis em termos de desenvolvimento.
(3) Juntamente com as células trofoblásticas e as células *natural killer* uterinas, as células deciduais ajudam na remodelagem da artéria espiral e protegem os tecidos embrionários e fetais geneticamente diferentes, conferindo imunotolerância materna para **prevenir**

a **rejeição imunológica**. A **prostaglandina** é um mediador celular inflamatório.
(4) Células deciduais produzem **prolactina decidual**, relacionada com a prolactina hipofisária, com efeito trófico sobre o **corpo-lúteo**.
(5) Além de prolactina decidual, as células deciduais produzem **prostaglandinas** e **relaxina**. A relaxina é necessária para o estabelecimento e a manutenção da gravidez e para o parto bem-sucedido.
(6) As células deciduais apresentam receptores para **estrógenos** e **progesterona**.
(7) As células deciduais secretam **proteínas de ligação a IGF** que se ligam ao IGF-1 para impedir a proliferação das células endometriais.

do estrógeno e da progesterona, cAMP e fatores parácrinos locais.

O marco da decidualização é a **reação decidual** (do latim *deciduus,* queda). Se ocorrer gravidez, as células deciduais no estroma endometrial aumentam de tamanho e armazenam lipídios e glicogênio em resposta ao aumento dos níveis de progesterona. Ciclos repetidos de decidualização e menstruação preparam os tecidos uterinos para o estresse da **placentação hemocorial** (Boxe 22.G).

A fase secretora endometrial é controlada por **progesterona** e **estrogênio** produzidos no corpo-lúteo.

No fim do período secretor tardio, a regressão do corpo-lúteo conduz a uma **fase isquêmica** endometrial (com duração de cerca de 1 dia).

Antes da menstruação, uma **contração muscular da parede arterial na interface reto-espiralada reduz o fluxo sanguíneo**. Isquemia intermitente e consequente hipoxia causam **a destruição da camada funcional do endométrio** (Figura 22.15).

A camada endometrial funcional desprende-se e a secreção de enzimas proteolíticas pelos leucócitos ajuda na degradação do tecido. As células estromais iniciam simultaneamente uma via de sinalização para reparo do tecido endometrial.

HIPOGONADISMO HIPOGONADOTRÓFICO E GnRH

O início da puberdade requer um eixo hipotálamo-hipófise-gônadas funcional. Um eixo funcional faz com que a secreção pulsátil do GnRH desencadeie maturação sexual, levando à função reprodutiva. O GnRH é um decapeptídio sintetizado por neurônios localizados no hipotálamo basal medial e núcleo arqueado do hipotálamo.

A **puberdade tardia** e o **hipogonadismo hipogonadotrófico (HH)** são duas condições clínicas que ilustram a importância do GnRH na função reprodutiva:

1. A **puberdade tardia** consiste no atraso ou na ausência de desenvolvimento testicular nos meninos ou no desenvolvimento de mamas e início dos períodos menstruais nas meninas. A puberdade normalmente começa entre os 9 e 14 anos nos meninos e entre os 8 e 13 anos nas meninas.

O gene *MKRN3* desempenha um papel no estabelecimento de um eixo hipotálamo-hipófise-gônadas funcional que controla o início da puberdade. A proteína MKRN3 **inibe** a liberação de GnRH do hipotálamo, retardando assim o início da puberdade. Uma proteína MKRN3 não funcional falha em inibir o GnRH. Em seguida, o **GnRH desregulado estimula a puberdade precoce.**

Boxe 22.G Decidualização.

- O endométrio é um tecido único. Sofre destruição regulada e cíclica durante a menstruação; repara-se rapidamente dentro de um ambiente inflamatório e regenera durante a fase de proliferação do ciclo menstrual. Além disso, possui células envolvidas com atividades de remodelação e células imunes, em preparação para o implante de embriões

- A **decidualização** começa durante o período secretor intermediário, independentemente da presença de um embrião. Na ausência de concepção, a decidualização é seguida por descamação endometrial e subsequente regeneração

- Ciclos repetidos de decidualização e descamação durante a menstruação precondicionam o útero para as demandas de **placentação hemocorial**, uma característica de seres humanos, muitos outros primatas e roedores. A placentação hemocorial é o tipo de placenta em que as vilosidades coriônicas estão em contato direto com o sangue materno

- Decidualização e menstruação disfuncionais são condições associadas a infertilidade, endometriose, problemas menstruais e distúrbios da gravidez. Problemas menstruais incluem sangramento intenso e anormal. Os distúrbios da gravidez incluem aborto espontâneo e patologias da placenta, como **pré-eclâmpsia** (pressão alta, proteínas na urina e possibilidade de desenvolver convulsões ou coma).

Figura 22.15 Estágio pré-menstrual ou isquêmico do endométrio.

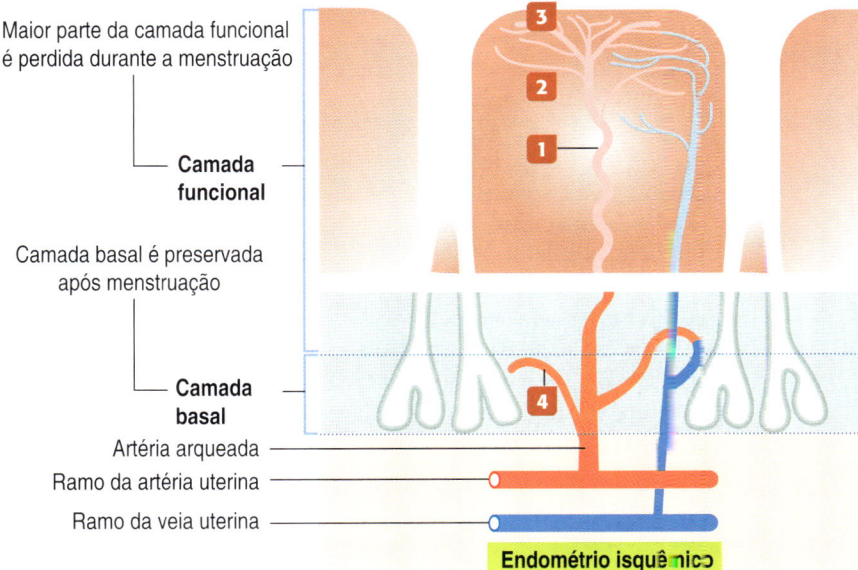

Estágio pré-menstrual ou isquêmico

1 Contrações periódicas da artéria espiralada, desencadeadas por redução na progesterona, interrompem o suprimento de oxigênio (hipoxia) para a camada funcional.

2 Ruptura da artéria espiralada inunda a lâmina própria com sangue.

3 A camada funcional, que consiste em glândulas e células do tipo decidual, desprende-se e é levada para a cavidade uterina (**menstruação**).

4 A camada basal não é afetada porque as artérias retas basais fornecem suprimento sanguíneo independente para essa camada.

Maior parte da camada funcional é perdida durante a menstruação

Camada funcional

Camada basal é preservada após menstruação

Camada basal

Artéria arqueada

Ramo da artéria uterina

Ramo da veia uterina

Endométrio isquêmico

2. A designação **hipogonadismo** (função testicular comprometida) **hipogonadotrópico** (secundário à disfunção hipotalâmico-hipofisária) indica indisponibilidade do GnRH.

Como indicado anteriormente, uma ausência de GnRH é responsável pelo desenvolvimento gonadal atrasado ou ausente e deficiência de andrógenos. Essa condição pode ser permanente ou transitória.

O **HH permanente** caracteriza-se pelos baixos níveis de LH e FSH, determinados por distúrbios **congênitos** hipotalâmicos ou hipofisários. O **HH transitório** pode ser **adquirido** (causado por fármacos, traumatismo encefálico, lesões hipofisárias infecciosas).

Dependendo de **um sentido do olfato íntegro**, o HH congênito pode ser **HH anósmico (síndrome de Kallmann)** ou **HH normósmico (HH idiopático, HHI)**.

A **síndrome de Kallmann** é um **HH permanente**, associado à **anosmia** (perda de olfato). Os homens com HH permanente frequentemente nascem com um pênis pequeno (micropênis) e testículos não descidos (criptorquidia). A puberdade é incompleta ou atrasada. Em geral, as mulheres acometidas não começam a menstruar na puberdade e o desenvolvimento da mama é ausente.

O que causa o HH congênito (síndrome de Kallmann)?

Uma mutação no gene *KAL1* (para sequência de síndrome de Kallmann tipo 1) causa a secreção defeituosa de GnRH. O gene *KAL1*, localizado no cromossomo X, codifica a proteína **anosmina-1**, que controla a migração dos neurônios olfatórios para o bulbo olfatório e neurônios produtores de GnRH para o hipotálamo.

Além do gene *KAL1*, o gene *FGFR1* (receptor do fator de crescimento do fibroblasto 1) controla a especificação de destino, migração e sobrevida de neurônios secretores de GnRH. As proteínas codificadas pelos genes *KAL1*, *PROK2* (*procineticina 2*), *PROKR2* e *FGFR1* são expressos não só durante o desenvolvimento, mas também no hipotálamo adulto.

Assim, a secreção de FSH e LH está comprometida pela ausência de GnRH. A terapia exógena com GnRH pulsátil, ou terapia com gonadotropina, geralmente restaura o desenvolvimento puberal normal e a fertilidade.

E o HHI, a forma idiopática de HH?

O HHI é causado pela falha dos neurônios secretores de GnRH em diferenciarem-se ou desenvolverem-se no hipotálamo. Essa condição resulta em uma ausência de secreção pulsátil de GnRH na ausência de anormalidades anatômicas. Consequentemente, níveis baixos de FSH, LH e esteroides sexuais são observados.

A secreção pulsátil hipotalâmica de GnRH pode ser inibida por condições de estresse e causam **amenorreia hipotalâmica funcional**. Os estressores incluem perda de peso, exercício excessivo, distúrbios alimentares e angústia psicológica. A eliminação dos estressores e a administração de GnRH pulsátil exógeno podem restaurar a funcionalidade do eixo hipotalâmico-hipófise-gonadal nas mulheres acometidas.

ENDOMETRIOSE

A **endometriose** é uma doença relativamente comum e dolorosa, em que aglomerados de tecido endometrial tornam-se implantados fora do útero (predominantemente nas tubas uterinas, no ovário e no revestimento peritoneal da pelve). Durante o ciclo menstrual, o tecido endometrial implantado (denominado **endometrioma**) continua a se proliferar, secretar e sangrar em relação aos níveis hormonais como o endométrio faz. O sangramento aprisionado pode dar origem a cistos, tecido cicatricial e aderências peritoneais.

A dor pélvica crônica ocorre durante a menstruação (**dismenorreia**). É possível haver sangramento excessivo no período menstrual (**menorragia**) ou sangramento entre os períodos (**menometrorragia**). A endometriose é comumente diagnosticada pela primeira vez em pacientes que procuram tratamento para **infertilidade**.

A causa da endometriose permanece indefinida. Uma possível causa seria o retorno do fluxo de tecido endometrial descamado por intermédio das tubas uterinas para o local de implantação na cavidade peritoneal. As células endometriais autorrenováveis presentes nas lesões endometrióticas podem iniciar o crescimento do endométrio ectópico.

O diagnóstico é estabelecido por ultrassonografia e visualização cirúrgica direta de lesões na laparoscopia. O tratamento inclui medicamentos para dor, terapia hormonal (contraceptivos orais e agonistas do hormônio liberador de gonadotropinas e antagonistas para bloquear a produção de hormônios ovarianos, criando uma menopausa induzida) e laparoscopia para remover os endometriomas implantados. A implantação do embrião prossegue normalmente em mulheres com endometriose que recebem hormônios esteroides complementares após protocolos padrão de preparo endometrial (*priming* endometrial).

Colo do útero e vagina

O colo do útero é a extensão inferior do útero. Comunica-se com a cavidade uterina e a vagina por meio da **endocérvice** (Figura 22.16).

A endocérvice é revestida por uma mucosa pregueada, a qual consiste em **criptas profundas** dispostas em diferentes orientações que mimetizam um sistema de glândulas tubulares secretoras de muco. Esse arranjo semelhante ao glandular aumenta a área de superfície das células produtoras de muco, composta de **células colunares simples** cuja altura varia em função da época do ciclo menstrual e de sua atividade secretora.

Ocasionalmente, algumas criptas ocluem-se e dilatam-se pelo acúmulo de muco secretado. Essas formações são chamadas **cistos de Naboth** ou **cistos nabotianos**.

O estroma é constituído, predominantemente, por feixes de colágeno (tecido conjuntivo denso não modelado), algumas células de músculo liso e vasos sanguíneos abundantes.

A atividade secretora do **epitélio endocervical** é regulada por **estrógenos**, e se mostra **em seu máximo na**

Figura 22.16 Colo do útero e vagina.

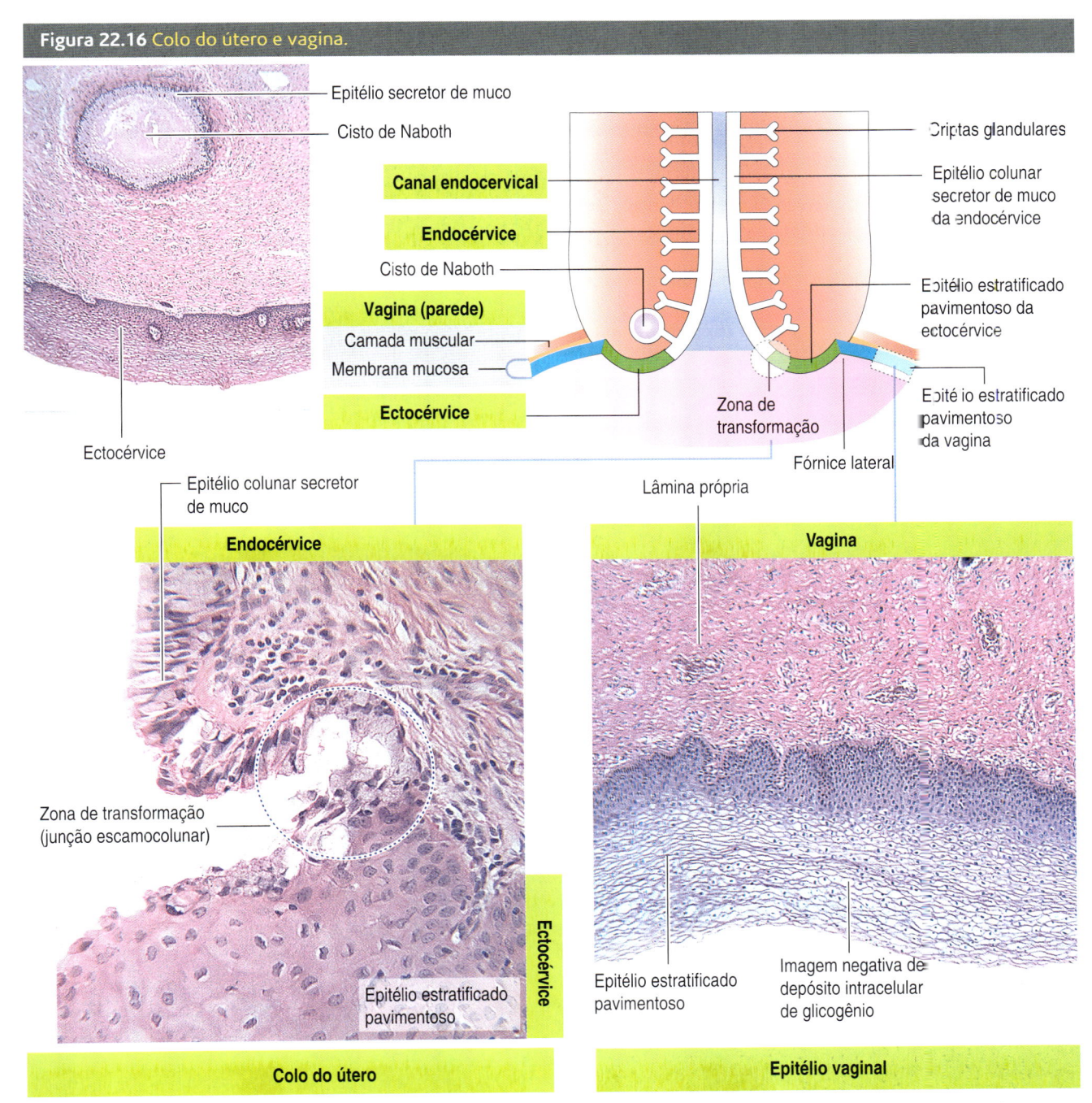

Epitélio secretor de muco
Cisto de Naboth
Canal endocervical
Endocérvice
Cisto de Naboth
Vagina (parede)
Camada muscular
Membrana mucosa
Ectocérvice
Ectocérvice
Epitélio colunar secretor de muco
Endocérvice
Zona de transformação (junção escamocolunar)
Epitélio estratificado pavimentoso
Ectocérvice
Colo do útero

Criptas glandulares
Epitélio colunar secretor de muco da endocérvice
Epitélio estratificado pavimentoso da ectocérvice
Zona de transformação
Epitélio estratificado pavimentoso da vagina
Fórnice lateral
Lâmina própria
Vagina
Epitélio estratificado pavimentoso
Imagem negativa de depósito intracelular de glicogênio
Epitélio vaginal

O colo do útero tem dois componentes: (1) canal endocervical e (2) ectocérvice.

O canal endocervical é revestido por um epitélio simples colunar secretor de muco que se estende para a lâmina própria sob a forma de criptas glandulares. A ectocérvice é revestida por um epitélio estratificado pavimentoso, contínuo com o revestimento epitelial vaginal.

Antes da puberdade, o epitélio endocervical estende-se sobre a convexidade da ectocérvice e fica exposto ao ambiente vaginal. A área entre a "velha" e a "nova" junção escamocolunar é chamada zona de transformação. Cerca de 95% das neoplasias intraepiteliais cervicais originam-se dentro da zona de transformação.

O epitélio estratificado pavimentoso que reveste a vagina contém glicogênio.

A vagina contém bactérias naturais, em especial *Lactobacillus acidophilus*, que produz ácido láctico pela quebra do glicogênio. O ácido láctico cria um revestimento ácido (pH 3,0) sobre a superfície vaginal que evita a proliferação de bactérias. O ambiente ácido não protege da **tricomoníase**, infecção sexualmente transmissível que é causada pelo protozoário flagelado parasita *Trichomonas vaginalis*.

Os antibióticos podem destruir a flora vaginal, e *Candida albicans*, um componente fúngico natural da vagina, desenvolve-se na superfície da mucosa.

época da ovulação. O muco secretado lubrifica a vagina durante a relação sexual e atua como uma barreira protetora bacteriana, bloqueando o acesso à cavidade uterina.

Durante a ovulação, o muco é **menos viscoso**, é hidratado, apresentando **pH alcalino**, condições favoráveis para a migração de espermatozoides. O alto teor de íons (Na$^+$, K$^+$ e Cl$^-$) é responsável pela **cristalização do muco** em um padrão semelhante a uma folha de samambaia na fase ovulatória. Essa característica de muco cervical é usada clinicamente para avaliar o momento ideal para a ocorrência de fertilização. **Após a ovulação**, o muco revela-se **altamente viscoso**, com **pH ácido**, condições desfavoráveis para a penetração e a viabilidade dos espermatozoides.

A vagina é um tubo fibromuscular delgado e flexível, cuja parte superior circunda o colo uterino como um colar. A vagina consiste em três camadas:

1. Uma **camada mucosa** interna (epitélio estratificado pavimentoso, com uma **lâmina própria**) geralmente infiltrada por neutrófilos e linfócitos.
2. Uma **camada muscular** intermediária (fibras musculares lisas circulares e longitudinais), muito mais fina que no útero.
3. Uma **camada adventícia** externa (tecido conjuntivo denso).

A superfície da mucosa é mantida úmida pelo muco secretado pelas glândulas uterinas e endocervicais, e também pelas **glândulas vestibulares de Bartholin** no vestíbulo, o espaço entre os pequenos lábios. A parede da vagina não possui glândulas.

O epitélio vaginal passa por alterações cíclicas durante o ciclo menstrual. A proliferação do epitélio vaginal é estimulada pelos **estrógenos**. Na ovulação, o epitélio estratificado está totalmente diferenciado, e muitas células pavimentosas acidófilas podem ser observadas em um esfregaço corado pelo método de Papanicolaou.

Após a ovulação, quando predomina a **progesterona**, o número de células pavimentosas diminui e mais células poligonais basófilas aparecem, juntamente com neutrófilos e linfócitos. O esfregaço vaginal fornece informações rápidas sobre os níveis de estrógeno e progesterona durante o ciclo menstrual, revelando-se também útil para monitorar o status hormonal durante a gravidez.

CÂNCER DE COLO DE ÚTERO E INFECÇÃO DE ALTO RISCO POR PAPILOMAVÍRUS HUMANO

O segmento externo do colo do útero, a **ectocérvice**, é revestido por um **epitélio estratificado pavimentoso**. Há uma transição epitelial abrupta entre a endocérvice e a ectocérvice, chamada **zona de transformação**.

A **displasia**, uma condição anormal, porém reversível, pode ocorrer na zona de transformação. Ela caracteriza-se por células epiteliais desorganizadas que se desprendem antes de atingir a diferenciação completa.

A displasia pode progredir para **carcinoma *in situ***, uma condição em que a proliferação de células epiteliais é muito ativa, embora dentro dos limites da lâmina basal (**neoplasia intraepitelial cervical** ou **NIC**).

A NIC pode ser reversível ou progredir (se não for detectada) para um **carcinoma invasivo** que rompe a continuidade da lâmina basal e invade o tecido conjuntivo subjacente. A displasia e o carcinoma *in situ* podem ser detectados por um exame de rotina, o **Papanicolaou**.

O papilomavírus humano de alto risco (hrHPV; do inglês, *high-risk human papillomavirus*) é um carcinógeno no colo do útero, pênis, vulva, vagina, ânus e orofaringe. Os HPV possuem um genoma de DNA de dupla fita ligado a histonas, que codifica seis genes iniciais (E1, E2, E4, E5, E6 e E7) e dois genes tardios (L1 e L2) que produzem seu capsídio não envelopado.

Durante o curso da infecção por HPV, o vírus obtém acesso às células epiteliais basais após ligação da principal proteína do capsídio (L1) à proteoglicanos de heparan sulfato e/ou laminina 5 na membrana basal. Em seguida, o genoma viral é replicado nas células basais infectadas, e as cópias virais segregam-se em células-filhas à medida que as células basais passam por divisão celular. O genoma viral é montado na camada epitelial externa das células infectadas diferenciadas. Os vírions são então liberados como células epiteliais da descamação da camada externa.

O ciclo de vida do HPV é concluído sem causar morte celular epitelial ou reação inflamatória que poderia desencadear respostas imunes locais.

Várias cepas do **hrHPV**, uma infecção sexualmente transmissível, têm sido associadas à maioria dos casos de câncer cervical. A persistência da infecção por hrHPV leva a displasia a uma neoplasia intraepitelial cervical de alto grau (NIC3) (Figura 22.17).

A infecção por HPV tipicamente ocorre na **zona de transformação** cervical, um local de abrasão epitelial particularmente suscetível a transformação por hrHPV.

A vacinação profilática contra os tipos de HPVhr podem evitar displasia e assim o câncer de colo de útero.

A prevenção da infecção por hrHPV também é importante para os homens, porque pode causar câncer anogenital e orofaríngeo em ambos os sexos, bem como câncer de pênis.

A vacina 9-valente (9vHPV) previne infecção e doença causada por HPV-31, HPV-33, HPV-45, HPV-52 e HPV-58.

A vacinação com antígenos do capsídio do HPV induz anticorpos diferentes específicos para cada tipo, o que evita a captação viral pela célula-alvo. Os anticorpos bloqueiam a ligação de L1 aos proteoglicanos de heparan sulfato na membrana basal epitelial. Além disso, a imunização com partículas do vírus semelhantes à proteína L1 induz uma resposta significativa do linfócito T CD8$^+$, específica para L1.

Como no exame de Papanicolaou, as células recolhidas a partir do colo do útero podem ser usadas para determinar, por meio de um teste de HPV, se uma paciente está infectada com qualquer um dos vários tipos de HPV antes do desenvolvimento de NIC. **Coilócitos** nos esfregaços de Papanicolaou são típicos de infecção por HPV.

Figura 22.17 Diagnóstico citopatológico.

Padrões cito-hormonais fisiológicos

Fase menstrual

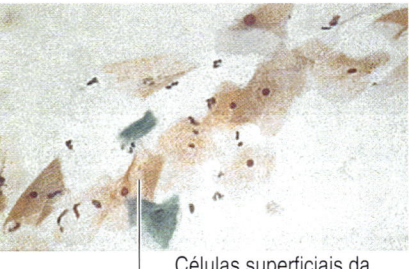

Células endometriais

Fase estrogênica

Células superficiais da ectocérvice ou da vagina, coradas em laranja

Fase progestacional

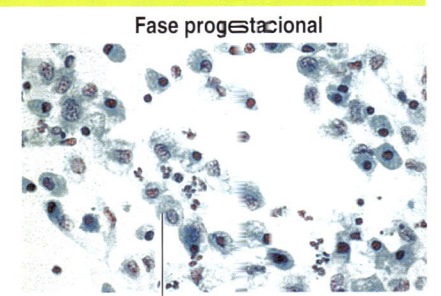

Células intermediárias da ectocérvice ou da vagina, coradas em verde

Infecção por papilomavírus humano (HPV)

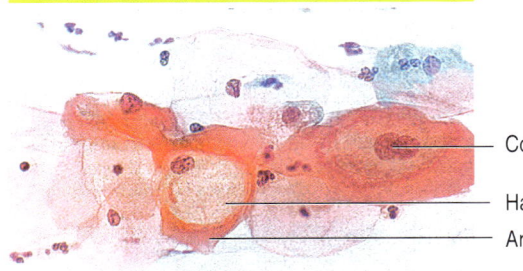

Coilócito binucleado

Halo perinuclear

Aro citoplasmático

A presença de coilócitos (do grego *koilos*, ocos; *kytos*, célula) em esfregaço cervicovaginal é considerada uma evidência confiável de infecção pelo HPV. Coilócitos são células escamosas com um grande halo perinuclear claro rodeado por um aro citoplasmático densamente corado. O núcleo é grande. Com frequência, as células são binucleadas e multinucleadas.

Neoplasia cervical intraepitelial

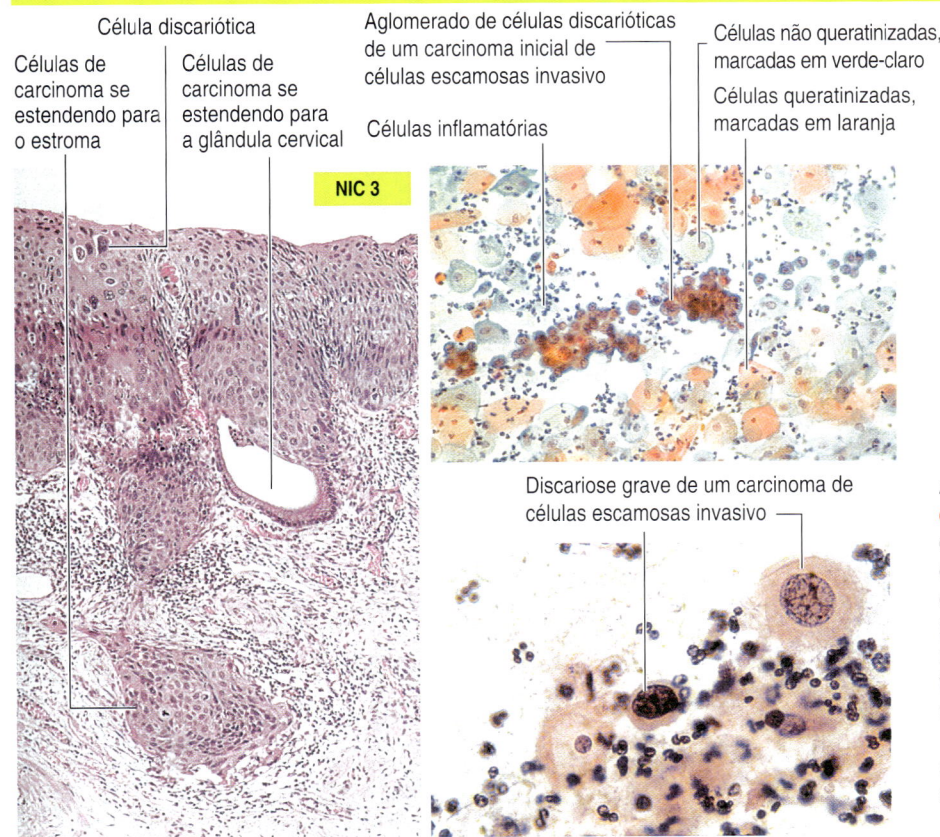

Célula discariótica

Células de carcinoma se estendendo para o estroma

Células de carcinoma se estendendo para a glândula cervical

NIC 3

Aglomerado de células discarióticas de um carcinoma inicial de células escamosas invasivo

Células inflamatórias

Células não queratinizadas, marcadas em verde-claro

Células queratinizadas, marcadas em laranja

Discariose grave de um carcinoma de células escamosas invasivo

Reversibilidade			Progressão	
		Pré-invasivo		
Histologia	Normal / Cervicite	NIC 1 / NIC 2 / NIC 3	Invasivo
Citologia		Leve / Moderado / Grave	
		Discariose	

A classificação neoplasia intraepitelial cervical (NIC) define mudanças citológicas e histológicas que precedem um carcinoma escamoso invasivo do colo do útero. O estágio NIC 3 pode regredir ou progredir para uma fase invasiva (ruptura da membrana basal, extensão de células tumorais para o estroma e invasão de vasos sanguíneos e linfáticos).

O termo discariose (do grego *diskaryosis*; *dis*, difícil; *karyon*, núcleo; *osis*, condição) designa anomalias na estrutura do núcleo.

Fotografias de Gray W, McKee G: Diagnostic Cytopathology, 2a edição, Churchill Livingstone, Oxford, UK, 2003.

CITOPATOLOGIA DIAGNÓSTICA

O diagnóstico citopatológico baseia-se em observações de células normais e anormais, seja por esfoliação, decalque (*imprint*) ou raspados, em correlação com a análise do tecido.

Os procedimentos de coleta e coloração da amostra foram iniciados em 1941, pelo anatomista George N. Papanicolaou (1883-1962) e pelo ginecologista Herbert E. Traut (1894-1963). O potencial de diagnóstico da avaliação cito-hormonal usando esfregaço vaginal foi relatado em 1925, por Papanicolaou.

O **exame de Papanicolaou** é um procedimento padrão para a detecção precoce de **tumores malignos cervicovaginais** e **avaliação cito-hormonal**. Dois componentes da coloração de Papanicolaou são os corantes citoplasmáticos em solução alcoólica, a **eosina**, que cora as células escamosas superficiais em rosa ou laranja e o *light green* (corante verde-claro), que cora o citoplasma das células menos diferenciadas e mais próximas da lâmina basal. Os núcleos são corados com **hematoxilina**.

Os estrógenos estimulam a diferenciação das camadas superficiais do epitélio estratificado pavimentoso da vagina. Quando o epitélio se diferencia sob a influência de estrógenos, a progesterona causa descamação rápida das células pavimentosas superficiais coradas em laranja ou rosa, e das células poligonais das camadas intermediárias coradas em verde, que são observadas nos esfregaços.

Os esfregaços cervicais fornecem evidências de **infecção por HPV**. A presença de **coilócitos** (células pavimentosas com uma zona perinuclear clara, grande e bem demarcada, rodeada por um halo de citoplasma periférico denso) é típica.

O carcinoma cervical microinvasivo, precedido por **NIC** de estágios 1 e 2 (NIC 1 e 2), é mostrado na Figura 22.17 (NIC estágio 3).

O carcinoma estende-se para uma glândula endocervical, aprofundando-se no estroma sob aspecto linguiforme e de ilhas de células tumorais rodeadas por células inflamatórias. O exame de Papanicolaou detecta discariose grave, células inflamatórias e células superficiais queratinizadas, características que alertam o citologista quanto à possibilidade de invasão tumoral precoce.

Monte do púbis, grandes e pequenos lábios

O monte do púbis e os grandes e pequenos lábios são estruturas da pele modificadas.

O **monte do púbis** (*mons pubis*) (ou monte de Vênus – *mons veneris*) é anterior à sínfise púbica. Consiste em tecido conjuntivo denso não modelado e tecido adiposo, cobertos por pele revestida por **epitélio estratificado pavimentoso queratinizado.** Após a puberdade, os folículos pilosos da pele dão origem aos pelos púbicos frisados.

Os **grandes lábios** são extensões em pregas de pele do monte pubiano de cada lado do introito vaginal. Além da pele com folículos pilosos e glândulas (**glândulas sudoríparas apócrinas** e **glândulas sebáceas**) cobrindo a gordura subcutânea, fibras musculares lisas podem ser observadas. Os folículos pilosos e o acúmulo de gordura são regulados pelos hormônios sexuais no início da maturidade sexual (entre 10 e 13 anos).

Os **pequenos lábios** são dobras na pele sem tecido adiposo ou folículos pilosos, mas com inúmeros vasos sanguíneos, fibras elásticas e glândulas sebáceas que se abrem diretamente na superfície da epiderme pigmentada por melanina. A pigmentação da epiderme dos grandes e dos pequenos lábios aparece no início da puberdade.

O vestíbulo é a fenda entre os pequenos lábios. A vagina abre-se na fenda, localizada posteriormente à uretra.

O **hímen** é o limite entre as genitálias externa e interna. Consiste em uma fina membrana fibrosa que reveste a parte inferior da vagina, coberta, em sua superfície externa, por um **epitélio estratificado pavimentoso queratinizado** e, na superfície interna, por um **epitélio estratificado pavimentoso não queratinizado** com glicogênio (como o epitélio vaginal).

O **clitóris**, localizado logo abaixo do monte pubiano, é o equivalente feminino do pênis. Como o pênis, o clitóris é constituído por dois corpos cavernosos (tecido vascular erétil), sendo separados por um septo e rodeados por uma bainha colágena fibrosa. O clitóris é parcialmente coberto por pele que contém nervos sensoriais e receptores, mas é desprovida de folículos pilosos e glândulas.

Uretra feminina e glândulas (glândulas parauretrais e glândulas de Bartholin)

A **uretra feminina** (Figura 22.18) é coberta por **mucosa pregueada** revestida por um epitélio pseudoestratificado colunar que muda para **epitélio de**

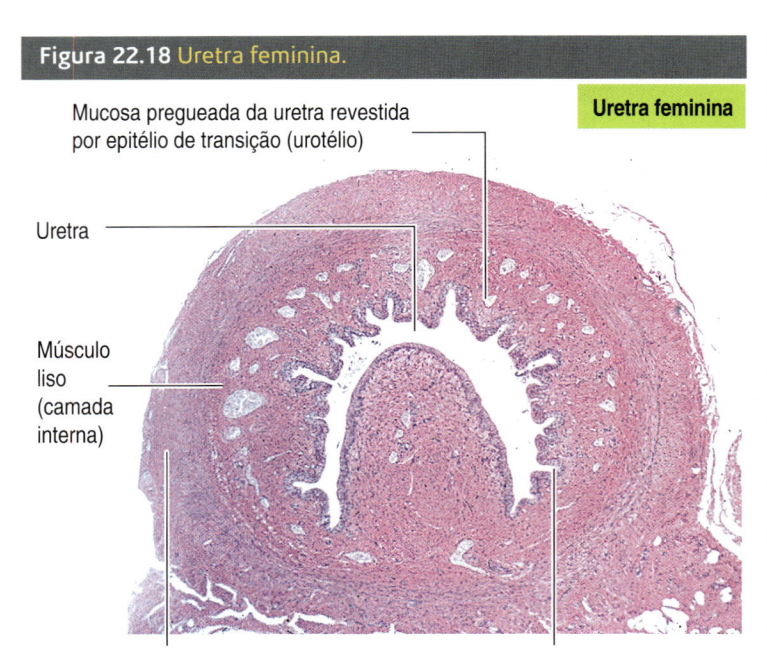

Figura 22.18 Uretra feminina.

Mucosa pregueada da uretra revestida por epitélio de transição (urotélio)

Uretra feminina

Uretra

Músculo liso (camada interna)

Músculo estriado (camada externa)

Glândulas secretoras de muco

transição e, próximo do meato uretral, para um epitélio estratificado pavimentoso não queratinizado.

Observam-se **glândulas secretoras de muco na mucosa**. A **parede muscular** é composta de uma **camada longitudinal de músculo liso (esfíncter involuntário)**. Uma **camada de músculo circular estriado (esfíncter voluntário)** é observada externamente à camada de músculo liso. Um tecido conjuntivo rico em fibras elásticas oferece suporte às camadas musculares.

O meato uretral comunica-se com o exterior, perto do clitóris. As **glândulas parauretrais de Skene** são distribuídas em torno do meato e são revestidas por um **epitélio pseudoestratificado colunar**.

Glândulas vulvovaginais de Bartholin, encontradas ao redor da parte inferior da vagina, consistem em ácinos com células secretoras de muco. Um ducto, coberto por epitélio de transição, conecta essas glândulas com a região posterolateral da vagina.

Mapeamento de conceitos e conceitos essenciais: foliculogênese e ciclo menstrual.

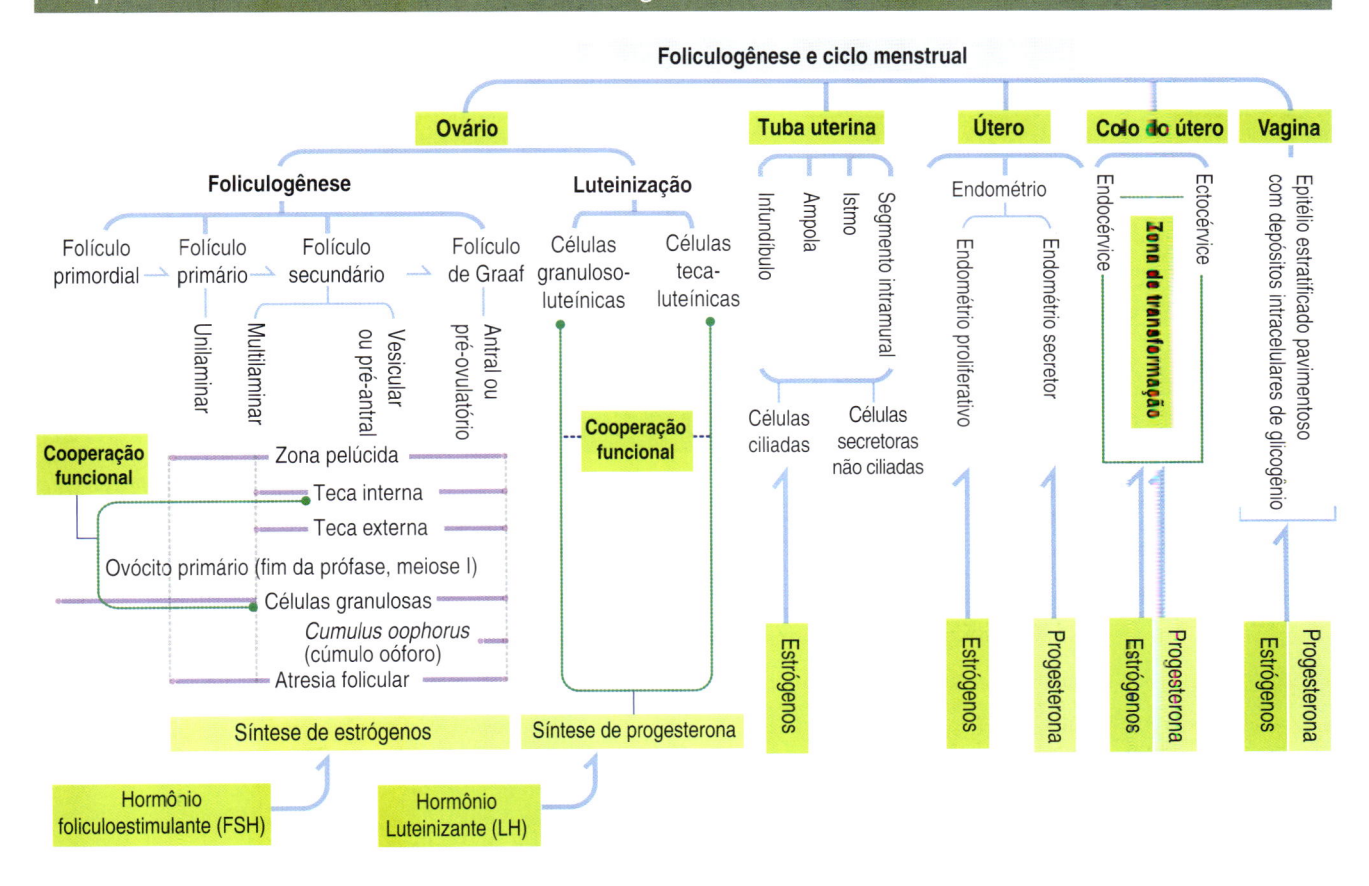

- **Desenvolvimento do ovário.** A região cortical da gônada indiferenciada desenvolve-se em um ovário.

  Os **cordões sexuais primários**, derivados do epitélio celômico, são substituídos pelos **cordões sexuais secundários** que circundam as **ovogônias**. As ovogônias são células de divisão mitótica derivadas de **células germinativas primordiais (CGP)** com dois cromossomos X. As ovogônias completam a mitose e entram em prófase I meiótica, tornando-se, então, **ovócitos primários**. A meiose I é interrompida logo após o *crossing over* no diplóteno, esse estágio de prófase meiótica que persiste até a puberdade. Portanto, no momento do nascimento, os ovócitos primários na fase de diplóteno de meiose I são rodeados por uma camada única de **células granulosas** (também referidas como foliculares)

- **Desenvolvimento dos ductos genitais femininos.** As extremidades cranais dos **ductos de Müller** formam a tuba uterina. Os segmentos caudais fundem-se para desenvolver um **primórdio uterovaginal** que se torna o útero e parte superior da vagina.

  A canalização da placa vaginal, o ponto de contato do primórdio uterovaginal com o seio urogenital, dá origem

às partes média e inferior da vagina. O tubérculo genital (falo) desenvolve-se na extremidade cranial da membrana cloacal. As intumescências labioescrotais dão origem aos grandes lábios. As pregas urogenitais, que dão origem aos pequenos lábios, desenvolvem-se de ambos os lados da membrana cloacal. Na ausência de andrógenos o falo desenvolve-se em clitóris

- Uma falha no desenvolvimento do ducto de Müller ocorre em pacientes do sexo feminino, 46,XX com agenesia mülleriana (síndrome de Mayer-Rokitansky-Küster-Hauser). A agenesia mülleriana se caracteriza pela ausência de útero, colo uterino e parte superior da vagina. Observam-se alterações renais, incluindo rim pélvico ou agenesia unilateral do rim, mais grave. A inativação do gene *Wnt4* tem sido implicada nesse distúrbio.

  A síndrome do ducto mülleriano persistente (SDMP) ocorre em homens 46,XY, como uma forma rara de pseudo-hermafroditismo masculino. É causada por um defeito no gene *AMH* ou em seu receptor (AMHR2).

  A síndrome de Turner é determinada pela ausência total ou parcial de um segundo cromossomo X (45,X) e pela falta do corpúsculo de Barr. Um feto 45,X frequentemente sofre aborto espontâneo. O diagnóstico pré-natal da síndrome de Turner baseia-se no achado de edema fetal na ultrassonografia, níveis anormais de gonadotropina coriônica humana e α-fetoproteína durante exames no soro materno.

Em meninas pré-púberes e púberes, os aspectos físicos reconhecidos incluem linfedema congênito, baixa estatura e disgenesia gonadal. Os ovários atróficos são representados por estrias. Mãos e pés inchados ou pele nucal redundante são achados clínicos característicos

- O **ovário** é revestido por um **epitélio de superfície ovariana (ESO**; epitélio simples pavimentoso a cúbico baixo) com células Lgr5 positivas (Lgr5+). As células do ESO são capazes de reparo regenerativo após a ovulação. O ESO é sustentado por uma camada fina de tecido conjuntivo, a **túnica albugínea.**

  O ovário tem um córtex e uma medula. O **córtex** abriga os **folículos primordiais**; a **medula** está ligada ao hilo, sendo composta de vasos sanguíneos (artéria e veia ovarianas), além de nervos e vasos linfáticos. As células Lgr5+ estão presentes no hilo do ovário.

  O **ciclo ovariano** é composto de três fases:

  (1) **Fase folicular**, que consiste no desenvolvimento de um folículo primordial em um folículo pré-ovulatório, antral ou de Graaf.

  (2) **Fase ovulatória**, caracterizada por ruptura do folículo de Graaf, conclusão da meiose I (resultando na formação do primeiro corpúsculo polar) e liberação do agora ovócito secundário do ovário.

  (3) **Fase lútea**, a transformação da camada de células granulosas murais e células da teca interna em um **corpo-lúteo** vascularizado e secretor de esteroides

- A **fase folicular** (ou **foliculogênese**) exibe a seguinte sequência:

  (i) **Folículo primordial**: um ovócito primário está rodeado por uma única camada de células granulosas pavimentosas achatadas sustentadas por uma lâmina basal. As células granulosas secretam AMH.

  (ii) **Folículo primário (unilaminar)**: um ovócito primário rodeado por uma única camada de células granulosas cúbicas.

  (iii) **Folículo secundário (multilaminar)**: o ovócito primário separa-se gradualmente das múltiplas camadas de células granulosas em proliferação devido ao desenvolviemnto de uma zona pelúcida.

  Os processos celulares das células granulosas, adjacentes à zona pelúcida (a futura **coroa radiada**), penetram na zona pelúcida espessa e estabelecem contato com a membrana plasmática do ovócito primário.

  Ocorre cooperação molecular recíproca entre o ovócito primário e as células granulosas. As junções comunicantes estão presentes nos pontos de contato entre o ovócito e as células granulosas e entre as células granulosas adjacentes.

  (iv) **Folículos pré-antrais**: espaços intercelulares crescentes separam as células granulosas umas das outras. Os espaços contêm um líquido rico em proteína, o líquido folicular (*liquor folliculi*), formando os chamados corpúsculos de Call-Exner.

  Esses espaços irão coalescer e formar o **antro** no folículo antral maduro.

  Ao mesmo tempo, as células do estroma, que rodeiam os folículos em desenvolvimento, diferenciam-se em duas camadas:

  (A) A **camada da teca interna, altamente vascularizada**, que produz androstenediona, que é transferida para as células granulosas através da lâmina basal para que possam produzir estrógeno.

  (B) A **camada da teca externa**, uma camada de tecido conjuntivo contínua com o estroma ovariano.

  AMH é secretado pelas células granulosas durante o início da foliculogênese. A produção de AMH é mais alta nos estágios pré-antral e antral inicial da foliculogênese. Os níveis sanguíneos de AMH são considerados um determinante útil da reserva ovariana dos folículos primordiais.

  (v) **Folículo antral**: consiste em um ovócito primário rodeado pela zona pelúcida. Um espaço grande contendo líquido, o **antro**, está totalmente desenvolvido.

  (vi) **Folículo pré-ovulatório (folículo de Graaf)**: as células granulosas são deslocadas pelo líquido antral e segregam-se em duas regiões distintas:

  (A) A **região das células granulosas do cúmulo oóforo**, representada por um grande aglomerado de células granulosas ancoradas à parede do folículo. O cúmulo oóforo evita que o complexo zona pelúcida-ovócito primário flutue livremente no líquido do antro.

  (B) A **região das células granulosas murais**, que reveste a parede folicular, comprimida pelo líquido do antro.

  A **atresia folicular** é um processo apoptótico fisiológico, decorrente da falha de alguns folículos ovarianos em concluir a foliculogênese em qualquer ponto de seu desenvolvimento.

  A **zona pelúcida** é uma camada de glicoproteínas que separa a coroa radiada do ovócito primário. A zona pelúcida é penetrada pelos processos citoplasmáticos finos das células granulosas da coroa radiada, os quais estabelecem contatos com as microvilosidades do ovócito.

  Esses locais de contato possibilitam a **sinalização bidirecional célula granulosa-ovócito primário**, mediada por junções comunicantes e junções aderentes. A conexina 37 está presente nas junções comunicantes, ligando as células granulosas da coroa radiada e o ovócito primário. As junções comunicantes também são observadas entre as células granulosas. A ausência de conexina 37, codificada pelo gene *Gja4*, interrompe o desenvolvimento folicular e interfere na capacidade do ovócito primário de completar a meiose. A conexina 43 é encontrada nas junções comunicantes que ligam as células granulosas. A falta da conexina 43 interrompe a foliculogênese durante a fase pré-antral.

  A sinalização bidirecional é estabelecida quando membros específicos derivados do ovócito da família do fator de crescimento transformante β (TGF-β) evitam, por meio de sua ação nas células granulosas, a conclusão prematura da prófase meiótica do ovócito primário. Revise adiante detalhes adicionais sobre o crescimento e a maturação do ovócito primário durante a foliculogênese

- A **fase lútea** ocorre logo após a ovulação. Consiste na conclusão da meiose I e formação do primeiro corpúsculo polar pelo ovócito secundário recém-desenvolvido e na formação do **corpo-lúteo**, um processo chamado **luteinização**.

  A luteinização envolve os seguintes eventos sequenciais:

  (1) Rompimento da lâmina basal folicular.

  (2) Invasão de vasos sanguíneos da teca interna.

  (3) Transformação das células granulosas murais remanescentes em **células granuloso-luteínicas**, bem como transformação das células da teca interna em **células teca-luteínicas**.

  As células teca-luteínicas e as células granuloso-luteínicas estabelecem comunicação sinergística durante a secreção de estrogênio e progesterona, em resposta à estimulação de FSH e LH. As células teca-luteínicas cooperam com as células granuloso-luteínicas para produzir estradiol; ambos os tipos de células podem sintetizar progesterona de maneira independente.

  Quando ocorre **fertilização**, o ovócito secundário completa a meiose II, produz o segundo corpúsculo polar e torna-se um pronúcleo haploide que se funde com o pronúcleo do espermatozoide haploide formando um zigoto. Se ocorrer fertilização, as células trofoblásticas do embrião implantado produzem hCG, que substitui a ação do LH. Além disso, a hCG assume o controle da função secretora de estrógeno e progesterona do corpo-lúteo durante a gravidez.

Se não ocorrer fertilização, o corpo-lúteo sofre degeneração por um processo chamado luteólise. A luteólise é seguida de cicatriz de tecido conjuntivo, formando uma estrutura residual chamada *corpus albicans*

- O **crescimento e a maturação do ovócito primário** durante a foliculogênese são facilitados por duas proteínas derivadas do ovócito, membros da família TGF-β:

  (1) O fator de crescimento e diferenciação 9 (GDF-9).

  (2) A proteína morfogenética óssea 15 (BMP-15).

  Os fatores GDF-9 e BMP-15 regulam o metabolismo energético e a biossíntese de colesterol das células granulosas. O fator GDF-9 também é necessário à formação de processos celulares nas células granulosas que penetram e atravessam a zona pelúcida.

  Além disso, as proteínas derivadas das células granulosas AMH, inibina e ativina, membros da superfamília TGF-β, também estão envolvidas na regulação da função das células granulosas durante a foliculogênese.

  Como o ovócito primário permanece em um estágio latente de prófase I meiótica durante a foliculogênese?

  Produtos das células granulosas mantêm o ovócito em um estágio de prófase I meiótica até a ovulação. As proteínas derivadas das células granulosas responsáveis por essa função incluem:

  (1) Inibidor de maturação de ovócitos (OMI).

  (2) Fator de células-tronco (ligante c-kit).

  A proteína OMI previne o retorno à meiose do ovócito primário existente no interior dos folículos antrais antes dos picos de FSH e LH na ovulação. O fator de células-tronco liga-se ao receptor c-kit dos ovócitos, estimulando o crescimento e a sobrevivência do ovócito.

  Quando o ovócito primário completa a meiose I?

  Pouco antes da ovulação, o ovócito é **autoativado**, induzindo a conclusão da prófase I da meiose. O complexo ciclina B-Cdc2 constitui o fator promotor de maturação (MPF; do inglês, *maturation-promoting factor*), que induz a ruptura do envelope nuclear do ovócito, um evento denominado rompimento da vesícula germinal (GVBD; do inglês, *germinal vesicle breakdown*).

  O MPF leva à formação de um ovócito secundário e à liberação do primeiro corpúsculo polar, que é retido no espaço perivitelino.

  A **síndrome dos ovários policísticos** (SOPC) resulta de uma foliculogênese interrompida, causada por um defeito no mecanismo de sinalização celular parácrina entre o ovócito e as células granulosas. A SOPC refere-se a uma condição clínica associada a períodos pouco frequentes de menstruação ou mesmo menstruação prolongada, excesso de pelos corporais (hirsutismo), acne, resistência à insulina e obesidade. Os níveis sanguíneos de andrógenos estão elevados. Em adolescentes, a menstruação infrequente ou ausente pode levantar a suspeita de SOPC

- Dois hormônios da adeno-hipófise regulam o crescimento folicular e o ciclo menstrual:

  (1) O hormônio foliculoestimulante (FSH) estimula a foliculogênese e a ovulação, bem como a produção de estrógenos.

  (2) O hormônio luteinizante (LH) estimula a secreção de progesterona pelo corpo-lúteo.

  Lembre-se das seguintes etapas-chave da regulação hormonal:

  (i) Um pico de LH precede a ovulação.

  (ii) A secreção contínua de LH induz a luteinização da camada residual das células granulosas murais após a ovulação.

  (iii) A produção de FSH e LH diminui quando os níveis de progesterona e estrógeno estão elevados. Em seguida, o corpo-lúteo entra em involução (se não houver gravidez).

  (iv) Observe que os eventos originados nos ovários são os que determinam as respostas no hipotálamo e na hipófise (mecanismo de retroalimentação).

(v) No início da menstruação, os níveis de estrógenos e progesterona estão baixos e vão aumentando gradualmente no período pré-ovulatório.

(vi) Os estrógenos atingem seus níveis máximos pouco antes do pico de LH que precede a ovulação.

(vii) A síntese de estrógenos FSH-dependente pelas células granulosas estimula a proliferação das glândulas do endométrio.

(viii) A síntese de progesterona pelo corpo-lúteo dependente de LH desencadeia e mantém a atividade secretora das glândulas endometriais

- **Oviduto (tuba uterina)**. A tuba uterina é um tubo muscular com quatro regiões anatômicas:

  (1) **Infundíbulo**, com projeções digitiformes chamadas **fímbrias**, responsáveis por captar, após sua ovulação, o complexo coroa radiada-zona pelúcida-ovócito secundário, liberado do ovário.

  (2) **Ampola** é o local onde ocorre a fecundação.

  (3) **Istmo** é o local onde:

  - A camada muscular lisa da tuba uterina se espessa

  - A contração muscular auxilia no deslocamento do espermatozoide em direção ao óvulo

  - A contração muscular impulsiona o embrião para o útero.

  (4) **Segmento intramural**, situado na junção tuba uterina-útero.

  A **parede da tuba uterina** é composta de três camadas:

  (i) A **camada mucosa**, constituída por um epitélio simples colunar com células ciliadas e não ciliadas, sustentadas por uma lâmina própria.

  (ii) Uma **camada muscular de músculo liso**.

  (iii) Uma **camada serosa**

- **Útero**. O útero é composto de dois segmentos anatômicos: **corpo** e **colo**.

  O **corpo do útero** apresenta três camadas: **endométrio**, **miométrio** e **serosa/adventícia**.

  O **endométrio** consiste em um revestimento simples de células epiteliais colunares que se invagina, formando as glândulas endometriais tubulares simples, cercadas pela **lâmina própria**, o estroma endometrial.

  O endométrio tem:

  (1) Uma **camada funcional superficial**, perdida durante a menstruação.

  (2) Uma **camada basal**, mantida durante a menstruação como reserva para a regeneração tecidual.

  A camada funcional superficial é irrigada pela **artéria endometrial espiralada**, enquanto a camada basal é irrigada pela **artéria reta basal**, um fornecimento de sangue independente.

  As contrações da artéria endometrial espiralada, durante a fase isquêmica do **ciclo menstrual**, reduzem o fluxo de sangue e provocam a destruição da camada endometrial funcional.

  A ovulação marca o fim da **fase proliferativa** endometrial e o início da **fase secretora**.

  As células do estroma endometrial mudam para uma forma parecida com a epitelial e tornam-se **células deciduais**. Essa mudança é chamada reação decidual.

  Se ocorrer gravidez, as células deciduais modulam a implantação do embrião guiada pelo trofoblasto, fornecem nutrientes para o embrião em desenvolvimento e, em conjunto com o trofoblasto, evitam a rejeição imunológica do embrião e seus tecidos fetais, geneticamente diferentes.

  O **miométrio** tem três camadas mal definidas de músculo liso. Durante a gravidez, o músculo liso miometrial aumenta (**hipertrofia**) e suas fibras aumentam em número (**hiperplasia**). A inibição da contração do miométrio durante a gravidez é controlada por **relaxina**, um hormônio peptídico produzido pelas células deciduais e no ovário e placenta.

Durante o parto, a contração do miométrio está sob o controle da **ocitocina**, um hormônio peptídico secretado pela neuro-hipófise

- O **ciclo menstrual** consiste em duas fases principais separadas pela ocorrência da ovulação: a **fase proliferativa ou estrogênica** (que começa logo após a **fase menstrual**), seguida da **fase secretora ou progestacional** (que precede a **fase isquêmica** que leva à fase menstrual).

As fases do período menstrual são:

(1) A **fase menstrual** (dias 1 a 5).

(2) A **fase proliferativa ou estrogênica** (dias 5 a 14).

(3) A **fase secretora ou progestacional** (dias 15 a 27).

(4) A **fase isquêmica** (dias 27 a 28).

Ocorrem as seguintes mudanças da **glândula endometrial** e **lâmina própria** durante o ciclo menstrual:

(i) Durante o **período proliferativo inicial**, as glândulas endometriais são curtas, retas e estreitas.

(ii) Durante o **período proliferativo intermediário**, as glândulas endometriais são mais longas. O epitélio é mitoticamente ativo.

(iii) Durante o **período proliferativo tardio**, a atividade mitótica é intensa; as glândulas endometriais crescem rapidamente, tornando-se tortuosas. Os fibroblastos do estroma que rodeiam as artérias espiraladas aumentam de tamanho e tornam-se **semelhantes às células deciduais**. Esse evento é denominado **decidualização** do estroma endometrial.

(iv) Durante o **período secretor intermediário**, o glicogênio é acumulado na porção basal das células epiteliais glandulares. As glândulas endometriais têm a aparência de dentes de serra.

(5) Durante o **período secretor tardio**, o glicogênio transloca-se da porção basal para a porção apical das células epiteliais glandulares e a secreção acumula-se no lúmen. As células do estroma, em torno das artérias em espiral, são mitoticamente ativas, uma indicação de alteração decidual.

(6) Durante a **fase isquêmica**, a região superior do estroma endometrial contém inúmeras células deciduais. As artérias espiraladas contraem-se e inicia-se a isquemia

- **Hipogonadismo hipogonadotrópico e GnRH**

O início da puberdade requer um eixo hipotálamo-hipófise-gônadas funcional. O eixo é representado por um aumento da secreção pulsátil do GnRH para desencadear a maturação sexual, levando à função reprodutiva. A **puberdade tardia** e o **hipogonadismo hipogonadotrópico (HH)** são duas condições clínicas que ilustram a importância do GnRH na função reprodutiva.

O gene *MKRN3* determina o início da puberdade por meio de seu produto, chamado proteína *makorin ring finger 3*. A proteína MKRN3 **inibe** a liberação de GnRH do hipotálamo, retardando, assim, o início da puberdade. Quando uma proteína MKRN3 não funcional falha em inibir o GnRH, o GnRH desregulado estimula a **puberdade precoce**.

Existem dois tipos de HH, dependendo do sentido do olfato: um tipo de HH anósmico congênito (síndrome de Kallman) e um tipo de HH normósmico idiopático (HHI).

O HH anósmico congênito é causado por mutações no gene *KAL1*, cuja proteína codificada anosmina-1 é necessária para a migração dos neurônios olfatórios para o bulbo olfatório e também neurônios produtores de GnRH para o hipotálamo. A ausência de GnRH é responsável por falta de secreção de FSH e LH pelas células da adeno-hipófise. Consequentemente, observam-se ausência de desenvolvimento gonadal ou seu atraso e deficiência de androgênio.

Os homens com HH anósmico congênito frequentemente nascem com pênis pequeno (**micropênis**) e testículos não descidos (**criptorquidia**). A puberdade é incompleta ou tardia. As mulheres acometidas não começam a menstruar na puberdade e o desenvolvimento de mamas é ausente. Em contraste com o HH anósmico congênito, o HHI é caracterizado pela falha dos neurônios de GnRH em diferenciarem-se ou desenvolverem-se no hipotálamo.

Essa condição resulta em ausência de secreção pulsátil de GnRH. Níveis baixos de FSH, LH e esteroides sexuais são observados na ausência de anormalidades anatômicas.

Os pacientes com HH que recebem terapia exógena, com tratamento pulsátil de GnRH ou de gonadotropina, em geral observam desenvolvimento puberal e fertilidade normais restaurados

- A **endometriose** é um distúrbio caracterizado por implantação e crescimento de tecido endometrial (denominado **endometrioma**) nas tubas uterinas, nos ovários e na superfície peritoneal pélvica. Assim como o endométrio, o tecido endometrial ectópico responde à estimulação hormonal.

Dor pélvica durante a menstruação (**dismenorreia**), **sangramento excessivo** durante a menstruação (**menorragia**) ou **sangramento entre os períodos** (**menometrorragia**) são achados clínicos típicos. A infertilidade está associada à endometriose

- **Colo do útero**. O colo do útero apresenta dois componentes:

(1) **Canal endocervical**.

(2) **Ectocérvice**.

O **canal endocervical** é recoberto por um **epitélio simples colunar secretor de muco**, que se estende até a lâmina própria, formando as **criptas glandulares**.

Durante a ovulação, o muco é menos viscoso e alcalino, duas condições que favorecem a penetração dos espermatozoides.

Após a ovulação, o muco torna-se mais viscoso e ácido, duas condições desfavoráveis para a penetração do espermatozoide.

A oclusão das criptas glandulares dá origem a cistos, chamados cistos de Naboth ou cistos nabotianos.

A **ectocérvice** é revestida por um **epitélio estratificado pavimentoso**. A junção entre o epitélio estratificado pavimentoso e o simples colunar é chamada zona de transformação, o local de origem da maioria das neoplasias intraepiteliais cervicais (NIC)

- **Vagina**. Tubo fibromuscular que consiste em três camadas: uma **camada mucosa** interna (epitélio estratificado pavimentoso, rico em **glicogênio**, suportado por uma lâmina própria), uma **camada de músculo liso** intermediária e uma **camada adventícia** de tecido conjuntivo externa.

A diferenciação do epitélio vaginal depende de hormônios e passa por alterações cíclicas durante o ciclo menstrual. A quebra do glicogênio por *Lactobacillus acidophilus* em ácido láctico cria um ambiente ácido, e evita a proliferação das bactérias, mas não de patógenos sexualmente transmissíveis

- **Papilomavírus humano (HPV)** tem sido associado ao desenvolvimento de **NIC**. As NICs podem ser reversíveis ou progredir (se não forem detectadas) para um carcinoma cervical microinvasivo. O HPV é um carcinógeno no colo do útero, pênis, vulva, vagina, ânus e orofaringe.

Várias cepas de **HPV de alto risco** (**hrHPV**; do inglês, *high-risk human papillomavirus*), uma infecção sexualmente transmissível, foram associadas à maior parte dos casos de câncer de colo de útero. A persistência da infecção por hrHPV leva a displasia em direção a uma neoplasia intraepitelial cervical de alto grau (NIC3).

A infecção por HPV ocorre tipicamente na zona de transformação, a junção pavimentoso-colunar do colo do útero, um local de abrasão epitelial particularmente suscetível à transformação pelo hrHPV.

Os HPVs têm um genoma de DNA de dupla fita ligado a histonas que codifica seis genes iniciais (E1, E2, E4, E5, E6 e E7) e dois genes tardios (L1 e L2) que produzem seus capsídio não envelopado.

Durante o curso da infecção por HPV, o vírus penetra as células epiteliais basais cervicais após a principal proteína do capsídio, L1, ligar-se aos proteoglicanos de heparan sulfato e/ou laminina 5 na membrana basal. Em seguida, o genoma viral é replicado nas células basais infectadas. À medida que as células basais infectadas pelo HPV se dividem por mitose e diferenciam-se, as cópias virais são segregadas em células-filhas.

O genoma viral é montado na camada epitelial externa de células infectadas diferenciadas. Os vírions são então liberados à medida que as células epiteliais diferenciadas da camada externa se desprendem.

A vacinação profilática contra os tipos de hrHPV pode evitar displasia e, assim, o câncer de colo de útero. A prevenção de infecção por hrHPV também é importante para homens, pois ele também pode causar **câncer anogenital e orofaríngeo** em ambos os sexos, além de **câncer peniano**.

A vacina 9-valente (9vHPV), previne infecção e doença causada por HPV-31, HPV-33, HPV-45, HPV-52 e HPV-58.

A vacinação com antígenos do capsídio do HPV induz anticorpos diferentes específicos para cada tipo, o que evita a captação viral pela célula-alvo. Os anticorpos bloqueiam a ligação de L1 transportados pelo HPV aos proteoglicanos de heparan sulfato na membrana basal epitelial. A imunização com partículas do vírus semelhantes à proteína L1 induz uma resposta significativa dos linfócitos T CD8+, específica para L1.

O **exame de Papanicolaou** tem desempenhado papel significativo na detecção precoce do câncer cervical.

Esfregaços cervicais fornecem evidências de infecção por HPV, detectando **coilócitos**, células pavimentosas com uma zona perinuclear clara grande e bem demarcada e halo citoplasmático periférico e denso.

O **carcinoma microinvasivo na fase NIC 3** é precedido pelas fases NIC 1 e NIC 2. Na fase NIC 3, o carcinoma estende-se abaixo do estroma, formando línguas e ilhas de células tumorais cercadas por células inflamatórias. Nessa fase, o exame de Papanicolaou detecta **discariose grave**, células inflamatórias e células superficiais queratinizadas, e essas observações alertam o citologista quanto à possibilidade de uma invasão tumoral precoce

- **Monte do púbis, grandes e pequenos lábios vulvares** são estruturas da pele modificadas. O monte pubiano é constituído de pele revestida por epitélio estratificado pavimentoso queratinizado, com folículos pilosos que cobrem a gordura subcutânea sobre a sínfise púbica.

  Os grandes lábios têm, além de pele, glândulas sudoríparas apócrinas e glândulas sebáceas. Os pequenos lábios são dobras de pele pigmentada por melanina, com vasos sanguíneos abundantes, fibras elásticas e glândulas sebáceas

- **Uretra feminina.** A uretra feminina tem **mucosa** pregueada revestida por um **epitélio pseudoestratificado colunar** que muda para **epitélio de transição** com glândulas secretoras de muco na mucosa. Perto do meato uretral, o epitélio se transforma em um **epitélio estratificado pavimentoso não queratinizado.** A **parede muscular** consiste em uma **camada interna de músculo liso** (esfíncter involuntário) e uma **camada externa de músculo estriado** (esfíncter voluntário).

Capítulo 23
Fertilização, Placentação e Lactação

Durante a fertilização, um espermatozoide haploide e um óvulo haploide fundem-se formando um zigoto diploide. O zigoto resultante forma-se logo após os espermatozoides capacitados serem guiados por quimioatrativos até o ovócito. Depois de atravessar uma camada de células granulosas e ligar-se a receptores de espermatozoides na zona pelúcida, o primeiro espermatozoide a completar o trajeto realiza a fusão espermatozoide-óvulo. O embrião trafega pela tuba e chega ao útero, implanta-se no endométrio receptivo e assegura o desenvolvimento fetal pela formação de uma placenta. A mãe fornece alimento para o recém-nascido pelo leite produzido nas glândulas mamárias, preparadas para a lactação durante a gravidez. Este capítulo integra três processos relevantes que acompanham a construção dos gametas masculino e feminino, descritos nos capítulos anteriores da Parte 6, *Sistema Orgânico | Sistema Reprodutor*. Vários aspectos estruturais e funcionais do processo reprodutivo e lactação são correlacionados com condições clínicas e patológicas relevantes.

FERTILIZAÇÃO

Capacitação do espermatozoide

O espermatozoide apto a fecundação deve completar sua **maturação** e sua **capacitação** antes da fusão espermatozoide-ovócito ocorrer.

Os espermatozoides liberados pelo testículo que entram no ducto epididimário apresentam **movimento circular**. Após um processo de **maturação** de 2 semanas, durante o trânsito pelo epidídimo, os espermatozoides adquirem **motilidade progressiva** (para frente), uma etapa da maturação necessária para a fertilização.

Após a ejaculação, vários espermatozoides passam por um **processo de capacitação** em um local de armazenamento no istmo da tuba uterina. Os espermatozoides capacitados são então guiados por uma combinação de quimiotaxia e termotaxia a partir desse local de armazenamento rumo ao óvulo ou ovócito na ampola da tuba, onde ocorre a fertilização.

A capacitação pode ser induzida *in vitro* para possibilitar a fertilização *in vitro*. Durante a capacitação:

1. Glicoproteínas seminais e epididimárias unidas por ligações não covalentes são removidas da membrana plasmática do espermatozoide por diluição em líquidos do sistema reprodutor feminino.
2. A entrada de **íons bicarbonato** externos nos espermatozoides estimula a atividade da enzima adenilil-ciclase específica (ADCY10) para maximizar os níveis intracelulares de monofosfato de adenosina cíclico (cAMP), o que contribui para o **início** da capacitação.
3. A permeabilidade da membrana do espermatozoide ao Ca^{2+} aumenta. A entrada de Ca^{2+} começa na parte principal da cauda do espermatozoide, atingindo a cabeça em poucos segundos. A passagem do íon é possibilitada por **CatSper** (do inglês, Cation Sperm) (ver Figura 21.1), um canal de Ca^{2+} flagelar sensível ao pH.
4. O pH ácido do citoplasma do espermatozoide (inferior a 6,5) é alterado para um pH intracelular alcalino (7,4) pela saída de H^+ através de **Hv1**, um **canal de prótons voltagem-dependente**. O aumento do pH intracelular no espermatozoide **completa** a capacitação.

Por que os aumentos de concentração de Ca^{2+} e a alcalinização são tão importantes para a realização da capacitação do espermatozoide?

O aumento na concentração de Ca^{2+} intracelular induz a **reação acrossômica** na cabeça do espermatozoide e a alcalinização desencadeia **hiperativação** do espermatozoide (intensificação do batimento da cauda do espermatozoide) (ver Figura 23.1).

Reação acrossômica e fusão espermatozoide-ovócito

A fertilização requer que os espermatozoides completem sua maturação no epidídimo e tornem-se capacitados na tuba uterina. A próxima etapa é a reação acrossômica.

O que é a **reação acrossômica**?

Já vimos, no Capítulo 20, *Espermatogênese*, que a **cabeça do espermatozoide** apresenta três componentes:

1. O **núcleo alongado e condensado.**
2. O **acrossomo**, ligado ao **acroplaxoma**.
3. A **membrana plasmática**.

O **acrossomo** é uma bolsa limitada por uma **membrana acrossômica externa** e uma **membrana acrossômica interna**.

A bolsa acrossômica armazena **enzimas hidrolíticas** (principalmente **hialuronidase** e **acrosina**, esta última derivada do precursor **proacrosina**).

Uma porção muito fina da bolsa acrossômica, que se estende para a cauda, é o **segmento equatorial** (ver Figura 23.1). O segmento equatorial do acrossomo não participa da reação acrossômica.

Três eventos sequenciais ocorrem durante a fertilização:

1. A **reação acrossômica**.
2. A **ligação do espermatozoide com o receptor ZP3**, uma glicoproteína da zona pelúcida (ZP).
3. A **fusão espermatozoide**-ovócito (Figura 23.2).

Na proximidade do ovócito e na presença de Ca^{2+} livre, a **membrana plasmática do espermatozoide funde-se com a membrana acrossômica externa**, um evento conhecido como **reação acrossômica**.

Pequenas aberturas criadas pela fusão das membranas possibilitam a liberação de enzimas hidrolíticas. A **hialuronidase** degrada as proteínas presentes no espaço intercelular das células granulosas da coroa radiada. A proacrosina transforma-se em **acrosina** e possibilita que o espermatozoide fecundante atravesse a zona pelúcida.

A infertilidade masculina pode ocorrer quando a reação acrossômica não ocorre ou ocorre antes de o espermatozoide atingir o ovócito, também chamado **óvulo**.

Após atravessar a zona pelúcida, as membranas plasmáticas do espermatozoide (na região equatorial pós-acrossômica) e do ovócito fundem-se para possibilitar que o núcleo do espermatozoide alcance o citoplasma do ovócito. A inserção do núcleo do espermatozoide no citoplasma do ovócito é chamada **impregnação**.

Como ocorre a fusão espermatozoide-ovócito?

Duas proteínas de membrana são consideradas essenciais para a fusão espermatozoide-ovócito:

1. **Izumo1**, uma proteína da superfamília das imunoglobulinas, está inserida na membrana plasmática do espermatozoide.
2. **Juno**, presente na membrana plasmática do ovócito.

Na presença de CD9, a Izumo1 liga-se à Juno para realizar a fusão espermatozoide-ovócito. Em seguida, o complexo Izumo1-Juno é sequestrado em uma vesícula delimitada por membrana e liberado para o espaço perivitelino.

Figura 23.1 Reação acrossômica.

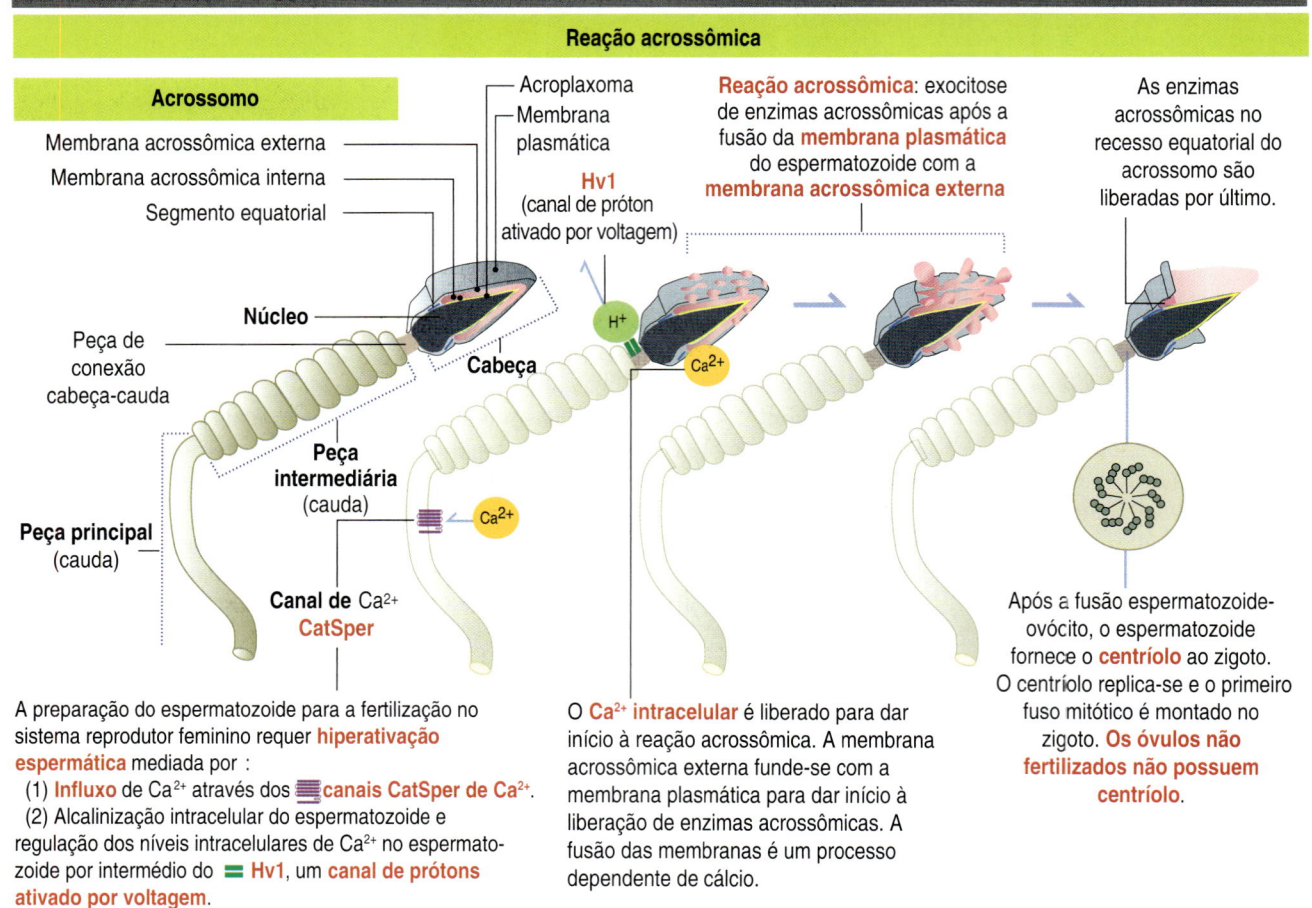

Reação acrossômica

Acrossomo

Membrana acrossômica externa

Membrana acrossômica interna

Segmento equatorial

Núcleo

Peça de conexão cabeça-cauda

Peça intermediária (cauda)

Peça principal (cauda)

Canal de Ca^{2+} **CatSper**

Cabeça

Acroplaxoma

Membrana plasmática

Hv1 (canal de próton ativado por voltagem)

H^+

Ca^{2+}

Ca^{2+}

Reação acrossômica: exocitose de enzimas acrossômicas após a fusão da **membrana plasmática** do espermatozoide com a **membrana acrossômica externa**

As enzimas acrossômicas no recesso equatorial do acrossomo são liberadas por último.

A preparação do espermatozoide para a fertilização no sistema reprodutor feminino requer **hiperativação espermática** mediada por :
(1) **Influxo** de Ca^{2+} através dos **canais CatSper de Ca^{2+}**.
(2) Alcalinização intracelular do espermatozoide e regulação dos níveis intracelulares de Ca^{2+} no espermatozoide por intermédio do **Hv1**, um **canal de prótons ativado por voltagem**.

O Ca^{2+} **intracelular** é liberado para dar início à reação acrossômica. A membrana acrossômica externa funde-se com a membrana plasmática para dar início à liberação de enzimas acrossômicas. A fusão das membranas é um processo dependente de cálcio.

Após a fusão espermatozoide-ovócito, o espermatozoide fornece o **centríolo** ao zigoto. O centríolo replica-se e o primeiro fuso mitótico é montado no zigoto. **Os óvulos não fertilizados não possuem centríolo**.

Esse evento, em conjunto com uma alteração na conformação da organização molecular da zona pelúcida, bloqueia a ligação e a fusão de outros espermatozoides, prevenindo, assim, a polispermia.

A CD9 é um membro da **família das tetraspaninas** de proteínas transmembranares (Boxe 23.A). A família de tetraspaninas consiste em 33 proteínas; cada uma tem quatro domínios transmembranares. Outras proteínas, como as **ADAMs** (uma desintegrina e metaloproteinase), podem participar da fusão espermatozoide-ovócito.

No Capítulo 1, *Epitélio | Biologia Celular*, discutimos como o domínio desintegrina das ADAMs participa do desprendimento da porção ectoplasmática das proteínas transmembranares.

A fusão espermatozoide-ovócito provoca uma leve despolarização local da membrana plasmática do ovócito, gerando, no prazo de cinco a vinte segundos, **oscilações de cálcio** através do citoplasma do ovócito fertilizado. As oscilações de cálcio resultam na ativação do ovócito envolvendo duas etapas fundamentais do processo de fertilização (Boxe 23.B):
1. A **exocitose da protease ovastacina a partir dos grânulos corticais**. Durante esse evento, forma-se uma vesícula para liberar o complexo Izumo1-Juno para o espaço perivitelino.

2. A indução do ovócito secundário para **completar a meiose II.** O segundo corpúsculo polar é liberado no espaço perivitelino e o ovócito secundário atinge um estado haploide. Com a conclusão da meiose II, tem início o programa de desenvolvimento da embriogênese como um zigoto.

Lembre-se de que o espermatozoide contribui com o **centrossomo** responsável pela montagem do primeiro fuso mitótico do novo embrião e de que as **mitocôndrias** derivam do ovócito fertilizado.

Condições que levam à fertilização

No Capítulo 22, *Foliculogênese e Ciclo Menstrual*, foram discutidos os aspectos do desenvolvimento da zona pelúcida, durante o estágio folicular primário. Estamos revisitando a zona pelúcida dentro do contexto da fertilização.

A zona pelúcida desempenha um papel importante na fertilização e na implantação do embrião no endométrio. Os procedimentos de fertilização *in vitro* superam a incapacidade de alguns espermatozoides penetrarem na zona pelúcida, uma forma de infertilidade (Boxe 23.C).

A zona pelúcida é composta de três glicoproteínas (ver Figura 23.2): **ZP1**, um dímero de 200 kDa; **ZP2**, 120 kDa; e **ZP3**, 83 kDa. ZP2 e ZP3 interagem para

Figura 23.2 Fusão espermatozoide-ovócito (fertilização).

Reação acrossômica

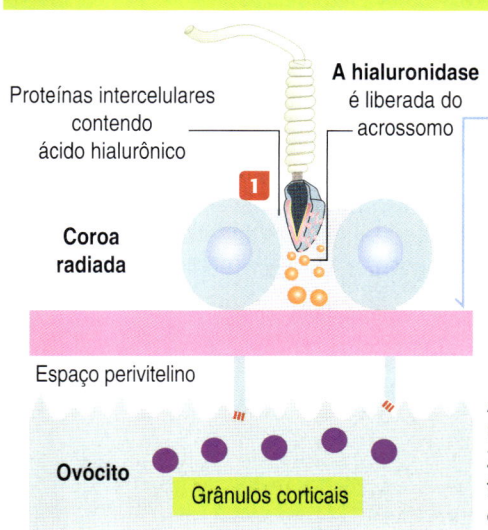

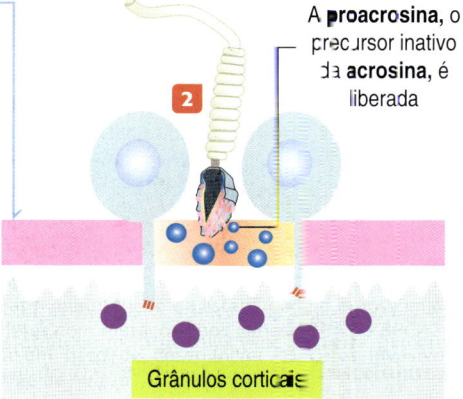

Proteínas intercelulares contendo ácido hialurônico

A hialuronidase é liberada do acrossomo

Coroa radiada

Espaço perivitelino

Ovócito

Grânulos corticais

Apenas espermatozoides que sofreram reação acrossômica podem penetrar na zona pelúcida

A **proacrosina**, o precursor inativo da **acrosina**, é liberada

Grânulos corticais

Complexo de proteínas ZP

Oligossacarídeos

ZP3 Dímero de ZP1 ZP2

As proteases dos grânulos corticais removem os oligossacarídeos de ZP3 e clivam parcialmente ZP2, a fim de bloquear a ligação de outros espermatozoides.

1 O espermatozoide mais próximo da coroa radiada sofre **reação acrossômica**, que possibilita a liberação do conteúdo acrossômico.

A **hialuronidase** liberada a partir do acrossomo degrada o **material intercelular** entre as células granulosas da coroa radiada.

2 O primeiro espermatozoide a chegar à zona pelúcida liga-se à **ZP3**, um de seus três componentes glicoproteicos.

A ligação à ZP3 causa liberação da **acrosina** a partir da membrana acrossômica interna.

A acrosina facilita a penetração da zona pela cabeça do espermatozoide.

Fusão espermatozoide-ovócito

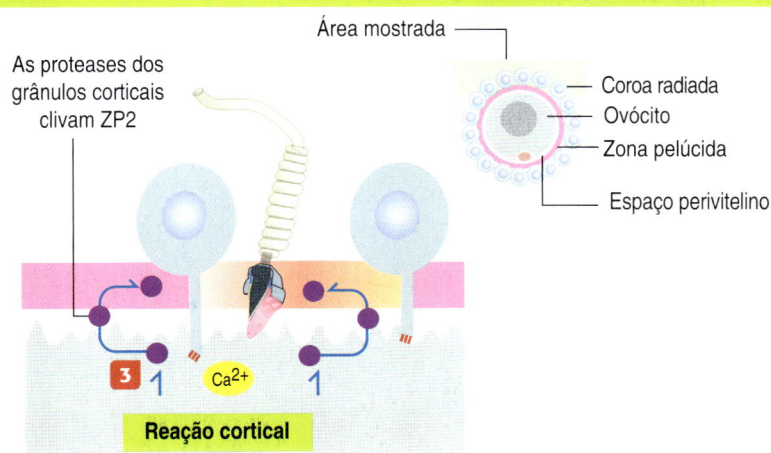

As proteases dos grânulos corticais clivam ZP2

Área mostrada

Coroa radiada
Ovócito
Zona pelúcida
Espaço perivitelino

Ca²⁺

Reação cortical

Vesícula extracelular com o complexo Izumo1-Juno

Izumo1
Juno
CD9

Ca²⁺

Oscilações de cálcio

O segundo corpúsculo polar é liberado na fertilização

Conclusão da meiose II

3 O primeiro espermatozoide a penetrar na zona pelúcida funde-se com a membrana plasmática do ovócito e induz a **ativação do ovócito**, envolvendo a **exocitose dependente de Ca²⁺ dos grânulos corticais contendo proteases**, localizados logo abaixo da membrana plasmática do ovócito. Esse processo, denominado **reação cortical**, previne a polispermia.

4 Ocorre fusão da membrana plasmática quando a proteína do espermatozoide **Izumo1** liga-se à proteína do ovócito **Juno** na presença da proteína do ovócito **CD9**. Outras proteínas podem estar envolvidas. O complexo Izumo-Juno é liberado para evitar polispermia.

5 Essa fusão causa **oscilações no cálcio** intracelular do ovócito em resposta a uma fosfolipase C específica do espermatozoide. As oscilações de cálcio levam o ovócito a completar a meiose II.

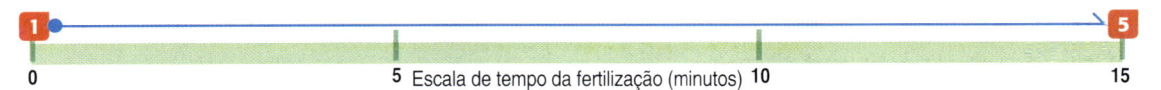

0   5   Escala de tempo da fertilização (minutos) **10**   15

Boxe 23.A Tetraspaninas.

- As **tetraspaninas**, descobertas pela primeira vez na superfície de leucócitos humanos, apresentam quatro domínios transmembranares, duas alças externas (uma pequena e uma grande) e duas caudas curtas internas (N- e C-terminais). As tetraspaninas interagem com proteínas específicas como integrinas, receptores da superfamília de imunoglobulinas e metaloproteinases

- Os domínios transmembrana possibilitam a associação de tetraspaninas adicionais para formar uma rede de tetraspaninas em que as integrinas estão incluídas. A grande alça extracelular está envolvida na interação proteína-proteína com proteínas lateralmente posicionadas. As caudas intracelulares curtas estão ligadas a moléculas intracelulares do citoesqueleto e de sinalização

- **ADAM10** (uma desintegrina e metaloproteinase 10 *sheddase*) é um parceiro de ligação bem conhecido de seis tetraspaninas do subgrupo C8 de tetraspanina (TSPAN) (TSPAN5, TSPAN10, TSPAN14, TSPAN15, TSPAN17 e TSPAN33). Eles são assim denominados porque sua grande alça extracelular contém oito resíduos de cisteína conservados.

Boxe 23.B Ativação do ovócito.

- A **ativação do ovócito** é um passo importante no processo de fertilização

- A ativação do ovócito consiste na exocitose grânulos corticais e na liberação do ovócito da parada meiótica

- A ativação do ovócito envolve a elevação do Ca^{2+} intracelular caracterizada por oscilações de Ca^{2+}, que têm início logo após a fusão espermatozoide-ovócito

- O agente responsável pelas oscilações do Ca^{2+} dentro do ovócito em ativação é a fosfolipase C específica do espermatozoide, a **fosfolipase C zeta (PLCζ)**

- Anomalias na estrutura, na capacidade funcional e na localização da PLCζ no espermatozoide estão associadas a determinados tipos de fatores de infertilidade masculina nos seres humanos, em que a ativação do ovócito é deficiente.

formar um filamento longo interligado por dímeros de ZP1 em intervalos regulares.

Há quatro aspectos funcionais relacionados com a ZP3 que devem ser mantidos em mente:

1. A ZP3 é responsável pela ligação dos espermatozoides, mediada por **O-oligossacarídeos** ligados à ZP3, com afinidade de ligação aos receptores dos espermatozoides.
2. **Apenas os espermatozoides que passaram pela reação acrossômica podem interagir com ZP3.**
3. A **ZP3 é essencial para a ligação espécie-específica dos espermatozoides**. Isso impede que o espermatozoide de uma espécie diferente possa fertilizar o ovócito.[1]
4. Após o primeiro espermatozoide fertilizar o ovócito, a protease ovastacina, liberada a partir dos grânulos corticais do ovócito, remove os oligossacarídeos de ZP3 e cliva parcialmente a ZP2.

Esse processo, denominado **reação cortical**, em conjunto com a eliminação do complexo Izumo1-Juno, evita polispermia. A polispermia resulta em zigotos não viáveis. A ovastacina é um membro específico de ovócitos da família das astacinas de metaloendoproteinases.

Em resumo, a **maturação dos espermatozoides** no ducto epididimário, a **capacitação do espermatozoide** no sistema reprodutor feminino e a **reação acrossômica** na proximidade do ovócito secundário ovulado são passos sequenciais que conduzem à fertilização.

Os espermatozoides chegam a um **local de armazenamento** na região do istmo da tuba uterina, e uma parte deles sofre capacitação. Eles chegam à tuba uterina graças à sua **motilidade** e a uma condução passiva, decorrente de **ondas de atividade muscular contrátil** da vagina, colo uterino e útero.

A fertilização ocorre na ampola da tuba uterina.

Os espermatozoides são guiados em direção ao ovócito por:

---

[1] N.R.T.: Esta característica é importante para espécies com fecundação externa, como em ambientes aquáticos, por exemplo.

Boxe 23.C Fertilização *in vitro*.

- A fertilização espermatozoide-ovócito humana *in vitro* consiste nas seguintes etapas: ovócitos pré-ovulatórios (cerca de dez ou mais) são recolhidos por laparoscopia ou via transvaginal guiada por ultrassonografia, após a estimulação dos ovários pela administração do hormônio liberador de gonadotropina e do hormônio foliculoestimulante. Os ovócitos são recolhidos 34 a 38 h após a injeção de gonadotropina coriônica humana, a fim de mimetizar a onda de hormônio luteinizante

- Os ovócitos são incubados durante a noite com os espermatozoides móveis em um meio de cultura definido para alcançar a fertilização *in vitro*. Os embriões podem, então, ser transferidos para a paciente

- Como alternativa, no caso de fator de infertilidade masculina grave, um espermatozoide pode ser injetado no ovócito pelo processo de **injeção intracitoplasmática de esperma** (**ICSI**; do inglês, *intracytoplasmatic sperm injection*)

- Em casos de **azoospermia** (ausência de espermatozoides no ejaculado), o espermatozoide pode ser obtido por meio cirúrgico do epidídimo ou dos testículos, sendo usado para a ICSI

- Os embriões podem ser testados *in vitro* quanto à presença de anomalia genética ou cromossômica, por um procedimento conhecido como **diagnóstico genético pré-implantação**. A amostra pode ser de um **blastômero** do embrião, um pedaço do **trofoderma** ou mesmo do **corpúsculo polar do ovócito**. Os embriões não afetados podem, então, ser transferidos para a paciente

- O excesso de embriões pode ser criopreservado em nitrogênio líquido para posterior utilização. O propanodiol ou o dimetilsulfóxido podem ser utilizados como crioprotetores em embriões pré-blastocisto e o glicerol é utilizado para os blastocistos.

1. **Gradiente quimioatraente** presente no líquido tubário e originário do ovócito e células granulosas ancoradas na zona pelúcida.
2. **Gradiente de temperatura** entre o local de armazenamento (34,7°C) e o local de fertilização (36,3°C).
3. Contrações musculares da parede tubária.

As duas barreiras que o espermatozoide fecundante enfrenta durante a fertilização são a **coroa radiada** e a **zona pelúcida** (ver Figura 23.2). Enzimas liberadas após a reação acrossômica possibilitam que o espermatozoide atravesse essas barreiras. A etapa final da fertilização consiste na **fusão das membranas plasmáticas** do espermatozoide e do ovócito secundário. Duas proteínas de membrana plasmática, **Izumo1** no espermatozoide e **Juno** no ovócito, participam do processo de fusão entre espermatozoide e ovócito.

Lembre-se, conforme visto na discussão do Capítulo 20, *Espermatogênese*, que a cromatina condensada do espermatozoide não possui nucleossomos. Histonas somáticas foram substituídas por um complexo de protaminas durante a espermiogênese. Portanto, o zigoto precisa resolver as diferenças no estado da cromatina dos pronúcleos do ovócito e do espermatozoide para certificar-se de que:

1. Ocorra a primeira divisão mitótica.
2. O futuro embrião consiga assumir o controle absoluto da expressão gênica para o desenvolvimento embrionário, por meio do processo chamado **ativação do genoma zigótico**.

As **oscilações de cálcio** por todo o citoplasma do ovócito fertilizado a que nos referimos anteriormente, responsável pela finalização da meiose II, desencadeia a rápida remoção do complexo de protaminas no pronúcleo do espermatozoide e o DNA é novamente associado às histonas somáticas derivadas pelo ovócito.

Por último, lembre-se de que o embrião passa por uma extensa reprogramação epigenética, que envolve **desmetilação do DNA** (Capítulo 20, *Espermatogênese*). Essa mudança é necessária para que o zigoto adquira **totipotência: o zigoto é capaz de desenvolver em todas as células especializadas encontradas no adulto**. A expressão de fatores de transcrição específicos da linhagem celular começa no blastocisto, quando o **trofoblasto** externo e a **massa celular interna** pluripotente adquirem identidade celular.

Implantação do blastocisto

No quarto dia de gravidez, o blastocisto está no interior da cavidade uterina. O efeito coordenado de estrógenos e progesterona ovarianos já condicionou a **receptividade uterina** para a implantação, incluindo um aumento da permeabilidade vascular endometrial no local da implantação (Boxe 23.D).

No quinto dia, o **blastocisto eclode e sai da zona pelúcida** e expõe o **trofoblasto** polar ao endométrio. Se não houver a eclosão da zona pelúcida, não ocorre a implantação do embrião.

O **tempo receptivo** do endométrio para a entrada do embrião, denominado **janela de implantação**, dura 4 dias (dias 20 a 23 do ciclo menstrual).

A implantação do blastocisto envolve as seguintes etapas:

1. A aderência inicial **instável** do blastocisto à superfície endometrial, chamada **aposição**. A aposição é seguida por uma fase de **aderência mais estável**.
2. A **decidualização** do estroma endometrial. A falha da decidualização do estroma uterino pode conduzir ao aborto espontâneo.

A implantação do embrião requer a interação das células trofoblásticas com o **endométrio receptivo**.

O endométrio receptivo e os trofoblastos invasivos exibem as seguintes condições:

1. A superfície apical da célula epitelial endometrial é revestida por formas ligadas e solúveis do **fator de crescimento semelhante à EGF ligado à heparina (HB-EGF)**, um membro da família do fator de crescimento transformante α.
2. A superfície das células trofoblásticas abriga o **receptor do fator de crescimento epidérmico (EGF-R)** e é revestido com **proteoglicano heparan-sulfato**. A ligação do HB-EGF ancorado na membrana ou solúvel ao EGF-R induz autofosforilação do receptor e a forte ligação do **proteoglicano heparan-sulfato** (também chamado perlecan) ao HB-EGF. A aposição e aderência entre os blastocistos e o epitélio luminal uterino foram estabelecidas.

Boxe 23.D Cronograma de implantação.

- A **fertilização** ocorre na tuba uterina 24 a 48 h após a ovulação
- O desenvolvimento do óvulo fertilizado, chamado **zigoto**, para o **estágio de mórula**, ocorre à medida que esse embrião, rodeado pela zona pelúcida, trafega através da tuba uterina. A mórula contém células embrionárias compactas, chamadas **blastômeros**
- A mórula aparece na cavidade uterina em média 2 a 3 dias após a fertilização
- O embrião, agora um **blastocisto**, eclode da zona pelúcida 72 h após entrar na cavidade uterina e implanta-se na parede uterina
- A implantação ocorre de 6 a 7 dias após a fertilização. A implantação envolve duas fases: (1) **aposição** do blastocisto à superfície do endométrio e (2) a **implantação** do blastocisto mediada pela penetração das **células trofoblásticas**
- O blastocisto é totalmente envolto pelo endométrio receptivo por volta do décimo dia após a fertilização. A **receptividade uterina**, que corresponde aos dias 20 a 24 de um ciclo menstrual regular de 28 dias, é definida pelo estado ideal de maturação do endométrio para a implantação do blastocisto. A receptividade uterina consiste em um estroma endometrial vascularizado e edematoso, glândulas endometriais secretoras e microprocessos apicais, os **pinopódios**, no domínio apical das células de revestimento endometrial luminal
- Células do sinciciotrofoblasto diferenciadas invadem a decídua primária (**invasão intersticial**), bem como os vasos sanguíneos locais do útero (**invasão endovascular**)
- A **circulação uteroplacentária** é estabelecida quando as células do sinciciotrofoblasto corroem a parede dos vasos sanguíneos maternos (Boxe 23.E).

Boxe 23.E Células trofoblásticas.

- O blastocisto tem duas populações celulares distintas: (1) **células tro-foblásticas**, derivadas do **trofoectoderma** que circunda o blastocisto; e (2) **massa celular interna**, que dá origem ao embrião

- As células trofoblásticas (designação coletiva de células citotrofoblásticas e sinciciotrofoblásticas) são sempre a camada mais externa das células fetais que recobrem o mesênquima e os capilares fetais das vilosidades coriônicas

- A parede dos vasos sanguíneos maternos é infiltrada e rompida por células trofoblásticas. O sangue materno é, então, liberado para o espaço interviloso, e a camada externa das vilosidades coriônicas (células sinciciotrofoblásticas) fica imersa no sangue materno como uma esponja em um recipiente de sangue

- As **células citotrofoblásticas extravilosas** substituem o endotélio e a túnica média das **artérias uterinas espiraladas** (ver Figura 23.5), que levam sangue, em baixa pressão, para o espaço interviloso. As artérias retas basais não estão envolvidas nessas mudanças

- Se a substituição de células citotrofoblásticas extravilosas da parede das artérias uterinas espiraladas não for completa, o desenvolvimento das artérias uteroplacentárias é deficiente e o fluxo sanguíneo é deficitário

- Ocorre pré-eclâmpsia quando há desenvolvimento reduzido dos ramos da árvore vilosa coriônica e crescimento fetal restrito.

Em seguida, os processos citoplasmáticos das células trofoblásticas polares interagem com **pinopódios**, pequenos processos na superfície apical das células epiteliais do endométrio. Os processos trofoblásticos penetram nos espaços intercelulares entre as células endometriais à medida que o número de desmossomos entre células do endométrio diminui, e as células endometriais sofrem **apoptose**.

Lembre-se de que os fibroblastos no estroma endometrial passam por uma **decidualização** durante a fase secretora do ciclo menstrual.

Essa **reação decidual primária** é remodelada pela ação de metaloproteinases para uma **reação decidual secundária** que abriga e protege a implantação do embrião (Figura 23.3).

Diferenciação do trofoblasto

Logo após a implantação, o **trofoblasto** diferencia-se em duas camadas celulares (ver Figura 23.3):
1. Uma camada interna composta de **células citotrofoblásticas mononucleadas** mitoticamente ativas.
2. Uma camada externa de **células sinciciotrofoblásticas multinucleadas** no polo embrionário, voltado ao endométrio. As **células sinciciotrofoblásticas surgem da fusão das células citotrofoblásticas**.

O sinciciotrofoblasto produz **enzimas proteolíticas**, penetrando na decídua primária e todo o blastocisto é rapidamente envolto pelo endométrio. A invasão do endométrio limítrofe ao miométrio é chamada **invasão intersticial**.

O blastocisto tem uma cavidade que contém líquido e a **massa celular interna** em posição excêntrica que dá origem ao embrião e alguns tecidos extraembrionários.

As células trofoblásticas murais, proximais à massa celular interna, começam a desenvolver o **saco coriônico**. O saco coriônico consiste em dois componentes: o **trofoblasto** e o **mesoderma** extraembrionário subjacente.

Proteases liberadas pelo sinciciotrofoblasto rompem os ramos das artérias uterinas espiraladas para formar espaços ou **lacunas**, cheias de sangue materno, dentro da massa celular sinciciotrofoblástica.

Esse evento de erosão vascular endometrial, denominado **invasão endovascular**, marca o início da **circulação uteroplacentária primitiva**.

A decidualização possibilita o acesso ordenado das células trofoblásticas aos nutrientes maternos, modulando sua invasão pelas artérias espiraladas uterinas.

O **sinciciotrofoblasto** começa a secretar **gonadotrofina coriônica humana** (**hCG**) para as lacunas maternas. A secreção de estrógenos e progesterona pelo corpo-lúteo está agora sob o controle da hCG, um equivalente do LH.

Decídua imunoprotetora durante a implantação

Do lado materno, as células deciduais, próximas da massa de células sinciciotrofoblásticas invasoras, desintegram e liberam glicogênio e lipídios. Glicogênio e lipídios, juntamente com as secreções das glândulas endometriais e o sangue materno nas lacunas, constituem os nutrientes iniciais para o desenvolvimento embrionário.

A **reação decidual** proporciona um ambiente imunoprotetor para o desenvolvimento do embrião implantado. A reação decidual envolve:
1. A produção de substâncias imunossupressoras (principalmente as **prostaglandinas**) por células deciduais, as quais inibem a ativação de **células natural killer** no local de implantação.
2. Leucócitos infiltrados no estroma endometrial que secretam **interleucina 2** para prevenir a rejeição do embrião em implantação pelo tecido materno.

Os sinciciotrofoblastos não expressam o **complexo de histocompatibilidade principal de classe II** (**MHC II**). Portanto, o sinciciotrofoblasto não pode apresentar antígenos para os linfócitos T CD4$^+$ maternos (Figura 23.4).

Vilosidades primárias, secundárias e terciárias

No fim da segunda semana, as células do citotrofoblasto proliferam sob a influência do mesoderma extraembrionário, estendendo-se para dentro da massa de sinciciotrofoblasto e formando as **vilosidades**.

Existem três tipos diferentes de vilosidades coriônicas ou placentárias:
1. **Vilosidades primárias**.
2. **Vilosidades secundárias**.
3. **Vilosidades terciárias**.

As vilosidades primárias (ver Figura 23.4) constituem o primeiro passo no desenvolvimento das vilosidades coriônicas placentárias. A **vilosidade primária**

Figura 23.3 Implantação do blastocisto.

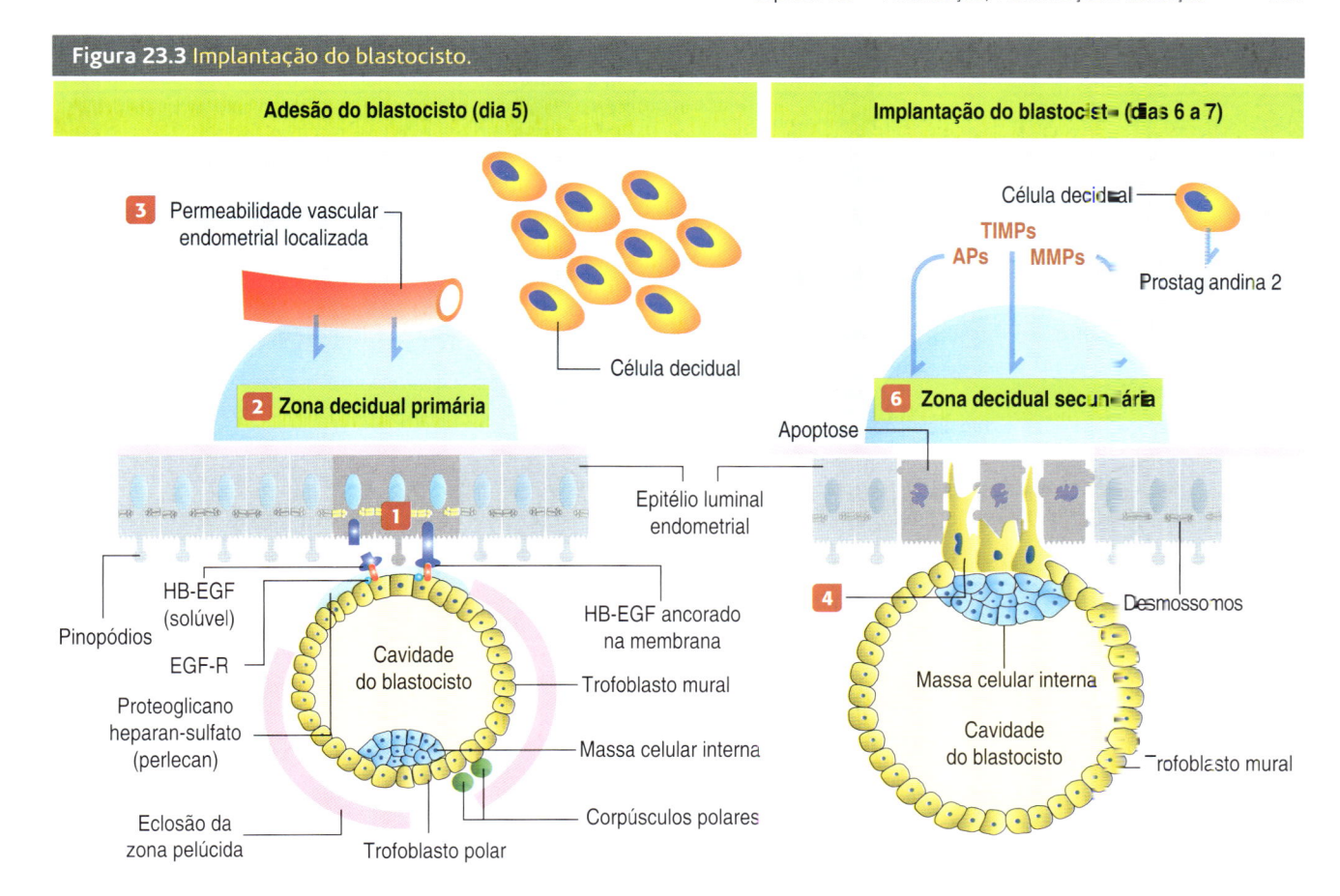

Adesão do blastocisto (dia 5)

3 Permeabilidade vascular endometrial localizada

2 Zona decidual primária

Célula decidual

HB-EGF (solúvel)

Pinopódios

EGF-R

Proteoglicano heparan-sulfato (perlecan)

Eclosão da zona pelúcida

Trofoblasto polar

Cavidade do blastocisto

1

Epitélio luminal endometrial

HB-EGF ancorado na membrana

Trofoblasto mural

Massa celular interna

Corpúsculos polares

Implantação do blastocisto (dias 6 a 7)

Célula decidual

TIMPs
APs   MMPs

Prostaglandina 2

6 Zona decidual secundária

Apoptose

4

Desmossomos

Massa celular interna

Cavidade do blastocisto

Trofoblasto mural

1 No local da aposição do blastocisto, as células endometriais uterinas expressam o **fator de crescimento semelhante à EGF ligado à heparina** (**HB-EGF**), com afinidade de ligação para os **proteoglicanos heparan-sulfato** e para o receptor de **EGF** (**EGF-R**) na superfície do trofoectoderma.

A ligação do HB-EGF solúvel ou ancorado à membrana ao EGF-R induz a autofosforilação do receptor. O domínio apical das células epiteliais uterinas contém microprocessos, os **pinopódios**, que interagem com as microvilosidades na superfície apical das células trofoblásticas polares.

2 As células deciduais transformam-se em células semelhantes às epiteliais e proliferam; desenvolve-se, então, a **zona decidual primária**. A fibronectina, a laminina e a entactina, e colágenos dos tipos I, III, IV, V, são componentes da zona decidual primária.

As proteínas morfogenéticas ósseas 2 e 7, o fator de crescimento de fibroblastos 2, Wnt-4 e as proteínas da família *Hedgehog* são expressas.

3 **Permeabilidade vascular localizada** é observada no sítio de implantação.

4 Processos das células trofoblásticas polares penetram entre as células luminais uterinas que sofrem apoptose.

5 A redução do número de desmossomos facilita a penetração do embrião.

6 A **zona decidual secundária** substitui a zona decidual primária. As **metaloproteinases de matriz** (**MMPs**), inibidores teciduais de MMP (**TIMPs**), ativadores de plasminogênio (**APs**) e inibidores regulam o **remodelamento da zona decidual** na presença de **prostaglandina 2**.

O local normal de implantação é o endométrio da parede posterior do útero, mais próximo do fundo do que do colo do útero.

é formada por um centro de células citotrofoblásticas cobertas pelo sinciciotrofoblasto.

No início da terceira semana, o **mesoderma extraembrionário** estende-se para dentro das vilosidades primárias, formando as **vilosidades secundárias** (ver Figura 23.4).

A vilosidade secundária é constituída por um cerne de mesoderma extraembrionário rodeada por uma camada intermediária de citotrofoblasto e uma camada externa de sinciciotrofoblasto.

Logo depois, algumas células do mesoderma extraembrionário se diferenciam em capilares e células sanguíneas, e as **vilosidades terciárias** são formadas.

A **vilosidade terciária** (Figura 23.5) é formada por um cerne de mesoderma extraembrionário com capilares, rodeada por uma camada intermediária de citotrofoblasto e uma camada externa de sinciciotrofoblasto. A diferença entre as vilosidades secundárias e terciárias é a presença dos capilares nas últimas. Nas vilosidades terciárias, os capilares interconectam-se formando **redes arteriocapilares** que levam até o coração embrionário.

Estrutura da placenta

A placenta e as outras membranas anexas embrionárias/fetais (âmnio, cório, alantoide e saco vitelino)

Figura 23.4 Vilosidades coriônicas primárias e secundárias.

Blastocisto (dia 8)

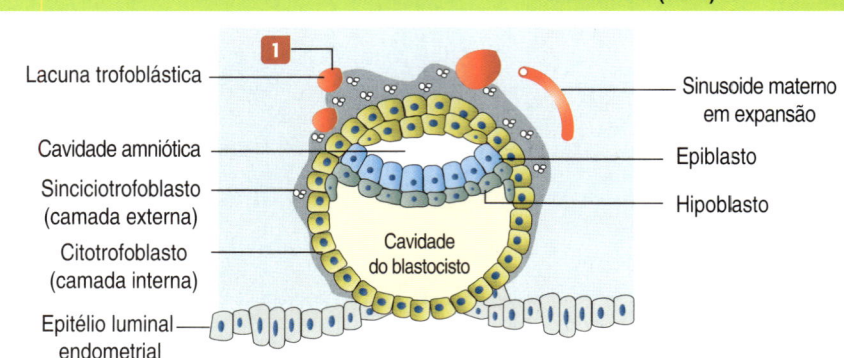

Lacuna trofoblástica
Cavidade amniótica
Sinciciotrofoblasto (camada externa)
Citotrofoblasto (camada interna)
Epitélio luminal endometrial
Sinusoide materno em expansão
Epiblasto
Hipoblasto
Cavidade do blastocisto

1 As lacunas trofoblásticas aparecem dentro do sinciciotrofoblasto. Os vasos sanguíneos maternos próximos ao sinciciotrofoblasto expandem-se, formando uma rede de inusoides maternos.

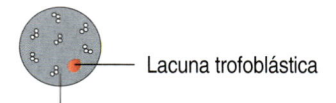

Lacuna trofoblástica
Camada de sinciciotrofoblasto

Vilosidade primária (entre os dias 10 e 13)

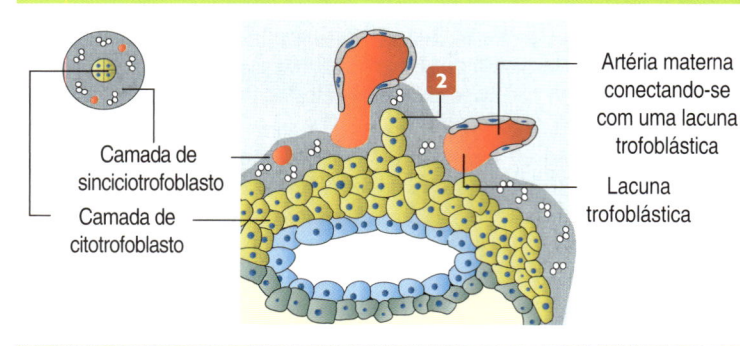

Camada de sinciciotrofoblasto
Camada de citotrofoblasto
Artéria materna conectando-se com uma lacuna trofoblástica
Lacuna trofoblástica

O sinciciotrofoblasto forma uma rede de cordões interconectados que invadem o endométrio e erodem os vasos sanguíneos maternos para formar as lacunas trofoblásticas. As artérias espiraladas uterinas expandidas conectam-se com as lacunas trofoblásticas.

2 As células citotrofoblásticas invadem a rede sinciciotrofoblástica.

Uma vilosidade primária é formada quando um cerne de citotrofoblasto penetra o sinciciotrofoblasto multinucleado.

Vilosidade secundária (dia 16)

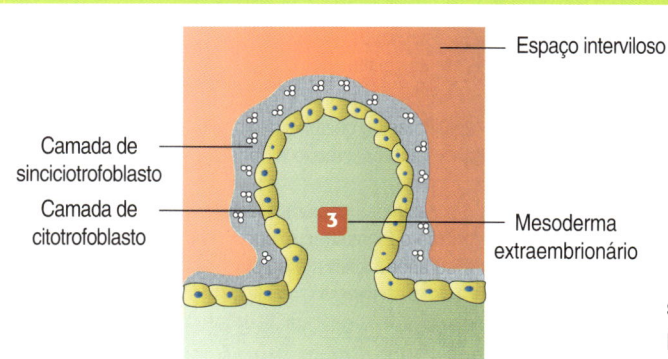

Camada de sinciciotrofoblasto
Camada de citotrofoblasto
Espaço interviloso
Mesoderma extraembrionário

3 O mesoderma extraembrionário penetra nas vilosidades primárias, que, então, tornam-se vilosidades secundárias.

Uma vilosidade secundária é formada por (1) um cerne interno de mesoderma extraembrionário; (2) uma camada intermediária de citotrofoblasto; e (3) uma camada externa de sinciciotrofoblasto.

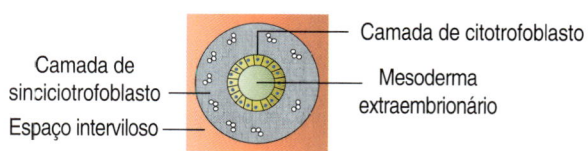

Camada de sinciciotrofoblasto
Espaço interviloso
Camada de citotrofoblasto
Mesoderma extraembrionário

protegem o embrião/feto e fornecem nutrição, respiração, excreção e produção hormonal durante o desenvolvimento. Essas membranas são formadas pelo embrião.

A placenta madura tem 3 cm de espessura, 20 cm de diâmetro e pesa, em média, 500 g.

O **lado fetal** da placenta é liso e associado à membrana amniótica.

O **lado materno** da placenta é parcialmente subdividido em dez ou mais **lobos** por **septos deciduais** derivados da decídua basal e que se estendem rumo à placa coriônica. Os septos deciduais não se fundem com a placa coriônica. Cada lobo contém dez ou mais vilosidades-tronco e seus ramos.

O **cordão umbilical** retorcido, com 50 a 60 cm de comprimento e 12 mm de espessura, está ligado à placa coriônica e contém **duas artérias umbilicais** (que transportam o sangue **desoxigenado**) e **uma veia umbilical** (para o transporte de sangue **rico em oxigênio**).

Os **vasos umbilicais** estão embebidos no **tecido conjuntivo embrionário** chamado **geleia de Wharton** (Capítulo 4, *Tecido Conjuntivo*). O tecido conjuntivo embrionário amortece os vasos sanguíneos do cordão umbilical para assegurar um fluxo sanguíneo estável, prevenindo assim torção e compressão. O cordão é revestido por epitélio amniótico.

O sangue recolhido da veia do cordão umbilical cortado de um bebê recém-nascido (após a separação do recém-nascido) contém as **células-tronco**, incluindo as células-tronco hematopoéticas, úteis para o transplante em pacientes com leucemia, linfoma e anemia (Figuras 23.6 e 23.7).

Figura 23.5 Vilosidades coriônicas terciárias (fim da terceira semana).

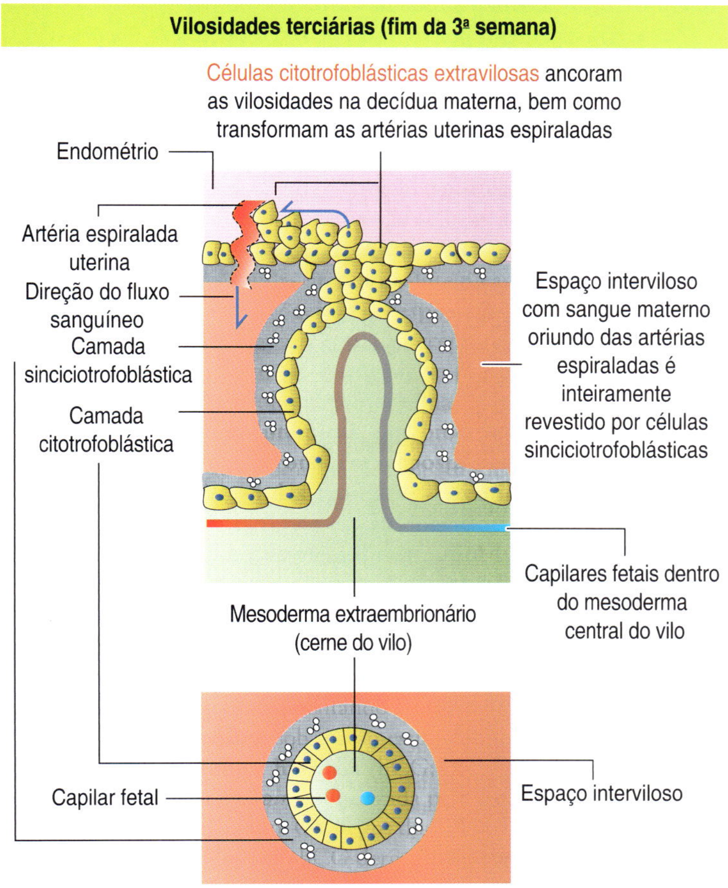

Vilosidades terciárias (fim da 3ª semana)

Células citotrofoblásticas extravilosas ancoram as vilosidades na decídua materna, bem como transformam as artérias uterinas espiraladas

Endométrio

Artéria espiralada uterina

Direção do fluxo sanguíneo

Camada sinciciotrofoblástica

Camada citotrofoblástica

Espaço interviloso com sangue materno oriundo das artérias espiraladas é inteiramente revestido por células sinciciotrofoblásticas

Capilares fetais dentro do mesoderma central do vilo

Mesoderma extraembrionário (cerne do vilo)

Capilar fetal

Espaço interviloso

Decídua basal e cório

A placenta consiste em um componente materno, a **decídua**, e um componente fetal, o **cório**.

A decídua (do latim *deciduus*, que está caindo; um tecido descartado ao nascimento) é o endométrio do útero gravídico.

Há **três regiões na decídua**, denominadas de acordo com sua relação com o feto em desenvolvimento:
1. A **decídua basal** é o componente materno da placenta. As vilosidades coriônicas voltadas para a decídua basal são altamente desenvolvidas e formam o **cório frondoso** (cório viloso).
2. A **decídua capsular** é a camada superficial que recobre o feto em desenvolvimento e seu saco coriônico.
3. A **decídua parietal** é o restante da decídua que reveste a cavidade do útero não ocupada pelo feto.

O **componente fetal** é o **cório,** representado pelo **cório frondoso: a placa coriônica** e as **vilosidades coriônicas** derivadas.

As vilosidades coriônicas voltadas para a decídua capsular sofrem atrofia, o que resulta na formação do **cório liso** (cório *laeve*).

O **espaço interviloso** entre os componentes materno e fetal contém sangue materno circulante. O sangue arterial, derivado das extremidades abertas das artérias espiraladas transformadas em citotrofoblasto,

flui para dentro do espaço interviloso. O sangue é então drenado para as veias uterinas.

Células citotrofoblásticas extravilosas, que ancoram as vilosidades à decídua, invadem a parede das artérias espiraladas maternas, substituem seu revestimento endotelial e induzem apoptose das células de músculo liso circundantes. As células citotrofoblásticas gradualmente mudam para um tipo celular endotelial e **remodelagem vascular controla o fluxo sanguíneo para o espaço interviloso** (ver Figura 23.7).

Circulação de sangue na placenta

A função primária da placenta é fornecer uma interface vascular entre os leitos vasculares materno e fetal para mediar a troca de nutrientes e água durante a gravidez. A **placentação hemocorial** é o tipo de placentação em seres humanos na qual o sangue materno entra em contato direto com trofoblastos diferenciados, e não com células endoteliais.

A circulação de sangue na placenta tem duas características relevantes:
1. A **circulação do sangue fetal é fechada** (dentro dos vasos sanguíneos).
2. A **circulação sanguínea materna é aberta** (não limitada por vasos sanguíneos)

O sangue materno entra no espaço interviloso sob pressão reduzida, regulada pelos tampões de células citotrofoblásticas, e sai pelas veias uterinas após ocorrer trocas com o sangue fetal nas vilosidades ramificadas terminais dentro do espaço interviloso.

A **veia umbilical** tem uma **lâmina elástica subendotelial**; as **duas artérias umbilicais não apresentam uma lâmina elástica**.

A **veia umbilical transporta 30% de sangue fetal oxigenado**. Embora a pressão parcial de oxigênio no sangue fetal seja baixa (20 a 25 mm Hg), o aumento de débito cardíaco no fluxo sanguíneo para os órgãos e o aumento na concentração de hemoglobina com maior afinidade pelo oxigênio nos glóbulos vermelhos fetais contribuem para uma oxigenação fetal adequada.

As **artérias umbilicais retornam o sangue fetal desoxigenado para a placenta**.

Lembre-se de que a **circulação fetal** envolve três desvios circulatórios:
1. O **ducto venoso**, que possibilita que o sangue da placenta desvie do fígado fetal em desenvolvimento.
2. O **ducto arterioso** (*ductus arteriosus* ou canal arterial) e o **forame oval**, que possibilitam que o sangue desvie dos pulmões fetais em desenvolvimento.

Anormalidades no desenvolvimento da placenta estão ligadas à má redução da vascularização placentária e do fluxo sanguíneo necessário para a distribuição de oxigênio e nutrientes para o feto e a placenta. Distúrbios placentários geralmente são classificados como **isquêmicos** ou **não isquêmicos** (Figura 23.8, ver Figura 23.6).

A **remodelagem vascular das artérias espirais uterinas por células citotrofoblásticas extravilosas é necessária para assegurar o fluxo sanguíneo materno normal por meio da conversão de vasos de**

Figura 23.6 Estrutura da placenta.

Anatomia da placenta

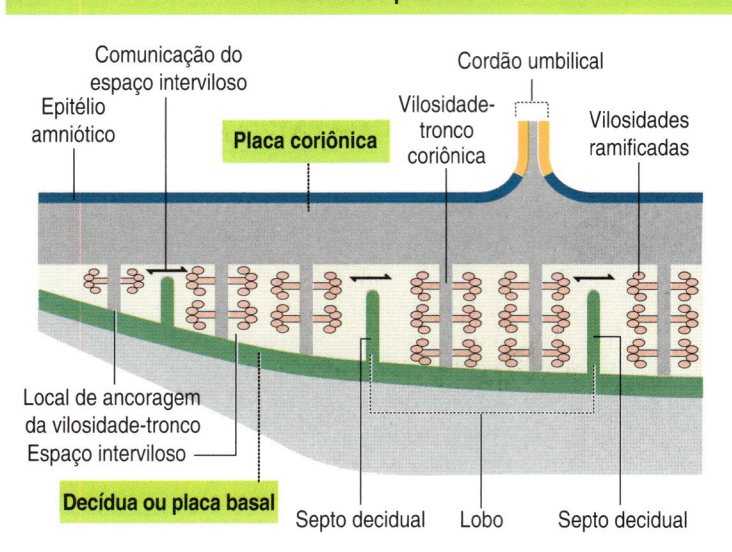

O diagrama ilustra vários aspectos relevantes da placenta como uma introdução a uma discussão mais detalhada de sua estrutura e função. Observe o seguinte:

(1) A placenta consiste em uma parte fetal, a **placa coriônica**, e uma parte materna, a **decídua ou placa basal**. A placa coriônica é coberta em seu lado fetal pelo epitélio amniótico; os principais ramos dos vasos sanguíneos umbilicais ocupam o estroma de tecido conjuntivo (não mostrado).

(2) No lado fetal, as vilosidades coriônicas estão ligadas à **placa coriônica** (derivada do mesoderma extraembrionário). No lado materno, os principais vilosidades-tronco coriônicas estão fixados à decídua ou placa basal .

(3) A superfície materna da placenta consiste em **lobos** separados uns dos outros por **septos deciduais**, estendendo-se para o **espaço interviloso**, mas sem tocar a placa coriônica. Portanto, as arborizações das vilosidades coriônicas e o sangue no espaço interviloso podem atravessar os septos em lobos adjacentes.

(4) As **vilosidades da placenta** são imersas no sangue materno, que entra no espaço interviloso através das artérias espiraladas que suprem o endométrio. As trocas entre o sangue materno (dentro do espaço interviloso) e o sangue embrionário/fetal (nos capilares vilosos) ocorrem através do revestimento das células citotrofoblásticas e sinciciotrofoblásticas das vilosidades.

Radiografia da vascularização da placenta

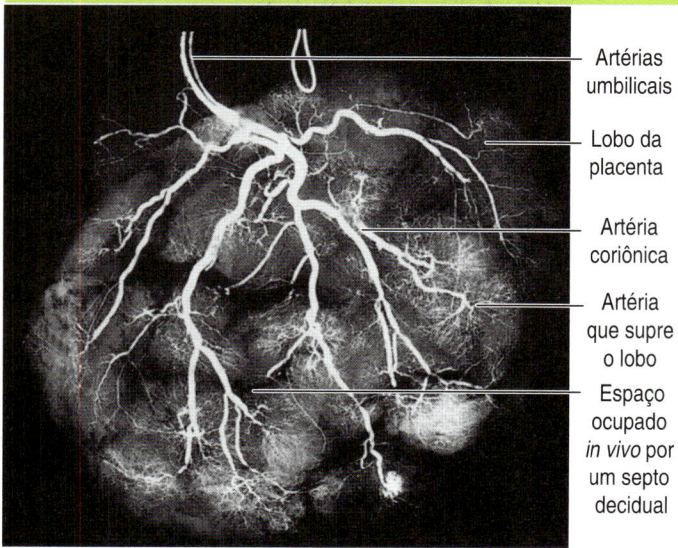

Fotografia de England MA: Life Before Birth, 2nd edition, London, Mosby, 1996.

---

alta resistência em vasos de baixa resistência com alta capacitância.

As doenças placentárias isquêmicas envolvem remodelagem vascular anormal porque ela pode reduzir o fluxo sanguíneo para a placenta (e, consequentemente, para o feto) ou falhar na redução das forças de cisalhamento dentro do espaço interviloso com um efeito danoso sobre as vilosidades coriônicas flutuantes.

Estrutura das vilosidades coriônicas

As vilosidades coriônicas estão envolvidas nas trocas materno-fetais. Elas têm origem na placa coriônica e derivam de uma **vilosidade-tronco**, dando origem às ramificações vilosas (Figura 23.9).

Quando se examina uma preparação histológica de placenta, é possível visualizar vários cortes transversais de vilosidades que correspondem aos ramos vilosos. Também é possível observar um corte longitudinal de uma vilosidade-tronco.

Cada vilosidade (Figura 23.10) tem um centro de **tecido conjuntivo mesenquimal e vasos de sangue fetal** (arteríolas, capilares e vênulas).

O centro mesenquimal contém dois tipos principais de células (Figura 23.11):

1. As **células mesenquimais**, que se diferenciam em **fibroblastos**, envolvidas na síntese de vários tipos de colágenos (tipos I, III, V e VI) e componentes da matriz extracelular.

2. As **células de Hofbauer** (Figura 23.11), fagocíticas, que são predominantes no **início da gravidez**.

Os vasos fetais são separados do sangue materno no espaço interviloso pela **barreira placentária**, que é formada pelo seguinte (Figura 23.12):

1. As **células citotrofoblásticas e sinciciotrofoblásticas** e a **lâmina basal** de suporte.

2. **Células endoteliais** e **lâmina basal dos capilares sanguíneos fetais**.

A área central mesenquimal é coberta por dois tipos de células:

1. **Células sinciciotrofoblásticas**, em contato com o sangue materno no espaço interviloso. A superfície apical do sinciciotrofoblasto contém numerosas microvilosidades que se estendem para o espaço interviloso.

2. **Células citotrofoblásticas** subjacentes ao sinciciotrofoblasto e apoiadas por uma lâmina basal. Os citotrofoblastos são ligados entre si, bem como ao sinciciotrofoblasto sobrejacente, por **desmossomos**.

Depósitos de fibrina são frequentemente observados na superfície das vilosidades, em áreas onde não existem células sinciciotrofoblásticas.

Após o quarto mês de gravidez, os vasos sanguíneos fetais tornam-se dilatados e passam a entrar em contato direto com a lâmina basal subepitelial (ver Figura 23.11).

As células citotrofoblásticas diminuem em número e as células sinciciotrofoblásticas predominam. Esse arranjo facilita as atividades de troca materno-fetal.

Figura 23.7 Camadas e membranas uterinas e fetais.

Cório liso (cório *laeve*)
Vilosidade coriônica voltada para a decídua capsular. Uma camada atrófica

Cório frondoso (cório viloso)
A placa coriônica e as vilosidades derivadas da camada citotrofoblástica

Decídua capsular
Uma camada superficial voltada para o cório liso

Cordão umbilical

Placa basal
O componente materno da placenta

Placa coriônica

Miométrio

Cavidade uterina

Decídua parietal
Decídua que reveste o restante da cavidade uterina

Canal cervical

Saco amniótico

Vagina

Saco coriônico

Em **resumo**, as vilosidades coriônicas de uma **placenta inicial** consistem em duas camadas celulares distintas de citotrofoblastos e sinciciotrofoblastos.

As células de Hofbauer predominam no mesênquima. Em uma **placenta madura**, os sinciciotrofoblastos formam grupos distintos, denominados **nós sinciciotrofoblásticos** (ver Figura 23.9) e o número de citotrofoblastos diminui.

Funções da placenta

A principal função da placenta é servir como interface vascular. A redução da vascularização, do fluxo sanguíneo ou da distribuição de oxigênio e nutrientes para o feto resulta em crescimento fetal reduzido (Figura 23.13).

A placenta realiza as funções essenciais de transporte. Essas funções são realizadas em áreas especializadas do sinciciotrofoblasto adjacentes aos capilares fetais. A transferência de moléculas pela barreira placentária pode seguir vias **intercelulares** e **transcelulares**. As funções da placenta de relevância clínica e fisiológica são descritas a seguir.

Troca de gases

Oxigênio, dióxido de carbono e monóxido de carbono são trocados através da placenta por **difusão passiva**. Durante a gravidez, deve-se evitar a anestesia de óxido nitroso (empregada no tratamento dentário).

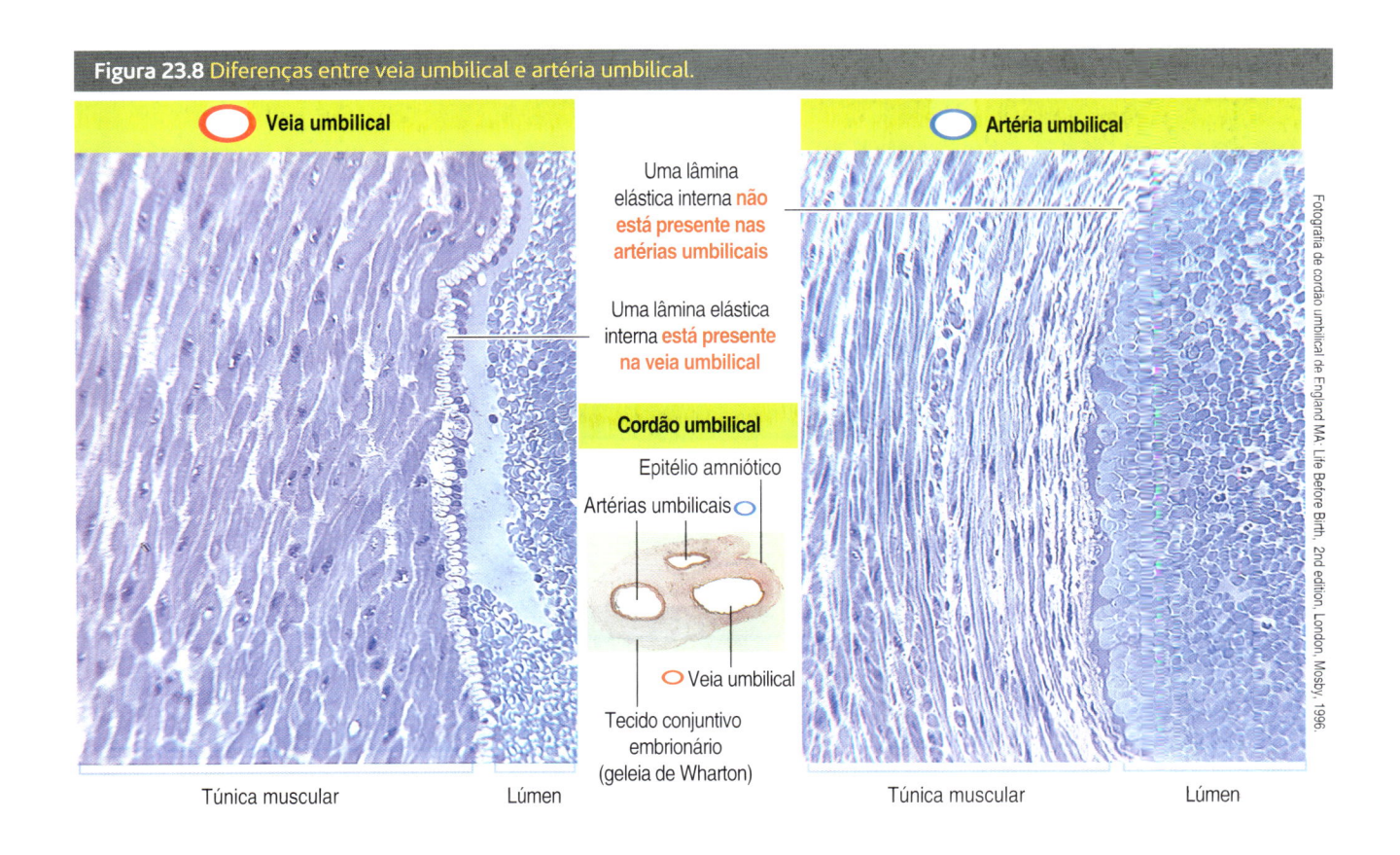

Figura 23.8 Diferenças entre veia umbilical e artéria umbilical.

Veia umbilical

Artéria umbilical

Uma lâmina elástica interna não está presente nas artérias umbilicais

Uma lâmina elástica interna está presente na veia umbilical

Cordão umbilical

Epitélio amniótico

Artérias umbilicais

Veia umbilical

Tecido conjuntivo embrionário (geleia de Wharton)

Túnica muscular

Lúmen

Túnica muscular

Lúmen

Fotografia de cordão umbilical de England MA: Life Before Birth, 2nd edition, London, Mosby, 1996.

Figura 23.9 Anatomia e histologia da placenta.

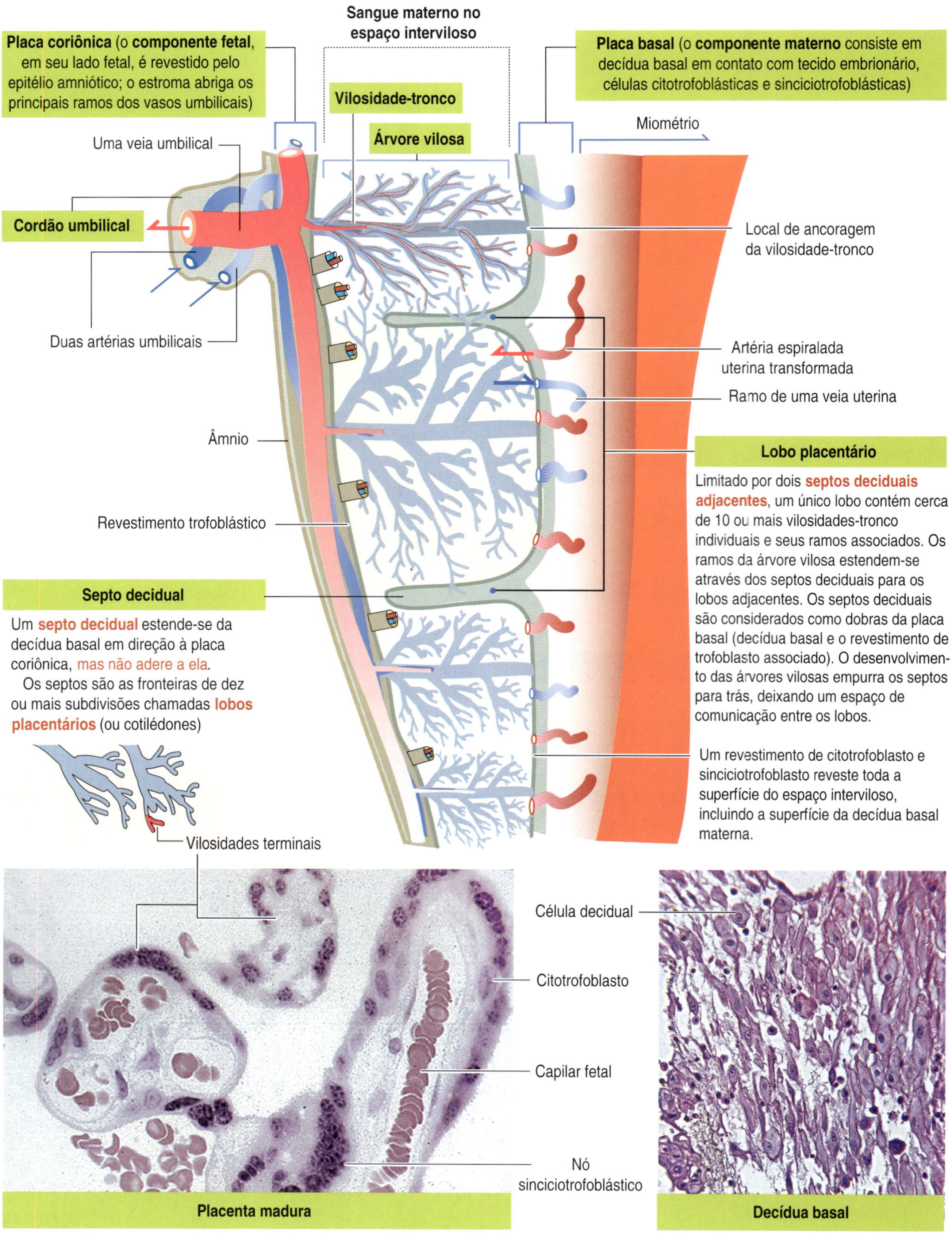

Placa coriônica (o **componente fetal**, em seu lado fetal, é revestido pelo epitélio amniótico; o estroma abriga os principais ramos dos vasos umbilicais)

Sangue materno no espaço interviloso

Vilosidade-tronco

Árvore vilosa

Placa basal (o **componente materno** consiste em decídua basal em contato com tecido embrionário, células citotrofoblásticas e sinciciotrofoblásticas)

Miométrio

Uma veia umbilical

Cordão umbilical

Duas artérias umbilicais

Âmnio

Revestimento trofoblástico

Local de ancoragem da vilosidade-tronco

Artéria espiralada uterina transformada

Ramo de uma veia uterina

Lobo placentário

Limitado por dois **septos deciduais adjacentes**, um único lobo contém cerca de 10 ou mais vilosidades-tronco individuais e seus ramos associados. Os ramos da árvore vilosa estendem-se através dos septos deciduais para os lobos adjacentes. Os septos deciduais são considerados como dobras da placa basal (decídua basal e o revestimento de trofoblasto associado). O desenvolvimento das árvores vilosas empurra os septos para trás, deixando um espaço de comunicação entre os lobos.

Septo decidual

Um **septo decidual** estende-se da decídua basal em direção à placa coriônica, mas não adere a ela.

Os septos são as fronteiras de dez ou mais subdivisões chamadas **lobos placentários** (ou cotilédones)

Um revestimento de citotrofoblasto e sinciciotrofoblasto reveste toda a superfície do espaço interviloso, incluindo a superfície da decídua basal materna.

Vilosidades terminais

Célula decidual

Citotrofoblasto

Capilar fetal

Nó sinciciotrofoblástico

Placenta madura

Decídua basal

Figura 23.10 Estrutura da vilosidade coriônica.

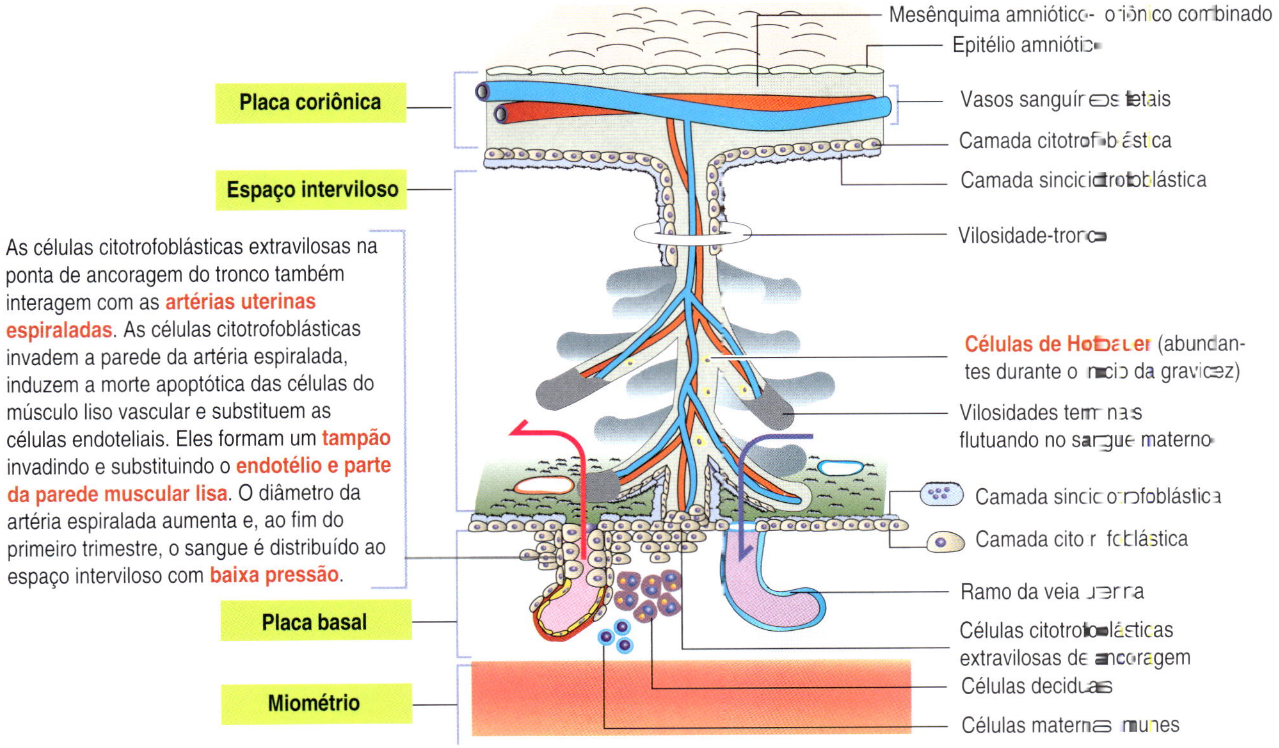

Labels (left side):
- Placa coriônica
- Espaço interviloso
- Placa basal
- Miométrio

As células citotrofoblásticas extravilosas na ponta de ancoragem do tronco também interagem com as **artérias uterinas espiraladas**. As células citotrofoblásticas invadem a parede da artéria espiralada, induzem a morte apoptótica das células do músculo liso vascular e substituem as células endoteliais. Eles formam um **tampão** invadindo e substituindo o **endotélio e parte da parede muscular lisa**. O diâmetro da artéria espiralada aumenta e, ao fim do primeiro trimestre, o sangue é distribuído ao espaço interviloso com **baixa pressão**.

Labels (right side):
- Mesênquima amniótico-coriônico combinado
- Epitélio amniótico
- Vasos sanguíneos fetais
- Camada citotrofoblástica
- Camada sinciciotrofoblástica
- Vilosidade-tronco
- **Células de Hofbauer** (abundantes durante o meio da gravidez)
- Vilosidades terminais flutuando no sangue materno
- Camada sinciciotrofoblástica
- Camada citotrofoblástica
- Ramo da veia uterina
- Células citotrofoblásticas extravilosas de ancoragem
- Células deciduais
- Células maternas imunes

Transferência de imunoglobulinas maternas

Os anticorpos maternos, principalmente a **imunoglobulina G** (**IgG**), são captados pelo sinciciotrofoblasto por um mecanismo mediado por receptores e então transportados para os capilares fetais para **imunidade passiva**.

As moléculas maiores de **imunoglobulina M** (**IgM**) não atravessam a barreira placentária.

Isoimunização Rh (antígeno D)

Os anticorpos circulantes maternos contra o antígeno D (presentes no sistema Rh dos eritrócitos fetais) causam doença hemolítica (**eritroblastose fetal**).

O feto é Rh positivo (antígeno Rh D recebido do pai), mas a mãe não tem o antígeno D (ela é Rh negativo).

A **isoimunização** diz respeito à exposição materna e à sensibilização para os eritrócitos Rh+ fetais no fim da gravidez, principalmente durante o parto. Em uma gravidez subsequente, os anticorpos para o antígeno D (IgG) atravessam a placenta e provocam hemólise dos eritrócitos fetais (Capítulo 6, *Sangue e Hemocitopoese*).

Unidade fetoplacentária

A placenta pode sintetizar progesterona, mas não apresenta atividade da enzima 17-hidroxilase para sintetizar estrógenos a partir da progesterona. O córtex suprarrenal fetal não pode sintetizar progesterona.

Em consequência, uma cooperação materno-fetal, conhecida como **unidade fetoplacentária**, possibilita o transporte da **progesterona placentária** para o córtex suprarrenal e sua conversão em deidroepiandrosterona

(DHEA), que pode ser sulfatada para formar sulfato de DHEA (DHEAS) (ver Figura 23.13).

Quando DHEA e DHEAS são transportadas para o sinciciotrofoblasto, ocorre a conversão em estrona (E_1) e estradiol (E_2). A DHEA pode ser hidroxilada no fígado e funciona como um substrato para a síntese de estriol (E_3) pelo sinciciotrofoblasto.

Mudança luteoplacentária

A **gonadotrofina coriônica**, em vez do **hormônio luteinizante materno**, mantém o **corpo-lúteo** durante a gravidez. Essa mudança, do corpo-lúteo para a placenta, recebe o nome de **mudança luteoplacentária**.

O **lactogênio placentário** (também chamado somatomamotropina coriônica) estimula o crescimento fetal e condiciona a glândula mamária para a lactação.

O lactogênio placentário tem **efeito diabetogênico**: aumenta a resistência dos tecidos periféricos e do fígado aos efeitos da **insulina**. A gravidez caracteriza-se por alterações fisiológicas maternas, tais como: **hiperglicemia, hiperinsulinemia e resposta reduzida dos tecidos periféricos à insulina**.

Transporte ativo de íons e glicose

O **transporte de íons** é mediado por um mecanismo dependente de trifosfato de adenosina (ATP)

A **glicose** entra na placenta por difusão facilitada utilizando um transportador de glicose (GLUT). Os níveis fetais de glicose dependem dos níveis maternos. O feto não depende da insulina materna.

Figura 23.11 Ultraestrutura das vilosidades coriônicas.

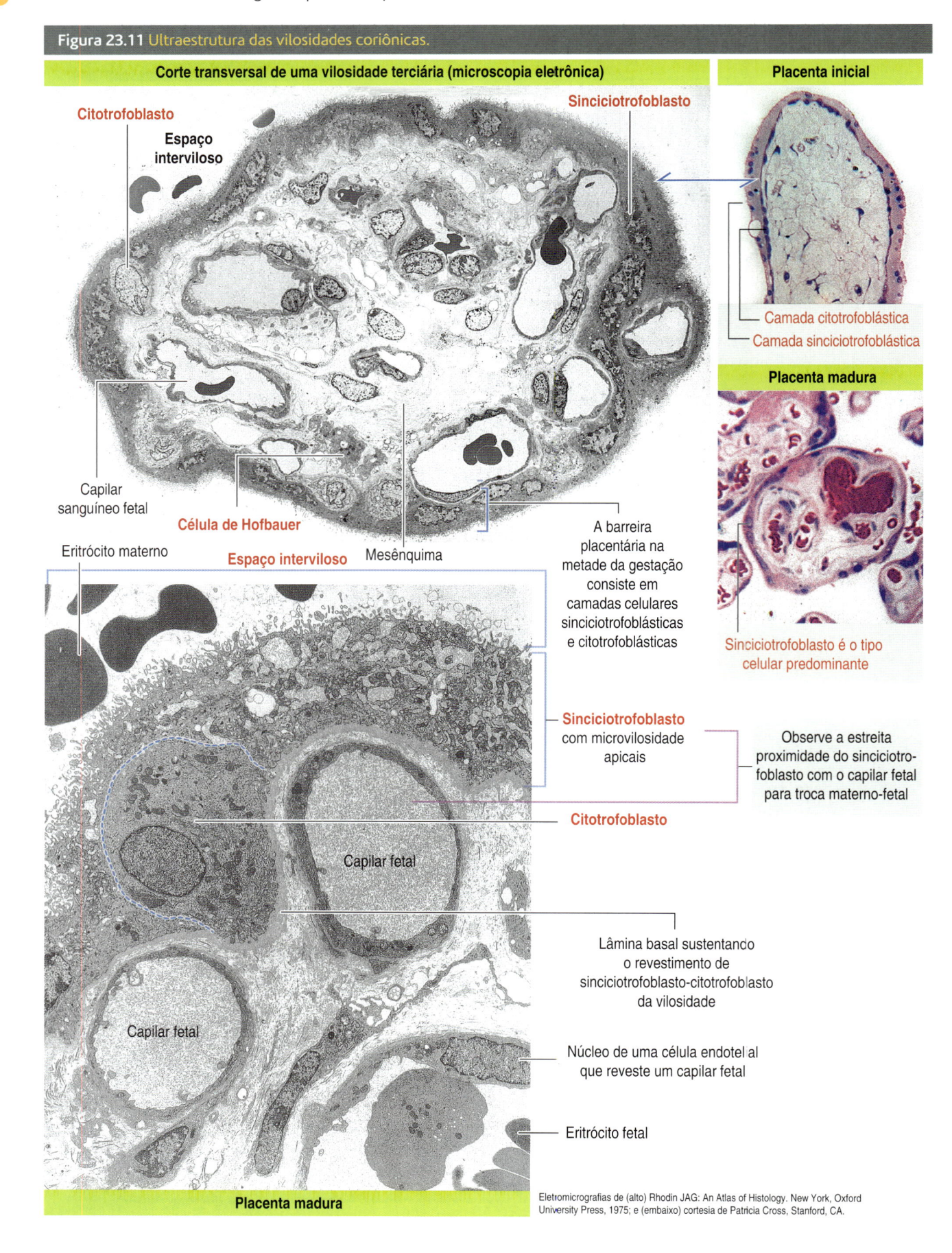

Corte transversal de uma vilosidade terciária (microscopia eletrônica)

Citotrofoblasto

Espaço interviloso

Sinciciotrofoblasto

Capilar sanguíneo fetal

Célula de Hofbauer

Eritrócito materno

Espaço interviloso

Mesênquima

Placenta inicial

Camada citotrofoblástica

Camada sinciciotrofoblástica

Placenta madura

Sinciciotrofoblasto é o tipo celular predominante

A barreira placentária na metade da gestação consiste em camadas celulares sinciciotrofoblásticas e citotrofoblásticas

Sinciciotrofoblasto com microvilosidade apicais

Observe a estreita proximidade do sinciciotrofoblasto com o capilar fetal para troca materno-fetal

Citotrofoblasto

Capilar fetal

Lâmina basal sustentando o revestimento de sinciciotrofoblasto-citotrofoblasto da vilosidade

Núcleo de uma célula endotelial que reveste um capilar fetal

Capilar fetal

Eritrócito fetal

Placenta madura

Eletromicrografias de (alto) Rhodin JAG: An Atlas of Histology. New York, Oxford University Press, 1975; e (embaixo) cortesia de Patricia Cross, Stanford, CA.

Figura 23.12 Barreira placentária.

Componentes da barreira placentária (hematoplacentária)

Espaço interviloso materno

Microvilosidade

1 Sinciciotrofoblasto

Transportadores

2 Citotrofoblasto

3

Junção celular

Lâmina basal epitelial **4**

5

Célula endotelial   Eritrócito

Lâmina basal endotelial

Mesoderma extraembrionário

Lúmen de um capilar fetal

A barreira placentária desempenha papel significativo na função placentária e no desenvolvimento fetal.

A presença de uma borda em escova no domínio apical do sinciciotrofoblasto, voltada para o sangue materno, indica a função de absorção.

Inúmeros transportadores no sinciciotrofoblasto e nas células endoteliais dos capilares fetais fornecem vias de transporte para substâncias exógenas e endógenas.

Observe a estreita proximidade do capilar fetal com o revestimento sinciciotrofoblasto-citotrofoblasto

1 Sinciciotrofoblasto

2 Citotrofoblasto

3 Lâmina basal epitelial

4 Lâmina basal endotelial

5 Célula endotelial

Figura 23.13 Funções da placenta.

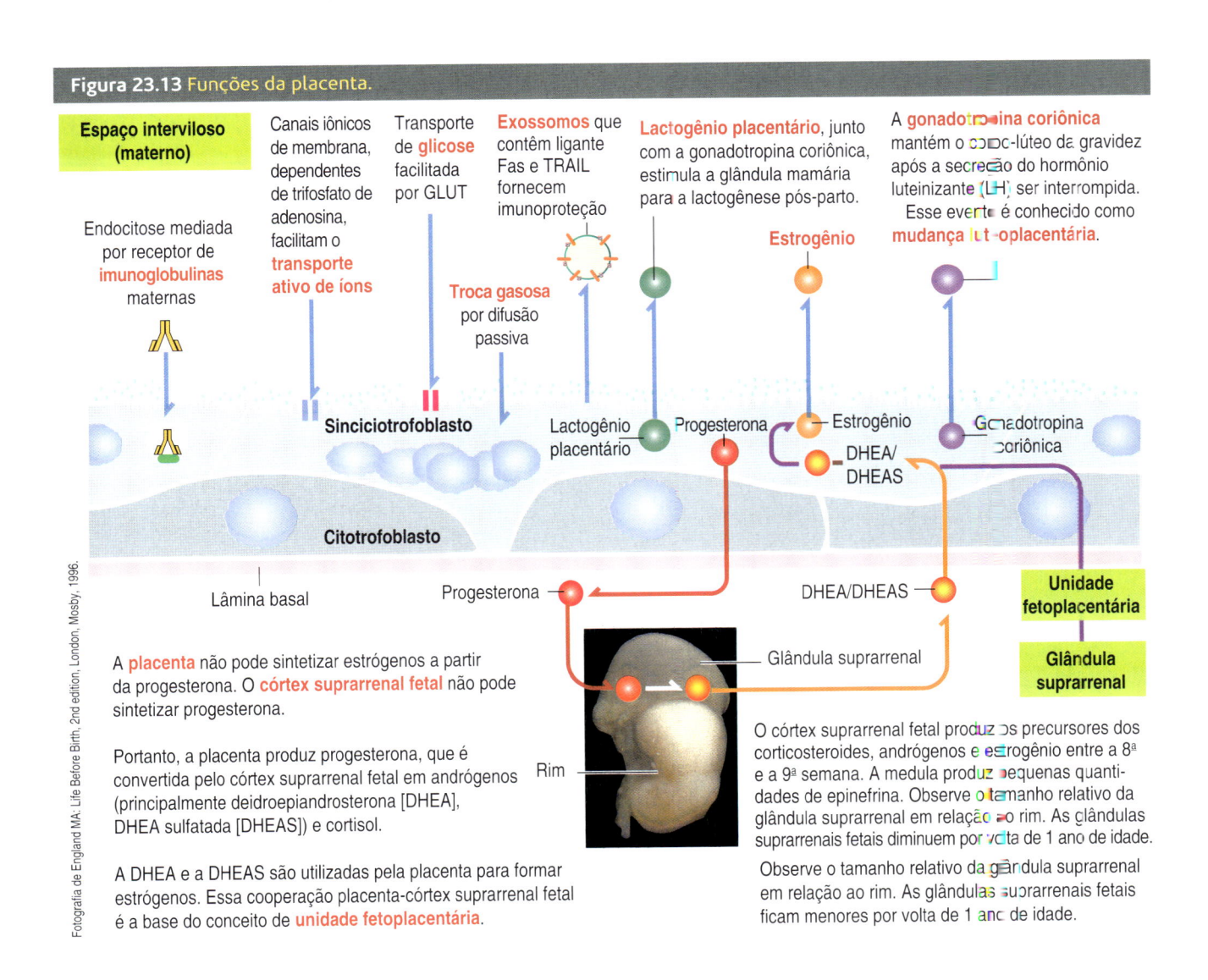

Espaço interviloso (materno)

Canais iônicos de membrana, dependentes de trifosfato de adenosina, facilitam o **transporte ativo de íons**

Transporte de **glicose** facilitada por GLUT

Exossomos que contêm ligante Fas e TRAIL fornecem imunoproteção

Lactogênio placentário, junto com a gonadotropina coriônica, estimula a glândula mamária para a lactogênese pós-parto.

A **gonadotropina coriônica** mantém o corpo-lúteo da gravidez após a secreção do hormônio luteinizante (LH) ser interrompida.

Esse evento é conhecido como **mudança luteoplacentária**.

Endocitose mediada por receptor de **imunoglobulinas** maternas

Troca gasosa por difusão passiva

Estrogênio

Sinciciotrofoblasto

Lactogênio placentário   Progesterona

Estrogênio

DHEA/DHEAS

Gonadotropina coriônica

Citotrofoblasto

Lâmina basal   Progesterona   DHEA/DHEAS

Unidade fetoplacentária

A **placenta** não pode sintetizar estrógenos a partir da progesterona. O **córtex suprarrenal fetal** não pode sintetizar progesterona.

Portanto, a placenta produz progesterona, que é convertida pelo córtex suprarrenal fetal em andrógenos (principalmente deidroepiandrosterona [DHEA], DHEA sulfatada [DHEAS]) e cortisol.

A DHEA e a DHEAS são utilizadas pela placenta para formar estrógenos. Essa cooperação placenta-córtex suprarrenal fetal é a base do conceito de **unidade fetoplacentária**.

Glândula suprarrenal

Rim

Glândula suprarrenal

O córtex suprarrenal fetal produz os precursores dos corticosteroides, andrógenos e estrogênio entre a 8ª e a 9ª semana. A medula produz pequenas quantidades de epinefrina. Observe o tamanho relativo da glândula suprarrenal em relação ao rim. As glândulas suprarrenais fetais diminuem por volta de 1 ano de idade.

Observe o tamanho relativo da glândula suprarrenal em relação ao rim. As glândulas suprarrenais fetais ficam menores por volta de 1 ano de idade.

Síndrome alcoólica fetal

A ingestão excessiva de álcool durante a gravidez é a causa de **deficiência mental fetal** e de **anomalias craniofaciais**. O álcool pode atravessar a placenta e a barreira hematencefálica fetal, causando toxicidade direta. A toxicidade indireta é mediada pelo metabólito do álcool, o **acetaldeído**.

Agentes infecciosos

Rubéola, citomegalovírus, herpes simples, toxoplasmose, sífilis e o vírus da imunodeficiência humana tipo 1 (HIV-1) são potenciais agentes infecciosos. A infecção viral rubéola no primeiro trimestre pode causar aborto espontâneo ou **síndrome da rubéola congênita** (doença cardíaca fetal, deficiência mental, surdez e catarata).

Placenta e tecidos fetais e o sistema imune materno

Durante a gravidez normal, a decídua contém um alto número de células imunes, como macrófagos, células *natural killer* e linfócitos T citotóxicos.

As vilosidades coriônicas são expostas a um ataque potencial do sistema imune materno. A apoptose é um mecanismo materno-fetal de tolerância para proteger a implantação.

Os sinciciotrofoblastos produzem e secretam vesículas, chamadas **exossomos**, que carregam ligante Fas e TRAIL (para ligante indutor de apoptose relacionado com o TNF; do inglês, *TNF-related apoptosis-inducing ligand*) como um complexo proteico de sinalização indutor de morte. O ligante Fas desencadeia apoptose de linfócitos T citotóxicos ativados que podem representar uma ameaça potencial ao feto.

Os exossomos derivados da placenta desempenham um papel na origem e progressão de complicações da gravidez e na garantia de funcionamento placentário e imunotolerância materna normais.

PLACENTAÇÃO ANORMAL

A separação normal da placenta do útero durante o trabalho de parto é determinada por clivagem na região da decídua basal.

Após a separação, a placenta é expulsa por fortes contrações uterinas, que também contraem as artérias espiraladas do leito vascular decidual, prevenindo o sangramento excessivo.

A placenta pode ficar retida na cavidade uterina quando o processo de clivagem ou de expulsão é incompleto.

Após a expulsão, a placenta deve ser inspecionada **para se detectar falta de lobos**, que podem ter permanecido dentro do útero.

Quando algum tecido placentário permanece no útero, as contrações uterinas são deficientes e observa-se sangramento excessivo. A curetagem com um aparelho de aspiração pode remover o tecido retido.

As seguintes condições patológicas podem ser observadas durante a gravidez e o trabalho de parto:

1. **Gravidez ectópica** ocorre quando o ovo fertilizado se fixa fora do útero. A gravidez tubária, a gravidez ectópica mais comum, ocorre na tuba uterina. As tubas uterinas não fornecem as condições adequadas para a manutenção de um embrião em crescimento. Uma gravidez ectópica acontece em 1 de cada 50 gestações e precisa ser tratada para se evitar complicações (Boxe 23.F).

2. **Atonia uterina** ocorre quando **as contrações do músculo uterino não são fortes o suficiente e ocorre sangramento pós-parto**. Os **fatores predisponentes** da atonia uterina incluem **trabalho de parto anormal, aumento substancial do útero** (por causa de hidrâmnio ou excesso de líquido amniótico; Boxe 23.G), ou **leiomiomas uterinos** (tumores benignos do miométrio). A infusão intravenosa de **ocitocina** estimula as contrações uterinas e diminui a possibilidade de atonia.

3. A **placenta prévia** ocorre quando a placenta cobre parcial ou totalmente o colo uterino (Boxe 23.H). O exame de ultrassom durante o terceiro trimestre pode diagnosticar a placenta. A placenta prévia pode causar sangramento intenso sem dor durante a segunda metade da gravidez e durante o parto. Sangramento intenso pode ser resolvido com um parto cesáreo de emergência antes de o tempo completo de gestação ser atingido.

4. **Descolamento da placenta** corresponde à **separação prematura** da placenta normalmente implantada da parede uterina interna. A hemorragia para a decídua basal leva a separação prematura da placenta e sangramento. A separação da placenta do útero compromete a oxigenação do feto.

   Possíveis causas incluem **traumatismo, hipertensão materna** (pré-eclâmpsia ou eclâmpsia), **anormalidades de coagulação do sangue** e **uso de cocaína** pela mãe. O sangramento espontâneo doloroso e as contrações uterinas são sintomas típicos.

5. **Placenta acreta** (do latim *accretus,* excessivamente crescido) é uma **fixação anormalmente forte e profunda de parte da placenta ou toda ela à parede uterina**. As anormalidades na parede uterina, em geral devido a cirurgia uterina prévia (como parto cesáreo ou tecido cicatricial após curetagem uterina), aumentam as possibilidades de placenta acreta. A incidência de placenta acreta aumentou paralelamente ao aumento da taxa de repetição de

---

Boxe 23.F Gravidez ectópica.

- A implantação do blastocisto fora da cavidade uterina é chamada gravidez ectópica. Cerca de 95% das gestações ectópicas ocorrem na tuba uterina (gravidez tubária), principalmente na região ampular. Um fator predisponente é a salpingite, um processo inflamatório da tuba

- Uma complicação importante é o sangramento profuso e a ruptura da parede da tuba causada pela erosão trofoblástica dos vasos sanguíneos e camadas de tecido

- Dor abdominal, amenorreia e sangramento vaginal em uma mulher sexualmente ativa em idade reprodutiva são sintomas de suspeita de gravidez tubária. Um diagnóstico rápido e preciso da gravidez ectópica é essencial para reduzir o risco de complicações ou morte.

Boxe 23.G Hidrâmnio.

- Durante a gravidez, a função do líquido amniótico é proteger o feto dentro do útero, proporcionar espaço para os movimentos fetais e regular a temperatura corporal fetal

- Inicialmente, o líquido amniótico é produzido por diálise por meio dos vasos sanguíneos, fetais e maternos, da placenta. Mais tarde, o líquido amniótico é essencialmente **urina fetal**; é absorvido pela deglutição fetal. A quantidade máxima de líquido amniótico é alcançada por volta da 36ª semana de gravidez e, em seguida, diminui gradualmente

- O **hidrâmnio** grave (excesso de líquido amniótico) pode indicar defeito genético, defeito fetal no sistema nervoso central ou bloqueio do sistema gastrintestinal. Os sinais clínicos incluem dor abdominal, dilatação ou inchaço significativo e falta de ar. O hidrâmnio pode ser confirmado por ultrassonografia. Recomenda-se a amniocentese para determinar possível anomalia cromossômica. É possível detectar uma forma leve de hidrâmnio durante o segundo trimestre de gravidez, que retorna espontaneamente a uma condição normal

- O **oligoidrâmnio** é uma condição oposta ao hidrâmnio, segundo a qual não há fluido amniótico suficiente (menos de 400 mℓ). Isso pode indicar problema no desenvolvimento fetal (p. ex., **agenesia renal**) ou no desenvolvimento da placenta, ou ainda resultar de hipertensão arterial materna. A diminuição do líquido amniótico não oferece proteção por amortecimento para o feto nem para o cordão umbilical.

parto cesáreo e a incidência de placenta prévia sobrejacente a uma cicatriz uterina.

A ultrassonografia e a ressonância magnética possibilitam o diagnóstico de placenta acreta antes do parto para reduzir possível morbidade hemorrágica materna ou morbimortalidade neonatal.

Existem três formas de placenta acreta, com base em quão profundamente a placenta penetra no miométrio.

(i) **Placenta acreta**: a placenta invade a parede uterina, mas não penetra o miométrio. Essa condição é responsável por 75% de todos os casos.

(ii) **Placenta increta** (semelhante à placenta acreta, porém mais grave): a placenta invasora penetra o miométrio. A placenta increta é observada em 15% dos casos.

(iii) **Placenta percreta**: a placenta estende-se para a parede uterina e seus músculos, perfura a serosa uterina e pode fixar-se em órgãos adjacentes (bexiga urinária ou reto). A placenta percreta ocorre em 10% dos casos.

DOENÇAS TROFOBLÁSTICAS GESTACIONAIS

As doenças trofoblásticas gestacionais (DTGs) abrangem um grupo de tumores da placenta que ocorrem durante a gravidez:

As DTGs são classificadas em três grupos distintos:

1. **Gravidez molar**, também chamada **mola hidatiforme**. A forma **parcial** de mola hidatiformes geralmente não é cancerosa e pode ser removida com uso de dilatação ambulatorial do colo uterino e procedimento cirúrgico de curetagem. No entanto, algumas molas hidatiformes **completas** podem ser cancerosas (ver adiante).

2. **Neoplasia trofoblástica gestacional**. Esse **grupo canceroso** inclui os seguintes subtipos:

(i) **Mola invasiva**, que cresce e invade o miométrio, e não pode ser detectada em amostras de placenta evacuadas. A mola invasiva é a forma mais frequente de DTG. Geralmente é diagnosticada por níveis sanguíneos altos persistentes de hCG. Essa condição responde à quimioterapia.

(ii) **Coriocarcinoma**, um tumor maligno derivado das células trofoblásticas, observado em cerca de 50% dos pacientes com gestações molares. O coriocarcinoma pode disseminar-se localmente para o miométrio e vasos sanguíneos uterinos adjacentes, e para fora do útero, encéfalo, pulmão, fígado ou rins. O coriocarcinoma é um tumor hemorrágico em locais primários e metastáticos.

O tratamento com agentes quimioterápicos combinados geralmente é curativo.

(iii) **Tumor trofoblástico de localização placentária (TTLP)**, também derivado de células trofoblásticas, invade o miométrio, próximo de vasos sanguíneos e linfonodos. Os sinais e sintomas podem não ser detectados até que ocorra uma gravidez normal, um aborto ou um tratamento para gravidez molar.

Boxe 23.H Placenta prévia.

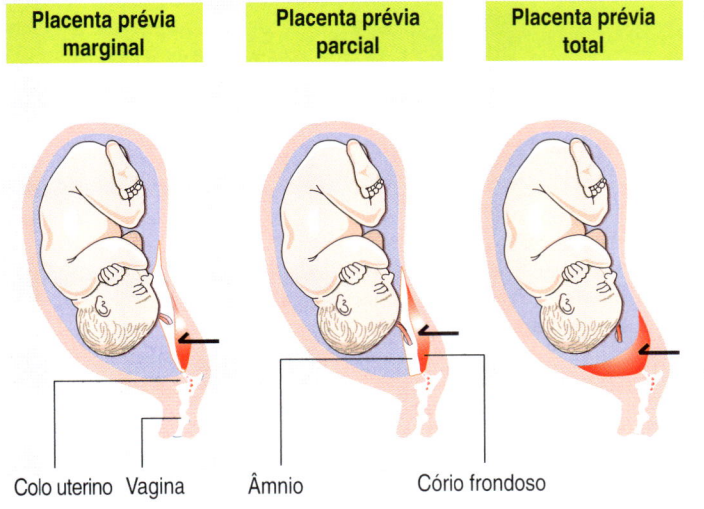

Placenta prévia marginal **Placenta prévia parcial** **Placenta prévia total**

Colo uterino   Vagina   Âmnio   Cório frondoso

- A extensão anormal da placenta sobre ou perto da abertura interna do canal cervical é chamada **placenta prévia**. As possíveis causas incluem cirurgia anterior como remoção de miomas uterinos, parto cesáreo ou cicatrizes uterinas (curetagem uterina anterior). Existem três tipos de placenta prévia:
(1) **Placenta prévia marginal**, quando a margem da placenta fica próxima ao óstio cervical interno (baixa implantação da placenta)
(2) **Placenta prévia parcial**, quando a borda da placenta se estende por parte do óstio cervical interno
(3) **Placenta prévia total**, quando a placenta cobre o óstio cervical interno

- Sangramento indolor espontâneo, causado pela separação parcial da placenta a partir da porção inferior do útero e do colo uterino devido a contrações uterinas leves, é comumente observado.

(iv) **Tumor trofoblástico epitelioide (TTE)**, um tipo extremamente raro de DTG que pode disseminar-se para os pulmões. É mais frequentemente encontrado após gravidez normal e pode se desenvolver vários meses, até anos, antes de os sinais e sintomas poderem ser detectados.

Pacientes com TTLP e TTE têm amenorreia (ausência de sangramento menstrual normal) e sintomas de **síndrome nefrótica**, como **proteinúria** (presença de proteína na urina) e edema em torno dos olhos, tornozelos e pés.

Vamos considerar alguns aspectos adicionais sobre **mola hidatiforme**. Mola hidatiforme designa a substituição **parcial** ou **completa** de vilosidades coriônicas normais por vesículas parecidas com uvas translúcidas, dilatadas ou hidrópicas (edemaciadas). Uma classificação precisa da mola hidatiforme é essencial para determinar o risco de uma DTG persistente e a duração e tipo de acompanhamento clínico.

O fator principal na patogenia da mola hidatiforme parcial e completa é um excesso de genoma paterno.

Com frequência, a mola hidatiforme parcial é caracterizada pelo achado de um feto ou embrião. No entanto, nenhum feto é reconhecível na mola hidatiforme completa (Figura 23.14). Na mola hidatiforme completa, as vilosidades são avascularizadas e desprovidas de sangue nos vasos remanescentes. Em contrapartida, é possível observar capilares contendo sangue nas vilosidades da mola hidatiforme parcial.

As molas hidatiformes completas resultam da fertilização de um ovócito sem núcleo (vazio) por um espermatozoide haploide, cujo núcleo se reduplica dentro do ovócito. A concepção é androgênica (apenas genoma paterno). O cariótipo de uma mola hidatiforme completa é 46,XX ou 46,YY e, novamente, não se observa feto.

A superexpressão de genes paternos que sofreram impressão genômica (*imprinting*) e a ausência de expressão de genes maternos impressos (*imprinting*) em molas hidatiformes completas correlacionam-se com hiperplasia trofoblástica e falha de desenvolvimento fetal.

O feto de uma **mola hidatiforme parcial** geralmente é 69,XXY (triploide): um conjunto haploide de cromossomos maternos (23,X) e dois conjuntos haploides de cromossomos paternos (46,XY; originários de não disjunção meiótica ou de dois espermatozoides haploides fecundantes).

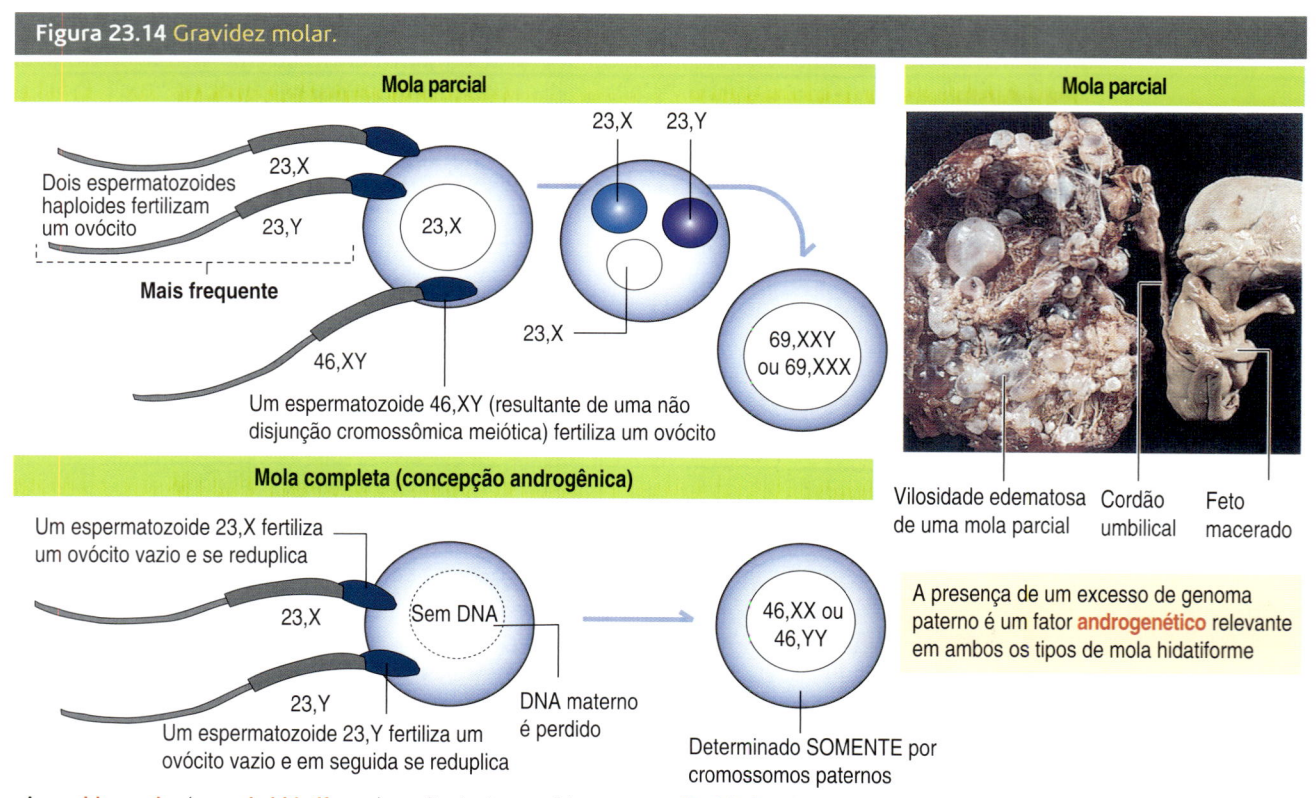

Figura 23.14 Gravidez molar.

Mola parcial

Dois espermatozoides haploides fertilizam um ovócito
23,X
23,Y
Mais frequente
46,XY
Um espermatozoide 46,XY (resultante de uma não disjunção cromossômica meiótica) fertiliza um ovócito
23,X
23,X   23,Y
23,X
69,XXY ou 69,XXX

Mola completa (concepção androgênica)

Um espermatozoide 23,X fertiliza um ovócito vazio e se reduplica
23,X
Sem DNA
Um espermatozoide 23,Y fertiliza um ovócito vazio e em seguida se reduplica
23,Y
DNA materno é perdido
46,XX ou 46,YY
Determinado SOMENTE por cromossomos paternos

Mola parcial

Vilosidade edematosa de uma mola parcial   Cordão umbilical   Feto macerado

A presença de um excesso de genoma paterno é um fator **androgenético** relevante em ambos os tipos de mola hidatiforme

A **gravidez molar** (ou **mola hidatiforme**) resulta do desenvolvimento anormal da placenta e pertence ao grupo de **doenças trofoblásticas gestacionais**. A gravidez molar pode ser **completa** ou **parcial**.

Uma **mola hidatiforme parcial** envolve citotrofoblasto anormal e é caracterizada pela substituição de vilosidades normais por vilosidades hidrópicas (edemaciadas). Um feto cromossomicamente anormal, geralmente com triploidia de 69,XXY, é observado (**concepção triploide monogênica diândrica**).

Uma mola **hidatiforme completa** consiste na substituição de células sinciciotrofoblásticas anormais das vilosidades normais por uma **vilosidade edematosa** e na ausência do feto e de membranas fetais. O nível sanguíneo da gonadotropina coriônica humana (hCG) no sangue é elevado. A mola completa representa cerca de 90% das gestações molares. O potencial de transformação maligna de uma mola completa em um **coriocarcinoma** é de cerca de 50%.

A conduta clínica para a gravidez molar inclui a imediata remoção do conteúdo intrauterino por curetagem por aspiração, seguida pela raspagem suave e precisa, e avaliação periódica dos níveis de hCG no sangue.

Fotografia de Damjanov I, J Linder: Pathology: A Color Atlas. St. Louis, Mosby, 2000.

Mais frequentemente, dois espermatozoides fertilizam um ovulo, dando origem a uma **concepção triploide monogênica diândrica** (dois complementos cromossômicos paternos com um complemento cromossômico materno).

Níveis extremamente elevados de hCG são típicos em pacientes com mola hidatiforme. A falha na regressão de níveis altos de hCG após a remoção inicial do conteúdo intrauterino sugere a necessidade de mais tratamento.

LACTAÇÃO

Glândulas mamárias

As mamas, ou glândulas mamárias, desenvolvem-se como uma invaginação da epiderme. O **mamilo** é rodeado pela **aréola**, uma pele pigmentada com glândulas sebáceas em abundância. O mamilo contém tecido conjuntivo e células musculares lisas, formando um **esfíncter circular**.

Cerca de 15 a 20 **ductos lactíferos** abrem-se na ponta do mamilo através de **seios lactíferos** individuais.

Na **glândula mamária em lactação**, **cada ducto lactífero drena um lobo mamário**. Assim como a maioria das glândulas ramificadas (compostas), as glândulas mamárias contêm um **sistema de ductos, lobos e lóbulos**.

Cada lobo consiste em um **ducto lactífero** ramificado que se estende para dentro do **tecido fibroadiposo** da mama.

Um **lobo** consiste em um grupo de lóbulos, drenados por um **ducto lactífero. Lobos e lóbulos não são observados na glândula mamária em repouso.**

Cada ducto lactífero é revestido por um **epitélio simples colunar ou cúbico** e uma camada externa descontínua de **células mioepiteliais**

Cada ducto é cercado por tecido conjuntivo frouxo e uma rede capilar.

No estado de **repouso**, **não lactante**, as glândulas mamárias são compostas de ductos lactíferos, cada um terminando em um grupo de evaginações saculares ou botões, de fundo cego.

Durante a **gravidez**, os ductos ramificam-se e terminam em agrupamentos de sáculos (alvéolos ou ácinos), formando um **lóbulo**. Cada lóbulo é composto de diversas **unidades tubuloacinares secretoras** (Figura 23.15).

Morfogênese das glândulas mamárias

Lactogênio placentário, **progesterona**, **hormônio de crescimento** e **estrógeno** estimulam o desenvolvimento da glândula mamária por meio de diversos mecanismos parácrinos.

Os **mecanismos parácrinos** incluem a proteína relacionada com o hormônio paratireóideo (PTH), anfirregulina, o ligante do receptor do fator nuclear κβ ativado (RANKL), o fator de crescimento de fibroblastos-10, a proteína morfogenética óssea 4, ligantes Wnt, a família de sinalizadores *Hedgehog* e o fator de crescimento transformante β.

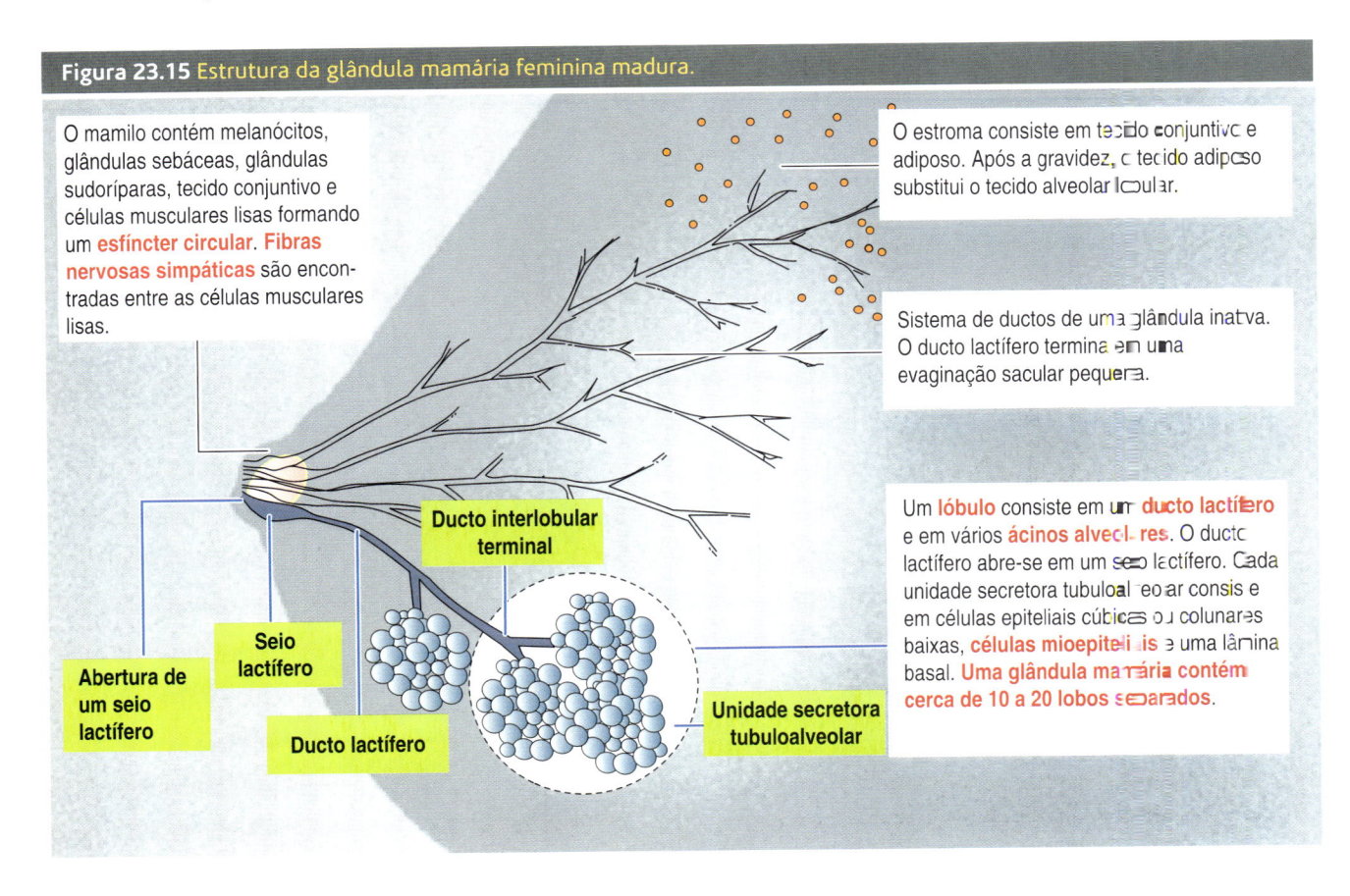

Figura 23.15 Estrutura da glândula mamária feminina madura.

O mamilo contém melanócitos, glândulas sebáceas, glândulas sudoríparas, tecido conjuntivo e células musculares lisas formando um **esfíncter circular. Fibras nervosas simpáticas** são encontradas entre as células musculares lisas.

O estroma consiste em tecido conjuntivo e adiposo. Após a gravidez, o tecido adiposo substitui o tecido alveolar lobular.

Sistema de ductos de uma glândula inativa. O ducto lactífero termina em uma evaginação sacular pequena.

Um **lóbulo** consiste em um **ducto lactífero** e em vários **ácinos alveolares**. O ducto lactífero abre-se em um seio lactífero. Cada unidade secretora tubuloalveolar consiste em células epiteliais cúbicas ou colunares baixas, **células mioepiteliais** e uma lâmina basal. **Uma glândula mamária contém cerca de 10 a 20 lobos separados.**

Ducto interlobular terminal

Seio lactífero

Abertura de um seio lactífero

Ducto lactífero

Unidade secretora tubuloalveolar

A anfirregulina é uma proteína semelhante ao fator de crescimento epidérmico modulada pelo estrógeno, que se liga ao receptor do fator de crescimento epidérmico nas células do estroma. As células do estroma secretam fatores, que regulam o desenvolvimento mamário durante a puberdade. Se a anfirregulina estiver ausente, os ductos lactíferos falham em alongar e o ducto alveolar e as células epiteliais cessam a proliferação em resposta à estimulação de estrógeno.

De modo diferente da anfirregulina, o RANKL é necessário para a ramificação ductal e o desenvolvimento alveolar pós-puberdade, e não para o desenvolvimento da glândula mamária na puberdade.

Além disso, as metaloproteinases remodeladoras da matriz extracelular e seus inibidores participam da ramificação da glândula mamária por meio do controle do estroma circundante.

Os conceitos básicos para a compreensão do processo são:

1. Os hormônios ovarianos (estrógeno e progesterona) e os hormônios hipofisários (prolactina e hormônio do crescimento) impulsionam o desenvolvimento e a diferenciação da glândula mamária.
2. As sinalizações parácrina e autócrina interligam as células epiteliais da glândula mamária e as células do estroma circundantes durante o desenvolvimento da glândula mamária, puberdade e gravidez.

Desenvolvimento da glândula mamária

O desenvolvimento da glândula mamária compreende duas fases (Figura 23.16):

1. Formação do **mamilo**.
2. Remodelamento da glândula mamária.

Figura 23.16 Desenvolvimento da glândula mamária (mamogênese).

Glândula mamária: desenvolvimento e ramificação (morfogênese)

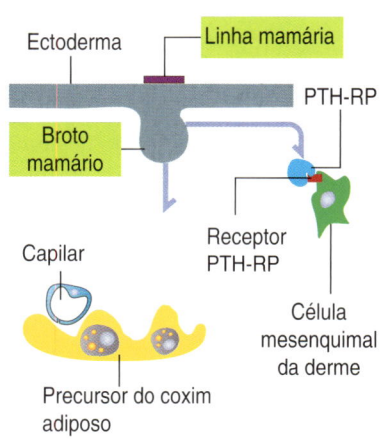

A **invaginação epitelial** começa a partir dos placoides mamários, na linha mamária, em resposta aos sinais indutores das células mesenquimais adjacentes aos precursores do coxim gorduroso.

As células do broto secretam uma proteína relacionada ao hormônio paratireóideo (**PTH-RP**), que se liga aos **receptores PTH-RP** nas células mesenquimais da derme.

Uma mutação do gene de PTH-RP interrompe o desenvolvimento subsequente do broto.

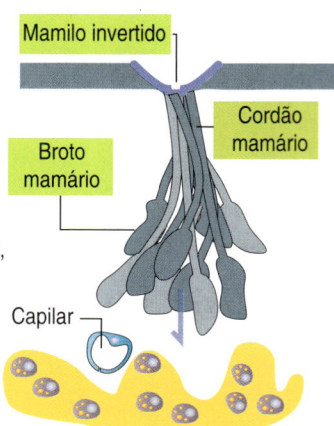

Os sinais indutores das **células adiposas** estimulam a formação de dez a vinte **cordões mamários** epiteliais que se estendem do mamilo até a área do coxim adiposo mamário. Cada cordão forma um **broto mamário**. Uma glândula rudimentar é estabelecida e persiste como tal ao nascimento, não havendo desenvolvimento adicional até a puberdade.

Puberdade

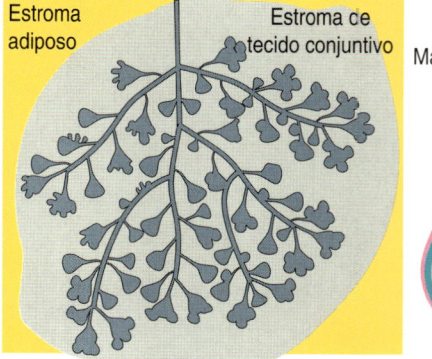

Os níveis elevados de estrógeno ovariano estimulam a ramificação dos ductos rudimentares em uma arborização com os **brotos terminais**. Cada broto da extremidade terminal possui uma lâmina basal que sustenta uma camada de células mioepiteliais e é coberto por uma camada única de células epiteliais nos ductos, além de células do corpo em múltiplas camadas na extremidade ou no corpo da glândula. Os brotos terminais desenvolvem-se sob a influência da **progesterona**. Os brotos antigos regridem e desaparecem.

Gravidez

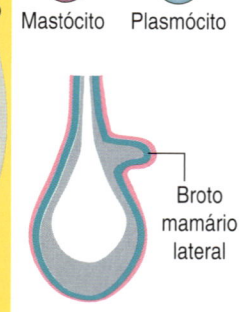

O tecido alveolar lobular é formado a partir dos brotos laterais e terminais existentes nas extremidades dos ductos lactíferos em ramificação, sob estímulo de **lactogênio placentário**, e **estrógeno**, **prolactina** e **progesterona maternos**. Um estroma de tecido conjuntivo, com mastócitos e plasmócitos, rodeia os ductos e alvéolos em ramificação.

A **lactogênese** é o processo de desenvolvimento pelo qual a glândula mamária pode produzir e manter a secreção de leite.

Por volta da sexta semana, o mamilo é visível como um acúmulo de células epiteliais ectodérmicas ao longo do **placoide da linha mamária**, formando uma depressão, o **mamilo invertido**.

Após o nascimento, a região do mamilo fica protuberante e a aréola eleva-se, à medida que as **glândulas sebáceas e sudoríparas areolares** se desenvolvem ao redor do mamilo.

A glândula mamária inicia seu desenvolvimento quando um broto celular epitelial ectodérmico, o **broto mamário**, penetra no mesoderma subjacente próximo ao **precursor do coxim adiposo** e capilares.

Durante o primeiro trimestre, cada um dos dez a vinte **cordões mamários** epiteliais sólidos dá origem a um **broto mamário.**

Ao longo do segundo trimestre, os cordões mamários tornam-se ocos e os **brotos terminais** desenvolvem-se ao fim do terceiro trimestre.

Na puberdade, os ductos mamários tornam-se ductos lactíferos e os brotos terminais irão se transformar em brotos alveolares.

Os receptores de estrógeno, progesterona e prolactina são expressos por uma população de células luminais dos ductos (chamadas **células sensoras**).

Sob a influência desses hormônios, essas células sensoras secretam moléculas de sinalização parácrina e autócrina, a fim de desencadear a proliferação das células epiteliais glandulares luminais e mioepiteliais adjacentes. O mesoderma diferencia-se em estroma conjuntivo e adiposo, bem como no músculo liso do mamilo.

O epitélio do ducto lactífero das glândulas mamárias dos recém-nascidos de ambos os sexos pode responder aos hormônios maternos e podem produzir uma secreção que contém α-lactalbumina, gordura e leucócitos. Essa secreção é chamada "leite de bruxa".

Na maioria dos casos, o sistema de ducto mamário embrionário-fetal permanece inalterado na criança até o início da puberdade. No **feto masculino**, o sistema de ductos em desenvolvimento passa por **involução na presença de testosterona**. O papel dos receptores de testosterona e do mesoderma é bem demonstrado na **síndrome de insensibilidade a andrógenos (síndrome de feminização testicular)**.

Glândulas mamárias durante a puberdade e a gravidez

Na **puberdade**, o **estrógeno** circulante (na presença de prolactina) estimula o desenvolvimento dos **ductos lactíferos e brotos terminais (BT)**, bem como o aumento do **tecido adiposo** circundante.

Esse processo de desenvolvimento é altamente regulado por vias parácrinas entre as células epiteliais dos ductos e dos brotos terminais e as células do tecido conjuntivo circundante (fibroblastos e células adiposas), e células do sistema imune. Esse microambiente constitui o **nicho de célula-tronco.**

Os brotos terminais promovem a extensão do tecido da glândula mamária em direção ao coxim adiposo.

Quando os brotos terminais atingem a extremidade do coxim adiposo, eles interrompem a proliferação celular e se diferenciam em ductos terminais. O broto terminal é composto de um **capuz** altamente proliferativo e **corpo** (ver Figura 23.16). O **segmento do ducto do broto terminal** exibe uma camada luminal de células epiteliais que se sobrepõem à camada celular mioepitelial basal.

As células que revestem os ductos lactíferos contêm **receptores para estrógenos** citosólicos e nucleares. Além disso, a **progesterona** estimula a formação de novos brotos terminais, substituindo os antigos, ou seja, regredindo brotos por apoptose, os quais acabam por desaparecer no fim do ciclo ovariano. Essas alterações cíclicas são observadas a cada ciclo menstrual.

Durante a **gravidez**, a prolactina e o lactogênio placentário, na presença de estrógeno, progesterona e fatores de crescimento, estimulam o **desenvolvimento dos ductos lactíferos e alvéolos secretores**.

Os alvéolos secretores desenvolvem-se nas extremidades dos ductos lactíferos ramificados a partir dos brotos laterais e terminais. A indução do **fator de transcrição Elf-5 pela prolactina** é fundamental para a diferenciação de células epiteliais luminais em células alveolares produtoras de leite.

Durante a **lactação**, o sistema de ductos lactíferos e o tecido alveolar lobular estão totalmente desenvolvidos e funcionais. As células mioepiteliais comprimem as células alveolares para bombear o leite ao longo dos ductos para o mamilo.

Histologia das glândulas mamárias

Cada glândula mamária consiste nos seguintes componentes:

1. Um **sistema ramificado de ductos lactíferos que terminam, quando funcionais, nos alvéolos secretores.** Os ductos lactíferos e os alvéolos secretores são revestidos por células epiteliais. Como previamente indicado, um agrupamento de alvéolos secretores drenados por um ducto lactífero forma um **lóbulo.**

Cada ducto lactífero abre-se na ponta do **mamilo** na forma de **seios lactíferos**. Um epitélio estratificado pavimentoso queratinizado epidérmico reveste a superfície externa dos ductos lactíferos. As glândulas sebáceas secretam seu produto nos ductos lactíferos.

O mamilo é circundado pela **aréola**, que contém melanócitos, glândulas sebáceas e glândulas sudoríparas. O estroma do mamilo e aréola contém tecido conjuntivo denso não modelado, feixes de fibras elásticas e fibras musculares lisas abundantes em uma distribuição circular e radial.

2. As **células mioepiteliais** circundam o epitélio dos ductos lactíferos e dos alvéolos secretores. Uma membrana basal contínua envolve a camada externa de células mioepiteliais e a camada interna de células epiteliais glandulares. As células mioepiteliais contráteis têm características de células epiteliais e de células do músculo liso. Como discutimos adiante, elas funcionam ejetando leite da glândula mamária lactante.

3. Um **estroma,** onde o tecido conjuntivo subcutâneo interage com seu tecido adiposo branco (unilocular).

As Figuras 23.17 e 23.18 fornecem um resumo das características histológicas e do desenvolvimento da glândula mamária inativa e ativa mais relevantes.

Sucção durante a lactação

Um **estímulo neural** no mamilo resultante da **sucção** causa:

1. A ejeção do leite pela liberação de ocitocina. A ocitocina provoca a contração das células mioepiteliais que cercam os alvéolos.

Figura 23.17 Histologia da glândula mamária inativa e ativa.

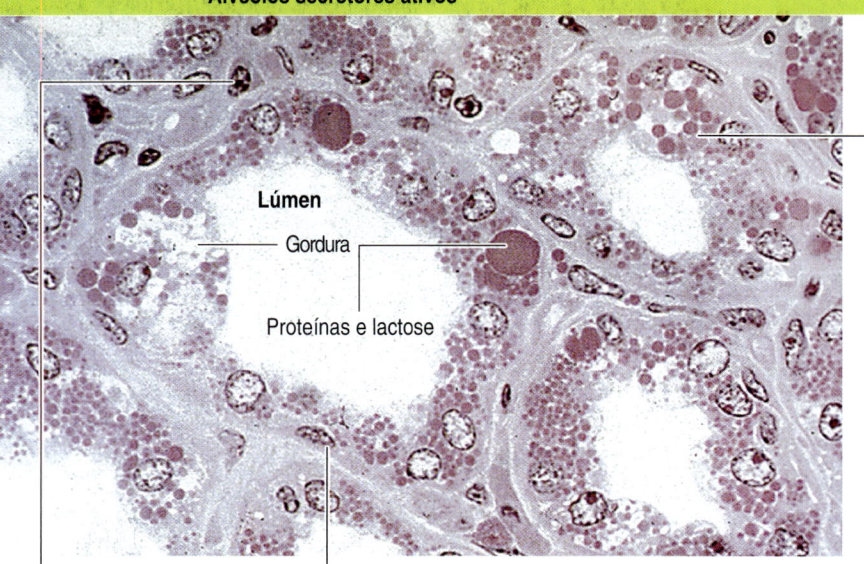

Glândula mamária não lactante

— Célula adiposa

Unidades secretoras

Os ácinos estimulados pela progesterona contêm material secretor no lúmen. As células mioepiteliais estão presentes na periferia dos ácinos.

Ducto lactífero

O ducto lactífero é revestido por um **epitélio colunar baixo a cúbico** com duas camadas celulares, **células mioepiteliais** esparsas e uma lâmina basal.

Durante a fase lútea, as células mioepiteliais são vacuolizadas (devido aos depósitos de glicogênio).

Estroma

Tecido conjuntivo denso não modelado com fibras colágenas abundantes envolve os ductos e os ácinos.

Alvéolos secretores ativos

Lúmen

Gordura

Proteínas e lactose

Durante a lactação, os alvéolos previamente formados na gravidez são revestidos por um epitélio cúbico cercado pelos processos celulares das células mioepiteliais.

As massas citoplasmáticas grandes e pequenas são proteínas e açúcares do leite. Os vacúolos pequenos e grandes são depósitos de gordura.

Glândula mamária lactante

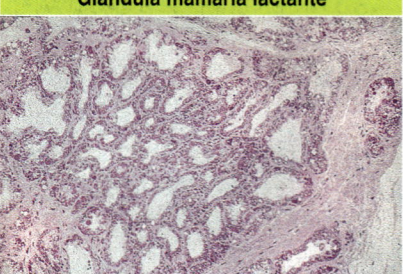

Os **plasmócitos** no estroma secretam a imunoglobulina A (IgA), a ser transportada por transcitose para o lúmen do alvéolo.

Núcleo de uma **célula mioepitelial**. As células mioepiteliais são de dez a vinte vezes mais sensíveis à ocitocina do que as células musculares lisas do miométrio.

Após o breve período de secreção do **colostro**, **leite de transição**, que possui menor concentração de IgA e proteínas, este é substituído pelo **leite maduro** (um complexo de **proteínas**, **gordura láctea**, **lactose** e **água**).

Figura 23.18 Função da célula alveolar mamária.

Lactação e composição do leite

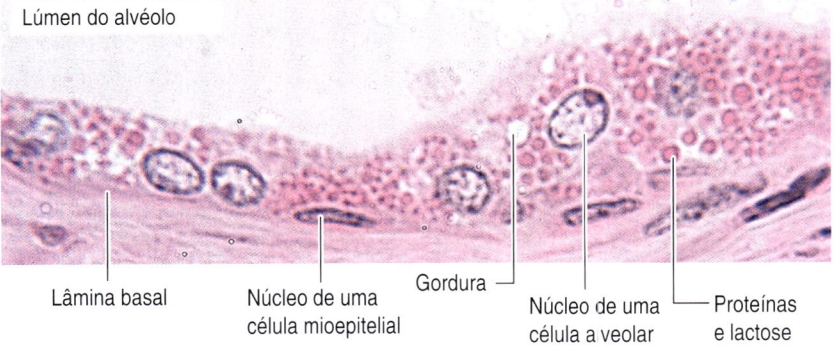

A **gordura** (triglicerídeos e colesterol) liberada é circundada por **adipofilina**, uma proteína membro da família perilipina (**secreção apócrina**)

Proteínas (caseína, α-lactalbumina e proteína relacionada ao hormônio paratireóideo) são secretadas pelo mecanismo **merócrino**

A **imunoglobulina A polimérica secretora (IgAp)**, produzida pelos plasmócitos, é transportada para o lúmen por transcitose e liberada no leite para fornecer imunidade passiva ao bebê durante a amamentação

A **lactose** é produzida no complexo de Golgi e liberada no lúmen de um alvéolo junto com as proteínas

O **receptor sensor de Ca²⁺ (CaSR)** estimula o transporte de Ca²⁺ para o leite

Ca²⁺

Núcleo

Golgi

Célula epitelial alveolar

Célula mioepitelial

Receptor poli-Ig

Componente secretor

IgAp

Lâmina basal

Retículo endoplasmático rugoso

Núcleo

A **prolactina** estimula a produção de leite.

A **ocitocina** estimula a expulsão de leite pela indução da contração das células mioepiteliais

Lúmen do alvéolo

Lâmina basal — Núcleo de uma célula mioepitelial — Gordura — Núcleo de uma célula alveolar — Proteínas e lactose

2. A inibição da liberação do **fator liberador do hormônio luteinizante** pelo hipotálamo, que resulta na **parada temporária da ovulação**.

O leite contém os seguintes componentes (Boxe 23.I):

1. **Proteínas** (**caseína**, α-**lactalbumina** e grandes quantidades de **proteína relacionada ao hormônio paratireóideo [PTH-RP]**), liberadas por **secreção merócrina**, juntamente com a lactose.

2. **Lipídios** (**triglicerídeos** e **colesterol**), liberados por **secreção apócrina**. Gotículas lipídicas estão rodeadas pela proteína **adipofilina**, um membro da família da perilipina.

3. **Açúcar** (em particular, a **lactose**, produzida no complexo de Golgi a partir de glicose e uridina difosfogalactose). A lactose atrai osmoticamente a água para as vesículas secretoras, um processo responsável pelo grande volume de leite.

4. **Receptor sensor de Ca²⁺ (CaSR)**, que é expresso em células alveolares mamárias humanas. Sua expressão aumenta durante a lactação. O CaSR estimula o transporte de Ca²⁺ para o leite e regula a mobilização de Ca²⁺ esquelético para a produção de leite. Como ele funciona? Quando os níveis de Ca²⁺ estão baixos, a atividade de CaSR é reduzida para aumentar a produção de PTH-RP, que estimula a reabsorção óssea osteoclástica de Ca²⁺.

Além disso, as **plasmócitos** presentes no estroma que envolve o tecido alveolar secretam **IgA polimérica**. A IgA polimérica é captada pelas células alveolares

---

Boxe 23.1 Lactação.

- **Colostro:** é o leite precoce (chamado leite inicial), com baixa concentração de gordura, mas elevada concentração de proteínas e minerais. O conteúdo de gordura aumenta nos minutos seguintes (leite maduro ou leite posterior)

- **Leite:** um fluido único, espécie-específico, com componentes nutritivos, imunológicos e promotores de crescimento

- Os **lipídios** são cercados por uma camada da proteína adipofilina (um membro da família da perilipina). A adipofilina proporciona uma interface estabilizadora entre a gordura e os componentes aquosos do leite. A interface citosólica possibilita controle da lipólise e formação de uma suspensão aquosa micelar útil para a absorção no intestino delgado. Os lipídios incluem colesterol, triglicerídeos, ácidos graxos de cadeia curta e ácidos graxos poli-insaturados de cadeia longa

- **Imunoglobulinas:** a imunoglobulina mais abundante é a imunoglobulina A (IgA), dimérica e secretora. Ela fornece imunidade passiva adquirida por várias semanas antes que o bebê possa produzir as suas próprias IgAs secretoras no intestino delgado

- **Função protetora do leite humano:** o leite contém lactoferrina, lisozima, oligossacarídeos e mucinas. Esses componentes possibilitam que algumas bactérias intestinais se estabeleçam, enquanto outras são inibidas.

---

e transportada para o lúmen por um mecanismo semelhante àquele discutido no Capítulo 16, *Parte Baixa do Sistema Digestório*. **Depois da amamentação**, a secreção de prolactina diminui, os alvéolos mamários regridem e, depois de vários meses, o sistema de ductos lactíferos regride à sua fase normal não gravídica (ver Figura 23.18).

Linhagens de células mamárias e árvore ductal epitelial ramificada

Discutimos aspectos do desenvolvimento da glândula mamária: botões que brotam e depois começam a se ramificar, formando uma estrutura ductal rudimentar. Outras ramificações dependentes de estrógeno ocorrem durante a puberdade. As células epiteliais alveolares desenvolvem-se durante a gravidez e lactação. Ao fim da lactação, as glândulas mamárias voltam à estrutura rudimentar, mas rapidamente recuperam um novo ciclo de crescimento durante a próxima gravidez (ver Figura 23.16).

O epitélio ramificado rudimentar das glândulas mamárias ao nascimento é dotado de capacidade de desenvolvimento ductal na puberdade, produção de leite durante a lactação e involução e regeneração cíclica. Esses processos envolvem as **células mioepiteliais basais**, com propriedades contráteis, ao redor das **células epiteliais luminais**. As células luminais revestem a superfície interna dos ductos e as células alveolares produtoras de leite.

Experimentos de determinação do perfil molecular e de sequenciamento de RNA de uma célula única demonstram a existência de **progenitores embrionários de células multipotentes que mudam para progenitores celulares unipotentes antes do nascimento**

(Conhecimento básico 23.A). As células progenitoras/tronco mamárias multipotentes coexpressam marcadores das linhagens celulares basais e luminais. As linhagens celulares basais e luminais expressam genes diferentes que se tornam a assinatura de cada linhagem. As células luminais consistem em células ductais positivas (ER⁺) ou negativas (ER⁻) para o receptor de estrogênio, bem como células alveolares secretoras ER⁻.

A transição de multipotência para unipotência envolve o **receptor *Notch* 1** e o **fator de transcrição p63,** reguladores que restringem a linhagem. Esses reguladores conduzem as células precursoras multipotentes embrionárias em direção a uma **linhagem única** após passarem por um estágio intermediário durante o desenvolvimento embrionário inicial da glândula mamária.

Assim, a **sinalização *Notch* determina a progressão das células luminais em direção aos progenitores das células ER⁻; p63 conduz a linhagem celular basal (mioepitelial)**. As células epiteliais mamárias multipotentes tornaram-se restritas à linhagem, pois ocupam locais específicos dentro do epitélio.

Neste ponto, você está se perguntando sobre o significado dos eventos de troca de linhagem. Observe o seguinte: **A ativação de *Notch* das células-tronco mamárias determina não apenas a seleção da linhagem luminal, mas também a expansão da linhagem, que tem sido associada à tumorigênese da glândula mamária.** Além disso, na glândula mamária pós-natal, as células luminais podem ser reprogramadas e mudar para uma linhagem celular basal na presença de p63. Alternativamente, as células basais podem ser reprogramadas e mudar para uma linhagem de células luminais na presença de sinais de sinalização *Notch*.

Quais marcadores possibilitam a distinção das linhagens celulares?

Os progenitores embrionários multipotentes, que expressam o receptor *Notch* 1, são positivos para os marcadores celulares basais citoqueratina 5 (K5), K14 e p63 e o marcador celular luminal K8. Após multipotência-unipotência transitória, as células progenitoras basais expressam K5, K14 e p63, enquanto as células ER⁻ luminais expressam K8 e *Notch* 1.

No Capítulo 3, *Sinalização Celular | Biologia Celular | Patologia*, discutimos a **plasticidade celular**. Você deve se lembrar de que plasticidade é a capacidade das células de mudar seu estado. Na verdade, a plasticidade é um evento essencial durante o desenvolvimento da glândula mamária.

A plasticidade desregulada e reativação dos programas multipotentes embrionários durante a patogenia do câncer de mama levam à heterogeneidade celular. A heterogeneidade celular dificulta o tratamento do câncer de mama. A heterogeneidade é representada pelos principais marcadores presentes nas células tumorais, incluindo ER, receptor de progesterona e fator de crescimento epidérmico humano 2 (HER2) (seção a seguir).

Conhecimento básico 23.A Linhagens celulares distintas formam a árvore ductal epitelial ramificada das glândulas mamárias.

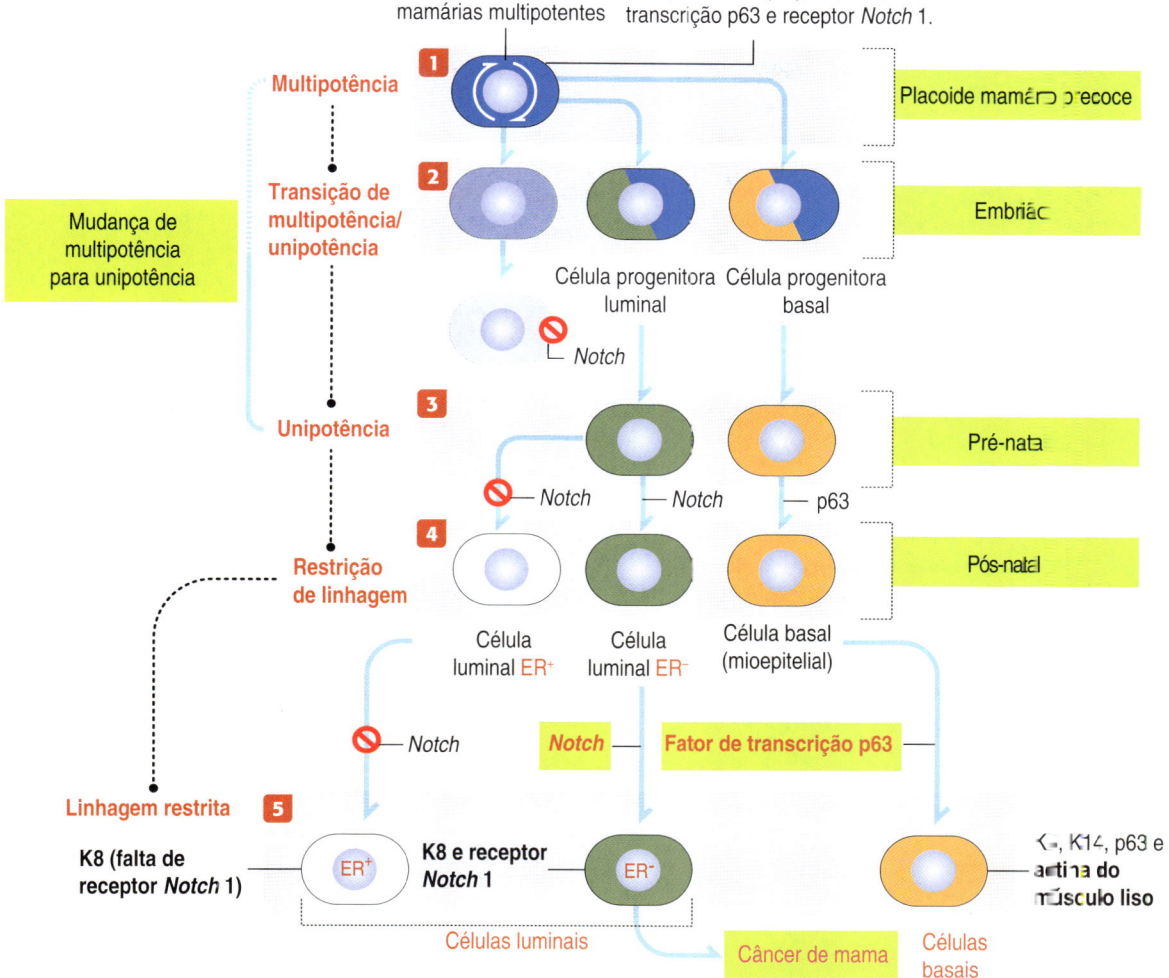

1 Células-tronco mamárias multipotentes, observadas no placoide mamário inicial, expressam marcadores híbridos: citoqueratina 5 (K5), K8, K14, fator de transcrição p63 e receptor *Notch* 1, um componente da via de sinalização *Notch* (Capítulo 3, *Sinalização celular | Biologia celular | Patologia*).

2 A restrição de linhagem surge durante o desenvolvimento embrionário. Células progenitoras luminais ⬤ unipotentes (K8, receptor *Notch* 1) e ⬤ basais (K5, K14 e p63) coexistem com uma população decrescente de ⬤⬤ células-tronco mamárias multipotentes que não respondem à sinalização de *Notch*.

3 Durante o período pré-natal, células progenitoras luminais e basais tornam-se responsáveis pelo crescimento e ramificação dos ductos das glândulas mamárias.

4 Durante o período pós-natal, duas linhagens luminais independentes são estabelecidas: uma linhagem positiva para receptor de estrógeno luminal (ER⁺) e uma linhagem ER⁻. As células luminais ER⁻ respondem à sinalização *Notch*. As células luminais ER⁺ não expressam o receptor *Notch* 1. Portanto, elas não respondem à sinalização *Notch* necessária para adquirir a especificação do destino da célula.

As células luminais ER⁺ e ER⁻ representam duas linhagens independentes mantidas por células-tronco distintas.

O fator de transcrição p63 sustenta a determinação do destino basocelular (mioepiteliais).

5 As linhagens de células luminais são reprogramadas e tornam-se restritas: as ⬤ células epiteliais luminais ER⁻ expressam K8 e receptor *Notch* 1. As ⊙ células luminais ER⁺ expressam K8, mas não *Notch* 1. A ⬤ linhagem celular basal (mioepitelial) expressa K5, K14, p63 e actina do músculo liso.

Observe que a sinalização *Notch* está envolvida na seleção da linhagem luminal, bem como na expansão da linhagem, um evento que tem sido associado à tumorigênese da glândula mamária.

Não é mostrada na ilustração a reprogramação de linhagem alternativa, uma característica da **plasticidade celular**:

(1) ⬤—⬤ As células luminais podem ser reprogramadas por p63 e mudar para uma linhagem de células basais.

(2) ⬤—⬤ As células basais podem ser reprogramadas pela sinalização *Notch* e mudar para uma linhagem celular luminal ER⁻.

As células-tronco multipotentes adquirem identidade específica e potencial de linhagem por um mecanismo semelhante ao mecanismo utilizado pelos oncogenes para induzir a transformação celular em vários tecidos.

DOENÇAS BENIGNAS DA MAMA E CÂNCER DE MAMA

Cada uma das estruturas da glândula mamária (ductos e alvéolos) pode ser a fonte de uma condição patológica. Vimos quantas vias parácrinas e células-tronco bipotentes e unipotentes estão envolvidas no desenvolvimento e na diferenciação das glândulas mamárias. Os genes que participam desses processos podem estar desregulados durante a carcinogênese mamária.

Alterações fibrocísticas da mama são as mais comuns de todas as condições benignas das glândulas mamárias em pacientes na faixa etária de 20 a 40 anos. Os desequilíbrios hormonais estão associados às alterações fibrocísticas. Nessa condição, observam-se a proliferação do estroma de tecido conjuntivo e a formação cística dos ductos. A dor (**mastalgia**) tende a ser cíclica à medida que os cistos se expandem rapidamente.

O **fibroadenoma**, a segunda condição mais comum de doença benigna da mama, acomete as mulheres jovens (entre 20 e 30 anos). Os fibroadenomas são massas de crescimento lento de tecido epitelial e conjuntivo.

A **ginecomastia**, o aumento da **mama masculina**, é causada por uma mudança no equilíbrio entre os estrógenos no córtex suprarrenal e os andrógenos testiculares. Pode ser observada durante a **cirrose**, porque o fígado é responsável pela degradação de estrógenos. A ginecomastia é uma manifestação típica da **síndrome de Klinefelter** (47,XXY).

Cerca de 80% dos **cânceres de mama** têm origem no revestimento epitelial dos ductos lactíferos (Figura 23.19). Os tumores de mama mais frequentes são o **carcinoma ductal infiltrante** (originário nos ductos lactíferos) e o **carcinoma lobular infiltrante** (derivado do revestimento das células epiteliais que revestem o tecido alveolar). O **carcinoma ductal *in situ*** é uma forma inicial não invasiva de câncer de mama.

O **carcinoma de Paget** estende-se dos ductos lactíferos para o mamilo e a aréola. O **carcinoma intraductal** consiste em células tumorais que crescem dentro do lúmen do ducto lactífero (ver Figura 23.19).

O **câncer de mama inflamatório (CMI)** é um tipo raro, mas agressivo, de câncer de mama. As células de CMI são distribuídas em agrupamentos por toda a

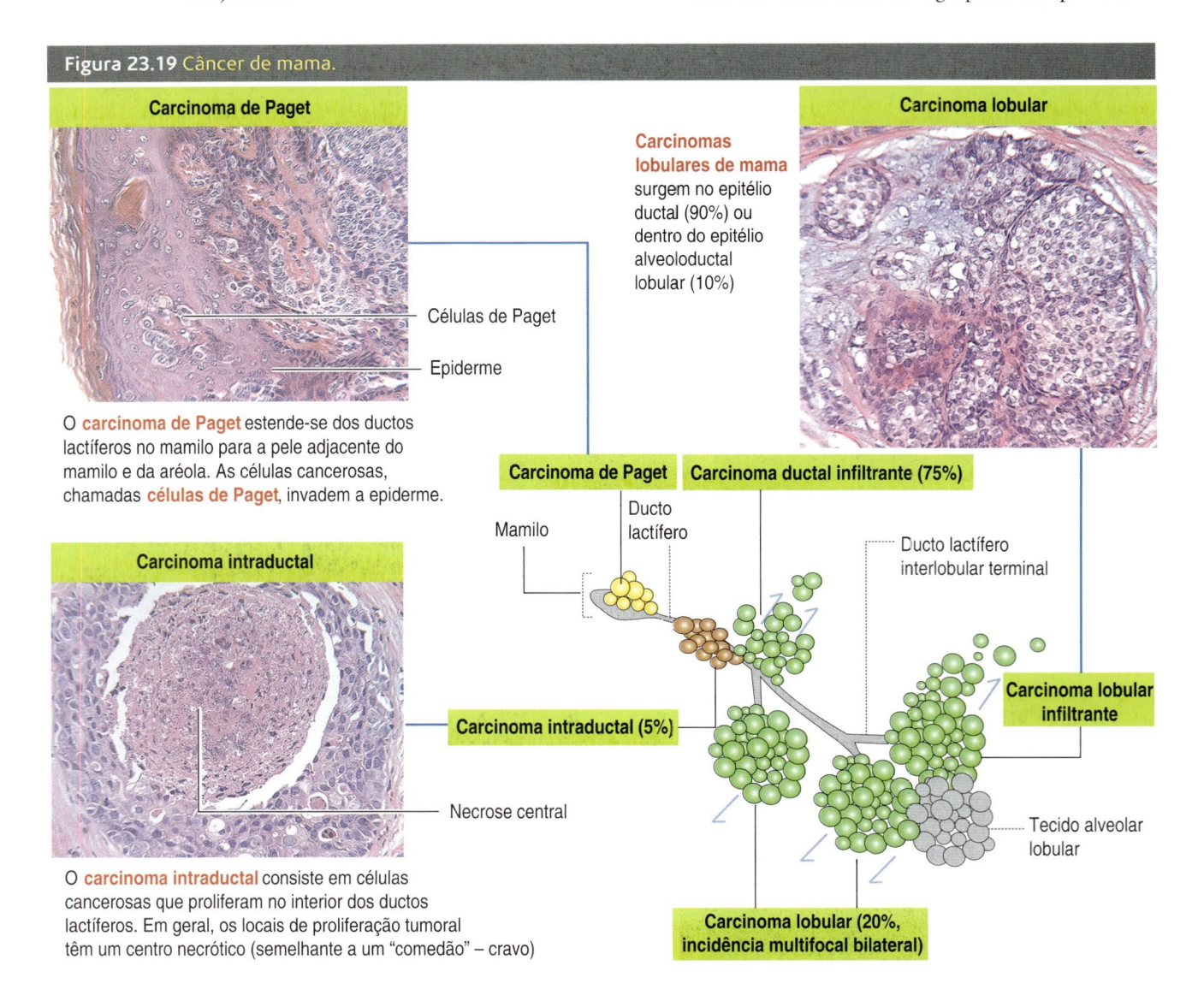

Figura 23.19 Câncer de mama.

Carcinoma de Paget

— Células de Paget
— Epiderme

O **carcinoma de Paget** estende-se dos ductos lactíferos no mamilo para a pele adjacente do mamilo e da aréola. As células cancerosas, chamadas **células de Paget**, invadem a epiderme.

Carcinomas lobulares de mama surgem no epitélio ductal (90%) ou dentro do epitélio alveoloductal lobular (10%)

Carcinoma lobular

Carcinoma intraductal

— Necrose central

O **carcinoma intraductal** consiste em células cancerosas que proliferam no interior dos ductos lactíferos. Em geral, os locais de proliferação tumoral têm um centro necrótico (semelhante a um "comedão" – cravo)

Carcinoma de Paget

Mamilo
Ducto lactífero

Carcinoma ductal infiltrante (75%)

Ducto lactífero interlobular terminal

Carcinoma intraductal (5%)

Carcinoma lobular infiltrante

Tecido alveolar lobular

Carcinoma lobular (20%, incidência multifocal bilateral)

mama e pele. A invasão dermolinfática e a formação de **êmbolos tumorais** dentro dos vasos dermolinfáticos, duas características comuns do CMI, contribuem para a metástase rápida para linfonodos e locais distantes. Os êmbolos tumorais causam inflamação e edema de mama. A glândula mamária tem um sistema sanguíneo e linfático rico, que facilita a metástase. A metástase do linfonodo axilar é um dos fatores prognósticos mais importantes.

O câncer de mama tem características morfológicas variáveis, mas marcadores moleculares comuns com potenciais implicações clínicas.

Vamos considerar alguns marcadores específicos.

As células epiteliais que revestem os ductos lactíferos têm receptores de estrogênio e cerca de 50 a 85% dos tumores de mama têm receptores de estrogênio. Existem **dois tipos de receptores de estrogênio (ER)**, ERα e ERβ. O ERα tem uma maior afinidade de ligação ao estrogênio que o ERβ. O ERβ atua como um regulador fisiológico do ERα. A expressão de ERα é maior que ERβ no tecido mamário normal, mas a diferença é ainda maior com tumores invasivos. Esse achado sugere que um equilíbrio entre os ERs é importante para determinar a sensibilidade do tecido ao estrogênio e o risco relativo de desenvolvimento de tumores mamários. Um grande número de tumores dependentes de estrogênio regride após terapia antiestrogênio (tratamento com o antiestrogênio **tamoxifeno**).

A herança familiar de uma mutação em um dos dois genes autossômicos dominantes, **BRCA1** e **BRCA2**, foi determinada em 20 a 30% de pacientes com câncer de mama.

Os genes BRCA1 e BRCA2 codificam **proteínas supressoras de tumor** que interagem com outras proteínas nucleares. A expressão do gene BRCA1 é necessária para o reparo do DNA, ativação de pontos de verificação do ciclo celular e manutenção da estabilidade cromossômica.

Sob condições normais, a expressão do gene BRCA1 pode suprimir as vias de transcrição dependentes de estrógeno relacionadas com a proliferação de células epiteliais da glândula mamária. Uma mutação do gene BRCA1 pode levar à perda dessa capacidade, facilitando a tumorigênese. As mulheres com mutações nos genes BRCA1 e BRCA2 possuem um risco de desenvolver cânceres invasivos de mama e de ovário durante a vida. Já se demonstrou que a **mastectomia profilática bilateral total** reduz drasticamente a incidência de câncer de mama entre mulheres com uma mutação BRCA1 ou BRCA2.

O **perfil molecular**, usando microarranjos de DNA (como o Oncotype® DX), busca por vários biomarcadores no câncer de mama de valor clínico significativo. Os resultados dos testes esperam determinar o benefício da terapia hormonal, quimioterapia e cirurgia da mama.

Os resultados de perfil molecular mostram que os cânceres de mama ER⁻ e ER⁺ são originados de tipos celulares diferentes. A expressão do gene BRCA1 tem um papel na diferenciação de células-tronco ou progenitoras ER⁻ em células epiteliais luminais ER⁺.

À medida que lembramos as cinco tintas linhagens celulares que contribuem para a árvore ductal epitelial ramificada das glândulas mamárias (ver Conhecimento básico 23.A), vamos salientar novamente que as **células basais circundam a camada celular epitelial luminal**. Eles tipicamente expressam citoqueratinas 5 e 14 e actina do músculo liso. **As células epiteliais luminais revestem ductos e alvéolos**. Eles geralmente expressam citoqueratina 8 e podem ser positivas ou negativas para o receptor de estrogênio, dependendo de sua capacidade de resposta à via de sinalização *Notch*.

Agora estamos prontos para considerar os padrões de perfil molecular dos **tumores de mama do tipo células mioepiteliais basais** e **do tipo células epiteliais luminais**.

Quatro grupos principais de câncer de mama foram distinguidos por perfis moleculares:

1. **Os cânceres de mama do tipo basal (do tipo célula mioepitelial)** são tumores 'triplos negativos': são ER⁻, receptor de progesterona negativo (PR⁻) e HER2 negativo (HER2⁻). O CMI é um tumor triplo negativo predominante. **HER2** (do inglês, **receptor do fator de crescimento epidérmico humano 2**) é uma proteína promotora de crescimento da superfície celular encontrada em todas as células da mama. A amplificação do gene *HER2* no câncer de mama aumenta a proliferação celular e a invasão tumoral.

   O *status* de HER2 é monitorado por **imuno-histoquímica** e **hibridização fluorescente *in situ*** durante a avaliação histopatológica do tumor da mama.

   O câncer de mama do tipo basal é frequente em mulheres mais jovens; cresce e se espalha mais rapidamente do que a maioria dos outros tipos de câncer de mama. Todos os cânceres de mama associados a uma mutação no gene *BRCA1* têm um fenótipo triplo negativo do tipo basal. As células tumorais não superexpressam as citoqueratinas luminais e os marcadores específicos do músculo liso encontrados nas células do tecido mamário normal.

2. **Os cânceres de mama luminais A** são ER⁺, semelhantes ao tecido mamário normal. O baixo risco de tumores luminais A está associado a uma baixa expressão de genes relacionados à proliferação (como o HER2).

3. **Os cânceres de mama luminais B** são ER⁺, mas os níveis de receptores hormonais são baixos.

4. **Os cânceres de mama HER2⁺** expressam altos níveis de HER2, o que promove o crescimento de células cancerígenas. Os tumores HER2⁺ são classificados como de alto risco.

A **herceptina** (trastuzumabe) é um anticorpo monoclonal que se liga ao domínio extracelular do receptor transmembranar HER2. É prescrito para pacientes com câncer de mama que superexpressam o HER2 para bloquear a proliferação de células tumorais.

Em resumo, o perfil molecular produz assinaturas gênicas que correspondem a tumores mamários de alto e baixo risco. Os parâmetros moleculares ajudam a prever respostas aos cuidados clínicos.

A classificação molecular do câncer de mama em basal, luminal A, luminal B e HER2+ correlaciona-se com os parâmetros de diferenciação tumoral e proliferação celular. Na verdade, um prognóstico clínico favorável pode ser previsto quando o tumor é bem diferenciado e a taxa de proliferação celular é baixa. Um prognóstico ruim correlaciona-se com uma diferenciação tumoral ruim e uma alta taxa de proliferação celular.

O perfil molecular produz assinaturas prognósticas, como a probabilidade de invasão do tumor, recorrência e sensibilidade a várias abordagens de tratamento (quimioterapia, radioterapia, terapia endócrina e terapia direcionada a HER2 utilizando herceptina).

A terapia de reposição de estrógeno em mulheres na **pós-menopausa** tem sido implicada como fator de risco para câncer de mama. Nas mulheres na **pré-menopausa**, os ovários são a fonte predominante de estrógeno. Nas mulheres na **pós-menopausa**, o estrógeno deriva predominantemente da **aromatização** das suprarrenais (consulte sobre glândula suprarrenal no Capítulo 19, *Sistema Endócrino*) e andrógenos ovarianos no fígado, músculo e tecido adiposo.

O **câncer de mama em homens** é raro. A maioria dos homens com câncer de mama exibe massa retroareolar indolor. Retração mamilar, sangramento mamilar, ulceração cutânea e adenopatia axilar palpável também podem ser encontrados. Mutações nos genes *BRCA* estão entre os fatores de risco. A maioria dos cânceres de mama nos homens é ER+ e HER2−.

Mapeamento de conceitos e conceitos essenciais: fertilização, placentação e lactação.

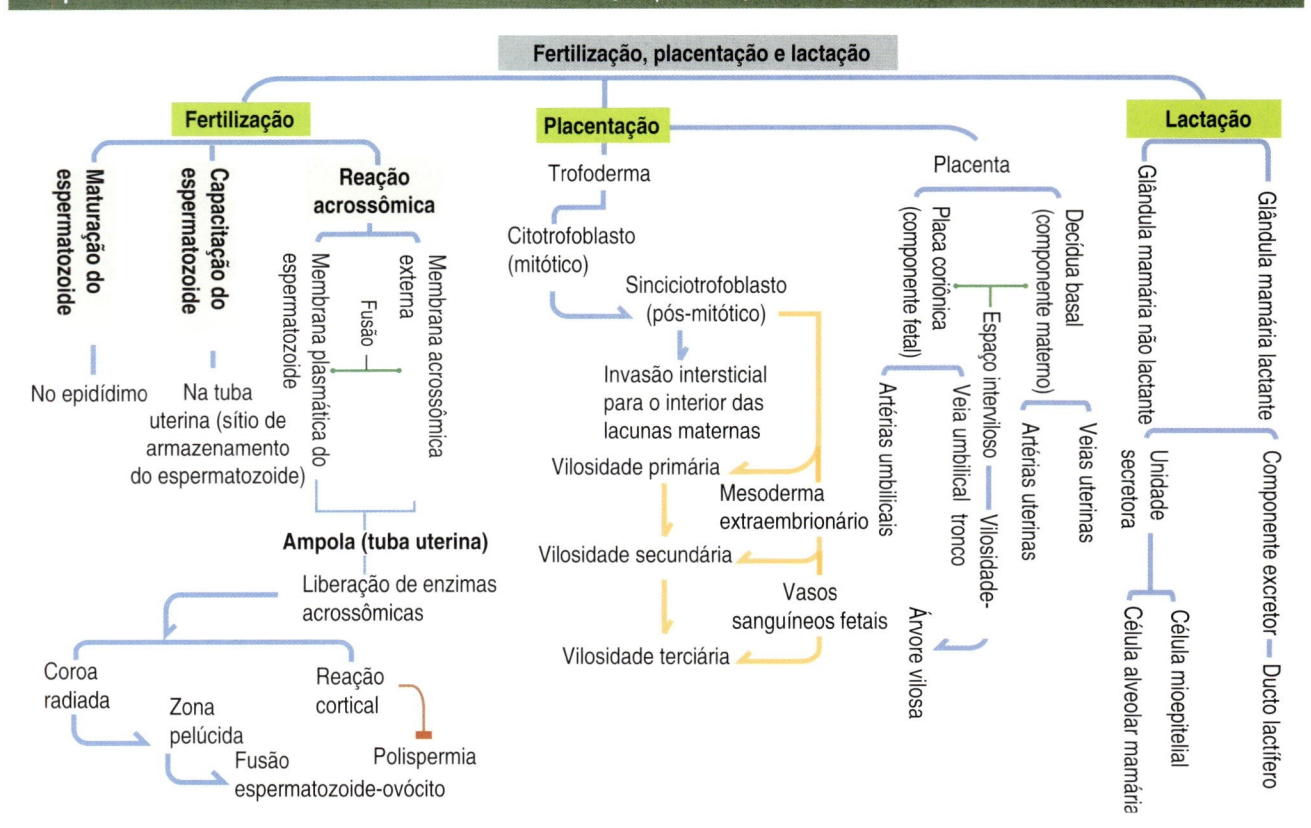

- A **fertilização** engloba três eventos:
    (1) A reação acrossômica.
    (2) A ligação do espermatozoide com a zona pelúcida do ovócito.
    (3) A fusão das membranas plasmáticas espermatozoide-ovócito.
    Como deve se lembrar do Capítulo 20, *Espermatogênese*, o acrossomo, o acroplaxoma e o núcleo condensado são componentes da cabeça do espermatozoide.
    O acrossomo contém enzimas hidrolíticas (principalmente, hialuronidase e proacrosina – esta última, inclusive, dá origem à acrosina durante a reação acrossômica).
    O acrossomo consiste em uma membrana acrossômica externa voltada para a membrana plasmática e

em uma membrana acrossômica interna voltada para o acroplaxoma ancorado ao envelope nuclear do núcleo condensado do espermatozoide.
    Ocorre reação acrossômica quando a membrana acrossômica externa funde-se em diferentes pontos com a membrana plasmática na presença de Ca^{2+}.
    A hialuronidase derivada do acrossomo facilita a penetração do espermatozoide pela coroa radiada. A acrosina possibilita a penetração do espermatozoide através da zona pelúcida.
    Quando o primeiro espermatozoide atravessa a zona pelúcida (que consiste em três glicoproteínas: ZP1, ZP2 e ZP3) e funde sua membrana com a do ovócito, a protease ovastacina é liberada a partir dos grânulos corticais

localizados na periferia do citoplasma do ovócito. Dá-se a esse evento o nome de reação cortical.

Os seguintes eventos e moléculas estão envolvidos na fertilização:

(1) A membrana plasmática do espermatozoide contém receptores com afinidade de ligação para O-oligossacarídeos de ZP3.

(2) O primeiro espermatozoide a penetrar na zona pelúcida funde-se com a membrana plasmática do ovócito. A fusão espermática provoca oscilações intracelulares de cálcio no ovócito em resposta a uma fosfolipase C específica do espermatozoide. Ocorre, então, exocitose dependente de Ca^{2+} da ovastacina e há mudança na conformação da zona pelúcida, a fim de evitar a polispermia.

(3) Ocorre fusão da membrana plasmática quando a proteína espermática Izumo1 liga-se à proteína do ovócito Juno na presença da proteína da membrana plasmática do ovócito CD9. Outras proteínas podem estar envolvidas.

(4) O complexo Izumo1-Juno é sequestrado no interior de uma vesícula que é liberada para o espaço perivitelino (entre a zona pelúcida e a membrana plasmática do ovócito).

(5) As oscilações de cálcio levam o ovócito secundário a completar a meiose II, liberar o segundo corpúsculo polar e tornar-se haploide

- A placentação tem início com a implantação do blastocisto no endométrio, após a eclosão do blastocisto para fora da zona pelúcida, expondo a camada de trofoblasto.

A implantação consiste em:

(1) Aderência do blastocisto à superfície do endométrio (um processo chamado aposição).

(2) A aposição é seguida pela implantação no estroma endometrial decidualizado, com a ajuda das células trofoblásticas invasivas. Esse processo é chamado invasão intersticial.

(3) A receptividade uterina é o estado ideal do endométrio para a implantação do blastocisto. Uma reação decidual primária é remodelada para uma reação decidual secundária pela ação de metaloproteinases de matriz (MMP) locais e seus inibidores teciduais (TIMP).

O trofoblasto diferencia-se em:

(i) Uma camada celular interna, o citotrofoblasto que se divide mitoticamente.

(ii) Uma camada celular externa, o sinciciotrofoblasto pós-mitótico.

As enzimas proteolíticas liberadas pelo sinciciotrofoblasto corroem os ramos das artérias uterinas espiraladas, formando lacunas. Esse evento, denominado invasão endovascular, dá início à circulação uteroplacentária. As lacunas representam o ponto de partida do futuro espaço interviloso da placenta.

Diferenças estruturais das vilosidades da placenta:

(1) As vilosidades primárias, o primeiro passo no desenvolvimento das vilosidades coriônicas, são formadas ao fim da segunda semana. As vilosidades primárias consistem em um centro de citotrofoblasto envolto por uma camada de sinciciotrofoblasto.

(2) As vilosidades secundárias são formadas no início da terceira semana. As vilosidades secundárias consistem em um cerne de mesoderma extraembrionário envolto por uma camada de citotrofoblasto intermediária e por uma camada de sinciciotrofoblasto externa.

(3) As vilosidades terciárias são observadas no fim da terceira semana. As vilosidades terciárias têm uma estrutura semelhante à da vilosidade secundária, com a adição das redes arteriocapilares fetais no mesoderma extraembrionário

- A placenta é constituída por:

(1) Placa coriônica (componente fetal).

(2) A decídua basal (componente materno).

Esses dois componentes limitam o espaço interviloso que contém sangue materno. O espaço interviloso é dividido por septos deciduais em compartimentos, chamados lobos.

Os septos deciduais, que se estendem da decídua basal para o espaço interviloso, não atingem a placa coriônica. Portanto, os lobos são incompletos, e os espaços intervilosos são interligados.

Uma vilosidade coriônica consiste em um tronco que dá origem a numerosos ramos vilosos.

O cerne do tronco e os ramos vilosos contém mesoderma extraembrionário (células mesenquimais), vasos sanguíneos fetais e células de Hofbauer (uma célula semelhante a um macrófago observada no início da gravidez).

A superfície do tronco e de ramos dessas vilosidades é revestida por uma camada externa de sinciciotrofoblasto e uma camada interna de citotrofoblasto, suportadas por uma lâmina basal. O domínio apical das células do sinciciotrofoblasto exibe microvilosidades curtas que se estendem para dentro do espaço sanguíneo materno.

Ao fim da gravidez, as células citotrofoblásticas diminuem em número e desaparecem e as células sinciciotrofoblásticas se agregam, formando nós.

A decídua é formada por três regiões:

(1) Decídua basal (placa basal), o componente materno da placenta.

(2) Decídua capsular, a camada superficial que cobre o feto em desenvolvimento.

(3) Decídua parietal, que recobre a cavidade uterina não ocupada pelo feto.

A barreira placentária é formada pela camada sinciciotrofoblástica, sustentada por uma lâmina basal, e células endoteliais e lâmina basal correspondente dos capilares fetais. Os capilares fetais ficam estreitamente apostos à camada trofoblástica. Lembre-se de que a população de células do citotrofoblasto diminui com o tempo e as células sinciciotrofoblásticas se agregam, formando nós

- Funções da placenta:

(1) Troca de gases por difusão passiva.

(2) Transferência de imunoglobulinas maternas, mediada por receptores.

(3) Produção de esteroides. Células sinciciotrofoblásticas sintetizam progesterona, que é transferida para o córtex suprarrenal para sua conversão em andrógenos fracos, os quais, por sua vez, são transferidos para o sinciciotrofoblasto, visando à conversão em estrógenos. O mecanismo cooperativo placenta-córtex suprarrenal representa a base para a unidade feto-placentária.

(4) Síntese de gonadotropina coriônica (mudança luteoplacentária, a fim de manter o corpo-lúteo da gestação) e lactogênio placentário (a fim de condicionar a glândula mamária para a lactação).

(5) Transporte ativo de íons e de glicose.

(6) Sinciciotrofoblastos produzem e liberam vesículas, chamadas exossomos, carregando dois indutores de apoptose: Ligante Fas e TRAIL. Eles oferecem um mecanismo de proteção para a placenta humana e o feto para evitar um ataque imune materno prejudicial e proporcionar um ambiente imunológico privilegiado na cavidade uterina, induzindo a apoptose de linfócitos T citotóxicos ativos

- Distúrbios da implantação da placenta incluem:

(1) Gravidez ectópica, que consiste na implantação fora do útero, mais comumente na ampola da tuba uterina.

(2) Atonia uterina, ou contrações fracas do músculo uterino pós-parto. Os fatores predisponentes da atonia uterina incluem trabalho de parto anormal, aumento substancial do útero (devido a hidrâmnio; líquido amniótico excessivo), ou leiomiomas uterinos (ou fibromas; tumores benignos do miométrio).

(3) Placenta prévia, a extensão anormal da placenta sobre ou próximo do canal cervical. A placenta prévia pode causar sangramento intenso e/ou dor durante a

segunda metade da gravidez e durante o parto. Sangramento intenso pode ser resolvido com um parto cesáreo de emergência antes de o período da gestação a termo ser atingido.

(4) **Descolamento da placenta**, a separação prematura da placenta normalmente implantada. A hemorragia para a decídua basal leva a separação prematura da placenta e sangramento. A separação da placenta do útero compromete a oxigenação do feto.

(5) **Placenta acreta**. A placenta fixa-se muito profundamente na parede uterina. As anormalidades na parede uterina, em geral devido à cirurgia uterina prévia (como parto cesáreo ou tecido cicatricial após curetagem uterina), aumentam as possibilidades de placenta acreta. Uma complicação importante é o sangramento intenso quando se tenta remover a placenta durante o parto.

Existem três formas de placenta acreta, dependendo do grau de penetração na parede uterina:

(i) **Placenta acreta**. A placenta invade a parede uterina, mas não penetra o miométrio. Essa condição é responsável por 75% de todos os casos.

(ii) **Placenta increta**. Nessa forma grave de placenta acreta, a placenta invasora penetra o miométrio. A placenta increta é observada em 15% dos casos.

(iii) **Placenta percreta** é a invasão extensa dos vilos placentários através da espessura do miométrio, a serosa uterina e órgãos adjacentes (bexiga urinária ou reto)

- As **doenças trofoblásticas gestacionais** (DTGs) compreendem um grupo de tumores da placenta que ocorrem durante a gravidez.

As DTGs são classificadas em dois tipos distintos:

1. A **gravidez molar**, também chamada **mola hidatiforme**. As molas hidatiformes parciais geralmente não são cancerosas e podem ser removidas com uso de dilatação ambulatorial do colo uterino e procedimento cirúrgico de curetagem. No entanto, algumas **molas hidatiformes completas** podem ser cancerosas (ver adiante).

A mola hidatiforme designa a substituição parcial ou total das vilosidades normais pelas vilosidades vesiculares, translúcidas, dilatadas ou hidrópicas (edemaciadas). O principal fator na patogenia da mola hidatiforme parcial ou completa é um excesso de genoma paterno.

A **mola hidatiforme parcial** frequentemente é caracterizada pelo achado de um feto ou embrião. No entanto, nenhum feto é reconhecível na mola hidatiforme completa.

Na **mola hidatiforme completa**, os vilos são avascularizados, sem sangue presente nos vasos remanescentes. Em contrapartida, capilares contendo sangue são observados nos vilos da mola hidatiforme parcial.

As molas hidatiformes completas resultam da fertilização de um ovócito vazio por um espermatozoide haploide que se replica dentro do ovócito. A concepção é **androgênica** (genoma paterno apenas). O cariótipo de uma mola hidatiforme completa é 46,XX ou 46,YY e, novamente, nenhum feto é observado.

O feto de uma mola hidatiforme parcial geralmente é 69,XXY (triploide): um conjunto haploide de cromossomos maternos (23,X) e dois conjuntos haploides de cromossomos paternos (46,XY; originários de não disjunção meiótica ou de dois espermatozoides haploides fecundantes). Mais frequentemente, dois espermatozoides fertilizam um ovócito, dando origem a uma **concepção triploide monogênica diândrica** (dois complementos cromossômicos paternos com um complemento cromossômico materno).

2. **Neoplasia trofoblástica gestacional**. Esse grupo canceroso inclui os seguintes subtipos:

(i) **Mola invasiva**, que invade o miométrio e não pode ser detectada em amostras de placenta evacuadas. A mola invasiva é a forma mais frequente de DTG.

Geralmente é diagnosticada por níveis sanguíneos altos persistentes de hCG.

(ii) **Coriocarcinoma**, um tumor maligno derivado das células trofoblásticas, observado em cerca de 50% dos pacientes com gestações molares.

O coriocarcinoma pode disseminar-se localmente para o miométrio e para vasos sanguíneos uterinos adjacentes, e para fora do útero alcançando encéfalo, pulmão, fígado ou rins. O coriocarcinoma é um tumor hemorrágico em locais primários e metastáticos.

(iii) **Tumor trofoblástico de localização placentária (TTLP)**, também derivado de células trofoblásticas, invade o miométrio, próximo de vasos sanguíneos e linfonodos.

(iv) **Tumor trofoblástico epitelioide (TTE)**, um tipo extremamente raro de DTG que pode disseminar-se para os pulmões. É mais frequentemente encontrado após gravidez normal e pode se desenvolver por vários meses, até anos, antes de os sinais e sintomas poderem ser detectados.

Amenorreia (ausência de sangramento menstrual normal) e sintomas de **síndrome nefrótica**, como **proteinúria** (presença de proteínas na urina) e edema em torno dos olhos, tornozelos e pés, são observados em pacientes com TTLP e TTE

- A **lactação** inclui desenvolvimento, estrutura e função da glândula mamária. A glândula mamária é um órgão ramificado (composto) com ductos lactíferos e unidades secretoras tubuloalveolares que formam um lóbulo na glândula lactante.

Um lobo consiste em um grupo de lóbulos drenados através de um ducto lactífero. A glândula não lactante, em repouso, é formada por ductos lactíferos, cada um terminando em um grupo de evaginações saculares em fundo cego.

O ducto lactífero é revestido por um epitélio simples colunar ou cúbico e por uma camada descontínua de células mioepiteliais. Cada unidade secretora, o alvéolo, é revestida por células epiteliais mamárias alveolares e mioepiteliais basais, ambas sustentadas por uma lâmina basal

- **Desenvolvimento da glândula mamária** (mamogênese). O lactogênio placentário, a gonadotropina coriônica e o estrogênio (produzido pelo sinciciotrofoblasto) estimulam o desenvolvimento da glândula mamária.

O broto mamário, um derivado epitelial ectodérmico, estende-se até o mesoderma. Os brotos mamários dão origem a 15 a 25 cordões mamários epiteliais sólidos sob a influência de estrógenos.

Os cordões mamários tornam-se ocos e transformam-se em ductos mamários. As células-tronco mamárias bipotentes contribuem para o desenvolvimento de alvéolos e ductos mamários, os futuros ductos lactíferos. O mesoderma diferencia-se em estroma de tecido conjuntivo e adiposo. No homem, o sistema de ductos mamários em desenvolvimento sofre involução na presença de testosterona.

Durante a **puberdade**, os estrógenos estimulam o desenvolvimento no fim dos ductos lactíferos. Os brotos alveolares desenvolvem-se sob o controle da progesterona e regridem. As células epiteliais que revestem os ductos lactíferos e os brotos alveolares são precursoras das células mioepiteliais.

Durante a **gravidez** (lactogênese), os alvéolos lobulares desenvolvem-se no fim dos ductos lactíferos, sob o controle do lactogênio e do estrogênio placentários, bem como da progesterona e da prolactina maternas.

Produção e ejeção de leite. A produção de leite nas células alveolares mamárias é controlada pela prolactina. A ejeção de leite é controlada pela ocitocina, que atua sobre as células mioepiteliais.

O leite contém:

(1) Proteínas (caseína, α-lactalbumina, proteína relacionada ao hormônio paratireóideo e outros) liberadas por secreção merócrina.

(2) Gordura (triglicerídeos e colesterol), liberada por secreção apócrina.

(3) Lactose produzida no complexo de Golgi e liberada em conjunto com as proteínas.

(4) Receptor sensor de Ca²⁺ (CaSR) estimula o transporte de Ca²⁺ para o leite. Discutimos CaSR no Capítulo 19, *Sistema Endócrino*, nas seções sobre glândulas paratireóideas e vitamina D (calcitriol).

(5) Imunoglobulina A secretora polimérica (IgAp), produzida por plasmócitos. A IgAp é liberada para o lúmen alveolar por transcitose. Você pode revisar o mecanismo da transcitose de IgAp no Capítulo 16, *Parte Baixa do Sistema Digestório*

- Não negligencie o conceito atual de segregação precoce de linhagens de progenitores de glândulas mamárias embrionárias multipotentes. Lembre-se de que as glândulas mamárias são compostas de células basais e células luminais. Após expressar proteínas típicas das linhagens celulares basal e luminal, o perfil de expressão gênica basal-luminal híbrida de progenitores embrionários multipotentes muda para unipotência no início da morfogênese da glândula mamária.

Os principais conceitos a serem compreendidos são os seguintes:

(1) A restrição de linhagem ocorre durante o desenvolvimento da glândula mamária embrionária.

(2) As células indiferenciadas adquirem uma identidade basal ou luminal apenas no nascimento.

(3) Todas as células-tronco mamárias apresentam unipotência durante a puberdade e idade adulta.

A expressão do **fator de transcrição p63** em progenitores embrionários multipotentes promove o **destino celular basal unipotente** (mioepitelial). A ativação da **via de sinalização** *Notch* direciona os progenitores embrionários multipotentes para o **destino celular luminal unipotente** (**ductal e alveolar**). A reprogramação é precedida por um estado híbrido intermediário, semelhante ao estado multipotente das células precursoras. Além disso, o receptor *Notch* 1 identifica exclusivamente células progenitoras luminais negativas para o receptor de estrógeno (ER⁻).

Por que esses conceitos são importantes?

Eles nos possibilitam entender a **plasticidade das células-tronco** e explorar a possibilidade de **reativação da expressão gênica do desenvolvimento celular embrionário em células adultas que poderiam causar câncer**

- **Tumores da glândula mamária.** Cada uma das estruturas da glândula mamária (ductos e alvéolos) pode ser fonte de condições patológicas benignas e não benignas. As **doenças benignas de mama** incluem **alterações fibrocísticas** dos ductos lactíferos e **fibroadenoma** (massas de células epiteliais e de tecido conjuntivo).

A **ginecomastia** é o aumento da mama masculina. A ginecomastia é uma característica típica da síndrome Klinefelter (47,XXY).

O **câncer de mama** tem origem no revestimento epitelial dos ductos lactíferos. Os tumores de mama mais frequentes são o **carcinoma ductal infiltrante** (originário de ductos lactíferos) e o **carcinoma lobular infiltrante** (derivado das células epiteliais que revestem o tecido alveolar). O **carcinoma ductal** *in situ* é uma forma precoce não invasiva de câncer de mama.

O **carcinoma de Paget** estende-se desde os ductos lactíferos até o mamilo e a aréola. O **carcinoma intraductal** consiste em células tumorais que crescem no interior do lúmen dos ductos lactíferos.

O **câncer de mama inflamatório (CMI)** é um tipo raro, mas agressivo de câncer de mama. As células de CMI são distribuídas por toda a mama e pele.

A invasão dermolinfática e a formação de **êmbolos tumorais** (agrupamentos de células tumorais) dentro dos vasos dermolinfáticos, duas características comuns do CMI, contribuem para a metástase rápida para linfonodos e locais distantes. Os êmbolos tumorais causam inflamação e edema de mama.

As células epiteliais que revestem os ductos lactíferos têm receptores de estrógeno; cerca de 50 a 85% dos tumores de mama têm receptores de estrogênio.

Existem dois tipos de **receptores de estrogênio (ER)**, ERα e ERβ. O ERα tem maior afinidade de ligação ao estrógeno que o ERβ. O ERβ atua como um regulador fisiológico do ERα. A expressão de ER é maior que ERβ no tecido mamário normal, mas a diferença é ainda maior com tumores invasivos.

A herança familiar de mutação em um dos dois genes autossômicos dominantes, *BRCA1* e *BRCA2*, foi determinada em 20 a 30% de pacientes com câncer de mama. Os genes *BRCA1* e *BRCA2* codificam proteínas supressoras de tumor que interagem com outras proteínas nucleares.

A expressão do gene *BRCA1* é necessária para o reparo do DNA, ativação de pontos de verificação do ciclo celular e manutenção da estabilidade cromossômica. As mulheres com mutações nos genes *BRCA1* e *ERCA2* possuem um risco de desenvolver cânceres invasivos de mama e de ovário durante a vida

- **Microarranjos de DNA** (como o Oncotype® DX) buscam por vários biomarcadores no câncer de mama de valor clínico significativo. Os resultados dos testes determinam o benefício da terapia hormonal, quimioterapia e cirurgia da mama

- Os dados de **perfil molecular** indicam que os cânceres de mama ER⁻ e ER⁺ podem correlacionar-se com tipos distintos de origem celular. O BRCA1 tem um papel na diferenciação de células-tronco ou progenitoras ER⁻ em células epiteliais luminais ER⁺

- Quatro grupos principais de câncer de mama foram distinguidos por perfis moleculares:

(1) **Os cânceres de mama do tipo basal** são tumores "triplos-negativos": ER⁻, receptor de progesterona negativo (PR⁻) e HER2 negativo (HER2⁻). HER2 (do inglês, receptor do fator de crescimento epidérmico humano 2) é uma proteína promotora de crescimento da superfície celular encontrada em todas as células da mama. O câncer de mama do tipo basal é frequente em mulheres mais jovens; cresce e se espalha mais rapidamente do que a maioria dos outros tipos de câncer de mama. O CMI é um tumor triplo-negativo predominante.

(2) Os **cânceres de mama luminais A** são ER⁺, semelhantes ao tecido mamário normal. O baixo risco de tumores luminais A está associado a uma baixa expressão de genes relacionados com a proliferação (como o HER2).

(3) Os **cânceres de mama luminais B** são ER⁺, mas os níveis de receptores hormonais são baixos.

(4) Os **cânceres de mama HER2⁺** expressam altos níveis de HER2, o que estimula o crescimento de células cancerígenas. Os tumores HER2⁺ são classificados como de alto risco.

A classificação molecular do câncer de mama em basal, luminal A, luminal B e HER2⁺ considera a medição quantitativa de diferenciação tumoral e proliferação celular.

Um bom prognóstico está associado a um tumor bem diferenciado com baixa proliferação celular. Um prognóstico ruim correlaciona-se com uma diferenciação tumoral ruim e uma alta taxa de proliferação celular do tumor.

O **câncer de mama em homens** é raro. A maioria dos homens com câncer de mama exibe massa retroareolar indolor. Retração mamilar, sangramento mamilar, ulceração cutânea e adenopatia axilar palpável também podem ser encontrados. Mutações nos genes *ERCA* estão entre os fatores de risco para câncer de mama nos homens. A maioria dos cânceres de mama nos homens é ER⁻ e HER2⁻.

Índice Alfabético